歴代日本薬局方収載
生薬大事典

木下 武司

著者ならびに出版社は、本書が出版時点での正確かつ最新の情報と知識水準に合致するよう、できる限り努めています。しかし、使用と用法について著者、出版社はそれを保証するものではありません。本書の内容を適用した使用や用法の判断は、全て使用者の責任においてなされるものとします。

推薦します

"天然物医薬品"としての
生薬の歴史を深く理解できる

　薬学博士　木下武司氏による『歴代日本薬局方収載　生薬大事典』を強く推薦させて頂きます。執筆にあたって本書を読ませて頂きましたが、木下博士の知識の広さ、深さに驚嘆しております。木下博士も私も東京大学薬学部、東京大学薬学系研究科で学んだ関係にありますが、専門分野が異なるとはいえ、これだけの事典を執筆できる仲間がいたことに驚いています。

　生薬と聞きますと薬学関係者でも漢方薬を考えてしまう傾向にありますが、これは全くの誤りです。生薬とは、西洋からの生薬、中国からの生薬等々、幅広い天然物医薬品の集合体であります。本書を読みますと、その歴史的流れを良く理解することができます。さらには、歴史的文学書にも生薬が記載されていることを認識することもできます。

　本書の中で私が最も感銘を受けた点を記させて頂きます。

　アマチャ(甘茶)という生薬があります。甘味はフィロズルチンという成分によるもので、ショ糖の1000倍程の強さの甘味があるそうです。アマチャの生薬はむしろ苦く、手で揉み解し乾燥すると甘みが出てくると言われています。理由は酵素の作用によって苦みのある配糖体が分解され、甘みのあるアグリコンのフィロズルチンが遊離するからであるということであります。興味深いではありませんか。

　21世紀、疾病に用いられる医薬品は西洋医薬と生薬がますます相補的になるのではないかと予想しています。すなわち、それだけ私たちの身体は複雑であることだと思います。

　できるだけ多くの方々が本書を読まれ、生薬に対する知識を深めて頂くことを切に希望します。

薬学博士　柴﨑 正勝
東京大学名誉教授
北海道大学名誉教授
公益財団法人微生物化学研究会 理事長

刊行にあたって

　本書は、1886年の初版から2014年の第16改正版第2追補までの歴代日本薬局方に収載される305種の生薬について、その歴史的由来を詳細に解析した結果をまとめたものである。生薬は自然界の膨大な天然素材から選抜したもので、わが国は古代から中国本草を受容し、国産の素材をその体系に組み込んで利用しようと努めてきた。生薬を分別するには高度な科学的博物学的知識を要するが、わが国では江戸末期になって芽生え始めたにすぎない。中国も同様であって、不完全な分類基準によって誤って用いられたものが数多くあり、時代によっては誤用品を正品としたことすらある。今日の生薬市場で多くの同名異品・同品異名をみるのはその歴史的な累積の結果といってよい。

　本書は歴代の和漢古典本草書の記述を客観的かつ精緻に解析し、本来の基原の特定に努め、あわせて今日の市場の状況も詳細に解説した。生薬の基原植物の中には萬葉集・源氏物語・枕草子・全唐詩・詩經などの古典に現れるものも少なくない。くすりが高度な文化的所産の証であることを反映し、薬用植物だからこそ文学の世界でも名が知られているのである。本書が頻繁に古典文学を引用するのは、くすりの文化史を重視して記述したからで、文系から理系まで幅広い読者の興味に応えることができると確信する。

　わが国で生薬といえば、漢方生薬というイメージが根強いが、初版から第6改正版までの戦前の局方では一部を除き、ことごとく西洋由来の生薬でしめられ、いわゆる漢薬は戦後の局方で収載され始めたにすぎない。西洋生薬が版を重ねるごとに削除され、今日の局方では漢薬が主流となった。西洋生薬は江戸時代の中期からわが国に流入し、当時の民間の売薬に漢薬とともに配合された例がかなりある。また、後期になると蘭方が浸透し、漢方生薬とともに西洋生薬も江戸期のわが国の医療を考える上で無視できない存在となった。古い時代に中国に伝わった西洋生薬もかなりあるが、漢薬化したため、その実体はわが国のサイドからはみえてこない。東西薬物の交流という観点から、興味深い知見もあるはずだが、不思議にこの視点から考証した例を聞かない。本書がディオスコリデスの薬物誌や江戸期の蘭方書を随所で引用するのは、漢薬化した生薬とオリジナルの生薬との東西医学における薬効認識の違いを解析しようと努めたからである。

　本書は、最高レベルの生薬の基本情報のほか、一般の方々も興味を引くような生薬をめぐるさまざまな情報・トピックを満載する。医学・薬学ほか医療系の教員・学生のみならず、医師・薬剤師ほか医療関係者、植物学・博物学に関心をもつ諸氏や国文・漢文学の文系の諸兄にもぜひ一読していただきたい。見たことも聞いたこともないトピックを読めば生薬の奥深さに必ずや驚嘆すると確信する次第である。

薬学博士　木下 武司
帝京大学薬学部名誉教授

本書の見かた

▶ 日本薬局方と本書が取り上げる生薬について

> 日本薬局方とは、医薬品の性状及び品質の適正を図るため、薬事法第41条に基づき薬事・食品衛生審議会の意見を聴いて厚生労働大臣が定め公示する、医薬品の規格基準書。通則、生薬総則、製剤総則、一般試験法および医薬品各条からなり、収載医薬品については日本国内で繁用されている医薬品が中心となっている。
>
> 初版は1886年（明治19年）6月。医薬品の開発、試験技術の向上に伴って改訂が重ねられ、2015年1月現在では第16改正日本薬局方、第1追補及び第2追補まで公示されている。

一般通念では、天産物を素材とする薬物を生薬（しょうやく）というが、日本薬局方（以下局方と略記する）の医薬品各条に収載される生薬は、それとは微妙に異なることに留意する必要がある。第16改正局方（2011年公布）の生薬総則の冒頭に、生薬の範囲を定義した条項があり、それによると次の各類が局方でいう生薬に相当するとしている。

1. 動植物の薬用とする部分――動物基原　植物基原
2. 細胞内容物――デンプン類　精油　油脂（脂肪油）　ろう（ワックス）
3. 分泌物
4. 抽出物
5. 鉱物

以上の各品は**生薬総則および生薬試験法を適用するもの**と**適用しないもの**とに大別される。

動植物の薬用とする部分はことごとく前者に属し、本書はそれをもれなく取り上げている。いわゆる細胞内容物とされるものは後者に属し、ここではデンプン類とろう以外は除外した。分泌物はごく一部（ラノリンなど）を除いて全て取り上げている。抽出物のうち、局方収載の生薬エキス類、動物由来のもの（ゼラチンなど）は除外した。鉱物は、一部を除いて精製した品目が大半であり、生薬というよりむしろ一般化学薬品とすべきであるが、天産品を漢方処方の配合剤とするものは取り上げている。

歴代の局方収載品の中には、今日では非収載品となったものも数多くあるが、本書は以上の基準に当てはまるものをすべて取り上げて解説した。

▶ 収録内容

　本書では各品目を和名の五十音順に配列し、その来歴から**便宜的に漢薬・洋薬・和薬に分類**した。すなわち、「漢」は漢薬で中国に由来、「洋」は洋薬で蘭方など西洋由来のもの、「和」は和薬すなわちわが国で発生した生薬を表す。中には漢・洋の区別の困難なものがあるが、中国への渡来が古く、わが国の漢方に導入されている場合は、原則として漢薬に分類した。

　生薬のラテン名も付してあるが、過去に削除された非収載品については当時の局方に記載された名前と異なる場合がある。

　○*(m)～△*(n)と表したもの(いずれもローマ数字で表す)は、○が初収載、△が削除された局方のバージョンを指す [*(m)・*(n)は第11改正版以降の局方の第n追補で収載あるいは削除されたことを示す]。

　第10改正版以前は追補という名称はなく、初版から第4改正版までは内務省令第○号、第5改正版から第10改正版までは厚生省令第△号の名で発令されている。本書ではこれらも便宜的に追補と称しているが、第2改正版で3回、第4改正版で2回、第5改正版で8回、第6改正版で3回、第7改正版で4回、第9改正版で3回、第10改正版で2回の追補があり、そのいずれかを特定できなかったため、(m)・(n)の記入のないものがある。

　一国、二国とあるのはそれぞれ国民医薬品集、第二改正国民医薬品集をいう(＊印はそれぞれの増補改訂版を示す)。

　本書で記載する各生薬の条は以下に示す項目からなる。

▶ **基原**　原則として当該品を収載するもっとも新しい局方の記載に準じる。第16改正版の収載品は原則として公定書としての立場を尊重してその記載をそのまま転載したが、過去に削除された品目に関しては、今日、広く認知される学名および科名で置き換えてある。各品の基原種の学名(ラテン名)は原則として属名・種小名・亜種名・変種名・品種名・命名者名を略記せずに表記した。**現行の局方に記載された学名は必ずしも最新の分類学的知見を受け入れたものではないことに留意する必要がある。**命名者名はフルネームで記載しているが、不完全な表記に留まるものが多い。本書では今日の分類学で受け入れられている**最新の学名を《備考》欄に記載**した。最新の学名は主として米倉・梶田のYList[1]、The Plant List[2]、eFloras.org[3]、Grin Taxonomy[4]の各見解を吟味した上で命名者名を略記せずに表記した。局方あるいは教科書などで用いられる学名も異名として括弧内に併記した。

　局方のバージョンによって基原の記載が著しく異なる場合、解説の項でその変遷の経緯について簡潔に記した。一方、科名について、局方はラテン名だけを記載し和名を欠くので、今日広く受け入れられている和名を併記した。また、局方に記載する科名の中に代替名(nomen alternativum)があり、一応、現在でも国際的に使用が認められているものの、既に学術書などでは新科名に移行していることを重く受け止めなければならない。代替名はその科の特徴を表す語(ラテン語)から作ったもので語尾が-aeないし-eaeである。一方、その他の科名はタイプ属の語幹に-ceaeを付したものである。ただし、ツバキ科はタイプ属のチャノキ属(*Thea*)がツバキ属(*Camellia*)に統合されてもラテン名のTheaceaeは残され、和名のみがツバキ科となっている。

1987年の第14回国際植物学会議（International Botanical Congress；Berlin）において新科名への移行が勧告され、それまでの科名を代替名として残す一方で、表1に示すような新科名の使用が推奨されている。既に四半世紀を経た今、新科名の使用が望ましいのはいうまでもない。

表1　新科名の使用が望ましい植物の一覧

推奨ラテン科名	代替名	和名
Apiaceae	Umbelliferae	セリ科
Arecaceae	Palmae	ヤシ科
Asteraceae	Compositae	キク科
Brassicaceae	Cruciferae	アブラナ科
Clusiaceae	Guttiferae	オトギリソウ科
Fabaceae	Leguminosae	マメ科
Lamiaceae	Labiatae	シソ科
Poaceae	Gramineae	イネ科

▶ **用途**　その生薬の主たる用途を記した。漢方方剤として用いられるものは、「一般用漢方製剤承認基準」（平成23年4月15日付け薬食審査発0415第1号厚生労働省医薬食品局審査管理課長通知）に収載される263処方および平成24年8月30日付薬食審査発0830第1号厚生労働省医薬食品局審査管理課長通知で追加された31処方の総計294方のうち、当該生薬を含む処方を列挙し、五十音順で配列した。

▶ **出典**　当該生薬が漢薬の場合、初見の文献名とともに「主治」を掲載し、漢文の場合は著者が訓読した。来歴から洋薬であっても、中国に渡っており、本草書に収載されている場合は ▶ 解説の項で引用、解説した。

▶ **漢名**　漢薬であれば当然漢字で表記されるが、中には複数の漢名をもつものがある。漢名は本草学において近代植物分類学における学名に相当するから、別名の漢名は異名（シノニム）に相当する。しかしながら、本草学では命名の先取権はないので、慣例によって広く支持された名前が用いられ、今日に至る。

　本書では各別名に出典を付し、古典籍参照の際の利便性を考慮して旧字体で表記してある。ただし、中国では今日でも西洋のハーブなど国外産植物に独自の名をつけるが、著名な古典籍にある名前を除けばわが国で用いることは稀なので、現在名は一切除いてある。

▶ **解説**　各品目の名前および基原の記載が各版で異なる場合、その来歴を簡潔に記した。その場合当該の局方の学名をそのまま記し、最新の分類学を反映した学名は必要により別途記してある。

　また、古典文献における当該生薬の記載内容も解説するが、古典文献は原則として原本あるいはその影印版もしくは翻刻版より直接引用し、漢文の場合は著者が訓読した。漢字の表記は原則として原典にしたがうが、作字の困難な異体字は同義の字体で置き換えたものがある。●、○あるいは▲は原典（原文）表記のママ、□は欠字ないし判読不能であった字を示す。訓読は旧仮名遣いとし、文中の括弧内の記述は意味をわかりやすくするため、著者がつけた説明である。また、難読漢

字にはルビ(旧仮名遣い)を付した。和文の場合、植物名・薬物名をわかりやすくするため、当該の部分に傍点をつけることがある。

　文中で必要があれば註をつけたが、各項の末尾に一括して示した。近世の文献は原則として註で引用した。古典文献については書誌学的観点から善本であるか否かが問われることがあるので、参照した古典の底本を付録の「引用および参考文献」に一括して示した。なお、頻出する古典籍の『神農本草經』を本經、『名醫別錄』を別錄、『神農本草經集注』を『本草經集注』と略称した。

▶ 植物分類について

　ここで植物分類について概説しておきたい。大別すると、新エングラー・クロンキスト・APG (Angiosperm Phylogeny Group: 被子植物系統発生グループ) の3体系があり、局方の学名は主として新エングラー体系に基づいている。

　新エングラー体系とは、H・G・A・エングラー(Heinrich Gustav Adolf Engler；1844年-1930年)とK・A・E・プランテル (Karl Anton Eugen Prantl；1849年-1893年) によって提唱された分類方式(エングラー‐プランテル体系) の発展型をいう。簡単に説明すると、被子植物に対して花被の有無、花葉の離生・合生などを重視し、単純な構造の花を原始的な形態と見なし、そのような植物分類群から複雑な構造の花をもつ群へと進化したものと考え、種子植物の進化の道筋を想定して系統的に分類・配列した体系をいう。この分類は直感的で分かりやすく、市販の植物図鑑や生物の教科書などで今日でもよく用いられている。

　クロンキスト体系は1981年・1988年にA・J・クロンキスト (Arthur John Cronquist；1919年-1992年)によって提唱された分類法で、系統進化の配列をかなり大幅に変更しているが、マクロの形態分類による系統進化の仮説に基づく分類という点では新エングラー体系の延長線上にある。『植物の世界』(朝日新聞社、1997年)などの図鑑で採用されたが、広く普及することはなかった。というのは、1990年代後半になって登場したAPG体系が植物分類学者から広く支持を集めるようになり、近年では植物の分類において主流となっているからである。

　APG体系はミクロのゲノム解析に基づいて構築した分類体系であり、分類の根拠を仮説に基づく新エングラー・クロンキスト体系と比べて、最新の分子生物学の知見を取り入れたより客観的かつ実証的な分類法ということができる。分子系統を基にした系統樹で表示されるところは一見直感的でわかりやすいが、合弁花・離弁花など花の形態を重視した新エングラー・クロンキスト体系とは大きく配列が異なる。1998年に初めて提唱され、2003年、2009年に改訂され、それぞれAPG I、APG II、APG IIIと称している。

　現在の分類学の主流はいうまでもなくAPG体系であり、形態分類を基にしたクロンキスト以前の体系はもはや歴史的体系と見なされている現状では、**局方各条の基原で記載された植物の分類認識は世界の潮流から大きく遅れている**といわざるを得ない。『中国植物誌』の英文版Flora of Chinaでは最新の分類学に基づいて記載されており、いずれ中華人民共和国薬典(わが国の局方に相当)に反映されることはまちがいなく、薬典に収載される生薬を国際規格にしようという意図がその背景にあるといわれる。わが国で消費される生薬の大半を中国に依存する状況の下では、品

質レベルで優位にあるわが国の漢方処方薬の国際的展開を図るためにも、早急に日本薬局方の基原記載を国際基準すなわち最新の学名でもって差し替えることが望まれる。**局方は各国の学術水準を反映したものといってよく、過去との整合性を重視するあまり旧分類体系に固執すれば、わが国局方全体が学術的に後進的と見なされ国益を損なう恐れがある。**

　局方は系統分類に基づいて配列しているわけではないので、新体系と旧体系の相異は科名と学名に限られる。中にはまったく学名表記の変わらない植物種がある一方で、新体系で大きく学名や科名が変更された例も少なくない。科名でとりわけ変更が著しいのはユリ科（Liliaceae）であり、APG体系ではネギ科（Alliaceae）・クサスギカズラ科（Asparagaceae）・キスゲ科（Hemerocallidaceae）・スズラン科（Ruscaceae）・イヌサフラン科（Colchicaceae）・狭義のユリ科などに細分化している。一方、クロンキスト体系では新エングラー体系がユリ科に含めていたアロエ科（Aloaceae）・サルトリイバラ科（Smilacaceae）などを区別している。そのほか、多くの重要な薬用植物を含む旧ゴマノハグサ科（Scrophulariaceae）も、APG体系では多くの種が別の科に移され、旧来の分類とは大きく変更を余儀なくされている。本書では基本的にAPG体系の科名を採用するが、まだ分類が定まっていないと思われるものについてはこれまでの科名を用いる一方で、従来の分類との整合性を明確にするため、括弧内あるいは《備考》欄に新分類体系の科名を記すことにした。

　各基原種の学名においても属名の組み替えが多く発生しているが、中には新たに有効名と認定された古い学名が復活した場合も少なからずある。学名の命名には先取権が認められているが、学術誌など一般に入手可能とされる文献に発表されたもの（有効発表という）に限るとされている。したがって有効発表であることが明らかになれば、その発表年度がこれまでの学名より古ければ先取権によって有効な学名となるので、これからも学名が書き換えられる事例が継続的に発生することはまちがいない。本書においては2015年1月の時点で最新とされる学名を記してある。中には学名の有効性が確認できなかったものがいくつかあり、学名の末尾に#を付して区別した。

▶ 漢薬について

　漢薬については、古典本草の記述を詳細に解析してその基原種の特定を試みるほか、基原の歴史的変遷についても言及した。わが国の漢方医学は『傷寒論』・『金匱要略』に収載される古方を重視しており、この両書を出典とする処方に配合される生薬の基原は当然ながら古本草書に準拠するものでなければならない。しかしながら、**漢薬は各時代によって基原植物が大きく異なる**ことがしばしばあり、そのためには各古本草書を訳読しその内容を詳細に吟味する必要がある。中国本草は基本的に古注を累積に引用し、その上で自注を記すのを慣例とする。中国本草の集大成といわれる李時珍の『本草綱目』は1900種近い品目を収載し、収載数および豊富な注釈で他書を圧倒する。また、江戸期に3系統14種の和刻本が刊行され、訓点が施され読みやすいこともあって、漢薬の経典としてわが国でもっともよく利用されてきた。昭和初期には『頭注國譯本草綱目』が刊行され、白井光太郎・牧野富太郎らによって各品の基原が考定され、1979年には北村四郎・木村康一らによる『新注校定國譯本草綱目』も刊行された。これによって難解な漢文で記された本草の記

載を簡便に参照できるようになり、『和漢薬百科事典』（難波恒雄）ほか先哲による生薬の薬史学的解析研究もほとんどがこの国訳本に基づいている。しかしながら『本草綱目』は旧文献の記載を李時珍の個人的見解でもって改変した部分がかなりあり、信頼性の点で問題のあることが日中を代表する考証学者森立之(1807年-1885年)・孫星衍(1753年-1818年)から指摘されていることを看過すべきではないだろう。孫星衍は『本草經序』で「明の李時珍、本草綱目を作る。其の名已に愚にして、僅かに大觀本（『大觀本草』）を取り、舊文を割裂し、妄りに増駁を加へ、後學をして迷誤せしむ」[5]、また森立之も「毎歎、近世本草を以て家と爲す者は、大抵李氏綱目を奉り、以て圭臬と爲す。古本草の何物爲るかを知らざれば、則ち其の弊によりて勝道たるべからざる者有らん。余、嘗窃古本草の舊を復せんと欲せば、仍ち證類本草を取り之を讀めり。而して始めて綱目の杜撰妄改なること據るに足らざるを知れり。」（『重輯神農本草經』序）と述べ、いずれも激しい口調で李時珍を酷評している。『本草綱目』も各条の集解で出典文献を含めて他書の記述を累積的に引用し、その上で李時珍自身の注釈を記述しているが、森立之・孫星衍が指摘するように、筆者も李時珍の注釈に問題のあることを見出し、本書の随所でそれを明らかにしている。**本書では『新修本草残巻』や『證類本草』に記載された古注を優先的に引用し、『本草綱目』の記述を参考程度に留めているのはかかる背景**による。因みに、本書が主として引用する『證類本草』は政和本草の晦明軒刻本すなわち『重修政和経史證類備用本草』である。

1) 米倉浩司・梶田忠 (2003-)「BG Plants 和名－学名インデックス」(YList)、http://bean.bio.chiba-u.jp/bgplants/ylist_main.html (2013年10月18日)。
2) The Plant List(2010). Version 1. Published on the Internet; http://www.theplantlist.org/(accessed 1st January).
3) eFloras.org (http://www.efloras.org/index.aspx)。
4) Grin Taxonomy (http://www.ars-grin.gov/cgi-bin/npgs/html/taxecon.pl)。
5) 岡西為人著『本草概説』（創元社、1977年）、213頁。

目次

"天然物医薬品"としての生薬の歴史を深く理解できる　柴﨑 正勝 v

刊行にあたって vii

本書の見かた viii

第1部 歴代日本薬局方に収載された305生薬の文化誌

第1章　和漢生薬・西洋生薬の解説

※の項目は、第2部で詳しく解説しています。

ア

アカメガシワ※ 2	イスランドタイ 20
アギ 2	イリスコン 21
アコニットコン 3	イレイセン 22
アセンヤク 3	インチンコウ 25
アニスジツ 8	インドタイマソウ 29
アヘン末※ 8	インヨウカク 29
アマチャ 10	ウイキョウ 31
▶もともとは苦いアマチャの葉。灌仏会の甘露の雨	ウコン 32
アマニン 12	ウヤク 33
アラビアゴム 12	ウワウルシ 34
アルテアコン 13	エイジツ※ 35
アルテアヨウ 14	エンゴサク 35
アルニカカ 14	オウギ 36
アロエ 14	オウゴン 38
アンソッコウ 15	オウセイ 40
アンモニアクム 16	オウバク 42
イオウ 17	オウヒ 44
イズシュクシャ 19	▶桜の国ニッポン独自の漢方薬。皮も薬用になるサクラ
	オウレン 49

オンジ	51

カ

カイカ	51
ガイシ	52
カイソウ	54
カイメン	54
ガイヨウ	55
カオリン	57
カゴソウ	58
カシアボク	59
カシュウ	60
ガジュツ	60
カスカラサグラダ	62
カスカリラヒ	62
カッコウ	63
カッコン	64
カッセキ	66
カノコソウ	67
カマラ	68
カミツレ	68
カラバルマメ	69
カルドベネディクトソウ	69
カルナウバロウ	70
ガルバヌム	70
カールムジツ	70
カロコン	71
カンキョウ	72
カンゾウ	73
カンタリス	77
カンテン	78
カンピ末	82
カンペントウ	82
キキョウ	84
キクカ	86
キササゲ※	88
キジツ	88
キナ	90
キノ	90
キョウカツ	91
キョウニン	95
キラヤヒ	97
キンキカ	97
グアヤクボク・グアヤク脂	98
クエンピ	98
クガイ	99
クコシ	100
クジン	101
グッタペルカ	105
クベバジツ	105
クヘントウ	106
グルユンバルサム	106
クレンピ	106
ケイガイ	107
ケイヒ	108
ケツメイシ	112
ケツメイヨウ	113
ゲルゼミウムコン	113
ケンゴシ	114
ゲンチアナ	115
ゲンノショウコ※	116
コウイ	116
コウカ	117
コウジン	118
コウブシ	120
コウベイ	122
コウボク	123
ゴオウ	125
コカヨウ	126
コケモモ	126
ゴシツ	126
ゴシュユ	128
コショウ	130
コソカ	131
ゴバイシ	131
コパイババルサム	132
ゴボウシ	133

ゴマ	134
ゴミシ	135
コルヒクムシ	137
コロシントジツ	138
コロンボ	138
コンズランゴ	138

サ

サイカク	139
サイカチ	140
サイコ	141
サイシン	144
ザクロヒ	146

海石榴はツバキ？ザクロ？ 歴史に翻弄された2つの植物 column 147

サッサフラスボク	162
サフラン	163
サルサ	164
サルビアヨウ	166
サレップコン	166
サンキライ	167
サンザシ	170
サンシ	171
サンシシ	173
サンシュユ	175
サンショウ	180
サンソウニン	181
サンダラック	182
サンヤク	183
ジオウ	184
ジギタリス	185

▶江戸時代の漢方医も使った西洋由来の"劇薬"。

シゴカ	187
ジコッピ	189
シコン	189
シタン	191
シツリシ	191

シナカ	192
シャカンゾウ	193
シャクヤク	193
ジャコウ	196
ジャショウシ	197
シャゼンシ	198
シャゼンソウ	199
ジュウヤク※	200
シュクシャ	200
ショウキョウ	201
ショウシ	203
ショウズク	203
ショウブ	206
ショウマ	208
ショウリク	210
ジョチュウギク	211
シンイ	211
スイテツ	214
ストロファンツス	214
精製セラック・白色セラック	215
セキショウシ	215
セッコウ	216
セッコツボクカ	217
セネガ	218
セルペンタリアコン	218
センキュウ	219
ゼンコ	221
センコツ	222
センソ	225
センナ	227
センブリ※	228
ソウジツ	229
ソウジュツ	229
ソウハクヒ	231
ソボク	232
ソヨウ	233
ソリシ	234

タ

- ダイオウ……236
- タイソウ……238
- ダイバク……241
- タクシャ……241
- ダツラ……242
  - ▶世界初の外科手術に重用。現代医学の麻酔の夜明け
- タマリンド……244
- タルク……245
- ダンマール脂……245
- チクセツニンジン……245
  - ▶本当に帰化明人が発見した？根の形も多彩な竹節人参
- チモ……250
- チョウジ……251
- チョウトウコウ……252
- チョレイ……254
- チンピ……255
- テレビンチナ……260
- デンプン……261
- テンマ……262
- テンモンドウ……264
- トウオウ……265
- トウカ……265
- トウガシ……266
- トウガラシ……267
- トウキ……268
- トウニン……271
- トウヒ……274
  - ▶アラビアに伝わって薬用に。芳香苦味健胃薬ダイダイ
- ドクカツ……275
- トコン……276
- トショウジツ……276
- トチュウ……277
- トラガント……278
- トルーバルサム……279
- トロロアオイ……279
- トンコマメ……280

ナ

- ニガキ……280
  - ▶鎌倉時代の僧が発掘。トウセンダンの代用とされた純和薬
- ニクジュヨウ……283
  - ▶医心方出典の強精薬！ 奇怪な寄生植物が珍重
- ニクズク……287
- ニホンケイヒ……289
- ニンジン……290
- **column** 空前のニンジンブーム！歴史家も知らないその内情……294
- ニンドウ……301

ハ

- バイモ……302
- バクガ……303
- ハクズイコウヒ……305
- バクチョウ……305
- バクモンドウ……305
- ハズ……307
- ハチミツ……308
- ハッカ……309
- バッカク……311
- バニラ……312
- ハマボウフウ……312
- ハマメリスヨウ……314
- ハンゲ……314
- ヒキオコシ……315
- **column** 仏法説話から生み出された妙薬フジコブ。……317
- ヒドラスチス……319
- ビャクゴウ……319
- ビャクシ……321
- ビャクジュツ……322
- ビャクダン……327
- ヒヨス……328
- ビワニン……329

ビワヨウ……………………………………329
▶江戸期庶民の間で大流行。夏バテの妙薬"枇杷葉湯"

ビンロウジ…………………………………332
ファルファラヨウ…………………………333
ブクリョウ…………………………………335
ブシ…………………………………………337
フセキ………………………………………340
ブッコヨウ…………………………………341
フラングラヒ………………………………341
ベラドンナコン……………………………341
ベラドンナヨウ……………………………342
ベルバスクムカ……………………………342
ペルーバルサム……………………………342
ヘンズ………………………………………343
ボウイ………………………………………344
ボウコン……………………………………348
ボウフウ……………………………………349
ボクソク……………………………………351
ホコウエイ…………………………………353
ボダイジュカ………………………………355
ボタンピ……………………………………355
ホップ………………………………………357
ポドフィルム脂……………………………358
ホミカ………………………………………358
ボレイ………………………………………359

マ

マイカイカ…………………………………360
マオウ………………………………………360
マクリ※……………………………………370
マシニン……………………………………370
マチコ………………………………………372
マンナ………………………………………373
ミツガシワ…………………………………374
ミツロウ……………………………………375
ミョウバン…………………………………375
ミルラ………………………………………377

「ミイラ取りがミイラになる」
諺を生み出したミイラブーム。
column 378

メリッサヨウ………………………………387
メンマ………………………………………387
モクツウ……………………………………388
モッコウ……………………………………390

ヤ

ヤクチ………………………………………393
ヤクモソウ…………………………………394
ヤボランジヨウ……………………………397
ヤラッパ……………………………………397
ユウタン……………………………………398
ユーカリ……………………………………399
ヨクイニン…………………………………399

ラ・ワ

ラウオルフィア……………………………400
ラクツカリウム……………………………401
ラタニアコン………………………………401
ラベンダーカ………………………………402
リュウガンニク……………………………402
リュウコツ…………………………………403
リュウタン…………………………………404
リュウドウソゴウコウ……………………406
リョウキョウ………………………………408
レンギョウ…………………………………409
レンニク……………………………………416
ロジン………………………………………418
ロートコン…………………………………419
ロートソウ…………………………………420
ロートヨウ…………………………………420
ロベリア……………………………………420
ローマカミツレカ…………………………421
ローヤルゼリー……………………………421
ワダイオウ…………………………………421

第2章　漢方医学の歴史と処方

❶ 江戸期日本の医学事情　425
[1] 江戸期以降に成立した日本の漢方医学――後世方派と古方派――　425
[2] 江戸後期の医学――折衷派・考証学派の出現と蘭方の台頭　429
[3] 漢方医学に対する朝鮮医学の影響は？　431
[4] 漢方医学におけるガンの認識　436

❷ 明治〜現代の漢方医学　439

❸ 漢方処方エキス剤の解説　440

茵陳蒿湯　440
黄連解毒湯　441
乙字湯　442
葛根湯　442
葛根湯加川芎辛夷　443
加味逍遙散　443
桂枝茯苓丸　444
牛車腎気丸　444
柴胡桂枝湯　445
柴朴湯　445
柴苓湯　446
三黄散　446
芍薬甘草湯　447
十全大補湯　447
小柴胡湯　448
小青竜湯　450
小半夏加茯苓湯　451
真武湯　451
大黄甘草湯　452
大建中湯　452
大柴胡湯　453
釣藤散　453
当帰芍薬散　454
麦門冬湯　454
八味地黄丸　455
半夏厚朴湯　456
半夏瀉心湯　456
補中益気湯　457
麻黄湯　458
六君子湯　459
苓桂朮甘湯　460

❶、❷などの項目は、本文中では第1節、第2節と表現しています。

第2部
日本独自の生薬はどのように生まれたか

第1章　アカメガシワ　▶▶ どこにでもある雑木は、実は胃潰瘍の妙薬だった

1　生薬アカメガシワ 462
[1]　実は有用植物であったどこにでもある雑木 462
[2]　多様な方言名の中に薬用を示唆する名はない 465
[3]　古来から薬用とされたという通説は本当か？ 466
[4]　アカメガシワに充てられた2つの漢名「梓・楸」 470

2　古代から今日まで変わらない中国における梓・楸の基原 472
[1]　『本草綱目』以前の中国本草における梓・楸 472
[2]　『本草綱目』における梓・楸 474
[3]　中国本草に掲載された梓・楸の図 477
[4]　本草以外の漢籍では？ 478
[5]　中国初の実用農学書『齊民要術』にみる梓・楸 485

3　混乱する日本における梓・楸の基原 489
[1]　上中古代の梓 490
[2]　上中古代日本の楸 495
[3]　江戸時代の梓・楸 502
[4]　明治以降の梓・楸 507

4　まったく別種であった朝鮮における楸の基原 509
[1]　楸の基原に関する過去の考証研究の問題点 510
[2]　しばしば起きた？　クルミ科とモクセイ科の混同 513
[3]　『享保期朝鮮動植物図録』の楸の真の基原 513
[4]　15世紀から楸の基原はクルミ科であった 515
[5]　クルミ科基原の楸が生まれた経緯 518
[6]　朝鮮薬材調査の江戸期本草学におけるインパクト 521

5　梓・楸を基原とする薬物の薬用解析 523
[1]　皮膚疾患に単味で用いた──中国医書 523
[2]　漢籍から引用し、ときに創出した──日本の医書 530
[3]　『大同類聚方』のヒサキ・ヒサキリは本物？ 540

6　民間薬アカメガシワはどのように生まれたか 541
[1]　中国・朝鮮にも使用実績のないアカメガシワ 541
[2]　2つの漢名からみる生薬アカメガシワの実像 542
[3]　"救荒薬"として西洋医学の影響下で生まれた 543
[4]　薬効を認められ薬として定着 547

第2章　アヘンとケシ　▶▶ 江戸期に流行。下痢止めとして使われていたアヘン

1 アヘン原料ケシとその類縁植物 549
　[1] 区別が難しい栽培規制ケシ種と園芸用ケシ類 549
　[2] 栽培規制ケシ種と園芸用ケシ類の識別法 551

2 麻薬成分と非麻薬成分：どこで線引き？ 554

3 世界にみるアヘン・ケシの文化誌 560
　[1] 内用のみでアヘンを喫煙しなかった欧州 560
　[2] 食用・薬用から享楽へと転じた中国 564
　[3] 下痢止めの妙薬として活用した日本 569

第3章　エイジツ（営実）　▶▶ 漢薬起源なのに中国では使われたことのない"下剤"

1 生薬エイジツはノイバラの偽果 577

2 エイジツの真の基原、薬効成分と民族植物学 581
　[1] 正條品エイジツを識別できない局方試験法 581
　[2] 方言名にみるノイバラの民族植物学 582

3 成分研究の歴史と薬理 584

4 日中医書におけるエイジツの用法の比較 587
　[1] 漢籍医書におけるエイジツ 587
　[2] 和籍医書におけるエイジツ 590
　[3] 使用を普及させた『營實新効方』 592
　[4] 瀉下薬エイジツの文献上の初見 595

5 瀉下薬エイジツ誕生の歴史を探る 599
　[1] 万葉集にみる瀉下活性発見の痕跡 599
　[2] 漢籍医書の誤解からたまたま生まれた「営実仁」 604

第4章　キササゲ　▶▶ 日本人が食べて利尿作用を発見。中国では見過ごされた生薬

1 生薬キササゲ 606

2 キササゲの成分と薬理 607

3 中国にないキササゲが生薬になったわけ 608

第5章　ゲンノショウコ　▶▶ 当初は有毒植物と誤認。意外と新しい下痢止めの妙薬

1 ゲンノショウコの基原と性状 613

2 ゲンノショウコの成分と薬効 616
[1] 主成分タンニンとその含量 616
[2] 薬効はタンニンだけによるものか？ 619

3 方言名にみるゲンノショウコの民族植物学 621

4 民間療法におけるゲンノショウコ 622
[1] ゲンノショウコを記載する民間療法書は3つだけ？ 622
[2] 中国にないはずのゲンノショウコが2つの漢名をもつわけ 623

5 "救荒食"の経験を通して見出された薬効 629

第6章 センブリ（当薬） ▶▶ 「良薬は口に苦し」の諺が、苦味を誇るセンブリを普及させた

1 センブリの基原と性状 631

2 センブリの成分と薬理 632
[1] しつこいほど苦いセンブリの苦味成分の本体 632
[2] 実験では証明できなかった苦味成分の健胃効果 635

3 民間療法におけるセンブリ 636
[1] 日本の本草書がセンブリに充てた漢名 637
[2] センブリとされた胡黄連の真の基原は？ 640
[3] 日本の民間療法書に出現するセンブリ 641

4 当初は駆虫薬であったのが健胃薬に転じた 647

第7章 ドクダミ（ジュウヤク） ▶▶ 漢方医の登用から漢方薬となった民間薬

1 ドクダミの基原と性状 653

2 ドクダミの成分と薬理 654
[1] 独特の臭いのもとは精油成分 654
[2] 外用でも内用でも一定のエビデンスがある 656

3 和漢本草学におけるドクダミ 657
[1] 中国にドクダミはあるか？ 657
[2] ドクダミの古名は「しふき」 658
[3] 方言名にみるドクダミの民俗文化誌 660

4 和漢伝統医学におけるドクダミ・ジュウヤク 664
[1] 中国ではローカルな外用薬であった 664
[2] 茶剤として服用するのは日本独自の用法 665
[3] 梅毒の治療薬として漢方薬に転用された 668

5 民間薬であり漢方薬であるドクダミの誕生 671

第8章　マクリ（海人草）　▶▶ 初生児への"胎毒下し"（デトックス）は日本独自の発想だった

1 生薬マクリとその基原 ─────────────────────────── 672
2 マクリの成分研究の歴史と薬理 ───────────────────── 674
3 日本の医書に探るマクリの薬用起源 ─────────────── 677
　[1] 上中古代の医書 ─────────────────────────────── 677
　[2] 鎌倉・室町時代の医書 ─────────────────────── 680
　[3] 近世の医書──漢方医学 ─────────────────────── 682
　[4] 近世の医書──民間医療 ─────────────────────── 685
　[5] 駆虫の専門研究書にみるマクリ ─────────────── 690
4 胎毒下しとマクリ（海人草） ────────────────────── 693
　[1] 胎毒下しがアトピー性皮膚炎を"予防"？ ──── 693
　[2] 胎毒下しは日本独自の概念 ─────────────────── 694
　[3] 中国医学における胎毒と日本への影響 ─────── 697
　[4] 日本の産育学で重視された「かにばば」とは何か？ ── 703
　[5] 「かにばば」と胎毒の関係は？ ─────────────── 705
5 「かにばば」を"まくる"から海人草（マクリ）となった ── 707
6 駆虫薬マクリの誕生 ───────────────────────────── 712

付録

各生薬が「どの版の局方で収載され、どの版で削除されたか」ひとめで分かる
生薬・漢方処方エキス剤一覧 ──────────────────── 718

難しい項目の読みがなが調べられる
画数順・漢名（万葉仮名）読みがな一覧 ─────── 727

引用および参考文献 ─────────────────────────────── 748

欧文（学名）索引 ───────────────────────────────── 760

和文索引 ─── 782

1、**2**などの項目は、本文中では第1節、第2節と表現しています。

1

歴代日本薬局方に収載された三〇五生薬の文化誌

第1章　和漢生薬・西洋生薬の解説

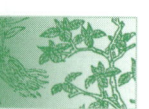

アカメガシワ　MALLOTI CORTEX　XIII〜XVI　　和

▶▶「アカメガシワ」については、第2部 第1章で詳しく解説しています(p.462)。

▶ **基原**　トウダイグサ科 (Euphorbiaceae) アカメガシワ *Mallotus japonicus* Mueller Argoviensis の樹皮。《備考》*Mallotus japonicus* (Linné filius) Müeller Argoviensis。
▶ **用途**　抗潰瘍薬・胃腸薬製造原料。
▶ **出典**　神農本草經下品梓白皮の基原誤用。
▶ **解説**　わが国独自の民間薬。葉が大きく、西日本を中心に古くから「かしわ」と称され、食べ物を包むのに用いられた。現在の伊勢神宮の神事でお供え物の敷物として用いる御綱柏はアカメガシワの葉である。

アギ　阿魏　ASA FOETIDA　I〜V、一国*　　洋

▶ **基原**　アジアに産するセリ科 (Apiaceae) *Ferula*属の諸種特に *Ferula assa-foetida* Linné、*F. foetida* (Bunge) Regel、*F. narthex* P. E. Boissier より得られるゴム樹脂。
▶ **用途**　条虫駆除・駆風・去痰薬。
▶ **漢名**　阿魏(新修本草)、形虞・阿虞(酉陽雑俎)、哈昔泥(飲膳正要)。
▶ **解説**　第4改正版まで阿魏と表記。初版および第2改正版は「*F. scorodosma*、*F. narthex* 及び其の他 *Ferula*属の諸種」、第3改正版で「アジアに産する *Ferula*属の諸種特に *Ferula assa-foetida*、*F. Narthex*」、第4改正版以降はこれに *F. foetida* を追加した。種小名のassaはペルシア語で樹脂、foetidaはラテン語で異臭の意。イランから中央アジア・インドに産し、主としてアラビア医学とインド医学で用いられた薬剤であるが、インドでは香辛料として調理に用いるという。中国ではチベットに *F. caspica* Marschall von Bieberstein、*F. conocaula* Korovin があり、ゴム樹脂を採取する。セリ科基原の類品にガルバヌム、アンモニアクムがある(ガルバヌム、アンモニアクムの条を参照)。『薬物誌』(ディオスコリデス)に本品に相当するものは見当たらず、後世にガルバヌム・アンモニアクムの類品として開発されたものと思われる。中国では『新修本草』(蘇敬)の草部中品に「阿魏　味は辛く平にして無毒。諸の小蟲を殺し、臭氣を去り、癥積を破り、惡氣を下し、邪鬼、蠱毒を除くを主る。西蕃(新疆及びその外境)及び崑崙(黄河の源流地域)に生ず。」(『證類本草』所引)と記載している。『酉陽雑俎』(段成式)の巻十八「廣動植之木篇」に「阿魏は伽闍郍國即ち北天竺に出づるなり。伽闍郍呼びて形虞と爲し、亦た波斯國(ペルシア)に出づ。波斯國呼びて阿虞截と爲す。樹の長さ八九丈、皮の色青黄にして、三月に葉を生ず。葉は鼠耳に似て花實无く、其の枝を断てば汁出でて飴の如し。久しくすれば乃ち堅く凝り、阿魏と名づく。拂林國僧弯の説く所同じなり。摩伽陀國僧提婆は言ふ、其の汁米豆屑の如く、合して阿魏と成すと。」と記載され、蘇敬が記載しなかった基原植物の具体的な特徴を記すが、草本をかなり大きな木本とするなど、その記述はあまり正確では

ない。14世紀初頭の元代に成立した『飲膳正要』(忽思慧)に哈昔泥があり、「味は辛く温にして無毒。諸虫を殺し、臭氣を去り、癥瘕を破り、惡を下し、邪を除き、蠱毒を解するを主る。即ち阿魏なり。」とあるように、蘇敬註を引用して記載し、阿魏と同品としている。同書は食膳養生書であって、本品を用いた調理がいくつか収載され、その1つに炒狼湯がある(サフランの条を参照)。『本草綱目』(李時珍)によれば、哈昔泥は蒙古名であって、蒙古人は好んで羊肉につけて用いたという。本品を配合する処方は、当然ながら古方に見当たらず、『太平聖惠方』や『聖濟總錄』など宋代・金元時代以降の医書に散見される。したがって古方派の影響が強いわが国の漢方で用いることはなく、主として民間医方で用いられた。一例を挙げると、『妙藥博物筌』の「一切の瘧癪藥　いか成おこりにても落するといふ事なし」なる処方に「辰砂　阿魏各等分　右糊にて大豆ほどに丸し、一粒づゝ発日の朝与ふべし」と記載されている。本品は、西洋局方から導入された品目であるから、蘭方では用いられた。『遠西醫方名物考』(宇田川榛斎・榕菴)巻十八に阿魏、ラテン名をアッサフーチダ(asa-foetida)とあり、主治は「竄透シテ壅塞ヲ開達シ刺戟衝動シテ凝結ヲ疏解スル効尤モ峻ナリ。又ヨク表發ノ蒸氣ヲ排泄ス。子宮衝逆及ビ痙攣ノ諸症ヲ治スル一良藥トス。又經閉及ビ痔血壅滯ヲ通ズルニ峻効アリ。」と記載されている。江戸期の民間療法で本品を用いるのは蘭方の影響と見るべきであろう。

アコニットコン　TUBERA ACONITI　III〜IV　洋

▶ **基原**　キンポウゲ科(Ranunculaceae)セイヨウトリカブト *Aconitum napellus* Linné の花期の終わりの根。

▶ **用途**　神経系諸疾患薬、発汗利尿薬。

▶ **解説**　局方の表記はアコニット根。本品は中欧から南欧に産し、特にスペインが主産地である。戦前の欧米では、欧州産に加えて、日本産とインド産もアコニット根の名で用いられた。『薬物誌』(ディオスコリデス)に Akoniton Eteron とあるものが本品に相当し、オオカミ狩りで餌にこれを混ぜ毒殺したとある。猛毒のため、具体的な薬用に言及せず、17世紀にドイツの薬局が薬として販売したのが薬用の始まりとされ、本格的な使用は近代になってからである。欧州では、中国のブシのように、減毒加工を施すことはなかったようである(ブシの条を参照)。『遠西醫方名物考』(宇田川榛斎・榕菴)巻十九に雙鷺菊越幾斯劑(トリカブトエキス)の名が見えるが、トリカブト種 *Aconitum* spp. の茎葉より製したものとあり、おそらく和産のトリカブト種より製したと思われる。トリカブトの根は茎葉に比べて毒性がずっと強いので、そのため茎葉から製したエキス剤を用いた。

アセンヤク　阿仙薬　GAMBIR　I〜XVI　洋・漢

▶ **基原**　アカネ科(Rubiaceae) *Uncaria gambir* (W. Hunter) W. Roxburgh の葉及び若枝から得た水製乾燥エキス。

▶ **用途**　収斂止瀉薬、口中清涼剤、鞣皮剤、褐色染料。ごく一部の漢方処方に配合：響声破笛丸。

▶ **漢名**　孩兒茶(飲膳正要)、烏爹泥・烏壘泥・烏丁泥(本草綱目)、阿仙薬(本草弁疑)、阿煎薬(和蘭

薬鏡)。

▶ **解説**　第5改正版までは阿仙薬と表記。市場で阿仙薬と称するものに2系統がある。1つはアカネ科 *Uncaria gambir* 基原すなわち現行局方で正品とするものであり、これを真正阿仙薬あるいはガンビール Gambir と称する。もう1つはマメ科 *Acacia catechu* (Linné filius) Willdenow [synonym. *Senegalia catechu* (Linné filius) P. J. H. Hurter et D. Mabberley] の心材より製した水製エキスの乾燥品で、市場ではペグ阿仙薬と称する。初版はガンビールのみ、第2改正版はガンビールおよびペグ阿仙薬のほか、インド・アフリカ産の *Acacia polyacantha* Willdenow [synonym. *Senegalia suma* (W. Roxburgh) Britton et Rose] も基原に含めた。第3～5改正版ではガンビール・ペグ阿仙薬に限定、第6改正版以降はガンビールのみを正品とした。初版から第5改正版までは生薬のラテン名を Catechu と表記し、現在と同じ Gambir としたのは第6改正版以降である。現在ではペグ阿仙薬をアセンヤクの類似生薬として扱い、英名では Pegu Catechu あるいは単に Catechu と呼んで区別している。ガンビールに比べて色調が濃いので Black Catechu、Dark Catechu ともいう。ごく稀にわが国の名を付して Terra Japonica とも称されるが、粉末にしたものは赤い色をしており、かつて日本の土に由来すると考えられていたという。確かに本州の東海地方以西南の土は赤いが、ペグ阿仙薬の粉末は朱紅色で、むしろ熱帯のラテライトの方がずっとよく似る。真正阿仙薬に比べて品質が劣るペグ阿仙薬に対してつけられた粗悪品を意味する蔑称らしい。また、一部の生薬学の教科書は、シナノキ科 *Pentace burmanica* Kurz の樹皮の水製エキスを Catechu としアセンヤクの類似生薬として扱っているが、現在ではアカネ科 *Uncaria* 属、マメ科 *Acacia* (*Senegalia*) 属以外を基原とする Catechu は市場に存在しないので誤りである。ガンビールはマレー半島・スマトラ・東インド諸島を主産地とし、一方、ペグ阿仙薬はミャンマー・タイからインドに産し、中国の雲南にも分布する。ペグはミャンマーの一地方名であり、首都ヤンゴンのやや北に位置し、かつてペグ王朝が栄えた地域である。現政権は1991年にこの地名をバゴー(Bago)と改称したが、今日でもペグ阿仙薬の名が用いられる。中国語では白古と表記するが、中国の古典籍ではあまり見ない名で、おそらく暹羅(シャム)の一部とされてきたと思われる。ガンビール・ペグ阿仙薬のいずれも中国に伝わったほか、中東を経て欧州に伝わり、世界各地で用いられた。

　漢方で用いることは稀であるが、阿仙薬を配合する数少ない処方に響声破笛丸(キョウセイハテキガン)がある。『萬病回春』(龔廷賢)巻之五「咽喉」を出典とする後世方派漢方の処方であるが、原典では阿仙薬の名はなく百薬となっている。これはもともと五倍子から製した百薬煎(ヒャクヤクセン)のことで、後述するように、阿仙薬の模造品として流通したため、のちに阿仙薬を用いるように転じたのである(ゴバイシの条を参照)。阿仙薬という名は中国にはない和製の漢名であり、1681年成立の『本艸辨疑』(遠藤元理)に「百薬煎(ヒャクヤクセン)即チ阿仙藥(アセンヤク)」とあるのが初見のようである。医書では、江戸初期の写本『古今樞要集』の「五十八　重寳膏薬之㐧」に阿仙薬の名がある[1]。ただし、それより古くイエズス会が1603年に刊行した『日葡辞書』の薬物名にアセンヤクと音読できる"Axenyacu"なる語彙が収載されている[2]。おそらく、西洋から直接わが国にもたらされたガンビールあるいはペグ阿仙薬に対してつけられた日本語名であり、遠藤元理はそれを中国由来の百薬煎の同物異名としたと思われる。『大和本草』(貝原益軒)の孩兒茶(ガイジチャ)の条に「色黒クサルボウヨリ味少淡ク、藥店ノ人柿ノ葉手ト云ヲ阿仙藥トス。是孩兒茶ナリ。」(サルボウ・柿ノ葉手のいずれも詳細不明)とあり、遠藤元理と同様に、孩兒茶と阿仙

薬を同品とする。孩兒茶は元代1330年成立の『飲膳正要』(忽思慧)に初見する。同書は古代中国医学理論と各民族食療方法についてモンゴル族の忽思慧が著したもので、第二巻「諸般湯煎」に孩兒茶を次のように記載している。

女須兒　直北地面に出でて味は温にして甘し　**西番茶**　本土に出でて味は苦く澁く、煎ずるに酥油を用ふ
川茶　藤茶　夸茶　皆四川に出づ　**燕尾茶**　江浙、江西に出づ　**孩兒茶**　廣南に出づ　**温桑茶**　黒峪に出づ
凡そ諸茶は味甘く苦くして微寒、無毒なり。痰熱を去り、渇を止め、小便を利し、食を消し、氣を下し、神を清め、睡を少なくす。

女須兒ほか八茶の1つに孩兒茶を挙げるが、基原を特定するに必要な情報はわずかに「廣南(広東・広西以南)に出づ」という産地の記述のみであり、驚くことに効用について諸茶と一括して記載している。そのほかの典籍では、孩兒茶の名は『本草綱目』(李時珍)に烏爹泥(ウタディ)の別名として出ており、李時珍は次のように記述している。

烏爹泥綱目
【釋名】烏爹泥綱目　孩兒茶　［時珍曰く］烏爹、或は烏丁に作る。皆番語にして正字無し。**【集解】**［時珍曰く］烏爹泥、南番の爪哇(ジャワ)、暹羅(シャム)諸國に出づ。今、雲南、老撾(雲南省境労水以南~ベトナム)、暮雲場地方(未詳)に之を造ると云ふ。是れ、細茶末を竹筒の中に入れ、堅く兩頭を塞ぎ、汚泥溝中に埋め、日久しくして取り出す。汁に擣き、熬り制して成すなり。其の塊は小にして潤澤なる者は上と爲す。塊大にして焦枯なる者は之に次ぐ。**【氣味】**苦く澁、平にして無毒。**【主治】**上膈の熱を清まし、痰を化して津(体液)を生ず。金瘡、一切の諸瘡に塗れば、肌を生じ、痛みを定め、血を止め、淫(しづ)を收む。

貝原益軒は烏爹泥について「一名孩兒茶ト云。又五倍子ニテ製スル孩兒茶アリ。是ト同名異物ナリ。」と述べ、孩兒茶と烏爹泥は基本的に別品とする。李時珍は烏爹泥を「土部」に分類収載しているので、益軒が茶と称する孩兒茶とは別品と考えたのは無理からぬことであった。ここで注目すべきは李時珍が烏爹泥の産地を爪哇(ジャワ)・暹羅(シャム)諸国としていることである。前述したように、爪哇(インドネシア)はガンビールを産し、暹羅(タイ)はペグ阿仙薬を産するので、このいずれも中国にもたらされたことを示唆する。両品の間に色調の違いはある[3]ものの、この記述からは李時珍が両品を区別した形跡は感じられない。いずれも中国に産せず、また中国では五倍子から百薬煎を製したような修治法を施しているから、ますます区別は難しかったであろう。李時珍が記載した烏爹泥の気味・主治のいずれも『飲膳正要』の孩兒茶と一致しないのは、気味が異なるはずのガンビールとペグ阿仙薬を区別しなかったこと、また修治法に相異があるとすれば、決して不思議なことではない。それに『飲膳正要』は諸茶と一括して効用を記述しているから、気味・主治が全て同じとは考えられず、おそらく平均的な効用を記載したと思われるから、孩兒茶一品について記載した『本草綱目』と記載内容が一致することはおよそあり得ないと考えるべきだろう。又、同書では孩兒茶を「廣南に出づ」としており、ペグ阿仙薬の基原種であれば中国南部(雲南ほか)に産し、少なくとも栽培は可能

である。したがって、『飲膳正要』の孩兒茶はペグ阿仙薬と特定してよい。それは孩兒茶の中国語音hài-ér-cháにもその痕跡が残されている。ペグ阿仙薬をサンスクリット語でkhadira、ヒンディ語でkhair、ベンガル語でkhayerといい、孩兒はその音訳と解釈するにそれほど無理がない[4]。すなわち、中国語で幼児の意である孩兒は、孩兒茶の語源にはまったく無関係ということになるが、わが国ではこの字義に翻弄された本草家・医家が存在する。『和漢三才圖會』(寺島良安)は「俗ニ因テ小兒ノ諸瘡ヲ治ス。故ニ名ク。」とあり、また『本草綱目啓蒙』(小野蘭山)にも同様な記述がある。孩兒茶(烏爹泥)の薬効を初めて記したのは李時珍であるが、「金瘡、一切の諸瘡に塗れば、肌を生じ、痛みを定め、血を止め、溼を収む。」とあるだけで、どこにも小児の字は見当たらず、良安と蘭山は小児向けの薬と勘違いしたことを示唆する。再び話を孩兒茶・烏爹泥の気味・主治の違いに戻すが、李時珍のいう烏爹泥の基原は、ペグ阿仙薬のほかインドネシア産のガンビールも基原とし、区別せずに同品とした可能性が高いことは既に述べた通りである。ペグ阿仙薬・ガンビールのいずれも水製エキスを乾燥したものであり、おそらく塊状あるいは粉末状として中国にもたらされたと考えるのが自然である。李時珍はそれに修治を施したものを記載したが、原産地のインドや東南アジアではそのような加工は見当たらない。『飲膳正要』の孩兒茶がどのような修治を経て調製されたか不明であるが、李時珍の記載したものと同じとは限らないこと、さらに非修治品の可能性もあり得る。したがって、孩兒茶と烏爹泥の基原を別品とする必要はなく、『中薬大辞典』にあるように、同物異名でガンビールとペグ阿仙薬の2系統の基原があるとしてよい。

一方、百薬煎と孩兒茶(烏爹泥)は本来まったくの別品であるが、『用藥須知』(松岡恕庵)に次のような注目すべき記述がある。

百藥煎　和名阿仙藥和製ヲ用ユ。泉州堺ニテ之ヲ製ス。品ニ上下有リ、宜シク撰用スベシ。近世漢土ノ書ニ孩兒茶ト稱スルハ多クハ百藥煎ヲ云ト稲若水云ヘリ。孩兒茶ハ碾茶(ヒキチャ)ヲ竹筒ニ入テ淤泥(ドロミツ)ノ中ニ漬沉(ヒタシシズメ)シテ久シテ變化スルヲ待テ取リ用ユ。百藥煎ハ五倍子ヲ以テ煉製ス。製法元来各別也。明(ミン)ノ末ノ書ニハ多ク二物混稱スト見ヘタリ。

松岡恕庵は孩兒茶の製法に関して『本草綱目』を引用して記述しているにすぎないが、ゴバイシの条で述べたように、百薬煎とは異なるものと認識していた。稲生若水の引用とした上で、中国では百薬煎を孩兒茶と称することが多いと述べているのである。中国南方に産するものの、多くは東南アジア・インドよりもたらされたと考えられるから、基原植物が北方地域に産する五倍子より製した百薬煎が代用品あるいは偽和品として流通するようになったことは想像に難くない。松岡恕庵の論述から当時のわが国に中国よりもたらされた孩兒茶の多くが百薬煎であったことが示唆されよう。松岡恕庵は明代末以降にその傾向が顕著となったことを暗示しているが、中国の典籍で孩兒茶の基原に直接言及したものはないから、さらにさかのぼって元代の孩兒茶・百薬煎がきちんと区別されていたかどうかという新たな疑問も出てくる。元代後期の『居家必用事類全集』(闕名)巳集の諸品茶に、製孩兒香茶法という条があり、次のように記述されている。

孩兒茶　一斤研りて極細とし羅ひ過ごして用ふ　白豆蔲仁　四錢研りて細末と爲す　粉草　三錢を炙り碾して細末と爲す　沉香　半兩劈きて三錠子と成し、鷺梨の内に挿入し、紙を用て裏了の水にて濕過し、灰火の内に煨す。梨熟するをもって度と爲して沉香を取り出し、曬乾して細末と爲す。三錢を用て之を和し梨汁を留めて麝香を製して用ふ。　寒水石　半斤を炭火内にて煅紅にし、先づ薄荷葉四兩を將て水に浸して濕透し、鋪きて紙上に在り、煅過せる寒水石を將て葉の上に放在し、裏了して放冷し、取り出して五錢を秤り、腦子を與へて同研し、餘るものは後次を待ち之を用ふ。葉は棄て去り用ひず。此れ腦子の法なり。此れ無くば則ち腦子の氣味去るなり。　蓽澄茄　三錢細末と爲す　麝香　二錢毛を挿去して淨めしめ、研開して尤も製せる沉香、梨の汁を用て和して泥と爲し、磁盞の内或は銀器の内に摧在し、上に紙を用て口を糊つけし、針を用て透すこと十數孔、慢火に焙乾し研りて末と爲す。再び盞内に於いて焙熱し、前料に合和し、其の香室に滿つ。此れ其の法なり。　川百藥煎　半兩末と爲し、已上の四件を將て和匀し磁器に收め貯ふ。味を推すこと勿れ。　梅花片腦　三錢
米腦亦た可にして、製過するを用て寒水石と同研、和拌して料に入る
右、潔淨の高糯米一升を將て羹て極めて爛稠粥に擣り細として定めしめ、絹を用て濃汁を絞り取りて劑に和す。須く硬くなるを要すべし。淨き槌帛の石上に於いて槌つこと三五千下す。槌つこと多ければ愈好し。故に千槌膏と名づく。却て白檀を用て油に煎じて印に抹して脱し造り成して風の透る處に放ち、懸吊すること三二日、刷光して磁器に貯ふ。

孩兒茶に一成分として(川)百藥煎が配合されているから、元代では両品はまちがいなく区別されていたことがわかる。

　阿仙藥は和蘭本草書にも蘭藥としてその名を見る。『和蘭藥鏡』(宇田川榛斎・榕菴)巻十六の百藥煎の条に別名阿煎藥とあり、主治を「秀偉ノ收斂藥ニシテ抜爾撒謨様(バルサム)ノ効ヲ兼ヌ。諸管纖維弛弱シテ發スル諸病、脱泄失血等、收固シ治スベキ諸症ヲ治ス。」と記載している。百藥煎とあるから、西洋から輸入したガンビール・ペグ阿仙藥ではなく、五倍子より製したものを用いていたらしい。阿仙藥は漢方で用いることは稀であるが、民間療法に目を投じると、いわゆる「あせんやく」と称するものを用いた処方が散見される。例を挙げると、『廣惠濟急方中巻』の「脱症不收」に「又方、阿煎藥藥店にあり、唐を用ゆべし和名さるぼうといふもの是なり　蜜に和て塗べし」なる処方がある。『大和本草』では阿仙藥と「さるぼう」は異なるとしており、江戸期では今日とは異なる「あせんやく」が流通していたことを示している。そのほか、『妙藥奇覽拾遺後篇』に「咽一切の大奇藥は　薄荷十二匁　硼砂二匁五分　雄黄三匁　孩子茶壹匁　龍腦三匁　右五味粉にして管にてのんどへふきこみて、きめうに治す。」とあり、ここではガイジチャの名が出てくるが、これも松岡恕庵のいうように百藥煎を代用した可能性が高いだろう。すなわち、江戸時代に「あせんやく」と称していたものは、漢方・蘭方・民間療法のいずれにおいても、五倍子より製した百藥煎と思われる。

　1886年公布の初版日本薬局方では、欧州局方に倣い、ガンビールのみを正品とし、それまで五倍子由来の百藥煎を阿仙藥の代用とした歴史的事実は完全に無視された。しかし、わが国においては蘭方ですら特殊な修治を施した中国流の「あせんやく」を用いていたから、漢方医学との完全決別を意図した明治政府当局にとっては、後戻りのできない選択であった。原料となるものは外来であっても、特殊な加工を施すことで漢薬としてのアイデンティティを付加したとも見える孩兒茶は、西洋医学を正当な医学として選択したわが国にとってもはや珍妙な薬物でしかなく、わずかに和製の漢名のみを借用することで歴史的なつながりをかろうじて保持したともいえよう。

1) 「又疵膏藥　松脂少　阿仙藥　黄蘗白物少　蓮葉搗　杁脂ヲ大メ入也　油胡麻如常煉也　火ヲ弱メ煉也」という記述がある。
2) 土井忠生解題『日葡辞書』（岩波書店、1960年）の41頁にあり、「cachoと呼ばれるある薬」と説明されている。cachoはcatechuと同意であろう。
3) ガンビールの方が薄く、Pale CatechuあるいはWhite Catechuの別名がある。
4) 内山政夫　薬史学雑誌　37巻　100-103　2002年。

アニスジツ　ANISI FRUCTUS　III〜V、一国*　　洋

▶ **基原**　セリ科(Apiaceae) *Pimpinella anisum* Linnéの果実。

▶ **用途**　健胃・去痰・駆風薬のほか、香辛料とする。アニス油原料。

▶ **解説**　第3〜4改正版ではアニース實、以降はアニス實と表記。通例、成熟果実を採集し用いる。欧州から小アジア・中東に産する。フェニルプロパノイド系精油を3％ほど含み、主成分はアネトールである。欧州では古くから薬用・香料として用いられた。『薬物誌』（ディオスコリデス）にもAnisonの名で収載され、利尿作用や食欲増進効果があるとし、クレタ島産が最上、エジプト産がこれに次ぐと記載している。本品を水とともに蒸留したものをアニス水AQUA ANISIと称し、腸痛・疝痛などに駆風薬として用いた。『遠西醫方名物考』（宇田川榛斎・榕菴）巻十六に遏泥子(アヂィス)とあるのが本品に相当し、主治は「子、性温、精微ノ油、揮發鹽アリ。此鹽ハ粘脂様ノ甘味ヲ含ミ緩和ノ効アリ。微刺戟スレドモ酷厲氣ヲ夾(ヤ)ムコトナシ。故ニ是ヲ用ヒテ熻衝(ハラ)ヲ發セズ凝結ヲ解キ堅硬ヲ軟ゲ粘液ヲ稀釋ス。」と記載している。

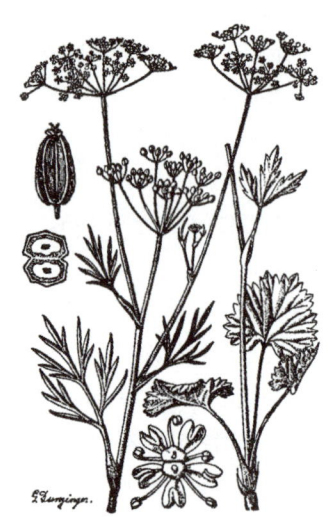

アヘン末　阿片末　OPIUM PULVERATUM　I〜XVI　　洋

▶▶「アヘン」については、第2部 第2章で詳しく解説しています(p.549)。

▶ **基原**　ケシ科（Papaveraceae）ケシ*Papaver somniferum* Linnéの未熟果実から得たアヘンを均質な粉末としたもの、又はこれにデンプン若しくは「乳糖水和物」を加えたもの。

▶ **用途**　アヘンチンキ、アヘン・トコン散などとして鎮痛・鎮静・鎮痙・鎮咳・止瀉などに用いる。モルヒネ、ノスカピンの重要な製造原料でもある。

▶ **漢名**　罌子粟・象穀・米嚢・御米・嚢子(開寶本草)、罌子粟・阿芙蓉・鴉片・阿片(本草綱目)。

▶ **解説**　第4改正版までは阿片、第5改正版は阿片末、第6改正版以降はアヘン末と表記。第5改正版以降は粉末生薬のみを収載するようになり、第5改正版では10〜11％、第6改正版では10〜10.5％、第7改正版以降では9.5〜10.5％のモルヒネ含量規定が加わった。基原植物ケシは地中海

地方原産。わが国でも1935年に15tのアヘン生産があったが、1946年に試験栽培を除きケシ栽培を禁止したため、インドから毎年80t前後を輸入する。通例、デンプンもしくは乳糖水和物を加え、モルヒネ含量を9.5〜10.5%に調節する。本品の基原植物であるケシを中国では罌子粟と称し、中国本草では『開寶本草』(馬志)米穀部下品に種子が収載されたのが初見であり、主治は「味は甘く平にして無毒。丹石發動して食下らざるを主り、竹瀝に和し煮て粥と作し、之を食ふ。極めて美なり。一名象穀一名米嚢一名御米。花は紅白色、髇箭頭に似て中に米有り。赤た嚢子と名づく。」と記載されている。ケシは唐代でも知られており、『證類本草』(唐慎微)に『本草拾遺』(陳蔵器)を引用して「罌子粟、嵩陽子曰く、其の花は四葉、淺紅暈子有るなりと。」と記述されている。罌子粟は当初は穀類として利用された。明代の国選本草書である『本草品彙精要』(劉文泰)でも巻之三十七「米穀部下品」に収載されたが、主治に「反胃、胸中に痰滯るを主る」のほか、「粟殻　性は澁、洩痢を止め、腸を澀る　名醫所錄」という注目すべき一文も書き加えられた。粟殻とは後の罌粟殻(オウゾクコク)のことで、いわゆるケシ殻をいい、止瀉に繁用された。『本草品彙精要』は宮廷内に秘蔵され、世に知られることはなかったが、当時、既に多くの医書に罌粟殻を配合する処方が記載されており、遅ればせながらその性味などを記載したのである。明代以降の中国本草書でもっとも大きな影響力をもつ『本草綱目』(李時珍)では更に詳しく次のように記載された。

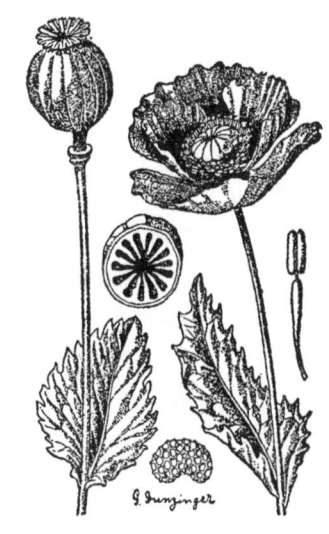

(罌子粟)穀【脩治】[時珍曰く]凡そ用ふるに水を以て洗ひ潤し、蔕及び筋膜を去り、外薄皮を取り、陰乾して細切し、米醋を以て拌ぜ炒り藥に入る。赤た蜜に炒り、蜜に炙る者有り。【氣味】酸く澁、微寒にして無毒。[時珍曰く]醋、烏梅、橘皮を得るは良し。【主治】瀉痢を止め、脱肛を固め、遺精、久欬(なき)を治し、肺を斂め、腸を澀り、心腹、筋骨の諸痛を止む。

特に注目されるのは、米酢を混ぜるという指示であり、これによってケシの薬効成分である各種アルカロイドが水に抽出されやすくなる。また、蜜で処理するのは強い苦味に対する対策であり、以上の修治は各医学書で薬名の下に註として記載されている。

一方、ケシの乳液の乾燥品であるアヘンは『本草綱目』に阿芙蓉(アフヨウ)の名で初見し、罌子粟と区別して別条に収載されたが、穀部に分類された。

アマチャ　甘茶　　HYDRANGEAE DULCIS FOLIUM　　二国、VII ～ XVI　　　和

▶ **基原**　ユキノシタ科（Saxifragaceae）アマチャ *Hydrangea macrophylla* Seringe var. *thunbergii* Makinoの、通例、揉した葉及び枝先。《備考》YList：*Hydrangea serrata* (Thunberg) Seringe var. *thunbergii* (Siebold) H. Ohba。クロンキスト・APG：アジサイ科(Hydrangeaceae)。

▶ **用途**　矯味料として家庭薬や清涼剤に配合する。

▶ **解説**　本品が初収載された第7改正版では基原を「アマチャ又はオオアマチャ *H. macrophylla* (Thunberg) Seringe var. *oamacha* Honda」としていたのを、第8改正版以降はアマチャだけに限定した。甘味はフィロズルチンという成分によるもので、**ショ糖の1000倍ほどの強さの甘味があるという。アマチャの生葉はむしろ苦く、手で揉みほぐし乾燥すると甘味が出てくる。**これは酵素の作用によって苦味のある配糖体が分解され、甘味のあるアグリコンのフィロズルチンが遊離するからである。したがって、葉をなるべく時間をかけて乾燥し、発酵を促進するのがよい。

　アマチャに相当するものは中国本草には見当たらず（類品に土常山がある）、わが国の本草書でも正条品としてアマチャを収載するものは少ない。**漢名を甘茶と表記するが、それは漢字の音訓を借りた単なる宛字であって、わが国独自の純然たる民間薬をカンチャあるいはカンサと読むのは誤りで**ある。アマチャの名の文献上の初見は『多識編』（林羅山）で「千歳虆　以古古今案阿末知也」とある。『大和本草』（貝原益軒）巻之九「草之五　雜草類」にもこの名は出てくるが、次に示す条文を読むとわかるように、当時、甘茶と称するものは2種類あった。

若水云千歳虆ヲツルアマ茶ト訓ズ。非也。本艸ヲ能見ルニ同ナラズ。ツルアマチャモ甘ケレドモ形狀チガヘリ。白汁ナシ。千歳虆、日本ニナシ。ツルアマ茶漢名シレズ。甘茶別ニ又一種アリ。花ハアヅサイニ似テ小ナリ。小額草ト云。花扁額ノ形ニ似タリ。是モ甘茶トス。小兒食フ　前ニ見ハズ。

すなわち、1種は益軒がつるあまちゃと呼ぶもので、稲生若水はこれを千歳虆[1]（センサイルイ）に充てたが、益軒はそれを否定して対応する漢名がないとした。その当時は幕府御用の本草学者の見解が一般的であったらしく、『和漢三才圖會』（寺島良安）も千歳虆を甜茶とし、「茶ニ代ヘテ煮テ吃ス。味甚ダ甘シ。故ニ俗甜茶（アマチャ）ト名ク。如シ小兒多ク吃スレバ則蟲ヲ發ス。」と記述し、若水に同調する。つるあまちゃとは、今日いうウリ科アマチャヅル *Gynostemma pentaphyllum* (Thunberg) Makinoのことで、『本草綱目啓蒙』（小野蘭山）の常山の条では「土常山ハアマチャ別ニ絞股藍（ジョウザン）アルユヘ、木アマチャト（ツルアマチャ）モ云。一名甜葉　延平府志　三百頭牛藥　甘草發明。城州ノ宇治田原ニ園ヲナシテ栽ユ。諸州深山ニモ亦多シ。」と述べ、アマチャヅルの漢名を絞股藍としている。この名は『中薬大辞典』でもアマチャヅルの漢名とされているが、『本草綱目啓蒙』を引用したものらしい。類名に烏蘞苺（コウコラン）すなわちブドウ科ヤブガラシ *Cayratia japonica* (Thunberg) Gagnepainの別名である絞股蘭（ウレンボ）なるものがあるが、その出典は『江蘇植薬志』である（『中薬大辞典』）。ヤブガラシとアマチャヅルは形態が似るためしばしば誤認され、絞股蘭は同音の絞股藍から転じたらしい。いずれにせよ、絞股藍は正統本草にある名ではなく、またその歴史も近世以降であることはまちがいない。

　益軒が挙げたもう1種は、小額草（こがくそう）というアジサイの花に似ると記述するもので、これこそ今日の

アマチャに相当する。一方、蘭山は、アマチャヅルとの混同を避けるために木アマチャと命名し、漢名として甜葉を充てた。蘭山は福建省の地方誌『延平府志』(明・陳能修)の引用とするが、この名は出てこない。正確な出典は『八閩通志』(明・黄仲昭)巻之二十六「食貨　物産　延平府」薬之屬であり、「常山　俗に甜葉と呼ぶ」とあり、常山の俗名とされている。蘭山はアマチャを土常山の1種であると主張して『大和本草』を名指しで批判し、また松岡恕庵(『用薬須知』)も土常山説を支持した。実は、『八閩通志』にある常山は土常山とするのが正しく、蘭山はそれを承知した上でアマチャと甜葉を同品としたのである。土常山は『圖經本草』(蘇頌)に初見し、「今、天台山(浙江省臨海県にある山)に一種土常山と名づくる草を出だす。苗、葉は極めて甘く、人用ひて飲と爲す。香ばしく、其の味は蜜の如く、又蜜香草と名づく。性は亦た涼にして、之を飲めば人を益す。此れ常山に非ざるなり。」(『證類本草』巻十「常山」に所引)とあり、この記述を見る限りでは蘭山の論述はもっともに見える。『中薬大辞典』によれば、土常山は*Hydrangea strigosa* Rehderまたは*Hydrangea chinensis* Maximowicz (synonym. *H. umbellata* Rehder)であるという。いずれもアマチャの同属植物という共通性はあるが、甘味成分フィロズルチンを含むのは前者である。一方、*H. chinensis* (*H. umbellata*)はアルカロイドのフェブリフギン[(+)-febrifugine]を含むので、アマチャのように甘くはないと思われる。すなわち、『中薬大辞典』の考定は1つは正しく1つは誤りということになる。常山はアジサイ科別属種のジョウザンアジサイ*Dichroa febrifuga* Loureiroの乾燥根であり、フェブリフギンを含み、成分的には*H. chinensis* (*H. umbellata*)と近い関係にある。因みに、常山は本經下品に恆山一名互草の名で収載され、またその葉を蜀漆と称し(別録に常山の苗とある)、これも本經下品に収載される。ジョウザンアジサイはわが国に自生はなく、松岡恕庵・小野蘭山ほか江戸期の本草家はミカン科コクサギ*Orixa japonica* Thunbergを常山に充てた。一方、寺島良安は千歳虆の条でアマチャに言及しており、「一種樹生ノ甘茶アリ。葉ハ萩ニ似テ深緑色、茶ニ似テ嫩ラカナリ。甚ダ甘シ。山州宇治田原ニ出ヅ。」と記述している。形態等の特徴の記述は不正確そのものであるが、山城国宇治田原に産することは蘭山も記述しているので、アジサイ科アマチャに言及していることはまちがいない。

　現在、アマチャをガクアジサイ*H. macrophylla* (Thunberg) Seringe forma *normalis* (E. H. Wilson) H. Haraの変種とする見解[2]と、ヤマアジサイ*H. serrata* (Thunberg ex Murray) Seringeのうち甘味のある品種とする見解[3]があるほか、ヤマアジサイの変種とする見解[4]もあって混沌としている。現行局方はガクアジサイの変種とするが、第9改正版まではヤマアジサイの変種var. *thunbergii* Sugimotoとしていた。河原田らはヤマアジサイの一変種としてオオアマチャを区別し、薬用の甘茶をオオアマチャとしている[3]が、この見解はあまり支持されていない。第7改正版ではオオアマチャをガクアジサイの変種と位置づけ正品の1つとして収載した。因みにYListはヤマアジサイの変種としている。一方、別にアマギアマチャと称するものも葉にフィロズルチンを含むが、一般に甘味が弱く、甘茶として利用することは稀である。アマギアマチャは富士山・天城山に稀産し、学名上ではヤマアジサイの変種とされ、*H. serrata* (Thunberg ex Murray) Seringe var. *angustata* (Franchet et Savatier) H. Ohbaの学名をつける[2]が、まったく甘味のない個体も存在するという[3]。アマチャおよびその類縁種の分類はまだ十分に吟味されているとはいいがたい。

1) 本来はブドウ科ナツヅタ*Parthenocissus tricuspidata* (Siebold et Zuccarini) Planchonの類。
2) 佐竹義輔・原寛・亘理俊次・冨成忠夫編『日本の野生植物　木本I』（平凡社、1989年）、169頁-170頁。
3) 河原田邦彦・三上常夫・若林芳樹編『日本のアジサイ図鑑』（柏書房、2010年）、88頁-89頁および136頁。
4) 牧野富太郎著・前川文夫・原寛・津山尚編・小野幹雄・大場秀章・西田誠改訂増補編『改訂増補牧野新日本植物圖鑑』（北隆館、1989年）、248頁。

アマニン　亜麻仁　LINI SEMEN　I〜VII*　　洋

▶ **基原**　アマ科(Linaceae) アマ *Linum usitatissimum* Linné の種子。
▶ **用途**　包摂薬、浣腸料、含嗽料、アマニ油原料。
▶ **漢名**　亞麻子・鴉麻(圖經本草)、壁虱胡麻(本草綱目)。
▶ **解説**　第5改正版までは亞麻仁、第6改正版以降はアマニンと表記。欧州原産で古くから薬用とされ、『薬物誌』（ディオスコリデス）にLinonとあるのが相当し、ハチミツ・油・少量の水でアマニンを煮て服用すると、体の内外の炎症を散じて緩和するなどの効果があると記述されている。『和蘭藥鏡』（宇田川榛斎・榕菴）は亞麻子の名で収載、その主治を「粘液及ビ油ヲ含ムコト甚ダ多クシテ尤緩和軟化止痛ノ効ヲ稱ス」と記載している。アマは繊維原料として古くから有用であった。アマニンを搾って得た脂肪油をアマニ油と称し、ペイント・リノリウム・印刷用インキなどの用途がある。中国本草における本品の初見は『圖經本草』（蘇頌）で、「亞麻子は兗州咸勝軍に産す。味は甘く微温にして無毒。苗葉は倶に青く、花は白色にして、八月上旬に其の實を採り用ふ。又、鴉麻と名づく。大風疾を治す。」（『證類本草』巻第三十「本草圖經本經外草類總七十五種」に所収) とある。

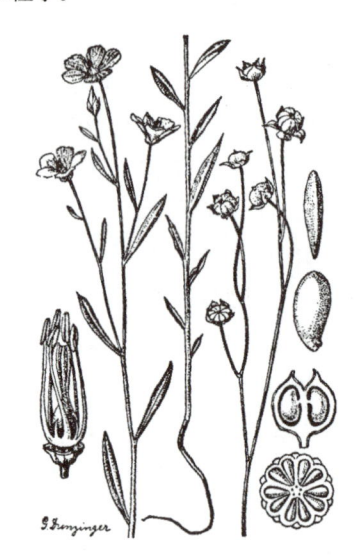

アラビアゴム　GUMMI ARABICUM　I〜XVI　　洋

▶ **基原**　マメ科(Fabaceae) *Acacia senegal* Willdenow 又はその他同属植物の幹及び枝から得た分泌物。《備考》アラビアゴムノキ *Acacia senegal* (Linné) Willdenow。アメリカでは *Senegalia senegal* (Linné) Brittonとする見解が優勢。
▶ **用途**　粘滑剤、乳化剤、結合剤とするほか、粘着剤、硬化剤、粘稠剤、糊料など工業用途がある。
▶ **解説**　第2改正版までは亞拉毘亞護謨と表記。スーダンのコードファン地方に産するものは *A. senegal* 基原でコードファンゴムと称し、最上品質とされる。初版および第2改正版は *A. senegal* のみを基原とした。第3改正版は「*A. senegal* 及びその他アフリカに産する同属の数種」、第4〜6改正版は「*A. senegal* 及びその他同属の数種」、第7改正版以降は現行局方と同じ基原となった。セネガルゴムと称するものは *A. senegal* のほか *A. seyal* Delile 基原のものが混じり、コードファンゴムより低品質とされる。また、ケープゴムは *A. horrida* (Linné) Willdenowを基原とし、品質

はさらに落ちる。いずれもアフリカの原産であるが、古くから薬用・工業用に重用し、アラビアを経て地中海地方に輸出されたのでこの名がある。本品は蘭方で用いられ、『遠西醫方名物考』（宇田川榛斎・榕菴）に亞剌比亞趣謨とあるのは本品を指す。主治は「性凉、滋潤シ肺ヲ和シ胸ヲ利シ粘痰ヲ豁シ酷厲毒ヲ和解シ、傷冷毒、欬嗽、咽喉剌痛或ハ赤痢下血、淋疾痛、炊腫眼ヲ治ス。一切酷厲毒ヲ甘和スルコト亞爾託亞根ノ如シ。」と記載されている。榕菴は「又香椿ノ膠涙、形色氣味亞剌比亞趣謨ト異ナラズ」と述べており、実際にセンダン科チャンチン *Toona sinensis* (A. Jussieu) M. Roemer の樹脂で代用した例があるという。江戸時代のわが国では本品の入手が困難であったことを示唆する。

アルテアコン　　ALTHAEAE RADIX　Ⅰ～Ⅳ　　洋

▶ **基原**　アオイ科(Malvaceae) ウスベニタチアオイ *Althaea officinalis* Linné の根。
▶ **用途**　粘滑・緩和薬、浣腸料、含漱料。
▶ **漢名**　蜀葵・錦葵・戎葵(嘉祐本草)、呉葵(本草綱目)。
▶ **解説**　初版は蜀葵根と表記、別名を亞兒答亞根とし、第2改正版は亞爾答亞根、以降はアルテア根と表記。欧州原産で、『薬物誌』(ディオスコリデス)に Althaia の名で収載され、古くから薬用とされた。初版ではタチアオイ *Alcea rosea* Linné [*Althaea rosea* (Linné) Cavanilles の異名] を基原とするものすなわち蜀葵根を正品としていたが、同品は粘液質が少なく、第2版以降は欧州局方の正品であるウスベニタチアオイを基原とするものに変更した。ウスベニタチアオイの根は多量の粘液質を含み、胃腸に対する刺激を緩和する目的で用いられた。『和蘭薬鏡』(宇田川榛斎・榕菴)では、葵根と蜀葵根が遏爾託亞の代用として記載されている。ウスベニタチアオイがわが国に導入されたのは明治中ごろ以降であり、初版がタチアオイ基原の蜀葵根を正品としたのは、わが国にまだ普及していなかったからである。

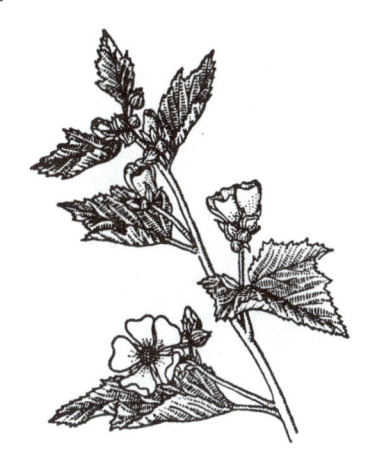

蜀葵根は、中国本草では『嘉祐本草』(掌禹錫)新補菜部上品に初見し、「蜀葵　味は甘く寒にして無毒。久しく食へば人の性靈を鈍らす。根及び莖は並に客熱を主り、小便を利し、膿血、惡汁を散ず。葉は燒きて末と爲し、金瘡に傅く。糞て食へば丹石の熱結を發するを主る。搗き碎き火瘡に傅く。又、葉を炙り煮て小兒に與へて食はせば、熱毒、下痢を治し、及び大人の丹痢に汁を搗き服す。亦た腹痛を恐へば即ち煖むに之を飲むべし。○花　冷にして無毒。小兒の風瘮を治す。子　冷にして無毒。淋澀を治し、小腸を通じ、生を催し、胎を落し、水腫を療じ、一切の瘡疥并びに癜疵土、鼊を治す。花は五色有り、白きなる者は痃癖を療ず。邪氣を去るには陰乾し末として之を食ふ。小花なる者は錦葵と名づく。一名茂葵。功用更に強し。」とあり、根のほか花も薬用に供された。類品にトロロアオイ(黄蜀葵根)がある(トロロアオイの条を参照)。

アルテアヨウ　ALTHAEAE FOLIUM　III　　　　　　　　　　　洋

- ▶ 基原　アオイ科(Malvaceae) ウスベニタチアオイ *Althaea officinalis* Linné の葉。
- ▶ 用途　粘滑・緩和薬、浣腸料、含漱料。
- ▶ 解説　根と同様、多量の粘液質を含む。通例、花期の葉を用いる。局方の表記はアルテア葉。アルテアコンの条を参照。

アルニカカ　ARNICAE FLOS　I～III　　　　　　　　　　　洋

- ▶ 基原　キク科(Asteraceae) *Arnica montana* Linné の頭花。
- ▶ 用途　神経系興奮薬、挫傷・神経痛に外用。
- ▶ 解説　第2改正版までは亞兒尼加花、第3改正版はアルニカ花と表記。北半球温帯以北に広く分布し、わが国には同属種のウサギギク *Arnica unalascensis* Lessing var. *tschonoskyi* (Iljin) Kitamura et H. Hara が本州中部以北、北海道にあり、一般には高山植物として知られる。16世紀から17世紀にドイツで薬用が始まったとされ、薬用の歴史はそれほど古くはない。『遠西醫方名物考』(宇田川榛斎・榕菴)に亞兒尼加なる条があり、ラテン名をアルニカ・モンタナとしているので、本品と同じである。主治は「花ヲ藥用トス。葉モ亦効アリ。根ハ吐ヲ發スル故ニ用ルコト稀ナリ。或云根モ亦花ト同ジ。下利及ビ腐敗諸病ニ殊効アリ。(中略)是ヲ嗅グトキハ嚔ヲ發シ、多ク服スレバ吐スルコト煙草類ノ如シ。故ニ鑽透刺戟シテ經久ノ壅塞ヲ開通シ惡液ヲ分利シ汗ヲ發シ小便ヲ利シ月經ヲ通ス。」と記載されている。ただし、江戸期に本品が流通していたかどうか、また実際に治療に用いられたかは不明である。

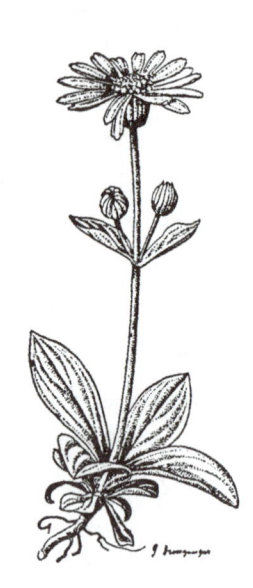

アロエ　蘆薈　ALOE　I～XVI　　　　　　　　　　　　　　洋

- ▶ 基原　ユリ科(Liliaceae) *Aloe ferox* Miller 又はこれと *Aloe africana* Miller 又は *Aloe spicata* Baker との雑種の葉から得た液汁を乾燥したもの。《備考》最近の分類学ではアロエ科(Aloaceae)、ススキノキ科(Xanthorrhoeaceae)、クサスギカズラ科(Asparagaceae) あるいはツルボラン科(Asphodelaceae) に置くが、まだ分類学的位置は定まっていないので、ここではユリ科(Liliaceae) としておく。*Aloe spicata* Baker：*A. spicata* Linné filius.
- ▶ 用途　緩下薬。
- ▶ 漢名　蘆會・訥會・奴會・象膽(開寶本草)。
- ▶ 解説　第4改正版までは蘆薈、第5改正版はロカイ、第6改正版以降はアロエと表記。世界市場

ではアロエは産地別に次の6つに区別され、それぞれ基原が異なる。

1. ケープアロエ　*A. ferox* Miller、*A. vera* (Linné) Burman filius、*A. africana* Miller
2. ナタルアロエ　*A. barberae* Dyer
3. ソコトラアロエ　*A. Perryi* Baker
4. ザンジバーアロエ　*A. Perryi* Baker
5. キュラソウアロエ　*A. barbadensis* Miller（*A. vera*の異名）
6. ジャファラバッドアロエ　*A. vera* (Linné) Burman filius、*A. striatula* Haworth

1と2は南アフリカ産、3と4は東アフリカ産、5と6はそれぞれ西インド産、東インド産である。わが国はアロエを産出しないので、上記のいずれかの地域から輸入したが、時代によっては輸入する地域が異なることもあり、局方の記載もそれに伴い変遷する。初版、第3～4改正版は基原を単に*Aloe*属諸種、第2改正版は喜望峰地方に産する*Aloe*属諸種とし、第5改正版で「*A. ferox*及びその他同属諸種」として初めて種名を明記、第6～7改正版では「*A. perryi*（ソコトラ・アロエ）、*A. barbadensis*（キュラソウ・アロエ）又は*A. ferox*又はこれと*A. africana*又は*A. spicata*との雑種（ケープ・アロエ）」としさらに基原を明確にしたが、第8改正版以降は産地名が消えて現行局方と同じ規定となった。以上の基原の変遷は、わが国が伝統的にケープ・アロエ、ソコトラ・アロエ、キュラソウ・アロエを輸入し、それらを局方正品にしていたが、近年ではケープ・アロエのみに限定、そして当地では種間雑種も栽培生産していることを考慮し、雑種も基原に含めるようになったことを示している。第14改正版第1追補以降でバルバロイン4.0％以上の含量を規定し、基原の判定基準とした。

『薬物誌』（ディオスコリデス）にもAloeの名で収載され、搾り汁の形（乾燥品）でインドからもたらされると記載されている。ゴムで作った偽和品があるともいい、当時は貴重な薬物であったことを示唆する。薬効は緩下作用のほか、収斂作用、催眠作用、胃の浄化作用などがあるとしている。中国では『開寳本草』（馬志）草部中品に初見し、「廬會　味は苦く寒にして無毒。熱風煩悶、胷膈間の熱氣、目を明にし、心を鎮め、小兒の癲癇、驚風を主り、五疳を療じ、三蟲を殺す。及び痔病、瘡瘻（を治し）、巴豆毒を解す。一名訥會一名奴會、俗に呼びて象膽と爲す。蓋し其の味の苦きこと膽の如き故を以てするなり。波斯國（ペルシア）に生じ、黒錫に似る。」と記載されているが、瀉下を示唆する効能は見当たらない。本品を配合する処方としては、『太平惠民和劑局方』巻十「小兒諸疾」の蘆薈圓などがあるが、中国医学での使用はごく稀である。蘭方では漢名を流用して蘆薈の名で『遠西醫方名物考』（宇田川榛斎・榕菴）に収載され、主治を「性熱、胃腸ヲ刺戟シ大便ヲ瀉下ス。然レドモ劇キ腹痛ヲ發セズ。峻下ノ劑ヲ與テ功ナキ症ニ用テ効アリ。」と記している。

アンソッコウ　安息香　BENZOINUM　I～XVI　洋

▶基原　エゴノキ科 (Styracaceae) *Styrax benzoin* Dryander 又はその他同属植物から得た樹脂。

- ▶ **用途** 防腐薬、刺激薬、香粧品基剤。
- ▶ **漢名** 安息香(新修本草)、辟邪(酉陽雜俎)。
- ▶ **解説** 第6改正版まで安息香(アンソッコウ)と表記。中世のアラビアは安息香をLuban Jawiと称し、欧州に伝わってBenjawiに転じ、これがBenzoin(英)、Benzoe(独)、Benjoin(仏)の語源となった[1]。アラビア人が重用したのは今日のスマトラ安息香といわれるもので、*S. benzoin*のほか*S. paralleloneurum* Perkinsを基原とし、インドネシアのスマトラ島に主産するので、この名がある。安息香にはもう1種シャム安息香というのがあり、*S. tonkinensis* (Pierre) Craib et Hartwick又は*S. benzoides* Craibを基原とし、タイ・カンボジア・ラオス・ベトナムに産する。初版および第2改正版は*S. benzoin*基原のスマトラ安息香、第3改正版はシャム安息香、第4～7改正版はスマトラ安息香とシャム安息香の両方を基原としていた。第8改正版以降は、現行局方と同じ「*S. benzoin*又はその他同属植物」という表記になったが、現在の市場ではスマトラ安息香がほとんどを占めるという現実を反映した。

中国本草では『新修本草』(蘇敬)木部中品に収載されたのが初見で、「味は辛苦、平にして無毒。心腹の惡氣、鬼□(疰)を主る。西戎(甘粛省以西の異民族居住地)(に出づ)。松脂に似て黄黒色、塊を爲し、新なる者は亦た柔靭なり。」と記載されている。『酉陽雜俎』(段成式)巻十八「廣動植之木篇」にも安息香樹の名が見え、「波斯國(ペルシア)に出づ。波斯(國)呼びて辟邪と爲す。樹の長さ三丈、皮の色黄黒にして、葉に四角有り、寒を經て凋まず。二月に花を開き、黄色にして花の心は微(わず)かに碧(あお)く實を結ばず。其の樹皮を刻めば其の膠は飴の如く安息香と名づく。六七月に堅く凝れば乃ち之を取る。焼けば神明に通じ、衆惡を辟く。」と記載するが、マレー地方原産ではあるが、ペルシア経由で当時の中国が入手していたことがわかる。古くから中国に渡ったが、中国医学での利用はきわめて少ない。蘭方でもどれほど用いられたか不詳であるが、『遠西醫方名物考』(宇田川榛斎・榕菴)に安息香華の条がある。これは安息香を昇華させて精製したもので、主治は「粘痰敗液等ノ肺ニ凝滯スルヲ稀豁シテ疏散シ喘急肺傷欬嗽及ビ肺癰等總テ肺病ニ殊効ヲ奏シ、又腦及ビ神經ヲ強壮ニス。」と記載されている。

[1] Jawiはジャワすなわちインドネシアの義。

アンモニアクム　　AMMONIACUM　Ⅰ～Ⅳ　洋

- ▶ **基原** セリ科(Apiaceae) *Dorema anmoniacum* D. Donのゴム樹脂。
- ▶ **用途** ゴム硬膏。
- ▶ **解説** 第2改正版までは安母尼亞屈謨(アンモニアクム)、第3改正版以降はアムモニアクムと表記。初版は同属種の*D. aucheri* P. E. Boissierも基原の1つとしていたが、第2改正版以降は*D. anmoniacuum*のみとした。基原植物はイランからシベリア南部に分布する。昆虫が刺傷した茎幹の創孔から滲み出る樹脂を集めたもの。もともとは同じセリ科の*Ferula orientalis* Linnéあるいは*F. tingitana* Linnéの滲出物であったといわれ、『薬物誌』(ディオスコリデス)にAmmoniakonとあるのがそれに相当する。リビアに産し、緩和作用、体を暖める作用、しこりや鼠径部の腫瘍を散らす作用があると記述され、便通を促進、流産を起こすともいう。粉末を去痰薬・鎮痙薬・発汗薬・利尿薬とし

て用いたが、後にもっぱら外用薬とされた。類品にアギ、ガルバヌムがある（アギ、ガルバヌムの条を参照）。『遠西醫方名物考』（宇田川榛斎・榕菴）巻十三に趨謨安没尼亞幾(ゴムアンモニアキ)の条があり、ギュムミ・アムモニアキュム (Gummi anmoniacum) というラテン名から、本品のことである。主治については「諸趨謨蓽爾斯中ニテ此物尤モ凝結ヲ跣散スルノ効ヲ稱シ、稍刺戟衝動シテ粘稠ヲ稀釋シ堅硬ヲ軟化ス」と記載している。

イオウ　硫黄　　SULFUR SUBLIMATUM　Ⅰ～Ⅵ、一国*、二国　　洋・漢

▶ **基原**　天然産のイオウで、通例、粉末としたもの。夾雑物を含むものは精錬して除く。

▶ **用途**　寄生虫性皮膚疾患薬、角化性皮膚疾患薬。主として外用剤とする。一部の漢方処方に配合するが、「一般用漢方製剤承認基準」収載処方に本品を配合するものはない。

▶ **出典**　神農本草經中品「石流黄　味は酸く温。谷中に生ず。婦人の陰蝕、疽痔、惡血、筋を堅くし、頭禿を主る。能(よ)く金、銀、銅、鐵、奇物を化す。」

▶ **漢名**　石流黄（本經）、硫黄（呉普本草）、昆侖黄（本草經集注）、黄硇砂（海藥本草）、黄牙・陽候・將軍（本草綱目）。

▶ **解説**　初版～第4改正版は昇華硫黄、第2改正版は別名を硫黄華、第5改正版は硫黄華、別名を昇華硫黄と表記、第6改正版は昇華硫黄、別名硫黄華と表記、第7改正版は昇華イオウ、第8改正版以降はイオウと表記。第7改正版までは本品を生成した精製硫黄（イオウ） SULFUR PURIFICATUM、沈降硫黄（イオウ） SULFUR PRAECIPITATUM が別条にあった（括弧内は第7改正版）が、第8改正版以降は本品に統合された。第3改正版では燃焼後の残留物は1％、第4～6改正版では同0.25％以下、第7改正版以降では「乾燥したものを定量するとき、イオウ99.5％以上を含む」という規定が加わった。

　本經は石流黄の名で収載するが、『本草綱目』（李時珍）の釋名で李時珍が「硫黄は純陽火石の精氣を稟(う)けて結成し、性質は通硫[1)]し、中黄を賦(う)く。故に硫黄と名づく。」と解説しているように、字義からいえば石流黄が本来の名で、これから硫黄の名が派生した。したがって、石硫黄というのは正しくないが、『開寶本草』以降、後世に広く通用したのはこの名である。「能(よ)く金、銀、銅、鐵、奇物を化す」とあるのは、金属の表面に硫化物の薄膜を生じて黒くなることをいう。このうち純金は反応しないが、純度の低いものは、たとえば銀・銅が混じっていれば、黒くなるから金も含めている。古代中国では、煉丹術といって、欧州の錬金術に似た化学の源流となる学問があった。別録に「東海牧羊（山東省郯城県西南）の山谷の中及び太山（山東省泰安県泰山）、河西（陝西省・甘粛省黄河以西）の山に生ず。礬石の液なり。」とあって、明礬(ミョウバン)などが液化したものとされていた。一方、『本草經集注』（陶弘景）には「東海郡は北徐州（山東省南部）に屬して箕山亦た有り。今、第一に扶南（シャム・カンボジア）、林邑（ベトナム中部）に出でて色は鵝子（ガチョウのヒナ）初めて殻より出でたるが如し。崑崙黄(こんろん)と名づく。次に外國に出でて蜀中（四川省）より來るもの色深くして煌煌たり。俗方は之を用ふ。（中略）此（仙經）云ふ、礬石の液と。今、南方は礬石(バンセキ)無し。恐らく必せず。」とあって、陶弘景は礬石の液説を否定し、ここで初めてイオウ鉱石らしきものに言及する。『圖經本草』（蘇頌）は「今は惟南海の諸蕃に出づ。嶺外（広東省・広西省一帯）の州郡に或は有り、而れども甚だ佳(し)からず。（中略）又、一種土硫黄[2)]有り、廣南及び

榮州の溪澗の水中に流出す。」とあり、中国には良品の硫黄を産出しないことと土硫黄(ドイオウ)なる別品が出てくる。土硫黄は温泉から流出する湯に含まれる硫黄が凝集して沈殿したものと思われ、別録にいう礬石の液はおそらくこれであろう。李時珍は『庚辛玉冊』[3](朱權)を引用して「硫黄に二種有り。石硫黄は南海、琉球の山中に生じ、土硫黄は廣南(広東・広西以南)に生ず。之を嚼み聲無き者を以て佳(よ)しと爲す。舶上の倭硫黄亦(また)佳し。」と記述している。中国でいう琉球は台湾も含むが、おそらく南西諸島中北部の火山島[4]を指し、古くから石硫黄を中国に輸出していたと思われる。倭硫黄はいうまでもなく日本列島産の硫黄で、わが国は火山が多く、良質の硫黄を産することは中国にも知られていた。『萬病回春』(龔廷賢)ほか中国の古典医書に倭硫黄あるいは舶硫黄とあるのは日本産硫黄のことである。

　『續日本紀』巻第六「元明天皇和銅六(713)年五月癸酉」に相模・信濃・陸奥に石流黄を献上させたと記述され、これがわが国における硫黄のもっとも古い記録である。平安時代では、『本草和名』(深根輔仁)に「石流黄　和名由乃阿加(ゆのあか)　太宰に出づ」とあり、「湯の垢」の義の和名をつけている。一方、『和名抄』(源順)は「宣都山川記録云ふ、俍山縣に温泉有り　一に云ふ湯泉、和名由　百疾久病、此の水に入れば多く愈ゆ。本草疏云ふ、石流黄　和名由乃阿和、俗に由王と云ふ　礬石の液なり。又、石流丹有り。蓋(けだ)し石流黄の類なり。」と温泉の条にあって、和名を「湯の泡」の義としている。『醫心方』(丹波康頼)にもユノアワとあるが、今日の「湯の花」とすれば、ユノアカが正しい和名であろう。『延喜式』巻第十五「内藏寮」の諸國供進に石硫黄が信濃国・下野国より二百斤貢進され、同巻第三十七「典藥寮」の諸國進年料雑藥に相模国・信濃国・下野国より石硫黄が貢進されたとある。

　以上、わが国の典籍に出てくる石硫黄とはいかなるものであろうか。当時のわが国は中国本草書の記載を基にしてイオウを調達していたはずで、各時代の記載次第ということになる。『續日本紀』の延暦六(787)年五月戊戌によると、典薬寮は『本草經集注』に代えて『新修本草』(蘇敬)を標準薬物書とする上申書を提出している(第2部第3章第5節[1]を参照)。すなわち、奈良時代末期までは『本草經集注』を、それ以降は『新修本草』を標準薬物書として用いていたことになる。『本草經集注』の石硫黄に関する記述は前述した通りであるが、『新修本草』は、通例、「唐本注」として『證類本草』に引用されるが、石硫黄の条ではそれがまったくない。わが国に『新修本草』の古写本の残巻が残っており、それによると次のように記載されている。

石流黄　味は酸く温にして大熱あり、有毒。婦人の陰蝕、疽痔、惡血、筋を堅くし、頭禿、心腹□聚、耶氣、冷癖脇に在り、□逆上氣、脚冷えて疼み、弱く力無く、及び鼻衂、惡瘡、下部の瘻瘡、心血を主り、疥虫を殺す。能(よ)く金、銀、銅、鐵、奇物を化す。東海(遼東地方)の牧陽(=牧羊)の山谷の中及び大山及び河西に生ず。礬石の液。

　この記述のうち、注目すべきは「礬石の液」とある部分であり、陶弘景が否定したところを蘇敬は別録の記載を復活させたのである。この結果、平安時代になって、『和名抄』にあるように、石流黄を「礬石の液」とし、ユノアカを指すようになった。一方、和銅六年すなわち西暦713年に相模・信濃・陸奥から献上された石硫黄は結晶性硫黄すなわち昇華硫黄と土硫黄のいずれの可能性もある。この三国には活火山があり、噴気孔付近から昇華硫黄が採れ、また温泉にも恵まれているので土硫黄も豊富に産するからである。わが国の本草家がいわゆるユノアカを土硫黄と知ったのは『證類本

草」が伝えられてからである。わが国では良質の硫黄を多く産するにもかかわらず、室町時代の医書『福田方』（有隣）の諸薬炮炙論金石部に硫黄の名はなく、薬用に用いられた形跡に乏しい。『本艸辨疑』（遠藤元理）も「有和薬可擇精粗者」に「硫黄　鷹ノ目ハ上、鵜ノ目ハ之ニ次ギ、火口又之ニ次ギ、黒ハ下」とありながら、各条に硫黄の名はない。ここに鷹の目・鵜の目・火口の名が出てくるが、鷹の目は深黄色の硫黄をいい、昇華硫黄そのものでイオウ純度の高いものをいう。鵜の目は黄色に赤味が混じるもので、別名を石硫赤と称する。火口は青色を帯びるもので、石硫青と別称する。薬用に供するのは鷹の目・鵜の目の光沢があって透明のものすなわち結晶質のものである。『用薬須知』（松岡恕庵）によれば、菊銘石と硫黄の2味からなる解毒の妙薬金屑丸は鷹の目・鵜の目を使い、諸瘡を治すための付け薬では火口を使うとある。江戸期の民間では硫黄を配合した処方が散見されるが、その大半は外用である（用例はミョウバンの条を参照）が、稀に硫黄を内用に使うこともあった。一例に、『妙薬奇覽拾遺』後編に「仙氣寸白の妙薬は　山茶花の葉二十枚　硫黄三匁　右二味せんじ服すべし、妙也」とある。仙氣は疝気のことでヘルニアに似た病症、寸白は「すばく」ともいい、寄生虫症のことをいう。

　硫黄は西洋でも古くから薬用とされた。『薬物誌』（ディオスコリデス）にTheionと称するものが硫黄と考えられ、光り輝くような色があり、透明で石質物の混入がないものを最上とするとある。すなわち、結晶性の昇華硫黄のことであり、地中海沿岸には活火山が随所にあるから、良品を多く産した。ロジンと混和したものを外用として傷や皮膚病などに用いるのは中国とも共通するが、薫蒸したものを吸引して咳・喘息・堕胎や、昏睡から覚醒させるのに用いるというのは、『外臺秘要』（王燾）にある薫煙法を彷彿させるが、中国医書に硫黄の薫煙を吸引する療法は見当たらない。『遠西醫方名物考』（宇田川榛斎・榕菴）に硫黄の条があり、主治を「發汗ノ良効アリ。又、抜爾撒謨様ノ脂油ヲ含ミ、血中ノ酷厲液ヲ包攝シテ甘和ス。故ニ酷厲液ノ肺ニ侵刺シテ發スル欬嗽或ハ蒸發氣壅遏シテ發スル欬ニ用ヒテ發汗シテ効アリ。又、粘痰ヲ疏豁シテ略出セシメ肺ヲ浄刷ス。故ニ粘痰多キ喘息、胃寒傷冷毒ノ經久欬嗽、聲啞或ハ肺瘍吐膿ニ良驗アリ。」と記述している。

1) 硫は流に通じ、通流の意。
2) 李時珍は蘇頌の記述を引用して水硫黄とし、一方で『庚辛玉冊』を引用して土硫黄としており、水硫黄と土硫黄を同品と考えているようである。『物類品隲』（平賀源内）は石硫黄と水硫黄を両出するが、わが国の本草家はどちらの名も使わず、鷹の目・鵜の目・火口の3品を分類し、独自の名を用いる。
3) 朱権が著した煉丹術書で、明代の宣徳年間（1426年-1434年）に成立した。
4) 『冊府元龜』巻九七一の［開元十七（729）年］に「七月吐火羅使僧難陀、須那伽帝釋麥等の薬を献ず」とあり、吐火羅はトカラ列島のことと考えられる。

イズシュクシャ　伊豆縮砂　ALPINIAE JAPONICAE SEMEN　二国、VII*　和

▶ **基原**　ショウガ科（Zingiberaceae）ハナミョウガ *Alpinia japonica* (Thunberg) Miquelの仮種皮を除いた種子。

▶ **用途**　シュクシャの代用品。

▶ **解説**　局方正品はハナミョウガであるが、シュクシャの代用品として、ハナミョウガ・アオノクマタケラン *A. intermedia* Gagnepainの種子の仮種皮を剥いたものを基原とする黒手と、同属種のゲットウ *A. zerumbet* (Persoon) B. L. Burtt et R. M. Smithの種子で仮種皮を伴った白手とがあ

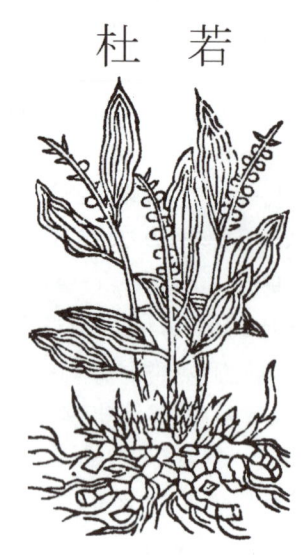

る。台湾で砂仁と称するものは白手に相当する。一般に黒手の方が品質がよいとされ、イズシュクシャの正品とされた。類品に *Alpinia hainanensis* K. M. Schumann (synonym. *Alpinia katsumadae* Hayata) を基原とする草豆蔲(ソウズク)があり、『和蘭薬鏡』(宇田川榛斎・榕菴)ではヤクチとともにカルダモンと誤認している(ヤクチの条を参照)。『大和本草』(貝原益軒)は「砂仁(縮砂)ハ日本ニ之無シ。伊豆縮砂ト云ハ杜若ノ實ナリ。縮砂トハ異レリ。用フベカラズ。」とあり、漢名として杜若(トジャク)を充てた。杜若は、わが国ではしばしばアヤメ科カキツバタ *Iris laevigata* Fischerに充てられ、俗間で誤用されることの多い名の1つである。一方、『本草綱目啓蒙』(小野蘭山)は、杜若をカキツバタに充てるのを明確に否定した上で、ツユクサ科ヤブミョウガ *Pollia japonica* Thunbergとした。杜若は本經上品に収載され、『本草經集注』(陶弘景)は「葉は薑(ショウガ)に似て文理有り、根は高良薑(ショウガ科ハナミョウガ属)に似て細し。味は辛く香し。」と記載し、また『圖經本草』(蘇頌)も「葉は薑に似て花は赤色なり。根は高良薑に似て小にして、辛味あり。子は豆蔲(草豆蔲)の如し。」と記載しているから、杜若はショウガ科に属し、イズシュクシャの類品であることはまちがいない。したがって、蘭山の批判は正鵠を射たものではなく、むしろ杜若をヤブミョウガに充てた蘭山にも非がある。ヤブミョウガはツユクサ科であって、外見はショウガ科のように見えるが、辛味や香はなく性味は大きく異なる。『重修政和經史證類備用本草』巻第七「草部上品」にある杜若の図は明らかにショウガ科ハナミョウガ属の特徴を表している。

イスランドタイ　　LICHEN ISLANDICUS　Ⅰ〜Ⅳ　　　　洋

▶ **基原**　ウメノキゴケ科(Parmeliaceae)エイランタイ *Cetraria islandica* (Linné) Achariusの全草。

▶ **用途**　粘滑性苦味健胃薬。

▶ **解説**　第2改正版までは乙斯蘭土苔(イスランド)、以降はイスランド苔と称された。わが国の高山帯にも分布する地衣類の1種である。欧州では古くから救荒植物とされたが、薬用とされたのは1600年代で、デンマークで瀉下薬としたのが始まりという。『遠西醫方名物考』(宇田川榛斎・榕菴)巻二十七に依蘭苔(エイラン)の名があり、リセン・イスランヂキュム(Lichen Islandicum)というラテン名から、本品のことである。リセンとは『泰西本草名疏』(伊藤圭介)にある李仙、また『舎密開宗』(宇田川榕庵)にある利鮮のことで、Lichenを音訳したものである。しかし、正しい音読であるライヘンまたはライケンとかけ離れているため定着せず、『本草綱目』(李時珍)巻二十一「草部」にある地衣草を借用して充てられた[1]。因みに、依蘭苔は、『遠西醫方名物考』にある本品の蘭名「エイスランドセ・モス」の訳語で、中国に

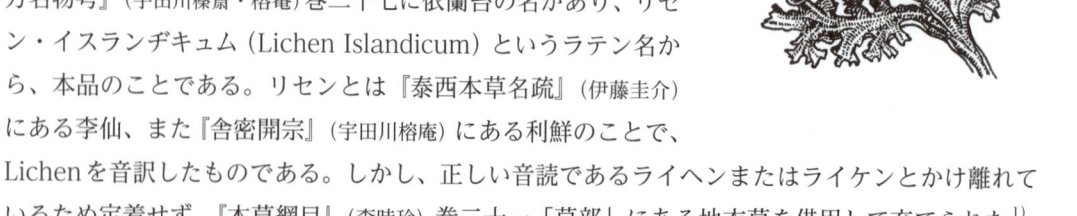

はない和製漢名である。榕菴はハナゴケという和名を充てているが、『泰西本草名疏』は石蕊(セキズイ)にハナゴケを充てており、今日では『原色日本地衣植物図鑑』(保育社、1974年)によるとエイランタイを正名としている。伊藤圭介は、依蘭苔をエイラントセモスとし、石蕊などともに13種を利仙(地衣)に分類している。因みに、石蕊はハナゴケ科ハナゴケ Cladonia rangiferina (Linné) Weber ex F. H. Wiggersに充てられ、北半球に広く分布する。わが国に産するエイランタイは欧州産の変種 var. orientalis Asahinaとして区別されている。成分的にも欧州産に含まれる苦味質フマールプロトセトラール酸を欠いており、苦味健胃薬として用いるには苦味が弱く適さない。『遠西醫方名物考』では本品の主治を「油、酸性鹽、許多ノ水、及ビ些少ノ土ヲ含ミ、又趣謨(ゴム)及ビ華爾斯(ハルス)アリテ其苦味ヲ生ズ。人及ビ畜類共ニ食料トシ、ヨク身體ヲ榮養ス。生鮮ノ者ハ微利ノ効アリ。一晝夜水ニ浸セバ苦味消シ下利ノ効去テ唯粘液ノミ殘ル。」と記載している。

1) 『日華子諸家本草』(大明)は別録中品に収載される垣衣から地衣を分け、「此是陰濕の地に日に曬されて苔蘚是なり」と記載し、主治を「冷にして微毒。卒心痛、中惡を治するに人の垢膩を以て丸と爲し七粒を服す。」としている。『植物學』(李善蘭・A. Williamson、1858年)で今日の地衣類を指す地衣の語が訳出されたという報告がある(茨城大学人文学部2003年修士論文「地衣の名物学的研究」)が、同書に蘚苔類に言及した部分は随所にあるが、地衣の名は見当たらない。本草にいう地衣は蘚苔類一般を指し、今日認識されている菌と藻の共生体ではないことに留意する必要がある。

イリスコン　　IRIDIS RHIZOMA　　Ⅲ〜Ⅴ、一国*　　　　洋

▶ **基原**　アヤメ科(Iridaceae)ドイツアヤメ Iris germanica Linné 又は I. pallida Lamarckの根茎。《備考》今日知られるドイツアヤメは交雑園芸種 Iris x germanica Linnéである。

▶ **用途**　散布剤、香粧品。

▶ **解説**　局方はイリス根と表記。南欧原産のアヤメ属種を基原とするもので、欧州では古く紀元前4世紀の『植物誌』(テオフラストス)に欧州に産する唯一の香料植物として記載され、イリュリア[1]に産するものが最も良質と記載している。『博物誌』(プリニウス)ではIrisとあるものがこれに相当し、体を暖め、体液を希薄にする作用があり、咳止めなどに効くと記述されている。また、そのほかにも、パップ剤、鎮痛剤などに配合され、非常に多くの用途があるともいう。欧州の民間で去痰薬として利用するほか、エキスを咳止め薬に配合する。フェニルプロパノイドを主とする精油成分を含み、本品から製した精油をイリス根油という。『和蘭藥鏡』(宇田川榛斎・榕菴)にある花菖蒲はイリス・ノストラ、イリス・ヒュルガレのラテン名が充てられている。前者の詳細はわからないが、後者は南欧から北アフリカに分布するスペインアヤメ Iris xiphium Linné (synonym. Xiphion vulgare Miller) と思われる。薬効は「春月葉生ズル前ニ根ヲ採リ藥用トス。乾根　生根ニ比スレバ性緩　温煖開達清血淨汚ノ一藥トス。小便ヲ驅泄シ水腫皮水及喘急ニ殊効ヲ稱ス。」と記載されている。榕庵は「燕子花同種。根性功同ジ。花碧紫、藤花色、白條等アリ。」と述べており、和産カキツバタ(燕子花) Iris laevigata Fischerもイリスの代用可能としている。

1) 古代ギリシア・ローマ時代に現バルカン半島の西部に存在した王国。

イレイセン　威霊仙　CLEMATIDIS RADIX　XIV*(1)〜XVI　　　　漢

▶**基原**　キンポウゲ科 (Ranunculaceae) サキシマボタンヅル *Clematis chinensis* Osbeck，*C. mandshurica* Ruprecht 又は *C. hexapetala* Pallas の根及び根茎。《備考》ホソバクサボタン：*C. hexapetala* Pallas；タチセンニンソウ *C. terniflora* de Candolle var. *mandshurica* (Ruprecht) Ohwi (synonym. *C. mandshurica* Ruprecht)。

▶**用途**　もっぱら漢方処方に配合される：蛇床子湯・疎経活血湯・二朮湯。

▶**出典**　開寶本草草部下品「味は苦く温にして無毒。諸風、五藏を宜通し、腹内の冷滯、心膈の痰水、久積癥痞、痃癖氣塊、膀胱の宿膿、惡水、腰膝の冷疼を去るを主り、及び折傷を療ず。一名能消。久しく之を服すれば温疫、瘧無し。商州の上洛山(陝西省商県)及び華山(陝西省華陰県)、并に平澤に出づ。水聲を聞かざる者が良し。衆草に先んじて生じ、莖は方、數葉相對し、花は淺紫、根生じて稠密、歳久しくすれば益繁し。冬月、丙、丁、戌、己の日に採り、苓を忌む。」

▶**漢名**　威靈仙・能消(開寶本草)、鐵脚威靈仙(本草綱目)。

▶**解説**　中国では *C. hexapetala* を綿団鉄銭蓮（山蓼）、*C. mandshurica* を東北鉄銭蓮と称する。鉄銭蓮とは中国におけるセンニンソウ属植物の総称である。日本自生のセンニンソウ *C. terniflora* de Candolle、あるいは園芸用に栽培する中国原産のテッセン *C. florida* Thunberg の根を和威霊仙(ワイレイセン)と称して、わが国では威霊仙として用いた。現在の局方正品はサキシマボタンヅルおよび中国産の同属種二品であるが、中国市場では、*C. apiifolia* de Candolle（女萎）、クロバナハンショウヅル *C. fusca* Turczaninow（褐毛鉄銭蓮）、*C. kirilowii* Maximowicz（太行鉄銭蓮）、*C. lasiandra* Maximowicz（毛蕊鉄銭蓮）、ヤンバルセンニンソウ *C. meyeniana* Walpers（毛柱鉄銭蓮）、*C. uncinata* Champion ex Bentham（柱果鉄銭蓮）、ウスバハンショウヅル *C. henryi* Oliver（単葉鉄銭蓮）、*C. peterae* Handel-Mazzetti（鉄萼鉄銭蓮）など同属種で、威霊仙として使用されるものは数多い。中には *C. armandi* Franchet（小木通；synonym. *C. biondiana* Pavolini）、*C. finetiana* H. Léveillé et Vaniot（山木通）のように木通(モクツウ)（川木通）の名で通用するものがあってややこしい。さらに四川省・広西省の一部ではセンリョウ科センリョウ *Sarcandra glabra* (Thunberg) Nakai [synonym. *Chloranthus glaber* (Thunberg) Makino] の根を銅脚霊仙、鉄脚霊仙という類名で呼ぶ。*Smilax scobinicaulis* C. H. Wright、マルバサンキライ *S. stans* Maximowicz、ヤマカシュウ *S. sieboldi* Miquel はユリ科(クロンキスト・APG：サルトリイバラ科)サルトリイバラ属を基原とし、いわゆる抜葜(バッカツ)の類であるが、それぞれの根・根茎を陝西省・甘粛省・山東省では威霊仙として利用するという。韓国産威霊仙はイチリンザキセンニンソウ *Clematis. brachyura* Maximowicz を主とし、ウスバセンニンソウ *C. terniflora* de Candolle var. *koreana* (Nakai) Tamura、タチセンニンソウ *C. terniflora* de Candolle var. *mandshurica* (Ruprecht) Ohwi などが混じる(以上『和漢薬百科図鑑』による)。

　以上述べたように、中国における威霊仙の基原は相当の混乱状態にあるといってよいが、わが国の江戸前期を代表する本草書『大和本草』（貝原益軒）に「九蓋草ト和俗名ヅク。葉ハ茎ニ付テ段々ニアリ、一段ニ五葉有リ、五月花ヲ開ク。花ハ虎ノ尾(サクラソウ科オカトラノオ)ト云萄花ニ似タリ。碧色ナリ。穂ノ如シ。長八九寸アリ、七重草(サクラソウ科クリンソウ)ノ類ニハアラズ。フナバラヲ威霊仙トスルハ非ナリ。」とあり、分類学的にキンポウゲ科とはまったく類縁のないゴマノハグサ科

（APG：オオバコ科）クガイソウ（九蓋草）*Veronicastrum japonicum*（Nakai）T. Yamazakiに充て、またキョウチクトウ科（旧ガガイモ科）のフナバラソウ *Vincetoxicum atratum*（Bunge）C. Morren et Decaisneとすることもあったことを示唆しており、今日とは大きく認識が異なっていたことがわかる。『大和本草』に和漢の文献の引用は一切ないが、当時のわが国では俗にクガイソウを威霊仙と呼ぶといっているから、貝原益軒独自の見解ではない。一方、ほぼ同時期に成立した『和漢三才圖會』（寺島良安）は、『本草綱目』（李時珍）の記述を引用して威霊仙をクガイソウとし、あまり写実的ではないもののクガイソウの特徴を表した図も付属するから、クガイソウがセンニンソウ属種の別名ではないことは確かである。また、寺島良安註に「宇都保久佐、布那波良、右の和名は古の名にして非也」とあり、かなり古くからフナバラソウのほかシソ科ウツボグサ *Prunella vulgaris* Linné subsp. *asiatica*（Nakai）H. Haraも威霊仙とされることがあったともいうが、ここにもセンニンソウ属植物はまったく言及されていない。1730年に成立した『普及類方』でも威霊仙をクガイソウとしており、また、クガイソウに酷似した附図がある。中国本草における威霊仙の初見は宋代の『開寶本草』（馬志）であり、原典に簡便ではあるが、「方茎で数枚の葉が対に付く」（原文は▶出典を参照）と記され、およそセンニンソウ属植物とは思えない形態の記述といわねばならない。『開寶本草』にやや遅れて成立した『圖經本草』（蘇頌）にさらに精緻な記述があって、「初生は衆草に比して最も先んじ、莖梗は釵股の如く四稜にして、葉は柳葉に似て層を作し、毎層六七葉あり車輪の如く六層をなし、七層に至る者有り。七月の内に花を生じ、淺紫或は碧白色にして穗を作し、莆臺子に似たり。亦た菊花の頭に似る者有り、實は青く、根は稠密にして鬚多し。穀に似て毎年亦た朽ち敗る。」と記され、クガイソウの特徴とよく合う。また『重修政和經史證類備用本草』巻第十一にある四つの図のうち、并州威霊仙・晋州威霊仙・寧化軍威霊仙は以上の記述に完全に合致し、もう1つの石州威霊仙の図もセンニンソウ属よりクガイソウ属にずっと近い。とすれば、中国の古典本草における威霊仙の正條品はクガイソウあるいはその近縁種ということになり、威霊仙に対する江戸初期までのわが国の本草家の認識は間違っていなかったことになる。ではセンニンソウ属基原の威霊仙の起源はどこにあるのであろうか。江戸時代のわが国の本草学に大きな影響を与えた『本草綱目』（李時珍）は「其の根は毎年旁に引き、年深きとともに轉茂す。一根に鬚數百條叢り、長き者二尺許り。初めの時は黃黑色、乾けば則ち深黑となる。俗に鐵脚威霊仙と稱するは此を以てす。別

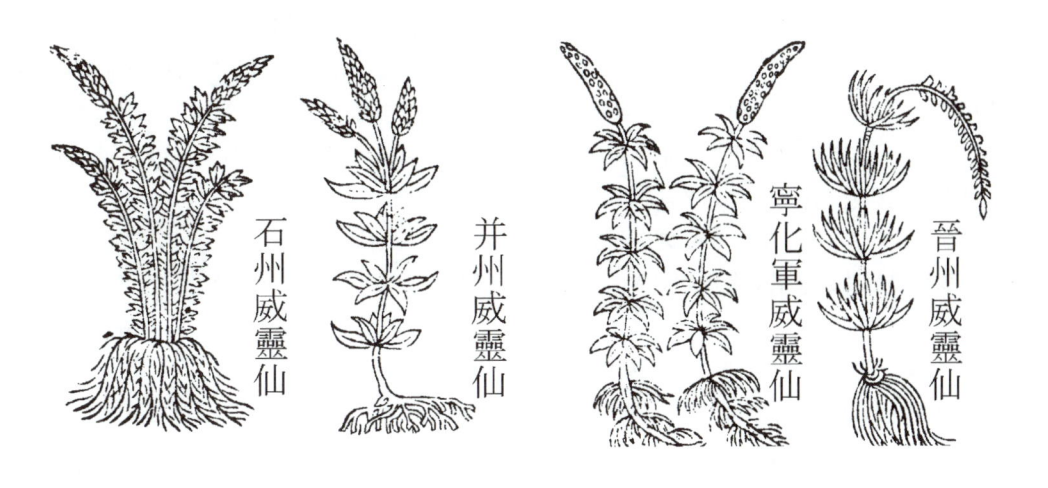

石州威靈仙　　并州威靈仙　　寧化軍威靈仙　　晉州威靈仙

に数種有り、根の鬚は一樣なり。但し、色は、或は黄、或は白、皆用ふべからず。」と記載している。李時珍はもっぱら根のみの特徴を記述し、これではどんな植物種であるか想像すら困難であるが、鐵脚威霊仙という手掛かりとなる名前が出てくる。清代に成立した園芸書『祕傳花鏡』(陳扶揺)巻之四の藤蔓類攷に「鐵線蓮一名番蓮。或は威霊仙と云ふ。」とあり、その特徴について「其の本細くして鐵線に似るを以てするなり。苗出でて後、即ち當に竹架を用て之を扶持し、其の上に盤旋せしむべし。葉は木香に類し、毎枝三葉、節に對して生ず。一朶千瓣、先に包葉六瓣有り、蓮に似て先づ内の花を開き、以漸に舒ぶ。鶯毛菊に似るもの有り、性は燥を喜む。鷄鶯毛水澆ぐに宜し。其の瓣は最も緊くして多し。開く毎に心に到ること能はずして謝み、亦た一悶事なり。春の間に土を壓して移栽す。」と記述されている。これが八重咲きのテッセン *C. florida* Thunberg であることは明らかで、この名は蔓が細くて鉄のように堅く、花がハスに似ていることに由来する。李時珍はクガイソウ基原の威霊仙の根がテッセンとよく似ており、根が鉄のように堅いことをもって、鐵線蓮に因んで鐵脚威霊仙と名づけたのであろう。このことは、『本草綱目』の集解で蘇頌の見解を引用したとき、原典では単に「花を生じ」とあるのを「花生じ六出す」とわざわざ言い換え、テッセンの六弁の花に合わせようとしたことによく表れている。すなわち、『本草綱目』の成立した明代後期には、威霊仙といえばテッセンあるいはその近縁種であり、おそらくクガイソウ基原品はなかったため、李時珍はつじつまを合わせようとしたのではないかと思われる。テッセンは中国原産の植物で、中国で園芸化され、わが国にも伝わった。『和漢三才圖會』にも鐵線花およびその和産類縁種である風車草(カザグルマ *C. patens* C. Morren et Decaisne)が収載されている。しかし、寺島良安はいずれも本名未詳とし、センニンソウ属であることすら言及しておらず、李時珍が蘇頌の記述を改変して引用した花の形態の矛盾に気づかなかった。『用藥須知』(松岡恕庵)では、「和漢共ニアリ。漢ヲ上トス。所謂鐵脚威霊仙是ナリ。和ノ九蓋草是ナリ。貨所ノモノ間仙人草根ヲ用ユ。甚ダ毒有リ。用ユベカラズ。王蠹臣ガ群芳譜ヲ按ズルニ和ノ鐵線蓮ト云蔓草ノ根是亦威霊仙ノ一種ナリ。若シ漢種乏シキ時代用セヨ。」とあり、李時珍のいう鐵脚威霊仙をクガイソウと解釈し、その一方でテッセンを基原とする威霊仙の存在を認めるようになったが、わが国に自生するセンニンソウは有毒のため使うのを控えるべきだとしている。『本草綱目啓蒙』(小野蘭山)では蘇頌と李時珍の威霊仙を並立して記載するが、クガイソウについて「又、クガイサウノ根ヲ眞ノ威霊仙ト稱シ賣ル。是ハ蘇頌ノ説ニ據ルナリ。クガイサウ三種ノ中奥州ノ産ハ根長クシテ味アリ。用ユベシ。」とし、江戸後期でもクガイソウ基原の威霊仙が存在していたことがわかる。『増訂和漢藥考』は草本威霊仙(クガイソウ基原)と鐵脚威霊仙の二種を挙げ、主として後者を用いるとし、また『淺田宗伯處方全集』は威霊仙を「てつせん」としているから、明治以降はクガイソウ基原の威霊仙は姿を消してしまったようである。センニンソウ属基原の威霊仙の主成分はオレアナン系のサポニンであり、そのほか非配糖体のフラボノイドやアネモニン、プロトアネモニンなどを含む。一方、クガイソウからはサポニンの報告はなく、ルテオリンをアグリコンとするフラボノイド配糖体が知られているのみで、センニンソウ属基原種とは成分相をまったく異にし、気味・薬性も大きく異なると考えねばならない。かかる視点からクガイソウ基原とセンニンソウ属基原の威霊仙の薬効上の違いについて興味がもたれるが、これまで検討されたことを聞かない。

威霊仙は純然たる漢薬であるが、『和蘭藥鏡』(宇田川榛斎・榕菴)巻十七に大蓼なる条があり、和名を仙人草、ラテン名をクレマチス・エレクタとし、蘭方にも類品があることは注目に価する。その主

治について「葉及花ヲ用フ。此草酷虐浸蝕毒アリ。過服スレバ大ニ瞑眩シ咽喉胃腸燉衝シテ吐瀉腹痛、搐掣昏冒シテ死ス。」と記載し、また「解凝驅散ノ峻藥トシ結爾蔑斯密涅刺列金硫黄ニ優リテ殊效ヲ推稱セリ。其經驗説ニ云ク黴毒夜分劇痛スル諸症　筋膜痛骨痛等　黴毒頑滞久シテ頭痛等、總テ歴年沈痼ノ黴毒諸症、其他鬱毒潜伏シテ發スル頭痛、硬結腫、腐骨疽、癌瘡、惡厲淹滯ノ疥癬、浸淫腐蝕ノ潰瘍等ニ内服シテ大效ヲ稱ス。」としている。蘭方書が記載するのであるから、欧州でセンニンソウの類品が薬用に供されていると考えねばならないが、欧州にホメオパシー医学なる伝統医学の一派があり、実際にキンポウゲ科 *Clematis recta* Linné（*C. erecta* Linné は誤り）の葉・花を皮膚病・梅毒などに用いる。同種の葉・花を磨り潰して皮膚につけると水疱・潰瘍を生じるが、プロトアネモニンの皮膚刺激作用に基づく。蘭方ではセンニンソウを代用としたが、やはりプロトアネモニンを含み、皮膚に対して発泡作用があり、それ故、漢方医学の立場から松岡恕庵は使用すべきではないと述べたのである。因みに大蓼なる漢名は『草木圖説』（飯沼慾斎）巻六「木部」にあり、「原野ニ多キ蔓草ニシテ、衆ヨク通知シ、往々以テ外傳シ泡ヲ発シテ諸患ヲ治スコトアルモノナリ」と記載されている。大蓼なる名をセンニンソウに充てたのは、『本草綱目啓蒙』で「和名ノ仙人草ハ救荒本草ノ大蓼ナリ」と記述した小野蘭山である。『救荒本草』（周定王）巻八に大蓼の条があって図も附され、「密縣の梁家衝山の谷中に生ず。藤を拖き生ず。茎に線楞有りて頗る硬し。節に對して茎を分生す。又、葉も對生す。葉は山蓼の葉に似て微かに短く、拳曲し、節間に白花を開く。」という記述、および二回三出複葉を対生につき、四弁の花が節間につく図からセンニンソウとしてまちがいない。しかし、『本草綱目』ではタデ科植物の馬蓼の別名を大蓼としているので、センニンソウに大蓼の名を充てるのは問題がある。また、黄藥子をセンニンソウの漢名とすることがあるが、一般にはヤマノイモ科ニガカシュウ *Dioscorea bulbifera* Linné に充てられるが、そのほかにもこの名で呼ばれるものがあって真の基原は明らかではない。『植物名實圖考』（呉基濬）は黄藥子に対して複数の図があり、確かにそのうちの1つはセンニンソウに似ているが、もう1つはタデ科イタドリ *Reynoutria japonica* M. Houttuyn [synonym. *Fallopia japonica* (M. Houttuyn) Ronse Decraene; *Polygonum cuspidatum* Siebold et Zuccarini] である。

インチンコウ　茵陳蒿　ARTEMISIAE CAPILLARIS FLOS　XIII～XVI　漢

▶ **基原**　キク科(Asteraceae) カワラヨモギ *Artemisia capillaris* Thunberg の頭花。

▶ **用途**　もっぱら漢方に用いる。配合生薬：茵蔯蒿湯・茵蔯五苓散・加味解毒湯・甘露飲。

▶ **出典**　神農本草經上品「茵陳蒿　味は苦く平。風濕寒熱、邪氣熱結、黄疸を治す。久しく服すれば、身を軽くして氣を益し、老ひに耐ふ。」

▶ **漢名**　茵陳蒿（本經）、因塵（呉普本草）、茵蔯（本草經集注）、茵蔯蒿（藥性論）。

▶ **解説**　中国ではカワラヨモギのほか、同属種のハマヨモギ *A. scoparia* Waldstein et Kitaibel（黄蒿）、*A. frigida* Willdenow（小白蒿）、イワヨモギ *A. sacrorum* Ledebour（万年蒿）、オトコヨモギ *A. japonica* Thunberg、*A. stricta* Edgeworth などの幼苗を茵陳蒿とする地域がある。また、分類学的に類縁のないゴマノハグサ科（APG：ハマウツボ科）ヒキヨモギ *Siphonostegia chinensis* Bentham ex Hooker et Arnott の全草を茵陳、シソ科ハナハッカ *Origanum vulgare*

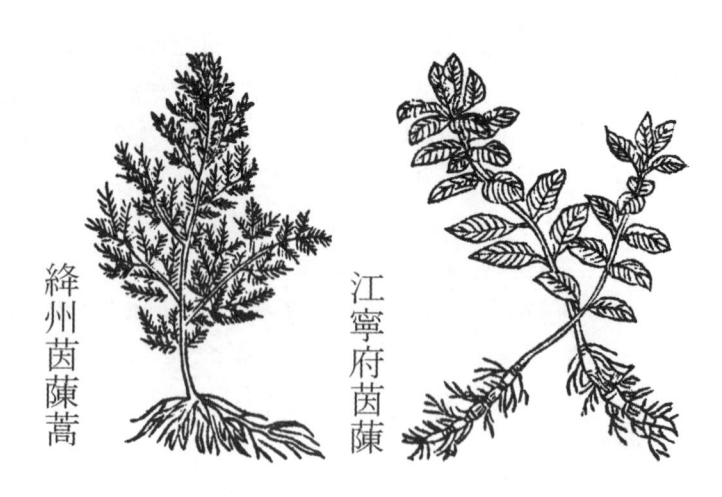

Linnéを土茵陳と称し用いることがある。韓国で茵陳蒿と称するものはイワヨモギの茎葉である（以上『和漢薬百科図鑑』による）。『重修政和經史證類備用本草』巻第七の茵陳蒿の条には、絳州茵陳蒿と江寧府茵陳蒿という形態的にまったく異なる図が付属するが、前者はカワラヨモギとして矛盾はないが、後者は葉が対生し、シソ科の特徴を表しているのでハナハッカを基原とするのかもしれない。『圖經本草』（蘇頌）でも「春、初生の苗は高さ三五寸、蓬蒿に似て葉は緊細、花實無く、秋後、葉枯れて莖蕚は冬を經て死なず。春に至り更めて舊苗に因りて新葉を生ず。故に茵蔯蒿と名づく。」とあり、この記述はカワラヨモギとして矛盾しない。一方で、蘇頌は「江寧府(旧江蘇省江寧県、今の南京市江寧区)に又一種の茵陳有り、葉は大きく根は麁（あら）く黄白色、夏に至り花實有り」とも述べており、そのほかにも多くの類品の存在を指摘している。すなわち茵陳蒿には古くから分類学的に類縁のない種を含めて多様なタイプが存在したことを示唆する。中国歴代本草書の記述から、茵陳蒿の主たる基原がカワラヨモギであることを奥野勇・難波恒雄が詳細に解析している[1]ので割愛する。わが国ではオトコヨモギの花穂が混じることがあるが、カワラヨモギとオトコヨモギは非常に近縁であり、地域によっては交雑種が発生している。

　『本草和名』（深根輔仁）に「茵陳蒿　一名馬先　釈薬性に出づ　和名比岐与毛岐（ひきよもぎ）」、『和名抄』（源順）に「釋藥性に云ふ、茵陳蒿　比岐與毛岐」とあり、中古代のわが国では茵陳蒿の和名をヒキヨモギとした。しかし、『和名抄』（源順）に「陶隱居日ふ、馬先蒿一名爛石草　比岐與毛岐」とあり、『本草和名』が茵陳蒿の異名とした馬先蒿を別条に区別した上で同じ和名を充てている。因みに『本草和名』では馬先蒿の和名を波々古久佐（ハハコグサ）としている。『本草綱目啓蒙』（小野蘭山）は馬先蒿の基原をゴマノハグサ科（APG：ハマウツボ科）シオガマギク *Pedicularis resupinata* Linné subsp. *oppositifolia* (Miquel) T. Yamazakiとし、一方、牧野富太郎はノウゼンカズラ科ハナゴマ *Incarvillea sinensis* Lamarckに充てた（『國譯本草綱目』注）。いずれも現在のヒキヨモギとは比較的近縁関係にあるが、茵陳蒿の基原植物カワラヨモギとは類縁関係はまったくない[2]。江戸期のわが国の本草家はこれに気づいていたかのように、ヒキヨモギの名にはまったく言及せず、『大和本草』（貝原益軒）は「川原ニアリ。故ニカハラヨモギト云。」と記述しているように、茵陳蒿の和名として初めてカワラヨモギの名を用いた。『延喜式』巻第三十七「諸國進年料雜藥」では尾張・相模・近江・讃岐の各国から茵陳の貢進があったことを記している。茵陳蒿の基原植物名は、馬先蒿をその異名とした平安の本草

家の混乱した見解により、その和名はカワラヨモギに転じ、一方、ヒキヨモギは中国産茵陳の基原の1つで和産もあるゴマノハグサ科 *Siphonostegia chinensis* Bentham ex Hooker et Arnott の和名に充てられることになった。古典本草にはもう1つヒキヨモギの名をもつものがある。『本草和名』に「菴蘆子　和名比岐与毛岐一名波々古」とあるものがそれに当たる。菴蘆子は『本草綱目』（李時珍）にいう菴䕡と同品であり、小野蘭山はイヌヨモギ *Artemisia keiskeana* Miquel に充てたが、『國譯本草綱目』（牧野富太郎註）ではキク科ハタヨモギ *A. vulgaris* Linné の変種と推定している。『本草和名』での別名にハハコとあるが、これをハハコグサ *Gnaphalium affine* D. Don とすると、本草では『嘉祐本草』（大明）に初見する鼠麹草に相当する。一方、カワラヨモギを古名とするものでは、『本草和名』に「白蒿　和名之呂与毛岐一名加波良与毛岐」とあり、貝原益軒はカワラハハコ *Anaphalis margaritacea* (Linné) Bentham et Hooker filius var. *yedoensis* (Franchet et Savatier) Kitamura、小野蘭山はシロヨモギ *Artemisia stelleriana* Besser に充てるが、『國譯本草綱目』はハイイロヨモギ *Artemisia sieversia* Ehrhart ex Willdenow としている（北村四郎註）。北村四郎によれば、『救荒本草』（周定王）、『植物名實圖考』（呉其濬）にある白蒿はカワラヨモギであるという（『新註校定國譯本草綱目』第十五巻「白蒿」註）。以上、茵陳蒿はヨモギやハハコグサの類と混同されやすく、分別の難しい薬草と考えられていたことがわかる。

　わが国でも茵陳蒿は漢方の要薬として繁用するが、局方は一貫して頭花（実際は花穂）を薬用部位としている。一方、中国では『圖經本草』に「五月七月莖葉を採り陰乾す。」とあるように、歴史的に開花前の茎葉を薬用としてきた。現在の中国でも花穂を用いる処方例は見当たらず、早春の新しい芽生えを綿茵陳と称し賞用する。『浅田宗伯處方全集』の薬物名彙に「茵蔯蒿　かはらよもぎの莖葉」とあり、皇漢医学の大家浅田宗伯も花穂を用いてはいなかったことを示す。『増訂和漢藥考』（小泉榮次郎）は「かはらよもぎノ葉莖ニシテ種子ヲ薬用ニ充ツルモノアレドモ非ナリ」と記載し、茎葉が本来の薬用部位とする一方で、誤用ながら"種子"が薬用とされていたことを認めている。カワラヨモギの種子はきわめて小さく、その小さな花蕾を種子と誤認したのである。そのほか、シナヨモギ *Seriphidium cinum* (O. Berg et C. F. Schmidt) Poljakov (synonym. *Artemisia cina* O. Berg et C. F. Schmidt) のつぼみを攝縣施那すなわち Semen cinae と呼んだ類例がある（シナカの条を参照）。興味深いことに、江戸中期の18世紀中ごろに成立した『一本堂藥撰』（香川修庵）に「凡そ茵蔯蒿を撰ぶに、莖葉花實に拘はらず、皆通用すべし。唯新なる者を要するを佳しと爲す。」と記述されており、花実を用いてもかまわないとしている。それから百年ほど経た幕末に成立した『古方藥品考』（内藤尚賢）では「[本經逢原] に謂ふ所の綿茵蔯是なり。陰乾して色青なる者を良品と爲す。藥舗、但々子を結ぶ者を採りて之を販るは佳からず。」とあり、藥舗が子すなわち頭花を採集して販売している事実を指摘した上で、尚賢は批判的立場をとる。大分県中津市の医家村上家に伝承された薬箱に茵陳蒿の薬袋（一字薬名の茵と表記されている）が残っており、中村輝子らはルーペ視により膜質の褐色の総苞片・淡褐色の管状花・痩果を認めたと報告している[3]。したがって、村上家の茵陳蒿の部位は茎葉ではなく、まさに花実である。中村らは、村上家の薬箱の年代について、蘭薬のわが国への輸入年代から、古く見て中村家七代目玄秀（1745年～1818年）、無理なく考えれば八代目玄水（1781年～1843年）以降と推定している。同家の和漢薬の薬箱はこれよりさらに古いものであるが、中味の薬物は医業を続ける限り随時更新されるから、必ずしも古いとは限らない。しかし、内藤尚賢が述べているように、幕末以降で茵陳蒿として市販されていたものの多くは頭花であったのでは

ないかと思われ、浅田宗伯ほか漢方医学の大家はその中から茎葉を選び出して用いていたようだ。内藤尚賢は、『本經逢原』（張璐）を引用して綿茵陳を真品と考えていたように見受けられるので、ここで今日の中医学で賞用する綿茵陳について考証してみたい。原典では「茵陳に二種有り。一種、葉細く青蒿の如きは綿茵陳と名づく。（中略）本經いふ、風濕寒熱、熱結黄癉を主ると。濕伏して陽明生ずる所の病は皆茵蔯を指きて言ふなり。」とあるが、きわめて簡略化した記述であって、これだけではカワラヨモギと断定するには無理がある。実は中略の部分に、もう1種の茵陳蒿と称する山茵蔯に言及しており、鈴のような頭花をつけ別名を角蒿と称するとあるから、やはり綿茵陳はキク科基原であってカワラヨモギとしてよい。ただ、それが現在の中国でいう幼苗なのか、あるいは古本草のいう茎葉なのかという新たな問題が提起されるが、張璐はまったく言及していない。森野・難波によれば、『本草原始』（李中立）に、薬用とする茵陳蒿は三月にそれも枯れ茎から生じたものを採取すべきという記述があるという[1]。『圖經本草』では五月七月に採集するとあるから、これと比べると三月、すなわち新暦でいえば四月に相当するとしても、まだカワラヨモギは根元や茎から芽吹いて間もない時期に相当する。したがって、綿茵陳は幼苗であり、白い綿毛が密生しているから、そう名づけたとすれば納得できよう。綿茵陳は内藤尚賢が推奨するものであったが、わが国ではもっぱら頭花を用いるようなった。中国とは薬用部位について認識が大きく異なることとなったが、なぜそうなったのであろうか。仮にカワラヨモギの茎葉を、古本草の記述にしたがって五月（旧暦）に採るとすれば、わが国でちょうど田植えの時期と重なる。薬草採取の最前線で働いていたと思われる農家にとっては農繁期に労働の余力はなかったはずで、農閑期の盛夏や立秋に当たる七月（旧暦）を中心に採集せざるを得なかったであろう。因みに、この時期でも古本草の規定する採集時期に相当するが、その時期のカワラヨモギは、茎の下部の成葉の多くは脱落してつぼみを多くつけ、青々とした葉は少ない。また古方派漢方の重鎮香川修庵が花実（頭花）でもかまわないと述べたこともあって、薬舗はもっぱらつぼみや頭花を採集するようになったと推定される。その背景には、茎葉と花実（頭花）のどちらを用いても薬効は変わらないという臨床での治験があったのではないかと思われる。

　本經は茵陳蒿の効能を黄疸を治すとし、そのように記述する古医書も少なくない。明治時代になって猪子吉人は臨床の治験例を挙げてそれを実証したと報告している[4]。頭花と幼苗との間で薬効に違いがあったか興味あるところであるが、猪子は使用した茵陳蒿の薬用部位に言及していない。わが国では江戸時代から今日に至るまでカワラヨモギの幼苗を用いたという形跡がなく、当時の薬舗の情況から、猪子が用いたのは帯花枝葉と思われる。いずれにせよ、明治の医制改革以降では漢方医学に対する関心は著しく低下し、猪子の治験は医学界の注目するところとはならなかった。

[1] 奥野勇・難波恒雄　薬史学雑誌　38巻　42-53　2003年。
[2] 中国ではゴマノハグサ科ヒキヨモギを茵陳と称する地域が存在する。
[3] 中村輝子・遠藤次郎・ミヒェル・ヴォルフガング『中津市歴史民俗資料館村上医家史料館資料叢書四』（2005年、中津市教育委員会）、40頁、（126）「茵」。
[4] 猪子吉人　東京醫學会雑誌　第4巻第21号　1279-1283　1890年、同　第22号　1339-1340　1890年。

インドタイマソウ　印度大麻草　CANNABIS INDICAE HERBA　Ⅰ～Ⅴ　洋

▶ **基原**　アサ科(Cannabaceae)インドタイマ *Cannabis sativa* Linné subsp. *indica* (Lamarck) E. Small et Cronquist の花又は未熟の果実をつけた雌株の枝先及び葉。《備考》科名はクロンキスト・APGによる。新エングラーではクワ科（Moraceae）。分類学では広く1種にまとめ、*Cannabis sativa* Linnéとするのが一般的である。

▶ **用途**　鎮静催眠薬。

▶ **解説**　初版は印度大麻、以降は印度大麻草と表記。中央アジア原産であるが、インドでは紀元前から薬用に供していたといわれる。『薬物誌』(ディオスコリデス)にKannabis Emerosとあるのが本品に相当する。繊維原料として縄を作るのに用いられ、薬用としては種子を大量に食べれば避妊効果があるなどと記述されているが、とりわけ注目に価するのは青いうちに採った搾り汁は耳の痛みに効くとしている点である。この搾り汁が、種子ではなく葉や花であるとすれば、テトラカンナビノールなどカンナビノイドと呼ばれる向精神作用成分が含まれ、鎮痛作用が期待できるからだ。葉と花を乾燥したものをマリファナ(marijuana)と称し、喫煙すると多幸感が味わえるが、大量服用で幻覚が起きるので、わが国では麻薬の扱いを受け、昭和23年に施行された大麻取締法で厳しく規制されている。薬物依存性については、精神的依存はあるが、身体的依存がないため、諸国によって法的対応はかなり異なる。わが国では所持するだけで処罰の対象になるが、米国では多くの州で解禁されており、中東・インド・中南米の一部に至っては歴史的に大麻喫煙の習慣があるほどである。ただし、品種によって、カンナビノイドの含量にばらつきがあり、インドタイマはもっとも高く、わが国で麻繊維を採るために栽培しているものは低いといわれるが、それでも昔から麻畑で働く人たちの間で麻酔いの発生することが知られていた。麻薬・麻酔という語彙はアサの成分であるカンナビノイドの作用に語源を発する。本經の記述の中にその麻薬性が示唆されており、三国時代の名医華陀(かだ)は麻沸散(マフツサン)を用いて手術を行ったという伝説がある(『後漢書』巻第七十二「方術下」華陀傳)が、確固たる資料の裏付けを欠く。確かにカンナビノイドに麻酔作用があり、幻覚を経て意識が朦朧となり眠りに至る。華岡青洲は1804年に明確な治療を目的として行った世界初の外科手術（乳ガンの摘出）を行ったことはよく知られるが、華陀の伝説が動機になったといわれる。しかし、実際に用いた麻酔薬はチョウセンアサガオ（曼荼羅華(マンダラゲ)）（*D. metel* Linné ほか同属植物）の果実ほか5種の生薬から製した麻沸湯(マフツトウ)であり、大麻を配合したものではなかった(ダツラの条を参照)。わが国で栽培されるアサは、カンナビノイド含量が低く、麻酔作用が弱すぎたのかもしれない。欧州でインドタイマが本格的に薬用にされたのは、アラビア医学で積み重ねられた知見が伝えられてからである。17世紀ごろに薬用が始まったが、近代では医薬として使用されていない。中国では本經上品に麻蕡(マフン)・麻子(マシ)の名で収載される。詳細はマシニンの条を参照。

インヨウカク　淫羊藿　EPIMEDII HERBA　XIV*(2)～XVI　漢

▶ **基原**　メギ科（Berberidaceae）*Epimedium pubescens* Maximowicz、*E. brevicornu* Maximowicz、*E. wushanense* T. S. Ying、ホザキイカリソウ *E. sagittatum* Maximowicz、キバ

ナイカリソウ*E. koreanum* Nakai、イカリソウ*E. grandiflorum* Morren var. *thunbergianum* Nakai又はトキワイカリソウ*E. sempervirens* Nakaiの地上部。《備考》ホザキイカリソウ：*E. sagittatum* (Siebold et Zuccarini) Maximowicz；イカリソウ：*E. grandiflorum* C. Morren var. *thunbergianum* (Miquel) Nakai；トキワイカリソウ：*E. sempervirens* Nakai ex F. Maekawa。

▶ **用途**　民間で強壮薬とするが、「一般用漢方製剤承認基準」収載処方でこれを配合するものはない。

▶ **出典**　神農本草經中品「一名剛前。味は辛く寒。山谷に生ず。陰痿、絶傷、莖中痛を治し、小便を利し、氣力を益し、志を強くす。」

▶ **漢名**　淫羊藿・剛前(本經)、仙靈脾(新修本草)、黄蓮祖・千兩金・乾雞筋・放杖草・棄杖草(日華子諸家本草)、三枝九葉草(圖經本草)。

▶ **解説**　韓国産淫羊藿はキバナイカリソウ*Epimedium koreanum* Nakaiのほか、*E. koreanum* Nakai ex F. Maekawa var. *grandiflorum* (Nakai) Honda、日本産はイカリソウ・トキワイカリソウを基原とする。中国産はホザキイカリソウ・ヤチマタイカリソウ*E. grandiflorum* C. Morren、*E. acuminatum* Franchet、*E. brevicornu* Maximowicz(中国で単に淫羊藿と称するのは本種)、*E. davidii* Franchet、*E. sutchuenense* Franchet、*E. wushanense* T. S. Yingなどである。本經・別錄は薬用部位に言及せず、『圖經本草』(蘇頌)に「俗名仙靈脾。上郡(陝西省北部一帯)の陽山(未詳)の山谷に生じ、今は江東、陝西、泰山(山東省泰安県)、漢中(陝西省南部)、湖湘(湖南省湘水、沅水の流域地帯)の間に皆之有り。葉は青く、杏葉に似て、上に刺有り、莖は粟稈の如し。根は紫色にして鬚有り。四月に花を開き白色、亦た紫色有り、碎小の獨頭子あり。五月、葉を採り曝乾す。湖湘に出づる者の葉は小豆の枝莖の如く緊く細く、冬を經て凋まず。根は黄連に似たり。關中(陝西省)にて俗に三枝九葉草と呼び、苗の高さ一二尺許り、根葉倶に使ふに堪ふ。」とあり、地上部(葉)のみならず根も用いるとある。また、三枝九葉草の名が出てくるが、蘇頌はその名の由来に言及していない。『本草綱目』(李時珍)は「一莖に三椏、一椏に三葉」と明解に説明し、イカリソウおよび同属近縁種の形態的特徴を表したものである。

　『本草和名』(深根輔仁)に和名宇无岐奈一名也末止利久佐、『和名抄』(源順)でも「仙靈毗草　陶穩居曰ふ、淫羊藿　宇无岐奈、一に云ふ、夜末止利久佐　羊、此の草を食ふこと一日百遍、故に以て之と名づく」とあり、古名はウムギナあるいはヤマドリグサと称した。『和名抄』ではこの記述の後に「蘇敬曰ふ、俗名仙靈毗草、是なり　漢語抄云ふ、仙靈毗草　万良多介利久佐」とあり、これこそ今日でも淫羊藿を強精剤とする所以である。この陰莖猛草の名によってウムギナの義も見えてくる。ウムキとはハマグリ類の古名であり、貝類は女陰を表す隠語としてしばしば用いられるので、ウムギ-ナ(菜)は性行為を強める強精薬の意もあるかと思われる。しかしながら、『延喜式』では淫羊藿・仙靈毗草のいずれの名も見当たらない。漢方で用いることは稀であり、古い時代でも実際に用いることはほとんどなかったことを示唆する。『萬葉集』の「春されば　まづ三枝の　幸くあらば　後にも逢はむ　な恋ひそ吾妹」(巻10　1895)にあるサキクサはイカリソウである[1]。

[1] 木下武司著『万葉植物文化誌』(八坂書房、2010年)の「さきくさ」、241頁-244頁。

ウイキョウ　茴香　FOENICULI FRUCTUS　I～XVI　　　洋・漢

▶ **基原**　セリ科(Umbelliferae)ウイキョウ*Foeniculum vulgare* Millerの果実。
《備考》Umbelliferae→Apiaceae。

▶ **用途**　芳香健胃薬とするほか、一部の漢方処方に配合する。
配合処方：安中散・安中散加茯苓・枳縮二陳湯・丁香柿蔕湯。

▶ **出典**　新修本草草部中品「蘹香子　味は辛く平にして無毒。諸瘻、霍亂及び蛇傷を主る。」(『證類本草』所引)
開寶本草草部中品「一名茴香子、亦た膀胱、腎間の冷氣を主り、及び腸の氣を育ひ、中を調へ、痛み、嘔吐を止む。」

▶ **漢名**　蘹香子(新修本草)、茴香(圖經本草)、八月珠(本草綱目)。

▶ **解説**　第5改正版までは茴香(ウイキョウ)と表記。欧州原産のハーブの代表であり、今日ではむしろフェンネル(fennel)といった方がよく通じる。無論、欧州では古くから利用され、『薬物誌』(ディオスコリデス)にMarathon[1]の名で収載されているものがこれに相当し、酒剤も作られ利用された。原産地では果実だけではなく、新鮮葉も利用され、同等の効果があるとされている。利尿を促し、腎臓病や膀胱の痛みに効くとしているところは『開寶本草』(馬志)の主治と一部が共通し、東西医学・薬物学の交流という観点から興味深い。中国へは唐代に伝わり、おそらくアラビア経由であったと思われる。『新修本草』(蘇敬)では蘹香子(カイコウシ)とあり、『開寶本草』で別名の茴香(ウイキョウ)として記載され、今日ではこの名を漢名の通用名とする。

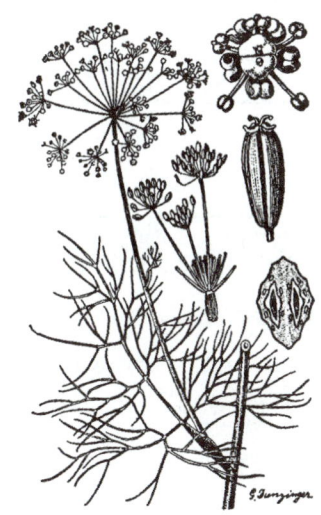

　『本草綱目』(李時珍)の蘹香子の条に「番舶より來たる者は實大にして柏實の如く、裂けて八瓣を成す。一瓣一核、大いさ豆の如く黄褐色、仁有り、味は更に甜し。俗に舶茴香と呼ぶ。又、八角茴香と曰ふ。」という記述があり、ここにある八角茴香(ハッカクウイキョウ)はシキミ科トウシキミ*Illicium verum* Hooker filiusの成熟果実を基原とするもので、本品と同じアネトールを主成分とする精油に富む。八角茴香は大茴香(ダイウイキョウ)とも称し、これに対して本品を小茴香(ショウウイキョウ)と称することがある。『本草綱目』より前に成立した『本草品彙精要』(劉文泰)に八角茴香の名で別条に収載された[2]が、李時珍は蘹香子の条に統合してしまった。わが国にも同属種のシキミ*Illicium anisatum* Linné (synonym. *I. religiosum* Siebold et Zuccarini)が自生するが、有毒セスキテルペノイドのアニサチンを含むので利用されない。実際、わが国ではシキミ実を八角茴香と誤認した中毒事件がしばしば発生している。『和蘭藥鏡』(宇田川榛斎・榕菴)は日本産シキミおよび八角茴香を併せて角茴香と呼ぶが、シキミの毒性についてまったく言及していない。というのは「水ヲ以テ蒸留スレバ油多ク出ヅ。茴香油、過泥子油ニ比スレバ精微清澄ニシテ氣味峻ナリ。」とも記述するように、薬用としてもっぱら精油を用い、有毒成分のアニサチンは非揮発性で精油に移行しないので、毒性に気づかなかったのである。

　『本草和名』(深根輔仁)には「蘹香子一名蒔蘿　和名久礼乃於毛(くれのおも)」とあり、『和名抄』(源順)にも蘹香の和名を久礼乃於毛としているが、クレは呉すなわち中国由来の意であるとしても、オモの字義がわからない。蘹香は同音の茴香に転じ、その唐音読み「ういきょう」が今日の和名となった。『延喜式』に蘹香子の名はなく、わが国に伝わっていなかったようである。

欧州原産のウイキョウは、当然のことながら、蘭方書に収載されている。『和蘭藥鏡』(宇田川榛斎・榕菴)巻十四に茴香とあり、その薬効等について「子ヲ用フ。根亦効アリ。輕キ亞的兒樣ノ油〔アーテル〕 此藥ノ効力專ラ此油ニ在リ　アリテ竄透シ稍衝動シテ破氣驅風ノ偉効アリ。故ニ風氣痞滯ノ諸症、腹絞痛等ヲ療シ胃虚ノ諸症ヲ治ス。」と記載されている。

1) ウイキョウが多く生育する野原の地名に由来するという。「マラトンの戦い」の地名でもある。
2) 本来なら木部のところを巻十三「草部」に収載する。

ウコン　鬱金　CURCUMAE RHIZOMA　二国、VII*、XIV*(2)～XVI　洋・漢

▶ **基原**　ショウガ科 (Zingiberaceae) ウコン *Curcuma longa* Linné の根茎をそのまま又はコルク層を除いたものを、通例、湯通ししたもの。

▶ **用途**　健胃薬・健康食品。ごく一部の漢方処方に配合：中黄膏。

▶ **出典**　新修本草草部中品「味は辛く苦く寒にして無毒。血積にて氣を下し、肌を生じ、血を止め、惡血を破り、血淋、尿血、金瘡を主る。」(『證類本草』所引)

▶ **漢名**　鬱金・馬蒁(新修本草)、鬱芳草(圖經本草)。

▶ **解説**　インド原産という。欝金とも表記する。蘇敬は「苗は薑黄(ショウガ科ハルウコン)に似て、花は白く、質は紅し。秋の末に莖心を出だし、實無し。根は黄赤、四畔の子根を取り、皮を去り火にて之を乾かす。蜀地(四川省)及び西戎(西方異民族の地、甘粛省以西)に生じ、馬藥に之を用ふ。血を破りて補す。胡人、之を馬蒁と謂ふ。」(『證類本草』所引)と注釈しているように根茎を薬用とするが、古い時代には馬の薬であったという。『圖經本草』(蘇頌)では「古方稀に用ひ、今は小兒方及び馬醫之を多用す。」とあり、宋代になってようやく子ども向けに用いるようになったらしい。今日では家庭薬あるいは健康食品として広く利用するが、古い時代ではあまり利用されなかったのである。『本草綱目』(李時珍)は「鬱金に二つ有り、鬱金香は是花を用ふ。本條に見ゆ。此是は根を用ふる者なり。」とあり、花を基原とする鬱金香(ウコンコウ)を別条に収載するが、これも『開寶本草』を出典とする。ただし、木部中品に収載し、『本草綱目』では李時珍は草部に移している。

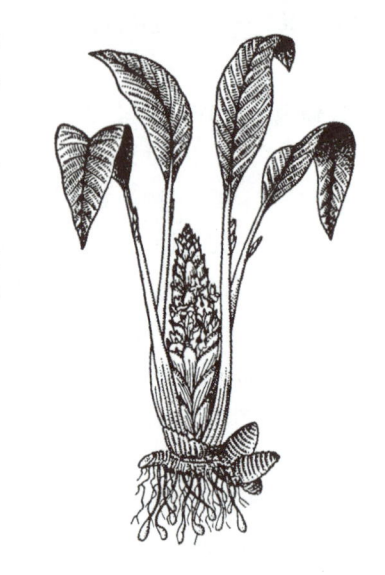

わが国と中国ではウコンの基原が異なることに留意する必要がある。わが国ではアキウコン *C. longa* をウコンに充てるが、中国ではこれを姜黄と称する。姜黄もまた『新修本草』(蘇敬)に初見するもので、『圖經本草』で「葉は青緑にして長さ一二尺許(ばか)り、闊(ひろ)さ三四寸、斜文有り、紅蕉の葉の如くして小なり。花は紅白色、中秋に至り、漸凋す。春の末に方(まさ)に生ず。其の花先づ生じて次に方に葉を生じ、實を結ばず。根は盤屈して黄色、生薑に類して圓く節有り。」と記述するのはまさにハルウコン *C. aromatica* Salisbury (synonym. *C. wenyujin* Y. H. Chen et C. Ling) の特徴によく合うが、なぜか今日の中国ではアキウコン *C. longa* に充てられている。一方、『新修本草』

における鬱金の記述は、前述の如く、花の色などからアキウコン *C. longa* と一致する。また、中国でいう鬱金は、アキウコン *C. longa* のほかに、ハルウコン *C. aromatica* やナツウコン *Curcuma phaeocaulis* Valeton（旧名：*C. zedoaria* Roscoe）の根の先端部にできる塊根を基原とするものがあってややこしい。すなわち、基原種のみならず、薬用部位も微妙に異なることになる。また、中国の各地方によって異なる名で呼ばれ、浙江省・福建省ではハルウコン *C. aromatica* を温鬱金（オンウコン）と呼ぶ。アキウコン *C. longa* とハルウコン *C. aromatica* の根茎はいずれもクルクミンという色素を含むが、その断面の色に微妙な違いがあり、前者は橙色が強く、後者は鮮やかな黄色である。また、味にも違いがあり、わが国では苦味が少ないアキウコン *C. longa* の方が好まれ、カレー粉に利用される。沖縄のうっちん茶もアキウコン *C. longa* から製したもので、西洋でいうターメリック turmeric も同じ基原である。アキウコン *C. longa* は、秋に白い花をつけるので、その名の由来がある。一方、ハルウコン *C. aromatica* は春に紫紅色の花をつける。日局収載品ガジュツの基原種であるナツウコン *C. phaeocaulis*（*C. zedoaria*）は、ウコンの同属種の1つであるが、同品はクルクミンを含まない。前2種とは区別が容易であるが、赤紫色の花をつけて根茎の切り口の色が淡紫色をしているので、通称を紫ウコンという（ガジュツの条を参照）。以上3種の通称はいずれもウコンの名をもつので、俗間ではしばしば混同される。『本草綱目啓蒙』(小野蘭山)に「琉球種世上ニ多ク栽ユ。唐種モ享保年中ニ渡ル。共ニ形狀相ヒ同ジ。」とあり、琉球種・唐種と称するもののいずれも江戸時代になって伝わったという。蘭山は「舶來ニ二種アリ。暹羅ヨリ來ルハ脂アリ下品トス。琉球ヨリ來ルハ脂ナシ上品トス。」とも述べており、琉球品を高く評価している。おそらく、アキウコンであろうと思われ、一方、暹羅（シャム）（タイ）産と称するものは苦味のあるハルウコンであろう。鬱金は大航海時代に欧州に伝わり薬用とされた。『和漢藥鏡』(宇田川榛斎・榕菴)巻十四に収載され、薬効について「石鹸樣ノ質アリテ解凝ノ一良藥トシ稍衝動シテ利尿ノ効アリ。」と記載されている。

ウヤク （天台）烏薬　　LINDERAE RADIX　XIV*(2)〜XVI　　漢

▶ **基原**　クスノキ科 (Lauraceae) テンダイウヤク *Lindera strychnifolia* Fernandez-Villar の根。《備考》テンダイウヤク：*Lindera aggregata* (Sims) Kostermans [synonym. *Lindera strychnifolia* (Siebold et Zuccarini) Fernandez-Villar]。

▶ **用途**　芳香健胃整腸薬。また、鎮痙鎮痛薬として月経に用いるほか、一部の漢方処方に配合：烏薬順気散・烏苓通気散・芎帰調血飲・芎帰調血飲第一加減・八味仙気方。

▶ **出典**　開寶本草木部中品「味は辛く温にして無毒。中惡、心腹痛、蠱毒、疰忤、鬼氣、宿食消ゑず、天行疫瘴、膀胱腎間の冷氣背脊を攻衝し、婦人の血氣、小兒腹中の諸蟲を主る。其の葉及び根は嫩き時に採りて茶片に作り、炙り碾きて煎服すれば能く中を補ひて氣を益し、偏に小便滑數を止める。嶺南（広東・広西）の邕容州及び江南に生じ、樹生は茶に似て高さ丈餘、一葉三椏、葉は青にて陰は白く、根の色は黒褐にして車轂の形狀を作し、山芍藥の根に似たり。又、烏樟根に似たり。自餘（そのほか）、直根なる者は(薬用に)堪へず。一名旁其。八月に根を採る。」

▶ **漢名**　烏薬・旁其(開寶本草)、鰟魮・矮樟(本草綱目)。

▶ **解説**　『圖經本草』（蘇頌）に「烏藥は嶺南の邕州（広西省邕寧県）、容州（広西省容県）及び江南に生ず。

今は臺州(浙江省臨海県)、雷州(広東省海康県)、衡州(湖南省衡陽県)に亦た之有り、天台(浙江省臨海県天台山)なる者を以て勝ると爲す。」とあり、浙江省天台産が良質とされ珍重されてきたので、今日でも天台烏薬(テンダイウヤク)と称される。一方、衡州にも産するとされるが、分類学的に類縁のないツヅラフジ科イソヤマアオキ *Cocculus laurifolius* de Candolle の根を基原とし、衡州烏薬(コウシュウウヤク)として区別された。局方では良質とされる天台烏薬のみを正品とする。本品は『開寶本草』(馬志)に初見するが、基原の記載は「樹生は茶に似て高さ丈餘、一葉三極、葉は青にて陰は白く云々」とあって、とりわけ一葉三極を三行脈と解釈すれば、テンダイウヤク・イソヤマアオキに何とか合う。一方、『圖經本草』(蘇頌)では「木は茶、櫃に似て高さ五七尺、葉は微かに圓くして尖り、三極を作し、面は青、背は白なり。五月に細かき花を開き黄白色、六月に實を結び、山芍薬の如し。」とあり、馬志より詳細な記述であるが、これでもテンダイウヤク・イソヤマアオキのいずれであるか判定は困難である[1]。正倉院薬物に烏薬之属というのがあり現存品があることになっているが、奈良時代の中国本草書に烏薬はなかったことから、後世に冶葛(ヤカツ)を誤って烏薬之属に入れたものと推定されている(詳細はゲルゼミウムコンの条を参照)。

[1] テンダイウヤクはクスノキ科、イソヤマアオキはツヅラフジ科であり、分類学的類縁はないが、葉に三行脈があり、また黄色の花をつけ、一見よく似ている。

ウワウルシ　UVAE URSI FOLIUM　I～XVI　洋

▶ **基原**　ツツジ科(*Ericaceae*) クマコケモモ *Arctostaphylos uva-ursi* Sprengel の葉。
《備考》クマコケモモ：*Arctostaphylos uva-ursi* (Linné) Sprengel。

▶ **用途**　尿路消毒薬(膀胱カタル・腎盂炎)。

▶ **解説**　第2改正版までは烏華烏爾矢葉(ウワウルシ)、第5改正版まではウワウルシ葉と称した。第12改正版以降はアルブチン含量を7.0％以上と規定し、基原の判定基準とした。北米・ユーラシアの温帯北部以北に広く分布する。南部では高山に生えるが、北部では海岸地域にも見られる。広域にわたって多様な環境に生育するため、地理的変異が顕著である。18世紀の中ごろより薬用に供せられるようになった。基原の属名は、クマを意味するArctosとブドウを意味するStaphylosからなり、果実の特徴から命名された。また種小名のuva-ursiもUvaがブドウ、Ursusがクマの字義であり、属名と同じであることは興味深い。ただし、実は食用とはされず、本品の代用とするコケモモ *Vaccinium vitis-idaea* Linnéの実がジャム原料などに利用されるのと対照的である(コケモモの条を参照)。

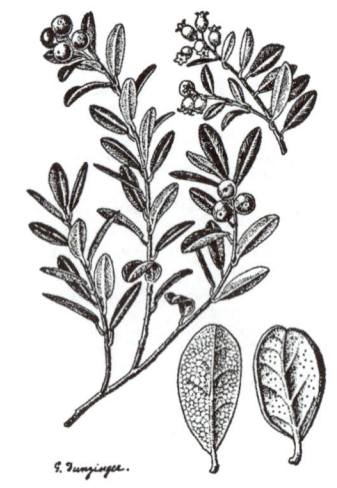

エイジツ　営実　ROSAE FRUCTUS　二国、VII～XVI　　漢・和

▶▶「エイジツ」については、第2部 第3章で詳しく解説しています（p.577）。

- ▶ 基原　バラ科（Rosaceae）ノイバラ *Rosa multiflora* Thunbergの偽果又は果実。
- ▶ 用途　瀉下薬として家庭薬に配合する。漢方での利用はきわめて稀である。
- ▶ 出典　神農本草經上品「一名牆薇一名牆麻一名牛棘。味は酸く温。川谷に生ず。癰疽、惡瘡、結肉跌筋、敗瘡熱氣、陰蝕瘻ゑざるを治し、關節を利す。」
- ▶ 漢名　牆薇・牆麻・牛棘（本經）、牛勒・薔藦・山刺（別錄）。
- ▶ 解説　第13改正版までは「ノイバラ又はその他同属植物」、同第1追補ではノイバラのみが正品となり、今日に至る。本經に収載されるが、中国医学ではほとんど用いず、事実上わが国独自の薬物。

エンゴサク　延胡索　CORYDALIS TUBER　二国、VII～XVI　　漢

- ▶ 基原　ケシ科（Papaveraceae）*Corydalis turtschaninovii* Besser forma *yanhusuo* Y. H. Chou et C. C. Hsuの塊茎。《備考》チョウセンエンゴサク：*Corydalis turtschaninovii* Besser (synonym. *C. remota* Fischer ex Maximowicz)。Ylistはヤチマタエンゴサク *C. fumariifolia* Maximowicz subsp. *fumariifolia* [synonym. *C. turtschaninovii* Besser forma *fumariifolia* (Maximowicz) Y. H. Chou] とする。
- ▶ 用途　胃腸薬に鎮痛鎮痙の目的で配合するほか、一部の漢方処方に配合：安中散・安中散加茯苓・烏苓通気散・枳縮二陳湯・芎帰調血飲第一加減・牛膝散・折衝飲・八味仙気方。
- ▶ 出典　開寶本草草部中品「味は辛く温にして無毒。破血し、産後の諸病血と爲す所に因る者、婦人の月經調はず、腹中の結塊、崩中の淋露、産後の血運、暴血衝上し、因りて損じ下血するを主る。或は酒に摩り及に煮て服す。奚國に生じ、根は半夏の如く色黄なり。」
- ▶ 漢名　延胡索（本草拾遺・開寶本草）、玄胡索（濟生方）。
- ▶ 解説　第7改正版は「*C. ternata* Nakai又はその他近縁植物」、第8～10改正版は「*C. bulbosa* De Candolle、*C. ternata*又はその他同属植物」、第11～12改正版は「*C. turtschaninovii* f. *yanhusuo*、*C. ternata*又はその他同属植物」、第13改正版以降は*C. turtschaninovii* f. *yanhusuo* 1種に基原が限定された。韓国・モンゴル産はコウライエンゴサク *C. nakaii* Ishidoyaを基原とする。『證類本草』（唐慎微）は、『海藥本草』（李珣）を引用して「奚國に生ず。安東道より來る。」と記述しており、現在の北朝鮮周辺で薬用とされていたことを示している。すなわち、もともとはコウライエンゴサクあるいはチョウセンエンゴサクが正品であり、これを朝鮮延胡索と称してきた。李時珍はこの記事を誤って『本草拾遺』（陳蔵器）の引用としている。中国では *C. fumariifolia* Maximowicz (synonym. *C. ambigua* Chamisso et Schlechtendal var. *amurensis* Maximowicz)、チョウセンエンゴサクを延胡索とするほか、江蘇省では*C. humosa* Migoを土延胡索の名で用いる。『物類品隲』（平賀源内）では「和産所在ニアルモノ花葉頗ル相似タリトイエドモ、根ノ色白、甚小ニシテ用フルニ堪ヘズ」とあり、おそらくムラサキケマン *C. incisa* (Thunberg) Persoonやミヤマキケマン *C. pallida* (Thunberg) Persoon var. *tenuis* Yatabe

など、塊茎を生じない一年生同属種を指して記述したと思われる。源内によれば、正品たる漢種が伝わったのは享保年間といい、『本草綱目啓蒙』(小野蘭山) にも同様の記述がある。つまり中国産の良品延胡索が普及したのは江戸後期以降ということになる。

　エンゴサクの類品(同属植物)は欧州にもあり、蘭方でも用いられる。『和蘭藥鏡』(宇田川榛斎・榕菴)巻十八に延胡索の名で収載され、「根解凝、淨泥、發汗利尿通經ノ効アリ。心腹痛疝瘤ヲ治ス。子宮ノ凝血ヲ疏解シ經閉ヲ通ジ血塊胞衣死胎ヲ下ス。」などの薬効を記載している。漢薬と同名であるが、漢産の延胡索について一切の言及はなく、延胡索の基原に対するラテン名をヒュマリア・ヒュルボサすなわち *Fumaria bulbosa* Linné としている。現在の分類学では *Corydalis solida* (Linné) Clairville [synonym: *C. bulbosa* (Linné) de Candolle] に相当し、欧州では民間薬として長い歴史をもつ。この植物は欧州からロシア・小アジア・北アフリカに分布する。『薬物誌』(ディオスコリデス) に Isopuron という一品があり、附図は確かに *Corydalis* 属に似ている。この種子をハチミツ酒とともに服用すると胸の痛み、咳などに効果があるなどと記載されている。Isopuron が『和蘭藥鏡』にいう延胡索であるかどうかはわからない。『和蘭藥鏡』巻十五に紫菫なる一品が収載され、ラテン名をヒュマリア、俗称をヤブケマンとしている。ヤブケマンとはムラサキケマンの別名であり、「莖葉ヲ藥用トス。味苦ク不佳ノ氣アリ。且ツ石鹸様ニシテ清涼性ノ汁ヲ含メリ。是ヲ以テ凝結ヲ疏解シ稠粘ヲ稀釋シテ内藏壅塞ノ諸病ヲ治スルコト蒲公英ノ如シ。」と記述されている。欧州産の塊茎を生じないキケマン属種の代用にムラサキケマンを充てているが、あるいはキケマン *C. heterocarpa* Siebold et Zuccarini var. *japonica* (Franchet et Savatier) Ohwi やミヤマキケマンを充てることもあったのかもしれない。

オウギ　黄耆　ASTRAGALI RADIX　二国、VII〜XVI　漢

▶ **基原**　マメ科 (Leguminosae) キバナオウギ *Astragalus membranaceus* Bunge 又は *Astragalus mongholicus* Bunge の根。《備考》Leguminosae→Fabaceae。キバナオウギ：*A. membranaceus* (Fischer) Bunge；モウコモメンヅル：*A. membranaceus* (Fischer ex Link) Bunge var. *mongholicus* (Bunge) P. K. Hsiao とする見解 (YList) と *A. mongholicus* Bunge (Flora of China) とする見解あり。以上を *A. propinquus* Schischkin にまとめる見解 (The Plant List) あり。

▶ **用途**　もっぱら漢方処方に配合：黄耆桂枝五物湯・黄耆建中湯・加味帰脾湯・帰脾建中湯・帰脾湯・桂枝加黄耆湯・紫根牡蛎湯・七物降下湯・十全大補湯・秦艽羌活湯・清暑益気湯・清心蓮子飲・千金内托散・大防風湯・当帰飲子・当帰芍薬散加黄耆鈎藤・当帰湯・人参養栄湯・半夏白朮半夏湯・扶脾生脈散・防已黄耆湯・防已茯苓湯・補中益気湯・補陽還五湯・麗沢通気湯・麗沢通気湯加辛夷。

▶ **出典**　神農本草經上品「一名戴糝。味は甘く微温。山谷に生ず。癰疽を治し、久しき敗瘡に膿を排して痛みを止め、大風癩疾、五痔、鼠瘻に虚を補ふ。小児の百病(を主る)。」

▶ **漢名**　黄耆・戴糝(本經)、戴棋・獨椹・芰草・蜀脂・百本(別錄)、王孫(藥性論)、白水耆・赤水耆・木耆(日華子諸家本草)、綿黄耆(圖經本草)、黄芪(本草綱目)。

▶ **解説**　第10改正版までは「キバナオウギ又はその他同属植物」を基原としたが、第11改正版でこれに *A. mongholicus* が加わり、第12改正版以降は「その他同属植物」が基原から削除された。

局方正品であるキバナオウギ、*A. membranaceus* を基原とするものは、中国でそれぞれ綿黄耆(メンオウギ)、小黄耆(ショウオウギ)と称される。キバナオウギはわが国にも分布するが、本州中部以北の亜高山～高山帯に生えるので、国産の野生品の市場性はまったくなく、北海道の冷涼地帯でわずかに栽培・生産されるにすぎない。そのほか、マメ科 *Hedysarum polybotrys* Handel-Mazzetti を基原とするものが晋耆(シンギ)あるいは紅耆(コウギ)の名で流通し、むしろ局方正条品よりも中国では賞用される。わが国ではその同属種であるイワオウギ *H. vicioides* Turczaninow subsp. *japonicum* (B. Fedtschenko) B. H. Choi et H. Ohashi var. *japonicum* (B. Fedtschenko) B. H. Choi et H. Ohashi を和黄耆(ワオウギ)と称し、代用品とされたこともある。中国ではそのほか *A. aksuensis* Bunge、*A. camptodontus* Franchet、*A. chrysopterus* Bunge、*A. floridulus* Podlech (synonym. *A. floridus* Bentham ex Bunge; The Plant List は別種とする)、*A. tibetanus* Bunge、*A. tongolensis* Ulbrich、*A. yunnanensis* Franchet などを黄耆の名で用いるほか、地域によってムラサキウマゴヤシ *Medicago sativa* Linné、シナガワハギ *Melilotus officinalis* (Linné) Pallas subsp. *suaveolens* (Ledebour) H. Ohashi、コゴメハギ *Melilotus albus* Medikus などの根を土黄耆(ドオウギ)と称して黄耆の代用あるいは偽品として正品に混ぜることがある。

『圖經本草』(蘇頌)に「葉は扶踈して羊齒狀を作し、又蒺藜の苗の如し。七月中に黄紫の花を開き、其の實は莢子を作し長さ一寸許り、八月中に根を採り用ふ。其の皮、之を折れば綿の如く、之を綿黄耆と謂ふ。然るに數種有り、白水耆有り、赤水耆有り、木耆有り、功用並べて同じにして、力は白水耆に及ばず。」とあるように、綿黄耆が正品であり、そのほかにいくつかの類品を列挙する。『本草綱目啓蒙』(小野蘭山)は「綿木ノ分アリ。根硬キ者ヲ木黄耆トナシ、根軟ニシテ綿ノ如キモノヲ綿黄耆トス。上品ナリ。」とあり、黄耆を綿黄耆と木黄耆(モクオウギ)の2種に分類している。木黄耆は蘇頌のいう木耆(モクギ)に対応するもののようで、『圖經本草』では根が堅い者とはしていないが、わが国ではそのように解釈された[1]。蘭山は和産の黄耆について記載し、「京師山中ニ生ズルモノハ葉ノ形槐葉ニ似テ莖柔弱直上スルコト能(あた)ハズ、地ニ偃シテ藤蔓ノ如シ。夏月葉間ニ花ヲ生ズ。淺黄色。」とあるものは、今日では生育適地が少なくなり、稀な植物種となってしまったモメンヅル *A. reflexistipulus* Miquel と思われる[2]。さらに「加州白山和州金剛山駿州富士山ニ生ズルモノ形狀皆同ジ。富士山麓ニ生ズル小葉紫碧花ナルモノハ別種ナリ。黄耆ニアラズ。」とある記述のうち、紫色とするものはムラサキモメンヅル *A. adsurgens* Pallas のことであろう。蘭山は以上の2種を木黄耆としている。一方、『用藥須知』(松岡恕庵)に「和産ニ二種アリ。一種北國ニ生ズルモノハ莖葉堅シテ木ニ似テ毛有リ。此レ下品ナリ。用ニ堪ヘズ。此レ本草ニ所謂木黄芪ナリ。」とあり、ここに記述されたものはわが国のゲンゲ属(*Astragalus*)の地理的分布から考えると正品のキバナオウギのはずであるが、松岡は木黄耆と考えて下品と断じている。また、「京都北山ノ中間之有リ。東國ニ是ヲワタ黄芪ト呼ブ。漢名ニ合ス。」とも述べていて、蘭山のいう京師山中の黄耆と同じと思われるが、それを上品とする。また、『物類品隲』(平賀源内)も豊後・日光・戸隠・富士山産の黄耆について論じているが、蘭山・恕庵とは見解を異にする。江戸時代のわが国では黄耆に関して中国とは異なる見解があり、また各本草家の見解も様々であった。

黄耆に相当するものは蘭方にもあり、『和蘭藥鏡』(宇田川榛斎・榕菴)巻十八に黄耆の名を見る。ラテン名をアストラガリュス・エキスカピュスとし、これは欧州中部に分布する *Astragalus exscapus* Linné のことで、ドイツでは根を薬用とした。『和蘭藥鏡』は主治を「根及ビ子ヲ用フ。味

微甘、収濇ス。水煎シ用ヒテ下利赤痢ヲ治シ小便ヲ利ス。或ハ黴毒諸症ニ左ノ方（黄耆煎：黄耆一味）多ク良驗ヲ稱ス。」と記述している。

『本草和名』（深根輔仁）に「黄耆　和名也波良久佐一名加波良佐々介」、一方、『和名抄』（源順）には「本草云ふ、黄耆　夜波良久散」、『新撰字鏡』には「黄耆　弱久佐」とあり、いずれも和名をヤワラグサとすることで共通する。『圖經本草』にある綿黄耆の名から軟弱な草本植物と解して名づけられたように見えるが、『圖經本草』は『本草和名』より後の成立であり、当時のわが国の本草家の知るところではなく、和産の黄耆代用品から受けた印象を和名に反映させたのであろう。『延喜式』巻第三十七の諸國進年料雜藥に山城国・伊勢国・尾張国・三河国・甲斐国・相模国・常陸国・上野国・越中国・播磨国・備前国・備中国から貢進の記録がある。これらの地域の大半は、キバナオウギの分布外であり、『延喜式』にある黄耆は別種と考えねばならない。和黄耆の基原品イワオウギもやはりキバナオウギと同様の分布であるから、これも除外される。ただし、キバナオウギの所属するゲンゲ属でわが国に自生するものがあるので、それらのうちのある種を黄耆として利用したと思われ、モメンヅルが最有力候補に挙げられる。モメンヅルは本州から北海道の山地や原野に生える多年草で、黄花をつけるからキバナオウギによく似ており、蘭山の言及したものと同じである。今日では生育適地が少なくなり、稀な植物種となってしまったが、古い時代には現在より多かったに違いない。

1) 蘇頌による綿黄耆の説明は、『本草綱目』に「承曰ふ、黄耆は本綿上に出づる者を良しと爲す。故に、綿黄耆と名づけ、其の柔靱なること綿の如きを謂ふに非ず。」とあり、誤りという。綿上は山西省沁源県にある地名。
2) 『物品識名』（水谷豊文）「拾遺」では「モメンヅル　黄耆　蔓生ノモノ」とある。

オウゴン　黄芩　SCUTELLARIAE RADIX　二国、VII〜XVI　漢

▶ **基原**　シソ科（Labiatae）コガネバナ *Scutellaria baicalensis* Georgi の周皮を除いた根。《備考》Labiatae→Lamiaceae。

▶ **用途**　もっぱら漢方に用い、非常に多くの処方に配合される。配合処方：温清飲・黄芩湯・黄連阿膠湯・黄連解毒湯・乙字湯・乙字湯去大黄・加減涼膈散（万病回春）・加減涼膈散（浅田方）・葛根黄連黄芩湯・加味解毒湯・甘草瀉心湯・甘露飲・荊芥連翹湯・五淋散・柴葛解肌湯・柴葛湯加川芎辛夷・柴陥湯・柴梗半夏湯・柴胡加竜骨牡蛎湯・柴胡枳桔湯・柴胡桂枝乾姜湯・柴胡桂枝湯・柴胡清肝湯・柴蘇飲・柴朴湯・柴苓湯・三黄散・三黄瀉心湯・三物黄芩湯・滋腎通耳湯・潤腸湯・生姜瀉心湯・小柴胡湯・小柴胡湯加桔梗石膏・小続命湯・辛夷清肺湯・清肌安蛔湯・清湿化痰湯・清上蠲痛湯・清上防風湯・清心蓮子飲・清肺湯・洗肝明目湯・大柴胡湯・大柴胡湯去大黄・当帰散・二朮湯・女神散（安栄湯）・半夏瀉心湯・防風通聖散・補気健中湯・奔豚湯（金匱要略）・竜胆瀉肝湯。

▶ **出典**　神農本草經中品「一名腐腸。味は苦く平。川谷に生ず。諸熱、黄疸、腸澼、泄利を治し、水を逐ひ、血閉を下し、惡瘡、疽蝕、火瘍（を治す）。」

▶ **漢名**　黄芩・腐腸（本經）、空腸・内虚・黄文・經芩・妬婦（別錄）、印頭（呉普本草）、子芩（本草經集注）、犺尾芩（新修本草）、條芩・鼠尾芩・苦督郵（本草綱目）。

▶ **解説**　第13改正版以降ではバイカリン含量10.0％以上と規定し、基原の判定基準とした。別錄

に「三月三日に根を採収、陰乾す」とあるように、根を薬用部位とする。中国では同属の *S. amoena* C. H. Wight、*S. hypericifolia* H. Léveille、*S. likiangensis* Diels、*S. regeliana* Nakai var. *ikonnkikovii* (Juzepczuk) C. Y. Yu et H. W. Li (synonym. *S. ikonnkikovii* Juzepczuk)、*S. rehderiana* Diels、*S. viscidula* Bunge も黄芩の名で用いる。主成分のバイカリン（配糖体）とバイカレイン（アグリコン）は側フェニル基に置換基を持たない特異なフラボン誘導体であるが、I型アレルギー反応を抑制する作用が確認されている。これをシードとして開発されたのが抗アレルギー薬アンレキサノクスであり、漢薬成分より創製された数少ない合成薬品である。

『本草經集注』（陶弘景）に「俗方に多用し、道家は須ひず」と記述しているのは、黄芩がもっぱら神仙の霊薬とする黄精とは対照的な存在だからであろう。基原植物の記述を具体的に記述したのは『圖經本草』（蘇頌）であり、「苗の長さ尺餘、莖幹は麁く筋の如し。葉は地より四面に叢生を作す。紫草に類して高さ一尺許り、亦た獨莖なる者有り、葉は細長く、青色兩兩相對す。六月に紫花を開き、根は黄にして知母の如く麁く細長く四五寸云々」とあるように、概ねコガネバナの特徴とよく合うが、「紫草に類して～兩兩相對す」と称するものはおそらく別種を混記したもので、シソ科ではないと思われる。

『本草和名』（深根輔仁）には和名比々良岐一名波比之波とあり、今日ではこの名は用いられていない。『延喜式』巻第三十七では元日御藥、臈月御藥、中宮臈月御藥、遣書蕃使（唐使・新羅使・渤使）などに黄芩の名が散見され、また諸國進年料雜藥に尾張国・遠江国・相模国・武蔵国・近江国・美濃国・上野国・讃岐国からの貢進が記録されている。コガネバナはわが国に産せず、近縁種で代用になりそうなものはない。栽培は容易であるから、古い時代にわが国に伝えられ、各地の薬園で栽培されたと思われる。ヒヒラギの和名の字義は「ひびらく」、すなわち原植物の軟弱な茎葉がひらひら動く様を表したのであろう。また、茎葉はしばしば地に這うのでハヒシバの字義も理解できる。平安期までの漢籍本草書にこの2つの和名に結びつくような記述は見当たらないので、いずれの和名も生品を見てつけられたと考えられる。ただし、『本草綱目啓蒙』（小野蘭山）に「又、一種古ヨリ和ノ黄芩ト呼來ル草アリ。サゝヤキグサトモチャンパギクトモ云。是博落廻ナリ。」とあり、古くはケシ科タケニグサ（博落廻）*Macleaya cordata* (Willdenow) R. Brown を黄芩と称していたという。『物類品隲』（平賀源内）も「俗和黄芩ト稱スルモノ眞ブツニアラズ」と記しており、タケニグサとはいっていないが、和黄芩の存在を示唆している。タケニグサの根はコガネバナと同じく鮮黄色であるが、含有成分は有毒アルカロイドであるから、気味はまったく異なり、およそ黄芩の代用たり得るものではない。『一本堂薬撰』（香川修庵）は薩薩鴉吉狐薩すなわちタケニグサが和黄芩と称されていたことに言及する一方で、「藥舖、南天燭ノ根ヲ以テ混ジ賣ル。慎テ之ヲ擇ビ去テ用フルコト勿カレ。」とも記述しており、偽和品としてメギ科ナンテン（南天燭）[1] *Nandina demestica* Thunberg の根を混入することがあったという。今のところ、古代の黄芩がタケニグサであったという蘭山の説を裏付けるような証拠は見当たらない。源内によると、漢種黄芩すなわちコガネバナは享保年中に種子が伝わり、国内に多く植えられるようになったという。古代に黄芩が伝わったと述べたが、江戸期以前に絶え、今日植栽されるものは享保期に伝えられたものの末裔なのかもしれない。

---

1) 南燭・烏飯・烏草・牛筋・文燭（開寶本草）、黒飯草（日華子諸家本草）、南天燭・南燭草木・猴藥・男續・後草・惟那草木・草木之王・猴菽・染菽（圖經本草）、墨飯草・楊桐（本草綱目）。

オウセイ　黄精　POLYGONATI RHIZOMA　XV～XVI　　　　漢

▶ **基原**　ユリ科(Liliaceae)ナルコユリ*Polygonatum falcatum* A. Gray、カギクルマバナルコユリ *P. sibiricum* Redouté、*P. kingianum* Collett et Hemsley 又は*P. cyrtonema* Huaの根茎を、通例、蒸したもの。《備考》カギクルマバナルコユリ：*P. sibiricum* Delaroche ex Redouté。APG：クサスギカズラ科(Asparagaceae)。

▶ **用途**　滋養強壮薬とする。

▶ **出典**　名醫別錄上品「味は甘く平にして無毒。中を補ひ、氣を益し、風濕を除き、五藏を安んずるを主る。久しく服すれば身を輕くし、延年して飢ゑず。一名重樓一名菟竹一名雞格一名救窮一名鹿竹。山谷に生ず。二月に採り陰乾す。」

▶ **漢名**　黄精・重樓・菟竹・雞格・救窮・鹿竹(別錄)、黄芝(靈芝瑞草經)、筆菜・萎蕤・仙人餘糧・苟格・垂珠・馬箭・白及(圖經本草)、龍銜(廣雅)、米餔・野生薑(本草蒙筌)、筆管菜(本草綱目)。

▶ **解説**　漢方での使用はきわめて稀で、通例、単味で用いる。カギクルマバナルコユリは中国中北部・朝鮮半島・シベリア東部に産し鶏頭黄精、*P. kingianum* は中国南部・ベトナム・ミャンマーに産し滇黄精、*P. cyrtonema* は中国中部に産し多花黄精と称する。そのほか、正品ではないが、中国ではトウアマドコロ*P. macropodium* Turczaninow (東北・華北)、*P. verticillatum* (Linné) Allioni (青海・甘粛・陝西)、*P. roseum* (Ledebour) Kunth (新疆)、*P. filipes* Merrill ex C. Jeffrey et McEwan (福建・浙江)、*P. curvistylum* Hua (寧夏・陝西)、クルマバナルコユリ*P. stenophyllum* Maximowicz (黒竜江)、*P. zanlanscianense* Pampanini (華南・四川)、*P. nodosum* Hua、*P. alternicirrhosum* Handel-Mazzetti、*P. hirtellum* Handel-Mazzetti、*P. cirrhifolium* (Wallich) Royle (synonym. *P. strumulosum* D. M. Liu et W. Z. Zeng；*P. cirrhifoliodes* D. M. Liu et W. Z. Zeng) (四川)、*P. punctatum* Royle ex Kunth (江西・四川)など各地域によって様々な同属種を黄精として用いる。日本産黄精はナルコユリ、韓国産黄精はナルコユリのほかアマドコロ*P. odoratum* (Miller) Druge var. *pluriflorum* (Miquel) Ohwiを基原とする(以上『和漢薬百科図鑑』による)。

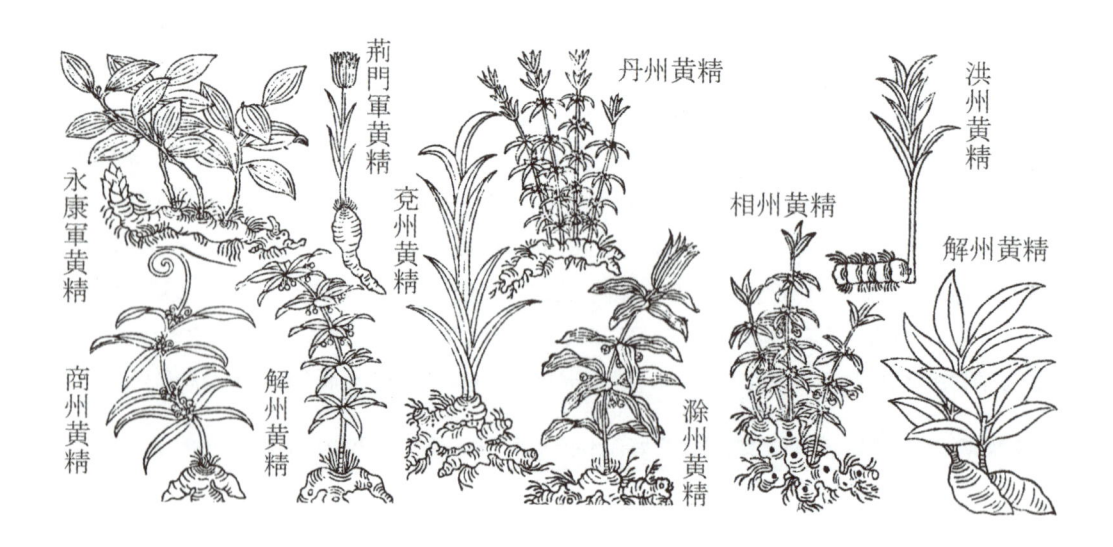

『本草經集注』(陶弘景)に「俗方、此(黄精)を用ひること無く、仙藥と爲す」とあるように、黄精は医方にはあまり用いることはなく、いわゆる神仙の霊薬とされてきたもので、今日でいう健康食品に近いものと考えればよい。『本草綱目』(李時珍)も「黄精は服食の要藥と爲す。故に別錄草部の首(筆頭)に列す。仙家、以て芝草[1]の類と爲し、其の坤土の精粹を得る故に、之を黄精と謂ふ。」と記述し、名の由来も神仙思想を反映しているようである。北村四郎によれば、ヒマラヤ・ヒンズークシでも同属植物を習慣的に強壮薬に利用するという(『國譯本草綱目』北村四郎註)。わが国でも『殿中申次記』[2](伊勢貞遠)に「三月　(中略)一栗一籠、黄精一籠例年之を進上す。仍ち御太刀之を下さる、云々」とあり、ここでいう黄精は李時珍のいう服食の要藥であって、強壮目的で健康食品として利用し、ときに将軍に献上された。黄精の基原について、陶弘景は「二月、始めて生じ、一枝多葉、葉の狀は竹に似て短く、根は萎蕤に似たり」と記述し、『圖經本草』(蘇頌)は「三月に苗を生じ、高さ一二尺以來、葉は竹葉に似て身近く兩兩相對し、莖梗は柔らかくして脆く、頗る桃枝に似て、本は黄、末は赤く、四月に細かい青白の花を開き、小豆の花の狀の如し。子は白く黍の如く、亦た子無き者有り。根は嫩き生薑の如くして黄色なり。」と更に詳細に記載し、ユリ科(APG：クサスギカズラ科)ナルコユリの類であることがわかる。『重修政和經史證類備用本草』巻第六の滁州黄精・相州黄精・解州黄精の図で、葉が輪生状に描かれているのはわが国に自生のないタイプで、中国市場の主品であるカギクルマバナルコユリの類と特徴がよく合う。

『延喜式』巻第三十七の諸國進年料雜藥に下総国・越前国・出雲国・美作国・備中国から黄精の名で貢進の記録がある。また、『出雲國風土記』にも意宇郡ほか各地の諸山野所在草木に黄精の名が見える。『本草綱目啓蒙』(小野蘭山)には「藥舗ニ販ク者舶來ナシ。皆和産ナリ。奧州南部ヨリ出ヲ上品トス。」とあり、和産のナルコユリを始めとするいくつかの類縁種が利用されたことが記されている。『物類品隲』(平賀源内)によれば、享保年間に漢種が伝えられ、官園に植えられたという。

前述したように、韓国ではナルコユリ・アマドコロを黄精としているのであるが、わが国ではアマドコロを萎蕤(イズイ)あるいは玉竹(ギョクチク)と称する。萎蕤(玉竹)と黄精の区別は同属植物基原であるだけに微妙であるが、一般に根が太く節に締まりがあり乾燥しても潤いがあるものを黄精、細くて節に締まりがないものを萎蕤・玉竹としているようである。

『本草和名』(深根輔仁)には「黄精　和名阿末奈一名也末惠美」、「女萎　一名萎蕤　和名惠美久佐　一名阿末奈(アマナ)」としていて、両品にきわめて紛らわしい和名が充てられている。一方、『和名抄』(源順)にも「本草云ふ、黄精　於々惠美一云夜末惠美(やまゑみ)」、「拾遺本草云ふ、女葳蕤　一名黄芝　惠美久佐、一云ふ安麻奈(あまな)」とあり、漢名の黄精・萎蕤とともに基原植物のナルコユリ・アマドコロがきちんと区別されていたか甚だ疑問に思われる。ただ、アマドコロの性味はわずかに甘味があり、それによって区別していたのかもしれない。いずれにせよ、共通の名にエミがあるが、もともとはアマドコロの古名エミクサのことをいう。アマドコロとナルコユリは同属種であるが、後者の根の方が太くて大きいのでオオエミというのである。因みに、エミとは根の形をエビ(海老)に見立ててつけられた名である。アマナは甘菜で、若芽・茎・根茎に甘味があって、山菜として食用とされたからである。

1) いわゆるシバクサではなく、神草とされているものの総称で、霊芝などがその類である。
2) 足利義稙の下で申次衆を務めた伊勢貞遠が著し、将軍拝謁儀礼の次第を記した。申次衆とは殿中に伺候してきた諸士の姓名を告げて謁せしめる職掌をいう。

オウバク　黄柏　　PHELLODENDRI CORTEX　VI～XVI　　漢

▶**基原**　ミカン科(Rutaceae)キハダ*Phellodendron amurense* Ruprecht 又は*P. chinense* C. K. Schneiderの周皮を除いた樹皮。

▶**用途**　苦味健胃薬、整腸薬として配合するほか、塩化ベルベリン製造原料として利用する。粉末生薬は打撲用の外用薬とされる。各種の漢方処方に配合：温清飲・黄連解毒湯・加味解毒湯・加味四物湯・荊芥連翹湯・柴胡清肝湯・滋陰降火湯・滋腎通耳湯・梔子柏皮湯・七物降下湯・蒸眼一方・秦艽防風湯・清暑益気湯・清熱補血湯・知柏地黄丸・中黄膏・独活湯・半夏白朮天麻湯・楊柏散。

▶**出典**　神農本草經上品「蘗木　一名檀桓。味は苦く寒。山谷に生ず。五藏、腸胃中の結氣、熱、黄疸、腸痔を治し、泄利を止む。女子の漏下赤白、陰陽の蝕瘡(を治す)。」

▶**漢名**　蘗木・檀桓(本經)、子蘗(本草經集注)、山石榴子(新修本草)、蘗皮(本草拾遺)、黄蘗(藥性論・圖經本草)、檀桓(本草綱目：根の名)。

▶**解説**　第13改正版までは「キハダおよびその他同属植物」とされていたが、同第1追補で「その他同属植物」は削除、新たに*P. chinense* が基原に加わった。第6改正版で収載されて以来、ベルベリンの含量規定があり、当初は1％以上、第7～11改正版では1.0％以上、第12改正版以降は1.2％以上とされ、基原の判定基準とした。日本産のキハダはオオバキハダvar. *japonicum* (Maximowicz) Ohwi、ヒロハノキハダvar. *sachalinense* Fr. Schmmidt、ミヤマキハダvar. *lavallei* (Dode) Spragueの3変種を区別することがある。中国ではキハダを関黄柏、シナキハダ*P. chinense* を川黄柏と称する。*P. chinense* もいくつかの変種・品種がある。台湾産黄柏はタイワンキハダ*P. amurense* F. J. Ruprecht var. *wilsonii* (Hayata et Kanehira) C. E. Chang (synonym. *P. wilsonii* Hayata et Kanehira) の樹皮である。中国の一部地域では、ベルベリンを含むメギ科メギ属(*Berberis*)やヒイラギナンテン属(*Mahonia*)を基原とするものがあり、それぞれ山黄柏・土黄柏と称し、黄柏の代用とする。わが国でもメギ*Berberis thunbergii* de Candolleを小蘗と称する。本經は薬用部位を規定していないが、『圖經本草』(蘇頌)に「蘗木は黄蘗なり。漢中(陝西省南部)の山谷及び永昌(現雲南省の一地方)に生じ、今は處處に之有り。蜀中(四川省)の者を以て佳しと爲す。木の高さ數丈、葉は茱萸及び椿楸の葉に類し、冬を經て凋まず。皮の外は白、裏は深黄色、根は松の下の茯苓の如く結塊を作し、五月六月に皮を採る。」とあり、樹皮を薬用とすることが明確に記載されている。また、葉が椿楸すなわちセンダン科チャンチン*Toona sinensis* (A. Jussieu) M. Roemerに似ていることから羽状複葉であり、樹皮が黄色であることも記しているので、冬に落葉しないという誤った記述はあるが、蘗木はキハダあるいはその近縁種であることはまちがいない。黄蘗の名は『圖經本草』をもって本草書における初見とする。『外臺秘要』や『千金方』などの医書では既にこの名を通用名として繁用してきたが、本草では『證類本草』・『本草綱目』(李時珍)ともに正名を蘗木としており、黄蘗は別名として扱われているにすぎない。別録には「根。心腹の百病を主り、魂魄を安んじ、飢渇せず。久しく服すれば身を輕くし、延年して神に通ず。」とあり、根も薬用とするとあるが、『本草綱目』は根を薬用に含めていない。

『本草和名』(深根輔仁)に「蘗木　和名岐波多」と今日と同じ名を充てている。語源は黄膚で、樹皮(樹膚)が鮮やかな黄色であることに基づき、その語源は明解である。『延喜式』では巻第一、巻第五、巻第七、巻第十二～巻第十五、巻第二十四の各巻に黄蘗の名が頻出するが、キハダの樹皮を黄色

染料として用いた。一方、巻第三十七「典薬寮」では、中宮臘月御薬、雑給料、遣諸蕃使（唐使・渤使）に頻出し、そして諸國進年料雑薬では大和国・摂津国・遠江国・近江国・越後国・丹波国・丹後国・石見国・美作国・備前国・備中国・備後国・安芸国から貢進が記録され、薬用として重要であったことを示唆している。『用薬須知』（松岡恕庵）では薬用とする樹皮以外にも言及し、「黄栢　此ノ實ヲシコノヘイト名ク。勞瘵ノ熱ヲ除クニ妙ナリト云。」とある。シコノヘイとは、シケレベというヒロハキハダの実を指すアイヌ名が訛ったといわれ、東北地方の方言名シコ・シコー・シコノキも同じ語源である。『錦窠植物圖説』（伊藤圭介）第十四冊「芸香科」の黄栢に「木曽ニテシコロト唱フ」とあるが、これも同系統の方言名である。恕庵は言及していないが、キハダの実は民間で駆虫薬として用いられた。『本草綱目紀聞』（水谷豊文）に「俗ニ四国米ト云。殺虫薬トス。」とあり、駆虫薬ではなく殺虫薬ともされた。『鷹鶻方』（李𤏼）に「若し喘急すれば、大黄細末肉に裹みて之を飼ひ、或は水に煑て之を灌ぐ。又、黄蘗實槌辟し裹みて飼ふ。」とあり、朝鮮ではタカの喘息の治療薬とした。『用薬須知』の同条で「又、小栢アリ。眼科ノ用ニ入ル。」とも記述されているが、小栢はメギの樹皮をいい、また小蘗ともいう。中国本草における小蘗の初見は『新修本草』（蘇敬）下品であり、蘇敬は「其の樹の枝葉は石榴と別无し。但し花は異なり、子は細かく黒、貟く牛李子の如し。」と注釈し、この記述はメギとは合わない。蘇敬は蘗木（黄蘗）の条でも「子蘗一名山石榴、子は女貞に似て、皮は白く黄ならず、小蘗と名づけ所在に皆有り。今、皮黄なりと云ふは恐らく謬りなり。案ずるに、今俗に用ふる子蘗は皆刺多く小樹にして、刺蘗と名づけ、小蘗に非ざるなり。」と注釈し、真品たる小蘗の樹皮は黄色ではなく、果実が女貞（モクセイ科ネズミモチ）に似ていると繰り返す一方で、トゲが多く小樹の刺蘗と称する類品の存在を暗示している。小蘗の樹皮が黄色ではないと強調していることは刺蘗の樹皮が黄色であることの裏返しともいえるわけで、蘇敬のいう刺蘗こそ今日のメギに相当すると考えられ、ベルベリンを含み、鮮黄色で苦味が強いので、黄蘗と同類とされた。蘇敬のあいまいな記述は『本草和名』をして小蘗に和訓をつけず、蘗木（黄蘗）の異名とせしめる結果となった。一方、『開寶本草』（馬志）によれば、「小蘗は石榴の如く皮は黄、子は赤く枸杞子の如く、両頭尖り、人枝を剡み以て黄に染む。若しくは云ふ、子黒くして圓きは恐らく是れ別物にして小蘗に非ざるなり。」とあって蘇敬の見解を支持せず、これをもって小蘗の基原はメギであることが確定したのである。メギの語源は、『名語記』巻第六に「問　目ノクスリニモチヰルメキ如何。答　目ノ薬ナレハ目木歟。」とあり、目木に由来するといいきわめて明解である。『頓醫抄』（梶原性善）巻第十九に「瞙目ヲ治ス」一方として九龍膏なる薬方が収載され、菊・目木・枸杞・卜子リコ・黄蘗・黄連・古文銭・龍脳・麝香の九種の薬物を配合、この中に黄蘗とともに「めぎ」の名が見える。当時すなわち鎌倉時代のわが国では「めぎ」が目の薬と認識されていたことがわかるが、『名醫別録』に記載された黄蘗の薬能「目熱赤痛」の転用である。黄蘗の原料植物キハダの方言名に「めぐさりのき」（青森・下北）、「へぎ（めぎの訛）」（秋田・仙北）があるのも、わが国で古くから目の薬とされたことを示唆する。一方、和籍医書に小蘗の名はなく、「めぎ」の名だけが出てくるのは、黄蘗の代用としてもっぱら民間薬とされたからである。

　黄蘗を原料とする民間の売薬に陀羅尼助があり、伝承では1300年ほど前に疫病が大流行した際に多くの人がこの薬で助けられたという。熱帯地方では、ベルベリン含量の高い生薬をマラリアなどの疫病に用いる。したがって、陀羅尼助の伝承は決して荒唐無稽な話ではないが、その割に確かな文献的証拠に乏しいので、江戸時代に売薬が流行したときに作られた可能性も大いにあるだろう。

オウヒ　桜皮　　PRUNI CORTEX　　XVI*(1)　　和

▶ **基原**　バラ科（Rosaceae）ヤマザクラ *Prunus jamasakura* Siebold ex Koidzumi 又はカスミザクラ *P. verecunda* Koehne の樹皮。《備考》ヤマザクラ：*Cerasus jamasakura* (Siebold ex Koidzumi) H. Ohba (synonym. *P. jamasakura* Siebold ex Koidzumi)；カスミザクラ：*Cerasus verecunda* (Koidzumi) H. Ohba [synonym. *P. verecunda* (Koidzumi) Koehne]。Ylist はカスミザクラを *Cerasus leveilleana* (Koehne) H. Ohba とし，*Cerasus verecunda* (Koidzumi) H. Ohba を異名として扱う。

▶ **用途**　鎮咳去痰・解熱に用いる。漢方では打撲傷に外用：十味敗毒湯・治打撲一方。

▶ **解説**　桜皮（オウヒ）は中国で用例のない野生のサクラの樹皮を基原とし，局方はヤマザクラとカスミザクラの2種を正品とする。本品は江戸期の民間療法書にかなりの頻度で出現するが，黒焼きにして用いる用例がかなりある。現在のわが国では生薬の黒焼きを薬物として認めていないので，ここではそれらを除いて主な処方例を挙げる。

○ 和方一萬方
巻之五「諸クサヲ治ル部」　ハヤカサヲ治ル方
サクラノ皮炒
右一味細末ニシテ白湯ニテ急ニ用ユベシ

巻之十六「諸獣咬部」　熊猪猫ナドカマレタルニ用ユル方
櫻（サクラ）ノ皮
右水ニテ常ノ如ク煎シ用ユベシ。又洗フモヨシ。

同　蜂ノサシタルヲ治ル方
櫻ノ皮煎シテ付ベシ。又用ユルモヨシ。

巻之二十六「癧疔部」　癧疔ヲ治ル方イヱ薬
櫻ノ皮　クヌギノカワ　ニンドウ各等分
右水ニテ常ノ如ク煎シ用ユベシ

巻之二十八「諸腫物部」　腫物ノ方
忍冬一匁　クスノキノ皮同　サクラノ皮五分
右常ノ如ク煎シテ用ユベシ

同腫物ウミスイノ方
櫻ノ皮ノアマハダ
右一味細末ニシテ口ニ付ベシ。上ニ何ニ膏薬ニテモ付ヲクベシ。

○ 經驗千方
酒の酔(ゑい)をさますにさくらの皮せんじのむべし
蛇(へび)のさしたるにさくらの皮(かは)せんじ汁附てよし
鼠(むづみ)にかまれたるにさくらの皮(かは)せんじ用ゆ。又あらふもよし。

○ 救急方
松魚(かつを)に酔(ゑひ)たるには　櫻(さくら)の皮(かは)又葉(は)をせんじ用(もちゆ)

○ 懷中備急諸國古傳秘方
一切のえやみ　やくびゃうの古名　はやり病をまぬかるゝには
えやみくさ　りんどうの古名　又くりの木の皮　桜の皮を煎用

引かぜ早さましの方並に下血吐血の名方
柳の皮きざみ　しゃうが　少　入、せんじ用、又桜の皮もよし、早ざましの妙方わるねつとなる事なし

○ 藥屋虚言噺
かつほニゑいたるニはさくらの木の皮なまニてかみテよし

○ 救民單方（『原色日本薬用植物事典』所引）
河豚毒(ふぐ)　桜ノ皮ヲ煎ジ用フ

以上の用例から、**江戸期の民間ではサクラの樹皮を様々な症例に用いていた**ことがわかる。その中で、癰疔（おでき）や獣類・蛇・虫などの咬傷など外用の処方例が目立つが、外用薬剤として民間で繁用されていた桜皮を江戸期の漢方医家が導入し創製した処方が実際に存在する。「一般用漢方製剤承認基準」に収載された294方の中では、十味敗毒湯(ジュウミハイドクトウ)と治打撲一方(ヂダボクイッポウ)がそれに相当し、それぞれ華岡青洲・香川修庵が創製した本朝経験方としてよく知られる。桜皮の基原種であるヤマザクラは朝鮮半島南部、同カスミザクラは朝鮮半島・中国にも分布するが、**その樹皮を薬用とするのはわが国独自の用法**である。第2部でも述べるように、たとえ中国で薬用とされないものであっても、その発生過程を詳細に考証してみると、中国古医学の強い影響が見られるのがわが国の民間薬に共通した特徴である。したがって中国に何らかの類品があって、それを祖薬として桜皮が選抜された可能性も考慮する必要があることを示している。

　では桜皮の祖薬となる漢薬はあるのか、あればいかなるものであろうか。木本植物の樹皮で外科に供するものといえば、江戸中期の『用薬須知後編』（松岡恕庵）に「樺皮　又和方書ニ大車皮(カバ)ト云フ外科ニ用テ瘍腫ヲ治ス。甲斐ノ徳本ノ方書ニ樺皮散アリ。徳本ノ書ニハナト称スル者是也。」とある樺皮(カヒ)があり、『本草綱目啓蒙』（小野蘭山）にも「甲州徳本ノ無盡藏ニ樺皮ヲ用ユ。故ニ今世ニ用ユル者多シ。」と同様の記述があって、江戸期には和方で広く用いられていた。樺皮は『開寶本草』（馬志）に初見する樺木皮(カボクヒ)に相当し、「味は苦く平にして無毒。諸(もろもろ)の黄疸を主る。濃き煮汁之を飲むが

良し。燭と為すに堪へる者、木は山桃に似る。脂を取り焼けば鬼を辟く。」と記載されている。腫瘍など外科に用いるとするわが国での用例とは異なるが、『本草綱目』(李時珍)の附方に「肺風毒瘡身に遍く瘡疥あり癩の如く、及び癬疹瘙癢、面上の風刺、婦人の粉刺は並に樺皮散を用て之を主る」とある。李時珍は樺皮散を『太平惠民和劑局方』の出典とする(巻之八「瘡腫傷折」)が、原典では荊芥穂・杏仁・甘草・枳殼・樺皮の五味を配合し、「右の件藥、杏仁を除くの外餘は並に搗き羅ひて末と為し、却って杏仁を將て別に研りて極細せしめ、次に諸藥の末を用て旋旋に入れ研りて匀しくせしむ。毎服貳錢を食後に調へ下す。温酒にて服す。日に參服を進む。瘡疥甚だしきは毎日頻服す。」と記述されているように、内用の薬方である。享保十五(1730)年に『太平惠民和劑局方』の和刻本が刊行されているので、恕庵が言及した樺皮散は『本草綱目』あるいは『太平惠民和劑局方』から引用した処方に違いないと思われる。これによってわが国で樺皮を外科の要薬として内用から外用に転じて用いるようになったという推測が成り立つ。

さて、今日、樺木(カボク)はカバノキ科シラカンバ*Betula platyphylla* Sukaczev var. *japonica* (Miquel) H. Haraあるいはその近縁種に充てられている。『本草綱目啓蒙』(小野蘭山)は「カバノキ信州　クサゞクラ　カンバ　ウダイマツ共同上　シラカバ奥州　ホンゴウザクラ　ヤテラシ共同上」の方言名を挙げ、また「又コノ皮能モユル者故ニ、雨中ノ炬火ニ作リ、或ハ鸕鷀[1]ヲ使テ魚ヲ捕時ノ火把トス、故ニ信州ニテウダイマツ(鵜松明の意)ト云」と記述しているのはまさにシラカンバに言及したものである。一方、中国本草の樺木の記述は概して貧弱で、『開寶本草』はその形態特徴を一切記載せず、ただ「燭と為す」とある点が炬火に作るという蘭山の記述と共通するにすぎない。また、『本草綱目』(李時珍)でも「樺木は遼東(奉天の東南境、遼水以東)及び臨洮(甘粛省臨洮県)の河川、西北の諸地に生ず。其の木の色は黄にして小斑点の紅色有り、能く肥膩を収む。其の皮は厚くして輕虚軟柔なり。皮匠家は鞾裏に襯け、及び刀靶の類を為るに用ふ。之を暖皮と謂ひ、胡人は尤も之を重ず。皮を以て蠟を巻き、燭點に作るべし。」と記述するのみで、やはり具体的な形態特徴に言及しないが、北地に分布する樹木であることおよび樹皮を工芸材料とし松明に利用することなどから、『國譯本草綱目』はカバノキ科トウカンバ*Betula chinensis* Maximowiczと考定している。今日の中国で樺木皮と称するものはシラカンバであるから、蘭山が和産の樺木をシラカンバやダケカンバとしたのは妥当ということになる。しかし、桜皮はバラ科、樺木皮はカバノキ科と分類学的に隔たりが大きく成分相も異なるので、樺皮を祖薬として桜皮が発生したとは常識的には考えにくい。

桜皮と樺木皮の接点は思わぬところに見出される。『和漢三才圖會』(寺島良安)は「按ズルニ樺ハ本草ニ未ダ何ノ木ノ皮ト云フヲ詳ラカニセズ。其ノ花葉實ヲ言ハザルナリ。而レドモ刀靶ノ靶ハ乃チ鞘(サヤ)カ。鞁弓ノ鞐(=鐙)ハ乃チ鐙(アブミ)カ。本朝ニ樺ト稱スル者ハ山中單花櫻(ヒトヘザクラ)ノ皮ナリ。」と記述しており、わが国でいう樺木はサクラの1種だというのである。寺島良安は樺の和名として「加波　又云加仁波(かにば)」の2名すなわち今日の通用名と同じカバと別名カニハを挙げている。今日の知見からすればとんでもない見解というべきであるが、寺島良安がサクラを樺と称する論拠は平安時代の典籍にある。すなわち、『和名抄』(源順)に「朱櫻　本草云ふ　櫻桃　一名朱櫻　波々加　一に云ふ　加邇波佐久良」、また『本草和名』(深根輔仁)に「櫻桃　一名朱櫻　胡頽子　冬を凌ぎて凋まず　一名朱桃一名麥英一名楔　革点反　一名荊桃　已上四名、釋藥性に出づ　梂子　味は酸し、崔禹に出づ　櫻桃一名含桃一名荊桃一名麥桃　已上三名、兼名苑に出づ　和名波々加乃美(ははかのみ)　一名加尓波佐久良乃美(かにはざくらのみ)」とある。また、『萬葉集』の山部赤人の長歌の一節に「あぢさはふ　妹が目かれて　しきたへの　枕もまかず　桜皮巻き(原文は櫻

皮繩）作れる舟に云々」とあり、サクラの皮を巻いて作ったという船が出てくる。原文の櫻皮繩を「桜皮巻き」と訓ずるのは、前述の『和名抄』と『本草和名』に基づく。一方、樺は『本草和名』にはないが、『和名抄』には「玉篇に云ふ　樺　戸花胡化二反　迦邇波　今、櫻皮之有り　木の名なり　皮以て炬に爲るべき者なり」とあり、サクラ（朱櫻）と同じ訓「かには」を付している。すなわち、**古い時代ではサクラとカバノキは、同じ工芸用途であるが故に混同されていた**のである。興味深いことに、縄文時代前期の鳥浜貝塚（福井県三方郡）からサクラの皮を巻いた弓が出土しており（鳥浜貝塚研究グループ編『鳥浜貝塚－縄文前期を主とする低湿地遺跡の調査 1 －』）、その利用は紀元前をはるかにさかのぼる。現在でも伝統工芸品の巻纏として利用されるように、ヤマザクラの皮は強靱で、赤人の歌にあるように船（おそらくは櫓のこと）に巻くのはまちがいなくサクラの皮である。

　現在のサクラの用字は櫻（桜）であり、カニハの訛「かば」あるいは「かんば」と訓ずるのは樺であって櫻ではない。ここで、わが国の典籍で櫻がどう訓じられていたか考証してみよう。『和名抄』に「文字集略に云ふ　櫻　烏莖反　佐久良　子の大なること指の端の如し　赤、白、黒有る者なり」とあり、また『萬葉集』にも「春雨は　いたくな降りそ　桜花（原文は櫻花）　いまだ見なくに　散らまく惜しも」（巻10　1870、詠人未詳）と詠われているから、この用字は少なくとも上代までさかのぼり、その訓は今日と同じ「さくら」である。無論、櫻は中国から借用した字であるが、櫻に対する日中の文化的背景は大きく異なることに留意する必要がある。『説文解字新附』に「櫻　果名、櫻桃なり。一名含桃。」、『爾雅』の釋木に「楔は荊桃なり」とあり、郭璞はこれに対して「今の櫻桃なり」と注釈している。すなわち、中国では櫻の字を単独で用いることはなく、櫻桃として桃の字を付し、果実として扱ってきた。本草においても同様で、別錄上品に櫻桃が収載され、「味は甘し。中を調へ、脾氣を益し、人をして顔色好からしめ、志を美するを主る」と記載され、「味は甘し」から果実を薬用としているのは明らかである。『大漢和辞典』は櫻をバラ科ユスラウメ *Cerasus tomentosa* (Thunberg) Wallich ex T. T. Yü & C. L. Li in T. T. Yü [synonym. *Prunus tomentosa* (Thunberg) Wallich；*Microcerasus tomentosa* (Thunberg) G. V. Eremin et Yushev] に充てているが、小野蘭山や水谷豊文ほかわが国の本草家の見解を採用したもので、わが国の俗間ではこの見解が広く浸透している。しかし、磯野直秀によると、ユスラウメの名の文献上の初見は『日葡辞書』（1601年）であり[2]、朝鮮半島や中国の原産であるユスラウメが古代のわが国に伝わっていたという証拠に乏しい。とすれば、古文献の記述から櫻桃の基原を解明するほか手段はないのであるが、中国本草における櫻桃の記載は概して貧弱で、『圖經本草』（蘇頌）も「（櫻桃は）今、處處に之有り、洛中南都の者は最も勝る。其の實の熟する時、深紅色なる者は之を朱櫻と謂ふ。正に黄明なる者は之を蠟櫻と謂ふ。極めて大なる者有り彈丸の如し。核は細くして肉厚く、尤も得難きなり。云々」と冗長な記述であるが、これから櫻桃の基原がユスラウメではないことがはっきりする。なぜならユスラウメの核仁を大李仁と称し、本經下品の郁李仁（正品はバラ科ニワウメおよび近縁種の核仁）の代用として、その大きな種子を古くから薬用としてきたからである。その上に『圖經本草』には附図があり、『重修政和經史證類備用本草』巻第二十三にある櫻桃の図は、花柄・果柄の短いユスラウメより、カラミザクラ *Cerasus pseudocerasus* (Lindley) Loudon (synonym. *Prunus pauciflora* Bunge；*Prunus pseudocerasus* Lindley) の特徴

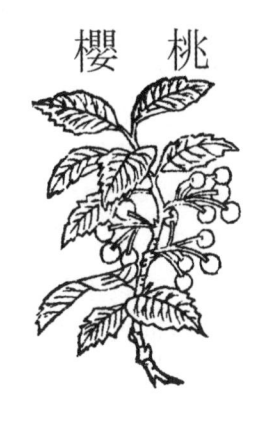

をよく表す。したがって、櫻桃をミザクラとする『國譯本草綱目』の考定は妥当と考えられる。一方で、蘇頌は朱櫻・蠟櫻の名を挙げ、また『呉普本草』にも櫻桃の別名として朱茱・麥甘の名がある。中国本草では、これらの別名は櫻桃の変異の範囲内と解釈されているようで、別条に区別されることはなかった。しかし、わが国では、『和名抄』にあるように、朱櫻と櫻を区別してしまった。この背景には樺と櫻の用字の混同がある。

　ここで樺と櫻の複雑な関係を整理してみよう。樺は、中国本草では宋代の『開寳本草』に樺木皮として初見するが、わが国古代の先人は中国南北朝時代に成立した字書『玉篇』の「樺、樺木、皮は以て燭に爲るべし」（『和名抄』にも引用されている）とある記述をもって、樹皮に何らかの利用価値がある木偏と認識したのはまちがいない。樺の字は木偏に華を作るから、これを「木の華」すなわち『古事記』などに登場する女神木花之開耶姫に通じさせて、**古くから工芸材料としたカニハ（サクラの古名）を充てたと推定される**。樺を「かば」あるいは「かんば」と訓ずるのもこれによると考えてまちがいないだろう。サクラの語源に「サクヤ」の転訛という説があるが、サクラの古名たるカニハの花を「さくら」として区別した結果とも考えられる。しかし、中国には果実を賞用する櫻桃というサクラに似た植物があった。それはわが国に自生し、古くからカニハと称してきたものとよく似ていたので、『和名抄』は、中国本草で櫻桃の類品とされた朱櫻をカニハサクラとする一方で、「文字集略云 櫻 鳥莖反 佐久良 子は大にして指の端如く、赤、白、黒なる者有るなり」として櫻をいわゆるサクラとして区別したのである。編者源順の苦渋の思案の結果であったが、朱櫻という名は、ヤマザクラほかカニハと称された樹木と字義が合わず（実は食用にならない）、いつの間にか忘れ去られ、カニハサクラの名だけがカバザクラと訛って残った。**ヤマザクラの方言名としてカバ（青森・岩手・秋田）・カバザクラ（青森・岩手・秋田・熊本）・カンバ（青森・岩手・秋田・新潟・岐阜・静岡・高知）・カンバザクラ（広島・岐阜・静岡）・サクラカンバ（奈良）の名が広域に残っているのはその残滓である**（『日本植物方言集成』）。拙著『万葉植物文化誌』の「かには」ではウワミズザクラにカバ・カバザクラの方言名を挙げて、『萬葉集』の「かには」の基原に同種を含めておいたが、樹皮に悪臭があってまったく使い物にならず、工芸原料にはならないのでここに訂正しておく。カニハは有用工芸材料であるから、『延喜式』にその名があって然るべきである。同巻第二十三「民部下」の年料別貢雑物に「信濃國　樺皮二圍、上野國　樺皮四張」とあるが、櫻皮の名は出てない。正倉院御物の中には樺纏の品がいくつかあり、その1つ樺纏尺八は桜皮で巻いてあるという[3]。一方、関根眞隆によると、正倉院御物で樺纏とされるもののすべてが桜皮ではなく、広葉樹の靭皮で巻いたものがあるといい、基原種は不明という[4]。このことは当時、サクラとおそらくカバノキの両方が樺纏に使用されており、いずれも樺と称していたことを示唆する[5]。樺と櫻の混同は江戸期初期まで残り、寺島良安は樺を野生のサクラ種と信じて疑わなかったことは前述した通りである。『大和本草』（貝原益軒）が「樺ヲカバザクラト訓ズルハ非也。カバザクラハ一重櫻ヲ云。樺ト櫻ト大ニ異也。同物に非ザルナリ。」と記述したころから正しい認識が浸透したと思われる。以上述べたように、わが国では樺・櫻が長い間にわたって混同され、寺島良安が樺をサクラの類と断言したため、民間で樺皮としてサクラの樹皮を用いた結果、桜皮なる薬物が発生したと考えてよいだろう。小野蘭山が「藥舗ニサクラノ皮ト云樺皮トハ別ナリ。凡ソ樺櫻ノ類皮ノ條理横ニシテ他木皮ノ條理堅ナルニ異ナリ。」と主張したが、当代随一の本草学の泰斗の声も和薬として桜皮を受け入れた医家の耳にもはや届かなかったようだ。

1) ウ科(Phalacrocoracidae)ウミウ *Phalacrocorax capillatus* Temminck et Schlegel。カワウ *Phalacrocorax carbo* Linnéはウミウよりも小型なので、鵜飼に用いられたのはウミウであった。
2) 磯野直秀　慶應大学日吉紀要・自然科学　第42号　27-58　2007年。土井忠生解題『日葡辞書』(岩波書店、1960年)の838頁にYusuraとあり、「非常に小さな実のなる灌木の一種」と説明されている。
3) 帝室博物館「正倉院御物圖録一」(帝室博物館、1944年)、35頁。
4) 関根眞隆著「カラーブックス正倉院御物」(保育社、1988年)、16頁。
5) 拙著『万葉植物文化誌』(八坂書房、2010年)の「かには」(168頁-171頁)では正倉院御物の樺纏がすべてサクラの皮製としたが、ここに訂正しておく。『延喜式』にある樺皮はサクラとカバノキの両方を含むと思われる。

オウレン　黄連　COPTIDIS RHIZOMA　II 〜 XVI　　　漢

▶ **基原**　キンポウゲ科（Ranunculaceae）オウレン *Coptis japonica* Makino、*C. chinensis* Franchet、*C. deltoidea* C.Y. Cheng et Hsiao 又は *C. teeta* Wallich の根をほとんど除いた根茎。
《備考》オウレン：*Coptis japonica* (Thunberg) Makino。

▶ **用途**　苦味健胃薬、整腸薬とするほか、多くの漢方処方に配合：胃苓湯・温清飲・温胆湯・黄連阿膠湯・黄連解毒湯・黄連湯・加減涼膈散(万病回春)・葛根黄連黄芩湯・葛根紅花湯・加味温胆湯・加味解毒湯・加味四物湯・甘草瀉心湯・荊芥連翹湯・柴陥湯・柴胡清肝湯・三黄散・三黄瀉心湯・滋腎明目湯・蒸眼一方・生姜瀉心湯・清上防風湯・洗肝明目湯・竹筎温胆湯・如神散(安栄湯)・半夏瀉心湯・明朗飲・抑肝散加勺薬黄連。

▶ **出典**　神農本草經上品「一名王連。味は苦く寒。川谷に生ず。熱氣にて目痛み、皆傷れて泣出づるを治し、目を明にし、腸澼、腹痛、下利、婦人陰中の腫痛(を治す)。久しく服すれば、人をして忘れざらしむ。」

▶ **漢名**　黄連・王連(本經)、支連(藥性論)。

▶ **解説**　第5改正版までは黄連と表記。第2改正版を除く第4改正版までは *Coptis* 属諸種の根・根茎、第5 〜 8改正版まではオウレン、第9 〜 13改正版まで「オウレン又はその他同属植物」、第13改正版第1追補以降はオウレンのほか中国産の3種 *C. chinensis*、*C. deltoidea*、*C. teeta* に基原を限定した。第2改正版は「*C. anemonaefolium* Siebold et Zuccariniほか同属諸種」とするが、*C. anemonaefolium* Siebold は現在では有効な学名ではないが、キクバオウレンを指すようである。第6改正版でベルベリンの含量規定が加わり、当初は4%以上、第7 〜 11改正版は3.5%以上、第12改正版以降では4.2%以上とされ、基原判定の基準とした。中国産オウレンとしてはほかに *Coptis omeiensis* (C. Chen) C. Y. Cheng、*C. quinquesecta* W. T. Wang、*C. chinensis* Franchet var. *brevisepala* W. T. Wang et P. K. Hsiaoがある。日本産オウレンは学名上では1種とされているが、種内変異が激しいことが知られ、次の3変種に区別することがある。

1. キクバオウレン　　var. *japonica* Satake
2. セリバオウレン　　var. *dissecta* Nakai
3. コセリバオウレン　var. *major* Satake

キクバオウレンは1回3出複葉で北海道と本州の日本海側、セリバオウレンは2 〜 3回3出複葉で

本州と四国、コセリバオウレンは3回以上3出複葉で本州・四国の山地に分布するが、この中間系が多く変異が連続するため、1種とされている[1]。薬用に供されるのはキクバオウレンとセリバオウレンであり、コセリバオウレンは根茎が細小なので商品価値に乏しい。近年、優良品の種を林下に播種して半栽培によるオウレンの生産が各地で行われているが、各地域の在来のタイプとの交雑する危険性が高く、種の多様性の撹乱が危惧されている。

　本經・別録は薬用部位を規定していないが、『圖經本草』(蘇頌)に「苗の高さ一尺已来、葉は甘菊に似て四月に花の黄色なるを開き、六月に實を結び芹子に似たり。色亦た黄にして、二月八月に根を採り用ふ。江左(江蘇省)の者の根は連珠の若く、其の苗は冬を經て凋まず。葉は小さく、雉尾草の如し。正月に開花して細穂を作し、淡白微黄色、六七月に根緊り始め、採るに堪ふ。」とあり、根を薬用とする。『圖經本草』の記述の最初の部分はシナオウレン C. chinensis Franchet、後半部はコセリバオウレンのような小形の近縁種を指すようである。

　『本草和名』(深根輔仁)に「黄連一名王連　本條　一名石髄一名金龍子　已上兼名苑に出づ　和名加久未久佐」とあり、『和名抄』・『醫心方』も同名の和名をつけている。この和名の義は、オウレンがしばしば群生して林床を覆いつくすので、「匿(ひ)草」に由来すると思われる。あるいは、林下で半栽培することもあったと考えれば「囲ま草」の転訛かもしれない。しかし、ボタン・キキョウ・ニンジンなど重要な漢薬原料植物もそうであったように、この和名は定着することはなかった。オウレンは見栄えする植物ではないので、文学・詩歌など一般の古典籍に出現することはなかったが、平安時代の字書である『色葉字類抄』に「ワウレン又カタマクサ」(ママ)とあり、黄連の呉音読みに基づく名「わうれん」が見られる。江戸時代初中期を代表する本草書『大和本草』(貝原益軒)は黄連の和名に言及せず、カクマグサの古名は完全に無視された。したがって、江戸時代では「わうれん」すなわち今日と同じオウレンの名が事実上の標準和名となっていた。

　『延喜式』巻第三十七に「臘月御薬　黄連十兩」、「中宮臘月御薬　黄連一兩」、「雑給料　黄連五斤八兩」など随所に黄連の名が見え、諸國進年料雑薬では近江・信濃・越前・加賀・能登・丹後・但馬・美作・備中・安芸から貢進があったことを記録している。さらに注目すべきことは、遣諸蕃使として唐使・渤使・新羅使が持参した品目の中に黄連が含まれていたことである。持参品の相当部分は当時の東アジア周辺諸国における使節の滞在費に充てられ、黄連が中国伝統医学の要薬であることから、日本特産品として当地で好まれるものが選定されたと考えられる。『大和本草』(貝原益軒)に「日本ノ黄連性ヨシ。故ニ中夏(中華)朝鮮ニモ日本ヨリ多クワタル。」とあるように、江戸時代では特産品あるいは戦略品として交易されていたが、もっと古くから発見されており、平安時代には雑給料として配布されたことを考えると、万能薬として珍重されていたといっても過言ではないだろう。江戸時代にあっては、『用薬須知』(松岡恕庵)に「二種有リ、菊葉ノモノ根大ニシテ勝ル。賀州、佐州ニ出ル者ヲ上トス。」とあり、加賀黄連は特に珍重されたブランド品であった。

　第2改正版で収載された本品は、漢薬としてではなく、コロンボの代用品の扱いであった。これをもってオウレンを苦味健胃薬として広く胃腸薬に配合するようになった。初期の局方は丹波産オウレンをもって標準品としていたが、同地方は古くから良質のオウレンの産地として知られていた。

---

[1] 田村道夫編『日本の植物：研究ノート』(培風館、1981年)、62頁-83頁、「オウレン　身近な生きている化石植物」。

オンジ　遠志　　POLYGALAE RADIX　　IV〜XVI　　　　　漢

▶ **基原**　ヒメハギ科(Polygalaceae) イトヒメハギ*Polygala tenuifolia* Willdenowの根。
▶ **用途**　去痰薬として家庭薬に配合するほか、一部の漢方処方にも配合：加味温胆湯・加味帰脾湯・帰脾湯・人参養栄湯。
▶ **出典**　神農本草經上品「一名棘菀一名要繞一名細草。味は苦く温。川谷に生ず。欬逆、傷中を治し、不足を補ひ、邪氣を除き、九竅を利し、智慧を益し、耳目聰明とし、忘れず、志を強くし、力を倍とす。久しく服すれば身を輕くし、老ひず。葉を小草と名づく。」
▶ **漢名**　遠志・棘菀・要繞・細草・小草(本經)、蘡繞・棘菀(爾雅郭璞注)。
▶ **解説**　第5改正版までは遠志(オンジ)と表記。本經は薬用部位を規定していないが、別録に「太山(山東省泰安県泰山)及び宛句(山東省荷澤県西南)の川谷に生じ、四月に根葉を採り、陰乾す。」とあり、根のほかに地上部も薬用とした。別録は葉(地上部)の主治を「精を益し、陰氣を補ひ、虚損夢洩を止む」と記載している。中国産オンジには稀に*P. sibirica* Linnéを基原とするものがある。

『大和本草』(貝原益軒)に「又、海濱ニ小草アリ。莖小ニシテ高キ事一二尺、花ハ桔梗ニ似テ甚小ナリ。根亦小ナリ。根粗遠志ニ似タル故、俗アヤマリテ遠志トス。」とあり、和産のない遠志の代用品・偽和品があったことを示唆している。「海濱の小草」とは、キキョウ科ヒナギキョウ*Wahlenbergia marginata* (Thunberg) A. Candolleのことであり、桔梗と遠志の性味が似ていることから、代用品に選抜されたようである。『用藥須知』(松岡恕庵)の桔梗の条にも「一種雛(ヒナ)桔梗ト云モノアリ。和邦(ママ)ノ醫遠志ニ充テ、用ルハ非ナリ。」と記載され、ヒナギキョウ基原品を薬用とするのは誤りとしている。また、比較的最近まで本邦に産する同属種ヒメハギ*Polygala japonica* M. Houttuynの基原品が和遠志(ワオンジ)の名で流通していた。『本草綱目啓蒙』(小野蘭山)はヒメハギを遠志の基原と断じ、中国産のイトヒメハギ(同書ではヒメ遠志と称する)を和産の細葉品と考えていたほどである。『本草和名』(深根輔仁)は遠志を唐産とし、それ故に和名の記載はない。

本品は、その由来からして純粋な漢薬であるが、去痰薬とするのは西洋の影響である。同属植物基原のセネガと成分組成が似ているので、その代用品とされた(セネガの条を参照)。本品を配合する「一般用漢方製剤承認基準」収載処方がいずれも去痰とは無関係であることから、遠志がセネガの代用品の扱いで局方に採用されたのは明らかである。『和蘭藥鏡』(宇田川榛斎・榕菴)巻四に遠志があり、「按ニ嘗テ和蘭本草ニ就テセネガノ形狀氣味ヲ考ルニ唐遠志ニ髣髴タリ。近來洋舶ノセネガヲ得テ其氣味形質ヲ徵シ始メテ遠志ニ確當スルコトヲ得タリ。」とあり、本品をセネガの代用としたのは江戸時代までさかのぼる。

カイカ　槐花　　SOPHORAE FLOS　　二国、VII〜VIII　　　　　漢

▶ **基原**　マメ科 (Fabaceae) エンジュ *Sophora japonica* Linnéのつぼみ。《備考》*Styphnolobium japonicum* (Linné) Schott (synonym. *Sophora japonica* Linné)。
▶ **用途**　脳出血・網膜出血など毛管性出血を伴う病症や高血圧や紫斑病に用いられた。
▶ **出典**　嘉祐本草新補木部上品「味は苦く平にして無毒。五痔、心痛、眼赤を治し、腹蔵の蟲を殺

す。及び皮膚風熱并びに腸風瀉血、赤白痢を治するに並（とも）に炒、服すべし。葉は平にして無毒。煎湯は小兒驚癇、壯熱、疥癬及び丁腫を治す。皮莖も同用す。」（著者註：證類本草の熱治皮膚風并を治皮膚風熱并に訂正）

▶ **漢名** 槐花（嘉祐本草）。

▶ **解説** 第8改正版ではルチン20.0％以上の含量規定があり、基原の判定基準とした。主成分のルチンはかつてビタミンPと称されたことがあり、一過性ながら血管透過抑制作用がある。そのため、民間の一部で高血圧などによいとして、ソバなどルチンの含量が高い食品を珍重する傾向がある。エンジュの実は本經上品に槐實（カイジツ）として収載され、「味は苦く寒。平澤に生ず。五内の邪氣の熱を治し、涎唾を止め、絶傷を補う。五痔、火瘡、婦人の乳瘕、子藏の急痛（を主る）。」とある。本品は『嘉祐本草』（掌禹錫）に初見するが、『本草衍義』（寇宗奭）に「槐花、今の染家亦た用ふ。収る時、其の未だ花を開かざるを折り、煮て一沸し、之を出だす。釜中に澄む所に稠黃滓を下し滲漉して餅と爲せば染色更に鮮明なり。」とあるように、黄色染色にも用いられた。

本品の出典は『嘉祐本草』であるから、それ以前に成立した『本草和名』（深根輔仁）に槐花の名はないが、本經上品に収載される槐實の条はあり、「槐實槐耳　和名惠乃美（ゑのみ）」とされている。和名を分類学的に類縁のないニレ科（APG：アサ科）エノキ *Celtis sinensis* Persoonに充てているように見えるが、槐の呉音は「ヱ」であるから、惠乃美は「槐の実」の意である。一方、『和名抄』（源順）は「尒雅集注云ふ、葉小にして青きを槐と曰ふ　音迴　惠邇須」とあり、ヱニスという類名を充てている。槐實と同義の槐子の呉音読み「ヱンス」に由来し、平安時代の日本語には「ン」の音は存在せず「ニ」と発音したから、ヱニスとなった。『源氏物語』で蘭（フジバカマのこと）を「らに」と表記したのと同じである。鎌倉時代に成立した『頓醫抄』（梶原性全）巻第七の「一方痔腹ノ秘藥」に「ヱンスノミヲコクセンジテ服ベシ」、また同書巻第二十四にある槐白皮膏の主剤の槐白皮に「ヱンスノ木ノアマハダ」とあり、『和名抄』のヱニスの訛のようにみえるが、「槐の実」の意ではないので、槐樹の呉音の訛と考えられる。槐は中国原産であって、わが国に渡来したのは江戸期になってからといわれる。したがって、平安時代のわが国には存在せず、『和名抄』のヱニスの名は単に漢名を同時代の音をもって訓じたにすぎないから、一般に普及することはなかった。今日の通用名であるエンジュの語源は、槐樹の呉音読みに由来し、当時、「じゅ」の表記はなく「す」あるいは「し」としたのである。これも当時のわが国に生品が存在せず、文献上の名にすぎなかった。

ガイシ　芥子　BRASSICAE JUNCEAE SEMEN　Ⅰ～Ⅷ　洋・漢

▶ **基原** アブラナ科（Brassicaceae）カラシナ *Brassica juncea* (Linné) Czernajew又はその他近縁植物の種子。

▶ **用途** 皮膚刺激薬として外用するほか、香辛料とする。

▶ **漢名** 芥（別錄）。

▶ **解説** 第6改正版まで芥子、第7改正版でカラシ、第8改正版ではガイシと表記。初版および第2改正版はカラシナ、第3～4改正版はクロガラシとカラシナ、第5～7改正版はカラシナ1種のみ、第8改正版は「カラシナ又はその他近縁植物」を基原とした。第5改正版以降はイソチオシアン酸

アリル（原典ではイソ硫シアンアリルとある）0.6％以上の含量規定があり、基原の判定基準とした。

　類品に2種ある。1つはシロガラシ *Sinapis alba* Linné [synonym. *Brassica hirta* Moench；*B. alba* (Linné) Rabenhorst] で、その成熟種子を白芥子(シロガイシ)と称する。もう1つはクロガラシ *Brassica nigra* (Linné) W. D. J. Koch で黒芥子(クロガイシ)と称するものである。本品（カラシナ）は欧州産クロガラシとアブラナ *B. rapa* Linné var. *oleifera* de Candolle との間の複二倍体で、中央アジア周辺で発生したと考えられている。わが国へは中国経由で古い時代に渡来し、『本草和名』（深根輔仁）や『和名抄』（源順）にも「芥　加良之(からし)」と出てくる。いわゆるセイヨウカラシナは明治時代以降になって渡来したカラシナの原種に相当し、栽培馴化したカラシナとはやや異なる形質をもつので、変種あるいは品種として区別こともあるが、基本的には同種と考えるべきであり、ここではこの見解に基づいた学名を採用した。一般にカラシと称されるものは辛味成分を含むが、芥子と黒芥子はシニグリン、シロガイシはシナルビンであって成分に違いがある。いずれも含硫配糖体であり、そのものに辛味はないが、酵素の作用で分解してイソチオシアナートを生成し、独特の辛味を呈する。芥子は別録上品に収載され、「芥　味は辛く温にして無毒。鼻に歸し、腎の邪氣を除き、九竅を利し、耳目を明にし、中を安んずるを主る。久しく食せば中を温む。」と記載されている。一方、白芥子は、『開寶本草』（馬志）の菜部中品で初収載され、「白芥　味は辛く温にして無毒。冷氣を主る。色白く甚だ辛く美なり。西戎（西方異民族の国、甘粛省以西）より來る。子は射工及び痊氣、上氣、發汗、胃膈の痰冷、面黄を主り、河東（山西省）に生ず。」と記載されている。ただし、『新修本草』（蘇敬）に「此の芥に三種有り。（中略）又、白芥子有り云々」とあるから、白芥子の存在は古くから知られていたが、『開寶本草』で別条に区別されたということになる。「一般用漢方製剤承認基準」に収載される294処方のうち、清湿化痰湯(セイシツケタントウ)[1]が局方正品ではない白芥子を配合するのみで、一般に漢方医学で本品を用いるのはごく稀である。そのことは『延喜式』巻第五「齋宮」、同巻第二十四「主計上」、同巻第二十六「主税上」、同巻第三十二「大膳上」、同巻第三十三「大膳下」そして同巻第三十九「内膳司」に「芥子」の名が頻出するが、巻第三十九「典藥寮」に見当たらないことでよく示唆される。すなわち芥子はもっぱら香辛料として食用に利用し、薬用とすることが稀であった。一方、蘭方では『遠西醫方名物考』（宇田川榛斎・榕菴）巻七に芥子泥(ガイシデイ)と称する大麦粉・酢と本品の粉末より製したパップ剤があって外用薬として用いた。主治を「外敷シテ其處、焮赤腫痛シ細皰ヲ發ス。六時モ貼スレバ泡ヲ發シ或ハ潰爛ス。」としている。一方、『和蘭藥鏡』（宇田川榛斎・榕菴）巻五では白芥子とあり、ラテン名をシナピとしている。これは *Sinapis alba* すなわちシロガラシを基原とするものであり、その主治を「温煖衝動開達シ、粘液ヲ希釋シ、小便ヲ利シ、月經ヲ通ス」と記載するように内用の薬方であるが、実際に同目的で用いることは少ない。

[1] 『萬病回春』巻之五・痛風門の出典で天南星・黄芩・生姜・半夏・茯苓・蒼朮・陳皮・羌活・白芷・白芥子・甘草を配合する。因みに、主治は「周身四肢の骨節、走注疼痛して胸背に牽引し、亦た寒熱を作し、喘咳煩悶、或は腫塊を作し、痛みて轉側し難く、或は四肢麻痺不仁し、或は背心一點、氷冷の如きを治す。脈滑なるは乃ち是れ濕痰、經絡に流注し、關節利せざるが故なり。」と記載されている。

カイソウ　海葱　DRIMIAE BULBUS　Ⅰ〜Ⅴ、一国*　洋

▶ **基原**　ユリ科 (Liliaceae) *Drimia maritima* (Linné) Stearn の鱗茎。《備考》APG：クサスギカズラ科 (Asparagaceae)。

▶ **用途**　利尿・殺鼠剤。

▶ **解説**　本品の基原植物の学名としては、ほかに *Scilla maritima* Linné、*Urginea maritima* (Linné) Baker、*U. scilla* Steinheil の異名があり、最近では *Drimia maritima* が広く用いられている。地中海沿岸地方の海浜に原産し古くから薬用とされ、『薬物誌』（ディオスコリデス）は Skilla の名（現在の通名 squill の語源）で収載する。白色種 White squill と赤色種 Red squill とがあり、強心利尿薬とされたのは前者である。後者は毒性が強いのでもっぱら殺鼠剤とした。『内科秘録』（本間棗軒）巻之九「水氣應用方」に龍没海葱散（リュウボツカイソウサン）という海葱・龍脳・没薬・氷糖の4味を配合した処方が収載されており、主治を「尿を利す」としている。利尿作用は本品に含まれるブファジエノライド系強心配糖体に基づくもので、心筋の収縮力改善により血流量が増大する結果、利尿作用がある。この処方は『遠西醫方名物考』（宇田川榛斎・榕菴）巻八にあり、漢蘭折衷派の棗軒はこれを引用した。同書によれば、本品の主治は「根ヲ薬用トス。生鮮ノ者効力尤峻ナリ。乾ス者ハ氣味稍減ズ。性温、鑽透刺戟シ膠粘液ヲ疏釋シ小便ヲ驅泄スルニ奇効アル薬トス。又湧吐ノ功アリ。」としており、また江戸期にはまだ本品の基原植物は伝わっておらず、舶来品を用いていたとも記している。

カイメン　海綿　SPONGIAE　Ⅰ　洋

▶ **基原**　モクヨクカイメン科（Spondiidae）モクヨクカイメン *Spongia officinalis* Linné 及び *Achilleum lacinulatum* Schweigger の網目状の角質部分。

▶ **用途**　洗浴の目的で外科手術の時などに用いる。

▶ **解説**　局方は海綿（カイメン）と表記し、基原として2種を挙げているが、通例、当該目的で繁用されたのはモクヨクカイメンである。欧州ではヒポクラテスの時代に医療用に用いていたという。『薬物誌』（ディオスコリデス）に Spoggoi とあるものが本品に相当し、焙焼して用い、傷の治療に主として外用するとある。『和蘭薬鏡』（宇田川榛斎・榕菴）巻十八に海棉（ウミワタ）とあり、「腺腫瘰癧ノ特効薬トス。黒灰（クロヤキ）トシ毎服一刃或ハ其餘モ服シテ腺ノ凝結ヲ疏散シ大効ヲ稱ス。」とあるように、明治時代以前では黒焼きとして用いていた。『薬物誌』に焙焼とあるのは必ずしも黒焼きの意ではないが、当時の漢方で、海産物基原の生薬の多くを黒焼きとしているので、その影響を受けたものと思われる。

ガイヨウ　艾葉　　ARTEMISIAE FOLIUM　XVI*(1)　　　　漢

▶ **基原**　キク科（Compositae）ヨモギ*Artemisia princeps* Pampanini又はオオヨモギ*A. montana* Pampaniniの葉及び枝先。《備考》Compositae→Asteraceae。

▶ **用途**　モグサ用原料、民間薬として止血などに用いる。

▶ **出典**　名醫別錄中品「味は苦く微温にして無毒。灸の百病を主る。煎と作し、下痢、吐血、下部の䘌瘡、婦人の漏血を止め、陰氣を利し、肌肉を生じ、風寒を辟け、人をして子有らしむ。一名冰臺一名醫草。田野に生じ、三月三日採り暴乾し、煎と作すに風を見せしむ勿かれ。」

▶ **漢名**　艾・泳臺・醫草（別錄）、艾蒿（爾雅郭璞注）、灸草・黄草（埤雅）。

▶ **解説**　中国産の艾葉はヨモギのほか、チョウセンヨモギ*Artemisia argyi* H. Léveillé et Vaniot、*A. lavandulifolia* de Candolle、ハタヨモギ*A. vulgaris* Linnéなどの全草あるいは葉を基原とする。別錄は薬用部位に言及しないが、『本草經集注』（陶弘景）に「葉を擣き灸の百病に以てす。亦た傷血の汁を止む。又、蚘蟲を殺し、苦酒に葉を煎じ癬を療ずれば甚だ良し。」とあり、薬用部位は葉であるとともに、灸のみならず湯液にも用いていたことがわかる。しかし、艾葉なるものがいかなる基原であるのか、『本草經集注』・『新修本草』（蘇敬）は一切言及せず、『圖經本草』（蘇頌）で「初春、地に布きて苗を生じ、莖は蒿に類して葉の背は白く、苗の短き者を以て佳しと爲す。三月三日、五月五日に葉を採り暴乾し、陳久を經て方に用ふべし。俗間、亦た生なるままに葉を擣き、汁を取り飲めば心腹の惡氣を止むと。古方亦た熟艾[1]を用ひ、金瘡に摍る。」と記述され、これにより蒿の仲間で葉の裏が白いものであることがわかる。蒿とは、『埤雅』（陸佃）によれば、「晏子に曰く、蒿は草の高き者なりと。爾雅に曰ふ、蘩の醜、秋を蒿と爲すと。蓋し蘩の類、秋に至りて則ち高大なり。故に通じ呼びて蒿と爲すなり。」とあるように、草本でも草丈の高いものを指し、白蒿・青蒿・茵陳蒿・黄花蒿などこの名をもつものはキク科*Artemisia*属に集中する。したがって、葉の裏が白いという蘇頌の記述を併せると、艾葉の基原はヨモギの類と類推できる。『本草綱目』（李時珍）は「二月、宿根は苗を生じ叢と成す。其の莖は直に生じ白色なり。高さ四五尺、其の葉は四布（四方に広がるの意）し、狀は蒿の如く、分かれて五尖の椏を爲し、上に復た小尖有り。面は青く背は白く、茸（細毛）有りて柔厚なり。七八月、葉間に穂を出でて車前（オオバコ）の穂の如し。細花は結實し纍纍と枝に盈ち、中に細子有り。」とさらに詳細に記載し、これから艾葉がヨモギであることはまちがいない。別錄に「灸の百病を主る」とあるように、艾葉は鍼灸で繁用される妙薬である。『埤雅』に「博物志曰ふ、冰（氷に同じ）を削りて圓ならしめ、挙げて以て日に向け、艾を以て其の影を承くれば則ち火を得ると。艾を冰臺と曰ふは其れ此を以てするや。」と記述されているのは、氷をレンズに作って乾燥艾葉に火を付ける方法に言及し、灸にヨモギを用いたことを示唆する。一方で、ヨモギは僻邪植物として古代中国の習俗に深く関わっていたことは『荊楚歳時記』（宗懍）に「五月五日、四民竝びて百草を蹋み、また百草を鬭ふの戯（草合せのこと）あり。艾を採り以て人と爲し、門戸の上に懸け、以て毒氣を禳ふ云々」とある記述によく表されている。いわゆる端午の節句の風習であるが、古代日本もこの影響を受けたことは大伴家持の長歌の一節「霍公鳥　来鳴く五月の　菖蒲草　蓬かづらき　酒みづき　遊びなぐれど云々」（『萬葉集』巻18、4116）でうかがい知ることができる（ショウブの条を参照）。『延喜式』巻第四十五の左近衛府に「凡五月五日藥玉料　昌蒲艾　惣盛一興」とあるのも、端午の節句でショウブ（古名あやめぐさ）とヨモギで薬玉の御輿を作ることに言及したものである。わが国ではショウブ

のみが菖蒲湯として今日に伝わり、ヨモギを用いる風習は後世になって失われた。おそらく、鍼灸の実用的薬剤として繁用されたことがその消失の一因であろうと思われる。

『本草和名』（深根輔仁）に「艾葉　一名氷臺一名醫草 已上本條 白艾一名朝艾 正に旦に得たる者なり、已上は疏文に出づ 一名薙 音吐計反 兼名苑に出づ　和名与毛岐」とあり、今日の通用名と同じ名をつけている。ヨモギの語源は比較的わかりやすく、「よく萌える茎」すなわち旺盛に繁茂する草の意である。一方、通称「もぐさ」は「燃え草」の転訛で、鍼灸によく用いられることから発生した名である。『新古今和歌集』にある歌「けふも又　かくや伊吹の　さしもぐさ　さらば我のみ　もえや渡らん」（和泉式部）にあるように、「よもぎ」とともに「もぐさ」の名も古くから用いられた。わが国ではヨモギの漢名に蓬の字を用いるが、『和名抄』（源順）に「本草云ふ、艾　一名一名醫草　與毛岐　兼名苑云ふ蓬　音逢　一名簞　音畢　艾也」とあり、蓬に直接「よもぎ」の訓をつけているわけではないが、蓬と艾は同物異名と読み取れるので、これをもって広まったようである。『藝文類聚』の草部下では蓬と艾は別項に分類されているので、中国では同品と認識されていなかった。中国本草で蓬の字を冠したものとして、『飲膳正要』巻第三「菜品」に蓬蒿（ホウコウ）という品目があり、これを李時珍は茼蒿（トウコウ）の同物異名とした。茼蒿は『嘉祐本草』に同蒿の名で初見し、キク科シュンギク *Glebionis coronaria* (Linné) Cassini ex Spach（synonym. *Chrysanthemum coronarium* Linné var. *spatiasum* Bailey；*C. coronarium* Linné；*Xanthophthalmum coronarium* (Linné) P. D. Sell）と考定されている（『國譯本草綱目』）。『本草拾遺』（陳蔵器）にも蓬草子（ホウソウシ）があるが、『證類本草』（唐慎微）米穀下品（陳蔵器餘）に収載されるから、これは少なくともヨモギの類ではない。蓬は本草以外では比較的頻出するが、『説文解字』に「蓬は蒿なり」とあるように、特定の植物種に用いることはない。蓬は杜甫の遣興三首の一首にも出てくる。

唐・杜甫「遣興五首」（『全唐詩』巻二一八）
蓬生は根無きに非ず、漂蕩は高風に隨ふ。
天寒、萬裡に落ち、復た本叢に歸らず。
客子、故宅（おも）を念ひ、三年門巷空し。
悵望して但（ただ）烽火あり、戎車、關東に滿つ。
生涯、能く幾何（いくばく）ぞ、常に羈旅（きりょ）の中に在り。

杜甫は、蓬が枯れて根が抜け、風に吹かれるままに転々と転がる様子、すなわち転蓬（飛蓬ともいう）を詠んでいるのである。牧野富太郎はこれをアカザ科（APG：ヒユ科）ホウキギ *Bassia scoparia* (Linné) A. J. Scott [synonym. *Kochia scoparia* (Linné) Schrader] のような植物と考えた[2]が、これも地膚（ジフ）（本經上品）という固有の本草名がある。『詩經』の召南「騶虞」にも「彼の苗たる者は蓬なり」と出てくる。『本草綱目啓蒙』（小野蘭山）は蓬をヤナギヨモギ一名ウタヨモギ一名ムカシヨモギとし、わが国の俗間ではこれを真の蓬とすることがしばしばある。これも正しくなく、結論をいえば、蓬は特定の植物種を表すものではない。にもかかわらず、わが国では生品のヨモギを蓬、薬用としての「もぐさ」に艾の字を用いるが、用字がきれいに使い分けられているために広く定着し、それに伴う不都合も発生しなかった。

『延喜式』巻第三十七「典藥寮」の中宮藦月御藥に「熟艾四兩」、同雑給料に「熟艾一斤四兩」など、熟

艾の名前が見えるが、和名考異によれば、「やいくさ」または「やいはくさ」と読むとある。それぞれ「焼き草」、「焼き葉草」の義であり、現在の通用名モグサはもともと俗名であったと思われる。『本草和名』の本草外藥七十種に「蒿麋　是れ蒿の莖間の白毛麋なり　和名与毛岐乃和多(よもぎのわた)」とあるものは茎間にある綿毛であるから、熟艾とは別品であるが、これもいわゆる「もぐさ」として利用されたと思われる。前述の和泉式部の歌にあるように、古くから伊吹山は艾葉の山地として知られた。伊吹山産は温帯性のオオヨモギ(別名ヤマヨモギ)であり、中国産より優良で最良品とされ、これを通称イブキヨモギと称する。しかし、『本草綱目紀聞』(水谷豊文)に「今ノ伊吹艾ハ蔞蒿(ろうこう)[3]ニシテ艾ニアラズ用ベカラズ」と記述されており、乱獲のため江戸末期には枯渇していたことを示唆している。ヨモギはごく身近に生える薬草であることもあって、民間療法でも活発に用いられてきた。例えば、『和方一萬方』には、出血・外傷に「ヨモギ、右一味、生ニテモミツクベシ」、『妙藥博物筌』では頭瘡(小児の頭部湿疹)に「小児ニハ艾葉ヲ灰ニ焼テ伝ベシ、癒ルコト妙ナリ」と記述している。

『和蘭藥鏡』(宇田川榛斎・榕菴)巻十四にも艾の名がみえ、ラテン名をアルテミシアとしている。西洋にもヨモギ A. princeps Pampanini の類品があり、ユーラシア温帯に分布するハタヨモギ A. vulgaris Linné などがそれに当たり、中国では艾葉の基原種の１つに加えていることは既に述べた通りである。『薬物誌』(ディオスコリデス)に Artemisia Monoklonos あるいは Artemisia Etera とあるものが相当し、ディオスコリデスは煎じて坐浴に用いれば月経血、胎児を排出させ、子宮の炎症を除き、結石を溶解し、排尿障害を治すなどと記述している。榕菴は主治を「温煖開達、強壯、疏解淨刷、止痛ノ一藥トス」と記述しており、わが国のガイヨウ(艾葉)とは明らかに異なる。

1) 『本草綱目』に「凡そ艾葉を用ふるに須く陳久なる者を用ふべし。(修)治して細軟せしむ。之を熟艾と謂ふ。」とある。
2) 『牧野富太郎選集二』(東京美術、1970年)、「蓬はヨモギではない」、182頁～184頁。
3) 中国・朝鮮・シベリア東部産のタカヨモギ Artemisia selengensis Turczaninow ex Besser のこと。

カオリン　　KAOLIN　　Ⅰ～ⅩⅥ　　洋

▶ **基原**　天然に産する含水ケイ酸アルミニウムである。
▶ **用途**　賦形剤、パップ剤。
▶ **漢名**　白堊(本經)、白善(別錄)、白墡(證類本草)。
▶ **解説**　初版は白土(ハクド)、条文中では白礬土、第２～６改正版は白陶土(ハクトウド)、第７改正版はカオリンとともに通用名白陶土を併記、第８改正版以降はカオリンとのみ表記。長石や雲母が風化したもので、鉱物学上はカオリナイトに属する。カオリンの名は中国江西省景徳鎮付近の陶土の産地であった高陵山に由来し、高陵土(コウリョウド)ともいう。不純物として炭酸マグネシウムや炭酸カルシウムなどを含むので、医薬用は精製白陶土を用いる。

中国本草では本經下品に白堊(ハクオ)の名で収載され、「味は苦く温。山谷に生ず。女子の寒熱、癥瘕、月閉、積聚、陰腫痛、漏下、子無きを治す。」と記載されている。別録では白善、『本草衍義』(寇宗奭)では白土粉、そして『證類本草』(唐慎微)以降では白墡(ハクア)の名を用いる。『圖經本草』(蘇頌)では代赭の条中に「又、白墡有り、邯鄲(河北省邯鄲県西南)の山谷に生ず。即ち、畫家の用ふる所の者多くして且つ賤(やす)

し。一名白善土。胡居士云ふ、始興(広東省曲江県)の小桂縣、晉陽郷(山西省太原県)に白善有り、俗方稀に用ふと。今、處處に皆有り、人家往往に用ゐ以て衣を浣ふ。」と記述されており、衣類を洗うに用いるというから吸着性のあるカオリナイトであることを示す。かつて吸着作用を利用して解毒剤として内用されたが、より優れた吸着剤が開発された現在では用いない。

『本草和名』(深根輔仁)に「白堊　仁諧音一各反　一名白善一名土脂一名姥粉一名白土　已上三名兼名苑に出づ　和名之良都知」とあり、『和名抄』(源順)では「白堊　和名之良豆知」と同じ和訓となっている。『本草綱目啓蒙』(小野蘭山)に「肥前伊萬里及唐津ニテ茶碗類ヲ燒クヲ本山茶碗ト云。其上品ハ南京ノ偽物トス。此ニ用ル土ナル故ニ南京ヅチノ名アリ。」とあるように、伊万里産は上質の磁器の原料に用いられた。

カゴソウ　夏枯草　PRUNELLAE SPICA　二国、VII〜XVI　漢

▶ **基原**　シソ科 (Labiatae) ウツボグサ *Prunella vulgaris* Linné var. *lilacina* Nakai の花穂。《備考》Labiatae → Lamiaceae。YList：ウツボグサ *Prunella vulgaris* Linné subsp. *asiatica* (Nakai) H. Hara (synonym. *P. vulgaris* Linné var. *lilacina* Nakai)。

▶ **用途**　本經に収載される古い薬物であるにもかかわらず、漢方での用途は稀で、民間で消炎・降圧利尿に用いる。

▶ **出典**　神農本草經下品「一名夕句一名乃東。味は苦く寒。川谷に生ず。寒熱の瘰癧、鼠瘻、頭瘡を治し、癥、瘻を破り、氣を結し、脚腫濕痺を散じ、身を軽くす。」

▶ **漢名**　夏枯草・夕句・乃東(本經)、燕面(別録)、鐵色草(本草綱目)。

▶ **解説**　本經・別録ともに薬用部位を記載していない。ただし、別録では四月に採集するとある。『新修本草』(蘇敬)に「此の草は平澤に生じ、葉は旋覆に似たり。首春、即ち生じて四月に穂出づ。其の花、紫白にして丹参の花に似たり。五月に便ち枯る。」と記載されている。したがって、初夏に枯れるというから、その前に花穂のついた全草を採取して薬用とするのが本来の用法であるが、わが国では花穂のみを薬用部位とした。

ウツボグサは特徴的な形態をもつが、『大和本草』(貝原益軒)は稲生若水の見解を支持して「金沸草ニ似テ裏ニ紫條有リ、花ハ微紅、穴穗草ニ似テ長ク、ウツボ草ニハ非ズ。ウツボ草ハ用テ功ナシ。」と述べ、夏枯草の基原はウツボグサではないとした。しかし、同書に夏枯草の基原を特定するに手掛かりとなるような記述はなく、とりわけ「穴穗草ニ似テ長ク、ウツボ草ニハ非ズ」という記述は意味不明としかいいようがない。一方、『本草綱目啓蒙』(小野蘭山)はシソ科ジュウニヒトエ *Ajuga nipponensis* Makino が真の夏枯草であって、いわゆるウツボグサは滁州夏枯草[1]とした上で、当時の市中に販売される夏枯草はウツボグサ基原であるが、薬効なしと断じているところは益軒に同調する。『圖經本草』(蘇頌)に「冬至の後に葉を生じ、旋復[2]に似たり。三月四月に花を開き穂を作し、(花の色は)紫白色にして丹參[3]の花に似たり。子を結び、亦た穂を作し、五月に至り枯る。四月に採る。」と記述され、これをウツボグサとして矛盾はないが、江戸期を代表する本草学の泰斗がそろいも揃って異を唱えた割に、ジュウニヒトエを薬用とした例は江戸期の民間医療書に見当たらない。『淺田宗伯處方全集』の薬物名彙では、夏枯草をウツボグサの茎葉(おそらく花穂も含む)と

しているから、医家は江戸期本草学者の見解に動じることはなかったようである。

　夏枯草は本經収載であるから、『本草和名』(深根輔仁)にもあるが、和名を宇留比としている。また、『和名抄』(源順)では宇留木となっている。ウルイあるいはウルキの名はギボウシの類やウリカエデの方言名として残っている(『日本植物方言集成』)が、現今のウツボグサとの関連は不明である。ウツボグサの名は、室町時代に成立した華道書『仙傳抄』に「うつぼ草」とあるのが文献上の初見で[4]、矢を収める靫に花穂の形を見立てたことに由来するといわれる。因みに、漢名の夏枯草は、蘇頌がいうように、夏(旧暦五月)になると枯れるからである。中国ではチベット・雲南では同属別種の *Prunella hispida* Bentham を夏枯草と称するが、福建・江蘇の一部でキランソウ *Ajuga decumbense* Thunberg、雲南の一部でも *A. bracteosa* Wallich ex Bentham の乾燥全草を用いるといい、江戸期のわが国で真品と信じられたジュウニヒトエと同属であるのは興味深い。『延喜式』にも夏枯草の名は見当たらないので、古い時代に何に利用したのかよくわからないが、あるいは民間薬であったのかもしれない。夏枯草はカリウムに富み、利尿作用はこれに基づくと考えられている。欧州にはウツボグサの基本種セイヨウウツボグサ *Prunella vulgaris* Linné が分布し、民間で煎液を口内炎・扁桃腺炎にうがい薬とする。ただし、『薬物誌』(ディオスコリデス)に該当する品目は見当たらない。

1) 『重修政和經史證類備用本草』巻第十一の夏枯草の図中にある名。『圖經本草』(蘇頌)からほとんど変わらず継承したと考えられている。
2) 旋覆花のことでキク科オグルマ *Inula britannica* Linné subsp. *japonica* (Thunberg) Kitamura (キク科 Asteraceae)または同属近縁種をいう。
3) シソ科タンジン *Salvia militiorrhiza* Bunge。
4) 「平生はたつといへども、祝言に忌むもののこと」として、シオン・イチゴ・サルトリイバラ・キキョウ・オミナエシなどとともに「うつぼ草」の名を挙げるが、「女人の賞翫には用ふべし」とも記している。

カシアボク　　LIGNUM QUASSIAE　I〜III　　　洋

▶ **基原**　ニガキ科 (Simaroubaceae) *Quassia amara* Linné (ジャマイカカシアボク)、*Picrasma excelsa* (Swartz) Planchon (スリナムカシアボク)の心材。

▶ **用途**　苦味健胃薬。

▶ **用途**　クァシアボクともいう。第2改正版までは括失亞木、第3改正版でクワッシア木となった。ジャマイカ産・スリナム産のほか、第3改正版で日本産のニガキ *Picrasma quassioides* (D. Don) Bennet が加わって3種をカシアボクの基原とした。第4改正版以降はカシアボクの名は局方から削除され、その代わりに日本産カシアボクたる苦木(ニガキ)を収載し、今日に至る(ニガキの条を参照)。『遠西醫方名物考補遺』(宇田川榛斎・榕菴)巻二に括失亞とあり、主治は「幹材、根材、皮共ニ用ヒテ單苦味ノ保固強壯藥トス。性刺戟セズ虚弱ヲ強壯シ胃ヲ健運シ飲食消化ヲ扶ケ胃腸ノ敗液ヲ復シ苦味甚シト雖モ他ノ苦味ノ藥ニ比スレバ緩性ニシテ胃ヲ妨ゲズ。脉管ヲ刺戟セズ、熱ヲ増發セズ、大便ヲ瀉利セズシテ胃腸ヲ健運ス。凡ソ苦味健胃劑的當ノ症ニ殊効アリ。」とある。

カシュウ　何首烏　POLYGONI MULTIFLORI RADIX　XIV*(1)〜XVI　漢

▶ **基原**　タデ科(Polygonaceae)ツルドクダミ*Polygonum multiflorum* Thunbergの塊根。《備考》ツルドクダミ：*Fallopia multiflora* (Thunberg) Haraldson（synonym. *Polygonum multiflorum* Thunberg）。

▶ **用途**　漢方では当帰飲子に配合する。養毛剤として用いることがある。

▶ **出典**　開寶本草草部下品「味は苦く澁、微温にして無毒。瘰癧を主り、癰腫を消し、頭面の風瘡、五痔を療じ、心痛を止め、血氣を益し、髭鬢を黒くし、顔色を悦ばす。久しく服すれば筋骨を長じ、精髓を益し、延年して老ひず。亦た、婦人の産後及び帯下の諸疾を治す。本、順州南河縣(広西省鬱林州陸川縣西)に出でて、今は嶺外江南の諸州に皆有り。蔓は紫、花は黄白、葉は薯蕷(ヤマノイモ科ナガイモ・ヤマノイモ)の如くして光らず、必ず相對して生ず。根の大さ拳の如く、赤白の二種有り。赤なる者は雄、白なる者は雌にして、一名野苗一名交藤一名夜合一名地精一名陳知白。春夏に之を採り、用ふるに臨み、苦竹刀を以て切り、米泔に浸して經宿し、暴乾し、木の杵臼にて之を擣く。鐵を忌む。」

▶ **漢名**　何首烏・野苗・交藤・夜合・地精・陳知白(開寶本草)、桃柳藤(日華子諸家本草)、九眞藤・赤葛(斗門方)、瘡帚・紅内消(本草綱目)。

▶ **解説**　中国ではキョウチクトウ科(旧名ガガイモ科)ヤハズイケマ*Cynanchum bungei* Decaisne、コイケマ*C. wilfordii* (Maximowicz) Hooker filiusを基原とするものを白何首烏と称する地域がある。韓国でもコイケマを白何首烏と称する。今日でも文京区の一部に野生化した株を見るが、江戸幕府の御薬園が大塚・小石川にあり、その栽培品から逸出したものの名残である。江戸時代に強壮の効があるとして中国から導入し、御薬園で栽培したといわれる。中国では強壮薬とは目されておらず、当時の日本人の思いこみによる誤用にすぎなかった。大正時代末期になって大衆の間で突如として何首烏ブームがあったといわれるが、精力を増進するという名目でホルモン料理が流行する(多田鉄之助『続たべもの日本史』による)とともに強精薬として見直されたらしい。ただし、ブームは一過性でホルモン料理とともに定着することはなかった。和名にツルドクダミの名が充てられているが、『大和本草』(貝原益軒)や『用薬須知』(松岡恕庵)そして『本草綱目啓蒙』(小野蘭山)にもこの名はないので、明治以降につけられたようである。

ガジュツ　莪蒁　ZEDOARIAE RHIZOMA　III〜XVI　漢

▶ **基原**　ショウガ科(Zingiberaceae)ガジュツ*Curcuma zedoaria* Roscoeの根茎を、通例、湯通ししたもの。《備考》ガジュツ：*Curcuma phaeocaulis* Valeton [synonym. *Curcuma zedoaria* auctrum non (Christmann) Roscoe]。Flora of Chinaによれば、それまでの中国の文献は*C. phaeocaulis* すなわち蓬莪朮は*C. aeruginosa* W. Roxburgh (インドネシアでtemu hitamあるいはtemu irengと称されるもの)、*C. caesia* W. Roxburgh(black turmelic；black zedoary)、*C. zedoaria* (Christmann) Roscoe (zedoary；white turmelic)と誤って同定されていたという。

▶ **用途**　芳香健胃薬として家庭薬に配合するが、漢方ではほとんど用いない。

▶ **出典**　開寶本草草部中品「蓬莪茂　味は苦く辛く温にして無毒。心腹痛、中惡、疰忤、鬼氣、霍亂、

冷氣にて酸水を吐くを主り、毒を解す。食飲不消に酒にて研(す)り之を服す。又、婦人の血氣、丈夫の奔㹠を療ず。西戎(西方異民族の国、甘粛省以西)及び廣南(広東・広西以南)諸州に生ず。」

▶ **漢名**　蓬莪茂(藥性論・開寶本草)、莪𦬊(本草備要)。

▶ **解説**　第5改正版までは莪𦬊と表記。*Curcuma zedoaria* Roscoeの植物分類学的位置は不明の点が多い。おそらくインド原産と考えられているが、わが国で用いるものの大半は屋久島で栽培したものである。中国および台湾で莪朮と称するものと屋久島産との間にセスキテルペン総含量および組成に大きな違いがあるという報告がある[1]が、この3品の植物学的位置づけに関する考察を欠き、信頼できるデータとはいい難い。『開寶本草』(馬志)では蓬莪茂(ホウガジュツ)の名で収載され、「子は乾椹に似て、葉は蘘荷に似て、茂は根の下に在り、並びて生じ、一は好(よ)し、一は悪し。悪しき者は有毒なり。」と記述するが、明解とはほど遠く、その基原を特定するには不十分である。『圖經本草』(蘇頌)にある「三月、苗を生じ、田野の中に在り、其の莖は錢大の如く、高さ二三尺、葉は青白色、長さ一二尺、大いさ五寸已來(ほど)、頗る蘘荷に類し、五月花有り穂を作(な)して黄色、頭は微かに紫、根は生薑の如くして茂は根の下に在り、鷄鴨の卵に似て、大小常ならず。」という記述から、少なくとも*Curcuma*属基原であることは推定可能である。茂は後に同音の𦬊に転じて蓬莪𦬊となり、『本草備要』(汪昂)では莪𦬊の名を用いる。わが国ではこれを莪朮と表記し、今日の漢名の通用名となった。『本草綱目啓蒙』(小野蘭山)に「享保年中ニ唐種ヲ渡シ、官園ニアリ。又、明和年中琉球種薩州ヨリ來リ、京師浪華ニ競ヒ栽レドモ皆冬ヲ經ズシテ枯ル。」とあり、ウコンと同じく、琉球および中国より伝わった(ウコンの条を参照)。当時、珍重されたらしく栽培されたが、もともと熱帯の原産であるから、冬を越せず枯死してしまったという。その当時は、今日実践されているような、冬に根茎を掘り出して待避させ、春に植え戻すという栽培法を会得していなかった。『用藥須知』(松岡恕庵)が「莪朮　和漢共ニアリ。但和極メテ稀(マレ)ナリ。」というように、莪朮は慢性的に品薄状態であった。蘭山が「又、先年丹後但馬ヨリ和ノ莪朮ト稱シテ市ニ出セシ者ハ根ノ形細ク内外白色ニシテ味苦シ。是ヱンレイサウノ根ニシテ王孫ノ一種ナリ。莪朮ノ類ニ非ズ。」と指摘しているように、分類学的にまったく類縁のないユリ科(APG：メランチウム科)エンレイソウ*Trillium smallii* Maximowicz (synonym. *T. apetalon* Makino)の根が偽和品として流通していた。

　ガジュツと同属の*Curcuma*属種は西洋でもスパイスあるいは薬用に多様に用いるが、わが国の蘭方書に莪朮・莪𦬊・莪𦬊あるいは蓬莪茂のいずれの漢名も見当たらない。その代わりに『和蘭藥鏡』(宇田川榛斎・榕菴)巻三に山奈の条があってラテン名をセドアリアとしている。榕菴は「按ニ此藥從來先輩充當ノ考説ナシ。余、左ノ譯説ニ徴シテ是ヲ舶來ノ山奈ニ充ツ。」と述べ、山奈という漢名を充てた事情を説明する。『本草綱目』(李時珍)に山奈(サンナ)という名があり、その基原としてショウガ科バンウコン*Kaempferia galanga* Linnéとする説、同*Hedychium*属種とする説があるが、今日の中国で山奈と称するものは前者である。『草木圖説』(飯沼慾齋)にある山奈の図もバンウコンと一致するので、『和蘭藥鏡』にある山奈はしばしば勘違いされる。榕菴は山奈の形状について記載し、セドアリアというラテン名を併せると、今日のガジュツを指すことはまちがいない。その主治を「辛味香竄ニシテ迷迭香及ビ薑ノ如シ。温煖衝動驅風發汗ノ効アリ。健胃ノ一藥トス。胃中ノ酸敗液粘液ヲ消化シ胃腸虚弱ヨリ起ル諸症、痞氣鬱蓄、悪心嘔噦、心腹痛、疝痛、下利ニ殊効アリ。」と記載し、健胃薬としているところは今日と変わらない。因みに、東南アジアではバンウコンをガランガル(Galangal)と称し、広く香辛料として用いる。リョウキョウもガランガルの一種とされ、

バンウコンを greater galangal、リョウキョウを lesser galangal と区別する（リョウキョウの条を参照）。ただし、『本草綱目』に付属する図はバンウコンとはほど遠いことから、中尾万三はサンナ *Hedychium spicatum* J. E. Smith を充てている（『新註校定國譯本草綱目』木島註）。

1) 渋谷博孝・吉原実・北野栄作・永澤正和・北川勲　薬学雑誌　106巻3号　212-216　1986年。

カスカラサグラダ　FRANGULAE PURSHINAE CORTEX　II*〜VIII　洋

▶ **基原**　クロウメモドキ科 (Rhamnaceae) *Frangula purshiana* (de Candolle) J. G. Cooper (synonym. *Rhamnus purshiana* de Candolle) の幹及び枝の皮。本品は採集後少なくとも1年経過したものを用いる。

▶ **用途**　緩下薬。

▶ **解説**　第2改正版追補でカスカラ・サグラダとして初収載。第三改正版以降はカスカラサグラダとしたが、第四改正版のみラムヌスプルシアナ皮の別名を付した。「採集後少なくとも一カ年経過したものを用いる」という記述が加わったのは第4改正版以降である。新鮮な幹皮・枝皮に含まれるアンスラノール配糖体の含量は約8％と高く、その約3分の2をアロエのバルバロインに似たカスカロサイドA〜Dが占める。瀉下活性成分としては含量が高すぎて刺激作用があるので、1年以上経過すれば、相当量が分解して刺激性の低いアントラキノン誘導体に変換され、適度な瀉下薬として利用できるということであるが、本来なら含量規定が設定されてしかるべきであろう。

基原植物は米国オレゴン州からカリフォルニア州北部およびカナダのブリティッシュコロンビア州に産する。古くから先住民はこの樹皮を chittem と呼んで瀉下薬としていた。17世紀に当地を征服したスペイン人がそれを Cascara Sagrada すなわちスペイン語で「聖なる樹皮」と命名し、これが薬名となった。現在の米国局方にも収載され、米国で消費される瀉下薬の約5分の1は本品であるという。民間療法では便秘症のほか、胃腸の消化増進、ときに肝臓病に用いたという。

カスカリラヒ　CASCARILLAE CORTEX　I〜IV　洋

▶ **基原**　トウダイグサ科 (Euphorbiaceae) *Croton eluteria* (Linné) W. Wright の幹及び枝の皮。

▶ **用途**　健胃・興奮薬。

▶ **解説**　初版は葛斯加利刺、第2改正版は加斯加利刺皮、以降はカスカリラ皮と表記。西インド諸島原産。欧州に伝えられ、17世紀後半からドイツで薬用とされた。下痢・貧血症などに用い、漢方の強壮薬に似た用法もある。『遠西醫方名物考補遺』（宇田川榛斎・榕菴）巻二に葛斯加栗刺があり、ラテン名をコロトン・カスカリルラとあるから本品である。主治は「香竄苦味ノ保固強壮薬トス。温煖収濇胃神健胃ノ効ヲ稱シ、生力ヲ活潑シ汗ヲ發ス。温煖氣減シ諸器ノ運營遲弱ノ症ニ適應ス。古來鎭痙ノ効ヲ稱シ、又幾那の代用トス。今尚是ヲ襲用ス。」と記載され、キナの代用としたともいう。

カッコウ　(広)藿香　POGOSTEMONI HERBA　XVI　　漢

▶ **基原**　シソ科（Labiatae）*Pogostemon cablin* Benthamの地上部。《備考》Labiatae → Lamiaceae。*Pogostemon cablin* (Blanco) Bentham。

▶ **用途**　芳香健胃薬とするほか、いくつかの漢方処方に配合する。配合処方：藿香正気散・香砂平胃散・香砂六君子湯・銭氏白朮散・丁香柿蒂湯・八解散・不換金正気散。

▶ **出典**　名醫別錄上品「微温。風水毒腫を療じ、惡氣を去り、霍亂、心痛を療ず。」

▶ **漢名**　藿香(別錄)、兜婁婆香・多摩羅跋香・鉢怛羅香・迦算香(本草綱目)。

▶ **解説**　熱帯アジア原産の亜低木状多年草でパチョリPATCHOULIともいう。『圖經本草』(蘇頌)に「藿香、舊くは五香の條に附す」とあるように、本草で単品として収載されていたわけではない。『新修本草』(蘇敬)では木部上品に沈香・薫陸香(燻陸香)・鶏舌香・藿香・詹糖香・楓香として同一条に収載されている。陶弘景が「此の六種香、皆香家の要に合して用ふ。正に復た薬に入れず。」(『新修本草』所引)と注釈しているように、もっぱら香道に用いられた。『南方草木狀』(嵇含)に「藿香　味は辛し。榛生の吏民自ら之を種う。五六月に採り、之を暴せば乃ち芬芳なり。交趾(ベトナム)、九真(今のベトナム北部)に出づ。」(『香要抄』所引)、『南州異物志』(萬震撰)に「藿香、典遜(未詳)、海邊の國に出づるなり。扶南香に屬す。形は都梁の如く、以て衣服の中に著くべし。」と記載され[1]、それぞれ交趾と九真、典遜・海邊國に産するとしている(『香要抄』・『證類本草』所引)。いずれも熱帯地域であるから、古い時代の藿香はまちがいなくパチョリを基原とする。『圖經本草』(蘇頌)に「今、嶺南郡(広東・広西)多く之有り。人家に亦た多く種植す。二月に苗を生じ、莖梗は甚だ密にして叢と作す。葉は桑に似て小さく薄し。六月七月に之を採り、暴乾すれば乃ち芬香す。」とあるように、中国南部の広東などで栽培されてきたので広藿香（コウカッコウ）と称する。一方、『本草綱目』(李時珍)に「藿香は方莖にして節有り、中は虚なり。葉は微かに茄葉に似たり。」とあるのは、茎に四稜あって中空であるから、まちがいなくシソ科カワミドリ*Agastache rugosa* (Fischer et C. A. Meyer) Kunzeを基原とするもので、土藿香（ドカッコウ）あるいは川藿香（センカッコウ）と称する。カワミドリはパチョリの代用品と思われるが、いつごろから用いられるようになったのかわからない。わが国にあっては、『本草綱目啓蒙』(小野蘭山)に「唐山ヨリ古ハ葉ノミヲ渡ス。ソノ後ハ根ノミヲ渡ス。三十年モ中絶シテ明和庚寅ノ年ニ又根ヲ多ク渡ス。細鬚根長サ一二尺灰白色ニシテ微シ香氣アリ。コレヲ髦様（カモヂデ）ト呼ブ。此内ニ葉ト灰土トヲ多ク雑ユ。ソノ葉カハミドリニ異ナラズ。カハミドリハ山中ニ自生アリ。人家ニモ多ク栽テ和ノ藿香ト呼ブ。」とあるように、かつてはカワミドリ基原の藿香を中国から輸入していたが、わが国にカワミドリが自生することがわかり、以降、和産を用いるようになったとある。当時は葉のみならず根も薬用としていたようである。蘭山の論述に広藿香はまったく言及されていないが、『用藥須知』(松岡恕庵)に「漢ヨリ來ル二種アリ。ソノ中青葉と稱スルモノ眞ナリ。ウヅミト云ヒ、又土藿香ト名クルモノハ偽雑多シテ用フベカラズ。」とあり、この「青葉」なるものが広藿香かもしれない。蘭山とは対照的に恕庵は土藿香すなわちカワミドリ基原品を酷評しているのが注目される。蘭山はカワミドリに排草香（ハイソウコウ）の名をつけているが、『廣東新語』(屈大均)、『本經逢原』(張璐)にそれぞれ排草香、排草とあるものに相当するが、今日、排草香と称するものはサクラソウ科ニオイモロコシソウ*Lysimachia capillipes* Hemsley(『中藥大辭典』)あるいはモロコシソウ*L. sikokiana* Miquel(『國譯本草綱目』)を基原とし、少なくともシソ科ではない。わが国ではかつて土藿香を用いていたが、現

行の局方は広藿香であるパチョリのみを正品とする。広藿香・土藿香のいずれも精油に富むが、前者はセスキテルペノイド、後者はフェニルプロパノイドを主とするから、成分相は大きく異なる。

『本草和名』（深根輔仁）では、『新修本草』に倣い、沈香・薫陸香・鶏舌香・詹糖香・楓香とともに藿香の名が出てくる。同条に、『新修本草』では蘇敬注の中にしか出てこない青桂・鶏骨・馬蹄・㯽香の名があるが、他書から引用した波律香・白檀・丁香なる名もあり、いずれも香料として用いられた。藿香ほか各品目に和名はないが、興味深いことに、別条に「蘇合　和名加波美止利」とあってカワミドリの名が出てくる。蘇合とは蘇合香（リュウドウソゴウコウの条を参照）のことで、わが国に産しないので、何らかの経緯で誤って充てられたと思われる。藿香は、『香要抄』（亮阿闍梨兼意）収載品目であることからわかるように、わが国で古くから香料として用いられた。藿香の真の基原であるパチョリはわが国に産しないが、和産の代用品としてシソ科カワミドリを用いたとすれば、その香気の性が蘇合香に似ているとして、蘇合香にその和名が転じたのであろう。李時珍も「劉欣期交州記に言ふ、藿香は蘇合香に似たる者にして、其の氣は相似す。形狀を謂ふ非ざるなりと。」と述べており、古くから蘇合香の代わりに和産藿香であるカワミドリを代用した可能性は大いにあるとみるべきだろう。『香要抄』では「謹みて案ずるに、此の草葉の形は小豆に似て圓く薄し。旦し、草の莖は細く堅くして背在り。俗名に先霊裨草（淫羊藿の別名）有る者は是なり。之を案ずるに藿香に非ざるが若きや。但し、詳からずと雖も之を注するのみ。」とあり、驚くことに、藿香と淫羊藿を混同しているかのようにみえる。香草と目されていない淫羊藿の記述を本草から引用したものであるが、同じ藿の名をもつことから、同類とされたのかもしれない。『香要抄』は『本草和名』よりかなり後の12世紀の成立であるが、平安時代における藿香の種認識のレベルを知る上で参考になるだろう。『本草和名』の編者深根輔仁も同程度の知識であったとすれば、誤って蘇合香にカワミドリの名を充てることは大いにあり得る。もともとは藿香に対してつけられたかなり古い和名と考えられる。すなわち、カワミドリは平安時代に香草として用いられたが、江戸時代に中国よりもたらされた土藿香と同品であることがわが国の本草家によって明らかにされるまで、薬用とはされなかったことを示す。松岡恕庵がカワミドリ基原品を酷評しているのもかかる背景があったとすれば理解できる。

1) いずれも『香要抄』に引用される。今日伝わる『南方草木狀』の刊本に藿香の条は見当たらない。

カッコン　葛根　PUERARIAE RADIX　VI～XVI　漢

▶ 基原　マメ科(Leguminosae)クズ *Pueraria lobata* Ohwiの周皮を除いた根。
《備考》Leguminosae→Fabaceae。クズ：*Pueraria montana* (Loureiro) Merrill var. *lobata* (Willdenow) Maesen et S. M. Almeida ex Sanjappa et Predeep ［synonym. クズ*P. lobata* (Willdenow) Ohwi］。YlistはP. lobata (Willdenow) Ohwiを正名とする。

▶ 用途　著名な漢方処方に主薬として配合：葛根黄連黄芩湯・葛根紅花湯・葛根湯・葛根湯加川芎辛夷・桂枝加葛根湯・柴葛解肌湯・柴葛湯加川芎辛夷・升麻葛根湯・参蘇飲・銭氏白朮散・独活葛根湯・奔豚湯（金匱要略）・麗沢通気湯・麗沢通気湯加辛夷。

▶ **出典**　神農本草經中品「一名雞齊根。味は甘く平。川谷に生ず。消渇し、身に大熱あり、嘔吐して諸痺あるを治し、陰氣を起こし諸毒を解く。葛穀は下利すること十歲已上を治す。」

▶ **漢名**　葛根・雞齊根(本經)、鹿藿・黃斤(別錄)。

▶ **解説**　第8改正版は*Pueraria lobata*又は*P. pseudo-hirsuta* Tang et Hsiao、第9～10改正版ではクズ又は*Pueraria lobata* Ohwi var. *chinensis* (Bentham) Ohwi、第11改正版以降は現行局方と同じ表記となった。*P. lobata* var. *chinensis*は北村四郎により『本草綱目』の葛根の基原植物と考定され(『新註校定國譯本草綱目』注)、シナノクズとして区別されていたが、現在では*P. pseudo-hirsuta* Tang et Wang、*P. omeiensis* Wang et Tangとともにクズ*Pueraria montana* var. *lobata*と同種とする。『中薬大辞典』によれば、広東省・広西省に産出する*P. montana* var. *thomsonii* (Bentham) M. R. Almeida [synonym. *P. thomsonii* Bentham]（デンプンに富むので粉葛根あるいは甘葛根と称する）や、*P. edulis* Pampanini（食用葛藤）、*P. phaseoloides* (W. Roxburgh) Benthamなどの塊根を葛根として使う地域もあるという。台湾産はタイワンクズ*P. montana* (Loureiro) Merrillを基原とする。沖縄にもタイワンクズが自生するが市場性はない。第14改正版第1追補以降は、プエラリンの含量規定（2.0%以上）が加わり、基原の判定基準となった。良質のデンプンを含み、和菓子原料として重要で、奈良県吉野地方は古来クズデンプンの産地としてよく知られる。かつて葛デンプンとして局方に収載されていた(デンプンの条を参照)。

　葛根湯を始め、著名な処方の多くが葛根の名を冠するので、漢方処方なら何でも本品を含むと思いがちだが、実際には意外と少ない。『圖經本草』(蘇頌)は「春、苗を生じ藤蔓を引き、長さ一二丈、紫色なり。葉は頗る楸葉[1]に似て小にて色青し。七月に粉紫色の花を著け、豌豆の花に似たり。實を結ばず、根の形は手臂(下腕部)の如く紫黑色なり。」と記述しており、「實を結ばず」を「莢を作る」義と解釈すれば、マメ科クズあるいはその近縁種を指すことは明らかである。クズの葉にはアミノ酸が豊富に含まれており、『救荒本草抜萃』に「若葉はゆでて食ふべし、老葉はほして和へものなどにすべし」とあるように、山菜として利用された。クズの方言名に「かいば」、「かいばかずら」があるように、家畜の飼料ともされた。

　『本草和名』(深根輔仁)は和名久須乃祢を充てる。一方、『和名抄』(源順)では「葛　蘇敬日ふ、葛穀一名鹿豆　葛音割　久須加豆良乃美　葛實の名なり」とあり、クズカズラの名が出てくる。「クズというつるの類」という意味で、現在名はその短縮形ということになる。俗説では葛粉の名産地奈良県国栖がクズの名の由来であるという。『古事記』および『日本書紀』に吉野國樔あるいは國巣という名が出てくるが、それが今日の国栖の起源といわれる。奈良・平安時代には、国巣の土着民は宮中の諸節会や大嘗祭で御贄を献じ、歌笛を奏するのを主っていたといわれ、『延喜式』にも記載がある。『延喜式』巻第三十七の諸司年料雑藥、遣書蕃使(渤使)に葛根の名が見え、諸國進年料雑藥では山城国・伊勢国・近江国・紀伊国の4カ国から葛根の貢進が記録されているが、語源の由来となったという国栖のある大和国の貢進物の中に葛根の名はない。『出雲國風土記』では意宇郡・嶋根郡・出雲郡・神門郡・飯石郡・大原郡と広く所在が記録されているので、『延喜式』の貢進国数が意外に少ないのはクズの資源量が少なかったためではなさそうである。

---

[1]　ノウゼンカズラ科トウキササゲ*Catalpa bungei* C. A. Meyerの葉。

カッセキ　（軟）滑石　KASSEKI　XVI　　　　　　　　　　　　　　　　　　　漢

▶ **基原**　鉱物であり、主として含水ケイ酸アルミニウム及び二酸化ケイ素からなる。

▶ **用途**　もっぱら漢方に用いる。配合処方：加味解毒湯・五淋散・猪苓湯・猪苓湯合四物湯・防風通聖散。

▶ **出典**　神農本草經上品「味は甘く寒。山谷に生ず。身熱、泄澼、女子の乳難、癃閉を治し、小便を利し、胃中の積聚、寒熱を蕩き、精氣を益す。久しく服すれば身を輕くし、飢ゑに耐へ、年を長ず。」

▶ **漢名**　滑石(本經)、冷石(本草經集注)、液石・共石・脱石・番石(別錄)、夕冷(藥性論)、畫石(本草衍義)、脅石(本草綱目)。

▶ **解説**　一般に本草書の記載から鉱物類の種類を特定するのは難しいが、本品に関しては正倉院薬物に唐渡来品が残存しており、ハロイサイト（軟滑石の1種）と鑑定されている[1]。局方にも「本品は鉱物学上の滑石とは異なる」と明記され、いわゆる軟滑石を正品とする。ハロイサイトは含水ケイ酸アルミニウムおよび二酸化ケイ素からなる鉱物で、含水ケイ酸アルミニウムを主成分とするものはカオリナイトと称し、局方では同質の粘土をカオリンの名で別条に収載する(カオリンの条を参照)。一方、鉱物学上の滑石は天然ケイ酸マグネシウム水和物を主成分とするタルク（硬滑石）であり、モース硬度は1でもっとも軟らかい鉱物である(タルクの条を参照)。現在の中国では鉱物学上の滑石を正品としており、日中間で滑石の基原は異なる。しかし、中国でも古くはハロイサイトを滑石として用いていたことは『本草經集注』(陶弘景)に「滑石は色正に白く、仙經之を用ひ、以て泥と爲す。又、冷石有り、小青黄性なり。並に冷利にして亦た能く油に汚れる衣物を熨す。今、湘州(湖南省長沙)、始安郡(広西省桂林付近)の諸處に出でて、初めて取るは軟らかくして泥の如く、久しくすれば漸く堅強となる。人、多く以て塚中の明器物(墓に入れる陶器のこと)を作る。」とある記述からわかる。

　簡単に説明すると、まずよく衣類を汚す油を落とすというのは吸着作用があることを示し、タルクよりむしろハロイサイトの特徴によく合致し、また泥のように軟らかいものが、時が経つとともに堅くなるというのはタルクには見られず、陶土の原料(カオリン)にもなるハロイサイトとよく合う。少なくとも古代の中国産滑石にハロイサイト基原品が存在したことは正倉院薬物の滑石の鑑定結果から明らかである。しかしながら、『新修本草』(蘇敬)以降では滑石の記載はかなり微妙な表現となる。蘇敬は「嶺南(広東・広西)の始安に出づる者は白く凝脂の如く、極めて軟滑なり。其の掖縣(山東省萊州)に出づる者は理麁く、質は青白にして黒點あり、惟、器に爲るべし。藥に入るに堪へず。」(『證類本草』所引)と述べ、『本草拾遺』(陳蔵器)はこれに対して「按ずるに始安及び掖縣に出づる所の二石の形質は旣く異なり、用ふる所又殊(異)にす。蘇恭(蘇敬)引きて一物と爲すは深く嗟き訝るべし。其れ始安なる者は軟滑にして白く、是滑石なり。東萊なる者は硬く澁くして青く、乃ち器に作る石なり。」と蘇敬を批判した。蘇敬は掖縣産の滑石を薬用に適さないといっているにすぎないから、陳蔵器の批判は正鵠を射たとはいい難い。蘇敬・陳蔵器のいずれも、始安産が軟らかいとしているから、今日の硬滑石に相当する。一方、東萊(掖縣はこの一部)産を硬く陶器の原料となるとしているから軟滑石に相当すると考えられ、とりわけ始安産の滑石については陶弘景の記述とやや矛盾する[2]。『圖經本草』(蘇頌)に「本經に載す所の土地は皆是北方にして、今の醫家の用ふ所多く是色白き者は乃ち南方より來たる」とあり、滑石の産地が時代によって変遷したことを示唆し、蘇頌は「按ずるに、雷斅炮炙方、滑石に五色有り。當に白色にして方解石の如き者を用ふべし。

云々」とも述べており、中国では滑石の基原は何種類かあったことを示唆する。現在の中国市場でも5種類の鉱物が滑石として流通しているといわれる[3]。硬滑石と軟滑石の分別に分光測色計を用いた方法が提案されている[4]。

一方、わが国では『本草綱目啓蒙』(小野蘭山)に「備前ノ八木山イシハ今誤テヤケヤマ石ト呼ブ。質青田石ヨリ柔ニシテ色白ク光滑ナリ。近年印材トシテ多ク出ス。コレハ舶來ノモノヨリ硬ケレドモ上品ナリ。」とあり、この記述から江戸期のわが国でも硬軟の両滑石が用いられていたことがうかがえる。『本草和名』(深根輔仁)に和訓はなく「紀伊國に出づ」とあるが、『延喜式』巻第三十七の諸國進年料雜藥に但馬国・周防国から貢進の記録があるが、紀伊国の名はない。『頓醫抄』(梶原性全)に「産后ニ乳ハカリ病ニハ滑石ヲ燒テアテヨ」とあり、民間薬として古くから用いられた。

1) 朝比奈泰彦編『正倉院薬物』(植物文献刊行会、1955年)、326頁-332頁。滑石は正倉院に所蔵された薬物の1つではあるが、いわゆる「種々藥帳」に記録のない薬帳外薬物である。
2) 硬滑石は鉱物の中では爪で傷がつくほどもっとも軟らかい鉱物とされ、それ故にモース硬度を1に指定されている。一方、軟滑石は、硬滑石より硬いものもあれば脆いものもあって一定せず、モース硬度を適用すべき鉱物ではない。粘土質であるから触感が硬滑石(タルク)より軟らかいと感じられ、その名がつけられたようである。
3) 伏見裕利・酒井英二・川原信夫　医薬品研究　第40巻　402-417　2009年。
4) 伏見直子・伏見裕利・安食菜穂子・御影雅幸・川原信夫・合田幸広　日本生薬学会第60回年会講演要旨集　178頁(2013年)。

カノコソウ　吉草根　VALERIANAE RADIX　I～XVI　洋

▶ **基原**　オミナエシ科 (Valerianaceae) カノコソウ *Valeriana fauriei* Briquet の根及び根茎。
《備考》APG：スイカズラ科(Caprifoliaceae)あるいはオミナエシ科(所属未定)。

▶ **用途**　民間で解離症状、心悸亢進などに鎮静薬、睡眠誘導の目的で用いる。

▶ **解説**　初版は纈草、第2～4改正版までは纈草根、第5改正版で吉草根、第6改正版以降でカノコソウとなった。初版および第2改正版ではセイヨウカノコソウ *Valeriana officinalis* Linné を唯一の基原種としたが、第3改正版でわが国に産するカノコソウを加え、第4～7改正版以降ではカノコソウのみに限定、第8～13改正版までは「カノコソウ又はその他近縁植物」、第13改正版第1追補以降は再びカノコソウだけに基原を限定した。当初は欧州で古くから薬用とされるワレリア根(セイヨウカノコソウの根)の代用生薬とされた。とりわけ精油含量の高い品種にカメバキッソウ(あるいはカメバカノコソウともいう)は精油含量が6～8％もあり、ワレリア根(精油含量は3％内外)より高く良質とされ、欧州にも輸出された。しかし、現在では栽培収量が劣るため、カメバキッソウの栽培は行われていない。現在の市場では、エゾカノコソウ forma *yesoensis* Hara 基原品を北海吉草と称し、主品目となっている。その精油含量は1～8％とバラツキが大きく、現在の局方では50g当たりの精油含量を0.3mℓ以上と規定している。

本品の類品ワレリア根は江戸後期にシーボルトがもたらしたいわゆる十八道薬剤の一品であった。シーボルトはわが国に類似品が分布するのを知り、欧州に紹介、以降、欧州への和産カノコソウの輸出が始まるとともに、洋薬として利用が始まった。蘭方での名称は纈草と称する。この用字は、『和蘭藥鏡』(宇田川榛斎・榕菴)によれば、「纈草ノ譯字松岡氏一家言ニ出ヅ」という[1]。カノコソウの名の由来は鹿子草であり、白い花と淡紅色のつぼみが混在する頭花を鹿の子絞りに見立てた

といわれる。纈草の纈は絞り染めの意があり、カノコソウの訳字といわれるが、カノコソウの名は江戸期の文献に見当たらない。纈には「かすむ」すなわち赤く染まるという別の意があるので、白い花が開花する前のつぼみだけからなる頭花に対して纈草と名づけ、その訳字としてカノコソウの和名を新たに充てたのであろう。中国では『物理小識』に穿心排草の名が見え、セイヨウカノコソウに充てられたが、今日では和製の漢名を導入して纈草を用いる(『中薬大辞典』)[2]。『和蘭薬鏡』巻三によれば、主治は「根ヲ薬用トス。揮發衝動シテ強壯スル主薬トス。頭腦神經心胃ノ運動衰弱ナルヲ健運シ失氣昏冒ヲ醒復ス。諸脉管ノ運營虚衰怠慢ナルヲ(ハタラキ)揮發衝動シテ強健ニシ蒸氣及ビ汗ヲ發シ小便ヲ利ス。」と記載されている。一方、『和蘭薬性歌』によれば、主治は「辛苦、透竄、猫尿ノ臭ヲ帶ブ。痙ヲ鎭メ、蟲ヲ驅リ、熱ヲ解シ、膝ヲ達(ハダトヲ)ス。」とある。中国でも本種が分布するが、薬物としての利用実績はない。

[1] 松岡氏一家言とは松岡恕庵著『本草一家言』以外に考えにくいが、纈草の名は見当たらない。
[2] 出典を『科学的民間薬草』としている。中国では外国の文献を引用せず、無視する傾向が顕著である。

カマラ　　KAMARA　　I〜VIII　　　　洋

▶ **基原**　トウダイグサ科 (Euphorbiaceae) クスノハガシワ *Mallotus philippensis* (Lamarck) Müller Argoviensisの果実の表皮に生じたせん毛および束毛。

▶ **用途**　条虫駆除薬。

▶ **解説**　第2改正版までは加麻刺(カマラ)と称した。局方は本品基原の学名に *M. philippinensis* Müller Argoviensisを用いていたため、生薬学・薬用植物学領域ではこの表記を採用した。正しくは *M. philippensis* (Lamarck) Müller Argoviensisである[1]。基原植物はアジア熱帯・亜熱帯からオーストラリアに広く分布し、わが国では南西諸島に自生する。本品はマレー半島で古くから駆虫薬として用いられたので、カマラの名はマレー語の土名由来と思われる。欧州では、1841年に英国の医師が本品に殺虫効果のあることを認めて以来、薬用としての応用が始まった。

[1] H. K. Airy Show, Kew Bulletin, 21, 392-393, 1968. スペイン国王フィリップに因んで命名されたが、フィリピンに自生するので、誤ってphilippinensisと表記してしまった。

カミツレ　　CHAMOMILLAE FLOS　　I〜VII*　　　　洋

▶ **基原**　キク科 (Asteraceae) *Matricaria chamomilla* Linné (synonym. *Matricaria recutita* Linné) の小頭花。

▶ **用途**　ハーブ茶、浴用剤、外用剤。

▶ **解説**　初版は加密爾列(カミツレ)、第2改正版は加密爾列花、第3〜4改正版はカミルレ花、第5改正版ではカミツレ花、第6改正版以降ではカミツレとなった。欧州の原産。古くからの薬用植物というイメージが強いが、『薬物誌』(ディオスコリデス)ほか古典薬物書に見当たらない。民間でハーブティーとして繁用するが、その割に医薬としての用途は稀である。イギリスではGerman Chamomilleと称する。和名のカミツレはオランダ語のKamilleをカミッレと読んでいたものがカミツレに転

じたことによる。近年では英名のカモミールで呼ぶのが一般的である。『遠西醫方名物考』(宇田川榛斎・榕菴)巻六に加密列とあり、主治を「性温、苦、揮發鹽、油アリ。竄透衝動シ温煖開達シ汗ヲ發シ疼痛ヲ止メ腐敗ヲ防ギ衰弱ヲ強壯シ凝結ヲ疏シ堅硬ヲ軟ラゲ小便ヲ利シ、又破氣驅風ノ良効アリ。」と記述している。榕菴は「崎港在館ノ和蘭人苦薏ヲ以テ加密列ニ充用フト云」と述べており、苦薏すなわちシマカンギク *Chrysanthemum indicum* Linnéをオランダ人が本品の代用としていたという。シマカンギクは現行局方の収載品キクカ(菊花)の基原の1つである(キクカの条を参照)。

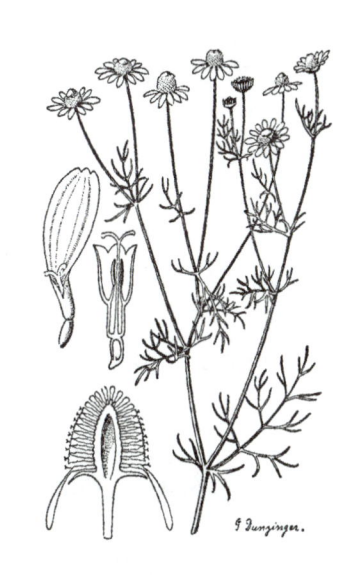

カラバルマメ　　PHYSOSTIGMATIS SEMEN　Ⅰ〜Ⅳ　　洋

▶ **基原**　マメ科(Fabaceae) *Physostigma venenosum* J. H. Balfourの種子。
▶ **用途**　フィゾスチグミン製造原料。
▶ **解説**　第2改正版までは加刺抜兒豆、以降はカラバル豆と称した。アフリカ西岸のカラバル地方原産で、先住民は犯罪の被疑者に服用させ、中毒死したものを有罪とする神託裁判に用いたといわれる。1862年、スコットランドで瞳孔を収縮する作用のあることが発見され、以降、薬用研究が始まった。主成分はフィゾスチグミンで副交感神経興奮作用があり、縮瞳薬として眼科で繁用された。また大量投与による中毒症状では呼吸中枢・運動中枢を麻痺させ、重篤の場合は死に至る。

カルドベネディクトソウ　苦薊　CARDUI BENEDICTI HERBA　Ⅲ　　洋

▶ **基原**　キク科(Asteraceae) サントリソウ(キバナアザミ) *Cnicus benedictus* Linnéの花期の枝葉。
▶ **用途**　芳香苦味健胃薬。そのほか熱病・解離症状などに用いた。
▶ **解説**　局方の表記はカルドベネデクト草。地中海からコーカサス地方原産。古くから薬用とされ、『薬物誌』(ディオスコリデス)に本品の属名に似たKnikosの名があるが、Knikelaionなる油料の原料とするとあるので、キク科ベニバナと思われる(コウカの条を参照)。苦味質を含み、食欲不振・消化不良に用いる。『遠西醫方名物考』(宇田川榛斎・榕菴)巻七に葛爾儒別涅實屈室の名で収載、主治を「莖葉性温、味苦、揮發鹽油及ビ粘液多シ。發汗利尿ニ用ヒ、又健胃、制酸、解凝、稀釋ノ効アリ。發汗解毒ノ良効アルヲ以テ傳染疫毒ヲ表發ノ蒸氣ヨリ發泄シ發斑熱ヲ解シ腐敗ヲ遏ム。」と記述している。

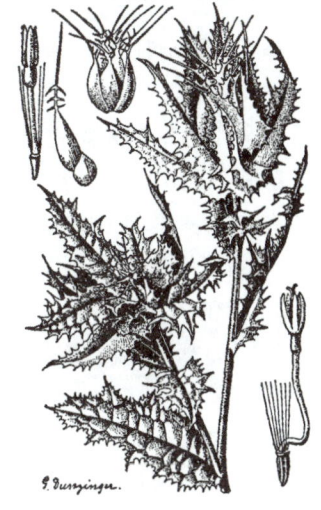

カルナウバロウ　　CERA CARNAUBA　　VII*～XVI　　　　洋

▶ **基原**　ヤシ科（Palmae）カルナウバヤシ*Copernicia cerifera* Martの葉から得たろう。《備考》Palmae→Arecaceae。カルナウバヤシ：*Copernicia prunifera* (Miller) H. E. Moore [synonym. *Copernicia cerifera* (Arrunda) C. F. P. von Martius]

▶ **用途**　軟膏基剤、錠剤のつや出し、防湿被包のほか、工業用にも広く用いる。

▶ **解説**　南米ブラジル原産。基原植物は樹高10mに達し、扇状の葉面にろうを分泌するので、それを採取する。植物性ろうとして融点が最も高く、いわゆるハードワックスの1種。

ガルバヌム　　GALBANUM　　I、III～IV　　　　洋

▶ **基原**　セリ科（Apiaceae）*Ferula gummosa* P. E. Boisser及びその他*Ferula*属植物より得られるゴム樹脂。

▶ **用途**　興奮薬、去痰薬、硬膏料。

▶ **解説**　初版は瓦爾抜奴謨（ガルバヌム）と表記し、「*F. gummosa*及びその他北ペルシアに産する*Ferula*属植物の諸種」とする。イランに原産し、その他*F. rubricaulis* P. E. Boisserなども同じ目的で用いる。古くから薫香料に供されたという。セリ科基原の樹脂生薬として類品にアギ、アンモニアクムがある（アギ、アンモニアクムの条を参照）。『遠西醫方名物考』（宇田川榛斎・榕菴）巻八に瓦爾抜奴謨（ガルバヌム）の名があり、ラテン名をヘリュラ・ガルバニヘラと表記している。これは*Ferula galbanifera* Miller[*Ferulago galbanifera* (Miller) W. D. J. Kochの異名]のことで、*F. gummosa*の異名である。主治については「神經ヲ強健ニシ堅硬ヲ軟化シ粘稠ヲ稀釋シ痛ヲ止メ風氣ヲ驅リ諸藏ノ壅塞ヲ蹴解スル要藥トス」と記載されている。

カールムジツ　　CARVI FRUCTUS　　III　　　　洋

▶ **基原**　セリ科（Apiaceae）ヒメウイキョウ*Carum carvi* Linnéの果実。

▶ **用途**　健胃・駆風薬、香辛料。

▶ **解説**　局方の表記はカールム實。欧州・西アジア原産で、『薬物誌』（ディオスコリデス）にKarosの名で収載され、古くから利尿薬・健胃消化薬として用いられた。後にアラビア医学にも導入され、現在の欧州で本品を使用するのは13世紀にアラビア医学より還流されたものである。一般にはキャラウエイ（Caraway）と称されるが、この名もアラビア語のkarāwiyāに由来する。香辛料として広く利用され、モノテルペン系精油を3～7%含む。本品を水で蒸留したものをカールム水AQUA CARVIと称し、胃痛・疝痛などに駆風薬・健胃薬として用いた。

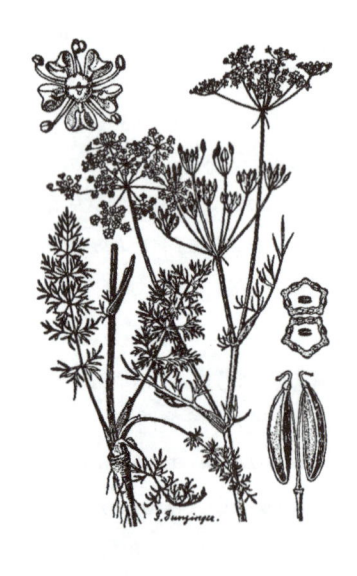

カロコン　栝楼根　TRICHOSANTHIS RADIX　二国、VII 〜 XVI　漢

▶ **基原**　ウリ科 (Cucurbitaceae) *Trichosanthes kirilowii* Maximowicz、キカラスウリ *T. kirilowii* Maximowicz var. *japonica* Kitamura 又はオオカラスウリ *T. bracteata* Voigt の皮層を除いた根。
《備考》キカラスウリ：*T. kirilowii* Maximowicz var. *japonica* (Miquel) Kitamura。*Trichosanthes tricuspidata* Loureiro [synonym. *T. bracteata* (Lamarck) Voigt]。*Trichosanthes tricuspidata* (*T. bracteata*) にオオカラスウリの和名を充てるのは問題がある。というのはわが国の南方に"オオカラスウリ"の名をもつ種が分布し、初島住彦は *T. sinopunctata* C. Y. Yueh（正しくは *T. sinopunctata* C. Y. Cheng et C. H. Yueh）を充てて、それまで *T. bracteata* (Lamarck) Voigt に充てていたのを変更した[1]。Cheng・Yueh の学名は現在では *T. laceribracteata* Hayata の異名となっている[2]。したがって、オオカラスウリたる *T. laceribracteata* Hayata は *T. tricuspidata* (*T. bracteata*) とは別種である。

▶ **用途**　漢方の一部の処方に配合される。配合処方：柴胡桂枝乾姜湯・柴胡清肝湯。

▶ **出典**　神農本草經中品「栝樓　一名地樓。味は苦く寒。川谷に生ず。消渇、身熱、煩滿、大熱を治し、虚を補ひ中を安んじ、絶傷を續ぐ。」

▶ **漢名**　栝樓・地樓(本經)、果臝・天瓜・澤姑・黃瓜(別錄)、白藥(圖經本草)、瓜蔞・瑞雪(本草綱目)。

▶ **解説**　本經に薬用部位の記載はないが、別錄に「栝樓根　腸胃の中の痼熱、八疸、身面の黃なるもの、脣乾、口燥、短氣を除き、月水を通じ、小便利を止む。一名果臝一名天瓜一名澤姑　實名黃瓜　胃痺を主り、人面を悦澤にす。莖葉　中熱、傷暑を療ず。洪農[3]の川谷及び山陰の地に生ず。土深きに入る者は良し。鹵地に生ずる者は有毒なり。二月八月に根を採り、曝乾すること三十日にして成る。」とあるように、根のほか、実(栝樓實)や茎葉も薬用とされた。『圖經本草』(蘇頌)に「三四月の内に苗を生じて藤蔓を引き、葉は甜瓜葉の如く作し、又細毛有り。七月に花を開き葫蘆(ウリ科ヒョウタン)の花に似て淺黃色、實は花の下に在り、大なること拳の如し。生なるは青く、九月に至り赤黃色に熟す。」とあり、カラスウリの類であることがわかる。根に多量のデンプンを含み、かつてはベビーパウダーに用いた。『本草綱目』(李時珍)の釋名に「其の根粉を作る。潔白なること雪の如し。故に之を天花粉と謂ふ。」とある天花粉(テンカフン)は、『圖經本草』に「孫思邈、粉法を作り、大なる根を深く掘り、厚く皮を削り白處寸切に至る。之を水に浸し、一日一水を易へ、五日を經て取り出し爛らかして搗き研り、絹袋を以て之を盛り澄濾し、極細せしめ粉の如くす。水を去り方寸匕日に三四服す。亦た粉粥に作るべし。」とあるように、その製法を記す。ただし、今日の中国市場で天花粉と称するものは根を粉末にしたもので、伝統的なプロセスを経て製したデンプン粉末ではない。

『本草和名』(深根輔仁)に「栝樓　和名加良須宇利(からすうり)」とあり、『延喜式』巻第三十七の臘月御藥に栝樓根の名が見え、遣諸蕃使(唐使)、諸國進年料雜藥(丹波国・因幡国・石見国・播磨国・紀伊国・伊予国・土佐国より貢進)では単に栝樓とだけある。キカラスウリの同属種にカラスウリ *T. cucumeroides* (Seringe) Maximowicz ex Franchet et Savatier があるが、『本草綱目啓蒙』(小野蘭山)はそれを王瓜(オウカ)に充てるが、誤りである。王瓜は本經中品に収載され、『新修本草』(蘇敬)は「此の物は蔓生し、葉は栝樓に似て圓く叉跌無し。子は梔子の如く、生は青く、熟すれば赤し。但し、稜無し。」と記述し、葉にくびれがないというからカラスウリではない。『圖經本草』(蘇頌)も「葉は栝樓に似て圓く、叉跌無く、刺有りて毛の如し。五月に黃花を開き、花の下に子を結び弾丸の如く、生は青く、熟す

れば赤し。」と蘇敬注を踏襲し、さらに茎葉に密生する毛の存在を言及しているので、わが国に自生のないオオスズメウリ *Thladiantha dubia* Bunge であることがわかる。『本草和名』は「王菰（＝菰） 一名土菰（＝菰） 和名比佐久」とまったく異なる和名を充てている。比佐久とは、ヒサゴすなわち瓢・瓠であって、当時、わが国に伝わっていたウリ科ヒョウタン *Lagenaria siceraria*(Molina) Standley に充てられたが、少なくとも栝樓とは区別されていた。このことは『延喜式』巻第三十七の諸國進年料雜藥において、土瓜の貢進があった4カ国のうち、近江国からは土瓜六兩、栝樓九斤と両名が出てくることで明らかである。カラスウリも『新修本草』で記述された特徴の多くと合うので、古い時代では王瓜（土瓜）に充てられた。カラスウリの別名をヒサゴウリと称するのはかかる背景による。『用藥須知』(松岡恕庵)の栝樓の条に「玉ヅサト云アリ。王瓜ト名ク。混同スベカラズ。(中略) 玉ヅサハ京都ニ多シ。皮薄ク色熟スルニ至テ黄赤シ。カラスウリハ皮アツク熟スルニ至テ色少シク黄ニ變ズルノミ。通赤ナラズ。此ノ種京都ニ希ナリ。」とあり、王瓜の和名をタマズサとし、別にからすうりがあって混同しやすいという。注意しなければならないのは、ここでからすうりとあるのは今日のキカラスウリに相当するもので、それが京都には少なかったというのである。『大和本草』(貝原益軒)に「藥舗ヨリ來ハ多クハ王瓜ナリ」とあるのも同じである。キカラスウリとカラスウリとを和名の上で区別したのは『本草綱目啓蒙』(小野蘭山)であり、「王瓜ニ混ズル故、黄ノ字ヲ冠ス」と註釈をつけた。現在の中国ではカラスウリを王瓜と称しているが、江戸期のわが国の本草学では王瓜をカラスウリとしていたから、その影響を受けたのかもしれない。

1) 初島住彦「琉球植物誌　追加・訂正版」(沖縄生物教育研究会、1975年)、591頁〜592頁、895頁。
2) Huang Luqi, Lu Anmin, Charles Jeffrey, Flora of China 19: 36-45, 2011。
3) 『本草綱目』では弘農とする。河南省洛陽以西、陜県に至る地域をいう。

カンキョウ　乾姜　ZINGIBERIS PROCESSUM RHIZOMA　XIV*(2)〜XVI　漢

▶ **基原**　ショウガ科(Zingiberaceae) ショウガ *Zingiber officinale* Roscoe の根茎を湯通し又は蒸したもの。《備考》*Zingiber officinale* (Willdenow) Roscoe。

▶ **用途**　もっぱら漢方に用いる。配合処方：烏藥順氣散・黄連湯・解急蜀椒湯・乾姜人参半夏丸・甘草乾姜湯・甘草瀉心湯・枳縮二陳湯・芎帰調血飲・芎帰調血飲第一加減・桂枝人参湯・堅中湯・五積散・柴胡桂枝乾姜湯・四逆加人参湯・四逆湯・生姜瀉心湯・小青竜湯・小青竜湯加杏仁石膏・小青竜湯加石膏・椒梅湯・参蘇飲・続命湯・蘇子降氣湯・大建中湯・大防風湯・中建中湯・当帰湯・人参湯・半夏瀉心湯・半夏白朮天麻湯・茯苓四逆湯・附子理中湯・苓甘姜味辛夏仁湯・苓姜朮甘湯。

▶ **出典**　神農本草經中品「乾薑　味は辛く温。川谷に生ず。胸滿、欬逆上氣を治し、中を温め、血を止め、汗を出し、風濕痺を逐ふ。腸澼下利(を主る)。生の者尤も良し。久しく服せば臭氣を去り、神明を通ず。」

▶ **漢名**　乾薑(本經)、白薑(本草綱目)。

▶ **解説**　本經にある主治の記述で「久しく服せば臭氣を去り、神明を通ず」とある部分は『證類本草』では生薑の条に記載されている。「一般用漢方製剤承認基準」は、烏藥順氣散・枳縮二陳湯・芎帰調血飲・芎帰調血飲第一加減・五積散・生姜瀉心湯・半夏白朮天麻湯では生姜・乾姜の両品を配合

し、参蘇飲・蘇子降気湯・大防風湯・苓甘姜味辛夏仁湯・堅中湯では生姜・乾姜のいずれを配合してもよいとしている。生姜と乾姜はともに基原がまったく同じで、修治の有無で両品を区別するにすぎない。因みに、生姜の初見は別録である。乾姜の修治法については、『本草經集注』(陶弘景)に「凡そ乾なる者を作る法は、水に淹すこと三日、畢く皮を去り、流水中に置くこと六日、更に皮を去る。然る後、曬して乾かし甕甌中に置き、之を醸すと謂ふなり。」と記述されている。一方、『圖經本草』(蘇頌)は、陶弘景によるこの記述を漢州の乾薑製造法であるとし、別に「(生姜の根を)長流水に於いて洗ひ、過日曬して乾薑と爲す」と、より簡便な修治法を記述している。『本草綱目啓蒙』(小野蘭山)にも「長流水ニ數日浸シ釀シ晒ス」とあり(『本草綱目』(李時珍)を引用)、『一本堂藥選』(香川修徳)の造乾薑法も「母薑の筋無き者を撰び取り、水漚三日、藁索を用て皮を刮去、洗淨し、風日透乾、堅きなるを以て度と爲す」とあって、基本的には同じ方法で調整するが、いずれにせよ今日の修治法とは大きく異なることに留意しなければならない。『用藥須知』(松岡恕庵)に「乾生姜ハ生姜ヲキザミソノマヽ日乾シテ收メ用ルナリ。俗醫多ク此ヲ以テ乾姜ト爲スハ誤ナリ。」とあるように、わが国では乾姜を生姜の単なる乾燥品とし、生姜・乾姜を厳密に区別しないことが多かった。『淺田宗伯處方全集』の「藥物名彙」では、乾姜をホシショウガとしているだけで、今日的な修治法で調製したものかどうか判断しかねる。問題は、伝統的な修治法を施したとして、今日の生姜と乾姜に見られるような、色・堅さ・質感などに違いがあるかどうかである[1]。『古方藥品考』(内藤尚賢)巻之一に「完ク曝シ乾タル者ヲ藥舗ニ麻留乾薑ト呼ブ。又、之ヲ片キ乾ス者ヲ乾生薑ト呼ビ、俱ニ佳ナリ。凡ソ色白ク味極テ辛美ナル者ヲ良品ト爲ス。又、三河乾薑、形瘠小ニシテ外白ク肉赤ク餳ノ如クニシテ堅ク、辛味厚カラザル者ヲ次ト爲ス。」とあり、外面はともかく内面が赤く堅い三河乾薑と称するものがあったことも注目に価しよう。ただし、尚賢は乾姜の造法として「秋冬ノ交、老薑ノ肥タル者ヲ取テ水ニ淹シ洗ヒ過シ、晴ヲ待テ皮ヲ刮リ、之ヲ片キ日ニ曝ス。若クハ乾キ難キトキハ則チ甕器内ニ爐ルモ亦可ナリ。」と述べており、磁器の入れ物に入れて加熱することもあるとしている。三河乾薑はそのようにして処理したとも考えられ、蒸して乾燥するという現在の方式はこの発展型と推定できる。このような修治法で調製した乾姜はわが国独自のものである。

『本草和名』(深根輔仁)に「乾薑　和名久礼乃波之加美」とあり、『和名抄』(源順)に「生薑　和名久礼乃波之加三、俗に云ふ、阿奈波之加美」とあるクレノハジカミと同名である。すなわち、古い時代では生姜も乾姜も和名では区別しなかった。基原はショウキョウと同じである(ショウキョウの条を参照)。

[1] 御影らによれば、伝統的な修治法で製した乾姜は局方準拠のカンキョウとは外見が異なるという［太田(室井)美里、御影雅幸　日本薬学会第133年会要旨集　化学系薬学　生薬学・天然物化学3　29pmA-401　2013年］。

カンゾウ　甘草　GLYCYRRHIZAE RADIX　Ⅰ～ⅩⅥ　　　漢

▶ **基原**　マメ科(Leguminosae) *Glycyrrhiza uralensis* Fischer 又は *G. glabra* Linné の根及びストロンで、ときには周皮を除いたもの(皮去りカンゾウ)。《備考》Leguminosae→Fabaceae。

▶ **用途**　鎮咳去痰薬、鎮痙薬、消化性潰瘍薬のほか、グリチルリチン酸製造原料、食品甘味料とする。非常に多くの漢方処方に配合：安中散・安中散加茯苓・胃苓湯・烏薬順気散・烏苓通気散・温

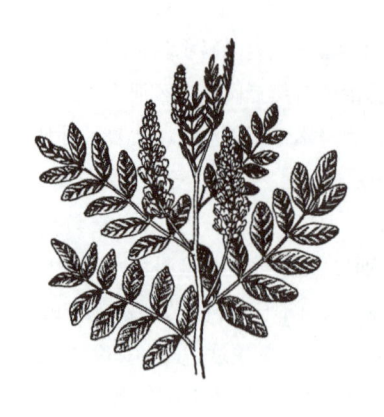

経湯・温胆湯・越婢加朮湯・越婢加朮附湯・黄耆建中湯・黄芩湯・黄連湯・乙字湯・乙字湯去大黄・解急蜀椒湯・解労散・加減涼膈散(万病回春)・加減涼膈散(浅田方)・化食養脾湯・藿香正気散・葛根黄連黄芩湯・葛根紅花湯・葛根湯・葛根湯加川芎辛夷・加味温胆湯・加味帰脾湯・加味解毒湯・加味逍遙散・加味逍遙散加川芎地黄・加味平胃散・栝楼薤白湯・甘草乾姜湯・甘草瀉心湯・甘草湯・甘草附子湯・甘麦大棗湯・甘露飲・帰耆建中湯・桔梗湯・枳縮二陳湯・帰脾湯・芎帰膠艾湯・芎帰調血飲・芎帰調血飲第一加減・響声破笛丸・杏蘇散・駆風解毒散・九味檳榔湯・荊芥連翹湯・桂姜棗草黄辛附湯・桂枝越婢湯・桂枝加黄耆湯・桂枝加葛根湯・桂枝加厚朴杏仁湯・桂枝加芍薬生姜人参湯・桂枝加芍薬大黄湯・桂枝加芍薬湯・桂枝加朮附湯・桂枝加竜骨牡蛎湯・桂枝加苓朮附湯・桂枝芍薬知母湯・桂枝湯・桂枝二越婢一湯・桂枝二越婢一湯加朮附・桂枝人参湯・啓脾湯・荊防敗毒散・桂麻各半湯・外台四物湯加味・堅中湯・甲字湯・香砂平胃散・香砂養胃湯・香砂六君子湯・香蘇散・厚朴生姜半夏人参甘草湯・五虎湯・五積散・五淋散・柴葛解肌湯・柴葛湯加川芎辛夷・柴陥湯・柴梗半夏湯・柴胡加竜骨牡蛎湯・柴胡枳桔湯・柴胡桂枝乾姜湯・柴胡桂枝湯・柴胡清肝湯・柴胡疎肝湯・柴芍六君子湯・柴蘇飲・柴朴湯・柴苓湯・酸棗仁湯・滋陰降火湯・滋陰至宝湯・四逆加人参湯・四逆散・四逆湯・四君子湯・紫根牡蛎湯・滋腎明目湯・梔子柏皮湯・炙甘草湯・芍薬甘草湯・芍薬甘草附子湯・鷓鴣菜湯・十全大補湯・十味敗毒湯・潤腸湯・蒸眼一方・生姜瀉心湯・小建中湯・小柴胡湯・小柴胡湯加桔梗石膏・小青竜湯・小青竜湯加杏仁石膏・小青竜湯加石膏・小続命湯・椒梅湯・消風散・升麻葛根湯・逍遙散(八味逍遙散)・秦艽羌活湯・秦艽防風湯・参蘇飲・神秘湯・参苓白朮散・清肌安蛔湯・清湿化痰湯・清上蠲痛湯・清上防風湯・清暑益気湯・清心蓮子飲・清熱補気湯・清肺湯・洗肝明目湯・川芎茶調散・千金内托散・喘四君子湯・銭氏白朮散・続命湯・疎経活血湯・蘇子降気湯・大黄甘草湯・大防風湯・竹茹温胆湯・竹葉石膏湯・治打撲一方・治頭瘡一方・治頭瘡一方去大黄・中建中湯・調胃承気湯・丁香柿蒂湯・釣藤散・通導散・定悸飲・桃核承気湯・当帰飲子・当帰建中湯・当帰四逆加呉茱萸生姜湯・当帰四逆湯・当帰湯・独活葛根湯・独活湯・二朮湯・二陳湯・女神散(安栄湯)・人参湯(理中丸)・人参養栄湯・排膿散及湯・排膿湯・麦門冬湯・八解散・半夏散及湯・半夏瀉心湯・白朮附子湯・白虎加桂枝湯・白虎加人参湯・白虎湯・不換金正気散・茯苓杏仁甘草湯・茯苓四逆湯・茯苓沢瀉湯・附子粳米湯・附子理中湯・扶脾生脈散・平胃散・防已黄耆湯・防已茯苓湯・防風通聖散・補中益気湯・奔豚湯(金匱要略)・奔豚湯(肘後方)・麻黄湯・麻杏甘石湯・麻杏薏甘湯・(麻子仁丸)・明朗飲・薏苡仁湯・抑肝散・抑肝散加芍薬黄連・抑肝散加陳皮半夏・六君子湯・立効散・竜胆瀉肝湯・苓甘姜味辛夏仁湯・苓姜朮甘湯・苓桂甘棗湯・苓桂朮甘湯・苓桂味甘湯・麗沢通気湯・麗沢通気湯加辛夷・連珠飲。

▶ **出典**　神農本草經上品「味は甘く平。川谷に生ず。五藏六府の寒熱、邪氣を治し、筋骨を堅くし、肌肉を長じ、力を倍す。金創、尰、毒を解す。久しく服すれば身を輕くし、延年す。」

▶ **漢名**　甘草(本經)、蜜甘・美草・蜜草・蕗草(別錄)・國老・枯笭草(本草經集注)、粉草(本草綱目)。

▶ **解説**　第6改正版までは甘草と表記。市場では産地名を冠した名で呼ばれる。中国産カンゾウのうち、東北甘草と称するものは *Glycyrrhiza uralensis* を基原とするもので良品とされ、西北甘草の一部もこれである。西北甘草のほか、新疆甘草と称するものがあり、その主たる基原は *Glycyrrhiza* *inflata* Batalinで、一部に *G. glabra* を基原とするものもある。*Glycyrrhiza uralensis* は中国東北地方からモンゴル・シベリアまで広く分布する。一方、*G. glabra* は中国新疆地方以西から欧州に至るまでのユーラシア大陸に広く分布し、次の4変種に区別することがある。

1. スペインカンゾウ　　var. *typical* Regel et Herder　　スペイン・フランス・イタリア
2. ロシアカンゾウ　　　var. *glandulifera* Regel et Herder　中央アジア・ロシア
3. イランカンゾウ　　　var. *violacea* P. E. Boissier　　イラン
4. ペルシアカンゾウ　　var. *pallida* P. E. Boissier　　イラン

3・4はあわせてペルシアカンゾウあるいはイランカンゾウと呼んでいたが、学名上で区別されるため、便宜的に区別した。因みに、現在の分類学では *G. glabra* 一種にまとめ、各変種を区別しない。

　本品の基原の記述は局方のバージョンによってかなりの変遷があった。初版から第5改正版までは *G. glabra* var. *glandulifera* のみ、第6改正版は「ウラルカンゾウ *G. uralensis* 又はその他同属植物」、第7改正版は「*G. glabra* var. *glandulifera* 又はその他同属植物」、第8～9改正版は「*G. glabra* var. *glandulifera*、*G. uralensis* 又はその他同属植物」、第10～13改正版までは「*G. uralensis*、*G. glabra* またはその他同属植物」とされていたが、第14改正版以降は *G. uralensis*、*G. glabra* の2種以外は局方の正品から除外されている。また、薬用部位の表現も微妙に変更された。初版から第5改正版までは単に根、走根(ストロンのこと)とのみ記載され、第6～11改正版までは周皮を付けた「皮付きカンゾウ」と周皮を除いた「皮去りカンゾウ」の両名が併記されていたが、第12改正版以降は「皮付きカンゾウ」に言及することはなくなった。皮去り品は中医学で用いるものであり、中国からの輸入が増えたことを反映する。品質規定も第13改正版以降は大きな変更があった。すなわち、グリチルリチン酸の含量を2.5％以上とし、性状の項から条の冒頭に移して含量規定として判定の基準とするようになった。近年の輸入品とりわけ中国産カンゾウはこの基準に準拠するのが困難になりつつあるといわれる。

　別録に「二月八月除日に根を採り、暴乾すること十日にして成る」とあるように根を薬用とする。『本草經集注』(陶弘景)に「此の草は最も衆藥の主と爲し、經方に用ひざる者少なし」とあるように古くから繁用され、「百藥の毒を解して九土の精と爲し、七十二種の石、一千二百種の草を安和す」(別録)と考えられていた。『傷寒論』辨太陽病脈證并治下第七にある炙甘草湯は。その名にあるように、甘草を火で炙った炙甘草を配合する。『本草經集注』に「亦た火にて炙り乾かせる者有り、理が多く虚して疎らなり。」とあり、陶弘景はあまり評価していない。炙甘草湯は『金匱要略』血痺虚勞病脉證并治第六附方、同肺萎肺癰欬上氣病脉證并治第七附方にもあるが、それぞれ『千金翼方』・『外臺祕要』巻第十より引用したものという。したがって、『傷寒論』の炙甘草湯も成立時にあった処方ではなく、宋改本の編集過程で追加されたものと推定され、陶弘景の評価が低いのも説明できるだろう。ただし、李時珍は「方書にいふ炙甘草、皆長流水(河水)を用て蘸濕し之を炙り、熟するに至り、赤皮を刮り去る。或は漿水を用て炙熟す。未だ酥にて炙り酒にて蒸す者有らず。大抵中を補するに宜しく炙りて用ふべし。火を瀉するに宜しく生にて用ふべし。」(『本草綱目』・修治)と述べ、炙甘草の調製法を詳細に記載するとともに、陰陽五行説を反映させた用法であることがわかる。

『本草和名』(深根輔仁)では阿末岐の和名があり、さらに出陸奥國と産地が記されている。『延喜式』巻第三十七の諸國進年料雜藥に陸奥國・常陸國・出羽國からそれぞれ十斤・廿五斤十三兩・五斤の甘草の献上があったことが記されている。和産品で本品の代用となるものを強いて挙げれば、『和名抄』(源順)に「蘇敬曰ふ　千歳虆　一名蘡薁藤　上中二音嬰育　阿末都良　此間甘葛　千歳なるを得れば莖大なること椀の如し」とあるように、アマヅラという和名がつけられた千歳虆なるものが候補となり得る。千歳虆は、『圖經本草』(蘇頌)によれば、「藤を作して生じ木上に蔓延す。葉は葡萄(ブドウ)の如くして小なり。四月、其の莖を摘めば汁白くして甘し。五月、花を開き、七月、實を結び、八月子を採り、青黒微赤なり。冬に惟葉を凋み、此れ即ち詩に云ふ葛虆なり」とあるので、これはブドウ科ナツヅタ Parthenocissus tricuspidata (Siebold et Zuccarini) Planchon の類でまちがいない。『和名抄』の注にあるように、アマヅラは甘葛であって、古代のわが国でその樹液は重要な甘味資源であった。したがって、その茎は甘茎すなわち甘草の代用たり得ると考えられる。しかしながら、『延喜式』巻第五「齋宮」に甘葛煎一斗伊勢、同巻第二十二「民部上」の年料別貢雑物に伊豆国・越前国から甘葛汁の貢進、同巻三十「大藏省」の賜蕃客例の大唐皇への献上品として甘葛汁六斗、同巻第三十一「宮内省」の諸國例貢御費に遠江・駿河・伊豆・越前・能登・越後・丹波・丹後・但馬・因幡・美作・備前・備中・阿波・太宰から甘葛煎、巻第三十三「大膳下」の諸國貢進菓子に、伊賀国・遠江国・駿河国・伊豆国・出羽国・越前国・加賀国・能登国・越中国・越後国・丹波国・丹後国・但馬国・因幡国・出雲国・美作国・備前国・備中国・紀伊国・阿波国・太宰府から但甘葛煎直進藏人所とあり、さらに同巻第三十七「典藥寮」の中宮臘月御料に所須甘葛煎小一斗一合、雜給料所須甘葛煎小五斗一合、諸國進年料雜藥に越中国・丹後国・因幡国から甘葛の貢進が記録されている。以上から、当時でも甘葛が全国津々浦々に産する国産品であることは一目瞭然であり、甘草とは別品と認識されていたことは確実である。

享保年間、八代将軍徳川吉宗の命令で朝鮮薬材調査が行われたことは薬史学上周知の事実であるが(第2部第1章第4節を参照)、当時の幕府はニンジンのみならずカンゾウの生品の入手にも熱心であり、対馬藩を通して導入を企てた。その結果、享保八(1723)年4月10日に薬材調査を指揮していた江戸の河野松庵のもとへ6本のカンゾウ生品が届けられた[1]。実はこれより前の享保五(1720)年、甲州上於曾村でカンゾウの植栽品が発見されていた[2]。わが国に自生しないカンゾウがいかなる経緯で甲州において植栽されていたか明らかではないが、『延喜式』に甲州とは比較的近い常陸国から甘草が貢進されていたことを考えると、古い時代に伝えられた名残である可能性もあるだろう。以降、甲斐国山梨郡山於曽村伊兵衛と同郡下右盛村与兵衛が江戸幕府に収めるカンゾウを栽培し、この両家は甘草屋敷と呼ばれた。ここで栽培されたカンゾウは、甘草屋敷(重要文化財旧高野家住宅)に残された標本から、*G. uralensis* であることがわかっている。『和漢三才圖會』(寺島良安)によれば、南京・陝西・河東(山西省)・山西より産する者を南京甘草、福州産を藁手と称するとあり、前者が良品、後者が劣品とされた。甘草屋敷で栽培されたものはこの南京甘草と思われる。

スペインカンゾウ *G. glabra* を基原とするものは西洋でリコリス(Licorice)と称され、抗潰瘍薬として古くから用いられている。『本草綱目啓蒙』(小野蘭山)に紅毛甘草とあるものはスペインカンゾウのことで、「味ハ美ナレドモ性劣ルト云」とあるように、漢方医学に導入されることはなかった。『薬物誌』(ディオスコリデス)に Glucoriza とあるものがこれに当たる。しかし、形態の記述はきわめて不正確であり、甘味があること、根の搾り汁がのどの乾きを癒すなどとある記述によっ

て、かろうじてカンゾウとわかる程度にすぎない。『植物誌』(テオフラストス)にある「スキュティアの根」とは、甘い根という意味のグリュケイアの別名があることから、やはりスペインカンゾウのことである。当然のことながら蘭方でも用いられ、『和蘭薬鏡』(宇田川榛斎・榕菴)巻十三に甘草の条がある。ラテン名をゲレイセイルリサとあり、Glycyrrhizaすなわち本品の基原植物の属名のことであるが、種小名の記載はない。同書は中国より入手した甘草について一切言及していないが、蘭方でも用いたことはまちがいないだろう。同書による甘草の主治は「甘味ノ粘液ヲ含ムコト多キ故ニ、酷厲液ヲ甘和包攝シ、刺戟疼痛ヲ鎮止シ、攣急ヲ緩解シ、燥涸ヲ滋潤シ、彊硬ヲ縦弛スル超羣ノ効ヲ稱ス」とあり、喘息、痰の出ない咳などに効き目があって口に含むと乾きを癒すと記述されている。

　主成分のグリチルリチン酸は内因性ステロイド代謝酵素を阻害して偽アルドステロン症を起こすことが知られている。したがって、複数の漢方処方を服用してカンゾウの摂取が過量となる場合、偽アルドステロン症が副作用として発現することがある。そのため、1回当たりのカンゾウの服用は2.5g以下であることが望ましいとされ、昭和53年2月13日、厚生省薬務局長(当時)名の通達「甘草の一日最大許容量について」に明記されている。当時はまだ漢方薬に副作用はないと広く信じられ、また漢方医学を信望する医師によって喧伝されていたのであるが、漢方薬といえども副作用は無関係ではないという事例のさきがけとなった。

1) 田代和生著『朝鮮薬材調査の研究』(慶應義塾大学出版会、1999年)、「第六章　朝鮮国内における動植物採集 2甘草の入手」、224頁-230頁。
2) 上田三平著・三浦三郎編『改訂増補日本薬園史の研究』(渡辺書店、1972年)、「第六章特殊の薬園　第二節甘草屋敷」、204頁-209頁。高野伊兵衛が提出した書状に、享保五年を去る六七十年前より他から根分けしたものとある。

カンタリス　CANTHARIS　I～VIII　　洋

▶ **基原**　ツチハンミョウ科(Meloidae)マメハンミョウ*Epicauta gorhami* Marseul、オオオビゲンセイ*Mylabris phalerata* Pallas又は*M. cichorii* Linnéの虫体。
▶ **用途**　引赤発泡剤とする。
▶ **漢名**　盤蟊・龍尾(本經)、斑猫・斑蚝・龍蚝・斑菌・睦髪・盤蟊・晏青(呉普本草)、龍苗(薬性論)。
▶ **解説**　第2改正版までは羯荅利斯(カンタリス)と称した。第7改正版まではマメハンミョウ(豆斑猫)だけに基原を限定していた。第8改正版では中国で斑蝥(斑猫ハンミョウ)MYLABRISと称する2種すなわちオオオビゲンセイとその同属種*M. cichorii* Linnéを追加した。日本産のマメハンミョウの産出量が減少し、中国産斑蝥を輸入するようになったためである。因みに、今日の欧州でカンタリスとして用いるのはゲンセイ(芫青)*Lytta vesicatoria* Latreilleである。第5改正版以降で、カンタリジンの含量規定が加わり、基原の判定基準とした。当初は2%以上、第7改正版では2.0%以上としていたが、第8改正版では0.6%以上と大幅に緩和された。

　『薬物誌』(ディオスコリデス)にKantharidesとあり、欧州で古くから薬用とされた。同書には2種記載するが、薬効の優れているのは色彩の豊かな方としている。後世の欧州局方でカンタリスとし

ているのは、前述したように、ゲンセイ（芫青）*Lytta vesicatoria*であり、『薬物誌』の記述と一致する。本經下品に「盤蝥　一名龍尾。味は辛く寒。川谷に生ず。寒熱の鬼注、蠱毒、鼠瘻、惡瘡疽を治し、死肌を蝕み、石癃を破る。」とあるものに相当し、『呉普本草』以降は斑猫と称するようになった。中国産斑猫の主たる基原はオオオビゲンセイと*M. cichorii* Linné、欧州産のカンタリスはゲンセイ、わが国ではマメハンミョウを斑猫と称した。芫青の名は別錄下品に初見し、主治は「蠱毒、風疰、鬼疰、堕胎を主る」と記載され、盤蝥とは別条としているのでややこしいが、その基原は*Lytta*属の数種で、欧州産ゲンセイも含むと思われる。『本草綱目啓蒙』（小野蘭山）は芫青について「今舶來ナシ。間蠻舶來アリ。紅毛語カンターリィ。又スパンスフリイゲト云。」とあり、中国からの輸入が途絶え、欧州から入手していたことを示している。本品は蘭方では要薬とされ、『遠西醫方名物考』（宇田川榛斎・榕菴）巻十二に芫青、ラテン名をカンターリデスとあり、和産の葛上亭長（カツジョウテイチョウ）すなわちマメハンミョウで代用して効は同じとし、その主効を「此蟲、殊ニ腎、輸尿管、膀胱、尿道ヲ刺戟スル一種ノ酷厲毒アリ。（中略）病性ヲ察シ服量ヲ愼ミ適宜ニ是ヲ用レバ其酷厲毒ヲ以テ腎、膀胱等ヲ刺戟衝動シ小便分利ノ機轉ヲ進メ極テ利尿ノ峻効ヲ奏ス。故ニ水腫小便閉ノミナラズ凡ソ粘稠ヲ稀釋シ凝結ヲ疏解シテ小便ニ驅泄シ治スベキ諸病ニ奇効アルコト是ニ比スベキ者ナシ。」と記述している。葛上亭長は別錄に下品として初見し、主治は「味辛ク微（わづ）かに温、有毒。蠱毒、鬼疰を主る。淋結、積聚を破り、堕胎す。」と記載されている。『本草經集注』（陶弘景）に「葛の花時に之を取る。身黒くして頭赤く、喻へて人の玄衣、赤幘を著（き）るが如し。故に亭長と名づく。」とあり、クズの葉の上に生息するマメハンミョウをいう。『本草綱目啓蒙』（小野蘭山）に「江州ノ地豆ニ宜シ。故ニ荻田多シ。近江大豆ト稱シ名産トス。夏月北風吹クトキハ此蟲生シテ舉田皆食ヒ枯ラスニ至ルト云。」とあるように、クズだけでなく、ダイズなどの野菜を食害する害虫であり、農薬のない昔は多かったことを示している。また、『遠西醫方名物考補遺』（宇田川榛斎・榕菴）巻五に地膽（チタン）という類品が収載され、俗名ツチハンメウとある。ラテン名をメロエ・プロスカラとあるが、ツチハンミョウ科*Meloe proscarabaeus* Linnéのことである。主治を「此蟲大毒アリ性効芫青ト同シテ微緩弱ナリ。過服スレバ劇キ腹痛胃腸焮衝吐血下血ヲ發シ特ニ膀胱尿道ヲ刺戟シテ劇キ焮衝小便閉尿血等ノ危症ヲ發シ或ハ死ス。」としている。地膽は本經下品にあり、主治は「一名元青。味は辛く寒なり。川谷に生ず。鬼注寒熱、鼠瘻惡瘡、死肌を治す。癥瘕を破り、堕胎す。」とあり、別錄の芫青と紛らわしい同音の別名が付けられている。18世紀後半から19世紀初めに成立した『耳嚢』（根岸鎭衛）巻之五「毒蝶の事」に「萌黄色（もえぎ）なるを芫菁（あをはんめう）といひ、葛の葉に住むを葛上亭長（かつじやうていちやう）といひ、地中へ蟄しては地膽（ちたん）といひ、背斑らなるを斑猫（にはつゝ）といふと醫書にもありて、いづれも毒あるとかたりける故爰に記しぬ」と両名が出てくる。ここで地膽をニワツツとしているが、『和名抄』（源順）に邇波都々（にはつつ）と出てくる古名である。因みに、『本草和名』（深根輔仁）では和名は付されていない。ニワツツは庭筒の義で、庭に筒状の穴を掘って生息するハナバチ*Anthophila*の巣に寄生するからつけられたと思われる。

カンテン　寒天　AGAR　IV〜XVI　和

▶ **基原**　紅藻類テングサ科（Gelidiaceae）マクサ（テングサ）*Gelidium elegans* Kuetzing、その他同属植物又は諸種紅そう類（*Rhodophyta*）から得た粘液を凍結脱水したもの。

▶ **用途** 粘滑剤、配合基剤、添加剤などのほか、食品にも広く利用する。また、菌やカルスなどの培地として研究分野で繁用される。

▶ **解説** 第6改正版まで寒天と表記。第4改正版は基原を「マクサ及びその他同属諸種」としていたが、第5改正版で「その他諸種紅藻類」を加えて今日に到る。

　テングサの粘漿を今日ではトコロテンと称するが、『和名抄』(源順)に「楊氏漢語抄云ふ、大凝菜 古々呂布度。本朝式云ふ、凝海藻　古流毛波、俗に心太の讀を用ひ、大凝菜と同じなり。」とある古々呂布度がその古名に相当する。この名はさらに古く、『正倉院文書』にも頻出し、たとえば、後金剛般若經食物用帳に「漬薑廿□　心太一斗　芥子一升　小豆五升云々」(巻14　81頁-82頁)とあり、天平寶字二年九月の記名がある。そのほか、『和名抄』にある大凝菜・凝海藻も散見され、さらに小凝菜という名も一部に用いられるが、字義からトコロテンの原料となる海藻諸種と考えてまちがいない。『出雲國風土記』に「凡て、北の海に捕る所の雜の物は、志毗、鮨、(中略)海藻、海松、紫菜、凝藻菜等の類、至りて繁にして、稱を盡くすべからず」(嶋根郡)とあって心太の名はない。一方、西行の歌に「磯菜摘まん　今生ひ初むる　若ふのり　みるめ(海松布) ぎばさ(ホンダワラあるいはアカモクの古名という) ひじきこゝろぶと」(『山家集下』一三八一、括弧内は著者註)という各種の海藻を列挙した歌があり、このココロブトは明らかに海藻を表す。したがってコルモバ・ココロブトは必ずしも海藻とそれから作る粘漿を区別した名ではなかったようである。因みに、コルモバとは、凝海藻(菜)を「凝る藻葉」と訓読みしたものである。『延喜式』の随所に凝海菜・凝海藻・凝菜・大凝菜という類名が頻出し、平安期でも食用として重要な産物であった。

巻第二「四時祭下」	枚岡社四座	(中略)　凝海菜各八斤八兩
	太詔戸社	(中略)　凝海藻六斤ほか凝海藻
巻第二十三「民部下」	交易雜物	伊勢國凝草卅斤、尾張國凝菜四十斤ほか凝菜
同		志摩國大凝菜卅四斤ほか大凝菜
巻第二十四「主計上」	若狹國　調　凝菜	
	凡諸國輸調　大凝菜	
巻第三十「大蔵省」	凡戒壇十并沙弥菜料　凝菜	
巻第三十三「大膳下」	嘉祥寺春地藏悔過料　凝菜二斗四升	
	正月最勝王經齋會供養料　大凝菜三分ほか大凝菜	

凝海菜・凝海藻・凝菜・大凝菜のいずれの名も、コルモバの和名を充ていてるように、煮出した液を冷やすと凝り固まる性質を漢字でもって表現したものであり、中国から伝わった漢名ではない。通説ではトコロテンを中国伝来とするが、もしそうであればしかるべき名前とともに中国に何らかの痕跡が残っているはずである。中国には古い時代、少なくとも古代までさかのぼる古名はいかなる文献にも伝承されていない[1]。そもそも、トコロテンの製法に特殊な技術は必要ないので、東南アジア諸国やわが国も含めて各地で自然に発生した食品と考えるべきである。

　ここでココロブトの語源について考えてみたい。『大和本草』(貝原益軒)は「蛮語ノ如シ」とするが、上代の文献に出てくるほどの古語であるから、蛮語というのは益軒の勘違いであり、やはり純粋なる和語と考えるべきである。二音節のココロ-ブトとすれば、ココロは凝るの意でほぼまちがい

ない。一方、ブトは、『和訓栞』(谷川士清)に「ぶととは餛飩(ワンタン)の類に伏兎といふ意成べし」とあり、『和名抄』に「餢飳　部斗二音　亦た饆饠に作る　布止　俗に云ふ伏兎　油にて煎ずる餅なり」とあるものとは微妙に異なるようであるが、いわゆるご馳走の意と考えればよいだろう。すなわち、ココロブトとは加熱して冷ますと凝る性質があって馳走にするという意味の古語である。一方、トコロテンは、谷川士清が「職人歌合にこゝろていともいへり。ていとハ太の音訛(ふとい→ふてえ→てい)成べし。」と述べているように、ココロブトをココロテイということもあったという。確かに『七十一番歌合』に「うらぼんの　なか半のあきの　夜もすがら　月にすますや　わがこころてい」とあり、この歌合の判води「うらぼんのよもすがら心ぶとう事しかり、心ていきく心地す」とあるから、ココロブトに同じとしてまちがいない。したがって、ココロテンを経てトコロテンに転じたと思われる。『七十一番歌合』は明応九(1500)年ころの成立で、ココロブトの字義は室町時代でも理解不能となっていたことを示し、国語学的観点から興味深い。

　わが国ではテングサの漢名に石花菜(セッカサイ)を充てることがあるが、『和漢三才圖會』(寺島良安)が『本草綱目』(李時珍)を引用したことに始まる。『本草綱目』は「石花菜は南海の沙石の間に出づ。高さ二三寸、狀は珊瑚の如くして紅白の二色有り。枝上に細齒有り、沸湯を以て泡だてて砂屑を去り、沃(ひた)すに薑醋を以てし、之を食ふ。(中略)久しく浸せば皆膠凍と成すなり。」と記述し、『國譯本草綱目』もこれをテングサと考定した。しかし、『大和本草』は「閩書ニ云フ石花菜ハ海石(原典では海礁)ノ上ニ生ジ、性ハ寒。夏月ニ之ヲ煮テ凍ト成ス。今按ズルニ是心太ナルベシ。但シ綱目ノ石花菜ヲ説ケルハ異レリ。」とあるように、『閩書南産志』(明・何喬遠)にある石花菜[2])をテングサ(心太)としたが、李時珍のいう石花菜はテングサではないとしている。なぜ益軒が『本草綱目』と『閩書南産志』の石花菜がそれぞれ異なるとしたのか、その論拠とするところを具体的に述べていないのでわからないが、わが国と中国との間で認識が異なる可能性なら大いにあり得る。そもそも海藻の形態は、高等植物のように分化していないから、記述だけで種を識別するのは難しいからである。『中藥大辞典』は石花菜をミリン科カタメンキリンサイ *Eucheuma gelatinae* (Esper) J. Agardh としている。同種は熱帯・亜熱帯の海中の岩の上に生える海藻であり、わが国では九州南部以南に産し、近縁種のキリンサイ *E. muricatum* (Gmelin) W. v. Boose も四国の太平洋岸以南に限られ、いずれもテングサよりずっと少ない。したがって、古代の凝藻葉がカタメンキリンサイ・キリンサイの可能性はほとんどなく、逆に中国でいう石花菜は、李時珍が南海の沙石の上に生え、珊瑚のようで紅白の2種があるといっているから、カタメンキリンサイあるいはその近縁種ということになろう。カタメンキリンサイも、種小名が示すように、煮汁は寒天質となる。李時珍は石花菜の出典を16世紀成立の『食鑑本草』(明・寧源)としているが、正しくはもっと古く1329年の刊行自序がある『日用本草』(元・呉瑞)である。そのほか、石花菜の名は元・李東垣著とされる『食物本草(二十二巻本)』巻之七に出てくるが、同書は偽託の書と推定され、実際の成立は明末である。『日用本草』に「大寒にして無毒。上焦の浮熱を去り、下部の虛寒を發す。」と記載されているだけで、それがいかなる基原であるかを示唆する記述はない。ただし、この記述は『本草綱目』に記載された石花菜の主治と同じであり、また李東垣仮託の『食物本草』の記述は『本草綱目』の集解にある李時珍註と共通する。実は『食物本草』と称するものにはいくつかの系統があり、ここで引用するものは1643年刊行の二十二巻本『鐫傭食物本草』であり、巻頭に陳継儒の序文と凡例ならびに『救荒野譜』・『救荒野譜補遺』と図録、さらに李時珍の序文が加わり、巻末には李時珍参訂と称する『摂生諸要』・『治蠱論方』を付している。し

たがって、石花菜の基原に関する記述はいずれも李時珍自身の手が加わったものである。『本草綱目啓蒙』(小野蘭山)は「廣東新語ニ白ナルハ瓊枝ト爲シ、紅ナルハ草珊瑚ト爲スト云フ。云々」とあるように、『廣東新語』(清・屈大均)を引用し、李時珍よりさらに一歩踏み込んだ記述となっている。この引用文は『廣東新語』巻之二十七の海菜の条にあり、『鐫備食物本草綱目』の当該内容を咀嚼して記述した形になっている。瓊は紅色の玉の意であり、石花菜の別名とする瓊枝(ケイシ)は、紅色で小さな紅玉のようなものが枝に点在するという意であり、まさにカタメンキリンサイの形態的特徴を表す名にふさわしい。したがって白いものを瓊枝とするのは誤りのように見えるが、キリンサイ属には紅色と薄い黄緑色の種が混在しているので、カンテン原料となる同属の複数種を瓊枝と称していたとも考えられる。因みに、瓊枝の名は『鐫備食物本草綱目』に瓆枝と出てくるもので、『廣東新語』は同音同義の瓊に作って瓊枝とした。

　カンテンはトコロテンを凍結乾燥したもので、京都伏見の美濃屋太郎左右衛門(生没年不詳)が万治元(1658)年に創製したのが始まりで、天明年間に大阪府三島郡城山に伝わり、全国に広まったという[3]。俗説では、たまたま戸外に放置したトコロテンが凍結し、日をおくと干物になるのをみて、美濃屋太郎左右衛門がその製法を思いついたといい、これを「瓊脂の干物」と命名したという。瓊脂とは、『鐫備食物本草綱目』に「今の人は菜洗ひて沙を去り、鍋中に入れ、和するに少しの水を以てし、煮ること數沸、帶熱なるに攪ること數十轉すれば、便ち烊(とろ)けて膏糊の如く、加ふるに砂仁椒薑等の末を以てし、取り出して盆内に貯ふ。稍冷ゑ(や)れば凝結して琥珀の如く瑪瑙の如く、之を瓊脂と謂ふ。或は醬、或は糟、氷姿愛すべし。」とあり、要するにトコロテンに言及しているのであり、瓊枝の脂(あぶら)の意である。カンテンの起源に関する文献学的確証はないが、『和漢三才圖會』に次のような具体的な製法の記載があり、寒天の名の初見も同書にある。

造ル法　夏月能ク洗ヒ晒シ乾シ復(クリカヘ)ス。又、水ニ注ギ晒シ乾スナリ。十日許(ばかり)ニシテ白色ト成ル。水賽シテ冷シ定ムレバ則チ凝凍シテ葛糊ノ如クシテ粘ラズ。薑酢沙糖等ヲ用テ之ヲ食ヘバ能ク暑ヲ避クナリ。冬月嚴寒ノ夜、之ヲ賽テ露宿スレバ則チ凝凍テ甚ダ輕虚ナリ。俗ニ之ヲ寒天ト謂フ。蘇方(スハウ)ノ木ノ煎汁ヲ用テ之ヲ染ム。赤色最モ鮮ヤカニシテ愛スベシ。之ヲ色寒天ト謂フ。城州伏見ノ里ニテ之ヲ製ス。僧家ニテ調菜ノ必用ト爲ス。又、其ノ濃汁ヲ用テ干紙ニ塗リ晒シ乾セバ則チ礬膠紙ノ如クシテ久シク損傷セズ、以テ團扇ヲ飾ル。

　カンテンの製造技術がわが国で発生したことはまちがいないが、カンテンの英名はAgarとされている。しかし、Agarの名の由来は、マレー語の紅藻類の名前Agar-agar (*Gracillaria lichenoides* Greville)であり、紅藻類から製したゼリーすなわちトコロテンに相当するものにすぎず、寒天のように乾燥工程を施したものではない。本来なら和語に因んでKantenとすべきところを、わが国の学者がろくに検証もせず、Agarの名を充ててしまったところに非がある。因みに、トコロテンに相当するものは、日本・中国に限らず、東南アジア各地に古くから利用されており、それぞれ独立に発生したのであって、いずれの地域が起源ということはなく、中国に起源を発するという論拠はない。

---

1)　『正倉院文書』、『延喜式』にあるいずれの名も中国では見当たらない。
2)　『聞書南産志』では「石花菜　海礁上に生ず。性は寒。夏月に似て凍を成す。」と記述されている。
3)　『第16改正日本薬局方解説書』(廣川書店、2011年)、D-176—D-177によるが、出典を欠く。野村豊著『寒

天の歴史地理学研究』（大阪府経済部水産課、1951年）に、寒天の発明年代については数説あり、何れも確たる証拠があっての立論ではなく、民間の伝承に基づくに過ぎないとある（「第3章第一節　寒天の発明と攝津への展開」、16頁-24頁）。とはいえ、わが国で寒天の製造法が発生したことはまちがいない。

カンピ末　柑皮末　CITRI PERICARPIUM PULVERATUM　V*～VII*　洋

▶ **基原**　ミカン科(Rutaceae) ダイダイ *Citrus aurantium* Linné var. *daidai* Makino、ナツミカン（ナツダイダイ）*C. natsudaidai* Hayata 又はその他同属植物の果皮の油分（オレンジ油）をしぼった後、粉末としたもの。《備考》ダイダイ・ナツミカンは純系ではなく雑種起源と考えられ、それぞれ *Citrus x aurantium* Linné、*C. x natsudaidai* Hayata と表記するのが適当と思われるが、あまり一般的ではない。

▶ **用途**　散剤用の賦形剤。

▶ **解説**　第5改正版追補では柑皮末、第6改正版ではカン皮末と表記。

カンペントウ　甘扁桃　AMYGDALI DULCE SEMEN　I～V、一国*　洋

▶ **基原**　バラ科(Rosaceae) *Amygdalus communis* Linné [synonym. *Amygdalus dulcis* Miller；*Prunus amygdalus* Batsch；*Prunus dulcis* (Miller) D.A.Webb] の種子。

▶ **用途**　カンペントウ油（薬用・化粧品用）原料、乳剤、食用。

▶ **漢名**　八擔仁（飲膳正要）、巴旦杏・忽鹿麻（本草綱目）

▶ **解説**　局方表記は甘扁桃（カンペントウ）。シリア原産といわれるが、主産地は小アジア地方である。『本草綱目』（李時珍）にある巴旦杏（ハタンキョウ）は本品のことで、気味・主治を「甘く平、温にして無毒。欬を止め、氣を下し、心腹逆悶を消す。」としている。これより古く『飲膳正要』（忽思慧）に八擔仁（ハタンニン）という名で収載されたのが中国における初見で、気味の記載に「平、温」を欠くことを除けば、主治を含めて『本草綱目』と変わらない。『飲膳正要』巻第一「聚珍避饌」に荷蓮兜子という本品を配合する一品があり、次のように記載されている。

羊肉三脚子切　羊尾子二箇切　雞頭仁[1]　八兩　松黄[2]　八兩　八擔仁四兩　蘑菰[3]　八兩　杏泥[4]　一斤　胡桃仁八兩　必思苔仁[5]　四兩　胭脂[6]　一兩　梔子四錢　小油二斤　生薑八兩　豆粉四斤　山藥三斤　鶏子三十箇　羊肚肺各二付　苦腸一付　葱四兩　醋半餅　芫荽葉[7]
右の件、塩醤五味を用て調和して匀（ととの）へ、豆粉を皮に作り盞の内に入れて蒸し、松黄汁を用て澆（そそ）ぎ食す。

わが国では1671年の『醍醐随筆』（中山三柳）にあめんたうすとあり、当時、南蛮の珍薬としてもてはやされたと記されている（ミルラの条のコラムを参照）。それが実際にどのように用いられたかを具体的に記したのは『本朝食鑑』（人見必大）であり、巻之四「果部」の桃の条中に「近代、變種に阿米牟桃（アメムモモ）と

云者有り、樹高からず、葉狭小、花細かにして淡紅、枝に粘して繁重窠を作(な)す。其の實は小扁、肉少なく、味苦し。但(ただ)、核仁の味甘く油多く、以て果に充つべし。瘍醫、油を采りて之を用ゆ。」とあり、ここではアメンド（ト）ウと称している。この名はポルトガル語のAmendoaに由来し、漢名を用いていないのは、中国を経由せずに伝わったからである。本品を搾り取って得た脂肪油を甘扁桃油という。『本朝食鑑』はアメンドウの仁と油の主治を「時毒及び一切の熱腫を抜き、痛みを止め、血を和らげ、耳中の欝塞を通じ、耳鼻、面瘡、諸惡瘡、腫痛を愈す。其の仁も亦た聾を治す。」と記載し、風毒腫痛と乳癰熱腫の附方も紹介している。江戸期の民間醫療でも本品を用いた処方が散見される。甘扁桃油を用いた処方もあることから、本品を用いた処方は中国ではなく蘭方の影響を受けたことがわかる。

○ 妙藥博物筌
瘧(をこり)の妙藥
巴旦杏(あめんどう)壹匁　甘草(かんぞう)壹分　右割み、おこり日(ひ)の朝早天(あさそうてん)に、いまだ人の汲ざる水にて、食碗(めしわん)に水一盃(はい)入、半分に煎(せん)じ、たとへば日中におこり候はゞ其前までに皆用ゆ

膈噎(かくいつ)　はきやまひ　の妙藥　秘傳名方
虎尾(とらのを)　かつていらともへんえれすともいふ　壹匁かげぼし　巴旦杏(あめんどうす)二つくだき上皮(かわ)ともに用ゆ　氷砂糖(こほりざとう)五分
甘草(かんぞう)弐分　生姜(しょうが)二斤　右つねのごとく煎(せん)じ用

○ 奇工方法
小児陰茎腫小水不通痛には、アレメントウノ油を耳かきに壹つ程用ゆ、大人には□六つ程用ゆ、又丹田ヨリ茎中　右の油を引てより引やうは耳かきにてすくひ、熱湯に入温め、丹田より茎中迄細く筋あり、それへ引なり

『遠西醫方名物考』（宇田川榛斎・榕菴）は扁桃の名を用い、巻四に主治について「甘美ノ油及ビ粘液多シ。故ニ甘和滋養シ攣急ヲ緩弛シ酷厲毒ヲ包摂攝和制シ乳汁ヲ増シ焮熱ヲ消シ枯燥ヲ潤シ乾欬、勞嗽、吐血、肺瘍、羸痩病ニ験アリ。」と記述している。扁桃は、『本草綱目』の桃の条に「區桃は南番に出でて、形は區して肉澁く、核の狀は盒の如し。其の仁は甘美にして、番人之を珍びて波淡樹[8]と名づく。」とある區桃に由来する。榕菴は「此樹和産未ダ詳ナラズ」と述べており、『本朝食鑑』に当時のわが国で栽培されていたという記述と矛盾する。*Prunus dulcis* は寒さに弱く、また多湿のわが国の風土に合わず、江戸後期になると絶えてしまったらしい[9]。また、江戸初期に欧州人経由で伝わった本品に関する知識は、『本草綱目』の不正確で混沌とした記述に撹乱されたことも影響している[10]。類品にクヘントウ（苦扁桃）があり、苦味の強い青酸配糖体アミグダリンを含むので、その名がある。両種はよく似ていて識別が難しいが、アミグダリンをほとんど含まず食べられるカンペントウ（甘扁桃）をスィートアーモンド、アミグダリンを含み苦くて食べられないクヘントウをビッターアーモンドと称し、原産地では古くから経験的に識別されてきたという。クヘントウの基原植物の学名は*Amygdalus communis* Linné であって、現在の分類学ではカンペントウと区別せず、かつて用いられた*A. communis* Linné var. *amara* (Duhamel) de Candolle、*A. amara*

Duhamelや*Prunus dulcis*（Miller）D.A.Webb var. *amara*（de Candolle）Buchheimなどは異名となっている。したがって、現在ではカンペントウとクヘントウを合わせて単にヘントウ（扁桃）と呼ぶ（クヘントウの条を参照）。

1) 鶏冠子に同じで、ヒユ科ケイトウ*Celosia cristata* Linnéの果実。
2) 松黄は松花粉の別名で、マツの類の花粉をいう。初見は『新修本草』である。
3) 『本草綱目』は蘑菰蕈の名で収載、別名肉蕈とする。木村康一はハラタケ科（Agaricaceae）ハラタケ*Agaricus campestris* Linnéの子実体とする。『日用本草』に蘑菇があり、同物異名と思われる。
4) 基原をキョウニンと同じとすれば、バラ科ホンアンズなどの果肉である。
5) ウルシ科*Pistacia vera* Linnéの果実。
6) 臙脂に同じ。べにのことでキク科ベニバナ*Carthamus tinctorius* Linnéの花汁に胡粉を混ぜたもの。
7) セリ科コエンドロ*Coriandrum sativum* Linnéの葉。
8) 巴旦杏に同じ。『飲膳正要』の八擔仁も含めてペルシア語のバダンの音訳という。
9) 今日、瀬戸内気候でやや乾燥する環境に恵まれる小豆島でわずかに栽培されている。
10) 巴旦杏という独立した条を立てながら、桃の条において波淡樹（匾桃）について記述し、モモの1種としている。『本草綱目』の記述を精査せず、『本朝食鑑』の記述を無視した小野蘭山ほかわが国の本草家にも大いに非がある。

キキョウ　桔梗　PLATYCODI RADIX　IV*〜XVI　漢

▶ **基原**　キキョウ科（Campanulaceae）キキョウ*Platycodon grandiflorum* A. De Candolleの根。《備考》*Platycodon grandiflorus*（Jacquin）A. Candolle。

▶ **用途**　去痰薬として家庭薬などに用いるほか、多くの漢方処方に配合される。配合処方：烏薬順気散・延年半夏湯・加減涼膈散（万病回春）・加減涼膈散（浅田方）・藿香正気散・桔梗湯・響声破笛丸・杏蘇散・駆風解毒散・荊芥連翹湯・荊防敗毒散・鶏鳴湯加茯苓・外台四物湯加味・五積散・柴梗半夏湯・柴胡枳桔湯・柴胡清肝湯・滋腎明目湯・十味敗毒湯・小柴胡湯加桔梗石膏・参蘇飲・参苓白朮散・清上防風湯・清肺湯・洗肝明目湯・千金内托散・竹茹温胆湯・排膿散・排膿散及湯・排膿湯・防風通聖散。

▶ **出典**　神農本草經下品「味は辛く微温。山谷に生ず。胸脇痛きこと刀にて刺すが如く、腹満、腸鳴幽幽とし、驚恐の悸氣を治す。」

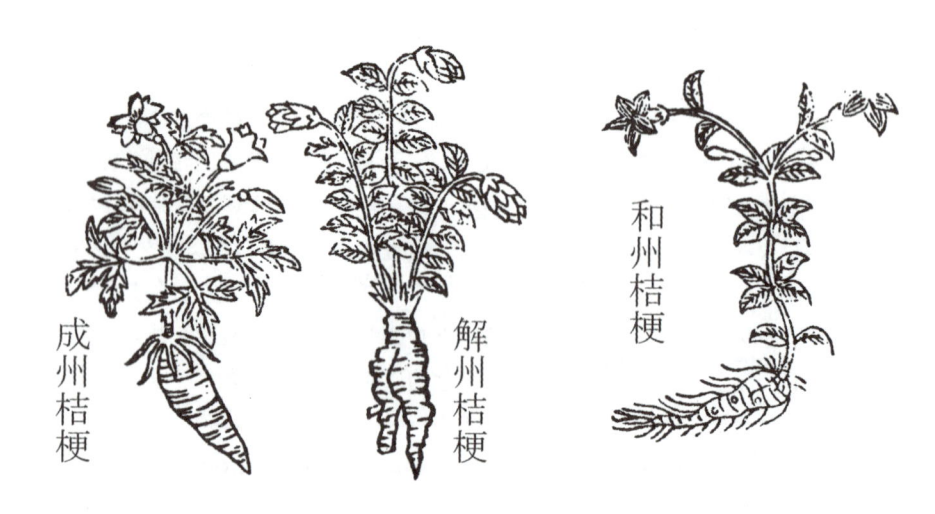

▶ **漢名**　桔梗(本經)、利如・房圖・白藥・梗草・薺苨(別錄)。
▶ **解説**　第5改正版までは桔梗根と表記。市場ではそのまま乾燥した生干桔梗(ナマボシキキョウ)とコルク皮を除いた晒桔梗(サラシキキョウ)の2形態が流通する。第5改正版は晒桔梗のみを基原とし、第6改正版では生干桔梗と晒桔梗の両方を基原の項に記述したが、第7改正版以降は単に根とのみ表記する。本經は薬用部位に言及しないが、別錄に「一名利如一名房圖一名百藥一名梗草一名薺苨。崇高(河南省登封県崇高山)の山谷及び宛句(山東省荷澤県西南)に生ず。二月八月根を採り暴乾す。」とあり、薬用とするのは根である。別錄は本品の別名に薺苨(セイネイ)を加えたが、これは同じキキョウ科ながら別属種のソバナ*Adenophora remotiflora* (Siebold et Zuccarini) Miquelあるいはその近縁種であるので紛らわしい。『本草經集注』(陶弘景)に「桔梗蠱毒(こどく)を療ずるに甚だ験あり。俗方、此を用ひ、乃ち薺苨と名づく。今、別に薺苨有り、能く藥毒を解す。所謂亂人参なる者は便(すなは)ち是此の桔梗に非ずして、葉は甚だ相似す。但、薺苨の葉は下に光明、滑澤、無毛にして異と爲す。葉生ずるも又、人参の相對する者に如(し)かざるなり。」とあるように、根の形が似る桔梗と薺苨そして人参は本来区別すべきものであるが、よく混同された。桔梗と薺苨は、今日の分類学でいえば同じキキョウ科に属するが、『重修政和經史證類備用本草』巻第十の成州桔梗の図はどうみても桔梗ではなくソバナに近いことから、古い時代から両品が混同されてきたことはまちがいない。『本草綱目』(李時珍)は「薺苨は本經における桔梗の別名」と釈名しているが、実際には本經ではなく別錄としなければならない。キキョウの生の根はあく抜きをすれば可食、中国の一部、朝鮮では食品として利用される。第4改正版の追補で収載されたが、漢薬としてではなく、セネガと同等の効力をもつ去痰薬としてである。

　『萬葉集』にある山上憶良の歌「萩(はぎ)の花　尾花葛花(をばなくずばな)　なでしこが花　をみなへし　また藤袴　朝顔(あさがほ)が花」(巻8　1538) は、秋の七草の歌として著名であるが、「あさがほ」はキキョウと考えられている[1] (『万葉植物文化誌』)。しかし、この名は平安時代の初期にヒルガオ科アサガオ*Ipomoea nil* (Linné) Roth〔synonym. *Pharbitis nil* (Linné) Choisy〕に転じ、『本草和名』(深根輔仁)では「桔梗　和名阿利乃比布岐(ありのひふき)一名乎加止々岐(をかととき)」とある。アリノヒフキは、鎌倉時代初期の歌学書『袖中抄』(顕昭)が「桔梗　ありのひふき」とするが、『本草和名』を引用したもので、当時、必ずしもこの名が通用していたわけではなさそうである。一方、トトキは、今日ではキキョウ科ツリガネニンジン*Adenophora triphylla* (Thunberg) A. Candolle var. *japonica* (Regel) H. Haraの別名・方言名に残る。しばしばこれを山菜トトキと称するが、食用とするのは若芽の部分であって根ではない。ツリガネニンジンは沙参の基原の1つと考えられているが、『本草和名』には沙参を唐産とするのみで、和名の記載はない。『日本植物方言集成』によれば、トトキあるいはその類名(訛名)はツリガネニンジン・ツルニンジン*Codonopsis lanceolata* (Siebold et Zuccarini) Bentham et Hooker filius ex Trautvetterのほか、ヒユ科ケイトウ*Celosia argentea* Linné（synonym. *C. crista* Linné）、アカネ科ヘクソカズラ*Paederia foetida* Linné〔synonym. *P. scandens* (Loureiro) Merrill〕、キク科オケラ*Atractylodes ovata* (Thunberg) de Candolleに見られ、キキョウにはない。ただし、『本草和名』・『和名抄』は赭魁(シャカイ)[2] に爲乃止々岐(ゐのととき)の和訓をつけている。桔梗に対するいずれの和名も定着することなく、漢名「桔梗」の音読みが後世の通用名となった。そのさきがけは早くも平安文学に見ることができ、『榮花物語』の音樂に「みす(御簾)のありさまよりはじめ、めぐりまでよのつねならずめづらかなるまでみゆるに、くちば(朽葉)、をみなへし(女郎花)、ききゃう(桔梗)、はぎ(萩)などのおりもの(織物)、いとゆふなどのすそご(末濃)の御き帳云々」と出てく

る。元良親王が相手の心変わりを恨んで桔梗の花をつけて詠った物名歌に「たのみせば　をさなからまし　ことのはは　かはりにけりな　きちかうのはな」(『元良親王集』七九)とあり、この「きちかう」も桔梗の音読みの変形である。このことは桔梗が重要な薬物であるが故に漢名で用いることの方が多く、その結果、「ありのひふき」という六文字からなる和名が文人の間で支持されず廃れてしまったことを示している。『延喜式』巻第三十七の元日御薬、臘月御薬、中宮臘月御薬、雑給料、遣諸蕃使(唐使、渤使)の随所に桔梗の名が頻出するほか、諸國進年料雜藥では山城国・大和国・摂津国・伊賀国・伊勢国・尾張国・三河国・遠江国・駿河国・武蔵国・下総国・近江国・美濃国・若狭国・越前国・播磨国・美作国・備前国・備中国・備後国・安芸国・讃岐国・伊予国から貢進の記録がある。『出雲國風土記』では神門郡・飯石郡・大原郡に所在の記録がある。現在では絶滅危惧種となり、野生はごく稀となったが、古い時代は少なくなかったと思われる。

1) 木下武司著『万葉植物文化誌』(八坂書房、2010年)の「あさがほ」、27頁-36頁。
2) 『名醫別錄』下品に初収載、ヤマノイモ科ソメモノイモ *Dioscorea chirrhosa* Loureiroの塊茎。

キクカ　菊花　CHRYSANTHEMI FLOS　XIV*(1)〜XVI　漢

▶ **基原**　キク科(Compositae)キク *Chrysanthemum morifolium* Ramatulle又はシマカンギク *C. indicum* Linnéの頭花。《備考》Compositae→Asteraceae。キク：*C.* x *morifolium* Ramatulle。

▶ **用途**　わが国では一部の地域(山形など)で生花を食用とするほか、ごく限られた漢方処方に配合：杞菊地黄丸・滋腎明目湯・清上蠲痛湯・洗肝明目湯・釣藤散。

▶ **出典**　神農本草經上品「菊華　一名節華。味は苦く平。川澤に生ず。風頭、頭眩、腫痛、目脱せんと欲して涙出で、皮膚の死肌、惡風、濕痺を治す。久しく服すれば血氣を利し、身を輕くして老ひに耐へ、延年す。」

▶ **漢名**　菊華・節華(本經)、日精・女節・女華・女莖・更生・周盈・傅延年・陰成(別錄)、治蘠(爾雅)、金蕊(本草綱目)。

▶ **解説**　本草における菊花の基原はキクであるが、局方がシマカンギクを加えているのは、『本草拾遺』(陳蔵器)に初見する野菊(別名は苦薏)を菊花と同品とする見解を採用したためである。野菊の名は、後に『本草綱目』(李時珍)が正名として採用するが、別名の苦薏(チョク)の方がよく通用する。キク科の分類を専門とする北村四郎によると、現代のキクは雑種基原で、ハイシマカンギク *C. indicum* Linné var. *procumbens* (Loureiro) Nakaiとチョウセンノギク *C. zawadskii* Herbich subsp. *latilobum* (Maximowicz) Kitagawaの交配したものであるという(『新註校定國譯本草綱目』北村四郎註)。『本草經集注』(陶弘景)に「菊に兩種有り。一種、莖は紫、氣は香ばしくして味は甘く、葉は羹に作るべし。食へる者は真と爲す。一種、青莖にして大きく、蒿艾(な)を作し、氣味は苦く食ふに堪へざる者は苦薏と爲す。真の菊に非ず。其の華は正に相似て、唯甘苦を以て之(わ)を別(つ)なり。(菊は)南陽の酈縣(河南省内郷県)に最も多く、今は近道の處處に有り、取りて之を種う。」とあり、菊と苦薏の分別はこの記述だけでは明確ではないが、少なくとも菊は栽培されていたことがわかる。北村によればキクの発生は唐以降であるという。その根拠は今一つ明解さにかけるが、仮にそうだとすれば、六朝

時代の陶弘景のいう菊は野生種ということになる。別録に「雍州の川澤及び田野に生ず」とあり、雍州は陝西省南部の西安を中心とした一帯とされているので、植物地理学的観点から古代の菊はホソバアブラギク *Dendranthema lavandulifolium* (Fischer ex Trautvetter) Kitamura [synonym. *C. lavandulaefolium* (Fischer ex Trautvetter) Makino ; *Pyrethrum lavandulifolium* Fischer ex Trautvetter] やハイシマカンギク(黄花)、チョウセンノギク(白花)ではないかと推定されている。残念ながら、陶弘景は菊の花の色に言及していないが、前述の記述に続いて、「又、白菊有り、莖葉都て相似し、唯花のみ白にして、五月に取る。」と述べており、これから想像するに、白菊はチョウセンノギクで、いわゆる菊は白ではないことになるから、間接的に黄花のホソバアブラギクやハイシマカンギクあたりに落ち着くだろう。『本草衍義』(寇宗奭)に「菊花は近世に二十餘種有り。惟單葉の花の小にして黄なるもの、緑葉の色深く小にして薄きものなり。候に應じて開く者は是なり。月令に謂ふ所の菊は黄花有る者なり。又、鄧州(河南省南陽縣)の白花單葉なる者は亦た藥に入る。餘は皆醫經に用ひず。」とあり、宋代になるとキクの栽培品種が増え、様々な形態のものが創出されたことを示唆する。「候に應じて開く者」とは、別録に「正月に根を採り、三月に葉を採り、五月に莖を採り、九月に花を採り、十一月に實を採り、皆陰乾す」とあることを受け、九月に花を咲かせるものが真品であることを暗示し、寇宗奭はその中で単弁の黄花品あるいは白花品を薬用にするといっているのである。江戸時代のわが国ではキクの栽培が発達し、多弁・大輪で形態変異の著しい品種が創出されたが、『本草綱目啓蒙』(小野蘭山)に「唐山ニテ賞スル秋菊ハ今ノ中菊ニシテ、本邦ニテ賞スル大菊ニハアラズ」とあり、観賞用大輪のキクは薬用に適さないとしている。おそらく、中国でも似た状況にあったと思われる。九月九日は、陽数の極である九が重なる(陽が重なる)お目出たい日として、重陽の節句として祝う。ちょうどこの時期にキクの花が咲くので、中国では長寿を祈願して菊花の酒を飲む風習があった。しかし、新暦ではまだキクの花が咲いていないため、重陽の節句は五節句のうちもっともなじみが薄くなった。東北地方とりわけ山形県にキクの花の食習慣が残っており、おひたし・くるみあえ・酢のもの・味噌漬けなどに用い、また生食することもある。菊花は古方ではほとんど用いないが、後世方では頭痛・めまい・かすみ目の治療を目的とした処方に主薬として配合される。

『本草和名』(深根輔仁)には「菊花　和名加波良於波岐」とあり、一方、『和名抄』(源順)には「菊　加波良與毛岐　一云可波良於波岐　俗云本音之重」とあってカワラヨモギという名をつけている。この両書よりやや後に成立した『醫心方』(丹波康頼)では、菊を岐久とし、これは漢音読みに基づく名である。この背景には本草学上の菊と、園芸で広く栽培されるようになった菊とで、微妙な認識の違いがあったためと思われる。『延喜式』巻第三十八に九月九日菊花宴とあり、前述したように、重陽の節句の記事があって、キクが重用されるようになったことを示している。『萬葉集』や『古事記』など上代の古典にはキクに相当するものは見当たらず、わが国に伝えられたのは平安時代になってからとされている。ただ、ヨメナ *Aster yomena* (Kitamura) Honda の類の古名をオハギといい、今日いうノギクは『萬葉集』にいくつか出てくる。『本草和名』はそれをもって菊花にカハラオハギの和名をつけたのである。『和名抄』がなぜ茵蔯蒿の和名であるはずのカハラヨモギの名をつけたのか、おそらくキクの類は野生・栽培品を含めて数多く、その結果、分別が不十分となって、混同してしまったと思われる。結局、わが国に野生のない菊の和名として、『醫心方』にあるように、漢音に基づくキクが汎用名として通用するようになった。蘭方で本品の類品に相当するのは『和蘭

薬鏡』(宇田川榛斎・榕菴) 巻四にある苦薏であろう。和名の俗称をノギクまたはセンボンギクとしているが、ラテン名をマトリカリア・パルテニウムすなわち *Matricaria parthenium* としている。今日いうナツシロギク *Tanacetum parthenium* (Linné) Carl Heinrich 'Bipontinus' Schultz [synonym. *Chrysanthemum parthenium* (Linné) E. H. L. Krause] のことである。主治については「温煖開達シ、竄透刺戟ス。繊維弛緩シテ粘液壅鬱セル諸病即チ處女病、萎黄病、粘液腫等ノ諸症ニ良驗ヲ稱ス。」と記されている。

キササゲ　梓実　CATALPAE FRUCTUS　V～XVI　和

▶▶「キササゲ」については、第2部 第4章で詳しく解説しています(p.606)。

▶ **基原**　ノウゼンカズラ科 (Bignoniaceae) キササゲ *Catalpa ovata* G. Don 又はトウキササゲ *C. bungei* C. A. Meyer の果実。

▶ **用途**　民間で利尿薬とする。

▶ **解説**　第5改正版はキササゲ實、第6改正版以降はキササゲと表記。第8改正版まではキササゲのみを正品としたが、第9改正版以降はトウキササゲを基原に加えた。漢名を梓実(シジツ)と表記することもあるが、中国ではキササゲの果実を薬用にした記録がなく、この名は和製の漢名である。トウキササゲは中国で有用材として栽培され、産出量が多いので、基原に加えられた。

キジツ　枳実　AURANTII FRUCTUS IMMATURUS　III～IV、二国、VII～XVI　漢

▶ **基原**　ミカン科 (Rutaceae) ダイダイ *Citrus aurantium* Linné var. *daidai* Makino、*C. aurantium* Linné 又はナツミカン *C. natsudaidai* Hayata の未熟果実。《備考》ダイダイは純系ではなく雑種起源と考えられ、*Citrus x aurantium* Linné と表記するのが適当と思われるが、あまり用いられない。YListはダイダイを変種として区別せず、*C. aurantium* Linné と表記する。ナツミカン(ナツダイダイ)については *C. aurantium* Linné の異名とする見解がある。

▶ **用途**　もっぱら漢方処方に配合：温胆湯・延年半夏湯・解労散・加減涼膈散(万病回春)・加味温胆湯・甘露飲・枳縮二陳湯・芎帰調血飲第一加減・荊防敗毒散・柴梗半夏湯・柴胡枳桔湯・柴胡疎肝湯・四逆散・滋血潤腸湯・潤腸湯・小承気湯・椒梅湯・参蘇飲・清上防風湯・大柴胡湯・大柴胡湯去大黄・竹茹温胆湯・通導散・排膿散・排膿散及湯・茯苓飲・茯苓飲加半夏・茯苓飲合半夏厚朴湯・分消湯(実脾飲)・麻子仁丸。

▶ **出典**　神農本草經中品「味は苦く寒。川澤に生ず。大風、皮膚中に在りて麻豆の如く苦痒なるを治し、寒熱の熱結を除き、利を止め、肌肉を長じ、五藏を利し、氣を益し身を軽くす。」

▶ **漢名**　枳實(本經)、枳殻(開寳本草)。

▶ **解説**　第3～4改正版は未熟橙實と表記し、基原はダイダイのみであった。第7～11改正版までは「ダイダイ、ナツミカン、(ウンシュウ)ミカン *C. aurantium* Linné subsp. *nobilis* Makino(*C. unshiu* Markovich)又はその近縁植物」、第12～13改正版までは「ダイダイ、ナツミカン又はその

近縁植物」、第13改正版第1追補以降はダイダイ、*C. aurantium*、ナツミカンのみを基原とし、今日に至る。『和漢薬百科図鑑』によれば、中国でキジツと称するものは主として酸橙 *C. aurantium* Linné、イチャンレモン（香円）*C. wilsonii* Tanaka (*C. x junos* Siebold ex Yu. Tanakaの異名という)、カラタチ *Citrus trifoliata* Linné [synonym. *Poncirus trifoliata* (Linné) Rafinesque] の3種で、そのほかにアマダイダイ *C. sinensis* (Linné) Osbeck、ブッシュカン *C. medica* Linné var. s*arcodactylis* Swingle (YList：*Citrus medica* Linné 'Sarcodactylis')、ザボン *C. maxima* (Burman) Osbeck [synonym. *C. grandis* (Linné) Osbeck；*C. maxima* (Burman) Merrill]、ユズ *C. x junos* (Makino) Siebold ex Yu. Tanaka、ギショウキツ *C. cavaleriei* H. Léveillé ex Cavalerie (synonym. *C. ichangensis* Swingle) などを基原とするものがあるという。これらのうち、カラタチはカンキツ属とは別属に分類される(YListは同属とする)もので、朝鮮半島でキジツと称するものの大半はカラタチといわれる。『用藥須知』（松岡恕庵）は「漢ヲ用べシ。和ハカラタチノ實ナリ。枳實ニ非ズ。唐ヨリ渡ルニ小枳實ト云アリ。此レモ亦臭橘ノ青キモノナリ。本艸原始ニ圖有リ、考フべシ。然レドモ眞ニ非ズ。」、また『本草綱目啓蒙』も「(枳を)カラタチト訓ズルハ非ナリ」と記述しており、江戸期のわが国ではカラタチ基原のキジツが多く用いられていたことを示唆する。カラタチの成分はカンキツ属種とよく似るが、フェネチルアミンアルカロイドの1種シネフリンをほとんど含まない点で大きな違いがある[1]。シネフリンは顕著なアドレナリン様作用があって経口投与でも薬効を示すので、江戸期の本草書がカラタチ基原のキジツを否定していたことは薬効の観点から非常に興味深い。

　枳とはもともとカラタチを表す字だが、現在では、枳実・枳殻ともにミカン属種を基原とし、古本草書の記録でもそれがカラタチであったという確証に乏しい。『圖經本草』（蘇頌）の枳實の条に「(枳は)橘の如くして小、高さ亦五七尺、葉は橘の如く刺多し。春に白花を生じ、秋に至りて實を成し、九月十月採り陰乾す。舊くは説く、七月八月採る者は(枳)實と爲し、九月十月採る者は(枳)殻と爲す。今の醫家は多く皮を以て厚く小なる者は枳實と爲し、完て大なる者は殼と爲す。」と記述されており、カラタチの実であるとは考えにくい。『本草拾遺』（陳蔵器）には「舊くは云ふ、江南は橘と爲し、江北は枳と爲す。今、江南俱に橘枳有り、江北に枳有りて橘無し。此、自ら是の種別にして關變に非ざるなり。」とあり、耐寒性によって枳と橘を区別しているようにも見える。問題は枳がカラタチであるか、あるいはユズのように耐寒性のある橘の1種かということに尽きる。蘇頌は「近道に出る所の者は俗に臭橘と呼び用ふるに堪へず」と述べており、この臭橘がカラタチを指すと思われる。『本草綱目』（李時珍）に枸橘の名で収載され、釋名で臭橘を異名とした。李時珍は「樹葉並に橘と同じ。但し、幹に刺多し。二月、白花を開き、青い蕊は香らず、結實して大いさ彈丸の如く、形は枳實の如し。而れども殻薄く香らず。（中略）僞りて枳實及び青橘皮に充て之を售る。」と述べており、これはカラタチの可能性が高い。『説文解字』に「枳は、枳木、橘に似たり」とあり、古い時代から枳と橘は似て非なるものと認識されてきた。おそらく、カラタチは、中国古代において北方系の王朝が江南地方(橘の産地)を支配できなかったときに、代用で用いた名残とも考えられ、もともとは橘實・橘殻であったのかもしれない。

　『本草和名』（深根輔仁）では「枳實一名枳殻　和名加良多知」、『新撰字鏡』に「枳　居紙思紫二反木實也久知奈志又加良立花」とあるから、枳は唐橘の義であったのが簡略されて「からたち」となった。問題は当時「からたち」と称したものが今日のカラタチと同じかどうかであるが、『延喜式』巻第三十七

にある諸國進年料雜藥において、貢進地域が山城国・大和国・摂津国・近江国・若狭国(以上枳實)、加賀国（枳殻）となっている。以上の地域は必ずしも温暖の地ではなく今日でもカンキツ類の栽培適地ではないから、この枳實・枳殻は耐寒性のあるカラタチ基原の可能性が高い。

1) 木下武司・鮫島美枝子・三川潮　生薬学雑誌　第33巻 146-149（1979）。

キナ　CINCHONAE CORTEX　I～IX　洋

▶ **基原**　アカネ科 (Rubiaceae) *Cinchona pubescens* Vahl (synonym. *Cinchona succirubra* Pavón ex Klotzsch) 又はその他同属植物の樹皮。
▶ **用途**　キニーネ(抗マラリア)、キニジン(抗不整脈) 製造原料。
▶ **解説**　第2改正版までは規那、第5改正版まではキナ皮と称した。初版から第3改正版までは基原を「*C. succirubra* 及び同属植物」、第4改正版は *Cinchona* 属諸種、第5～7改正版では *C. succirubra* だけに基原を限定、第8改正版以降では「*C. succirubra* 又はその他同属植物」と再び基原種を拡大した。また、第5改正版以降で総アルカロイド(キニーネおよびシンコニンとして)の含量規定が加わり、第5改正版では6.2%以上、第6改正版では5%以上、第7改正版以降では5.0%以上とし、基原の判定基準とした。かつて抗マラリア薬として南方熱帯地域では必須の薬物であったが、現在では生薬として用いることはない。南米アンデス熱帯降雨林の原産であるが、現在はアジアの熱帯が主産地である。洋薬「幾那」として江戸時代の蘭医学で要薬として用いられた。『和蘭藥鏡』(宇田川榛斎・榕菴) 巻六から巻十二にわたって、赤痢・失血、焮腫眼・蚘蟲・痘瘡・瘰癧・潰瘍・壊疽・癌瘡など様々な症状への適用例が詳細に記されている。『遠西醫方名物考』(宇田川榛斎・榕菴) でも巻十九から巻二十二に渡って記載され、主治について「此藥ハ強壯收濇衝動ノ効力ヲ以テ凝體纖維ノ虛弱ニ屬スル諸病ニ大効ヲ奏ス。然レドモ元運力ノ虛極ニ至リ胃腸ノ運營此藥ヲ消化スルコト能ハザル症ニハ害アリ。」と記載されている。明治時代になっても苦味健胃・強壯・解熱などの万能薬として家庭薬に配合されていたが、後に禁止され、抗マラリア薬に用途が限定された。

キノ　吉納　KINO　I～III　洋

▶ **基原**　マメ科(Fabaceae) *Pterocarpus marsupium* W. Roxburgh の樹液を乾固したもの。
▶ **用途**　収斂薬、家具塗料。
▶ **解説**　第2改正版までは吉納と称した。インドのマラバル地方原産の暗赤褐色～黒色の乾燥樹脂塊。本品はもともとアフリカのセネガル地方に産する同属植物 *P. erinaceus* Poiret の樹脂であり、キノという名も同地の土語に基づく。アフリカ産をアフリカキノと称することもあるが、わが国ではほとんど用いられなかった。『遠西醫方名物考補遺』(宇田川榛斎・榕菴) 巻三に吉納趨謨(キノゴム) とあり、主治は「性收濇シ經久下利、虛脱ノ失血、婦人崩漏、淋疾ノ疼痛焮衝治シテ後、膿様ノ液止マザル症及ビ白帶下ヲ治ス」と記載されている。

キョウカツ　羌活　NOTOPTERYGII RHIZOMA　XIV*(1)〜XVI　漢

▶ **基原**　セリ科（Umbelliferae）*Notopterygium incisum* C. T. Ting ex H. T. Chang 又は *N. forbesii* Boissieu の根茎及び根。《備考》Umbelliferae → Apiaceae。*Notopterygium franchetii* H. de Boissieu ［synonym. *N. forbesii* H. de Boissieu；*Hansenia forbesii*（H. de Boissieu）Pimenov et Kljuykov］。*Notopterygium franchetii* を川羌活（センキョウカツ）、*N. forbesii* を鄂羌活（ガクキョウカツ）と市場では区別してきたが、分類学的には同種とされる。

▶ **用途**　もっぱら漢方に用いる。配合処方：駆風解毒散・荊防敗毒散・秦艽羌活湯・清湿化痰湯・清上蠲痛湯・洗肝明目湯・川芎茶調散・疎経活血湯・大防風湯・独活湯・二朮湯・麗沢通気湯・麗沢通気湯加辛夷。

▶ **出典**　神農本草經上品「獨活　一名羌活一名羌青一名護羌使者。味は苦く平。川谷に生ず。風寒の撃つ所、金創を治し、痛みを止め、賁豚、癇痙、女子の疝瘕（を治す）。久しく服すれば身を輕くし、老ひに耐ふ。」

▶ **漢名**　獨活・羌活・羌青・護羌使者（本經）、胡王使者・獨搖草（別録）、羌滑（本草蒙筌）、長生草（本草綱目）。

▶ **解説**　『中薬大辞典』によれば、四川・湖北・陝西・甘粛などでは *Notopterygium franchetii* H. de Boissieu を川羌活（センキョウカツ）の名で用いるという。本經は独活（ドクカツ）と羌活を同品としており、『本草綱目』（李時珍）にも「独活、羌中より來る者を以て良しと爲す。故に羌活、胡王使者の諸名有り。乃ち一物二種なり。正に川芎（まさ）と撫芎、白朮と蒼朮の義の如し。（薬に）入用するに不同有るは微（わず）かにして、後の人以て二物と爲すは非なり。」（『本草綱目』巻十三・草部「獨活」）とあるように、同品あるいは異品としても違いはごくわずかとし、李時珍は羌活の条を設けることはなかった。別録は本經が「味苦く平」としているに対して「甘く微温にして無毒」を追加し、主治を「諸（もろもろ）の賊風、百節の痛風、久しきも新なるも無き者を療ず」とし、さらに「一名胡王使者一名獨揺草。此の草は風を得て揺れず、風無くして自ずから動く。雍州（陝西省・甘粛省一帯）の川谷或は隴西（甘粛省蘭州）、南西に生ず。二月八月に根を採り暴乾す。豚實之を使と爲す。」と独活のみを記述し、本經の記述に追記しただけのように見える。しかし、本經と別録の註釈校定書であるはずの『本草經集注』（陶弘景）は「藥名に豚實無し。恐らくは是れ蠡實にして、此の州（雍州・隴西・南西）の郡縣は並に是れ羌活なり。羌活の形は細くして多節、軟潤、氣息は極めて猛烈なり。益州（四川省）北部、西川（四川省西郡）に出づるは獨活と爲し、色は微（わず）かに白、形は虚大、用ふるに亦た相似と爲す。而（しか）れども小にして（羌活に）如（し）かず。其の一莖直上して風揺爲（た）らず。故に獨活と名づく。至って蛀易く宜しく密器に之を藏すべし。」と記述し、独活と羌活の違いを小さいとしながらも区別した。唐代の国定本草書『新修本草』（蘇敬）では「風を療ずるに宜しく獨活を用ふべし。水を兼ねるに宜しく羌活を用ふべし。」（『證類本草』所引）とあり、また『嘉祐本草』（掌禹錫）は唐代の『藥性論』を引用して「獨活は君なり。味苦くして辛し。能く諸の風濕冷に中（あた）り、奔喘逆氣、皮肌の苦（はなは）だ痒（かゆ）く、手足攣痛し、勞損を治し、風毒、歯痛を主る。羌活は君なり。味苦く辛くして無毒。能く賊風失音して語らず、痒（よう）きこと多く、血癩、手足不遂し、口面に喎邪あり、身に遍（あまね）く瘙痺あるを治す。」と記述しており、唐代になると独活と羌活を区別して用いたことを示唆する。実際、『小品方』（陳延之）に独活と白鮮皮からなる処方を産後の風虚に、羌活一味からなる処方を産後の中風で発語が渋り四肢拘急するのに用いるとあり、独活と羌活が蘇敬注にしたがって使い分け

られている(『證類本草』巻第六「獨活」所引)。しかし、独活と羌活の使い分けは金元以降になると複雑かつ不明瞭となった。『湯液本草』(王好古)は「羌活は足の太陽厥陰少陰の藥なり。濁活と二種を分たず。後の人、羌活を用ふるに多く鞭節の者を用ひ、獨活を用ふるに多く鬼眼の者を用ふ。羌活は則ち氣雄にして獨活は則ち氣細なり。故に雄なる者は足の太陽に入り、細なる者は足の少陰に入るなり。」、「獨活は細にして低し。足の少陰の伏風を収め、太陽を治せず。故に兩足の寒湿痺動止すること能はざるは此に非ざれば治すこと能はず。」と記述するが、金元医学理論の体系に組み込みながらも、独活と羌活の使い分けは今ひとつはっきりしない。しかし、金元医学は独活より羌活を重視したらしく、そのことは「一般用漢方製剤指針」に収載される294方のうち、羌活を配合するのは13処方あるが、川芎茶調散と大防風湯(『太平惠民和劑局方』)を除けば、いずれも『萬病回春』(龔廷賢)など金元医学書の出典であることを見ればわかる。一方、独活を配合する処方で、金元時代以降の医書を出典とするのは5方に留まる。

　羌活の基原について直接記載した本草書は少なく、やはり宋代の『圖經本草』(蘇頌)ぐらいしか見当たらない。

　春に苗を生じ、葉は青麻の如し。六月に花を開き叢を作し、或は黄、或は紫なり。實を結ぶ時、葉の黄なる者は是れ夾き石上に生じ、葉の青なる者は是れ土脉中に生ず。此の草は風を得て揺れず、風無くして自ずから動く。故に一名獨揺草。二月八月に根を採り暴乾して用ふ。本經は云ふ、二物同一類と。今の人、紫色にして節密なる者を以て羌活と爲し、黄色にして塊を作す者を獨活と爲す。一説案ずるに、陶隱居は云ふ、獨活、西川、益州北部に生ずるものの色は微白、形は虚大にして、用ふ

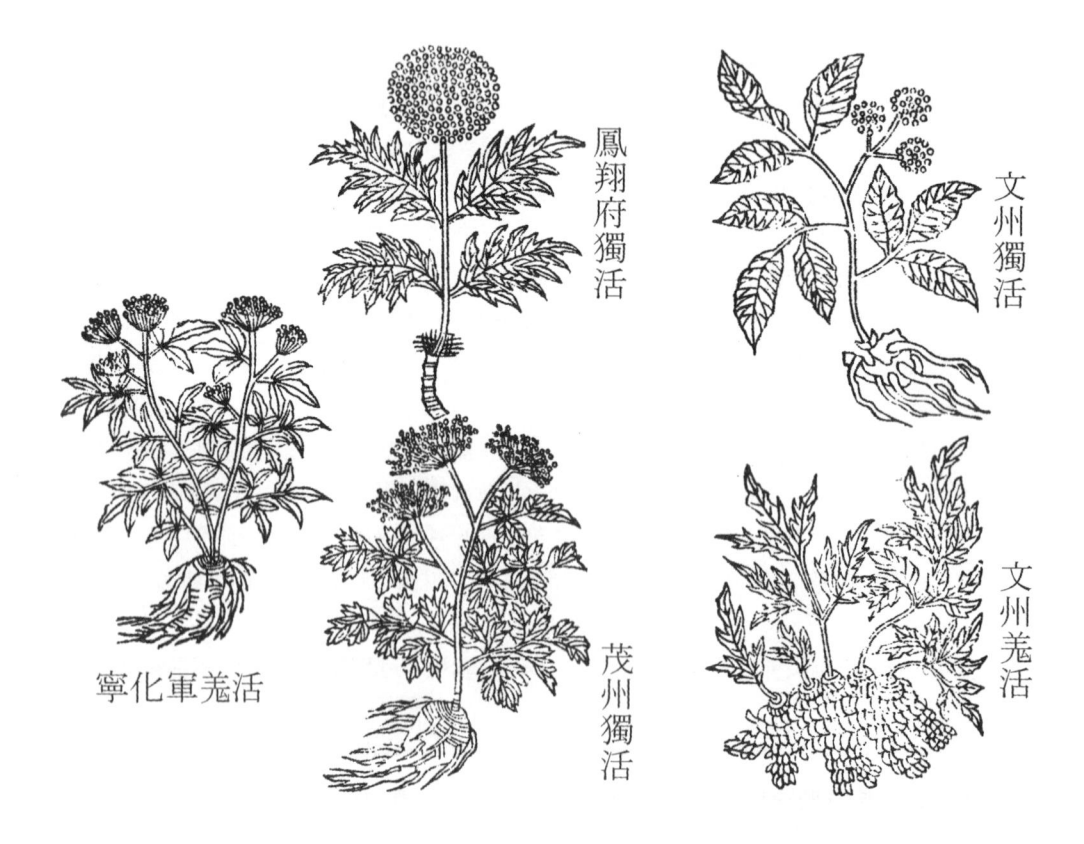

るに羌活と相似すと。今、蜀中(四川省)に乃ち大獨活有り、桔梗に類して大、氣味は了らかに羌活と相類せず。之を用ふるに微寒にして少效なり。今、又獨活有り、亦た蜀中より來るは形は羌活に類し、微かに黃にして極めて大、收る時は寸解して之を乾かす。氣味は亦た芳烈にして小し羌活に類す。又、槐葉(マメ科エンジュ)の氣有る者あり、今は京下に之を多用し、極めて效驗あり。意ふに此れ眞と爲す者にして市人或は羌活の大なる者を擇び獨活と爲す。殊に未だ當たると爲さず。大抵此の物に兩種有り。西川なる者黃色にして香ばしく蜜の如し。隴西なる者紫色にして、秦、隴の人は呼びて山前獨活と爲す。古方は但獨活を用ひ、今の方既く獨活を用ふ。而して又、茲に羌活を用ふるは謬りと爲すなり。

　蘇頌の記述は實に冗長であって、これでは植物種を絞り込むにおよそ不可能であるが、獨活と羌活の基原植物が互いによく似て區別が難しいことぐらいはわかるだろう。『圖經本草』に圖が附屬し、『證類本草』(唐慎微)に繼承されている。『重修政和經史證類備用本草』卷第六は鳳翔府獨活・茂州獨活・文州獨活の獨活3種と寧化軍羌活・文州羌活の羌活2種の附圖を掲載する。このうち、寧化軍羌活と茂州獨活はまずセリ科としてまちがいないが、文州獨活はセリ科に見えず、むしろウコギ科ウド *Aralia cordata* Thunbergに似る。殘りの2種のうち、文州羌活はセリ科として矛盾はないが、鳳翔府獨活はセリ科であるかどうか甚だ疑問である。蘇頌のいう「黃色にして塊を作す者を獨活と爲す」の意はあいまいで、如何樣にも解釋が可能であるが、花の色が黃色で、散形狀の花序を塊と解釋すれば、それはまさにウコギ科の特徵を表し、文州獨活に言及したもの考えられる。すなわち、宋代になると獨活にセリ科基原(茂州獨活など)、ウコギ科基原(文州獨活)という植物學的に基原が異なる二型があったことになる。さらに時代を下って、『本草綱目』は『易簡方』(王碩)を引用し「羌活は須く紫色にして蠶頭鞭節有る者を用ふべし。獨活是れ極めて大なる羌活にして目有り鬼眼なる者の如し。尋常は老宿前胡を以て獨活と爲す者は非なり。近時、江淮(江蘇省・安徽省一帶)の山中に一種土當歸を出だす。長さ尺許りに近く、白肉、黑皮、氣亦た芬香して白芷の氣の如し。人亦之を水白芷と謂ひ、用て獨活に充つ。解し散ずるに亦た或は之を用ふ。辨へざるべからず。」と記述し、古今無雙の碩學李時珍といえども羌活・獨活の基原の混亂には狼狽したことがうかがえる。今日の市場で見る獨活はセリ科シシウドほか *Angelica* 屬各種とウコギ科ウドのほか、セリ科ハナウド屬(*Heracleum*)各種である。すなわち、宋代から明代、そして現在に至るまで、獨活はセリ科・ウコギ科のいずれも存在し、その基原は相當に混亂していたといってよいだろう。

　では、本經にある本來の獨活はセリ科・ウコギ科のいずれであろうか。陶弘景は「一莖直上して風搖爲らず。故に獨活と名づく。」と述べている。セリ科の壯大な草本シシウドの類を彷彿させるから、唐以前の中國古代で獨活と稱していたのはセリ科であったと思われる。一方、現今市場の羌活は *Notopterygium* 屬の數種を基原とするが、古本草の記述はあまりに貧弱かつ稚雜であり、*Notopterygium* 屬の特徵をいい表したとはいい難い。御影雅幸らは古本草に記載された獨活・羌活の產地のセリ科植物相を解析する手法でもって基原種の絞り込みを試みている[1]。『本草經集注』にある記述「此の州の郡縣は並に是れ羌活なり」の羌活を「羌地」の誤植と假定し、獨活の別名「羌活」は羌獨活が短縮して成立したと推定した。中國古代の獨活の主產地は羌地であったが、後に別の產地から類品が產出されるようになると、羌地產を羌活、同地以外のものを獨活と稱するようになったという。『本草綱目』(李時珍)は「獨活、羌活は乃ち一類の二種にして、中國なる者を以て獨活と爲

し、西羌なる者を羌活と爲す。蘇頌の説く所、頗る明らかなり。」と記述しており、御影らの見解はこれを受けたものといえる。この仮説に基づけば、羌地産の文州獨活（ウコギ科ウド）は唐以前の中国古代にはなく、早ければ唐代、遅くとも宋代には発生したことになる。御影らによれば、文州にはウドそのものは分布しないが、後世に移植され栽培されたとすればつじつまは合うという。また、『圖經本草』にある附図のうち、文州羌活と寧化軍羌活が本經にいう独活であり、*Notopterygium*属を基原とすれば、蘇頌の記述と形態学的特徴が合うという。ただ、これらの基原種が陶弘景のいう「一莖直上して風揺爲らず」であるかについて御影らは言及していない。また、寧化軍は羌地から離れた地であるが、広大な中国にあっては羌地に近いと考え、御影らは矛盾なしとしているようである。

　『本草和名』（深根輔仁）は「獨活　陶景注云ふ、風揺らざる故に獨活と名づく　一名羌活一名羌青一名護羌使者一名胡王使者一名獨揺草　陶景注云ふ、此の草風を得て揺れず、風無くして自ずから揺る　一名薇銜　兼お苑に出づ　一名□花使者　雜要訣に出づ　和名宇土一名都知多良」とあり、漢籍から多くの異名を挙げて掲載するが、『新修本草』の蘇敬注がないのは、前述したように、独活と羌活の用法の違いのみを記載しているためである。和名としてウドとツチタラの二名を挙げ、その義は不詳であるが、今日ではいずれもウコギ科植物に充てた名前である。『本草和名』の成立当初は、まだ宋代の本草書が伝わっていなかった。『新修本草』の記述は当てにならず、さらに古い『本草經集注』の記述からウドを想像することも困難であるが、帰化漢人からの伝聞によってその基原を知り得たとすれば、ウド基原の独活は中国でも想像以上に古く発生していたことになろう。『延喜式』では巻第三十七「典藥寮」の元日御藥、臘月御藥、中宮臘月御藥、雜給料などに獨活の名があり、諸國進年料雜藥では山城国・大和国・摂津国・伊賀国・伊勢国・尾張国・参河国・安房国・下総国・常陸国・美濃国・越前国・丹波国・但馬国・因幡国・伯耆国・出雲国・石見国・播磨国・美作国・備前国・安芸国・周防国・紀伊国・讃岐国・伊予国・土佐国から貢進が記録されている。『出雲國風土記』では意宇郡・神門郡・飯石郡・大原郡から獨活の所在が記録されている。一方、羌活の名は上中古代の文献には見当たらない。『延喜式』にある獨活は全国から広く貢進されていることから、ウド・シシウドいずれの可能性もある。いずれも比較的身近な植物であり、とりわけウドは今日では食用にされる植物であるが、中国本草では独活は食用の記録がない。『萬葉集』など上代の古典に相当する名は見当たらないので、古代のウドは別種であったかもしれない。江戸期以降の本草書では、『用藥須知』（松岡恕庵）は、独活について「和漢共ニアリ。和ハウドノ根ナリ。漢ノモノ種類一ナラズ。（中略）和ハ宿根ヲ以テ獨活トシ、新根ヲ以テ羌活ニ充ツ。（中略）獨活羌活元來兩種ナリ。」、また羌活について「漢眞ナリ。但シ古今渡ス所ノモノモ二三種アリ。和ニモ又之有リ。藥家ニハタヾ獨活ノ新根ヲ以テ二活ヲ分ツ。（中略）羌活和名犬ウドト云。又、シヽウドヽ云。又、カラナト云モノアリ。是レ近年漢ヨリ渡ス所ノ羌活也。大抵種類多シ。其シヽウドヽ云モノ疑ハ藥性纂要ノ西羌活カ。」と記述している。ウド根の新旧をもって二活（独活と羌活）を分けるという件はまさに本經あるいは『本草綱目』に忠実たらんとした当時のわが国本草学界の姿勢を反映したものと考えられ、また中国よりもたらされた品物が多様であってどれが真品であるか狼狽している様子がうかがえる。一方、『本草綱目啓蒙』（小野蘭山）は「今、藥舗ニウド羌活ト呼ビ、シヽウドノ根ヲ眞ノ羌活ト呼ブ。皆用ルニタヘズ。」、「舶來本手ノ羌活一名竹ノ節手ノ羌活ト呼ブモノ眞物ナリ」と述べる一方で、独活にシシウド、羌活にウドモドキの根を充てて代用可能であるとした。ウドモドキとは今日ではウコギ科タラノキ *Aralia elata* (Miquel) Seemannを指すが、一方で蘭山はタラノキを楤木（ソウボク）に充てている。す

なわち、和名レベルにおいて既に一物二名であり、ウドモドキの形態特徴を蘭山は明らかにしていないが、和産のない漢種に暫定的に与えられた名前かもしれない。

　以上、独活と羌活は、歴史的に同一とされたり或いは別品に区別されたり、大変な混乱状態に置かれてきたのであるが、現在の市場では区別されており、日本薬局方も別品目とする。韓国産の巻羌活はチョウセンオニウド*Ostericum koreanum* (Maximowicz) Kitagawa (synonym. *Angelica koreana* Maximowicz) またはニオイウド *O. grosseserratum* (Maximowicz) Kitagawa (synonym. *Angelica grosseserrata* Maximowicz、*A. uchiyamana* Yabe) の根と根茎、日本産羌活はシシウド *Angelica pubescens* Maximowiczの根と根茎である。いわゆる和羌活はウコギ科ウドの根であり、独活とは同物異名となっている(以上、『和漢薬百科図鑑』による)。

　羌活はその由来から完全なる漢薬の1種であるが、『和蘭薬鏡』(宇田川榛斎・榕菴) 巻五では羌活をインペリア根（Meisterwurz）の代用と位置づけている。インペリア根は*Peucedanum ostruthium* (Linné) W. D. J. Kochの根・根茎であり、オーストリアおよび周辺国家で古くから薬用とされてきた。その中にあって「按ニ羌活ハ漢産或ハ官園ニ出ル者ヲ用フベシ。薬舗尋常和産ノ品ハ別種ニシテ用ルニ堪ヘズ。」にある和産とは、和羌活（ワキョウカツ）すなわち独活に言及していると思われ、独活・羌活の基原の混乱が和蘭本草まで影響を及ぼしていることは興味深い。『和蘭薬鏡』(宇田川榛斎・榕菴)は主治について「温煖強壮ノ薬トス。効用大抵白芷ノ如シ。凡ソ寒粘液壅塞ノ諸病總テ揮發衝動薬ノ適應スル症ニ良驗ヲ稱ス。」と記載している。

1)　御影雅幸・落盛丹　薬史学雑誌　第42巻　17-21　2007年。

キョウニン　杏仁　ARMENIACAE SEMEN　II～XVI　漢

▶ **基原**　バラ科 (Rosaceae) ホンアンズ*Prunus armeniaca* Linné、アンズ *P. armeniaca* Linné var. *ansu* Maximowicz 又は *P. sibirica* Linnéの種子。《備考》ホンアンズ：*Armeniaca vulgaris* Lamarck（synonym. *Prunus armeniaca* Linné)、アンズ：*Armeniaca vulgaris* Lamarck var. *ansu* (Maximowicz) T. T. Yü et L. T. Lu (synonym. *P. armeniaca* Linné var. *ansu* Maximowicz)。モウコアンズ：*A. sibirica* (Linné) Lamarck (synonym. *P. sibirica* Linné)。YListはホンアンズとアンズを区別せず、いずれも*A. vulgaris* Lamarck var. *ansu* (Maximowicz) T. T. Yü et L. T. Luの学名を充てる。

▶ **用途**　鎮咳去痰薬とするほか、多くの漢方処方に配合：杏蘇散・桂枝加厚朴杏仁湯・外台四物湯加味・桂麻各半湯・五虎湯・柴梗半夏湯・潤腸湯・小青竜湯加杏仁石膏・小続命湯・神秘湯・清肺湯・続命湯・茯苓杏仁甘草湯・麻黄湯・麻杏甘石湯・麻杏薏甘湯・麻子仁丸・苓甘姜味辛夏仁湯。

▶ **出典**　神農本草經下品「杏核　味は甘く温。川谷に生ず。欬逆上氣、雷鳴、喉痺下氣産乳、金創、寒心、賁豚を治す。」

▶ **漢名**　杏核(本經)、杏人(藥性論)、杏核人・金杏・漢帝杏・木杏(圖經本草) 甜梅(本草綱目)。

▶ **解説**　第5改正版までは杏仁と表記。第4改正版まではホンアンズ、第5～7改正版まではアンズ、第8～13改正版までは「ホンアンズ、アンズ又はその他近縁植物」、第13改正版第1追補

〜第15改正版では「ホンアンズ又はアンズ」、第16改正版でホンアンズ、アンズに *P. sibirica* が加わり、本品の基原の範囲はバージョンによってかなりの違いがある。中国では局方正品のほかに *Armeniaca mandshurica* (Maximowicz) Skvortsov [synonym. *Prunus mandshurica* (Maximowicz) Koehne] も杏仁の基原とする。青酸配糖体を含み、西洋の苦扁桃（クヘントウの条を参照）に対応するものであるが、本品には、苦扁桃と同程度の脂肪油が含まれるにもかかわらず、中国では脂肪油を利用することはなかった。その代わりに漢方の要薬として多くの処方に配合され、様々な疾患の治療薬とするところは西洋にはない特徴といえる。本品から派生したものにキョウニン水 AQUA PRUNI ARMENIACAE があって、現在の局方にも収載され、鎮咳薬とされる。キョウニンを水蒸気蒸留することによって製したもので、青酸配糖体から派生したマンデロニトリルを含み、これが薬効成分である。原料は漢薬であっても、漢方とはまったく無関係で、西洋のラウロセラズス水 AQUA PRUNI LAUROCERASI に倣って製したものである。因みに、ラウロセラズス水は『遠西醫方名物考補遺』巻六に老利兒結爾斯水（ラウリールケルス）とあり、主治を「腹部ノ神經ヲ治ス。故ニ腹部諸器ノ壅塞、殊ニ門脉閉塞シテ痙攣ノ運動ヲ兼ル諸症ニ奇効アリ」と記述している。キョウニン水は、第6改正版までは生薬たるキョウニンより製したものだけを正品としたが、第7改正版以降は化学合成したマンデロニトリルを精製水・エタノールの3：1の混液に加えて製造したものとキョウニンより製したもののいずれかとしている。

『本草綱目』（李時珍）は杏について「諸の杏、葉は皆圓くして尖有り。二月に紅花を開き、亦た千葉なる者有り、實を結ばず。甘くして沙有る者を沙杏と爲し、黃にして酢を帶ぶ者を梅杏と爲し、靑くして黃を帶ぶ者を奈杏と爲す。其れ金杏なるは大いさ梨の如く、黃なること橘の如し。西京雜記、蓬萊の杏花五色なりと載す。蓋し異なり。按ずるに王禎の農書に云ふ、北方の肉杏は甚だ佳しと。赤く大にして扁く、之を金剛拳と謂ふ。凡そ杏の熟する時、濃汁を搾り、盤中に塗り、曬して乾かし、手を以て摩り刮り、之を收めて水に和して麪を調へ食ふと。亦た五果は助と爲すの義なり。」と記述し、ここに当時のアンズがいかに利用されていたかを読み取ることができる。すなわち、千葉（多弁花）で実を結ばないものはもっぱら観賞用とする園芸種であるし、沙杏・梅杏・奈杏は香味料、金杏・肉杏は果実として利用され、ほかにも様々な用途があることを示唆するが、ここに薬用としてのアンズの言及はない。モモでは野生品の仁を薬用とする説と栽培品とする説とがあったが（トウニンの条を参照）、アンズについても『圖經本草』（蘇頌）は「藥に入るに、今は東より來る者を以て勝ると爲す。仍ち家園に種る者を用ひ、山杏は藥に入るに堪へず。」と述べ、一方、『本草衍義』（寇宗奭）は「山杏の輩の如きは只人（仁）を收るべし」とし、やはり両論があっていずれとも決めがたい。因みに、寇宗奭は桃仁についても野生のモモの核仁は薬用に堪えると述べている。

『本草和名』（深根輔仁）では「杏核　和名加良毛々」とあり、『和名抄』（源順）でもこれを引用するが、この名は今日では用いられず、別名杏子の唐音アンツが訛って現在の和名アンズとなった。『延喜式』巻第二十三「民部下」の年料別貢雜物として「上野國　杏仁三斗」とあり、また巻第三十七の諸國進年料雜藥に山城国・摂津国・甲斐国・信濃国からの貢進が記録されているほか、朧月御薬、雜給料などに杏仁として出てくる。『萬葉集』に「ありそ辺に　つきて漕がさね　杏人の　浜を過ぐれば　恋しくありなり」（巻9　1689、柿本人麻呂歌集）という杏人の名が出てくるが、杏仁と同義である[1]としてカラモモと訓ずる説もある。しかし、歌の意からカラモモとは関係なく、カラヒトと訓じられている。したがって、万葉時代にはまだアンズの渡来はなく、『夫木和歌抄』に「いかにして　にほ

ひそめけん　ひのもとの　わがくにならぬ　からもゝの花」(衣笠内大臣)とあるように、平安時代になってからと考えられる。

1) 中国の古典医書では杏仁・桃仁・郁李仁などを杏人・桃人・郁李人と表記する例が散見される。

キラヤヒ　QUILLAIAE CORTEX　III～IV　洋

- ▶ **基原**　キラヤ科(Quillajaceae) *Quillaja saponaria* Molina の枝及び幹の皮。《備考》かつてはバラ科(Rosaceae)に置いた。
- ▶ **用途**　去痰薬、洗浄料、起泡剤。
- ▶ **解説**　局方ではキラヤ皮と表記。南米チリの原産で、古くから洗浣料に用いたという。19世紀中ごろに欧州に伝わった。サポニン含量は8～10%に達し、セネガより去痰作用は優れるとされる。しかしながら、主たる用途は薬用ではなく、高級絹布の色沢を損なわないよう洗浄するための洗剤としてであった。

キンキカ　錦葵花　MALVAE FLOS　III　洋

- ▶ **基原**　アオイ科(Malvaceae) ウスベニアオイ *Malva sylvestris* Linné の花。
- ▶ **用途**　緩和薬。
- ▶ **漢名**　蜀葵・錦葵・戎葵(爾雅註疏・嘉祐本草)、呉葵(本草綱目)。
- ▶ **解説**　局方では錦葵花(キンキカ)と表記。欧州原産で古くから薬用とされた。『薬物誌』(ディオスコリデス)に Malache Agria とあるのがこれに相当するとされ、図はあまり正確ではないが、アオイ科の特徴を表す。葉を火傷・丹毒などに用い、茎を食べると内臓・膀胱によいとしているが、花にはまったく言及していない。錦葵花(キンキカ)が欧州で薬用とされたのはそれほど古くはなさそうである。一方、『嘉祐本草』(掌禹錫)新補菜部上品に「蜀葵　味は甘く寒にして無毒。久しく食へば人の性靈を鈍らす。根及び莖(とも)は並に客熱を主り、小便を利し、膿血、惡汁を散ず。葉は燒き末と爲し、金瘡に傅(つ)く。奢て食へば丹石の熱結を發するを主る。擣(つ)き碎(くだ)き火瘡に傅く。又、葉を炙り煮て小兒に與へて食はせば、熱毒、下痢を治し、及び大人の丹痢に汁を擣(つ)き服す。亦た腹痛を恐(うれ)へば即ち煖(あたた)むに之を飲むべし。○花　冷にして無毒。小兒の風瘮を治す。子　冷にして無毒。淋澀を治し、小腸を通じ、生を催し、胎を落とし、水腫を療じ、一切の瘡疥并びに癥痂土、黳を治す。花は五色有り、白きなる者は痎瘧を療ず。邪氣を去るには陰乾し末として之を食ふ。小花なる者は錦葵(キンキ)と名づく。一名茂葵。功用更に強し。」とあり、ここに錦葵(キンキ)の名があり、花も薬用にするとある。しかし、中国本草では錦葵を独立品として扱うことはなく、『本草綱目』(李時珍)においても同様であった。ゼニアオイ var. *mauritiana* (Linné) Boisser (synonym. *Malva mauritiana* Linné)は本種の変種に当たるが、区別しないこともある。ウスベニアオイとよく似て区別が難しいが、ゼニアオイの茎はほとんど無毛であるのに対してウスベニアオイは茎にまばらに長毛があるなどの違いが認められる。

グアヤクボク　癒瘡木　LIGNUM GUAIACI　Ⅰ～Ⅴ、一国*　洋
グアヤク脂　癒瘡木脂　GUAIACI RESINA　Ⅰ～Ⅴ、一国*、Ⅶ～Ⅷ　洋

▶ **基原**　ハマビシ科(Zygophyllaceae)*Guaiacum officinale* Linné、*G. sanctum* Linnéの心材。グアヤク脂はこれより得た樹脂。

▶ **用途**　駆梅薬、医薬基剤。

▶ **解説**　第5改正版までは癒瘡木(脂)が正名で、第5改正版でグアヤク木の別名が付された。一方、樹脂の方は第5改正版ではグアヤク脂を正名、癒瘡木脂を別名とし、第7改正版以降はグアヤク脂のみとなり、癒瘡木脂の名を併記していない。初版および第2改正版は*G. officinale*、第3改正版以降は*G. sanctum*を基原に加えた。西インド諸島の原産。『蘭畹摘芳』(大槻玄沢)次編巻一にあるポックホウトなるものは本品のことであり、「按ニポックハ疹ナリ、スナハチスパンセポックノ上略ニシテ黴毒ナリ。ホウトハ木ナリ。蓋シ黴瘡ノ義ナリ。諸書ヲ校スルニ黴瘡諸症必ズ此方ヲ通用ス。猶我方、漢醫家ノ山奇糧(山帰来)ヲ用フルガ如シ。」と記述されているように、水銀剤(当時の梅毒治療薬)による中毒症状を緩和するための薬剤であり、玄沢は漢薬の山帰来[1]に相当するとしている(サンキライ、サルサの条を参照)。スパンセポックはスペイン瘡の意味で、わが国で古く梅毒を唐瘡・琉球瘡と称したように、オランダではスペイン瘡と呼んだ。ポックホウトは蘭名で、『遠西醫方名物考』(宇田川榛斎・榕菴)巻三十五では朴窟福烏篤とある。癒瘡木は中国書に見当たらず、わが国で訳出した漢名であって、『藥品應手録』(高良斎)に初見する。因みに現在は薬用とせず、もっぱら工業用とする。

[1] わが国の山帰来は漢薬の菝葜に相当するから、正しくは土茯苓である。

クエンピ　枸櫞皮　CITRI PERICARPIUM　Ⅲ～Ⅳ　洋

▶ **基原**　ミカン科(Rutaceae)レモン*Citrus limon* (Linné) Burman filius、シトロン*C. medica* Linnéの成熟果の果皮。《備考》YListは*Citrus limon* (Linné) Osbeckとする。雑種起源(*Cirus x limon*)とする見解も根強い。

▶ **用途**　調味料、クエン油原料。

▶ **漢名**　枸櫞・香櫞(圖經本草)、佛手柑(本草綱目)。

▶ **解説**　局方では枸櫞皮と表記。第3改正版はレモンのみを基原とする。0.3％ほどの精油を含み、オレンジ油と同様、その大半はリモネンからなるが、副成分の違いで、他種のカンキツとは匂いの質がかなり異なる。レモンはインド北東部のヒマラヤ東部山麓の原産といわれるが、原野生系統は知られておらず、シトロン*C. medica* Linnéから派生したとされる。レモンがわが国に伝わったのは1873年で、現在は瀬戸内地方で小規模ながら栽培される。

わが国ではレモンの漢名に枸櫞を充てるが誤りである。中国本草における枸櫞の初見は『圖經本草』(蘇頌)であり、橘柚の条で「又一種枸櫞有り、小瓜の狀の如く、皮は橙の若くして光澤あり、愛すべし。肉は甚だ厚く、切れば蘿蔔[1]の如く、味は短しと雖も香氣は大いに柑橘の類に勝れり。衣笥

の中に置けば則ち數日香は歇せず。古くは五和糝に作るに用ふる所なり。陶隱居云ふ、性温にて人に宜しと。今、閩(福建省)、廣(広東省)、江西に皆有り。彼の人、但之を香欒子と謂ふ。或は將て都下に至れば亦た之を貴ぶ。」とあるように別名の香櫞(コウエン)とともに出てくる。ここで枸櫞は小瓜のようで香がきわめて強いことでわかるように、シトロン(マルブッシュカンともいう)であってレモンではない。枸櫞は後世になるとさらに別品に転じることになる。『本草綱目』(李時珍)では「其の實、人手の如く指有り。俗に呼びて佛手柑と爲す。長さ一尺四五寸なる者有り、皮は橙、柚の如くして厚し。皺みて光澤あり、其の色は瓜の如し。生は緑、熟せば黄、其の核は細かし。其の味は甚だ佳(よ)からず。而(しか)れども清香は人を襲ふ。」とあり、これは明らかにシトロンから発生したブッシュカン(佛手柑) *Citrus medica* Linné var. *sarcodactylus* (Hoola van Nooten) Swingle (YList：*Citrus medica* Linné 'Sarcodactylis')である。李時珍は気味を「辛く酸く無毒」と記述しているが、薬性については「宏景曰ふ、性は温なりと。恭曰ふ、性は冷なり、陶説は誤りなりと。藏器曰ふ、性は温にして冷ならずと。」とあるように、陶弘景・蘇敬・陳藏器の三説を併記している。一方、主治については「氣を下し、心頭の痰水を除く。(陳藏器)酒に煮て飲めば痰氣、欬嗽を治し、湯に煎じれば心下の氣痛を治す。(李時珍)」と記載している。

『和名抄』(源順)に「本草云ふ、枳椇　只矩二音　加良太知　玉篇云ふ、枳は橘に似て屈曲する者なり。七巻食經云ふ、枸櫞　枸即ち棋の字なり。櫞の音は縁、加布知。」とあり、加布知すなわちカブチの和名をつけた。したがって、カブチはシトロンの古名ということになる。中国本草における枸櫞の初見は、前述したように『圖經本草』であるが、『七巻食經』に出てくるので、『本草和名』(深根輔仁)はそれを引用し、和名をつけたのである。ただし、枳椇(キク)については『本草和名』は唐産とするのみで和名はないが、『和名抄』が同書(『本草和名』)を引用して加良太知の名をつけているのと一致しない。因みに、『本草和名』は枳實の和名をカラタチ *Citrus trifoliata* Linné [synonym. *Poncirus trifoliata* (Linné) Rafinesque] としている。枳椇は『新修本草』(蘇敬)木部下品に初見し、クロウメモドキ科ケンポナシ *Hovenia dulcis* Thunbergを基原とする(『國譯本草綱目』)。わが国にも自生するが、深根輔仁はそれを知らず、源順はカラタチと誤認してしまった[2]。因みに、レモンの漢名は檸檬(ドウモウ)であり、近世になってつけられた名である。因みに、今日の中国ではシトロンを香櫞、ブッシュカンを佛手柑(ブッシュカン)という。佛手柑の名は雲南の地方本草書『滇南本草』(蘭茂)に初見する。

1) アブラナ科ダイコン *Raphanus sativus* Linné var. *hortensis* Backer。ダイコンは中国本草では『新修本草』(蘇敬)で萊菔(ライフク)の名で初見し、蘿葍は『食療本草』(孟詵)にある名で『開寶本草』(馬志)は萊菔の別名とした。
2) 源順は字体の似る枳俱と枳實を誤認したらしい。

クガイ　苦艾　ABSINTHII HERBA　III〜IV　洋

▶ **基原**　キク科(Asteraceae)ニガヨモギ *Artemisia absinthium* Linnéの花期の枝葉。
▶ **用途**　芳香健胃・強壮・解熱・駆虫薬。
▶ **解説**　局方では苦艾(クガイ)と表記。モノテルペン系精油を0.5％ほど含み、芳香がある。苦艾の名はアブシンチンなる苦味物質を含むことによる。本品をブランデーに浸したものがアブサン酒で、アルコール飲料として激烈のみならず、常用するとAbsinthismという中毒症を起こすため、多くの国で販売禁止とされている。『薬物誌』(ディオスコリデス)にApsinthionの名で収載され、体を暖め、

収斂の作用があり、消化を助ける効があるとされ、広く薬用とされた。『遠西醫方名物考』（宇田川榛斎・榕菴）巻十六にある亞爾鮮（アルセム）は、ラテン名をアブシンテュムとしているので、本品のことである。主治は「花穂及ビ葉ヲ用フ。鑽透解凝ノ鹽氣多シ性温味苦ク稍衝動スル油ヲ含テ胃ヲ温煖シ尤モ健胃ノ効ヲ稱ス。凡ソ胃腸ノ運營衰弱ニシテ飲食消化シ難キヨリ發スル諸病ニ殊効アリ。」と記載されている。

クコシ　枸杞子　LYCII FRUCTUS　XIV*(2)〜XVI　漢

▶ **基原**　ナス科(Solanaceae) クコ *Lycium chinense* Miller 又は *L. barbarum* Linné の果実。

▶ **用途**　一般には強壮薬と目され、健康食品、薬膳、薬用酒などに利用されるほか、ごく一部の漢方処方（杞菊地黄丸）に配合される。

▶ **出典**　神農本草經上品「枸杞　一名杞根一名地骨一名苟忌一名地輔。味は苦く寒。平澤に生ず。五内の邪氣、熱中消渇、周痺を治す。久しく服すれば筋骨を堅くし、身を輕くし老ひに耐ふ。」

▶ **漢名**　枸杞・杞根・地骨・苟忌・地輔(本經)、羊乳・却暑・仙人杖・西王母杖(別錄)、枸繼(爾雅)、家柴・托盧・天精・却老(抱朴子)、苦杞(陸璣詩疏)、地仙(日華子諸家本草)、甜菜・枸棘(圖經本草)。

▶ **解説**　本經は薬用部位に言及しないが、一名杞根とあるから枸杞根すなわち地骨皮（ジコッピ）に相当する（ジコッピの条を参照）。一方、別錄では「(枸杞)根は大寒。子は微寒にして無毒。風濕、胷脇の氣、客熱を下す。頭痛、内傷大勞、嘘吸するを補ふ。筋骨を堅くし、陰を強くし、大小腸を利す。寒暑に耐ふ。一名羊乳一名却暑一名仙人杖一名西王母杖。常山（河北省元氏県西北）の平澤及び諸丘陵の阪岸に生ず。冬に根を採り、春夏に葉を採り、秋に莖實を採り陰乾す。」とあり、ここで初めて果実に言及するが、主治はどの部位について記したのかわからない。『本草衍義』（寇宗奭）は「枸杞は當（まさ）に梗皮を用ふべし、地骨は當に根皮を用ふべし、枸杞子は當に其の紅實を用ふべし、是れ一物にして三用有り。其の皮は寒、根は大寒、子は微寒にして亦た三等あり。（中略）今の人多く其の子を用ひ、直補腎藥と爲す。是れ曾（かつ）て未だ經意を考究せず。當に更めて其の虛實、冷熱を量（あらた）め之を用ふべし。」といい、一物三部位を認識しているが、薬用の分別についてはあいまいである。一方、李時珍は「本經に列する所の氣、主治は、蓋し根、苗（けだ）、花、實を通じて言ひ、初めは分別無きなり。後世に枸杞子を以て滋補藥と爲し、地骨皮を以て退熱藥と爲し、始めて二つに分けて之とす。」と述べており、根・葉・茎・実を通じて記載したと解釈している。『本草經集注』（陶弘景）に「枸杞の根、實は服食家の用と爲す」とあるように、神仙の靈藥でもあった。現在の中薬市場では、枸杞子の基原は多種であるが、地骨皮はほとんどクコに限られている。おそらく、本經にいう枸杞は根を基原とする地骨皮であって、別錄が神仙の靈藥たる枸杞子を收載し、後世に滋補藥として繁用されるようになったと考えられる。

本品の基原については、『圖經本草』（蘇頌）に「春に苗を生じ、葉は石榴葉の如くして軟らかく薄く、食に堪へて俗に甜菜と呼ぶ。其の莖幹の高さ三五尺、叢を作（な）す。六月七月に小さき紅紫

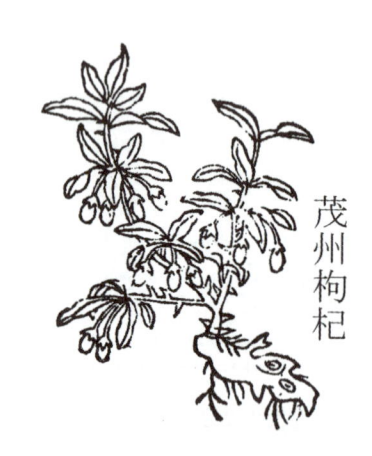

茂州枸杞

の花を生じ、隨ひて便ち紅實を結ぶ。形は微かに長く棗核の如し。」とあり、確かにクコあるいはナガバクコ*L. barbarum* Linné の特徴と一致する。『重修政和經史證類備用本草』巻第十二の茂州枸杞の図は葉が長いのでナガバクコと思われる。蘇頌は「今の人、相傳へ謂ふ枸杞と枸棘の二種は相類し、其の實の形長くして枝に刺無き者は真の枸杞なり。圓くして刺有る者は枸棘なり。枸棘は藥に入るに堪へずして下品なり。」とも述べて枸杞と枸棘を区別するが、クコ・ナガバクコのいずれも小枝が変化して刺になることがあり、この認識は正しいとはいえない。『本草衍義』(寇宗奭)に「後の人、徒らに分別を勞ひ、又、之を枸棘と爲し、茲強名を生ずるのみ。凡そ枸に未だ棘無き者有らず、大きく至って架を成すもの有りと雖も、然るに亦た棘有り。但此の物小なれば則ち刺多く、大なれば則ち刺少なし。還って酸棗及び棘の如く、其の實は皆一つなり。」とあるのが正論であろう。局方はクコ・ナガバクコを基原とするものを正品とするが、中国では遼寧省で栽培する西枸杞を最良品とする。そのほか、甘粛・新疆から産する甘枸杞があるが、『本草綱目』(李時珍) に「古は枸杞、地骨、常山(河北省元氏県西北)なる者を取りて上と爲し、其の他の丘陵、阪岸なる者皆用ふるに可ふ。後世、唯陝西なる者を取りて良とし、而して又甘州なる者を以て絶品と爲す。今、陝(西)の蘭州(現甘粛省蘭州市)、靈州(寧夏回族自治区甘粛省、陝西省から内モンゴル自治区の一帯)、九原(未詳)以西の枸杞は並に是れ大樹にして、其の葉は厚く、根は粗し。河西(陝西省・甘粛省黄河以西)及び甘州(甘粛省張掖県)なる者は、其の子圓く櫻桃の如く、暴乾すれば緊小して核少なし。乾けば亦た紅潤し甘美なり。味は葡萄の如く、果と作して食ふべし。他處なる者に異なるなり。」とあるのは、西枸杞あるいは甘枸杞について記載したと思われるが、『中薬大辞典』によれば、甘粛省産で甘州子(カンシュウシ)と称するものは *L. depressum* Stocks (synonym. *L. turcomanicum* Turczaninow ex Miers) もしくは *L. chinense* var. *potaninii* (Pojarkova) A. M. Lu (synonym. *L. potaninii* Pojarkova) であるという。それとクコ・ナガバクコとの分類学的関係は不詳である。

『和名抄』(源順) に「本草(『本草和名』のこと)に云ふ、枸杞、根の下は黄泉に洞じ、其の精靈多く大子と爲り、或は小兒と爲る。枸杞二音、苟起、沼美久須利、此間音久古」とあり、古くは和名をヌミグスリと称した。この名は芍薬の古名と同じであり、「ヌミ」は何らかの薬効に基づくと思われるが、その義は不明である。あるいは、両品とも要薬であるから広く薬用とされることを考えれば、「祈み薬」の転かもしれない。枸杞、芍薬ともに和古名は定着せず、漢名の音読みが正名となった。クコは、『和名抄』の引用文から、わが国でも神仙色の濃い薬物と目されていたが、おそらく別録で性味を微寒とする果実すなわち枸杞子であったと思われる。因みに、本經の主治ではあまり神仙色は感じられないが、性味が大寒でスペルミジン系のアルカロイドを含む根を薬用とし、より本格的な疾病治療を目的としたからであろう。

クジン　苦参　SOPHORAE RADIX　二国、VII～XVI　漢

▶ **基原**　マメ科(Leguminosae) クララ *Sophora flavescens* Aitonの根で、しばしば周皮を除いたもの。《備考》Leguminosae→Fabaceae。

▶ **用途**　一部の漢方処方に配合：苦参湯・三物黄芩湯・蛇床子湯・消風散・当帰貝母苦参丸料。

▶ **出典**　神農本草經中品「一名水槐一名苦珂。味は苦く寒。山谷に生ず。心腹の結氣、癥瘕、積聚、

黄疸、溺して餘瀝有るを治し、水を逐ひ、癰腫を除き、中を補ひ、目を明にして涙を止む。」

▶ **漢名**　苦参・水槐・苦蘵(本經)、地槐・菟槐・驕槐・白莖・虎麻・岑莖・祿白・陵郎(別錄)、野槐(本草綱目)。

▶ **解説**　本經は薬用部位に言及しないが、別錄に「汝南(河南省汝南県東南)の山谷及び田野に生じ、三月八月十月に根を採り暴乾す」とあるので、根を薬用とする。『本草經集注』(陶弘景)に「葉は極めて槐樹（マメ科エンジュ）に似たり。故に槐の名[1]有り。花は黄にして、子は莢を作し、根の味は至って苦く惡し。」とあるように、強い不快な苦味に言及する。『圖經本草』(蘇頌)に「苗を生じ、高さ三二尺已來、葉は碎かく、青色にして極めて槐葉に似たり。故に水槐の名有り。春に生じ、冬凋む。其の花は黄白、七月に實を結び、小豆の子の如し。」とさらに詳細に記述され、『重修政和經史證類備用本草』巻第八の秦州苦参の図はクララの特徴と一致する。一部の漢方処方に配合するが、殺菌・駆虫作用があるので、外用とすることが多い。

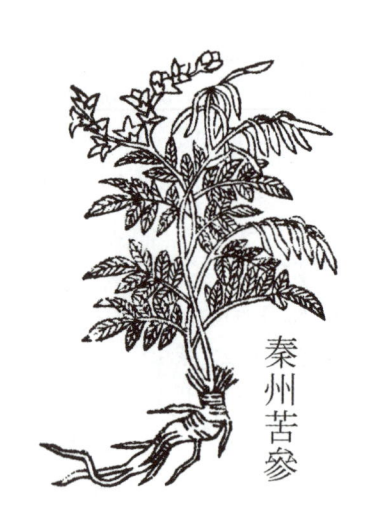

『本草和名』(深根輔仁)では和名久良々一名末比利久佐、『新撰字鏡』でも久良々とあり、クララの名は今日に継承されている。語源は「くらくら」の短縮で、苦味が強くめまいを催すほどだからと思われる。『延喜式』巻第三十七の諸國進年料雜藥に山城国・伊賀国・伊勢国・近江国・越中国・丹後国・出雲国・播磨国・安芸国・周防国・紀伊国・伊予国・土佐国から貢進の記録があり、そのほか臘月御藥、遣諸蕃使(唐使・渤使)にも苦参の名が見える。『金匱要略』の百合狐惑陰陽毒病門に収載される苦参湯は、たむし・ただれ・あせも・かゆみなどの皮膚疾患のほか、軟性下疳のある陰部に洗浄湿布薬として用いられるが、古代ではその需要が多かったのかもしれない。

江戸時代では漢方よりむしろ民間医療でよく用いられ、以下に処方例を示す。

○ **寒郷良劑**
下毒薬方
一切の食物の毒に当てむね苦しく、腹はり痛には苦参を水にて煎呑、食を吐出してよし(農政全書)

○ **妙藥博物筌**
頭瘡付藥
小豆の粉　苦参の粉各等分　地膽の汁にて付べし。又藍の出はなにても付。松脂に胡广の油を加へても付べし。

手負血内へひき外へ出ざるを治す
石蒜の根　苦参と胡麻油にて和付べし

○ 妙藥奇覽
五疳虫を治する神方
木香　莪朮　檳榔子　苦参　仙人草　胡黄連各四匁　三稜二匁　黄柏生三匁炒三匁黒焼三匁　右八味丸薬にして、大さ○かくの如し、一日に三四度に二三十丸づゝさゆにてもちふ、小児の頭手の爪の間より、白髪の如く虫出る事あり、早そくに取べし、其功神のごとし。

○ 和方一萬方
巻之二「小児諸病部」　小児疳ヲ治ル方又方
マチンソノマヽアブル　藜蘆メシノトミムシ　青黛ソノマヽ　三稜アフル　胡黄連ソノマヽ　苦参アフル　右六味等分●是ホドニ丸シ湯ニテ用ユベシ。五歳ノ内ニハ一日ニ三粒又五粒モヨシ。熱氣アラバ青黛テーバイイルヽベシ。大人ノ虫ニモヨシ。

同　小児疳ケ洗薬
陳皮　クラヽ　甘草　丁子各等分　熊ノイ少　右五味煎シテ手足ヒヱザルヤウニ洗ベシ。手足アタヽマラザル時ノコトナリ。

同　小児疳ヲ治ル方又方
人参　黄芩　大黄　莪朮　三稜　黄連　甘草　カンシツ　阿煎薬　檳榔　胡黄連　苦参　土龍　蝦蟆　烏ノ霜　五倍子　青神鳥霜　五八草生良　皂角子霜　蝉ノヌケガラ　ノシ　青黛　杏仁各一匁　沉香　シャカウ　フツ草ノ霜　山桃皮各二匁　キワタ三匁　巴豆十粒　右二十九味細末ニシテ糊ニテ丸シ二三粒ヅヽ用ユ。呑汁ハ八目ウナギヲ一夜土中ニホリコミ、其後白水ニテヨクヨク洗、細ニ剉ミ味噌汁ニテ煎、其汁ニテ用ユベシ。ウナギモクワセテヨシ。

同　小児疳ヲ治ル方　脾疳
山厄子　大黄イリテ少　人参　苦参　辰砂　木香　檳榔子　茯苓　白芍薬各等分　甘草少　葛根少　丁子少　烏梅少　藿香少　黄耆少　右十五味細末ニシテ糊ニテ緑豆程ニ丸シ湯ニテ二三粒ツヽ用ユベシ。

巻之四「小児諸病部」　小児頭瘡ヲ治スル方
蜜柑ノ葉黒焼　苦参　小豆ノ粉　右三味等分細末ニシテ合セゴマノ油ニテ付ベシ。

巻之五　五疳保童圓方又方
黄連　木香各大　青皮　乾薑　胡黄連　檳榔子　夜明砂各中　苦参　フイ仁　苦棟根　マクリ　常山ノ霜各小　右十二味細末ニシテ糊ニテ緑豆ホトニ丸シ、一度ニ二三粒ヅヽ湯ニテ用ユベシ。
加減ノ事　春ハ苦参ノ夏ハ莪朮、秋ハ丁子冬ハ茯苓

巻之十八「金瘡手負部」　手負疵ニ虫ワクヲ治スル方
蕎麦カラ　右一味灰ニヤキ水ニテアクニシテアタヽメ疵ヲ洗ヒテ苦参ヲ粉ニシテ捻リカクルベシ。

枛云、苦辛ハ苦参ナリ　和名クラヽ。

巻之二十二「膏藥部」　疵愈膏又方　疵瘡萬ニヨシ
ナスビ五十　クジン中　ヲバコ少　ハコベ少　ニンドウ大　右五色水五升入テ鮮ル程煮テ布ニテコシ二日ホドニ子リツメルベシ

同　「唐瘡部」　瘡痛ヲ留ルクスリ又方
黄耆　苦参　巴豆　右三味等分細末ニシテ糊ニテ梧子ノ大ニ丸シ朱ヲ衣ニシテ湯ニテ用ユベシ。瘡腹中ニコモリ、煩フニハ十粒一日一度用ルナリ。七日程用レバ瘡外ヘ出ルナリ。破レタル瘡ニ用ユベシ。

巻之二十四「下疳黴毒部」　下疳付藥又方
キワダ黒燒　ハラヤ少炙　胆礬少イル　右三味細末ニシテ合セゴマノ油ニテトキ付ベシ。苦参ヲ煎シ一日ニ三度ヅヽ洗フ。水ケヲヨクトリ、右ノ藥ヲ付ベシ。

巻之二十八「諸腫物部」　又引藥観音寺方
キワダ　クジン　クサギ　ヱ貝各黒燒、三味両目程ヱ貝ヲ入ルヽナリ。ヱ貝様口傳能酢ニテ燒ナリ。

同　又観音寺引藥　酢藥トモ云。万腫物ニヨシ。
ワウバク酢ニヒタシ香色ニアブル　クジン二分　小豆ノ粉生二分　右酢ニテトキ幾度モ付ベシ

巻之三十「諸瘡之部」　湿瘡ヲ治ル方
忍冬　馬鞭艸　荊芥各半斤　苦辛二両　蓮葉五両　右五味煎シ度々テテルナリ

巻之三十一「田虫部」　田虫付藥又方
苦辛　柏皮　銅錆　煤　塩等分　山椒少　右六味細末ニシテ胡麻ノ油ニテ温メ付ベシ

巻之三十二「癜風部」　ナマヅヲ治ル方
クラヽ　キワダ　厚朴　ヤキシヲ　スヽ　シノ子　右六種等分細末ニシテ縄ヲ以テスリヌル。本蛇ヲ以テスリヌルトアレドモ字ノ誤ナラン。

巻之三十三「疣痣鵞掌風部」　アザホクロノ方又方
ムクロジノ皮　苦辛　右二味等分煎シテ洗フベシ

『寒郷良劑』の下毒藥方は『農政全書』（徐光啓）より引用した処方である。『和方一萬方』（村井琴山）には苦参・苦辛・クジン・クララの4種の名前があり、このうち苦辛が苦参であることは同巻之十八「手負疵ニ虫ワクヲ治スル方」において「枛云、苦辛ハ苦参ナリ　和名クラヽ」という註に基づく。

以上のクジンを配合する処方はきわめて顕著な特徴がある。1つは『妙藥博物筌』の頭瘡付藥、同「手負血内へひき外へ出ざるを治す」、『和方一萬方』巻之四「小兒頭瘡ヲ治スル方」、同巻之十八「手負疵ニ虫ワクヲ治スル方」、同巻之二十二「又方　疵瘡萬ニヨシ」と「瘡痛ヲ留ルクスリ又方」、巻之二十八「又引藥観音寺方」と「又観音寺引藥」、巻之三十「湿瘡ヲ治ル方」、巻之三十一「田虫付藥又方」、巻之三十二「ナマヅヲ治ル方」、巻之三十三「アザホクロノ方又方」のように傷や瘡などに外用としていることである。一方、『妙藥奇覽』の「五疳虫を治する神方」や『和方一萬方』にあるその他の処方は、いずれもいわゆる疳の虫に対する処方で、苦味の強いほかの薬物とともに配合し内用する特徴がある。当時は疳の虫も寄生虫による病と考えられていたのである。その中で『寒郷良劑』の下毒薬方は異質のようにみえるが、クジンの強い苦味の刺激による催吐を期待したものと考えれば、その他の処方と大きく変わるものではない。

1) 本經の別名に水槐、別録では地槐・菟槐・驕槐があって、それぞれ槐の字が使われていることをいう。

グッタペルカ　　GUTTAPERCHA　　I～IV　　　　　　　　　　　　　　　　洋

▶ **基原**　アカテツ科（Sapotaceae）*Palaquium gutta* (Hooker) Baillonほか同属植物の幹より得られるゴム状分泌物。

▶ **用途**　医療用ではグッタペルカ液を製し包帯用材、歯科充填剤とする。そのほか電気絶縁材料ほか工業用に広く用いる。

▶ **解説**　第2改正版までは倔答百兒加（グッタペルカ）の名で収載。基原は、初版および第2改正版は*Palaquium gutta*、第3改正版はアカテツ科の諸属、第4改正版では「*Payena*属、*Palaquium*属及びその他アカテツ科諸属」として、かなりの変動がある。天然ゴムと同様のイソプレンの重合体であるが、分子量は小さく23万程度、構造も天然ゴムがシス型であるのに対してトランス型と違いがある。グッタペルカはマレー語の土語に由来し、グッタはゴムの義であり、ペルカは原料植物*Palaquium gutta* (Hooker) Baillonに対する土名である。1656年に欧州に知られたが、50℃以上で軟化し、天然ゴムより質が劣るとして注目されることはなかった。1843年にW・モンゴメリーが医療用に有用であることを明らかにし、1847年にドイツのジーメンス社が電線の被覆料に用いてからその利用が拡大した。当初はゴムと同じようにタッピングで採集したが、1888年に乾燥葉からの抽出法が確立され、現在はもっぱらこの方法による。グッタペルカはトチュウ科トチュウ*Eucommia ulmoides* Oliverの樹皮にも含まれる（トチュウの条を参照）。

クベバジツ　　CUBEBAE FRUCTUS　　I～V、一国*　　　　　　　　　　　　洋

▶ **基原**　コショウ科（Piperaceae）*Piper cubeba* Linnéのやや未熟な果実。
▶ **用途**　淋病に用いた。
▶ **漢名**　蓽澄茄（開寶本草）、毗陵茄子（本草綱目）。
▶ **解説**　第4改正版までは蓽澄茄（ヒッチョウカ）、第5改正版でクベバ實を正名とし別名を蓽澄茄と表記。インド

から東インド諸島の原産で、クベバはインドの土名。12世紀ごろアラビア経由で欧州に伝わったといわれるが、本格的な薬用は19世紀初め以降である。『開寶本草』（馬志）草部中品に「蓽澄茄　味辛く温にして無毒。氣を下し、食を消し、皮膚風、心腹間の氣脹を主る。人をして能（よ）く食せしむ。鬼氣を療じ、能く髮を染め、身を香ばしくす。佛誓國（唐宋時代にジャワ、スマトラ辺りにあった国）に生じ、梧桐子及び蔓荊子に似て微（わず）かに大、亦た毗陵茄子と名づく。」とある。

クヘントウ　苦扁桃　AMYGDALI AMARA SEMEN　I、III〜IV　洋

▶ **基原**　バラ科(Rosaceae) *Amygdalus communis* Linné [synonym. *A. communis* Linné var. *amara* (Duhamel) de Candolle；*A. amara* Duhamel；*Prunus dulcis* (Miller) D.A.Webb var. *amara* (de Candolle) Buchheim] の種子。《備考》現在の分類学はカンペントウとクヘントウを学名上で区別しない。

▶ **用途**　扁桃油・苦扁桃水製造原料。

▶ **解説**　局方では苦扁桃（クヘントウ）と表記。小アジア地方の原産。漢薬のキョウニン（杏仁）に対応する洋薬であるが、薬用としての利用は遅く、18世紀になって苦扁桃水が医薬に応用された。ナッツ類のアーモンドの1種であるが、青酸配糖体を含み食べられないので、ビターアーモンドと称する。類品に種仁の食べられる甘扁桃（カンペントウ）（スィートアーモンド）がある（カンペントウの条を参照）。本品を搾り取って得た脂肪油を苦扁桃油というが、品質的に甘扁桃油と異なるところはない。『遠西醫方名物考』（宇田川榛斎・榕菴）巻四に苦扁桃が収載され、主治を「惡液ヲ淨刷シ能ク醒ヲ解ス。又粘痰ヲ疏豁シ小便ヲ利シ脾病、腸痛ヲ治シ經閉ヲ通シ壅滯ヲ驅除ス。」と記述されている。

グルユンバルサム　BALSAMUM GURJUNAE　I　洋

▶ **基原**　フタバガキ科(Dipterocarpaceae) *Dipterocarpus turbinatus* C. F. von Gärtner 及び東インド産の同属近縁種より得られる生樹脂。

▶ **用途**　尿路防腐薬、ワニス製造原料。

▶ **解説**　局方では倔兒雲抜爾撒謨（グルユンバルサム）と表記、基原を *Dipterocarpus* 属諸種としているが、ここでは現在の市場の状況に照らし合わせて基原種を列挙しておく。*D. turbinatus* はインド・ジャワの原産で、コパイババルサムの代用品。ときにコパイババルサムの偽和に用いられた。

クレンピ　苦楝皮　MELIAE CORTEX　二国、VII*　漢

▶ **基原**　センダン科(Meliaceae)センダン *Melia azedarach* Linné 及びその他同属植物の幹皮。

▶ **用途**　回虫駆除・風疹・皮膚病治療薬。

▶ **出典**　神農本草經下品「練實　味は苦く寒。山谷に生ず。温疾、傷寒の大熱、煩狂を治し、三蟲、疥瘍を殺し、小便水道を利す。」

日華子諸家本草「楝皮　苦く微毒あり。遊風熱毒、風瘮、惡瘡、疥癩、小兒の壯熱を治す。並に湯に煎じ浸して洗ふ。服食するに是れ子を生ずる者雌樹を須(とも)つ。皮一兩に五十粒の糯米を入れ煎じ煮て毒を殺すべし。瀉多きは冷粥を以て止め、瀉せざる者は熱葱粥を以て發す。子無き雄樹は能(よ)く吐瀉して人を殺す。服すべからず。」

▶ **漢名**　練實（本經）、楝皮（日華子諸家本草）、金鈴子・苦楝子（圖經本草）。

▶ **解説**　局方における基原は、「センダン及びその他同属植物」であるが、中国産のうち、果実が大きく苦味の強いセンダンをトウセンダンと称して賞用してきた歴史がある。分類学ではセンダンといわゆるトウセンダンを区別しないが、以上の経緯から、生薬学領域では中国産センダンを *M. toosendan* Siebold et Zuccariniあるいは*Melia azedarach* var. *toosendan* (Siebold et Zuccarini) Makinoと学名上でも区別してきた。中国でもセンダンを楝、トウセンダンを川楝(センレン)と区別する。『圖經本草』(蘇頌)に「蜀川(四川省)の者を以て佳しと爲(よ)す」とあるのはトウセンダンであり、中国ではこれを賞用する。本經では果実を薬用とし楝實(レンジツ)と称するが、樹皮を薬用とする苦楝皮(クレンピ)は『日華子諸家本草』に初見する。別録に「根　微かに寒。蚘蟲を療じ、大腸を利す。荊山(山東省諸城県東北)の山谷に生ず。」とあり、根皮も薬用に含める。成分相は根皮・樹皮ともにほぼ等しく、多くの成分は共通する。後世に苦楝皮を駆虫薬とするのは別録に由来する用法であろう。出典の『日華子諸家本草』の「子無き雄樹〜」の記述はわかりにくいが、『圖經本草』では「此の種は雌雄有り。雄なるは根赤く子無く大毒有り。雌なるは根白く子有り微毒なり。當(まさ)に雌なるを用ふべし。俗間之を苦楝子と謂ふ。」とあってニュアンスも若干異なる。『圖經本草』は樹皮に言及しないが、当時、雄株全体が有毒と考えられていたことを示す。無論、この認識は科学的に誤りである。因みに、基原の特徴について、蘇頌は「木の高さ丈餘、葉は密にして槐の如くして長し。三四月花を開き、紅紫色、芬香あり庭間に滿つ。實は彈丸の如く、生は青く熟すれば黃、十二月に實を採る。」と記述し、センダンの特徴をよく表している。この黄色に熟した実から金鈴子(キンレイシ)という別名が発生した。

『本草和名』(深根輔仁)では「練實　和名阿布知乃美(あふちのみ)」、『和名抄』(源順)に「玉篇云　楝　音練　本草云阿不知(あふち)」とある。「あふち(おうち)」の古名は『萬葉集』にも「妹(いも)が見し　楝の花は　散りぬべし　吾が泣く涙　いまだ干(ひ)なくに」(巻5　0798)など数首に登場する。わが国にセンダンが自生するにもかかわらず、『延喜式』巻第三十七「典藥寮」に楝實の名はなく、薬用としての需要はあまりなかったようだ。江戸時代の民間医書でも、『妙藥博物筌』に皸(あかぎれ)・霜焼に「楝ノ実ヲツブシ、汁ヲツクベシ」、『救民藥方錄』に「苦楝(センダンノミ)ヲ酒ニテセンジ、ツケテヨシ」とあるなど、外用薬としてわずかに用いるにすぎない。『本草綱目啓蒙』(小野蘭山)に「藥ニ入用ユル者ハ川楝子ナリ。和産詳ナラズ舶來品多シ。」と記述されているが、薬効に優れるとされるトウセンダンが渡来したのは近年のことである。わが国で苦楝子(クレンシ)・苦楝皮の薬用が低調であった理由はこれに求められるかもしれない。

ケイガイ　荊芥穗　SCHIZONEPETAE SPICA　IX 〜 XVI　漢

▶ **基原**　シソ科(Labiatae)ケイガイ *Schizonepeta tenuifolia* Briquetの花穂。
《備考》Labiatae → Lamiaceae。ケイガイアリタソウ *Nepeta tenuifolia* Bentham [synonym. *Schizonepeta tenuifolia* (Bentham) Briquet]。

▶**用途**　もっぱら漢方に用いる。配合処方：駆風解毒散・荊芥連翹湯・荊防排毒散・五物解毒散・十味敗毒湯・消風散・清上防風湯・洗肝明目湯・川芎茶調散・治頭瘡一方・治頭瘡一方去大黄・当帰飲子・防風通聖散。

▶**出典**　神農本草經中品「假蘇　一名鼠蓂。味は辛く温。川澤に生ず。寒熱鼠瘻、瘰癧、瘡を生ずるを治す。結聚せる氣破れれば之を散じ、瘀血を下し、濕痺を除く。」

▶**漢名**　假蘇・鼠蓂(本經)、薑芥(別錄)、荊芥(呉普本草)。

▶**解説**　中国東北ではケイガイアリタソウのほかに同属別種の*Nepeta multifida* Linné [synonym. *Nepeta lavendulacea* Linné filius] あるいは別属種のナギナタコウジュ *Elsholtzia ciliata* (Thunberg) Hylanderが混入することがあるという。本經は薬用部位に言及しないが、花穂を用いることは『圖經本草』(蘇頌)に記述されている(後述)。『新修本草』(蘇敬)で「此の藥(假蘇)は即ち菜中の荊芥是なり」(『證類本草』所引)とあり、荊芥の名がここに出てくる(初見は『呉普本草』)。『本草經集注』(陶弘景)は「方藥亦た復用せず」とあるので、古い時代にはあまり用いなかったことを示す。確かに今日用いる処方のうち、『傷寒論』・『金匱要略』由来のもので荊芥を配合するものは皆無である。荊芥(假蘇)の基原について、牧野富太郎・北村四郎はシソ科メボウキ *Ocimum basilicum* Linnéと考定しており(『國譯本草綱目』)、今日の局方の正品とは異なる。牧野富太郎はその論拠を明らかにしていないが、北村四郎は「按ずるに、呉普本草云ふ、假蘇一名荊芥、葉は落藜に似て細し。」という『本草綱目』(李時珍)にある引用文の記載を重視して、アカザ科(APG：ヒユ科)アカザ(藜) *Chenopodium album* Linné var. *centrorubrum* Makinoに似て葉が細いとして、牧野富太郎のメボウキ説に同調した。しかし、難波恒雄も指摘しているように、現今の中国市場で流通するのはケイガイアリタソウを基原とするものである(『和漢藥百科事典』)。また『圖經本草』の記述「假蘇は荊芥なり。漢中(陝西省南部)の川澤に生じ、今處處に之有り。葉は落藜に似て細く、初生は香ばしく辛く、噉らふべし。人取りて生菜と作す。古方は稀に用ひれども、近世の醫家は頭風、虚勞、瘡疥、婦人血風等を治し、要藥と爲す。並に花實の穂と成る者を採り、暴乾して藥に入る。」はケイガイアリタソウとしても矛盾せず、むしろ漢中の川沢に原産し所々にあるというのは、熱帯アジア原産といわれるメボウキ説には不利である。『證類本草』では巻第二十八菜部中品に分類し、『圖經本草』にも生菜として利用するという観点ではメボウキの方が有利であるが、中国ではおよそ食べられないものもしばしば食用とすることがあり、ケイガイアリタソウであっても決しておかしくはないのである。『本草和名』(深根輔仁)では「和名乃々衣一名以奴衣」とあり、シソ科エゴマ *Perilla frutescens* (Linné) Britton [synonym. *P. frutescens* (Linné) Britton var. *japonica* (Hasskarl) H. Hara]（『本草和名』で和名を衣と称する）に似たものと認識されていた。

ケイヒ　桂皮　CINNAMOMI CORTEX　Ⅰ～ⅩⅥ　洋・漢

▶**基原**　クスノキ科(Lauraceae) *Cinnamomum cassia* Blumeの樹皮又は周皮の一部を除いたもの。《備考》トンキンニッケイ：*Cinnamomum cassia* (Linné) D. Don (YList) (synonym. *Cinnamomum aromaticum* Nees)。

▶**用途**　芳香健胃薬として家庭薬に配合するほか、多くの漢方処方に配合：安中散・安中散加茯苓・

胃風湯・胃苓湯・茵陳五苓散・温経湯・黄耆桂枝五物湯・黄耆建中湯・黄連湯・葛根湯・葛根湯加川芎辛夷・栝楼薤白湯・甘草附子湯・帰耆建中湯・芎帰調血飲第一加減・九味檳榔湯・桂姜棗草黄辛附湯・桂枝越婢湯・桂枝加黄耆湯・桂枝加葛根湯・桂枝加厚朴杏仁湯・桂枝加芍薬生姜人参湯・桂枝加芍薬大黄湯・桂枝加芍薬湯・桂枝加朮附湯・桂枝加竜骨牡蛎湯・桂枝加苓朮附湯・桂枝芍薬知母湯・桂枝湯・桂枝二越婢一湯・桂枝二越婢一湯加朮附・桂枝人参湯・桂枝茯苓丸・桂枝茯苓丸料加薏苡仁・桂麻各半湯・堅中湯・甲字湯・牛膝散・五積散・牛車腎気丸・五苓散・柴葛解肌湯・柴葛湯加川芎辛夷・柴胡加竜骨牡蛎湯・柴胡桂枝乾姜湯・柴胡桂枝湯・柴苓湯・炙甘草湯・十全大補湯・小建中湯・小青竜湯・小青竜湯加杏仁石膏・小青竜湯加石膏・小続命湯・椒梅湯・神仙太乙膏・折衝飲・千金内托散・続命湯・蘇子降気湯・治打撲一方・中建中湯・丁香柿蒂湯・定悸飲・桃核承気湯・当帰建中湯・当帰四逆加呉茱萸生姜湯・当帰四逆湯・当帰湯・独活葛根湯・独活湯・女神散（安栄湯）・人参養栄湯・八味地黄丸・八味疝気方・半夏散及湯・白虎加桂枝湯・茯苓沢瀉湯・防已茯苓湯・補肺湯・奔豚湯（肘後方）・麻黄湯・明朗飲・木防已湯・薏苡仁湯・苓桂甘棗湯・苓桂朮甘湯・苓桂味甘湯・連珠飲。漢方では理気剤とされ繁用される。

▶ **出典**　神農本草經上品「菌桂　味は辛く温。山谷に生ず。百病を治し、精神を養ひ、顔色を和し、諸藥の先娉通使と爲す。久しく服すれば身を輕くし、老ひず、面に光華を生じ、媚好にして常に童子の如し。」

同「牡桂　味は辛く温。山谷に生ず。上氣欬逆、結氣、喉痺、吐吸を治し、關節を利し、中を補ひ氣を益す。久しく服すれば神に通じ、身を輕くして老ひず。」

▶ **漢名**　牡桂・菌桂（本經）、桂（別錄）、筒桂・板桂（蜀本草）、肉桂（新修本草）。

▶ **解説**　第5改正版までは桂皮、第6改正版ではケイ皮、第7改正版以降はケイヒと表記。第6改正版までは *C. cassia* を正品とし、第7～13改正版は *C. cassia* の同属植物も基原に含め、第13改正版第1追補以降は再び *C. cassia* に基原を限定した。

　本經は薬用部位を規定しないが、別錄に「（桂）桂陽（湖南省郴県）に生ず。二月八月十月に皮を採り陰乾す。」とあるので、樹皮あるいは根皮を薬用とする。中国南部から西南部原産で、古くから古典医書で肉桂（ニクケイ）とあるのは *C. cassia* を基原とするものであり、これが本經の牡桂（ボケイ）に当たる。今日、わが国で広南桂皮（コウナンニクケイ）と呼ぶものであるが、江戸時代には東京肉桂（トンキンニクケイ）と呼ばれ、最上品とされた。そのほか、ベトナム産のベトナムケイヒ *C. bejolghota* (Buchanan-Hamilton) Sweet [synonym. *C. obtusifolium* (Roxburg) Nees]、サイゴンケイヒ *C. loureiroi* Neesを安南桂皮（アンナンケイヒ）、ジャワ産のインドグス *C. brumannii* (Nees et T. Nees) ex Blumeをジャワ桂皮、スリランカ産のセイロンニッケイ *C. verum* J.Presl (synonym. *C. zeylanicum* Blume；*C. zeylanicum* Breyne) をセイロン桂皮と称し、西洋では香辛料シナモンとして珍重する。本經が菌桂（キンケイ）と称するのは以上の4種と思われる。そのほか、中国には四川・広東・広西・湖北・湖南・貴州などに *C. wilsonii* Gamble（川桂）、安徽・浙江・福建・江西などに *C. subavenium* Miquel（香桂）(synonym. *C. chingii* F. P. Metcalf)、陝西・四川・雲南などに *C. tamala* (Buchanan-Hamilton) T. Nees et C. H. Ebermaier（柴桂）がある。広南桂皮は、西洋ではカシア皮(Cassia bark)と称され、必ずしも上品と認識されていない。それは品質の基準が東洋と西洋とでは異なるからであり、わが国および中国では辛味が強く甘味があって渋みが少なく、粘液性の少ないものが上品とされる。ベトナム桂皮は辛味が強いが、粘りも強いので、東京肉桂より下品とされたが、香りが強く西洋での評価は高い。わ

が国の南部に自生するニッケイ *C. sieboldii* Meissnerの根皮を日本桂皮(ニホンケイヒ)と称してニッキアメなどの香辛料として用いる。わが国ではこれを肉桂と呼ぶことがあるが、日桂を同音の肉桂と勘違いした結果であり注意を要する(ニホンケイヒの条を参照)。

　ここで歴代中国本草が桂皮をどう扱ってきたか見てみよう。牡桂・箘桂は、本經上品に収載される歴史的薬物であるが、『新修本草』(蘇敬)以降の正統本草では「桂」の条が設けられ、2種とも3種ともいい、あるいはただ1種ともいい、桂に関する見解は各本草家によって大きく異なり、また異名も多い。『本草經集注』(陶弘景)では「按ずるに、本經に、惟箘牡の二桂のみ有り、桂の用體は大同小異なり。今、俗に用ふるは便ち三種有り、半ば巻きて(ただ)(すなは)(樹皮が半管状に巻き込むこと)脂の多き者を以て、單に桂と名付け、薬に入ること最も多く、用ふる所は悉く前説と相應す。」とあるように、桂・牡桂・箘桂の3種の存在を認める一方で、そのうち桂を薬用とするとしている。一方、蘇敬は「今、案ずるに、桂に二種の桂有り、皮稍同ならず。箘桂の皮老ひて板堅く肉無きが若きは全く用ふるに堪へず。其の小枝の皮薄く巻き二三重に及ぶ者を或は箘桂と名づけ、或は筒桂(トウケイ)と名づく。其の牡桂の嫩(わか)き枝の皮、名づけて肉桂と爲し、亦た桂枝(ケイシ)と名づく。その老ひたる者を木桂(モクケイ)と名づけ、亦た大桂と名づく。人參等を得て良し。本(もと)は是れ箘桂の剩(あま)り出づるを單に桂の條とするなり。陶(弘景)は深き誤りを爲したるなり。」と記述し、牡桂・箘桂の基原を明らかにしなかった陶弘景を名指しで批判した。以上に関して筆者独自の解釈をしてみたいと思う。箘は、『説文解字』に「箘は箘簬なり」とあり、段玉裁はこれに「箘簬二字、一竹名」と註釈したように竹の意であって、箘桂とは樹皮が巻いて竹筒状になったものを指し、筒桂の別名がある。蘇敬は、牡桂について「爾雅に云ふ、梫(しん)は木桂なり。古方は亦た木桂を用ひ、或は牡桂と云ふ、即ち今の木桂、及び單に桂と名づく者は是なり。」と記述し、牡桂を真の桂とする。また、これに続いて「此の桂(牡桂)の花、子は箘桂と同じにして、惟(ただ)葉は倍して長大なり。小枝の皮は俱に牡桂と名づく。然(しか)れども大枝の皮は肉理麁(あら)く虛して木肉の如く、少し味薄く小枝の皮に及ばず。肉多く半ば巻きて、中に必ず皺起(た)てり。味は辛く美なり。一名肉桂一名桂皮一名桂心。融州(広西省融県)、桂州(広西省桂林)、交州(ベトナム北部)に出づるは甚だ良し。」[1]と述べており、ここに良質のケイヒの総称である肉桂の名が初見する。さらに箘桂については「箘桂の葉は柿の葉に似て、中に縱文三道(三つの脈)あり、表裏に毛無くして光澤あり」という蘇敬の記述と、『蜀本草』(韓保昇)の「按ずるに、此れ三種有り。箘桂の葉は柿の葉に似て、牡桂の葉は枇杷の葉に似たり。」(『證類本草』所引)という記述から、牡桂は広南桂皮(*Cinnamomum cassia*)、箘桂はジャワ桂皮(*C. burmannii*)としてよく、とりわけ「惟(ただ)葉は倍して長大なり」(『新修本草』蘇敬注、『證類本草』巻十二「牡桂」所引)というのは広南桂皮によく合う。また、『爾雅』郭璞注にも「今、江東桂の厚皮の者を呼びて木桂と爲す。桂樹の葉は枇杷に似て大、白華をつく。華さきて子を著けず。嚴嶺に叢生し、枝葉は冬夏常に青く、間に雜木無し。」とあり、非本草書ながら詳細に記述しているが、ここでは木桂を桂としている。別録に「桂は桂陽に生ず」、「牡桂は南海の山谷に生ず」、箘桂は「交阯(ベトナム)、桂林の山谷の嚴崖の間に生ず」と記されているので、桂は華中(桂陽)でやや北方、牡桂と箘桂は広東・広西からベトナムの温暖な地域に産する。今日、華中から産出される桂皮はないので、別録にいう桂は実体を欠くことになるが、あるいは『本草綱目』にある木蘭(モクラン)はこれかもしれない(シンイの条を参照)。

　わが国に眼を転じると、『本草和名』(深根輔仁)は牡桂・箘桂のいずれにも和名を充てていない。ところが『和名抄』(源順)の別条に「兼名苑云　桂 音計 一名梫 音寢女加都良」とあり、桂にメカツラ

の和名がつけられている。『本草和名』は、『新修本草』に準拠しているから、当然ながら本經の牡桂を収載する。その条をみると、「牡桂　一名木桂 陶景注に出づ 一名桂枝一名桂心 蘇敬注に出づ 一名板桂 稽疑に出づ 一名木玉 大清經に出づ 一名青桂一名山桂 已上雜要訣に出づ 桂小桂 小葉 一名丹桂 陶景注云ふ、詩人丹桂と呼ぶは正に皮の赤きを謂ふのみと 一名上唾 養性要集に出づ 一名百藥王 神仙服餌方に出づ 一名梫 音寝 一名招揺 已上二名は兼名苑に出づ」とあって、和名は記されていないが、一名「梫」が共通しているから、『和名抄』の桂は牡桂を指すと考えてよい。牡桂は、訓読みでヲカツラと読めるが、ややこしいことに『和名抄』ではそれをメカツラとしている。『本草和名』の別条に「箘桂　一名筒桂 蘇敬注に出づ 一名菌薫一名菌香 已上兼名苑に出づ 一名百藥使者 筒桂は三重なる者なり 陶隠居術に出づ」とあるが、これにも和名の記載はない。今日、『和名抄』で誤ってケイヒにつけられた和名「かつら」はカツラ科の落葉高木カツラ *Cercidiphyllum japonicum* Siebold et Zuccarini ex J. J. Hoffmann et J. H. Schultesに残っている。カツラは事実上わが国の特産品であって、中国での分布はごく限られており、本草書など中国の歴史的文献に相応する名は出てこない。今日では連香樹(レンコウジュ)なる漢名がつけられているが、ごく近世の文献に出現するにすぎない。一方、わが国にはケイヒは産出しないにもかかわらず、『延喜式』巻第三十七に「元日御藥　桂心三分」、「朧月御藥　桂心四兩」、「雜給料　桂心十兩」など桂心の名がでてくる。『古事記』の海幸彦・山幸彦の伝説の中に、「其れ綿津見神(わたつみのかみ)の宮ぞ。其の神の御門に到りましなば、傍の井の上に湯津香木(ゆつかつらのき)有らむ。」とあって湯津香木の名が出てくる。この続きに「故、その木の上に座(ま)さば、その海神(わたつみ)の女、見て相議(はか)らむぞ」とあって、この木に神が降臨すると記述され、註に「香木を訓みて加都良と云ふ。木なり。」とある。これこそ日本産「桂」というべきもの、すなわちクスノキ科ヤブニッケイ *Cinnamomum tenuifolium* (Makino) Sugimoto ex H. Hara（synonym. *C. japonicum* Siebold ex Nakai）である。これがカツラでないのは、綿津見神(わたつのかみ)の宮のような海に近いところに生えないこと、神の降臨はカツラのような落葉樹ではふさわしくなく常緑樹でなければならないこと、などから明らかである。したがって、『延喜式』にある桂はまずにヤブニッケイとしてまちがいない。

　西洋で本品に対応するものはシナモンと称するもので、古い時代に原産地のアジアから欧州に伝わっている。『薬物誌』（ディオスコリデス）にKinamomonとあるのは、今日のシナモンすなわち *C. verum* などアジア産ケイヒであり、体を暖め、利尿・緩和などの作用があると記述されている。アラビア商人の介在によって東洋との交易でもたらされ、古代エジプトでもミイラの保存防腐剤として用いられていた。一方、中国医学で賞用される *C. cassia* の種小名は、インド産の同属植物 *C. iners* Reinwardt ex Blumeの名前に由来するもので、『薬物誌』にもKassiaの名で載っている。西洋では当初賞用された香辛料であったが、後に芳香性・性味に優れるスリランカや東南アジア熱帯に産するシナモンに取って代わられた。

1)　古医書では桂枝の名が頻出するが、この記述によって、古くから小枝の樹皮を賞用したことがわかる。

ケツメイシ　決明子　CASSIAE SEMEN　二国、VII 〜 XVI　　　漢

▶ **基原**　マメ科 (Leguminosae) エビスグサ *Cassia obtusifolia* Linné 又は *C. tora* Linné の種子。《備考》Leguminosae → Fabaceae。エビスグサ：*Senna obtusifolia* (Linné) H. S. Irwin et Barneby；ホソミエビスグサ（コエビスグサ）：*Senna tora* (Linné) W. Roxburgh。

▶ **用途**　緩下・整腸薬として民間で用いられるが、漢方ではごく一部の処方（洗肝明目湯）に配合されるにすぎない。

▶ **出典**　神農本草經上品「決明　味は鹹にして平。川澤に生ず。青盲、目淫、膚赤、白膜、眼赤痛して涙出づるを治す。久しく服すれば精光を益して身を輕くす。」

▶ **漢名**　決明（本經）、馬蹄決明（本草經集注）。

▶ **解説**　本經・別録ともに薬用部位に言及しないが、『本草經集注』（陶弘景）に「葉は茳芒の如く、子の形は馬蹄に似て、馬蹄決明と爲す。之を用ふるに當に擣き砕くべし。」とあり、果実あるいは種子を薬用とすることが類推できる。『證類本草』では決明子の名で収載されているので、果実ないし種子を薬用部位とすることはまちがいない。局方正品は南米原産のエビスグサと中国産のホソミエビスグサ *C. tora* の2品であるが、後者は熱帯アジアの原産といわれ、中国産決明子の主品とされる。市場ではホソミエビスグサ基原品を小決明子（ショウケツメイシ）、エビスグサ基原品を大決明子（ダイケツメイシ）と区別しているが、いずれもよく似ており、しばしば混同される。

『本草和名』（深根輔仁）では「決明　和名衣比須久佐（えびすぐさ）」とあり、古名をエビスグサとしているが、この名は後に渡来した南米原産の *C. obtusifolia* の名に転用された。『本草綱目啓蒙』（小野蘭山）にいうエビスグサは「初出ル葉ハ四葉排生シ、後ニ出ル葉ハ六葉排生シテ一大葉ヲナス」とあるから、今日のエビスグサそのものである。蘭山は「享保年中ニ渡リシ漢種」と述べているから、中国経由で伝わったらしい。また、京都周辺で栽培しており、薬舗に供給していたともいう。中国には土草決明（ドソウケツケイ）と称されるものがあり、ハブソウ *Senna occidentalis* (Linné) Link (synonym. *C. torosa* auctrum non Cavanilles)、ホソバハブソウ（オオバノセンナ）*Senna sophera* (Linné) W. Roxburgh[1] がその基原といわれる。このうち、ハブソウは望江南（ボウコウナン）の名で薬用とされ、これをハブ茶と称した。しかし、現在のハブ茶はエビスグサあるいはコエビスグサであり、局方品のケツメイシと変わらない。『延喜式』巻第三十七の諸国進年料雑藥に駿河国・伊豆国・武蔵国・安房国・近江国・下野国・出雲国・備中国・讃岐国・土佐国から決明子の貢進が記録されているが、中国から伝えられた種を植栽したものと思われる。*C. tora* あるいは後に土草決明と称される中国原産品のいずれかの可能性がある。あるいはわが国に自生する同属植物カワラケツメイ *Senna nomame* (Makino) T. C. Chen[2] であったかもしれない。

---

[1] 生薬学の教科書ではハブソウ、*Cassia torosa* Cavanilles を区別するが、現在の分類学では同種とするのが一般的である。

[2] synonym. *Cassia nomame* (Siebold) Honda；*Chamaecrista nomame* (Siebold) H. Ohashi。

ケツメイヨウ　決明葉　CASSIAE OBTUSIFOLIAE FOLIUM　Ⅴ*、一国*　洋・和

▶ **基原**　マメ科 (Fabaceae) エビスグサ *Senna obtusifolia* (Linné) H. S. Irwin et Barnebyの小葉。

▶ **用途**　緩下薬。

▶ **解説**　局方ではケツメイ葉と表記。同じ基原植物の種子をケツメイシと称する(ケツメイシの条を参照)が、戦時にセンナの輸入が激減したため、葉はその代用品とされたのである。アントラキノンを含むが、ダイオウ・センナのように、腸内細菌の作用でアントロンを遊離するような成分すなわちセンノシドの類はほとんど含まれず、瀉下効果はあまり期待できない。

ゲルゼミウムコン　GELSEMII RADIX　Ⅲ　洋

▶ **基原**　ゲルゼミウム科(Gelsemiaceae) *Gelsemium sempervirens* (Linné) J. Saint-Hilaireの根及び根茎。《備考》クロンキスト以前はマチン科(Loganiaceae)に置いた。

▶ **用途**　チンキ剤として頭痛・神経痛・リウマチに用いる。

▶ **解説**　局方ではゲルゼミウム根と表記。北米原産でカロライナジャスミンと呼ばれ、園芸用によく栽培されるが、要注意の有毒植物である。わずかに香りもあり、ときにモクセイ科のジャスミン属 (*Jasminum*) としばしば誤認される。本經下品に「鉤吻　一名野葛。味は辛く温。山谷に生ず。金瘡、乳癰、中惡風、欬逆上氣、水腫を治し。鬼注、蠱毒を殺す。」とあるものは、本品の類品でアジア産の同属植物を基原とする。『國譯本草綱目』は小野蘭山の見解にしたがってウルシ科ツタウルシ *Toxicodendron radicans* (Linné) Kuntze subsp. *orientale* (Greene) Gillis (synonym. *Rhus ambigua* Lavallee ex Dippel；*R. orientalis* (Greene) C. K. Schneider) に充てたが、『本草經集注』(陶弘景)に「鉤吻、是れ野葛と言ふ。其れ口に入れば則ち人の喉吻を鉤ふ。或は言ふ、吻は挽の字に作り、人の腸を牽挽して之を絶つと。」、さらに『南方草木狀』(嵇含)上巻に「冶葛(野葛に同じ)は毒艸なり。蔓生して葉は羅勒の如く、光りて厚く一名胡蔓艸といふ。毒を置く者多く、生蔬を以て雜へ之を進む。悟れる者は速やかに藥を以て解す。爾らざれば半日にして輒ち死す。」とあるから、かなり強い毒をもち、ツタウルシではあり得ない。北村四郎は鉤吻を *G. elegans* (Gardner et Champion) Benthamと考定している(『新註校定國譯本草綱目』注)。北米産の同属植物と同様に呼吸中枢を犯す成分を含み、中国南部からミャンマー・インド・スマトラに分布する毒草である。興味深いことに、正倉院に保存されている種々薬帳に冶葛の名があり[1]、近年、これがマチン科基原であることが明らかにされた[2]。

---

[1]　冶葛壺の中にはなく烏薬之属の名で現存する。烏薬は奈良時代の中国本草書『本草經集注』と『新修本草』(蘇敬)のいずれにも相当する品目はなく、宋代の『開寶本草』(馬志)に初見する。したがって、烏薬之属は後世に作られたものであり、冶葛は何らかの経緯で誤って入れられたと考えられている。

[2]　朝比奈泰彦編『正倉院薬物』(植物文献刊行会、1955年)、306頁-314頁。

ケンゴシ　牽牛子　PHARBITIDIS SEMEN　IV*〜XVI　　　　　　　漢

▶ **基原**　ヒルガオ科(*Convolvulaceae*)アサガオ *Pharbitis nil* Choisy の種子。《備考》アサガオ：*Ipomoea nil* (Linné) Roth [synonym. *Pharbitis nil* (Linné) Choisy]。

▶ **用途**　緩下薬とするほか、ごく一部の漢方処方(八味疝気方)に配合する。

▶ **出典**　名醫別錄下品「味は苦く寒、毒有り。氣を下すを主り、脚滿水腫を療じ、風毒を除き、小便を利す。」

▶ **漢名**　牽牛子(別錄)、盆甑草(酉陽雜俎)、金鈴(圖經本草)、狗耳草(救荒本草)、黒丑・白丑・草金鈴(本草綱目)。

▶ **解説**　中国ではマルバアサガオ *Ipomoea purpurea* (Linné) Rothの種子もケンゴシの基原とする。第5改正版までは牽牛子、第6改正版ではケンゴ子、第7改正版以降はケンゴシと表記。種皮の色によって黒牽牛子(黒丑)・白牽牛子(白丑)とよぶが、効能に差はない。『本草經集注』(陶弘景)に「此の藥は始め田野に出づ。人、牛を牽き藥に易ふ。故に以て之と名づく。」とあり、牽き連れた牛と交換するほどの価値のある薬という意味で牽牛子の名がつけられたという。後に、牛を干支の丑に置き換え、黒丑・白丑の別名が発生した。『本草經集注』(陶弘景)は「藤を作して生じ、花の狀は藊豆(マメ科フジマメ)の如く黄色、子は小房を作し、實は黒色、形は梂子(バラ科サンザシ)の核の如し」と記述し、つる性植物であることを除き、現今の基原植物であるアサガオとはかなり相異がある。一方、『新修本草』(蘇頌)は「此の花は旋葍花(旋花の別名、『本草和名』では葍旋・鼓子花などとある)に似て碧色を作し、又黄にあらず、藊豆に似ず」とあり、その記述はかなり明快で、アサガオの特徴とよく合う。『開寶本草』(馬志)は「此の藥、蔓生して花は鼓子花(ヒルガオ科ヒルガオ)の如くして稍大きく、碧色を作す。子に黄殻有り小房を作し、實は黒く稍蕎麦に類す」とさらに的確に記述し、基原植物はやはりアサガオでまちがいない。

　『本草和名』(深根輔仁)・『和名抄』(源順)・『醫心方』(丹波康頼)のいずれも牽牛子の和名を現在名と同じ阿佐加保とするが、『新撰字鏡』だけは牽牛子に和名を充てず、桔梗に阿佐加保の名を充てた。前三書はそれぞれ918年ころ・934年ころ・984年の成立であるが、『新撰字鏡』は900年前後あるいはそれ以前の成立で、前三書より古いから、外来種のアサガオは10世紀のごく初頭あるいはそれより少し前に本邦へ渡来して広まったと推定できる。それまでは『古今和歌集』巻第十「物名」に「ありとみて　たのむそかたき　うつせみの　よをはなしとや　おもひなしてん　けにこし」(443、矢田部名実)とあるように、牽牛子の訓読みをもってその和名としていた。因みに、『萬葉集』では山上憶良の歌「秋の野に咲きたる花を指折りかき数ふれば七種の花」(巻8　1537)の後に「萩の花　尾花葛花　なでしこが花　をみなへし　また藤袴　朝顔が花」(巻8　1538)とあるように、いわゆる「秋の七草」を列挙しているが、ここにある朝顔は桔梗のことである[1]。皮肉なことに、桔梗の和名は、『古今和歌集』巻第十「物名」に「をくらやま　みねたちならし　なくしかの　へにけんあきを　しる人そなき　きちかうのはな」(439)とあるように、和語の名前「あさがほ」から桔梗の音読みに転じてしまった(キキョウの条を参照)。これが桔梗の漢方の要薬としての地位の高まりによるのか、それとともに乱獲されてわが国の山野から急激に姿を消し、身近な存在でなくなったことによるのか明らかではないが、美しい花に対する美称「あさがほ」の名は牽牛子に奪われてしまったことはまちがいない。一方、今日では牽牛子は薬用として繁用されるというほどのものではないが、独特の

花の美しさが日本人の感性に合致し、広く園芸用に栽培されるようになり、以降、今日に至るまでアサガオの名が定着している。因みに、アサガオとは朝に開花するカオバナ（美しく見栄えする花）の意である。江戸末期に園芸植物として独自の展開をしたことでも知られるが、とりわけ「変化咲き朝顔」と称する品種群の創出は高度な遺伝子管理技術を伴うものであった。1762年に八重咲き品種が作られ、1853年には135品種が記録されるほどまでアサガオの花卉園芸は成長した。アサガオは一年草であり、変化咲きアサガオの大半はおしべやめしべが弁化するため種子ができないので、その変異を生み出す普通花型の親株（これを親木という）を系統保存しなければならない。すなわち変化型は普通花型から発生する劣性遺伝子であり、これを出物と呼んだ。分子生物学的にいえば、動く遺伝子であるトランスポゾンがゲノム上を移動することによって生み出される突然変異といってよい。中には親の形質を受け継いだもの、すなわち遺伝学でいう純系にあたるものもあって、これを正木といった。すなわち、江戸時代のアサガオの園芸は、出物と正木が複雑に組み合わさって創出されたものであり、これらの品種群を維持するには今日の科学の水準から考えても高度な遺伝子管理が必要になる。したがって、遺伝学の知識のない当時、経験によって多くの系統を維持したことは驚くべきことといわねばならない。残念ながらこれらの技術は秘伝とされたため、科学としての遺伝の法則が生まれることはなかったが、日本人の各品種に対する遺伝子管理技術がいかに優れていたかを理解するに十分であろう。因みに、メンデルの法則が発見されるのはそれよりずっと後のことであった。江戸時代の農書『農業全書』（宮崎安貞）に「薬屋に売て利なき物にあらず。又子を多く取、油をしめ取もよし。」と記載されているように、当時はアサガオの種子すなわち牽牛子に対する薬用あるいは油量原料としての需要も多く、経済植物として一定の価値があった。

1） 木下武司著『万葉植物文化誌』（八坂書房、2010年）の「あさがほ」、27頁-36頁。

ゲンチアナ　GENTIANAE RADIX　III～XVI　洋

▶ **基原**　リンドウ科(Gentianaceae) *Gentiana lutea* Linnéの根及び根茎。
▶ **用途**　苦味健胃薬として家庭薬に配合するほか、ゲンチアナ・重曹散の原料とする。
▶ **解説**　初版～第2改正版ではそれぞれ健質亞那（ゲンチアナ）、健質亞那根（ゲンチアナ）とあって龍膽の別名として扱い、トウリンドウ基原品を正品とした（リュウタンの条を参照）。第2改正版ではセンブリとともに*G. lutea*の根を龍膽（リュウタン）の代用たり得ることを明記し、第3改正版で龍膽からゲンチアナを分離して正式に収載し、第5改正版まではゲンチアナ根と称して*G. lutea*のほか、*G. pannonica* Scopoli、*G. purpurea* Linné、*G. punctata* Linnéも基原植物とした。第6改正版以降は*G. lutea*だけに基原を限定した。漢薬であるはずの龍膽を先行して収載したのは、欧州原産のゲンチアナの入手に難があったためと思われ、実質的には龍膽がゲンチアナの代用であった[1]。中欧の原産で、『薬物誌』（ディオスコリデス）にあるGentianeに相当し、古くから薬用とされた。同書によれば根

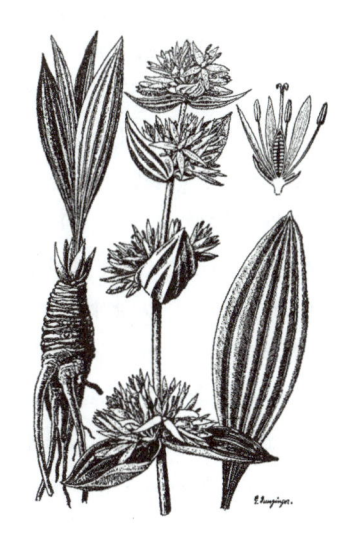

に収斂の薬効があり、肝臓病や胃病の患者を救う、創傷治療用の薬草として外用されるなどと記載している。中国の龍胆とは、基原植物が同属の関係にあって共通の成分（セコイリドイド配糖体）を含むが、薬物としての用法に共通性は見られない。『和蘭薬鏡』（宇田川榛斎・榕菴）巻三の龍胆の条に「龍胆ハ健質亞那（ゲンチアナ）ノ一種小ナル者ニシテ茎花實大抵健質亞那ノ如シ。健質亞那（ゲンチアナ）ハ茎太サ拇指ノ如ク葉濶大車前葉ニ似テ大、或ハ葱管藜蘆葉ノ如シ。花黄色、根長大ニシテ拇指ノ如シ。」とあり、漢薬のリュウタンを本品の１種とし、代用した。しかしながら、主治は「根健胃ノ要薬トス。刺戟セズ熱ヲ起サズ胃虚弱ニシテ飲食消化シ難キヨリ發スル諸症ニ殊効ヲ稱ス。」と記載し、まさに漢薬とは一線を画す用法であった。

1) ゲンチアナ基原植物 *Gentiana lutea* Linné は関東地方以南では栽培は難しいが、北海道ではよく育つ。

ゲンノショウコ　GERANII HERBA　V*〜XVI　和

▶▶「ゲンノショウコ」については、第２部 第５章で詳しく解説しています（p.613）。

▶ **基原**　フウロソウ科（Geraniaceae）ゲンノショウコ *Geranium thunbergii* Siebold et Zuccarini の地上部。《備考》ゲンノショウコ：*Geranium thunbergii* Siebold ex Lindley et Paxton.

▶ **用途**　下痢止め薬として煎用するほか、整腸薬に配合される。

▶ **解説**　開花直前に採集するが、野生品を採集する場合、葉の形のよく似たキンポウゲ科有毒植物ウマノアシガタ *Ranunculus japonicus* Thunberg やイチリンソウ *Anemone nikoensis* Maximowicz などと間違えることがあるので、注意を要する。タンニンのゲラニインを高含量で含むが、渋味はほとんどない。

コウイ　膠飴　粉末飴　KOI　XVI　漢

▶ **基原**　イネ科（Gramineae）トウモロコシ *Zea mays* Linné、トウダイグサ科（Euphorbiaceae）キャッサバ *Manihot esculenta* Crantz、ナス科（Solanaceae）ジャガイモ *Solanum tuberosum* Linné、ヒルガオ科（Convolvulaceae）サツマイモ *Ipomoea batatas* Poiret 若しくはイネ科（Gramineae）イネ *Oryza sativa* Linné のデンプン又はイネの種皮を除いた種子を加水分解し、糖化したもの。《備考》Gramineae→Poaceae。サツマイモ：*Ipomoea batatas*（Linné）Poiret あるいは *I. batatas*（Linné）Lamarck.

▶ **用途**　食品として利用するほか、漢方でも用いる。配合処方：黄耆建中湯・解急蜀椒湯・帰耆建中湯・小建中湯・大建中湯・中建中湯・当帰建中湯。

▶ **出典**　名醫別録上品「飴糖　味は甘く微温。虚乏を補ひ、渇を止め、血を去るを主る。」

▶ **漢名**　飴糖（別録）、膠飴（本草經集注）、餳糖（孟詵）、軟糖（蜀本草）。

▶ **解説**　膠飴（コウイ）の名は『本草經集注』（陶弘景）に「方家の用ふる飴は乃（すなは）ち膠飴と云ふ。皆是れ濕糖にして厚き蜜の如きなる者なり。建中湯多く之を用ふ。」とあるに基づく。製法により粉末飴（フンマツイ）と粘

性のある溶液膠飴(ヨウエキコウイ)とがあり、後者はいわゆる水飴(みずあめ)と称するものに等しい。局方コウイの原料の1つキャッサバ*Manihot esculenta* (synonym, *Manihot utilissima* Pohl) は、いわゆる苦味キャッサバ(bitter cassava)と称するもので、いもに有毒の青酸配糖体を含む。2005年3月10日、フィリピンマニラ市の露店で購入したキャッサバのスナックを食べて27人が死亡、約100名の子どもが中毒を起こすという大事件が発生した。トップ記事として報道した The Manila Times など主要紙によれば、有毒物質を除く処理が不十分なまま、スナックに加工したためという。青酸配糖体がいもの外皮に局在して毒性の少ない甘味(カンミ)キャッサバ(sweet cassava；*Manihot esculenta*の一品種)があるにもかかわらず、苦味(クミ)キャッサバが熱帯地方で広く栽培されているのはデンプン収量に優れるからである。局方が苦味キャッサバを基原に加えているのは、甘味キャッサバの流通量がごく少なく、また正しいプロセスを経て加工したデンプンは青酸配糖体を含まないからである。マニラ市の事故は苦味キャッサバの扱いに慣れていない都会人が加工に携わったためと思われ、フィリピンの地方部でそのような事故の発生はこれまでになかったという。

コウカ　紅花　CARTHAMI FLOS　二国、VII〜XVI　漢

▶ **基原**　キク科 (Compositae) ベニバナ *Carthamus tinctorius* Linné の管状花をそのまま又は黄色色素の大部分を除いたもの。《備考》Compositae→Asteraceae。

▶ **用途**　食品・香粧品の着色料として広く利用するほか、一部の婦人用漢方処方に用いる。配合処方：葛根紅花湯・芎帰調血飲第一加減・滋血潤腸湯・蒸眼一方・秦艽羌活湯・秦艽防風湯・折衝飲・治頭瘡一方・治頭瘡一方去大黄・通導散・補陽還五湯。

▶ **出典**　開寶本草部中品「紅藍花　味は辛く温にして無毒。産後の血運、口噤、腹内の悪血盡きず絞痛し、腹中に胎死するを主る。並酒に煮て服す。亦た蠱毒、下血を主る。燕脂を作るに堪ふ。其の苗生にて擣(くだ)き碎き遊腫に傅く。其の子數顆を呑めば天行瘡、子出でざるを主る。其の燕脂、小兒の聤耳を主り、耳中に(汁を)滴らす。梁(陝西省南鄭県)漢(陝西省南部)及び西域(新疆)に生ず。一名黄藍。博物志に云ふ、黄藍は張騫の得る所なりと。今、倉魏(未詳)の地に亦た之を種う。」

▶ **漢名**　紅藍花・黄藍(開寶本草)、紅花(圖經本草)。

▶ **解説**　初収載の第7改正版ではベニバナ、第8改正版以降コウカと表記、ベニバナも通用名として紅花とともに併記されている。考古学資料でもっとも古いベニバナの記録は古代エジプトの紅花染めを施したミイラの布帯で、紀元前2500年ころのものといわれる。『薬物誌』(ディオスコリデス)にあるKnikosは、その名前から*Cnicus*属すなわちキク科サントリソウ*Cnicus benedictus* Linnéに充てることが多いが、付属する図の花の形態はおよそサントリソウとは考えにくく、むしろベニバナの可能性の方が高いと思われる(カルドベネディクトソウの条を参照)。とりわけ別条にKnikelaionというKnikosから製した油料が収載されており、ベニバナであれば良質の食用油となるベニバナ油が採れるがサントリソウは油料原料とはならない。したがって、Knikosはベニバナと考える方が妥当と考えられる。同書にはKnikosの薬効について種子に便通を促進する作用があるとしているにすぎないが、薬用としてよりも染色用に有用と考えられていたことによるものだろう。

『開寶本草』(馬志)にも記載されているように、ベニバナは西域から中国に伝えられた。『圖經本草』

(蘇頌)には、張仲景方として紅藍花酒(コウランカシュ)が収載され、婦人六十二種の風及び腹中の血気刺痛を去ると記載されている。この処方は『本草綱目』(李時珍)にも引用されているが、明・兪子木刊本『金匱要略』では「疑ふらくは張仲景方に非ず」という注があるので、張仲景の薬方ではなく、後世に張仲景に仮託して追加されたものである。すなわち、中国で紅花が薬用とされるようになったのは、『圖經本草』以降であって、「産後の血病を主るに勝ると爲す。其の實、亦た同じ。」と記述されるように、ベニバナの花を産後の血行不良や通経薬として用いた。『本草綱目』(李時珍)に「其の葉は小薊の如く、五月に至り花を開き、大薊花の如くして紅色なり。侵晨に花を採り、搗き熟して水を以て淘(よな)ぎ、布袋にて黄汁を絞り去る。又、搗き酸粟米泔清を以て又淘ぎ、又袋を絞り汁を去り、青蒿を以て覆ひて一宿し、曬乾す。或は捏ねて薄餅と成し、陰乾して之を収む。薬に入るに搓み砕きて用ふ。」とあり、いわゆる紅餅の製法を記載するが、驚くことに薬用とする際も紅餅(べにもち)から調製するとしている。これから紅花は染色を第一の目的とし、薬用は二の次であったことがわかるだろう。

　わが国においては、基本的に『新修本草』(蘇敬)に準拠した『本草和名』(深根輔仁)に本品の名はなく、『和名抄』(源順)に「辨色立成云ふ、　紅藍 久禮乃阿井 呉藍 同上 本朝式云ふ、　紅花 俗に之を用ふ」と出てくる。ただし、調度部染色具の部に収載されているから、やはり当時はまだ薬用とは目されず染色剤であった。ベニバナの渡来時期については、歴史学分野では半ば定説として推古天皇時代に高句麗の僧が伝えたとするが、『日本書紀』推古天皇紀に「十八年(610年)の春三月に、高麗の王、僧曇徴(どんちょう)・法定(ほうじょう)を貢上(たてまつ)る。曇徴は五経を知れり。且能く彩色及び紙墨を作り、并て碾磑(みずうす)を造る。」とある記述に基づくようである。しかし、彩色(絵具類)とあるだけで、紅花の名が明記されているわけではない。平成元(1989)年九月、奈良県生駒郡斑鳩町藤ノ木古墳の石棺内からベニバナの花粉が見出された[1]。埋葬された遺体の腹部から花粉が検出されたのであるが、紅花の花を遺体の上に置いたと考えられている。藤ノ木古墳は6世紀後半と推定されるから、推古天皇以前にベニバナが栽培されており、わが国に渡来したのはそれよりさらにさかのぼると考えねばならない。『延喜式』巻第五「神祇五・齊宮」の供新嘗料、造備雑物、遷野宮装束、年料供物と初齋院装束、巻第六「神祇六・齊院司」の毎年禊祭料、巻第十三「中宮職・大舎人・圖書」、巻第十五「内藏寮」などに紅花の名が散見されるが、多くの薬用植物が収録されている巻第三十七「典薬寮」に紅花に相当する品目は見当たらず、平安時代になってももっぱら染色料とされていたことを示唆する。同巻第二十四「主計上」に「伊賀國中男作物　紅花七斤八兩云々」とあり、各地で栽培されていた。

1) 奈良県立橿原考古学研究所編「斑鳩藤ノ木古墳第二次・三次調査報告書　分析と技術編」(1993年)、18頁-26頁：金原正明・金原正子「III石棺内の花粉分析および消化管内容物残渣の観察」。

コウジン　紅参　GINSENG RADIX RUBRA　二国、VII〜XVI　漢

▶ **基原**　ウコギ科(Araliaceae)オタネニンジン*Panax ginseng* C. A. Meyer (*P. schinseng* Nees)の根を蒸したもの。《備考》synonym. *P. schinseng* T. Nees。

▶ **用途**　ニンジンに同じ。

▶ **出典**　ニンジンに同じ。

▶ **解説**　基本的にニンジンと変わらないが、中国・朝鮮では白参より紅参を珍重する傾向が強く、

わが国では伝統的に後世方派が本品を重用してきた。『大和本草』(貝原益軒)や『用藥須知』(松岡恕庵)は紅参の存在すら言及せず、『本草綱目啓蒙』(小野蘭山)に「唐山人參ノ中ニモ孩兒參アリ。又、一種蝦手ト云アリ。市人諸參中ヨリ揀ビ出ス。赤白ノ二品アリ。赤蝦手ハ頭大ニシテ矮肥ニ三枝アリ。色紫赤堅實ニシテ潤ナク透明ニシテ肉ニ似リ。味ハ劣レリ。」とあって、やっと紅参らしきものを指摘する記事が見え、性味は劣るとあるように、評価は必ずしも高くはなかった。小野蘭山を含めて、わが国の本草家でニンジンの修治について記述したものは見当たらない。一方、中国でも『本草綱目』(李時珍)に紅参に相当するものの記載はなく、その出現は比較的新しいと見るべきである。『増訂和漢藥考』(小泉榮次郎)によれば、明治時代初期では清国・朝鮮・米国・日本がニンジンの産地であり、それぞれの国名を冠して区別されていた。朝鮮人参に白参(ハクジン)・紅参の2種があり、生根を蒸して乾燥したものが紅参と明記され、白参より高価であったともいう。一方、清国人参について紅参があったかどうか定かではなく、米国人参は北米原産の*Panax quinquefolius* Linnéを基原とするものを日干ししたものという。日本人参は当時の清国に輸出され、湯蒸し法を経て乾燥した紅参であったという。小泉は紅参の出自について言及していないが、通説では朝鮮より始まったといわれる。1613年に刊行された『東醫寶鑑湯液篇』(許俊)に紅参の条はないから、紅参の出現は17世紀以降と考えられる。また必ずしも朝鮮起源とは限らないようである。『本草綱目啓蒙』の當歸の条に注目すべき記述があり、「山城ヨリ出ルニ二品アリ。一品ハ湯ヲクグラシ乾タルモノナリ。藥舗ニテコレヲ蒸と稱ス。其實ハ蒸シ熟シタルニハ非ザルナリ。此物潤ナク氣味モ薄シ。藥ニ入ルヽニ良ナラズ。一品ハ根ヲ洗ヒタルマヽニテ乾タルモノナリ。藥舗ニテコレヲ生乾ト云フ。味甘シ。蒸ト稱スル方ヨリハ潤アリテ藥用ニ良ナリ。然レドモ蛀(しか)ミ易クシテ貯ガタシ。故ニ藥舗ニ蒸當歸多シ。」とあるように、生薬(この場合は当帰)を湯通しして乾燥する操作があり、虫食いの被害の多い生薬では実践されていたという。ここに記述された「蒸し熟す」プロセスがそのほかの生薬に対しても当時の薬舗で実践されていたとすれば、今日の紅参や乾姜はまさにこの「蒸し熟し」によって調製されたものということができる。このプロセスは、生薬を虫害から守り、保存性を高めるために行ったと考えられ、早くから栽培が進んでいた当帰の場合は江戸初期から行われていた(トウキの条を参照)。おそらくは薬舗や流通業者の独自の判断によるもので、医家の要望によるものではなさそうである。むしろ、医家は高温処理などを性味を変えるとして嫌う傾向があり、本草家である蘭山も指摘している。ただし、人参は高価であり、古くから偽和品が多かったという特殊事情がある。紅参は外見が白参とまったく変わるため、桔梗や沙参などの偽和品と見分けやすくなるので、人参の場合はあまり性味を問題視することはなく医家から広く支持されたと考えられる。十八世紀中ごろに八代将軍徳川吉宗の命によるオタネニンジンの栽培・国産化が成功したとはいえ、人参の需要は高く、偽和品も横行したことは想像に難くない。こうした情況から紅参はわが国において偽和品と区別するために作られた可能性もあるだろう(カンキョウ、ニンジンの条を参照)。

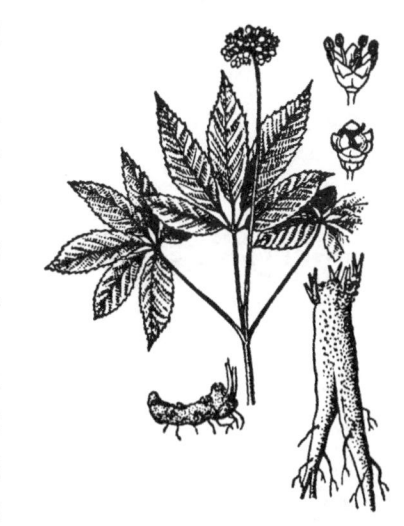

　第6改正版ではニンジンは「オタネニンジンの根を細根を除き乾燥したもの」とされ、今日いうコ

ウジンにまったく言及していないが、第7改正版以降よりコウジンは別条に区別されるようになった。コウジンの調製法は、わが国と韓国・北朝鮮では微妙な違いがあり、日本産紅参は細根をつけたまま蒸しあげ乾燥したもの、韓国・北朝鮮産紅参は細根を除去した上で蒸して乾燥したものである。

コウブシ　香附子　　CYPERI RHIZOMA　　二国、VII～XVI　　　　漢

▶ **基原**　カヤツリグサ科(Cyperaceae)ハマスゲ *Cyperus rotundus* Linnéの根茎。

▶ **用途**　もっぱら漢方に用いる。配合処方：烏苓通気散・枳縮二陳湯・芎帰調血飲・芎帰調血飲第一加減・香砂平胃散・香砂養胃湯・香砂六君子湯・香蘇散・五積散・柴胡疎肝湯・柴蘇飲・滋陰至宝湯・滋腎通耳湯・椒梅湯・川芎茶調散・竹茹温胆湯・二朮湯・女神散(安栄湯)・分消湯(実脾飲)。

▶ **出典**　名醫別録中品「莎草根　味は甘く微寒にして無毒。胃中の熱を除き、皮毛を充つるを主る。久しく服すれば、人を利し、氣を益し、鬚眉を長ず。一名薃一名侯莎。其の實を緹と名づく。田野に生じ、二月八月に採る。」

▶ **漢名**　莎草・薃・侯莎(別録)、雀頭香・香附子(新修本草)、(水)香稜・莎結・草附子・水莎・續根草・水巴戟(圖經本草)、地毛(廣雅)、地藾根(本草綱目)。

▶ **解説**　香附子の名の初見は『新修本草』(蘇敬)であって、「此の草の根を香附子と名づく。一名雀頭香。」と記述されている。『本草綱目』(李時珍)は「別録は止だ莎草と云ひ、苗を用ふとも根を用ふとも言はず。後世、皆其の根を用ひ、香附子と名づく。而れども莎草の名を知らざるなり。其の草、笠及び雨衣と爲すべし。疎にして沾はず。故に字は草に從ひ沙に從ふ。亦た簑の字に作る。」と述べているように、莎草は基原植物の名、香附子は薬物(生薬)の名を表し、『本草綱目』における表記名は莎草香附子となっている。本品の基原について、江戸期のわが国では『大和本草』(貝原益軒)は種名に言及せず、『用藥須知』(松岡恕庵)および『本草綱目啓蒙』(小野蘭山)はハマスゲとし、和産香附子を真品・上品とし、また『國譯本草綱目』も旧註・新註のいずれもこれに同調する。しかし、本品の原植物から簑笠を作るという李時珍の記述が気になる。なぜならハマスゲは簑笠を作るに適さず、またカヤツリグサ科は、属種にかかわらず、類似植物が多く、古くから基原を正しく認識してきたか疑問があって然るべきだからである。

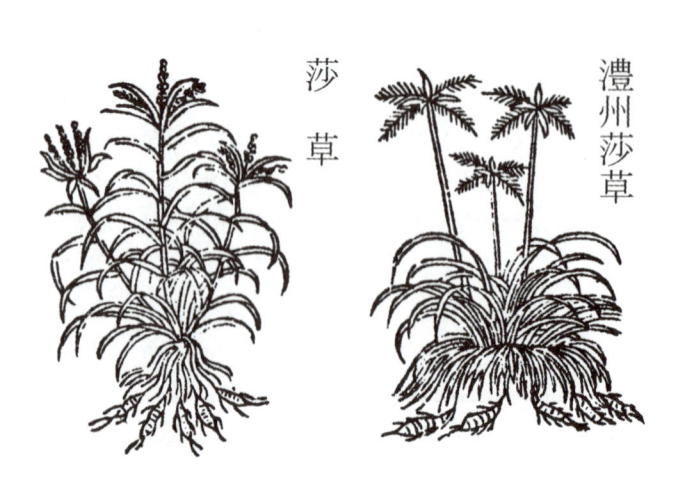

宋代の『圖經本草』(蘇頌)に「莎草根は又香附子と名づく。舊くは州土の出づる所を著さず、但田野に生ずと云ふ。今、處處に之有り。或は云ふ、交州(ベトナム北部)なる者は勝りて大なること棗の如し。近道なる者は杏仁許りの如く、苗莖葉は都て三稜に似て根は附子の若く、周市(周囲)は多毛なり。今、近道に生ずる者の苗葉は韭の如くして痩せ、根は筋頭大の如し。二月八月に採る。」とあるが、三稜に似た種としているから、カヤツリグサ科のいずれかの種であることに異論はない。しかし、蘇頌はさらに「謹みて按ずるに、天寶單方圖、水香稜を載せ、功狀は此と頗る相類し、但味に差ありて同じからず。其の方は云ふ、水香稜の味は辛く微かに寒、無毒にして性は澁し。元は博平郡(山東省聊城県)の池澤の中に生じ、苗は香稜と名づけ、根を莎結と名づけ、亦た草附子と名づく。河南及び淮南(未詳)の下濕地に即ち有りて水莎と名づけ、隴西(甘肅省蘭州)にて之を地藾根と謂ひ、蜀郡(四川省)にて續根草と名づけ、亦た水巴戟と名づく。(ここまで天寶單方圖の引用文)今、涪都に最も饒かにして三稜草と名づけ、莖を用て鞋履を作る。所在に皆有り、單服して肺風を療す云々。」と記述しており、他書からの引用とはいえ、いずれも水濕地に生えるとしているところは乾燥した砂地などを好むハマスゲとはまったく合わない。李時珍がいう簑笠に作るというのは、カサスゲ*Carex dispalata* Boott ex A. Grayなど水濕地に生えるカヤツリグサ科植物であり、古くから莎草(香附子)の基原は相当混乱していたのではないかと推察される。『本草衍義』(寇宗奭)が「其の根の上に棗核の如き者あり、又之を香附子と謂ふ。亦た印香の中に入れ、亦た能く氣を走らせ、今の人多用す。莎草の根に生ずると雖も、然るに根の上に或は有り、或は無し。薄き皺有り、皮は紫黒色、多毛に非ざるなり。刮りて皮を去れば則ち色白し。便ち根を以て之と爲すが若きは則ち誤りなり。」と記述しているのも、とりわけ「或は有り、或は無し」という辺りは同種の植物に関して記述しているとは見えず、必ずしも香附子の基原植物を正しく認識しているわけではなさそうである。『重修政和經史證類備用本草』巻第九にある澧州莎草の図はハマスゲなどカヤツリグサ科植物の特徴を表しているが、単に莎草とあるものはどう見てもカヤツリグサ科ではない。実は香附子の基原植物をもっとも的確に把握しているのは李時珍であり、「莎葉は老韭の葉の如くして硬し。光澤して劍脊の稜有り。五六月中に一莖を抽きんでて三稜あり、中空なり。莖端に復た敷葉を出だし、青花を開き穂を成して黍の如し。中に細子有り。其の根に鬚有り、鬚の下に子を一二枚結び、轉相し延びて生ず。子の上に細き黒毛有り、大なるは羊棗の如くして兩頭尖れり。」と記述している。一方で、李時珍は、前述したように、莎草は簑笠に作るともいうが、それは誤りである。実は、李時珍は莎草の別名を夫須とし別録の出典としている。『爾雅』の釋草に「薹は夫須なり」、また同郭璞註に「鄭箋詩に云ふ、薹は以て禦雨笠と爲すべし」とあり、禦雨笠は「雨を禦ぐ笠(軸の義)」の意であるから、李時珍はこれをもって簑笠を作る草と解釈したのである。『正字通』(張自烈)にも「薹は夫須、即ち莎草の別名なり。毛詩爾雅、皆薹に作る。」とあって薹の字を用い、今日ではこれによってスゲ属種(*Carex*)を薹草と称する。しかしながら、夫須が別録にあるというのは李時珍の勘違いで、本来はカサスゲあるいはその類縁種に充てられるべきであった。本項の冒頭で述べた「別録は止だ莎草と云ひ、苗を用ふとも根を用ふとも言はず」も李時珍の勘違いと考えられる。しかし、これを除けば李時珍の香附子に対する認識は正しく、それに比べると、宋代までの本草家の認識はいずれもおぼつかないものであった。李時珍は「此れ乃ち近時の日用の要藥なること陶氏識らず。諸註亦た略けり。乃ち、古今の藥物の興廢同じならざること此の如きを知れば、則ち本草諸藥亦た今の識らざるを以て便ち廢棄收めざるべからず。安んぞ異時に要藥と爲さずして香附の如き者を知るや。」と述

べ、陶弘景を名指しで激しく非難しているが、莎草がハマスゲを指すようになったのは後世になってからで、宋代になって突如として薬用とするようになったと推察される。江戸期の本草家はかかる中国本草の記述のあいまいさの中にあって、香附子の基原をハマスゲと考定したわけで、おそらく中国より輸入した実物をみてその基原を判定したのであって、文献の記述を解析した結果ではないだろう。

『本草和名』(深根輔仁)に「莎草　根名香附子　和名美久利一名佐久」とあり、古名をミクリとしているが、この名は三稜草にも充てられている。今日にも同名の植物ミクリ科(APG：ガマ科)ミクリ *Sparganium erectum* Linné があるが、この根茎を荊三稜(ケイサンリョウ)と称するので、ミクリを莎草の古名とするのは誤りである。香附子を配合する漢方処方は多いのであるが、いずれも『太平惠民和劑局方』以降の医書を出典とし、それ以前の古方には見当たらず、『本草經集注』(陶弘景)に「方藥亦た復用せず」とあるのは古い時代ではほとんど用いなかったことを示唆する。荊三稜が正統本草に収載されたのは宋代の『開寶本草』(馬志)であったから、それとともに香附子の薬用が見直されたが、わが国では荊三稜・香附子を正しく分別できず、同じ和名が充てられたと考えられる。

『和蘭藥鏡』(宇田川榛斎・榕菴)巻十八に香附子の名があるが、ラテン名をセイペリュス・ロチュンヅスとしているので、本品のことである。主治について「根香氣アリ。微辛神經ヲ開達シ精氣ヲ活潑シ胃ヲ健運シ風氣ヲ驅散シ汚液ノ淨刷シ粘液ヲ稀釋ス。」と記載している。本品の属名はギリシア語のKuperosに由来し、欧州・インド・アラビアで古くから薬用に供されてきた。『薬物誌』(ディオスコリデス)に Kupeiros とあるのが本品に相当し、体を暖め、利尿作用があり、温湿布にも用いると記されている。西洋での薬用実績が古代中国に伝わり、宋代になって中国医学で用いられるようになったと推測される。それまでは、カヤツリグサ科の別属種で抽水植物を用いていたが、宋代になって西洋から伝えられたハマスゲに基原が転じたのであり、蘇頌はそのことを記述したとすれば話が合うだろう。

コウベイ　粳米　ORYZAE FRUCTUS　XVI　漢

- **基原**　イネ科(Gramineae)イネ *Oryza sativa* Linné のえい果。《備考》Gramineae→Poaceae.
- **用途**　食用とするほか、漢方で用いる。配合処方：解急蜀椒湯・竹葉石膏湯・麦門冬湯・白虎加桂枝湯・白虎加人参湯・白虎湯・附子粳米湯・補肺湯。
- **出典**　名醫別錄中品「粳　味は甘く苦く平にして無毒。氣を益し、煩を止め、洩を止むを主る。」
- **漢名**　粳(別錄)。
- **解説**　ウルチ(粳)米の精白していない玄米のことである。デンプンの中でアミロースの割合が高く、炊いてしばらくすると堅くなる。これに対してモチ(糯)米はアミロースの含量が低く、ほとんどがアミロペクチンからなるため、堅くなりにくい。1928年、九州帝国大学教授加藤茂苞は、形態的特徴から栽培イネをインディカ種とジャポニカ種に大別し、今日でも広くこの分類が用いられる。ジャポニカ種はさらにフィリピンやインドネシアなど東南アジア熱帯で栽培される熱帯ジャポニカとわが国・朝鮮・中国中北部で栽培される温帯ジャポニカに区別することがある。今日では稲の字を用いるが、別錄下品に稲米として収載され、「味は苦し。中を温むを主り、人をして多熱、

大便を堅くせしむ。」と記載されている。しかし、中国本草でいう稲は一般通念と少々異なることに留意しなければならない。李時珍は「稻、秫は杭、糯の通稱なり。(中略)本草則ち專ら糯を指し、以て稻と爲すなり。」(『本草綱目』釋名)と述べていることから、本草でいう稲は今日いう糯米である。清代後期の『説文通訓定聲』(朱駿声)によると、「稬、今、又稻の黏る者を以て稬米と爲し、其の黏らざる者を粳米と爲す」[1]とあり、稬はモチ、粳はウルチに相当する。古い時代において朱駿声の見解が通用していたとは限らないが、中国の大半の地域でジャポニカ種が栽培されている状況は古い時代でもそう変わらなかったであろう。したがって、米の粘る、粘らないというのはジャポニカ種を基本とした分類であってインディカ種ではないことになる。今日ではモチを表わす漢字は、糯あるいは稬であるが、いずれも稬の俗字である。一方、粳の正字は杭で、粳も俗字として用いられる。したがって、イネを表す漢字は多くしかも紛らわしい。さらに、李時珍も指摘しているが、『説文解字』に「稌は稬稻なり」とあるように、稻と同義とされる字に稌がある。『集韻』に「稌は稻なり。今の俗、尚ほ稌糜酒と謂ふ。」とあるから[2]、これもジャポニカ種のモチ米である。粳米は別錄中品に収載され、『本草經集注』(陶弘景)に「粳米即ち今の人の常食の米なり」と述べ、また、李時珍が「粳乃ち穀稻の總名なり。早中晚の三收有り。諸本草、獨晚稻を以て粳と爲すは非なり。黏る者は糯と爲し、粘らざる者を粳と爲す云々」と述べていることから、いわゆるジャポニカ種のウルチ型をいう。一方、『本草綱目』で初めて収載された秈米は、「秈は粳に似て粒は小なり。種を占城國(ベトナム中部にあった国という)に得て閩人より始む。」(集解)とあって、江南人がインドシナから導入したとあるから、インディカ種である。『集韻』に「秈、方言に江南粳を呼びて秈と爲す。或は籼に作る。」とある[3]のもインディカ種であり、炊く前ではジャポニカ種のウルチ型と区別するのは難しいからしばしば混同されたのである。因みに、インディカ種にもモチ型とウルチ型があり、粘りだけで中国本草に記載された各種を区別するのは難しいが、インディカ種は高温の地域以外で栽培は難しく、中国で揚子江流域以北に栽培するものはまちがいなくジャポニカ種といってよい。

　『本草和名』(深根輔仁)に和名宇流之祢とあり、ウルシネの和訓をつけた。粳しイネのことで、後にウルチと訛った。『和名抄』(源順)では「本草云ふ、杭米　上音庚、字亦た粳に作る　一名秈　米　上音ヒ、宇流之祢」とあり、同訓を杭米につける。『延喜式』巻第三十二の大膳上の宴會雜給に「親王以下三位已上并びに四位參議、人別餅料粳米糯米各八合、四位五位并びに命婦、人別餅料粳米糯米各四合」とあり、古い時代にあっては身分の高い階級だけにうるち米やもち米が支給された。

1) 諸橋轍次著『大漢和辞典』巻八、599頁。
2) 諸橋轍次著『大漢和辞典』巻八、590頁。
3) 諸橋轍次著『大漢和辞典』巻八、535頁。

コウボク　厚朴　MAGNOLIAE CORTEX　二国、VII〜XVI　漢

▶ **基原**　モクレン科(Magnoliaceae)ホオノキ *Magnolia obovata* Thunberg (*M. hypoleuca* Siebold et Zuccarini)、*M. officinalis* Rehder et Wilson　又は *M. officinalis* Rehder et Wilson var. *biloba* Rehder et Wilsonの樹皮。《備考》トウコウボク：*M. officinalis* Rehder et E. H. Wilson。

▶**用途**　芳香健胃・収斂・利尿などを目的とする家庭薬に配合されるほか、漢方薬として繁用する。配合処方：胃苓湯・藿香正気散・加味平胃散・枳縮二陳湯・九味檳榔湯・桂枝加厚朴杏仁湯・香砂平胃散・香砂養胃湯・厚朴生姜半夏人参甘草湯・五積散・柴朴湯・潤腸湯・小承気湯・椒梅湯・神秘湯・千金内托散・喘四君子湯・蘇子降気湯・丁香柿蒂湯・通導散・当帰湯・八解散・半夏厚朴湯・不換金正気散・茯苓飲合半夏厚朴湯・分消湯(実脾飲)・平胃散・補気建中湯・麻子仁丸。

▶**出典**　神農本草經中品「厚朴　味は苦く温。山谷に生ず。中風、傷寒の頭痛、寒熱、驚氣、血痺、死肌を治し、三蟲を去る。」

▶**漢名**　厚朴(本經)、厚皮・赤朴(別錄)、烈朴(日華子諸家本草)。

▶**解説**　第15改正版まではホウノキとあった和名をホオノキに改め、植物分類学上の正名に合わせた。江戸時代の本草書でホウノキとあったのを、植物学分野では明治以降にホオノキとしたから、薬学分野との間にずれが発生した。第12改正版まではホオノキ基原品のみを正品としていたが、中国産の厚朴が輸入されるようになったことをふまえて、第13改正版以降は中国産のM. officinalis Rehder et E. H. Wilsonとその変種 var. biloba Rehder et E. H. Wilsonを正品に加え、さらにマグノロールの含量規定を0.8％以上とし、基原の判定基準とした。

　本經は薬用部位に言及しないが、別錄に「一名厚皮一名赤朴。其の樹榛と名づけ、其の子逐折と名づく。鼠瘻を療じ、目を明し、氣を益す。交阯(ベトナム)、宛句(山東省荷澤県西南)に生ず。三月九月に皮を採り陰乾す。」とあり、樹皮を用いることがわかる。中国ではトウホオノキ又はその変種の幹皮あるいは根皮を用いる(このうち樹皮のみが局方の正品)が、油分の多いものを紫油厚朴(シユウボク)と称して最上品とする。『本草經集注』(陶弘景)に「今、建平(四川省巫山県)、宜都(湖北省宜都県西北)に出づるは極めて厚く、肉紫色なるを好しと爲し、殼薄くして白なるは如かず」、また『圖經本草』(蘇頌)に「皮極めて鱗皴して厚く紫色、多潤なる者が佳し。薄くして白き者は堪へず。」とあるのはまさにこれに言及したものである。『本草綱目啓蒙』(小野蘭山)にも「舶來ニ數品アリ。皮厚ク紫褐色ニシテ潤ヒ味苦辛ナルヲ撰ブベシ。是紫油厚朴ナリ。皮薄ク味苦甘ナル者ハ山厚朴ニシテ下品ナリ。(中略) コノ外數品アリ。皆眞ニ非ズ。和名鈔ニ厚朴ヲホヽノカハト訓ズ。故ニ今モホウノ木ノ皮ヲ和ノ厚朴トスレドモ非ナリ。」とあり、本草家の立場から舶来の唐厚朴を推称している。しかし、中国産厚朴が輸入されるようになったのは比較的近年のことであり、それまではもっぱら和産のホオノキ基原品を和厚朴として用いてきた。『延喜式』巻第三十七の諸國進年料雜藥に大和国・摂津国・伊勢国・尾張国・三河国・播磨国・美作国・備中国・紀伊国・から厚朴の貢進が記録されているが、いずれも和厚朴であるのはいうまでもない。したがって、江戸時代でも大半は和産の厚朴を用いたと思われ、漢方の要薬たる厚朴に関して積み上げられた口訣は中国医学の見解とは相応の相異があると考えねばならない。因みに、朝鮮ではトウホオノキやホオノキに近縁のモクレン属高木は産しないので、クスノキ科タブノキMachilus thunbergii Siebold et Zuccariniを厚朴と称することがある。わが国にもタブノキは豊産するが、これを厚朴として用いた記録は見当たらない。朝鮮医学のわが国に対する影響がほとんどないことを考えれば驚くに当たらない(第2章第1節「3」を参照)。

　厚朴は正倉院の種々薬帳にもその名を見る。1948年から6年にわたって、正倉院薬物に対して科学のメスが加えられたが、厚朴の鑑定を担当した藤田路一は解剖学的所見から真正の厚朴(M. officinalis、M. officinalis var. biloba)ではないと結論し、基原の特定はできなかったが、推論ながらモクレン科ではないとも述べている[1]。第二次正倉院薬物調査でも正倉院の厚朴は現今市場

品とは異なることが再確認されたが、その基原は不明のままであった[2]。柴田承二・米田該典は、現在の中国において厚朴の代用又は特定地域に限定されて使用される樹種(モクレン科モクレン属・クスノキ科タブ属・クルミ科・カバノキ科・カエデ科ほか)まで比較対象を広げて検討した結果、クルミ科フジバシデ*Engelhardia roxburghiana* Wallichの解剖所見とよく一致することを見出した[3]。中国ではこの植物を黄杞(コウキ)と称し、江南からインドシナ・インドにも分布する。『本草經集注』以降の歴代本草の記述はいずれも真正の厚朴すなわち*M. officinalis*、*M. officinalis* var. *biloba*に合致し、偽品の存在を示唆していない。陶弘景が「殻薄くして白なるは如(し)かず」と称するものは偽品というよりモクレン科の類品であろう。*M. officinalis*は長江流域以北に分布するので、別録に交阯(ベトナム)に生ずるとある厚朴こそフジバシデ*E. roxburghiana*基原と思われる。すなわち、中国古代でも厚朴に同名異物品があったのであり、古代のわが国に正品としてもたらされたとしても不思議はない。南方系植物であるから、後世の本草家のあまり知るところではなく、記録に残らなかったのではあるまいか。現在の中国でもフジバシデ*E. roxburghiana*の樹皮を薬用とすることはなく、稀に厚朴の偽品として混ぜられるにすぎない。葉にジヒドロフラボノール系ポリフェノールであるタキシフォリンを多く含み、現在では黄杞茶の名でもっぱら健康飲料として利用される。

　『本草和名』(深根輔仁)では「厚朴　和名保々加之波乃岐」とあり、『和名抄』(源順)・『新撰字鏡』も同訓である。この名は『萬葉集』でも有数の著名歌人大伴家持の歌「皇神祖(すめろき)の　遠御代御代は　い布(し)き折り　酒飲むといふぞ　このほほがしは」(巻19　4205)にも出てくる古い名前である。カシワの名がついているのは、大きな葉に飯を盛りつけ、炊ぎ葉(かしぎは)として用いたからである。現在名のホオノキの名はカシワの名を除いたホホに由来し、「含(ほ)む」の意で飯などを包んだからこの名が発生した。

1) 朝比奈泰彦編『正倉院薬物』(植物文献刊行会、1955年)、213頁-219頁。
2) 柴田承二　正倉院紀要　第20号　41頁-58頁。
3) 柴田承二・米田該典　正倉院紀要　第30号　22頁-28頁。

ゴオウ　牛黄　BEZOAR BOVIS　二国、VII～XVI　漢

▶**基原**　ウシ科(Bovidae)ウシ*Bos taurus* Linné var. *domesticus* Gmelinの胆のう中に生じた結石。《備考》ウシ：*Bos primigenius taurus* Bojanus。

▶**用途**　家庭薬の配合原料とするが、「一般用漢方製剤承認基準」収載処方で本品を配合するものはない。

▶**出典**　神農本草經上品「牛黄　味は苦く平。平澤に生ず。驚癎寒熱、熱盛狂痙を治す。邪を除き、鬼を逐ふ。牛角䚡　閉血を下し、瘀血、疼痛、女子の帶下血(を主る)。髄　中を補ひ、骨髄を填む。久しく服すれば年を増す。膽　丸藥とすべし。」

▶**漢名**　牛黄(本經)、生黄・散黄・慢黄・圓黄(新修本草)、角中黄・心黄・肝黄(圖經本草)。

▶**解説**　第7改正版では「胆のう又は輸胆管内に病的に生じた結石」としているが、この表現は誤解を招き不適当であるので、第8改正版では現行局方と同じ「胆のうの中に生じた結石」という表現に改めた。本經は牛黄のほか、牛角(ギュウカク)・牛髄(ギュウズイ)・牛膽(ギュウタン)も薬用に含めている。しかし、牛黄に関する説明は

なく、また別録にも「牛より之を得る」とだけ記載しているにすぎず、牛黄が何であるかわからない。『本草經集注』(陶弘景)は「舊くは神牛出入して鳴吼する者之有り、其の角の上に出づるを伺ひて、盆水を以て承け、之を吐けば即ち水中に堕落すと云ふ。今の人多くは皆就ち膽中より之を得る。多く出づれば梁益す。一子雞子黄の大いさの如く、相重疊す。薬中にて貴きこと復此に過ぐるは莫し。」と記述し、これによってウシの胆石を基原とするもので、きわめて高価な薬物であったことがわかる。ただし、陶弘景の記述の前半部は何を意味するのかさっぱりわからない。『本草和名』(深根輔仁)には第十五巻「獣禽六十九種」に牛黄生黄の名で収載され、牛角・牛髄・牛膽のうち牛角のみが同巻にある。牛黄の和名はなく、単に「唐」すなわち和産はないとしている。『延喜式』には牛は随所に頻出するが、牛黄・牛角・牛髄・牛膽のような薬名はまったく出てこない。

コカヨウ　COCAE FOLIUM　III　　　洋

- ▶ **基原**　コカノキ科(Erythroxylaceae) コカノキ *Erythroxylon coca* Lamarck の葉。
- ▶ **用途**　コカイン製造原料。
- ▶ **解説**　局方ではコカ葉と表記。南米アンデスの原産。現地人はもっぱら嗜好品として利用し、激しい労働の後に咬んで疲れた体を癒す習慣があったという。すなわち、主成分コカインの中枢神経興奮作用に基づく多幸感を得ていたのであり、耽溺性があるから、麻薬に分類される。

　医薬としての利用は意外に遅く、19世紀末にコカインの局所麻酔作用が発見されてからである。古代インカ人が本品を用いて麻酔手術を行ったともいわれるが、外科手術を行うには高度な医薬学的知見の蓄積と技術の継承が必要で、文字を持たないインカ人にとってハードルが高いといわねばならない。出土したミイラに手術の痕跡があるというのも俗説の域を出ない。

コケモモ　VITIS IDAEAE FOLIUM　V*〜VII*　　　洋・和

- ▶ **基原**　ツツジ科(Ericaceae) コケモモ *Vaccinium vitis-idaea* Linné の葉。
- ▶ **用途**　尿路防腐薬。
- ▶ **解説**　第5改正版はコケモモ葉と表記。アルブチンを含み、戦時にウワウルシの供給が逼迫したとき、これをもってウワウルシの代用とした。戦前には数十t規模の生産があったという(ウワウルシの条を参照)。

ゴシツ　牛膝　ACHYRANTHIS RADIX　二国、VII〜XVI　　　漢

- ▶ **基原**　ヒユ科(Amaranthaceae) ヒナタイノコズチ *Achyranthes fauriei* Leveillé et Vaniot 又は *A. bidentata* Blume の根。《備考》ヒナタイノコズチ：*Achyranthes bidentata* Blume var. *fauriei* H. Leveillé et Vaniot (YList)。

▶**用途**　もっぱら漢方処方薬とする：加味四物湯・芎帰調血飲第一加減・牛膝散・牛車腎気丸・折衝飲・疎経活血湯・大防風湯。

▶**出典**　神農本草經上品「一名百倍。味は苦く平。川谷に生ず。寒濕痿痺、四肢拘攣、膝痛あり屈伸すべからざるを治し、血氣を逐ひ、傷熱、火爛、堕胎(を主る)。久しく服すれば身を輕くし、老ひに耐ふ。」

▶**漢名**　牛膝・百倍(本經)、牛莖(廣雅)、山莧菜・對節菜(本草綱目)。

▶**解説**　本經は薬用部位に言及しないが、別録に「河内(河南省黄河以北)の川谷及び臨朐(山東省青州府)に生ず。二月八月十月に根を採り陰乾す。」とあり、根を薬用とする。『重修政和經史證類備用本草』巻第六にある懐州牛膝(カイシュウゴシツ)の図があり、葉が対生に描かれ、また『本草經集注』(陶弘景)に「其の莖に節有り牛の膝に似る。故に以て名と爲すなり。」とあるように、茎節に膨らみがあるのが本種の特徴である。『本草綱目』(李時珍)も「牛膝は處處に之有り、之を土牛膝と謂ひ、服食に堪へず。惟(ただ)北土及び川中の人家に栽ゑ蒔く者が良しと爲す。秋の間に子を収め、春に至り之を種(う)る。其の苗は方莖にして節を暴(さら)し、葉は皆對生して頗(ひゆ)る莧葉に似て長く且つ尖鮹なり。秋月に花を開きて穂を作し、子を結び、狀は小さき鼠負蟲の如く、澁毛有り、皆莖に貼(つ)きて倒生す。」と精細に記述し、これをヒユ科イノコズチ属植物とするのはまったく問題ない。『圖經本草』(蘇頌)に「河内の川谷及び臨朐に生ず。今、江淮(江蘇省・安徽省一帯)、閩粤(福建省)、關中(陝西省)に亦た之有り。然(しか)れども懐州(河南省懐慶)なる者に及ばず、真と爲す。」とあり、古くから懐州牛膝(カイゴシツ)は賞用された。現在の中国市場で懐牛膝と称する栽培品があり、蘇頌のいう懐州牛膝と産地が一致するので、その基原はトウイノコズチ *A. bidentata* Blumeと思われる。ヒナタイノコズチはその近縁種で、わが国では茨城県などに少量の生産があり、常陸牛膝(ヒタチゴシツ)と称される。そのほか、奈良県・徳島県などで野生品も採集され、それを薮牛膝(ヤブゴシツ)と称する。また、市場品には土牛膝(ドゴシツ)と称するものがあり、ケイノコズチ *A. aspera* Linné、ヤナギイノコズチ *A. longifolia* (Makino) Makinoなどイノコズチ属各種のほか、トウイノコズチの野生品も含まれる。雲南ではナデシコ科 *Silene baccifera* (Linné) Roth (synonym. *Cucubalus baccifer* Linné)の根を白牛膝(ビャクゴシツ)と称する。『本草綱目啓蒙』(小野蘭山)に「藥店ニ和産二種アリ。野生ノモノヲ採リ、數年肥地ニテ培養シタル根ヲ真ノ牛膝トイヽ、山野ノモノヲ堀リ採リタル根ヲ牛膝ト云フ。是皆土牛膝ニシテ下品ナリ。」とあり、わが国でも栽培品があったほか、野生品を採取して土牛膝の名で呼んでいた。ただし、わが国に自生する同属植物はイノコズチ(ヒカゲイノコズチ) *A. bidentata* Blume var. *japonica* Miquel [synonym. *A. japonica* (Miquel) Nakai]・ヒナタイノコズチ・ヤナギイノコズチの3種がある。小野蘭山は葉が細長いヤナギイノコズチの存在を認識していたが、区別するには至らなかった。また、蘭山はイノコズチを「原野ニ甚多シ」と記述しているので、林内の日陰に生え、根部の小さなヒカゲイノコズチを牛膝に含めていなかったことはまちがいないだろう。中国産牛膝のうち川牛膝(センゴシツ)と称するものは、同じヒユ科ながら、別属種の *Cyathula officinalis* K. C. Kuanを基原とし(『中薬大辞典』による)、中国では賞用されるが、局方は正品と認めていない。

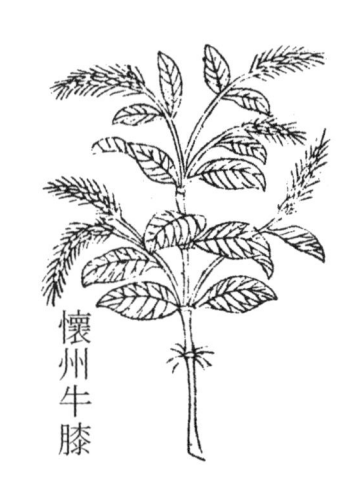

　『本草和名』(深根輔仁)に「牛膝　和名為乃久都知(ゐのくづち)一名都奈岐久佐(つなぎぐさ)」とある。イノコズチの名は今

懐州牛膝

日でも通用するが、語源は猪子槌という。おそらく、実の形を槌の先の本体に見立てて、たくさんつけるのをイノシシの子だくさんに喩えたと思われる。一方、ツナギグサの名は茎節に膨らみがあり、幹茎をつないだように見えることによる。『延喜式』巻第三十七の木工寮、遣諸蕃使(唐使・渤使)に牛膝の名が見え、諸國進年料雑藥では山城国・大和国・伊勢国・尾張国・美濃国・越前国・因幡国・伯耆国・出雲国・石見国・安芸国・周防国・長門国・紀伊国・讚岐国・伊予国・土佐国から貢進が記録されている。

ゴシュユ　呉茱萸　EUODIAE FRUCTUS　二国、VII〜XVI　　漢

▶ **基原**　ミカン科(Rutaceae)ゴシュユ *Euodia ruticarpa* Hooker filius et Thomson (*Evodia rutaecarpa* Bentham)、*Euodia officinalis* Dode (*Evodia officinalis* Dode) 又は *Euodia bodinieri* Dode(*Evodia bodinieri* Dode)の果実。《備考》ゴシュユ：*Tetradium ruticarpum*(A. Jussieu) T. G. Hartley [synonym. *Euodia rutaecarpa* (A. Jussieu) Bentham；*E. ruticarpa* var. *officinalis* (Dode) C. C. Huang；*E. officinalis* Dode；*E. bodinieri* Dode]。最近の分類学はゴシュユとホンゴシュユを区別しないが、生薬学の立場から納得しかねるところがある[1]。YListはこれを配慮したと思われ、ホンゴシュユ：*T. ruticarpum* (A. Jussieu) T. G. Hartley var. *officinale* (Dode) T. G. Hartley (synonym. *Euodia officinalis* Dode) としている。局方の *Euodia ruticarpa* Hooker filius et Thomsonはいかなる見解に基づくのか理解できない。

▶ **用途**　もっぱら漢方処方に配合：温経湯・延年半夏湯・九味檳榔湯・鶏鳴散加茯苓・呉茱萸湯・定悸飲・当帰四逆加呉茱萸生姜湯・奔豚湯(肘後方)。

▶ **出典**　神農本草經中品「呉茱萸　一名藙。味は辛く温。川谷に生ず。中を温め氣を下し痛を止め、欬逆寒熱、濕、血痺を除き、風邪を逐ひ、湊理を開く。根　三蟲を殺す。」

▶ **漢名**　呉茱萸・藙(本經)。

▶ **解説**　第7〜8改正版はゴシュユのみを基原とし、第9〜14改正版では *Evodia officinalis* を追加し、第14改正版第1追補でさらに *E. bodinieri* を追加した。基原の追加は、本品の輸入先である中国市場の実状を考慮した結果である。本經は薬用部位に根を挙げているが、果実には言及しない。いずれの本草書も薬用部位を果実と明記しないが、『圖經本草』(蘇頌)にある次の記述から、果房を薬用にしたことが類推できる。

風土記は曰ふ、俗に九月九日を尚び謂ひて上九と爲し、茱萸、此の日に到れば、氣烈しく、熟して色赤となれり。其の房を折り、以て頭に挿すべし、惡氣を辟け、冬を禦ぐと云ふと。又、續齊諧記に曰ふ、汝南の桓景(人名)は費長房(人名)に隨ひ、長房に學び謂ひて曰く、九月九日、汝の家に災厄有り、宜しく急ぎ去らしむべし。家各(各自)、絳囊を作りて茱萸を盛り、以て臂の上に繋ぎ、高き(山)に登り、菊花酒を飲めば此の禍消ゆべしと。(桓)景の言ふが如く、舉家して高山に登り夕べに還れば、雞、犬、牛、羊一時に暴死す。長房之を聞きて曰ふ、此れ(雞・犬・牛・羊)之(家族)に代ふなり。故に世人は此の日に到る毎に高きに登り、酒を飲み茱萸の囊を戴くなり。

九月九日は、中国では重陽の節句といって、陽数の極である九が重なるお目出たい日とされている。古くから、この日に長寿を祈願して菊花の酒を飲む風習があるが、この故事は同じ日に茱萸の果房を頭につけ、あるいはそれを入れた囊を臂につけて山に登ると禍を避けるというのである。すなわち、茱萸は僻邪植物であり、今日でも中国北部に茱萸の房を折って頭につける風習が残っているという。ただし、この習俗で用いる茱萸はゴシュユのほか華北・朝鮮に分布するチョウセンゴシュユ*Tetradium daniellii* (Bennett) T. G. Hartley [synonym. *Euodia daniellii* (Bennett) Hemsley] あるいはカラスザンショウ*Zanthoxylum ailanthoides* Siebold et Zuccarini（食茱萸）も指すと思われる。別録に「上谷(現内モンゴル自治区内の一地方、旧察哈爾懐来県南)及び宛句(山東省荷澤県西南)に生じ、九月九日に採り陰乾す」とあるのは、ゴシュユの果房を薬用にすることを暗示しているにほかならない。

　呉茱萸の特徴を具体的に記載したのは蘇頌が初めてであるが、「木の高さ丈餘、皮は青緑色、葉は椿[センダン科チャンチン*Toona sinensis* (A. Jussieu) M. Roemer] に似て闊く厚く、紫色なり。三月に花を開き、紅紫色、七月八月に實を結び椒子に似て、嫩き時は微かに黄、熟を成すに至れば則ち深紫となる。」という記述は、花期や葉・花の色などが合わないなど、精緻とはほど遠い。中国本草の色の記載の不正確なことは本品に限ったことではないので、ゴシュユの輪郭がかろうじて見えるというところであろうか。

　『本草和名』(深根輔仁) に「呉茱萸　和名加良波之加美」、一方、『和名抄』(源順) には加波々之加美とあり、前者のカラが後者ではカハとなっている。『和名抄』は「本草云」と『本草和名』を引用し、また『本草和名』では秦椒を和名加波々之加美としているので、源順の誤記であることはまちがいない。『延喜式』巻第十二「中務省」に「藥司、九月九日呉茱萸を裹む料　緋帛一疋緋絲二絇」とあり、同巻第三十七では朧月御藥、中宮朧月御藥、雑給料、諸司年料雑藥、遣書蕃使(唐使・渤使・新羅使)などに呉茱萸の名が見え、また「凡そ九月九日、呉茱萸廿把を薬司に附して之を供ず」とあるのは同巻第十二に関連した記述である。『圖經本草』に記載された風習がわが国にも伝わっていたことを示唆し興味深い。諸國進年料雑藥では大和国・近江国・若狭国・丹波国・丹後国・伯耆国・出雲国・播磨国・美作国・備前国・備中国・安芸国・周防国・土佐国から貢進の記録がある。本品の局方正品であるゴシュユはわが国に自生しないから、『延喜式』の呉茱萸は中国から伝わったものの栽培品あるいは和産類品の代用のいずれかとなる。『大和本草』(貝原益軒) は「今案ニ日本ニ食茱萸呉茱萸共ニナシ。呉茱萸ハ年々來ル。」と述べ、呉茱萸は毎年中国から輸入されるもので、わが国にはないものだという。『本草綱目啓蒙』(小野蘭山) によれば「享保年中に漢種渡ル」とあり、江戸時代になって伝えられたという。両書より古い『福田方』(有隣) の巻之一「諸藥炮炙論」では「日本ノ呉茱萸ト云物之ヲ用フベカラズ。或ハ羌活ノミ也。或ホソキ(蔓椒のこと)ノミ也。大ニ誤レリ。凡ソ和物ナシ。」とあり、別に和産の代用品があって呉茱萸と称していたという。おそらく、当時の実態を記述したものであり、『延喜式』にある呉茱萸は真品ではなく、和産のいずれかの植物種を基原とする代用品と考えるのが妥当であろう。一方、小野蘭山は「コノ木(呉茱萸)諸國ニ自生アリ。長州防州紀州殊ニ多シ。」とあり、わが国にも呉茱萸が自生するかのようにと述べている。それは本州の中国地方西部・近畿南部、四国、九州の暖地に分布するハマセンダン*Tetradium glabrifolium* (Champion ex Bentham) T. G. Hartley var. *glaucum* (Miquel) T.Yamazaki [synonym. *Euodia meliifolia* (Hance ex Walpers) Bentham] を同種と誤認したものと思われる。ハマセンダンはゴシュユと

は同属近縁種の関係にあるが、『延喜式』の諸國進年料雜藥にある貢進地は西日本各国の広きに渡っており、植物地理学的分布地と合わない。もう1つの候補は同じ茱萸の名をもつ食茱萸すなわちミカン科カラスザンショウである。これなら関東地方以西南の各地に分布し、『延喜式』の貢進地とも一致する。『證類本草』にも「顆粒大にして久しく經れば色は黄黒となる。乃ち是れ食茱萸なり。顆粒緊小にして久しきは色黄青緑なり。即ち是れ呉茱萸なり。」とあるように、食茱萸・呉茱萸は類品と考えられていた。したがって、『延喜式』にある呉茱萸はカラスザンショウを基原とし、地域によってはハマセンダンを交えていたと思われる。

1) Zhang Dianxiang, Thomas G. Hartley, Flora of China, 11: 66-70. 2008。

コショウ　胡椒　PIPERIS NIGRI FRUCTUS　III〜VII*　　洋・漢

▶ **基原**　コショウ科(Piperaceae)のコショウ *Piper nigrum* Linné の成熟前の果実。

▶ **用途**　香辛料。

▶ **漢名**　胡椒(新修本草)、昧履支(酉陽雜俎)。

▶ **解説**　第5改正版までは胡椒と表記。インド原産。白胡椒(シロゴショウ)と黒胡椒(クロゴショウ)があるが、基原はまったく同じであり、前者は完熟果の果皮を除いたもの、後者は果皮つきの未熟果である。類品にインド原産のヒハツ(インドナガコショウ)*P. longum* Linné、ヒハツモドキ *P. retrofractum* Vahl がある。前者は『開寶本草』(馬志)に蓽撥の名で初見し、強い辛味があるのでカレー粉などに用いる。後者のヒハツモドキは沖縄にも産し、ヒハツの代用とすることがある。

　『酉陽雜俎』(段成式)巻十八に「胡椒は摩伽陁國に出でて呼びて昧履支と爲す。其の苗、蔓生し、極めて柔弱、葉の長さ寸半、細條有り、葉と齊し。條上に子を結びて兩兩相對す。其の葉晨に開き、暮に合ふ。合へば則ち其の子を葉中に裏む。形は漢椒に似たり。至って辛辣なり。六月に採る。今の人、胡盤に作り、肉食に皆之を用ふ。」と記載され、コショウの特徴ならびに香辛料としての利用法が比較的詳細に記載している。本草書でコショウを初めて収載したのは『新修本草』(蘇敬)で木部下品に「味は辛く大温にして無毒。氣を下すを主り、中を温め、痰を去り、藏腑中の風冷を除く。西戎(西方異民族の国、甘粛省以西)に生じ、形は鼠李子(ソリシ)1)の如く、食を調ふに之を用ふ。味は甚だ辛辣なり。」とある。しかし、中国ではあまり高く評価されなかったらしく、これを配合する処方は少ない。

　一方、西洋では『薬物誌』(ディオスコリデス)にPiperiとあり、薬用・香辛料として様々な用途があったことを詳細に記し、当時の西洋人が胡椒を高く評価していたことを示している。注目すべきことは、既に白胡椒と黒胡椒を区別しており、後者の方の辛味が強いとしているので、今日と同じものと思われる。ただし、ディオスコリデスは白胡椒をコショウの未熟品とするなど誤って記載しているのは、欧州では栽培されず、原産地のインドから輸入されていたからであろう。大槻真一郎によればローマ帝国の対インド貿易の半分から3分の1は胡椒で占められていたという2)。

1) クロウメモドキ科クロウメモドキ *Rhamnus japonica* Maximowicz var. *decipiens* Maximowicz の果実(ソリシの条を参照)。
2) 小川鼎三・柴田承二・大槻真一郎・大塚恭男・岸本良彦編・鷲谷いづみ訳『ディオスコリデスの薬物誌』(エンタプライズ出版、1983年)、第2巻訳注190-(2)、279頁。

コソカ　苦蘇花　KOSO FLOS　Ⅰ～Ⅳ　　　　　　　　　　　　　　洋

- ▶ 基原　バラ科(Rosaceae) *Hagenia abyssinica* (Bruce) J. F. Gmelinの花。
- ▶ 用途　条虫駆除薬として淋疾・膀胱カタルに用いた。
- ▶ 解説　第2改正版までは苦蘇(クッソ)の名で収載、以降はコソ花と表記。エチオピア原産。 Kosso、Cusso、Koussoともいう。局方では雌花が凋んでから採集すると記載されている。

ゴバイシ　五倍子　GALLAE RHOIS　Ⅰ～Ⅶ*　　　　　　　　　　洋・漢

- ▶ 基原　ウルシ科（Anacardiaceae）ヌルデ*Rhus javanica* Linné 又は他の同属植物の葉にアブラムシ科（Aphididae）ヌルデノミミフシアブラムシ*Melaphis chinensis* Bellの刺傷によって生じた虫こぶ。
- ▶ 用途　タンニン酸・ピロガロール・没食子酸の製造原料とするほか、広く工業用に利用される。
- ▶ 出典　開寶本草木部中品「味は苦く酸く平にして無毒。齒宜、疳䘌、肺藏の風毒皮膚に流溢して風濕癬瘡瘙を作(な)し、痒く膿水あり、五痔下血止まず、小兒の面鼻の疳瘡を療ず。一名文蛤、在處に有り。其の子、色青く大なる者は拳の如く、内に多蟲あり。一名百蟲倉。」
- ▶ 漢名　五倍子・文蛤・百蟲倉（開寶本草）。
- ▶ 解説　第6改正版までは五倍子(ゴバイシ)と表記。第5改正版まではヌルデのみ、第6改正版以降は「その他同属植物」が基原に加わえられた。虫こぶはヌルデシロアブラムシ*Schlechterdaria chinensis* Lichtenstなどの産卵刺激でも生じるともいう。中国産五倍子は*R. chinensis* Millerの虫こぶが主である。ヌルデの同属植物は世界各地に分布し、欧州では*Rhus coriaria* Linnéなどがある。『薬物誌』（ディオスコリデス）にRousとあるものはこれであり、葉に高含量のタンニン酸が含まれる。同書はRousに収斂作用があり、下痢などに効果があると記載し、この薬効はまさにタンニンに基づくものである。一方、果実も同様の効果があるとしており、水で煉ってパップ剤とし、炎症、表皮の剥離、傷の腐敗などによいとも記述しているが、虫こぶを果実と誤認したものと考えられる。中国でもずっと時代を下った宋代の『開寶本草』（馬志）では木部中品に本品を収載し、『圖經本草』（蘇頌）で「膚木の葉の上に生じ、七月に實を結ぶ。花無し。其の木青黄色、其の實は青く、熟するに至り黄となれり。大なる者は拳の如し。」と記載されているように、虫こぶを果実として認識している。もっとも蘇頌はこれに続いて「内に蟲多し」と述べ、虫の存在には気づいていたが、果実に巣くう虫と考えていた。欧州には五倍子に対応するものとして没食子(モッショクシ)GALLAE HALEPENSISがある。ブナ科*Quercus infectoria* Olivier又は同属植物の若芽にタマバチ科インクタマバチ*Cynips gallae-tinctoriae* Olivierが産卵してその刺激で生じた虫こぶを基原とするもので、成分構成は五倍子とよく似る。『薬物誌』にKekidesとあるものがそれに相当し、そこで記載された薬効はRousに似ている。『和蘭藥鏡』（宇田川榛斎・榕菴）巻十六に没食子が収載され、「多ク没食酸ヲ含ムニ由テ性甚ダ収濇ス。下利諸脱血等、収濇薬的當ノ症ニ用フ。」とあり、榕菴は五倍子で代用可能と述べている。

　五倍子を一定の方法にしたがって製したもの（修治品）を百薬煎と称する。百薬煎(ヒャクヤクセン)の名は宋代

以降の医書に散見される。13世紀成立の『仁斎直指方』(楊士瀛)巻之二十三「腸癰」に川百薬煎を配合した燒褌散(ショウコンサン)があり、そのほか、宋代の『太平聖惠方』(王懷隱ら)にも出てくる。しかし、本草書では1525年成立の『本草蒙筌』(陳嘉謨)にようやく初見し、五倍子の条に次にように記述されている。

［百薬煎なる者］亦た此より造り成すなり。新鮮五倍子十斤、舂(つ)き擣(つ)き爛らかして細とし、磁缸に盛り、稻草にて蓋(おほ)ひ禽(な)せること七晝夜、取り出して復た搗き、桔梗、甘草末を各二兩、又禽(な)すること一七、仍ほ搗き、仍ほ禽(な)し、務過すること七次、揑ねて餅錠に成し、曬乾すれば用ふるに任(た)ふ。如し新鮮なるもの無くば乾倍子を水に漬け之と爲す。

主治を「肺脹、喘欬休まず、嚥化すること數なれば餅即ち止む。」としている。『本草綱目』(李時珍)も百薬煎の製法について「五倍子を用て粗末と爲し、一斤毎に眞茶一兩を以て濃き汁に煎じ、酵糟四兩を入れ、擣り爛らかし揑(す)ぜて和す。器に盛りて糠缸の中に置き、之を罨(おほ)ひ、發起(発酵)を待つ。如し發して麴狀となれば即ち成すなり。」と記述し、五倍子を発酵させたものとしている。同書「土部」にある烏爹泥(ウタデイ)の製法とよく似ているので、後世になって孩兒茶の偽和品とされるに至った。李時珍は『飲膳正要』(忽思慧)の孩兒茶(ガイジチャ)を烏爹泥の異名とし、またわが国では孩兒茶と阿仙薬(アセンヤク)を同物異名としたので、百薬煎と阿仙薬が混同されるようになった(アセンヤクの条を参照)。

わが国で繁用される漢方処方で本品を含むものはない。『用薬須知續編』(松岡恕庵)に「造百薬煎法」があるが、『本草綱目』とは製法が異なるので、ここに挙げておく。

五倍子十斤末トシ、烏梅壹斤搗爛シ、綠礬、白礬各々一斤、赤蓼三斤、老酒麴四両、先ヅ水十二斤ヲ以テ蓼(ブシ)ヲ煎ジテ濃湯トシ、濾シテ蓼ヲ去リ、次ニ烏梅、五倍子、綠礬、白礬ヲ入レテ和シ、磁瓶ニ入レ冷ルヲ候テ酒麴(サムマチ)ヲ入レテ揑ゼ置ク。風ノ入ラヌ処ニ置ベシ。毛(カビ)ヲ生ズルヲ待テ取出シ、晒シ乾ス。即百薬煎ナリ。

1) 『本艸辨疑』(遠藤元理)・『大和本草』(貝原益軒)・『用薬須知』(松岡恕庵)・『本草綱目啓蒙』(小野蘭山)ほか。

コパイババルサム　　BALSAMUM COPAIVAE　Ⅰ〜Ⅴ、一国*　　洋

▶ **基原**　マメ科(Fabaceae) *Copaifera officinalis* Linné、*C. guyanensis* Desfontaines、*C. coriacea* Martius、*C. reticulata* Duckeほか同属近縁種より得られるバルサム。

▶ **用途**　尿路防腐薬。

▶ **解説**　第2改正版までは骨湃波抜爾撒謨(コパイババルサム)の名で収載。初版〜第2改正版は「*Copaifera officinalis*及びその他*Copaifera*属の諸種」、第3改正版で*C. guyanensis*と*C. coriacea*がそれぞれ具体的な種名として基原に加わった。そのほか、*C. reticulata* も主たる基原植物として知られる。南米北部の原産、16世紀に欧州に伝わる。丸薬・乳剤・舐剤の基剤としても利用された。

ゴボウシ　牛蒡子　ARCTII FRUCTUS　XIV*(1)～XVI　漢

- **基原**　キク科(Compositae)ゴボウ *Arctium lappa* Linné の果実。《備考》Compositae→Asteraceae。
- **用途**　もっぱら漢方に用いる。配合処方：駆風解毒散・柴胡清肝湯・消風散。
- **出典**　名醫別錄中品「惡實　味は辛く平。目を明とし、中を補ひ、風傷を除くを主る。根莖　傷寒の寒熱に汗出で、中風に面腫れ、消渇して中を熱し、水を逐ふを療ず。久しく服すれば身を輕くし、老ひに耐ふ。魯山(河南省魯山県)の平澤に生ず。」
- **漢名**　惡實(別錄)、牛蒡・鼠黏草(新修本草)、牛蒡(藥性論)、牛蒡子・鼠黏子(圖經本草)、牛菜(本草衍義)、大力子・蒡翁菜・便牽牛・蝙蝠刺・夜叉頭(本草綱目)。
- **解説**　別錄では惡實(アクジツ)の名で出るが、これが牛蒡子(ゴボウシ)であることは『圖經本草』(蘇頌)に「惡實は即ち牛蒡子なり。魯山の平澤に生ず。今、處處に之有り。葉は芋の如くして長く、實は葡萄(ブドウ)の核に似て褐色、外殻は栗梂(クリのいが)の如くして小さく、刺多くして、鼠之を過ぐれば則ち綴惹(ソネンシ)して脱するべからず。故に之を鼠粘子と謂ひ、亦た羊負來(ヨウフライ)に比するが如し。根極めて大なる者有り、菜と作して茹(ゆ)でれば尤も人を益す。秋後、子を採り藥用に入る。」とあることから、ゴボウの果実として矛盾はない。因みに、羊負來とは『本草經集注』(陶弘景)に初見し、本經中品に収載される枲耳(シジ)一名胡枲(コシ)一名地葵(ジキ)に相当し、キク科オナモミ *Xanthium strumarium* Linné のことである。ゴボウの根は、わが国ではごく普通の食材であるが、『本草綱目』(李時珍)に「根を取り煮て曝(さら)して脯と爲す。甚だ人に益すと云ふ。今の人亦た罕(まれ)に之を食ふ。」とあるように、中国でも根の利用は稀であったことを示している。

　『本草和名』(深根輔仁)に「惡實一名牛蒡　和名岐多伊須(きたいす)一名宇末布々岐(うまふぶき)」、『和名抄』(源順)では「牛蒡　本草云ふ、惡實一名牛蒡　博郎反　岐太岐須　一に云ふ、宇末不々木、今案ずるに俗に房に作るは非なり」とある。キタキ(イ)スは、「す」をゴボウ・ダイコンなどの芯を意味する「鬆」とすれば、『和名抄』に「脯　岐太比　乾肉也」とあり、『萬葉集』巻16の3886の歌にも「我が目らに塩塗り給ひ脯(きたひ)はやすも」と出てくる「きたひ」との合成語と考えられる。すなわち、ゴボウの繊維質の芯を干肉の堅い筋に見立てた。ウマフブキとは、馬の餌にしかならないキク科フキ *Petasites japonicus* (Siebold et Zuccarini) Maximowicz の意味で、中古代日本では牛蒡を食用としなかったことを示唆する。また、『延喜式』にもこの名は見当たらず、当時はまだわが国に伝わっていなかった。その代わりに、同じキク科のアザミの類を指す薊の名が、同巻第三十九「内膳司」に「漬年料雑菜　薊二石四斗　料塩七升二合」とあり、漬け物に誂(あつら)えて食した。また同巻「耕種園圃」に「營蓟(=薊)一段、種子三石五斗」とあり、かなりの規模で栽培したことを示し、おそらくゴボウ状の根を食用にしたと思われる。一方で、『類聚雑要抄』巻第一の宇治平等院御幸御膳に「干物五坏　海松　青苔　牛房　川骨　蓮根」とあり、同じ平安時代でも末期になると、牛蒡は朝廷の献立の一品目となったことを示している。ここでは牛房とあるが、前述の『和名抄』に「牛蒡　俗に房に作る」とあるから、牛蒡でまちがいない。現在では、アザミの類はほとんど食べることはないが、平安時代にゴボウが渡来してからアザミを駆逐し、日本人の食卓の一品として定着したと考えられる。因みに、『本草和名』に「大小薊根　一名虎薊　大薊なり　一名猫薊　小薊なり　馬薊　肥ゑて大、高さ丈餘　雄茸薊　已上二名崔禹に出づ　馬薊一名生續断　錄驗方に出づ　和名阿佐美(あざみ)」とあり、別錄中品にある大薊小薊に相当する。

　『和蘭藥鏡』(宇田川榛斎・榕菴)巻五に山牛蒡(ヤマゴボウ)とあるものは「アルカチュム・ラッパ」とあるから、ヤ

マゴボウ科ヤマゴボウ *Phytolacca acinosa* W. Roxburgh (synonym. *Phytolacca esculenta* Van Houtte) すなわち商陸(ショウリクの条を参照)ではなく、ゴボウのことである。しかし、薬用部位とするのは果実ではなく、現在のわが国で根菜とする根である。主治は「汗ヲ發シ小便ヲ利シ血液ヲ希釋シ血中ノ惡液ヲ排泄ス」と記載されている。江戸期ではわが国で根菜とするゴボウ根は蘭薬でもあったわけで、ゴボウが一般に広まったのも蘭方の影響かもしれない。ゴボウはユーラシア大陸の温帯に広く分布し、欧州では根菜として中世までは利用されたが、現在、食用とされているのは日本・韓国・台湾・イタリア・ブラジル・ポルトガルなどに限られている。韓国と台湾での食習慣は日本の影響によるもので、中国では、『本草綱目』に記述されるように、古い時代には食習慣があった。

ゴマ　胡麻　SESAMI SEMEN　XVI　　漢

▶ **基原**　ゴマ科(Pedaliaceae) ゴマ *Sesamum indicum* Linné の種子。
▶ **用途**　広く食品とするほか、ゴマ油(紫雲膏に配合)の製造原料とし、あるいは一部の漢方処方(消風散)に配合される。
▶ **出典**　神農本草經上品「一名巨勝。味は甘く平。川澤に生ず。傷中の虛羸を治し、五内を補ひ、氣力を益し、肌肉を長じ、髓腦を填たす。久しく服すれば身を輕くし、老ひず。葉を青蘘と名づく。」
▶ **漢名**　胡麻・巨勝・青蘘(本經)、狗蝨・方莖・鴻藏(別錄)、方金(呉普本草)、藤苰(圖經本草)、脂麻(本草衍義)、油麻(本草綱目)。
▶ **解説**　アフリカ・ニジェール川周辺に起源を発するサバンナ農耕文化を代表する油料作物である。アフリカのナイル川流域を原産とする見解がある一方で、インド原産とする説もある。『薬物誌』(ディオスコリデス)にSesamonとあるものが本品に相当する。同誌では、胃に悪く、食べた後の口臭のもとになるとあり、西洋でも古くから用いられる割には、その評価は意外に低い。そのほか、骨折・耳の炎症・火傷などを治し、ゴマ油はエジプト人がよく使うとある。

『本草經集注』(陶弘景)によれば「八穀の中、惟此を良しと爲す。淳黑なる者を巨勝と名づく。巨なる者は大なり。是を大勝と爲し、本大宛(中央アジアフェルガナ地方)に生じ、故に胡麻と名づく。又、莖の方なるは巨勝と名づけ、莖の圓なるは胡麻と名づく。」と比較的詳細に記載されている。この冒頭文から中国では穀類(八穀)の中で高く評価されたように見える。ただし、中国では時代によって胡麻に対する評価が異なるので注意を要する。八穀とは稲・黍・大麦・小麦・大豆・小豆・粟・麻をいうが、このうちの麻は必ずしも胡麻ではなく、ときに亜麻子や麻子であったりする。現在の中国では、胡麻を芝麻(脂麻)、亜麻仁を胡麻仁と呼ぶことがあり、そのほかに巨勝・油麻などの異名が多く存在するからやっかいである。ゴマは、種皮の色によって白ゴマ・黒ゴマがあり、欧州では白ゴマのみを用い、アジアでは両方を用いる。『本草經集注』にいう巨勝はまさにこの黒ゴマのことで、烏麻子・黒脂麻ともいい、滋養強壮に利用される。

『本草和名』(深根輔仁)の米穀部に胡麻があるが、対応する和名の記載はなく、その音読みがそのまま和名となった。同条に多くの漢名を列挙する中で、「陶景注曰ふ、本大宛に出でて胡麻と名づく」とあるにもかかわらず、『本草經集注』にある巨勝の名はここに見当たらない。『延喜式』巻第

五に正月三節料および供新嘗料として胡麻子の名があり、当時の租税であった諸國送納調庸に胡麻子が含まれていたことは注目に値する。そのほか、同巻第二十三の交易雑物に山城国・三河国・遠江国・近江国・美濃国・丹波国・播磨国・備前国・備後国・紀伊国・阿波国の名があり、当時の胡麻産地であったことを示している。同巻第三十七「典藥寮」の諸國進年料雑藥に摂津国・伊勢国・相模国・上野国・讃岐国・伊予国から貢進の記録がある。藥用のみならず食用・油料としても重要であったことを示す。

ゴミシ　五味子　SCHISANDRAE FRUCTUS　二国、VII～XVI　漢

▶ **基原**　マツブサ科（Schisandraceae）チョウセンゴミシ *Schisandra chinensis* Baillonの果実。《備考》*Schisandra chinensis* (Turczaninow) Baillon。APG：シキミ科(Illiciaceae)。

▶ **用途**　もっぱら漢方処方薬とする。配合処方：加味温胆湯・加味四物湯・杏蘇散・小青竜湯・小青竜湯化杏仁石膏・小青竜湯加石膏・清暑益気湯・清熱補気湯・清熱補血湯・清肺湯・人参養栄湯・扶脾生脈散・補肺湯・味麦地黄丸・苓甘姜味辛夏仁湯・苓桂味甘湯。単味で酒剤を作り、滋養強壮に用いることがある。

▶ **出典**　神農本草經上品「五味　味は酸く温。山谷に生ず。氣を益し、欬逆上氣、勞傷、羸痩（を主り）、不足を補ひ、陰を強め、男子の精を益す。」

▶ **漢名**　五味（本經）、會及・玄及（別録）、荎藸（爾雅）。

▶ **解説**　本經では単に五味とあって薬用部位の記載はないが、別録に「齊山の山谷及び代郡に生じ、八月に實を採り陰乾す」とあり、果実を薬用とする。本草では本品の基原の記載は比較的明解で、『新修本草』（蘇敬）では「其の葉は杏に似て大、木の上に蔓生し、子は房を作して落葵の如く、大いさ蘡子の如し」、また『圖經本草』（蘇頌）では「春初に苗を生じて赤き蔓を高木に引き、其の長さ六七尺、葉は尖り圓くして杏葉に似たり。三四月に黄白色の花を開き、小蓮花に類す。七月に實を成し豌豆（ばか）許りの大いさの如し。生では青く、熟すれば紅紫。」とあり、いずれもマツブサ科（APG：シキミ科）の特徴を表しているが、後述するように、南五味子（ナンゴミシ）と北五味子（ホクゴミシ）に大別され、局方は後者を正品と規定する。これについてはまずわが国におけるゴミシの状況から説明する。

　五味子の基原であるチョウセンゴミシは本州中部以北の冷涼地帯に自生があるが、チョウセンの名を冠するのは長らくわが国にないと考えられ、五味子を朝鮮から輸入していたからである。享保年間、対馬藩は徳川幕府の命を受けて朝鮮の倭館を拠点にして朝鮮産薬材の調達・収集を行っていたが、享保七（1722）年二月二十日、対馬藩の薬材質正官越常右衛門のもとにチョウセンゴミシ5株が朝鮮側薬店からもちこまれ、箱詰めにして対馬へ持ち帰ったことが記録に残っている[1]。おそらくチョウセンゴミシの生品であり、幕府直轄の御藥園で植栽されたと思われるが、『本草綱目啓蒙』（小野蘭山）に「朝鮮ヨリハ年久ク渡ラズ。稀ニ對州ヨリ少シヅヽ來ルコトアリ。」とあることから、繁殖には至らなかったらしく、相変わらず真品の五味子は入手難であったらしい。五味子は古方派も珍重する漢方の要薬であるので、真品の入手が困難であれば、代替品をもとめて使わざるを得ないが、『本草綱目啓蒙』に「今、朝鮮ト名ケ賣ル者數品アリ。多ハ尾州ヨリ出ルヲ朝鮮五味子ト云。是名古屋五味子ナリ。粒大ニ黒色潤アル者ハ朝鮮ニ異ナラズ。」という注目すべき記述がある。これ

によれば、尾張地方より産出する名古屋五味子と称するものがあり、しかも朝鮮五味子と変わらないというのである。実は五味子には南五味子と北五味子の2種類がある。中国でも宋代になると『圖經本草』(蘇頌)が複数の基原を示唆しているが、明確な区別には至らなかった。南北の2種を区別をしたのは『本草綱目』(李時珍)以降で、このうち滋補薬とするには北五味子を用いるとしている。北五味子はチョウセンゴミシを基原とし、本經・別錄ほか古本草のいずれもこれを正品とする。一方、同じマツブサ科別属種のサネカズラ *Kadsura japonica* (Linné) Dunal の実を南五味子と称し、正品を産出しない南方地域では代用品とし、真品の入手が困難であった江戸期のわが国で五味子と称していたのはほとんどこれであった。サネカズラの実を煮て色を黒くし味をつけて北五味子に見せかけた偽和品が横行していたと小野蘭山が述べているのはそれを示唆する。尾張より産出する名古屋五味子は、植物地理学的見地からすれば南五味子のはずだが、蘭山がいうように、本当に北五味子であったのだろうか。同様の記述は『本草綱目紀聞』(水谷豊文)にもあり、どうやら名古屋五味子は木曽の産出で、名古屋から全国に流通したのでこの名がつけられたらしい。豊文によれば、大粒で黒く潤いがあって、しばらくすると白くカビ[2]を生ずるという。これはチョウセンゴミシの果実の特徴を表しているから、名古屋五味子は真品のチョウセンゴミシとしてまちがいない。木曽に尾張藩の御用林があり、チョウセンゴミシが分布するから、それを採取して全国に販売したのである。チョウセンゴミシの日本列島における分布の確認は、公式には明治以降であるが、江戸中期には発見されていたことを示唆し興味深い。一方、『物類品隲』(平賀源内) 巻之三に「駿河産、朝鮮種ト異ナルコトナシ。享保中台命アリテ藥ヲ採シムル時、始テ此ノ物アルコトヲ知。今ニ至毎歳是ヲ官ニ獻ズ。」という記述がある。ところが、蘭山は「此ノ種駿州ニ自生アリ一種マツブサト云アリ」とあり、チョウセンゴミシとは同属異種の関係にあるマツブサ *Schisandra repanda* (Siebold et Zuccarini) Radlkofer (synonym. *Schisandra nigra* Maximowicz) に言及している。マツブサは北海道から九州までの山地に分布し、蘭山は「和産ノ北五味子ナリ」といい、「又、マツブサノ實ヲ賣ル者アリ。通用シテ可ナリ。」と述べるように、チョウセンゴミシとは別品ながら代用可と断言している。実際には、マツブサはあまり流通せず、南五味子由来の偽和品が多かったようである。平賀源内は、マツブサとチョウセンゴミシとを区別できず、駿州にも朝鮮産と変わらない五味子があると勘違いした可能性は否定できないが、富士山周辺にもチョウセンゴミシの確実な自生があるので、真品であった可能性も少なくない。

では、さらに時代をさかのぼって中古代のわが国では五味子があったのだろうか。『和名抄』(源順)に「蘇敬曰ふ、五味 佐禰加豆良 皮は甘酸を完うし、核中は辛苦にして都てに鹹味有る故に五味と名づくなり」、『本草和名』(深根輔仁)に「五味一名會及一名玄及一名荎著　和名砂祢加都良」とあり、いずれも和名をサネカズラとし、当時の五味子は南五味子であったことはまちがいない。『延喜式』巻第三十七「典藥寮」の諸國進年料雜藥では五味子の貢進は美濃国に限られ、また同書より成立が200年近く古い『出雲國風土記』にも嶋根郡・意宇郡に五味子の所在が記録されている。いずれもチョウセンゴミシの産出が期待できない地域であるから、両書にいう五味子とはサネカズラの実と考えてよいだろう。『延喜式』巻第三十七の遣諸蕃使では唐使・新羅使・渤使の項に五味子が含まれているが、これも南五味子と考えられる。なぜなら唐・新羅・渤海はいずれも北五味子すなわちチョウセンゴミシが豊産するものの南五味子はほとんど産出しないので、反って日本産南五味子は歓迎されたとも考えられるからである。因みに中国でもサネカズラは自生するが、中国産南五味子はわが

国に自生のないマツブサ属の*S. sphenanthera* Rehder et E. H. Wilsonを基原とし、またサネカズラ属の*Kadsura longipedunculata* Finet et Gagnepain (synonym. *K. peltigera* Rehder et E. H. Wilson)も南五味子の基原に加えられている。

　中国・朝鮮では五味子は第一級の滋養薬とされ、酒剤として単品でも利用された。元代の養生書として知られる『飲膳正要』（忽思慧）巻第二「諸般湯煎」に五味子舎児別が収載され、新北五味の種子を去って水に浸して汁を取り、これに白沙糖（白糖）を入れて煎じたものをいう。新北五味とは新鮮で成熟したチョウセンゴミシの果実をいう。今風にいえば、滋養強壮の健康飲料に相当するが、舎児別と称しているのが注目される。これはいわゆるシロップの音訳であり、欧州の東端まで版図が拡大したモンゴル帝国の時代に多くの西域・西洋の物品が流入した。シロップ剤はその1つであり、中国では『飲膳正要』が初見と思われる。わが国では『和蘭薬鏡』に舎利別とあるのはシロップのことで、初期の局方で舎爾別と表記されたものも同じである。奇妙なことに、白糖と生薬を同煎したものは、『飲膳正要』に9種も収載されているが、いずれも木瓜煎などのように表記され、ただ1つ五味子だけが舎児別とされている。ここで引用した『飲膳正要』の底本は元版（散佚）ではなく、明の景泰年間（1450年〜1457年）に重刻された明版で、わが国の静嘉文庫に伝存する。おそらく元版では全て舎児別と表記されていたと思われ、明代になって重刻されたとき、外国語由来の語彙は次々と書き換えられる中で、ただ1つ五味子舎児別が編者のミスで見落とされたのであろう。

1) 田代和生「江戸時代朝鮮薬材調査の研究」（慶應義塾大学研究会、1999年）、第6章「二、倭館の協力者たち」、231頁-241頁。拙著「万葉植物文化誌」（八坂書房、2010年）の「さなかづら」（256頁-260頁）では、享保年中に朝鮮通信使がチョウセンゴミシの種を持ち込んだが、岡田左門御預の御薬園に植えられて繁殖しなかったと記述したが、文献的論拠に基づくものではないから、ここに訂正しておく。
2) 真品の五味子は乾燥中にしばしば糖分が浮き出て白い粉末をまぶしたようになる。おそらくこれを白いカビと見立てたと思われる。

コルヒクムシ　COLCHICI SEMEN　I〜IV　洋

▶ **基原**　ユリ科 (Liliaceae) イヌサフラン *Colchicum autumnale* Linnéの種子。《備考》APG：イヌサフラン科 (Colchicaceae) に置く。

▶ **用途**　主成分のコルヒチンは抗痛風薬とするほか、農業分野で倍数体植物をつくるのに用いる。

▶ **解説**　第2改正版までは古爾矢屈謨子、以降はコルヒクム子と表記。現在は局方収載品ではないが、通例、コルヒクムと称する。イヌサフラン属植物は欧州・北アフリカから中東・イランに分布する。紀元1世紀に成立した『薬物誌』（ディオスコリデス）にあるKolchikonがイヌサフランとされているが、有毒としているだけで具体的な薬用に言及していない。同誌にEphemeronという同属の類品（*Colchicum parnassicum* Sartori, Orphanides et Heldreichを基原とする）があり、根を歯痛に、葉をブドウ酒で抽出したものを浮腫・腫瘍に外用すると

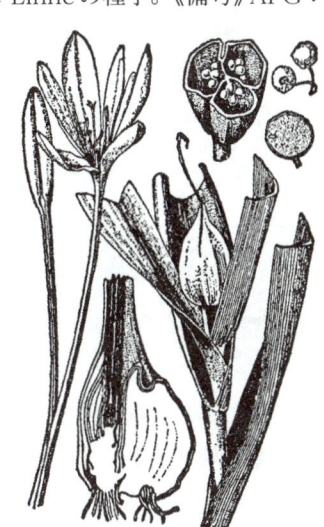

ある。コルヒクム子を痛風など薬用とするようになったのは後世になってからである。

コロシントジツ　COLOCYNTHIDIS FRUCTUS　I～IV　洋

▶ **基原**　ウリ科 (Cucurbitaceae) *Citrullus colocynthis* (Linné) Schrade の果実から果皮を除いたもの。
▶ **用途**　峻下薬。
▶ **解説**　初版は古魯聖篤、第2改正版は古魯聖篤實、以降はコロシント實と表記。アフリカ北部・アラビア南部・インド西北部に産する。原産地では古くから薬用とされ、中古代に欧州に伝わった。『遠西醫方名物考』(宇田川榛斎・榕菴) 巻三十二の格磙菫篤は、ラテン名をキュキュミス・コロキィンチュスとあるが、旧学名の *Cucumis colocynthis* Linné を表したものである。したがって、本品と同じであり、主治を「峻攻ノ下劑トス。膠粘液、腐敗膽液ヲ瀉下シ腸中ノ細管ヲ鑽開シテ頭腦神經肢體諸藏ニ頑結壅鬱セル惡液ヲ導泄驅除シ經久淹滯ノ諸病ニ間大効アリ。」と記述している。

コロンボ　CALUMBAE RADIX　I～XVI　洋

▶ **基原**　ツヅラフジ科 (Menispermaceae) *Jateorhiza columba* Miers の根を横切したもの。
《備考》*Jateorhiza columba* Miers は未確定の学名。Grin Taxonomy は *Jateorhiza columba* (Roxburgh) Oliver を *Jateorhiza palmata* (Lamarck) Miers の異名とする。
▶ **用途**　苦味健胃薬、止瀉整腸薬。
▶ **解説**　初版は古倫僕、第2改正版は古倫僕根、第3～4改正版以降はコロムボ根、第5改正版はコロンボ根、第6改正版以降はコロンボと表記。マダガスカル・モザンビークなど東部アフリカ原産のつる性木本。原産地で民間薬であったものが17世紀末に欧州に伝えられ、各国局方に収載された。わが国でも家庭薬に配合された。ベルベリン型アルカロイドを含む代表的な苦味健胃生薬の1つ。『遠西醫方名物考補遺』(宇田川榛斎・榕菴) 巻四に格綸僕とあり、主治を「單苦味ノ保固強壯藥トス。虛弱ヲ強壯シ胃腸ヲ健運シ腐敗ヲ防止シ粘滑質ヲ含テ緩和鎮痛ノ効アリ。腐敗酷厲ノ膽液ヲ回復シ酸敗液ヲ消シ嘔吐下利ヲ止メ吐瀉霍亂ヲ治シ風氣ヲ驅散ス。」とある。

コンズランゴ　CONDURANGO CORTEX　II*～XVI　洋

▶ **基原**　ガガイモ科 (Asclepiadaceae) *Marsdenia cundurango* Reichenbach filius の樹皮。
《備考》APG：キョウチクトウ科 (Apocynaceae)。
▶ **用途**　芳香苦味健胃薬、コンズランゴ流エキス製造原料。
▶ **解説**　第3改正版まではコンデュランゴ皮、第4～5改正版はコンズランゴ皮、第6改正版以降はコンズランゴと表記。南米アンデス低山地の原産で、含有成分の1つコンズランゴグリコシドB。

に抗腫瘍活性が認められている。そのほか、コンズリトールという環状ポリオール誘導体が含まれ、抗腫瘍・抗白血病・摂食阻害などの興味ある生物活性が知られている。

サイカク　犀角　　RHINOCEROTIS CORNU　　二国、VII〜IX　　漢

▶ **基原**　サイ科(Rhinocerotoidae)クロサイ *Diceros bicornis* Linnéの角をそのまま、又は縦割し、あるいはさらに薄片に切断したもの。
▶ **用途**　解熱・鎮痛・解毒・止血薬。小児の麻疹の特効薬とされた。
▶ **出典**　神農本草經中品「味は苦く寒。川谷に生ず。百毒、蠱注、邪鬼、瘴氣を治す。鉤吻、鴆羽、蛇毒を殺し、邪を除き、迷惑魘寐せず。久しく服すれば身を輕くす。」
▶ **漢名**　犀角(本經)、低密(本草綱目)。
▶ **解説**　第7改正版における本品の基原は、「インドサイ *Rhinocerus unicornis* Linné又はその近縁種（ウサイカク）；及びクロサイ又はその近縁種（スイサイカク）」となっていたが、第8改正版以降ではクロサイだけに基原が限定された。これまでに生薬市場でサイカクと称していたものは以下の通りである。

1. インドサイ　*Rhinocerus unicornis* Linné（本犀角^{ホンサイカク}）
   （一角種、インド・ネパール・アッサム・ブータン・ミャンマー・タイ）
2. ジャワサイ　*R. sondaicus* Desmarest（本犀角）
   （一角種、ベンガル・マラッカ・ボルネオ・ジャワ・スマトラ）
3. クロサイ　*D. bicornis* Linné、シロサイ *Ceratotherium simum* Burchell（水犀角^{スイサイカク}）
   （二角種、いずれもアフリカに産する種）

インドサイ・ジャワサイ基原品は烏犀角（ウサイカク）ともいう。今日、アジア産のサイ各種は絶滅あるいは絶滅に瀕し、滅多に真品を見ることはないが、別錄に「永昌(現雲南省の一地方)の山谷及び益州(四川省)に生ず」とあり、これらの地域は雲南省保山や四川省成都周辺に相当し、タイ・ミャンマーあるいはインド北部・ネパールに産するインドサイの分布域の延長線上にあるので、古い時代には中国にも生息していたようである。『本草經集注』(陶弘景)は「今、武陵(湖南省〜貴州省)、交州(ベトナム北部)、寧州(雲南省)の諸の遠き山に生ず」と記述しており、現在の湖南省・貴州省に当たる地域にまで犀角を産出したという。陶弘景は「犀に二角有り、額の上なる者を以て勝ると爲す。又、通天犀角有り、上に一つの白縷有り、直上して端に至る。此れ神驗に至るものなり。或は是れ水犀角と云ひ、水中に出づ。」とも述べており、アジアに生息しないはずのサイの二角種の存在を示唆し、アフリカ産犀角がアラビアを経て中国まで流通していたことを示唆するとして興味深い。ただし、陶弘景がいう通天犀角（ツウテンサイカク）別名水犀角は水牛の角を基原とする水牛角（スイギュウカク）と混同している可能性がある。水牛角はしばしば犀角の偽和品とされたからである。『本草和名』(深根輔仁)には「犀角　唐」とあり、和名を充てていない。

サイカチ　皂莢　GLEDITSCHIAE FRUCTUS　二国、VII*　　　漢

▶ **基原**　マメ科(Fabaceae)サイカチ *Gleditsia japonica* Miquelの果実。

▶ **用途**　一部の漢方処方に配合するが、「一般用漢方製剤承認基準」に収載される処方の中に本品を配合するものは見当たらない。古くは石けんの代用とした。

▶ **出典**　神農本草經下品「味は辛く温。川谷に生ず。風痺、死肌、邪氣、風頭、涙出を治し、水を下し、九竅を利し、鬼精物を殺す。」

▶ **漢名**　皂莢(本經)、猪牙皂莢(新修本草)、長皂莢(圖經本草)、皂角・雞栖子・烏犀・縣刀(本草綱目)。

▶ **解説**　局方はわが国に自生するサイカチを唯一の基原とする。今日の市場でサイカチ(皂莢ソウキョウ)と称するものの大半はシナサイカチ *Gleditsia sinensis* Lamarckまたは同属近縁種であり、サイカチを基原とするものは少ない。本經は薬用部位に言及しないが、別錄に「沐藥と爲すべし。湯に入れず。雍州(陝西省・甘粛省一帯)の川谷及び魯の鄒縣(山東省鄒県)に生ず。猪牙の如き者が良し。九月十月莢を採り陰乾す。」とあり、サポニンに富む果実を薬用部位とする。『重修政和史證類備用本草』巻第十四にある図では、皂莢と称するものにサイカチの特徴である幹上の鋭い刺が描かれているが、別錄が良品とする猪牙皂莢チョガソウキョウにはそれがない。今日の市場で猪牙皂莢と称するものは、トウサイカチ *G. officinalis* Hemsleyに充てられ最上品とされてきたが、皮肉なことに『新修本草』(蘇敬)は「此の物に三種有り、猪牙皂莢は最も下とす。其の形曲戻して薄く惡しく、まったく落晰(滋潤)無く、垢を洗ひて亦た去らず。」とあるように評価は低い。これによれば、垢を洗い流すに十分ではないというから、今風に考えれば、サポニン含量が低いということであろうか。蘇敬はサポニン含量を重視し、反対に別錄は薬用としてサポニンは重要ではないとしているのかもしれない。因みに、シナサイカチはサポニンの製造原料とされることが多いというが、現在の分類学ではトウサイカチはシナサイカチの異名とされている。『證類本草』では両種を区別するため、猪牙皂莢の図で刺を除いて描画したようであるが、皮肉にも猪牙の名にそぐわない。

　『和名抄』(源順)に「本草云　皂莢 造莢二音 加波良不知 俗云 蚍結」、『本草和名』(深根輔仁)に「皂莢一名猪牙皂莢一名鷄栖　和名加波良布知乃岐かはらふぢのき」、また『醫心方』(丹波康頼)にも「皂莢　和名加波良布知乃岐」とあり、和名をカワラフジとしている。しかし、この和名は定着せず、『多識編』(林羅山)に「皂莢　左比加知さひかち、左比加志さひかし」とあるように、江戸初期にはサイカチの和名が発生、今日ではもっぱらこの名を用いる。『延喜式』巻第三十七「典藥寮」の諸國進年料雜藥には、九州の太宰府からのみ皂莢の貢進の記録があり、同地方がサイカチの主産地であったことを示唆する。同地は西海道とも呼ばれ、これから西海樹サイカイジュの名が発生し、現在でも「さいかいし」(筑前)、「さいかし」(周防)、「さいかいじゅ」(筑前)などの類名がサイカチの方言名として残っている(『日本植物方言集成』)。その果実を薬用とすることから、西海子サイカイシと呼ばれ、これが訛ってサイカシを経てサイカチとなったと考えられる。実際、室町時代の字書である『下學集』や『節用集』に西海子の名が見える。また、鎌倉時代の医書『頓醫抄』(梶原性全)巻三十四の内服丸藥煎物次第に西海枝の名がみえるが、『撰集抄』巻五「第十五」にも「~かしら(頭)とてかみ(髮)のお(生)ふへき所には西海枝の葉とむくけの葉とをはいにやきて付侍り~」とあり、やはり西海枝の名が出てくる。枝葉を薬用にした例は、和漢を問わず見当たらないから、桂皮ケイヒを桂枝ケイシと呼ぶように、西海子を西海枝と称したと思われる。

古方では『金匱要略』の皂莢丸、桂枝去芍薬加皂莢湯が本品を配合する処方として知られるが、一般に漢方での使用は低調である。しかし、江戸時代の民間療法書に目を投じると、以下に示すように、かなりの頻度で用いられていたことがわかる。とりわけ、『諸家妙藥集』・『經驗千方』では皂莢を単味で用い、主成分のサポニンの粘膜に対する刺激作用を利用したもので興味深い。

○ 諸家妙藥集
咽喉ヘ骨ノタチタルニ、皂莢ヲ末ニシテ鼻ニ吸入テ嚏出テ、骨、ヲノヅカラヌクルナリ

○ 奇方錄
鼻茸(別条で「鼻孔ノ内或外ヱ腫出ナリ」とある)、西海子(皂莢の別名)六～七ホドナルト、ニラ畠ノ蚯蚓(地竜)ノ代ナルヲ両様トモニ、同器ニ入テ霜ニシテ、先、鼻中ヲ木通ノツルヲ煎ジテ洗テ、カワイタルトキニ、右ノ薬ヲ一日ニ一度ツクベシ

○ 妙藥博物筌
痰ニ、皂莢(黒焼)、蘿蔔子(イリ)各等分細末シ、生姜シボリ汁ヲ蜜ニ三分ノ一加ヘ右ノ粉薬ヲ練合、胡椒ノ大サニ丸シ、一度ニ二十、三十粒白湯ニテ用フ

○ 經驗千方
卒倒、皂莢ニ粉、鼻ヘ吹込ムベシ

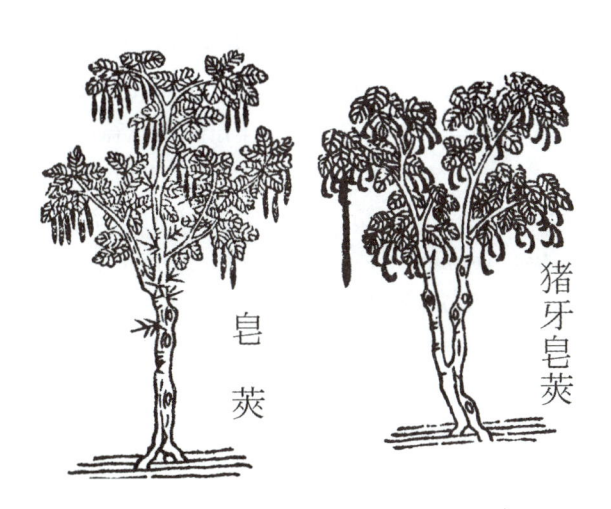

サイコ　柴胡　BUPLEURI RADIX　二国、VII～XVI　漢

▶ **基原**　セリ科(Umbelliferae) ミシマサイコ *Bupleurum falcatum* Linné[1]の根。
《備考》Umbelliferae → Apiaceae。学名に関しては ▶ 解説 を参照。

▶ **用途**　もっぱら漢方に用い、非常に多くの、それも漢方では重要とされる処方に配合される。配合処方：延年半夏湯・乙字湯・乙字湯去大黄・解労散・加味帰脾湯・加味解毒湯・加味逍遙散・加味

逍遙散加川芎地黃・荊芥連翹湯・荊防敗毒散・柴葛解肌湯・柴葛湯加川芎辛夷・柴陥湯・柴梗半夏湯・柴胡加竜骨牡蛎湯・柴胡枳桔湯・柴胡桂枝乾姜湯・柴胡桂枝湯・柴胡清肝湯・柴胡疎肝湯・柴芍六君子湯・柴蘇飲・柴朴湯・柴苓湯・滋陰至宝湯・四逆散・滋腎通耳湯・十味敗毒湯・小柴胡湯・小柴胡湯加桔梗石膏・逍遙散（八味逍遙散）・秦艽羌活湯・秦艽防風湯・神秘湯・清肌安蛔湯・清熱補血湯・大柴胡湯・大柴胡湯去大黄・竹茹温胆湯・補中益気湯・抑肝散・抑肝散加芍薬黄連・抑肝散加陳皮半夏。

▶ **出典** 神農本草經上品「茈胡　味は苦く平。心腹、腸胃の中の結氣を去り、飲食積聚、寒熱邪氣を治し、陳きを推して新と致す。久しく服すれば身を輕くし、目を明とし、精を益す。一名地薰。」

▶ **漢名** 茈胡・地薰（本經）、山菜・茹草葉・芸蒿（別錄）、柴胡（本草綱目）。

▶ **解説** 第7改正版ではミシマサイコのみを基原とし、第8〜13改正版までは「ミシマサイコ又はその変種」とあったのを、第13改正版第1追補以降は再びミシマサイコに基原を限定した。第15改正版以降は総サポニン（サイコサポニンa及びd）0.35％以上とする含量規定が加わり、基原の判定基準とした。本經は薬用部位に言及しないが、別錄に「洪農（旧河南省霊宝県南）の川谷及び宛句（山東省荷澤県西南）に生じ、二月八月に根を採り暴乾す」とあるので、根を薬用部位とする。

　局方に規定する学名は形態学的にかなりの相異がある欧州産を基準種とするもので、米倉・梶田のYlistではミシマサイコの学名に *B. stenophyllum* (Nakai) Kitagawaを用い、*B. chinense* de Candolle var. *komarovianum* (O. A. Linczevski) T. N. Liou et Y. H. Huang、*B. scorzonerifolium* Willdenow var. *stenophyllum* Nakai、*B. falcatum* Linné subsp. *komarovianum* (O. A. Linczevski) Voroschilovなどを異名とするが、Flora of Chinaでは *B. komarovianum* O. A. Linczevski [synonym. *B. chinense* de Candolle var. *komarovianum* (O. A. Linczevski) T. N. Liou et Y. H. Huang；*B. falcatum* Linné subsp. *komarovianum* (O. A. Linczevski) Voroschilov] としているなど、分類学的位置づけはまだ定まっていない。そのほか、中国で薬用とされる同属植物に *B. aureum* Fischer ex Hoffmann、ヒロハミシマサイコ *B. chinense* de Candolle、*B. hamiltonii* N. P. Balakrishnan (synonym. *B. tenue* Buchanan-Hamilton ex D. Don)、オオホタルサイコ *B. longiradiatum* Turczaninow [synonym. *B. longiradiatum* Turczaninow var. *longiradiatum* forma *leveillei* (H. de Boissieu) Kitagawa]、*B. marginatum* Wallich ex de Candolle、*B. sibiricum* Vest ex Sprengel、オクミシマサイコ *B. scorzonerifolium* Willdenowなどがある。わが国ではミシマサイコが自生し、その栽培品を用いてきたが、近年では中国からの輸入品が急増している。中国産柴胡は大きく分けて2種あり、市場ではオクミシマサイコを基原とするものを南柴胡、ヒロハミシマサイコを基原とするものを北柴胡と称している。韓国産は正品の柴胡のほかに竹柴胡と称するものがあるが、オオホタルサイコあるいはホタルサイコ *B. longiradiatum* Turczaninow var. *elatius* (Koso-Poljanski) Kitagawaを基原とし、しばしば偽和品として混入される。韓国では栽培品を植柴胡、野生品を山柴胡と区別する。

　柴胡の名を冠する生薬に銀柴胡がある。銀州（陝西省米脂県周辺）産の柴胡の意であるが、『圖經本草』（蘇頌）に「銀州なる者を以て勝ると爲す」とあり、宋代では銀州が良質の柴胡の産地であったことを示している。さらに「二月苗を生じ、甚だ香ばしく、莖は青紫、葉は竹葉に似て稍緊し。亦た斜蒿に似るもの有り、亦た麥門冬に似て短き者有り、七月に黄花を開く。」とあるように、現今のミシマサイコあるいはその近縁種としても矛盾しない。『證類本草』（唐慎微）では「別説に云ふ、謹みて按

ずるに、柴胡は唯銀、夏の者を最良とし、根葉鼠尾の如く長さ一二尺あり、香味は甚だ佳し。今、圖經に見ずと雖も、俗は亦た其の真なるを識らず。故に市人は多く同華なる者を以て之に代ふ。然れども亦た他處なる者より勝るなり。蓋し銀夏（銀州と夏州、長城以北哈柳図河西岸一帯）の地は沙多く、同（陝西省大荔県）華（陝西省華県）亦た沙苑に出づる所なり。」とあるように、やはり銀州産柴胡の品質が際立っていたことを示唆する記述がある。宋代を代表する医書『太平恵民和剤局方』巻之六「積熱」に収載される龍脳雞蘇圓ではわざわざ柴胡眞銀州（銀州産の真柴胡の意）と規定しているほどである。ところが『本草綱目』（李時珍）では「又、一種桔梗、沙参に似て白色にして大なるあり、市人偽りて銀柴胡に充つ。殊に気味無し。」とあり、柴胡とはまったく気味が異なる銀柴胡があるとしている。『本艸辨疑』（遠藤元理）に「頃口銀柴胡ト云者ヲ渡ス。時珍曰、又一種桔梗沙参ニ似テ白色ニシテ大、市人偽リテ銀柴胡ニ充ツ。殊ニ氣味無シ。此者ナルベシ。形白ク大ニシテ嚙ンデ氣味ナキ者也。」と李時珍を引用して、わが国に銀柴胡が伝わっていたことを示唆している。実際、現今の市場で銀柴胡と称するものはナデシコ科フタマタハコベ*Stellaria dichotoma* Linné var. *lanceolata* Bungeであり、セリ科基原のミシマサイコとは分類学的に大きく異なる。『本草綱目』は、柴胡と銀柴胡の分別に注意せよと警告し、銀柴胡の薬用には一切言及しなかったが、『本草綱目拾遺』（趙学敏）では完全に別品として区別し、正式に収載した。推定の域を出ないが、銀州産柴胡はおそらく真の柴胡すなわちミシマサイコあるいはその近縁種であったが、良品なる故に乱獲で枯渇したため、偽和品であったナデシコ科基原の銀柴胡が代用品として出現したのであろう。

『本草和名』（深根輔仁）に「茈胡　和名乃世利一名波末阿加奈」とあり、ハマアカナの和名が充てられており、あたかも海浜に生えているかのような印象を与える。一方、『和名抄』（源順）では「茈胡　和名乃世利　一云阿末安加奈」とあり、アマアカナとなっている。それぞれ浜赤菜・甘赤菜の義と思われるが、ハマアカナは輔仁の誤認で、アマアカナが柴胡の真の別和名であろう。ノゼリの和名からセリ科植物であることがわかるので、当時の柴胡はわが国に自生するミシマサイコであったと思われる。『延喜式』巻第三十七には臘月御藥、中宮臘月御藥、東宮所須、雑給料など随所に、また遣諸蕃使でも唐使・渤使の項に茈胡の名が見え、中古代でも要薬であったことがうかがえる。同諸國進年料雑藥でも尾張国・美濃国・丹波国・播磨国・備前国・安芸国・阿波国から貢進が記録され、中古代のわが国ではサイコを比較的豊産したことがわかる。『本草綱目啓蒙』（小野蘭山）は「鎌倉柴胡眞ナリ。(中略) 今ハ鎌倉ヨリ柴胡ヲ出ザレドモ初鎌倉ヨリ出セシ故舊ニ仍テ今モ鎌倉柴胡ト稱ス。今藥肆ニ鎌倉柴胡ト稱スルモノ偽雑多シ。用ユルニ堪ヘズ。ミシマ柴胡ト呼ブモノ佳ナリ。(中略) 三島柴胡ト稱スルモノハ東國ヨリ出ス。此ニハ單蘆ナルモノ多シ。薬用ニ入ルベシ。」と述べており、ここに三島柴胡とともに鎌倉柴胡なる当時の市場品名らしきものに言及している。江戸中期の民間医療書『妙藥博物筌』（藤井見隆）に鎌倉柴胡を配合する処方があるのでここに紹介しておく。

○ 妙藥博物筌三
頭痛の藥

當歸弐分五り古酒にて洗ひ刻日に干あぶる　川芎弐分五り刻其まゝ　香附子弐分五り臼にて搗だき少しあぶる　黃芩弐分五り刻み酒に浸し日に干あぶる　白芍藥弐分五り臼にて搗碎き古酒に浸し日に干あぶる　生地黃弐分五り鉄をいむ、竹刀にてきざむ　防風壱分五り芦頭を去刻み少しあぶる　鎌倉柴胡水にてあらひ刻み其まゝ　蔓荊子壱分、少しあぶる　荊芥壱分　藁本壱分、あぶる　甘草五リン二三寸に切焙上皮を去刻み　右細末して

用ゆ

鎌倉柴胡は相模国鎌倉周辺に産した良品の柴胡であり、江戸後期になるとほとんど産出しなかったらしい。その代わりに登場したのが三島柴胡であり、蘭山によれば東国から産するものというが、駿河国三島付近が主産地であったと思われる。三島柴胡の名は今日にも残り、現在では柴胡の最上品ブランド名ともなっているのであるが、昔はその上をいく鎌倉柴胡という良品があり、『本草綱目啓蒙』の記述から柴胡の需要は古い時代から大きかったことを示唆し興味深い。『延喜式』では柴胡の貢進国に東国諸国はなく、丹後国・播磨国が含まれていたが、小野蘭山は「柴胡ハ京師四邊ニ産セズ」とあり、江戸時代になると同地域から柴胡は枯渇していたことを示唆する。今日では三島柴胡さえ枯渇し、栽培によってかろうじて供給しているのであるが、同様のことは中国でも起きて銀州柴胡が枯渇したことは前述した通りである。そしてわが国でも柴胡の偽品が発生していたことは『用藥須知』(松岡恕庵)に「又、河原柴胡ト稱スルモノハ本草原始ノ翻白草一名鶏腿兒ト云モノニシテ柴胡ニ非ズ。但シ、和方久シク用ヒ來テ解熱ノ功ハ柴胡ニ彷彿ス。益氣湯等ノ補藥ニ升麻ト並用ルタグヒニハ決シテ鎌倉(柴胡)ヲ用フベシ。河原柴胡ハ唯ダ功無キニノミニアラズシテ且ツ害有ルコト之ヲ慎メ。」とあることから類推できるだろう。河原柴胡とはバラ科カワラサイコ*Potentilla chinensis* Seringeおよびその近縁種のことで、ミシマサイコとはまったく分類学的類縁はなく、この点は中国の銀柴胡のケースとよく似ている。しかしながら、和方で長く河原柴胡を用いていたというから、江戸時代でも柴胡の需給はそれだけ逼迫していたことを示唆するものであろう。柴胡は漢方の要薬として賞用されること人参に匹敵し、それ故、まったく別の植物に柴胡の名が冠せられるようになった。たとえば、白頭翁(ハクトウオウ)はキンポウゲ科オキナグサ*Pulsatilla cernua* (Thunberg) Berchtold et C. Preslを基原とし、江戸時代にあっては感染症の薬として唯一無二ともいえる存在であったが、別名を赤熊柴胡(シャグマサイコ)と称した。白頭翁が柴胡の代用品であったわけではなく、重要な薬物であるという証として、その名を冠したのである。

1) 局方記載の学名であるが、植物学の専門書ではほとんど支持されていないことに留意する必要がある。

サイシン　細辛　ASIASARI RADIX　二国、VII 〜 XVI　漢

▶ **基原**　ウマノスズクサ科(Aristolochiacea) ウスバサイシン*Asiasarum sieboldii* F. Maekawa又はケイリンサイシン*A. heterotropoides* F. Maekawa var. *mandshuricum* F. Maekawaの根及び根茎。《備考》ウスバサイシン：*Asarum sieboldii* Miquel [synonym. *Asiasarum sieboldii* (Miquel) F. Maekawa]；ケイリンサイシン：*Asarum mandshuricum* (Maximmowicz) M. Y. Kim et S. K. So (Ylist)；*Asarum heterotropoides* F. Schmidt (Flora of China；The Plant List)；*Asarum heterotropoides* F. Schmidt var. *mandshuricum* (Maximowicz) Kitagawa (Grin Taxonomy) [synonym. *Asiasarum heterotropoides* (Fr. Schmidt) F. Maekawa var. *mandshuricum* (Maximowicz) F. Maekawa]。YListは*Asarum heterotropoides* F. Schmidtをオクエゾサイシンとしてケイリンサイシンと区別するが、Flora of ChinaとThe Plant Listは同種とする。

▶ **用途**　もっぱら漢方処方に配合：桂姜棗草黄辛附湯・小青竜湯・小青竜湯加杏仁石膏・小青竜湯加石膏・秦艽羌活湯・清上蠲痛湯・大黄附子湯・当帰四逆加呉茱萸生姜湯・当帰四逆湯・麻黄附子細辛湯・明朗飲・立効散・苓甘姜味辛夏仁湯。

▶ **出典**　神農本草經上品「一名小辛。味は辛く温。山谷に生ず。欬逆、頭痛脳動、百節の拘攣、風濕の痺痛、死肌を治し、目を明にし、九竅を利す。久しく服すれば身を軽くし、年を長ず。」

▶ **漢名**　細辛・小辛(本經)、細草(呉普本草)、少辛(本草綱目)。

▶ **解説**　中国では正条品のほかに、*Asarum caudigerum* Hance、*A. caulescens* Maximowicz、*A. forbesii* Maximowicz(杜衡トコウ)、*A. geophilum* Hemsley、*A. himalaicum* J. D. Hooker et Thomson ex Klotzsch、*A. insigne* Diels、*A. maximum* Hemsleyなど、土細辛ドサイシンと称する同属各種を薬用とする。第7改正版ではウスバサイシンのみが基原とされ、第8改正版以降でケイリンサイシンが加わった。

　本經は薬用部位に言及しないが、別録に「華陰(陝西省華陰県)の山谷に生じ、二月八月に根を採り陰乾す」とあるので、根を薬用とする。『呉普本草』(呉普)は「葵の葉の如く赤黒、一根一葉相連ぬ」(『證類本草』巻六「細辛」所引)と述べ、*Asarum*属の形態の特徴をよく表している。『圖經本草』(蘇頌)は「華州(陝西省華省県)の者は真なり。其の根は細くして其の味極めて辛し。故に之を名づけて細辛と曰ふ。」と記述して*Asarum*属の気味・薬性の特徴を強調し、ウスバサイシンほか同属植物としてまちがいない。ウスバサイシンはわが国の東北南部以南に自生するが、ケイリンサイシンは中国原産である[1]。わが国と中国では本品の薬用部位に対する認識が異なり、中国市場品は全草であって地上部も含むことに留意する必要がある。局方は純度試験でアリストロキア酸が検出されてはならないと規定し、第14改正版より適用された。また第13改正版までは性状の記載で地上部の一部が含まれていたが、第14改正版では削除され、根および根茎のみの記載に限定して地上部の混入の排除を徹底した。本品の地上部に腎毒性のあるアリストロキア酸が少量含まれるからであり、輸入品の使用に関する注意喚起が厚生労働省の医薬品・医療用具等安全性情報第200号(平成16年4月)で詳述されている(関連事項：ボウイ、モクツウ、モッコウの条を参照)。

　『本草和名』(深根輔仁)に「細辛　和名美良乃祢久佐一名比岐乃比太比久佐」とあり、ミラノネグサミラノネグサの和名は、ユリ科(APGではネギ科あるいはヒガンバナ科)ニラ*Allium tuberosum* Rottler ex Sprengel[2]の気味のように辛く激烈だからつけられたらしい。漢名の細辛も、『圖經本草』にあるように、その独特の気味に基づくといわれる。一方、ヒキノヒタイグサは、蟾蜍ヒキのひたいに似たというわけではなく、ヒキガエルの毒液(分泌物：センソ)の気味を細辛に対比した名であろう。

　『延喜式』巻第三十七「典薬寮」の諸國進年料雑薬に伊勢国・武蔵国・近江国・美濃国・信濃国・上野国・越前国・越後国・丹後国・但馬国・出雲国・石見国・播磨国・美作国・備後国・安芸国・周防国・長門国・阿波国・讃岐国・伊予国・土佐国から貢進が記録されている。『出雲國風土記』でも意宇郡・秋鹿郡・楯縫郡・神門郡・飯石郡・大原郡に細辛の所在が記録されている。すなわち、当時のわが国に広く分布していたことになる。しかしながら、『本草綱目啓蒙』(小野蘭山)に「延喜式ニ載ルハ當時何ノ草ヲ以テ細辛ト爲シタルヤ詳ナラズ。眞ノ細辛ハ近來出タリ。加茂アフヒヲ以細辛ニ充ツル古説ハ穩ナラズ。」とあり、蘭山は『延喜式』の細辛に対して疑義を隠さない。細辛の類品として別録中品に収載される杜衡トコウがあり、わが国ではウマノスズクサ科カンアオイ*Asarum nipponicum* F. Maekawaほか同属近縁種が該当する。すなわち、細辛とは同属異種の関係にあり、『圖經本草』でも「今の人多く杜蘅を以て之(細辛)に當つ。(中略)杜蘅は、春の初めに宿根の上より苗を生じ、葉

は馬蹄形狀に似て高さ三二寸、莖は麥藁の如く麁く細く、(以下略)」とあり、形態の似た両品はしばしば混同されたことを示唆している。『本草和名』には「杜衡　和名布多末加美一名都布祢久佐」とあり、一応、別の和名がつけられている。『延喜式』巻第三十七の諸國進年料雜藥に飛騨国から杜衡の貢進の記録があるが、真品のウスバサイシンよりずっと身近な植物でありながら、細辛よりずっと少ない。したがって、蘭山の疑義はもっともであり、漢方の要薬たる細辛が明確に区別されるようになったのは近世になってからであり、それまではカンアオイとその近縁種が細辛として用いられてきたと思われる。『用藥須知』(松岡恕庵)にも「和人杜衡ヲ細辛ト名付ケテ家園ノ中ニ種モノアリ」といい、とりわけフタバアオイ *Asarum caulescens* Maximowiczは加茂アオイの名で広く知れ渡り、一般に広く栽培されていたことが背景にある。

1) 《備考》で述べたように、北日本に産するオクエゾサイシンとケイリンサイシンを同種とする見解 (Flora of China ; The Plant List) がある。
2) 古名をミラといい、『萬葉集』にも「伎波都久の　岡のくくみら　我摘めど　篭にも満たなふ　背なと摘まさね」(巻14　3444) と出てくる。

ザクロヒ　石榴皮　GRANATI CORTEX　I～VIII　洋・漢

▶ **基原**　ザクロ科(Punicaceae) ザクロ *Punica granatum* Linné の根皮又は樹皮。《備考》APG：ミソハギ科(Lythraceae)。

▶ **用途**　条虫駆除・殺虫薬。

▶ **出典**　名醫別錄下品「安石榴　味は甘く酸にして無毒。咽燥渇し、人肺損ふを主る。多食不可。酸實殻　下痢を療じ、漏精を止む。東行根は蚘蟲、寸白を療ず。」

▶ **漢名**　安石榴(別錄)、石榴皮(藥性論)、天漿(酉陽雜俎)、丹若(圖經本草)、若榴(廣雅)、酸榴皮・甘石榴・酸石榴・酸榴東行根・金罌(本草綱目)。

▶ **解説**　初版は石榴根皮、第2改正版は柘榴根皮、第3～5改正版は石榴皮、第6改正版はザクロ皮、第7改正版以降はザクロヒと表記。第3～6改正版は薬用部位を幹・枝及び根の皮とし、とりわけ第6改正版はなるべく新鮮なものを用いるとしている。第5改正版以降は総アルカロイド(ペレチエリン及びメチルペレチエリンの平均分子量として)0.4%以上の含量規定を設定、基原の判定基準とした。ザクロは小アジア地方の原産とされ、『薬物誌』(ディオスコリデス)に、ザクロの樹皮をSidiaと称し条虫駆除に用いるとあり、古い時代に中国に伝わって薬用に繁用された。『本草經集注』(陶弘景)の「石榴は花の赤きなるを以て愛すべし。故に人多く之を植う。尤も外國の重き所と為す。藥に入るに惟根殻のみ。其の味に甜醋有り、藥家は醋なる者の子を用ひ、服食なる者は(醋なる者を)忌む所と爲す。」という註釈に古代中国でのザクロの利用状況が詳述されている。すなわち、果実の甘いものと酸っぱいものとの2品種があり、『本草綱目』(李時珍)はそれぞれ甘石榴・酸石榴と称し、薬用にはもっぱら酸石榴が用いられた。別錄にいう酸實殻とは酸石榴の果皮であり、中国では根とともに果皮(GRANATI PERICARPIUM)も同様に用いた。『本草和名』(深根輔仁)に「安石榴　和名佐久呂」とあり、今日の通用名と同じザクロの名がある。石・榴の呉音はそれぞれシャク・ルであるから、シャクルが訛ってザクロとなった。『類聚雜要抄』巻一に「仁和寺殿　競馬行幸御膳幷御遊酒

肴事」があり、各種の御膳の1つに「菓子四坏　松柏干棗柘榴酢鹽二口云々」とあって、石榴（柘榴）の名を見る。保延三年九月廿三日の日付があるので、1137年の秋と特定でき、この時期ではザクロの実は熟しているから、食用に供していたことがわかる。『延喜式』に（安）石榴の名は見当たらないので、ザクロがわが国に伝わったのは早くても平安中期以降であろう。ザクロヒは西洋に起源を発する薬物であるから蘭方でも用いる。『和蘭薬鏡』（宇田川榛斎・榕菴）巻十六に「根ノ皮ハ條蟲ノ一經驗藥トシ殊効ヲ稱ス。（中略）實ノ皮、收斂清涼ノ一良藥トス。收濇藥適應ノ諸病、凝體諸管ノ弛弱シテ發スル下利、血利月經過多崩漏、諸脱泄ノ諸症ニ内服シ、又苦味收濇シテ幾那ニ代用シ間歇熱ヲ治ス。」とあって果皮も用いるとしており、薬用部位に関しては漢方の流儀も取り入れているのは興味深い。

　『日本書紀』・『出雲國風土記』・『萬葉集』ほかの和籍や唐代の典籍にザクロと紛らわしい海石榴・海榴という名が散見される。**国文学ではツバキ科ツバキ Camellia japonica Linné に充てるが、漢文学や中国ではザクロの1種とし、それぞれ見解が異なる。**『藝文類聚』巻八十六「果部上　石榴」に「晉庾儵石榴賦曰く、時に仲春垂澤、華葉甚だ茂れり云々」とあるほか、ザクロを春（三春：孟春・仲春・季春、陰暦の1〜3月）に咲くとする漢籍が稀ながら存在する。それを真に受ける文系研究者もいるのを聞いて驚いたことがある。『酉陽雜俎續集』巻第九「支植上」にも「衡山祝融峰下の法華寺に石榴花有り。槿の如く紅花にして、春秋皆發く。」とあり、これをもって年中花をつけるザクロの品種と勘違いする文系研究者がいた。**いわゆる四季咲きザクロはあるが、花期が長い（6〜11月）だけで、落葉樹という生態は変わらないのだ。どの品種であっても新暦の12〜3月は完全に葉を落とすので、いずれの認識も誤りである。**かかる勘違いは初歩的な植物学的知識の欠如に基づくもので、それ故、文系の世界では海石榴と石榴を正しく区別されてこなかった経緯がある。結論から先にいうと、各典籍の記述を丹念に解析すれば、海石榴がツバキであることは疑う余地もないが、詳細な考証に基づく結果を以下に記述する。ザクロを春咲きと勘違いするのは、ツバキの花期がその時期に当たるので、海石榴と石榴を混同した結果かもしれない。

海石榴はツバキ？　ザクロ？　歴史に翻弄された2つの植物　column

▶1.　古代日本の特産品だった海石榴油

　『萬葉集』では3首の歌に海石榴が出てくる。そのうちの2首は大伴家持の歌で、その1首をここに示す（第1の歌）。この海石榴は万葉仮名表記ではないので和名の訓を当てて読まねばならないが、実は『萬葉集』内にその解答が隠されている。別の大伴家持の歌に万葉仮名のみで表記した歌があり（第2の歌）、その中に同じ意味の句があって、それらを比較することで海石榴をつばきと一義的に訓ずることができる。

1. 奥山之　八峯乃海石榴　都婆良可尓　今日者久良佐祢　大夫之徒　（巻19　4152）
2. 安之比奇能　夜都乎乃都婆吉　都良々々尓　美等母安可米也　宇恵弖家流伎美（巻20　4481）

　まず、第2の歌の第1・第2句は都婆吉の音によって「つらつらに」を導く序詞であることは国文学では常識とするところである。一方、第1の歌の第1・2句と第3句「都婆良可尓」の関係も第2の歌

と同様であるから、やはり海石榴の音で第3句を導いていることがわかる。第1・2の歌の第2句すなわち「八峯乃海石榴」と「夜都乎乃都婆吉」は内容的に同義と考えられるから、両句の比較によって海石榴は都婆吉すなわちつばきと訓ずることができる。海石榴という名は『萬葉集』より古く720年に成立した『日本書紀』の景行天皇十二年の条に「冬十月　則ち海石榴樹を採りて、椎に作り兵に為たまふ。」とあり、これがわが国の典籍における海石榴の初見である。『日本書紀』よりやや遅れて733年に成立した『出雲國風土記』では嶋根郡の条に「凡て、諸の山に在る所の草木は、白朮、麥門冬、(中略)海柘榴、楠、楊梅、松、栢なり」、意宇郡の条に「凡て諸の山野に在るところの草木は麥門冬、獨活(中略)椎、海榴　字を或は椿に作る　楊梅云々」とあり、後者の条では海榴を椿の字に作るという注記がある。平安中期の『和名抄』(源順)は「唐韻云ふ　椿　勅倫反　豆波岐　木の名なり。楊氏漢語抄云ふ　海石榴　和名は上に同じ、式文之を用ふ。」[1)]とあるように、海石榴・椿のどちらもつばきと訓ずる。『出雲國風土記』の注記は海榴を椿に同じとするから、海石榴の略形で同義である。以上から、海石榴・海榴をつばきと訓ずることにまったく矛盾はなく、国文学とりわけ萬葉学では議論の俎上にすることすらきわめて稀である。

　そのほか、わが国のいくつかの資料で海石榴の名が散見される。とりわけ注目すべきことは、『延喜式』巻第三十「大藏省」の賜蕃客例にある「大唐皇　銀文五百両 水織絁・美濃絁各二百疋 細絁・黄絁各三百疋 黄絲五百絇 細屯綿一千屯　別送 綿帛二百疋 畳綿二百帖 長綿二百屯 紵布三十端 望陁布一百端 木綿一百帖 出次水精十果 瑪瑙十果 出欠鐵十具 海石榴油六斗 甘葛汁六斗 金漆四斗」という記述であり、ここでは海石榴油とある。これは遣唐使が唐皇帝に贈呈した品目のリストであり、中国側の文献でも『冊府元亀』巻九七一に、「開元二十二(734)年四月、日本國遣使來朝、美嚢絁二百匹、水織絁二百匹を獻ず」という記録があり、『延喜式』記載の贈呈品の一部と一致する。『續日本紀』巻十一の天平四(732)年八月丁亥の条に、「從四位上多治比眞人廣成を以て遣唐大使と為す」という記述があるので、『延喜式』の賜蕃客例にある品物リストは、第九次遣唐使(733年～735年)大使の多治比廣成が持参した唐皇帝への贈呈品であったことがわかっている。ただし、『冊府元亀』はわが国からの贈呈品の一部だけを記録し、残りは省略したため、同書に海石榴の記録はない。『續日本紀』の別巻に興味深い記事がある。同巻三十四の宝亀八(777)年五月癸酉の条に「渤海使史都蒙ら帰蕃す。大學少允正六位上高麗朝臣殿嗣を以って送使と為す。渤海王に賜はる書に曰く、天皇、渤海國王に敬問す。(中略)又、縁りて都蒙は請ふ、加附黄金小一百両、水銀大一百両、金漆一缶、漆一缶、海石榴油一缶、水精念珠四貫、檳榔扇十枝云々」とあり、渤海使節都蒙が黄金などとともに海石榴油を所望したとある。渤海は高句麗の末裔が興した国でわが国に三十数回も使節を派遣した親日国家として知られる。遣唐使が唐皇帝に海石榴油を贈呈してから約40年後のことであるが、渤海は何らかの経緯でそれを知り得てわが国に所望したと考えられる。すなわち、**海石榴油はわが国古代の特産品であったことを示唆し、油料原料となる植物種はごく限られるので、渤海・中国に産出しないものとすればツバキ以外は考えにくい。**海石榴油はツバキの種仁から採れる脂肪油すなわち今日のツバキ油に相当し、現行の局方にも収載されている。海石榴(ツバキ)は花が美しいだけでなく、かなり古くから薬用原料でもあった。ザクロから脂肪油の採取は可能であるが、低収量であって、1kgの脂肪油を得るのに500kgほどの果実を必要とする。一方、ツバキの種子(果実の約6割を占める)の脂肪油含量は約10％(w/w)であるから、十数kgの果実があれば1kgのツバキ油を得られ、ザクロよりはるかに高収量である。そもそもザクロは小アジア地方原産の外来種であるから、わが

国が特産品として唐の皇帝に贈呈し、渤海の使節がそれを所望するとは到底考えられず、これも海石榴がザクロではない有力な傍証となり得る。『延喜式』巻第二十四「主計上」に出雲国・周防国・筑前国・筑後国・肥後国・豊前国・豊後国・壱岐の各国が中男作物[2]として海石榴油を貢納していたことが記録され、当時、海石榴油がわが国の重要な産物であったことを示唆している。

しかし、わが国でも平安中後期になると「海石榴＝ツバキ」という認識に揺らぎの兆候が見え始める。『本草和名』(深根輔仁)に「不死藥廿一種　黄王芝　黄盖三重　海中紫菜　歓ふらくは石上に生ず　人威芝　人の如く赤色　天精芝　青莖玉葉　茯苓芝　狀、牛角の如し　牛精芝　青莖青莒　不死芝　青盖四支　銅芝　盖は瓶の如く色は黄赤　海石榴油　海嶋中に在り安石榴に似たり　赤松芝　狀、人の如く色は赤　金神芝　白盖黒莖　夏精芝　方盖三子　石決明　石に附き海中に生ず　黒土芝　黒玉盖五十莖　木精芝　赤光青盖　白玉芝　白盖白莖　科玄丹芝　赤玉文黄盖　火盖芝　赤盖黒莖　鳥父芝　赤盖玉莖　銀末　太陰の英を生ず　土神芝　黄盖黒裏薊尾。是等は日月の光處無き所に生ぜず。但し、人の審らかならざる所なり。已上二十一名は崔禹に出づ。」とあるように、海石榴に深根輔仁は和名をつけなかった。石決明は前項に和名があり、その他の品目は基原が不詳であるため和名が省略されたが、『延喜式』に当時のわが国各地から海石榴油の貢納が記録され、『和名抄』で「つばき」の訓をつけているにもかかわらず、輔仁は注記に和名を加えなかった。本品が「海」の名を冠し、石決明・海中紫菜などの海産物とともに廿一種に含まれたこと、また引用元の『崔禹錫食經』でも虫魚類に分類されていたから、ツバキと訓づけるのに躊躇したかあるいは海産物と誤認したと思われる。『和名抄』でも海石榴を「つばき」と訓ずるのに源順が積極的であったようにはみえない[1]のは、**その背景に「海石榴＝ツバキ」という認識の崩壊があった**と推定され、**和籍より漢籍の記述を重視せざるを得なかった**と考える。さらに時代を下って江戸時代になるとその傾向は一層顕著となる。『大和本草』(貝原益軒)に「日本紀天武天皇十三年三月吉野人宇閉直弓白海石榴ヲ貢ス。延喜式ニモツバキヲ海石榴トカケリ。順和名抄モ同。(中略)日本ノ古書ニツバキヲ海石榴トカケルモ由アル事ナリ。酉陽雜爼續集ニ曰山茶ハ海石榴ニ似ル。然ラバ山茶ト海石榴ハ別ナリ。」とあるように、一応、わが国の古典で海石榴をツバキと訓じていたことを紹介する一方で、山茶[3](サンサ)(中国本草ではツバキの正名とする)と海石榴は別種としている。そのほか、『古今要覽稿』(屋代弘賢)巻第三百七「海榴」は「岡村尚謙曰風土記に海榴字或作椿と見えたれば海榴は即海石榴の省呼なるはしるし(ママ)。然れば和訓栞に格物叢談を引て榴花有從海外新羅國來者故名曰海榴といへるはこれと同物異名にして即安石榴をさしていひ、又本草綱目安石榴條に海石榴高一二尺即結實是異種也といひし海石榴もまた安石榴の海外より傳はりしものなれども、秘傳花鏡に海榴花附萼皆大紅心内鬚黄如粟密といへるはすなはち本條の海榴なり」と記し、一方で巻第三百六では「ツバキ　海石榴」としているから、海(石)榴は同名二物でツバキ・ザクロの両方を指すことになる。すなわち益軒と弘賢はわが国古典にある海石榴がツバキであることを認めるが、漢籍にある海石榴を別種と解釈しているわけで、いずれの論拠も今ひとつ煮え切らない。『本草綱目啓蒙』(小野蘭山)に至っては、わが国の古典に出てくる海石榴をまったく無視し、「一種チャウセンザクロアリ一名ナンキンザクロ、木ノ高サ尺ニ盈(み)タズシテ花實アリ。肥地ニ栽ユレバ丈許(バカリ)ニ至ル。花色殊ニ赤キ故、火石榴ト云。海石榴モ同物ナリ。ココニ分テ二ツトスルハ非ナリ。」と記述して暗に益軒を批判し、ザクロの一品種チョウセンザクロ(ナンキンザクロ)に充てた[4]。それは『本草綱目』(李時珍)の見解[5]を受けたもので、江戸期本草学の頂点に立つ本草家の見解だけにその影響は後世にも残り、今村与志雄も『酉陽雜爼』にある海石榴をチョウセンザクロと注釈し

ている[6]。一方、『大漢和辭典』(諸橋轍次)は海石榴をツバキとしているので、漢文学界では2つの見解が両立する。

▶2. 中国詩から読み解く。海石榴はどちら？

　海石榴・海榴という名は中国の典籍にも散見され、6世紀の随代に海榴を詠った詩があって、文献上の初見はわが国よりも古い。海榴が海石榴の略形であることは、李白の詩「詠鄰女東窗海石榴」(『全唐詩』巻一八三)の詩題にフルネームで出てくるのに対し、冒頭の第1・2句で「魯女東窗の下、海榴は世に稀なる所」とある(後述)ことから明らかで、五言詩の字数調整のために略形としたと思われる。しかし、この海石榴・海榴に対して、罗竹风主編『汉语大词典』(汉语大词典編輯委員会・汉语大词典編纂处編纂、汉语大词典出版社)は「海榴　即石榴。又名海石榴。」としており、中国では石榴の異名として扱われ事実上の定説となっている。したがって、わが国と中国とでは海石榴・海榴に対して大きく認識を異にするが、前述したように、わが国でも必ずしも一貫して海石榴をツバキと解釈したわけではない。ここで海石榴に関していずれの見解が妥当であるのか明らかにするため、和漢の典籍を詳細にわたって検証する。

　まず、わが国より古く海榴という名が出現する中国の詩でそれがどのように詠われているか検討する。ここで採用する研究手法は、海榴を詠う詩の内容について詳細に情景分析を行い、海榴の基原の特徴を表すような情報が含まれていれば、それを鍵として検証し具体的にどんな植物であるのか特定を試みる。まず、もっとも古い江総(こうそう)(519年-594年)と煬帝(ようだい)(569年-618年)の詩をここに紹介して検討する。

六朝・江総「山庭春日詩」(『陳詩』巻八)
洗沐惟五日、棲遲一丘に在り。
古楂近澗に横(よこ)たひ、危石前洲に聳(そばだ)ゆ。
岸緑に河柳開き、池紅に海榴照らす。
野花寧(なん)ぞ晦を待ち、山蟲詎(なん)ぞ秋を識るや。
人生復た能く幾(いくばく)ぞ、夜燭長游を非(そし)る。

隋・煬帝「宴東堂詩」(『初學記』巻二十四)
雨罷みて春光潤ひ、日落ちて暝霞(ゆうやけかがや)暉く。
海榴舒(ち)りて盡きんと欲し、山櫻開きて未だ飛ばず。
清音歌扇に出でて、浮香舞衣を颺(あ)ぐ。
翠帳全て戸に臨み、金屏半ば扉を隠す。
風花極無きを意(きも)ひ、芳樹禽の歸るを曉(さと)る。

　幸運なことに、いずれの詩にも海榴のほか別の植物が対比して詠われ、その開花を示唆する内容が含まれるので、開花時期によっては海榴の基原を絞り込める可能性がある。まず、江総の詩で「岸緑に河柳開き、池紅に海榴照らす」とあるのは、河柳(カリュウ)が開花して河岸が緑一色となり、池辺に海榴が赤い花を咲かせて水に照り映えていることをいう。ツバキ・ザクロのいずれの花も赤いから「池紅に海

榴照らす」という情景に合うが、河柳の開花時期次第でいずれかに絞り込むことができる。なぜならツバキは前年の12月ころから2・3月ころ、ザクロは6〜7月と開花期がまったく異なる（いずれも新暦による）からである。そのためには河柳がいかなる植物種であるか正確に把握する必要がある。『爾雅』釋木に「檉は河柳なり」とあるので、檉柳すなわちギョリュウ科ギョリュウの類（Tamarix spp.）が候補に挙げられる。この類の植物の開花時期はザクロとほぼ同時期の6〜9月で、粉紅色の花をつけるギョリュウでは「岸緑に河柳開く」という情景に合わない。また、葉は灰緑色で、花のない時期であっても、「池紅に海榴照らす」という情景に対比できるような植物ではない。江総の詩にある河柳はその情景から葉がみずみずしい緑色のいわゆる青柳がもっとも合うと考えられる。中国では青柳すなわちヤナギ科ヤナギ属種を楊柳と総称し、ギョリュウは柳の名をもつとはいえ、別科のギョリュウ科の植物である。『連文釋義』に「揚起するは楊と爲し、下垂するは柳と爲す」とあり、また『本草綱目』も「楊の枝は硬くして揚起す、故に之を楊と謂ふ。柳枝は弱にして垂流する、故に之を柳と謂ふ。蓋し、一類の二種なり」（巻三十五「木部　柳」）と記述しているように、柳は枝が垂れるシダレヤナギ Salix babylonica Linné をいい、枝が垂れないヤナギ類を中国では楊として区別する[7]。したがって、河柳とはその字義の通りに解釈して川辺に生えるシダレヤナギと考えるべきで、これなら花が咲いても黄緑色であるから全体として緑色が目立ち、「岸緑に河柳開く」の情景にぴったりと合う。その開花時期は3月であり、そのころのザクロはようやく若芽が萌え出るにすぎない。一方、ツバキであればまだ花は残っている時期であるから、**江総のいう海榴はツバキとしてまちがいない。**

　次に煬帝の詩についてであるが、「海榴舒りて盡きんと欲し、山櫻開きて未だ飛ばず」とある句[8]は江総の詩にある当該句より一層季節感が鮮明である。すなわち、海榴の花は咲き散って尽きようとしているが、山櫻の花は咲いたがまだ満開ではないという意味である。『文選』収録の沈休文の詩に「野棠開きて未だ落ちず、山櫻發きて然ゑんと欲す」なる二句があり[9]、煬帝はその影響を受けてこの詩を創ったと思われる。山櫻なる植物名は古字書や本草に見当たらないが、植物名を特定するかあるいは縛り込まなければ、海榴に関する考証は画竜点睛を欠くことになるので、ここで徹底検証しておく。『名醫別錄』の上品に初見する櫻桃という一品がある。これに対する陶弘景の注釈は「此れ即ち令（今）の朱櫻桃なり。味は甘く酸く、食ふべし。而れども主る所は、又、前の櫻桃と相似す。恐らく醫（家）は濫りに之を載す。未だ必ずしも是今の□（『證類本草』：者）にあらず。」[10]（『新修本草殘巻』巻第十七）であって、意味不明の部分がある。「前の櫻桃と相似す」の櫻桃はおそらく嬰桃の誤りであって、『新修本草』（蘇敬）は、『本草經集注』では前の条にあったにちがいない嬰桃を、陶弘景の「未必是今□（者）耳」という注釈に基づいて巻第二十「有名無用」に移したと考えられる。因みに、嬰桃は「此れ今の菓實に非ず。嬰桃、（櫻桃に比べて）形は乃ち相似す、而れども實は乖異す。山間に乃ち時有り。方藥に亦た復用せず。」と注釈され、『名醫別錄』の記載に「實は大なること毒（苺の誤写であろう）の如く、多毛なり」（以上、いずれも『新修本草殘巻』による）とあるから、モモの一類でとりわけ実の小さなものを指したと思われ、嬰桃の字義ともよく合う[11]。『本草綱目』はこれを山嬰桃の新名をつけて正式に収載し、わが国の先哲はサクラ属の未知種あるいは同属ユスラウメに充てた（『國譯本草綱目』註）。一方、櫻桃は『重修政和経史證類備用本草』巻二十三の附図からミザクラの類でまちがいないので[12]、山櫻は山櫻桃の略とも考えられる。以上から、山櫻は嬰桃・櫻桃のいずれかの野生品を指すことはまちがいないが、いずれの可能性もあって決めがたい。モモ

（*Amugdalus*）・ミザクラ（*Cerasus*）の開花時期は、わが国のサクラ類と同じ三月から四月の始めであるから、いずれであっても海榴の季節考証にまったく影響しない。そのころのツバキの花は盛りを過ぎているから、この詩の情景とよく合うが、ザクロはようやく若芽をつけ始めるにすぎないから、**煬帝の詩にある海榴はおよそザクロではあり得ないことになる。**

もう１つ季節の明確な詩として皇甫曽[13]の「韋使君宅海榴詠」を紹介する。

唐・皇甫曽「韋使君宅海榴詠」（『全唐詩』巻二一〇）

淮陽の臥理清風有り。
臘月の榴花雪を帶びて紅し。
閉閣寂寥として常に此に對く。
江湖の心數枝の中に在り。

榴花は、通例、ザクロの花をいうが、詩題に海榴とあるから、海石榴でまちがいない。臘月とは陰暦12月すなわち新暦の1月に相当する。「臘月の榴花雪を帶びて紅し」という情景から海榴が雪の降る真冬に花をつけることを示し、**ザクロではなくツバキであることはいうまでもなかろう。**

季節の描写は今一つ明確ではないが、盛唐を代表する詩人李白（701年-762年）も海石榴を詠った歌があり、民俗学的観点から興味深い内容と考えるのでここに紹介しておく。

唐・李白「詠鄰女東窗海石榴」（『全唐詩』巻一八三）

魯女東窗の下、海榴、世に稀なる所。
珊瑚、綠水に映ずるも、未だ光輝を比するに足らず。
清香は風に隨ひて發し、落日に好鳥歸る。
願はくは東南枝と爲り、低擧して羅衣を拂はん。
由無く共に攀折して、領を引きて金扉を望まん。

張健によれば、この詩は開元二十九（741）年、李白が41歳の時に思いを寄せる女性の家に植えられた海（石）榴を詠った作品という[14]。「世に稀なる所」とあるのは当時の中国で海（石）榴は滅多に見られない存在であったことを示唆する。ザクロは別録に収載され、陶弘景が「石榴は花の赤きなるを以て愛すべし。故に人多く之を植う。」（『本草經集注』）と述べているので、六朝時代の中国でもかなり普及していたと見なければならない[15]。したがって、**盛唐の時代に海石榴が稀であったとは考えにくい。**

「珊瑚綠水に映ずるも、未だ光輝を比するに足らず」についてであるが、李白が「海榴」を「珊瑚」と対比しているのは晉・潘岳などの詩を意識したと一般には解釈されている。潘岳は「河陽庭前安石榴賦」において「長離の鄧林に栖むが似く、珊瑚の綠水に映ずるが若し」、ほかにも梁元帝の「詠石榴詩」に「還りて河陽縣を憶ひ、水に映じて珊瑚開く」（いずれも『藝文類聚』巻八十六「果実上　石榴」に収録）があり、石榴の赤い花を珊瑚に擬えてその美しさを強調した先例がある。当時の詩人は、赤いサンゴが南海の海に生える珍品であることは知り得ても、その生態は知らなかったから、「珊瑚綠水に映ず」という不正確な表現となった。李白詩ではかなりニュアンスが異なり、単に先例をコピーし

たのではなく、海石榴の美しさはサンゴでも及ばないと表現していることに留意する必要がある。すなわち、間接的に海石榴を石榴より美しくそして稀なものという意味を込めて詠ったのであり、**李白は海石榴と石榴を明確に区別していたことはまちがいない。**

「願はくは東南枝と爲り、低擧して羅衣を拂はん」とは、自ら海石榴の枝となって東南の方向に伸ばし、思いを寄せる女性の羅衣を祓い清めてあげたいという意味で、李白の心情を表した本詩の核心をなす重要な部分である。ザクロの枝は樹皮が粗くてざらつき、思いを寄せる女性の羅衣を祓うにはおよそふさわしいとは思えない。一方、ツバキの枝は白く滑らかであるだけでなく、わが国古代の卯日杖を連想させるところが興味深い。『日本書紀』持統三年春正月に「乙卯(二日)に「大學寮、杖八十枚 献る」と記録され、これがわが国における卯日杖の初見といわれる。天平勝宝四(752)年、孝謙天皇が大仏開眼供養の際に使用したと伝えられる椿杖（卯日杖）が正倉院に保存されており、わが国でツバキは神木として特別の存在であった。通説では卯日杖は漢代の剛卯杖に由来するといわれる。通例、神木をもって作るが、中国で杖あるいは棒に作り僻邪の具とするのはモモの木であって、ザクロを用いた例は聞かない。「東南枝と爲り云々」とあるのだから、何らかの信仰に基づいてこの句を詠むに至ったと考えねばならないが、ザクロにかかる民俗学的用例が見当たらない。李白は親しい友人に阿倍仲麻呂がいる[16]ので、彼から伝えられた情報をもとにこの句を詠ったとも考えられる。以上から、**李白の詩で海石榴をわが国からもたらされたツバキとしても整合性のある解釈が可能**であり、古代日本と中国との民俗学的交流も視野に入ってくる点で興味深い。

▶3. 不死・神仙の妙薬、海石榴油

海石榴油の名が出てくる中国の文献はわずか1つである。『崔禹錫食經』という、現在に伝存せず、成立時期も不明な文献であるが、わが国の典籍に引用され逸文が残されている。その1つに『本草和名』があって、第十六巻の不死藥廿一種に海石榴油の名がみえる。同巻は「虫魚類百十三種」を収載とあるように、植物に由来するものは海石榴油を除いて見当たらない。ただし、不死藥廿一種の中に黃玉芝・人威芝ほか「芝」の字を含む品目が合わせて十七種もあり、一般にはマンネンタケの類（霊芝）と考えられているが、これについては少々説明を要するので後に詳述する。不死薬は神仙思想に由来するもので、本草書・医書に言及されることはきわめて稀である。神仙思想とは、永遠の生命を神や仙人に託して希求する中国特有の思想であり、この信仰に基づいて不老不死の薬が探索されたのである。また、食生活での養生法を通して不死・神仙の域に到達可能とも説かれ、食物本草書である『崔禹錫食經』にも神仙を標榜する食材が少なからず収載されている。一方、中国最古の薬物書『神農本草經』も神仙思想の影響を受けているが、「久服-----不死」を標榜するのは365品のうちわずか1品(水銀)、ほぼ同じ意味の「久服-----神仙」も14品(玉泉・水銀・石膽・朴消・大一禹餘粮・青芝・赤芝・黃芝・白芝・黑芝・紫芝・蒲黃・雞頭實・雄黃)で意外と少なく、本經が病気の治療を目的とした実用的薬物書であることを示唆する。以上の15品の大半は本經が「君と爲り命を養ふを主る。以て天に應じ無毒なり。多服久服して人を傷めず。輕身、益氣、不老、延年せんと欲するは上經を本とすべし。」と説く上品の薬物に集中し、わずかに水銀・雄黃のみが中品[17]に分類される。ただし、中国には不老不死などの霊薬(仙丹・金丹と称する)を作ることを目的とした煉丹術なるものがあり、水銀・雄黃のいずれもその原料とされるから、やはり神仙を目的とする霊薬としての性格が濃厚であることがわかる。江戸期の売薬に赤い色素である硫化水銀すなわち辰砂（丹）でコーティン

グした金丹の名をもつ各種丸薬があったが、色づけで見栄えをよくするためだけではなく、古代の神仙思想の名残である。本經の不死・神仙薬のうち、青芝ほか「芝」の名をもつものが6種もあるのが目を引く。『説文解字』「艸部」に「芝は神艸なり。艸に從ひて之に從ふ。」とあるが、霊効をもつと考えられたものの総称と考えるべきで、一義的に艸(草)を植物類とするのは古代の「くすり」の文化の本質を理解する上で適切な認識とはいい難い。そのことは最古の本草書たる本經の薬物が鉱物・草木・動物など多様な基原から構成されているのをみればよくわかるだろう。因みに本草も「本_レト_ス草ヲ」の意である。本經は6種の芝類の産地をいずれも「山谷に生ず」としているが、別錄では赤芝を霍山、黒芝を常山、青芝を泰山、白芝を華山、黄芝を嵩山、紫芝を高下山谷とそれぞれ別の産地名を挙げている。しかし、『新修本草』(蘇敬)は「五芝、經(別錄を引用した『本草經集注』のこと)に云ふ、皆五色を以て五嶽に生ず。諸方は白芝を獻む所なるも未だ華山に必せず。黒芝、又常嶽(山)に非ず。且つ黄白なるもの多く、稀に黒青なる者有り。紫芝は最も多けれども五芝類に非ず。但し、芝自ずから得難く、終に一二を獲るのみ。豈に終に得て久服するをや。」と記載するように、別錄のいう産地は信頼するに足らずきわめて入手が困難であるとし、芝類の形態などの特徴については一切言及していない。したがって、6種の芝類が実際に区別されていたかその実在性も含めて疑うべきで、もともと得体のしれないものを仙薬に托したにすぎないとも考えられよう。**たとえ実体がなくても実生活上の不便がないところが不死・神仙薬たるところ**であって、実用治療薬と大きく区別される点といえるのだ。

　不死薬廿一種のうち17種が「芝」の名をもつことは既に指摘した通りである。不死薬というのは本草書・医書にもほとんど見当たらず、現代科学からすればおよそあり得ない、神仙の願望に基づく空想的な概念にすぎず、医師ではなく方士(道士)が神仙思想を基盤にして選定した薬物であることは論を俟たない。引用元の『崔禹錫食經』に不死薬発生の経緯を示唆する注記があり、『史記』巻百十八「淮南衡山列傳」にある次の記述と密接に関連するのでここに紹介する。

又、徐福をして海に入りて神異の物を求めしむ。還りて僞辭を爲りて曰く、臣海中に大神に見ゑ、(大神)言ひて曰く、汝は西皇の使なるやと。臣答へて曰く、然りと。(大神)汝、何を求むや。(臣)曰く、願はくは延年益壽の藥を請はむと。神曰く、汝が秦王の禮薄きに、觀るを得て取るを得ずと。即ち臣を從へ、東南より蓬莱山に至れば、芝成の宮闕見ゆ。使者有り、銅色にして龍形、光上天を照らす。是に於いて臣再拝し問ひて曰く、宜しく何れの資以て獻ずるべきやと。海神曰く、令名の男子、若き振女、百工の事ともに以てすれば、即ち之を得るなりと。秦皇帝大いに説びて、振男女三千人を遣はし、之に五穀の種種、百工を資して行かしむ。徐福、平原廣澤を得て、止まりて王となり來らず。(括弧内は著者補注)

この話はいわゆる徐福伝説として一般にもよく知られる。徐福の作り話とはいえ、海中大神に会って蓬莱山に案内され、「芝成の宮闕」を見たとある部分によって、古代中国における「芝」の認識を垣間見ることができる。「芝成の宮闕」とは、「芝」で作られたあるいは「芝」で埋め尽くされた宮殿・楼閣の意であり、不死藥廿一種に列挙された多くの芝類とは関係があると見なければならない。そして作り話とはいえ、海中での話すなわち中国の東方に当たる地であるから、いずれの芝類も本經の芝類とは異なるものであって、海産物も含まれていると考えるのが自然であろう。後世になって

この伝説を基にして選定されたのが不死薬廿一種であり、その多くは海産物と推定される。石決明・海中紫菜を交えたのは当時の中国で利用された数少ない海産物であったからであろう。廿一種に書き加えられた注記の大半はいずれも珊瑚類、スポンジ類などの海の生物を連想させるに十分で、おそらく当時の中国では明確に区別されず、それ故「芝」の名をつけて呼んだのではないか。山谷に産するという6芝類も得体の知れないものであったとすれば、海産の芝類はもっと珍奇なものであったはずで、不死・神仙薬として体裁も十分に成り立ったに違いない。この中で唯一「海石榴油」だけが石榴という中国で珍重される高等植物の名をもち、「海嶋中に在り安石榴に似たり」という具体的な内容をもつ注記がつけられた。その字義通りに解釈すれば、中国東方の海中すなわち日本に産してザクロに似たものとなる。不死薬廿一種の大半は海産と考えられるが、ツバキは当時の中国では珍品でしかも東方海中の地に産するから徐福伝説に合致するとして加えられたと思われる。「海」の名を冠するので、たとえ陸上の産物であっても、石決明・海中紫菜などの海産物と列挙しても違和感はないとして『崔禹錫食經』は例外的に本品を選定したのであろう。『本草和名』は『崔禹錫食經』の記述をそのままあるいは簡略化して記載したことは間違いないので、『崔禹錫食經』が明確な基原を注記した海石榴を収載していたことで、その成立時期を絞り込む可能性が出てきたのでさらに検証を深めてみたい。

　中国には『崔禹錫食經』の成立を示唆する記録は残っていないが、わが国には891年～897年に成立した『日本國見在書目録』(藤原佐世)に著録されているので、当然ながら遅くても9世紀後半までに成立したことになる。古代日本には渡海制があったから同書は遣唐使あるいはそれに準じる使節が唐で入手したことは間違いない。最後の遣唐使の派遣は838年(遣唐大使藤原常嗣)であるが、『日本三代實錄』に貞観十六(874)年六月十七日、大神己井・多治安江等を派遣して香薬を購入させたとの記録があり[18]、当時の新刊書籍を同時に入手した可能性もあり得る。したがって874年より少し前まで成立時期が下る可能性もある。『醫心方』(丹波康頼)巻三十は『崔禹錫食經』の逸文が特に多いことで知られる。同巻はいわゆる食養篇と通称されるように、多くの食材を収載する故、正統本草書より食物本草書である『崔禹錫食經』を多く引用する。一例に蕪菁を挙げると、『醫心方』は『崔禹錫食經』を引用し、その主治を「又取子一斗擣研以水三斗煮取一斗汁濃服之。除癥瘕積聚及霍乱心腹痕満爲妙藥。」と記述している。蕪菁が本草で初めて収載されたのは別錄であり、「主利五藏輕身益氣可長食之」とあって『崔禹錫食經』が記載する主治とは大きく異なる。実は『新修本草』(蘇敬)巻第十八「蕪菁及蘆菔」の条に「謹案、蕪菁、(中略)水煮三斗、取濃汁、服。主癥瘕積聚。少飲汁、主霍乱心腹脹。」という記述があって『崔禹錫食經』の引用文と一致する部分があり、『崔禹錫食經』が蘇敬注を引用したことは明らかである。蘇敬注を別の文献が引用し、『崔禹錫食經』がそれを孫引きした可能性はあるが、973年成立の『開寶本草』(馬志)が「唐本注云」という形で引用するまで蘇敬注を引用した文献は見当たらないので、『崔禹錫食經』は『新修本草』を直接引用したということになる。したがって『新修本草』の成立直後(659年)まで成立時期はさかのぼることになるが、ながらく宮廷内に秘蔵された『新修本草』が公開されたのは723年とされているので[19]、『崔禹錫食經』も公開後に参照して引用した可能性が高いとみなければならない。前述したように、『本草和名』は『崔禹錫食經』を引用して『新修本草』にない「不死藥廿一種」を収載し、その中に海石榴油を含める。海石榴油に付けられた注記「海嶋中に在り安石榴に似たり」は海石榴の基原認識について正鵠を射たものであるから、『崔禹錫食經』の成立当時は中国で海石榴の基原がま

だ正しく認識されていたことを示唆する。中国で海石榴が石榴と混同されるようになったのはトウツバキ(山茶)の発見以降であるから、以上を勘案すれば、『崔禹錫食經』は8世紀の中期ないし後期に成立したと考えるのが妥当だろう。『全唐詩』巻百十一に崔禹錫作という詩「奉和聖製送張説巡邊」一首が掲載され、「崔禹錫　字洪範、融之子なり。登顯慶三年進士第。開元中に中書舎人と爲り、卒りて定州刺史を贈らる。詩一首。」との作者の伝記が付されている。開元年中は713年から741年であるから、ここで推定した『崔禹錫食經』の成立時期とも矛盾しない。詩の作者と食物本草書の著者が同一人物であるとの確証はないが、参考にはなるだろう。

▶ 4. 古代中国にはツバキがなかった

以上紹介した中国詩にあるいずれの海(石)榴も、情景分析からザクロではあり得ず、ツバキとすべきであることが明らかとなった。したがって、わが国上代の典籍が海(石)榴をツバキと訓ずるのはまったく問題ないといえる。ツバキはわが国原産の植物であって、北海道を除く各地に分布し、植物生態学ではヤブツバキクラスと称するいわゆる照葉樹林の標徴種である。中国には分布せず、**江總・煬帝などの詩に詠われる海石榴・海榴は、わが国から伝えられたツバキに対して付けられた中国名であって、わが国の上代古典はそれを逆輸入してツバキの表記に用いた**のである[20]。石榴の名をもつのは、深紅の大きな花がよく似て、また堅い殻に包まれたコブ状の果実もサイズを除けばよく似るので、古くは同類と認識されたと考えられる。海の名がついているのは中国国外に産することを意味するという。『海棠譜』(宋・陳思)巻上「敍事」に「凡そ今の草木、海を以て名と爲すは、酉陽雜俎に云ふ、唐贊皇李德裕嘗て言ふ、花名の中の海を帶ぶ者は悉く海外より來ると。故に海櫻、海柳、海石榴、海木瓜の類を知れり。」とある李德裕を引用した説明はきわめて正鵠を射たものである[21]。後述する『太平廣記』にも同じ内容の記述がある。

現在の中国で海石榴・海榴をザクロとするのは、案外、小野蘭山の見解を受け入れたのかもしれない。『中薬大辞典』に、直接引用しているわけではないが、わが国の見解にしたがったと思われる例が散見されるからである。しかし、その小野蘭山にしても『本草綱目』の見解を支持し、貝原益軒や屋代弘賢も漢籍にある海石榴がザクロであることを否定しない。とすれば、古くはツバキを意味した海石榴が後世になってザクロに転じた可能性も考えられる。また、ツバキそのものは中国に分布しないが、同属別種のトウツバキ *Camellia reticulata* Lindleyが中国西南部の暖地に分布し、現在の中国ではツバキとともに栽培するという事実がある。日本産ツバキと中国産ツバキは耐寒性に大きな差があることを除けばよく似るので、中国で両種が混同された可能性もある。以降、かかる視点から考証を進める。

トウツバキはツバキより大きな花をつけよく目立つ花卉であるが、西南地方という中国では辺境の地に分布するため、古代中国では知られていなかった。『酉陽雜俎續集』(段成式、860年ころ)に「山茶は海石榴に似て桂州(広西省桂林市一帯)に出づ。蜀地(四川省)に亦た有り。」(巻第九　支植上)、「山茶花、山茶葉は茶樹に似て高き者は丈餘り、花の大さ寸に盈ち、色は緋の如く、十二月に開く。」(巻第十　支植下)とあり、その特徴の記載からトウツバキとして矛盾のない山茶(花)という新名が出てくる。晩唐になると山茶花を詠った詩が出現し、そのうちもっとも古いのは貫休(832年-912年)の詩である。詩題に山茶花とあるが、第3句に真紅の色のたとえにされる猩血と対比することで、山茶花の色が真紅であることを示唆する。

唐・貫休「山茶花」（『全唐詩』巻八二七）

風裁日に染まり仙囲開く。
百花の色死猩血に謬(たが)ふ。
今朝一朶階前に堕つ。
應に看人有り孫秀を怨むべし。

貫休は晩唐の詩人であるから、この詩が詠まれたのは早くても9世紀半ば以前にさかのぼることはない。これより古く、山茶の名は中唐の李徳裕(787年-849年)の『平泉山居草木記』に「又、番禺の山茶、宛陵の紫丁香、會稽の百葉木芙蓉、百葉薔薇、永嘉の紫桂簇蝶、天台の海石桂云々」とある。おそらく当時の中国各地の庭園などに植栽された植物を列挙したもので、山茶すなわちトウツバキが植栽され始めたことを示唆し、9世紀始めになるとトウツバキが中国で知られるようになったことを示唆する。しかし、わが国のツバキに似ているにもかかわらず、トウツバキに山茶というまったく別系統の名をつけてしまった。ツバキの花はザクロに比肩するほど美しいとして海石榴と命名されたが、トウツバキはツバキと酷似するにもかかわらず、チャノキ Camellia sinensis (Linné) Kuntze の類とされ、石榴の名を冠することはなかった。唐代の中国の中心地漢中から遠く離れた西南地方の原産で、チャノキも分布しているから、原産地では同類の野生種として山茶という地方名で呼ばれていた。植物学的にもツバキとチャノキはツバキ属 (Camellia) に属するから山茶という名は決して不自然ではない。したがって、**中国でトウツバキが身近な存在になるにつれて、わが国から伝わったツバキにつけられた海石榴の名が微妙となったことは想像に難くない**。ツバキはザクロより山茶によく似ており、ツバキに充てられた海石榴の名に疑問をもち、誤りではないかと考えられても不思議ではないからである。六朝後期から隋代では、ツバキの類品がなかったため、同じく派手な赤い花をつけるザクロに見立てて、その類名を付けてもまったく違和感はなかったが、非常によく似た山茶が発見された中唐～晩唐では事情が一変してしまった。それは文献上の記載にも大きな変化をもたらした。

▶ 5. トウツバキの発見で海石榴はザクロに…

宋代の類書『太平廣記』(978年)は、『酉陽雑俎續集』を引用して山茶を記載した(巻第四百六「山茶」、巻第四百九「山茶花」)が、山茶花と並べて海石榴花を「新羅に海紅并びに海石榴多し。唐贊皇李徳裕は言ふ、花中に海を帯ぶ者は悉く海東より来ると。章川花(やや)海石榴に類す。五朶簇生、葉は狭く長く、重ね沓(あ)ひて承(う)く。」と記述した。また、『太平廣記』に山茶の条があって石榴の条がないのも看過してはならない。ザクロは後漢のころに西域から中国に伝わり、以来、薬用・園芸用に賞用され栽培されてきた事実があるからだ。**海石榴花が山茶花とともに収載される一方で石榴花の名がないのは、トウツバキが知られるようになってよく似た名前をもつが故に、海石榴と石榴とが混同された結果と考えざるを得ない**。わが国でも、前述したように、『本草和名』の「不死薬廿一種」に海石榴を海産物と交えても違和感がもたれなかった事実があり、中国でも同様なことが起きてもおかしくはないからだ。一方、薬物・薬用植物の専門書である本草書ではどうであろうか。『太平廣記』とほぼ同時代に成立した本草書といえば『新修本草』の後継になる『開寶本草』(馬志)がある。同書は散佚して伝存しないが、その内容は1116年に成立した『證類本草』(唐慎微)に継承され、大観本草と政和本

草の2系統が完本として今日に伝わっている。ところが『證類本草』に山茶の条はなく、また安石榴(アンセキリュウ)(本草におけるザクロの正名)の条中に海石榴に関する言及はまったく見当たらない。すなわち、当時の本草学は海石榴を(安)石榴の一類と見なしていなかったことを暗示し、『太平廣記』との間で海石榴に関して見解のねじれがあったことを示唆する。

　山茶を初めて記載した本草書は1443年成立の『滇南本草』(蘭茂)である[22]が、気味・薬性や薬効を記載するのみで、山茶の具体的な形態の特徴を表す記述はない。山茶を完全な記述とともに収載した本草書はさらに約150年を経て成立した『本草綱目』である[23]が、海石榴は山茶の条では言及されず、巻三十「安石榴」の条で「海石榴は高さ一二尺にして即ち實を結ぶ。皆、異種なり。」とごく簡単な記載にとどまる。今日、ヒメザクロ Camellia sinensis cv. nana と称される矮性品種があり、李時珍はそれを海石榴と認識して安石榴の一型としたのである。明代後期の園芸書として知られる『花史左編』(王路、1617年)は「其れ(石榴)本(もと)は安石榴と名づけ、亦た海榴と名づく」と記載し、完全に海(石)榴を石榴の異名とした。結局、中国では宋代の『證類本草』は海石榴と(安)石榴を区別した形跡があるにもかかわらず、山茶の記載が見送られたため、『本草綱目』が上梓されるまで、実に500年以上にわたって植物の専門書たる本草書に山茶に関する情報の空白が生じ、それが後世に海(石)榴を石榴の異名として固定化させる要因となったと考えられる。

　小野蘭山は李時珍の説を受け入れ、海石榴をチョウセンザクロと命名した。ザクロはもともと西アジアの原産であり、中国へはシルクロードを経て伝えられた。したがって朝鮮には中国経由で伝わったはずなのになぜ朝鮮の名がつけられたのか不思議に思える。朝鮮原産でないにもかかわらず朝鮮という名前を冠する植物名はいくつかある。わが国の本草学者は異国産植物にわけもなく唐(トウ・カラ)・韓(カラ)(朝鮮)・高麗(コウライ)の名をつける傾向が顕著である。例を挙げればチョウセンアサガオ・チョウセンアザミなどがあり、貝原益軒は新大陸からもたらされたトウガラシにコウライゴショウと命名している(トウガラシの条を参照)。ただし、小野蘭山がつけたチョウセンザクロの名は一応それなりの理由がある。『太平廣記』の海石榴花の条に、李徳裕の説を引用して海石榴が新羅に多いことおよび海の名を冠する植物はすべて海東から来たという記述があるからである。一般に、新羅を朝鮮すなわち新羅國と解釈することにほとんど疑問をもたれることはない。朝鮮半島では南端部を除いてツバキの自生はないので、中国ではこの記述をもって海石榴はザクロという認識が定着するに至ったと思われる。中国本草界の頂点に立つ李時珍も例外ではなく、『本草綱目』巻三十「海紅」の条で、「李白詩註に云ふ、海紅は乃ち花(はな)の名にして新羅の國に甚だ多しと」と述べているが、新羅國とあるのは李時珍の勝手な解釈である。因みに、引用元の『分類補註李太白詩』(南宋・楊齊賢)では「新羅に海紅并びに海石榴多し」(『太平廣記』より引用したもの)とあって、新羅國ではなく単に新羅とある[24]。新羅は必ずしも朝鮮半島にあった国名を指すとは限らず、古く今の福建省龍岩付近に新羅(しんら)と称する地名があった[25]ことを無視してはならない。また、これによって『圖經本草』(蘇頌)で閩中(びんちゅう)(福建省)に産するという新羅人参(シンラニンジン)の地理的矛盾が解消する(ニンジンの条の註2を参照)からである。福建省の新羅(しんら)であれば、気候が温暖でツバキの生育に適し、福建省の地方誌『漳浦縣志』(康熙三十九年本)巻之四「風土志下」に「日本茶　近歳、日本より來る者は今、浦中に盛んに之有り。其の花は方有り、圓有り、六角有り、八角有り、其の色は紅有り、白有り、淡紅有り、紅白の相間有り。初め時價値十金に到る。」、『漳州府志』(光緒三年本)巻之三十九「物産」に「洋茶　日本に出づ。狀は牡丹の如く、大なるは尺一二可(ばか)り、圍高三四寸。亦た白色なる者有り、又牡丹紅有り、牡丹紫有り、吐絲

牡丹有り。獨惜しむらくは香無きのみ。」とあるように、明代後期から清代になるとわが国から輸入されたツバキの品種が集積したところでもあった（漳州・漳浦はいずれも福建省にある県名）。古い時代にわが国から中国へツバキが伝わったのも温暖な福建省経由であったと推察される。しかし、今村与志雄は、「新羅に海石榴多し」を『酉陽雜俎』の逸文とし、そのソースを『白孔六帖』（唐・白居易、宋・孔伝撰）としている[26]。『白氏六帖』にこの一文があれば、白居易は772年生まれ、846年の没であるから、『白孔六帖』の成立は常識的に考えれば8世紀末期から9世紀始めまでさかのぼり、それが『酉陽雜俎』に引用されることはあり得る。しかし、当該の記述は『白氏六帖』ではなく『孔氏六帖』（1166年成立という）にあって、宋代の孔伝が書き加えたものであり、今村与志雄は勘違いしたらしい。いずれにせよこの記述は、伝存する『白孔六帖』（白居易撰）では巻九十九「石榴」にあり、孔伝も海石榴をザクロの1種と認識していた。

　『太平廣記』や『分類補註李太白詩』に、新羅に海石榴とともに海紅（カイコウ）も多いとあるが、ここで海紅の基原についても考えてみよう。『本草綱目』に「時珍曰く、飲膳正要の果類に海紅有るも出處を知らず。此れ即ち海棠梨の實なり。狀は木瓜の如くして小さく、二月に紅花を開き、實は八月に至りて乃ち熟す。」とある記載[27]から、記述の一部を除けば、海紅をバラ科ミカイドウ *Malus x micromalus* Makinoとして矛盾はなく、『中薬大辞典』・『國譯本草綱目』ともに同じ見解をとる。李時珍が引用する『飲膳正要』（忽思慧）は海紅の気味・薬性を「味は酸く甘くして平、無毒」とし、これも食用になるミカイドウの実として矛盾はない。また、『通志略』（南宋・鄭樵）にも「海棠の子、海紅と名づく」とある。とすれば、「新羅に海紅并びに海石榴多し」にある新羅は福建省の古地名よりむしろ古代朝鮮とした方が相応しいようにみえる。実は、**海紅の基原はミカイドウ以外の植物種とする見解もあり、古くはミカイドウではなかった可能性が高い**のである。『橘錄』の海紅柑（カイコウカン）の条に「海紅柑の顆極めて大にして、（一）尺以上の圍に及ぶ者有り。皮は厚くして色は紅、之を藏すること久しくすれば味は愈甘し。木の高さ二三尺にして數十顆を生ずる者有り、枝重く地に委（よ）がる。亦た是の柑を愛すべし。可（よ）けれども以て遠きに致し、今の都下、道旁に堆積する者多し。此の種、初めて近海に因る故に海紅を以て名を得るなり。」（括弧内は著者注）とあり、巨大な果実をつけるシトロン *C. medica* Linnéかザボン *C. maxima* (Burman) Merrill [synonym. *C. grandis* (Linné) Osbeck]の系統を海紅と称していた。中国国外の南方の温暖な地から伝わった紅柑の1種ということで海紅柑と名づけられたようであるが、『雲麓漫鈔』（宋・趙彦衛）巻二に「永嘉人、柑の大にして留むに可（た）へて歳を過ぐ者を呼びて海紅と曰ふ」とあるように、簡略化され単に海紅と呼ばれた。驚くことに、海紅は『秋林伐山』（明・楊慎）巻六「海紅花」に「菊莊の劉士亨、詠山茶詩に云ふ、小院猶ほ寒く未だ暖かざる時、海紅花發（ひら）きて景遲遲たり。半深半淺、東風の裏（うち）、好是徐（おもむろ）に帶雪の枝を熙（て）こすと。蓋（けだ）し、海紅は即ち山茶なり。而して古詩に亦た淺きなるは玉茗と為し、深きなるは都勝なりと有り。大なるを山茶と曰ひ、小なるを海紅と曰ふ。」とある[28]ように、山茶すなわちツバキの類とする見解もあった。ツバキ・ザクロは真紅の大きな花をつけ、実はコブ状で堅いという共通性がある。一方、ミカイドウは実の大きさを除けばこれも堅いコブ状でツバキ・ザクロと似てなくもない。ただし、ミカイドウの花は白を基調に淡いピンクを帯びるにすぎず、ツバキ・ザクロと似ているとはいい難い。しかし、既に述べたように、李時珍は真紅の外片に包まれたつぼみをもって紅花をつけると記述しているが[27]、おそらく**海紅の基原をミカイドウとせんがために無理な記述を強いられた**とも推定される。いずれにせよ、文献上の記載だけに基づいて観念的な解釈をすれば、ミカイド

ウとツバキが混同されることはあり得るわけで、その極端な例が「大なるを山茶と曰ひ、小なるを海紅と曰ふ」であろう。楊慎は詠山茶詩にある海紅花を山茶と解釈しているが、ミカイドウとしてもまったく違和感がないことも留意する必要がある。「新羅に海紅并びに海石榴多し」という認識は、宋代になって発生したのではなく、かなり古くからあったことも十分にあり得る。当初、海石榴はツバキ、海紅は海紅柑すなわち柑橘の1種であったと仮定すれば、いずれも暖地を好むものであるから、中国国外からまず福建省の新羅に集積されたに違いない。しかし、唐代後期ころにトウツバキが知られるようになってから、中国における海石榴の基原の認識に変化が起き始め、ザクロの類と誤認されるようになった。それに伴い、新羅の地名も福建省新羅から新羅に変わり、海紅も当時の新羅に多かったミカイドウと解釈されたのではないか。因みにミカイドウの野生品は知られておらず、中国北部で発生した交雑種と考えられるが、古い時代に海外よりもたらされたと勘違いされていた。

▶6. ツバキの朝鮮名「冬柏」は日本名の音訳

　チョウセンザクロなる名はわが国の本草家が海石榴に対してつけたのであるが、直接の関連はないが、ツバキという和名が朝鮮語由来とする説があるので、ついでに検証する。朝鮮語言説については深津正の『植物和名の語源探求』(八坂書房、2000年) に詳述されているので、簡略化して説明すると、朝鮮語でツバキを동백といい、その発音はTsun-baickであるという。朝鮮でも長らく漢字のみを国語としていたから、동백に相当する漢字表記があって冬柏であるという。簡単にいえば、冬柏の朝鮮語による音読みが동백すなわちTsun-baickということになる。深津によれば、一部の朝鮮語学者も支持するというが、これだけでツバキの語源を朝鮮語とするのは学術的見地からあまりにお粗末というほかはない。なぜなら考証の過程で歴史という時間軸がまったく無視されているからである。**わが国ではツバキの名を1300年前の『萬葉集』までさかのぼることができるが、もし동백(冬柏)がその語源であるのなら、朝鮮ではさらに古い時代までさかのぼる言語学的エビデンスが呈示されてしかるべきである。**もしこの説が正しいとするなら、わが国にも冬柏という漢名が伝わっているはずであるが、冬柏の文献上の初見は15世紀始めに成立したといわれる『養花小録』(姜景愚)であって、『萬葉集』より700年も後である。『本草綱目啓蒙』も「冬花ヲ開ク者ヲ冬柏ト云、春花ヲ開ク者ヲ春柏ト云フコト養花小録ニ出ヅ」と同書を引用している。1614年成立の『芝峰類説』巻二十「卉部」にも「冬柏樹、南方の海邊に生ず。葉は冬にても青し。十月以後開花す。色深紅にして耐久あり凋まず。蓋し古の所謂山茶花なり。」と記載され、ここに冬柏は古名の山茶花であると明記しているので、中国名の山茶に対応する朝鮮名として後世に成立した名であることは明らかである。

　では、なぜ冬柏の朝鮮語音読みが日本語のツバキによく似ているのであろうか。結論からいえば、日本語からの借用であって実に単純明快である。ツバキは朝鮮半島の一部(半島南端部の海岸地帯)にしか自然分布がないから、中国から山茶という名が伝わったときは対応する朝鮮名はなかった。一方、わが国には東北南部以南の照葉樹林帯に普通に分布するから、ツバキという音名が朝鮮に伝わり、音訳されて冬柏という朝鮮名が成立したのである。深津正は朝鮮語由来とする植物名を自らの著作に数多く収載し解説するが、いわゆる語呂合わせで強引に語源に仕立てているにすぎない。正しい語源の究明には言語学的解析とともに、植物のもつ生態学的・植物学的・民族植物学的

知識のほか、その文化的背景を考慮する必要があり、語呂合わせのような安易な方法で真の語源解明に迫ることはおよそ不可能である。

【後記】本コラムの内容の一部は第66回萬葉学会全国大会（東京大学、2013年10月13日）において研究発表を行った（同要項集　51頁-58頁）。

1) 式文とは具体的には『日本書紀』・『出雲國風土記』・『延喜式』を指す。源順の「式文之を用ふ」という注記から平安時代中期以降になると海石榴の名を使うことがほとんどなかったことがうかがえる。
2) 律令時代に諸国から貢納させたものをいう。ツバキ油のほか、ゴマ油・エゴマ油などの油料や海産物なども貢納させていた。
3) 中国におけるツバキの呼称で、もともとは西南地方におけるトウツバキに対する地方名であったと思われる。わが国のツバキも含めるが、中国に分布しないので誤りである。正統本草では『本草綱目』で初めて収載された。
4) チョウセンザクロは矮性のザクロ品種で、わが国では盆栽に重用される。朝鮮原産ではないから、この名を用いるのは正しくなく、近年ではヒメザクロという。『大和本草』（貝原益軒）に「朝鮮石榴ツネノ石榴ノ葉花實ノ如クニシテ小ナリ。夏ヨリ花サキ冬マデ月ヲ逐テ花サキミノル。」とある朝鮮石榴は蘭山のいうチョウセンザクロ（ヒメザクロ）ではなく、四季榴（『本草綱目』巻三十「安石榴」）と称する四季咲き品種のことで、花期は6月から11月までと長いのが特徴である。これも朝鮮原産ではない。
5) 『本草綱目』巻三十「安石榴」に「海石榴は高さ一二尺にして即ち實を結ぶ。皆、異種なり。」とある。
6) 今村与志雄訳注『酉陽雑俎5』（平凡社、1981年）「山茶」の注2、143頁。
7) ただし、必ずしも明確に区別されているとはいえない。
8) 舒は、通例、「のべる」の意であるが、「のばす」、「のびる」そして散るという意味もあるので、花が咲き散ってと解釈する。「未だ飛ばず」とは、花が咲いたけれどもまだ花芯が飛び散るまでには至らない、すなわち満開ではないことをいう。中国では満開になると花芯が飛び散って香りをばらまくと考えられていた。
9) 蕭統編選・李善等注「六臣注文選」（浙江古籍出版社、1999年）、巻27「早發定山」、488頁。
10) 括括弧内は『證類本草』より補録。「今の菓實」とは櫻桃を指す。「如毒」は「如苺（莓）」の誤写と考える。『證類本草』は「如麥」とするが、櫻桃の別名「麥桃」と解釈したようである。意味はともかくとして誤写とするには字体があまりに違いすぎる。嬰桃の主治は「主止洩腹（腸）避除熱氣中益脾氣。令人好色美志。」で、一方、櫻桃は「主調中益脾氣。令人好色美志。」であり、確かに陶弘景が指摘するようによく似ている。
11) 『埤雅』巻十四「櫻桃」に「許愼曰ふ、鶯の含み食ふ所、故に含桃と曰ふなりと。之を鸎桃と謂ふは、則ち亦た鶯の含み食ふ所を以てし、故に之を鸎桃と謂ふなり。」とあり、許愼を引用して櫻桃の語源を解説する。本来はモモの1種を嬰桃と称していたが、形態がよく似るミザクラを鸎桃と称したため、両名の混同が起きたと思われる。『説文解字新附』に「櫻　果名、櫻桃なり。一名含桃。」とあるように、中国では櫻をモモの類と扱い、わが国とは違ってサクラの類を指すことはない（詳細はオウヒの条を参照）。モモとミザクラの果実の違いは、前者は果皮に短毛が密生し、後者は無毛であることである。別録に嬰桃は多毛とあるのはモモの類であることを示唆する。
12) カラミザクラ *Cerasus pseudocerasus* (Lindley) Loudon (synonym. *Prunus pauciflora* Bunge；*Prunus pseudocerasus* Lindley)。別名をシナミザクラという。花期は3～4月、花は白色で、わずかに紅色を帯びることもある。『重修政和經史證類備用本草』の櫻桃の図はオウヒの条を参照。
13) 生没年は不詳であるが、『全唐詩』巻二一〇の小伝に「天寶十二載登進士第」すなわち753年に進士の登用試験に合格したというから、8世紀中ごろに活躍した詩人ということになる。
14) 張健編著『大唐詩仙李白詩選』（臺北・五南圖書出版公司、1998年）、130頁-131頁。
15) 『本草經集注』の陶弘景注に当時の市中の人家によく植えられていたとの記述が見える。本条の ▶解説 を参照。本件に関して、文系研究者から潘岳の「河陽庭前安石榴賦序」に「安尼安石榴賦曰ふ、安石榴なるは天下の奇樹にして九州の名菓なり」（『太平御覽』巻九百七十「石榴」所収）とあるのをもって、六朝時代でもザクロは稀な存在であったとし、李白詩の海石榴を石榴ではないと断じることはできない指摘されたことがある。奇樹を滅多にないすなわち個体数の少ない樹木と解したようであるが、潘岳は西晋の人で247年生まれ300年の没で、梁・陶弘景（456年-536年）より200年以上も前の時代に活躍した詩人であるから、その時代ではザクロは稀であった可能性は否定できない。一方、石榴という植物種がほかの樹種と異なる際立った特徴をもつ故に奇樹を「珍しい、珍奇な樹木」の意味にも解することができる。「九州の名菓なり」の後にある「是を以て文を屬する士或は敍べて之を賦す。遥かに之を望めば、煥なること隨珠の重淵に耀やくが若く、詳らかに之を察れば、灼なること列宿の雲間に出づるが若し。千房同模にして、十子一なるが如し。飢を御りて渇を療じ、醒を解して醉を止む。」という記述はまさにザクロの際立った特徴を強調しているから、奇樹の意を個体数の少ない樹木ではないとする方に分がある。ただし、この部分の記述が潘岳によるものかは未確認である。

16) 李白は阿倍仲麻呂が帰国途上で遭難したのを死亡したと勘違いし、「晁卿衡を哭す」の詩を残した。「日本の晁衡帝都を辞し、征帆一片蓬壺を遶る。明月帰らず碧海に沈み、白雲愁色、蒼梧に満つ。」晁卿衡は阿倍仲麻呂の中国名である。
17) 本經によれば、「中藥一百二十種、臣と爲り、性を養ふを主る。以て人に應じ無毒有毒なり。其の宜しきを斟酌す。病を遏め、虚羸を補せんと欲するは中輕を本とすべし。」とある。
18) 巻廿五の貞観十六(874)年六月十七日に「伊豫權掾正六位上大神宿祢己井、豊後介正六位下多治眞人安江等をして唐家に於いて香藥を市(か)はしむ」とある。
19) 『日本版中国本草図録巻九』(中央公論社、1993年)、218頁-229頁、「中国本草と日本の受容」(真柳誠)。
20) 『萬葉集』におけるツバキの漢名は海石榴と椿がある。椿の字の中国本草における初見は『新修本草』(蘇敬)であり、同書は723～731年のいずれかの年に伝えられたとされるので、『萬葉集』における椿は中国本草によるものではない。詳細は木下武司著『万葉植物文化誌』、384頁-393頁参照。徳島県観音寺遺跡から「椿ツ婆木」とある木簡が出土している。残念ながら7世紀末ごろと推定されているのみで確定的ではないが、もしこれが正しいとすれば、わが国における最古の椿の字の用例である(「木簡研究」第21号　204頁-210頁　1999年)。
21) 『酉陽雑俎』および『酉陽雑俎續集』に李德裕の記述は見当たらない。
22) 第三巻に滇中茶葉(チャノキ基原)とともに山茶花が記載されている。薬用部位は花のほか葉という。
23) 李時珍は「山茶は南方に産す。樹生し、高きは丈許り、枝幹は交加す。葉は頗る茶葉に似て厚く硬く稜有り、中は闊く頭は尖り、面は綠、背は淡し。深冬に開花し、辨は紅く蕊は黄なり。」と記述しており、南方産とし、枝幹は交加するとあるから、まちがいなくトウツバキである。『國譯本草綱目』や『中藥大辞典』が山茶をツバキとしているのは誤りである。
24) 『芝峰類説』(朝鮮・李睟光　1614年)巻十九にも「我が國の石榴は乃ち古の所謂海榴なり」とあり、新羅を新羅國と解釈している。
25) 『新唐書』巻四十一「志巻三十一・地理五」によれば、「汀州臨汀郡、下。開元二十四(736)年開福、撫二州山洞、置治新羅。」とある。今の福建省龍岩市付近に相当し、同市新羅区にこの名の地名がある。
26) 今村与志雄訳注『酉陽雑俎5』(平凡社、1981年)、191頁、「逸文」注31。
27) バラ科ミカイドウの花色は白色で、わずかに紅色を帯びるにすぎない。ただし、つぼみの外片は真紅であるから、李時珍はそれをもって紅花と記述したらしい。
28) 朝鮮の『芝峰類説』(李睟光　1614年)巻二十「冬栢樹」でも引用する。同じ楊慎の著作である『丹鉛總録』巻二十一「海紅」では「劉長卿集に夏中の崔中丞宅に海紅を見て搖落一花獨開詩有り。海紅未だ何の花為るか詳らかならず。後に李白詩註に見はれて云く、新羅國に海紅多しと。唐人多く之を尚ぶ。亦た戎王子の類なり。又、柑に海紅と名づく者有り、橘譜に見ゆ。」とあって、海紅の基原は不明とし、同じ著者ながら『藝林伐山』の記述と矛盾する。ただし、海紅を柑橘の1種とする『橘録』(『丹鉛總録』では『橘譜』に誤る)を引用しており、海紅と称するものにバラ科ミザクラ、ツバキ、柑橘の3種があり、これをもっていずれとも判断しがたいと考えたか。実は海紅と称するものにもう1種あり、『八閩通志』(明・黄仲昭)巻之二十五「食貨　土産　福州府」介之屬に「形は紫蛤に類して大なり」とあるように、貝類である。『太平廣記』が『白孔六帖』の原記述に海紅を書き加えたことで、海石榴の基原認識を混沌とさせてしまったことはまちがいないだろう。

サッサフラスボク　　LIGNUM SASSAFRAS　Ⅰ～Ⅳ　　洋

▶ **基原**　クスノキ科(Lauraceae) *Sassafras albidum* (Nuttall) Neesの根の木部。

▶ **用途**　芳香薬、駆風薬、サッサフラス油製造原料。

▶ **解説**　初版は薩撒富拉斯、第2改正版は薩撒富拉斯木、以降はサッサフラス木と表記。北米東部の原産で、これを薬用としたのはフランス人で、16世紀中ごろ、次いで同世紀中にドイツ人も取り入れた。サフロールを主成分とするフェニルプロパノイド系精油に富み、サッサフラス油は石けんその他の香料とされた。しかし、サフロールは体内に取り込まれた後、P450など薬物代謝酵素の作用で核酸塩基と共有結合する物質に変換されることが明らかにされている。サルモネラ菌を用いた変異原性試験で陽性、さらに動物実験で発ガン作用が確認されたため、1960年、米国でサフロールを含む生薬類の使用が禁止されたのに伴い、本品を用いることはなくなった。『和蘭藥鏡』(宇田川榛

斎・榕菴)巻十五では、梅毒治療に用いる水銀剤の排毒剤として薩苓排毒煎に配合されている(サルサの条を参照)。『遠西醫方名物考』(宇田川榛斎・榕菴)巻十九に薩撒弗剌斯とあり、主治を「根及ビ木材、皮、皆藥用トス。性温竄透ス。精微揮發ノ油鹽ヲ含メリ。蒸氣及ビ汗ヲ發シ小便ヲ利シ粘液ヲ稀釋シテ血中ノ惡液ヲ排泄ス。又壅塞ヲ開通シ風氣ヲ驅散シ疝痛ヲ治ス。」と記述している。

サフラン　　CROCUS　Ⅰ～ⅩⅥ　　洋

- ▶ **基原**　アヤメ科(Iridaceae)サフラン *Crocus sativus* Linné の柱頭。
- ▶ **用途**　鎮静・通経薬として婦人用家庭薬に配合するほか、食品着色料とする。
- ▶ **漢名**　番紅花・泊夫藍・撒夫郎(本草綱目)
- ▶ **解説**　第2改正版までは泊芙藍と表記した。紀元1世紀に成立した『薬物誌』(ディオスコリデス)にあるKrokosがこれに当たり、古くから染料・薬用とされていたことが記載されている。12世紀にイギリスへ伝わり、宮廷の女官が高価なサフランを染髪に乱用したため、禁令がだされたという。中国では『本草綱目』(李時珍)に番紅花一名泊夫藍の名で収載、主治は「心憂鬱積、氣悶して散ぜざるに血を活かす。久しく服すれば人心をして喜ばしめ、又、驚悸を治す。」とある。李時珍は集解で「番紅花は西番(新疆およびその外境)、囘囘の地(イスラム教徒の地、新疆)及び天方國(アラビア)に生ず。即ち彼の地の紅藍花なり。元時以て食饌に入り用ふ。」と述べているが、ここに元時云々とあるのは元代1330年成立の食膳養生書『飲膳正要』(忽思慧)の記述を指す。同書では「咱夫蘭　味は甘く平にして無毒。心憂鬱積、氣悶して散ぜざるを主る。久しく食すれば人心をして喜ばしむ。即ち是れ囘囘地面の紅花、未だ是否詳らかならず」と記述している。李時珍が元朝の食膳の調理云々といったのは、同書巻第一にある炒狼湯という食膳調理であり、次のように記載されている。

古本草は狼肉を載せず。今云ふ、性は熱、虚弱を治す。然れども之を食して未だ有毒なるを聞かず。今、料物を用て製造し、以て其の味を助く。五藏を暖め中を温む。
狼肉一脚子卸成事件　草果[1]三箇　胡椒五錢　哈昔泥[2]一錢　蓽撥[3]二錢　縮砂二錢　薑黄二錢　咱夫蘭一錢
右の件、熬りて湯と成し、葱醤塩醋を用て一同に調へ和す。

そのほか同巻には、炙羊心・炙羊腰という本品を含む調理があり、聚珍異饌すなわち珍奇な異国の食材を用いた食膳料理に分類されている。『飲膳正要』が成立する少し前に元帝国の版図は最大となり、欧州の東部も一部支配下に収め、当時の元にはユーラシア大陸から様々な物品が流入した。欧州では第一級の食材・薬材とされたサフランもその1つであり、皇帝の食膳に利用されたのである。
『用藥須知』(松岡恕庵)に「近來番舶ニ將チ來ル所サフラント云モノアリ。本草綱目ノ番紅花是レ也。一名泊夫藍一名撒夫即云々」とあり、李時珍が紅花すなわちキク科ベニバナ *Carthamus tinctorius* Linné の類としたことをそのまま受け入れた。このことはサフランが中国経由で渡来したことを示唆する。一方、『物類品隲』(平賀源内)では「近世紅毛人ドドニヤウス[4]ト云者ノ本草ヲ著ス。泊夫藍ヲ圖スルコト甚詳ナリ。根葉、山慈姑ニ似テ五瓣ノ赤花ヲ開ク。蠻國ヨリ來ル所ノ

泊夫藍ハ即チ其ノ花ノ蕋ナリ。紅藍ノ類ニハアラズ。」と述べており、西洋書によってサフランの基原が正しく認識されるようになったことを示している。『遠西醫方名物考』（宇田川榛斎・榕菴）巻十九に雜腹蘭丁幾去爾（サフランチンキツェル）の条があり、本品のチンキ剤について記載する。主治は「蒸氣及ビ汗ヲ發病毒惡液ヲ皮表ニ驅發ス。惡性ノ痘、潛伏内攻シテ危險ノ諸症ヲ發スルニ用ヒテ速ニ排泄シ其諸症ヲ治ス。」と記載されている。当然ながら漢方医学で用いられることはなかったが、民間医療では少ないながら取り入れられた。たとえば、『廣惠濟急方』の通理方に「又ら、泊夫藍（さふらん）藥店にあり　一二匁、沸湯に擺出し用最良（あつきゅふりいだもちゅうもっともよし）」、『救急方』に「ちの道にてぐらぐらするには、泊夫藍（さふらん）を用ゆ（もち）」とある。しかし、その用法は紅花に準じた通経薬としてであり、洋薬でありながら、中国経由で渡来したため、中国医学の影響を大きく反映しているのはまちがいない。

1) 草果はソウカでショウガ科 *Amomum tsao-ko* Crevost et Lemarie の成熟果。
2) 哈昔泥はゴウセキデイで阿魏に同じ。アギの条を参照。
3) 蓽撥はヒハツでコショウ科ヒハツ *Piper longum* Linné の果実。
4) ドドニヤウスとはレンベルト・ドドエンス（1517年-1585年）のことで、フランドル地方（オランダ・ベルギー・フランス北西部の一部）の出身、ラテン語名をドドネウス（Dodonaeus）といい、平賀源内はそれを訛ったのである。本草書とは彼の著した『クリュードベック（Cruydeboeck）』（1554年）をいう。各国語に翻訳され、わが国でも野呂元丈（1693年-1761年）らにより『阿蘭陀本草和解』に同書の一部が抄訳されている。平賀源内が参照したのはオランダ語訳本であったと思われる。

サルサ　　SARSAPARILLAE RADIX　　Ⅰ～Ⅴ、一国*　　　　洋

▶ **基原**　サルトリイバラ科（Smilacaceae）*Smilax regelii* Killip et C. V. Morton（ホンジュラスサルサ根）、*S. aristolochiaefolia* Miller、*S. ornata* C. A. Lemaire など中米産の *Smilax* 属植物の根。《備考》科名はクロンキスト・APGによる。新エングラーはユリ科（Liliaceae）とする。
▶ **用途**　慢性皮膚病・梅毒・リウマチなどに用いる。
▶ **解説**　初版は撒兒沙巴里剌（サルサバリラ）、第2改正版は撒兒沙根（サルサ）、第3～4改正版までサルサ根、第5改正版ではサルサと表記。初版および第2改正版は「*S. medica* Schlechtendal et Chamisso（*S. aristolochiaefolia* Millerの異名）及び中央アメリカに産する *Smilax* 属の諸種」としている。第3～5改正版は「（中央）アメリカに産する *Smilax* 属の諸種」とのみ記載し、基原種を特定していない。ここでは原産地および欧米で薬用とされる代表的な種を挙げておいた。16世紀半ば、中米を植民地化したスペイン人が梅毒の治療薬として欧州に持ち込んだ。特有の微香・微苦・起泡性があり、米国人の愛好する飲料ルートビールは本品を配合する。大航海時代に欧州経由で梅毒が渡来した中国では捜風解毒湯（ソウフウゲドクトウ）ほか多くの処方が開発されたが、いずれもサルサと同属の植物を基原とする土茯苓（ドブクリョウ）という薬物を主剤として配合する。土茯苓の出典は『本草綱目』（李時珍）であり、主治を「脾胃を健やかにし、筋骨を強くし、風溼を去り、關節を利し、泄瀉を止め、拘攣、骨痛、惡瘡、癰癘を治し、汞粉、銀、朱の毒を解す」としている。駆梅処方に配合される水銀剤に対して解毒の効があるとしているのであって、梅毒に対して直接効果があるというわけではない。サルサも同様の薬効を標榜するので、土茯苓は西洋の影響によって中国自生品の中から選抜され、また中国産土茯苓はオランダなど西洋にも輸出された。それはラテン語でRadix China、オランダ語でChina wortel という名に示唆され[1)]、オランダは高価なグアヤク木（癒瘡木）の代用として用いていたという（グアヤクボク

の条を参照)。因みに、土茯苓をわが国では山帰来と称するが、『和漢三才圖會』(寺島良安)の土茯苓の条に「如シ之ヲ患フ者有レバ則チ器巾ヲ同ジウセズ、其ノ重キ者或ハ山野ニ棄ツ。近來多ク土茯苓ヲ服シ用テ病人ヲシテ山ヨリ歸リ來ラシシム、實ニ良藥ナリ。」という記載があり、冒頭に「土茯苓俗ニ山歸來ト云フ」とある。山帰来は中国のいかなる文献にもその名がないわが国独自の漢名であるが、寺島良安はその名の由来には直接言及していないが、通説では土茯苓を服用して「山より歸り來らししむ」ほど症状が改善する効果があるとしているので、俗間で山帰来の名が発生したとされている。しかし、土茯苓の異名に仙遺粮(『本草綱目』)があるので、これがわが国で山遺粮を経て山奇粮(山奇糧)に転じ、その音サンキリョウが訛ってサンキライとなり、山帰来の宛字が作られた可能性の方が高いだろう[2]。『和漢三才圖會』にある山帰来の語源説明は俗解としても、当時のわが国で梅毒が蔓延し、サンキライは中国産の土茯苓とともに軽粉を用いた駆梅治療の副作用である水銀中毒を緩和する必須の薬剤であった。そのことは『誹風末摘花』(岡田甫)に「山帰来　干して扁乃古をながめてる」とある風俗川柳で示唆されている。ヘノコとは『易林本節用集』に「陰核　ヘノコ」とあるように、本来は陰嚢を意味するが、『好色訓蒙圖彙』に「陰核へのこ　末裸」とあるように、マラすなわち陰茎を意味するように転じた。前述の川柳は、山で掘り採ったサンキライを干す傍らで、梅毒に罹病した陰茎をみて治るかどうか案じている状況を詠ったのである。『和蘭藥鏡』(宇田川榛斎・榕菴)巻十五に薩苓排毒煎が収載されており、薩爾沙根(サルサ)・土茯苓・朴窟福烏篤(ボックホウト)(グアヤクボク)・甘草・薩撒弗刺斯(サッサフラス)の4味を配合し、梅毒治療に水銀剤を用いた時の排毒剤に用いるとある。すなわち、この処方は蘭方における捜風解毒湯に相当する薬方である。『和蘭藥鏡』には薩爾沙根(サルサ)の条はない(代わりに土茯苓の条がある)が、『遠西醫方名物考補遺』(宇田川榛斎・榕菴)巻一に収載されており、主治について「發汗清血ノ一良藥トス。能ク粘液ヲ稀釋分利ス。水煎若ハ浸剤トシ用ヒテ黴毒經久痼滞ノ諸症ヲ治ス。黴毒未ダ久キヲ經ザル症ハ水銀剤ヲ用ヒテ治スレドモ經久頑固ノ症ハ峻効アル發汗排毒ノ煎剤ヲ長服スルニ非レバ治シ難シ。動モスレバ効力劣弱ナル緩性ノ煎剤ヲ投ジテ治セズ。或ハ是ヲ誤用スル症ハ此根ヲ用テ効アリ。大抵山牛蒡根[3]、朴窟福烏篤薩撒弗刺斯(サッサフラスボク)、瑞香[4]、蜀羊泉[5]等ヲ加ヘ、一二分ヲ取テ水一升ニ投シ煎服ス。」と記載されている。また、「榕按ニサルサ根和産未ダ詳ナラズ。先輩是ヲ金剛刺或ハ粘魚鬚ニ充レドモ確當セズ。」ともあり、ここで榕菴がいう先輩云々とは、岩崎灌園が「金剛刺　〔和名〕ヤマカシウ　サルサパリラ変名」(『救荒本草通解』)、小野職孝が「粘魚鬚　ヤマカシウ　サルサパリラ紅毛　根ヲ採リ土茯苓ニ代用ユ」(『救荒本草啓蒙』)としているのを指す。世界的にサルトリイバラ属植物が梅毒治療で注目を集めるようになり、当時の本草家はサルサパリラによく似た植物がわが国にも分布していることに気づいていたのである。

1) 本来は菝葜(*Smilax china* Linné)を指すが、土茯苓と混同してつけられたか。
2) 『本草綱目啓蒙』は山帰来の出典を和方書とし、山奇粮の音転としているが、山奇粮の名の由来について一切言及はない。ただ、土茯苓の別名に奇粮(『新修餘姚縣志』)、奇良(『祕方集驗』)を挙げている。山帰来はわが国における土茯苓の別名であったが、サルトリイバラに充てたため、のちに別品と認識されるに至った。
3) 『和蘭藥鏡』ではゴボウを山牛蒡と称していることから、山牛蒡根は商陸ではなく、キク科ゴボウ *Arctium lappa* Linné の根をいう(ゴボウシの条を参照)。
4) 瑞香(ズイコウ)はジンチョウゲ科ジンチョウゲ *Daphne odora* Thunberg のことで、本草では『本草綱目』に初見する。しばしば沈丁花の漢名を充てるが、香木の沈香(ジンチョウゲ科 *Aquilaria malaccensis* Lamarck ほか同属植物基原)のような香気をもち、丁子に似た花をつけることから命名された和製漢名である(チョウジの条を参照)。

5) 蜀羊泉（ショクヨウセン）はナス科 *Solanum septemlobum* Bunge（現在名は青杞）という（『國譯本草綱目』による）。

サルビアヨウ　　SALVIAE FOLIUM　Ⅰ～Ⅳ　　洋

- ▶ **基原**　シソ科(Lamiaceae)ヤクヨウサルビア(セージ) *Salvia officinalis* Linné の葉。
- ▶ **用途**　咽喉炎などの含漱料、外用薬。
- ▶ **解説**　初版は撒爾維亞（サルウィア）、第2改正版は撒爾比亞葉、第3改正版以降はサルフィア葉と表記。現在は、通例、サルビア葉と称する。中欧原産で古くから薬用とされた。『薬物誌』（ディオスコリデス）にある Elelisphakon が本品に相当するといわれ、煎汁を内用して利尿薬とするほか、外用で創傷・止血などに用いると記載されている。『遠西醫方名物考』（宇田川榛斎・榕菴）巻十九に撒爾非亞（サルヒア）とあるのが本品であり、主治を「葉及ビ花性温、微収濇、揮發鹽及ビ抜爾撒謨様（バルサム）ノ芳香竄透ノ油アリ。多ク葉ヲ藥用トシ、狭葉ノ者ヲ上好トス。神經ヲ健運シ壅塞ヲ開達シ衰弱ヲ強壯スル要藥トス。故ニ頭腦心胃子宮ノ虚弱ニ因ル諸症ヲ治ス。」としている。

サレップコン　　TUBERA SALEP　Ⅰ～Ⅴ、一国*　　洋

- ▶ **基原**　ラン科 (Orchidaceae) *Anacamptis morio* (Linné) R. M. Bateman, Pridgeon et M. W. Chase (synonym. *Orchis morio* Linné)、*Orchis mascula* (Linné) Linné、*O. militaris* Linné ほか同属近縁種の根。
- ▶ **用途**　包摂薬。
- ▶ **解説**　初版は沙列布（サレップ）、第2改正版は沙列布根、第3改正版以降はサレップ根と表記。初版は「*Orchis* 属ほかラン科諸属」とするのみで基原種を特定せず、第2改正版は「*Cremastra wallichiana* Lindley ほかラン科諸種」と一応具体的な種名を挙げたが、第3改正版は「ラン科諸種」として再び種を特定せず、第4～5改正版では「*Orchis* 属、*Anacamptis* 属、*Cremastra* 属などのラン科諸種」を基原とした上で、日本産のサイハイラン *Cremastra appendiculata* (D. Don) Makino も基原種に加えるなど、各版で統一性を欠く。ここでは主として欧州で薬用とされるものを基原種として挙げておく。いずれもギリシア・小アジア原産。『薬物誌』（ディオスコリデス）にある Orchis がこれに相当する。球根は煮ると食べられ、生根をヤギの乳で飲むと催淫効果、乾燥した根では制淫効果があると記述されている。多量のグルコマンナンを含み、飲料として利用された。『和蘭藥鏡』（宇田川榛斎・榕菴）巻十五に収載され、「滋養緩和ノ一良藥トス。血液ヲ滋生シ精力脱缺ヲ培補シ、稀涼酷厲液ヲ包攝シテ和解シ攣急疼痛ヲ緩弛ス。」とある。本品はわが国に産しないので、榕菴は和産の代用品としてサギソウ *Pecteilis radiata* (Thunberg) C. S. Rafinesque-Schmaltz [synonym. *Habenaria radiata* (Thunberg) Sprengel]、ツバメオモト *Clintonia udensis* Trautvetter et C. A. Meyer を挙げており、前者は蘞味多く淡泊でないとし、後者はサレップ根に似た性味があるとしている。そのほか、別品ながら漢薬の白芨（ビャクキュウ）[ラン科シラン *Bletilla*

striata (Thunberg) Reichenbach filiusの根]、麦門冬 (バクモンドウの条を参照) もサレップ根の代用可とし、さらに巻十八にある車前葉山慈姑(シャゼンヨウサンジコ)もサレップ様の効果があるという。車前葉山慈姑はユリ科カタクリ *Erythronium japonicum* Decaisne とされており、乾燥した根を搗き砕いて乳汁に煮て食せば、小児の回虫・条虫を駆除するという。カタクリの根は良質のデンプンを含む(デンプンの条を参照)ので、乳汁に和すればサレップ根の性味に似たものになる。

サンキライ　山帰来　　SMILACIS RHIZOMA　　VII*〜 XVI　　漢

▶ **基原**　ユリ科 (Liliaceae) *Smilax glabra* W. Roxburghの塊茎。《備考》クロンキスト・APG：サルトリイバラ科(Smilacaceae)。ナメラサンキライ又はケナシサルトリイバラの和名あり。

▶ **用途**　漢方で稀に用いるが、「一般用漢方製剤承認基準」収載処方に配合するものはない。

▶ **出典**　本草綱目草部蔓草類「氣味　甘く淡、平にして無毒。主治　脾胃を健やかにし、筋骨を強くし、風溼を去り、關節を利し、泄瀉を止め、拘攣、骨痛、惡瘡、癰腫を治し、汞粉、銀、朱の毒を解す。」
圖經本草木部中品「施州に一種刺猪苓なるもの有り、蔓生して春夏に根を採り、皮を削り、焙り乾かす。彼の土人は瘡毒に傅け用ひ、殊に效くと云ふ。味は甘く性涼にして無毒。」(『證類本草』第十三巻木部中品「猪苓」条中)

▶ **漢名**　刺猪苓(圖經本草)、草禹餘粮(本草拾遺)、土茯苓・土萆薢・山猪糞・仙遺粮・冷飯團・硬飯・山地栗(本草綱目)。

▶ **解説**　山帰来はわが国独自の名であり、中国でいう土茯苓(ドブクリョウ)(『本草綱目』)に相当する。わが国では同属種のサルトリイバラ *S. china* Linné を「和の山帰来」と称することがあるが、中国ではこれを菝葜(バッカツ)と称し土茯苓と区別するからややこしい[1]。中国では *S. lanceifolia* W. Roxburgh、*S. mairei* H. Léveillé、*S. menispermoidea* A. Candolle を一部の地域で土茯苓として用いる。本品は駆梅薬方として知られる捜風解毒湯の主薬である。『本草綱目』(李時珍)の主治に「汞粉(コウフン)、銀、朱の毒を解す」とあるが、汞粉・銀・朱は西洋由来の駆梅薬であり、劇薬である故に副作用も激しかった。土茯苓はその中毒に対する解毒薬とされたが、西洋のサルサに対応する薬物である。一方、わが国の医家は土茯苓に代えて魚腥草(ギョセイソウ)すなわち十薬(ジュウヤク)(ドクダミ)を繁用した(サルサの条および第2部第7章第4節[3]を参照)。

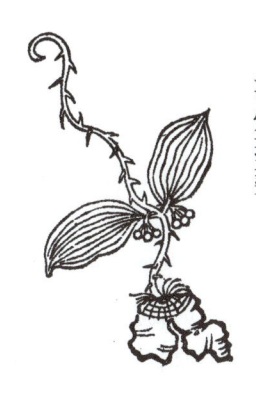

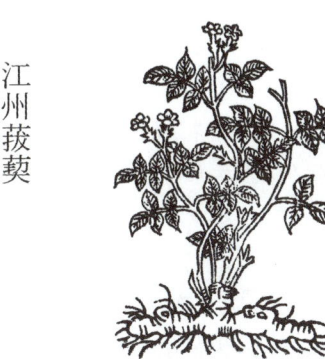

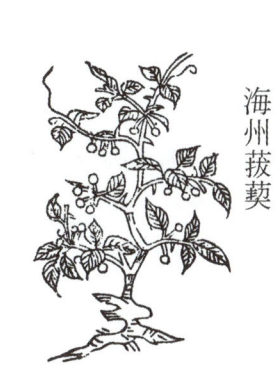

江州菝葜　　江寧府菝葜　　海州菝葜

わが国では中国で菝葜と称するものを、誤って山帰来の同類代用品とすることがあるので、これについて解説しておく。菝葜は別録中品にあり、「味は甘く、温にして無毒。腰背の寒痛、風痺を主り、血氣を益し、小便利を止む。山野に生ず。二月八月に根を採り暴乾す。」とある。『重修政和經史證類備用本草』巻第八にある江州菝葜の図はサルトリイバラあるいはその近縁種を表しているが、江寧府菝葜の図は不正確であり、その正確な基原種を判断するのは困難である。一方、土茯苓は『本草綱目』を出典とするが、その基原について「蔓生すること蓴(ハゴロモモ科ジュンサイ *Brasenia schreberi* J. F. Gmelin）の如し。茎に細點有り、其の葉對せず。狀は頗る大なる竹葉に類して質は厚く滑らかなり。瑞香（ジンチョウゲ科ジンチョウゲ *Daphne odora* Thunberg）の葉の如くして長さは五六寸、其の根の狀は菝葜の如くして圓く、其の大いさは雞鴨の子の若く、連綴して生ず。遠なる者は離るること尺許り、近きは或は數寸なり。其の肉軟らかく生にて啖ふべし。赤白の二種有り、藥に入るに白き者を用ひるが良し。」と記述するが、いたって冗長であり、これからサルトリイバラ属と類推するのは難しいだろう。李時珍は『圖經本草』(蘇頌)の刺猪苓も土茯苓の異名としている。

▶ **出典**に示したように、蘇頌は刺猪苓の特徴をごく簡潔に記載したのであるが、施州人が瘡毒に付けて著効があるという記述が土茯苓の主治に似るとして、同物異名と判断したようである。『新修本草』(蘇敬)に「(萆薢に)二種有り、茎に刺有る者は根白く實し、刺無き者は根虚して軟らかく、内の軟らかなる者を勝ると爲す。葉は署預に似て蔓生す。」(『證類本草』巻八「萆薢」所引)とある記述のうち、前半部の「茎に刺有る者」は土茯苓の類と思われるが、李時珍はまったく言及していない。そのほか、『本草拾遺』(陳蔵器)の草禹餘糧も土茯苓の異名という。

『本草和名』(深根輔仁)は和名を宇久比須乃佐留加岐一名佐留止利一名於保宇波良としている。ノイバラより壮大なので、オオイバラという名がつけられた。「さるとり」と「さるかき」は、字義の上で無関係のように見えるが、実は同義である。サルカキとは「猿構き」であって、「構く」とは「結ぶ」、「結う」、「つくる」の意で、垣はその名詞形である。すなわち、トゲが多くサルも登ることができず、簡単に人に捕らえられてしまうから「さるとり」・「さるかき」の名が発生したのである。『延喜式』巻第三十七「典薬寮」の諸國進年料雜藥に大和国・出雲国から菝葜の貢進が記録されているが、ほぼ全国津々浦々に分布するサルトリイバラとしては少ないようにみえるが、近傍からいくらでも手に入るので、全国から集めるまでもないと考えられたからであろう。『本艸辨疑』(遠藤元理)は「菝葜　和山歸來ト云者也。葉圓ク茎ニ刺アリ、圓子アリ、和名サルガキイバラト云者也。」と記述しているが、そもそも山帰来は中国の土茯苓に対するわが国独自の名であるから、生薬名として和山帰来というのは適当とはいえないだろう。『本草綱目啓蒙』(小野蘭山)に「(菝葜ハ)俗ニ誤テ和ノ山歸來ト云フ」とあるのはもっともである。

『延喜式』巻第三十七の元日御藥に菝葜二劑と出てくる。元日御藥とは、毎年元日に行われる宮中の行事に用いられるものであり、その一部は今日でもわが国民間の風習に残っている。それはお屠蘇を飲む習慣であり、一年の無病息災ならびに健康を祈願するものであるが、その中に菝葜が配合されている。しかし、この習慣は宮中の行事から派生したものではなく、『本草綱目』にある屠蘇酒の記載が起源であって、実際の行事の内容もまったく異なることに留意する必要がある。

陳延之の小品方が云ふ、此れ、華佗の方なり。元旦、之を飲み、疫癘、一切の不正の氣を辟く。造法は、赤朮、桂心七錢五分、防風一兩、菝葜五錢、蜀椒、桔梗、大黄五錢七分、烏頭二錢五分、赤小豆十四枚、三角

絳の囊に之を盛り、除夜に井底に懸け、元旦に取り出し、酒中に置く。煎じて數沸し、擧家して東に向ひ、少(わか)きより長(をさ)に至り次第に之を飲み、藥滓は井中に投げ還す。歳(としごと)に此の水を飲めば一世無病なり。

すなわち、散佚して伝存しない『小品方』（陳延之）の屠蘇酒を初見とし、後漢末の伝説の名医華陀(かだ)（109?年-207?年）の創製としている。その真偽はともかくとして、中国に起源を発する風習であることは確かである。一方、『延喜式』の元日御藥には「白散一劑　度嶂散一劑　屠蘇一劑　千瘡萬病膏一劑　供藥漆案三脚云々」とあり、この中に屠蘇の名がある。屠蘇・白散・度嶂散は、白散を神明白散(シンミョウビャクサン)に同じとすれば、平安時代の『醫心方』（丹波康頼）巻第十四「避傷寒病方第廿五」に収載され、次のように記載する。

玉箱方云ふ、屠蘇酒　惡氣温疫を治す方
白朮　桔梗　蜀桝　桂心　大黃　烏頭　抜楔　防風各二分

葛氏方云ふ、老君神明白散　温疫を避くる方
白朮二兩　桔梗二兩半　烏頭一兩　附子一兩　細辛一兩

度嶂散　嶂山の惡氣差(い)ゑ、黑霧欝勃及び西南温風有るが若く疫癘の倚と爲りたるを辟くる方
麻黃五分　蜀桝（蜀椒）五分　烏頭二分　細辛一分　防風一分　桔梗一分　干薑一分　桂心一分　白朮一分

屠蘇は、邪気を屠(ほふ)り、魂を蘇生する意といわれるが、『醫心方』では「惡氣温疫を治す方」とあり、明確に病気の治療薬としており、神明白散・度嶂散が当該の病邪を避ける方としているのと対照的である。また、屠蘇酒は『玉箱方』の引用としており、『小品方』に初見し華陀の方とする『本草綱目』の記述と異なる。以上の3つの薬方は、薬剤構成に若干の違いが見られるが、いずれも『外臺秘要』・『千金要方』という唐代の著名な医学書にも収載されている。しかし、後世では本格的な病気の治療薬として定着することはなかった。したがって、いずれの薬方も病気を治療するための薬方ではなく、病邪を避けることを目的とした習俗に起源を発するものであり、多分にシンボリックかつ神仙色を濃く反映したものといえる。いずれの薬方も白朮を配合するが、様々な病気の原因となる水毒を去って気を発散させる効があり、悪気温疫を去るには欠かせないと考えられていたからであり、もっとも重要な薬物と目された。『日本書紀』の天武紀に、百済の僧法蔵と益田値金鐘(ますだのあたいこんしょう)が天皇の招魂(みたまふり)のために煎じた白朮を献上したのも同じ理由と考えられる（ビャクジュツの条を参照）。宮中では元日からの三日間にこれら三薬方を天皇に献じて、一年の無病健康を祈願し、四方拝(しほうはい)といわれる儀式を行った。飲み方に順番があり、屠蘇を東の方向に向かって一献し、二献は白散、三献は度嶂散で行った。京都下賀茂神社に残る御藥酒神事もこれと深い関連があり、かつて宮中の典藥頭（典薬寮長官）から白散・度嶂散が奉納され、これを以て御藥酒を調製して宮中に献上した。

　宮中のお屠蘇の儀式は、『本草綱目』にある屠蘇酒の風習とはまったく異なるので、民間に伝わる風習とは直接の関連はなく、『延喜式』にその記載があるから、その起源は平安時代以前にさかのぼる。『和漢三才圖會』（寺島良安）の造醸類に、嵯峨天皇の御代弘仁二(811)年の元旦、唐の和唐使(からのつかい)蘇

明が献上した霊薬屠蘇白散(トソビャクサン)を御神酒に浸したものを用いて四方拝の儀式を行ったと記載されている[2]が、それが真実であるとしても、『延喜式』にある屠蘇剤に言及していない。一方、六朝梁の『荊楚歳時記』(宗懍)の元旦の条に「長幼悉(ことごと)く衣冠を正し、次を以て拝賀す。椒柏の酒を進め、桃の湯を飲み、屠蘇酒と膠牙の餳(あめ)を進め、五辛盤[3]を下し、數于散を進め、却鬼丸を服し、各々一つの鷄子(鷄卵)を進む。」という記述があり、ここに屠蘇酒の名が見える。屠蘇酒の風習との関連は明らかで、同書の成立した6世紀中ごろまでさかのぼることになるが、白散・度嶂散の名は見当たらず、數于散・却鬼丸という未詳の薬方らしきものが出てくる。おそらく、揚子江流域の荊楚地方の元日に屠蘇酒を飲む風習がまずわが国に伝わり、後に唐代の医書にある病邪の予防薬方である白散・度嶂散を付加し、三薬方を以て宮中の行事として定着したと思われる。一方、中国ではこの屠蘇酒の風習が明代まで伝わって『本草綱目』に記載され、これがわが国民間のお屠蘇の風習の起源となって今日に至る。現在のお屠蘇は、桔梗・防風・山椒・肉桂・白朮の5種を配合し、『本草綱目』の屠蘇酒にあった烏頭・大黄・菝葜・桔梗の4剤ならびに赤小豆が除外されている。前4剤は漢方でも本格的な病気の治療に用いるから、今日的な形骸化された風習で用いるにはふさわしくないからであろう。今日では、漢方製剤メーカー製の屠蘇散が漢方薬局でよく配布されるが、江戸時代では漢方医が新年の健康祈願のために患者に配っていたという。

[1] 『本草綱目』(李時珍)は『圖經本草』にある刺猪苓を土茯苓とした。その記述から妥当と考え、▶出典にその記述を引用しておく。ただし、『重修政和經史證類備用本草』巻第十三の施州刺猪苓の図は不正確でチョレイマイタケ、サルトリイバラ属のいずれにも見えない。チョレイの条を参照。
[2] 『日本後記』巻第二十一の嵯峨天皇弘仁二年の条に当該の記事は見当たらない。
[3] 『本草綱目』第二十六巻「五辛菜」に「五辛菜は乃ち元旦、立春に葱、蒜、韭、蓼、蒿芥の辛嫩の菜を以て雜ぜ和して之を食ふ。迎新の義を取りて之を五辛盤と謂ふ。」とある。李時珍によれば『本草拾遺』の出典という。

サンザシ　山査子　　CRATAEGI FRUCTUS　　二国、VII*、XV*[1]〜XVI　　漢

▶基原　バラ科(Rosaceae)サンザシ *Crataegus cuneata* Siebold et Zuccarini 又はオオミサンザシ *C. pinnatifida* Bunge var. *major* N. E. Brownの偽果。

▶用途　もっぱら漢方処方薬とする。配合処方：化食養脾湯・加味平胃散・啓脾湯・烏苓通気散。

▶出典　新修本草木部下品「赤爪草　味は苦く寒にして无毒。水利、風頭、身癢(かゆ)きを主る。平陸に生じ、所在に之有り。實　味は酸く冷にして无毒。汁に服すれば利を主り、頭及び身を洗へば瘡の痒きを差ゆ。一名羊梂一名鼠査。」

▶漢名　赤爪草・羊梂・鼠査(新修本草)、棠梂子(圖經本草)、山樝・猴樝・茅樝・朹子・檕梅・山裏果(本草綱目)。

▶解説　第7改正版では基原を「サンザシ又はその他同属植物」としていたが、同追補で削除され、第15改正版第1追補に再収載されたとき、オオミサンザシを追加した。サンザシは中国・モンゴルの原産で、わが国には享保年間に朝鮮経由で伝わり、今日でもわずかに植栽される。オオミサンザシは朝鮮・満州・東シベリアに分布するが、わが国で栽植されることは稀である。中国ではそのほかに同属他種の *C. hupehensis* Sargent(湖北山楂)、*C. sanguinea* Pallas(遼寧山楂)、*C. scabrifolia* (Franchet) Rehder(雲南山楂)の果実もサンザシの名で用いる。

今日、『本草綱目』(李時珍)の見解にしたがって、『新修本草』(蘇敬)の赤爪木(『證類本草』巻第十四「木部下品」では赤爪木とある)と『圖經本草』(蘇頌)の堂梂子(『證類本草』巻第三十「本經外木蔓類」)を山樝(『本草綱目』の見出し名)としている。『新修本草』は「小樹にして高さ五六尺に生じ、子は□掌の爪に似て、大いさ小林檎[1]の如く、赤色なり」とあり[2]、記載は不十分ながら、サンザシとして違和感はない。一方、『圖經本草』は「堂梂子は滁州(安徽省滁県)に生じ、三月に白花を開き、隨便ひて實を結ぶ。其の味は酢くして澁し。採るに時無し。彼の土人は痢疾及び腰疼を治すに用ひ、皆效あるなり。他處に亦た有り。而れども藥用に入れず。」と記述し、附図も稚雑ながらサンザシの特徴を表す。因みに『證類本草』はこれを巻末の「本經外木蔓類」に収載した。滁州とは安徽省滁県の周辺で、蘇頌が土人と称するのは彼の地に住む少数民族をいう。サンザシおよびその近縁種は安徽省・湖南省・湖北省・貴州省などに分布するから、李時珍が堂梂子(堂梂子)を山査子としたのは妥当である。李時珍が「古方、罕に用ふ。故に唐本に赤爪有ると雖も、後人は即ち此なることを知らざるなり。丹渓朱氏より始めて山樝の功を著す。而る後、遂に要藥と爲す。」と述べているように、古方では用いられず、朱丹渓が重用してから金元医学の要薬として利用されるようになった。『本草和名』(深根輔仁)には「赤爪草　一名羊梂一名鼠査　唐」とあり、『新修本草』に準じて赤爪草としている。当時のわが国にはなく、したがって和名はない。

蘭方に対応するものはないが、西洋とりわけドイツではセイヨウサンザシ *Crataegus laevigata* (Poiret) de Candolle、ヒトシベサンザシ *C. monogyma* Jacquin の果実 CRATAEGI FRUCTUS を強心剤として狭心症・心臓神経症・心悸亢進などに繁用される。特に老人および急性伝染病に伴う心筋衰弱に対する強心剤に適しているといわれ、ジギタリス・ストロファンツスの心筋反応性を改善するといわれる。果実のほか、花・葉も同様に用いられる。『薬物誌』(ディオスコリデス)に Mespilon とあるものはセイヨウサンザシあるいは同属植物に相当すると思われ、果実を食べると収斂作用があり、胃によく、便通を抑えると記載されている。

[1] バラ科ワリンゴ *Malus asiatica* Nakai のことで、古い時代に中国からわが国に伝わった。
[2] 『證類本草』の唐本注は「葉は香菜に似て」の記述が加わる。香菜は香薷(コウジュ)のことで、シソ科ナギナタコウジュ *Elsholtzia ciliata* (Thunberg) Hylander ほかを基原とする。『證類本草』所引の記述では「□掌の爪」は「虎掌の爪」となっている。

サンシ　杉脂　　RESINA CRYPTOMERIAE　　Ⅳ*〜Ⅴ、一国*　　和

▶ **基原**　ヒノキ科(Cupressaceae)スギ *Cryptomeria japonica* (Thunberg ex Linné filius) D. Don の幹より得られる樹脂。《備考》スギ科(Taxodiaceae)に置くこともあり。

▶ **用途**　皮膚・粘膜保護剤、消炎剤。

▶ **解説**　局方では杉脂と表記。わが国ではスギに杉の字を充てるが、中国では別録中品に杉材の名で収載され、「(味は)微温にして無毒。漆瘡を主る」と記述はごく簡単である。中国本草における杉の扱いは少々煩雑であってわかりにくい。『本草經集注』(陶弘景)では「鼠査有り、去地に生じ高さ尺餘許り。(中略)又、漆姑有り、葉は細細にして多生し、石邊に生ず」。とあるように、鼠査・漆姑の名が出てくるが、ここに杉の名はなく、これら三つの名の関係を明らかにしていない。一方、

『新修本草』(蘇敬)では「謹みて案ずるに、杉材の木を水煮せる汁をもって浸せば、將に脚氣腫滿差ゆべし。之を服すれば心腹脹痛を療じ、惡氣を去る。其れ鼠査柒姑は別功有り、下品に別出す。」とあるように、鼠査・漆姑は別の薬効があるので杉材と区別するとある。ところが『證類本草』は鼠査・漆姑と杉材を同物異名とし、木部の下品に移した。中国でいう杉が何であるかについては、『圖經本草』(蘇頌)に「杉材、舊くは州土に出づる所を載せず。今、南中の深山に多く有り。木は松の類にして勁直、葉は枝に附きて生じ刺針の若し。爾雅に云ふ、柀は煔なりと。杉と同じなり。(爾雅)郭璞注云ふ、煔は松に似て江南に生じ、以て船及び棺材と爲すべし。柱を作り之を埋めれば腐らず。又、人家に常用して桶板と作す。其れ水に耐ふ。」とあって記述は冗長であるが、中国では江南の深山にある針葉樹であり、様々な用途に堪える有用材であることぐらいはわかるだろう。『説文解字』によれば「柀は煔なり。木に從ひ皮の聲。一に曰く、杤なり。」とあり、さらに段玉裁注は「煔は各本樴に作る。煔は即ち今の杉木なり。煔と杉とは正俗の字と爲す。」としており、柀・煔も杉と同義であり、むしろ杉の方が俗字であった。中国の杉がわが国のスギに似た種であることは、『本草綱目』(李時珍)にある「杉木、葉は硬く微かに扁にして刺のごとし如し。結實すれば楓實[モクレン科(クロンキスト・APG：フウ科)フウの実]の如し。」という記述でわかる。ただし、中国の杉は、スギ科コウヨウザン(広葉杉) *Cunninghamia lanceolata* (Lambert) Hookerで、わが国のスギとは別属に分類され、現在では沙木と呼ぶ。わが国に渡来したのは江戸時代末期になってからであり、古代日本人はその存在を知らなかった。また、李時珍は「倭國に出る者、之を倭木と謂ふ」とも述べている。実は、中国にもカワイスギ *C. japonica* (Linné filius) D. Don var. *sinensis* Miquel ex Siebold et Zuccarini (中国名柳杉)というのがあり、日本産スギ(中国では日本柳杉という)とは変種として区別するが、形態の違いはきわめて軽微であり、専門家でも識別が難しいといわれ、現在の分類学では同種とすることが多い。『大和本草』(貝原益軒)は、李時珍を引用して「本草ニ時珍モ出倭国コトヲ云ヘリ。昔日本ヨリ中国ニワタリシヤ。」と述べており、実際、専門家の中にも中国産スギは日本産と同種であって古代のわが国から渡ったものとする意見がある。中国では江西省廬山の黄龍寺に生える老木が樹齢約千年、また浙江省天目山に樹齢千年以上という中国最古の古樹があるというが、スギの寿命は数千年という長寿の木であるから、古代日本から渡ったとしても不思議はない樹齢である。

『和名抄』(源順)に「尒雅音義云ふ　杉　音杉　一音纖　須岐　日本紀私記に見ゆ　今案ずるに俗に榲字の字を用ふ非なり　榲於粉反　柱なり　唐韵に見ゆ　松に似て江南に生ず。以て船材と爲すべし。」とあり、中国本草から杉の字を借用した。一方、実質的にわが国初の本草書である『本草和名』(深根輔仁)には「枚材　楊玄操音杉　鼠査　楊玄操音側加反　漆姑　蘇敬注云ふ、鼠査漆姑は別に下品に出づ　和名須岐乃岐」、『醫心方』(丹波康頼)にも「枚材　和名須支乃支」として、中国にない日本独自の漢字「枚」が出てくる。枚は杉を行書や草書で書くうちに発生した俗字といわれる。福井県の鳥浜貝塚(約五千〜六千年前)からスギ製の丸木舟とともに板材が多数発掘されるなど、各地の遺跡からスギの遺物が多く出土する。日本列島では古くからスギは利用され、スギのいう名も縄文時代から受け継いだ古い和名とも考えられる。したがって、その語源は文字を使うようになった飛鳥時代以降の古語では説明できないはずで、スクスクよく育つからスギというなど、俗間で流布する語源説は無視してかまわない。

現在では用いることはないが、幹に傷をつけて分泌する樹脂より杉脂硬膏を製し、紙や布に伸ばして塗り付けたものを絆創膏の代用とした。肩こりやアカギレに塗ることもあるが、松脂の代用品

としてであった。杉脂の利用は江戸時代までさかのぼる。戦場で受けた金瘡など外傷の治療方法を記した『古今樞要集』の「五十八　重寶膏薬之㝎」の条に「又疵膏薬松脂少　阿仙薬黄蘗白物少　蓮葉搗　杦脂ヲ大シテ入也　油胡麻　如常煉也。火ヲ弱シテ煉也。」とあり、松脂・阿仙薬(アセンヤク)とともに杦脂（杉脂）を加えて用いた。ドイツ人医師C・シャムベルゲル（Caspar Schamberger、1623年-1706年）が伝えたカスパル流膏方の1つにインクエントヲヲリウン（Unguentum Aureum）という蝋・杉脂・薫陸(クンロク)[1]・乳香(ニュウコウ)[2]・泪夫藍(サフラン)・松脂・油の7味を配合した処方があり、ここに杉脂[3]が配合されている。一部に国産薬材を利用して創出した南蛮医学の処方である。因みに、主治を「一切之痛ヲ止ヌ能散」と記述している[4]。そのほか、『寒郷良劑』に「肥前瘡(梅毒のこと)　杉のやに、付てよし」、『和方一萬方』前編巻之四の小児諸病部にも「小児ハス子ノ方　又方　乳香　白ゴマ各等分　右二味細末ニシテ杉ノヤニニテ子リ紙ニウツシ上ニウツナリ」とあるように、杉脂を用いる処方が記載されている。スギの葉も様々な民間療法に用いられ、外傷・毒虫さされ・腫れなどに外用し、利尿・淋疾・脚気などに内用して効があるとされている。江戸時代の代表的療法を紹介すると、『和方一萬方』巻之三十四に、「杉ノ葉、右一味、ニギリ程、水ニテ常ノ如ク煎ジテ、小豆ノ粉、茶ニ服程カキ立テ、用フベシ」とあり、淋病（膀胱炎）によいとしている。また『此君堂藥方』に、湿瘡浴湯法として、「杉ノ若葉、ハコベ、自然生ノ麥、ヲンバコ（オオバコ）、靑木葉(アヲキのハ)、石菖(セキショウ)、蓮葉(ハスのハ)七枚、鹽一升、湯ノ花二両、樟脳、忍冬(スイカズラ)、右何モ五寸繩ニ切テ用フ」とあり、皮膚病の治療に浴用剤とした。スギの実も薬用に供され、「杉ノ実、ニラノミ(韮の実)、右二味、火ニクベテ賦スブベシ」（『和方一萬方』巻之三十三）とあり、水虫によいという。

[1] ウルシ科 *Pistacia khinjuk* Stocks のゴム状樹脂。トルコ、ギリシア原産で、中国では別録の上品に収載される。
[2] カンラン科 *Boswellia sacra* Flückiger (synonym. *B. carterii* Birdwood) および同属植物の樹幹に傷をつけて得られる樹脂で、基原植物は東アフリカに原産する。中国本草では『圖經本草』（蘇頌）に初見する。
[3] 原方ではマツ科レバノンスギ *Cedrus libani* A. Richard の樹脂であろうと思われる。すなわち、杉脂はその代用である。
[4] インクエントヲヲリウンの処方構成と主治は村上医家資料館資料叢書『村上玄水資料II』（中津市歴史民俗資料館、2004年）、【資料3】「外療集験方」（89頁-94頁）による。

サンシシ　山梔子　GARDENIAE FRUCTUS　二国、VII～XVI　漢

▶ **基原**　アカネ科(Rubiaceae)クチナシ *Gardenia jasminoides* Ellis の果実。《備考》クチナシ：*Gardenia jasminoides* J. Ellis。

▶ **用途**　もっぱら漢方に用い、多くの処方に配合される。配合処方：茵蔯蒿湯・温清飲・黄連解毒湯・加減涼膈散（万病回春）・加減涼膈散（浅田方）・葛根紅花湯・加味帰脾湯・加味解毒湯・加味逍遙散・加味逍遙散加川芎地黄・荊芥連翹湯・五淋散・柴胡清肝湯・滋腎明目湯・梔子豉湯・梔子柏皮湯・辛夷清肺湯・清上防風湯・清肺湯・洗肝明目湯・防風通聖散・竜胆瀉肝湯。

▶ **出典**　神農本草經中品「枝子　一名木丹。味は苦く寒。川谷に生ず。五内の邪氣、胃中の熱氣、面赤酒皰、皶鼻、白癩、赤癩、瘡瘍を治す。」

▶ **漢名**　枝子・木丹（本經）、越桃（別録）、山梔子（藥性論）、梔子（開寶本草）、鮮支（本草綱目）。

▶ **解説**　第13改正版までは「クチナシ又はその他同属植物」とあったが、同第1追補以降はクチナ

シだけに基原を限定した。第14改正版第1追補以降はゲニポシド3.0％以上の含量規定が追加され、基原の判定基準とした。いわゆる山梔子は中国産のコリンクチナシ *G. jasminoides* J. Ellis（基本種）の果実を指し、卵形状で長さが短く外面の赤味が強い。一方、わが国に産し、庭などに植栽されるクチナシ *G. jasminoides* J. Ellis forma *grandiflora* (Loureiro) Makino（狭義のクチナシの学名はこれである）は果実が長楕円形状で外面の赤味がやや薄く、これを水梔子と区別してきた。そのほかコクチナシ *G. jasminoides* J. Ellis var. *radicans* (Thunberg) Makino ex H. Haraと呼ばれるものがある。クチナシは形態変異が激しいが、その変異は地理的に連続するため、現在の分類学では山梔子・水梔子も種内変異として *G. jasminoides* J. Ellisに含めている。薬用としては中国産の山梔子すなわちコリンクチナシの実を用い、水梔子すなわちクチナシの実は食品などの着色料として用いる。因みにクチナシの赤い色素はアヤメ科サフラン *Crocus sativus* Linnéに含まれるクロシンと同じであり、近年はサフランの代用としてクチナシ果実はスーパーなどで販売されている。

　本經にいう枝子は、支子ともいい、梔子のこと。別録に「一名越桃。南陽（河南省南陽市）の川谷に生じ、九月實を採り暴乾す。」とあり、果実を薬用とする。『本草經集注』（陶弘景）には「霜を經て乃ち之を取り、今は皆染に入る。藥に用ふるは甚だ稀なり。」とあるのは、茵陳蒿湯・梔子豉湯のような『傷寒論』収載の処方で本品は不可欠の薬剤であって、漢方の要薬として広く認識されている現状からすると奇異に感じられる。しかし、陶弘景が指摘するように、古い時代では薬用外の需要の方がはるかに大きかった。『漢書』巻九十一「貨殖傳第六十一」に「安邑に千樹の棗（クロウメモドキ科ナツメ）。（中略）及に國を萬家の城と名づけ、帶郭千畝、畝鍾の田、若千畝の巵茜、千畦の薑韭［ショウガ科ショウガとネギ科（APG：ヒガンバナ科）ニラ］。此れ其の人皆千戸の侯に等し。然れば是れ富給の資なり。」（全文は第2部第1章第2節[4]を参照）とあるのは、アカネ科アカネ（茜）*Rubia argyi* (H. Léveille et Vaniot) H. Hara ex Lauener (synonym. *R. akane* Nakai ; *R. cordifolia* Linné var. *mungista* Miquel) とともに、染料原料としてクチナシ（梔子）の価値が高かったことを示している。わが国でも、『延喜式』巻第十三「圖書寮」に「凡年料染造　支子三斗、紙二百張を染むる料」、同巻第十四「縫殿寮」に「雜染用度　黃丹綾一疋、支子一斗二升、帛一疋、支子九升云々」、同巻第十五「内藏寮」に「五月五日昌蒲珮を造る所、支子一斗七升。御服料、支子四十七斛七斗九升。中宮御服料、支子十斛八斗二升」とあり、わが国でも支子（山梔子）が広く染色に用いられていた。同巻第二十三「民部下」に「年料別貢雜物　美濃國支子二石」、同巻第三十三「大膳下」にも「七寺盂蘭盆供養料　支子一升」とある。染色用の膨大な需要に畿内周辺のクチナシだけでは不十分であったようで、『日本書紀』の天武天皇白鳳十年八月丙戌に「多禰嶋に遣しし使人等、多禰國の圖を貢れり。其の國の、京を去ること、五千餘里。筑紫の南の海中に居り。髪を切りて草の裳きたり。粳稻（うるち米）常に豊なり。一たび殖ゑて兩たび收む（二期作のこと）。土毛は支子莞子及び種々の海物等多なり。」とあるのは、はるか南方地域（種子島）からも調達していたことを示唆している。『延喜式』巻第三十七「典藥寮」の諸國進年料雜藥に「參河國支子大二斗、遠江國支子大二斗、伊豫國支子二斗五升五合」とあって各地から貢進の記録があり、当時のわが国でも薬用に山梔子が生産されていたことを示す。『本草和名』（深根輔仁）に「枝子　一名木丹一名越桃　本條　一名慈母　神仙服餌方に出づ　和名久知奈之」とあり、この古名が今日にも継承されている。語源は、実が熟しても、萼が宿存した先端部が裂開するように見えて、さっぱり開かないことを「口無し」に見立てたといわれる。

サンシュユ　山茱萸　　CORNI FRUCTUS　　IX〜XVI　　　　　　漢

- ▶ **基原**　ミズキ科 (Cornaceae) サンシュユ *Cornus officinalis* Siebold et Zuccarini の偽果の果肉。
- ▶ **用途**　強壮薬と見なされ、もっぱら漢方に用いる。配合生薬：杞菊地黄丸・牛車腎気丸・知柏地黄丸・八味地黄丸・味麦地黄丸・六味地黄丸。
- ▶ **出典**　神農本草經中品「一名蜀棗。味は酸く平。山谷に生ず。心下の邪氣、寒熱を治し、中を温め、寒、濕痺を逐ひ、三蟲を去る。久しく服すれば身を輕くす。」
- ▶ **漢名**　山茱萸・蜀棗(本經)、雞足・魃實(別錄)、鼠矢(呉普本草)、肉棗(本草綱目)。
- ▶ **解説**　第16改正版からロガニン0.4%以上を含むという含量規定が追加され、基原の判定基準とする。今日の中国市場でも同名異品がなく、ミズキ科サンシュユのみを山茱萸(サンシュユ)の正品とするので、古くから基原の混乱はなかったかのように見える。しかし、古本草書の記述を詳細に考証するときわめて混沌としていたことが明らかになる。まず、本經は薬用部位に言及しないが、別錄に「一名雞足一名魃實。漢中(陝西省南部)の山谷及び琅邪(山東省臨沂県以北)、宛句(山東省荷澤県西南)、東海(山東省郯城県西南)の承縣に生じ、九月十月に實を採り陰乾す。」とあるので、薬用部位は果實である。『本草經集注』(陶弘景)は「近道の諸山中に出づ。大樹、子初めて熟し、未だ乾かざれば赤色なること胡頽子の如し。亦た噉らふべし。既に乾けば皮甚だ薄し。當に以て核を合して用と爲すべし。」とあり、赤い實の果肉とともに種子も合わせて用いるとし、もっぱら果肉を薬用とする今日の用法とは異なる。しかし、この記述は不完全とはいえ、サンシュユと矛盾しない。陶弘景は山茱萸の實が胡頽子(コタイシ)に似るとするが、胡頽子は『本草拾遺』(陳藏器)に初見し、『證類本草』(唐慎微)では山茱萸の條に含めて次のように記載している。

[陳藏器云ふ] 胡頽子は熟すれば赤く酢(す)く澁し。小兒之を食ひて果子に當(あ)つ。水痢を止む。平林の間に生ず。樹高は丈餘、葉の陰は白く、冬凋(しぼ)まず。冬に花さき春に熟して最も速し。諸果莖及び葉の煮汁にて狗(いぬ)を飼ひ、瘑を主る。又、一種大いに相似せるもの有り、冬凋み、春に實し、夏熟し、人呼びて木半夏と爲す。別功無し。根は平にして無毒、皮を湯に煎じ惡瘡疥并(なら)びに犬馬の瘑瘡を洗ふ。

　葉の裏が白く、常緑で初冬に花が咲き、春に實が熟するところは、グミ科ナワシログミ *Elaeagnus pungens* Thunberg の特徴とよく合う。中国本草では『本草綱目』(李時珍)に胡頽子(コタイシ)の名で山茱萸と並べて別條に区別され、『國譯本草綱目』はこれをナワシログミと考定している。ナワシログミとサンシュユの果實は、サンシュユの方があくが強いことを除けば、大きさ・色・形ともによく似る。しかし、中国本草は今日の常識では食べられないものも可食と記載することがしばしばあるので、陶弘景がいうように、サンシュユの實が食べられるといっても驚くに当たらない。サンシュユの實が胡頽子とあまりに似ているため、食べられると陶弘景が錯覚したことも考えられよう。別錄に九月十月(旧暦)に實を採取するとあるので、山茱萸は初冬に熟すると考えられる。この時期に果實が熟して赤くなるものはごく限られるので、本經・別錄にある山茱萸はやはりサンシュユを基原として矛盾はない。

　かなり古い時代から、山茱萸にまったく別の植物種を基原とするものが混在していたことも事

実である。『圖經本草』（蘇頌）は「木の高さ丈餘、葉は楡（にれ）に似て花は白く、子初めて熟し、未だ乾かざれば赤色なること胡蘋子に似て核有り、亦た噉らふべし。」と述べる一方で、『呉普本草』（散佚）を引用して「一名鼠矢、葉は梅の如く刺毛有り、二月（に開く）、花は杏（アンズ）の如し。四月（に結ぶ）實は酸棗の如くして赤く、五月に實を採る。」とも述べ、前者では葉と花、後者では花の特徴と果実の熟する時期がサンシュユと合わず、まったく矛盾した記述を併記している。これに関して、木島正夫は山茱萸の基原は本草学上では不明であり、いかなる経緯でミズキ科植物が充てられたのかはっきりしないとしている[1]。蘇頌の記述と『本草經集注』の記述を精査すると、前半部の記述のうち傍線部を除くと、陶弘景注とほとんど等しいことがわかる。おそらく、蘇頌は陶弘景のサンシュユ説を補強する意図をもって、陶弘景注をベースに一部自らの見解を加えたと考えられるが、皮肉なことに基原の混乱を助長するだけに留まった。では、『呉普本草』を引用した後半部はどう解釈したらよいだろうか。御影らはこの記述をメギ科メギ属（*Berberis*）とバラ科カラミザクラ *Cerasus pseudocerasus* (Lindley) Loudon (synonym. *Prunus pauciflora* Bunge ; *Prunus pseudocerasus* Lindley) を混記したものと解釈している[2]。すなわち、「葉は梅の如く刺毛有り、二月（に開く）」はメギ属種の特徴を表し、鼠矢の別名はメギ属種の茎に生える刺に基づくとした。一方、「花は杏（アンズ）の如し。四月（に結ぶ）實は酸棗（サネブトナツメ）の如くして赤く、五月に實を採る。」はメギ属に合わず、カラミザクラを記述したものとし、『呉普本草』に櫻桃の別名として茱萸があること、また『司馬相如賦』に「山朱櫻は即ち櫻桃なり」とある[3]ことをもって山朱櫻（サンシュオウ）と山茱萸の音韻の類似から混同されたと推定している。ただし、櫻桃の別名に茱萸があるというのは御影らの勘違いであり、『圖經本草』を継承した『政和本草』・『大觀本草』のいずれも櫻桃一名朱茱（シュシュ）とある（『證類本草』巻第二十三「果部　櫻桃」蘇頌注による）。しかしながら、朱茱が茱萸に誤認されることは十分にあり得るので、別の解釈も成り立つ。すなわち、『呉普本草』の記述は、鮮やかな赤い実から、山茱萸をグミよりむしろ櫻桃の類品と誤認したものと推定される。すなわち、同書のイメージした山茱萸は紛れもなくサンシュユであることに変わりはないのである。これによって山茱萸はもともとは山朱茱であって、茱萸の類と誤認されて山茱萸に転じたと考えることが可能で、なぜ山茱萸の字義がサンシュユの果実の薬性に合わないのか合理的に説明できる。『呉普本草』は華佗の弟子と伝えられる魏の呉晋が著し、三世紀前半の成立とされる。今日知られる本經や別録は、陶弘景の校定を経て『本草經集注』としてまとめられ、『新修本草』以降の本草書に継承されたものをベースとしている。したがって、陶弘景が意識的にあるいは誤って山朱茱を山茱萸に書き換えた可能性も十分に考えられる[4]。

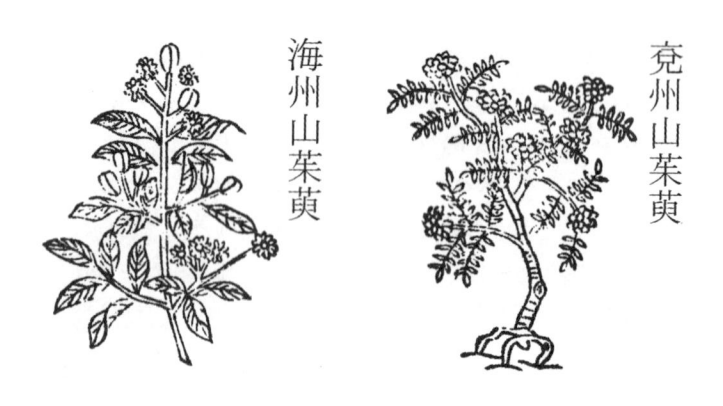

海州山茱萸　　兗州山茱萸

『證類本草』の補遺というべき『本草衍義』(寇宗奭)に「山茱萸は呉茱萸と甚だ相類せず。山茱萸(の実)は色紅く大にして枸杞子の如し。呉茱萸は川椒の如く、初めて子を結ぶ時、其の大小亦た椒を過ぎず。色は正に青し。名を得れば則ち一なり(同じ茱萸ということ)。治療又同じからず。未だ當日何に縁りて此の命名の如きか審らかならず。然るに山茱萸は腎臓を補養するに一無し。(本)經と(陶弘景)注と説き備ふ所宜しとせず。」とあるように、宋代になって山茱萸と呉茱萸が同じ茱萸の名をもつことに疑問を呈する本草家が出現する。サンシュユは、その実の形・色が酷似していることから、『呉普本草』は櫻桃の類品と認識してしまったのであるが、蘇頌はその複雑な背景を理解できず、陶弘景注を不完全に改変したものと併記せざるを得なかったのであろう。

　『圖經本草』に海州山茱萸と兗州山茱萸の2つの図が付属し、『重修政和經史證類備用本草』巻第十三に継承されている。いずれの描画も精緻とはいえないが、海州山茱萸はサンシュユとして許容の範囲であるが、兗州山茱萸はサンシュユは無論、グミやカラミザクラ、また御影らのいうメギのいずれともほど遠く、むしろカラスザンショウあるいはゴシュユの特徴に近いことがわかるはずだ。山茱萸と同じ茱萸の名をもつ品目に呉茱萸・食茱萸[5]があるが、これらはそれぞれミカン科ゴシュユ *Tetradium ruticarpum* (A. Jussieu) T. G. Hartley [synonym. *Euodia. rutaecarpa* (A. Jussieu) Bentham；*E. ruticarpa* var. *officinalis* (Dode) C. C. Huang；*E. officinalis* Dode；*E. bodinieri* Dode]、同カラスザンショウ *Zanthoxylum ailanthoides* Siebold et Zuccariniを基原とするもので、蜀椒など椒の類とは比較的近い関係にある。

　『齊民要術』という北魏の賈思勰が6世紀中ごろに著した農書があり、その宋改本はわが国に伝えられ、その写本が現存する。同書の「茱萸を種う第四十四」の冒頭に「食茱萸なり。山茱萸なれば則ち食に任へざるなり」という注が付されている。すなわち、六世紀以降になると、食べられないものを基原とする山茱萸が登場するようになったことを示唆する。中国本草の最高峰といわれる『本草綱目』では、李時珍はいっさい自注を述べず、陶弘景・蘇頌の注を簡略化して掲載するに留まり、巻第三十六「木部之三」に胡頽子の前の条に置いて、呉茱萸・食茱萸・蜀椒・秦椒などとは別巻に分離し記載した。御影らによると、山茱萸の基原の混乱が終息したのは20世紀になってからという。その割にミズキ科サンシュユ以外の同名異品が存在しないのは奇妙であるが、サンシュユと呉茱萸・食茱萸では気味・薬性がまったく異なるので、歴代の医家は、本草学の混乱とは距離を置き、慣例的にサンシュユのみを用いてきたと推察される。

　中国の古典でも単に茱萸として出てくる例は結構あり、中には習俗に深く関わるものがある。6世紀に梁の宗懍が著した年中行事書『荊楚歳時記』に「九月九日の宴會は未だ何れの代に起こるかを知らず、今、北人、亦た此の節を重んじ、茱萸を佩び、蓬餌を食し、菊花の酒を飲む、人をして壽を長からしむと云ふ。」という記述があり、また、『齊民要術』にも「術(『典術』)に曰ふ、井の上に宜しく茱萸を種うべし、茱萸の葉、井の中に落ち、此の水を飲む者は温病無しと」とあり、道教(『典術』は道教の経典)では茱萸を僻邪植物と見なした。このことは本草書でも言及され、蘇頌は『續齊諧記』を引用して九月九日の茱萸の習俗を詳細に記している(ゴシュユの条を参照)。この習俗は各地域によって異なるらしく、『荊楚歳時記』ではいわゆる重陽の節句の一環であるのに対して、『續齊諧記』では山に登って茱萸の嚢を頭に戴いて酒を飲むというふうに変わっている。この茱萸の基原については、蘇頌は晋・周処の『風土記』を引用し、気が烈しく熟すと色が赤くなり、その房を折って頭に戴くと記述しているから呉茱萸の類であって、香気が乏しく果実が房なりにならない山茱萸では合わない。

しかし、『藝文類聚』巻八十九に「洞林曰ふ、郭璞、難を避け新息に至る。茱萸を以て璞をして之を射はしむること有り。璞曰ふ、子は赤鈴の如くして玄珠を含む。案ずるに、文之を言ふ、是れ茱萸なりと。」とあり、この記述では赤く丸い果実をつけるサンシュユに言及していると考えてよいだろう。

今日の市場で山茱萸と称するものは、日本・中国・朝鮮のいずれも基原をサンシュユとしている。わが国にサンシュユの自生はなく、1709年に刊行された『大和本草』（貝原益軒）に「京都ノ方言ナハシログミト云グミアリ。苗代スル時實熟ス。中華ノ人云是即山茱萸也。」とあるように、益軒は真品のサンシュユについて正しい知識をもっていなかった。ほぼ同時期の『和漢三才圖會』（寺島良安）は「按ズルニ、倭ニモ亦タ希ニ之有リ。葉ニ刺無ク、花ハ細小、黄ニシテ女郎花ニ似タリ。三才圖會、此ノ別種ヲ出ダス」とあり、この記述は明らかに今日のサンシュユに言及している。すなわち、当時のわが国に伝わっており、稀ながら植栽されていたことを示唆する。良安によれば、引用した『三才圖會』（王圻）に別種が載っているというが、「草木九巻」の木類に山茱萸の条があり、記述はこれまでの本草の記載を踏襲、2つの図が付属する。1つはミザクラに似ているが、もう1つはこれまでの本草の記述のどれとも合わない。良安も『和漢三才圖會』に図を掲載するが、手本とした『三才圖會』のミザクラらしき図と酷似する。サンシュユと似ていないのは、和産山茱萸と中国産山茱萸を別種と考えていたからであろう。いずれにせよ、今日のサンシュユが江戸初期にわが国に伝わっていたことは確実といわねばならない。1763年刊行された『物類品隲』（平賀源内）にも「和産所在ニアリ。葉縦理多ク、正月黄花ヲ開實ヲ結ブ。秋ニ至テ赤色、形胡頽子ノゴトシ。〇漢種、享保中種ヲ傳ヘテ官園ニ植。形和産ト異ナシ。實和産ニ比スレバ大ニシテ肉多ク上品ナリ。」とあり、享保年間に漢種が伝わる前に、当時のわが国に既にサンシュユが知られていたとしている。源内の記述はサンシュユの特徴とよく一致するので、源内は実物を見て記述したことはまちがいない。『物類品隲』とほぼ同時代に成立した『花彙』（島田充房・小野蘭山）の「石棗　山茱萸」[6)]に次のような記述とともに図が付されている。

樹高サ一二丈、春間毎枝節ニ對シテ苞ヲ吐ク。析テ數十ノ小花攢簇ス。深黄樹ニ滿ツ。観ルニタヘタリ。花事畢テ葉乃チ生ズ。形チ移柳ニ類シテ尖長鋸歯ナシ。葉文紊レズ、巓ニ朝ス。背ニ少褐瘢アリ。秋冬實熟ス。朱紅色、大サ桃葉珊瑚ノ如ク、三五葉間ニ下垂ス。中ニ稜核アリテ半含春核ニ似タリ。

この記述は実に精緻であり、これまでの和漢の本草書の比ではなく、まちがいなくサンシュユのことをいう。また、図もきわめて精緻であり、花・葉・実を描画する完全な植物画であり、一見してサンシュユとわかる。以上から、サンシュユの渡来は2系統あり、1つは享保以前に伝えられ、もう1つは享保年中に伝えられて官園に植えられていた。結果的に同種であったが、当時の中国の山茱萸は必ずしもサンシュユだけに限らなかった。清代末期の『植物名實圖考』（呉其濬）は山茱萸に対して2図を掲載し、1つはウメ *Armeniaca mume* Siebold (synonym. *Prunus mume* (Siebold) Siebold et Zuccarini) の花状の花をつけた図、もう1つはグミに似た実をつけた図で、いずれもサンシュユではないからである。

では江戸期以前のわが国にサンシュユがあったのだろうか。なかったとすれば、いかなる種を山茱萸の代品としていたのだろうか。『大和本草』（貝原益軒）はナワシログミとし、さらに古く『本草類

編』(1390年ころ) は「加利波乃美、又佐和久美」とあり、やはりグミの類とされていたことを示唆する。一方、『延喜式』巻第三十七「典藥寮」の諸國進年料雜藥に尾張国・近江国から山茱萸の貢進が記録され、また同巻の木工寮にも山茱萸の名が見えるが、和産植物を調達したと考えざるを得ない。平安時代は『新修本草』を標準の薬物書としていたが、同書には陶弘景注のみが記載され、蘇敬は自注を記すことはなかった。山茱萸に似るという胡頽子の基原の特徴を記したのは『證類本草』であって、山茱萸の条で『本草拾遺』(陳蔵器) を引用して記述されているにすぎない。しかしながら、『本草和名』では巻第十七「菓之部」で「胡頽子　馬琬食經に出づ　和名久美」とあり、正統本草ではない『馬琬食經』を引用し、和名として「くみ」をつけている。いうまでもなく、グミ科グミの類であるが、わが国でも十数種が分布するので、陶弘景注によってその中の一種を山茱萸に充たと推定される。『四季物語』(鴨長明)に「くみのみは、もろこしにても、くすりの御みきにつかふまつることなるを、こゝにもあるためしにて、おほくはやまあとの添の上の山よりたてまつるを、國の守の奏にて、藥のつかさ、おもとくすししてたてまつりぬ」とあり、グミを薬用としていたことがうかがえる。『頓醫抄』にも「胡頽子　味甘。五藏ヲ補益ス。人ヲ益ス。」とあり、わが国ではグミは薬用と認識されていたから、『四季物語』にある「くみのみ」は胡頽子を指すと考えて差し支えない。一方、同巻第三十三「大膳下」の諸國貢進菓子に「備中國　諸成」とあり、諸成は『和名抄』(源順) に「馬琬食經云ふ、胡頽子　毛侶奈利、養生秘要云ふ久美　本朝式云ふ、諸生子」とあってグミ類のことをいう。式文で和名の「諸成」を用いるというのは薬用 (山茱萸・胡頽子) と食用とを区別するための名前であろう。『名醫別錄』では「九月十月に實を採り陰乾す」とあるから、秋に熟し渋味の強いアキグミを山茱萸に充て、胡頽子・諸成にはナツグミあるいはナワシログミを充てたと考えるのが妥当だろう。一方、『本草和名』(深根輔仁) では「山茱萸一名蜀棗　和名以多知波之加美一名加利波乃美」とあり、イタチハジカミすなわちサンショウの類と認識されていたことを示す。この名は「椒」の類 (はじかみ) たる山茱萸に対してつけたのであって、わが国で代用したグミをイメージした名ではない。もう1つの別名「かりはのみ」こそグミを基原とする山茱萸に対してつけられた名であって、その義は「狩り場の実」、鳥獣の餌になるグミの多いところが狩猟場として最適と考えてつけたと考えられる。『本草綱目啓蒙』(小野蘭山) は貝原益軒が山茱萸をグミと訓ずる (『大和本草』) のを批判したが、小野蘭山は、『本草綱目』(李時珍) にしたがって山茱萸を胡頽子の隣の条に置き、『本草和名』の和名を収載することはなかった。蘭山は山茱萸をグミの同類と考えても和産種ではないと考えていたことを示唆する。

1) 『新註校定國譯本草綱目』第9冊木島正夫註 (春陽堂、1979年)、534頁-535頁。
2) 御影雅幸・二木結果里　薬史学雑誌　43巻　33-39　2008年。
3) 司馬相如 (紀元前179年-紀元前117年) は前漢の文人。賦の名人として知られ、『文選』に子虚賦・上林賦・長門賦が残るが、『證類本草』に引用された「山朱櫻は即ち櫻桃なり」の一節は見当たらない。『本草經集注』(陶弘景) には「此れ (櫻桃) 即ち今の朱櫻なり」とある。
4) 陶弘景は營實をバラ科ノイバラの果実と勘違いした例がある。第2部第3章エイジツを参照。
5) 『本草和名』に於保多良乃美とあり、刺があるタラノキに似てより大きいとしてこの和名がつけられた。
6) 『古今醫統』の引用とするが、同書に合冊する『本草集要』(王綸) に石棗の名は見当たらない。この名は『萬病回春』(龔廷賢) 巻之一「藥性歌」に「山茱　性は温、精を渋り、髄を益し、腎虚、耳鳴、腰膝痛を止む。石棗と名づく云々」と出てくる。龔廷賢の著書に『古今醫鑑』があるので、これと勘違いして『古今醫統』の出典としたか。因みに『本草綱目啓蒙』(小野蘭山) にもこの別名は引用されているが、『萬病回春』の出典としているので、島田充房が誤ったことになる。

サンショウ　山椒　ZANTHOXYLI FRUCTUS　V*～XVI　漢

▶ **基原**　ミカン科 (*Rutaceae*) サンショウ *Zanthoxylum piperitum* de Candolle の成熟した果皮で, 果皮から分離した種子をできるだけ除いたもの。《備考》*Z. piperitum* (Linné) de Candolle。

▶ **用途**　芳香辛味健胃薬として苦味チンキの原料とする。一部の漢方処方に配合する：椒梅湯・大建中湯・中建中湯・当帰湯・麗沢通気湯・麗沢通気湯加辛夷。

▶ **出典**　神農本草經下品「蜀椒　味は辛く温。川谷に生ず。邪氣欬逆を治し、中を温め、骨節、皮膚の死肌、寒濕痺痛を逐ひ、氣を下す。久しく之を服すれば頭白からず、身を輕くして年を増す。」
神農本草經中品「秦椒　味は辛く温。川谷に生ず。風邪の氣を治し、中を温め、寒痺を除き、齒を堅くし、髮を長じ、目を明ず。久しく服すれば身を輕くし、顏色を好くす。老ひに耐へ年を増して、神に通ず。」

▶ **漢名**　蜀椒(本經)、巴椒・蔜藅(別錄)、椒目(新修本草)、漢椒(日華子諸家本草)、川椒・點椒(本草綱目)。秦椒(本經)、大椒(本草經集注)、花椒・檓(本草綱目)。

▶ **解説**　第5改正版は山椒と表記し、基原を「サンショウ又はその変種」とした。第6改正版は「サンショウ及びその他同属植物」、第7～13改正版までは「サンショウ又はその他同属植物」とあったのを、第13改正版第1追補以降はサンショウだけに基原を限定した。本經は中品に秦椒、下品に蜀椒という2つの椒を収載する。『和漢薬百科図鑑』(難波恒雄)は今日いう青椒(シンショウ)が秦椒で、花椒(カショウ)が蜀椒に相当するというが、『中薬大辞典』では秦椒・蜀椒ともに花椒とし、花椒の基原を *Z. bungeanum* Maximowicz とする。別に野花椒と称するものがあり、*Z. simulans* Hanc の学名を充てている。わが国では *Z. simulans* Hance にトウザンショウ、*Z. bungeanum* Maximowicz にカホクザンショウの和名を充てるのが一般的であるが、難波はこれを取り違えたようである。中国でいう花椒はカホクザンショウのほかにイヌザンショウ *Z. schinifolium* Siebold et Zuccarini (青花椒(セイカショウ)あるいは香椒子(コウショウシ)という) も含まれる。そのほか、土花椒と称する同属基原のものがあり、トウザンショウ(野花椒)、トウフユザンショウ *Z. armatum* de Candolle (竹葉花椒)、*Z. avicennae* (Lamarck) A. de Candolle などを花椒の代用品とする。難波はフユザンショウ(トウフユザンショウが正しい)を秦椒の原植物であるというが、中国には40種ほどの同属植物が分布するから、いずれの種も秦椒あるいは蜀椒の基原の可能性がある。

　漢方処方に配合するものは、本来、蜀椒あるいは秦椒であり、山椒は和産から選抜された代用品である。古来、蜀椒・秦椒と呼ばれるものが何であるか、本草書の記述が貧弱かつあいまいであるため、基原種を特定するに至っていない。そのため、わが国の本草家は蜀椒・秦椒の扱いに苦慮してきた。『本草綱目啓蒙』(小野蘭山)はサンショウを秦椒、蜀椒にアサクラザンショウを充てたが、サンショウ・アサクラザンショウともにわが国の特産であるから、秦椒・蜀椒の漢名を用いるのは誤りである。また、アサクラザンショウは *Z. piperitum* (Linné) de Candolle forma *inerme* (Makino) Makino の学名が示すように、但馬国朝倉で発生した刺のないサンショウの一品種である。因みに、蘭山はイヌザンショウを崖椒(ガイショウ)に充てており、『國譯本草綱目』も消極的に賛同するようであるが、本草の記述から基原の考定はおよそ不可能であり、基原未詳とすべきである。『中国高等植物図鑑』がイヌザンショウの中国名の別名に崖椒とするのは小野蘭山の見解を取り入れたのかもしれない。中国に *Zanthoxylum* 属植物は多く、『中国高等植物図鑑』に収録するものだけでも15

種もあるが、古本草書は、以下に述べるように、薬用部位の果実の記載のみに集中し、各種を区別する記述がきわめて貧弱であったため、基原を特定するのはおよそ不可能である。

本經は薬用部位を規定しないが、別錄に「武都(甘肅省成県西)の川谷及び巴郡(四川省巴県)に生じ、八月に實を採り陰乾す」とあるので薬用部位は果実である。また『雷公炮炙論』(劉宋・雷斆)に「一名南椒。凡そ使ふに須(すべから)く目を去るべし。及び閉口の者用ひず。」(『證類本草』巻十四「木部下品」所収)とあるが、目とは『本草綱目』(李時珍)に「蜀椒、肉は厚く皮に皺あり。其の子は光つて黒く、人の瞳の如し。人、故に之を椒目と謂ふ。」とあるように黒い種子をいい、蜀椒・山椒ほか類品に共通した特徴であり、それを除いた果皮を薬用としていた。現行局方もこれに追随してなるべく種子を除いたものと規定している。『本草綱目啓蒙』(小野蘭山)の秦椒の条に「野州日光山ノ産、辛味多シテ優レリ。謂ユル山椒皮ナリ。其實嫩熟共ニ食用ニ供ス。」とあるように、わが国では代表的な香辛料であった。今日では未熟果実を佃煮に混ぜて香辛料とし、俗間でこれを青椒と称することがあるが、前述のイヌザンショウも同名で呼ぶことがあるので紛らわしい。因みに、『本草和名』(深根輔仁)では「蜀椒　和名布佐波之加美(ふさはのかみ)」、「秦椒　和名加波々之加美(かはかのかみ)」としているが、『和名抄』(源順)では蜀椒を奈留波之加美(なるはのかみ)とする。『延喜式』巻第三十七「典藥寮」の諸國進年料雜藥では、蜀・秦のいずれの椒も出てくるが、美作國から秦椒蜀椒各七兩、播磨國から秦椒一升五合・蜀椒三升などのように、両名が重出する例がある。『出雲國風土記』にも神門郡に秦椒蜀椒の所在が記録されているので、両品の区別がなされていたことを示している。古代のわが国で蜀椒と称していたものはサンショウでほぼまちがいないが、秦椒に関してはサンショウの別品種、あるいはサンショウとは別種の和産ハジカミ類のいずれの可能性もあり、基原を特定するのは容易ではない。

『本草和名』にはハジカミの名をもつものがいくつかあるが、その中でわが国の在来品はサンショウのみである。『古事記』の久米歌に「みつみつし　久米の子等が　垣下(かきもと)に　植ゑし椒(はじかみ)(原文：宇恵志波志加美)　口ひびく　吾(われ)は忘れじ　撃ちてし止まむ」とあり、これがわが国におけるハジカミの文献上の初見である。『日本書紀』にもこの名は出てくるが、このハジカミが在来種のサンショウであるとは限らない。サンショウは植栽するまでもなく自然界にごく普通に分布するからである。ショウガは『本草和名』ではクレノハジカミの和名がつけられており、確固たるエビデンスを欠くが、かなり古い時代に渡来したと考えられ、『古事記』のハジカミである可能性は低くはない。ハジカミの語源はいくつかあり、いずれも俗説の域を出ないが、一応、紹介しておく。2・3はサンショウのみを対象とした語源説である。

1. 辛味が歯に疼(うず)いて歯轡(はじか)むからハジカミという。
2. 皺裂赤実(はぜあかみ)の転訛、すなわち赤い実が熟すとはぜるから。
3. 皺裂実(はじけみ)の転訛。

サンソウニン　酸棗仁　ZIZYPHI SEMEN　二国、VII*、XIV*(1)〜XVI　漢

▶ **基原**　クロウメモドキ科(Rhamnaceae)サネブトナツメ *Zizyphus jujuba* Miller var. *spinosa* (Bunge) Hu ex H. F. Chouの種子。《備考》ナツメ：*Ziziphus jujuba* Miller。

▶**用途**　もっぱら漢方処方薬として用いる。配合処方：温胆湯・加味温胆湯・加味帰脾湯・帰脾湯・酸棗仁湯。

▶**出典**　神農本草經上品「酸棗　味は酸く平。川澤に生ず。心腹寒熱の邪、結氣、四肢酸疼、濕痺を治す。久しく服すれば五藏を安んじ、身を輕くし延年す。」
名醫別録上品「煩心して眠るを得ず、臍の上下痛み、血轉、久洩、虛汗、煩渇（を治し）、中を補ひ、肝の氣を益し、筋骨を堅くし、陰氣を助け、人をして肥健ならしむ。」

▶**漢名**　酸棗(本經)、樲棗(新修本草)、酸棗人(藥性論)、山棗(本草綱目)。

▶**解説**　本經は、味を酸としているから、薬用部位を果実(果肉)とするようであるが、今日、用いるのは種子である。『圖經本草』(蘇頌)に「酸棗は河東(山西省)の川澤に生じ、今は近京及び西北州郡に皆之有り、野生し、多くは坡坂及び城壘の間に在り。棗木に似て皮は細かく、其の木心は赤色、莖葉倶に青し。花は棗花に似て、八月に實を結び、紫紅色にして棗に似て圓く小、味は酸し。當月に實を採り、核中の人を取り、陰乾すること四十日にして成る。爾雅、棗の種類を辨へて曰く、實小にして酸きなるを樲棗と曰ふと。孟子曰く、其の樲棗を養へと。趙岐注の謂ふ所の酸棗是れなりと。」とあり、明確に仁（文中では人とある）を薬用といっている。サンソウニンの基原植物は、ナツメ *Ziziphus jujuba* Miller var. *inermis* Rehderと似て非なるものとするが、今日いうサネブトナツメに相当する。ナツメの真の野生型は知られていないが、サネブトナツメは種子が大きく野生の形質を強く残した一型と考えられている。『本草和名』(深根輔仁)にも「酸棗　和名須岐奈都女一名佐祢布止」とあり、果実の酸味が強いので「酸き棗」、種子(仁)が太いことすなわち果肉が少ないから「実太」とその特徴的な形質を反映した名で呼んだ。サネブトナツメの実物がなければ、このような名をつけるのは困難と思われるが、『本草綱目啓蒙』(小野蘭山)によれば、「享保年中ニ漢種渡リテ諸國ニ栽ユ」とあり、近世になって中国から渡来したという。『延喜式』には、大棗・乾棗・棗は頻出するのに対して、酸棗の名は見当たらないから、サネブトナツメは後世に伝わったのであろうか。あるいは生薬のみが伝わって、既に渡来していたナツメの種子と比べてサネブトとしたのであろうか(タイソウの条を参照)。

サンダラック　　SANDARACA　　III～V、一国*　　洋

▶**基原**　ヒノキ科 (Cupressaceae) *Tetraclinis articulata* (Vahl) M. T. Masters (synonym. *Thuja articulata* Vahl; *Callitris quadrivalvis* E. P. Ventenat) の幹より得た樹脂。

▶**用途**　硬膏料、歯科材料、ワニス製造原料。

▶**解説**　アフリカ北部のアルジェリア・モロッコおよび地中海西部沿岸地方の原産。マルタでは国木に指定され、材は工芸原料として有用。自然林は過剰伐採により大幅に減少し、このまま推移した場合、近い将来に絶滅が危惧されている。

サンヤク　山薬　DIOSCOREAE RHIZOMA　IX〜XVI　漢

▶ **基原**　ヤマノイモ科(Dioscoreaceae)ヤマノイモ*Dioscorea japonica* Thunberg 又はナガイモ *D. batatas* Decaisneの周皮を除いた根茎（担根体）。《備考》ナガイモ：*Dioscorea polystachya* Turczaninow (synonym. *D. batatas* Decaisne)。

▶ **用途**　生品は広く食用とするほか、もっぱら漢方に用いる。配合処方：鶏肝丸・啓脾湯・杞菊地黄丸・牛車腎気丸・参苓白朮散・知柏地黄丸・八味地黄丸・味麦地黄丸・六味地黄丸。

▶ **出典**　神農本草經上品「署豫　一名山芋。味は甘く温。山谷に生ず。中を傷むを治し、虛羸を補ひ、寒熱の邪氣を除き、中を補ひ、氣力を益し、肌肉を長ず。久しく服すれば耳目聰明となり、身を輕くして飢ゑず、延年す。」

▶ **漢名**　署豫・山芋(本經)、玉延・土藷(別錄)、諸署・山羊・脩脆・兒草(呉普本草)、薯預(薯蕷・署蕷・署預)（開寶本草)、山藷・諸萸(圖經本草)、山藥(本草衍義)、玉延(本草綱目)。

▶ **解説**　担根体とは、植物形態学上、茎と根の中間型を指す語彙で、地下茎であって根のみを出すものをいう。一方、根茎も地下茎であるが、根のほか、芽・茎・葉も出す点で区別される。本品はヤマノイモあるいはナガイモを基原とし、中国でも以上の変種のほかは満州で*D. polystachya* Turczaninowを用いる程度であまり種類は多くない。ただ、亜熱帯の台湾では熱帯系の同属植物ダイジョ *D. alata* Linnéや*D. doryphora* Hance由来のものが散見される。本品の性状は特徴的であるため、偽品は少なく、ヒルガオ科サツマイモ*Ipomoea batatas* (Linné) Lamarckの塊根（番薯という）ぐらいである。

　ヤマノイモ属は熱帯を中心に多く分布し、わが国にもオニドコロ*D. tokoro* Makino ex Miyabeなどが知られているが、根に苦味があり、特殊な加工をしなければ食べられないものが大半である。それらも薬用にされるが、別品の萆薢として区別され、中国では山萆薢・棉萆薢などがある。本經中品にも萆解の名で収載され、主治は「味は苦く平。山谷に生ず。腰背の痛強、骨節風、寒濕周痺、惡瘡瘻ゑず、熱氣を治す。」と記載されている。『新修本草』(蘇敬)に「此の藥に二種有り。莖に刺あるは根白く實し、刺無きは根虛軟なり。内の軟なる者を勝ると爲す。葉は署豫に似て蔓生す。」と記載され、後者の根の虛軟なるものが今日の萆薢に相当する。因みに、前者は菝葜に相当し、古くはユリ科(クロンキスト・APG：サルトリイバラ科) サルトリイバラ属(*Smilax*)とも混同されていた。『圖經本草』(蘇頌)に「春に苗を生じ、蔓延して籬に援り、莖は紫、葉は青くして三つの尖角あり、牽牛に似て更に厚く光澤あり。夏に細かき白花を開き、大いに棗の花に類す。秋に葉の間に實を生じ、狀は鈴の如し。」と記述されるものもサルトリイバラ属の基原である。一方、『本草綱目』(李時珍)では「五六月、開花して穂を成し淡紅色なり。莢を結び簇る。莢は凡て三稜合成し、堅くして仁なし。」と記載され、扁平な円い翼が3個ついた特徴的な蒴果の形状に言及し、薄い膜状の翼がついた種子は果実が裂開して間もなく失われるから、仁なしと記述したところはヤマノイモ属の特徴を表している。すなわち、『新修本草』ではヤマノイモ属とサルトリイバラ属の2種類を萆薢の基原としていたが、宋代の『圖經本草』はサルトリイバラ属のみ、明代の『本草綱目』ではヤマノイモ属だけに集約されて今日に至る。

　話が横道にそれてしまったが、山薬の本来の名前は、本經にあるように、薯蕷である。『本草衍義』(寇宗奭)に「按ずるに、本草(本經のこと)の上の一字(署のこと)は英廟(宋皇帝英宗のこと)の諱を犯し、下

の一字は蕷と曰ひ、唐の代宗は豫と名づく。故に下の一字を改めて薬と爲す。今の人、遂に呼びて山藥と爲し、此の如く則ち當日の本名を盡失す。歳久しくして、山藥を以て別物と爲さんことを慮り、故に之を書くなり。」とあり、わかりにくい説明であるが、薯は宋・英宗の諱すなわち一般人が呼びかけるような名ではないから山に改め、豫は唐・代宗の名であるから同じ理由で薬に改め、併せて山薬という似ても似つかぬ名前に転じてしまい、それが別物に転じないか案じて、改名に至った過程を記録に留めたというのである。

『本草和名』（深根輔仁）には「薯預　和名也末都以毛」、『和名抄』（源順）には「薯蕷一名山芋　和名夜萬都以毛、俗に云ふ、山乃以毛」とあり、今日と同じヤマノイモの名が出てくる。『延喜式』では巻第三十三「大膳下」に薯蕷と薯預子の名があり、やはり当時は食用として重要であった。因みに、薯預子とは、『本草和名』の本草外薬七十種に「零餘子　此れ薯豫の子にして葉の上に在り生じ、大なる者卵の如し　和名奴加古」とあるように、今日のムカゴのことである。その字義は糠子であり、殻が抜け落ちて中味の子が裸出したと考えて、この名で呼んだらしい。それが転訛して今日のムカゴとなった。『延喜式』では諸國貢進菓子に越前國薯預子二棒とあり、菓子として扱われていた。一方、『延喜式』巻第三十七「典藥寮」の諸國進年料雑藥に大和国・摂津国・伊賀国・尾張国・三河国・遠江国・駿河国・伊豆国・甲斐国・相模国・安房国・上総国・下総国・常陸国・近江国・美濃国・越前国・加賀国・越中国・丹波国・丹後国・但馬国・因幡国・伯耆国・出雲国・石見国・播磨国・美作国・備前国・備中国・備後国・安芸国・周防国・紀伊国・讃岐国・伊予国・土佐国から薯蕷の貢進が記録されているが、おそらくその大半は食用であったと思われる。

ナガイモは中国より渡来したといわれ、ツクネイモ、ヤマトイモなどの栽培品種がある。わが国在来種であるヤマノイモの形質も多様であり、それから発生したという説も根強い。ヤマノイモも栽培され、それに対して自然生のヤマノイモを自然薯と呼び区別した。いずれも薬用にされるが、『本草綱目啓蒙』（小野蘭山）・『用薬須知』（松岡恕庵）はともに野生品を良品としている。

ジオウ　地黄　REHMANNIAE RADIX　二国、VII〜XVI　漢

▶**基原**　ゴマノハグサ科（Scrophulariaceae）アカヤジオウ *Rehmannia glutinosa* Liboschitz var. *purpurea* Makino 又は *R. glutinosa* Liboschitz の根（乾ジオウ）又はそれを蒸したもの（熟ジオウ）。《備考》カイケイジオウ：*Rehmannia glutinosa* (Gaertner) Liboschitz ex Fischer et C. A. Meyer forma *hueichingensis* (Chao et Schih) P. G. Hsiao；アカヤジオウ：*Rehmannia glutinosa* (Gaertner) Liboschitz ex Fischer et C. A. Meyer forma *purpurea* Matsuda。分類学では変種を区別しないのが一般的である。Grin Taxonomy は母種 *Rehmannia glutinosa* (Gaertner) Steudel とする。APG：ハマウツボ科（Orobanchaceae）。

▶**用途**　もっぱら漢方処方に用いられる。配合処方：温清飲・加減涼膈散（万病回春）・葛根紅花湯・加味温胆湯・加味四物湯・加味逍遙散加川芎地黄・甘露飲・芎帰膠艾湯・芎帰調血飲・芎帰調血飲第一加減・荊芥連翹湯・杞菊地黄丸・牛車腎気丸・五淋散・柴胡清肝湯・三物黄芩湯・滋陰降火湯・滋血潤腸湯・滋腎通耳湯・滋腎明目湯・七物降下湯・四物湯・炙甘草湯・十全大補湯・潤腸湯・消風散・神仙太乙膏・清熱補血湯・洗肝明目湯・疎経活血湯・大防風湯・知柏地黄丸・猪苓湯合四物湯・当帰

飲子・独活葛根湯・人参養栄湯・八味地黄丸・味麦地黄丸・竜胆瀉肝湯・連珠飲・六味地黄丸。

▶ **出典**　神農本草經上品「乾地黄　一名地髓。味は甘く寒。川澤に生ず。折跌絶筋、傷中を治し、血痺を逐ひ、骨髓を填ぎ、肌肉を長ず。湯に作り、寒熱積聚を除き、痺を除く。生なる者は尤も良し。久しく服すれば身を輕くし、老ひず。」

▶ **漢名**　乾地黄・地髓(本經)、芐・苄(別錄)。

▶ **解説**　第7～8改正版では基原を「アカヤジオウ又は近縁植物」とし、第9～10改正版では近縁植物を同属植物に改め、第11改正版以降はアカヤジオウとカイケイジオウ *R. glutinosa* Liboschitzの2つに基原を限定した。本經は薬用部位に言及しないが、別錄に「咸陽(陝西省咸陽県東)の川澤に生じ、黄土の地なる者佳し。二月八月に根を採り陰乾す。」とあり、根を薬用とする。地黄は修治によっていくつかに分類される。生の根を鮮地黄または砂生け地黄、そのまま乾燥したものを生地黄(あるいは乾地黄ともいう)、蒸して乾かし調製したものを熟地黄という(蒸した後、酒に浸けることもある)。局方は、基原の記述に明記されているように、生地黄・熟地黄のいずれも正品とする。カイケイジオウは河南省懷慶に主産するので、懷慶地黄と称され、中国ではこれを賞用する。一方、わが国ではアカヤジオウを栽培する。

　地黄は中国原産であり、わが国に野生しない。『本草和名』(深根輔仁)に乾地黄の条があるが、和名はない。和産がなければ、通例、条の末尾に唐の字が付加されるが、地黄の場合はない。一方、『延喜式』巻第三十七「典藥寮」では地黄の名が頻出し、諸國進年料雜藥では尾張国・相模国・武蔵国・常陸国・近江国・美濃国・信濃国・上野国・下野国・加賀国から干地黄の貢進が記録されている。ジオウの栽培は比較的容易であるから、おそらく古い時代に中国から伝わり、各地の薬園で栽培されていたと思われる。『本草和名』に和名の記載はないが、『延喜式』(土御門本)ではサホヒメと傍訓がつけられている例が数ヵ所ある。しかし、この傍訓が『延喜式』の成立当初からあったかどうかは微妙である。後世に書写の過程で付け加えられた可能性もあるからである。各地に栽培されていたとすれば、地黄に和名がないのは不自然であるから、この名はやはり古くから存在したと考えるのが自然であろう。漢方の要薬であるから、桔梗・人参などと同じく、漢名の音読みに駆逐された。サホヒメは、佐保姫とすれば春の神の意であるが、花をつけた様を女神に見立てたと思われる。『大同類聚方』にも地黄に対する和名に差保比兔を挙げている。『大同類聚方』は、『日本後紀』によれば、大同3年5月3日に完成したと天皇に上奏されたのち、その後まもなく散佚したといわれる。江戸期になって写本と称するものが出現し、和方医書として出版されたが、近年では偽書とする説が通説となっている。偽書とはいえ、一定の書式で編纂されているので、このサホヒメの名は『延喜式』の写本から採録したものであり、丹波康頼に仮託した偽書といわれる『本草類編』[1]にも出てくる。

---

[1] 丹波康頼に仮託した偽書と考えられている。『續羣書類從』第三十輯下に収録されるのは明徳初補訂の写本であり、「自明德元年十一月至八月中頃皆住寫了」とあるので、1390年以前の成立であることはまちがいない。

ジギタリス　　DIGITALIS FOLIUM　　I～XIV*(2)　　洋

▶ **基原**　ゴマノハグサ科(Scrophulariaceae)ジギタリス *Digitalis purpurea* Linnéの葉を60℃以下で乾燥し、葉柄及び主脈を除いて細切したもの。《備考》APG：オオバコ科(Plantaginaceae)。

▶ **用途** 強心利尿薬（ジギタリス末、現在ではほとんど用いない）、ジギトキシン製造原料。

▶ **解説** 初版は實芰答利斯（ヂギタリス）、第2改正版は實芰答里斯（ヂギタリス）、第5改正版まではヂギタリス葉、第6改正版以降はジギタリスと表記。第4～5改正版ではトノサマガエルの心臓を用いた試験法（フォッケ法）で1gにつき4～6単位の力価を有するとし、第6改正版では同8～25単位、第7改正版以降ではハトの心臓を用いた力価検定試験で1gにつき8～15ジギタリス単位を含むものと規定され、基原の判定基準とされた。欧州原産の多年草。1775年、スコットランド人医師W・ウィザーリング（Dr. William Withering）がシュロップシャー州の民間療法から発掘したことで知られる薬用植物。その経緯についてはノーマン・テーラーが詳述している[1]ので、ここでは概説に留める。発端はウィザーリングがさじを投げた重症の浮腫(dropsy)患者が見事に治癒して彼と再会したことに始まる。当然のことながら、ウィザーリングは驚愕したのであるが、その患者に問い質した結果、20種以上の薬用植物を配合したある秘伝の薬方を民間療法師から処方されたことを知った。その療法師から処方の内容を聞き出し、その中からジギタリスが薬効の主体であることを突き止めた。ジギタリスに強い利尿効果があることは当時の英国では知られていたが、激しい嘔吐を伴う危険な有毒植物と広く認識されていたため、浮腫などの治療に用いることは躊躇されていたという。**ウィザーリングの真の業績は、「ジギタリスの発見」ではなく、ジギタリスの効用・薬用部位・適量を科学的に特定することにより、ある種の心臓疾患の確実な治療薬に仕立て上げたことにある。**ウィザーリングは総計163人の患者にジギタリスを処方して治療したが、その過程で薬効成分は葉身にあり、エキスよりジギタリス葉の乾燥粉末を用いるのがもっとも効果があると結論した。また、ジギタリスは安全用量と極量の差が小さいばかりでなく、採集時期や個体差により薬効にかなりの差があることを考慮し、粉末をデンプンなどの粉末と混ぜ、少量ずつ反復投与することでもっとも治療効果をあげることができるとした。今日では、主脈や葉柄を除いたジギタリス葉を迅速に加熱乾燥して製した粉末（ジギタリス末）に適当な賦形剤を混ぜて薬効の力価を調節するのが常道である[2]が、いずれもウィザーリングの知見に基づく。ウィザーリングは10年を要したジギタリスの研究成果をまとめ、1785年に"An Account of the Foxglove and Some of its Medical Uses with Practical Remarks on Dropsy, and Other Diseases"なる書を出版したが、これによってジギタリスは世界に広く知られることとなった。

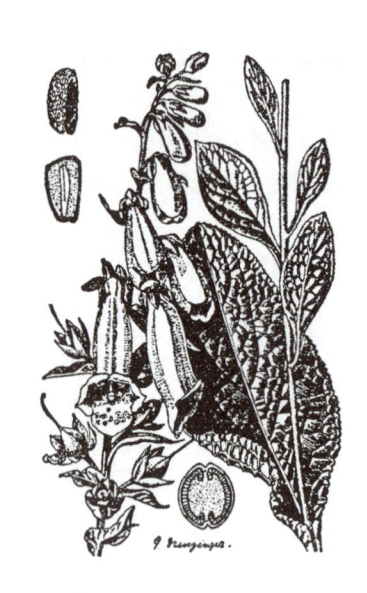

ジギタリスがわが国に伝わったのは、磯野直秀によれば、万延元(1860)年に遣米使節が種子を持ち帰って以来だという[3]。『遠西醫方名物考補遺』（宇田川榛斎・榕菴）巻一に實芰答利斯（ヂギタリス）の名が見え、主治を「花前ニ葉ヲ採リ薬用トス。或ハ花及ビ茎モ用フ　味辛苦浸蝕ス。此薬麻痺ト利尿ノ両効ヲ兼ヌ。故ニ醫家是ヲ麻薬ニ屬シ、或利尿薬ニ屬ス。」とし、實芰（ジギ）驅水散ほか多くの処方剤を収録している。そのほか、ジギタリスの形状について詳細に記述しており、単なる蘭書からの引用とは思えないところがある。榕菴は、しばしば当該品目の和漢産の有無について注釈するが、本条にはそのような記載はない。したがって、**江戸末期にはジギタリスは伝わっており、各医家が用いていた可能**

性が高いと思われる。本間棗軒(1804年-1872年)もその１人であり、著書『内科祕錄』巻之九「水氣應用方」に、前述の龍没海葱散(リュウボツカイソウサン)(カイソウの条を参照)とともに、實芰答利斯散(デキタリス)が「尿を利す」薬方として収載され、次のように記載する。

實芰答利斯　新鮮なる者、茎を去り末と爲す
右一味、乾薑、氷糖の合粉に和して白湯にて送下す。初めは五釐を服し、日ごとに加へ三分五釐に至る。若し嘔(も)するは後服を止む。

本処方は『遠西醫方名物考補遺』にある實芰(ジギ)驅水散の変方であり、棗軒はその治験結果として、「實芰答利斯(デキタリス)海葱(シバシバ)は西洋家にて利尿の聖藥と稱するゆゑ、予も屢試用するに効を取りたること少なし。先づ漢藥を盡(ことごと)く與へて効なき症ゆゑ應ぜざるものなるべし。若し以上の洋藥にて利水する症は漢藥にても必効あるべし。」と述べ、漢薬の優位を説く。単なる利水薬として用いたのであれば、ジギタリスは心筋に作用して収縮力を活性化する結果として利尿効果を示すのであるから、棗軒のこの見解は漢方医学でいう誤治に相当するはずである。『遠西醫方名物考補遺』は「醫家多ク利尿ノ効ヲ稱シ、水腫ニ用フ。或云水腫ニ用ヒテ毎常驅水ノ峻効アリ。或云利尿ノ効アレドモ害アルコト少ナカラズ。故ニ他ノ通藥ニ優リテ殊効ヲ推稱シ難シト。但シ是ヲ幾多ノ水腫ニ質驗スルニ患者ノ體稟各々異ナルニ隨ヒ當否功害一樣ナラズ。大抵患者ノ體質虚弱ニシテ鬱澹色、脉弱、或ハ間歇シ肌膚冷テ弛弱、瘥然トシテ浮腫スル症ニ効アリ(ウスグロ)。」と記述しており、ジギタリスが著効を示す病症もあれば、あまり効果がないこともあり得ることを指摘している。棗軒はジギタリスが必効するような患者に巡り会えなかったことになるが、江戸時代の日本人の標準的な食生活を考えると、当時はジギタリスが著効を示す浮腫は少なかったとも思われる。もし浮腫の病症が普通にあり、漢方医が洋薬たるジギタリスを用いたのであれば、蘭方すなわち西洋医学への移行はさらに加速したのではなかろうか。

1) ノーマン・テーラー著・難波恒雄・難波洋子訳注『世界を変えた薬用植物』(創元社、1972年)、164頁-187頁「第七章　汝、心臓を癒せるや？」。
2) ジギタリス末は第14改正版局方第2追補で削除され、今日ではその精製成分ジギトキシンを用いる。
3) 慶應大学日吉紀要・自然科学　第42号　27-58　2007年。

シゴカ　刺五加　ELEUTHEROCOCCI SENTICOSI RHIZOMA　XV～XVI　漢

▶ **基原**　ウコギ科(Araliaceae)エゾウコギ*Eleutherococcus senticosus* Maximowicz(*Acanthopanax senticosus* Harms) の根茎。《備考》エゾウコギ：*Eleutherococcus senticosus* (Ruprecht et Maximowicz) Maximowicz [synonym. *Acanthopanax senticosus* (Ruprecht et Maximowicz) Harms]。

▶ **用途**　強壮の目的で酒剤とする。

▶ **出典**　神農本草經上品「五加　一名豺漆。味は辛く温。心腹の疝氣、腹痛を治し、氣を益し、躄を療ず。小児の行(あゆ)むこと能(あた)はず、疽瘡、陰蝕(を治す)。」

▶ **漢名**　五加・豺漆(本經)、豺漆・豺節(別錄)、五茄(新修本草)、五加皮(藥性論)、木骨・追風使(圖

經本草)、白刺・五佳・文章草(本草綱目)。

▶ **解説**　五加皮は古い歴史のある漢薬であるが、その基原はかなり混乱し複雑である。中国ではタンナウコギ*Eleutherococcus nodiflorus* (Dunn) S. Y. Hu (synonym. *Acanthopanax nodiflorus* Dunn ; *Acanthopanax gracilistylus* W.W Smith)の根皮を南五加皮、キョウチクトウ科(旧ガガイモ科)*Periploca sepium* Bungeを北五加皮といい、この2つが現在の市場で五加皮の大半を占める。しかし、そのほかにも五加皮と称するものが多くあり、南五加皮の同属基原植物にマンシュウウコギ*E. sessiliflorus* (Ruprecht et Maximowicz) S. Y. Hu [synonym. *A. sessiliflorus* (Ruprecht et Maximowicz) Seemann]、ミツバウコギ*E. trifoliatus* (Linné) S. Y. Hu [synonym. *A. trifoliatus* (Linné) Merrill]、*E. leucorrhizus* Oliver [synonym. *A. leucorrhizus* (Oliver) Harms]、*E. leucorrhizus* Oliver var. *setchuenensis* (Harms) C. B. Shang et J. Y. Huang [synonym. *A. setchuenensis* Harms ; *E. setchuenensis* (Harms ex Diels) Nakai]、*E. henryi* Oliver [synonym. *A. henryi* (Oliver) Harms]、*E. verticillatus* (G. Hoo) H. Ohashi (synonym. *A. verticillatus* G. Hoo)、*E. giraldii* (Harms) Nakai (synonym. *Acanthopanax giraldii* Harms)、近縁属種では*Gamblea ciliata* C. B. Clarke var. *ciliata* (synonym. *A. evodiaefolium* Franchet var. *ferrugineus* W. W. Smith)、同科別属種ではハリギリ*Kalopanax septemlobus* (Thunberg) Koidzumi [synonym. *K. pictus* (Thunberg) Nakai]がある。また、植物学的に類縁のないブドウ科*Parthenocissus penryana* Diels、クワ科*Ficus hirta* Vahlを基原とするものを五加皮と称する地域もある(以上『和漢薬百科図鑑』による)。本經は薬用部位に言及しないが、別錄に「一名犲節。五葉なる者良し。漢中(陝西省南部)及び寃句(山東省荷澤県西南)に生じ、五月七月に莖を採り、十月に根を採り、陰乾す。」とあり、茎と根の皮を薬用とすることがわかる。『圖經本草』(蘇頌)は「春に苗を生じ、莖葉は俱に青く叢を作す。赤き莖は、又、藤蔓に似て高さ三五尺、上に黒刺有り。葉は五叉を生じ簇を作す者が良し。四葉三葉なる者最も多く次と爲す。一葉毎に下に一刺を生ず。三月四月に白花を開き、細かき青子を結び、六月に至り漸く黒色となす。根は荊根の若く、皮は黄黒、肉は白、骨は堅硬たり。五月七月に莖を採り十月に根を採り陰乾す。用て蘄州の人は呼びて木骨と爲す。」と記述してウコギ科ウコギ属(*Acanthopanax*)の特徴を表し、また『重修政和經史證類備用本草』巻第十二にある衡州五加皮、無爲軍五加皮のいずれの附図ともよく合う。

　本品は、現在の分類学ではエゾウコギ属(*Eleutherococcus*)に分類されるが、ウコギ属とは区別できないほど酷似する。中国東北部・朝鮮・シベリアに産し、後世になって五加皮に登用された。別名をシベリア人参と称することがある。薬用ニンジンと同じウコギ科ではあるが、葉が五葉の掌状複葉で似ていることを除けば、共通性に乏しく、また木本と草本の大きな相異がある。本品が注目されるようになったのは、旧ソ連科学アカデミーが薬用開発研究を進め、1962年に強壮剤として認可したからである。当時は、ニンジンと同等の強壮効果があると喧伝された。ギンセノシドに似たサポニンが含まれるといわれるが、主成分はエレウテロシドAほかフェニルプロパノイド配糖体である。

　『本草和名』(深根輔仁)に「五茄　和名牟古岐」とあり、古名をムコギあるいはウコギと称した。この和名は漢名の五加の唐音読みウッコに和語のキ(木)を合成したものである。『延喜式』巻第三十七の諸國進年料雑藥に伊勢国・尾張国・三河国・相模国・下総国・近江国・美濃国・周防国・紀伊国・

讃岐国から苃茄の貢進の記録がある。また、上代の『出雲國風土記』の大原郡に苃茄の所在が記録されている。わが国にはヤマウコギ*Eleutherococcus spinosus* (Linné filius) S. Y. Hu [synonym. *Acanthopanax spinosus* (Linné filius) Miquel]、オカウコギ *E. spinosus* (Linné filius) S. Y. Hu var. *japonicus* (Franchet et Savatier) H. Ohba (synonym. *A. japonicus* Franchet et Savatier；*A. nipponicus* Makino) などいくつかのウコギ属植物があるので、『延喜式』・『出雲國風土記』の苃茄はそれであろう。『用藥須知』(松岡恕庵)にも「和産ウコギノ根ノカワ」とあり、中国からの輸入品に言及しておらず、『本草綱目啓蒙』(小野蘭山)も同様である。わが国では、刺五加の基原であるエゾウコギの分布は北海道東部に限られ、明治以降になって和人が入植したから、その存在を知る由もなかった。アイヌ人も民間薬として用いていたといわれるが、堅い刺のあるエゾウコギは和人から嫌われ、その薬用に注目することはなかった。わが国では中国のように五加皮を珍重する文化的背景がなかったのである。

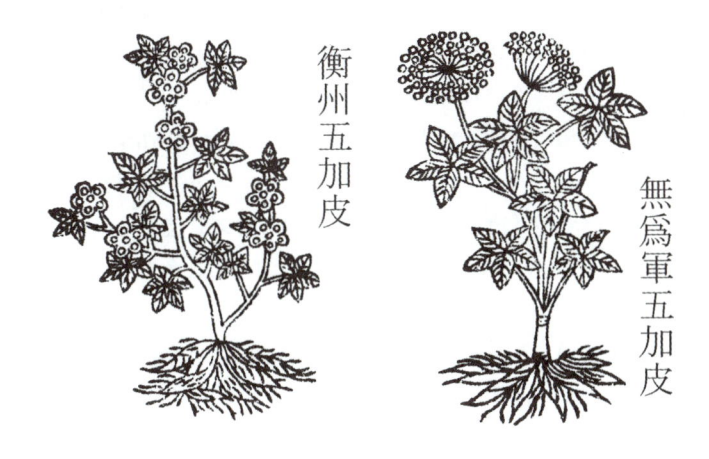

衡州五加皮　無爲軍五加皮

ジコッピ　地骨皮　LYCII CORTEX　XIV*(2)〜XVI　漢

- ▶ 基原　ナス科(Solanaceae) クコ *Lycium chinense* Miller 又は *L. barbarum* Linné の根皮。
- ▶ 用途　もっぱら漢方に用い、一部の処方(滋陰至宝湯・清心蓮子飲)に配合される。
- ▶ 出典　神農本草經上品「枸杞　一名杞根一名地骨一名苟忌一名地輔。味は苦く寒。平澤に生ず。五内の邪氣、熱中消渇、周痺を治す。久しく服すれば筋骨を堅くし、身を輕くし、老ひに耐ふ。」
- ▶ 解説　クコシの条を参照。

シコン　紫根　LITHOSPERMI RADIX　二国、VII〜XVI　漢

- ▶ 基原　ムラサキ科 (Boraginaceae) ムラサキ *Lithospermum erythrorhizon* Siebold et Zuccarini の根。
- ▶ 用途　一部の漢方処方(紫雲膏・紫根牡蛎湯)に配合されるが、古くから染料(古代紫)としての用途が主であった。湯液では赤紫色色素シコニンはほとんど抽出されない。

▶ **出典** 神農本草經中品「紫草 一名紫丹一名紫芙。味は苦く寒。山谷に生ず。心腹の邪氣、五疸を治し、中を補ひ、氣を益し、九竅を利し、水道を通ず。」

▶ **漢名** 紫草・紫丹・紫芙(本經)、藐・茈草(爾雅)、茈䓞(廣雅)、地血・鴉街草(本草綱目)。

▶ **解説** 『本草經集注』(陶弘景)に「今、襄陽(湖北省襄陽県)に出づ。多く南陽(河南省南陽市)、新野(河南省新野県)より来る。彼の人、之を種う。即ち是れ今の紫に染む者なり。方藥家は都て復た用ひず。博物志に云ふ、平氏、陽山の紫草特に好し。魏國のものは染色を以て殊に黒く、比年(近年)、東山亦た種ゑるも、色は北の者於り小淺なりと。」とあるように、もっぱら染料とし、北方産の紫根が優れるというばかりで、薬用にはまったく言及していない。本經では紫草とあり、薬用部位を規定しないが、別録に「三月に根を採り陰乾す」とあるから、薬用部位また染料としての用部は根である。中国産の紫根に2系統あり、1つは局方が正品とするムラサキを基原とするものであってこれを硬紫根(コウシコン)と称し、もう1つは軟紫根(ナンシコン)と称する同じムラサキ科の *Arnebia euchroma* (Royle) I. M. Johnston [synonym. *Lithospermum euchromon* Royle；*Macrotomia euchroma* (Royle) Paulsen] を基原とするものである。硬紫根は中国東北部を中心に産し、軟紫根は新疆・甘粛地方を主産地とする。そのほかに各地域で紫草あるいは紫根の名をもつものがいくつかあり、甘粛省の田紫草は *Lithospermum arvense* Linné、内モンゴルの硬紫根は *Arnebia guttata* Bunge である。そのほか、『植物名實圖考』(呉基濬)にある紫草は以上のいずれでもなく、雲南省に産するムラサキ科の *Onosma paniculatum* Bureau et Franchet であり、四川省の滇紫草も同種である。わが国はムラサキのほかに該当するものがないが、中国大陸には紫色の色素を含むものがいくつかあり、そのいずれも紫根の基原たり得ることになる。

　『本草和名』(深根輔仁)に「紫草 和名无良佐岐(むらさき)」とあり、この名は今日にも継承されているが、この名は紫色を表す色名に転じた。通説では「群れ咲き」の転を語源とするが、「末咲き(すえさき)」(枝先に花が付くから)の「ウ→ム」の音通という解釈も成り立つと思われる。『本草綱目啓蒙』(小野蘭山)に「上品ノ者ハ染家ニ送リ、下品ノ者ヲ紫根ト名ケテ醫家ニ賣ル。用ユルモノ宜シク擇ブベシ。」とあるように、染料としての価値の方が高かったことは後世になっても変わらなかった。『萬葉集』にある額田王の和歌「茜さす　紫野行き　標野(しめの)行き　野守は見ずや　君が袖振る」(巻1　0020)にある紫野とは、ムラサキを栽培する圃場のことであり、これも薬用ではなく染色に利用するためであった。蘭山によれば、京師周辺の山にはムラサキの自生がなく、そのために紫野が設けられたらしい。『延喜式』巻第三十七「典藥寮」の諸國進年料雑藥に紫草の名はなく、同巻二十三「民部下」の交易雑物に相模国・武蔵国・下総国・常陸国・信濃国・上野国・下野国・出雲国・石見国・太宰府からの紫草が列挙されており、やはり近畿諸国は含まれておらず、蘭山がいうように、ムラサキは近畿地方では古くから稀な存在であったようである。

　華岡青洲家方として知られる紫雲膏(シウンコウ)は外用膏薬として今日でも用いられるが、その名にあるように、紫根を主薬とする。原典の『春林軒丸散方附膏方』(華岡青洲)では「紫雲膏、潤肌膏なり」とあるので、一般には潤肌膏(ジュンキコウ)の変方とされている。潤肌膏とは『外科正宗』(陳実功)巻之四・白禿瘡門にある薬方で、「麻油四兩、當歸五錢、紫草一錢を用て、同熬し、藥枯れれば濾して清くし、油を將って再熬し、黄蝋五錢を加へ、化し盡くす。碗内に傾入し、頓(には)かに冷し、患上に搽擦す。漸く愈ゆ。」とあり、青洲は紫根を大幅に増量して主薬とし、更に豚脂(トンシ)を加えて紫根の色素成分がよく抽出されるようにした。したがって、潤肌膏と紫雲膏は似て非なるものと考えるべきである。本經の主治では紫根の

外用薬としての薬効がまったく見えないが、別録には「腹腫、脹滿痛を療ず。以て膏に合し、小兒瘡及び面皯を療ず。」とあり、外用薬として有用であることに言及する。

西洋には同属植物のセイヨウムラサキ *L. officinale* Linné があり、『薬物誌』(ディオスコリデス)に Lithospermon の名で出てくる由緒ある薬用植物である。同書には種子を白ブドウ酒で飲むと結石を破壊し、尿を排出させる作用があるとだけ記載され、奇妙なことに色素が含まれることに言及していない。

シタン　紫檀　LIGNUM SANTALI RUBRUM　I〜III　洋

- ▶ **基原**　マメ科(Fabaceae) コウキシタン *Pterocarpus santalinus* Linné filius の幹・枝の樹皮と辺材を除いたもの。
- ▶ **用途**　チンキ・軟膏の著色。
- ▶ **解説**　局方正品はコウキシタン(紅木紫檀)であったが、通例、紫檀(シタン)と称するのはシタン *P. indicus* Willdenow である。インド原産だが、薬用は稀でもっぱら工芸・工業用とされる。中国では白檀(ビャクダン)とともに檀香(ダンコウ)に含められた(ビャクダンの条を参照)。

シツリシ　蒺藜子　TRIBULI FRUCTUS　XIV*(2)〜XVI　漢

- ▶ **基原**　ハマビシ科(Zygophyllaceae) ハマビシ *Tribulus terrestris* Linné の果実。
- ▶ **用途**　ごく一部の漢方処方(当帰飲子)に配合される。
- ▶ **出典**　神農本草經上品「蒺藜子　一名旁通一名屈人一名止行一名犲羽一名升推。味は苦く温。平澤に生ず。惡血を治す。癥結積聚を破り、喉痺、乳難(を治す)。久しく服すれば肌肉を長じ、目を明にし、身を輕くす。」
- ▶ **漢名**　蒺藜子・旁通・屈人・止行・犲羽・升推(本經)、即藜・茨(別錄)、白蒺藜(藥性論)、休羽(本草綱目)。
- ▶ **解説**　本經に薬用部位の規定はないが、別錄に「馮翊(陝西省中部)の平澤或は道旁に生ず。七月八月に實を採り暴乾す。」とあり、薬用部位は果実である。市場では白蒺藜(ビャクシツリ)・刺蒺藜(シシツリ)・硬蒺藜(コウシツリ)・蒺藜角(シツリカク)などの名で呼ぶものがある。この中で刺蒺藜・硬蒺藜はハマビシであるが、軟蒺藜(ナンシツリ)と称するものはヒユ科(旧アカザ科) ウラジロハマアカザ *Atriplex sibirica* Linné の果実をいい、そのほかにもハマビシ以外の植物を基原とするものがある。とりわけ注意を要するのは白蒺藜であり、『圖經本草』(蘇頌)に「又、一種白蒺藜、今、同州沙苑(陝西省大荔県南)の馬草地に最も多くして、近道に亦た之有り。緑葉、細蔓にして綿(ひろ)く沙上に布(し)き、七月に花を開き、黄紫色、豌豆(えんどう)の花の如くして小なり。九月に實を結び、莢子を作(な)せば、便(すなは)ち其の實を採るべし。」と記述され、その名を見る。莢子をつけるというマメ科の特徴を表したその記述から、ハマビシではなくツルゲンゲ *Astragalus complanatus* Bunge に充てられ、その種子を沙苑子(サエンシ)と称する。『大和本草』(貝原益軒)に沙苑蒺藜(サエンシツリ)の條があり、「本草綱目淫草下蒺藜集解曰(中略)其葉合歡木(ねむのき)ノ葉ニ似テ莖赤シ。夜ハネブル。又、別ニヨク合

歡葉ニ似タルモノアリ。沙苑蒺藜ハソレヨリハ合歡ニ似タルコト較劣レリ。又、草決明モヨク合歡ノ葉ニ似タリ。沙苑蒺藜ハ草決明ヨリ葉小也。」とあるように、沙苑蒺藜がマメ科基原でクサネム *Aeschynomene indica* Linné と認識されていたことを示している。因みに、草決明とは決明子の基原エビスグサ *Senna obtusifolia* (Linné) H. S. Irwin et Barneby (synonym. *Cassia obtusifolia* Linné) 又は *Senna tora* (Linné) W. Roxburgh (synonym. *C. tora* Linné) のことであり、ミミガイ科アワビ (メガイアワビ *Haliotis gigantea* Gmelin など) の貝殻を基原とする石決明と区別するための名である。これに対して『本草綱目啓蒙』(小野蘭山) は「沙苑蒺藜ハ和産詳ナラズ。古來クサネムニ充ル説ハ穩ナラズ。」と批判した。益軒は、蒺藜の正品であるハマビシにはまったく言及していないが、もともとわが国での産出が限られており、そのためマメ科基原の沙苑蒺藜へ需要が集中し、その結果がクサネムであったと思われる。したがって、江戸時代に蒺藜子と称していたものは正品のハマビシ基原品は少なかったことに留意する必要があろう。ずっと時代をさかのぼって平安時代の本草書『本草和名』(深根輔仁) は「蒺藜　和名波末比之」とあり、また『和名抄』(源順) でも「蒺藜　波萬比之」と同じ和名がある。『延喜式』巻第三十七「典藥寮」の諸國進年料雜藥では出雲国・播磨国・備後国・阿波国から蒺藜子の貢進が記録されている。いずれも海浜をもつ地域であるから、同書にある蒺藜子は海辺に生えるハマビシとしてよいだろう。

シナカ　　CINAE FLOS　　Ⅰ〜Ⅴ、一国*　　　　　洋

▶ **基原**　キク科 (Asteraceae) シナヨモギ *Seriphidium cinum* (O. Berg ex Poljakov) Poljakov のつぼみ。《備考》synonym. *Artemisia cina* O. Berg ex Poljakov ; *Artemisia cina* O. Berg et C. F. Schmidt。

▶ **用途**　駆虫薬、サントニン製造原料。

▶ **解説**　初版は支奈、第2改正版は支奈花、第3改正版以降はシナ花と表記。初版および第2改正版では *Seriphidium maritimum* (Linné) P. P. Poljakov (synonym. *Artemisia maritima* Linné) を基原としていたが、第3改正版以降はシナヨモギを基原とするようになった。かつて本品 (*Seriphidium cinum*) の生産は旧ソ連が独占し、冷戦時代には入手困難となることがしばしばあった。代替品としてサントニンを含む同属近縁種で南欧原産の *Seriphidium monogynum* (Waldstein et Kitaibel) Poljakov (*synonym. Artemisia monogyna* Waldstein et Kitaibel)、パキスタン・アフガニスタン原産のクラムヨモギ *Seriphidium kurramense* (Quazilbash) Y. R. Ling (*synonym. Artemisia kurramensis* Quazilbash) が選抜され、サントニン原料として栽培された。このうち *Seriphidium maritimum* はわが国でも栽培され、京都壬生の日本新薬(株)の農場で最初に移植栽培されたので、ミブヨモギと称された。

『遠西醫方名物考』巻三十一に攝縣施那羅とあり、ラテン名を Semen cinae としているから、本品を指す。Semen は種子のことであるが、小さなつぼみを種子と誤認した。カワラヨモギ *Artemisia capillaris* Thunberg の小さな頭花を和漢の本草家が子と呼んだ類例がある (インチンコウの条を参照)。シナ花の主治については「子、性温、苦。油氣揮發鹽アリ。殺蟲ノ聖藥トス。腸ヲ健運シ風氣ヲ驅散シ、蟲巣ノ粘液ヲ除キ、小兒蚘蟲腹痛等其他蟲ノ諸症ニ奇効アリ。但シ腹内諸器ニ燉衝樣ノ

諸症ヲ兼ル者ハ是ヲ用ヒテ害アリ。」と記載されている。さらに「大黃ヲ加ヘテヨク蚘蟲ヲ下ス。或ハ葯剌巴根(ヤァラッパ)、旃那葉(センナ)ヲ兼用シテ尤モ良。」とも記述されており、下剤と駆虫薬との組み合わせは、漢方では海人草・大黄・甘草からなる鷓鴣菜湯(シャコサイトウ)の例があり、その影響とも考えられ興味深い。

シャカンゾウ　炙甘草　GLYCYRRHIZAE RADIX PRAEPARATA　XVI*(2)　漢

- ▶ **基原**　カンゾウを煎ったもの。
- ▶ **用途**　漢方処方に配合：炙甘草湯
- ▶ **出典**　不明
- ▶ **漢名**　『傷寒論』巻第四に「傷寒脉結代心動悸炙甘草湯主之」があり、甘草の注記に「炙る」とある。『金匱要略』では外臺炙甘草湯とあって、『外臺祕要』から引用したものらしく、原典にもともとあった処方ではないようである。本草で正品として収載した例はなく、『本草經集注』(陶弘景)の甘草の条中に「亦た火に炙り乾かす者有り、理多く虛して疎なり」と記載されている。カンゾウを炙ることの科学的意義は明らかではないが、表皮にイソフラボノイド・フラボノイド系成分に富むので、熱変性したフェノール性成分が何らかの薬効の違いを生み出すのかもしれない。『湯液本草』(王好古)に「之を炙れば則ち温にして能く上焦中焦下焦の元氣を補す」とある。カンゾウの条も参照。

シャクヤク　芍薬　PAEONIAE RADIX　VI〜XVI　漢

- ▶ **基原**　ボタン科(Paeoniaceae) シャクヤク *Paeonia lactiflora* Pallasの根。
- ▶ **用途**　鎮痙薬の配合原料とするほか、非常に多くの漢方処方に配合：胃風湯・胃苓湯・烏苓通気散・温経湯・温清飲・黄耆桂枝五物湯・黄耆建中湯・黄芩湯・黄連阿膠湯・解労散・加減涼膈散(万病回春)・葛根紅花湯・葛根湯・葛根湯加川芎辛夷・加味四物湯・加味逍遙散・加味逍遙散加川芎地黄・帰耆建中湯・芎帰膠艾湯・芎帰調血飲第一加減・荊芥連翹湯・桂枝越婢湯・桂枝加黄耆湯・桂枝加葛根湯・桂枝加厚朴杏仁湯・桂枝加芍薬生姜人参湯・桂枝加芍薬大黄湯・桂枝加芍薬湯・桂枝加朮附湯・桂枝加竜骨牡蛎湯・桂枝加苓朮附湯・桂枝芍薬知母湯・桂枝湯・桂枝二越婢一湯・桂枝二越婢一湯加朮附・桂枝茯苓丸・桂枝茯苓丸料加薏苡仁・桂麻各半湯・堅中湯・甲字湯・牛膝散・五積散・五淋散・柴葛解肌湯・柴葛湯加川芎辛夷・柴胡桂枝湯・柴胡清肝湯・柴胡疎肝湯・傾斜苦六君子湯・滋陰降火湯・滋陰至宝湯・四逆散・滋血潤腸湯・紫根牡蛎湯・滋腎通耳湯・滋腎明目湯・七物降下湯・四物湯・芍薬甘草湯・芍薬甘草附子湯・十全大補湯・小建中湯・小青竜湯・小青竜湯加杏仁石膏・小青竜湯加石膏・小続命湯・升麻葛根湯・逍遙散(八味逍遥散)・神仙太乙膏・真武湯・清熱補気湯・清熱補血湯・折衝飲・洗肝明目湯・疎経活血湯・大柴胡湯・大柴胡湯去大黄・大防風湯・中建中湯・猪苓湯合四物湯・当帰飲子・当帰健中湯・当帰散・当帰四逆加呉茱萸生美湯・当帰四逆湯・当帰芍薬散・当帰芍薬散加黄耆釣藤・当帰芍薬散加人参・当帰芍薬散加附子・当帰湯・独活葛根湯・人参養栄湯・排膿散・排膿散及湯・扶脾生脈散・防風通聖散・補陽還五湯・奔豚湯(金匱要略)・麻子仁丸・薏苡仁湯・抑肝散加芍薬黄連・連珠飲。

▶ **出典** 神農本草經中品「味は苦く平。川谷に生ず。邪氣、腹痛を治し、血痺を除き、堅積を破り、寒熱の疝瘕にて痛みを止め、小便を利し、氣を益す。」

▶ **漢名** 芍藥(本經)、白木・餘容・犁食・解倉・鋋(別錄)、將離・金芍藥・木芍藥(本草綱目)。

▶ **解説** 第13改正版まで「シャクヤク又はその他近縁植物」とあったのを、同第1追補以降はシャクヤクに基原を限定し、同時にペオニフロリン2.0%以上の含量が規定され、基原の判定基準とされた。本經は薬用部位に言及しないが、別録に「二月八月に根を採り暴乾す」とあり、根を薬用部位とする。『本草經集注』(陶弘景)に「今、白山(吉林省長白山)、蔣山(江蘇省江寧県鍾山)、茅山(江蘇省勾容県茅山)に出づ。最も好きなるは白にして長大なるものなり。餘の處に亦た有り、多くは赤なり。赤なる者は小利なり。」、また『開寶本草』(馬志)では「別本注に云ふ、此れ兩種有り。赤なる者は小便を利し氣を下し、白なる者は痛みを止め、血を散ず。其の花亦た紅白の二色有り。」と記述されているように、白芍と赤芍の2種を挙げている。シャクヤクの花に赤白があるので、しばしば白花品を白芍、赤花品を赤芍と勘違いされる。正しくは、白芍はシャクヤクの根の外皮を去り湯通しして乾燥したもの、赤芍はシャクヤクの同属近縁種ベニバナヤマシャクヤク P. obovata Maximowicz などの根をそのまま乾燥したものであり、基原植物種が異なることに留意する必要がある[1]。ただし、『開寶本草』に「別本注に云ふ、(中略)其の花亦た紅白の二色有り」とあるのは赤花品・白花品のことをいう。因みに、局方はシャクヤク以外を基原とするものを正品と認めていないが、中国では P. veitchii Lynch を川芍薬あるいは川赤芍と称して用いることもある。白芍と赤芍はともに同属植物を基原とするが、薬効上は大きな違いがあるとされ、赤芍は牡丹皮とよく似た駆瘀血薬と認識されている。

『本草和名』(深根輔仁)は和名衣比須久須利一名奴美久須利、『和名抄』(源順)でも同じ和名を挙げている。『延喜式』巻第三十七の朧月御藥、中宮朧月御藥、雜給料、諸司年料雜藥に芍藥の名があり、諸國進年料雜藥では山城国・相模国・武蔵国・下総国・近江国・美濃国・飛騨国・上野国・若狭国・丹波国・播磨国・美作国・備前国・備中国・備後国・長門国・阿波国・讃岐国・伊予国から貢進が記録されている。また、8世紀に成立した『出雲國風土記』には嶋根郡・秋鹿郡で芍藥の所在が記録されている。『本草綱目啓蒙』(小野蘭山)に「又、宇陀芍藥、信濃芍藥ト云アリ。和ニテ古來上品ト云傳フレドモ是ハ草芍藥、山芍藥ニシテ山ノ自然生ナリ。眞ノ芍藥ニアラズ。」とあるように、シャクヤクが自生しないわが国では、古くからヤマシャクヤク P. japonica (Makino) Miyabe et Takeda など自生種の根を山芍薬と称して代用品としてきた。『出雲國風土記』にある芍藥はまちがいなくこれであり、また『延喜式』で地方から貢進されたものは野生種を採取したものと思われる。漢種のシャクヤクはかなり古い時代、通説では奈良時代に伝わったともいわれる。文献上の芍藥の初見は818年成立の『文華秀麗集』巻下「百草を闘はすを觀て、明執に簡す」(滋貞主)に「芍藥の花　薜蕪の葉　攀づるに隨ひて迸落し輕紗に受く」とあり、シャクヤクの栽培は容易なので、古代日本で栽培されていたとしても不思議ではない。『本草和名』にある和名エビスグスリは戎薬すなわち蛮夷の国に産する薬の意であるから、和産の同属類縁種と区別するためにつけられたと思われる。シャクヤクは薬用だけではなく園芸用の価値も大きく、もし平安時代に伝わっていたのであれば、同時代の古典文学にもっとその名が出てきて然るべきであるが、『文華秀麗集』の一首に留まる。したがって『本草和名』の成立した平安時代中ごろまではシャクヤクはわが国に伝わった可能性は低いだろう。因みに、ヌミグスリは漢方の要薬でもあるので、「祈み薬」すなわち病気の治癒を乞い願う意を

込めて命名されたか。

　シャクヤクの属名 *Paeonia* はギリシア神話の医薬の神アスクレピウス（Asclepius）を師とする医学徒ペオン（Paeon）に因んでつけられた。アスクレピウスは、ペオンが自分の生徒であるにもかかわらず、その有能さに嫉妬して迫害しようとしたところを、全能の神ゼウス（Zeus）がペオンをシャクヤクの花として救ったという神話は西洋ではよく知られている。すなわち、*Paeonia* 属種は西洋にもあり、その1種オランダシャクヤク *P. officinalis* Linné は古くから薬用に供されてきた。『和蘭薬鏡』（宇田川榛斎・榕菴）巻十四に芍薬が収載され、蘭名をペオニィとしている。蘭薬としての芍薬の主治は「鎮痙止痛ノ一薬トシ神思ノ感動ヨリ發スル痙攣搐掣ノ諸症、神經諸筋ノ攣急、頭旋眩暈、癇症、睡魘、小兒癎瘲、子宮衝逆痛、痛風等ニ良驗ヲ稱ス。煎劑或ハ散劑トシ用フ。」とあり、西洋におけるペオニィ（西洋芍薬）の伝統的な薬効に言及したものである。ここに鎮痙止痛ノ一薬とあるが、漢薬たる芍薬の薬能も鎮痙・平滑筋弛緩とされる。一方、本經に直接それを示唆する記述はなく、また別録も「血脉を通順し、中を緩め、惡血を散じ、賊血を逐ひ、水氣を去り、膀胱、大小腸を利し、癰腫を消し、時行寒熱、中惡、腹痛、腰痛（を治す）」とある中で、腹痛を治すとあるのがかろうじて鎮痙止痛に関連づけられるにすぎない。しかし、『傷寒論』の辨太陽病脈證并治上第五に収載される芍薬甘草湯の主治は「傷寒、脈浮にして、（中略）脚は攣急するに、（中略）若し厥癒えて足温なるは、更に芍薬甘草湯を作り之を與ふれば、其の脚即ち伸ぶ。」（第2章「芍薬甘草湯」を参照）とあり、脚のひきつけに対する薬方として古方では知られ、今日ではこむら返りのような足のけいれんによく用いられる。芍薬甘草湯は芍薬・甘草の2味から構成される処方で、抗けいれん作用は芍薬に基づくと考えられている。本經・別録そして歴代本草書のいずれもこの重要な薬能に言及しない中で、芍薬がけいれんに対して効能があると論じた漢方医書がある。江戸時代古方派漢方の重鎮・吉益東洞の著した『薬徴』であり、「結實して拘攣するを主治するなり。腹痛、頭痛、身體不仁、疼痛、腹滿、咳逆、下利、腫膿を旁治す。」と記載している。漢薬で *Paeonia* 属を基原とするものにシャクヤクのほかボタンピがある。同属植物を基原としながら、この両品は成分相に大きな違いがあり、シャクヤクはモノテルペン配糖体、ボタンピはアセトフェノン誘導体を主成分とする。オランダシャクヤク *P. officinalis* Linné はシャクヤクの成分相と酷似しており、漢薬系・西洋薬系の両芍薬が、まったく異質の東西伝統医学において、鎮痙薬としてよく似た薬能が認識され、成分相も類似することは興味深い。しかしながら、『和蘭薬鏡』はペオニィを「古人搐掣攣急等ノ神經病ニ大効アルヲ稱スレドモ晩近ノ諸名哲是ヲ歴試シテ殊効ヲ得ザル故ニ此藥往古ニ比スレバ漸ク聲價ヲ減セリ」とも評価している。おそらく、漢薬の芍薬を用いた蘭方での治験に基づく記述と思われるが、西洋でのペオニィの評価も長い薬用の歴史の割には高くない[2]。植物療法という植物基原生薬を多用する伝統医学が大きな影響力を保持するドイツではペオニィは薬物として認識されていない。したがって、『和蘭薬鏡』の芍薬に対する厳しい評価も決して荒唐無稽ではないのである。一方、今日の漢方医学界では芍薬に対して鎮痙薬・抗けいれん薬として一定の評価を得ている。その背景には、主成分のモノテルペン配糖体ペオニフロリンが、動物摘出臓器に対して筋弛緩作用を示すという、一定の科学的エビデンスが報告されていることがある。しかし、臨床の治験を経たものではなく、これをもって科学的エビデンスがあるというには、厳密な二重盲検法を経て認可された一般薬品に比べるとあまりに不十分といわざるを得ず、EBMの概念が浸透する現代医学において漢方処方が生き残るにはこの関門を乗り越えねばならない。

『薬物誌』（ディオスコリデス）にPaionia theleia、Paionia arrenとペオニィに由来すると思われる品目が収載され、種子は月経血の排出に効があり、腹痛にもよいと記されている。ただし、根を薬用とすることには言及せず、夏の土用の日の出前に抜き取り、体の周りに吊せば、毒物・魔法・恐怖・悪魔やそれによる呪いを防ぎ、熱病を予防すると記述しているにすぎない。西洋芍薬はアラビア医学（ユナニー）に取り入れられ、Ood Saleebと称され、抗けいれん・抗炎症・抗癲癇薬などとして用いられた。ユナニーで積み重ねられた知見が欧州に還流し、西洋芍薬の根を薬用としたのは中世以降のことである。

1) 『中薬大辞典』ではシャクヤクも赤芍薬の基原の1つとしているが、後世に混同された結果であろう。
2) Ahmad, F., Tabassum, N. and Rasool, S., Internat'l. Res. J. Pharm., 3 (4), 85-85, 2012.

ジャコウ　麝香　MOSCHUS　Ⅰ～Ⅳ、二国、Ⅶ～Ⅺ　漢

▶ **基原**　ジャコウジカ科（Moschidae）ジャコウジカ *Moschus moschiferus* Linné の雄の麝香腺分泌物。

▶ **用途**　香料原料のほか、家庭薬に配合されるが、「一般用漢方製剤承認基準」収載処方で本品を配合するものはない。

▶ **出典**　神農本草経上品「味は辛く温。川谷に生ず。悪氣を辟け、鬼精物を殺す。温瘧、蠱毒、癎痙（を主り）、三蟲を去る。久しく服すれば邪を除き、夢寤、魘寐せず。」

▶ **漢名**　麝香（本經）、麝臍香・香麕（本草綱目）。

▶ **解説**　第4改正版までは麝香と表記。第9改正版までは基原をジャコウジカに限定していたが、第10改正版以降はその他近縁動物を基原に加えた。ジャコウジカはワシントン条約で規制される稀少種であることもあって、第12改正版で削除された。『本草經集注』（陶弘景）は「麝の形、麕に似て栢葉を常食とす。又、蛇を噉らふ。五月、香を得れども、往往にして蛇皮、骨有り。故に麝香は蛇毒を療ず。今、蛇蛻皮を以て麝香を裹めば彌香ばし。則ち是れ相使なり。其の香正に麝の陰莖前の皮の内に在り、別に膜有りて之を裹む。」とあり、陰茎抱皮腺を薬用部位とする。かつては雄のジャコウジカを殺して採取したが、現在は生きたままで分泌物を採取できるようになったが、中国は国外への輸出を禁止している。麝香は欧州にも知られているが、高級香料として用いられるのみで、薬用とすることはない。近年、麝香の入手が困難になるにつれて、欧州ではジャコウネコ科アフリカジャコウネコ *Civettictis civetta* Schreber などの分泌物による代用が進んだ。麝香の香気成分ムスコンに似たキヴェトンというほぼ同様の香気があり、またアフリカ大陸に広く生息するので安価だからである。ジャコウジカの変種はシベリア・樺太・朝鮮に生息するが、その分泌物にムスコンはほとんど含まれないといわれる。『本草和名』（深根輔仁）に麝香が収載されるが、唐とあるだけで和名はない。正倉院保存の薬種二十一櫃献物帳（種々薬帳）の冒頭に麝香四十剤とあり、古代日本では中国から輸入される貴重な薬物であった。天平勝宝（756）八年、光明皇太后が聖武天皇の命日に奈良東大寺の盧舎那仏に奉納したいわゆる正倉院薬物の中にも麝香皮が現存する。『遠西醫方名物考』（宇田川榛斎・榕菴）巻二十五では主治を「性温、極メテ揮發竄透シ稍衝動シ腦、神經、心ヲ強壯

シ痙ヲ鎮メ稠厚ノ血液ヲ稀釋シ汗ヲ發シ風氣ヲ驅リ精力乏弱ヲ復シ精神鬱重ヲ欣慰爽快ス。失氣眩暈昏冒、心動悸、寒性ノ昏睡、卒逆肢體顫振、鬱憂病、發狂、癇、疝腹痛、痛風、傷冷毒痛ノ内攻、虚弱ノ肺燉衝、疫欸、壞疽、一切咬傷毒等ヲ療シ陰具虚寒ヲ温壯ス。」としている。

ジャショウシ　蛇床子　CNIDII MONNIERIS FRUCTUS　XIV*(2)〜XVI　漢

▶ **基原**　セリ科 (Umbelliferae) *Cnidium monnieri* Cussonの果實。《備考》Umbelliferae → Apiaceae。*Cnidium monnieri* (Linné) Cusson。

▶ **用途**　もっぱら漢方に用いる。本品を配合する処方に蛇床子湯がある。

▶ **出典**　神農本草經上品「蛇牀子　一名蛇粟一名蛇米。味は苦く平。川谷に生ず。婦人の陰中腫痛、男子の陰痿濕痒を治し、痺氣を除き、關節を利し、癲癇、惡瘡(を治す)。久しく服すれば身を輕くす。」

▶ **漢名**　蛇牀子・蛇粟・蛇米(本經)、虺牀・思益・繩毒・棗棘・牆藤(別録)、盱・馬牀・蛇床(爾雅)、蛇牀人(藥性論)、蛇床子(開寶本草)。

▶ **解説**　中国では*Heracleum scabridum* Franchetの種子を蛇床子(ジャショウシ)と称する地域(雲南省)があるが、ほとんどは*Cnidium monnieri*の果実であって、基原の混乱は比較的少ない。一方、わが国では蛇床子を産せず、別種の植物を蛇床子に充ててきた歴史がある。『本草綱目啓蒙』(小野蘭山)に「和名鈔ニヒルムシロト訓ズルニ因テ古ハ藥舗ニ誤リテ水草ノヒルムシロノ實ヲ蛇床子と稱シ貨レリト云フ。ヒルムシロハ救荒野譜ニ載ルトコロノ眼子菜ノ一種ナリ。其ノ後ハ今ニ至ルマデ皆ヤブジラミノ實ヲ用ヒ來レリ。恕庵先生モ左袒セラレタリ。」とあり、かつて水草のヒルムシロ科ヒルムシロ*Potamogeton distinctus* A. Bennettの種子を用いた時代があったという。無論、局方正品の*Cnidium monnieri*とはまったく類縁関係が認められない植物であるから、蘭山のいうように、誤りである。ヒルムシロという名は『和名抄』(源順)にあり、比流牟之呂と表記されている。一方、『本草和名』(深根輔仁)では「蛇床子　和名比留无之呂一名波末世利」とあるように、ハマゼリの別名を挙げている(『和名抄』にこの名はない)。この別名は明らかに蛇床子がセリ科基原であることを意識してつけられた名であり、いわゆるヒルムシロとはまったく関係はない。一方、中国では、『本草經集注』(陶弘景)は「近道の田野、墟落(そんらく)に甚だ多く、花葉は正に蘼蕪(ビブ)(セリ科センキュウ)に似たり」、また『圖經本草』(蘇頌)も「三月に苗を生じ、高さ二三尺、葉は青く砕けて叢を作す。蒿枝に似て、枝上の毎に花頭有りて百餘をなす。同一窠を結び、馬芹(バキン)類に似たり。四五月に白花を開き、散水に似る。子、黄褐色にして黍米(キビマイ)の如し。」と記述しており、いずれもセリ科植物の特徴を表し、やはり現今のヒルムシロでは合わない。平安の本草家が蛇床子にヒルムシロの名を付けたのは、蛇を蛭(ひる)と誤認して蛭床とし、さらにそれを蛭蓆(ひるむしろ)と解釈したからと思われる。しかし、ヒルの床(蓆)のイメージに合致する水田の害草があり、この名はヒルムシロ科植物に転じた。本来の基原植物はわが国に自生がないから、当然の帰結として和産の代用品を求めることになるが、『用藥須知』(松岡恕庵)に「和産用ユベシ。和俗此ノ實ヲヤブジラミト云フ。人衣ニ粘スル故名ク。蛇牀ヲヒルムシロト云フ誤ナリ。ヒルムシロハ水草ニシテ眼子菜ト名ク。殊同ジカラズ。」とあるように、セリ科ヤブジラミ*Torilis japonica* (M. Houttuyn) de Candolleあるいはオヤブジラミ*T. scabra* (Thunberg) de Candolleの種子を和蛇床子として代用した。蘭山も指摘しているように、松岡恕庵のこの見解は誤りであるが、韓国産蛇床子はヤブジラミを基原とする。ヤブジラミの実は鉤針形の剃が密生し、衣服につきやすい。通説では、これを「薮の虱」と見立ててヤブジラミの語源としているが、俗間の勘違いによるもので誤りである。江戸期に渡来した西洋ハーブの1種にイノンド*Anethum graveolens* Linnéというセリ科植物がある。この植物の漢名を蒔蘿(ジラ)といい、中国では『開寶本草』(馬志)草部中品に蒔蘿の名で収載され、「味は辛く温にして無毒。小兒の氣脹、霍亂、嘔逆、腹の冷え、食下らず兩肋痞滿するを主る。佛誓國(スマトラ周辺にあった国)に生じ、馬芹子の如く、辛く香ばし。亦た慈謀勒と名づく。」とあり、種子を蒔蘿子と称して芳香健胃・駆風薬とする。ヤブジラミの名は、その実が蒔蘿子に似て役に立たないので、薮蒔蘿実(やぶじらみ)すなわちヤブジラミとなったのであり、かなり高度な本草学的知識に基づいて命名された名前である。

　今日の植物学専門書には『本草和名』にあるハマゼリと同名の植物がある。セリ科ハマゼリ*Cnidium japonicum* Miquelであり、局方正品の漢種とは同属異種の関係にあり、また局方ハマボウフウの基原植物でもある(ハマボウフウの条を参照)。その名の示すように、海浜に生え、内陸には分布しない。『延喜式』巻第三十七「典藥寮」の遣書蕃使(唐使・渤使)に虵床子の名があり、また諸國進年料雜藥では尾張国・相模国・武蔵国・常陸国・近江国・美濃国・長門国・阿波国・讃岐国・伊予国より貢進の記録がある。このうち、武蔵国・近江国・美濃国に海がないから代用品としてもハマゼリは考えられない。蘭山が指摘しているように、当地ではヒルムシロの種子を採取したと思われる。平安の本草家の勘違いによってつけられたヒルムシロの名は意外と早く水田の害草に転じてしまったらしい。こう考えると、『延喜式』における蛇床子と産地の関係はよく説明できる。江戸時代になって、蛇床子がセリ科であることに気づいた結果、ヤブジラミに転じたのであろう。あるいは朝鮮ではヤブジラミを蛇床子としていたから、朝鮮通信使との交流を通じて、それに倣ったことも考えられる。一方、古代では蛇床子とされたハマゼリは、ヤブジラミに蛇床子の地位を奪われることになったが、後世になって防風(ボウフウ)の代用品すなわち浜防風(ハマボウフウ)として再び薬用とされることになった。

シャゼンシ　車前子　PLANTAGINIS SEMEN　二国、VII〜XVI　漢

▶ **基原**　オオバコ科(Plantaginaceae)オオバコ*Plantago asiatica* Linnéの種子。

▶ **用途**　もっぱら漢方薬とする。配合処方：牛車腎気丸・五淋散・清心蓮子飲・明朗飲・竜胆瀉肝湯。

▶ **出典**　神農本草經上品「一名當道。味は甘く寒。平澤に生ず。氣癃を治す。痛みを止め、水道、小便を利し、濕痺を除く。久しく服すれば身を輕くし、老ひに耐ふ。」

▶ **漢名**　車前子・當道(本經)、茉苢・蝦蟇衣・牛遣・勝舄(別録)、地衣・馬舄・牛舌(本草綱目)。

▶ **解説**　中国産にはオオバコより種子の小さなムジナオオバコ*P. depressa* Willdenowを基原とするものがある。オオバコは古くから多くの別名があり、『埤雅』(陸佃)に「茉苢　一名馬舄一名車前一名當道。大葉にして穂長く、好く牛馬の跡の中に生ず。故に馬舄、車前、當道なり。」とあり、大葉長穂という形態の特徴および人里・人跡に生えるという生態的特徴を指摘し、名の由来も牛車の車輪跡に生えるからと説明する。陸佃は「神仙服食法に曰ふ、車前の實は雷の精なりと。善く孕

婦の難産を療じ、及び人をして子有らしむ。故に詩(『詩經』周南・芣苢)に曰ふ、采之、有之、綴之、将之、袺之、襭之と。而して序なるは以爲らく和平則ち婦人子有るを樂しむなりと。」とも述べており、別録にある主治「人をして子有らしむ」について『神仙服食方』(『埤雅』では法となっているのは誤り)や『詩經』を引用して説明する。

『本草和名』(深根輔仁)に「車前子　和名於保波古」とあり、『和名抄』(源順)でも同じ和名となっている。この古名は今日でも通用するが、もっと古く『日本書紀』の欽明天皇23年7月に「其の妻、大葉子亦た竝びて禽を見ゆ」と、オホバコと読める名がある。しかし、同じ上代8世紀に成立した『萬葉集』や『出雲國風土記』にはこの和名のみならず漢名も見当たらない。『延喜式』巻第三十七「典藥寮」の諸國進年料雜藥に大和国・摂津国・伊賀国・近江国・若狭国・丹波国・丹後国・出雲国・美作国・備前国・備中国・備後国・紀伊国・讃岐国・伊予国・土佐国から車前子の貢進の記録がある。オオバコはわが国でも広く自生するので、『延喜式』にある車前子はいずれも和産と考えてよい。『本草綱目啓蒙』(小野蘭山)は葉の大きな唐オオバコ・朝鮮オオバコ・そして阿蘭陀オオバコにも言及しており、いずれも薬用に良しと記載しており、当時は和産のほか外国からの輸入品もあったことを示唆する。オオバコ属植物は世界中で古くから薬用とされてきた。『薬物誌』(ディオスコリデス)にArnoglossonとあるものはセイヨウオオバコ P. major Linnéの全草で、中国本草の車前草に相当し、収斂作用があって瘡瘍や癰疽などに効くとされ、内用では下痢、疝痛によいと記載されている。また、車前子に相当する種子は下痢、吐血を止め、歯痛を鎮めるとしている。現在でも欧州・旧ソ連邦・インドではオオバコ属種の種子をシリウム(Psyllium)と称し、種皮に多く含まれる食物繊維の存在をもって便秘の解消や予防にサプリメントとして利用する。シリウムは大きく分けて2種あり、1つはblonde psylliumまたはispaghula (fybogel)と称し、P. ovata P. Forsskålの種子を基原とする。もう1つはSpanish psylliumあるいはFrench psylliumと称し、エダウチオオバコ P. psyllium Linnéまたはホソバオオバコ P. arenaria Waldstein et Kitaibelの種子を基原とする。『和蘭藥鏡』(宇田川榛斎・榕菴)巻十八に車前の名で収載、ラテン名をプランタゴとしているが、和産を用いたと思われる。主治は「根葉子共ニ収澁清涼淨泥ノ効アリ。根殊ニ効多シ。血液ヲ稠厚シ創ヲ愈シ下利血痢吐血、婦人月經過多、白帶下ヲ治ス。根若クハ葉共ニ水煎シ服ス。」としている。

シャゼンソウ　車前草　PLANTAGINIS HERBA　VII* ～ XVI　漢

- ▶ **基原**　オオバコ科(Plantaginaceae)オオバコ Plantago asiatica Linnéの花期の全草。
- ▶ **用途**　わが国の民間ではオオバコの名で鎮咳・去痰薬とすることがある。
- ▶ **出典**　名醫別録上品「葉及び根　味は甘く寒。金瘡止血、衂鼻、瘀血、血瘕、下血、小便赤を主り、煩を止め、氣を下し、小蟲を除く。一名芣苢一名蝦蟇衣一名牛遺一名勝舃。真定の平澤、丘陵、阪道中に生ず。五月五日に採り陰乾す。」
- ▶ **解説**　車前子と基原がまったく同じで、薬用部位の違いによる。別録で葉と根すなわち全草が加わった。民間薬とされることが多いが、「一般用漢方製剤承認基準」に配合例がないだけで、中国では『外臺祕要』(王燾)や『太平聖惠方』(王懷隱)などに車前葉あるいは車前草の名で配合する処方が散見され、純然たる漢薬である(シャゼンシの条を参照)。

ジュウヤク　十薬　HOUTTUYNIAE HERBA　二国、VII～XVI　　和

▶▶「ドクダミ(ジュウヤク)」については、第2部 第7章で詳しく解説しています(p.653)。

- ▶ 基原　ドクダミ科(Saururaceae)ドクダミ *Houttuynia cordata* Thunbergの花期の地上部。
- ▶ 用途　一部の漢方処方に配合(五物解毒湯)されるが、ほとんどは緩下利尿薬として単味で用いる。
- ▶ 漢名　蕺(別錄)、蕺菜(新修本草)、魚鯹草・葅子・紫蕺(本草綱目)。

シュクシャ　縮砂　AMOMI SEMEN　I、二国、VII～XVI　　漢

- ▶ 基原　ショウガ科(Zingiberaceae) *Amomum xanthioides* Wallichの種子の塊。《備考》ホンシュクシャ：*Amomum villosum* Loureiro var. *xanthioides* (Wallich ex Baker) T. L. Wu et S. J. Chen (synonym. *Amomum xanthioides* Wallich ex Baker)。
- ▶ 用途　芳香健胃薬とするほか、漢方でも用いる。配合処方：安中散・安中散加茯苓・胃苓湯・化食養脾湯・枳縮二陳湯・響声破笛丸・香砂平胃散・香砂養胃湯・香砂六君子湯・椒梅湯・参苓白朮散・喘四君子湯・丁香柿蔕湯・分消湯(実脾飲)。
- ▶ 出典　開寶本草草部中品「縮沙蜜　味は辛く温にして無毒。虛勞の冷瀉、宿食消ゑず、赤白の洩痢、腹中の虛痛を主り、氣を下す。南地に生ず。苗は廉薑に似て、形は白豆蔻の如く、其の皮は緊く厚くして、皺は黄赤色なり。八月に採る。」
- ▶ 漢名　縮沙蜜(開寶本草)、縮砂蔤(本草綱目)。
- ▶ 解説　初版は縮砂と表記。原典では縮沙蜜とあり、『本草綱目』(李時珍)で縮砂蔤(シュクシャミツ)となり、それが短縮されて現在名となった。李時珍は蜜(蔤)の義について、本品の名義を不詳とした上で、「藕下(はすのね)の白蒻(はくじゃく)多きを蔤といふ。其の蜜藏の意なり。此の物の實、根の下に在り、仁は殻の内に藏す。或は此の意なりや。」と推定している。李時珍の謂わんとするところは、ハス *Nelumbo nucifera* J. Gaertnerの根の白い部分すなわち蒻を蔤とも称するから、根の下の実の殻の中に密藏されているのも蔤と称するいうのであるが、いかにもわかりにくい説明である。局方正品の基原植物 *A. villosum* var. *xanthioides* はインドシナ・タイ・インドネシアに分布する。市場ではこの成熟果実を陽春砂(ヨウシュンシャ)、種子団塊を縮砂(仁)と区別し、局方の正品は後者に相当する。*Amomun* 属植物は根から短い花茎を伸ばして穂状花序をなし、実を結ぶと果穂が倒れて地に這うようになる。各果実は柔らかい刺のある薄い果皮で包まれている。種子団塊とはやや未成熟の果実の果皮を除いた仁(種子)の塊をいい、種子は1つずつ認識できるが、互いに接着し、集合果のように見える。一方、陽春砂は果皮のついた成熟果実であり、それを除くと中の種子がばらばらになるので砂と称される。中国市場には同属の基本種を基原とする *A. villosum* Loureiroがあり、その成熟果実を殻砂(コクシャ)、

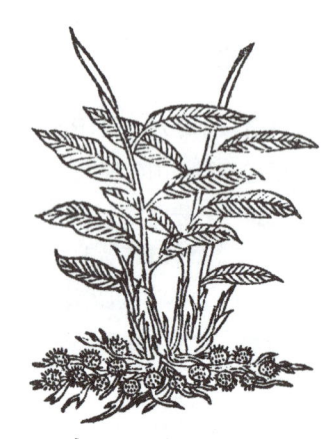

新州縮沙蜜

種子団塊を砂仁と称して区別する。そのほかにいくつかの類品があり、たとえば*A. longiligulare* T. L. Wuの果実を海南殻砂、*A. chinense* W. Y. Chunの果実もしくは種子団塊を海南土砂（海南仮砂仁）と称する。わが国ではハナミョウガ属*Alpinia* spp.の種子を伊豆縮砂と称し、縮砂の代用とした（イズシュクシャの条を参照）。

　『圖經本草』(蘇頌)に「縮沙蜜は南地に生じ、今は惟嶺南(広東・広西)の山澤の閒に之有り。苗の莖は高良薑に似て、高さ三四尺、葉は青く長さ八九寸、闊さ半寸已來、三月四月に開き、花は根の下に在り。五六月に實を成し、五七十枚一穗を作し、狀は益智に似て、緊く厚くして、皺は栗の文の如し。外に刺有り、黄赤色の皮の間に、細子一團八漏、四十餘粒可り、黍米の大いさの如く、微かに黑色なり。」と記述しているものは明らかに*Amomum*属種の特徴を表し、『重修政和經史證類備用本草』巻第九草部中品にある新州縮沙蜜もそれとよく合致する。西洋では*Elettaria* spp.（小豆蔲の類）とともに*Amomum* spp.の乾燥種子をカルダモンと称し、スパイスとして珍重する。紀元前にインドから欧州に輸出されていたといわれる。普通、カルダモンと称するものは*Elettaria* spp.の種子であり、グリーンカルダモンあるいは真正カルダモンと呼ぶこともある。一方、*Amomum* spp.を基原とするものは、種により種子の色が異なるので、ブラック・ブラウン・ホワイト・レッドカルダモンと区別し、また産地によってベンガルカルダモン・シャムカルダモンなどと呼ぶこともある（ショウズクの条を参照）。

ショウキョウ　(乾)生姜　ZINGIBERIS RHIZOMA　I～XVI　洋・漢

▶ **基原**　ショウガ科(Zingiberaceae)ショウガ*Zingiber officinale* Roscoeの根茎で、ときに周皮を除いたもの。《備考》*Zingiber officinale* (Willdenow) Roscoe。

▶ **用途**　食用に広く供されるほか、芳香健胃薬として用いられ、また漢方で非常に多くの処方に配合される。配合処方：胃苓湯・烏薬順気散・烏苓通気散・温経湯・温胆湯・越婢加朮湯・越婢加朮附湯・延年半夏湯・黄耆桂枝五物湯・黄耆建中湯・解労散・化食養脾湯・藿香正気湯・葛根湯・葛根湯加川芎辛夷・加味温胆湯・加味帰脾湯・加味逍遙散・加味逍遙散加川芎地黄・加味平胃散・帰耆建中湯・枳縮二陳湯・帰脾湯・芎帰調血飲・芎帰調血飲第一加減・九味檳榔湯・桂姜棗草黄辛附湯・桂枝越婢湯・桂枝加黄耆湯・桂枝加葛根湯・桂枝加厚朴杏仁湯・桂枝加芍薬生姜人参湯・桂枝加芍薬大黄湯・桂枝加芍薬湯・桂枝加朮附湯・桂枝加竜骨牡蛎湯・桂枝加苓朮附湯・桂枝芍薬知母湯・桂枝湯・桂枝二越婢一湯・桂枝二越婢一湯加朮附・啓脾湯・荊防敗毒散・桂麻各半湯・鶏鳴散加茯苓・堅中湯・甲字湯・香砂平胃散・香砂養胃湯・香砂六君子湯・香蘇散・厚朴生姜半夏人参甘草湯・五積散・呉茱萸湯・柴葛解肌湯・柴葛湯加川芎辛夷・柴陥湯・柴梗半夏湯・柴胡加竜骨牡蛎湯・柴胡枳桔湯・柴胡桂枝湯・柴芍六君子湯・柴蘇飲・柴朴湯・柴苓湯・滋陰降火湯・四君子湯・柿蔕湯・炙甘草湯・十味敗毒湯・生姜瀉心湯・小建中湯・小柴胡湯・小柴胡湯加桔梗石膏・小続命湯・小半夏加茯苓湯・升麻葛根湯・逍遙散・参蘇飲・真武湯・清肌安蛔湯・清湿化痰湯・清上蠲痛湯・清肺湯・喘四君子湯・疎経活血湯・蘇子降気湯・大柴胡湯・大柴胡湯去大黄・大防風湯・竹茹温胆湯・釣藤散・当帰建中湯・当帰四逆加呉茱萸生姜湯・独活葛根湯・二朮湯・二陳湯・排膿散及湯・排膿湯・八解散・白朮附子湯・半夏厚朴湯・半夏白朮天麻湯・不換金正気散・伏竜肝湯・茯苓飲・茯苓飲加半夏・茯苓飲合半夏厚朴湯・茯苓沢瀉湯・

分消湯(実脾飲)・平胃散・防已黄耆湯・防風通聖散・補中益気湯・補肺湯・奔豚湯(金匱要略)・奔豚湯(肘後方)・六君子湯・苓甘姜味辛夏仁湯・麗沢通気湯・麗沢通気湯加辛夷.

▶**出典** 名醫別録中品「味は辛く微温。傷寒の頭痛、鼻塞がり、欬逆し、上氣するを主り、嘔吐を止む。犍爲(四川省宜賓県)の川谷及び荊州(湖北省江陵県)、楊州(江蘇省揚州)に生じ、九月に採る。」

▶**漢名** 生薑(本經).

▶**解説** 第5改正版までは生薑(第2改正版では薑根を正名、生薑を別名とする)と表記。生姜はもともとショウガの生品を指し、ヒネショウガ(食用とするショウガをいう)を用いる漢方処方も多い。ショウキョウは初版から収載されるが、第6改正版まではショウガの根茎を乾燥したものと表記されているので、漢薬としてのショウキョウを想定していないことを示唆する。したがって、西洋のジンジャー(ginger)を取り入れたと考えるべきで、修治を施さずにヒネショウガを乾燥したものであり、乾生姜と称することもある。『和蘭藥鏡』(宇田川榛斎・榕菴)巻三にも薑・乾姜とあり、主治については「胃中ノ粘液及ビ不熟ノ汚液ヲ消化シ、惡心嘔氣ヲ鎮メ食ヲ進ム。」と記載されている。薑・乾姜はそれぞれショウキョウ(カンショウキョウ)とカンキョウであり、蘭方ではどちらも区別せずにジンジャーとして用いたようである。本来なら、局方のショウキョウは漢方の伝統的用法に適合しないのであるが、今日ではあまり気にせずに用いる。乾姜は基原がまったく同じで、蒸してから乾燥するという修治を施したものであり、色が異なるので別品として区別される(カンキョウの条を参照)。

ショウガはかなり古い時代に渡来したと思われるが、『正倉院文書』に「廿五文生薑三升直」(宝龜二年五月二十九日付、『大日本古文書』巻6 176頁)とあるほか、随所に「生薑」の名が出てくるので、奈良時代でも広く普及していた。『和名抄』(源順)に「生薑 和名久礼乃波之加三、俗に云ふ阿奈波之加美(くれのはじかみ)(あなはじかみ)」とあり、クレノハジカミの和名がつけられた。『本草和名』(深根輔仁)では乾薑の条に別名として収載され、同名の和名をつける。クレノハジカミという古名はいつしか消えて、今日ではショウガという。通説では生薑(生姜)の音読み「しゃうきゃう(しゃうかう)」が訛ったとするが、同属和産種のミョウガ *Zingiber mioga* (Thunberg) Roscoeを女荷(蘘荷)(めうが)というのに対して、ショウガを夫荷(せうが)と称したことに由来するともいう。『和名抄』に「蘘荷 和名米加(めか)」とある。すなわち、ショウガとミョウガを陰陽説にしたがって男(夫)女(妻)と区別したというのであり、語源解釈のとしての説得力はともかく、興味深い見解である。平安時代にショウガが栽培されていたことは、『延喜式』巻第十五「内藏寮」に「薑種十石、右遠江國交易の進む所云々」、同巻第二十三「民部下」の交易雜物に「遠江國(中略)干薑一百斤 種薑十石」、さらに同巻第三十三「大膳下」の正月最勝王經齋會供養料に「干薑四撮(中略)漬薑七勺」、七寺盂蘭盆供養料に「漬薑一升一合 干薑三兩 生薑六房」、仁王經齋會供養料に「干薑四銖 生薑一合九勺五撮(中略)有莖生薑一房」、造雜物法に「生薑六升(中略)漬生薑一斛」、同巻第三十九の新嘗祭供御料に「干薑三兩」、諸節句御料に「干薑一斤」、供奉雜菜に「生薑八房」、漬年料雜菜に「生薑四石五斗」とあることから明らかである。特に巻第三十九に耕種園圃に「營薑一段 種子四石 惣單功七十八人 耕地五遍 把犁二人半云々」と具体的な栽培法も記載している。以上はもっぱら食用すなわち香辛料として用いられ、漬けものあるいは乾燥して保存食(干薑)とされた。巻第二十三でいう種薑とはショウガの種芋のことであって、種子のことではない[1]。巻第三十七「典藥寮」の諸國進年料雜藥に、遠江国から干薑の貢進があったとの記録がある。この干薑は乾薑であることはいうまでもないが、当時は薬用より食用の方が多かったと思

われる。

『薬物誌』(ディオスコリデス)にZingiberiとあるように、古くから西洋でも薬用・香辛料として用いられた。同書に陶器製の壺に入れ保存されてローマに運ばれたとあり、冷涼な欧州では栽培されず、原産地のインドから直接輸入された。ただし、同じインド原産の香辛料コショウと比較して味や薬効について記述しているが、ショウガの評価はずっと低いものであった。

1) わが国ではショウガの結実はきわめて稀で、栄養繁殖によって増殖・維持されてきた歴史がある。

ショウシ　松脂　RESINA PINI　I〜VII*　　　洋

- ▶ **基原**　マツ科(Pinaceae)*Pinus*属諸種植物の幹から得た固形の樹脂。
- ▶ **用途**　軟膏・硬膏の基剤。
- ▶ **出典**　神農本草經上品「松脂　一名松膏一名松肪。味は苦く温。山谷に生ず。癰疽惡瘡、頭瘍白禿、疥瘙、風氣を治し、五藏を安んじ、熱を除く。久しく服すれば身を輕くし、老ひずして延年す。」
- ▶ **漢名**　松脂・松膏・松肪(本經)、松香・白松香(滇南本草)、松膠(本草綱目)。
- ▶ **解説**　第6改正版までは松脂(ショウシ)と表記。初版および第2改正版はアカマツ*Pinus densiflora* Siebold et ZuccariniとクロマツP. *thunbergii* Parlatoreを基原としたが、第3改正版以降は*Pinus*属諸種と基原を拡大した。これは海外からの輸入品の増大を考慮した結果である。中国産はタイワンアカマツ（馬尾松(バビショウ)）*Pinus massoniana* Lambert、ユショウ（油松）*P. tabuliformis* Carrièreを主とし、*P. armandi* Franchet、*P. bungeana* Zuccarini ex Endlicher、*P. koraiensis* Siebolt et Zuccarini、*P. yunnanensis* Franchetなどマツ属各種およびカラマツ属(*Larix*)の樹幹から得た樹脂を基原とする。現在、わが国はほとんどを北米から輸入し、中国産は皆無である。本品は生松脂(テレビンチナ)を乾燥したものであり、精油成分(テレビン油)を除いたものをロジン(コロホニウム)という(ロジン、テレビンチナの条を参照)。

ショウズク　小豆蔲　CARDAMOMI FRUCTUS　II〜XVI　　　洋・漢

- ▶ **基原**　ショウガ科 (Zingiberaceae) *Elettaria cardamomum* Matonの果実。本品は用時種子のみを用いる。《備考》*Elettaria cardamomum* (Linné) Maton。
- ▶ **用途**　芳香健胃薬とするほか、漢方の一部の処方(香砂養胃湯)に配合される。
- ▶ **解説**　第5改正版までは小豆蔲(ショウズク)と表記。「用時に種子のみを用いる」という但し書きは第6改正版以降につけられた。本品の特徴である香気成分は果皮にはなく種子にあるからであり、用時までなるべく種皮をつけたままにして香気成分の揮散を防ぐためである。本品を配合する処方の香砂養胃湯(コウシャヨウイトウ)では白豆蔲(ビャクズク)(後述)の代用に本品を用いるとしている。中国では白豆蔲の代用品と扱われ、品質は劣るとされる。本品と名前の類似する草豆蔲(ソウズク)・白豆蔲は古くから混同され、専門家ですら勘違いすることがしばしばある。草豆蔲・白豆蔲の基原は以下の通りである。

草豆蔻：ショウガ科 *Alpinia hainanensis* K. Schumann (synonym. *Alpinia katsumadae* Hayata) の成熟種子塊。

▶ 漢名　豆蔻(別錄)、草豆蔻(藥性論)。

　後述するように、本草書によっては草果(ソウカ) (*Amomum tsao-ko* Crevost et Lemarie の成熟果)を草豆蔻と称するものがあり紛らわしい。別錄の上品に豆蔻(ズク)の名で初見する。『證類本草』(唐慎微)では白豆蔻(ビャクズク)・紅豆蔻(コウズク)ほか豆蔻の名をもつものが草部に分類されているが、豆蔻は『新修本草』(蘇敬)で巻第十七「菓部上品」に分類され、それを踏襲して以降の本草書は果部に収載する。本草にいう豆蔻は、『圖經本草』(蘇頌)に「豆蔻は即ち草豆蔻なり」とあることをもって、草豆蔻と同品とする。別錄では主治について「味は辛く温にして無毒。中を温め、心腹の痛み、嘔吐を主り、口の臭氣を去る。南海に生ず。」と記述している。蘇敬は「豆蔻の苗は山薑に似て、花は黄白色なり。苗の根及び子は亦た杜若(トジャク)、枸櫞(クエン)の性冷に似たり。」とあり、山薑に似るというからショウガ科植物であることがわかる。蘇頌はまた「苗は蘆(アシ)に似たり。葉は山薑、杜若の輩に似たり。根は高良薑に似て、花は穂を作し、嫩葉は之を巻きて生じ、初めは芙蓉の如く、穂頭は深紅色、葉は漸く展(ひら)き、花は漸く出でて色は漸く淡くなる。亦た黄白色なる者有り、南人多く採りて以て果に當(あ)つ。(中略)花は葉の間に生じて穂を作し麥粒の如く、嫩なるは紅色なり。」と記述し、根から花梗を伸ばして花をつける *Amomum* 属ではなく、葉の間から花梗を伸ばす *Alpinia* 属の特徴を表し、『重修政和經史證類備用本草』巻第二十三にある山薑花の図はまさにそれに相当する。一方、宜州豆蔻(ギシュウズク)と称するものの図は明らかに *Amomum* 属であり、これこそ今日いう草果に相当するものと思われる。草果の名は『本草綱目』(李時珍)に草豆蔻の別名として初見する。したがって、『開寶本草』(馬志)ほか宋代の本草書ならびに『本草綱目』は、草豆蔻と草果を混同し、区別していなかったことになる。

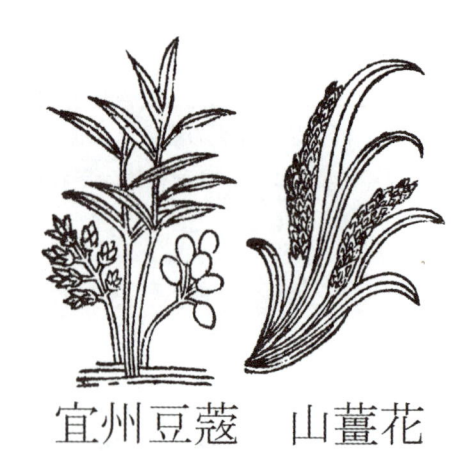

白豆蔻：ショウガ科 *Amomum testaceum* Ridley (synonym. *Amomum krervanh* Pierre ex Gagnepain) の成熟果。

▶ 漢名　多骨(本草拾遺)、白豆蔻(開寶本草)。

中国では古くからカンボジア・タイより輸入していた。そのほか、同属種の *A. compactum* Solander ex Maton も用い、インドネシアに産するのでジャワ白豆蔻と称する。中国ではショウガ科 *Alpinia* sp. の果実を土白豆蔻(ドビャクズク)と称して流通することがある。『中薬大辞典』では白豆蔻の基原を *Amomum cardamomum* Linné [正名は *Elettaria cardamomum* (Linné) Maton] としているが、インド・スリランカ原産の小豆蔻に相当するものであるから誤りである。白豆蔻を正条品としたのは『開寶本草』で、草部中品に収載し、主治および性状について「味は辛く大温にして無毒。積冷の氣を主り、吐逆、反胃を止め、穀を消し、氣を下す。伽古羅國に出で、呼びて多骨と爲す。形は芭蕉(バショウ)の如く、葉は杜若に似て長さ八九尺、冬夏潤まず。花は淺黄色にして、子は朶(だ)を作し、葡萄(ブドウ)の如し。其の子は初めて出でたるは微(かす)かに青く、熟すれば則ち白に變ず。七月に採る。」と記述されている。この中の「伽古羅國に出で〜」以下の記述は、『酉陽雜俎』(段成式)巻十八にそっくり出てくる。伽

古羅は、『道里記』（賈耽）にいう可（哥）谷羅と同じと思われる[1]が、8世紀から9世紀にアラビア人が活発な交易活動を行っていたマレー半島周辺にあった国と考えられている。別名の多骨は、カルダモンすなわち白豆蔲の産地として知られたTakurあるいはTakolaに由来するという。かかる経緯から中国本草における白豆蔲はアラブ人の知識を反映したものであることはまちがいない。『本草綱目』（李時珍）の集解では、『本草拾遺』（陳藏器）を引用して白豆蔲を記載するが、『開寶本草』の記載とまったく変わらず、その後継書である『證類本草』に『本草拾遺』の引用はない。『證類本草』巻第九「草部中品」において、本品の次の条にある地筍が新補出陳藏器及日華子とあるから、李時珍の錯覚ではないかと思われる。また、『圖經本草』（蘇頌）の記述に「張文仲はいふ、胃氣の冷え、喫食すれば即ち吐くを得んと欲するを治するに、白豆蔲子三枚を擣き篩ひ、更に好きに研細し、酒一盞微温にて之を調へ、併せて三二盞を飲めば佳し云々」とあるように、唐代の張文仲の引用があることも錯覚を招いた理由に挙げられるかもしれない。李時珍は、蘇敬の論述も発明で引用するが、『新修本草残巻』にはその記述は見当たらない。白豆蔲の出典を739年に成立したといわれる『本草拾遺』（陳藏器）とするのは、李時珍の論述に基づくものであり、以上から信頼に堪えるものではない。しかし、9世紀中ごろの編とされる『酉陽雜俎』に白豆蔲が出てくるので、唐代には白豆蔲が何らかの目的で用いられていたのはまちがいない。

局方におけるショウズクの正品は*Elettaria cardamomum*の果実を基原とするもので、インドのマラバル地方原産のスパイスの1種で、古くから欧州に知られるカルダモンと同じである。インドではカレーなどに、中東ではコーヒーにこれを加える。これと紛らわしいものに*Amomum cardamon* Linnéがあるが、現在では*Elettaria cardamomum*の異名とされている。いわゆるカルダモンと称するものは、インド・スリランカ産を*Elettaria cardamomum*、タイ・東インド諸島産を*Amomum cardamomum*のように、産地別に異なる属種名がつけられ区別されていた。果実の形態にかなりの変異があることは確かであるが、その変異は連続的であり、属種として区別するのは困難である。かかる状況にあってインド・スリランカ産はマイソールカルダモン（Mysore cardamon）とマラバルカルダモン（Malabar cardamon）に大別されている。前者はシネオール・リモネン含量が高く芳香性が強いとされ、いわゆるグリーンカルダモンと称するのはこれである。また、紛らわしい名にブラックカルダモン・ブラウンカルダモンなどがあるが、*Amomum*属の別種を基原とするものであり、いわゆるカルダモン（小豆蔲）とは区別されるべきものである。

『薬物誌』（ディオスコリデス）にあるKardamomonは本品に相当し、遠隔地の産ながら欧州では古くから香辛料とされていた。その薬効として癲癇・咳・神経痛・ヘルニアなどを挙げ、また痙攣・腹痛・寄生虫にもよいとある。最もよい品質のものはコマゲーネー・アルメニア・ホスホルスすなわち現在のシリアから黒海西南部沿岸地方に産するとあるから、温暖な地方ではインドから取り寄せた苗や種子から栽培されていたようである。

[1] 池永佳昭　史学　第51巻3号　81-94　1981年。

ショウブ　菖蒲　CALAMI RHIZOMA　I　　　　　　　　　　　　　　　　洋・漢

▶ **基原**　ショウブ科 (Acoraceae) ショウブ *Acorus calamus* Linné の根。《備考》科名はクロンキスト・APG、新エングラーはサトイモ科 (Araceae) とする。

▶ **用途**　芳香健胃薬として家庭薬に用いた。

▶ **出典**　神農本草經上品「昌蒲　一名昌陽。味は辛く温。池澤に生ず。風寒濕痺、欬逆上氣を治し、心孔を開き、五藏を補ひ、九竅を通じ、耳目を明にし、音聲を出す。久しく服すれば身を輕くし、忘れず、迷ひ惑はず、延年す。」

▶ **漢名**　昌蒲・昌陽 (本經)、堯韭 (呉普本草)、菖蒲・水劔草 (本草綱目)。

▶ **解説**　ユーラシア大陸と北米大陸の温帯から熱帯に広く分布し、東アジア産は変種 var. *angustatus* Bess に分類されることがある。フェニルプロパノイドを主とする精油 (ショウブ油) を約3％含む。インドでは古代より薬用とされた。『薬物誌』(ディオスコリデス) に Kalamos Euodes とあるものが本品に相当し、服用あるいは外用すると月経血を排出させ、煮汁は婦人性器病のために坐浴や注入に用いると記載する。しかし、欧州での本格的な利用は16世紀にドイツで薬用に供されてからであって、今日では浴用剤としても利用する。『和蘭薬鏡』(宇田川榛斎・榕菴) 巻五に「菖蒲　根ヲ薬用トス。香竄衝動し、温煖強壯ス。殊ニ健胃驅風ノ偉効アリ。」とある。本品は欧州薬局方より導入した。

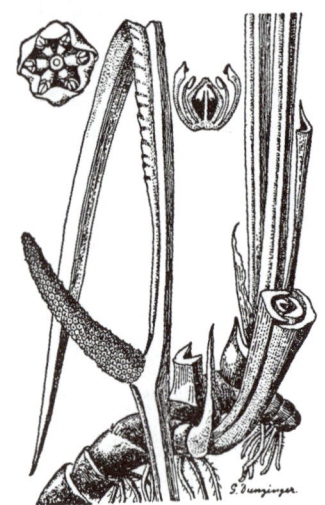

中国では本經上品に昌蒲の名で収載される。『本草經集注』(陶弘景) は「眞の菖蒲は葉に脊一つ有り劍刃の如し。四月五月に亦た小釐の華を作すなり。」、『圖經本草』(蘇頌) も「春に青葉を生じ、長さ一二尺許り、其の葉の中心に脊あり、狀は劔の如し。花實無く[1]、五月十二月に根を採り陰乾す。今、五月五日を以て之を收む。其の根は盤屈して節有り、狀は馬鞭の大いさの如し。一根の傍らに三四根を引き、傍根の節は尤も密なり。一寸に九節なる者佳し。亦た一寸に十二節なる者之を採る。初めは虛軟、暴乾すれば方にして堅く實し、之を折れば中心の色は微かに赤し。之を嚼めば辛く、香少なく滓あり。人多く乾燥せる沙石、土中に植ゑ、臘月に之を移す。尤も活かし易し。」と記述し、基本的な形態の記述で陶弘景の見解と一致する。わかりやすくいえば、線形で鮮明な中肋のあるショウブの葉を剣のようだといっているのであり、江戸時代になると、端午の節句に男児が菖蒲刀という木刀を腰に差す風習があったが、平安貴族が僻邪の目的で菖蒲の葉を腰に差した名残といわれている。すなわち、それほど昔の人にとっても認識しやすい顕著な形態的特徴であったことを示す。また、石磧の上に生える (陶弘景) ので石上菖蒲とも呼ばれる。こうしてみると菖蒲の基原は今日のショウブでよいように見えるが、牧野富太郎は「然ルニ邦人ハ菖蒲ヲ今日云フしゃうぶ (白菖) ト誤リ云々」(『國譯本草綱目』) と述べ、菖蒲を同属別種のセキショウ *Acorus gramineus* Solander ex Aiton と考えた[2]。セキショウの葉の中肋は不明瞭であるから、陶弘景や蘇頌の記述と明らかに矛盾する。セキショウに当たる漢名は、蘇頌が「又、水昌蒲有り、溪澗の水澤の中に生ず。甚だ葉多く、亦た相似す。但、中心に脊無し。」と述べる水菖蒲であり、また別録に初見する白昌別名水菖蒲である。蘇頌は水菖蒲について「之を採り乾したる後、輕虛にして滓多く、殊に石昌蒲に及ば

ず。藥用に入るに堪へず。搗（つ）き末とし油に調へて疥癬に塗るべし。今、藥肆に貨る所、多くは兩種を以て相雜ふ。尤も辨（わきま）へ難きなり。」と述べ、一方、石菖蒲（石上菖蒲）については「人持ち來る者は此れ即ち醫方に用ふる所の石昌蒲なり」としているから、石菖蒲こそ本經の菖蒲にふさわしいものである。今日の生薬市場でも石菖蒲と水菖蒲の両品が流通するが、根が太く芳香の強いものすなわち菖蒲根は水菖蒲に充てられており、古本草書の記載と矛盾する。

牧野の考定は現在の生薬市場の現実を重視した結果であり、また『中薬大辞典』でも白菖（水菖蒲）の基原をショウブとし、セキショウを菖蒲（石菖蒲）に充てている。蘇頌は「今、藥肆に貨る所、多くは兩種を以て相雜ふ」とも述べており、中国では古くから混用していたことを示唆する。白昌は別録有名未用品として『證類本草』（唐慎微）に所収され、「味は甘く無毒。食、諸蟲を主る。一名水昌　一名水宿一名莖蒲。十月に採る。」とある。この中に一名水昌があり、唐慎微は『本草拾遺』（陳蔵器）を引用して、「白昌即ち今の溪蓀なり。一名昌陽。水畔に生ず。人亦た呼びて昌蒲と爲す。石上昌蒲と都（すべ）て別け入れて、臭きなる者は是亦た水昌蒲と名づく。根の色は正に白く蚤蟲を去る。」と述べており、完全に水菖蒲と石菖蒲を混同あるいは区別が不明瞭となっていることがわかる。もう一度繰り返すが、剣刃の葉の形態的特徴から、本来の菖蒲の基原はショウブ、白昌はセキショウであり、のちに混同されて遂に基原がそっくり入れ替わってしまったのである。わが国の本草学でも、『本草綱目啓蒙』（小野蘭山）は菖蒲をセキショウ、白昌をショウブに充てるが、『大和本草』（貝原益軒）は蘭山とまったく逆の見解をもつ。すなわち、日中両国の本草家は石菖蒲と水菖蒲の基原をめぐって翻弄されたのである。因みに、セキショウの根を基原とするものはショウブに比して精油含量はずっと少ない。

『本草和名』（深根輔仁）に「昌蒲　一名昌陽一名溪蓀一名蘭蓀　已上二名は陶景注に出づ　一名臭蒲　香蒲の條に出づ、蘇敬注　一名堯時韮　雜要訣に出づ　一名靈身一名昌陽之草　大清經に出づ　一名水中泉　錄驗方に出づ　一名白昌一名水昌一名水宿一名莖蒲　已上、拾遺に出づ　昌蒲なるは水精なり　范注方　菖蒲一名菖陽　注は云ふ、石上なる者は之を蓀と名づくと　兼名苑に出づ　一名荃　文選に出づ　和名阿也女久佐（あやめぐさ）」とあり、おびただしい数の異名がある中で菖蒲にわずか1つの和名アヤメグサを充てている。『和名抄』（源順）でも「養性要集云ふ　昌蒲一名臭蒲　阿夜米久散」とあるように、同音の和名を充てる。アヤメグサとはいっても、アヤメ科アヤメ Iris sanguinea Donn ex Hornemann ではなく、サトイモ科ショウブである。『萬葉集』に「霍公鳥　厭（いと）ふ時なし　菖蒲（あやめぐさ）　髮にせむ日　此ゆ鳴き渡れ」（巻10　1955）という詠人未詳の歌があり、これと同じ歌が別巻に重出し、「保等登藝須　伊等布登伎奈之　安夜賣具左　加豆良尓勢武日　許由奈伎和多禮」（巻18　4035）のように一音一字の万葉仮名で表記されているから、両歌を比較して万葉時代でも菖蒲を安夜賣具左（あやめぐさ）と読んでいたことがわかる。この萬葉歌は中国渡来の習俗を詠ったもので、『荊楚歳時記』（宗懍）に「五月五日、四民竝びに百草を踏む、また百草を鬪はすの戯あり、艾を採りて以て人に爲（つく）り、門戸の上に懸け、以て毒氣を禳ひ、菖蒲を以て或ひは鏤（きざ）め、或ひは屑とし、以て酒に泛ぶ」という記述に因む。『圖經本草』に、菖蒲の根を「五月五日を以て之を収む」とあるのも、この習俗に言及したものである。『延喜式』巻第四十五「左近衛府」に「五月五日藥玉料　昌蒲艾」とあるが、藥玉（くすだま）とはショウブ・ヨモギなどを五色の糸で長く結び垂らした[3]もので、續命縷（しょくめいる）・長命縷（ちょうめいる）といって、中国に倣って長寿を祈った。万葉集の大伴家持の長歌の一節に「〜あやめぐさ　花橘を　娘子らが　玉貫くまでに〜」（巻19　4166）とある玉とは藥玉のことをいう。すなわち、ショウブは古代日本人の習俗に深く関わる僻邪植物（へきじゃしょくぶつ）であった。今日、5月5日

のショウブ湯の風習に残っているが、これも別録に「四肢の濕痺にて屈伸し得ざる、小兒の溫瘧にして身の積熱の解せざるに浴湯に作るべし」とあるのが起源であり、通常の医療法の一環であったのが、わが国では端午の節句と結びついて菖蒲湯として定着した。このように古代人の生活に深く根ざしていたアヤメグサの名は、今日では別の植物に転じ、菖蒲の音読みが通用名となった。『源氏物語』の乙女に「さつきの御あそび所にて、水のほとりに、さうぶ(菖蒲)う(植)ゑしげらせて、むかひにみまや(御廐)して、よ(世)になき上め(馬)どもを、とゝのへた(立)てさせ給へり云々」、また『枕草子』の第八十九段「なまめかしきもの」の一節にも「五月の節のあやめの藏人。菖蒲のかづら(鬘)、赤紐の色にはあらぬを云々」とあって、「さうぶ」の名が出てくる。前述したように、10世紀前半に成立した『本草和名』や『和名抄』には、菖蒲の音読み和名はないから、平安後期ころからそう呼ぶようになったことがわかる。

1) 李時珍は「蘇頌は言ふ、花實無しと。然るに今の菖蒲、二三月間に莖を抽んでて細かき黄花を開き穗を成す。而して昔の人、花を見るを得難しと言ひ、花無きに非ざるなり。」と述べている。実際、ショウブの花は時々にしか花をつけない。
2) セキショウは石上菖蒲の略。ただし、陶弘景が「(菖蒲は)石磧上に生ず。槩節ßなるを好しと爲す。下濕の地に在り大根なるは昌陽と名づく。止だ風濕を主り、服食に堪へず。此の藥甚だ蠱并びに蚤蝨を去り、今は都て之を言はず。眞の昌蒲は葉に脊一つ有り劔刃の如し。四月五月に赤も小釐の華を作すなり。東間の溪側に又有り、溪蓀と名づく者は根の形、氣色極めて石上昌蒲に似て葉は蒲の如く脊無し。俗人多く此を呼びて石上昌蒲と爲すは謬りなり。」と述べるように、本来はショウブの中で石上を好んで生えるタイプをいい、石上昌蒲は今日いうセキショウではない。陶弘景のいう溪蓀がセキショウに相当する。
3) これも『荊楚歲時記』の「五月五日」に「五綵の絲を以て臂に繋け、名づけて兵を辟くと曰ふ、人をして瘟を病まざらしむ、又條達等、織組雜物、以て相贈遺す、鴝鵒を取り、之に語を教ふるあり。」とある記述に因む。

ショウマ　升麻　CIMICIFUGAE RHIZOMA　二国、VII〜XVI　漢

▶ **基原**　キンポウゲ科 (Ranunculaceae) サラシナショウマ *Cimicifuga simplex* Turczaninow、*C. dahurica* Maximowicz、*C. foetida* Linné 又は *C. heracleifolia* Komarov の根茎。《備考》サラシナショウマ：*Cimicifuga simplex* (de Candolle) Wormskjöld ex Turczaninow；フブキショウマ：*Cimicifuga dahurica*（Turczaninow ex Fischer et C.A.Meyer）Maximowicz；ホンショウマ：*C. foetida* Linné（synonym. *C. frigida* Royle）；オオミツバショウマ：*C. heracleifolia* Komarov。

▶ **用途**　もっぱら漢方処方に配合：乙字湯・乙字湯去大黄・加味解毒湯・紫根牡蛎湯・升麻葛根湯・辛夷清肺湯・秦艽羌活湯・秦艽防風湯・清熱補気湯・補中益気湯・立効散・麗沢通気湯・麗沢通気湯加辛夷。

▶ **出典**　神農本草經上品「一名周麻。味は甘く平。山谷に生ず。百毒を解し、百精の老物、殃鬼を殺し、溫疫、鄣邪、蠱毒を辟く。久しく服すれば夭せず、身を輕くして年を長ず。」

▶ **漢名**　升麻・周麻(本經)、雞骨升麻(本草經集注)、蜀升麻(藥性論)、鬼臉升麻(本草綱目)。

▶ **解説**　第13改正版までは「サラシナショウマ又はその他同属植物」とあったのを、同第1追補以降はサラシナショウマほか中国産の3種フブキショウマ *C. dahurica*、ホンショウマ *C. foetida*、オオミツバショウマ *C. heracleifolia* に基原を限定した。『證類本草』（唐慎微）は、本品を別録収載品とし、『本草綱目』（李時珍）もそのように扱っている。陶弘景が『本草經集注』を編纂する際に薬

品数の調整を行ったとされるからである。一方で、もともと本經の一品であったとする説も根強く、ここでは森立之説にしたがい、本經上品としておく。本品が根を薬用とすることは別録に「益州(四川省)の山谷に生じ、二月八月に根を採り日乾す」とあることからわかる。本品の基原に関する歴代本草の記述はいずれも貧弱であり、キンポウゲ科に結びつくような情報に乏しいが、『圖經本草』(蘇頌)に「春に苗を生じ、高さ三尺以來、葉は麻の葉に似て並青色なり。四月五月に花を著け、栗の穂に似て白色、六月以後に黒色なる實を結ぶ。根は紫、蒿の根の如く鬚多し。」とあり、ブナ科クリ *Castanea crenata* Siebold et Zuccariniのような白い花穂をつけるという記述でサラシナショウマの特徴にかろうじて合致する。生薬市場では、サラシナショウマ以外の同属植物を基原とするものがあり、フブキショウマ *C. dahurica* を北升麻(ホクショウマ)、ホンショウマ *C. foetida* Linné を西升麻(サイショウマ)あるいは川升麻(センショウマ)、オオミツバショウマ *C. heracleifolia* を関升麻(カンショウマ)と称する。中国では単に升麻と称するのはホンショウマ *C. foetida* であり、サラシナショウマを用いることはほとんどない。そのほか同属植物を基原とするものに *C. yunnanensis* P. K. Hsiao(雲南升麻)がある。中国南部では、キク科 *Serratula chinensis* S. Moore の根を広東升麻(カントンショウマ)と称するが、わが国に輸入されることはない。そのほか、ユキノシタ科 *Astilbe* 属を基原とするものがあり、赤升麻(セキショウマ)と称するが、偽品あるいは代用品である。赤升麻の名は『本草綱目啓蒙』(小野蘭山)にもあり、もともとはトリアシショウマ *Astilbe thunbergii* (Siebold et Zuccarini) Miquel var. *congesta* H. Boissieu [synonym. *A. odontophylla* Miquel (YList)] を指すが、現在はその同属植物も含める。蘭山はそのほか、ユキノシタ科ナツユキソウ *Filipendula x purpurea* Maximowicz forma *albiflora* (Makino) Ohwi、アワモリショウマ *Astilbe japonica* (C. Morren et Decaisne) A.Grayにも言及するが、実際に升麻の代用とされたかどうかは不明である。以上の代用品あるいは偽和品と区別するため、サラシナショウマ属の真品を黒升麻(コクショウマ)と称することがある。因みにサラシナショウマの名の由来は、若葉を晒して菜とすることによる。蘭山によれば、花戸ではヤサイショウマと呼ぶといい、当時は山菜として利用された。

『本草和名』(深根輔仁)では和名止利乃阿之久佐一名宇多加久佐とあり、『和名抄』(源順)も同名を挙げる。トリノアシグサの名は一枝が三枝九葉、三枝を為し、併せて九枝二十七葉となる大型の複葉に由来するようであるが、この名は赤升麻とされたユキノシタ科トリアシショウマに残っている。ウタカグサは、トリノアシグサが鳥と関係があるように、鵜(烏)・鷹に由縁のある名と思われるが、真の義はわからない。『延喜式』巻第三十七の元日御薬、臘月御薬、中宮臘月御薬、雑給料、諸司年料雑薬、遣諸蕃使(唐使・渤使・新羅使)などに升麻の名が見え、諸國進年料雑薬では大和国・摂津国・伊賀国・伊勢国・尾張国・甲斐国・上総国・美濃国・上野国・越前国・丹波国・丹後国・但馬国・伯耆国・播磨国・美作国・備前国・備後国・周防国・紀伊国・阿波国・讃岐国・土佐国から貢進の記録がある。また、『出雲國風土記』には楯縫郡・神門郡・仁多郡・飯石郡に升麻の所在があるとしている。サラシナショウマは北海道から九州までの暖温帯上部から亜寒帯の草原・林縁・疎林中に分布するので、『延喜式』にある升麻はこれであろう。

ショウリク　商陸　PHYTOLACCAE RADIX　II*～III　　洋・漢

▶ **基原**　ヤマゴボウ科 (Phytolaccaceae) *Phytolacca acinosa* W. Roxburgh およびヤマゴボウ *P. esculenta* Van Houtte の根。

▶ **用途**　利尿薬。

▶ **出典**　神農本草經下品「一名葛根一名夜呼。味は辛く平。川谷に生ず。水脹、疝瘕、痺熨を治し、癰腫を除き、鬼精物を殺す。」

▶ **漢名**　商陸・葛根・夜呼(本經)、當陸(藥性論・開寶本草)、白昌(開寶本草)、白章陸(日華子諸家本草)、章柳根(圖經本草)、蓫薚(本草綱目)。

▶ **解説**　局方では商陸(ショウリク)と表記。商陸は純然たる漢薬であるが、北米産同属種の *P. amerivana* Linné（synonym. *P. decandra* Linné）が米国薬局方に変質薬・催吐薬として収載されており、その代用としてわが国局方に導入された。名だけを借用し、実質的には西洋薬のはずであるが、当時の医師は利尿薬として処方したという[1]。本經に水脹、別錄にも水腫を療じ水氣を散すとあるから、これをもって利尿薬と解して用いたらしい。『本草綱目』(李時珍)に「方家、腫滿にして小便利せざるは(商陸の)赤根を以て搗き爛らかし、麝香三分を入れ、臍心に貼り、帛を以て之を束ぬ。小便利を得て即ち腫消ゆ。」とあって利尿薬とするが、外用としているから、用法上の共通性はまったくない。別錄に「人の形如き者は神有り」、『新修本草』(蘇敬)に「此れ赤白二種有り。白なる者は藥に入れ、赤なる者は鬼神を見て甚だ有毒なり。」とあり、ヤマゴボウ属植物の根の形が人に似ていること、およびそれが薬効に何らかの意義があるかのように言及しているのは興味深い。『本草和名』(深根輔仁)に和名以乎須岐(いをすき)とあり、『和名抄』(源順)も同名とする。このイヲスキという和名の義は魚好きあるいは魚食きで、根をすり潰したものを魚が食べてぷかぷか浮くので漁労に用いたからと推定される。実際、ヤマゴボウの根はサポニンやアルカロイドを含み、魚毒作用がある。現在名のヤマゴボウは、『頓醫抄』(梶原性全)巻第三十三「産後血崩第七」の漢防已散の注記に「商陸　山牛房」とあり、「異説アリトシツレドモ是ヲ以テ正ト爲ス」とも註釈している。また『本草類遍』に「商陸　和名末己波宇(やまごぼう)、又云ふ、以乎須支(いをすき)」とあり、以上が文献上のヤマゴボウの名の初見と思われる。『本草類遍』は丹波康頼に仮託した偽書とされるが、14世紀後半の成立とされ、内容そのものは当時の情況を反映していることはまちがいなく、一定の価値は認められる。『延喜式』巻第三十七では中宮朧月御藥、雜給料、諸司年料雜藥、遣諸蕃使(唐使・渤使)などに商陸の名が散見され、諸國進年料雜藥では山城国・伊豆国・近江国・美濃国・丹波国・出雲国・播磨国・美作国・備前国・安芸国から貢進の記録がある。また『出雲國風土記』では意宇郡・出雲郡・神門郡に商陸の所在があるとしている。『播磨國風土記』の讃容里に「伊師　即ち是は桉見の川上なり。川底、床の如し。故、伊師と曰ふ。其の山に精鹿升麻生ふ」とあり、ここに升麻とともに精鹿の名をみるが、ショウロクとも読めるので、ロク→リクに転訛してショウリクすなわち商陸の可能性もあり得る。升麻はキンポウゲ科サラシナショウマあるいはユキノシタ科トリアシショウマの類であり、どちらもヤマゴボウと同じ環境に生えるから、この見解は妥当であろう。ヤマゴボウは、現在のわが国では人里に稀産するが、中国から古い時代に持ち込まれたともいわれている。和産植物で商陸の類品・代用品となりそうなものは見当たらず、『出雲國風土記』・『播磨國風土記』に記録があるので、わが国にヤマゴボウが原生していた可能性もあり得る。

1) 下山順一郎著・小山哉・朝比奈泰彦校補『第3改正日本藥局方注觧』、497頁「商陸越幾斯」による。

ジョチュウギク　除虫菊　PYRETHRI FLOS　二国、VII*　洋

▶**基原**　キク科(Asteraceae)シロバナムシヨケギク *Tanacetum cinerariifolium* (Treviranus) Schultz-Bipontinusの花。《備考》synonym. *Chrysanthemum cinerariifolium* (Treviranus) Visiani.

▶**用途**　殺虫薬。

▶**解説**　欧州原産で、15世紀ごろからキク科キク属植物に殺虫効果のあることが知られていたが、本品がもっとも効力があるとして選抜されたのは1874年である。蚊取り線香に配合されるのは本品である。殺虫作用成分はピレスリンという変形モノテルペンの類であるが、その名の由来はPyrethrumすなわち園芸用に栽培されるキク属植物の総称名である。現在の分類学では*Tanacetum*属に分類されているが、かつては*Chrysanthemum*属とされていた。

シンイ　辛夷　MAGNOLIAE FLOS　XIV*[1] 〜 XVI　漢

▶**基原**　モクレン科(Magnoliaceae)タムシバ *Magnolia salicifolia* Maximowicz、コブシ *M. kobus* de Candolle、*M. biondii* Pampanini、*M. sprengeri* Pampanini 又はハクモクレン *M. heptapeta* Dandy（*M. denudata* Desrousseaux）のつぼみ。《備考》タムシバ：*Magnolia salicifolia* (Siebold et Zuccarini) Maximowicz；ハクモクレン *M. denudata* Desrousseaux [synonym. *M. heptapeta* (Buc'hoz) Dandy]。

▶**用途**　鼻閉の治療を目的とした漢方処方に配合：葛根湯加川芎辛夷・柴葛湯加川芎辛夷・辛夷清肺湯・麗沢通気湯加辛夷。

▶**出典**　神農本草經上品「一名辛矧一名侯桃一名房木。味は辛く温。川谷に生ず。五藏、身體の寒熱、風頭腦痛、面䵟を治す。久しく服すれば氣を下し、身を輕くし、目を明にし、年を増して老ひに耐ふ。」

▶**漢名**　辛夷・辛矧・侯桃・房木(本經)、迎春・木筆(本草拾遺)、木筆花(蜀本草)。

▶**解説**　中国ではわが国局方の正条品のほか、モクレン（シモクレン）*M. liliflora* Desrousseauxも用いる。本經は薬用部位を規定しないが、『新修本草』（蘇敬）に「謹みて案ずるに、此是樹の花未だ開かざる時に之を収む。正月二月に採るが好し。今、用ふる者を見るは是にして其の言なり。九月に實を採るは恐らく誤りなり。」とあるように、つぼみを採取して薬用とする。蘇敬が実を採るのは誤りというのは、別録に「膏藥に作るべし。之を用ふるに、心及び外毛を去る。毛は人の肺を射て人をして欬せしむ。」とあるにもかかわらず、「漢中（陝西省南部）の川谷に生じ、九月に實を採り暴乾す」とも記述していて、矛盾しているからである。つぼみの苞葉の外面はやや長い毛が密生するが、花期になると苞葉は脱落し、果実に毛はまったくない。因みに、古典本草の記述では、外面の毛苞を去るとあるが、現在ではそのまま用いる。『本草衍義』（寇宗奭）は辛夷について「辛夷は花を先とし

葉を後とす。即ち木筆花なり。最先の春、以て其の花未だ開かざる時、其の花の苞に毛有り、光長[1]して筆の如し。故に像を取りて木筆と曰ふ。紅紫二本有り。一本は桃花の色なる者の如く、一本は紫なる者なり。今、藥に入るに當に紫色なる者を用ふべし。仍ほ、須く未だ開かざる時に取り收むべし。藥に入るに當に毛苞を去るべし。」と記述しており、モクレン（シモクレン）の特徴とよく合い、実際、現在の中国市場の辛夷の多くは同種を基原とする。ところが、『國譯本草綱目』（旧注・新注校定版）や『中薬大辞典』ではモクレンを本經上品の木蘭（モクラン）に充てている。『本草綱目啓蒙』（小野蘭山）は木蘭をモクレンとしているので、前二書はその見解にしたがったと思われる。しかし、別錄に「零陵（湖南省零陵県北）の山谷及び太山（山東省泰安県泰山）に生じ、十二月に皮を採り陰乾す」とあるように、木蘭は樹皮を薬用部位とするので、前述の見解では基原を同じくし部位の違いで辛夷（シンイ）と木蘭を区別したことになる。このような例はほかにいくつかあるが、木蘭・辛夷においては同一基原にもかかわらず、別錄は辛夷の産地を漢中・魏興（陝西省山陽県西北）・梁州（陝西省安康県西北）、木蘭を零陵としており、地理的に揚子江を挟んで北と南の位置関係にあって大きく異なる。また、木蘭を「皮は桂に似て香ばし」と記述しており、あたかも香木であるかのように扱うが、モクレンの樹皮の芳香は顕著とはいい難い。『蜀本草』（韓保昇）は木蘭について「樹高は數仞、葉は菌桂の葉に似て三道の縦文有り、皮は板桂の如く縦横文有り。」（『證類本草』所収）と述べ、一方で辛夷について「樹高は數仞、葉は柿の葉に似て狭長、正月二月に花あり、毛を著ける小桃に似て色白く、紫色を帶ぶ。花落ちて子無し云々」（『證類本草』所収）としており、およそ同じ植物に対する記述とは思えない。『本草綱目』（李時珍）も、辛夷・木蘭に関する記述で花や葉の形態に言及しているが、それぞれ大きく異なっている。韓保昇は木蘭を「菌桂の葉に似て三道の縦文有り」といい、『圖經本草』（蘇頌）も「狀は楠樹（クスノキ科ナンタブ）の皮の如く、甚だ薄くして、味辛く香ばし。今、益州（四川省）に皮の厚きなるもの有り、狀は厚朴の如くして、氣味勝ると爲す。今、東の人、皆山桂の皮を以て之に當て、亦た相類す。」と述べているので、木蘭はクスノキ科の香木ではないかと思われる。あるいは陶弘景が桂陽（湖南省郴県）に産するという桂とも考えられる（ケイヒの条を参照）。木蘭の基原をモクレンとするのは明らかに誤りである。

　局方はコブシとタムシバを正品に加えるが、いずれもわが国に自生し、中国にはない。したがって、中国の辛夷はこの両種の基原ではあり得ず、また『國譯本草綱目』が辛夷の基原をコブシとしているのも誤りである。新注では修正してモクレン（シモクレン）としている。辛夷にコブシを充てたのは『大和本草』（貝原益軒）が最初であるが、「葉ハ柿ノ葉ニ似タリ。大木アリ。（中略）二月ニ白花ヒラク。外紫ニ内白シ。玉蘭（ハクモクレン）ニ似タリ。」という記載から、益軒はコブシとシモクレンを混同していた可能性[2]が高い。いずれにせよ、コブシの名は古く平安時代までさかのぼり、『和名抄』（源順）に「崔禹食經云ふ、辛夷　夜方阿良々岐　一に云ふ古不之波之加美　其の子之を嚥らふべし」とあるように、ヤマアララギとその別名コブシハジカミを和名として挙げている。一方、『本草和名』（深根輔仁）では「辛夷　和名也末阿良良岐（やまあららぎ）」とあり、コブシハジカミの名はない。ここでこの和名の釋名を考えてみたい。アララギとは、『本草和名』の菜部に「蘭蒿草　出崔禹　和名阿良々岐」、『和名抄』の飲食部鹽梅類に「養生秘要云ふ　蘭蒿草　蒿音隔　阿良々木」とあるように、両典籍とも漢名を蘭蒿草としている。しかし、この名は中国の典籍に見当たらず、その字義から基原を考証するほかはない。蒿は、『爾雅』の釋草に「藿は山韮、茖は山葱（中略）蒿は山蒜なり」とあり、ユリ科（APGではネギ科あるいはヒガンバナ科）ノビル *Allium macrostemon* Bunge の類を指す。一方、蘭については、『本草和名』

と『和名抄』はそれぞれ蘭草・蘭を別条（草部）に収載して布知波加末（ふぢばかま）としているので、キク科フジバカマ *Eupatorium japonicum* Thunberg でまちがいない。しかし、『日本書紀』巻第十三「允恭紀」に、闘鶏国造（つげのくにのみやつこ）がハエを追い払うのに使うとして忍坂大中姫命（おしさかのおおなかつひめのみこと）に蘭を求めた話があるが、同書は訓をつけていない。『古今要覧稿』（屋代弘賢）はこの蘭について「日本紀の舊點に蘭をあらゝぎと訓ず。按にあらゝぎは即荒々葱の義にて延喜式に載する所の蘭なれば此蘭とは全く別種なる事蘭葱の條にいへるが如し。今は訓を以て藤袴と混同せしは誤なり。」と説明している。ハエを追い払うのであるから、激烈な気味をもつノビルの方がふさわしく、フジバカマでは説明がつかないので、屋代弘賢の説は正鵠を射たものである。したがって、ヤマアララギとは、その実の味が蘭蒿草に似て辛く、山中に生えるから、つけられた名であることがわかる。たしかにコブシ・タムシバの実に辛味があり、コブシハジカミの名はその特徴をよく表す。この名の義は、つぼみの形を拳に見立て、味が椒のように辛いことに由来し、後にハジカミが脱落して現在名のコブシとなった。『延喜式』巻第三十三「大膳下」、同第三十九「内膳司」に山蘭の名が見え、ヤマアララギとしてまちがいない。いずれも漬菜料・漬年料雑菜とあるので、食用にしたことは明らかである。『和名抄』も、『崔禹食經』を引用し、「其（辛夷）の子之を嚼（くら）ふべし」としているから、コブシの果実を香辛料として利用したことはまちがいない。拙著『万葉植物文化誌』の「ふぢばかま」で、『延喜式』の山蘭についてフジバカマの可能性ありとしたが、ここに訂正しておく。後世にこの食習慣は失われ、江戸時代になると食用とされたことすら忘れ去られていた。

　現在の日本産辛夷は、ほぼタムシバに限られるといってよいが、わが国の本草書にタムシバの名はない。また、『増訂和漢薬考』（小泉榮次郎）にもタムシバを辛夷として用いたという記載はない。コブシ・タムシバの形態が酷似しているので、区別されなかった可能性もあるかもしれない。辛夷は辛味のもととなる精油成分を含み、その含量から興味深いことが明らかになる。ウチダ和漢薬（株）によると、モクレン属植物のつぼみの精油含量は、コブシ 3.34％、タムシバ 4.86％、ハクモクレン 4.08％であり、これらの値はシモクレンの 0.26％、シデコブシ *Magnolia stellata* (Siebold et Zuccarini) Maximowicz の 1.24％に比べるとかなり多くなっている[3]。一方、成分レベルでの精油組成はどの種でもほぼ同様であるという。薬用辛夷にタムシバが圧倒的に多いのもこのデータに基づいているようである。因みに、タムシバにニオイコブシの別名があり、コブシより匂いが強いことによるという。北海道産コブシはさらに精油含量が高く、芳香が強いといわれる。これを変種のキタコブシ *Magnolia kobus* de Candolle var. *borealis* C. S. Sargent と区別することもあるが、現在の分類学ではコブシと同種とされている。

1) 『本草綱目』の引用文では尖長となっている。尖を光と誤った可能性が高い。
2) 「外紫ニ内白シ」はシモクレンの花の特徴を表したものである。
3) ウチダ和漢薬（株）『ウチダの和漢薬情報』（平成8年3月15日号）、「生薬の玉手箱　シンイ（辛夷）」。Fujitaらによると、タムシバの新鮮なつぼみの精油含量は3.80％という。因みに新鮮葉は1.42％、末端枝は0.51％、新鮮な花は0.92％、新鮮な芽は0.78～1.06％で、新鮮なつぼみの精油含量が群を抜いて高いことがわかる（Fujita, S. and Fujita, Y., Chem. Pharm. Bull., 23 (10), 2443-2445, 1975）。

スイテツ　水蛭　　HIRDO　　Ⅰ～Ⅳ　　洋

▶ **基原**　ヒルド科(Hirudidae)チスイビル *Hirudo nipponia* Whitman。
▶ **用途**　瀉血用。
▶ **漢名**　水蛭(本經)、蚑・至掌(別錄)、馬蛭・馬蜞・草蛭(新修本草)、蜞・馬蟥・石蛭・泥蛭(圖經本草)、馬鼈(本草衍義)。
▶ **解説**　当時の局方では医家向けに水蛭貼用法というのが別に規定されている。欧州で実践されていた生きたままの *H. medicinalis* Linné を利用して瀉血する方法を導入した。第3改正版注解書[1]はチスイビルの畜養法を解説しており、当時は需要が多く、薬局に常備すべきものとしている。一方、中国本草では、ウマビル *Whitmania pigra* Whitman、チスイビルまたはこれに近似の種の乾燥品を水蛭(スイテツ)と称する。本經下品に収載される歴史ある薬物であり、主治は「味は鹹、平なり。池澤に生ず。惡血、瘀血、月閉を治し、血瘕、積聚を破り、子無き(を治し)、水道を利す。」と記載されている。別錄に「雷澤(山東省濮県東南)の池澤に生じ、五月六月に採り暴乾す」とあるように、乾燥品を煎ずるか、あるいは粉末として外用するから、わが国の薬局方に収載された水蛭とはまったく別物であって、漢名だけを借用したにすぎない。

1) 下山順一郎著・小山哉・朝比奈泰彦校補『第3改正日本藥局方注解』、676頁「水蛭」による。

ストロファンツス　　STROPHANTHI SEMEN　　Ⅱ*～Ⅶ*　　洋

▶ **基原**　キョウチクトウ科(Apocynaceae) *Strophanthus kombe* Oliver の冠毛を取り去った種子。
▶ **用途**　強心利尿薬、G-ストロファンチン製造原料。
▶ **解説**　第5改正版まではストロファンツス子と表記。第3改正版では基原を *Strophanthus* 属植物とのみあり、第4改正版以降では *S. kombe* Oliver に基原を限定した。*S. kombe* は東アフリカの原産で、ニャサ湖周辺に棲む部族 Manganjah 族が矢毒として狩猟に用いていた。D・リビングストン(David Livingstone、1813年-1873年)の第2次アフリカ探検(1858年-1863年)に参加したJ・カーク(John Kirk、1832年-1922年)によって発掘された。この事実はリビングストンの著書「The Zambesi and Its Tributaries」(1865年)で紹介され、ストロファンツスの存在は全欧州の知るところとなった。世界の医学会には1870年、英国のT・R・フレーザー(Thomas Richard Fraser、1841年-1920年)がこのチンキ剤を強心薬として初めて用い、1887年1月22日発行の英国医学雑誌に「Note on Tincture of Strophanthus」という題目の論文を発表したことで知られることになる。そのほか、同属植物として *S. gratus* (Wallich et W. J. Hooker ex Bentham) Baillon、*S. hispidus* de Candolle がカメルーン・コンゴ・ナイジェリアほか西アフリカに産する。欧米でストロファンツスと称するものは主として *S. kombe*

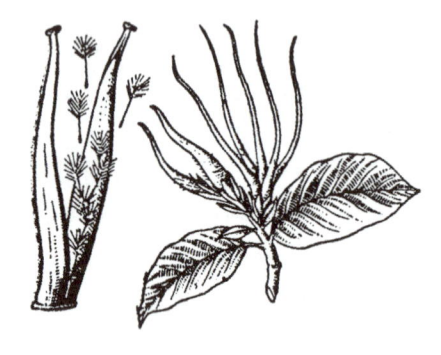

とS. hispidusである。

　G-ストロファンチンは別名ウアバインとも称し、欧米ではよく用いる強心剤として知られる。ウアバインは Strophanthus 属のみならず、アフリカ産キョウチクトウ科別属種にも含まれている。その1種に Acokanthera schimperi（A. Candolle）Bentham et Hooker filius ex Schweinfurthという東アフリカに分布する低木がある。本種もストロファンツスと同じく、東アフリカの各部族により矢毒として用いられるが、驚くことに当地に生息する哺乳類が外敵の攻撃を防御するために巧みに利用しているという。ネズミ科タテガミネズミ Lophiomys imhausi Milne-Edwardsはこの植物の根・樹皮をかみ切って咀嚼し、唾液と混ぜたものをたてがみ状に発達した針のような鋭い毛に塗りつけ、捕食動物に対する抑止力にしているというのである。捕食動物がタテガミネズミを咬めば鋭い針状の毛が刺さり、毒素（ウアバイン）が体内に注入され、中毒を起こす。当地の先住部族が矢毒として利用しているのとよく似ていて、これだけでも興味深いが、タテガミネズミの外敵は半本能的、経験的にこれを知っていて攻撃しないという[1]。

[1]　J. Kingdon, B. Agwanda, M. Kinnaird, T. O'Brien, C. Holland, T. Gheysens, M. Boulet-Audet and F. Vollrath, Proc. Royal Soc. B, 279, 675-680（2012）.

精製セラック　　LACCA DEPURATA　　VII*〜XVI　　洋
白色セラック　　LACCA ALBA　　VII*〜XVI　　洋

▶基原　カイガラムシ科（Lacciferidae）ラックカイガラムシ Laccifer lacca Kerrの分泌物を精製して得た樹脂状の物質。白色セラックはそれを漂白して得たもの。
▶用途　錠剤、丸剤、ペレット剤のエンテリックコーティング、ろう膏、軟膏、硬膏などの硬度調整に用いる。
▶解説　インドが主産地で、古くから知られ、染料として用いられた。ラックカイガラムシは種々の樹種に生息し、小枝にラック樹脂を主成分とする分泌物をすり付ける。薬用だけでなく工業用にも広く利用される。

セキショウシ　石松子　　LYCOPODIUM　　I〜VII*　　洋

▶基原　ヒカゲノカズラ科（Lycopodiaceae）ヒカゲノカズラ Lycopodium clavatum Linné又は同属植物の胞子。
▶用途　散布薬とするほか、湿気を吸収しないので丸薬の衣に用いられた。
▶解説　第6改正版までは石松子（セキショウシ）と表記。北半球の温帯から熱帯域の高山にまで見られ、分布は広いが、薬用としては、16世紀半ばドイツで散布剤としたのが始まりという。漢名として石松が充てられているが、中国本草では『本草拾遺』（陳蔵器）に初見し、「石松　味は苦く辛く温にして無毒。人の久患風痺、脚膝疼冷、皮膚不仁、氣力衰弱を主る。久しく服すれば顔色を好くし、白（髪）を變じ、

老ひず。酒に浸すが良し。天台山(浙江省臨海県)の石上に生じ、松の如く高さ一二尺。」(『證類本草』巻第十二「二十六種陳藏器餘」所引)と記載されている。石松がヒカゲノカズラと断定するにはあまりに簡潔すぎる記述であり、また『本草綱目』(李時珍)の集解でも「此れ即ち玉柏(ギョクハク)の長きなる者なり。名山に皆之有り。」とするのみで、結局、李時珍のいう玉柏が何かということに帰結する。玉柏は『本草綱目』の別条にあり、「別録に曰く、石上に生じ、高さ五六寸、松の如し。紫の花、茎葉を用ふ。時珍曰く、此れ即ち石松の小なる者なり。人皆採りて盆中に置き、養ふこと数年死なず、千年柏、萬年松とも呼ぶ。」と記載され、これが全文である。このような単純であいまいな記述にもかかわらず、『本草綱目啓蒙』(小野蘭山)は玉柏について「即次ノ條ノ石松(ヒカゲノカズラ)ノ草本(クサダチ)ナル者ナリ」、石松については「四月枝ノ梢ゴトニ穂ヲ生ズ。玉柏ニ異ナラズ。」と記述しており、結局、石松をヒカゲノカズラに充てた。中国でもこれを踏襲するが、わが国の本草学の見解をそのまま受け入れたものである。因みに、胞子を薬用とするのは欧州のみで、日本・中国のいずれもその有用性に気づかなかった。『和蘭藥鏡』(宇田川榛斎・榕菴)巻十七に石松の名で収載、薬効について「此草(ヒカゲノカズラ)夏月花穂生シ花瓣ナク黄色ノ葯粉多シ。是ヲ採リ用フ。(中略) 収斂乾燥清涼シ硫黄様ノ効アリ。蒸氣ヲ發シ小便ヲ利ス。」とあり、榕菴(ホウ)は蒲黄(ガマの花粉)・松黄(ショウコウ)(マツの花粉)で本品の代用が可能としている。

セッコウ　石膏　GYPSUM FIBROSUM　二国、VII～XVI　漢

▶ **基原**　天然の含水硫酸カルシウムで、組成はほぼ $CaSO_4 \cdot 2H_2O$ である。

▶ **用途**　固定用ギプスとするほか、漢方で用いる。配合処方：越婢加朮湯・越婢加朮附湯・加減涼膈散(浅田方)・駆風解毒散・桂枝越婢湯・桂枝二越婢一湯・桂枝二越婢一湯加朮附・五虎湯・柴葛解肌湯・小柴胡湯加桔梗石膏・小青竜湯加杏仁石膏・小青竜湯加石膏・消風散・辛夷清肺湯・洗肝明目湯・続命湯・竹葉石膏湯・釣藤散・白虎加桂枝湯・白虎加人参湯・白虎湯・防風通聖散・麻杏甘石湯・木防已湯。

▶ **出典**　神農本草經中品「味は辛く微寒。山谷に生ず。中風寒熱、心下の逆氣、驚喘、口乾して舌焦げて息すること能(あた)はず、腹中の堅痛を治し、邪鬼を除き、産乳、金創(を主る)。」

▶ **漢名**　石膏(本經)、細石(別録)、寒水石(本草綱目)。

▶ **解説**　鉱物学でいう石膏は硫酸カルシウムを主成分とするものをいい、無水物を硬石膏(コウセッコウ)、二水和物を軟石膏(ナンセッコウ)という。ほかに半水石膏(ハンスイセッコウ)あるいはバサニ石と称する2分の1水和物もある。天然に存在する石膏は混合物が多く、純粋品はきわめて稀である。したがって基原を本草の記述から特定するのは難しい。『本草綱目』(李時珍)は「石膏に軟硬二種有り。(中略) 朱震亨に至り始めて軟なる者を以て然(しか)りと断(なは)じ、石膏と爲す。(中略) 蓋し昔の人の謂ふ所の寒水石なるは即ち軟石膏なり。硬石膏と謂ふ所の者は乃ち長石なり云々」と述べ、現代科学の観点では理解に苦しむところが少なくない。因みに、寒水石(カンスイセキ)は現在の方解石のことで、古くはこれを軟石膏と称したというから、おそらく古い時代では石膏の名の下に様々な鉱石が使われてきたと思われる。固定用ギプスとするのは本品を加熱して結晶水を散じた焼セッコウ GYPSUM EXSICCATUM (第7改正版より収載)であり、成分組成からいうと半水石膏に相当する。漢方ではよく石膏を用いるが、また江戸期の民間でも漢方の用法に準じて用いる例が多く見られる。

『薬物誌』（ディオスコリデス）にGupsosとあるものが石膏とされ、その薬効は収斂させ、毛穴を引き締めて抑制し、出血と発汗を止めるとある。一方、蘭方書に本品に相当するものは見当たらない。

セッコツボクカ　接骨木花　SAMBUCI FLOS　I、III　洋

▶ **基原**　スイカズラ科(Caprifoliaceae)セイヨウニワトコ *Sambucus nigra* Linné の花。《備考》APG：レンプクソウ科(Adoxaceae)。

▶ **用途**　発汗薬。

▶ **解説**　局方では接骨木花と表記。欧州から中央アジア原産で、英名をElderと称する。欧州では古くから民間で茶剤として嗜用する。『薬物誌』（ディオスコリデス）ではAkteの名で収載され、これといった薬用に言及していないが、果実は紫色を帯びた黒色で房状となり、液汁を多く含み、ブドウ酒の風味があるとし、食用とした。『新修本草』（蘇敬）木部下品に「接骨木　味は甘苦、平にして无毒。折傷を主り、筋骨を續ぎ、風癢、齲齒を除く。浴湯に作るべし。」とあるが、中国では根皮（『本草拾遺』）・葉（『本草綱目』）を薬用とするのみで、花を用いることはない。接骨木の基原については、『圖經本草』（蘇頌）は「木の高さ一二丈許り、花、葉は都て陸英、水芹の輩に類し、故に一名木蒴藋といふ云々」と記述し、木蒴藋という別名を挙げている。蒴藋は別錄下品に初見し、『本草衍義』（寇宗奭）は「花は白く、子は初め青く菉豆（緑豆のこと）顆の如し。毎朶は盞面の大さの如し。又、平生、一二百の子有り、十月の方、熟紅す。」とかなり具体的に記述し、スイカズラ科(APG：レンプクソウ科)多年草のソクズ *Sambucus chinensis* Lindleyの特徴と一致する。したがって、接骨木はソクズの同属木本種ニワトコ *S. racemosa* Linné subsp. *sieboldiana* (Miquel) H. Haraを基原とすることがわかる。因みに、蘇頌が接骨木に似るという陸英は本經の下品に収載され、『新修本草』では「此れ卽ち蒴藋なり。後人識らず、浪りに蒴藋の條に出づ。此の葉は芹及び接骨木に似て、亦た一類なり。故に、芹を水英と名づけ、此れ(蒴藋)を陸英と名づけ、接骨樹を木英と名づく。此れ三英なり。花葉は並に相似たり。」（『證類本草』所引）とあり、別条に区別しながら、陸英と蒴藋は同品であるとそれぞれの条で記述している。これに対して、寇宗奭は「陸英と既ての性味及び産し出る處は同じならず。治療、又別にして、自ら是二物なること、斷じて疑ふこと無きや。」と述べ、陸英と蒴藋は別物と主張した。陸英の基原について両論が並立したのであるが、『本草綱目』（李時珍）は陸英と蒴藋を別条に収載したものの、「陶蘇本草（陶景注と蘇敬注をいう）、甄權の藥性論、皆、陸英即ち蒴藋なりと。必ず據とする所有り。馬志(『開寶本草』)、寇宗奭、その説を破れども、的據無し。仍ち、當に是一物とすべし。」と述べ、寇宗奭説を退けて陸英・蒴藋同一説に同調した。『本草和名』（深根輔仁）も『新修本草』を踏襲して陸英・蒴藋をそれぞれ別条に収載するが、いずれも和名を曽久止久とする。ソクドクは蒴藋の音読みの訛であり、わが国ではそれがいかなる

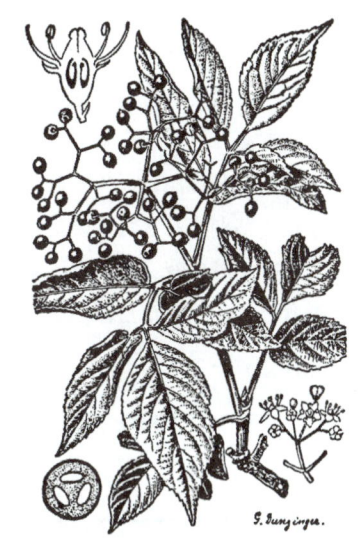

植物種であるか、当時はわからなかったことを示唆する。現在の通用名ソクズはこの転訛である。一方、接骨木は『和名抄』(源順)に「本草云ふ　接骨木　美夜都古岐」とあり、和名をミヤツコギとしているが、不思議なことに引用したはずの『本草和名』に接骨木の名は見当たらない。中古代のわが国では、接骨木そして中国本草がそれに類似するという陸英・蒴藋を正しく認識できなかったのである。ミヤツコギの名は、『古事記』および『萬葉集』にある衣通王の歌「君が行き　け長くなりぬ　山たづの　迎へを行かむ　待つには待たじ」(巻2　0090) にある註釈「ここに山たづと云へるは今の造木という者なり」に出てくる。現在の通用名ニワトコはミヤツコギの転訛と考えられ、ヤマタヅがその古名である[1]。

『和蘭藥鏡』(宇田川榛斎・榕菴) 巻二に「花及ビ子。緩和疏散シ輕キ發汗ノ一良藥トシ、又鎮痙ノ効アリテ痙攣搐搦拘急ノ諸症ヲ緩解ス。」とあり、果実も利用することを記しているが、日本産のニワトコの花・果実を想定したものである。因みに、欧米では、『薬物誌』にあるように、Elderの実を食用とする。『遠西醫方名物考』(宇田川榛斎・榕菴) 巻三十に収載される接骨木傑列乙はニワトコの果実を搗き爛らかし、水を加え、とろ火でかき混ぜながら煮たのち、濾過して得た汁に砂糖を加え、再び煮て粘稠液としたものである。主治は「輕キ發汗ノ良劑トス。凡ソ熱病、傷冷毒等ニ劇キ發汗劑ヲ用フレバ血液ノ運行ヲ衝動シ、壮熱、燉衝ヲ發スベキ症ニ此劑四錢ヨリ三分マデ與フレバ其熱ヲ増發セズ。蒸氣及ビ汗ヲ發シテ少シモ害ナシ。又肺ノ攣急ヲ緩解シ、胸中ノ粘痰ヲ疏解シ、大小便ヲ利ス。」とある。

[1] 木下武司著「万葉植物文化誌」(八坂書房、2010年)、575頁-579頁。

セネガ　SENEGAE RADIX　Ⅰ～ⅩⅥ　洋

▶ **基原**　ヒメハギ科 (Polygalaceae) セネガ*Polygala senega* Linné 又はヒロハセネガ*Polygala senega* Linné var. *latifolia* Torrey et Gray の根。

▶ **用途**　去痰薬として家庭薬に配合する。

▶ **解説**　初版は攝涅瓦、第2改正版は攝涅瓦根、第5改正版までセネガ根と表記。初版～第5改正版は基原をセネガのみとし、第6改正版以降でヒロハセネガを追加した。基原植物は北米原産で、先住民のセネカ (Seneka) 族が毒蛇の咬み傷に用いた民間薬であった。1735年ころ、セネガ (Senega) と訛って欧州に伝えられ、去痰薬に用いられるようになった。同属植物基原で中国原産のオンジ(オンジの条を参照)は、本品と成分構成が似ているため、セネガの代用として去痰薬に利用され、第4改正局方で正式に収載された。しかし、その位置づけは漢薬ではなく、セネガの代用品であった。

セルペンタリアコン　SERPENTARIAE RHIZOMA　Ⅲ　洋

▶ **基原**　ウマノスズクサ科 (Aristolochiaceae) *Aristolochia serpentaria* Linné の根茎。

▶ **用途**　食欲増進剤、興奮薬。

▶ **解説** 局方ではセルペンタリア根と表記、春あるいは秋に採集すると記載されている。北米南部の原産。ドイツなどでチフスなどの熱性病の興奮薬として用いられたが、後に廃薬とされた。『遠西醫方名物考』(宇田川榛斎・榕菴)巻三十一に攝爾扁答利亞(セルペンタリア)とあり、主治を「根　性温、揮發鹽油アリ。輕ク衝動シテ健運シ、蒸氣及ビ汗ヲ發スル要藥トス。又小便ヲ利シ虚冷ヲ温メ頭腦神經ヲ強壯ニス。」と記載されている。本品は、基原植物が同属の青木香(セイモッコウ)あるいは馬兜鈴根(バトレイコン)の類品というべきであるが、榕菴によれば、分類学的にまったく類縁のない纈草(ケッソウ)(オミナエシ科カノコソウ *Valeriana fauriei* Briquet)で代用可能としている。一般に、ウマノスズクサ属の根は精油に富み、芳香がある。

センキュウ　川芎　CNIDII RHIZOMA　二国、VII～XVI　漢

▶ **基原** セリ科(Umbelliferae)センキュウ *Cnidium officinale* Makinoの根茎を、通例、湯通ししたもの。《備考》Umbelliferae→Apiaceae。YList：*Ligusticum officinale* (Makino) Kitagawa (synonym. *Cnidium officinale* Makino)。この学名は未解決。

▶ **用途** 婦人用家庭薬に配合されるほか、非常に多くの漢方処方に含まれる。配合処方：胃風湯・烏薬順気散・温経湯・温清飲・応鐘散・葛根湯加川芎辛夷・加味四物湯・加味逍遙散加川芎地黄・芎帰膠艾湯・芎帰調血飲・芎帰調血飲第一加減・響声破笛丸・荊芥連翹湯・荊防敗毒散・五積散・五物解毒散・柴葛湯加川芎辛夷・柴胡清肝湯・柴胡疎肝湯・酸棗仁湯・紫根牡蛎湯・滋腎通耳湯・滋腎明目湯・七物降下湯・四物湯・十全大補湯・十味敗毒湯・小続命湯・清上蠲痛湯・清上防風湯・清熱補血湯・折衝飲・洗肝明目湯・川芎茶調散・千金内托散・続命湯・疎経活血湯・大防風湯・治打撲一方・治頭瘡一方・治頭瘡一方去大黄・猪苓湯合四物湯・当帰飲子・当帰散・当帰芍薬散・当帰芍薬散加黄耆釣藤・当帰芍薬散加人参・当帰芍薬散加附子・女神散(安栄湯)・防風通聖散・補陽還五湯・奔豚湯(金匱要略)・抑肝散・抑肝散加芍薬黄連・抑肝散加陳皮半夏・連珠飲。

▶ **出典** 神農本草經上品「芎藭　味は辛く温。川谷に生ず。中風腦に入りて頭痛し、寒痺の筋攣緩急し、金創、婦人の血閉、子無きを治す。」

▶ **漢名** 芎藭(本經)、胡藭・香果・蘪蕪(別錄)、馬銜芎藭(本草經集注)、京芎・雀腦芎・蘄(圖經本草)、西芎・川芎・台芎・撫芎・山鞠藭(本草綱目)。

▶ **解説** 局方規定品は中国原産であることはまちがいないが、古くからわが国で栽培される。花はつけるが、ほとんど結実しないため、形態分類学から詳細な分類学的系統を明らかにするのは困難であり、*Cnidium officinale* Makinoの学名も今日ではあまり支持されていない。因みに、今日の中国産センキュウは*Ligusticum chuanxiong* Hortorum(*Ligusticum sinense* 'Chuanxiong' S. H. Qiu et al)の根茎であることが明らかにされている[1]。本經は薬用部位に言及しないが、別錄に「武功(陝西省郿県)の川谷、斜谷(陝西省終南山中の渓谷)の西嶺に生じ、三月四月根を採り暴乾す」とあるので、薬用部位は根である。『本草經集注』(陶弘景)は「節大にして莖は細く、狀は馬銜の如く、之を馬銜芎藭と謂ふ」とあり、これだけではどのような植物であるかわからない。『圖經本草』(蘇頌)は「其の苗は四五月の間に葉を生じ、芹、胡荽、蛇牀の輩に似て叢を作し、莖は細し。淮南子の夫れ人(ゑなんじのそのひと)を亂すと謂ふ所の者は芎藭の藁本に與(くみ)し、蛇牀の蘪蕪に與するが若(ごと)きは是れなり。其の葉倍香ば

しく、或る時、園庭於よりすなはち則ち芬馨徑こみちを滿てり。江東、蜀川(四川省)の人は其の葉を採り、飲香に作りて云ふ、泄瀉を已むべしと。七八月に白花を開く。根堅く痩せて黃黑色なり。」と記述しており、今日、わが国で栽培するセンキュウと矛盾せず、少なくともセリ科基原の近縁植物であることはまちがいない。本經ほか歴代の本草書は芎藭キュウキュウの名を用い、川芎センキュウの名は『本草綱目』(李時珍)に「其の關中(陝西省)に出づるは呼びて京芎と爲し、亦た西芎と曰ふ。蜀中(四川省)に出づるは川芎と爲し、天台(浙江省臨海県)なる者は台芎と爲し、江南に出づるは撫芎と爲す。皆地に因りて名づくなり。」とあるように、蜀中産センキュウにつけられた一地方名であった。わが国では『大和本草』(貝原益軒)は川芎の名を用い、一方、『本草綱目啓蒙』(小野蘭山)は芎藭を使う。

　『延喜式』巻第三十七では臘月御藥、中宮臘月御藥、雜給料、諸司年料雜藥、遣諸蕃使(渤使)に芎藭の名が見え、諸國進年料雜藥では尾張国・遠江国・相模国・武蔵国・下総国・常陸国・近江国・美濃国・下野国・加賀国・丹波国・播磨国から貢進の記録がある。『用藥須知』(松岡恕庵)に「和ニ二種アリ。大葉ノモノアリ。小葉ノ者アリ。大葉ハ常ノ藥用ニ入レズ。香氣ナシ。即撫芎ナリ。小葉ハ極メテ芳烈、葉ヲ蘼蕪ト名ケ根ヲ川芎トス。」とあり、和産に大葉品と小葉品の2種があり、後者のみが薬用に適するとしている。一方、小野蘭山も「和産ニ大葉小葉二品アリ。藥ニハ小葉ノ者ヲ用ユ。大和ニ多ク栽ユ。(中略)大和産ハ舶來ニ同ジ。(中略)豊後ハ自然生ナリ。根ノ色黑赤ヲ帶ブ。又、丹後ニモ自生アリ。大葉川芎ハ苗最大ニシテ小葉ノ者ニ異ナリ。葉ハ白芷葉ノ如ニシテ狹長ナリ。ヨロヒグサ一葉ノ長サ二尺餘、濶サ一尺餘、苗高サ五六尺許ニシテ莖フトシ。花實ハ白芷ト同ジ。根ハ大ニシテ小塊ヲ連珠ス。(中略)藥舖ニ此ヲ川芎樣ノ藁本ト稱シ貨ル。藁本ノ偽物ナリ。」と述べ、やはり2種あって、小葉品は中国産川芎と同じとしているから、真品の川芎であることはまちがいない。大葉品は松岡恕庵のいうものと同じと思われるが、蘭山はその形態を詳しく記述しており、セリ科ながら別属の*Angelica*属種と思われる。センキュウと気味が似るとしてその名をもつものがいくつかあり、その1つにオオバセンキュウ *Angelica genuflexa* Nuttall ex Torrey et Gray がある。オオバセンキュウは中部以北の深山から亜高山帯に生える多年草で、その分布は『延喜式』の貢進地とは合わない。同属近縁種にシラネセンキュウ *Angelica polymorpha* Maximowicz があり、オオバセンキュウよりやや小形で、3～4回3出羽状複葉で小葉はちいさくなるが(オオバセンキュウは1～2回3出羽状複葉)、それでも真品のセンキュウよりはかなり葉は大きい。分布も本州・四国・九州の山地の林縁などに比較的普通に生えるから、『延喜式』の貢進地のいずれにも分布する。したがって『延喜式』の芎藭の一部はシラネセンキュウと考えられる。蘭山によれば、大葉品は藁本コウホンの偽和品とされたとあるが、藁本はセリ科 *Ligusticum sinense* Oliver[2] の根茎・根を乾燥したもので、中国産川芎とは基原が同属異種の関係にあり、精油の成分組成などは似ている。現在は中国より伝えられたとするセンキュウを栽培、生産しているのであるが、わが国の本草書のいずれもその出自に言及するものはない。伝えられたのはかなり古いことを示唆し、『延喜式』の芎藭の中には真品が含まれていた可能性は高い。局方品の基原は、牧野富太郎が命名した *Cnidium officinale* Makino をそのまま使用しているが、中国産の真品川芎 *Ligusticum chuanxiong* とよく似ているので、*Cnidium*属に分類することに対して根強い異論がある。日本産のセンキュウは栄養繁殖により維持されており、長い間の栽培により、原種とは形質が異なっても不思議ではない。『本草和名』(深根輔仁)に「芎藭　和名於无奈加豆良久佐おむなかつらぐさ」とあり、オムナカツラグサという和名を充てている。和名のオムナカツラグサは、センキュウが小形のセリ科植物で、華奢な葉あるいは花序を老女おむなの鬘かつらに見

立てた名前と思われる。少なくともオオバセンキュウやシラネセンキュウなど野生の代用品からはおよそ想像し難い名前である。

1) 邱淑华・曾义泉・潘开玉・阳彦承・许介眉　植物分类学报　17（2）　101頁-103頁　1979年。これも古くから栽培によって維持されたものにつけられた学名である。
2) YList：*Conioselinum anthriscoides* (H.Boissieu) ined.とする。The Plant Listは*Ligusticum sinense* Oliverも有効名とし、*Conioselinum anthriscoides*とは別種に区別する。

ゼンコ　前胡　PEUCEDANI RADIX　XV*(1)～XVI　漢

▶ **基原**　セリ科(Umbelliferae)*Peucedanum praeruptorum* Dunn 又はノダケ*Angelica decursiva* Franchet et Savatier (*P. decursivum* Maximowicz) の根。《備考》ノダケ：*Angelica decursiva* (Miquel) Franchet et Savatier [synonym. *Peucedanum decursivum* (Miquel) Maximowicz]。

▶ **用途**　もっぱら漢方に用いるが、配合する処方は少ない。配合生薬：荊防敗毒散・参蘇飲・蘇子降気湯。

▶ **出典**　名醫別録中品「味は苦く微寒にして無毒。痰滿、胃脇中の痞へ、心腹結氣し、風頭痛あるを療じ、痰を去り、實して氣を下し、傷寒の寒熱を治し、陳きを推して新と致し、目を明にし、精を益するを主る。二月八月に根を採り暴乾す。」

▶ **漢名**　前胡（別録）。

▶ **解説**　和前胡はノダケを基原とするが、中国でもこれを前胡の正品に含める。そのほか、中国で前胡と称されるものに、*Peucedanum*属ではカワラボウフウ*P. terebinthaceum* (Fischer ex Treviranus) Fischer ex Turczaninow（陝西・河北）、*P. vaginatum* Ledebour#（チベット）、*P. medicum* Dunn（湖北）、*Ferula bungeana* Kitagawa（synonym. *P. rigidum* Bunge）（内モンゴル）、*Ostericum*属では*O. citriodorum* (Hance) C. Q. Yuan et R. H. Shan（synonym. *Angelica citriodora* Hance）、ニオイウド*O. grosseserratum* (Maximowicz) Kitagawa [synonym. *A. grosseserrata* Maximowicz]、ヤマゼリ*O. sieboldii* (Miquel) Nakai [synonym. *Angelica miqueliana* Maximowicz]、*Angelica*属ではシラネセンキュウ*A. polymorpha* Maximowicz、*Ligusticum*属では*L. daucoides* (Franchet) Franchet（雲南）、*L. brachylobum* Franchetがあり、そのほかに*Heracleum*属（*H. tiliifolium* H. Wolff：湖南）、*Conioselinum*属［*C. vaginatum* (Sprengel) Thellung；雲南］、*Carum*属（*C. buriaticum* Turczaninow：青海）、*Anthriscus*属［オニシャク*A. sylvestris* (Linné) Hoffmann subsp. *nemorosa* (Marschall von Bieberstein) Koso-Poljansky (synonym. *A. aemula* (Woronow) B. K. Schischkin)］などのセリ科植物の根を前胡と称する地域があって、中国市場における前胡の基原は相当に複雑といわざるを得ない。因みに、台湾産前胡はタイワンカワラボウフウ*Peucedanum formosanum* Hayata、韓国産はノダケのほか、シャク*Anthriscus sylvestris* (Linné) Hoffmann(synonym. *Angelica sylvestris* Linné)の根も前胡と称する。『本草綱目啓蒙』（小野蘭山）に「枝端ニ花ヲ開ク。胡蘿蔔（野菜のニンジンのこと）ノ如ク傘ヲ成テ簇生ス。紫黒色又白色ナル者アリ。」とあり、花色が紫黒色のものはノダケであり、白色のものとはヤマゼリ*Ostericum* *sieboldii* (Miquel) Nakai と思われる。いずれも和前胡と称されたが、前者は中国でも広く用いられる。『用藥須知』(松岡恕庵)は「和産眞ナリ。藥肆ノモノ採收ルノ時、アシキハ輕虛ニシテ性アシク香氣少シ。秋冬ノ際、自ラ採擇ブベシ。」とあり、当時の和前胡は劣等品が多く出回っていたことを示唆する。しかし、『圖經本草』(蘇頌)に「春苗を生じ、青白色にして斜蒿に似て、初めて出る時は白芽有り、長さ三四寸、味は甚だ香ばしく美なり。又、芸蒿(柴胡の別名)に似て、七月の内に白花を開き葱花と相類す。八月に實を結び、根は細く青紫色なり。」とあり、当時の前胡は白い花をつけるとあるから、少なくともわが国で前胡の主品とされたノダケではない。『救荒本草』(周定王)、『植物名實圖考』(呉其濬)にある図もノダケではなく、なぜわが国で花色の異なるノダケが前胡とされたのかわからない。今日、中国でノダケ基原品を前胡に含めるのはわが国の影響と考えられる。

『本草和名』(深根輔仁)に和名宇多奈一名乃世利とあり、ウタナの字義はわからないが、ノゼリはノダケの別名である。『延喜式』巻第三十七「典藥寮」では朧月御藥、中宮朧月御藥、遣諸蕃使(唐使・渤使)など随所に前胡の名があり、諸國進年料雜藥に大和国・伊賀国・伊勢国・尾張国・相模国・下総国・常陸国・近江国・丹波国・但馬国・因幡国・出雲国・石見国・播磨国・美作国・備中国・安芸国から貢進の記録がある。『出雲國風土記』では意宇郡・飯石郡・大原郡に前胡の所在が記録されている。わが国古代の文献にある前胡は、和産セリ科植物の基原であることはまちがいないが、多くの類似種がある中で、ノダケが含まれていたかどうかは微妙である。

センコツ　川骨　NUPHARIS RHIZOMA　二国、VII〜XVI　漢・和

▶ **基原**　スイレン科 (Nymphaeaceae) コウホネ *Nuphar japonicum* A. de Candolle の根茎。《備考》コウホネ：*Nuphar japonica* de Candolle。
▶ **用途**　婦人用家庭藥のほか、ごく一部の漢方処方(治打撲一方)に配合される。
▶ **出典**　本草拾遺(證類本草部上品陳藏器餘)「萍蓬草根　味は甘く無毒。虛を補ひ氣力を益するを主る。久しく食へば飢えず、腸胃を厚くす。南方の池澤に生じ、大なること荇の如し。花は黄、未だ開前せざるは算袋の如し。根は藕の如く、飢年に穀に當たるなり。」
▶ **漢名**　萍蓬草根(本草拾遺)、骨蓬(崔禹食經)、川骨(類聚雜要抄)、河骨(頓醫抄)、水栗・水栗子・水笠(本草綱目)。
▶ **解説**　第11改正版まで基原を「コウホネ又はその他同属植物」としていたが、第12改正版以降はコウホネに限定した。川骨(センコツ)はわが国独特の名称であり、『用藥須知』(松岡恕庵)に「萍蓬艸　和名河骨(カハホネ)」とあり、本来の漢名は萍蓬草(ヘイホウソウ)である。『中藥大辞典』は萍蓬草根の基原をネムロコウホネ *Nuphar pumilum* (Timm) de Candolle としている。萍蓬草という漢名は『本草拾遺』(陳藏器)に初見するが、江戸期以前のわが国の古典には見当たらない。その代わりに、『和名抄』(源順)巻九「菜蔬部　藻類」に「崔禹食經云ふ、骨蓬　加波保禰　根は腐骨の如く、花は黄色、莖頭に葉着く者なり」、そして『本草和名』(深根輔仁)第十八巻「菜六十二種」に「骨蓬　一名皺根　和名加波保祢」とあり、骨蓬(コツホウ)にカワホネ(かはほね)の訓を充てる。骨蓬なる漢名は現存の歴代中国本草書には見当たらず、問題は『本草拾遺』の萍蓬草と『和名抄』・『本草和名』の骨蓬が同品であるか否かにある。『和名抄』で引用した『崔禹錫食經』における記載は、根を除けば、『本草拾遺』とよく一致する。『本草和名』・『和名抄』

のカワホネが訛ってコウホネとなったことはまちがいないが、わが国で実際に食用とされたか否かが問題となる。なぜなら、今日、コウホネの根を食べることは稀だからである。『頓醫抄』（梶原性全）巻第三十四「次藥湯藥種」に記載される、「苦參・椿・苦木・土櫨・汗見」を用いた療治より沐浴に至るまでの禁物の中に、濁酒・熬大豆・大角豆・河骨・諸辛味物云々とあり、ここにも河骨の名が見える。また、同巻第四十「灸治間禁食」（湯治間に同じなりとの註あり）に「凡そ灸治の後、百日は飲食、房室を慎み宜しく安心、静かに眠るべし。湯治の後の者は七日之を慎む。」（原文は漢文、著者訓読）とあり、次の諸物が列挙されている。

淡柿（アワシガキ）、生棗、梨子、石榴、柑子、生栗、梇子（カエノミ）、餅、瓜、茄子（ナスビ）、胡瓜（キウリ）、烏芋（クログワイ）、麺（コムギノコ）、桃、李、杏、小麦、赤小豆、蕎麦（ソバムギ）、醤（ヒシヲ）、生姜、蓼、椒（ハジカミ）、菜蕷（オホネ）、笋、蕨、茗荷、骨蓬（カハホネ）、布苔（フノリ）、荒布（アラメ）、菰首（コモヅノ）、薄荷（ハカ）、菘菜（タカナ）、生魚頭、諸ノ鱠（ナマス）、鴛鴦、猪肉、未熟菓子、諸生菜、生冷物、紫苔

ここでカワホネ（骨蓬）とともに列挙された品目のいずれも常食可能なものばかりであるから、古い時代にコウホネは確かに食用とされた。ゴボウシの条でも引用したが、平安末期に成立した『類聚雑要抄』巻第一の宇治平等院御幸御膳に「干物五坏　海松　青苔　牛房　川骨　蓮根」とあり、ここにも川骨の名がある。これは漢籍からの引用ではなく、朝廷の食卓品として実際に登用されたものである。そして、蓮根と川骨の両品が列挙されているので、コウホネの根は確かに食用とされていた。以上から、中国本草の萍蓬草根と『和名抄』・『本草和名』の骨蓬は同品と考えてよいだろう。なぜ、これほどまでコウホネの食習慣にこだわるかというと、コウホネの根にヌファリジンなどのアルカロイドを含むからであり、『本草拾遺』の「根は藕の如く、飢年に穀に当たるなり」という記述に疑念があったからにほかならない。ごく最近、コウホネを食べたことがあるという人の話を聞くことができた。それによると、コウホネの根に強い苦味があるといい、採取した後、切り刻んで水につけてあく抜きをすれば食用になるという。苦味はアルカロイドによると思われるが、1日に4回ほど水を替えれば1週間ほどでほぼ苦味は消え、陰干しして保存食にするという。古い時代でも同様なあく抜き法を施して食していたと考えてよさそうである。コウホネの根の内部は真っ白であり、蓮根の白蒻（はくにゃく）（これを蜜という）によく似ているから、食用に利用しない方が不思議なのかもしれない。『本朝食鑑』（人見必大）は江戸時代に用いられた食材を中心に解説した食材事典であるが、巻之三「水菜類十六種」に萍蓬草の条があり、根について記載している。しかし、「能（よ）く産後及び損傷の敗血を収む。本邦、古より之を用て効を得る者の少なからず。」と述べるように、もっぱら効用を説き、食材としての特徴に言及していない。おそらく薬能を重視した食材として位置づけたからであろう。

　江戸時代初期に成立した『大和本草』（貝原益軒）に「倭流ノ外醫及ビ女醫コノンデ之ヲ用フ。性ヨク血ヲ収ム。」という注目すべき記述があり、『用藥須知』にも「和方打撲傷損ノ方中ニ入レテ特ニ功有リ。」と記されている。萍蓬草は、中国ではほとんど有名未用であったが、江戸期のわが国では民間医療に広く利用された。また、その用法は中国書の記述にしたがうものではなく、事実上わが国独自の和薬に等しいものであった。次にその主な処方例を挙げる。

○ 和方一萬方
巻之十八「金瘡手負部」 金瘡ヲ治ル方
骨蓬　去土氣乞葉莖トモミ　右一味日ニ晒シ剉ミ炙リ若血多ク出ル人ニハ紙ニ包テ水ヲカケテ煨シテアブリ細末ニシテ用ユ。血多キモノニハ只炙リ用ユベシ。

巻之三十七「奇驗之部」
又方　川芎　白朮　川骨　當帰　人参　黄芩　大黄各一匁四分　白芷　柴胡　羗活　辰子　連翹各七分　甘草少　山帰来六十目　右十四味細ク剉ミテ七包ニシ一日ニ一包ヅ、食椀ニテ水一番ニ二杯入レ一杯ニ煎シ二番二杯半入レ一杯ニ煎シ三番ニ三杯入レ一杯ニ煎ス。右ノ分一日ニ用ユ。

巻之四十二「血シバリヲ治ス」
カハホネ一両　赤小豆二両　ナベズミ三両　右三味細末ニシテ白湯又ハ飯ノトリ湯ニテヒ一ツ用ユベシ

巻之四十二「諸血ヲ止ル方　金瘡血出ルニモヨシ」
又方　血シバリヲ治ス　カハホネ一両　赤小豆二両　ナベズミ三両　右三味細末ニシテ白湯又ハ飯ノトリ湯ニテヒ一ツ用ユベシ

○ 懐中備急諸國古傳秘方
打身　くぢき　ふみかえしの類には　かうほね一斤　あかさゝき半斤　あかざ五匁　粉にし、かん酒にて用、是を竹のまたのあいすといふ、此薬もなき時は、水仙の根の玉をすりつぶし、紙をもみてぬり、痛所にはる妙(米沢竹股家傳方)

○ 妙薬博物筌
血止大秘傳方洗薬
麒麟竭其まゝ三十匁　紫檀同　熟地黄廿匁　楊梅皮(やまもゝのかは)其まゝ五十匁　萍蓬黒焼にし酒に浸して又炒二十匁　紫河車六十匁黒焼、胞衣の事　象牙其まゝ八匁　辰砂よく研水につけ、土気を去八匁　海螵蛸皮を去、八十匁　當飯炒、三十匁　以上十味刻み調合し一貼十弐匁づゝ酒にて煎、疵の口を洗ふべし。なにほど深疵にても、くさる事なく血を止、痛を止る事妙なり。

楊梅瘡悪瘡付薬　加減秘密丸
當帰八分　白粉弐分　小豆十五両、白薬　大冬米八両　河骨霜にして五両　甘草弐分　右細末し、是を七日に用。大豆瘡　便毒　尻瘡　氣腫　癰疔　骨疼等方によし。

打身血滞り痛に引薬　あいす
藜黒焼、十両　川骨黒焼、五両　沉降弐匁、其まゝ　葛粉壱両　赤小角豆黒焼、五両　鹿角黒焼、五両　楡柳黒やき、五両　右折たるにも、折傷たるにも、打疵にもにて用。上戸には酔ほど、下戸にはよきほど。

山田振藥 婦人血のみち手負によし
人参 茯苓 當歸 川芎 地黃 芍藥 黃芩 黃連 大黃 板榔子 川骨 肉桂 白朮 丁子 桂心 木香各壹兩 甘草壹匁 以上十七味絹に包み振出し用。次第次第に湯を熱すべし。

手負の內藥 金瘡の類を世に手負といふ
人参 川芎 當歸 黃連 白朮 萍蓬 甘草 大黃各等分 加減は胴に血とゞまりたるか又は大便小便不通は大黃を倍べし。筋わたしには丁子板榔子を加ふべし。虫さし出ば丁子を加ふべし。筋わたしの口傳は新瘡の時用ゆれば牽引てあしきなり。四五日程間を置てあたへてよし。

手負內藥 黑くすり、奇妙の方なり
安平散 白馬糞 眼子菜 古苧麻 河骨 鹿頭 烏貝各等分くろやき 酒をそゝぎかけ消、又童便にて消もよし

産前産後に幷に一切の金瘡打撲に用
龍王湯 但家傳秘方、別に授之
川芎 白芍藥 川骨忌鉄 良姜 當歸 黃芪 黃芩 木香 大黃 甘草各壹錢 人参 肉桂 桂心火をいむ 黃連各弐匁 以上十四味振出し用ゆ。

氣付 金瘡目運そりけあるにも用て救ふべし
人参弐匁 萍蓬五匁 熟地黃壹匁五分、其まゝ 桂心壹匁五分 當歸三匁、酒製 肉桂壹匁五分、其まゝ 牡丹皮弐匁 川芎弐匁 白芍藥弐匁酒に浸し黑燒にす 甘草五分 以上十味調合し黃色に炒て一貼七分づゝ常のごとく煎じ用ゆ。

疵の口ふさがりて腫事あるを治す
萍蓬のかげほしを粉にし、茶一二ふく程湯にて呑べし

腫物を膿する藥
小角豆の実を粉にして萍蓬にてねやし付べし。膿なり。

センソ　蟾酥　BUFONIS VENENUM　二国、VII〜XVI　漢

▶ **基原**　ヒキガエル科 (Bufonidae) シナヒキガエル *Bufo bufo gargarizans* Cantor 又は *Bufo melanostictus* Schneider の毒腺の分泌物。

▶ **用途**　一部の家庭薬に配合される。

▶ **出典**　神農本草經下品「蝦蟇　味は辛く寒。邪氣、癥の堅血を破り、癰腫、陰瘡を治す。之を服すれば熱病を患はず。」[1]

名醫別錄下品「蝦蟇一名蟾蜍一名䗇一名去甫一名苦蠪　有毒。陰蝕、疽癘、惡瘡、猘犬の傷瘡を療じ、

能く玉石を合す。江湖、池澤に生ず。五月五日取り陰乾し、東行なる者良し。」

▶**漢名** 蟾蜍・䗇・去甫・苦蠪(別錄)、竈䗇・蟾蠩(爾雅)、蟾(日華子諸家本草)、蜍竈・蚵蚾・癩蛤蟆・䗇䗇(本草綱目)。

▶**解説** 第13改正版までは「シナヒキガエル又はその他同属同物」とあったが、同第1追補以降はシナヒキガエル又はヘリグロヒキガエル*Bufo melanostictus*と基原を限定した。第12改正版以降でブフォステロイドとして5.8%以上の含量を規定し、基原の判定基準とした。

蟾酥の名の初見は『本草衍義』(寇宗奭)であり、「蝦蟇 多く人家の渠塹の下に在り、大腹の品類中にて最大なるは是にして、陰雨或は昏夜に遇へば出て食す。眉間に白汁有りて取り、之を蟾酥と謂ふ。油單を以て眉を裹み、之を裂けば、酥、單上に出で、藥用に入る。」とあり、さらに主治について「人有り、病みて齒縫中に血出で、紙紙子を以て乾蟾酥少し許りを蘸し、血出る處に之を按ずれば立に止む」と記載し、わが国のガマの油売りの大道芸でセンソを止血剤と銘打っていることと符合する点で興味深い。問題は蟾酥の基原種であるが、本經下品に蝦蟇があり、別錄では「蝦蟇一名蟾蜍」とあって、『證類本草』(唐慎微)は蝦蟇と蟾蜍を同品異名としている。これに対して陳蔵器は「蝦蟇、蟾蜍の二物、各別なり。陶(弘景)、蟾蜍の功狀を將て蝦蟇の條中に注し、遂に(蝦蟇と蟾蜍の)混然採取をして無別せしむなり。今の藥家の賣る所、亦た蟾蜍を以て蝦蟇に當つ。」と陶弘景(別錄)を非難し、一方で「蝦蟇の背に黒點有り、身は小、能く跳びて百蟲に接はり、呷呷の聲を解作す。陂澤の閒に在り、舉動は極めて急なり。本經の書功は即ち是此なり。蟾蜍の身は大、背は黒く點無し。痱磊多く跳ぶこと能はず、聲を解作せず、行動は遅緩にして人家の濕處に在り。」(『本草拾遺』、『證類本草』所引)と述べ、蝦蟇と蟾蜍の違いを解説する。『圖經本草』(蘇頌)も「蝦蟇は江湖に生じ、今は處處に之有り。腹は大きく形は小、皮の上に黒斑點多く、能く跳びて百蟲に接はり、之を食む時呷呷の聲を作す。陂澤の閒に在り、舉動は極めて急なり。五月五日取り陰乾し、東行なる者良し。本經(誤り、實際は別錄)に云ふ一名蟾蜍以て一物と爲すは似非なるものなり。謹みて按ずるに、爾雅に竈䗇は蟾蜍なり、郭璞注に云ふ、蝦蟇に似て陸地に居ると。又、科斗注に云ふ、蝦蟇の子なりと。是れ一物に非ざること明らかなり。且つ蟾蜍は形大にして背上に痱磊多く、極めて遅緩にて跳躍すること能はず、亦た鳴くを解せず、多く人家の下濕處に在り。其の腹の下に丹書八字有る者は真の蟾蜍なり。陶隱居の所謂能く犬毒を解し及び温病して斑生ずるに之を生食するは並に蟾蜍を用ふなり。本經に云ふ邪氣、堅血を破るの類を主るは皆蝦蟇を用ふなり。二物(蝦蟇・蟾蜍)は一類と雖も功用は小なるも別なり。亦た當に分別して之を用ふべし。」と同調し、『本草綱目』(李時珍)でも蝦蟇と蟾蜍を別条に区別して掲載した。仮に蝦蟇と蟾蜍が別品であるにしても、蟾酥はどちらに由来するのか、もう1つの問題が浮上するが、李時珍は蟾蜍とし、『國譯本草綱目』もこれに同調した。これによれば、蟾酥の基原は蟾蜍で、別錄の出典となる。『本草衍義』の蝦蟇は蝦蟇の同音類名であることは明らかで、「多く人家の渠塹の下に在り云々」という記述から、『本草拾遺』や『圖經本草』にいう蟾蜍と同じものを意図していることはまちがいないが、原典の別錄が蝦蟇一名蟾蜍とする中で、寇宗奭は蝦蟇を選択した結果であろう。別錄は蝦蟇一名蟾蜍を江湖、池澤に産するとしており、蘇頌や寇宗奭のいう人家近傍に棲息するという記述と一致しない。今日、蟾酥の基原種とされているのはシナヒキガエル・ヘリグロヒキガエルであり、両種ともに別錄のいう池沢ではなく、泥の中や岩石の下などに生息するので、蘇頌・寇宗奭が主張する人家下湿の地に多いというのはこの二種と考えられる。結局、『本草拾遺』・『圖經本草』のいう蟾蜍か、あるいは『本草衍義』のいう蝦麻(蝦蟇)かというこ

とになるが、『薬性論』に「蝦蟇、亦た單用すべし。百邪鬼魅を辟け、癰腫に塗り及び熱結腫を治するを主る。又云ふ、蟾蜍は臣、能く疳蟲を殺し鼠漏惡瘡を治す。端午の日に眉脂を取り、朱砂、麝香を以て丸と爲すこと麻子の大いさの如し云々」とあり、ここにある蟾蜍の眉脂は蟾酥と同じと考えて差し支えないから、蟾酥の基原は蟾蜍でよいだろう。陳蔵器は、陶弘景が別録を輯集した『本草經集注』の編纂過程で二品を同品異名としたことに異議を唱えたのであるが、陶弘景は棲息環境も誤って江湖・池沢としてしまったことになる。現在の中国では、前述2種のいずれも蟾蜍の名で呼び、蝦蟇に対してアカガエル科ヌマガエル*Rana limnocharis* Boieを充てている（『中薬大辞典』）。『國譯本草綱目』は中国南部に分布する大型種の*Rana kuhlii* Duméril et Bibronが蝦蟇の可能性もあると指摘している。

　古い歴史のある薬物であるが、漢方での蟾酥の使用は稀で、「一般用漢方製剤承認基準」収載処方の中にこれを配合するものはない。江戸期に六神丸（ロクシンガン）という売薬があり、牛黄・真珠・麝香・龍脳・蟾酥・龍膽・人参の7味を配合し、めまい・息切れ・気付け・腹痛・胃腸カタル・食あたりなどに効があるとした。六神丸の出典を雷氏方としているが、古い時代の中国には見当たらないので、わが国で雷氏に仮託して創製した民間薬と思われる。『和方一萬方』に琥珀丸（コハクガン）なる蟾酥ほか12剤を配合した薬方があり、気付け・めまい・腹痛・食あたり・寝冷えなどに用いるとし、六神丸とよく似る。蟾酥には呼吸・中枢興奮作用が知られており、めまいや小児の気付けに用いるのはそれを利用したものと思われる。江戸期の民間では蟾酥を配合した民間処方が比較的広く用いられていた。一方、蟾酥は「ガマの油」と称して金瘡に用いることもあった。大道芸人のいわゆる「ガマの油売り」も蟾酥の局所知覚麻痺作用を応用したとも考えられる。

　『本草和名』（深根輔仁）には「蝦蟇　和名比支（ひき）」とあり、一方、『和名抄』（源順）は、『本草和名』ではなく『兼名苑』を引用し、蟾蜍の和名を比支（ひき）としている。当時の中国本草では、蝦蟇・蟾蜍の基原に混乱があったのであるが、わが国においては結果的には比支すなわちヒキガエル科ヒキガエルという1つの和名に統一されることになった。ただし、日本産のヒキガエルをニホンヒキガエル*Bufo japonicus japonicus* Temminck et Schlegelとアズマヒキガエル*B. japonicus formosus* Boulengerの二亜種に区別することがある。『延喜式』に蝦蟇・蟾蜍のいずれの名も見当たらないから、中古代のわが国で薬用とされていたか疑問である。因みに、ヒキの字義は、毒素を分泌し痺（しび）れるから、「痺く（ひく）」に由来すると考えられる。

1) 森立之校正本「神農本草經」（嘉永七年）では「池澤に生ず」とあるが、同じ森立之による復元校正本「神農本草經集注」ではこの一句はない。『證類本草』ほか正統本草の本經の引用文にもないので森立之が誤って書き入れたと考える。蟾酥の基原は別録の蟾蜍であるが、参考のため、本經の記述を載せておく。

センナ　SENNAE FOLIUM　I～XVI　洋

▶ **基原**　マメ科（Leguminosae）*Cassia angustifolia* Vahl 又は*C. acutifolia* Delileの小葉。《備考》ヤクヨウセンナ：*Senna alexandrina* Miller (synonym. *Cassia angustifolia* Vahl；*C. acutifolia* Delile)。

▶ **用途**　緩下薬。

▶ **解説**　最近の分類学では*Cassia*属を*Senna*属とする（ケツメイシの条を参照）。初版は㮋那、第2改正版は㮋那葉、第5改正版まではセンナ葉と表記。もともとはアラビア医学で妙薬とされていたものである。第13改正版で総センノシド（センノシドAおよびB）1.0％以上の含量規定を規定し、基原の判定基準とした。*C. angustifolia*を基原とするものはアラビア〜南インド原産でチンネベリーセンナ（Tinnevelly senna）、*C. acutifolia*を基原品とするものはナイル川流域の原産でアレキサンドリアセンナ（Alexandria senna）と市場では称される。現在の分類学では両品を同種とする。

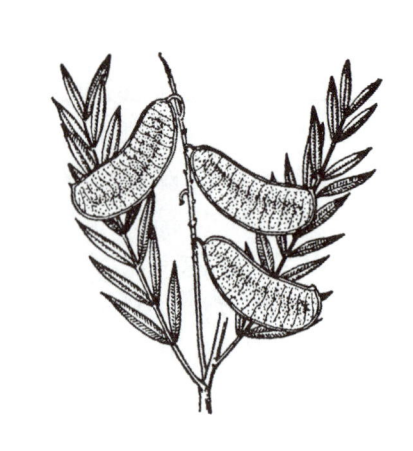

　センナは西洋の代表的な瀉下薬で、タンニンを副成分として含むダイオウとは異なり、大量投与が可能なので、悪性便秘薬としてわが国でも広く用いられる。瀉下作用成分はダイオウ・センナのいずれもビアントロン配糖体のセンノシド類であり、ダイオウはセンノシドAがもっとも多く、センナではセンノシドBがもっとも多い。連続投与で大腸癖に色素が沈着する大腸メラノーシスを起こし、瀉下効果が減弱することが知られているが、同じ大腸壁刺激性瀉下薬であるアロエでも起きる。欧米では葉だけではなく、果実もセンナ実SENNAE FRUCTUSとして緩下薬とする。インドに同属近縁種の*Senna italica* Miller subsp. *italica* Miller（synonym. *C. obovata* Colladon）が分布し、その葉・果実も前2種と同様に用いられる。『遠西醫方名物考』（宇田川榛斎・榕菴）巻三十に㮋那葉が収載され、主治を「性平、瀉下ノ良薬トス。効力大黄ノ如クニシテ腹痛ヲ發セズ。且ツ瀉下ノ後便秘ノ患ナシ。揮發鹽及ビ華爾斯質刺戟シテ瀉下シ粘液酸敗液酷屬ナル等ノ鬱蓄スルヲ滌除シ、胃腸ヲ害セズ劇疾緩病トモニ用ヒテ妨ゲズ。」とある。ここで腹痛を起こさないというのは、もう1つの瀉下薬大黄を意識した記述である。大黄の場合、収斂作用が顕著なタンニンを含むので、大量投与で便秘気味となり、センノシドの大腸刺激作用で腹痛を起こすからである。

センブリ　当薬　SWERTIAE HERBA　Ⅳ〜ⅩⅥ　和

▶▶「センブリ」については、第2部 第6章で詳しく解説しています(p.631)。

▶ **基原**　リンドウ科（Gentianaceae）センブリ*Swertia japonica* Makinoの開花期の全草。《備考》*Swertia japonica* (Roemer et Schultes) Makino。

▶ **用途**　苦味健胃・整腸薬。

▶ **解説**　第4〜5改正版は當薬（トウヤク）、第6改正版以降はセンブリと表記。第4〜5改正版ではセンブリのほか、ムラサキセンブリ*Swertia pseudochinensis* H. Haraも正品としていたが、第6改正版以降はセンブリだけに基原を限定した。第14改正版でスウェルチアマリン2.0％以上の含量を規定し、基原の判定基準とした。明治以降、西洋の影響下で苦味健胃薬として用いるようになったものであり、もともとはわが国の民間で外用薬とされていた。第2改正版に「センブリハ本品（龍膽）ニ代用スルコトヲ得」と記載され、苦味健胃薬としてリュウタンの代用品の1つに認定され、第4改正版において正式に収載され、今日に至る。

ソウジツ　桑実　　MORI FRUCTUS　　I　　　　　　　　　　　　　　　洋

▶ **基原**　クワ科(Moraceae) マグワ *Morus alba* Linné の果実(ソウハクヒの▶解説を参照)。
▶ **用途**　チンキ剤料。
▶ **漢名**　桑葚(詩經)、桑椹・文武實(本草綱目)。
▶ **解説**　初版局方(桑實と表記)には「全ク熟セル多液新鮮ノ複性果實(注：複果のこと)ナリ」とあり、乾燥品とはしていないことに留意する必要がある。漢薬の桑椹は桑実と同義であり、基原は同じであるが、桑椹は乾燥品であるところが異なる。局方の意図するところは桑実シロップを製してほかの医薬品のシロップ剤の基剤とするものであり、色づけや香づけが目的であって、桑実自体に特別な薬効を念頭に置いているわけではない。西洋ではコーカサス原産のクロミグワ *M. nigra* Linné の成熟果実を薬用とした。したがって、桑実はクロミグワ実の代用であって、漢薬の桑椹とはまったく異なる性格をもつというべきである。『薬物誌』(ディオスコリデス)にある Morea はクロミグワであって、同書によると、果実は風邪・潰瘍・扁桃炎などに効くなどと記載されているが、西洋でもクロミグワの果実はもっぱら食用とされ、薬用とすることは稀である。中国では、桑椹として『新修本草』(蘇敬)木部中品に初見し[1]、「桑椹　味は甘く寒にして无毒。單食すれば消渇を主る。」と記載されている。この名は本草書よりもっと古く、中国最古の詩集である『詩經國風』の衞風・氓に出てくる。葚は椹の同義異体字。

桑の未だ落ちざるとき　　其の葉沃若たり
于嗟鳩や　　　　　　　　桑葚を食らふ無かれ

---

[1] 『新修本草』では桑根白皮の条中で言及されている。図書寮本は桑とのみあるが、『證類本草』では桑椹とある。因みに、『本草拾遺』(『證類本草』所引)は「五藏、關節通(痛)、血氣を利す。久しく服すれば飢ゑず。多収し暴乾して末に搗き、蜜に和して丸と爲し、毎日六十丸を服す。」と記載する。

ソウジュツ　蒼朮　　ATRACTYLODIS LANCEAE RHIZOMA　　VII*〜XVI　　漢

▶ **基原**　キク科(Compositae) ホソバオケラ *Atractylodes lancea* A. de Candolle、*A. chinensis* Koidzumi 又はそれらの雑種の根茎。《備考》ホソバオケラ：*Atractylodes lancea* (Thunberg) de Candolle [synonym. *A. chinensis* (Bunge) Koidzumi]（Flora of China；The Plant List）；シナオケラ：*A. lancea* (Thunberg) A. de Candolle var. *chinensis* (Bunge) Kitamura [synonym. *A. chinensis* (Bunge) Koidzumi]（YList）。
▶ **用途**　もっぱら漢方に用いる。配合処方：胃苓湯・胃苓湯・越婢加朮湯・越婢加朮附湯・加味帰脾湯・加味四物湯・加味逍遙散・加味逍遙散加川芎地黄・加味平胃散・帰脾湯・芎帰調血飲・芎帰調血飲第一加減・桂枝越婢湯・桂枝加朮附湯・桂枝加苓朮附湯・桂枝芍薬知母湯・桂枝二越婢一湯加朮附・桂枝人参湯・啓脾湯・香砂平胃散・香砂養胃湯・香砂六君子湯・五積散・五苓散・柴芍六君子湯・柴苓湯・滋陰降火湯・滋陰至宝湯・四君子湯・十全大補湯・消風散・逍遙散(八味逍遙散)・四苓

第 1 章　和漢生薬・西洋生薬の解説

湯・秦艽防風湯・真武湯・清湿化痰湯・清上蠲痛湯・清暑益気湯・疎経活血湯・大防風湯・治頭瘡一方・治頭瘡一方去大黄・定悸飲・当帰散・当帰芍薬散・当帰芍薬散加黄耆釣藤・当帰芍薬散加人参・当帰芍薬散加附子・二朮湯・女神散（安栄湯）・人参湯・人参養栄湯・半夏白朮天麻湯・不換金正気散・茯苓飲・茯苓飲加半夏・茯苓飲合半夏厚朴湯・茯苓沢瀉湯・附子理中湯・分消湯（実脾飲）・平胃散・防已黄耆湯・補気健中湯・補中益気湯・薏苡仁湯・抑肝散・抑肝散加芍薬黄連・抑肝散加陳皮半夏・六君子湯・苓姜朮甘湯・苓桂朮甘湯・麗沢通気湯・麗沢通気湯加辛夷・連珠飲。

▶ **出典**　神農本草經上品（朮）（ビャクジュツの条を参照）。

▶ **漢名**　朮（本經）、赤朮（本草經集注）、蒼朮（本草衍義）、仙朮・山薊（本草綱目）。

▶ **解説**　第7改正版ではオケラ（白朮）に蒼朮を充てており、後述するように、江戸期以来の白朮・蒼朮に対する基原認識の混乱の影響が当時でも残っていたことを示す。第8改正版では「ホソバオケラ又はその変種」、第9改正版はホソバオケラ基原品のみをソウジュツとしたが、第10〜11改正版で再び「ホソバオケラ又はその変種」とし、第12改正版以降でやっと現行局方と同じ「ホソバオケラ又は A. chinensis」を基原とするようになった。現行局方はホソバオケラ Atractylodes lancea と A. chinensis の2種をソウジュツの基原と規定しているが、現在の分類学の主流は後者をホソバオケラと同種として区別しない。ただし、YList は、《備考》に示したように、A. chinensis をホソバオケラの変種としている。

　わが国に Atractylodes 属植物はオケラ1種しかなく、中国において朮の2品すなわち白朮と蒼朮の区別がながらくあいまいであったことが、ごく最近までわが国では朮の基原認識に混乱をもたらした。『古方藥品考』（内藤尚賢）は「朮、舶來に蒼白の二朮有り、其の蒼朮をもって勝ると爲す。形は老薑の如くして皮は茶褐色、肉は黄赤色、味は苦辛、芳烈にして、膏多く剉み貯ふときは則ち白衣（白い結晶のこと）を生ずる者を上品と爲す。或は輕虚にして膏少なき者は下品なり。」と記述し、白朮より蒼朮を上品とし、しかも油分が多く白い結晶を生ずるものを上品とした。江戸期の漢方医家はそれを古立蒼朮（コダチソウジュツ）と称して賞用し、一方、白い結晶を生じないものを新立蒼朮（シンダチソウジュツ）と称して下品とした。しかし、この区別が真品の蒼朮について行われたかどうかは定かではない。後述するように、オケラの根茎の老若品をそれぞれ古立・新立と区別した可能性もあるからである（遠藤元理『本草辨疑』）。とにかく、江戸期では朮の基原は大変な混乱状態にあった。したがって、各家の口訣において、朮に対する論述は以上の背景を考慮した上で評価する必要がある。実際、わが国の漢方では本品とその同属生薬である白朮は伝統的に区別しなかった。中国での医書でも単に朮と記載している例が多い。もともとは神仙の霊薬として道教的色彩の濃い薬物であり、各処方における位置づけは必ずしも明確とはいえない。胃苓湯（イレイトウ）・香砂養胃湯（コウシャヨウイトウ）・二朮湯（ニジュツトウ）・分消湯（実脾飲）（ブンショウトウジッピイン）・補気健中湯（ホキケンチュウトウ）は本品とともに白朮も配合し、桂枝越婢湯（ケイシエッピトウ）・秦艽防風湯（ジンギョウフウトウ）・治頭瘡一方（チズソウイッポウ）・治頭瘡一方去大黄（チズソウイッポウキョダイオウ）・麗沢通気湯（レイタクツウキトウ）・麗沢通気湯加辛夷（レイタクツウキトウカシンイ）では蒼朮のみ、半夏白朮天麻湯（ハンゲビャクジュツテンマトウ）は白朮のほか本品を加えても可とし、そのほかの処方は本品、白朮のいずれを加えても可としている。『本艸辨疑』（遠藤元理）に「藥家醫家共ニ古ヨリ蒼朮、白朮取違へて用ユ誤ナリ。和白朮ハ嫩根、蒼朮ハ舊根ナリ。」とあり、京都で製薬業を営んでいた遠藤元理の見解は当時のわが国の朮に対する認識を代弁したと考えて差し支えない。すなわち、白朮・蒼朮は基原植物がまったく同じで、ちょうど烏頭（ウズ）あるいは天雄（テンユウ）・附子（ブシ）と似た関係にあると、その後長らく、おそらくはそれよりずっと以前から信じられていた。1709年に成立した『大和本草』（貝原益軒）は二朮の区別について言及すらしていない。『本草綱目啓蒙』（小野蘭山）でやっと「朮ニ蒼

白アリ。各自異種ナリ。」とあって、二朮は別種という認識をもつに至っている。わが国に自生するオケラ属植物はオケラ1種だけであるから、蒼朮という白朮に似た薬物が中国から渡来するまで、そう考えたのも無理からぬことであった。実際、蒼朮の基原種であるホソバオケラが渡来したのは享保年間であった。中国本草は以下に述べるように、その記述は概して不完全であったから、それ以前は白朮・蒼朮の基原を区別する術はなかったのである。

　中国本草でも白朮と蒼朮を区別したのはそう古いことではない。本經では単に朮とあったが、『本草經集注』(陶弘景)で「朮、乃ち兩種有り。白朮の葉は大にして毛有り、椏を作り、根甜く膏少なく、丸、散を作るに用ふるべし。赤朮の葉は細にして椏無く、根は小、苦く膏多く、煎を作るに用ふるべし。」とあるように、白赤2種が区別された。『圖經本草』(蘇頌)も「春に苗を生じ、青色にして椏無く一名山薊、其の葉を以て薊に似たなり。莖は蒿を作り、幹の狀は青赤色にして、長さ三二尺。來たる夏を以て紫碧色の花を開き、亦た刺薊花に似て、或は黃白色の者有り。伏に入りたる後に子を結ぶ。秋に至りて枯る。根は薑に似て傍に細根有り、皮は黑く心は黃白色にして中に紫色の膏液有り。」と記述するが、明確な区別とはほど遠い。『紹興校定經史證類備急本草』巻二に朮の図が7種掲載されているが、その中に今日の白朮の基原植物であるオオバナオケラ *A. macrocephala* Koidzumi [synonym. *A. ovata* auctrum non (Thunberg) de Candolle] の特徴を誇張した舒州朮なるものがあり、少なくとも朮の基原植物の1つはオオバナオケラということができる。しかし、そのほかの6図は、およそキク科基原とは思えない。『本草經集注』は白と赤の二朮に分けたが、『本草衍義』(寇宗奭)は白朮と蒼朮に分け、今日と同じ蒼朮の名が出てくる。しかし、宗奭はその具体的な記述を避け、『本草綱目』(李時珍)によって「白朮は枹薊なり。吳越に之有り。人多く根を取り栽蒔す。一年すれば卽ち稠し。嫩苗は茹でるべし。葉梢大にして毛有り、根は指の大いさの如く、狀は鼓槌(太鼓のバチのこと)の如く、亦た大なること拳の如き者有り。」、「蒼朮は山薊なり。處處の山中に之有り。苗の高さ二三尺、其の葉は莖を抱きて生ず。梢の間の葉は棠梨の葉に似たり。其の腳の下の葉に三五叉有り、皆鋸齒、小刺有り。根は老薑の狀の如く、蒼黑色、肉は白く油膏有り。」と詳述され、二朮の区別をかなり明確にした。時珍の蒼朮と称するものは、根が蒼黑色というから、今日の蒼朮と同じホソバオケラに相当し、『本草經集注』にある赤朮は、葉が細く椏が無いからやはりホソバオケラであり、結局、蒼朮の異名となる。

ソウハクヒ　桑白皮　MORI CORTEX　二国、VII〜XVI　漢

▶ **基原**　クワ科(Moraceae)マグワ *Morus alba* Linné の根皮。

▶ **用途**　もっぱら漢方処方薬とする：杏蘇散・五虎湯・清肺湯・補肺湯・喘四君子湯・奔豚湯(金匱要略)。

▶ **出典**　神農本草經中品「桑根白皮　味は甘く寒。山谷に生ず。傷中、五勞、六極の羸瘦、崩中、脉絶つを治し、虛を補ひ氣を益す。葉　寒熱を除き、汗を出だす。桑耳の黑なる者　女子の漏下、赤白の汁血病、癥瘕、積聚、腹痛、陰陽の寒熱、子無きを治す。五木耳檽と名づけ、氣を益し飢ゑず、身を輕くし志を強くす。」

▶ **漢名**　桑根白皮(本經)、東行桑根(本草經集注)、桑白皮(藥性論)、桑皮(孟詵)。

▶**解説**　第10改正版までは「クワ *M. bombycis* Koidzumi 又は(及び) その他同属植物」、第11改正版は「クワ、マグワ又はその他同属植物」、第12～13改正版は「マグワ又はその他同属植物」とあったが、第13改正版第1追補以降はマグワだけに基原を限定した。局方でいうクワは植物学上のヤマグワ *Morus australis* Poiret (synonym. *M. bombycis* Koidzumi) のことである。マグワは養蚕用に広く栽培し、市場品の桑白皮の基原はほとんどマグワという実状を考慮した。『日本書紀』の雄略十六年秋七月の条に、天皇が桑の栽培に適した国を選んで、桑を植えるよう命じ、秦氏の民を移住させ、絹を生産・上納するように仕向けたと記載されている。5世紀のことだが、当時、桑の栽培が行われていたことがわかる。同雄略六年三月七日、天皇が桑の葉を摘み取らせて養蚕を勧めようと考え、螺蠃(すがる)に蚕を集めるよう命じた云々とあるから、それまでは在来種のヤマグワの葉を採集していたと推定される。わが国に野生しないマグワは、それから10年の間に伝えられ栽培されたらしい。『萬葉集』にある東歌「筑波嶺の 新桑繭(にひぐわまよ)の 衣はあれど 君が御衣(みけし)し あやに着欲しも」(巻14　3350) は、当時、辺地とされた東国でさえ養蚕が行われていたことを示唆し、古代でもマグワの栽培が広く普及していた。

『本草綱目啓蒙』(小野蘭山) に「其（葉）ノ岐(また)アリテ薄キ者ヲ雞桑ト云一名花桑　主治註　雞脚桑事林廣記　荊桑　康濟譜　和名ヤマグハ　サヽグハ　土州　セリグハ　アザミグハ　奧州　コノ品藥用ニ良トス」とあり、ヤマグワ基原品を良品とするが、漢方医家にどれほど支持されたか定かではない。『本草和名』(深根輔仁) に和名久波乃加波(くはのかは)とあり、『延喜式』巻第三十七「典藥寮」の諸國進年料雜藥に大和国・摂津国・伯耆国・播磨国から桑根白皮の貢進が記録されているが、広く栽培されている割には少ないので、薬用としてそれほど需要がなかったことを示唆する。

ソボク　蘇木　SAPPAN LIGNUM　XIV*(2)～XVI　漢

▶**基原**　マメ科(Leguminosae) *Caesalpinia sappan* Linné の心材。
▶**用途**　主として赤色染料とし、薬用ではあまり用いられず、ごく一部の漢方処方(通導散)に配合されるにすぎない。
▶**出典**　新修本草木部下品「蘇方木　味は甘く鹹、平にして无毒。血を破るを主り、産後、血の脹悶にて死なんと欲するは水煮、若しくは酒に五兩を煮て濃汁を取り之を服せば效く(も)。」
▶**漢名**　蘇方木(新修本草)、蘇枋(南方草木状)。
▶**解説**　『雷公炮炙論』(劉宋・雷斅) に「凡そ使ふに銅刀を以て麁皮(あらかはけづ)を刮りて蒸す」とあり、心材を薬用とすることがわかる。熱帯アジア原産で、インドからマレー地方に分布し、種小名のsappanはマレー語のsepangに因む。南米大陸東岸に多く分布する同属類似種に *C. echinata* Lamarck があってポルトガル語でBrazileといい、それがブラジルの国名の由来となった。この名はもともとインド産の *C. sappan* に対する名であったが、ポルトガル人が南米産種を *C. sappan* と見誤ったため、Brazileの名が *C. echinata* に転じたという。

『和名抄』(源順) に「蘇枋　唐韵は芳に作り、音は方と同じ、此の間音は須房」とあり、当時の中国語読みにしたがってスバウと称していた。『延喜式』巻第十五に「中宮御服料　蘇芳小八十一斤十五兩」、同巻第十四に「縫殿寮　深蘇芳綾一疋、蘇芳大一斤、酢八合、灰三斗」など蘇芳(蘇木)の名

が随所にあり、染料に用いていたことを示す。『源氏物語』の「藤の裏葉」に「には(庭)のおも(面)に、かたちをかしきわらべの、やむごとなきいへ(家)の子どもなどにて、あを(青)あか(赤)きしらつるばみ(白橡)に、すはう、えびぞめなど、つね(常)のごと、れい(例)の、みづら(角髪)に、ひたひ(額)ばかりのけしきを見せて云々」、同「若菜下」の「山あゐ(藍)にす(摺)れるたけのふしは、松のみどりにみ(見)えまが(紛)ひ、かざし(挿頭)の花の色々は、秋の草にこと(異)なるけぢめわ(分)かれで、なに事にも、め(目)のみまが(見紛)ひ、もとめご(求子)は果(果)つるすゑ(末)に、わかやかなる上達部は、かた(肩)ぬ(肩脱)ぎてお(下)りたまふ。にほひもなくてくろ(黒)きうへのきぬに、すはうがさね(蘇芳襲)の、えびぞめのそで(袖)を、にはか(俄)にひきほころばかしたるに、くれなゐふかきあこめ(袙)のたもと(袂)の、うちしぐれたるに、けしきばかりぬれたる、松原をわすれて云々」とある「すはう」とは蘇芳によって染めた衣類のことである。ただし、蘇木は和産がなかったため、遣唐使などが持ち帰ったものを長く大事に使うか、大陸との交易によって入手するほかはなかった。『續日本紀』の元明天皇和銅五(708)年冬十月癸酉に「六位已下及び官人等、蘇芳の色を服用並びに賣買することを禁ず」とあることから明らかなように、当時は官位の上位のものだけが許された高級染料であった。

ソヨウ　(紫)蘇葉　PERILLAE HERBA　IX～XVI　　漢

▶ **基原**　シソ科(Labiatae)シソ *Perilla frutescens* Britton var. *acuta* Kudo 又はチリメンジソ *P. frutescens* Britton var. *crispa* Decaisne の葉及び枝先。《備考》シソ：*Perilla frutescens* (Linné) Britton var. *crispa* (Thunberg) H. Decaisne [synonym. *P. frutescens* (Linné) Britton var. *acuta* (Thunberg) Kudô]；チリメンジソ：*P. frutescens* (Linné) Britton var. *crispa* (Thunberg) H. Decaisne forma crispa (Thunberg) Makino；チリメンアオジソ：*P. frutescens* (Linné) Britton var. *crispa* (Thunberg) H. Decaisne 'Viridi-crispa'。

▶ **用途**　芳香健胃薬とするほか、漢方処方に配合：藿香正気散・杏蘇散・九味檳榔湯・鶏鳴散加茯苓・香蘇散・柴蘇飲・柴朴湯・参蘇飲・神秘湯・蘇子降気湯・半夏厚朴湯・茯苓飲合半夏厚朴湯。

▶ **出典**　名醫別錄中品「蘇　味は辛く温。氣を下し、寒中を除くを主る。其の子尤も良し。」

▶ **漢名**　蘇(本經)、紫蘇(開寶本草)、桂荏・蘇桂・蘇荏(爾雅)、紫蘇子(藥性論)。

▶ **解説**　第13改正版までは「シソ又はその他同属植物」とあったのを、同第1追補以降はシソ又はチリメンジソに基原を限定した。シソの分類は相当に混沌としており、局方に記載する学名は必ずしも支持されていない。現在の分類学では、シソの学名を *Perilla frutescens* (Linné) Britton var. *crispa* (Thunberg) H. Decaisne としており、局方の学名はその異名とされる。シソの品種として、局方正品のチリメンジソ forma *crispa* (Thunberg) Makino (狭義のシソはこれである) のほか、マダラジソ forma *rosea* (G. Nicholson) Kudô、アカジソ forma *purpurea* (Makino) Makino、アオジソなどがある。

シソは中国原産で、わが国には古い時代に伝わり、長きにわたって栽培・維持されてきたため、多くの品種に分化している。本經では単に蘇とあるが、『本草經集注』(陶弘景)は「葉の下は紫にして氣甚だ香ばし。其の紫色無くば香ばしからず、荏に似る者は多く野蘇にして用ふるに堪へず。」と述べ、また『圖經本草』(蘇頌)も「蘇は紫蘇なり」と記述しているのは、後世になってアオジソ forma *viridis* (Makino) Makinoのように紫色ではない品種が増えたことを示唆し、薬用には紫蘇でなければならないと念を押しているのである。かくして蘇と称していたものは紫蘇の名に転じ、和名も音名のシソとなった。『本草綱目』(李時珍)は「紫蘇、白蘇は皆二三月を以て種を下す。或は子を宿して地に在らば自づから生ず。其の茎は方、其の葉は圓くして尖有り、四圍に鋸歯有り。肥地なる者は面背に皆紫、瘠地なる者は面青く背紫なり。其の面背、皆白き者は即ち白蘇、乃ち荏なり。」と記述しており、シソの品種の存在を示唆するとともに、エゴマも同類としている。因みに、陶弘景が野蘇に似るといい、李時珍が白蘇という荏(え)は、同じシソ科エゴマ *Perilla frutescens* (Linné) Britton [synonym. *P. frutescens* (Linné) Britton var. *japonica* (Hasskarl) H. Hara]であり、別録上品に荏の名で初見する。本經には蘇の名をもつ類品として中品に水蘇があるが、北村四郎はシソ科ケナシイヌゴマ *Stachys japonica* Miquel [synonym. *S. riederi* Chamisso var. *japonica* (Miquel) H. Hara；*S. aspera* Michaux var. *japonica* (Miquel) Maximowicz]に充てている(『國譯本草綱目』新注)。

『本草和名』(深根輔仁)では「蘇　和名以奴衣一名乃良衣」とあり、イヌエまたはノラエの和名を充てていた。一方、『和名抄』(源順)では乃良衣一云奴加衣とあり、ヌカエという和名を別名としている。因みに、『本草和名』はイヌエの名を假蘇(荊芥)あるいは香薷にも用いており、エゴマほか類縁種としばしば混同していたと思われる。ノラエの名はかなり古い時代からわが国に野生化していたことを示唆する。今日では葉を用いることが多いが、『延喜式』巻第三十七「典藥寮」の諸國進年料雑藥には伊勢国・尾張国・讃岐国から紫蘇子の貢進の記録があり、別録にあるように、種子を薬用としていた。紫蘇子は局方未収載であり、「一般用漢方製剤承認基準」収載品の中で紫蘇子を用いる処方に蘇子降気湯・喘四君子湯の2方があるが、蘇子降気湯では蘇葉で代用可としている。

ソリシ　鼠李子　RHAMNI FRUCTUS　二国、VII*　　漢

▶ **基原**　クロウメモドキ科(Rhamnaceae)クロウメモドキ *Rhamnus japonica* Maximowicz var. *decipiens* Maximowicz又はクロツバラ *Rhamnus davurica* Pallas var. *nipponica* Makinoの果実。

▶ **用途**　瀉下・利尿薬。

▶ **出典**　神農本草經下品「郁核　一名爵李。味は酸く平。川谷に生ず。大腹の水腫、面目、四肢の浮腫を治し、小便水道を利す。根　歯齗腫、齲歯、歯を堅くす。鼠李　寒熱、瘰癧瘡を治す。」新修本草巻第十四木部下品「寒熱、瘰癧瘡を主る。皮　味は苦く、微寒にして无毒。身皮の熱毒を除くを主る。一名牛李一名鼠梓一名梸。田野に生じ、採る時无し。」

▶ **漢名**　鼠李(本經)、牛李・鼠梓・梸(柙)(別録)趙李・皂李・烏樝樹(新修本草)、烏巣子(圖經本草)、楮李・牛皂子(本草綱目)。

▶ **解説**　局方では採取したのち少なくとも1カ年経過したものと規定する。本品は、薬用部位は異なるが、カスカラサグラダとは基原が同属の関係に当たるので、それに倣ってこの規定を設定した(カスカラサグラダの条を参照)。すなわち、本品はアントロンの誘導体を含み、そのままでは刺激作用があって有毒であるが、一定期間経過させることでアントロンが酸化されて刺激作用のないアン

トラキノン成分エモジンに変わる[1]。

　本品は西洋の同属基原種の代用に瀉下・利尿薬としての利用を意図したものであるが、名前は漢薬より借用しているので、ここで漢薬たる鼠李(ソリ)がいかなる薬物であるか説明しておく。『新修本草』(蘇敬)では木部下品で郁核(イクカク)の条の次に鼠李が収載されている。▶出典に『新修本草』の条文を示しておいたが、主治が2文となっているところが通常の各条と大きく異なる。森立之は本經では郁核の条に追記のような形で鼠李が記載されていたと考え、「主寒熱瘰癧瘡」がそれに当たるとした。『證類本草』(唐慎微)でも鼠李を郁李人(郁核)と区別している。古くは郁李の一型と見なされていたが、植物学的にはクロウメモドキ科に属し、バラ科基原の郁李とは大きく異なる。別録に「其の皮、味苦く微寒にして無毒。身皮の熱毒を除くを主る。一名牛李一名鼠梓一名椑(『新修本草』では梊)。田野に生じ、採るに時無し。」(『證類本草』より)とあり、果実に関する主治は記載されていない。一方、蘇敬注は「子、味は苦し。採取して日乾し、九蒸し、酒に漬す。三合を服すること日に二、能く血を下し、及び砕肉す。疝瘕、積冷の氣を除くに大いに良し。皮、子倶に小毒有り。」と果実の薬用についても記載するが、局方の意図する薬効とは大きな乖離がある。『圖經本草』(蘇頌)も「鼠李は即ち烏巣子なり。本經は州土に出る所を載せず、但(ただ)云ふ、田野に生ずと。今は蜀川(四川省)に多く之有り。枝葉は李子の如く、實は五味子の若(ごと)くして色黯黒なり。其の汁は紫色、味は甘く苦く、實熟する時に採り日乾し、九蒸し、酒に漬し、服すれば能く血を下す。」とあるように果実に言及するが、薬効は蘇敬注を引用している。基原の特徴に関する蘇頌の記述はクロウメモドキとして矛盾せず、『本草綱目啓蒙』(小野蘭山)および『國譯本草綱目』[2]も支持する。わが国の漢方での利用実績はないが、緩下薬としての用法から、薬用部位こそ異なるものの基原植物が同属であるカスカラサグラダ・フラングラ皮の類品とされたことはまちがいない。北米産のカスカラサグラダは、戦中、輸入が途絶えたので、本品をその代用品として収載したと思われる。しかし、嘔吐などの副作用が強く、早くも第7改正版の追補で削除されてしまった。

　『本草和名』(深根輔仁)は鼠李の和名を須毛々乃岐(すもゝのき)とし、バラ科スモモ *Prunus salicina* Lindleyに充てたが、まったくの見当違いであった。一方、郁核(イクカク)は、別条に区別され、和名宇倍(うべ)とある。鼠李と郁核が別条にあるのは『新修本草』(蘇敬)に倣った。因みに、後世の本草では、『證類本草』(唐慎微)は前述の通り、『紹興校定經史證類備急本草』(王継先)では郁李花と鼠李、『本草品彙精要』(劉文泰)は郁李仁(イクリカ)と鼠李、『本草綱目』(李時珍)で郁李と鼠李の名で別条に区別された。『延喜式』巻第三十三「大膳下」の諸國貢進菓子に山城国・近江国から郁子(イクシ)の貢進があったことが記録されている。一方、同巻第三十七「典薬寮」の諸國進年料雑薬にこの名はないので、当時のわが国では郁李をアケビ科ウベ *Stauntonia hexaphylla* (Thunberg) Decaisne (synonym. *S. obovatifoliolata* Hayata) に充てていたと考えるのが妥当である。なぜなら郁李はバラ科ニワウメ *Microcerasus japonica* (Thunberg) M. Roemer (synonym. *Prunus japonica* Thunberg ; *Cerasus japonica* (Thunberg) Loiseleur-Deslongchamps)、ユスラウメ *Microcerasus tomentosa* (Thunberg) G. V. Eremin et Yushev [synonym. *Prunus tomentosa* Thunberg ; *Cerasus tomentosa* (Thunberg) Wallich ex T. T. Yu et C. L. Li] あるいはそれらの近縁種であって、わが国に原産せず、江戸期になって渡来し、またクロウメモドキの果実はおよそ食用に堪えないからである。ニワウメ・ユスラウメの名は、中古代のわが国に伝わっていたウメ *Armeniaca mume* Siebold (synonym. *Prunus mume* (Siebold) Siebold et Zuccarini) の仲間と考えられ、ウメの

名を訛ってウベ（あるいはムベ）の名が郁核につけられたと思われる。基原植物の生品がない状況にあっては、些細な勘違いによってアケビ科の可食果実に名が転じてしまったのである。因みにウメもムメとしばしば訛り、日本人には区別しにくい音であった。

1) 椎名泰三　千葉醫學會雑誌 第2巻3号 306-50　1924年。
2) 実際は同属中国産種のトウクロウメモドキ *Rhamnus virgatus* W. Roxburgh としている。

ダイオウ　大黄　RHEI RHIZOMA　I〜XVI　漢

▶ **基原**　タデ科（Polygonaceae）*Rheum palmatum* Linné, *R. tanguticum* Maximowicz, *R. officinale* Baillon, *R. coreanum* Nakai 又はそれらの種間雑種の、通例、根茎。《備考》タングートダイオウ：*Rheum palmatum* Linné var. *tanguticum* Maximowicz ex Regel [synonym. *R. tanguticum* (Maximowicz ex Regel) Maximowicz ex Balfour]。

▶ **用途**　緩下薬、健胃薬。多くの漢方処方に配合：茵陳蒿湯・応鐘散（芎黄散）・乙字湯・加減涼膈散（浅田宗伯方）・葛根紅花湯・加味解毒湯・響声破笛丸・九味檳榔湯・桂枝加芍薬大黄湯・五物解毒散・柴胡加竜骨牡蛎湯・三黄散・三黄瀉心湯・滋血潤腸湯・紫根牡蛎湯・鷓鴣菜湯（三味鷓鴣采湯）・潤腸湯・小承気湯・秦艽防風湯・神仙太乙膏・千金鶏鳴散・大黄甘草湯・大黄附子湯・大黄牡丹皮湯・大柴胡湯・治打撲一方・治頭瘡一方・調胃承気湯・通導散・桃核承気湯・独活湯・如神散（安栄湯）・八味仙気方・防風通聖散・麻子仁丸。

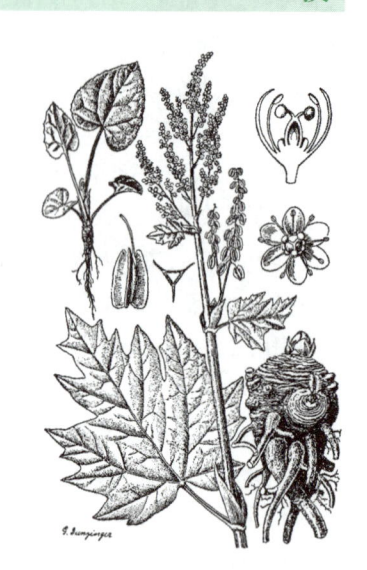

▶ **出典**　神農本草經下品「味は苦く寒。山谷に生ず。瘀血、血閉、寒熱を下し、癥瘕積聚、留飲、宿食を破り、腸胃を蕩滌し、陳きを推して新と致し、水穀を通利し、中を調へ、食を化し、五藏を安んじ和す。」

▶ **漢名**　大黄（本經）、黄良（別錄）、將軍（本草經集注）。

▶ **解説**　第5改正版までは大黄と表記。初版および第2改正版は「*R. officinale* 及びアジア高地に産するその他 *Rheum* 属諸種」、第3改正版は「アジア北部に産する *Rheum* 属」、第4〜5改正版は *R. tanguticum* Maximowicz、第6改正版は「*R. palmatum* Linné 又は *R. officinale* 及び近縁植物」とあいまいに記述してきたが、第7〜8改正版はモミジバダイオウ *R. palmatum* Linné, タングートダイオウ *R. palmatum* var. *tanguticum*, ヤクヨウダイオウ *R. officinale* Baillon の3種を基原正品とし、第9改正版以降はチョウセンダイオウ *R. coreanum* を加えるとともに、以上4種の種間雑種も基原として認められるようになった。第13改正版ではセンノシド A の含量規定が加わり、0.25％以上を判定基準と定めた。

『薬物誌』（ディオスコリデス）に Ra とあるものは、欧州原産の *Rheum rhaponticum* Linné の根

茎であり、わが国でいうマルバダイオウ（ショクヨウダイオウ）に相当する。同書は収斂作用と緩和作用があるとするが、瀉下作用に言及していないのは、瀉下作用成分であるセンノシド類を含まないから当然ともいえる。『薬物誌』では別名Rha、Rheonといい、また注でローマ人はRha Ponticumと呼ぶとし、これが種小名の由来となった。大槻真一郎によれば、Rha川（ボルガ川の古名）がそそぐ海岸地方（カスピ海）に生育する植物の意であるという[1]。すなわち、その周辺地域はシベリア南部に当たり、マルバダイオウの原産地と合致する。ボルガ川一帯は、当時の欧州から見ると、蛮地すなわちbarbarosであったから、両方の語彙が結合し、ダイオウの英語Rhubarb、同ドイツ語名Rhabarberが発生した。欧州ではマルバダイオウの太い葉柄を野菜として食用に利用し、今日でも薬名と同じルバーブ（Rhubarb）の名で呼ぶ。わが国の一部でも野菜として栽培されるが、シュウ酸を含むので、食べ過ぎに注意を要する。マルバダイオウは局方が不適格とする土大黄（ドダイオウ）の1種であり、前述したように、有効な瀉下作用はあまり期待できない。真正のダイオウは18世紀になってロシア経由で中国から欧州に輸出された。ロシアが専売権を握り、バイカル湖南部に税関を設けてイルクーツク経由で輸入していたため、西欧諸国はこれを嫌い、アヘン戦争後の1860年以降は港湾を開放した中国から直接輸入するようになった。

　いわゆる薬用大黄は中国原産であり、重質系錦紋大黄・軽質系錦紋大黄に大別される。錦紋の名は『圖經本草』（蘇頌）に「蜀川（四川省）の錦文ある者を以て佳しとす」とあることに基づく。重質系はモミジバダイオウ*Rheum palmatum*、タングートダイオウ*Rheum palmatum* var. *tanguticum*を基原とするもので、市場で西寧大黄（セイネイダイオウ）・河川大黄（カセンダイオウ）・岷県大黄（ミンケンダイオウ）と称するものが相当する。これよりやや軽質のものを銓水大黄（センスイダイオウ）と称することがあり、この類には文県大黄（ブンケンダイオウ）・清水大黄（セイスイダイオウ）・庄浪大黄（ショウロウダイオウ）がある。チョウセンダイオウ*R. coreanum*も錦紋大黄の1種で朝鮮大黄と呼ばれるが、北朝鮮の白頭山周辺に稀産し市場に出てくることはない。一方、軽質系は馬蹄大黄（バテイダイオウ）とも称し、ヤクヨウダイオウ*R. officinale*を基原とし、市場では雅黄（ガオウ）・南川大黄（ナンセンダイオウ）と称される。一般に上質とされるのは重質系錦紋大黄である。今日、信州大黄（シンシュウダイオウ）と称するものが北海道で栽培され、わが国の需要の半分ほどを占める。これは、欧州で栽培する中国種モミジバダイオウ*R. palmatum*とチョウセンダイオウ*R. coreanum*を交配させた一代雑種であり、その品質は最上級の錦紋大黄に匹敵するといわれる[2]。第9改正版以降で基原に追加された種間雑種とは、この信州大黄の存在を意識したものであり、昭和40年代になって武田薬品工業株式会社生薬研究所によって創出された。

　『本草和名』（深根輔仁）および『和名抄』（源順）には和名於保之（おほし）すなわちオオシとある。この名は羊蹄（ヨウテイ）すなわちタデ科ギシギシ*Rumex japonicus* M. Houttuynの古名シ（之）に対して大型であることから名付けられた。正倉院薬物に良質の錦紋大黄が保存されており、古代日本でも中国から輸入していた。『延喜式』巻第三十七の臘月御薬、中宮臘月御薬など随所に大黄の名が見られ、諸國進年料雜藥では尾張国・武蔵国・美濃国・信濃国・陸奥国・越前国・越中国から貢進が記録されている。さて、この貢進された大黄がどの種類に属するかで興味あるところだが、古い時代に中国から複数の大黄の基原植物種が伝えられた可能性はある。とりわけ、大黄を貢進した信濃国や陸奥国は気候が冷涼なので、錦紋大黄の栽培は可能と思われるからである。しかし、『延喜式』の遣諸蕃使に大黄の名がないので、中国で賞用されるような良質の大黄ではなさそうである。わが国に古くから栽培され、今では土大黄の1種とする和大黄（ワダイオウ）と称するものがある。カラダイオウ*Rheum undulatum* Linné (synonym. *Rheum rhabarbarum* auctrum E. Asia)を基原とし、品質は錦紋大黄に比べ

てかなり劣等であるが、わが国の温暖地域でも栽培可能であるから、『延喜式』にある大黄はこの可能性が高い（ワダイオウの条を参照）。『用薬須知』（松岡恕庵）に「和漢共ニアリ。和二種アリ。錦紋ノモノヲ上トス。漢ヨリ來ル。薬家ツナギト稱スルモノ眞ナリ。此レ本草ニ云フ穿眼大黄ナリ。ソギト云アリ。眞ニ非ズ。羊蹄ナリ。」とあり、江戸時代の薬舗は輸入物と和産の2種の大黄、そしてギシギシ基原の羊蹄が大黄の偽品として流通していたという。しかし、『本草綱目啓蒙』（小野蘭山）では「舶來ニ二品アリ。古渡ハ薬舗ニテソギ大黄ト呼ブ。（中略）今ハ渡ラズ。（中略）今渡ルモノハ薬舗ニテツナギ大黄ト呼ブ。（中略）蘇恭穿眼ト云是ナリ。今、漢種ヲ傳テ城州長池、和州ニ多クウユ。薬肆ニコレヲ眞ノ大黄ト呼ブ。切口ニ紫ノ筋アリ。即錦紋大黄ナリ。形色ハ舶來ニ異ナラザレドモ、本邦ノ土地ニ應ゼザル故カ、舶來ノ者ニ及バズ。」とあり、恕庵と蘭山とでは見解が異なる。通説では江戸時代に渡ってきた漢種の大黄はカラダイオウといわれるが、ワダイオウの条でも述べるように、おそらくマルバダイオウであって、古い時代に伝わったカラダイオウとともに栽培されていた。松岡恕庵はカラダイオウ・マルバダイオウを錦紋大黄と誤認したのである。したがって、優等品の錦紋大黄は輸入品にかぎられ、流通は限られていたと思われる。『古方薬議』（浅田宗伯）巻之一「将軍」に「今漢産文理錦質の如く、色深紫、味至つて苦濇、塊大にして穿眼あり、俗に繫大黄（つなぎだいおう）と呼び、又唐大黄（からだいおう）と呼ぶ者を以て最と爲す」とあり、江戸末期から明治初期でも当時の漢方医は良質の大黄を容易には入手できなかったと考えられる。

『和蘭薬鏡』（宇田川榛斎・榕菴）巻五に大黄が収載され、漢方・中国伝統医学とは異質の西洋流のルバーブの用法、例えば大黄シロップや大黄チンキなどが紹介されている。欧州経由で中国産の良質の大黄（*Rheum palmatum*）が入っていたかどうかは定かではない。『和蘭薬鏡』では大黄の主治を「凡ソ病毒欝滞セル諸症ハ大黄闕クベカラザル要薬トス。假令バ下利赤痢殞泄、胃腸熱、間歇熱、黄疸、脾病、依剝昆坥兒（イホコンデル）、處女病、白帯下、疝痛、胃腸酸敗液、小兒遷延熱、腸間膜ニ膠粘液壅滞シテ腹滿スル等ノ如シ。」と記述し、大黄の用法について漢方とは異なることがわかる。『遠西醫方名物考』（宇田川榛斎・榕菴）巻九にも大黄舎利別すなわち大黄シロップという漢方・中国医学にはない剤形があり、「腐敗膽液等一切悪液ヲ大便ニ滌除ス。輕キ下剤ニシテ微利ヲ取ルニ用ヒ、甘美ニシテ小兒ニ與ルニ宜シ（アタフ）。」とあるように、子どもでも飲みやすい下剤としている。蘭方で用いる大黄は西洋から輸入したものなのか、あるいは漢薬たる大黄を流用したのか、興味あるところであるが、少なくとも和産ではなく、最良品ではないにしても真品の漢産大黄を用いていたと思われる。

1) 小川鼎三・柴田承二・大槻真一郎・大塚恭男・岸本良彦編・鷲谷いづみ訳『ディオスコリデスの薬物誌』（エンタプライズ出版、1983年）、第3巻異名注2（1）、464頁。
2) 後藤實・長尾弓郎　日本東洋医学雑誌　第35巻2号　77-85　1984年。

タイソウ　大棗　ZIZYPHI FRUCTUS　二国、VII〜XVI　漢

▶**基原**　クロウメモドキ科（Rhamnaceae）ナツメ *Zizyphus jujuba* Miller var. *inermis* Rehder の果実。《備考》ナツメ *Ziziphus jujuba* Miller var. *inermis* (Bunge) Rehder。

▶**用途**　多くの漢方処方に配合：胃苓湯・烏薬順気散・温胆湯・越婢加朮湯・越婢加朮附湯・黄耆桂枝五物湯・黄耆建中湯・黄芩湯・黄連湯・解急蜀椒湯・解労散・化食養脾湯・藿香正気散・葛根湯・

葛根湯加川芎辛夷・加味温胆湯・加味帰脾湯・加味平胃散・甘草瀉心湯・甘麦大棗湯・帰耆建中湯・帰脾湯・芎帰調血飲・芎帰調血飲第一加減・桂姜棗草黄辛附湯・桂枝越婢湯・桂枝加黄耆湯・桂枝加葛根湯・桂枝加厚朴杏仁湯・桂枝加芍薬生姜人参湯・桂枝加芍薬大黄湯・桂枝加芍薬湯・桂枝加朮附湯・桂枝加竜骨牡蛎湯・桂枝加苓朮附湯・桂枝湯・桂枝二越婢一湯・桂枝二越婢一湯加朮附・啓脾湯・桂麻各半湯・堅中湯・香砂平胃散・香砂養胃湯・香砂六君子湯・五積散・呉茱萸湯・柴葛湯加川芎辛夷・柴陥湯・柴梗半夏湯・柴胡加竜骨牡蛎湯・柴胡桂枝湯・柴芍六君子湯・柴蘇飲・柴朴湯・柴苓湯・滋陰降火湯・四君子湯・炙甘草湯・生姜瀉心湯・小建中湯・小柴胡湯・小柴胡湯加桔梗石膏・参蘇飲・清肺湯・喘四君子湯・蘇子降気湯・大柴胡湯・大柴胡湯去大黄・大防風湯・中建中湯・当帰建中湯・当帰四逆加呉茱萸生姜湯・当帰四逆湯・独活葛根湯・排膿散及湯・排膿湯・麦門冬湯・八解散・白朮附子湯・半夏瀉心湯・不換金正気散・附子粳米湯・平胃散・防已黄耆湯・補中益気湯・補肺湯・六君子湯・苓桂甘棗湯・麗沢通気湯・麗沢通気湯加辛夷。

▶ **出典** 神農本草經上品「大棗　味は甘く平。平澤に生ず。心腹の邪氣を治し、中を安んじて脾を養ひ、十二經を助け、胃氣を平らかにし、九竅を通じ、少氣少津、身中不足、大驚して四肢重きを補ひ、百藥を和す。久しく服すれば身を輕くし、年を長ず。葉　麻黄を覆ひて能く汗を出す。」

▶ **漢名** 大棗(本經)、乾棗・美棗・良棗(別錄)。

▶ **解説** 第13改正版までは「ナツメ又はその他近縁植物」とあったのを、同第1追補以降はナツメに基原を限定した。『萬病回春』(龔廷賢)や『太平惠民和劑局方』に「生姜、棗に水煎(あるいは同煎)して服す」と記載する処方が散見される。それが薬方としていかなる意義をもつかはっきりしないが、補養の目的で配合すると思われる。「一般用漢方製剤承認基準」では、啓脾湯(ケイヒトウ)・滋陰降火湯(ジインコウカトウ)などで大棗・生姜はなくても可としているのは、薬効上それほど重要ではないと考えているためであろう。ナツメは古くから栽培され、文献によっては原産地を中国とするが、北アフリカから欧州西部の地中海沿岸に原生する*Ziziphus vulgaris* Lamarckが古い時代に中国にもたらされ、果樹として中国で発展、分化して変種var. *inermis* Bungeに区別されたともいわれる。欧州南東部から中東・中国に至るまで、各地域で様々な形態に分化した型が知られ、最近ではそれらを*Z. ziziphus* (Linné) H. Karstenの1種にまとめる見解が主流となりつつあるが、薬能に基づく分類を重視する生薬学領域においては受け入れがたい。西洋でも古くから利用され、古代ギリシアではZizyfonと称し、これが学名の由来となっている。『薬物誌』(ディオスコリデス)にPaliourosとあるのがこれに相当する。同書は、種子を咳止め、膀胱結石に用いると記載するほか、葉と根は便通・利尿に効果があるとしている。わが国の俗間ではしばしば本品をデーツと呼ぶことがあるが、同じナツメの名であってもヤシ科ナツメヤシ*Phoenix dactylifera* Linnéの果実を指すから誤りである。

中国では『貨殖列傳』第六十一に「安邑に千樹の棗云々」(サンシシの条に引用文あり)とあり、紀元前には華北一帯に広く栽培されていた。現在では300以上の品種があるといわれ、五果(桃・栗・杏・李・棗)の1つとして珍重され、中国のほか朝鮮でも古くから冠婚、正月の祝いなど各種習俗に欠かせない重要果実であった。『本草經集注』(陶弘景)に「舊く云ふ、河東の猗氏縣の棗、特異(良品であること)なりと。今は青州(山東省臨淄県)に出づる者、形大にして核細く、膏多く、甚だ甜し。」とあり、また『圖經本草』(蘇頌)でも「河東に生じ、今は近北の州郡皆有り。而れども青、晉(山西省臨汾県)、絳州(山西省新絳県)なる者特に佳し。」、『本草衍義』(寇宗奭)に「今は先づ青州、次に晉州、此二等煞曝して薬に入るべし」とあるように、古くは山東から山西にかけての地域とりわけ青州が薬用大棗の名産

地とされた。わが国では、6世紀後半の上之宮遺跡(奈良県)から最古の果実の核が出土し[1]、また、平城京長屋王邸宅跡からも出土しているので[2]、かなり古い時代に渡来していたが、近世以降のわが国での利用は概して低調である。『本草和名』(深根輔仁)で「大棗　一名乾棗一名美棗一名良棗 已上本條　猗棗　猗氏縣に出づる故に以て之を名づく　和名於保奈都女」、また『和名抄』(源順)に「本草云　大棗　一名美棗 音早、字亦た棗に作る　奈都米」とあり、ナツメの和名がつけられている。この語源は、新井白石の『東雅』によれば、「或人の説に、ナツメとは夏芽也。衆木の中、此木のみ夏に至りて、芽を生じぬるをいひしといふ也。」という。白石はこの説の出典を明らかにしていないが、『大和本草』(貝原益軒)にも「夏芽ヲ生ズ故ニナツメト云」とある。

『埤雅』(陸佃)に「大なるを棗といひ、小なるを棘といふ。棘は酸棗なり。」とあり、同じ「朿」の字を束ねた棗と並べた棘を区別していた。棗はナツメのことであり、果実を乾燥したものを大棗といい、『本草和名』ではこれを訓読みしてオオナツメの和名をつけた。一方、棘は、陸佃のいうように、酸棗を表す名であり、『本草和名』に「酸棗　蘇敬注に云ふ、大棗の中の味酸き者は是なりと　一名山棗樹子　陶景注に出づ　一名樲棗實　仁諝音如至反　蘇敬注に出づ　和名湏岐奈都女一名佐祢布止」とあるように、サネブトの和名がある。サネブトとは実太であり、ナツメより果実の核が大きいことによる。今日でもその名を継承してサネブトナツメ Ziziphus jujuba Miller var. spinosa (Bunge) Hu ex H. F. Chou という(サンソウニンの条を参照)。ナツメとサネブトナツメは、種としては同種であるが、前者はほとんどトゲがなく核に種子がないかあっても貧弱であり、一方、後者には大きなトゲがあり、種子は大きいので、ナツメはサネブトナツメから改良されたことは明らかである。『延喜式』巻第三十七「典藥寮」の諸國進年料雜藥に「丹後國　乾棗一斗　美作國乾棗一斗五升　備前國乾棗八升　阿波國乾棗一斗五升」とあり、各地で栽培されていたことを示唆するが、乾棗は、『本草和名』にあるように、大棗の別名で、乾燥品として専ら薬用に用いられたと思われる。果実として利用する場合は、『本草和名』に「生棗　和名奈末奈都女」とあるように生棗と称した。

出典の本經ではナツメの葉も薬用とする。漢方で用いることはないが、江戸期の民間療法では少ないながら処方例が散見される。たとえば、『和方一萬方』(村井琴山)巻之十五「湯火傷部」の「燒身ヲ治ル方　ヤケドナリ」に「ナツメノ木ノ葉　陰干　右一味粉ニシテゴマノ油ニテトキ付クウヅキ止ミアトナクナルナリ」とある。一方、『救荒本草』(周定王)に「嫩葉を採り、爒き熟して水に浸し、黄色を作成し、淘浄して油鹽に調へ食ふ」とあるように、飢饉など食料の乏しいときには、ナツメの葉を食べることもあった。古い時代には知られていなかったが、ナツメの葉には興味深い特性がある。ナツメの葉を噛み、唾液と十分に混ぜ合わせ、その後に甘い物たとえばチョコレートを食べると、砂糖の甘味が消え、チョコレート本来のカカオの風味だけが舌に残る。乾燥した葉でも同じ作用がある。ナツメの葉に含まれるジジフィンというトリテルペノイドの1種が舌の甘味受容体を阻害するからである。

[1] 金原正明・粉川昭平「奈良県桜井市阿部丘陵遺跡群(桜井市南部特定土地区画整理覢業にかかわる埋蔵文化財発掘調査報告書)」(桜井市教育委員会、1989年)、上之宮遺跡第5次調査出土植物性遺物の検討、159頁-172頁。
[2] 国立歴史民俗博物館編「海を渡った華花―ヒョウタンからアサガオまで―」(2004年)、20頁-23頁。

ダイバク　大麦　HORDEI FRUCTUS　I　　　　　　　　　　　　　　　　洋

▶ **基原**　イネ科（Gramineae）オオムギ *Hordeum vulgare* Linné の外殻と種皮をほとんど除いた種子。

▶ **用途**　緩和剤、食用。

▶ **解説**　『遠西醫方名物考』（宇田川榛斎・榕菴）に大麥の主治として「性涼。熱ヲ解シ酷厲液ヲ甘メ惡液ヲ除キ小便ヲ利シ身體ヲ榮養ス。」と記述されており、さらに「精大麥ハ粘滑ニシテ緩和ノ功多シ。咽喉、氣管、肺、胃、腎、膀胱等ノ酷厲液ヲ緩和ス。故ニ和胸ノ良藥トシ欬嗽等総テ肺病及ビ冒寒傷冷毒ノ諸症、咽喉刺痛等ニ効ヲ稱シ云々」とある。初版局方に本品が収載された趣旨・意義はこれに基づくと思われる。中国では別録中品に収載され、主治は「大麥　味は鹹、温、微寒にして無毒。消渇を主り、熱を除き、氣を益し、中を調ふ。又、云ふ、人多くをして熱せしめ、五穀の長と爲す。」とある。

タクシャ　沢瀉　ALISMATIS TUBER　二国、VII～XVI　　　　　　　　　　漢

▶ **基原**　オモダカ科(Alismataceae)サジオモダカ *Alisma orientale* Juzepczuk の塊茎で、通例、周皮を除いたもの。《備考》サジオモダカ：*A. plantago-aquatica* Linné var. *orientale* Samuels [synonym. *Alisma orientale* (Samuelsson) Juzepczuk]。

▶ **用途**　もっぱら漢方に用いる。配合処方：胃苓湯・茵蔯五苓散・烏苓通気散・啓脾湯・杞菊地黄丸・牛車腎気丸・五淋散・五苓散・柴苓湯・四苓湯・秦艽防風湯・沢瀉湯・知柏地黄丸・猪苓湯・猪苓湯合四物湯・当帰芍薬散・当帰芍薬散加黄耆釣藤・当帰芍薬散加人参・当帰芍薬散加附子・独活湯・八味地黄丸・半夏白朮天麻湯・茯苓沢瀉湯・分消湯(実脾飲)・補気健中湯・味麦地黄丸・竜胆瀉肝湯・六味地黄丸。

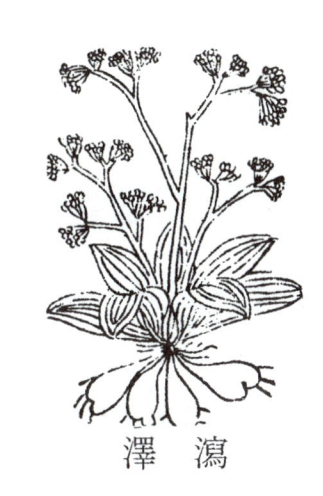

澤　瀉

▶ **出典**　神農本草經上品「澤瀉　一名水瀉一名芒芋一名鵠瀉。味は甘く寒。池澤に生ず。風寒濕痺、乳難を治し、水を消し、五藏を養ひ、氣力を益し、肥健す。久しく服すれば耳目聰明、飢ゑず、延年して身を輕くす。面に光を生じ、能く水上を行く。」

▶ **漢名**　澤瀉・水瀉・芒芋・鵠瀉(本經)、及瀉(別錄)・蕍・蕩(爾雅)。

▶ **解説**　第10改正版までは基原を「サジオモダカ又はその近縁植物」としたが、第11改正版以降はサジオモダカ1種に限定した。本經は薬用部位に言及しないが、別録に「汝南(河南省汝南県東南一帯)の池澤に生じ、五月六月八月に根を採り陰乾す」とあり、根を薬用とする。『開寶本草』（馬志）は葉と果実を薬用に加えた。『圖經本草』（蘇頌）に「春に苗を生じ、多く淺水中に在り。葉は牛舌草[1]に似て獨莖にして長く、秋時に白花を開き、叢を作して穀精草[2]に似たり。」と記述され、サジオモダカの特徴をよく表している。今日のタクシャもサジオモダカ基原であり、古い時代から基原の混乱はほとんどなかったようである。ただし、『本草經集注』（陶弘景）に「惟漢中(陝西省南部)、南鄭

（陝西省南鄭県）、青弋（青州と代州、前者は山東省東北部臨淄県、後者は山西省代県）なるを用ふ。形大にして長く、尾の間に必ず兩岐有るを好しと爲す。」とあるのはオモダカ科の別属種オモダカ *Sagittaria trifolia* Linné の矢尻型の葉の特徴を表したと考えられる。オモダカは地下茎（走出枝）を伸ばしてその先に塊茎をつける。塊茎はサジオモダカの根茎よりずっと小さいが、オモダカの栽培変種クワイ *S. trifolia* Linné 'Caerulea' [synonym. *S. trifolia* Linné var. *edulis* (Siebold ex Miquel) Ohwi] の塊茎はかなり大きくなるので、古くはこれを薬用とした可能性は否定できない。本草の記述から沢瀉の基原はサジオモダカ、少なくともオモダカ科として矛盾はないが、『重修政和經史證類備用本草』巻第六にある齊州澤瀉・邢州澤瀉・澤瀉の3つの附図はいずれも稚雑で、この中で澤瀉のみがかろうじてオモダカ科の特徴を表す。

『和名抄』（源順）に「澤寫　和名奈萬井」、『本草和名』（深根輔仁）も同音のナマイを和名とする。イグサ・クワイ・フトイなどはいずれも「イ」（旧仮名使いではヰ）の共通名をもつ。水草という共通性があるので、ナマイは生藺の義であろう。『本草綱目啓蒙』（小野蘭山）は、サジオモダカの名を京師の地方名というから、オモダカも含めて近世に発生した新しい名前のようである。『延喜式』巻第三十七の遣諸蕃使（唐使・渤使）に澤寫の名が見え、諸國進年料雜藥では大和国・近江国・若狭国・出雲国・美作国・備前国・備中国・阿波国から貢進の記録がある。『出雲國風土記』では「嶋根郡許意嶋　松林、茅、澤瀉有り」とある。

1)　牛舌菜（ギュウゼツサイ）と同品とすればタデ科ギシギシ *Rumex japonicus* M. Houttuyn のこと。
2)　穀精草（コクセイソウ）はホシクサ科ホシクサ *Eriocaulon cinereum* R. Brown の全草のこと。

ダツラ　曼荼羅華葉　　STRAMONII FOLIUM　　III～VII*　　　　洋

▶ **基原**　ナス科(Solanaceae) シロバナヨウシュチョウセンアサガオ *Datura stramonium* Linné の葉。《備考》*Datura stramonium* Linné var. *tatula* (Linné) Torrey をヨウシュチョウセンアサガオと称することがある。

▶ **用途**　鎮静鎮痙薬とするほか、アトロピン、スコポラミン製造原料とする。

▶ **漢名**　曼荼羅（花）・山茄子・風茄兒（本草綱目）。

▶ **解説**　第4改正版までは曼荼羅華葉、第5改正版はマンダラ葉、第6～7改正版はダツラと表記。第3改正版はチョウセンアサガオ *D. metel* Linné (synonym. *D. alba* Nees) の花期の葉、第4～6改正版は「ヨウシュチョウセンアサガオ又はシロバナヨウシュチョウセンアサガオの花期の葉」と規定、第7改正版は花期に限定せず、単に葉としている。チョウセンアサガオは熱帯アジア原産の一年草で江戸時代に導入されたが、現在はほとんど見ない。ヨウシュチョウセンアサガオは熱帯アメリカ原産のチョウセンアサガオの近似種で、花は淡紫色と白色があり、後者をシロバナヨウシュチョウセンアサガオと称する。局方では両種を区別するが、現在の分類学では1種 *D. stramonium* にまとめら

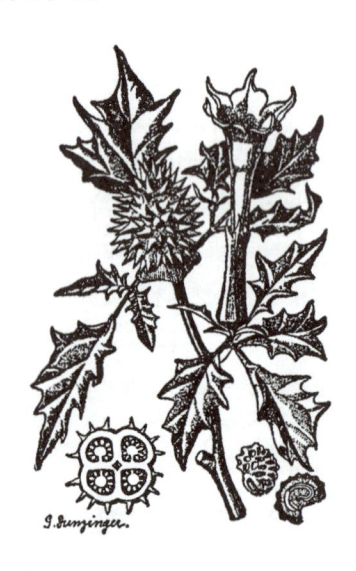

れている。ここでは生薬学的見地から便宜的に学名を区別しておいた。現在では温帯地方でも夏期に成長、結実し、わが国も含めて世界各地に比較的広く帰化している。『本草綱目』（李時珍）に収載される曼荼羅花（マンダラカ）は同属種のチョウセンアサガオの花を基原とするが、葉を薬用としていない。近年の中国市場では、シロバナヨウシュチョウセンアサガオを基原とする曼荼羅華葉が流通するが、漢薬ではなく洋薬として用いるのが目的と思われる。本品は蘭方より導入したもので、『和漢薬鏡』巻十五に曼荼羅花の名で収載されている。その主治は「葉ヲ越幾斯劑トシ或ハ子仁ヲ丁幾劑トシ用フ。是レ酷烈ノ麻痺毒ヲ含ミ過用スレバ精神錯亂、狂躁、眼盲、頑麻不遂、知覺運動ヲ失ヒ昏睡シテ死ス。然レドモ服量些少（スコシ）用フレバ鎮痙止痛催睡ノ一藥トシ超羣効ヲ稱シ、發狂、癲癇、神思憂悶錯狂等ノ精神感動失常ノ諸病、或ハ頑滯ノ痛風、傷冷毒痛、其他經久沈痼ノ痙攣搐搦ノ諸症ニ間奇効ヲ得ルコト諸名哲ノ經驗説多シ。」と記述されている。江戸期の民間医療書では、同時期の中国に用例のない、本品の類品を用いた処方例が散見される。たとえば、『此君堂藥方』に「酒ニ酔ハスル方　朝鮮薐ノ葉ヲ酒ニ浸シテノマスル」とあり、この朝鮮薐はチョウセンアサガオのことである[1]。

江戸時代にはチョウセンアサガオ各種を曼荼羅あるいは曼陀羅花（華）と称していた。一般的には葉を薬用とするが、薬効成分のアルカロイドは全草に含まれる。**果実はいが状で大きく、これを配合した麻酔薬が麻沸散（麻沸湯・通仙散ともいう）であり、1804年に華岡青洲がこれを用いて世界初となる全身麻酔による乳ガン摘出手術を行ったことは世界的に知られる事実である。**（マフツサン　マフツトウ　ツウセンサン）この歴史的処方は実質的には青洲が自ら創製したものであり、『青嚢秘録』に収載されている。同書には2方、麻沸湯と華岡麻沸湯があり、配合する生薬の構成は同じであるが、一部の生薬に修治を施したものを華岡麻沸湯と称し、「今は之を用ふ」とあるので、実用に供したのはこれであったと思われる。同書の記述は次の通りである。

曼荼羅実六爻　川芎三爻　白芷一爻　當帰三爻、炒る　烏頭三爻　南星一爻、炒る
右六味粗末トなス。小児ハ一爻五分、大人ハ二爻、水一合四五勺、八分目位ニ煎ジ、緩ニ煎ズレバ瞑眩セザルナリ。武火ヲ以テ急ニ煎ズベシ。麻沸湯服法、凡テ此ノ如シ。或ハ散ニテモ亦可ナリ。

麻沸湯は青洲自ら開発したと述べたが、麻沸散という名は『後漢書』の巻第八十二「方術列傳第七十二下」の華佗傳に次のように出てくる。

精は方藥に於いて處齊は數種を過ぎず、心は分銖を識（し）りて稱量を假（か）らず。針灸は數處を過ぎず。若し疾發し内に結して針藥及（あた）ぶ能はざる所の者なれば、乃ち先づ酒を以て麻沸散を服し、既（ことごと）く酔ひて覺ゆる所無く、因りて腹背を剖破し、積聚を抽割せしむ。若し腸胃に在れば、則ち斷截湔（すなわ）洗し、疾穢を除去して既（も）く縫合し、神膏を以て傅（つ）けば、四五日にして創愈し、一月の閒に皆平復す。

しかし、この麻沸散の薬剤構成は伝わっておらず、特別な生薬を配合した処方ではない可能性もある。というのは『本草綱目』（李時珍）に熱湯の別名として紛らわしい名「麻沸湯」があるからである。李時珍は「張仲景、心下痞、之を按ずるに、濡あり關上に脈浮なるを治するに、大黄黄連瀉心湯に麻沸湯を用て之を煎ず。其の氣薄くして虚熱を洩らすなり。」と述べている。また、『本草衍義』（寇宗奭）に「陽の氣を助け經絡を行らし、風冷氣痺を患ふ人は多く湯を以て脚を漑（めぐ）ひ膝上に至り、厚く覆ひて

第 1 章　和漢生薬・西洋生薬の解説

汗を周身に出さしむ。然(しか)れば別に藥有り、亦た終に湯の氣を假(か)りて行らすなり。四時の暴泄痢、四支冷ゑて臍腹疼(いた)むに、深湯の中に坐り浸して腹の上に至り、頻頻に作せば陽の佐藥を生じ、此より速きは無し。虚寒の人は始め湯の中に坐して必戰す。仍ち常に人をして伺守せしむ。」とあるように、単なる熱湯にすぎないが、その効用を滔々と説いている。こうしてみると、麻沸散は、当初は麻沸湯すなわち単なる熱湯にすぎなかったのが、散剤と勘違いされた可能性も大いにあり得るとみるべきで、またこれによってなぜ配合薬剤構成が伝わらなかったか、その理由も明解に理解できる。ただし、華岡青洲は華佗の伝説を信じて疑わず、結果的には自分で調合して創製した薬剤にこの名をつけて世界初となる全身麻酔の外科手術を行った。華岡麻沸湯の主剤が曼荼羅華葉(ダツラ葉)ではなく蔓陀羅華実であるのは、当初、麻蕡(マフン)と考えていたからと思われる。マシニンの条でも述べるように、麻蕡はアサの実とする説が根強いのであるが、麻酔作用成分は含まない。そこで試行錯誤を繰り返し、蔓陀羅華の実に麻酔作用があることがわかり用いたと考えられる。

　以降、江戸期のわが国では外科手術が広まっていくのであるが、麻沸散は門外不出とされ、外科手術の施術医は華岡青洲一門だけに限られた[2]。門外で唯一乳ガン手術を行った蘭医がいた。杉田立卿すなわち玄白の子であり、青洲より遅れること9年後の1813年のことであった。華岡塾で華岡流外科医術を学んだ宮河順達が立卿に示教したといわれる。ただし、立卿は諸麻睡之剤を用いて行ったと記すだけで、麻沸散あるいは自家製の麻酔剤を開発して用いたのか定かではない。ここで注目すべきは**立卿が初めて麻睡という語彙を用いた**ことである。**現在用いる麻酔と同意であり、実質的には「ますい」という用語の初見**といってよい。後に、立卿の子成卿が麻酔という字に改め、1850年の『濟生備考』にあるエーテル麻酔法の中で初めて用いた。これより以前に中川修亭は『麻薬考』を著し、麻薬という語彙を最初に用いたことで知られる。後に痲藥と表記され、戦後に旧字体を廃止するまで使われた。江戸時代では「しびれぐすり」の意で用いられた。『集韻』に「痲は風病なり」、『正字通』(張自烈)に「痲は風熱病、本麻に作る」とあり、痲疹(ハシカ)や痲瘋(癩病)などが示すように、中国ではこの意で用いられた。中風も風病の1つであり、一応、「しびれる」の意味もあるが、中川修亭の意味するところとは微妙にニュアンスが異なる。中川修亭は吉益南涯の高弟であり、古方派漢方医として知られるが、一方で後世方派漢方・蘭方にも理解を示している。この麻薬の造語も蘭方に基づくと考えてよいだろう。

1) 室町〜江戸期の字書『温故知新書』・『節用集』は蕣の訓を「あさがほ」とつけていた。
2) 以上、本段落は松本明知著『華岡青洲と乳巖治験録』(岩波出版サービスセンター、2004年)を参考文献として記述した。

タマリンド　　TAMARINDI PULPA　Ⅰ〜Ⅴ、一国*　　洋

▶ **基原**　マメ科(Fabaceae) *Tamarindus indica* Linné の果肉(果泥)。
▶ **用途**　清涼緩下薬。
▶ **漢名**　酸角(食物本草)、羅晃子・九層皮果(本草綱目拾遺)。
▶ **解説**　第2改正版までは荅滿林度(タマリンド)と表記。果肉は酒石酸・クエン酸などの有機酸が豊富に含まれて酸味があり、熱帯では酸味料として現在でも広く用いる。もともとは熱帯アフリカの原産とい

われ、古い時代にアラビア・ペルシアを経てインド・熱帯アジアに伝播した。欧州へはアラビアを経て伝えられ、15世紀には薬用に供されていたという。

タルク　TALCUM　III～XVI　　洋

▶ **基原**　天然の含水ケイ酸マグネシウムで、ときに少量のケイ酸アルミニウムを含む。
▶ **用途**　医薬品基剤とするほか、ベビーパウダーなど香粧品・チョーク・工事用マーキングなどに用いる。
▶ **解説**　第4改正版までは滑石、第5改正版ではタルクのほか、滑石を通用名として併記、第6改正版以降はタルクとのみ表記。第4～5改正版では精製滑石(タルク)も収載していたが、第6改正版以降は基原の表記が現行局方と同じとなるとともに削除された。いわゆる硬滑石(コウカッセキ)に相当するもので、漢方で用いる滑石(軟滑石(ナンカッセキ))とは鉱物学的に異なる(カッセキの条を参照)。

ダンマール脂　GUMMI DAMMAR　III　　洋

▶ **基原**　フタバガキ科(Dipterocarpaceae) *Shorea robusta* J. Gaertner filius、*Hopea micrantha* Hooker filiusを始めとする*Shorea*または*Hopea*属各種より得られる樹脂。
▶ **用途**　硬膏・絆創膏などに用いるほか、ワニスなど工業用途がある。
▶ **解説**　局方ではダムマル脂と表記。局方が基原種と規定する*Shorea wiesneri* Stapf（正確には*Shorea wiesneri* Stapf et Schiffner）は有効な学名ではなく、その詳細は不明。ここでは現在の市場品の主たる原料種を挙げておく。インド～東インド諸島に産し、とりわけスマトラ島産が良品とされる。

チクセツニンジン　竹節人参　PANACIS JAPONICI RHIZOMA　二国、VII～XVI　　和

▶ **基原**　ウコギ科(Araliaceae)トチバニンジン*Panax japonicus* C. A. Meyerの根茎を、通例、湯通ししたもの。《備考》トチバニンジン：*Panax japonicus* (T. Nees) C. A. Meyer。
▶ **用途**　家庭薬に配合するほか、一部の漢方処方に配合：柴葛湯加川芎辛夷・木防已湯。
▶ **出典**　物類品隲(名前のみ)・本草綱目啓蒙「味至テ苦シ。用テ蟲ヲ殺シ積聚ヲ治ス。」
▶ **解説**　本品は薬用ニンジンの基原植物とは同属異種の関係にあるトチバニンジンの根茎である。竹節人参の名は、『物類品隲』(平賀源内)に初見し、その特徴的な根茎の形状に名の由来がある。『大和本草』(貝原益軒)や『用薬須知』(松岡恕庵)は、節人参あるいは竹節参の名を用い、「ふしにんじん」と訓ずる。トチバニンジンは北海道・本州・四国・九州の山地の樹陰に自生し、江戸時代に和人参(ワニンジン)と称して人参の代用とされた。『朝鮮人参耕作記』(田村藍水)に「此参ノ鬚(しゅ)真人参ニ似タリト云ヘドモ、功能甚薄クシテ、元氣ヲ補ニ足ラズ。和方小兒丸散等傷寒時疫(じかんじゑき)ノ跡ニテ用ユルニハヨシ。下泄ノ功アリ。此草元來日本ノ人参ニシテ、医俗トモニ是ヲ稱美シ用ル人アリ。」とあるように、結局、強壮の

効が弱く、人参の代用品にならないとされたが、人参にはない鎮咳去痰・健胃などの効が見出され、漢方では小柴胡湯変法など一部の処方で人参の代用とされた。とりわけ、江戸期古方派漢方の重鎮吉益東洞は「余今心下痞鞕に朝鮮人参を用ふれども其毒治せず。本邦吉野人参は痞鞕に用ひて効あり。故に余は和参を用ひて朝鮮参を用ひざるなり。」（『醫事或問』巻下）と述べ、竹節人参（東洞のいう吉野人参はこの一型）を重用した。第二改正国民医薬品集で初めて収載され、第7改正版で正式に局方収載品となった。成分的にオレアナン系サポニンを主とし、ダンマラン系サポニンを主とするニンジンとはサポニンのアグリコンや糖の組成が大きく異なる。

竹節人参の名とは裏腹に、トチバニンジンの根茎は形態的に多様であり、竹節状でないものもある。例えば、松岡恕庵が「近世一種三椏五葉ノ中ニ直根ノ者アリ。味甘香シ。形モ漢参ニ似タリ。諸ノ和参ノ中此又一種稍好シ。」と述べているように、これを直根人参（チョッコンニンジン）と称することもある。また、平賀源内も「一種、根横生シテ狀竹節ノ如キモノ、和俗竹節人参ト云」と述べる一方で、「和参直根ノモノアリ」と直根型の存在を認めている。そのほか、『本草綱目啓蒙』（小野蘭山）は「俱（とも）ニ根ニ横圓直ノ分アリ。横根ノモノハ竹鞭ノ如クシテ鬚多シ。竹節人参トモ節人参トモ云。圓根ノ者ハ珠ノ如シ。タマニンジントモ、カブラトモ、カイルコ手トモ（とも）云。並ニ皆白色ニシテ臊氣アリ。味至テ苦シ。用テ蟲ヲ殺シ積聚ヲ治ス。直根ノ者ハ形狀韓参ニ似テ鬚少ク味微甘。又、人形ノ者モアリ。京師ノ山中ニ生ズル者ハ横圓ノ二品ノミ、紀州熊野、和州芳野ニ生ズル者ハ三品雜リ生ズ。薩州、加州白山、信州松本木曾、豆州等ニモ直根ヲ出ス。」と述べており、トチバニンジンの根茎の形態の多様性についてとりわけ詳しく言及している。このため、**現在の植物書や生薬学の教科書はいずれもトチバニンジンの根茎を結節があって地中を横走云々とややあいまいに記述し、あからさまに竹節状としていないのは、非竹節型の根茎をもつトチバニンジンの存在を暗示している**ともいえる。局方もチクセツニンジンの性状を「本品は不整の円柱形を呈し、明らかな節があり、長さ3cm〜20cm、径1〜1.5cm、節間1〜2cm、外面は淡黄褐色で、細い縦みぞがある。中央のくぼんだ茎の跡が上面に突出し、節間には根の跡がこぶ状に隆起している。折りやすく、折面はほぼ平らで淡黄褐色を呈し、角質様である。」と記載し、やはり竹節状という表現は用いていない。いずれにせよ、節を強調しているので、チクセツニンジンの名前からくる先入観によって、トチバニンジンの根茎の形態の多様性は正しく認識されているとはいい難く、非竹節型の存在を疑問視し、直根型をオタネニンジンの逸出したものと考える専門家もいるほどだ。1つの理由にトチバニンジンの生態がよく知られていないことが挙げられる。トチバニンジンの初生時は小さいながら直根があり、そこから芽が出て横に根茎が伸び地下部の主たる部位となるが、これが竹節状となったもの、あるいは蘭山のいうように、円根となったもの、小さな珠のような根が数珠つなぎとなったものなど多様な形態のものが形成される。初生時の直根部は成長とともに消失あるいは目立たなくなるのが通例であるが、加齢とともに肥大化するものもあって、江戸期の本草家はそれを直根人参と称して区別したのである。いわゆる薩摩人参（サツマニンジン）はその1種で、横に伸びる根茎の節の間隔が目立たず、直根部と根茎の重量比は同程度、細根の数も通常よりはるかに多く、他地域産と比べて際立った形態的特徴をもつ。江戸期にはこの細根を採取し、鬚人参（ヒゲニンジン）と称して販売する薬舗もあった。また、成分的にも薩摩人参は他地域産のトチバニンジンとは異なることが報告されている。薩摩人参の細根部のサポニン総含量は普通の竹節人参と変わらないが、ダンマラン系サポニンの含量がオレアナン系サポニンよりも十数倍も多く、かかる点ではオタネニンジンに近い成分特性をもつことがわかっている[1]。ただし、主部位で

ある直根部と根茎部では通常の竹節型品と比べてあまり差がなかったから、江戸期の本草家がいうように、気味はオタネニンジンとは大きく異なるので、人参の代用にはならないとされたのである。

　一般に、本品の基原植物トチバニンジンはわが国の特産と考えられているが、『中薬大辞典』はサンシチニンジンの変種として学名を P. pseudo-ginseng Wallich var. japonicus (C. A. Mayer) Hoo et Tseng、中国名を大葉三七(タイヨウサンシチ)と称している。最近の分類学的知見によれば、この学名は有効ではなく、わが国のトチバニンジンと同種であり、中国・朝鮮・ベトナム北部に分布するとされている。中国では安徽・福建・湖南・陝西・山西・四川・雲南・甘粛などの各省に分布する。根茎が竹節状をしているので薬名を竹節参(チクセツジン)と称する(『中薬大事典』はチクセツサンシチと称する)。竹節以外の形態のタイプもあり、四川省の峨眉山に峨三七(ガサンシチ)と称する直根型、また雲南には珠児参(シュジジン)と称する数珠型のもの、四川には竹節型で節が丸く肥大して節間が細くなった鈕子七(チュウシシチ)と称するものがあるという。このうち、珠児参は『本草従新』(呉儀洛)巻一に収載され、「其の性は大約西洋人参と相同するも清熱の功は過(およ)ばず」とあるが、閩中(福建省)に産するというだけで、その基原についてまったく記載がない。『本草綱目拾遺』(趙学敏)にも珠參という類名の一品があり、『本草従新』を引用し閩中の産としているので、珠児参と同品異名である。同書は「案ずるに、珠參は本參の類に非ず、前に未だ此有るを聞かず、近年始めて行(もち)ひるものなり。然れども南中にて之を用ふること絶少、或は云ふ、粤西(広西省)より來り、是れ三七の子なりと。又、草の根なりと云ふ。」と記載しており、Panax 属の基原であることは確かであろう。近年、中国産竹節人参と称するものがわが国に輸入されているが、以上述べた中の竹節型品と思われる。ただし、中国産の竹節参についてはまだ不明の点が多く、わが国より薬用の歴史は浅いので、チクセツニンジンとして無制限に使用するのは控えるべきである。

　さて、竹節人参の基原植物トチバニンジンはわが国に自生するから、和人参と称することにまったく違和感はないが、いつごろから用いられたのか、また平安期の『延喜式』にある人参(ニンジンの条を参照)がトチバニンジンの根茎であったかどうか、いずれも生薬の専門家にとっては興味深いところであろう。これに関しては、小野蘭山は「和人參ノ出タルハ稲、松岡先生ヨリ以後ノ事ナリ。人參ニ限ラズ今詳ナラザル薬品式ニ載スルモノ多シ。和人參ハ今諸國ニ産ス。皆深山幽谷雑木多キ陰地ニ生ズ。其初薩摩ヨリ出ヅ。」と述べているように、わが国の本草学に本品が記載されたのは稲生若水、松岡恕庵以降で、薩摩で最初に発見されたともいう。これが正しいとすれば、和人参すなわち竹節人参の発掘は比較的近世になってからということになる。通説では**何欽吉(かきんきち)なる明国からの帰化人が九州都城の梶山の山中で発見し、これを和人参と名づけ、人参の代用としたことになっている**。『三國名勝圖會』(五代秀尭)巻之五十九「日向國諸縣郡都城之二」によれば、何欽吉は明国広東潮州澄海県の出身で、明末期の混乱を避けて、当時、都城領地であった内之浦(鹿児島県)に渡来し、帰化して医道を業としたという。また、『人参識』(曽槃)にも同様な記述がある。しかし、何欽吉なる人物の出自についてその裏付けとなる文献的証拠は乏しく、考証の障害となっている。通説では都城の唐人町(現都城市中町)に居住し、領主の医者を勤め、医術や薬草の本を著わしたといわれている[2]。とすれば、著作などに何らかの痕跡を残しているはずであるが、それもまったく知られていない。唯一、「業岐心恒居士何欽吉墓」および「逝于万治元年九月二十九日」の刻字がある墓碑が都城市鷹尾一丁目の西墓地内に残されているにすぎない。仮に巷間で伝承されていることが事実とすれば、何欽吉は1646年に渡来し、没年は1658年であるから、実際に竹節人参を発見したとすれば17世紀中ごろとなり、その出現時期を稲生若水・松岡恕庵以降とする蘭山の記述とは矛盾しな

い。ところが貝原益軒・松岡恕庵・田村藍水・平賀源内・小野蘭山など江戸期の本草家の誰一人として何欽吉なる人物に言及していないのも奇妙である。何欽吉の出身地とされる広東省にオタネニンジン属種は分布せず、彼がどのようにしてトチバニンジンを人参の類品であることを知り得たのであろうか。『本草綱目』(李時珍)に陶弘景注を引用して「三椏五葉、一茎直上、四五葉相対」という比較的明解なオタネニンジンの特徴が記載されているから、南九州に自生するトチバニンジンを人参の類品と見抜くのはそう難しいことではない。何欽吉が『本草綱目』を読破していたとすれば相応の教養を持ち合わせていたはずで、著作がまったく残されていないのは奇妙といえる。また、最初の和刻本『江西本草綱目』は1637年に京都で出版されており、薩摩藩ほどの大藩であれば入手していたはずで、明人ならずとも邦人本草家でもトチバニンジンが人参の類品であることぐらいはわかるはずだ。『質問本草』を著したという琉球人呉継志の実在性が疑問視され、仮託の可能性が高いという事例があること(第2部第1章第1節[3]を参照)、**薩摩藩と江戸幕府との間には常に微妙な緊張関係があったこと**を考えると、**明国から渡来した何欽吉を利用して和人参の発見を仮託した可能性も否定できず**、抜本的な再考が必要であろう[3]。

　田村藍水は、竹節人参について「医俗ともに是を称美し用る人あり」と述べているが、漢方での使用はごく一部の処方に配合され、きわめて限定的である。しかし、江戸期の俗間ではかなり広く用いられ、とりわけ民間療法書では薩摩人参を配合する処方が目立つ。現在のわが国では、鹿児島県も竹節人参の主産地の1つとされているが、その特異な形態を、中国のように名前によって区別することはなく、すべて竹節人参という一品にまとめられている。江戸時代には、以下に示すように、薩摩人参あるいは芳野人参の名で用いていたわけで、成分的にもかなりの差が予想されるから、区別するのも一理あると考えられる。『和方一萬方』にある鬚人参は、オタネニンジンの鬚根を指すこともあって紛らわしいが、著者の村井琴山が熊本出身であること、庶民向けの療法書であることから、『奇工方法』にも出てくる薩摩鬚人参の可能性が高いと考え、ここに挙げておいた。

○ 奇工方法
長血白血妙薬
御薩摩小人参　新紫檀粉　莪朮　甘草各壱両細末　紅花　連翹各二味煎用ゆ

萬病神清丸
朝鮮人参四匁　薩摩ヒゲ人参十匁　何レニテモ存寄次第ニセウヒ三十弐匁　新花丁子十六匁　東京肉桂十六匁　梹榔子十六匁　唐木香四匁　甘草四匁　唐砂仁十六匁　阿仙薬二十五匁　益知十六匁　龍脳壱匁五分入テモ吉　麝香壱匁入テモ吉　片脳十六匁　にて丸ス

○ 妙薬博物筌
婦人の瘀血の道を治す　白神散
香附子壱両　白朮壱両　和人参弐匁薩摩小人参を用ゆ　寒晒糯米十弐匁　甘草五分　右細末し糊にて丸し湯にて用ゆ

○ 和方一萬方
巻之七「婦人部」 乳岩ヲ治ル方

アラメノ骨大　髭人参炒少　右二味細末ニシテ水ニテ調付ベシ。杉原紙ヲモミ上ニ付ク。

○ 妙藥奇覽
速功丸（そくこうぐわん）

諸腹痛（もろもろふく）諸薬験（しょやくしるし）なきによし、食傷腹痛（しょくしやうはらのいたみ）によし、積（しゃく）つかへ腹（はら）いたむによし、胸膈痞悶（むねのつかへのだへる）によし。一さいむしばらいたむによし、吞酸（どんさん）　すきおくび　不食（ふしょく）するによし。くわくらん腹痛（はらいた）によし、下（くだ）りはら　しぶり腹（ばら）によし。

唐胡黄連（からのこわうれん）四匁　直根人参（よしのにんじん）二匁　唐呉茱萸（からのごしゅゆ）二匁　苦参（くぢん）四匁　黄連（わうれん）二匁　楊梅皮（やうばいひ）五匁　黄柏（わうばく）四匁　唐木香（からのもつかう）一匁　百草霜（ひゃくさうさう）三匁　鍋釜（なべがま）のすみにてもよし

右十味粉（みぎとしなこ）にして糊（めし）にて丸（ぐわん）じ、大さ○　如斯毎服（かくのごとくまいふく）　いちにち　二三十丸（つぶ）づゝさゆにて用ふ。

江戸時代中期以降は庶民の間でも人参の需要が急増し、真人参は常に品薄状態であった。それが竹節人参など代替品を発掘する原動力ともなったのであるが、人参を産する中国でも同様であった。『本草綱目拾遺』（趙学敏）に、わが国の竹節人参を含めて人参の代替品がいくつか収載されているが、その中に北米産の同属種の根があり、それを広東人参（カントンニンジン）と称していた。広東人参はわが国にも輸入されており、それを配合する処方例に『妙藥奇覽』の鹿頭散（ロクトウサン）がある。その主治は「吐血（とけつ）、衂血（はぐき）、歯齦より出る血、咳血（ちせきどづるち）、下血（げけつ）、婦人（ふじん）の月水（ぐはつすい）いつまでも不止者（できざるもの）、皆（みな）用ひて神功（しんこう）あり。鹿頭（しかのあたま）一つ黒薬（くろやき）　廣東人参（かんとうにんじん）十匁　右末にしてさゆにて用ふ。」と記載されている。江戸時代中期の漢方は古方派が隆盛をきわめた時代であったが、後世方派が補法の要薬として珍重する人参は古方派も重要視した。しかし、江戸期の人参ブームともいえる異常な需要の拡大はそれだけで説明するのは困難であり、むしろ民間で人参信仰ともいうべき現象が起きた結果とも考えられる（ニンジンの条を参照）。すなわち、民間療法における各種薬物の需要喚起が背景にあり、それが漢薬に限らなかったことはミイラのような際物までブームとなったことで示唆されよう（ミルラの条の**コラム**を参照）。人参ブームはかかる社会現象の1つにすぎず、江戸庶民は現代人が健康志向にサプリメントや生薬を素材とした健康食品を求める感性と相通じるものをもっていたのである。

1) Yoshizaki, K., Devkota, H. P., Fujino, H. and Yahara, S., Chem. Pharm. Bull., 61 (3) 344-350, 2013.
2) 鶴田利業によれば、何欽吉は都城領主より二十石の知行を与えられ、領内の医療に従事、薬草に関する著書もあり、後継者を育成したという（「近畿南九州史談」第5号、182頁-184頁）。しかし、その文献的根拠は明らかにされておらず、引用する『人参識』や『三國名勝圖會』にも記述されていない。鶴田は領内からの診療依頼に対する何欽吉の返書を紹介しているが、見事な和文で書かれている。正保三（1646）年に来日し、12年後の万治元（1658）年に亡くなった何欽吉はいつどこで日本語を習得したのであろうか。薩摩人参の発見、診療活動のいずれも限られた12年間で行われたわけで、中国語に堪能な邦人補佐の存在なしでは不可能と思われるが、これまで疑問をもたれなかったのは不思議というしかない。
3) 以上、何欽吉に関しては「佐々木綱洋　九州国際大学社会研究所紀要　第52号　35-81　2003年」を参考とした。この論文によると、何欽吉のほかに明国からの帰化人が数人おり、いずれも日本人姓に改姓したという。すなわち、何欽吉だけが中国名を保持し続けたわけで、トチバニンジンの発掘を明人によるものと印象づけるためであったとすれば理解しやすい。薩摩藩の肝煎りで編纂された『質問本草』の著者呉継志も琉球人といいながら中国名であるのと無関係ではないだろう。

チモ　知母　ANEMARRHENAE RHIZOMA　二国、VII～XVI　漢

▶ **基原**　ユリ科(Liliaceae)ハナスゲ*Anemarrhena asphodeloides* Bungeの根茎。《備考》APG：クサスギカズラ科(Asparagaceae)。

▶ **用途**　もっぱら漢方に用いる。配合処方：加味四物湯・桂枝芍薬知母湯・酸棗仁湯・滋陰降火湯・滋陰至宝湯・滋腎通耳湯・消風散・辛夷清肺湯・清熱補血湯・知柏地黄丸・白虎加桂枝湯・白虎加人参湯・白虎湯。

▶ **出典**　神農本草經中品「一名蚔母一名連母一名野蓼一名地參一名水參一名水浚一名貨母一名蝭母。味は苦く寒。川谷に生ず。消渇、熱中を治し、邪氣を除き、肢體浮腫に水を下し、不足を補ひ、氣を益す。」

▶ **漢名**　知母・蚔母・連母・野蓼・地參・水參・水浚・貨母・蝭母(本經)、女雷・女理・兒草・鹿列・韮逢・兒踵草・東根・水須・沉燔(別錄)、薚・沉藩(爾雅)、昌支(新修本草)。

▶ **解説**　本經は薬用部位に言及しないが、別錄に「河内(河南省黄河以北)の川谷に生じ、二月八月に根を採り曝乾す」とあり、薬用部位は根である。中国産知母は大きく毛知母(モウチモ)と知母肉(チモニク)に区別される。前者は根茎をそのまま乾燥、後者は外皮を剥いて晒し乾燥したものである。基原について異物同名品がいくつかあり、中国南西部ではユリ科(APG：クサスギカズラ科)*Aspidistra minutiflora* Stapfの根を毛知母と称し、台湾産知母も同属異種のムシャハラン*A. mushaensis* Hayataを基原とする。四川省ではユリ科*Fritillaria delavayi* Franchetを単に知母と称するが、むしろ貝母(バイモ)の類品とすべきものである。そのほか、イワタバコ科・ウラボシ科・ツユクサ科基原もあるといわれる。『本草綱目啓蒙』(小野蘭山)に「藥舗ニ鳶尾根(イチハツノネ)ヲ雜ルモノアリ。宜シク擇ビ去ルベシ。」とあるように、わが国ではアヤメ科イチハツ*Iris tectorum* Maximowiczの根茎を知母の代用とすることもあった。中国では、アヤメ属各種の根茎を土(ド)知母と称し、劣等品とする。『重修政和經史證類備用本草』巻第八にある五つの図のうち、滁州知母と解州知母はおよそユリ科基原とは見えず、古くは以上述べたものとは別の同名異物品があったことを示唆する。ただし、『圖經本草』(蘇頌)に「知母は河内(河南省黄河以北)の川谷に生じ、今は瀬河諸郡(未詳)及び解州(山西省解県)、滁州(安徽省滁県)に亦之有り。根は黄色にして菖蒲に似て柔潤、葉は至って死に難く、掘り出せば隨ひて生ず。煩躁すれば乃(すなは)ち止

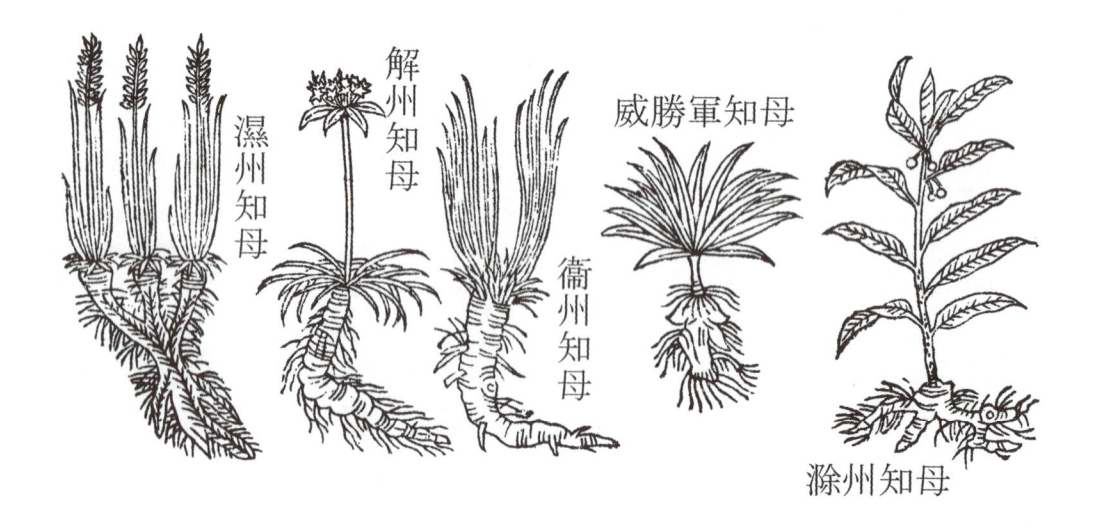

濕州知母　解州知母　衛州知母　威勝軍知母　滁州知母

む。四月に青花を開き、韮花の如し。八月に實を結ぶ。」とある記述は、一応、ハナスゲの記述に合う。

『本草和名』(深根輔仁)は和名を也末止古呂、『和名抄』(源順)は夜萬之とあり、それぞれ異なる和名を充てる。『延喜式』巻第三十七「典藥寮」の諸國進年料雜藥に摂津国・伊勢国・相模国・武蔵国・近江国・丹波国・播磨国・備中国から知母の貢進の記録がある。知母の正品の基原植物ハナスゲは中国原産であり、また後世にその代用としたイチハツもわが国に自生しない。『物類品隲』(平賀源内)によれば、享保年間に中国からハナスゲの種子が伝わり官園や民間で栽培されたとあるが、かなり古い時代に伝えられ、各地で栽培されていた可能性も否定できないだろう。ハナスゲは根茎のみならず、ムカゴや茎の挿し木から繁殖が可能であり、栽培は容易である。『和名抄』にある知母の古名ヤマシの「シ」はタデ科ギシギシ *Rumex japonicus* M. Houttuynの根茎、『本草和名』にあるヤマトコロの「トコロ」はヤマノイモ属 *Dioscorea* spp.の根茎のことで、それぞれにヤマを冠しているのは、和産の野生植物を代用としたのではなく、容易に栽培できて時に野生化することもあるという意を込めたのではないか。

チョウジ　丁香　丁子　CARYOPHYLLI FLOS　I〜XVI　洋・漢

▶ **基原**　フトモモ科(Myrtaceae) チョウジ *Syzygium aromaticum* Merrill et Perry (*Eugenia caryophyllata* Thunberg) のつぼみ。
《備考》チョウジ：*Syzygium aromaticum* (Linné) Merrill et L. M. Perry。

▶ **用途**　芳香健胃薬、精油(チョウジ油)原料。配合処方：柿蔕湯・治打撲一方・丁香柿蔕湯・女神散(安栄湯)。

▶ **出典**　開寶本草木部上品「丁香　味は辛く温にして無毒。脾胃を温め、霍亂を止め、擁脹、風毒諸腫、齒疳䘌を主る。能く諸香を發す。其の根、風熱毒腫を療ず。交(ベトナム北部)、廣(ベトナムのタン・ホア)、南蕃に生じ、二月八月に採る。」

▶ **漢名**　母丁香(海藥本草)、丁子香(齊民要術)、丁香(藥性論・開寶本草)。

▶ **解説**　第4改正版までは丁香、第5改正版は丁子と表記。インドネシアモルッカ諸島の原産で、大航海時代に欧州に伝えられ、香辛料クローブ(clove)と称して珍重された。クローブ油は本品より製した精油である。中世ではアラビア人が原産地を支配しており、チョウジは肉食の欧州人にとって必要不可欠な香辛料であったが、長い間その所在地は明らかにされず、アラビア経由で入手を余儀なくされた。1511年にポルトガルがマラッカ海峡を支配下に置いてから、チョウジの原産地が突き止められ、以降はポルトガル、後にオランダ人が交易を支配するに至った。中国へはアラビア経由で伝えられた。10世紀末の『開寶本草』(馬志)に初めて収載され、「按ずるに、廣州(広東省・広西省)より送る丁香の圖によれば、樹高丈餘、葉は櫟葉に似て、花は圓く細き黄色、冬を凌ぎて凋まず。醫家の用ふる所、惟根を用ふ。子は釘の如く、長さ三四分、紫色

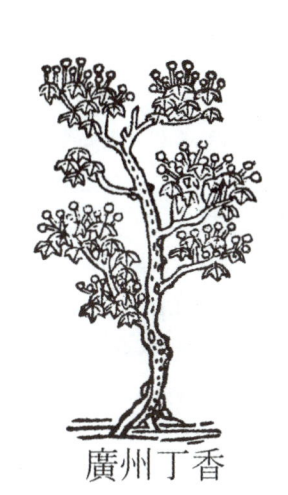

廣州丁香

なり。中に麁く大なること山茱萸の如き者有り、俗に呼びて母丁香と爲す。心腹の藥に入るべし。以へらく舊本に、丁香根は注の中に不入心腹之用の六字有り。恐らく其の根は必ず是れ毒有り、故に心腹に入れずと云ふなり。」とあり、馬志の注が記されている。この記述はきわめて不正確であるが、仮にチョウジであるとすれば、子とはつぼみのことで、果実と誤認したことになる。また、当初、中国では丁香根を用いたことも記されているが、生木を導入して栽培した可能性を示唆する点で興味深い。『重修政和經史證類備用本草』巻十二にある廣州丁香の図はチョウジのつぼみらしきものが描かれていることからも示唆されよう。記述の中に山茱萸と比較したところがあるが、チョウジのつぼみあるいは実の中味を比較しているので、今日のサンシュユ*Cornus officinalis* Siebold et Zuccariniとは異なる種を指すことはまちがいない（サンシュユの条を参照）。母丁香の名は、『開寳本草』より古い唐代の本草書『海藥本草』（李珣）にも出ており、「按ずるに、山海經に云ふ、東海（山東省郯城県西南）及び崑崙國[1]に生ず。二月三月に花紫白色なるを開き、七月に至り、方に始めて實を成さんとす。大なる者は巴豆の如く之を母丁香と爲し、小なる者の實之を丁香と爲す。」（『證類本草』所引）とあり、『山海經』を引用しているから、丁香が中国に入ったのは相当古い時代ということになる。李時珍は『新修本草』（蘇敬）にある雞舌香を丁香の同物異名として扱っているが、『證類本草』では木部上品の別条に収載し、『新修本草』を引用して「雞舌樹の葉及び皮は並に栗に似て、花は梅花の如く、子は棗核に似たり。此れ雌樹なり。香用に入れず。其の雄樹は花ありと雖も實らず。花を採り之を醸し、以て香と成す。崑崙及び交、愛以南に生ず。」と記述する。雞舌樹の花の形態がウメ*Armeniaca mume* Siebold (synonym. *Prunus mume* (Siebold) Siebold et Zuccarini) に似るなど具体的であるが、それをもってフトモモ科の丁香に同じとするには無理がある。

　わが国にチョウジが伝わったのは中国経由で生薬としてのみ入った。『香要抄』にも記載があるので、古くは香料として用いられたようである。江戸時代にはチョウジの流通支配権を握るオランダ経由で入り、寛文十二(1672)年には丁子油の製法が伝えられた。『遠西醫方名物考』（宇田川榛斎・榕菴）巻之六に丁子油の主治として「腦心、胃、子宮、神經ヲ強健ニシ、呃逆ヲ治シ、失氣昏冒、胃虚冷痛、寒疝、子宮衝逆、經閉ニ驗アリ」とあり、生薬たる丁子は収載されていないので、蘭方はもっぱら丁子油を用いていたようである。江戸期のわが国の医家は中国ルートとオランダルートという2つの流通経路を得て、これまで中国医学というフィルターを通した情報とは、本質的に異なる薬用情報を西洋から入手することになった。一部の漢方処方は丁子を配合するが、オランダより入手した蘭薬たる丁子も用いたか、あるいは漢薬にこだわり中国より渡来した丁子のみを用いたか興味深いところであるが、『用藥須知』（松岡恕庵）に「蠻舶ニ所載來ル者皆タヾ一種和産ナシ」、『本草綱目啓蒙』（小野蘭山）にも「唐山ニテモ暹羅、渤泥、蘇門荅剌ヨリ來ルト東西洋考ニ見ヘタリ」とあるから、やはりチョウジの流通を握るオランダを経由して輸入していたのである。

[1] 通例、黄河の源流地域をいうが、ここではマレー地方を指すと思われる。

チョウトウコウ　釣藤鉤（鈎）　UNCARIAE UNCIS CUM RAMULUS　XIV*(1)〜XVI　漢

▶ **基原**　アカネ科(Rubiaceae) カギカズラ *Uncaria rhynchophylla* Miquel、*U. sinensis* Haviland 又は *U. macrophylla* Wallich の通例、とげで、ときには湯通し又は蒸したもの。《備考》カギカズ

ラ：*U. rhynchophylla* (Miquel) Miquel ex Haviland。
▶ **用途**　もっぱら漢方に用い、高血圧・めまいなどを目的とした処方に配合される。配合処方：七物降下湯・釣藤散・当帰芍薬散加黄耆釣藤・抑肝散・抑肝散加芍薬黄連・抑肝散加陳皮半夏。
▶ **出典**　名醫別錄下品「釣藤　微寒にして無毒。小兒の寒熱、十二の驚癇を主る。」
▶ **漢名**　釣藤(別錄)、弔藤(本草經集注)。
▶ **解説**　第14改正版第1追補で収載され、総アルカロイド（リンコフィリン及びヒルスチン）0.03％以上の含量規定があり、基原の判定基準とする。カギカズラは房総半島以西南のわが国の暖帯・亜熱帯に分布する。主成分はモノテルペンインドールアルカロイドであり、茎にも多く含まれ、十分に薬用に堪えると思われる。現在は釣り針型の刺のみを薬用部位とするが、奇妙なことに、古文献でそのように明言するものは見当たらない。別錄は、通例、採集時期と部位を明記するが、本品に限ってその記述はない。『圖經本草』(蘇頌)は「本經、出づる所の州土を載せず。蘇恭云ふ、梁州(陝西省安康県西北)に出づと。今亦た興元府(陝西省南鄭県)に之有り。葉は細く、莖は長く、節間に刺有り釣鈎の若し。三月に採る。」とあるだけで、初めて釣り針状の刺に言及するなど、基原植物の特徴をよく記述するが、具体的にどの部位を薬用とするのか明言を避けているように見える。ただ、採取する時期を三月としており、これまでの文献にはない新規の知見である。医書の多くは釣藤鈎としているので、刺を用いることはまちがいない。しかし、釣藤とのみ記載する医書も少なくない。『錢氏小兒藥証直訣』巻四を例にあげると、夜泣きを治す処方として釣藤散があるが、釣藤鈎・茯神・茯苓・川芎・木香・當歸・甘草の7味が配合生薬として列挙されている。一方、肚疼・驚啼を治す蟬蛻釣藤散では、釣藤・天麻・茯苓・川芎・白芍藥・甘草・蟬蛻の7味を配合、ここでは単に釣藤とあるのみである。このことは刺以外の部位、たとえばつる性木本基原生薬の多くがそうであるように、茎も薬用としたとも考えられる。『本草衍義』(寇宗奭)は「釣藤の中空なること、二經[1)]之を言はず。八九尺或は一二丈なる者、湖南北、江南、江西の山中に皆有り。小人有り、穴の隙間を以て酒瓮の中に致して酒を盗み取れり。氣を以て之を吸へば、酒既出すること涓涓として斷たず。專ら小兒の驚熱を治す。」と記述するように、釣藤の茎に言及するが、中空の茎の端を吸ってサイフォンのようにして酒を盗み出したという記述ばかりが目立つ。一応、小児の驚熱を治すとはいっているが、薬用部位は今明確ではない。李時珍は「古方多く皮を用ふ。後世多く鈎を用ふ。其の力の鋭きなりや。」と述べ、古くは茎皮を用いたが、刺に薬効が集中しているからだと説明する(確固たるエビデンスを欠く)。壮大な藤本であるカギカズラの小さな刺のみにこだわって用いるのか、あるいは成分的に大差なく量的確保が容易な茎も利用可能かどうか、今後、漢方薬物学の視点から検討すべき課題であろう。ただ、藤本植物はすこぶる多いので、木通(モクツウ)や防已(ボウイ)などで起きたように、まったく無関係な植物を誤認して用いるリスクが生じる。その点では釣り針のような刺はカギカズラ属以外にはないので、かかる誤認の心配はない。案外、刺のみを用いた理由はこんなところにあるかもしれない。

『本草綱目啓蒙』(小野蘭山)は「花戸ニテチャウトウカウト云ハ誤リナリ」という。古くは釣藤あるいは釣棘というが、蘭山は『醫學正傳』(虞摶)に釣鈎藤とある[2)]ので、旧仮名遣いでいえば、チャウカウトウが正しいと言いたいらしい。しかし、釣藤鈎は釣藤というつる性植物の鈎という意味だから、蘭山のいうことは説得力はない。釣藤の基原植物カギカズラは房総半島・伊豆半島以西南の暖帯に分布するが、『本草和名』(深根輔仁)の釣藤に和名はなく唐産とある。『本艸辨疑』(遠藤元理)の有和藥無精粗者に釣藤鈎の名をみるが、本条に収載されず、『大和本草』(貝原益軒)にもない。『用

藥須知後編』（松岡恕庵）に「安芸州ヨリ多出ヅ。用ベシ。」とあるのみで、まったく和名に言及していない。『和漢三才圖會』（寺島良安）は布知止里波利の和名を記載するが、釣り針状の刺を表した方言名である。カギカズラという和名は『本草綱目啓蒙』にあり、やはり安芸国（今の広島県）に多く産するとあり、当地ではカギノツルと呼ばれていたという。わが国で釣藤鈎の基原植物たるカギカズラの存在が知れ渡ったのは江戸期中ごろ以降のようである。

1) 本經と別録、あるいは本草經集注を含めていうか。
2) 確かに巻之八「急慢驚門」の釣藤飲では釣鈎藤とあるが、誤植の可能性もあるかと思われる。因みに、釣藤という名はあっても釣鈎という植物名は見当たらない。

チョレイ　猪苓　POLYPORUS　二国、VII〜XVI　漢

▶**基原**　サルノコシカケ科(Polyporaceae)チョレイマイタケ*Polyporus umbellatus* Friesの菌核。《備考》チョレイマイタケ：*Polyporus umbellatus* (Persoon) Fries。

▶**用途**　漢方処方に配合：胃苓湯・茵陳五苓散・五苓散(料)・柴苓湯・実脾飲・四苓湯・猪苓湯・猪苓湯合四物湯・分消湯。

▶**出典**　神農本草經中品「一名豭猪矢。味は甘く平。山谷に生ず。痎瘧を治し、毒蠱注、不祥を解き、水道を利す。久しく服すれば身を軽くし、老ひに耐ふ。」

▶**漢名**　猪苓・豭猪矢(屎)（本經）、豕橐（莊子）、苓根（莊子司馬彪注）、地烏桃（圖經本草）。

▶**解説**　チョレイマイタケは、わが国においてはブナ科・カバノキ科・カエデ科植物各種の根とりわけ枯れたあるいは枯れかかった根に多く寄生する。『本草經集注』（陶弘景）に「是れ楓樹の苓なり」とあり、フウ科(クロンキスト：マンサク科)フウ*Liquidambar formosana* Hanceに寄生するものとしたが、『圖經本草』（蘇頌）は「舊くは説く、是れ楓木の苓といふと。今は必ずしも楓根の下ならず。乃ち土底に生ずるもの有り。」と批判した。『本草綱目』（李時珍）は「猪苓は亦た是れ木の餘氣の結する所、松の餘氣が茯苓に結するが如きの義なり。他の木皆有り、楓木に多しと爲すのみ。」と述べ、様々な木に寄生すると主張し、これが結果的に正論となった。『本草綱目啓蒙』（小野蘭山）には「根塊潤サ一二寸長サ二三寸凹凸多クシテ四瓣ノ花ヲ開ク。瓣尖リテ茎ナシ。一根數花仙臺ヨリ出ル者花多シ。舶來ノ者ニハナシ。」と記述されており、"猪苓の花"に言及している。チョレイマイタケは担子菌の1種であるから、顕花植物とは異なり花をつけないのであるが、蘭山は白い子実体の先を花と考えたらしい。現在でも東北地方の山中では、チョレイマイタケをマイタケの1種[1]として子実体を食用に供しているといい、通例、地下部の菌核は気づかれることはほとんどない。一方、中国では子実体について記述した本草書は見当たらず、蘭山が中国産猪苓に花はないと考えたのは無理からぬことであった。『重修政和經史證類備用本草』巻第十三の施州刺猪苓の図は、子実体を表したように見えるが、地下部の描写が不正確で、李時珍はこれを土茯苓（ドブクリョウ）と同品であるとした（サルサ・サンキライの条を参照）。『圖經本草』に

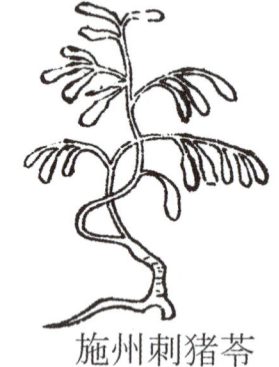

施州刺猪苓

刺猪苓に関する詳細な記述があり、「今、施州(湖北省恩施県)に一種刺猪苓有り、蔓生し、春夏に根を採り、皮を削り焙りて乾かす。彼の土人用ひて、瘡毒に傅けば殊に効ありと云ふ。」とあり、つる性というからチョレイマイタケではないことは明らかである。

『本草和名』(深根輔仁)に「猪苓　和名加之波一名久岐一名也末加之波」とあり、猪苓に対してカシワ・ヒサギ・ヤマカシワという3つの和名が列挙されている。一方、『本草類編』(1390年ころ)では和名を加之波乃不須扁としている。チョレイマイタケは、ブナ科コナラ属に寄生することが多いので、昔はカシワの類の根の一部と考えられていたようである。因みに、フスベとは燻であって、猪苓が煙でいぶしたように黒いからこの名がついたと思われる。一方、ヒサギ(久岐)の和名は、3名の中では異質であるが、『醫心方』(丹波康頼)では久奴岐とあるので、奴の字が抜け落ちた誤記であって、アカメガシワ Mallotus japonicus (Linné filius) Müeller Argoviensis の古名ヒサギとは無関係である(第2部第1章第3節を参照)。猪苓は本經に収載され、『傷寒論』・『金匱要略』に収載される重要処方の中に本品を配合するものが散見されるが、不思議なことに『延喜式』のどこにもその名は見当たらない。充てられた和名から寄生植物であるという認識すらなく、カシワ類とは別種という認識に乏しかったようである。本品と同じ担子菌の1種で、マツの根に寄生する茯苓が各地から貢進されていることと対照的といわねばならない。

1) 蘭山によれば岩手県南部地方ではナツマイタケと称するという。

チンピ　陳皮　AURANTII NOBILIS PERICARPIUM　IX〜XVI　漢

▶ **基原**　ミカン科(Rutaceae)ウンシュウミカン *Citrus unshiu* Markowicz 又は *C. reticulata* Blancoの成熟した果皮。《備考》ウンシュウミカン：*Citrus unshiu* (Swingle) Markowicz；ポンカン：*C. reticulata* Blanco。最近の分類学では *Citrus unshiu* (Swingle) Markowiczを *C. reticulata* Blancoの変種または異名とする。

▶ **用途**　芳香健胃薬とするほか、非常に多くの漢方処方に配合：胃苓湯・烏薬順気散・烏苓通気散・温胆湯・化食養脾湯・藿香正気散・加味温胆湯・加味平胃散・枳縮二陳湯・芎帰調血飲・芎帰調血飲第一加減・杏蘇散・啓脾湯・香砂平胃散・香砂養胃湯・香砂六君子湯・香蘇散・五積散・柴芍六君子湯・柴蘇飲・滋陰降火湯・滋陰至宝湯・秦艽防風湯・参蘇飲・神秘湯・清湿化痰湯・清暑益気湯・清肺湯・喘四君子湯・疎経活血湯・蘇子降気湯・竹茹温胆湯・丁香柿蒂湯・釣藤散・通導散・二朮湯・二陳湯・人参養栄湯・八解散・半夏白朮天麻湯・不換金正気散・茯苓飲・茯苓飲加半夏・茯苓飲合半夏厚朴湯・分消湯(実脾飲)・平胃散・補気健中湯(補気建中湯)・補中益気湯・抑肝散加陳皮半夏・六君子湯。

▶ **出典**　神農本草經上品「橘柚　一名橘皮。味は辛く温。川谷に生ず。胸中の瘕熱、逆氣を治し、水穀を利す。久しく服すれば臭を去り、氣を下し、神に通ず。」

▶ **漢名**　橘柚・橘皮(本經)、陳皮(食療本草)、黄橘・青橘(圖經本草)、陳橘皮・青橘皮(楊氏家藏方)、紅皮(湯液本草)、黄橘皮(本草綱目)。

▶ **解説**　第13改正版までは「ウンシュウミカン又はその他近縁植物」とあったが、同第1追補以降は「ウンシュウミカン又は *C. reticulata*」に基原を限定した。難波恒雄によると、現今の中国市場品は主としてオオベニミカン *Citrus tangerina* Hortorum ex Tanakaとコベニミカン *C.*

erythrosa Tanaka、日本産はウンシュウミカンの成熟果皮である。かつてはコウジ*C. leiocarpa* Hortorum ex Tanaka 基原品もあったという(『和漢薬百科図鑑』)が、コウジの国内生産はごく少ないため、現在ではコウジ基原の陳皮(チンピ)は流通しない。局方が*C. reticulata*をチンピの基原に加えたのは中国より輸入される陳皮に対応したものである。

本經には橘柚(キツユ)一名橘皮(キッピ)とあり、現在名の陳皮は、後述するように、陳橘皮(チンキッピ)の略形である。本經の正名「橘柚」の名の義および由来を理解するにはカンキツ種の分類にある程度通じておく必要がある。しかし、カンキツ種の分類体系として田中長三郎とW・T・スウィングルの二大体系があり、現在でも両方の体系が相互補完的に用いられており、全貌を理解するのは容易ではない。かかる事情をふまえた上で、陳皮の正品とされる基原種の分類学的位置づけを考えていきたい。まず、*C. reticulata*に関しては、いずれの体系も独立種と認定しているが、現存の柑橘種のうちのどれを対応させるか認識にかなりの差異があることに留意する必要がある。田中長三郎の分類によれば、*C. reticulata*はポンカンと称するものに相当し、インド北東部の原産で唐代に中国へ、わが国へは1896年に台湾から伝わった。フィリピンではバタンガスBatangas、インドではスンタラSuntara、マレー地方ではリマウ・マニスLimau Manisなどと呼ばれ、アジア各地で広く栽培されるが、わが国での産出量は少ない。一方、スウィングルの体系では、ウンシュウミカン、オオベニミカンのほか、天台蜜橘*C. succosa* Tanakaを*C. reticulata*の系統に含める。中国ではコベニミカンのほか、ポンキツ(甜橘)*C. ponki* (Hayata) Tanaka、黄岩蜜橘*C. subcompressa* Tanaka、キシュウミカン*C. kinokuni* Tanakaも陳皮・橘皮の基原とされる(『中薬大辞典』)が、スウィングルの体系によれば、タチバナ*C. tachibana* (Makino) Tanakaの系統に属する。タチバナの系統は皮が薄くて剥きやすいが、最近では*C. reticulata*の変種とする見解もある。カンキツ種を基原とする薬物として枳実(キジツ)・枳殻(キコク)があるが、いずれも皮が厚くて剥きにくいオレンジやナツミカンの系統であり、皮が剥きやすいものを橘(キツ)として区別した可能性も考えられる。

局方の正名である陳皮の名の由来は、『本草經集注』(陶弘景)に「其の皮小冷にして、氣を療ずるに、乃ち、勝ると言ふ。橘は北人亦た之を用ひ、並びに陳(ふる)きなる者を以て良しと爲す。」とあり、橘皮のうち陳(ふる)いものすなわち十分に熟した橘實の果皮を良品として珍重したことにある。また、『食療本草』(孟詵)に「又、陳皮一斤を取り、杏人五兩に和して、皮尖を去りて熬り、少しの蜜を加へて丸と爲し、毎日食前に三十丸を飲下す。下腹藏閒、虚冷の氣、脚氣衝心、心下結硬、悉く之を主る。」(『證類本草』所収)とあり、これが文献上の陳皮の初見である。中国の文献では、陳皮の名はむしろ稀であり、陳橘皮あるいは黄橘皮(オウキッピ)と称することが多い。陳皮と基原をまったく同じとしながら、青橘皮(セイキッピ)あるいは青皮(セイヒ)と称する局方未収載品がある。『本草綱目』(李時珍)は「青橘皮は乃ち橘の未だ黄ならずして青色なる者なり。薄くして光り、其の氣は芳烈なり。」とあるように、熟す少し前のまだ黄色く色づかない果実の皮を指す。黄橘(オウキツ)・青橘(セイキツ)の名は『圖經本草』(蘇頌)に出てくるが、『圖經本草』は「今の醫方は乃ち黄橘青橘の両物を用ひ、柚と言はず。豈に青橘は是れ柚の類ならんや。」と述べているように、青橘皮を柚、黄橘皮を橘(キツ)と考えた。それは後に述べるように誤りであり、橘と柚はそれぞれ別のカンキツ属種である。蘇頌が指摘するように、青橘皮は古方になく宋代から用いられるようになったが、『楊氏家藏方』(楊倓)では、巻第四「風濕方捌方」にある蠲痛乳香圓ほか、青橘皮・陳橘皮の両品を配合する処方が多く見られる。このことは橘皮の名で成熟度の異なる品物が市場に共存し、医家はその使い分けが理解できず、仕方なく両方を配合したと思われる。ちょうど、わが国の漢方医

家が、朮を配合する処方で、白朮と蒼朮の両方を配合したのとよく似た状況であり(ビャクジュツ、ソウジュツの条を参照)、古典方剤学の視点からは興味深い事実といえる。

本經は正名を橘柚としながら、一方で別名橘皮としているのは奇妙に見える。後世の本草家もこれには苦慮したようで、蘇頌のように橘と柚は同一植物の基原であると考える本草家もいた。一方、『新修本草』(蘇敬)は「謹みて案ずるに、柚の厚くして味の甘なるは橘の酸有るに如かず。酸なる者は胡甘と名づく。今、俗人或は燈(橙)を謂ひて柚と爲すは非なり。」[1]と述べ、橘と柚を別品とした上で、もう1つ橙なるものが存在することを指摘している。まず、本草における橘はどんなカンキツであるか考えてみたい。李時珍は「橘の實は小にして、其の瓣は微かに酸く、皮は薄くして紅、味は辛くして苦し。柑は橘より大にして、其の瓣は甘く、其の皮はやや厚くして黄、味は辛くして甘し。」と記述しており、『中薬大辞典』が橘に充てるベニコウジ・オオベニコウジとは概ね合致するといってよい。取りあえず、橘をウンシュウミカンも含めたタンジェリン系カンキツ類とし、この考証の出発点としておく。後述するように、『本草和名』(深根輔仁)は、本經の橘柚に対して和名を充てなかったが、『延喜式』巻第三十七の諸國進年料雜藥に摂津国・伊勢国・駿河国・相模国・阿波国・讃岐国から橘皮の貢進が記録されている。この橘皮の基原は在来種のタチバナあるいは中国より渡来したタンジェリン系カンキツ類であろう。一方、柚について、李時珍は「柚樹の葉は、皆、橙に似て、其の實は大小の二種有り。小なる者は柑の如く橙の如し。大なる者は瓜の如く升の如し」[2]。圍(周囲)は尺餘に及ぶ者有り。」と述べており、果実の大きさで2種類を区別できると主張している。まず、瓜のような巨大な果実をつけるというカンキツは、シトロン *C. medica* Linné かザボン *C. maxima* (Burman) Merrill の系統しかなく、このいずれかとなろう。『圖經本草』に「又、一種枸櫞有り、小瓜の狀の如く、皮は橙の若くして光澤あり、愛すべし。肉は甚だ厚く、切れば蘿蔔(ブドウ)の如く、味は短しと雖も香氣は大いに柑橘の類に勝れり。」とあるように、枸櫞(クエン)なる一品について記述している。それをうけて李時珍は「其の實、人手の如く指有り。俗に呼びて佛手柑と爲す。」と述べており、これは明らかにシトロンから発生したブッシュカン(仏手柑) *Citrus medica* Linné var. *sarcodactylus* (Hoola van Nooten) Swingle (YList：*Citrus medica* Linné 'Sarcodactylis') でまちがいないから、柚は大型の果実をつけるザボン以外は考えにくい。『爾雅』郭璞注に「柚は江南に出て、橙に似て實は酸く、大なること橘の如し」とあり、これこそ李時珍のいう果実の小さな柚をいい、今日のユズ *C. junos* (Makino) Siebold ex Tanaka に相当する。つまり、古代の中国では、柚にユズとザボンの2つの同名異物があったことになる。和籍では『延喜式』巻第三十三「大膳下」の仁王經齋會供養料に柚子各一顆、また同巻第三十九「内膳司」に「供奉雜菜 柚子十顆」など、柚子の名が散見される。この柚子なるものは、おそらく耐寒性があって当時のわが国でも栽培可能なユズであり、暖かい気候を好むザボンの可能性はないだろう。

ややこしいことに、中国ではカンキツ類を表す名に柑(カン)というのがあり、正統本草では『開寶本草』(馬志)に乳柑子(ニュウカンシ)の名で初見する。同書はそれについて「味は甘く大寒。腸胃中の熱毒を利し、丹石を解し、暴瀉を止め、小便を利し、多食すれば人をして脾冷し、瘕癖を發し、大腸を洩れせしむ。又、沙柑、青柑、山柑の體有り、性は相類す。惟山柑皮は咽喉痛を療じて效あり。餘(ほか)の者の皮は用ひるに堪へず。」と記述している。そして柑の特徴については「其の樹は橘樹の若く、其の形(果実のこと)は橘に似て圓(まる)く大にして、皮の色は生にて青、熟すれば黄赤たり。未だ霜を經ざる時尤も酸く、霜の後は甚だ甜(あま)し。故に柑子と名づく。」と記述している。蘇敬が胡甘と称したものは、まさに柑

に相当し、胡柑と表記する方がよいことになる。『本草衍義』(寇宗奭)は「乳(柑子)を今の人多く橘皮に作りて售る。於、人擇ばざるべからんや。」と述べており、乳柑子の果皮を橘皮として医家が使わざるを得ない情況にあったことを指摘し、当時、橘皮の基原が混乱状態にあったことを暗示している。李時珍は、橘と柑との相違について、「橘は久しく留むこと可なり、柑は腐敗し易し。柑樹は氷雪を畏れ、橘樹は(氷雪を)略ぐこと可なり。」と述べており、柑は橘より耐寒性の劣る南方系のカンキツと考えられる。今日、乳柑(真柑ともいう)と称するものは *Citrus suavissima* Hortorum ex Tanakaであり、果実は粗く皺があって橙黄色、油腺が多く、果皮は剥がしやすいという(『中薬大辞典』)。柑子の名は『本草和名』(深根輔仁)にもあり、「柑子 孟詵曰ふ、霜後に得れば卽ち美なる故に甘子と名づくと、崔禹出づ 一名李衡木奴 孟詵に出づ、李衡は人名なり 一名金實一名平蹄 已上の二名は兼名苑に出づ 和名加牟之」とあって、和名をカンシ(カムシ)とした。柑子の名は、宋代以前の正統本草に見当たらないが、『本草和名』は、註にあるように、『崔禹錫食經』より引用収載した。註に「孟詵曰ふ、霜後に得れば卽ち美なる故に甘子と名づくと」とあり、さらに『崔禹錫食經』が甘子を柑子と言い換えたことがわかる。『開寶本草』も『食療本草』を引用して収載した。『崔禹錫食經』・『食療本草』のいずれも散佚して伝存しないが、その逸文の残る『本草和名』の資料的価値の高さが理解できる。柑子がわが国にかなり古く伝えられたことは歴史書にも記されている。797年に成立した『續日本紀』の聖武天皇神龜二年十一月己丑に「典鑄正六位上播磨の直弟兄並に從五位下を授く。弟兄は、初め甘子を貢して、唐の國より來れり。虫麻呂、先づ其の種を殖ゑ、子を結べり。故に此の授有らんや。」という記述があり、『食療本草』にある甘子がわが国に伝わり、種を植えたところ結実したというのである。10世紀前半に成立した『延喜式』の巻第三十三「大膳下」の諸國貢進菓子に、遠江国・駿河国・相模国・因幡国・阿波国から柑子の貢進があったことが記録され、甘子が『崔禹錫食經』の柑子に変わっているのが注目される。柑子は、本草のみならず、平安文学にもその名の形を変えて出てくる。『源氏物語』の眞木柱に「かりのこ(子)の、いとおほ(多)かるを、御らむ(覽)じて、かんじたちばななどやうにまぎらはして、わざとならず、たてまつれ給ふ。」、『榮花物語』の「浦々の別」に「松君いみじうした(慕)ひ聞え給へば、かしこくかま(構)へてゐてかく(隱)し奉りて、御車に、かんしたち花かきほをゐる御こき一つばかり御ゑふくろ(繪袋)にいれて、中納言は、むしつばり(筵張)の車にのり給ふ云々」とあるように、カンジ橘・カンシ橘の名が出てくる。カンジ(シ)は柑子の音読み形で、もともとは『本草和名』にあるようにカムシ(ジ)であり、これが転訛してカウジすなわちコウジとなり、今日でもこの名はコウジ(ミカン)の名に残っている。ただし、今日、コウジと称するのは *C. leiocarpa* Tanakaであり、わが国の在来野生種のタチバナ *C. tachibana* (Makino) Tanakaに外来のカンキツ遺伝子が加わってわが国で偶発したものといわれる。したがって奈良時代に伝わっていたのはタチバナと交雑する前の中国渡来種ということになる。現在のコウジは、タチバナの変種とする見解もあるほど、タチバナの形質が強く出ているので、当時の甘子あるいは柑子が何であったか明らかにすることは困難である。現在、柑橘一般を表すミカンという名はコウジから発生した。その文献上の初見は室町時代の『殿中申次記』(伊勢貞遠)にあり、「正月十一日[永正十三(1516)年]、蜜柑二籠」、『朝倉亭御成記』(朝倉義景)に「御引物みつかん」、「みかん御菓子七種」とある。甘果の系統のコウジを蜜柑と呼び、それが短縮して「みかん」となったことを示している。コウジは古い時代では栽培されていたが、後に果実が大きく甘味も強いキシュウミカン(江戸時代の主要なカンキツ)やウンシュウミカン[3]の出現で駆逐され、現在は商業生産はない。

本草では、以上述べた橘・柚・柑のほかに、蘇敬が指摘したように、もう１つ橙というカンキツ類を表す漢名がある。『開寶本草』上品に橙子皮として収載され、「味は苦く辛く温。醤醋酸と作せば香美にして、腸胃の惡氣を散じ、食を消し、胃中の浮風の氣を去る。其の瓤の味は酸く、惡心を去る。多食すべからず、肝の氣を傷ぶ。又、瓤を以て酸汁を洗ひ去り、細切して鹽蜜に和し、煎と成して之を食へば、胃中の浮風を去る。」とあり、果皮と果肉(瓤)の主治が記載されている。馬志注によれば、橙樹は「其の樹亦た橘樹に似て葉は大きく、其の形は圓く橘於り大にして、香ばし。皮は厚くして皺あり。八月に熟す。」という。ここで問題となるのは、橙が橘・柚・柑と区別して独立種とするのか、あるいはそれらのいずれかに属するかである。李時珍(『本草綱目』)、陸佃(『埤雅』)は橙を橘の属とするが、蘇頌は橘と柚を同品とするなど、本草家によって橘そのものの見解が異なり、また今日の分類と大きな隔たりがあるため、基原を特定するのは容易ではない。李時珍は、『古今合璧事類備要』(謝維新)を引用して「橙樹は高枝にして、葉は橘に甚だしく類せず、亦た刺有り。其の實の大なる者、盌の如く、頗る朱欒に似たり。霜を經て早熟し、色は黄にして皮は厚く、蹙衄して沸くが如し。香氣は馥郁にして、其の皮、以て衣を薫ずるも可なり云々」と記述している。牧野富太郎はこれをもって中国本草にいう橙をユズに充てた(『國譯本草綱目』)。ユズは、カンキツ類の中では直立性でもっとも高木となり、果皮は黄色で凹凸が激しく、皺状に見える。果実は酸味が強く生食に適さないが、普通のミカンよりずっと香りが強く、わが国では料理の賦香料とするほか、ユズ湯のように浴料に利用する。また、耐寒性も強く、東北地方でも栽培が可能なほどである。したがって、牧野富太郎の考定は妥当と考えられるが、ダイダイ *Citrus aurantium* Linné var. *daidai* Makino も多くの品種に分化し、この記述に合うタイプがあることに留意する必要があろう。因みに『中薬大辞典』は橙子の基原をユズとする一方で、橙皮の基原をはアマダイダイ(甜橙) *C. sinensis* (Linné) Osbeck としている。原典の『開寶本草』には橙子皮とあり、李時珍の記述は柚と一致するにもかかわらず、その考定はいかにも一貫性を欠くようにみえるが、そもそも橙皮は西洋由来の生薬であって橙子皮とは無関係である。その基原が「*Citrus aurantium* Linné 又はダイダイ *Citrus aurantium* Linné var. *daidai* Makino」であることはトウヒの条に記す通りであり、そもそもアマダイダイに橙の漢名を充てるのがおかしいのである。

　以上、４つの主要カンキツの漢名「橘・柚・柑・橙」の中国本草における基原について考証した。カンキツ類とりわけ実生で継代増殖したものは多くの変異が発生しやすく、また栽培の過程で多くの交雑種も発生しているので、以上の考証の結果をすべて正しいと主張するつもりは毛頭ない。結果的に李時珍の論述を重視したが、時代的にもっとも現代に近いからにほかならない。したがって、さらに時代を隔てた唐宋時代と今日とでは、たとえ同名であっても、基原に大きな相異があると考えざるを得ない。本章では、これまでに多くの生薬の基原について考証してきたが、同名であっても日中間で基原に大きな相異があるのは珍しいことではない。当然ながら、わが国において古い時代の陳皮がいかなるカンキツに充てられたのか、興味がもたれるが、『本草和名』に「橘柚　一名橘皮甘皮　小冷なり、陶景注に出づ　胡甘　柚の酸きなる者なり、蘇敬注に出づ　甘一名金實一名平蔕　已上は兼名苑に出づ　橘一名金衣一名黄　已上は兼名苑に出づ」とあっても、和名の記載がない。『萬葉集』にタチバナを詠った歌は全部で70首もあり、そのうち55首に橘の字を用いる。『古事記』の垂仁紀に「また天皇、三宅連等の祖、名は多遲摩毛理を常世の國に遣わして、非時香木實を求めし給ひき。故、多遲摩毛理、遂にその國に至りて、その木實を採りて縵八縵、矛八矛を將ち來りし間に、(中略)

その非時香木實は、これ今の橘なり。」とあって、ここにも橘の名がある。『日本書紀』にも記載されたこの物語は田道間守（たぢまもり）の伝説として一般に知られ、古い時代にカンキツ類がわが国に伝えられた証左ともいわれる。にもかかわらず、『本草和名』で橘柚に和名が充てられていないのは、それほど橘の基原が複雑極まるものであったことを示唆する。江戸時代になっても各本草家のカンキツに対する認識は決して正鵠を射たものとはいえなかった。『本草綱目啓蒙』（小野蘭山）ですら「本草或ハ醫書ニ橘ト云フ者ハ皆カウジ類ノ總名ナリ。柑ハミカン類ノ總名ナリ。」と述べ、橘をコウジ[4]、柑をキシュウミカンに充てた。一方で「青皮陳皮共ニ橘皮ナリ。今、柑皮ヲ代用ユルハ非ナリ。（中略）藥舗ニカウジノ青キ皮ヲ乾タルヲ橘皮ト云コレ眞ノ青橘皮ナリ。（中略）橘ノ熟シテ皮ノ色黄ニナリタルヲ陳皮トス。是眞ノ黄橘皮ナリ。」と述べているところは橘皮・陳皮について正しく認識しており、真物の橘・柑を見る機会がなく、文献学的考証に依らざるを得なかったことを考えると、達観というべきであろう。蘭山は「和産ノ陳皮ハ皆柑皮ニシテ眞物ニ非ズ」とも述べ、江戸時代に柑皮（カンピ）すなわちキシュウミカンの果皮を橘皮・陳皮の代用としたことをいうのであるが、それこそ現代の中国で真品とされているのは大いなる皮肉といわねばならない。

1) 『證類本草』所引（唐本注）では「柚皮の厚くして味の甘なるは橘皮の味辛くして苦なるに如（し）かず。其の肉亦た橘の如く、甘有り、酸有り。酸なる者は胡甘と名づく。今、俗人或は橙を謂ひて柚と爲すは非なり。」とあり、一部の記載が大きく異なる。
2) 瓜のようで一升ますほどの大きさという意。
3) 田中長三郎著「柑橘の研究」（養賢堂出版、1933年）によれば、ウンシュウミカンは5系統に分類され、今日広く栽培されるものはそのうち尾張で栽培されてきたものという。田中長三郎はわが国で発生した柑橘としているが、発生地には言及していない。1936年、鹿児島県果樹試験場技師岡田康雄が出水郡東長島村で樹齢300年以上と推定される温州みかんの古木を発見、接ぎ木の個体と記録しているので、ウンシュウミカンの発生は400〜500年前と推定されている（「鹿児島県戦後柑橘農業史」、第1章、3頁による）。『下學集』（1444年）に温州橘（ウンシウキツ）の名があり、注に「（温）或は雲に作る。非歟。」とある。この注は『下學集』よりやや古く成立した『庭訓往來』に「〜柚柑、柑子、橘、雲州橘、橘柑〜」とあるのを受けたらしい。しかし、江戸中期の俳人椎本才麿（1656年-1738年）は「雲州橘の袖の香ぞする稲田姫」の句を残しており、ウンシュウミカンは香がほとんどないので、雲州橘は雲州すなわち出雲地方産のタチバナのことであろう。『温故知新書』（1484年）では雲州橘（ウジュキツ）とあり訓も異なる。すなわち、温州橘こそ今日のウンシュウミカンであり、雲州橘すなわちウジュキツと混同されていたと思われる。岡村尚賢著「桂園橘譜」（白井光太郎出版、1911年、国会図書館蔵）の温州みかんの条に正確な写生図が記載され、原典は嘉永元（1848）年の序がある。江戸期に紀州などで栽培されたのはキシュウミカンであり、ウンシュウミカンが本格的に普及したのは江戸後期以降である。因みに、中国にウンシュウミカンはないから、温州という地名とはまったく関係ない。ウンシュウミカンは沖縄経由で渡来したクネンボ（九年母）から発生した品種とされている。
4) 古代のカンシではなく、今日のコウジミカンのことをいう。

テレビンチナ　　TEREBINTINA　　I〜VIII　　　洋

▶ **基原**　マツ科(Pinaceae) *Pinus* 属の諸種植物から得たバルサム。
▶ **用途**　硬膏・軟膏の基剤。テレビン油・ロジンの製造原料。
▶ **解説**　第2改正版までは的列並底、第5改正版まではテレビンチーナと表記。わが国ではアカマツ *Pinus densiflora* Siebold et Zuccariniおよびクロマツ *P. thunbergii* Parlatoreより製していたが、現在の産出量はほとんどなく、主として北米産を輸入する。生松脂（なままつやに）のことで、これを乾燥させたものが松脂（ショウシ）、水を加えて水蒸気蒸留して精油成分（テレビン油）を除いたものがロジン（コ

ロホニウム）である（ショウシ、ロジンの条を参照）。テレビン油は塗料溶剤など工業用とする。類品の松根油は、マツ属の根を乾留して得られる油分で、テレビン油の代用とし、戦前のわが国で原油の供給が途絶えたとき、自動車用燃料に用いた。テレビン油はピネン含量が90％以上あるのに対し、松根油はずっと低い。松脂は松香・松膠などの異名があり、本經上品に「一名松膏一名松肪。味は苦く温。山谷に生ず。癰疽、惡瘡、頭瘍、白禿、疥瘙、風氣を治し、五藏を安んじ、熱を除く。久しく服すれば身を輕くし、老ひずして延年す。」とある。『遠西醫方名物考』(宇田川榛斎・榕菴)巻十四に的列㾗底那とあるのが本品に相当する。テレビンチナとは、もともとポルトガル語でカナリー諸島・地中海沿岸地方に産するウルシ科*Pistacia terebinthus* Linnéのバルサムを指していたが、後にマツ科とりわけマツ属種（*Pinus* spp.）に基原が転じた。聖書にあるテレビンノキ（英名 telebinth）も*Pistacia terebinthus*である（『聖書植物大事典』）が、没食子の原料植物ブナ科コナラ属種（*Quercus* spp.）ともしばしば混同された。『薬物誌』（ディオスコリデス）は、Schinelaionの条にLentiscinum（レンズ豆油）とTerebinthinum（テレビン油）の両品を記載するが、バルサムではなく実から調製するとあるので、同名ながら、本条にいうテレビンチナではない。『本草綱目』の篤耨香に「眞臘國（7～8世紀のカンボジアにあった王国）に出づる樹の脂なり。樹は松の形の如く、其の香は老ふれば則ち溢出す。」とあるから、アジアにはマツ科基原のバルサムが伝えられた。『物類品隲』（平賀源内）に「篤耨香　紅毛語テレメンティナ。（中略）又和産ニ相似タルモノアリ。然ドモ未決。」とあり、篤耨香をテレビンチナとし、わが国にも似たものがあるとしながら真の基原を決めかねていた。榕菴によれば、江戸期の薬舗で扱っていたテレビンチナはモミノキ*Abies firma* Siebold et Zuccariniおよびその同属種、カラマツ*Larix kaempferi* (Lambert) Carriéreより採取したものといい、江戸末期ではマツ属以外のマツ科植物を基原としていた。和産の生松脂は外国産のテレビンチナとは気味が異なっていたようであり、榕菴は主治を「性熱、辛苦収斂ス。諸管纖維ヲ開達シ粘稠ヲ稀釋シ、未熟ノ諸液ヲ化醸シ腐穢敗液ヲ淨除シ、疼痛ヲ止ム。」と記載している。

デンプン　澱粉　AMYLUM　Ⅰ～ⅩⅥ　　洋

Ⅰ～Ⅳ（カタクリ澱粉；初版は山慈姑澱粉とする）
Ⅰ～Ⅷ（葛澱粉；第6改正版はクズ澱粉、第7改正版以降はクズデンプンとする）
Ⅲ～ⅩⅥ（馬鈴薯澱粉；第6改正版以降はバレイショ澱粉、第7改正版以降はバレイショデンプン）
Ⅴ*～Ⅶ（甘蔗澱粉；第7改正版はカンショデンプン）
Ⅴ～ⅩⅥ（小麦澱粉；米澱粉、第7改正版以降はコムギデンプン、コメデンプン）
Ⅴ*～ⅩⅥ（玉蜀黍澱粉；第6改正版はトウモロコシ澱粉、第7改正版以降はトウモロコシデンプン）

▶基原　（コムギデンプン　AMYLUM TRITICI）イネ科（Graminae）コムギ*Triticum aestivum* Linnéのえい果より得たデンプン；（コメデンプン　AMYLUM ORYZAE）同イネ*Oryza sativa* Linnéのえい果より得たデンプン；（トウモロコシデンプン　AMYLUM MAYDIS）同トウモロコシ*Zea mays* Linnéの種子より得たデンプン；（バレイショデンプン　AMYLUM SOLANI）

ナス科（Solanaceae）ジャガイモ *Solanum tuberosum* Linnéの塊茎より得たデンプン。《備考》Graminae→Poaceae。

▶ **用途**　賦形剤、食用。

▶ **解説**　第4改正版までは澱粉の一条のみ、第5改正版以降は品目別に各条に収載。カンショデンプンはヒルガオ科サツマイモ *Ipomoea batatas* (Linné) Poiretの塊根より得たデンプン。カタクリデンプンはユリ科カタクリ *Erythronium japonicum* Decaisneの鱗茎より得たデンプン。クズデンプンはマメ科クズ *Pueraria montana* (Loureiro) Merrill var. *lobata* (Willdenow) Maesen et S. M. Almeida ex Sanjappa et Predeep [synonym. *Pueraria lobata* (Willdenow) Ohwi] の根より得たデンプン。以上は局方旧載品。そのほか、熱帯ではトウダイグサ科タピオカノキ *Manihot esculenta* Crantz (synonym. *Manihot utilissima* Pohl) の塊根より得たタピオカデンプン、ヤシ科サゴヤシ *Metroxylon sagu* Rottbøllの幹の髄より得たサゴデンプン、クズウコン科クズウコン *Maranta arundinacea* Linnéの根茎から得たアロールートデンプンなどがある。このうち、中国本草に関係するところでは、『圖經本草』(蘇頌)に「土に深く入りたる者佳しと爲す。今の人は多く粉と作し之を食ふ。下品葛粉の條に有り、即ち此を謂ふなり。」とあり、クズデンプン（葛粉）を食用にしたことを示す記述がある。『本草衍義』(寇宗奭)の葛根の条に「冬月、生葛を取り、以て水中に粉を揉出せば、澄みて垛と成る。煎ずるに先んじて、湯をして沸かせ使め、後に塊と成すを擘きて湯中に下し、良久すれば、色膠の如く、其の體甚だ靭かにして、蜜を以て湯中に挼ぜ、之を食す。」とあり、今日とほぼ同じ方法でクズデンプンを製して食用としたことが記載されている。そのほか、『本草綱目』(李時珍)の蕨の条にワラビデンプンの製法に関する記述がある。クズ・ワラビのデンプンは今日でも高級和菓子の原料に用いる。

テンマ　天麻　GASTRODIAE TUBER　XIV*(1)〜XVI　漢

▶ **基原**　ラン科(Orchidaceae)オニノヤガラ *Gastrodia elata* Blumeの塊茎を蒸したもの。

▶ **用途**　もっぱら漢方に用い、一部の処方(半夏白朮天麻湯)に配合される。

▶ **出典**　神農本草經上品「赤箭　一名離母一名鬼督郵。味は辛く温。川谷に生ず。鬼精物を殺し、蠱毒の惡氣を治す。久しく服すれば氣力を益し、陰を長じて肥健とし、身を輕く年を増す。」
開寶本草草部中品「天麻　味は辛く平にして無毒。諸風濕痺、四肢拘攣、小兒の風癇驚氣を主り、腰膝を利して筋力を強くす。久しく服すれば氣を益し、身を輕くして年を長ず。鄆州(山東省鄆城縣)、利州(陝西省広元)、太山(山東省泰安県泰山)、嶗山(山東省墨県)の諸山に生じ、五月に根を採り、暴乾す。」

▶ **漢名**　赤箭・離母・鬼督郵(本經)、赤箭脂・天麻・定風草(藥性論)、合離草・獨搖草(抱朴子)、白龍皮(圖經本草)、赤箭芝(本草綱目)。

▶ **解説**　貴州省産の貴天麻と称するものはナス科ジャガイモ *Solanum tuberosum* Linnéの塊茎を蒸乾したもので、台湾市場ではこれが多いという。以上は例外的であり、本品に関して基原の混乱はごく稀であり、古くから一貫してオニノヤガラを用いてきた。しかし、『證類本草』では赤箭を草部上品、天麻を同中品として重出する。本經の赤箭と『開寶本草』(馬志)の天麻が同品であることは、『藥性論』に「赤箭脂一名天麻又名定風草」(『證類本草』所引)とあり、『圖經本草』(蘇頌)に「春に

苗を生じ、初出は芍薬の若く、獨だ一莖を抽きんでて直上し、高さ三二尺、箭幹の狀の如く、青赤色なる故に赤箭脂と名づく。(中略) 根の形は黃瓜の如く連生すること一二十枚、大なるは重さ半斤或は五六兩有り、其の皮黃白色にして白龍皮と名づけ、肉は天麻と名づく。」とあることから明らかである。すなわち、薬用部位を異にする同物異名であるが、別録に「(赤箭は) 陳倉 (陝西省雞県) の川谷、雍州 (陝西省・甘粛省一帯) 及び太山、少室 (河南省登封県崇高山の一峰) に生じ、三月四月八月に根を採り暴乾す。」と記述されているので、赤箭も本来は根を薬用としていたのが、後世に地上部を利用するようになり、形態が赤く箭幹に似る地上部を赤箭、地下部を天麻として区別したと思われる。『圖經本草』も「本經 (実際は別録が正しい) は但三月四月八月に根を採ると云ひ、苗を用ふとは言はず。而れども今の方家は乃ち幷に根苗を用ふること各有り。收採の時月は本經と參差同じならず、兼著を以てし難し。故に但今の法に從ふ。」とあるのも、その背景を的確に記述したものである。一方、『證類本草』の赤箭の条では「別説に云ふ」という補注があり、「今の翰林[1]沈公括は最も博識と爲す。嘗て此の一説を解きて云ふ、古方の天麻を用ふる者は赤箭を用ひず、赤箭を用ふる者は即ち天麻無し。方中の諸薬皆同じにして唯此の名或は別 (の名) なれば、即ち是れ天麻赤箭本は一物と爲す。並に合して根を用ふるなり。」と述べており、前説に同意していない。『本草衍義』(寇宗奭) に「赤箭は天麻の苗なり。然るに天麻と治療同じからざる故に、後の人之を分かち二と爲す。」というのが正論であろう。

『本草綱目啓蒙』(小野蘭山) には「藥舖ニ和漢俱ニアリ、和ヲ上トス。和州宇陀、紀州、關東ヨリ出。」とあり、当時は和産の評価が高かった。『本草和名』(深根輔仁) には「赤箭 和名乎止乎止之一名加美乃也」、『和名抄』(源順) に乎止乎止之一名加美乃夜加良とあり、ヲドヲドシあるいはカミノヤ(ガラ) の和名をつけていた。ヲドヲドシは「恐ど恐ど羊蹄」で、オニノヤガラの形態が奇怪で根が羊蹄根[2]に似ているからこの名をつけたのであろう。カミノヤガラは神箭の義と思われるが、この漢名は本草に見当たらない。今日の和名オニノヤガラは鬼箭の義であるが、本草では本經中品にある衛矛の別名として鬼箭が出てくる。赤箭はセキセン、鬼箭はキセンの音であるから、聞き違いで両名が混同したのであろう。すなわち、赤箭を鬼箭と誤り、さらにそれを神箭と勘違いして訓読みしたのが『和名抄』にある古名カミノヤガラである。一方、現在名のオニノヤガラは神箭が誤りと気づいて鬼箭に戻して訓読みしたもの (これとて誤りであるが) と思われるが、いつ発生したのか定かではない[3]。『用藥須知』(松岡恕庵) に「仙臺ニ多シ。他處ニ間之有リ。郷名ヌスビトノアシト云。」とあり、ヌスビトノアシという和名が出てくる。『物類品隲』(平賀源内) ではヌスビトノアシ一名タウカシラとあり、それが江戸期に通用した名前であった。『物品識名』(水谷豊文) ではヌスビトノアシのほかオニノヤガラの名が初めて登場した。ヌスビトノアシ・タウノカシラのいずれも漢名の音読み・訓読みではなく、完全な和語で古い方言名と思われるが、明治維新後、本草学から植物学に衣替えしたとき、オニノヤガラが正名となり、ほかの名は駆逐されてしまった。『出雲國風土記』に飯石郡に赤箭の所在が記録され、『延喜式』巻第三十七「典藥寮」の諸國進年料雜薬では出雲国から赤箭の貢進が記録されている。因みに、衛矛別名鬼箭は、ニシキギ科ニシキギ *Euonymus alatus* (Thunberg) Siebold を基原とし、『本草和名』における和名は加波久末都々良一名久曾末由美乃加波であり、『延喜式』巻第三十七の諸國進年料雜薬では大和国・丹波国・播磨国から"鬼箭"が貢進されたとある。正名である衛矛の名は『延喜式』になく、正名より別名の方がよく用いられていたことを示唆し、これだと赤箭と混同されることがあっても不思議はないだろう。

1) 皇帝直属の官職で詔勅の起草を司る翰林学士のこと。
2) タデ科ギシギシ*Rumex japonicus* M. Houttuynの根、古名をシノネと称する。古くはダイオウの代用とされた（ダイオウ、ワダイオウの条を参照）。
3) 赤箭→赤鬼箭→鬼箭というプロセスで勘違いしたか。

テンモンドウ　天門冬　ASPARAGI TUBER　XIV*(1)〜XVI　漢

▶**基原**　ユリ科(Liliaceae)クサスギカズラ*Asparagus cochinchinensis* Merrillのコルク化した外層の大部分を除いた根を、通例、蒸したもの。《備考》クサスギカズラ：*Asparagus cochinchinensis* (Loureiro) Merrill；APG：クサスギカズラ科(Asparagaceae)。

▶**用途**　もっぱら漢方に用いる。配合処方：甘露飲・滋陰降火湯・清肺湯。

▶**出典**　神農本草經上品「一名顚勒。味は苦く平。山谷に生ず。諸の暴風濕、偏痺を治し、骨髓を強め、三蟲を殺し、伏尸を去る。久しく服すれば身を輕くし、氣を益し延年す。」

▶**漢名**　天門冬・顚勒(本經)、絺休・浣草墊(本草經集注)、浣草(新修本草)、滿冬羊食・管松(爾雅)、地門冬・筵門冬・顚棘・淫羊食(抱朴子)、天棘(本草綱目)。

▶**解説**　局方正品はクサスギカズラを基原とする。市場ではタチテンモンドウ*A. cochinchinensis* (Loureiro) Merrill var. *pygmaeus* (Makino) Ohwi (synonym. *A. lucidus* Lindley var. *pygmaeus* Makino)[1]、*A. filicinus* F. Buchanan-Hamilton ex D. Donの根（いずれも中国に産し、わが国に自生はない）が混入することがある。本經は薬用部位に言及しないが、別録に「奉高の山谷に生じ、二月三月七月八月に根を採り暴乾す」とあり、根を薬用にする。『新修本草』（蘇敬）は「此れに二種有り。苗に刺有り澁なる者、刺無く滑なる者、倶に是れ門冬なり。俗に云ふ顚刺浣草なる者は形兒をもって之を詺づく。數名を作すと雖も終に是れ一物二根なり。垢を浣へば倶に淨らかとす。門冬浣草互ひに之を名づくなり。」（『證類本草』所引）と記述している。また、『圖經本草』（蘇頌）は「春に藤蔓を生じ、大なること釵股の如く、高きこと丈餘に至る。葉は茴香の如く極めて尖細、疎ら滑らかにして逆刺有り。亦た澁して刺無き者有り、其の葉は絲杉の如くして細く散ず。皆天門冬と名づく。夏に白花を生じ亦た黄色なる者有り、秋に黒子を結び、其の根に在る枝に傍入す。伏して後、花無く暗に子を結ぶ云々」とあり、蘇敬注より具体的に記述しており、クサスギカズラあるいはその近縁種であることを示している。両書とも刺の有無の2種に言及するが、クサスギカズラの葉のように見えるのは葉状枝であり、細い枝では軟らかく、太い枝では外曲するとげ状となり、これを逆刺と表現しているのである。したがって、蘇敬のいう2種とは若苗と老苗を指すことになる。

　クサスギカズラはわが国の海浜地帯に自生があるが、市場には出ない。『本草綱目啓蒙』（小野蘭山）によると、紀州・伊豆・四国などに多産し、当時の薬舗には五島列島産が多かったとある。『用藥須知』（松岡恕庵）に「俗ニ大葉ノ麦門冬ヲ誤テ天門冬ト呼ブ」とあり、同じユリ科（APG：クサスギカズラ科）とはいえ、形態的に大きく異なるオオバジャノヒゲ*Ophiopogon planiscapus* Nakaiの塊根を用いることもあったが、天門冬の需給の逼迫による偽和ではなさそうである。『本草和名』（深根輔仁）、『和名抄』（源順）ともに和名須末呂久佐とあるが、「統る草」の訛で、葉が細小で集まっている形態の特徴を表したものであろう。あるいは天門冬の別名に仙人粮・仙粮・淫羊食があって、神仙色の濃い薬物であるから、皇草の転訛かもしれない。『延喜式』巻第三十七「典藥寮」の諸國進年料雜藥では播磨国・備前国・安芸国・紀伊国・阿波国・讃岐国・伊予国から天門冬の貢進の記録がある。蘭山が

指摘するように、紀州・四国からの貢進は同地方にクサスギカズラが多産したことを示唆する。

1) The Plant List、Flora of Chinaは変種を認めず、*Asparagus cochinchinensis* Merrillの異名とする。

トウオウ　藤黄　GAMBOGE　III　　　　　　　　　　　　　　　　　　　　　　洋

▶ **基原**　オトギリソウ科（Clusiaceae）*Garcinia hanburyi* Hooker filius、*G. celebica* Linnéより得られるゴム状樹脂。《備考》APG：オトギリソウ科(Hypericaceae)。

▶ **用途**　峻下薬、塗料・顔料。

▶ **漢名**　藤黄・海藤・沙黄・銅黄・銅藤(海藥本草)。

▶ **解説**　今日、藤黄として用いられるものは2種ある。1種はタイ・カンボジアなどメコン川三角州に産する*Garcinia celebica*であり、もう1種はインドやスリランカに産する*G. morella* (J. Gaertner) Desrouseauxである。わが国の局方や欧米の局方に収載されたのは前者である。現在、同属種の*G. gummi-gutta* (Linné) N. Robson [synonym. *G. cambogia* (J. Gaertner) Desrousseaux]は、果実にヒドロキシクエン酸を多く含み、そのエキスをガルシニアエキスと称しサプリメントとして広く流通するが、その樹脂も染料として用いるから、藤黄の基原の1つと考えられる。

　中国における藤黄の初見は『海藥本草』（李珣）であり、「謹んで按ずるに、廣志云ふ、鄂(湖北省武昌県)岳(湖南省巴陵県)等の州の諸山の崖に出づる其の樹、海藤と名づく。花に蘂有り、散じて石上に落ち、彼の人は之を収めて沙黄と謂ふ。樹に就き採る者は輕妙にして之を臈草と謂ふ。酸く澁くして毒有り、蚰牙蚛齒を主り、之に點ければ落つ。今、銅黄と呼ぶ所に據るは謬りなり。蓋し銅を以て藤の語訛れるなり。按ずるに、此と石涙と採るに異なること無きなり。畫家及び丹竈家並に時に之を用ふ。」（『證類本草』巻第十二「八種海藥餘」所収）と記載されている。沙黄という別名から黄色色素を含むと推定され、『海藥本草』に記載されるものは産地が地理的に中国に近い*G. celebica*であろう。

　『和蘭藥鏡』(宇田川榛斎・榕菴)巻十三に藤黄が収載され、ラテン名をギュムミ・ギュッタとしており、*G. gummi-gutta*を基原とするものである。主治は「烈ク瀉下シ、停水ヲ大小便ニ驅逐スル峻藥トス。又能ク粘液ノ疏觧ス。故ニ水腫粘液腫等ニ用ヒテ停水ヲ蕩滌スルニ駛效アリ。但シ患人粘液質ニシテ血液ノ運行緩慢ナル者ハ膠粘液ヲ疏觧シテ滌除スベキ症ニ的當ス。感觸シ易ク且ツ燉衝性ノ症ニハ害アリ。」と記載されている。

トウカ　橙花　AURANTII FLOS　I　　　　　　　　　　　　　　　　　　　　　洋

▶ **基原**　ミカン科（Rutaceae）ダイダイ*Citrus aurantium* Linné var. *daidai* Makino、*C. aurantium* Linnéほかカンキツ属諸種の花。

▶ **用途**　矯臭薬、調味薬、香粧品。

▶ **解説**　局方では橙花と表記し、基原を*Citrus*属の諸種としている。本品を水蒸気蒸留した得た精油をネロリ油(橙花油)という。第2改正版で本品(トウカ)は削除されたが、橙花油は初版から第5改正版まで収載され、第1国民医薬品集追補、第2国民医薬品集にも収載されたが、第6改正版で

削除された。橙花油とともに収載された橙花水(トウカスイ)は、橙花油と蒸留水を混和、強く振盪してろ過したものである。

トウガシ　冬瓜子　BENINCASAE SEMEN　XV～XVI　　　　漢

▶ **基原**　ウリ科(Cucurbitaceae)トウガン *Benincasa cerifera* Savi 又は *B. cerifera* Savi forma *emarginata* K. Kimura et Sugiyama の種子。《備考》トウガン：*B. hispida* (Thunberg) A. Cogniaux (synonym. *B. cerifera* Savi)。

▶ **用途**　もっぱら漢方に用いるが、これを配合する処方は少ない。配合処方：大黄牡丹皮湯。

▶ **出典**　神農本草經上品「白瓜子　一名水芝。味は甘く平。平澤に生ず。人をして悦澤せしめ、顔色を好くし、氣を益し、飢ゑず。久しく服せば身を輕くし、老ひに耐ふ。」

▶ **漢名**　白瓜子・水芝(本經)、冬瓜人(別錄)、地芝(廣雅)、冬瓜子(開寶本草)。

▶ **解説**　本經に白瓜子(ハクガシ)とあるが、別録に「嵩高(河南省登封県にある山)の平澤に生ず。冬瓜人(仁)なり。八月に採る。」とあり、冬瓜の種子であることを明記している。しかし、『新修本草』(蘇敬)は「經は云ふ、冬瓜人なり、八月に之を採ると。已下、冬瓜人と爲す説は冬瓜の別名を謂ふに非ず。經に據れば、下條の瓜蔕に及ぶ。並に嵩高の平澤に生ず。此れ即ち一物なり。但(ただ)、甘の字白の字に似るを以て、後の人誤りて以て白と爲すなり。若し其れ是ならざれば、甘瓜何に因りて一名白瓜なるや。此れ即ち甘瓜にして惑はず、且(まさ)に朱書は白瓜の效を論かんとし、墨書は冬瓜の功を説かんとす。功異なるも條は同じなり。」(『證類本草』所引)[1]と主張し、瓜蔕・白瓜子は一物として別録の記述を誤りとした。これに対して『開寶本草』(馬志)は「此(白瓜子)れ即ち冬瓜子なり。唐注は是れを甘瓜子と稱して、甘の字白の字に似るをもって、後の人誤りて以て白と爲すと謂ふ。此の言はんとする所、何と孟浪の甚だしきなるや。」と批判し、『本草衍義』(寇宗奭)も「白瓜子は冬瓜人なり」と同調し、以降の本草書は全てこれに同調し、現在に至る。

　『本草和名』(深根輔仁)に「白冬瓜　和名加毛宇利(カモウリ)」とあり、和名をカモウリとしている。『本草綱目』(李時珍)は「冬瓜は其の冬熟するを以てす」とその語源を説明している。『和名抄』(源順)にも「兼名苑云ふ、寒瓜　冬に至り熟するなり」とあり、今日では寒瓜を冬瓜の別名としている。俗に鴨瓜あるいは賀茂瓜とも書くことがあるが、『大和本草』(貝原益軒)は「カモハ毛氈(セン)ノ和名ナリ。順和名抄氈ノ字賀毛ト訓ズ。又、拾遺集ニモ車ノカモヲ乞(こひ)シ事ヲノセタリ。車ノ内ニシク氈ナリ。」と述べ、冬瓜の表面に白毛が密生しているのを氈に見立てたからカモウリの名の由来があるという。現在の通用名トウガンは漢名「冬瓜」の音読みトウグヮの訛で江戸期以降の名である。『延喜式』では巻第三十三「大膳下」、同巻第三十九「内膳司」に冬瓜の名が散見され、漬け物に供された。因みに、同巻第三十七「典藥寮」にはなく、当時は薬用としての需要がほとんどなかったことを示している。

1) 図書寮本(『新修本草』残巻)では「謹みて案ずるに、經は云ふ、冬瓜人なり、八月に之を採ると。已下、此れ冬瓜人と爲す説なり。爾雅云ふ、<u>水芝瓜なりと</u>。冬瓜の別名を謂ふに非ず。經に據れば、下修(條)の瓜蔕に及ぶ。並に嵩高の平澤に生ず。此れ即ち一物なり。但、甘の字白の字に似るを以て、後の人誤りて以て白と爲すなり。若し其れ是ならざれば、甘瓜何に目(因)りて一名白瓜なるや。<u>此れ即ち是、甘瓜に或ふ</u>。且に朱書は甘瓜の效を論かんとし、墨書は冬瓜の功を説かんとす。功異あるも條は同じなり。」とあり、下線部が『證類本草』の唐本注と異なる。朱書は本經、墨書は別録の記述のことをいう。

トウガラシ　蕃(番)椒　CAPSICI FRUCTUS　III～XVI　洋

- ▶ **基原**　ナス科(Solanaceae)トウガラシ *Capsicum annuum* Linnéの果実。
- ▶ **用途**　皮膚刺激薬としてトウガラシチンキなどの製造原料とする。
- ▶ **漢名**　番椒・海瘋藤(秘傳花鏡)、辣茄・番薑・臘茄(本草綱目拾遺)。
- ▶ **解説**　南米原産の低木状多年草であるが、温帯では一年生草本として栽培される。多くの変種や品種があり、辛味成分のカプサイシン含量も変異が著しい。第3改正版は番椒、第4～5改正版は蕃椒と表記。第3改正版では基原を *Capsicum* 属諸種、第4～13改正版までは「トウガラシ又は(及び)その変種」としたが、第13改正版第1追補以降は変種を基原から削除した。第14改正版以降は総カプサイシン(カプサイシンおよびジヒドロカプサイシン)0.10％以上を含むものと規定し、基原の判定基準とした。中国では『本草綱目拾遺』(趙学敏)にある辣茄(ラッカ)がトウガラシに相当し、「人家の園圃に多く之を種(う)う。深秋、山人は市に挑入し貨賣す。以て煎り辣醤を取り、及び凍瘡を洗ふに之を用ふ。用ひる所甚だ廣し。而(しか)れども綱目は其の功用を載せず。陳扆堯の食物宜忌に云ふ、食茱萸即ち辣茄にして陳(ふる)き者良しと。其の種類、大小、方圓、黄紅一つならず。一種、尖り長きを象牙辣茄と名づく。薬に入れて用ふ。」[1]とあり、薬用にも言及している。同書は1765年の初刊であるから、中国にトウガラシが伝わったのはかなり遅いようにみえるが、1688年成立の『秘傳花鏡』(陳淏子)の巻之五「花草類攷」に番椒(バンショウ)という今日の通用名がある。「一名海瘋藤俗名辣茄。本(もと)の高さ一二尺、白花を叢生し、秋深く子を結ぶ。儼(おごそ)かなること禿筆の頭の如く倒垂す。初め緑、後に朱紅となり、懸挂して觀るべし。其の味最も辣(から)く、人多く採り極細に研(す)りて用ふ。冬月に取り、以て胡椒に代ふ。子を収り、侍來の春に再び種(う)う。」と記述され、当初は観葉植物であったことを示す。今日の中国では『植物名實圖考』(呉其濬)の辣椒(ラッショウ)をトウガラシの正名とする。さらに古く1638年成立の李東垣撰・李時珍訂『食物本草』巻之七「味部」に「番椒　蜀中(四川省)に出でて、今は處處に之有り。木本にして低小、人は盆中に植ゑて、以て玩好と作す。實を結び鈴の如く、内の子は極細なり。研りて食品に入る。極めて辛辣なり。」とあり、おそらくこれが中国における番椒の名の初見であろう。ただし、蜀中に産し云々といい、あたかも中国に古くからあるかのように記述し、鈴のような実を結ぶというのは秦椒などの椒類や食茱萸など茱萸の類と混同した結果と思われる。当時の中国ではトウガラシの利用は低調で、その基原も正しく認識されていなかったことは明らかで、トウガラシが伝わって間もない時期であったと推察される。

わが国では、『大和本草』(貝原益軒)巻之五「菜蔬類」に番椒の条があり、今日の通用名であるトウガラシの名をつけ、また「昔ハ日本ニ之無ク秀吉公朝鮮ヲ伐シ時、彼ノ國ヨリ種子ヲ取來ル故ニ俗ニ高麗胡椒ト云」と記述されている。ところが同書附録巻之一「菜類」にも蕃椒の条があり、「カウライゴセウ」と訓を変えている。松尾芭蕉(1644年-1694年)の句に「かくさぬぞ　宿は菜汁に　唐がらし」とあるように、当時のわが国で一般に広く通用した名は「たうがらし」であった。この句は貞亨五(1688)年秋、『笈の小文』の旅中で、三河国吉田(豊橋)の医師加藤鳥巣宅を訪ねて詠んだといわれるが、紀行文(『笈の小文』)には収録されなかった。益軒はトウガラシが中国より伝わったのではないことを知った上で、トウガラシが朝鮮半島を経由して伝わったと考えて和訓を変えたと推察される。番椒(蕃椒)という名は、『大和本草』が成立する1709年より前の『食物本草』・『秘傳花鏡』に出てくるので、漢籍から番椒の名を借用したことはまちがいなく、実際、『大和本草』は『食物本草』

を引用している。したがって、益軒は中国名にわざわざ朝鮮渡来を示唆する訓をつけたことになってしまう。因みに、『秘傳花鏡』がわが国に伝わったのはかなり後になってからであり、平賀源内校正の『重刻秘傳花鏡』が刊行されたのは1773年である。一般に、東アジアでもっとも早くトウガラシが伝わったのはわが国であるという通説があり、天文二十一(1552)年にポルトガル人宣教師が豊後国大友宗鱗に献上したのが最初という。朝鮮では、1614年の『芝峰類説』(李睟光)巻二十に「南蠻椒大毒有り。始め倭國より来る。故に俗、倭芥子と謂ふ。今、往往之を種う。酒家は其の猛烈なるを利し、或は焼酒に和し以て之を市る。飲者多くは死す。」なる記事があり、倭国から伝わってきたとする。とすれば、益軒が『食物本草』から借用した番椒という名はわが国でつけられた和製漢名の可能性が大いにあり、中国に伝わって初期の漢籍(『食物本草』・『秘傳花鏡』)ではこの名が用いられたが、中国でトウガラシが一般に認知されるとともに、ナスの仲間で辛いものという意味の辣茄を用いるようになったと推察される。益軒がコウライゴショウと称したのは、番椒(蕃椒)という名が中国の起源ではないことを知り得て、カラゴショウあるいはトウゴショウという中国伝来を示唆する名をつけるわけにはいかなかったからであろう。秀吉が朝鮮からトウガラシを持ち帰ったというのは益軒の勘違いで、逆に朝鮮に持ち込んだという通説の方が事実であろう。わが国では伝統的に国内に産しない植物に唐(あるいは韓)・朝鮮・高麗を冠して呼ぶことが通常的に行われてきたが、トウガラシは西洋人がもたらしたことからこの図式がくずれ、南蛮椒あるいは番椒と名づけたと思われる。『大和本草』はトウガラシを菜類に分類し記載したが、食用に関する記述はわずかに「蕃椒青キ時トリ細ニスリクダキ鹽ヲ加ヘテヲサメ置諸食ニ少シ加フ」とあるのみで、トウガラシの乾燥粉末を糊に混ぜたものを人身疼痛・腹痛・頭痛に貼り薬とし、流感にかかった時、椎間に貼り厚着をして発汗させるという風に薬用について具体的に記載しているのが注目される。後に成立した『本草綱目拾遺』より詳細に記述され、中国よりわが国に早く伝わったことを示唆する。

1) 「其の種類、大小、方圓、黄紅一つならず」によって、当時、今日ピーマン(sweet pepper または bell pepper)と称する品種も伝わっていたことがわかる。

トウキ　当帰　ANGELICAE RADIX　二国、VII〜XVI　漢

▶ **基原**　セリ科 (Umbelliferae) トウキ *Angelica acutiloba* Kitagawa 又はホッカイトウキ *A. acutiloba* Kitagawa var. *sugiyamae* Hikino の根を、通例、湯通ししたもの。《備考》(ヤマト)トウキ：*Angelica acutiloba* (Siebold et Zuccarini) Kitagawa、*A. acutiloba* (Siebold et Zuccarini) Kitagawa var. *sugiyamae* Hikino。

▶ **用途**　婦人用家庭薬によく用いられるほか、非常に多くの漢方処方に補血・瘀血などを目的として配合される。配合処方：胃風湯・烏苓通気散・温経湯・温清飲・乙字湯・乙字湯去大黄・加減涼膈散(万病回春)・加味帰脾湯・加味四物湯・加味逍遙散・加味逍遙散加川芎地黄・帰耆建中湯・帰脾湯・芎帰膠艾湯・芎帰調血飲・芎帰調血飲第一加減・荊芥連翹湯・牛膝散・五積散・五淋散・柴胡清肝湯・滋陰降火湯・滋陰至宝湯・紫雲膏・四君子湯・紫根牡蛎湯・滋腎通耳湯・滋腎明目湯・七物降下湯・四物湯・蛇床子湯・十全大補湯・潤腸湯・消風散・逍遙散(八味逍遙散)・秦艽防風湯・神仙太乙膏・清上蠲痛湯・清暑益気湯・清熱補気湯・清熱補血湯・清肺湯・折衝飲・洗肝明目湯・千金鶏鳴散・千

金内托散・喘四君子湯・続命湯・疎経活血湯・蘇子降気湯・大防風湯・猪苓湯合四物湯・通導散・当帰飲子・当帰建中湯・当帰散・当帰四逆加呉茱萸生姜湯・当帰四逆湯・当帰芍薬散・当帰芍薬散加黄耆釣藤・当帰芍薬散加人参・当帰芍薬散加附子・当帰湯・当帰貝母苦参丸料・独活湯・女神散(安栄湯)・人参養栄湯・扶脾生脈散・防風通聖散・補中益気湯・補陽還五湯・奔豚湯(金匱要略)・薏苡仁湯・抑肝散・抑肝散加芍薬黄連・抑肝散加陳皮半夏・竜胆瀉肝湯・連珠飲。

▶ **出典** 神農本草經中品「一名乾歸。味は甘く温。川谷に生ず。欬逆上氣、溫瘧寒熱の洗洗として皮膚中に在り、婦人の漏下、子絶く(な)、諸惡の瘡瘍、金創を治すに煮て之を飲む。」

▶ **漢名** 當歸・乾歸(本經)、馬尾當歸(本草經集注)、鑽頭當歸(新修本草)、山蘄當歸(廣雅)、白蘄(爾雅)、文無(本草綱目)。

▶ **解説** 第13改正版までは「トウキ又はその他近縁植物」としていたが、同第1追補以降は「トウキ又はホッカイトウキ」に基原を限定した。本經は薬用部位に言及しないが、別録に「隴西(甘粛省蘭州)の川谷に生じ、二月八月に根を採り陰乾す」とあり、根を薬用とする。トウキの基原植物は、古くからわが国で栽培順化されたもので、ミヤマトウキ A. acutiloba (Siebold et Zuccarini) Kitagawa subsp. iwatensis (Kitagawa) Kitagawa、ツクバトウキ A. acutiloba (Siebold et Zuccarini) Kitagawa forma tsukubana Hikinoなどごく近縁の野生植物があることから、わが国に自生するものから発生したと思われる。江戸時代に盛んに栽培され、中国にも輸出された。中国産トウキは A. sinensis (Olivier) Dielsであるが、そのほか日本種を栽培する。『中薬大辞典』によれば、Ligusticum glaucescens Franchet (粉緑当帰) の根もトウキの基原に加えるが、同種はタイプ標本がないかもしくは不完全な標本に基づいて記載されたもので、詳細は不明という[1]。韓国産はオニノダケ A. gigas Nakai、ニオイウド Ostericum grosseserratum (Maximowicz) Kitagawa (synonym. Angelica grosseserrata Maximowicz、A. uchiyamana Yabe) の根であるが、わが国では用いない。

『用薬須知』(松岡恕庵) に「和ヲ好トス。大和當歸、越後當歸ノ二種アリ。共ニ眞ナリ。大和ノ産ハ綱目ニ謂フ所ノ馬尾當歸ナリ。滋潤勝レリ。越後ハ綱目ノ鑽頭當歸ナリ。潤少シ之ニ次グ。」とあり、国産の当帰が高く評価されていた。『本草綱目啓蒙』(小野蘭山) も「當歸舶來ノモノ最上品ナリ。集解ニ謂トコロノ馬尾歸是ナリ。(中略) 和産ハ大和及ビ山城ヨリ出ス。大和ヲ上品トス。潤多ク氣味モ舶來ノモノト同ジ。」とあり、やはり国産の当帰を良品としている。両書とも馬尾當歸(バビトウキ)を『本草綱目』(李時珍) より引用するが、それより千年以上も前に成立した『本草經集注』(陶弘景) に「今、隴西(甘粛省蘭州)、叨陽(未詳)、黒水(甘粛省安西県の川)の當歸、肉多く、枝少なく、氣香ばしく馬尾當歸と名づく。稍(や)得難し。西川(四川省西部)北部の當歸、根枝多くして細し。歷陽(安徽省和県)に出づる所のものは色白くして氣味薄く、相似せず、呼びて草當歸と爲す。少(わか)い時に乃(すなは)ち之を用ふ。方家真の當歸と云ふもの有り、正(まさ)に此を謂ふなり。好惡有る故なり。俗用甚だ多く、道方も時に須(もち)ふなり。」[2]とあり、これが馬尾當歸の文献上の初見であるが、以降、高品質の当帰を指すブランド名となった。わが国では『福田方』(有隣) に「麁肥テ小根ハ馬尾ノ如ナル者上也」とあり、室町時代になって馬尾當歸を当帰の上品とする認識が出てきた。馬尾當歸とは、太い主根から側根が多く出て馬の尾のような形をしたものに付けられた名であり、今日、わが国で産するトウキの根の形態がそれに合致するので、この認識は広く受け入れられた。一方、鑽頭當歸(サントウトウキ)は、『新修本草』(蘇敬) に初見し、「當歸の苗に二種有り。内に於いて一種は大葉芎藭に似て、一種は細葉芎藭に似たり。惟(ただ)莖葉は芎藭よ

り卑下なり。今は當州(四川省松潘県の西南黒水河の南)、宕州(甘粛省岷県)、翼州(河南省黄河以北)、松州(四川省松潘県)に出づ。宕州のもの最も勝れり。細葉なるは鑽頭當歸と名づけ、大葉なるは馬尾當歸と名づく。今、用ふるは多く是れ馬尾當歸にして、鑽頭なるは此に如かずして復用せず。陶(弘景)の歷陽と稱する者は是れ鑽頭當歸なり。」とあるように、品質面で馬尾當歸に及ばない当帰の総称とされた。『圖經本草』(蘇頌)は「今は川蜀、陝西の諸郡及び江寧府、滁州に皆之有り。蜀中の者を以て勝ると爲す。春に苗を生じ、緑葉、三瓣有り。七八月に花を開き蒔蘿に似て淺紫色なり。根は黒黄色、二月八月に根を採り、陰乾す。(中略)根亦た二種有り、大葉なるを馬尾當歸と名づけ、細葉なるを鑽頭當歸と名づく。大抵肉厚きを以て枯れざる者を勝ると爲す。」と記述し、蘇敬の記述を踏襲する中で根が厚く枯れにくいというのはいわゆる大和当帰にも通ずる特徴であり、国産品が良品とされた理由をここにも見ることができる。

　『本草和名』(深根輔仁)では「當歸　和名也末世利一名宇末世利一名加波佐久」、『和名抄』(源順)では「夜末世利一云於保世利又云宇萬世利」とあり、ヤマゼリ・ウマゼリが両書で共通し、固有の和名としてカワサク(カワクサの誤りか)・オオゼリがある。前胡にもつけられたヤマゼリを除けば、いずれの名も当帰に固有の和名であるが、カワクサの義は不詳。『延喜式』巻第三十七「典藥寮」には元日御藥、臘月御藥、中宮臘月御藥、雜給料、諸司年料雜藥、遣諸蕃使(渤使・新羅使)などに當歸の名が頻出し、諸國進年料雜藥では大和国・伊賀国・伊勢国・甲斐国・武蔵国・常陸国・飛騨国・上野国・但馬国・因幡国・出雲国・石見国・播磨国・美作国・備中国・備後国・安芸国の十七カ国から貢進されたとある。漢種の当帰はわが国に野生がなく、また江戸時代でも栽培された形跡もないので、和産のミヤマトウキあるいはその近縁種の野生品を採集したものであろう。野生品の採取のみならず、和産の種を採取して薬園に栽培したものがかなりあったと思われる。8世紀に成立した『出雲國風土記』も神門郡・飯石郡から當歸の所在が記録されている。前述の『用藥須知』や『本草綱目啓蒙』ほか江戸期の本草書はいずれも大和産あるいは山城産の当帰を高く評価しているが、野生品ではなく栽培品であるところがそのほかの和産漢薬にない特徴といえる。その中で『一本堂藥選』(香川修庵)は「凡そ當歸を撰ぶに、第一に江州猪吹山に産し、氣香ばしく味は辛く、尾多くして馬尾の如くなる者を以て上と爲す。即ち陶弘景が謂ふ所の馬尾當歸是れなり。此の種は多く得べからず。次に山城州に栽蒔して貨ると爲す者。肥大なること江州の者に三倍、此れ多く肥糞することを以てす。故に唯甘くして辛味無し。世を挙げて此の種を通用す。」と記述し、伊吹山産当帰(伊吹山にはミヤマトウキが自生する)がもっとも良いとし、馬尾當歸の特徴と一致するともしている。一方で、当帰の栽培に批判的であり、吉益東洞も「江州伊﨟(吹)山所産、其の味は辛し。漢土所産に同じ。而して和州(大和)所産、味は甘し。此れ糞土を以て培養の者なり。用ふるべからず。孫思邈曰く、當歸無くば芎藭を以て之に代ふ。今、嘗て和州當歸を試すに、其の味大いに芎藭に似ざるなり。伊﨟當歸則ち似るなり。故に之を用ふるなり。」(『藥徵』)と述べるように同調する。香川修庵は肥料を用いて栽培するのは商人が根を太らせてより利益を上げるためという。中国でもこれに似た例が朮において起きているのでここに紹介しておく。『本草綱目拾遺』(趙学敏)の於朮の条に「茅翼云ふ、徽州に産する者は皆種朮なり。俗に糞朮と稱す。乃ち糞力の澆灌して大なる者にして肥えて鶴頸無し。野生なる者は天生朮と名づく。形は小さく鶴頸有りて甚だ長く、内に硃砂點有り云々」とあり、栽培品は大きく太いだけで、品質は野生の朮に及ばないとしている。いずれの場合も学術的エビデンスを欠いているとはいえ、何らかの経験に基づいた記述のはずで無碍に無視すべきではないだろう。

今日では、局方当帰を「通例、湯通ししたもの」としているが、江戸時代でも虫害を防ぎ貯蔵しやすくするために行っていた。このような収穫後の調製は、『農業全書』(宮崎安貞)に「是ハ当皈を薬屋の仕立収る法なり。本法ハ、湯煮したるハ性うすくなりてあしゝ。生ながら数日よく干べし。壺に入をきて、梅雨の前四月に一度、梅雨の後度、八九月に一度、凡年中に三度干べし。かやうにすれば薬性よく、幾年をきても虫喰損ずる事なし。是よくためし心見たる良法なり。其味薬屋にある物にくらぶれバ、甚甘くして味よし。本草に、当皈を湯にて煮事見えず。日にほしてあつき中に、つぼに入口をはりてをくべし。時珍が説に見えたり。」と記載されていることでわかるように、江戸時代の初期に既に行われていた。しかし、安貞は湯通しを性味を減じるとして批判的であり、その代案を提言している。一方、医家の立場から、香川修庵は「半分の性味を脱し、藥に入るに堪へず」と述べ、安貞と同様、当帰の湯通しを厳しく批判する。修庵・東洞は栽培品そのものの性味(辛味)も問題視するが、当帰の辛味は精油の存在によるところが大きく、古方派漢方の重鎮である修庵・東洞は当帰を攻撃的薬剤と認識する故に精油分の多いものを所望したからであろう。ただし、東洞は中国産を高く評価するが、修庵は「又、華の舶載來る當歸有り、陳久にして性味減損す。此の二品(山城州産、中国産)用ゆべからず。凡そ酒を以て浸し、酒に洗ひ、酒に蒸し、酒に煮、薑にて制する等の制、皆不用。」と述べているように、陳久品の中国産や酒を用いて修治したもの全てを性味が減じていると断じ、用いるべきではないと考える点が異なる[3]。

　トウキの栽培について記載した『農業全書』は、元禄時代の1697年の刊行であるから、徳川吉宗がニンジン・トウキなどの薬材の国産化の号令を発する以前に、トウキが栽培されていたことになる。1681年に成立した『本艸辨疑』(遠藤元理)に「今藥家ノ者ハ山城大和ニ多作リ之ヲ出ス」とあるので、おそらくかなり古い時代から栽培され、その結果、馴化して野生原種と形質を大きく異にするほど分化したと思われる。『本草図譜』(岩崎灌園)に「漢種のもの江州及大和尓て作る」とあるのは、江州・大和産が上品であるため、漢種と勘違いしたのであろう。

1) Pu Fading; Mark F. Watson, Flora of China, Vol. 14 Apiaceae Ligusticum.
2) 陶弘景が「枝少なく、氣香ばしく馬尾當歸と名づく」と述べるところで、「枝少なく」とあるのは陶弘景の勘違いあるいは後世の書写で誤った結果と思われる。
3) 吉益東洞は舶来品崇拝の傾向が顕著のようである。

トウニン　桃仁　PERSICAE SEMEN　二国、VII～XVI　漢

▶ **基原**　バラ科(Rosaceae)モモ *Prunus persica* Batsch 又は *P. persica* Batsch var. *davidiana* Maximowicz の種子。《備考》モモ：*Amygdalus persica* Linné [synonym. *Prunus persica* (Linné) Batsch]、*Amygdalus davidiana* (Carriére) de Vos ex L. Henry [synonym. *P. persica* (Linné) Batsch var. *davidiana* (Carriére) Maximowicz ; *Prunus davidiana* (Carriére) Franchet]。

▶ **用途**　もっぱら漢方処方に配合：芎帰調血飲第一加減・桂枝茯苓丸・桂枝茯苓丸料加薏苡仁・甲字湯・牛膝散・滋血潤腸湯・潤腸湯・秦艽防風湯・折衝飲・千金鶏鳴散・疎経活血湯・大黄牡丹湯・桃核承気湯・独活湯・八味仙気方・補陽還五湯。

▶ **出典**　神農本草經下品「桃核　味は苦く平。川谷に生ず。瘀血、血閉、瘕、邪氣を治し、小蟲を殺

す。桃華　注惡鬼を殺し、人をして色を好からしむ。桃梟　百の鬼精物を殺す。桃毛　血瘕を下す。寒熱積聚、子無きもの(を主る)。桃蠹　鬼を殺し、不祥を辟く。」

▶ **漢名**　桃核(本經)、桃人(藥性論)、桃核人(圖經本草)。

▶ **解説**　第7改正版は基原を「モモ及びその近縁植物」としたが、第8改正版以降では「モモ又はその変種var. *davidiana*」に限定した。本品はモモの種子すなわち核仁を乾燥したものであるが、大きさや形により小桃仁(ショウトウニン)・大桃仁(ダイトウニン)・大扁桃仁(ダイヘントウニン)などに分類することもある。本經に桃核とあるが、後述するように、殻付きそのものを指す可能性は少ない。本經に桃核以外の部位として、桃華(トウカ)・桃梟(トウキョウ)・桃毛(トウモウ)・桃蠹(トウト)が同条に収載されているのは、ほかの収載品には見られず、モモに特有といってよい。桃梟というのは、別錄に「是れ實の樹に著きて落ちざるなり。中の實したる者、正月に之を採る。」とあり、実質的にモモの果実の乾燥品に相当する[1]。桃毛は、その名の示す通り、モモの実の毛であるが、現今のモモからはおよそ想像することすら難しいだろう。『本草綱目』(李時珍)に「毛桃の實の上の毛なり。刮(あぶ)り取り之を用ふ。」とあるように、毛桃(モウトウ)から採れる毛をいう。李時珍が集解で「惟(ただ)山中の毛桃は即ち爾雅に謂ふ所の榹桃なる者小にして多毛、核は黏り、味惡しきものなり。其の仁は充満して脂多く、藥用に入るべし。蓋(けだ)し、外に不足する者は内に餘有るなり。」と述べるものに相当し、野生のモモのことである。長野県下伊那地方に残る日本在来種の1つにオハツモモというのがあるが、わずか50gほどの小さな果実の表面に軟毛が密生する。毛桃とはそのような野生の形質を残したものであろう。『萬葉集』にも「はしきやし　吾家の毛桃(けもも)　本しげみ　花のみ咲きて　ならざらめやも」(巻7　1358)と毛桃が詠われた歌が1首ある。『頓醫抄』巻第四十五「交接等治」の歓喜薬は白玉露・肉蓯蓉・秋石・山薬とともに桃毛を配合する。ただし、この中の1種白玉露が「男女交會ノ汁也」とあるように、かなり怪しげな薬方であって、桃毛がいかなる性格の薬物であるかこれでわかるだろう。桃蠹とは、別錄に「桃樹を食ふ蟲なり」とあるように、モモの木の害虫をいう。

　中国ではモモに特殊な霊力が宿ると考えられ、その思想の影響はわが国にまで及ぶ。『古事記』・『日本書紀』にある神話に、伊邪那岐命(いざなぎのみこと)が雷神に追われ、黄泉国(よみのくに)から逃げ帰ったとき、モモの木の下に隠れ、モモの実3個を投げつけて黄泉の軍勢を追い払ったというのがあり、一般にもよく知られる話である。また、モモの霊力が広く信じられていたことを示す考古学的裏付けも得られている。滋賀県大津市東光寺遺跡は11世紀後半とされているが、建物跡の北東隅の柱穴から、木簡が直立して出土し、隣の溝からモモ核が出土している[2]。木簡に「鬼急々如律令」の墨書があり、これらが出土した柱穴が鬼門に当たることから、建物建立に際して呪符とともにモモ核を納めたと考えられている。さらに古く奈良時代の長屋王邸宅跡からも大量のモモ核が出土している[2]。薬用・食用以外の用途がなければモモ核は単なる廃棄物のはずで、これほどの量が屋敷内に放置されることはないだろう。『本草綱目』は本經にない桃符(トウフ)なるものを同条に収載する。本草では『食療本草』(孟詵)に初見し、孟詵は「桃符及び奴は精魅の邪氣を主り、符を汁に煮て之を飲む。奴なるは丸散となし之を服す。」(『證類本草』所収)と述べている。因みに、孟詵のいう奴とは別錄の桃奴(トウド)すなわち桃梟のことである。この桃符こそ辟邪植物としてのモモを具現化したものである。桃符の起源は、『玉燭寶典』(隋・杜台卿)の「正月孟春」に「荘子に云ふ、鷄を戸に劖(き)き、葦索を其の上に懸け、桃符を其の旁に挿し、灰を其の下に連ぬれば、百鬼之を畏ると」[3]、また『典術』に「桃は乃(すなわ)ち西方の木、五木の精なる仙木なり。味辛く氣惡し、故に能く邪氣を厭伏し、百鬼を制す。今人、門上に桃符を用ふるは此を以てす。」(『本草綱目』所引)とあるように、桃板・桃符を魔除けとして各戸の門前につけたこと

にある。すなわち、桃符は、中国独特の神仙思想の方術である符籙の1種であり、わが国の一部地域に現在でも残っている。伊勢志摩地方の蘇民森松下社が頒布する蘇民桃符がそれで、蘇民將来子孫家門と書いた木札を注連縄に、ツバキ科サカキ *Cleyera japonica* Thunberg、ユズリハ科ユズリハ *Daphniphyllum macropodum* Miquel、ウラジロ科ウラジロ *Diplopterygium glaucum* (Thunberg ex M. Houttuyn) Nakai (synonym. *Gleichenia japonica* Sprengel)、モクセイ科ヒイラギ *Osmanthus heterophyllus* (G. Don) P. S. Green とともに、紙垂でもって飾りつけ、門戸に懸けて家中安全を祈願する。

以上から、モモは多分に中国固有の僻邪思想を反映したものであって、本經もその影響を大きく受けていることに留意する必要がある。しかし、トウニンの薬効に神仙の霊薬を彷彿させるものは微塵もない。トウニンは駆瘀血・消食積の効があるとされ、漢方医学とりわけ古方派医学では要薬とされている。本經にあるほかの部位の薬物すなわち桃華・桃梟・桃毛・桃蠹はことごとく漢方医学から排除されているのとは対照的である。トウニンと基原植物が同属の関係にある薬物にキョウニンがあり、アミグダリンを含むなど成分相はよく似る[4]。一方で、漢方におけるトウニン・キョウニンの薬能は成分相の違いから想像されるよりはるかに相異するもので、キョウニンは潤肺止咳と見なされ、トウニンとは明確に区別されている。これが神仙思想の影響によるものか否か興味あるところであろう。

さて、本經の桃核は、字義の上では殻付きを意味することも考えられるが、その可能性はあるだろうか。『本草經集注』(陶弘景)に「今は處處に有り、京口なる者亦た好し。當に核を解して之を種ゑしを取りて佳しと爲す。又、山桃の其の人(仁)は用ふるに堪へず。」といっており、仁を用いることを示す。その一方で、野生のモモはよくないともいい、野生のモモの方が仁に脂が多く薬用に適するとした李時珍の見解に反する。『圖經本草』(蘇頌)には「京東、陝西より出づる者は尤も大にして美なり。大都の佳果の多くは、是れなり。圃人、他の木を以て根上に接ぎて之を栽ゑ、遂に肥美に至り殊に本性を失ふなり。此ら藥中に之を用ふべからず。當に一生なる者を以て佳しと爲す。七月に核を採りて之を破り、人(仁)を取り陰乾す。今、都下の市に賣るもの多くは炒れるを取り、之を貨ると云ふ。之を食せば亦た人を益す。然れども亦た多くは接實の核を雜ふ、堪へずと爲すなり。」とあり、宋代になると接ぎ木したものを栽培し、モモ果実の優良品が多く出回っていたことを示唆するが、蘇頌はそれから得た種仁は良品ではないと一蹴する。『本草衍義』(寇宗奭)は「山中の一種、正に是れ月令の中の桃始めて華さく者なり。但花多く子少なく、啗ふに堪へず、惟人(仁)を取るに堪ふ。」と述べ、薬用に堪えるのは野生品に限るといっているようにみえる。蘇頌・寇宗奭の見解は相反するようにみえるが、野生品・栽培品のいずれであっても、種仁の品質さえよければ、どちらでもよいと暗示しているのであって、一義的に栽培品あるいは野生品を否定しているわけではないと思われる。古代と今日とではモモの形質も大きく異なるが、中には核仁の小さなタイプも多い。しかし、それは現在に限ったことではなく、長屋王邸宅跡から出土した桃核は直径1cmから4cmまで大きなばらつきがあった[2]。古代ではそのばらつきをどう解釈して薬用に用いたのか、あるいは食用・僻邪用にその大きさに意味があったのか興味の持たれるところである。キョウニン・トウニンは形態が酷似し、生薬学の専門家でもその視認による鑑別には悩まされるのであるが、古くはどう区別したのであろうか。『用藥須知』(松岡恕庵)に「杏仁桃仁梅仁　右三種藥肆ノモノ混雜多シ。用ニ擇ブベシ。本艸原始ニ圖有リ。形チ扁ニシテ圓ナルモノハ杏仁ナリ。マルク長ク尖ルモノハ桃仁

ナリ。マルクシテ長セザルモノハ梅仁ナリ。此ノ如ク辨シテ明ナリ。已上ノ三種種類甚多シ。杏梅ハ實大ニシテ味美ナルモノ、核ヲ用ベシ。桃モ油桃毛桃ノ核ハ用ニ堪ヘズ。」とあり、江戸期の薬舗ではモモ・アンズ・ウメ *Armeniaca mume* Siebold（synonym. *Prunus mume*（Siebold）Siebold et Zuccarini）の仁がしばしば混じって売られていたというが、有効に識別されていたかは定かではない。江戸時代のわが国においては、漢方医学が主たる医療であり、多くの日本人が治療を受けたのであるが、桃仁・杏仁という要薬すらそういう状態にあったという事実を重く受け止めて、現代医療に導入するに際して各処方を改めて再評価する必要があろう。

『本草和名』（深根輔仁）に「桃核桃梟　和名毛々」とあり、現在の通用名と同じ名を充てている。『延喜式』巻第三十七で中宮臈月御藥、雑給料、諸司年料雑藥、遣書蕃使（唐使）などに桃仁の名があり、諸國進年料雑藥では山城国・大和国・摂津国・伊賀国・尾張国・三河国・遠江国・駿河国・伊豆国・相模国・武蔵国・安房国・上総国・下総国・常陸国・近江国・美濃国・下野国・若狭国・越前国・能登国・丹波国・丹後国・但馬国・因幡国・伯耆国・出雲国・播磨国・美作国・備前国・備中国・備後国・安芸国・周防国・長門国・紀伊国・阿波国・讃岐国・伊予国・土佐国から貢進の記録があり、北日本や九州を除くほぼ全国でモモが栽培されていたことを示している。摂津国から桃花の貢進があったことも同巻に記録があり、また尾張国から桃子の貢進はおそらく桃梟であり、食用ではなく薬用であったと思われる。『出雲國風土記』に所在の記録がないのは栽培品で野生化したモモがなかったからであろう。因みに果実として食用にするモモは桃子と称され、『延喜式』巻第三十三「大膳下」、同巻第三十九「内膳司」にその名が見える。「内膳司」では「漬年料雑菜　桃子二石、料塩一斗二升云々」とあり、生食より漬け物にされたものが多かったようである。

1) 一般にモモの熟果を乾燥するのは困難である。
2) 国立歴史民俗博物館編「海を渡った華花―ヒョウタンからアサガオまで―」（2004年）、20頁-23頁。
3) 『荘子』にこの記述は見当たらない。
4) トウニンはキョウニンより青酸配糖体の含量は低い。

トウヒ　橙皮　AURANTII PERICARPIUM　Ⅰ〜ⅩⅥ　洋

▶**基原**　ミカン科（Rutaceae）*Citrus aurantium* Linné 又はダイダイ *Citrus aurantium* Linné var. *daidai* Makinoの成熟した果皮。《備考》**ダイダイは純系ではなく雑種起源と考えられ、*Citrus x aurantium* Linnéと表記するのが適当と思われるが、あまり用いられない。**

▶**用途**　芳香苦味健胃薬、苦味チンキ・トウヒチンキなどの原料。

▶**解説**　第6改正版までは橙皮と表記。初版〜第3改正版は基原を *Citrus bigaradia* Duhamel、第4改正版は *Citrus aurantium* Linné、第5〜10改正版はダイダイ、第11改正版以降は現行局方と同じ基原表記となった。カンキツ類の分類は難しく、そのため学名の表記もしばしば変更された。初版〜第3改正版で用いた学名は誤りであり、*Citrus bigaradia* Loiselとするのが正しい。これは欧米でビッターオレンジ（bitter orange）と称するもので、今日では種を広くとって *Citrus aurantium* Linnéにまとめられている。ダイダイも基本的に *Citrus aurantium* Linnéと同じであるが、系統が異なるとして、変種に区別された。初版から現行局方まで、トウヒの基原は同じ植物種を認識していると思われるが、それぞれの時代におけるカンキツの分類の見解にしたがって学名

を記載したと思われる。現行局方の学名は必ずしも支持されていないので、再検討が必要である。ダイダイはインド原産といわれ、アラビアに伝わって薬用とされた。欧州へは中世になって伝わった。中国では『開寶本草』(馬志)果部に橙子(トウシ)と出てくるが、『植物名實圖考』(呉基濬)にある橙がユズ *C. junos* (Makino) Siebold ex Tanakaであることをもって、牧野富太郎は中国の橙をユズと考定した(『國譯本草綱目』チンピの条を参照)。それは現在の中国での用字とも一致する。柑橘類は変異品種が出現しやすいので、各時代によって基原が変動する可能性が高く、考証は困難を極める。現今のダイダイに橙の漢名をつけたのは誤用と考えるが、ここでは牧野の考定および現在の中国の現状を考慮して古典本草の橙をユズとする従来説に消極的にしたがっておく。

橙皮はもっぱら西洋で用いられたから純然たる洋薬である。したがって『和蘭藥鏡』(宇田川榛斎・榕菴)巻二に橙皮の条があるが、榕菴は「按ニ和蘭本草諸説ヲ檢スルニ回青橙(ダイダイ)、香橙(クネンボ)、枸櫞(マルブシュカン)、佛手柑(テブシュカン)、香欒、柑、橘、柚ノ種類多クシテ實ノ大小形状皮ノ厚薄、色、氣味瓤汁ノ酸苦甘、異同多端勝テ數ヘ難シト雖モ皆是ヲ橙ト枸櫞ノ二種ニ繫屬シテ性功同一般トシ此二品ヲ多ク醫藥ニ供ス。但皮ハ佳香苦味アルヲ擇ミ、瓤汁ハ甘或ハ苦ヲ帶ル者皆用フト云。然(しか)レバ地方物産ノ多少有無ニ隨ヒ其氣味ヲ嘗ミ擇テ柑橘類モ藥用ニ供スベシ。故ニ此編唯二品ヲ擧テ其他ヲ統括ス。」と述べ、当時の本草学で記載するカンキツ種のうち、橙・枸櫞の2種を医薬とするとしている。その主治は「苦辛竄透ノ油ヲ含テ温煖シ稍(や)衝動シテ健運シ消化烹釀ヲ扶テ食ヲ進メ惡液ヲ排除シテ胃腸虚弱ノ諸病ヲ治シ、又破氣驅風ノ一良藥トス。」と記載され、橙皮油や橙皮チンキの製法なども記載されている。

ドクカツ　独活　ARALIAE CORDATAE RHIZOMA　XV*(1)〜 XVI　漢

▶ **基原**　ウコギ科(Araliaceae)ウド *Aralia cordata* Thunbergの、通例、根茎。

▶ **用途**　もっぱら漢方に用いる。配合処方：荊防敗毒散・十味敗毒湯・清上蠲痛湯・独活葛根湯・独活湯・麗沢通気湯・麗沢通気湯加辛夷。

▶ **出典**　神農本草經上品「獨活　一名羌活一名羌青一名護羌使者。味は苦く平。川谷に生ず。風寒の撃つ所、金創を治し、痛みを止め、賁豚(ほんとん)、癇痓、女子の疝瘕(を治す)。久しく服すれば身を輕くし、老ひに耐ふ。」

▶ **漢名**　キョウカツの条を参照。

▶ **解説**　キョウカツの条で述べたように、本經ほか古典本草は独活(ドクカツ)と羌活(キョウカツ)を同品とする。中国産独活の基原は地域ごとに異なっていて実に多様である。シシウド *Angelica pubescens* Maximowicz、ヨロイグサ *A. dahurica* (Fischer ex Hoffmann) Bentham et J. D. Hooker ex Franchet et Savatier、ニオイウド *Ostericum grosseserratum* (Maximowicz) Kitagawa (synonym. *A. grosseserrata* Maximowicz、*A. uchiyamana* Yabe) を香独活(コウドクカツ)(満州・浙江・安徽)、*A. laxifoliata* Diels、*A. megaphylla* Diels などを川独活(センドクカツ)(四川・湖北・甘粛)、*Heracleum hemsleyanum* Diels、*H. moellendorffii* Hance [短毛独活；synonym. *H. lanatum* Michaux subsp. *moellendorffii* (Hance) H. Hara]、*H. stenopterum* Diels、*H. yungningense* Handel-Mazzettiの根を牛尾独活(ギュウビドクカツ)(四川) と称する。以上はいずれもセリ科植物であるが、日本産および韓国産独活はウコギ科ウド *Aralia cordata* の根と根茎を基原とする。ウドは中国でも

九眼独活(四川・雲南・貴州・湖北など)と称され、独活の1種に含まれる。おそらく、古くから独活(羌活)の基原は定まったものではなかったと思われる。

トコン　吐根　IPECACUANHAE RADIX　Ⅰ～ⅩⅥ　　洋

▶ **基原**　アカネ科(Rubiaceae)*Cephaelis ipecacuanha* A. Richard 又は *Cephaelis acuminata* H. Karstenの根及び根茎。《備考》*Carapichea ipecacuanha*(Brotero)L. Andersson[synonym. *Cephaelis ipecacuanha*（Brotero) A. Richard]。現在の分類学では*Cephaelis acuminata* H. Karstenは*Carapichea ipecacuanha*（*Cephaelis ipecacuanha*)の異名とされている。

▶ **用途**　去痰薬、催吐薬。アヘン・トコン散(ドーフル散)の原料とする。

▶ **解説**　第5改正版まで吐根と表記。初版から第12改正版までは基原を*Cephaelis ipecacuanha* とし、第13改正版以降で同属種*Cephaelis acuminata* を追加した。第5改正版以降で成分含量を規定、第5～6では総アルカロイド(エメチンとして)1.92％以上、第7～8改正版では同2.0％以上、第9改正版では同1.8％以上と改訂され、第10～12改正版で同2.0％以上と再改訂、第13改正版以降で現行局方と同じ総アルカロイド(エメチン及びセファエリン)2.0％以上となり、いずれの版でも基原の判定基準とした。南米ブラジルの原産で、17世紀中ごろフランスに伝わり、もっとも繁用される薬の1つであった。主成分のエメチンは抗アメーバ赤痢薬 (わが国では用いない) とする。『遠西醫方名物考』(宇田川榛斎・榕菴)巻一に乙百葛格安那とあるものが本品で、主治を「湧吐ヲ取ル聖藥トス。瞑眩少ナクシテ快吐シ、他ノ吐剤ニ比スレバ嘔吐長ク留連セズ。且ツ劇シカラズ。腹痛ヲ發セズ瀉下セズ。故ニ數回施セドモ害ナシ。虛人或ハ感動シ易キ人ト雖モ用フベシ。」とあり、もっぱら催吐薬とされたことがわかる。種小名のipecacuanhaは吐き気を催すという意味で、初版局方に登用されたときに意訳されて吐根となった。

トショウジツ　杜松実　JUNIPERI FRUCTUS　Ⅰ、Ⅲ～Ⅳ　　洋

▶ **基原**　ヒノキ科(Cupressaceae)セイヨウネズ*Juniperus communis* Linnéの果実。

▶ **用途**　利尿薬。

▶ **解説**　局方では杜松實と表記。ユーラシア大陸温帯に広く分布する。薬用外では肉・ソース・ファルス・ジンなどの香り付けに使われる。オオムギ・ライムギの発酵液に杜松実を加えて蒸留したものがジン（gin）酒であり、もともとは熱病治療の薬酒であったといわれる。『薬物誌』(ディオスコリデス) のArkeothos Megale、Arkeothos Mikraの条にユニペルJuniperなる名前が出てくるが、これがセイヨウネズあるいはその近縁種と考えられている。同書によれば、ユニペルに大小の二品があるが、どちらも刺激性、利尿作用があり、体を暖める作用があるとしている。また、果実をユニペルベリエJuniper berrieといい、体を暖め、収斂作用があり、胃によく、胸の病気や咳・腹痛などに効くとの記載があり、これこそ杜松実に相当するものである。『和蘭藥鏡』(宇田川榛斎・榕菴) 巻二ではソナレマツノミと呼ぶものを代用品とし、「表發ノ蒸氣ヲ排泄シテ胃寒ノ諸症ヲ治シ、

胸中ノ粘液ヲ疏豁豁シ、痰飲等ヲ袪ク」なる効があるとしている。ソナレマツノミとは「磯馴れ松の実」という意味であり、当時のわが国では海岸に生えるハイビャクシン*Juniperus chinensis* Linné var. *procumbens* Siebold ex Endlicherの果実を杜松実と称していた。わが国にはセイヨウネズの近縁種としてネズ*J. rigida* Siebold et Zuccariniが東北以南の日当たりの良い丘陵地帯に分布するが、蘭方でこれを杜松実として利用したかはさだかではない。今日、民間ではネズの実で杜松酒を作る。杜松実（杜松子）を中国で用いるようになったのは近年のことであり、1952年の『国薬的薬理学』に初見し、ネズを基原とする（『中薬大辞典』）。ネズには崩松・棒児松・刺柏という中国名があるが、現在は杜松の名を用いる。杜松の名は1491年に成立した『八閩通志』（弘治本、明・黄仲昭）巻之二十五「食貨　土産　福州府」にあり、「葉は杉に似て小さく尖勁なること刺の如く、松に似て文有り」と記載している[1]。この記述はネズ属種に矛盾しないので、『和蘭藥鏡』はこれを借用してハイビャクシンに充てた。しかしながら、中国では薬用に供することはなく、本草書・古典医書など歴史的文献にその名は見当たらない。古くから漢方（あるいは中医学）の生薬として利用したといわれるが、西洋で古くから薬用とされていたものを最近になって取り入れたにすぎない。杜松の名が本經以来の古い歴史をもつ漢薬杜仲（トチュウ）に似ているため、そのように勘違いされるようである。

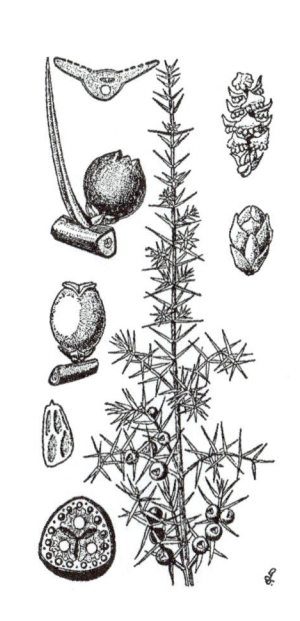

[1] 『漳州府志』（萬暦元年本）巻之十三「龍溪縣　物産」の木之屬にも杜松の名があるが、基原に関する具体的な記述はない。

トチュウ　杜仲　EUCOMMIAE CORTEX　XIV*(1)〜XVI　漢

- **基原**　トチュウ科(Eucommiaceae)トチュウ*Eucommia ulmoides* Oliverの樹皮。
- **用途**　滋養強壮の目的で酒剤とするほか、一部の漢方処方に配合：加味四物湯・大防風湯。民間で葉を血圧安定の目的で茶剤とする。
- **出典**　神農本草經上品「杜仲　一名思仙。味は辛く平。山谷に生ず。腰脊痛を治し、中を補ひ、精氣を益し、筋骨を堅くし、志を強くし、陰下の痒濕、小便の餘瀝を除く。久しく服すれば身を輕くし、老ひに耐ふ。」
- **漢名**　杜仲・思仙（本經）、思仲・木綿（別錄）、檰（圖經本草）。
- **解説**　杜仲（トチュウ）は中国特産の植物で華中・華南に分布する。本經は薬用部位に言及しないが、別錄に「上虞（河南省虞城県西南）の山谷及び上黨（山西省長子県西）、漢中（陝西省南部）に生じ、二月五月六月九月に皮を採る」とあり、樹皮を薬用にする。『本草經集注』（陶弘景）に「今は建平（四川省巫山県）、宜都（湖北省宜都県西北）に出づる者を用ふ。状は厚朴の如く、之を折り白絲多きを佳しと爲す。之を用ふるに薄く削りて上皮を去り、横理切り絲を斷たしむなり。」とあるように、この記述は杜仲の特徴をよ

く表す。白絲と称するのはグッタペルカという繊維質のことであり、樹皮を折ると白い糸状物を引き、別録の木綿(モクメン)はこれに由来する。市場で綿樹皮・絲綿皮などの名で呼ばれるのもこの特徴に基づく。『圖經本草』（蘇頌）は「木の高さは數丈、葉は辛夷の如く、亦た柘に類す。其の皮は厚朴に類し、之を折れば内に白絲有り相連ぬ。二月五月六月九月に皮を採り用ふ。江南の人は之を檰と謂ひ、初生の葉の嫩(やわ)らかなる時採り食ふ。風毒脚氣及び久積風冷、腸痔下血を主る。亦た乾末、湯に作るに宜し。之を檰芽(メンガ)と謂ふ。」とあり、若葉を檰芽と称して薬用にした。これが現在の杜仲茶の起源と思われる。

　『本草和名』（深根輔仁）に「杜仲　和名波比末由美(はひまゆみ)」とあり、『和名抄』（源順）も同音の和名を充てる。『延喜式』巻第三十七の諸國進年料雜藥に摂津國・伊勢國・尾張國・安房國・上総國・常陸國・近江國・美濃國・若狭國・但馬國・伯耆國・播磨國・伊予國からの貢進が記録され、また『出雲國風土記』でも嶋根郡・楯縫郡・神門郡・飯石郡で杜仲の所在を記録する。これによれば、中国原産の杜仲が当時のわが国に普通にあったことになるが、『本草和名』が杜仲に充てたハイマユミはニシキギ科ツルマサキ *Euonymus fortunei* (Turczaninow) Handel-Mazzettiに相当し、形態がよく似る木立のマサキ *Euonymus japonicus* Thunbergとともに、古くから杜仲と信じられていたのである。マサキであればわが国の海岸地帯に生え、ツルマサキも内陸の山地に生え、いずれも普通に分布する種であるから、入手は容易であった。『本草類編』（1390年ころ）は杜仲の条で「杜仲　和末由美乃支乃加波(まゆみのきのかは)、日本杜仲、柳皮の如く及び傅決して藤の如し」と記載し、日本杜仲の名をつけ、フジ *Wisteria floribunda* (Willdenow) de Candolleのようだというから、藤本のツルマサキを指していることはまちがいない。『本草和名』と同様にマユミの名をつけているが、マサキとともに *Euonymus* 属種である。落葉(マユミ)と常緑(マサキ)の違いは大きいようにみえるが、果実の形態が酷似しており、同じ仲間と考えられた。わが国では古くからマサキの類は杜仲と信じられてきたのであるが、江戸時代になると著名な本草家のお墨付きが加わった。『用藥須知』（松岡恕庵）に「杜仲　和名マサキ和漢共ニ用フベシ。木大ニシテ皮厚キモノハ綿多ク、木ワカク皮薄キモノハ綿少シ。一種蔓性ノモノアリ。藥用ニ入レズ。又、衞矛皮(マユミノカワ)ヲ誤リ用ル者アリ。真ニ非ズ。」とあり、ツルマサキ・マユミは除外されたが、マサキを真品として扱っていることがわかる。したがって中国産の杜仲はマサキの大木と単純に考えられていたのではないかと推察される。『本草綱目啓蒙』（小野蘭山）は「古ヨリマサキヲ杜仲ニ充ツ。故ニ和名鈔ニモハヒマユミト訓ズレドモ眞物ニ非ズ。杜仲ノ類ナリ。」とあり、蘭山はマサキを杜仲の真物ではないとしながら、その類であると述べている。すなわち、江戸時代を代表する本草家もマサキとその近縁種と杜仲が同じ仲間、すなわち代用できるという認識を持っていた。マサキほか近縁種の樹皮を折ると、真品の杜仲のように長く糸を引くわけではないが、確かに白い綿糸があるので、わが国で古くからマサキなどを杜仲の真品と信じてきたのもうなづける。因みに、トチュウがわが国に伝わったのはごく近世の大正時代で、俗説では1918年といわれている。

トラガント　TRAGACANTHA　Ⅰ～ⅩⅥ　洋

▶ 基原　マメ科 (Leguminosae) *Astragalus gummifer* Labillardiére 又はその他同属植物の幹か

ら得た分泌物。《備考》*Astracantha gummifera* (Labillardiére) Podlech (synonym. *Astragalus gummifer* Labillardiére)。

▶ **用途**　粘滑剤、乳化剤、懸濁化剤、賦形剤などのほか、食品工業でも用いられる。
▶ **解説**　初版は達剌侃篤護謨、第2改正版は達拉侃篤護謨、第3改正版はトラガカンタと称した。初版および第2改正版は「小アジア及び前アジアに産する*Astragalus*属諸種植物」、第3改正版は「*Astragalus*属の諸種」、第4〜5改正版は「小アジア産の*Astragalus*属の諸種」、第6〜7改正版は「*Astragalus gummifer* 又はアジア産*Astragalus*属植物」、第8改正版以降は現行局方と同じ記載となった。トラガントは*Astragalus*属植物のドイツ語の総称である。西アジア原産の低木では、ほかに*Astracantha microcephala* (Willdenow) Podlech (synonym. *Astragalus microcephalus* Willdenow)、*A. adscendens* (Boissier et Hausknecht) Podlech (synonym. *Astragalus adscendens* Boissier et Hausknecht) なども基原とされた。『遠西醫方名物考』(宇田川榛斎・榕菴) 巻九に達剌侃篤の名で収載、ラテン名をギュムミ・タラガカンチュムすなわちGUMMI TRAGACANTHIUMとあり、今日のトラガントと同じである。主治を「性潤凉、微鹽氣アリ。油氣多シ。堅ヲ軟ラゲ醋屬液ヲ甘和シ稀凉液ヲ稠厚ニシ粗糙ヲ滑利シ滋潤ス。故乾欬、咽喉刺痛聲嗄ヲ治シ肺ノ醋屬液ヲ消シ或ハ下利赤痢下血或ハ淋疾痛、熱尿ヲ治シ、或ハ燉腫眼、膀胱ノ燉痛等ヲ療ス。」と記載する。榕菴は「云性功亞剌比亞趣謨ト同ジト。代用スベシ。」と述べ、アラビアゴムで代用できるとする。当時、トラガントの入手は容易ではなかったようだ。

トルーバルサム　　BALSAMUM TOLUTANUM　　I〜VII*　　洋

▶ **基原**　マメ科(Fabaceae) *Myroxylon balsamum* (Linné) Harmsから得たバルサム。
▶ **用途**　ペルーバルサムに同じ。香粧品。
▶ **解説**　初版および第2改正版は篤留抜爾撒謨と表記。南米北部の原産で17世紀にイギリス・ドイツに伝わった。コロンビアのトルー近傍に産するのでこの名がある。しばしばペルーバルサムの偽和品とされた。『遠西醫方名物考補遺』(宇田川榛斎・榕菴) 巻四に抜爾撒謨篤露とあるのが本品に相当し、主治は「凝結ヲ疏解シ肺瘍ニ用ヒテ愈創排膿淨刷ノ効孛露抜爾撒謨ノ如シ。但孛露抜爾撒謨及ビ其他ノ抜爾撒謨類ハ熱性ニシテ刺戟衝動ス。此抜爾撒謨ハ緩性ニシテ刺戟セズ味佳クシテ服シ易ク諸内傷ニ用ヒテ愈創ノ良効ヲ奏シ諸々抜爾撒謨ニ勝レテ推稱ス。」とある。

トロロアオイ　黄蜀葵根　　ABELMOSCHI RADIX　　III〜VII*　　洋

▶ **基原**　アオイ科 (Malvaceae) トロロアオイ*Abelmoschus manihot* (Linné) Medikusの側根及び周皮を除いた主根。
▶ **用途**　粘滑・緩和薬。
▶ **漢名**　黄蜀葵花(嘉祐本草)、黄葵子(圖經本草)、側金盞花(本草綱目)。
▶ **解説**　第5改正版までは黄蜀葵根と表記。初収載の第3改正版では基原をアオイ*Hibiscus japonicus* Miquelとした。アオイという名は、通例、フユアオイ*Malva verticillata* Linnéを

指すから、甚だしく誤った種認識であった。また、*Hibiscus japonicus* という学名もトロロアオイの異名に相当し、もともとトロロアオイを意図して局方に収載したと思われる。結局、第4改正版以降はトロロアオイに変更した。根は粘液質に富み、戦前には製紙用糊の原料として栽培されていた。『本草綱目啓蒙』（小野蘭山）はカミトロロの方言名を挙げているが、いわゆる和紙のすきかえしに用いたことに由来する。漢薬で相当するものは黄蜀葵であって、『嘉祐本草』（掌禹錫）菜部上品に黄蜀葵花（オウショクキカ）、『圖經本草』（蘇頌）に黄葵子があるが、根を薬用とするものすなわち黄蜀葵根は『本草綱目』（李時珍）に初見し、主治は「癰腫。小便を利す。五淋水腫。産難。乳汁を通ず。」と記載されている。しかし、わが国において本品は漢薬ではなく、西洋生薬たるアルテア根の代用品として局方に収載され、名前のみ漢名を借用した（アルテアコンの条を参照）。

トンコマメ　TONCO SEMEN　III　　　　洋

▶ **基原**　マメ科 (Fabaceae) *Dipteryx odorata* (Aublet) Willdenow [synonym. *Coumarouna odorata* Aublet] の種子。

▶ **用途**　香料（バニラの代用）。

▶ **解説**　局方ではトンコ豆と表記。南米北部ガイアナ地方の原産。同地域の土語カリブ語でトンカ（Tonka）と称していたので、欧州ではトンカ豆と呼ぶ。局方名の Tonco はこの訛名あるいは綴りを誤ったものである。別の土語であるトゥピ語では kumarú と呼び、これが *Coumarouna odorata* という学名（現在では有効ではない）の由来となった。クマリンを主成分とし、有機化合物の骨格名を表すクマリンもトゥピ語に由来する。下山純一郎著『生薬学』では、*Dipteryx odorata* と *Coumarouna odorata* をそれぞれ別種と誤っているが、異名の関係にあるとするのが正しい。別名に Tonquin があるが、ベトナムのトンキンとの関係が想定されるが、その名の由来は不明。

ニガキ　苦木　PICRASMAE LIGNUM　III〜XVI　　　　洋・和

▶ **基原**　ニガキ科 (Simaroubaceae) ニガキ *Picrasma quassioides* Bennet の木部。《備考》ニガキ：*Picrasma quassioides* (D. Don) Bennet。

▶ **用途**　苦味健胃薬。

▶ **解説**　第3改正版ではカシア木の基原の1つとされ、第4改正版以降はニガキの名で正品として収載され、カシア木は削除された。第5改正版までは苦木（クボク）と表記。しばしば苦木を本品の漢名とするが、中国ではこの名のほかに苦樹（クジュ）・苦檀（クダン）・山苦楝（サンクレン）・黄楝樹（オウレンジュ）など多くの異名がある。この中でもっとも古い名は黄楝樹であって、初見は『救荒本草』（周定王）であり、「山野の中に生じ、葉は初生の椿樹の葉に似て、極小なり。又、楝の葉に似て色微かに黄を帯び花を開き、紫赤色にして子を結び、豌豆（わづ）の大いさの如し。生は青く、熟すれば亦た紫赤色となれり。葉の味は苦し。」と記載されている。葉が似ているという椿樹とは香椿すなわちチャンチン（チンジュ） *Toona sinensis* (A. Jussieu) M. Roemer、楝（レン）とは苦楝樹（クレンジュ）すなわちトウセンダン *M. azedarach* Linné var. *toosendan* (Siebold et Zuccarini)

Makino（現在は *M. azedarach* Linné の異名とされ、和産のセンダンと分類学的に区別しない）のことで、いずれもセンダン科である。トウセンダンの葉より少し黄色を帯びているとして黄楝樹の名をつけたようであるが、問題はこれがニガキであるか否かである。花の色を紫赤色としており、雄株・雌株のいずれも淡い黄緑色の花をつけるニガキと合わないが、これを除けば葉が同じセンダン科のチャンチンに似ていることから奇数羽状複葉をもつと推定され、果実の大きさがエンドウ豆ほどというから、長さ6～7mmの倒卵球形のニガキと同程度、またその色も熟した後は濃赤紫色であるから、周定王の記載との整合性は申し分ない。おそらく、黄楝樹の花の色の記載は周定王の勘違いであり、黄色であるのは葉ではなく集散花序の花の色であって、それをもって黄楝樹と名づけたとすればつじつまが合う。出典元の『救荒本草』では黄楝樹を薬用としておらず、「嫩葉を採り、爆（や）き熟して水に淘（よな）ぎ浄（きよ）めて、油鹽に調（とと）へ食ふ」とあるように、若葉をあく抜きして食用とする。

　一方、わが国における苦木の初見は『大和本草』（貝原益軒）とされ、『救荒本草』より300年近く遅い文献上の出現ということになる。益軒は「苦木　槐（マメ科エンジュ）ニ似タリ。皮淡黒、白斑多シ。黄栢（ミカン科キハダ）、秦皮（モクセイ科トネリコ）、苦木此ノ三物ハ葉相似テ辨ヘ難シ。」と記載し、キハダ *Phellodendron amurense* Ruprecht・トネリコ *Fraxinus japonica* Blume ex K. Koch と区別が難しいというが、『救荒本草』の黄楝樹についてまったく言及していない。益軒の記載は不完全であるが、エンジュ *Styphnolobium japonicum* (Linné) Schott (synonym. *Sophora japonica* Linné)・キハダ・トネリコはいずれも羽状複葉を有して樹形が似ているので、淡黒で白斑が多いとする樹皮の特徴から、ニガキに言及しているとしてまちがいない。ほぼ同時代に成立した『和漢三才圖會』（寺島良安）も黄楝樹の条があるが、周定王の記載をそのまま転載するのみで、和名を付していない。すなわち、当時は唐土の黄楝樹なるものが何であるか理解されておらず、益軒は何らかの経緯でニガキを知り得て記載したと思われる。

　実は益軒より400年ほど古く苦木あるいはニガ木の名を記録した和籍がある。『頓醫抄』（梶原性全）巻第三十四に「にがき」を配合する処方がいくつか収載されている。

次消毒捻藥合時煎物方
苦木（ニガキ）　苦桃木（ニガモゝ）　土橿（ツチシキミ）　苦参　汗見　枝葉
已上廻一尺長サ一尺束各三束入之

右是等ヲ入テ清水三斗　本斗定　一斗ニ煎ジテ滓ヲ去テ釜ニ蓋ヲセズ、而モ灰ヲ入ルベカラズ。釜ノ口ニ絹若ハ布ヲ覆ベシ。此煎物ヲ別ノ壺ニ汲ウツシテ前ノ廿種ノ薬ヲ入合テ能クニギ（握）リ合スベシ。松脂堅テトケズ。如此（カクノ如ク）シテ後蓋ヲ覆テ置ベシ。夏ハ四五日、冬ハ六七日ノ間酒ノ沸ガ如（ク）沸合也。冬ハ火邊ニ置ベシ。
已上二百日療治分、若（シ）療治不足者分量可増。

次沐藥湯叓
土橿　椿　苦参　苦木　汗見（アセミ）若ハ松葉用之
右、是等汁入合八分ニ煎取テ浴也

仙寳藥

汁青　松脂粉　苦木細末　陶砂細末　焙煤以咘各一合　苦参　欄仙藥各三分　赤龍灰　大犬頭灰、各少々

此等和合シテ付之

次藥湯藥種

苦参　椿　苦木　土檞　汗見

已上療治ヨリ沐浴呟ニ至マデノ禁物

（以下略）

疥癩治方

エンス（槐）　葉（桑）　車前草　ニガ木　モヽ（桃）　イノコヅチ（牛膝）　クラヽ（苦参）　ユノ木（楡木）

右八種ヲ合煎シテ能キ程ニサマシテ桶ニ入テ床ニ尻ヲカケテ足ヲヽロシテユツル也。次第ニ足ニイタリ法ノ如クハレテウタフクロ（袋）ニナリタル呟針ヲスレバ水多ク出（ヅ）。其後菁ヲ付カヘカヘス。ワスル也。芋ハスノ湯ニテユヾテ後青葉ヲ付レバ則（チ）平愈スル也。

以上のいずれの処方も浴用外用薬であって、内服するものではない。この中にクラヽ（苦参：*Sophora flavescens* Aiton）や汗見［アセビ：*Pieris japonica* (Thunberg) D. Don ex G. Don］など、**強い苦味をもち殺菌・駆虫作用があるとされる薬材を配合している**のが注目される。ニガ木（苦木）もその字義から強い苦味を期待し、苦参と同じ目的で配合したことはまちがいないが、これがニガキ科ニガキであるかは慎重に検討する必要がある。ニガ木の名は当時の本草にない名であり、方言名と考えられるからだ。『日本植物方言集成』によれば「にがき」の方言名をもつ植物は次の通りである。

アオダモ（モクセイ科）　アオハダ（モチノキ科）　アセビ（ツツジ科）　ウツギ（ユキノシタ科）　ウワミズザクラ（バラ科）　エゴノキ（エゴノキ科）　エンジュ（マメ科）　キハダ　コクサギ（ミカン科）　トベラ（トベラ科）　ニガキ（ニガキ科）　ハナヒリノキ（ツツジ科）　ハマクサギ（クマツヅラ科）　ハマセンダン（ミカン科）　ハルニレ（ニレ科）

前述の処方（疥癩治方）の一品であるエンジュ（エンス）もこの中に含まれるが、槐実（カイジツ）であれば本經の「味は苦く寒」によく合い、性善が一定の目的をもって配合したことがわかる。ハルニレ *Ulmus davidiana* Planchon var. *japonica* (C. S. Sargent ex Rehder) Nakaiがここにあるのも別の意味で興味深い。ニレ属（*Ulmus*）の樹皮は楡皮（ユヒ）と称し、本經上品に収載され、また粉にして楡麺を作って食用にもする。「味は甘く平云々」とあるから、「にがき」の名に合わないが、ハルニレは楡皮の正品ではなく、真品に比して甘味が弱いから「にがき」の方言名がついたと思われる。しかし、本品を配合した目的は別にあり、本經が楡皮の気味を滑としているように、タンニンと粘液質を含み、収斂・緩和の効を期待して配合されたと考えられる。そのほか、キハダは純然たる漢方の要薬として一定の用途が決められているから、以上の処方にニガ木として配合された可能性はないだ

ろう。クマツヅラ科（APG：シソ科）ハマクサギ*Premna microphylla* Turczaninow（synonym. *Premna japonica* Miquel）はニガキと花・樹皮がよく似ているが、強い悪臭があり、薬用記録がないから除外される。以下省略するが、このように丹念に吟味していくと、結局ニガキ科ニガキ以外はあり得ないことになる。中国でさえ薬用記録がない植物を、性善はいかなる経緯で選抜したのであろうか。まず、ニガキは、『救荒本草』にあるように、楝すなわちわが国でいえばセンダン*Melia azedarach* Linnéによく似ていることが挙げられる。苦楝皮(クレンピ)・苦楝子(クレンシ)はともに皮膚病治療に外用される薬剤として知られるが、和産のセンダンは苦味が弱く、品質は劣等とされた(クレンピの条を参照)。おそらく、昔はわが国にも良品の苦楝皮・苦楝子が存在すると考えられており、各地で探索した結果が丘陵や山地の陽地に普通に分布するニガキであったと思われる。前述の処方は梶原性全の創製した経験方であるが、ニガキの苦味成分は葉・樹皮・実に含まれるので、このいずれの部位も用いられた可能性がある。ニガキは性全が薬用に発掘した薬剤という点で特筆に値するが、そのほかの医療書ではわずかに江戸期の民間療法書『此君堂藥方』の「ニカ虫ノ方」に「又苦木(ニガキ)ノ葉　皮スコシ　コク煎シ、アツキ内ニ一日二三度洗、二日計ニテ治ス、水虫ニテモヨシ」とあるにすぎない。全国的に広まった形跡がないのは中国で薬用とされていないからであろう。わが国でニガキの利用が広がったのは中国本草・中国医学の影響から脱した明治以降であり、西洋薬であるカシア木(カシアボクの条を参照)の類品として苦味健胃薬に取り上げられてからである。それまでは中国医学の強い影響を受け、一貫して外用薬として使われてきたが、**知識の取得先を漢才から洋才に転じた明治以降は、内服薬に転身した**のである。『中藥大辭典』に苦樹皮とあるのはニガキのことで、出典を『中国药植志』としているが、わが国の知見を取り入れたものであることは論を俟たない。漢才を排し和魂洋才でもって創り上げた薬物であるから、苦木をクボクと読むのは誤りで、やはり「にがき」と読まなければならない。

ニクジュヨウ　肉蓯蓉　　CISTANCHIS HERBA　　XVI*(2)

▶ **基原**　ハマウツボ科（Orobanchaceae）*Cistanche salsa* G. Beck、*Cistanche deserticola* Y. C. Ma又は*Cistanche tubulosa* Wightの肉質茎。ただし開花したものでは花序を除く。《備考》*Cistanche deserticola* Y. C. Ma：ホンオニクの和名あり。*Cistanche salsa* (C. A. Meyer) G. Beck、*Cistanche tubulosa* (J. A. Schenk) R. Wight。

▶ **用途**　強壮・補精の目的で用い、「一般用漢方製剤承認基準」に収載される処方の中に配合するものはなく、漢方で用いることは稀である。

▶ **出典**　神農本草經上品「味は甘く微温。山谷に生ず。五勞七傷を治す。中を補ひ、莖中の寒熱痛を除き、五藏を養ひ、陰を強め、精氣を益し、子を多くし、婦人癥瘕(を治す)。久しく服すれば身を輕くす。」

▶ **漢名**　肉從容（本經）、肉蓯蓉・肉松蓉（呉普本草）、黒司命（本草綱目）。

▶ **解説**　『中藥大辭典』は*Cistanche salsa*、*C. deserticola*とともに*C. ambigua* (Bunge) G. Beckを肉蓯蓉(ニクジュヨウ)の基原種に含めるが、わが国局方が基原種と規定する*C. tubulosa*の名は同書にない。本經・別録は薬用部位を記載せず、実質的な意味で中国最古の薬物書である『本草經集注』（陶

弘景）は「野馬の精、地に落ちて生ずる所に生じ、時に肉に似たり。以て羊肉の羹と作し、虛乏を補ふに極めて佳し。」と記述し、本品が肉質であって強壮の効があることを強調するのみで、その基原情報の記載はない。一方、『新修本草』（蘇敬）は「此の注（陶弘景注）は草苁蓉を論し、陶のいふは未だ肉を見ざる者なり。今の人用ふる所、亦た草苁蓉にして花を刮去し、肉に代へ用ふ。本經に肉苁蓉有り、功力殊に勝れり。比来醫人時に用ふる者有り。」（『證類本草』巻第七「草部上品」所引）と記述するように、陶弘景のいうものおよび市人が用いるものは草苁蓉であって、肉苁蓉ではないと言い切るが、やはり肉苁蓉がどんなものであるか、その記述から想像すら困難である。具体的な形態に関しては、宋代の『嘉祐本草』（掌禹錫）において「肅州禄福縣（甘肅省）の沙中（砂漠）に出づ。三月四月根を掘り、中央の好き者三四寸を切り取りて、縄に穿ち陰乾す。八月始め、好皮（状態のよい皮の意）は松子（松毬）の鱗甲の如く、根の長さ尺餘、其れ草苁蓉なり。四月中旬に採り、長さ五六寸より一尺已來（ほど）に至る。茎は圓く紫色となるに採取し、壓して扁ならしめ日乾す。」とあり、この記述から基原をハマウツボ科のホンオニク属（$Cistanche$）として矛盾はない。しかし、掌禹錫は肉苁蓉ではなく草苁蓉について記載したことに留意しなければならない。今日の中国で単に肉苁蓉と称するのは主として内モンゴルに産するホンオニク $Cistanche\ deserticola$ であり、大きなものは地上2mに近くまで成長する。本經は産地名を記載しないが、別錄では「河西の山谷及び鴈門」とあり、今日の陝西省・甘肅省から山西省の黄河以西南の地域に当たる。この地域にはホンオニクは少なく、その代わりに $Cistanche\ salsa$ を多く産する。この種は成長してもせいぜい15cm〜40cmぐらいにすぎず、ホンオニクと比べるとずっと小型で、『中薬大辞典』は「苁蓉」と称しているが、本經・別錄にいう肉苁蓉は $Cistanche\ salsa$ を基原とするものであろう。というのは、内モンゴル以北まで版図が拡大した初唐中期（7世紀中ごろ）より以前では中国でホンオニクの入手は困難であったと考えられるからだ。『新修本草』（659年）が成立したころになると、ホンオニクの入手は可能であったはずで、それ故に蘇敬は陶弘景のいう肉苁蓉はホンオニク基原ではなく、草苁蓉であると批判したのである。宋代になって、『圖經本草』（蘇頌）に「又一種草苁蓉有り極めて相類す。但、根は短く茎は圓く紫色にして比来人多く取り、花を刮去り、壓して扁ならしめ、以て肉（苁蓉）に代ふ者は功力殊に劣れり。又、下品列當の條有りて云ふ、山南（湖北省・四川省東部）の巖石上に生じ、藕根の如く、初生を掘り取りて陰乾すと。亦た草苁蓉と名づく云々」とあるように、ホンオニクときわめてよく似て効力が劣るという類品が識別され、列當（レットウ）という名で『開寶本草』（馬志）草部下品に新載された。『嘉祐本草』のいう草苁蓉も産地を甘肅省としているから、ホンオニクを基原とするものではないだろう。蘇敬のいうように、唐代ですら市人は草苁蓉を用いていたから、**万里の長城の北に分布するホンオニクの入手はいつの時代でも容易ではなかったのである。**陶弘景が「馬の精をうけて生える」といったのは、ホンオニク属植物の太く直立する多肉質の地上茎および地下茎が陰茎・陰嚢に似た形態的特徴をもっていることから想像した記述であり、それ故、肉苁蓉・草苁蓉は強精薬として古くから利用されるようになったと思われる。ここで『開寶本草』で区別された列當について説明しておこう。

馬志は「味は甘く温にして無毒。男子の五勞七傷を主る。腰腎を補ひ、人をして子有らしめ、風血を去るに、酒に煮て及び浸して之を服す。山南の巖石上に生じ、藕根の如く、初生を掘り取りて陰乾す。亦た栗當一名草苁蓉と名づく。」と記載しており、その主治等は肉苁蓉と酷似する。ハマウツボ科にはホンオニク属のほか、別属に区別されるオニク属（$Boschniakia$）、ヤマウツボ属（$Lathraea$）やハマウツボ属（$Orobanche$）もあり、細部の形態はともかく外見はよく似ている。『中薬大辞典』

は列當の基原をハマウツボ属のハマウツボ*Orobanche coerulescens* Stephan ex Willddenow および *O. pycnostachya* Hanceとし、チベットでは *O. alsatica* Kirschlegerを用いるという。『開寶本草』以降の歴代の本草書は列當と草苁蓉を同品異名としているにもかかわらず、『中薬大辞典』は草苁蓉にオニク *Boschniakia rossica*（A. von Chamisso et Schlechtendal）B. Fedtschを充てて別品とする。本書ではいずれもホンオニク属の基原として、大型のホンオニクを肉苁蓉、小型の *Cistanche salsa* を草苁蓉と考定する。陰茎について俗間に根強い"巨根願望"があり、強精薬という性格からそれを反映したと考えられるので、効力において劣等とされる草苁蓉をホンオニクとよく似るオニク属基原とする方が妥当であって、『中薬大辞典』の考定は誤りと考える。

　肉苁蓉は本經に収載される歴史的薬物でありながら、『傷寒論』・『金匱要略』にそれを配合する処方は見当たらない。古くから強精薬として利用されたことは『醫心方』巻第二十八「用藥石第廿六」に収載される肉苁蓉丸（原典では完縱容丸とある）にもっともよく集約されているといえるだろう。肉苁蓉丸の構成および服用法については「完縱容　菟絲子　虵床子　五味子　遠志　續斷　杜仲各四分　右七物搗き篩ひて蜜に和して丸と爲し、丸なること梧子の如し。平旦(明け方)に五丸服し、日に再(服す)」（以上、原文ママ、括弧内は著者注）と記載され、主治については「男子の五勞七傷、陰陽痿え起たざること積もりて十年有り、癃濕、小便淋瀝、溺（原典：溺）して時に赤く、時に黄なるを治す。此の薬を服すれば、性を養ひ、氣力を益し、人をして健ならしめ、陰陽に合す。陰痿えて起たず、起ちて堅からず、堅くして怒らず、怒りて決せず、入れば便ち自ずから死す。此の薬は精を補ひ、氣力を益し、人をして顔色を好からしむ脹白方なり。」とある。今日では勃起不全に対する薬方として、おそらく『醫心方』出典の処方の中ではもっともよく俗間に知られるものであろう。『醫心方』(丹波康頼)巻二十八は「房内編」と称され、同巻には肉苁蓉を配合した処方が集中することもよく知られ、主なものをここに示す。

葛氏方治男陰痿女陰無複人道方（用藥石第廿六）

肉縱容　蛇床子　遠志　續斷　菟絲子各一兩
末に搗き酒にて方寸匕服すこと日に三。

玉房秘訣云欲令男子陰大方（玉莖小第二十七）

蜀桝(蜀椒)　細辛　肉苁蓉　凡そ三味、分等し治り下して篩ひ、以て獨贍中に内れ、懸る所屋上に居き、卅日以て磨けば陰一寸を長ず。

洞玄子雲長陰方（同）

肉縱容三分　海藻二分　右を搗き篩ひて末と爲し、以て正月白犬の肝に和し、汁を陰上に塗ること三度、平旦に新たに汲む水にて洗ひ却ければ即ち三寸を長ず。極めて驗あり。

　以上のマニアックというべき処方から肉苁蓉という薬物の性格がよく理解できるだろう。ハマウツボ科の中でもホンオニク属・オニク属種はほかの植物に寄生して成長し、葉は退化して小さく鱗片化し、ほとんど分枝せず、主茎が真っ直ぐに伸びるので、形態の奇怪さは他植物と比べて際立っている。植物でありながら光合成をしないから、葉緑素を持たず、表面の色は肌色〜白色をな

す。『日華子諸家本草』(大明)が「男子絶陽して興たず、女絶陰して産めず、五臓を潤し、肌肉を長じ、腰膝を暖め、男子の泄精、尿血、遺瀝、(女子の)帯下、陰痛を治す」と記述するように、肉蓯蓉は必ずしも男子の精力増強のみを標榜するものではないが、その奇怪な形態が陰茎に似ることをもって強精作用があると信じられるに至ったことはまちがいないだろう。中国でホンオニク *Cistanche deserticola* を肉蓯蓉の正品とするのはもっとも大きく成長するからであり、**同属の小型種を草蓯蓉と区別して劣等とするのは、前述したように、いわゆる巨根願望を反映したもので、この類の薬物の常とするところである**。

『醫心方』に肉蓯蓉を配合するマニアックな処方が多出するが、巻三十「食養編」巻第七「草上之下卅八種」に「肉蓯蓉 唐」とあるように、和名はない。『本草和名』(深根輔仁)でも「肉従容 仁諝正作従七容反 草従容 蘇敬注に出づ 一名肉松 釈薬性に出づ 肉従容なる者は地精なり 范汪方に出づ 唐」とあり、やはり唐産とあるだけで、和名はつけられていない。『延喜式』にもこの名は見当たらないから、古代のわが国では肉蓯蓉の和産代用品はなかったようである。肉蓯蓉の和名は14世紀末の『本草類編』に「肉蓯蓉 和支毛良太計」とあるのを初見とする。「きもらだけ」という名からキノコの類とされたことがわかるが、「奇(なる)陰茎茸」の転訛と思われ、今日、ミヤマハンノキに寄生するオニク *Boschniakia rossica* の別名「きむらだけ」にこの名が残る。実物を見なければこの名は発生し得ないと考えられるから、後世のわが国では和産のオニクを和肉蓯蓉として利用するようになったことを示唆する。『本草辨義』(遠藤元理)に「肉蓯蓉 今渡ル所ノ者ハ塩ニ潤シテ鱗甲アル者ナリ」とあるように、多くは中国から輸入したことを示す。但し、「塩ニ潤シテ」というのは単なる塩漬けではなく、一種の修治であることに留意する必要がある。ホンオニク属種の肉質茎は、とりわけ秋に採集したものは水分が多く、日干し乾燥が困難といわれる。そこで1～3年間塩漬けにしたのち、日干しにする操作が伝統的に行われてきた。これを塩蓯蓉(エンジュヨウ)という。一方、春3月ごろに採集したものは水分が多くないので、砂土に半分埋めて日干しにする。これを甜蓯蓉(テンジュヨウ)といい、味はかすかに甘いという。『嘉祐本草』は採集時期を三四月すなわち春とし、秋に採集すると記載する本草書は見当たらない。『圖經本草』は「本經云ふ、五月五日採ると。五月恐らく已に老ひて(用ふるに)堪へず。故に多くは三月に之を採るなり。」と本經記載の採集時期は遅すぎるという。古くは秋になるまで成長肥大化させたものを乾燥する技術が未熟であったと推察される。遠藤元理によれば、江戸期のわが国には塩蓯蓉が輸入されていたことになるが、塩蓯蓉と甜蓯蓉のいずれが上品であるかは定かではないが、本品の特殊な性格を考えると、なるべく大きく成長したものが好まれ、塩蓯蓉の方が上級とされたのではないかと思われる。江戸後期の『本草綱目啓蒙』(小野蘭山)に「和産ナシ。近年新渡甚ダ多シ。」とあり、やはり輸入に頼っていたことがうかがえる。これによると、肉蓯蓉は広く利用されていたかのようであるが、もともと漢方ではほとんど用いないから、多くは民間で消費されたことになる。ところが民間療法書に肉蓯蓉の名は稀であり、わずかに次の2方に留まる。

○奇工方法

▲人参三霛丹　腎虚惣て内ヨハキ者ニ用ユ

真虫(マムシ)　大七本　尾頭ヲ去リ、細末上酒ニテ一合センジ結　肉蓯(ママ)　一勾　大人参　同　トゾノ膽　五分

右四味大秘中の秘方口傳　蜜目方見合

○此君堂藥方

八ノ字御方　神君ノ御方補腎丸ナリ、是ハ医林集要ノ内ニ無比山藥園ト云方ニ膃肭臍ヲ加エタルモノナリト道春語

山藥　肉蓯容　ヲットセイ　各二両　朝セン五味子　六両　兎絲子　三両、酒ニヒタシ　杜仲　三両　牛膝　酒ニヒタシ　澤瀉　熟地黄　山茱萸　茯神　巴戟　赤石脂　各一両

右細末蜜煉用

　真品の肉蓯蓉は中国それも辺境地域から輸入するから庶民には高価で手が出なかったにちがいない。和産の類似種といえば、オニクたる列當がわが国に産するが、蘭山は次のように述べている(『本草綱目啓蒙』巻之八「列當」)。

　夏月湖海邊ノ沙地ニ多ク生ズ。又、向陽山間ニモアリ、莖高五七寸或ハ一尺許、淡紅色、ソノ半以下ニハ鱗甲アリ。半以上ハ花繁ク綴リて長穗ヲナス。淺紫色形滁州夏枯草穗ニ似タリ。根ニ黄色ノ小塊アリ、長サ半寸許、野州日光山陰地ニ生ズルモノハ高サ一尺許肥大ニシテ花ハ天麻花ニ似タリ。コレヲヲカサダケ一名キムラダケト云フ。駿州富士山ニ産スルモノハ稍瘠小ナリ。倶ニ根ハ大塊ヲナシ、尖ゴトニ苗ヲ發ス。世人以テ肉蓯蓉トスルモノハ穩ナラズ。ソノ莖中空シクシテ舶來ノ者ニ類セズ。又、野州筑波和州多武峯山中ノ者ハ苗瘠小ニシテ莖ニ鱗甲ナク根ニ鱗甲アリテ嫰松卵ノ形ノ如クニシテ狭細ナリ。是ミナ列當ノ一種ナリ。

　海辺の砂地に生えるといえば、わが国ではハマウツボ科ハマウツボ*Orobanche coerulescens* Stephan ex Willddenowに限られるが、蘭山はこれとヲカサダケ一名キムラダケすなわちオニクを列當に充てている。蘭山が「莖ニ鱗甲ナク根ニ鱗甲アリ云々」と述べるものはおそらくヤマウツボ*Lathraea japonica* Miquelと思われ、オニクのほかハマウツボ科の別属種ながら形態の似るハマウツボ・ヤマウツボも列當に含めた。蘭山は「世人以テ肉蓯蓉トスルモノハ穩ナラズ」と述べているが、当時、オニクほか和産のハマウツボ科の寄生植物を肉蓯蓉の代用に用いていた現実を指す。オニクのもう1つの別名「ヲカサダケ」は長く伸びた茎の末端に笠状の花穂に由来し、陰茎の形態を見立てた名にほかならない。因みに「ヲ」は国語学的に末端・終末を意味する。江戸期のわが国でも肉蓯蓉は強精薬として需要は高かったようである。

ニクズク　肉豆蔲　MYRISTICAE SEMEN　Ⅰ～Ⅶ*、ⅩⅤ*(2)～ⅩⅥ　洋・漢

▶ **基原**　ニクズク科(Myristicaceae)ニクズク*Myristica fragrans* M. Houttuynの種子で、通例、仮種皮を除いたもの。

▶ **用途**　一部の漢方処方に配合されるが、「一般用漢方製剤承認基準」収載処方に本品を配合するものはない。芳香健胃薬とするほか、矯味料・矯臭料として食品に広く用いる。

▶ **出典**　開寶本草草部中品「味は辛く温にして無毒。鬼氣を主り、中を温め、積冷の心腹脹痛、霍亂中惡、冷疰、嘔沫冷氣、消食止洩、小兒の乳霍を治す。其の形圓く小さく、皮は紫にして薄く緊まり、中の肉は辛辣なり。胡國に生じ、胡名を迦拘勒とす。」

▶ **漢名**　肉荳蔲(藥性論)、肉豆蔲・迦拘勒(開寶本草)、肉果(本草綱目)。

▶ **解説**　第5改正版までは肉豆蔲と表記。中国医学で薬用とするのは種子であり、種子を包む網目状の赤い仮種皮を除去する。西洋では仮種皮をメースmaceと称し、高級香辛料として珍重する。江戸期のわが国ではこれを府利(蘭名)と称し、薬舗では花肉豆蔲と呼んだ(『遠西醫方名物考』)。中国でもメースを花と勘違いして肉豆蔲花と称するが、特に薬用とすることはないようである。一方、西洋では種子を石灰液に浸してから乾燥させ、粉砕したものを香辛料として用いる。これがいわゆるナツメグnutmegである。インドネシアモルッカ諸島の原産で、古くはアラビア人が肉豆蔲の交易に携わり、欧州そして中国へもたらした。欧州人がその原産地を発見したのは、1511年にポルトガルがマラッカ海峡を支配下に置いてからであり、当初はポルトガル人が交易を独占した。後に、同地域の覇権はオランダに移り、17世紀以降、肉豆蔲や丁子の交易を支配するに至った。後に、グレナダに導入され、原産地のインドネシアとともに世界市場を二分する。江戸時代のわが国は肉豆蔲を欧州経由で入手したと思われる。

『證類本草』が『海藥本草』(唐・李珣)を引用して「廣志云ふ、秦國及び崑崙[1]に生ず」というのは、中国でかなり古くから本品の存在が知られていたことを示すが、中国本草での初見は『開寶本草』(馬志)である。ただし、『證類本草』(唐慎微)は誤って本品を巻第九「草部中品」に収載する。『圖經本草』(蘇頌)では「肉豆蔲は胡國に出づ。今、惟に嶺南(広東・広西)の人家に種う。春に苗花を生じ、實は豆蔲に似て圓く小なり。皮は紫、緊くして薄く、中の肉は辛辣あり。六月七月に採る。」とあるように、ショウガ科の豆蔲の類(白豆蔲・草豆蔲)と勘違いしていたからである。『本草衍義』(寇宗奭)でも「肉豆蔲は草豆蔲に對して之を言ひ、殻を去り、只肉を用ふ。肉の油色なる者が佳く、枯れて白く味薄く瘦虛なる者は下等なり。」とあり、当時の中国ではそれがどういうものかわかりかねていたことを示す。中国本草に収載されてから500年以上経た『本草綱目』(李時珍)でも本品は第十四巻の草部に据え置かれた。李時珍は「肉豆蔲の花、實を結べる狀は草豆蔲に似ると雖も、皮肉の顆は則ち同類ならず。外に皺紋有り、内に斑纈有り、紋は檳榔紋の如し。」と述べているが、斑纈紋はメースに言及したと考えられ、真品の肉豆蔲について記載したことはまちがいない。おそらく、中国ではニクズクの果実だけが輸入され、生品は長らく知られていなかったと考えられる。わが国でも生品は知る由もなく、『本草綱目啓蒙』(小野蘭山)は『本草綱目』に倣って巻之十「芳草類」に本品を収載する。しかし、「薬舗ニ賣ル者ハ蠻産ナリ。紅毛人將來ノ全實ヲ蜜漬ニシタルヲ(中略)其中ニ核アリ。肉ト核トノ間ニ硬キ薄皮アリ。是ヲハナ肉豆蔲ト云。蠻人食用ニ將來ル。又、外治ニモ用ユ。今、市中ニ賣ル肉豆蔲ハ此核ナリ。」とも蘭山は述べており、中国経由ではなくオランダとの交易で肉豆蔲を入手していたことを示す。『遠西醫方名物考』(宇田川榛斎・榕菴)巻四に収載され、主治について「辛温芳香ニシテ收澁シ竄透揮發ノ油及ビ鹽ヲ含ミ破氣驅風ノ效アリ。又頭腦神經胃子宮ヲ強健ニシ諸腸ノ弛弱虛衰ニ因ル經久ノ下痢ヲ止メ、失氣昏眩疝痛呃逆小便失禁或ハ粘液寒氣ヨリ起ル風氣痞滯ノ諸症、腹攣痛、腸鳴等ヲ治シ孕胎ヲ健固シ堕胎ヲ防護ス。」とある。漢方で用いることは稀であるが、江戸時代では蘭薬として需要があり、当時の薬舗で販売されていた。

[1] 秦國は大秦國と同じで西洋の大国すなわちローマ帝国をいう。崑崙は、通例、黄河の源流地域を指す。昔の中国人は肉豆蔲の正確な産地を知らなかった。

ニホンケイヒ　日本桂皮（肉桂）　CINNAMOMI SIEBOLDI CORTEX　Ⅳ～Ⅶ*　漢・和

▶ **基原**　クスノキ科(Lauraceae)ニッケイ *Cinnamomum sieboldii* Meissenの根皮。

▶ **用途**　菓子香料、桂皮の代用。

▶ **解説**　第4～5改正版は肉桂、第6～7改正版は日本ケイ皮と表記。いずれもその基原を *C. laureirii* Neesとする。ところが第5改正版に肉桂脂OLEUM NIKKEI、第一国民医薬品集にニッケイ脂が収載され、基原を「ヤブニッケイ *C. japonicum* Siebold（後述するように、現在ではこの学名は有効ではない）の種子から得た脂肪油」としている[1]。以上のことはニッケイに対する分類学的認識が不十分であったことを示し、*C. laureirii* Neesは学名として有効ではなく、今日では *C. sieboldii* Meissenとされている。これをベトナムケイヒの1種として、後述するように、享保年間に渡来したという説とわが国南方地域に自生するという説がある。いずれにせよ、もともとニッケイは日本桂皮の略「日桂」のことで、同音とはいえ、中国産桂皮の上等品を指す肉桂の漢名を用いるのは誤りである。わが国に真品のケイヒはないが、代用品とされたものはある。『本草綱目啓蒙』（小野蘭山）に「九州四國ニハ和産ノ桂アリ。其形狀、香味、皆漢種ニ同ジ。今、天竺桂ノ根皮ヲ采リ賣ル者アリ。香味共ニ良ナリ。」とあり、天竺桂（テンジクケイ）なる名がでてくる[2]。蘭山はこれを別条に記載し、クスノキ科同属種のヤブニッケイ *C. tenuifolium* (Makino) Sugimoto ex H. Haraとしているが、薬用には堪えないとしている。天竺桂の名は、『大和本草』（貝原益軒）にもあり、天竺の僧が月桂（ゲッケイ）と称したのを当時の日本人が誤って桂心（ケイシン）とし、和方で用いる桂心はすべてこれであるとも述べている。益軒はその産する所を記載していないが、ヤブニッケイであることはまちがいないだろう。ただし、益軒は本經にある菌桂（キンケイ）をカツラ科カツラ *Cercidiphyllum japonicum* Siebold et Zuccarini ex Hoffmann et Schultesと考えており、桂皮について正しい知識を持ち合わせていなかったことも事実である。モクセイ科モクセイ *Osmanthus fragrans* Loureiro（synonym. *O. fragrans* Loureiro var. *aurantiacus* Makino）を巖桂（ゲンケイ）というように、中国でもクスノキ科以外の香木を桂の名で呼んでいたから、無理からぬところであろう。益軒に限らず、松岡恕庵など江戸初中期の本草家はいずれも同様であった。

　もう一度念を押しておくと、第4～7改正局方がニホンケイヒとして収載するものはヤブニッケイではなくニッケイであり、一方、ニッケイ脂をとる原料植物はヤブニッケイであった。『植物渡来考』（白井光太郎）によると、天和年間(1681年～1683年)に中国僧心越禅師が持参した肉桂と称するものの種子を江戸の水戸藩邸に植えたのが最初という。そのほか、享保十(1725)年に長崎に舶載し来たる東京肉桂の苗を小石川御薬園に植えたともいう。これがニッケイであったとすれば、わが国への渡来は複数回あったことになる。しかし、益軒や蘭山ほかいずれの本草家もこれに言及していない。初島住彦は、沖縄本島北部・久米島・徳之島などに分布するオキナワニッケイ *C. okinawense* Hatusimaは本邦内地でニッケイとして植栽されるものと同一物である[3]とし、籾山泰一も同調した[4]。しかし、Ylistはこの学名をnomen nudumすなわち有効な学名とは認めず、*Cinnamomum sieboldii* Meissenの異名とした。Ylistの見解は妥当で、*C. okinawense* なる学名は国際的にも認知されていない。オキナワニッケイの真の正体は今後の解明に俟たねばならないが、仮にニッケイと同品とすれば、かつての琉球から薩摩藩を経てわが国に伝わった可能性もあり得ることになる。ニッケイは比較的耐寒性があり、現在は本土各地で栽培される。ニッケイ・ヤ

ブニッケイのいずれも根皮を用い、それをニッキと通称する。この名の由来はニッケイが訛ったものである。ニッケイとヤブニッケイはよく似ており、外見で区別することは難しい。おそらく、昔から正しく区別されたことは稀であったと推察される。ニッキは薬用としては下品とされ、漢方で使われることはなかったが、シナモン臭があるほか、甘味のあるシンナムタンニンが含まれるので、江戸時代では菓子の賦香料に広く利用され、現在でもニッキアメや京菓子などに用いられる。

1) 第二次大戦中にカカオの輸入が途絶えたため、カカオ脂 OLEUM CACAO の代用として収載された。
2) 『圖經本草』(蘇頌)に「又、天竺桂有り、西胡國に生ずと云ふ。功用は桂に似て烈しきに過ぎず。今、亦た稀に有り。故に但此張仲景の傷寒を桂枝湯を用て治するに附す。」(『證類本草』巻十二「木部上品　桂」所引)とある。一方、『本草衍義』(寇宗奭)巻十四に天竺桂の条があり、「牡菌桂と同じなり。但、(性味が)薄きのみ。」とある。『本草綱目』(李時珍)は「此即ち今の閩粤、浙中の山桂なり。而して台州の天竺に多し。故に名づく。大樹にして花繁り、實を結ぶこと蓮子の狀の如し。天竺の僧人稱して月桂と爲すは是なり。」とある。李時珍は別条に月桂を収載、記述している。クスノキ科クスノキ属種であることはまちがいないが、種の特定は難しい。蘭山がヤブニッケイに充てているが、和産桂としては妥当というところか。
3) 初島住彦著『琉球植物誌(追加・訂正)』(沖縄生物教育研究会、1975年)、879頁。
4) 佐竹義輔・原寛・亘理俊次・冨成忠夫編『日本の野生植物　木本I』(平凡社、1989年)、115頁。オキナワニッケイ Cinnamomum okinawense Hatusima は nomen nudum すなわち不明な分類群として有効な学名と認知されていない。

ニンジン　人参　GINSENG RADIX　VI〜XVI　漢

▶ **基原**　ウコギ科 (Araliaceae) オタネニンジン *Panax ginseng* C. A. Meyer (*P. schinseng* Nees) の細根を除いた根又はこれを軽く湯通ししたもの。

▶ **用途**　一般には強壮薬と見なされ、家庭薬やいわゆる健康食品に配合される。漢方でも古くから珍重され、非常に多くの処方に配合される。配合処方：胃風湯・温経湯・延年半夏湯・黄連湯・解急蜀椒湯・化食養脾湯・加味温胆湯・加味帰脾湯・加味四物湯・乾姜人参半夏丸・甘草瀉心湯・帰脾湯・桂枝加芍薬生姜人参湯・桂枝人参湯・啓脾湯・外台四物湯加味・香砂養胃湯・香砂六君子湯・厚朴生姜半夏人参甘草湯・呉茱萸湯・柴葛湯加川芎辛夷・柴陥湯・柴胡加竜骨牡蛎湯・柴胡桂枝湯・柴芍六君子湯・柴蘇飲・柴朴湯・柴苓湯・四逆加人参湯・四君子湯・滋腎明目湯・炙甘草湯・十全大補湯・生姜瀉心湯・小柴胡湯・小柴胡湯加桔梗石膏・小続命湯・参蘇飲・参苓白朮散・清肌安蛔湯・清暑益気湯・清心蓮子飲・清熱補気湯・千金内托散・喘四君子湯・銭氏白朮散・続命湯・大建中湯・大半夏湯・大防風湯・竹茹温胆湯・竹葉石膏湯・中建中湯・釣藤散・当帰芍薬散加人参・当帰湯・女神散(安栄湯)・人参湯(理中丸)・人参養栄湯・麦門冬湯・八解散・半夏瀉心湯・半夏白朮天麻湯・白虎加人参湯・茯苓飲・茯苓飲加半夏・茯苓飲合半夏厚朴湯・茯苓四逆湯・附子理中湯・扶脾生脈散・補気健中湯・補中益気湯・奔豚湯(肘後方)・木防已湯・六君子湯。

▶ **出典**　神農本草經上品「一名人銜一名鬼蓋。味は甘く微寒。山谷に生ず。五藏を補ひ、精神を安んじ、魂魄を定め、驚悸を止め、邪氣を除き、目を明にし、心を開き、智を益す。久しく服すれば身を輕くし、延年す。」

▶ **漢名**　人参・人銜・鬼蓋(本經)、神草・人微・土精・血參(別錄)、地精(廣雅)、百尺杵(圖經本草)、海腴・金井玉蘭・孩兒參・人薓(本草綱目)。

▶解説　第8改正版以降で「軽く湯通ししたもの」という表現が加えられた。本經は薬用部位に言及しないが、別錄に「上黨(山西省長子県西)の山谷及び遼東(奉天の東南境、遼水以東)に生じ、二月四月八月上旬に根を採り、竹刀にて刮りて暴乾し、風を見せしむこと無かれ」とあり、薬用部位は根である。『本草經集注』(陶弘景)は「人參は一莖を生じて直上し、四五葉相對して生じ、花は紫色なり」とあるように、ごく簡潔ながらオタネニンジンの基本的な形態の特徴を記す。一方、宋代の『圖經本草』(蘇頌)は「初生の小なるは三四寸許り、一椏五葉(掌状複葉のこと)にして、四五年後、兩椏を生じ五葉となり、末に花莖有り。十年後に至り、三椏を生じ、年深きは四椏を生じ、各五葉、中心に一莖を生じ、俗に百尺杵と名づく。三月四月花有り、細小なること粟の如し。蘂は絲の如く紫白色にして、秋後、子、或は七八枚の大豆の如きを結ぶ。生なるは青く、熟なるは紅、自ら落つ。根の人形の如くなるは神なり。」とあるように、かなり詳細な形態的特徴を記述しており、花の色を除けば、オタネニンジンとよく合致する。後にオタネニンジンの持続的栽培法を確立した田村元雄(藍水)をしてもっとも悩ませたのは、幕府を通して朝鮮から入手した苗に生じた花の色が文献記載のそれと一致しないことであった。後述するように、元雄は栽培化に関する基礎研究のため『本草綱目』(李時珍)を熟読したのであるが、同書もやはり花の色を紫色あるいは紫白色と記述している。元雄は自著『朝鮮人參耕作記』の中で「本草綱目にも人參紫花を開き、或ハ紫白色を開く説あり。今數千粒の實を蒔付、一二根も紫花に変かしと色々意を用ゆれども、夫にさへ変ずる事あたハず。」と述べ、栽培によって花の色が変質したと考えながらも、"本来の紫色品"を得ようと努力していた。中国本草の花の色の記述は概して不正確で、オタネニンジンに限ったことではないが、わが国の本草家はこのような不正確な記述に翻弄されつつ、漢薬の基原植物の考定を重ねてきたのである。人參はわが国に産せず、また原産地である朝鮮・中国でも古くから珍重されたが、正倉院薬物の中に人參が現存することで明らかなように、古代日本にも伝えられていた。本經にある「久しく服すれば身を輕くし、延年す」という記述は神仙の靈薬を彷彿させるが、『抱朴子』巻十一「仙薬」に人參に関する記載は見当たらないので、道家は必ずしも人參を珍重したわけではなかった。

　ニンジンはその調整法により白參と紅參に大別される。雲州仕立てという中間型もあるので、絶対的な分類ではないが、わが国の局方は紅參を別条に区別する(コウジンの条を参照)。局方ニンジンは白參に相当し、その形態によって市場ではさらに直參・半曲參・曲參に分類される。国産および朝鮮開城産は直參、豊基人參は半曲參、錦山人參は曲參に相当し、そのほか生産地により数種の形のニンジンがあるといわれる。鬚人參は、白參や生干し參を製造する前に、毛先の部分をカットして天日乾燥させたものをいう。『和漢三才圖會』(寺島良安)に「尾人參(現在いう鬚人參のこと)ハ朝鮮中華共ニ之有リ、人參ト一類異種ナル者ナリ」、「俗ニ以テ大人參ノ鬚細根ト爲ス者ハ非ナリ」と記述されているように、しばしば誤って解釈されることがある。また、竹節人參の細根部を髭人參と称することもあり、これも誤解を生む理由の1つである(チクセツニンジンの条を参照)。局方に規定するもの以外で、人參として賞用されるものに広東人參と三七人參がある。前者はアメリカニンジン *Panax quinquefolius* Linné の根を乾燥したもので、北アメリカに産し、別名を西洋參・花旗參・芍薬手などともいう。後者はサンシチニンジン *Panax notoginseng* (Burkill) F. H. Chen ex C. Chow et W. G. Huang の根を乾燥したもので、田七人參・田三七などともいい、中国雲南省・広西壮族自治区およびベトナム北部に産する。成分としていずれもサポニンを多く含み、ニンジンと同様に強壮の目的で用い、最近ではニンジンより効果が高いとして高額で取引されることが多い。し

ばしば偽科学的美辞麗句で喧伝されるが、価格に見合った効果があるか甚だ疑問である。

　ニンジンは、通例、蘆頭をつけたまま収穫し、乾燥などの加工を加えるときもこれを残す。蘆頭とはオタネニンジンの地下部の上部すなわち根茎に相当する部分であり、局方では根を薬用と規定するので、用時、蘆頭を去る。松田秀秋らは古くは蘆頭も区別せずに利用したとし、ニンジンの重要成分とされるサポニン含量は根部と変わらないと述べている[1]。蘆頭を去るという操作を初めて記載したのは、10世紀の『海藥本草』(李珣)であり、「用時、其の蘆頭を去る。去らざれば則ち人を吐く。」と記載されている。「新羅國に出て貢ぐ所云々」とあるので、この操作は中国起源ではなく、原産地の朝鮮半島で古くから実践されたもので、『東醫寶鑑』(許俊)の湯液篇にも同じ記述がある。蘆頭をつけたまま薬物として流通しているのは、『本草綱目啓蒙』(小野蘭山)に「蘆頭ヲサシ入タルモノアリ。自蘆ノ者ヲ眞トス。」とあるように、偽和品と区別する意味もあったとも考えられる。コウジンの条で述べたように、ニンジンは古くから珍重され高価であったため偽和品も多く、ニンジンを蒸し乾燥してコウジン(紅参)とするのも、偽和品と区別するためのプロセスであったとすれば理解しやすい。『東醫寶鑑』の湯液篇を始め、いずれの古典文献にも紅参の条はなく、また人参の条中にも紅参に言及する記述が見当たらないのも、かかる背景があったとすれば理解しやすい。一般に、朝鮮・中国では白参より効能が優れるとして紅参を珍重する傾向がつよいが、ニンジンは修治の有無で薬効が大きく変わるとは考えにくく、紅参の存在形態自体が偽和品ではないという信頼感によるプラシーボ効果もあると考えるべきであろう。

　ニンジンは原産地ですら貴重な薬物であったから、わが国では常に入手できるようなものではなく、栽培化によって大量供給されるまでは、ウコギ科の同属近似種トチバニンジン*Panax japonicus* (T. Nees) C. A. Meyerの根茎を節人参(現在では竹節人参という)と称して代用していた。漢方でもっともよく用いられる処方の1つに小柴胡湯があるが、当時は竹節人参を代用として配合し、今日でもこれを配合した小柴胡湯変方を用いる医家もいるほどである。一方、現在の中国では、小柴胡湯に党参を配合するが、同国内でニンジンの産出量が激減したため、代用品として党参を配合した名残といわれる。党参はキキョウ科ヒカゲツルニンジン*Codonopsis pilosula* (Franchet) Nannfeldt、*C. tangshen* Oliverあるいは同属近縁種の根であって、『本草從新』(呉儀洛)に初見し、それ以前の本草書には該当するものが見当たらない。呉儀洛は「按ずるに、古本草に云ふ、参は須く上黨の者を佳しとすべし。今、真の黨参久しく已に得難く、肆中の賣る所の黨参、種類甚だ多けれども皆用ふるに堪へず。」と述べ、さらに古く宋代の『圖經本草』(蘇頌)にも「人参、上黨の山谷及び遼東に生じ、今は河東(山西省)の諸州及び泰山(山東省泰安県)に皆有り。又、河北(河北省一帯)の榷場(官立の指定市場)及び閩中(福建省)より來るは新羅人参[2]と名づく。然れども俱に上黨の者に及ばず。」と記述されているが、「上党の参」とはもともと最高品質のニンジンのことであった。上党は潞州(現在の山西省長治県上党郡)にある地で、古くから良質のニンジンの産地として知られ、ここに産するものを上党人参と称した。ニンジンの産出が枯渇するにつれて、形態の似たヒカゲツルニンジンなどの根を上党人参、略して党参と称するようになったと考えられる。すなわち代用品が転じてついに漢方生薬として正品となったのである。李時珍は、人参の基原植物の形態に関して自らの見解を示していないが、なぜか『證類本草』の図については次のように評している。

宋の蘇頌の圖經本草の潞州なりと繪くは三椏五葉にして真の人参なり。其の滁州(安徽省滁県)なる

は乃ち沙参(キキョウ科ツリガネニンジン)の苗葉なり。沁州(山西省沁源県)、兗州(現在の山東省滋陽県西)なるは皆薺苨(キキョウ科ソバナ)なり。並て失ちなるは之れ詳審なり。今、潞州の者は尚しく得るべからず。則ち他の處の者は尤も信に足らざるなり。

『重修政和經史證類備用本草』巻第六の人参の条に、潞州人参・兗州人参・滁州人参・威勝軍人参の4つの附図が付されている。『經史證類大觀本草』にも同じ名前とやや簡略化された附図が掲載されている。李時珍のいう人参のうち沁州人参が『證類本草』になく、政和本草・大觀本草のいずれも『本草綱目』にない威勝軍人参の図を掲載する。李時珍の参照した『證類本草』は別系統の版本のようである。残りの3つは共通しているので、その図を見ると、李時珍の意見はほぼ正鵠を射ていることがわかる。因みに、威勝軍人参(沁州人参と同じと考える)の図はウコギ科とはほど遠いものである。このことから、中国ではかなり古い時代からニンジンは希少品であって、キキョウ科の沙参や薺苨など類似品で代用することがしばしばあったことを示唆する。すなわち、ニンジンが原産するはずの中国でも古い時代から品薄状態にあり、清代にはほぼ枯渇に近い状態にあった。古い時代にニンジンの和産はなかったが、『本草和名』(深根輔仁)に「人参　和名加乃尓介久佐一名尓己太一名久末乃以」とあり、カノニケグサ・ニコタ・クマノイの和名をつけている。『言海』(大槻文彦)によれば、カノニケグサは鹿齝草、すなわち鹿がこの草を齝けがむ(反芻するという意)からだという。ニコタは和手の訛と思われ、オタネニンジン属植物の掌状複葉を表したものであろう。『延喜式』巻第三十七の諸國進年料雜藥に伊勢国・甲斐国・陸奥国・丹波国・美作国・伊予国・太宰府から人参の貢進があったことが記録されている。また、8世紀前半に成立した『出雲國風土記』でも楯縫郡に人参の所在が記録されている。中古代の文献にある人参が、朝鮮半島あるいは中国から伝わったオタネニンジンであるのか、あるいはその代用品であるのか、興味あるところである。『大和本草』(貝原益軒)は「延喜式ニ所載ノ人参ハ沙参ナルベシ」と代用品説をとる。沙参すなわちツリガネニンジン *Adenophora triphylla* (Thunberg) A. Candolle var. *japonica* (Regel) H. Haraであれば、全国のどこでも野生するが、当時のわが国の典薬寮で教科書としていた『本草經集注』の「人参は一莖を

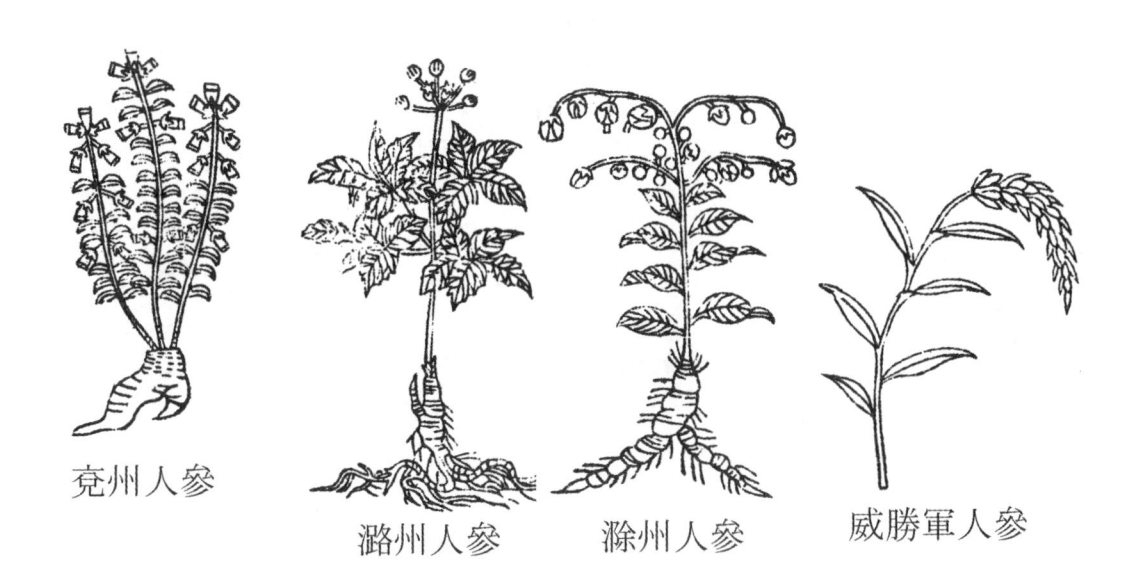

兗州人参　　潞州人参　　滁州人参　　威勝軍人参

生じて直上し、四五葉相對して生じ、花は紫色なり。高麗人、人参讃を作りて曰ふ、三椏五葉にして陽に背き陰に向かふ。」とある比較的具体的な記述に、形態的特徴のみならず、日陰を好むというオタネニンジンの生態がツリガネニンジンとまったく合わない。一方、江戸時代になって、オタネニンジンとは同属異種の関係にあるトチバニンジン Panax japonicus (T. Nees) C. A. Meyer を基原とするものが和人参と称して出現したが、これを古代の人参とする説もある。今日の竹節人参であるが、『本艸辨疑』（遠藤元理）は「古ヨリ人参ノ代ニ用之」と述べており、これだと『本草經集注』の記述に矛盾せず、ある程度の希少性があることも有利である。チクセツニンジンの条で述べるように、竹節人参は江戸期以降になって出現し、それ以前にはなかったとする説が根強いが、古代のニンジンが竹節人参とすれば、『本草和名』にあるいずれの和名との相性は申し分なく、クマノイの名はチクセツニンジンの苦味のある薬味に由来するとも考えられる[3]。本書ではこの説を支持する。

空前のニンジンブーム！歴史家も知らないその内情　column

▶ 1. 元禄バブルの象徴、ニンジン（朝鮮人参）ブーム

江戸期のわが国は、徳川幕府というわが国史上でかつてない強大な安定政権のもとで、消費経済が拡大した時代でもあった。とりわけ江戸や上方などの大都市では、経済の中心が武士階級から町人層に移り、中産階級も形成された。健康に対する関心もこれまで以上に高くなり、とりわけ新市民層ともいうべき人々は支配者階級だけに需要が限られていた高貴薬ニンジンを求めるようになり、前代未聞のニンジンブームが起きたといわれる。ニンジンはわが国に自生しないから、当然ながら全量を原産国である朝鮮あるいは中国から輸入していた。山脇悌二郎によると、**元禄五（1692）年の大坂市場における中国産人参の相場は最高値が1斤（約600g）銀750匁、最低値が銀620匁であったという**[4]。**当時のコメ1石（約150kg）が銀50～60匁といわれ、1人当たりの1年分のコメの消費量が1石といわれているから、大坂市場のニンジン相場がとんでもない高値であった**ことは一目瞭然であろう。ただし、この人参は中国産であって、それより上等とされる朝鮮産はさらに高価であったに違いない。江戸時代を通して、朝鮮からの人参の輸入は一切対馬藩が取り仕切っており、田代和生は貞享元（1684）年から宝永七（1710）年までの朝鮮人参輸入高と価格の推移を報告している[5]。それによると貞享年中は1斤当たり約310～320匁で推移していたのが、宝永五（1708）年になると最高値で693匁に高騰している。一方、輸入量は元禄七（1694）年の6678斤をピークに翌八（1695）年はわずか29斤に激減、以降元禄年間は1000斤台で推移し、宝永年間になるとさらに少なくなり、1000斤に達することが稀となった。このニンジン価格は輸入価格で、実際の市場での卸売価格はさらに高くなるにしても、この物流のデータから1980年代のバブル経済の最中に起きたような狂乱的な物価高騰に遠く及ばないので、今日的意味でいえば静かなブームというべきであるが、田代によれば、ニンジンに対する需要は一向に収まらず、夜中からニンジンを求めて店に押しかける客に売り手が恐れて販売権を返上するようなことも起きたという。投機の対象となるほどニンジンに対する需要は加熱したため、幕府は元禄三（1690）年には病人であることを証明した者だけに販売を認める証文売を命じなければならないほどだったともいう[5]。供給が細くなった割に価格の上昇がそれほどでもないのは、それほど江戸幕府の価格統制が厳しかったからか。実際のニンジンブームの加熱ぶりは「人参飲て首絞る」の諺でもっともよく示唆されよう。

この諺の出典は『諺苑』（太田全斎、1797年成立）であるが、高価な朝鮮人参を服用して病気は治ったもののその代金の支払いに困って首をくくるはめに陥ること、すなわち身分不相応なふるまいが身を滅ぼすことがあると戒めたものである。当時の人々をしてこれほどまでのニンジンブームに駆り立てた原因がどこにあるのか、山脇・田代ほかの類書は言及していないが、伊沢一男は、江戸幕府開闢後に駿府に移住した徳川家康がまもなく病に倒れたが、人参を服用して回復したという話を聞きつけるに及んで、一般人がブームに走ったと説明する[6]。しかし、家康の没年は1616年であり、ブームが起きた元禄時代とは半世紀以上の時代的隔たりがあるから、後人の作話にすぎないようだ。『花江都歌舞妓年代記』巻之三「延享三寅（1746）年」に「いろは軍談（中略）竹田出雲作なり。假名手本忠臣藏後寛延元年辰八月十四より興行す。今に芝居の獨參湯となる。」という記述があり、ここにおよそ場違いといえる独参湯なる列記とした漢方処方名が出てくる。『花江都歌舞妓』巻之四「寛延二巳（1749）年」にも「假名手本忠臣藏　去年辰の八月。大坂竹本座新浄瑠璃　探大當りゆえ、江戸歌舞妓三芝居ともに興行す。」と関連する記述がある。要するに1748年8月に竹本座の人形浄瑠璃が仮名手本忠臣蔵で大ヒットしたので、江戸の歌舞伎三座もそれにあやかって興行するようになったらしい。すなわち、沈滞する芝居興行を活性化する気付け薬の意で、常に大当りをとれる芝居という意味を込めて**「芝居の独参湯」**なるキャッチフレーズが創られ、江戸時代では仮名手本忠臣蔵がその定番であったというのである。しかし、独参湯は『丹渓心法』（元・朱丹渓撰）巻二「労瘵」を出典とする実在の漢方処方であり、誰でも手軽に服用できる人参一味からなる単方である。原典では「労症の後を治し、此を以て之を補ふ」とごく簡単に主治を記述するにすぎず、江戸市民をニンジンブームに駆り立てるほどインパクトのある薬物とはおよそ思えない。独参湯を収載する明代後期の医書で17世紀のわが国で刊行されたものがいくつかある。1636年に刊行された『済世全書』（龔廷賢）では傷寒・補益・吐血の3門に独参湯の名を見る。1654年に16種の医書から構成される『薛氏醫案十六種』（薛己）が出版され、そのうち『外科樞要』・『正體類要』の2書に独参湯の記載がある。以上の医書は、当時のわが国で主流であった後世方派漢方に大きな影響を与えたが、独参湯の主治を次のように記載している。

○ 済世全書
巻之一「傷寒」
獨參湯　傷寒汗下の後解せず、或は藥を投じ錯誤して患ひを致し、人困重をなし死に垂として昏沉し、或は陰陽の二症明らかならざるを治す。

巻之四「補益」
獨參湯　元氣、虚弱、惡寒、發熱、或は渇を作して煩躁、痰喘、氣促し、或は氣虚、卒中して語らず口噤し、或は痰涎上湧して手足厥冷し、或は婦人の難産の産後醒めず喘急する等の症を治す。

巻之四「吐血」
獨參湯　一切の失血、惡寒、發熱して渇を作して煩躁し、或は口噤して痰鳴、自汗、盗汗あり、或は氣虚して脉沉、手足逆冷するを治す。蓋し血は氣に生ずる故に血脱して氣を補ふ、陽生陰長するの理なり。

○ 外科樞要（『薛氏醫案十六種』）
巻之四「治瘡傷各症附方」
獨參湯　一切の失血或は膿水多く出でて血氣俱に虛し、惡寒、發熱して渴を作し煩躁するを治す。蓋し血は氣に生ずる故に血脱して氣を補ふ、陽生陰長するの理なり。人參二兩、棗十枚。十斤の水を用て水煎し、徐徐に服す。

○ 正體類要（『薛氏醫案十六種』）
獨參湯　一切の失血、瘡傷と潰れし後、氣血俱に虛し、惡寒、發熱して渴を作し煩躁する者を治するに、宜しく此の藥を用て氣を補ふべし。蓋し血は氣に生ず、陽生陰長するの理なり。人參二兩、棗十枚を用て水煎し服す。

いずれも大量失血や大病で虚弱となった体力を、陽生陰長の論理により、気血を生じるとともに体力も回復するとあるから、朱丹溪の原記載よりずっと衝撃的な内容であり、これなら万病に効く起死回生の気付け薬というキャッチフレーズに人々が煽動されたとしてもおかしくはない。『景岳全書』（張景岳）でも独参湯は培補類に属する峻補諸方の1つと考えられ、いわゆる補剤の中でもっとも効力ある薬剤とされた。1637年に最初の和刻本が刊行された『本草綱目』（李時珍）でも「男婦一切の虚證を治す」と記述しているように、滋養強壮こそ人参の主効であり、一般には万病に効く薬と解釈された。同書は基本的に薬物書であるが、実に77方の附方を記載し、そのいずれの薬効もわかりやすく解説されている。以上から、**江戸期のニンジンブームの根底となったのは、17世紀に相次いで刊行された中国書におけるニンジン（独参湯）の衝撃的ともいえる薬効の記述に起因する**と考えてよいだろう。補剤を多用する後世方派漢方が典型的な補剤であるニンジンを重視するのは当たり前といえるが、実は瀉法を薬物治療の根幹とする古方派も人参を高く評価していたのである。江戸期を代表する古方派漢方の重鎮吉益東洞は「心下の痞堅痞鞕、支結を治すなり。旁ら不食、嘔吐、喜唾、心痛、腹痛、煩悸を治す。」（『薬徴』）と述べ、同じく有力な古方派漢方医である香川修庵も「元氣の暴脱せるを回復し、邪氣を除き、消渇を止め、煩躁、傷食による吐瀉、厥逆、短氣、少氣、腹痛、自汗を治す。津液を生じ、驚悸を止め、瘧疾を治す。中を調へ、氣を保ち、諸失血、産後の諸虛、痘瘡內托、大凡の卒病の諸虛は唯だ葠（人参）是を掌る。」（『一本堂藥選』）と述べているように、特定の疾患というわけではないが、精神不安を含めて全身の不調を治すような効果が期待できる要薬と考え、補剤ながら古方派でも重用されたのである。したがって18世紀になって古方派漢方が後世方派を圧倒するようになってもニンジンに対する旺盛な需要は陰ることはなかったと思われる。

▶ **2.　幕府財政を逼迫。巨額赤字のニンジン貿易**

江戸市中ほかわが国の都市部で起きたニンジンブームの加熱は社会現象として許容できても当時の幕府にとって看過できない事情があった。**ニンジン貿易は最大の輸入元朝鮮国と独自の外交・通商ルートをもつ対馬藩によって独占されていたが、決済は幕府の発行する銀であったから、結果として大量の銀が朝鮮に流出することとなったからである。**すなわち今日の貿易摩擦に相当することが当時の日朝間で起きていたのであり、この状況に危機感を募らせていたのが当時の幕府顧問新井白石（1657年-1725年）であった。白石は長崎ルートから中国産ニンジンを輸入し、わが国特産

品を中国に輸出することで決済して銀の流出を回避するという具体案を持っていた。これに対して、それまでに築き上げた既得権を失うため、対馬藩は激しく抵抗したが、結局、同案は白石の失脚で実行されることはなかった。しかし、享保元(1716)年に八代将軍徳川吉宗が誕生すると、もっと大胆な政策が登場することになる。すなわち、**ニンジンの国産化**という前例のない壮大な計画であり、対馬藩にオタネニンジンの生品と種子を将軍へ献上するよう密命が下されたのである。結局、これをもとにして国内栽培化を経てニンジンの国内自給に成功したのであり、その経緯については田代和生(『江戸時代朝鮮薬材調査の研究』)、川島祐次(『朝鮮人参秘史』)、小村戈(『出雲国朝鮮人参史の研究』)や今村鞆(『人参史』)が詳細に解説しているので、ここでは確実なエビデンスに基づく部分のみを取り上げ、簡単にまとめておく。俗説では、今日のわが国で栽培されるオタネニンジンは朝鮮通信使が将軍吉宗に献上した数十粒の種子に由来するとしているが、通信使の果たした意義を殊更に強調するために作り上げられた妄説にすぎない。後述するように、わが国におけるニンジン栽培は朝鮮からもたらされたニンジン苗が結実して得た種子から繁殖されたものであって、朝鮮から直接由来した種子を発芽させて繁殖させたことを示唆する文献資料は見当たらない。一般に、ニンジン種子は採種後長時間おいて乾燥したものは発芽しにくくなる性質があり、これがニンジン栽培を困難にする要因の1つでもあった。田代によれば享保六(1721)年から同十三年の間に6回にわたってニンジンの生品や種子が将軍のもとへ献上された[7]。

1. 享保六(1721)年　　10月25日　　人参樹3本
2. 享保七(1722)年　　1月26日　　人参樹6本
3. 享保八(1723)年　　4月10日　　人参樹7本
4. 享保十二(1727)年　　12月9日　　人参樹4本
5. 享保十二(1727)年　　12月28日　　人参樹7本
6. 享保十三(1728)年　　11月12日　　人参樹8本・種60顆

ニンジンの生品が初めて献上された享保六(1721)年、将軍徳川吉宗先規復古の主旨をもって旧御殿地(上州館林藩下屋敷)のすべてを薬園添地とし、小石川御薬園は44,800坪余と大幅に拡張され[8]、現在の後継地である東京大学附属小石川植物園とほぼ等しい面積となった。この拡張は必ずしもニンジンの栽培化だけに備えたためではないが、幕府とりわけ将軍徳川吉宗がその計画にいかに力を注いでいたかを示す証左といえる。第2回目に献上された6本のうち、何本かが小石川御薬園に植えられたことは、宗家文書の記述から明らかにされている。この壮大な計画の渦中にいた対馬側人物は江戸藩邸医師仁位元春であって、幕府から朝鮮薬材の調査を依頼されていた幕府医官河野松庵は仁位をニンジン栽培の重要な情報を持つ人物と見ていたらしく、再三接触を求め、間接的に詰問している。これに対して、仁位は朝鮮でも栽培されているとは聞いたことがなく、また栽培は不可能と答えるのみであったという[9]。さらに、当時の朝鮮では野生のオタネニンジンが少なくなり、かつてのように簡単に採取できなくなった状況も指摘しており、元禄時代中期以降、朝鮮からのニンジン供給量が著しく不安定となったのは資源枯渇によることを間接的ながら示唆する。朝鮮からのニンジン供給量が減少すれば、偽和品が多くなるのは必然といってよいが、実際に享保年間以前にも起きており、第八次朝鮮通信使節団が江戸から戻って対馬から釜山へ帰国する直前に、

対馬奉行から当該の事項について苦情を受けたことを、通信副使である任守幹（1665年-1721年）が『東槎日記』の中で記している[10]。

　既得権を失う恐れがあるにもかかわらず、また幕府の威光を背景とする御用本草学者との間の葛藤に悩みながらも、対馬藩は朝鮮からオタネニンジンの種苗や栽培情報の入手を確実にこなしていた。享保七(1722)年の宗家文書に「先比朝鮮人参之種を御植被成置候」という注目すべき記述がある[11]。朝鮮からオタネニンジンの種子を入手したのは享保十三年のわずか1回のみであるから、それ以前に入手した生品が活着して種子を付けたことを意味し、ニンジン国産化計画が対馬藩の手の届かぬところで着実に進行していたことを示唆する。対馬藩を介したオタネニンジン生品の入手はさらに数波あり、享保八年四月十日に献上された七本の生品は日光・小石川御薬園そして御座之間近所（江戸城内）の3カ所に分散されて栽培されたと河野松庵は仁位元春に打ち明けている[12]。ただし、小村式によれば、以上の3カ所以外に、佐渡奉行小浜久隆がオタネニンジン生品4本を長谷村・大野村・栗野江村の3カ所に植え付けたという。この人参の生品は対馬藩が享保八年に献上したものといい、長谷村では活着して享保十年には実をつけ、採種した種子を石台（現在いうプランターのこと）に蒔く方法を採用して、安定的に栽培できることを見出したともいう。享保二十年には、十三年株13本から365粒ほか、その他の古株からのものを併せて530粒の種子を得たと佐渡奉行萩原美雅は報告している[13]。しかし、田代は佐渡におけるオタネニンジン栽培の事実には一切触れておらず、おそらく宗家文書に記録がなかったからと思われる。すなわち、河野松庵が佐渡でオタネニンジンが植え付けられたことを知らなかったか、対馬藩から献上されたオタネニンジンの移動先について正しく把握していなかったわけで、**ニンジン国産化計画はそれだけ秘密裏に進められた**ことを示唆する。佐渡のオタネニンジン栽培に関しては『朝鮮人参秘史』（川島祐次）も言及せず、オタネニンジンの試験栽培において佐渡が重用な役割を果たしたことはあまり知られることはなかった。佐渡は日光と同じく幕府直轄地であるから、そこで得られた知見はその他の試験栽培地にももたらされたことはまちがいないだろう。

　オタネニンジン生品は享保七年に二度、享保八年に一度、併せて三度、対馬藩から献上されているが、これも各所に分散されて栽培研究が行われたに違いない。オタネニンジンの献上は対馬藩ルート以外にもあった。『人参譜』の「採参記略」によると、享保十二年に遼東人参生品3本と実百余粒が長崎奉行を通じて吉宗に献上されている（丹羽貞機『庶物類纂』所収）。遼東人参は中国産の人参のことで、植物学的に朝鮮種と基原を異にするわけではないが、根の形態に若干の変異があるので、田村元雄（1718年-1776年）など一部の本草家は区別していた。中国からもたらされた遼東人参の生品がその後どのような運命をたどったのか興味深いところであるが、それを示唆する文献資料は残されていない。いずれにせよ、享保年間に朝鮮半島などから導入したオタネニンジン生品の増殖努力が実って、元文三(1738)年五月、御用薬種商の岡肥後によって日光産のオタネニンジンの種子が御種[14]の名で売り出され、以降、各地で栽培されるようになった。オタネニンジンの安定的大量増殖に目処をつけたわけで、これをもってニンジン国産化に成功したということができる。幕府も栽培を奨励し、現在のわが国で栽培されるオタネニンジンはこれに由来するもので、以降、250年以上にわたって持続的に生産されていることになる。

▶3. 徳川吉宗の秘策で国産化されたニンジン

わが国に原生しない植物で、しかも入手の困難な限られた株数の生品から商業生産までこぎつけた先人の努力は、まことに賞賛に価する。オタネニンジン種子が販売される前年の元文二 (1737) 年、幕府は日光産の種子20粒を本草家田村元雄に下賜した。元雄はこれを自園に蒔いて増殖をはかるとともに、最適な栽培法を研究し、延享四 (1747) 年にこれまでに積み上げた知見を『人参耕作記』にまとめ上げて刊行した。図版を添えて漢字仮名混じり文で記述し、末端の耕作者である農民にもわかりやすく説明しており、オタネニンジン栽培の実学書としてこれ以上優れた書はないといってよい。本書はオタネニンジン栽培の希望者に頒布していたが、版木を焼失したため、明和二 (1765) 年増補版として『朝鮮人参耕作記』という別名で再版した。オタネニンジンの栽培および生薬ニンジンの調整のマニュアルとして広く流布したのは再販本であり、オタネニンジンの国内栽培の普及に果たした役割は非常に大きい。宝暦十三 (1763) 年に江戸神田に朝鮮種人参座が開設され、国産ニンジンの本格的な市場取引が始まった。しかし、必ずしも期待通りに国産ニンジンが受け入れられたわけではないことは『朝鮮人参耕作記』に「或人云、朝鮮国の人参といへども此国に久しく植養時は和人参に変ずる事有べしと云」とある記述が如実に表している。当時のわが国では、**もともと朝鮮原産であっても国内で栽培すると和人参 (竹節人参のこと) に変わるのではないか**という根強い風評があった。江戸後期を代表する本草家小野蘭山 (1729年-1810年) すら「朝鮮種ヲ栽ルヲ御種人参ト云フ。形狀ハ和人参ト同ジクシテ皆直根ナリ。其異ナル所ハ實ノ形正圓ナラズシテ早ク熟スルニ在リ。」(『本草綱目啓蒙』) と述べており、これだと御種人参と和人参 (チクセツニンジン) の関係が風評通りと解釈されても不思議はないだろう。これに対して元雄は「人参ハ神草にして百度蒔植といへども花色まで元の如くにして更に変ずる事無之」と述べ、朝鮮種と変わらないことを力説したが、それだけ本草家の危惧が根強かったことを示唆している。蘭山は「御種人参 (国産の栽培ニンジンのこと) ノ横紋多キモノヲ以テ韓ノウブニ偽ルモノアリ。甚ダ辨別シガタシ。」とも述べており、国産品より朝鮮産人参が一般には望まれていたことを暗示している。かかる風評にもかかわらず、人参の相場価格は安定し、元禄期の狂乱価格は終息した。『天明大政録』(湯浅明善) によれば、天明七 (1787) 年では、上人参銀7匁5分、並人参銀5匁、細鬚人参銀2匁であったといい、元禄期と比べて二桁も低価格となっている。ニンジンの供給が大幅に増えた結果であるが、一方で、朝鮮産人参は高値で取引されていたともいわれる。日本薬局方は輸入品も国産品も植物学的にオタネニンジンを基原とし一定の規格を満たす限りにおいて区別しない。一部の販売業者や薬剤師は輸入品と国産ニンジンの間に顕著な薬効の違いがあるかのように標榜することがあるが、信頼できる学術的根拠はなく、あるとしてもプラシーボ効果によるものにすぎない。**比較的最近まで、わが国で国産ニンジンが生産されていたが、それを韓国に送って韓国人参公社のラベルに貼り替えて逆輸入することが公然と行われていた。江戸期の人々と現代人とのニンジンに対する認識にさほど差がないのは驚くほかはない。**

驚くことに、国内で生産されたばかりのニンジンの一部は中国にも輸出されている。清代中期の中国で人参の産出量が激減していたことは、『本草綱目拾遺』(1765年、趙学敏撰) に東洋参・西洋参の条があり、世界中から人参の類品を集めていたことで容易に推察される。西洋参とは、北米に産するウコギ科同属植物アメリカニンジン *Panax quinquefolius* Linné の根であり、清代になって西洋との交流が進む中で中国にもたらされた (アメリカニンジンではないとする異説もある)。一方、東洋

参については「汪玉于言う、東洋参、日本東倭の地に出ずる。(中略)此の参、近日頗行し、無力の家は之を以て遼参(遼東人参)に代へて用い、亦た効有り。毎枝、皆重一銭許り、亦た二三銭の者有り。總て枝根を以て印日本二字の名有るは價八換、無字なるは價五換。蓋し印字有るは乃ち彼の土の官参にして最道地(優良地の産のこと)なり(以下略)、と」と記述されているように、竹節人参ではなく日本で生産された真正のニンジンであることを示している。『本草綱目拾遺』のこの記述は、日本産ニンジンの品質が十分に薬用に堪えることを示しており、本格生産が始まったばかりでまだ国内需要を満たしていないにもかかわらず中国に輸出されたのは、国内に根強かった品質に対する危惧を払拭する意図もあったのではないかと思われる。

オタネニンジンの栽培化成功により、庶民も人参を利用できるようになったことは、民間療法書『寒郷良剤』の「動気」に「かわせみ壱羽　口ばしと足を去　其外其侭　御種人参一両　右二品黒やきにして、毎朝少しづゝ服すべし」なる処方が収載されていることでわかる。輸入人参も、引き続き用いられたのはいうまでもないが、『此君堂薬方』にある処方「脱血シテ氣乏クナリタルハ、廣東人参一二匁煎服　三七ト云艸ニテ補血第一ノ妙薬也、スベテ腫初ハ細ニシテスルモヨシ」のように、広東人参すなわち洋参のような中国・朝鮮以外に産するものも用いられた[15]。これも真物の人参の品薄によりやむを得ず用いたのであるが、それほど江戸期のわが国では人参信仰ともいうべき未曾有の人参ブームが社会現象として起きたのである[16]。人参の持続的商業生産は、わが国が先駆けて確立したもので、それまで朝鮮・中国でも行われた形跡はない。わが国の一部に、オタネニンジンの栽培は古くから中国・朝鮮で行われていたから、田村元雄の栽培法はオリジナルではないという研究家もいる。『本草綱目』に「十月に種を下す。菜を種ゑる法の如し。」と記載されているように、朝鮮・中国では古くからオタネニンジンの種子を採取し、圃場で栽培されたことはおそらく事実である。しかし、それが持続的栽培でなかったことは古くから一貫してニンジンが貴重品であったこと、そして江戸期の中国でニンジン不足に陥っていたことから明らかである。オタネニンジンの栽培は難しく、実生から植えてもしばらくすると消えてしまう。連作を極端に嫌い、原産地でも野生状態で群生しないのはそのためである。田村元雄が確立した栽培法は、厳格な土壌管理と水湿条件の管理を伴う高度な技術であり、これによって野生種から種苗の補充なしで持続的栽培を成功させ[17]、幕末に中国へ輸出するほどにまで大量生産を可能にしたことは特筆に値することである。しかし、明治政府が漢方医学を廃止してから人参の国内需要が激減し、人参生産者はまだ需要のあった朝鮮半島・満州に進出し、当地に栽培法を伝えた。今日、両国で田村元雄の耕作法とほぼ同じ方法でオタネニンジンが栽培されているのはかかる背景があったからである[18]。

1) 松田秀秋・村田和也・竹下文章・高田敬士・寒川慶一・谿忠人　薬史学雑誌　第45巻　40-48　2010年。
2) 『新唐書』巻四十一「志巻三十一・地理五」に「開元二十四年、開福、撫二州山洞、置治新羅」とあり、新羅は古代中国の江南道汀州臨汀郡にあった古地名で、現在の現福建省龍岩市に当たる。福建省はニンジンを産出しないが、三七人参の類が分布するので、類品を新羅人参と呼んだか、あるいは江南のニンジンの集積地の1つであったとも考えられる。
3) ニンジンの性味は甘であるから熊膽(くまのゐ)の名に合わない。
4) 因みに同年度におけるほかの薬物の相場は、麝香1貫匁(1000匁)、大楓子260匁、ミイラ32匁、肉桂27匁5分、檳榔子9匁5分、白朮6匁1分、大黄2匁7分、麻黄1匁8分、山帰来1匁6分であったという。山脇悌二郎「近世日本の医薬文化」(平凡社、1995年)「Ⅵ 人参・麻黄・大黄」、215頁-224頁による。
5) 田代和生『江戸時代朝鮮薬材調査の研究』(慶應義塾大学出版会、1999年)、55頁-64頁。
6) 伊沢一男『薬用植物大百科：伊沢一男遺稿集』(伊沢俊夫／主婦の友出版サービスセンター、1999年)、506頁-508頁。

7) 田代和生「江戸時代朝鮮薬材調査の研究」（慶應義塾大学出版会、1999年）、109頁-112頁。対馬藩に仕える儒学者雨森芳洲の「大雲院公実録」に記録されているという。
8) 上田三平著・三浦三郎編「改訂増補日本薬園史の研究」（渡辺書店、1972年）、「第四章幕府の薬園　第二節小石川御薬園」、39頁-93頁。
9) 宗家文書「薬材禽獣御吟味被仰出候始終覚書」享保七（1722）年四月十五日条。田代和生「江戸時代朝鮮薬材調査の研究」（慶應義塾大学出版会、1999年）、275頁-276頁によると「元春申上候は、被為仰聞候趣奉畏候、併朝鮮表ニても左様之事不及承候、人之手ニ渡り候て作り立申事と決て及承不申候、下々之朝鮮人申候を承候得ハ、近来殊外山ニも寡ク御座候て、昔之様ニハ掘出し得不申候由承及候由申上候処、云々」とある。新鮮な種子を播種すれば発芽率は悪くないので、古くから朝鮮・中国で栽培が行われていたことは確かであろうが、一般作物のような栽培は困難であり、仁位元春が得た情報は事実であったと思われる。宝永年間になって朝鮮からニンジンの供給が細くなり、偽和品の横行（註10）を考えると、当時の朝鮮でわが国で実用化されたような持続的栽培は行われていたとは考えにくい。
10) 任守幹著・若松實訳「東槎日記　江戸時代第八次（正徳元年）朝鮮通信使の記録」（日朝協会愛知県連合会、1993年）、「新正約條」（1712年2月13日）、156頁-157頁。「近頃偽造人蔘が甚だ多く採蔘人または商人達に格別に注意させて斯かる弊害をなくして下さるようにして、（中略）お願い致します」と六奉行が通信使に訴えたとある。
11) 宗家文書「薬材質正紀事」享保七（1722）年十一月二日、平田隼人宛杉村三郎左右衛門書簡。田代和生「江戸時代朝鮮薬材調査の研究」（慶應義塾大学出版会、1999年）、277頁-278頁による。
12) 宗家文書「薬材禽獣御吟味被仰出候始終覚書」享保八（1723）年一月二十三日条。田代和生「江戸時代朝鮮薬材調査の研究」（慶應義塾大学出版会、1999年）、279頁-281頁による。
13) 小村弌「出雲国朝鮮人参史の研究」（八坂書房、1999年）、186頁-190頁。
14) これがオタネニンジンの語源となった。
15) 広東人参を三七というのは誤りである。
16) 元禄時代以降のわが国では木乃伊（ミイラ）や甘扁豆油など新薬に対する需要も旺盛であった時期があり、ニンジンだけが特殊な存在であったわけではない。
17) わが国では朝鮮・中国とは違ってオタネニンジンは自生しないから、圃場で採種、播種し苗を育て続けなければならない。したがって、わが国の耕作者は原産地の耕作者とは比較にならないほどのプレッシャーを受けていたのである。
18) 川島祐次「朝鮮人参秘史」によると、朝鮮におけるオタネニンジン栽培は英祖の末年（1770年代）、中国では清・嘉慶初（1796）年ころであるという。いずれも日本とほとんど変わらない栽培法であるから、わが国の生産方式が伝わり、彼の地でそれを踏襲したことはまちがいない。

ニンドウ　忍冬　LONICERAE FOLIUM CUM CAULIS　XIV*(2)～XVI　漢

▶ **基原**　スイカズラ科（Caprifoliaceae）スイカズラ *Lonicera japonica* Thunberg の葉及び茎。

▶ **用途**　もっぱら漢方に用いる。配合処方：紫根牡蛎湯・治頭瘡一方・治頭瘡一方去大黄。

▶ **出典**　名醫別錄上品「味は甘く温にして無毒。寒熱身腫を主る。久しく服すれば身を軽くし、年を長じて壽を益す。十二月に採り陰乾す。」

▶ **漢名**　忍冬（別録）、金銀藤・鴛鴦藤・鷺鷥藤・老翁鬚・左纒藤・金釵股・通靈草・蜜桶藤（本草綱目）。

▶ **解説**　中国ではスイカズラの古い茎を忍冬藤と称し、葉のついた幼枝を銀花藤という。花とつぼみを乾燥したものを金銀花（局方未収載）と称し、中国ではむしろこの方がよく用いられ、『萬病回春』ほか金元医学書では多用される。金銀花としてはスイカズラのほか、地域によってはその変種 *L. japonica* Thunberg var. *chinensis* (Watson) Baker や *L. acuminata* Wallich、キダチニンドウ *L. hypoglauca* Miquel、ハナヒョウタンボク *L. maackii* (Ruprecht) Maximowicz、*L. macranthoides* Handel-Mazzetti、*L. similis* Hemsley、*L. tragophylla* Hemsley などの花を基原とするかあるいは混入の可能性がある。出典の別録は薬用部位に言及しないが、気味を甘とし

ているので、もともと花つぼみを用いていたと考えられる。『證類本草』（唐慎微）は『藥性論』を引用して「忍冬亦た單用すべし。味は辛く、腹脹満を主治し、能く氣を止め、㿂を下す。」とあり、ここでは気味を辛しとするので、茎葉を指すと思われる。金銀花の名は、花期に白色（銀）と黄色（金）の花をつけることに由来する。その名の初見は『履巉岩本草』であり、「鷺鷥藤一名金銀花」とある。鷺鷥藤は『本草綱目』（李時珍）に金銀藤とともに忍冬の別名に挙げられているが、『本草和名』（深根輔仁）に類名の鷺鴛藤があるので、『履巉岩本草』よりさらに古い典籍の出典と思われるが不詳である。『履巉岩本草』に彩色された附図があるが、スイカズラの茎葉の特徴を表しているものの、花は描かれていない。『本草綱目』に「花初めに開く者は蘂瓣倶に色は白にして、經ること二三日すれば則ち色變じて黄となる。新舊相参り黄白相映す。故に金銀花と呼ぶ。氣は甚だ芬芳す。四月に花を采り陰乾す。藤葉は時に拘はらず采り陰乾す。」とあり、金銀花の名の由来を解説するとともに、花・茎葉の採集時期を記載することで、それまでの本草書があいまいにしてきた薬用部位を明確にした。わが国では葉を茶剤として利用することがある。

『本草和名』に「忍冬　和名須比加都良」とあり、『和名抄』（源順）にも同音の和名を充てており、今日の通用名と同じである。名の由来は、独特の形態の花筒に蜜があり、吸うと甘い味がするからという。『延喜式』巻第三十七「典藥寮」に忍冬の名はないが、同巻第十五「内藏寮」に「大神祭　夏祭料　忍冬花鬘盛柳筥一合」とありこの名が出てくる。花鬘とは花鬘のことで、花のついたスイカズラのつるを鬘につくったことを示す。大神神社（奈良県桜井市）の祭祀の１つで、毎年四月中旬に行われる鎮花祭があり、スイカズラとササユリ *Lilium japonicum* Thunberg ex M. Houttuynの根を神饌として供える風習が残っている。新暦のこの時期では、スイカズラの花はなくつるのみであるが、旧暦では花が咲き始める時期に当たるので、昔は花付きのつるを奉納したに違いない。この大神神社の鎮花祭は、古くから京都・奈良・大阪の薬舗が薬草その他を奉納したことから、「くすりまつり」と俗称する。大神神社は、薬の神様とあがめられる少彦名神を配神し、境内の一部に薬木・薬草が植えられている。

バイモ　貝母　FRITILLARIAE BULBUS　XIV*(1) 〜 XVI　漢

▶ **基原**　ユリ科（Liliaceae）アミガサユリ *Fritillaria verticillata* Willdenow var. *thunbergii* Bakerの鱗茎。《備考》アミガサユリ：*Fritillaria thunbergii* Miquel [synonym. *Fritillaria verticillata* Willdenow var. *thunbergii* (Miquel) Baker]。

▶ **用途**　もっぱら漢方に用いる。配合処方：外台四物湯加味・滋陰至宝湯・清肺湯・当帰貝母苦参丸料。

▶ **出典**　神農本草經中品「一名空草。味は辛く平。傷寒の煩熱、淋瀝、邪氣、疝瘕、喉痺、乳難、金創、風痙を治す。」

▶ **漢名**　貝母・空草（本經）、藥實・苦花・苦菜・商草・勤母（別錄）、茵（爾雅）。

▶ **解説**　本經は薬用部位に言及しないが、別錄に「晉地（山西省）に生ず。十月に根を採り暴乾す。」とあり、根を薬用とする。中国には同属異種が多く、市場では産地名をつけて区別する。局方正品は浙江省を原産地として栽培するので浙貝と称する。そのほか、産出量の多いものを挙げると、四

川を中心に産出される川貝は*F. unibracteata* P. K. Hsiao et K. C. Hsia、*F. cirrhosa* D. Donを基原とする。四川から雲南・チベットに広く産する*F. delavayi* Franchetは炉貝、新疆に産する*F. pallidiflora* Schrenk ex Fischer et C. A. Meyer、*F. walujewii* Regel、*F. karelinii* (Fischer ex D. Don) Bakerは伊貝と称される。『本草綱目啓蒙』（小野蘭山）に「藥家舶來二品アリ。古渡ノモノハ形小ニシテ白シ。是川貝母ニシテ上品ナリ。今渡ル者ハ大ニシテ輕虚下品ナリ。是本草彙箋ニ謂トコロノ象山貝母ナリ。」とあり、上品とされる川貝は現在でも輸入量は限られる。一方、蘭山が下品とする象山貝母は浙江省象山に原産する浙貝の１種で、アミガサユリを基原とし、現行局方が正品に規定するものである。このほかに産地が限られ産出量の少ないものが多くあるが、いずれもユリ科バイモ属（*Fritillaria*）を基原とすることで共通する。『證類本草』（唐慎微）巻第八にある２つの貝母の附図は、一見してバイモ属種とわかるほどであり、古くから貝母の基原が大きく混乱することはなかったと思われる。

『本草和名』（深根輔仁）に「貝母　和名波々久利」とあり、ハハクリなる和名が充てられた。『延喜式』巻第三十七「典藥寮」の諸國進年料雜藥では安房國・美濃國より貝母の貢進が記録され、『出雲國風土記』では秋鹿郡に白朮・独活・女青・苦參とともに貝母の所在が記録されている。これら古文献にある貝母は中国原産のアミガサユリである可能性はない。仮に中国から伝わっていたとすれば、近畿地方各地の薬園で栽培されるはずで、『延喜式』の貢進地に近畿地方の国名があってしかるべきだからである。わが国にはバイモ属種の自生がいくつか知られているので、同属種を基原とする代用品の可能性が高いと思われる。『出雲國風土記』にある貝母は島根県に分布するイズモコバイモ*Fritillaria ayakoana* Maruyama et Naruhashiあるいはナガバナコバイモ*Fritillaria amabilis* Koidumiであり、『延喜式』にある美濃国の貝母はミノコバイモ*Fritillaria japonica* Miquelと考えられる。『本草綱目啓蒙』に「丹後大江山ニハ自生アリト云」とあるのもミノコバイモと思われる。一方、『延喜式』で安房国より貢進された貝母は八兩とあり、美濃国の三斤より産出量がずっと多い。そもそも安房国すなわち千葉県にバイモ属植物の分布は知られていない（『千葉県植物誌』による）ので、この貝母は海産物を誤認した可能性が高い。

バクガ　麦芽　FRUCTUS HORDEI GERMINATUS　XVI*(1)　漢

▶ **基原**　イネ科（Graminae）オオムギ*Hordeum vulgare* Linné の成熟した穎果を発芽させて乾燥したもの。

▶ **用途**　消化・健胃の目的で一部の漢方処方に配合：化食養脾湯・加味平胃散・半夏白朮天麻湯。

▶ **出典**　別録中品「蘗米　味は苦く無毒。寒中を主る。氣を下し熱を除く。」
藥性論「大麥蘗　使なり。味は甘く無毒。能く宿食を消化し、冷氣を破り、心腹脹滿を去る。」（『證類本草』の大麥の条に所引）

▶ **漢名**　蘗米（別録）、大麥蘗（藥性論）、麥蘗（日華子諸家本草）、穬麥蘗・麥芽（本草綱目）。

▶ **解説**　本品の基原種オオムギは大麥の名で別録中品に収載され、初版局方にも収載された（ダイバクの条を参照）。麥芽の名は『本草綱目』（李時珍）の蘗米の条に出てくる比較的新しい名である。蘗は「もやし」を意味し、李時珍は別録中品に収載される蘗米を粟蘗一名粟芽、稲蘗一名穀蘗と穬麥蘗

一名麥芽の3種に分類した。李時珍はこのうちの穬麥蘖に麥芽の別名を充てた。別録は蘖米の基原を明記しなかったが、『本草經集注』(陶弘景)は「此是ち米を以て蘖と爲すものにして別米の名に非ざるなり。其の米を末とし脂に和して面に傅く。亦た皮膚をして悦澤せしめ、熱を爲るに麥蘖に及ばざるなり。」とあって、ここで麥蘖という名が出てくる。蘖米は米より作るもので、薬効は麥蘖には及ばないというのであるが、陶弘景は麥蘖を区別して新たに条を設けることはなかった。一方、『新修本草』(蘇敬)は「謹みて案ずるに、蘖なる者は生じて理を以てせざるの名なり。皆當に生ずるべきの物を以て之と爲すべし。陶は米を以て蘖と爲すと稱ふ。其の米豈に更めて生ずること能ふや。止だ當に蘖中の米を取るべきのみ。按ずるに、食經は稲蘖を用ふと稱ふ。稲は即ち穬穀の名なること明らかなり。米にて作るに非ず。」[1]と記述する。すなわち、蘇敬は別録にいう蘖米は稲米だけで作るのではないと陶弘景を名指しで批判したのである。『本草衍義』(寇宗奭)は「蘖米は則ち粟蘖なり。今は穀神散中に之を用ふ。性は又大麥蘖より温なり。」と記載し、ここに粟蘖と大麥蘖の名があり、寇宗奭は粟蘖こそ蘖米であると主張する。一方、大麥蘖はまさにオオムギより作るもので今日のバクガと同じであるが、『本草衍義』より古く『藥性論』に初見し、その主治は▶ 出典に示す通りである。李時珍は、別録にある蘖米の主治を、そのまま粟蘖に充てていることからわかるように、寇宗奭の見解を支持したが、結局、古本草にある大麥蘖と稲蘖を蘖米に取り込んで蘖米一条にまとめた。

　『本草和名』(深根輔仁)に「蘖米　萌牙なる者通じて蘖と爲す　和名毛也之」、『和名抄』(源順)に「説文云ふ　蘖　魚列反、與禰乃毛夜之　牙米なり　本草云ふ、蘖米、味は苦く毒無し　又、麥蘖有り」とあり、前者は単にモヤシとし、後者はヨネノモヤシ(イネのもやし)とする一方で、ムギのもやしもあるとしている。両書にある蘖米・蘗米は中国本草にいう蘖米のことであるが、『本草綱目』によれば、穬麥のもやしが穬麥蘖すなわち今日のバクガ(麦芽)であった。穬麥は『和名抄』に「新抄本草云ふ、穬麥　上音廣　加良須牟岐　以て蘖を作り、小麥以て麺を作る」[2]とあって、カラスムギの和名がつけられている。一方、『本草和名』では「穬麦　馬の食らふ所の者なり、以て蘖に作る　和名加良須毛岐」とあり、やや訛りながら同系統の和名をつける。このカラスムギは今日いう*Avena fatua* Linnéではなく、オオムギの一品種と考えられている。古来、本草家の見解は一致せず、その基原は不明であるが、『本草和名』の注にあるように、馬の食う者という(『本草經集注』の引用)から、もやしすなわちバクガにしてやっと人が利用できる、穀類として劣品とされたことがわかる。穬麥は別録の中品にあり、「味は甘くして微寒、無毒。身を軽くし、熱を除くを主る。久しく服すれば人をして力多く健行せしむ。以て蘖を作り、温にして食を消し、中を和す。」と記載されている。

1) 『新修本草残巻』の「心當取蘖～」を『證類本草』唐本注に拠って「止當取蘖～」に訂正する。
2) 狩谷棭斎によれば「以て蘖を作り～」は伊勢廣本だけにあるという(『箋注倭名類聚抄』巻十草類　穬麥)。

ハクズイコウヒ　白瑞香皮　MEZEREI CORTEX　III　　洋

▶ **基原**　ジンチョウゲ科（Thymelaeaceae）セイヨウオニシバリ *Daphne mezereum* Linné の樹皮。

▶ **用途**　発泡刺激剤として皮膚病などに外用。

▶ **解説**　局方では白瑞香皮（ハクズイコウヒ）と表記。欧州・西アジアに産する。『薬物誌』（ディオスコリデス）にDaphnoidesの名で収載され、西洋では歴史のある薬物である。意外なことに、『薬物誌』では根・樹皮は薬用にならないとされ、葉を催吐剤・月経誘発剤とし、実を便通促進の目的で用いるとある。わが国に近縁種としてオニシバリ *Daphne pseudomezereum* A. Gray が自生する。『和蘭藥鏡』（宇田川榛斎・榕菴）巻十三に瑞香（ズイコウ）の名がみえ、「水煎内服シテ汗ヲ發シ小便ヲ利シ黴毒ノ骨疼、或ハ骨腫、腐骨疽等ニ大効アリ」という主治とともに、本品と甘草の２味からなる瑞香發汗煎などの処方が記載されている。瑞香はジンチョウゲ *Daphne odora* Thunberg の漢名で、中国原産の花卉園芸植物として知られるが、生薬としては『本草綱目』（李時珍）に初見する。その主治について「急喉風に、白花なる者を用ひ、水に研（す）り之を灌ぐ」とあり、この記述は『醫學集成』にあるという。中国における瑞香の薬用は西洋の影響であろう。

バクチヨウ　LAUROCERASI ZIPPELIANAE FOLIUM　III ～ V、一国＊　洋・和

▶ **基原**　バラ科（Rosaceae）バクチノキ *Laurocerasus zippeliana* (Miquel) Browicz (synonym. *Prunus zippeliana* Miquel ; *P. macrophylla* Siebold et Zuccarini) の新鮮葉。

▶ **用途**　バクチ水製造原料。

▶ **解説**　局方ではバクチ葉と表記。バクチノキはわが国房総半島以西の暖地に自生がある。青酸配糖体が含まれ、生葉を水と蒸留して得られる留液をバクチ水 AQUA LAUROCERASI ZIPPELIANAE と称し、セイヨウバクチノキ *Laurocerasus officinalis* M. Roemer[#] [synonym. *P. laurocerasus* Linné ; *Cerasus laurocerasus* (Linné) Dumont de Courset] より製するラウロセラズス水 AQUA LAUROCERASI の代用とした。キョウニン水 AQUA PRUNI ARMENIACAE と同様、鎮咳薬とする（キョウニンの条を参照）。

バクモンドウ　麦門冬　OPHIOPOGONIS TUBER　二国、VII ～ XVI　漢

▶ **基原**　ユリ科（Liliaceae）ジャノヒゲ *Ophiopogon japonicus* Ker-Gawler の根の膨大部。《備考》APG：クサスギカズラ科（Asparagaceae）ジャノヒゲ *Ophiopogon japonicus* (Thunberg) Ker-Gawler。

▶ **用途**　もっぱら漢方に用いる。配合処方：温経湯・加味四物湯・甘露飲・外台四物湯加味・滋陰降火湯・滋陰至宝湯・炙甘草湯・辛夷清肺湯・清肌安蛔湯・清上蠲痛湯・清暑益気湯・清心蓮子飲・清熱補気湯・清熱補血湯・清肺湯・竹茹温胆湯・竹葉石膏湯・釣藤散・麦門冬湯・扶脾生脈散・補気

健中湯・補肺湯・味麦地黄丸。

▶ **出典**　神農本草經上品「味は甘く平。川谷に生ず。心腹結氣、傷中、傷飽、胃絡脉絶し、羸痩短氣を治す。久しく服すれば身を軽くし、老ひず、飢ゑず。」

▶ **漢名**　麥門冬(本經)、羊韭・愛韭・馬韭・羊蓍・禹葭・禹餘粮(別錄)、釁火冬・忍冬・忍陵不死藥・僕壘・隨脂(呉普本草)、釁冬(爾雅)、階前草(本草綱目)。

▶ **解説**　第13改正版までは「ジャノヒゲ又はその他同属植物」としていたが、同第1追補以降は基原をジャノヒゲに限定した。中国では同属種ナガバジャノヒゲ*Ophiopogon japonicus* (Thunberg) Ker-Gawler var. *umbrosus* Maximowiczも用い、浙江省ではセッコウジャノヒゲ*O. chekiangensis* K. Kimura et H. Migo（今日では*O. japonicus*の一型で異名として扱われる）が栽培され、これも市場によく出る。チベットで麦冬と称するものは*O. intermedius* D. Donである。一方、韓国では同科別属のヤブラン*Liriope muscari* (Decaisne) L. H. Bailey (synonym. *Liriope platyphylla* F. T. Wang et Ts. Tang)、コヤブラン*L. spicata* Loureiroの肥大根を麦門冬とするが、中国ではこれを土麦冬と呼び、劣等品とする。中国でいう土麦冬にはこのほか、ヒメヤブラン*Liriope minor* (Maximowicz) Makino、*L. kansuensis* (Batalin) C. H. Wrightがある。

　本經は薬用部位に言及しないが、『本草經集注』(陶弘景)に「四月に採り、冬月に實を作ること青珠の如し。根は穬麥に似る。故に麥門冬と謂ひ、肥大なる者を以て好しと爲す。之を用ふるに湯に澤して心を抽き去る。爾らざれば人をして煩はしむ。穀家を断ちて要と爲す。二門冬、潤ふ時は並に重く、既く燥けば即ち軽し。一斤にして四五兩を減ずるなり。」と記述され、根の肥大したものが良品とあるので、薬用部位は根ということになる。この記述の中で、実が青珠とあり、また『圖經本草』(蘇頌)でも「實は碧にして圓く、珠の如し」と記述されているので、麥門冬の本来の基原は実が黒紫色になるヤブラン属(*Liriope*)ではなく、ジャノヒゲ属(*Ophiopogon*)である。したがって、中国で土麦冬と称し、韓国で麥門冬と称するものの多くは、本来の基原ではないことになる。『本草綱目啓蒙』(小野蘭山)は麥門冬に大小の2種があり、大葉麥門冬をヤブラン、小葉麥門冬をジャノヒゲとするが、蘭山の認識は誤謬ということになる。『用藥須知』(松岡恕庵)も蘭山と同じ見解であり、江戸期の本草界では定説であった。中国本草で大小の二麦に区別するという記述は『證類本草』(唐慎微)所引の『本草拾遺』(陳蔵器)に由来するようである。すなわち、「江寧(旧江蘇省江寧県、今の南京市江寧区)に出づる小なるは潤ひ、新安(安徽省歙県)に出づる大にして白し。其の大なる者の苗は鹿葱の如く、小なる者は韮葉の如し。」とある大小を、蘭山は大葉・小葉と解釈した。陳蔵器もこの後に「大小三四種有り、功用は相似す。其の子圓く碧なり。」と述べており、青玉をつけるから大小のいずれもヤブランの類ではない。大葉麥門冬の基原を敢えて挙げるのであれば、ジャノヒゲより葉が長くてやや広いナガバジャノヒゲ(中国産)かオオバジャノヒゲ*Ophiopogon planiscapus* Nakai (日本産)となろう。

　『本草和名』(深根輔仁)に「麥門冬　和名也末須介」とあり、『和名抄』(源順)も同名の和名を充てている。語源は、花実を除いて、葉の形がカヤツリグサ科スゲ属(*Carex*)の各種に似ていることによる。『萬葉集』では「やますが」あるいは「やますげ」の名で詠まれる歌が14首知られている。その1首に「あしひきの　山菅の根の　ねもころに　止まず思はば　妹に逢はむかも」(巻12　3053)がある。「山菅の根のねもころに」の意味は、根が長く匍枝を伸ばして別株につながるジャノヒゲ

の特徴を表したもので、「山菅の根」は「ねもころに」に掛かる序詞となっている。地味な植物にもかかわらず、古代人は目に見えない地下部がつながっていることを知っていたことを示唆する[1]。ジャノヒゲは古くから薬用としてかけがえのない存在であった。『延喜式』巻第三十七「典薬寮」の諸國進年料雜藥に、多くの諸国すなわち伊賀国・尾張国・三河国・遠江国・駿河国・相模国・安房国・上総国・下総国・近江国・美濃国・上野国・若狭国・丹波国・丹後国・但馬国・出雲国・美作国・備前国・備中国・備後国・安芸国・周防国・阿波国・讃岐国・伊予国から貢進の記録があったことでわかるように、古くからバクモンドウの需要は大きかったことを示している。同巻ではそのほか遣諸蕃使(唐使・渤使・新羅使)にも麥門冬の名が出てくる。『出雲國風土記』でも意宇郡・嶋根郡・楯縫郡・神門郡・大原郡に麥門冬の所在が記録されている。

[1] 木下武司　美夫君志　第87号　1頁-14頁　平成26年。

ハズ　巴豆　CROTONIS SEMEN　二国、VII*　　　　　　　　　漢

▶ **基原**　トウダイグサ科 (Euphorbiaceae) ハズ *Croton tiglium* Linné の種子で、種皮を去って用いる。

▶ **用途**　峻下薬。

▶ **出典**　神農本草經下品「一名巴椒。味は辛く温。川谷に生ず。傷寒、温瘧の寒熱を治し、癥瘕結して積聚を堅くするを破り、留飲、淡癖. 大腹の水脹、五藏六府を蕩練し、閉塞を開通し、水穀の道を利し、惡肉を去り、鬼蠱の毒を除き、邪物を注ぎ、蟲魚を殺す。」

▶ **漢名**　巴豆・巴椒 (本經)、老陽子 (本草綱目)。

▶ **解説**　東南アジア熱帯の原産で、古い時代に中国に伝わった。本經は薬用部位に言及しないが、『圖經本草』(蘇頌) に「五六月に實を結び、房を作す。生は青く、八月に至り熟して黄となる。白豆蔻に類して漸漸に自ら落ちれば、即ち之を収る。」とあるように、果實を薬用とする。別録に「八月に採り陰乾す。之を用ふるに心、皮を去る。」とあるので、果実の皮を去って種子を用いる。心とは種子の中にある子葉、皮は殻である。本品の基原植物について蘇頌は「木の高さ一二丈、葉は櫻桃の如くして厚く大、初生は青く、後に漸く黄赤となる。十二月に至り葉は漸く凋み、二月に復た漸く生じ、四月に至り舊葉落ち盡くし、新葉齊しく生じ、即ち花發き穂を成して微黄色となる。(中略) 一房に三瓣有り、一瓣に實一粒有り、一房に實三粒を共にするなり。」と詳細に記述してハズの特徴に合致し、中国では古くから広く植栽されていたことを示唆する。

　本品の使用に際して有毒の油分を除く必要がある。種子を磨り潰して紙に挟み、押圧して油分を除いたものを巴豆霜(ハズソウ)という。霜は黒焼きの意味もあるので、江戸時代では巴豆の種子を黒焼きにして誤用することもあった。『本草和名』(深根輔仁) に和名はなく、江戸期になっても全て中国からの輸入に頼っていた。磯野直秀によると、ハズの渡来は享保六(1721)年で、清船が持ち渡り、長崎から小石川御薬園に移植されたという[1]。

[1] 磯野直秀　慶應大学日吉紀要・自然科学　第42号　27-58　2007年。

ハチミツ　蜂蜜　MEL　Ⅰ～ⅩⅥ　　　　　　　　　　　　　　　　　洋・漢

▶ **基原**　ミツバチ科 (Apidae) ヨーロッパミツバチ *Apis mellifera* Linné 又はトウヨウミツバチ *Apis cerana* Fabricius がその巣に集めた甘味物を採集したもの．

▶ **用途**　滋養強壮の目的で古くから食用とされ，漢方では多くの生薬をハチミツで製することがある．

▶ **出典**　神農本草經上品「石蜜　一名石飴．味は甘く平．山谷に生ず．心腹の邪氣，諸驚癇痓を治し，五藏を安んじ，諸不足，氣を益し，中を補ひ，痛みを止め，毒を解し，衆病を除き，百藥を和す．久しく服すれば志を強くし，身を輕くして，飢ゑず，老ひず．」

▶ **漢名**　石蜜・石飴 (本經)，崖蜜・木蜜・土蜜 (本草經集注)，白蜜 (藥性論)，黄連蜜・梨花蜜・檜花蜜・何首烏蜜 (圖經本草)，蜜糖 (本草蒙筌)，蜂蜜 (本草綱目)．

▶ **解説**　第 5 改正版までは蜂蜜と表記．初版および第 2 改正版はミツバチ *Apis mellifera* Linné に言及するが，第 3～5 改正版は本品の基原の記載はなく，単に蜂蜜とある．第 6 改正版でようやく「ミツバチ *Apis mellifera* Linné が巣に集めた甘味物」と記載され，第 7 改正版以降でトウヨウミツバチが加わった．本經では石蜜とあるが，別錄に「武都 (甘肅省成県西) の山谷，河源 (黄河の水源地) の山谷及び諸山の石中に生ず．色白く膏の如き者が良し．」とあり，岩石の間に巣を作るミツバチの巣から得た蜜を指すようである．『本草經集注』(陶弘景) は「石蜜は即ち崖蜜なり．高山の巖石の間に之を作る．色は青赤にして，味は小鹹，之を食せば心煩す．其の蜂は黑色，虻に似たり．又，木蜜を呼びて食蜜と爲し，樹枝に懸けて之を作り，色は青白なり．樹空及び人家に養ひ之を作る者亦た白くして濃厚，味は美なり．(中略) 又，土蜜，土中に之を作るもの有り，色は青白，味は酸なり．今，晉安，檀崖 (未詳) に出づる者は土蜜多く，最も勝ると云ふ．東陽 (浙江省金華県)，臨海 (浙江省臨海県) の諸處は木蜜多く，於潛 (浙江省於潛県)，懷安 (安徽省寧國県東南於潛に通ずる中間) の諸縣に出づるは崖蜜多し．」と記述して，天然蜜をいくつかの種類に分別する．すなわち，本經はこのうちの 1 種を石蜜として記載していることになる．これに対して『新修本草』(蘇敬) は「今，自ら水牛乳を以て沙糖を煎じ作る者有り，亦た石蜜と名づく．此れ既く蜂の作るものなり．宜しく石の字を去るべし．」[1] (『證類本草』所引) と記述し，当時，砂糖から製した偽和品があったことを示唆する．『圖經本草』(蘇頌) は「食蜜に兩種有り．一種は山林の木の上に在り房を作し，一種は人家に窠檻を作り收め，之を養ふ．其の蜂は甚だ小にして微かに黄なり．蜜は皆濃厚にして味は美なり．」と述べるように，石蜜以外の蜜も十分に使用に堪えることを示唆している．『本草綱目』(李時珍) は今日の通用名である蜂蜜と改称し，その定義をミツバチの作る蜜一般とした．わが国の在来ミツバチはトウヨウミツバチであるが，実際に養蜂家が飼育するのはヨーロッパミツバチである．局方はヨーロッパミツバチのほかトウヨウミツバチの集める蜜も正品と規定しているが，今日，多くを輸入する中国のミツバチはトウヨウミツバチであるという現実を考慮した．『本草綱目啓蒙』(小野蘭山) は「又，砂糖蜜アリ．白キ者ハ白糖ニ老酒ヲ雜ヘ煮造ル．黒キ者ハ黒糖ニ酒ヲ雜テ製ス．皆藥ニ入ルニ堪ヘズ．」というように，蜂蜜に偽和品が多かったと述べている．蘭山によれば，舶来の蜂蜜にも同様の偽和品があったという．『和漢三才圖會』巻第五十二「蟲部」にも「今，多ク沙糖ヲ用テ之ヲ偽ル．沙糖ト膠飴ト相和シテ之ヲ作ル．」と同様の記述がある．

蜂蜜は漢薬であるばかりでなく洋薬でもあり，江戸期には西洋の知識も伝わった．『遠西醫方名

物考』(宇田川榛斎・榕菴)巻二十三に蜜の条があり、主治を「性温、白蜜(火力ヲ假ラズ製スル者、火力ヲ用ヒテ製スルヲ黃蜜トイフ)ハ油氣土氣ヲ含ミ鹽氣少ナシ。專ラ内服藥ニ用フ。凝結ヲ疏解スル良藥トス。故ニ粘液痰飲多キ症ニ用フ。」と記述している。

『日本書紀』の皇極天皇二(643)年に「百濟の太子餘豐、蜜蜂の巣四枚を以て、三輪山に放ち養ふ」という記述があるが、「終に蕃息らず」とも記述され、生態環境が合わず、ミツバチは定着しなかったらしい。『本草和名』(深根輔仁)に石蜜の条はあるが、和名はない。一方、『和名抄』(源順)巻四「飲食部」に「説文云ふ、蜜　音密　此間云美知　甘飴なり。野王案ずるに、蜂、百花を採り、醞釀の成す所なり。」とあり、「みち」という和訓がつけられている。同書巻八「蟲豸部」に「方言注云ふ、蜜蜂　美知波知、蜜は飲食部に見ゆ　黒蜂は竹木に在りて孔を爲し、又室有る者なり」とあって、ミツバチの古名は「みちばち」であった。一方、『延喜式』巻第十五「内藏寮」に、各地から蜂蜜の貢進の記録があり、「甲斐國一升、信濃國二升、能登國一升五合、越中國一升五合、備中國一升、備後國二升」とある。量が少ないので、野生ミツバチの巣から採集したものと思われる。

1) 図書寮本では石蜜は巻十七「草菓部中品」に置かれ、注(陶弘景・蘇敬のどちらであるかは不明)は「云ふ、水牛乳、米粉を用て和し煎じれば乃ち塊を成すを得る。西戎より來る者佳し。□江左亦た有り、殆ど蜀なる者に勝れり。云ふ、牛膝の汁を用て和し之を煎じ糖となし、並に□餅と作せば、堅重にして蜀なる者なり。新附。」とあって、記述内容が異なる。

ハッカ　薄荷　MENTHAE HERBA　Ⅰ〜Ⅶ*、Ⅸ〜ⅩⅥ　洋・漢

▶ **基原**　シソ科(Labiatae)ハッカ *Mentha arvensis* Linné var. *piperascens* Malinvaudの地上部。《備考》ハッカ：*Mentha canadensis* Linné var. *piperascens* (Malinvaud ex Holms) H. Hara (synonym. *Mentha arvensis* Linné var. *piperascens* Malinvaud)。

▶ **用途**　健胃薬・駆風薬として家庭薬に配合されるほか、ハッカ油の製造原料とされる。また、漢方処方にも配合される。配合処方：加減涼膈散(万病回春)・加減涼膈散(浅田方)・加味逍遙散・加味逍遙散加川芎地黄・響声破笛丸・荊芥連翹湯・荊防敗毒散・柴胡清肝湯・滋陰至宝湯・逍遙散(八味逍遙散)・清上防風湯・洗肝明目湯・川芎茶調散・防風通聖散。

▶ **出典**　新修本草菜部中品「味は辛く苦く温にして无毒。賊風、發汗、惡氣、腹脹滿、霍亂、宿食消ゑず、氣を下すを主る。汁に煑て服し、亦た生食に堪ふ。人家に之を種う。汁を飲めば汗を發し、大いに之を解勞す。」

▶ **漢名**　薄蔄(新修本草・藥性論)、呉菝蘭・新羅菝蘭(食性本草)、南薄荷(本草衍義)、薄苛(本草品彙精要)、蔢荷(本草蒙筌)、蕃荷菜・金錢薄荷(本草綱目)。

▶ **解説**　第5版までは薄荷葉、第6版以降はハッカと表記。初版から第5改正版はハッカのみを基原とし、第6〜7改正版は「ハッカ又はその変種」、第9〜13改正版は「ハッカ又はその種間雑種」[1]

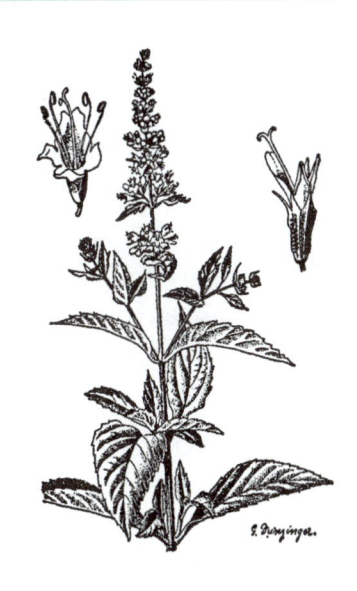

としていたが、第13改正版第1追補以降はハッカに基原を限定した。日本・中国のハッカは1696年にイギリスに伝わり、1721年、同国局方に収載された。ドイツでは1777年にハッカ水をドイツ局方に収載した。西洋にはセイヨウハッカ *M. x piperita* Linné があり、『薬物誌』（ディオスコリデス）でEduosmos Emerosとあるものに相当し、古くから薬用とされた。主成分のメントール含量はハッカより少ないが、香味は優るので、食品・菓子の風味に用いられるのはセイヨウハッカである。『和蘭藥鏡』（宇田川榛斎・榕菴）巻三の薄荷の条で、国産ハッカとは異なる類品としてセイヨウハッカを挙げて効力は同等とし、「竄透温煖衝動シ、健胃驅風ノ良藥トス」と記述している。欧州から西南アジアにオランダハッカ *M. spicata* Linné [synonym. *M. viridis* (Linné) Linné] が自生し、西洋ではスペアミントとして愛好される。

ハッカはわが国に自生があるが、『本草和名』（深根輔仁）には「薄䕞　唐」とあって和名の記載はない。一方、『和名抄』（源順）には「薄䕞　和名波加(はか)」とあるが、漢名の音読みを表したにすぎない。薄荷は古方で用いず、また香料としても日本人の趣向に合わなかったため、古代では利用されなかったようだ。『本草類編』（1390年ころ）に太宇安良々支(たうあららぎ)すなわちトウアララギの和名がつけられているが、後世でこの名が使われた形跡はない。アララギは『本草和名』で蘭蒿草に充てられた和名であり、ユリ科（APGではネギ科あるいはヒガンバナ科）ノビル *Allium macrostemon* Bungeの類のことをいう（シンイの条を参照）。薄荷の気味はかなり刺激的であり、かつ唐すなわち中国にしかないものと思われていたのでトウアララギの名がつけられた。

わが国で薄荷の利用が本格化したのは江戸期以降である。『大和本草』（貝原益軒）によると、「國俗ニ龍薄荷ト云ヲ用ユベシ。是龍脳薄荷ナリ。気味香ク辛シ鼻ニトホル。一種非薄荷ト云ハ香気アシシ。用フルベカラズ。龍薄荷家舖ニウヘ、四五月雨後ニ早ク葉ヲツミトリ、半日日ニホシテ後、カゲボシニスベシ。乾シテ後、器ニ納メ、或厚キ紙袋ニ包ヲクベシ。生葉ヲキザミ、膾ニ加ヘ、又煎茶煖酒ニ和シテノム云々」と記載されており、その文面から古くから利用されていたわけでもなく、また中国からハッカが伝わったわけでもなさそうである。龍脳薄荷(リュウノウハッカ)は『本草衍義』（寇宗奭）に初見し、『本草綱目』（李時珍）にも引用されている。原典では「薄荷、世が之を南薄荷と謂ふは、一種龍脳薄荷有り、故に南と言ひて之を別と爲すなり」とあるだけで、それが何であるか説明は一切ない。『圖經本草』（蘇頌）も「莖葉は荏(シソ科エゴマ)に似て尖り長く、冬を經て根は枯れず。夏秋に莖葉を採り曝乾す。古方、稀に用ふ。或は薤(な)と䪢と作して食ふ。近世の醫家、傷風、頭腦風を治し、関格を通じ、及び小兒の風涎に要切の藥と爲す。故に人家の園庭の間に多く之を蒔く。」と記述するが、かろうじて薄荷がシソの類であることがわかるにすぎない。しかし、蘇頌がいうように、古方で薄荷の使用が稀であるのは事実である。わが国では、江戸前期は後世方派漢方が優勢で、薄荷を配合する処方が使われるようになると、和産のニホンハッカを野生から選抜し、家舖に植えて利用するよう勧めたものと思われる。ハッカの仲間にヒメハッカ *Mentha japonica* (Miquel) Makinoなど、本物のハッカより気味の劣るものがあり、それらと区別するために中国本草にある龍脳薄荷の名を借用したのであろう。ハッカが東アジアに広く分布するにもかかわらず、『新修本草』（蘇敬）で初めて収載されたことから、中国における薄荷の利用も西洋の影響であろう。

---

1) 第8改正版はハッカの条がなく、ハッカ油に基原を記載する。

バッカク　麦角　ERGOTA (SECALE CORNUTUM)　Ⅰ〜Ⅷ　洋

▶ **基原**　バッカクキン科(Clavicipitaceae) *Claviceps purpurea* Tulasneがイネ科(Poaceae) ライムギ *Secale sereale* Linnéの子房に寄生して生じる菌核。

▶ **用途**　エルゴタミン(偏頭痛薬)・エルゴメトリン(子宮収縮薬)製造原料。

▶ **解説**　第5改正版までは麥角、第6改正版はバクカクと表記。第7〜8改正版では総アルカロイド0.15％及び水溶性アルカロイド(エルゴメトリンとして)0.01％以上の含量規定が設定され、基原の判定基準とした。バッカクキンはライムギのほかオオムギ *Hordeum vulgare* Linné、コムギ *Triticum aestivum* Linné、エンバク *Avena sativa* Linnéなどのイネ科穀物に寄生し、欧州ではバッカクで汚染された穀物を食べて中毒(ErgotismあるいはSt. Anthony's fireという)が起き、歴史上の大事件となったことも少なくない。中毒の原因となる主成分はリゼルグ酸を基本母核とする化合物群であり、それより誘導された半合成のリゼルグ酸ジエチルアミド(LSD)は幻覚剤として麻薬及び向精神薬取締法で厳しく規制されている。

現在のわが国ではムギなどイネ科穀類に寄生する例は皆無であるが、野草のイネ科カモジグサ *Elymus tsukushiensis* Honda var. *transiens* (Hackel) Osadaにしばしば寄生する。16世紀のドイツでバッカクに止血作用のあることが知られ、17世紀末ごろから医薬に供せられた。『和蘭薬鏡』(宇田川榛斎・榕菴)巻十七に麥奴とあるものが本品に相当し、「獨乙都、和蘭、波羅泥亞等ノ産婆是ヲ用ヒテ臨産痛ヲ催起スル一良藥トス。然レドモ應當ノ症ヲ的識セズ、妄ニ過用シ多害ヲ致ス故ニ世人是ヲ忌避シ、久シク廢棄セリ。然ルニ近來北亞墨利加洲ノ内科及ビ拂郎斯、諳厄利亞、獨乙都、和蘭ノ産科、専ラ是ヲ經試シ臨産痛ヲ誘發シ子宮牽縮ノ努力ヲ進メ分娩力ヲ扶ルニ從來未曾有ノ殊効ヲ顯知セリ。然レドモ經驗未久シカラザル故ニ尚逾試用シテ其性効ヲ確知セントス。」とあり、西洋で子宮収縮薬として用いられていたのが江戸期のわが国に伝わった。しかし、以下に述べるように、麦奴の漢名をバッカクに用いるのは誤りであった。麥奴は『本草拾遺』(陳蔵器)に初見し、「麥の苗の上の黒黴を麥奴と名づく。熱煩を主り、丹石、天行の熱毒を解す。」(『證類本草』米穀部「小麥」所引)と記載されている。また、『正字通』(張自烈)に「麥穂將に熟せんとする時、上に黒黴有る者を麥㜺と名づく」とある麥㜺も同物異名である。これはコムギの穂に担子菌類のクロボキン目Ustilaginalesに属する菌が寄生して起きる黒穂病のことであって、麥角とはまったく異なる。このうち、クロボキン科*Ustilago*属種をクロボキンと称し、黒穂病の主たる病原とされている。『千金要方』巻第九「傷寒上」の發汗丸第六に麥奴丸一日黒奴丸二日水解丸という処方があり、釜底墨・竈突墨・梁上塵・大黄・麥奴・黄芩・芒硝・麻黄の8味を配合し、五六日以上熱が下がらず、熱が胸中にこもり、しゃべることができず、水を飲みたがるような悪性の傷寒に用いるとある。この薬方は、『頓醫抄』(梶原性全)巻第五「傷寒中」にも引用されるが、「麥奴　コムギノアラカス」という註釈から、クロボキンが感染した穂とは思えない。しかし、『和名抄』(源順)に「新錄單要云ふ、麥奴　牟岐乃久呂美」とあり、ムギノクロミとしているから、中古代のわが国で黒穂病は発生していたことを示す。梶原性全は僧職であるから、あまり農業に詳しくなく、麥奴の存在を知らなかったのかもしれない。斎藤茂吉の和歌に「まはりみち　畑にのぼれば　くろぐろと　麦奴は　棄てられにけり」とある麦奴は「むぎのくろみ」と読み、『和名抄』と同訓である。『和蘭薬鏡』ではクロンボウとしているが、アフリカ系黒色人種の総称「黒ん坊」ではなく、「くろんぼ」であり、または「くろぼ」

とも呼ばれた。これは黒穂の音読みの転訛である。榕菴は麦奴の名を借用しただけなのか、あるいはそれをバッカクと誤認していたのか定かではない。初版局方で麦角に改名し、以降、今日に至る。麦角の名は和製漢名であり、中国では1952年の『国薬的薬理学』でようやくこの名が初見する(『中薬大辞典』)から、わが国から輸入した名であることはまちがいない。

バニラ　VANILLAE FRUCTUS　III〜IV　洋

▶ **基原**　ラン科 (Orchidaceae) *Vanilla planifolia* Jackson ex Andrewsの果実を発酵させて香気(バニリン)を発するようにしたもの。《備考》YListは *V. mexicana* Millerを正名とし、*Vanilla planifolia* を異名とするが、国際的にはいずれも独立種とされている（Flora of North America；The Plant List；Grin Taxonomy)。

▶ **用途**　菓子香料。

▶ **解説**　局方ではワニルラと表記。メキシコ東部の原産。17世紀にスペイン人が欧州に輸出し、間もなく香味料としての地位を確立した。現在は熱帯各地で栽培する。西インド諸島産の同属植物 *V. pompona* Schiedeは真正バニラより品質が劣るが、栽培しやすく開花結実時期が異なるため、バニラと併せて栽培される。バニラの芳香成分はバニリンなる芳香族化合物であるが、収穫したばかりのバニラ豆(種子鞘)には大半が配糖体として含まれるため、香りは微弱である。これをキュアリングという一連のプロセスを施すことにより、配糖体が分解されてバニリンを遊離し、芳香が出てくる。キュアリングの第一段階はバニラ豆を加熱処理し、種子が発芽、生長しないようにすることである。次の段階はスウェッティングというプロセスで、これによりバニラ豆を高温高湿の環境に置き発酵を進行させる。最後は香気成分が失われないように注意深く乾燥させる。以上のプロセスを経た上質のバニラ豆は表面にバニリンの白色針状晶が密生することがあり、芳香性も優れている。今日、香料成分たるバニラの9割以上は植物繊維であるリグニンを分解して製したものといわれ、バニラ豆の需要はかつてほどではなくなった。

ハマボウフウ　浜防風　GLEHNIAE RADIX CUM RHIZOMA　二国、VII〜XVI　和・漢

▶ **基原**　セリ科 (Umbelliferae) ハマボウフウ *Glehnia littoralis* F. Schmidt ex Miquelの根及び根茎。

▶ **用途**　防風の代用とする。

▶ **解説**　中国では本品の外皮を去ったものを北沙参(ホクシャジン)と称し、発熱・咳・口渇などに用いる。北沙参は『本經逢原』(張璐)に初見するが、わが国における薬用実績から収載した可能性がある。ハマボウフウは北海道から南西諸島に至る海浜の各地に自生するが、海浜地域の開発が進み適地が少なくなったこと、またハマボウフウの若葉は山菜として食用となるため乱獲された結果、国産品は急減している。

　本品は防風の代用品である。14世紀の室町中期に成立した『福田方』(有隣)に「和ト唐ト、ツク

シト共ニアリ、天皇子防風ハ、ハマオホネトテ、ハマノスナハラニ在トニヘリ。」とあり、天皇子防風とともにその和名あるいは土名らしきハマオオネ（浜大根）の名が出てくる。今日、わが国各地の海浜にハマダイコン *Raphanus sativus* Linné var. *hortensis* Backer forma *raphanistroides* Makinoが自生するが、ダイコン *Raphanus sativus* Linné var. *hortensis* Backerが逸出して野生化したものであるから、これを防風と認識することはないだろう。根がダイコンのように食べられるとしてつけられた名前とすれば、ボタンボウフウ *Peucedanum japonicum* Thunbergぐらいしか該当するものはない。『本艸辨疑』（遠藤元理）は「防風、和ハ唐ヨリ來ル者ト各別ナリ。一種濱防風ト云者アリ、唐ニ微似タリ。故ニ濱ヲ用ル人モアリ、是近キ時用ル者ナリ。古來ノ者ニ非ズ。」と記しており、防風の代用品としてハマボウフウを挙げるが、近来のものという。しかし、ボウフウの条でも述べるが、『延喜式』にある防風の中にハマボウフウと考えざるを得ないものがあり、かなり古い時代から防風として利用されてきたと考えざるを得ない。それが真物の防風ではないと認識されたのは、遠藤元理のいうようにそれほど古くなく、室町時代以降と思われるが、江戸期の本草家の浜防風に対する評価はきびしいものがあった。『用藥須知』（松岡恕庵）は「又、濱防風アリ。亦防葵[1]ノ一種ナリ。共ニ用フベカラズ。」といい、また『本草綱目啓蒙』（小野蘭山）も「又、別ニ濱防風アリ。春中菜店ニ嫩葉ヲ貨リ食品トス。故ニ八百屋防風トモ云。又、伊勢防風トモ云。海濱ニ自生ス。根皮黄赤ニシテ疙瘩アリ。常州羽州奥州肥前ノ五島ヨリ藥舗ニ出ス。是菜類ニシテ防風ニ非ズ。」といい、当時、正規の薬物とは認識されていなかった。現在は漢方で防風の代用に稀に用いられるが、代用品として認知されたのは比較的最近のことである。蘭山はハマボウフウを菜類としているが、『大和本草』（貝原益軒）も「芳潔ニシテ味辛甘クシテ美シ」と述べるように、江戸時代には野菜として利用された。『農業全書』（宮崎安貞）に防風の栽培に関する記述があり、「是ハ薬種の防風にてハなし。海浜の和らかなる白沙に生ず。其茎あかく、その葉も其香も防風に似たる物なり。茎を取ておりて膾の具に用ひ、或酢にひたして食ふ。甚其香よく味よし。」とあり、防風ではなくハマボウフウの食用としての香味を高く評価し、畑地での栽培を奨励していた。蘭山が八百屋防風の別名があるというのも、畑地栽培品を八百屋が販売するようになり、江戸期にはかなりの規模の商業生産があったことを示唆している。

1) わが国ではセリ科ボタンボウフウ *Peucedanum japonicum* Thunbergに充て、ボタンニンジンともいう。一方、『食療正要』（松岡恕庵）はハマボウフウ *Glehnia littoralis* F. Schmidt ex Miquelとする（巻之二「菜部下」）。本經上品に収載され、正倉院の「種々薬帳」にもその名を見る（亡失）。『新修本草』（蘇敬）によれば、根葉は葵花（アオイ科フヨウ属など）に、果実・根の香味が防風に似ているので防葵と名づけたとある。『重修政和經史證類備用本草』巻第六にある襄州防葵の図は、柴胡・羌活などセリ科基原品と似ているのでセリ科と思われるが、現在の中国では防葵の名で呼ぶものは見当たらない。

ハマメリスヨウ　HAMAMELIDIS FOLIUM　III〜IV　洋

▶ **基原**　マンサク科(Hamamelidaceae) アメリカマンサク *Hamamelis virginiana* Linnéの葉。

▶ **用途**　赤痢、腸カタル、痔疾に用いる。

▶ **解説**　局方ではハマメリス葉と表記。原産地の米国では水蒸気蒸留したものをハマメリス水と称し、化粧水とする。

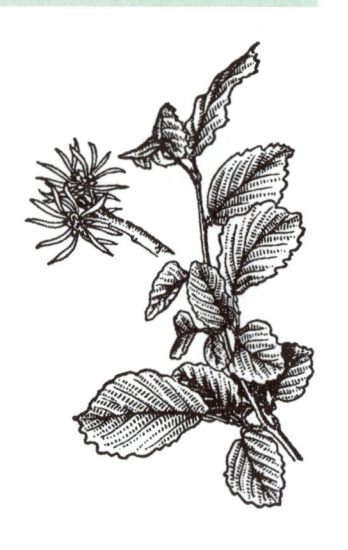

ハンゲ　半夏　PINELLIAE TUBER　V〜XVI　漢

▶ **基原**　サトイモ科(Araceae)カラスビシャク *Pinellia ternata* Breitenbachのコルク層を除いた塊茎。《備考》カラスビシャク：*Pinellia ternata* (Thunberg) Tenore ex Breitenbach.

▶ **用途**　もっぱら漢方に用いる。配合処方：温経湯・温胆湯・延年半夏湯・黄連湯・解急蜀椒湯・化食養脾湯・藿香正気散・加味温胆湯・乾姜人参半夏丸・甘草瀉心湯・枳縮二陳湯・堅中湯・香砂六君子湯・厚朴生姜半夏人参甘草湯・五積散・柴葛解肌湯・柴葛湯加川芎辛夷・柴陥湯・柴梗半夏湯・柴胡加竜骨牡蛎湯・柴胡枳桔湯・柴胡桂枝湯・柴芍六君子湯・柴蘇飲・柴朴湯・柴苓湯・生姜瀉心湯・小柴胡湯・小柴胡湯加桔梗石膏・小青竜湯・小青竜湯加杏仁石膏・小青竜湯加石膏・小半夏加茯苓湯・参蘇飲・清肌安蛔湯・清湿化痰湯・蘇子降気湯・大柴胡湯・大柴胡湯去大黄・大半夏湯・竹茹温胆湯・竹葉石膏湯・丁香柿蒂湯・釣藤散・当帰湯・二朮湯・二陳湯・麦門冬湯・八解散・半夏厚朴湯・半夏散及湯・半夏瀉心湯・半夏白朮天麻湯・不換金正気散・伏竜肝湯・茯苓飲加半夏・茯苓飲合半夏厚朴湯・附子粳米湯・奔豚湯(金匱要略)・奔豚湯(肘後方)・抑肝散加陳皮半夏・六君子湯・苓甘姜味辛夏仁湯。

▶ **出典**　神農本草經下品「半夏　一名地文一名水玉。味は辛く平。川谷に生ず。傷寒寒熱、心下堅く氣を下し、喉咽の腫痛、頭眩して胸脹り、欬逆して腸鳴するを治し、汗を止む。」

▶ **漢名**　半夏・地文・水玉(本經)・守田・示姑(別錄)・羊眼半夏(新修本草)。

▶ **解説**　第5改正版は半夏(ハンゲ)と表記。本經は薬用部位に言及しないが、別錄に「槐里(陝西省興平県の東南)の川谷に生じ、五月八月に根を採り暴乾す」とあり、地下部の塊茎を薬用とする。中国では同属別種の *Pinellia pedatisecta* Schottの根茎が混じることがあるという。市場品はコルク層を除いてあるが、サトイモ科特有の粘液質を除去するために行う。『本草經集注』(陶弘景)に「皆、先づ湯に洗ふこと十許り過ぎて滑なるをして盡きせしむ。爾らざれば人の咽喉を戟す。」とあり、刺激作用のある粘液質を除くことは古くから実践されてきた。粘液質の中にシュウ酸カルシウムの針晶が含まれ、これが咽喉粘膜を刺激する本体とされている。『用藥須知』(松岡恕庵)の半夏の条に「一種大

半夏ト稱スルモノ其根塊極メテ大葉亦大ニシテ紋縷有り、且光ル。此半夏ニ非ズ、由跋ナリ。南星ノ一種ナリ。混ジ用ユベカラズ。」と記述され、大半夏なる紛らわしい名が出てくる。恕庵はこれを由跋としているので、基原はムサシアブミ *Arisaema ringens*（Thunberg）Schott である。カラスビシャクと同じサトイモ科とはいえかなり系統が異なり、天南星の類であって小南星の別名がある。中国でも『新修本草』（蘇敬）に「江南なる者大なること乃ち徑寸あり。南人特に之を重んじ、頃來、互用す（小径と大径を両方を用いること）。功状は殊に異なれり。南人に問ひて説く、苗葉乃ち是油跋なりと。」とあり、半夏と油跋を混同することが古くからあった。因みに、オオハンゲ *P. tripartita*（Blume）Schott という一品があり、カラスビシャクの同属種すなわちハンゲの類であって、松岡恕庵のいう大半夏（油跋）とは異なるので注意を要する。一方、『本草綱目啓蒙』（小野蘭山）に「一種オホ半夏アリ。高サ一尺餘、葉花根共ニ大ナリ。方書及附方ニ齊州半夏大半夏ト云是ナリ。藥家ニ賣ルモノハ皆和産ナリ。白色ノ者ヲ以テ上トス。」とあるのは、今日いう大玉半夏すなわちオオハンゲのことであるが、今日では半夏の名で市場に出てくることはない。

『本草和名』（深根輔仁）に「半夏　和名保曾久美」とあり、ホゾグミあるいはホソクミ(ビ)の和名が充てられている。前者とすれば、ホゾは臍、グミは胡頽子のことであるが、カラスビシャクの独特の地上部の特徴とはまったく相容れず、また塊茎の形態特徴とも合わない。後者とりわけホソクビの名であれば、カラスビシャクの仏炎苞と付属体の形態を、同じサトイモ科の仲間である天南星の類と比べて、細首（頸）と表したものと思われる。しかしながら、この名は漢名の音読み「はんげ」に駆逐され、今日に伝わらなかった。『延喜式』巻第三十七「典藥寮」の中宮朧月御藥、雑給料、諸司年料雑藥、遣書蕃使（唐使・渤使・新羅使）などに半夏の名が散見され、諸國進年料雑藥では伊賀国・伊勢国・尾張国・美濃国・讃岐国から貢進が記録されている。カラスビシャクは畑地の雑草として農家から嫌われるほど繁殖力は強く、比較的最近まで農村地帯ではごく普通の存在であった。しかし、畑耕作の動力化が進んで、土中深く耕されるようになると駆逐され、今はあまり見なくなった。

『和蘭藥鏡』（宇田川榛斎・榕菴）巻五に漢薬中の漢薬というべき半夏が収載されているのは意外に思われるが、欧州産の近縁植物に対して借用した名である。ラテン名をアリュム・トリホリウムとしているので、おそらく欧州に産するサトイモ科 *Arisaema triphyllum*（Linné）Schott（synonym. *Arum triphyllum* Linné）であろうと思われる。ハンゲの基原植物とは別属種であるが、現在ではホメオパシー医学で用いられる薬用植物として知られる。同書にいう半夏の薬効は「疏鮮。希釋。利尿。發汗ノ効アリ。胃中ノ粘稠敗汚ノ悪液ヲ驅除シ、食機虧損、其他胃腸ノ粘液壅滞、汚液鬱積ノ諸症ヲ治ス。」とある。

ヒキオコシ　延命草　ISODONIS HERBA　Ⅴ*、一国*　和

▶ **基原**　シソ科（Labiatae）ヒキオコシ *Isodon japonicus*（Burman filius）H. Hara ［synonym. *Plectranthus japonicus*（Burman filius）Koidzumi；*Rabdosia japonica*（Burman filius）H. Hara］の地上部。

▶ **用途**　苦味健胃薬。

▶ **漢名**　延命草。

▶ **解説** 全国各地の日当たりの良い乾いた草原に自生する多年草。漢名として延命草(エンメイソウ)を充てるが、中国・朝鮮で本種あるいは類縁種の薬用記録はなく、わが国独自の薬草・民間薬である。『和漢三才圖會』(寺島良安)に「其ノ葉ノ味甚ダ苦ク(ヨ)、能ク蟲積、腹痛ヲ治ス(チユキビト)。行人山中ニ於テ腹痛シテ死ニ亟(ナンナン)タル者有リ。時ニ弘法大師ノ登山ニ遇ヒテ此ノ草ヲ吃ハシメ、即チ立ニ瘥ユ。後ニ亦タ之ヲ試ミルニ皆験有リ。因リテ延命草ト名ヅク。」とあり、ここに記述されることは弘法大師伝説として一般にもよく知られている。同書に「俗ニ比木乎古之ト云フ(ひきをこし)」とあって、今日の通用名ヒキオコシの名が見え、その名の義について、寺島良安は「引起スノ義ハ回生起死ノ謂フカ」と説明している。文献上の初見はもっと古く、室町中期の1474年に成立した文明本『節用集』で「延命草(ヒキヲコシ)」とあって、『和漢三才圖會』とまったく同じ名がある。強い苦味を用いた蘇生が本品の主治といえるのであるが、このような薬物の用例は中国にも例がなく、むしろ西洋の苦味強壮薬(bitter tonic)に相通ずるところがあるのは興味深い。ヒキオコシが局方に収載されたのは、深刻な薬剤不足に悩まされた第二次大戦中のことで、当時の政府は各県に潜在的な薬用資源の調査を命じた。その中から信州高遠で民間薬として腹痛などに使われてきたキンポウゲ科アキカラマツ *Thalictrum minus* Linné var. *hypoleucum* (Siebold et Zuccarini) Miquel (当地名高遠草(タカトオグサ)) と、香川県小豆島のある寺院で古くから栽培し、そのエキスを巡礼者に腹痛・胃痛・食あたりによいとして配布していたヒキオコシが選抜された。いずれも強い苦味をもつという共通性があるが、アキカラマツはアルカロイドを含み、ヒキオコシはテルペノイドを主成分とするので、成分相はまったく異なる。結局、局方に収載されたのはヒキオコシであり、その強い苦味からゲンチアナやリュウタンの代用を意図していたと思われる。当初は重曹など制酸剤と配合して用いることを想定していたが、苦味成分で主成分のエンメインが6員環ラクトン構造をもち、アルカリで分解して苦味が大幅に減弱することがわかり、早くも追補版で削除されてしまった。一方、アキカラマツは苦味成分がアルカロイドであり、同様の成分を含む和産薬物としてオウレン・オウバクがあるので、収載は見送られたようだ。

　本品は、実質的には『和漢三才圖會』の出典といってよいのであるが、江戸期の民間医療書にこれを配合した処方例が散見されるので、次にその例を挙げておく。

○ **懷中備急諸國古傳秘方**
男女一切むししゃく胸虫の痛には　武州栗橋太田氏傳

いぼたの木細にきざみ大　くらゝ苦辛の事　ひきおこし延命草の事　せんじ用れば、五積六聚とも妙也。第一命長く年老るまで目耳丈夫なる神方(出雲國古傳方)
夏の土用の内毎朝　はじかみしゃうがの古名　一トへきをちゃに入てのめば下りはらをやむ事なし、此方をしらずもしはやりやむ人あらば、第一せついんを別にして其きをかぐべからず。ひきおこし延命艸の事　又こまつなぎ狼牙艸の事　を煎用ゆれば、やく病並に下り腹ともならず、いゆる妙。

○ **和方一萬方**
巻之三十九　虫下ノ方　又方
午膝　ケムリノワクル程イリテ一両　ヒキヲコシ四十分　右二味粉ニシテ糊ニテヨキ程ニ丸シ湯ニテ十粒モ二十粒モ用ユベシ

巻之四十一　脚氣ノ治方　又方
クロ猫ノ丸ヤキ　鹿ノ袋角　ヒキヲコシ　ユワウ各等分　右四味粉ニシテソクイニテ梅ノ酢ニノヘテ付クベシ

巻之四十二　積聚腹痛ヲ治ル方
マタタヒ十五両　ヒキヲコシ十二両　乾薑十二両　胡椒二両　右四味細末ニシテ糊ニテ梅梧桐子ノ大ニ丸シ塩湯にて二三十粒服ス

同　霍亂虫カフリ心痛ヲ治ル方
山蓼陰干十五匁　ヒキヲコシ陰干十匁　厚朴十匁　胡椒一匁　甘草少　右五味糊ニテソントウノ大サニ二三十粒白湯ニテ用ユベシ

同　虫藥
引ヲコシ草　梹榔子十分一　右二味細末ニシテ糊ニテ小豆ノ大ニ丸シヨキホド湯ニテ用ユベシ

同　積モチ常ニ服ル方
ヒキヲコシ三匁　コセウ七分　百草霜一匁　裹一匁五分　右四味粉ニテ米ノ醋ノノリニテ丸シ湯ニテ用ユベシ

○ 妙藥博物筌
虫藥万虫　食傷（しょくしゃう）　産後（さんご）によし
延命草（ひきをこし）の葉十匁陰干（かげぼし）にして　楊梅皮（やうばいひ）同　陳皮（ちんぴ）五匁　胡椒（こせう）弐匁　粉（こ）にし用ゆべし

　今日でもヒキオコシは民間薬として細々ながら利用されている。第2部でいくつかのわが国の代表的な民間薬の発生の経緯を詳細に考証するが、いずれも祖薬となる漢薬があって用法上の密接な関連が認められ、純粋にわが国で独自に発生したといえるものはほとんどない。それほど、**わが国の医薬文化に対する中国の影響が強いことを示唆するが、ヒキオコシに関してはそれが微塵も感じられず、これこそわが国独自の薬物といってよい**。局方収載品ではないが、江戸期民間医療書に散見される民間薬にフジコブ（藤瘤）がある。マメ科フジ *Wisteria floribunda* (Willdenow) de Candolleの茎に虫が寄生して発生したこぶ状のものを基原とするのであるが、これもヒキオコシと同じく、その発生の経緯が仏教と深く関わっているのでここに紹介しておく。

仏法説話から生み出された妙薬フジコブ。　column

　フジに発生する病気の1つにフジノコブ病というのがある。病原菌がフジツルの傷口から侵入し、分泌する毒素によって傷口の細胞が刺激されて異常増殖を起こしてこぶ状に肥大化し、それをフジコブ（藤瘤）と称する。フジコブカミキリムシ（コブカミキリムシの1種で富士山周辺に棲息するからこの名がある）によって引き起こされる虫瘤と勘違いされるが、まったく無関係である。中国のシナフジにも藤瘤が発生しても不思議はないが、これまで古今の文献に記載された例を見ない。わが国で

はフジコブは鎌倉中期の『沙石集』巻第二にある仏法説話に初見する。「佛舎利感得シタル人の事」という題目の五節からなる説話のうち、第三節にフジコブの話が出てくる。

或る在家人、山寺ノ僧ヲ信ジテ、世間出世ノ事、深ク憑テ、病事モアレバ、薬ナドモ問ケリ。此の僧醫骨モナカリケレバ、萬ノ病ニ藤ノコブヲ煎ジテメセト教ヘケル。信ジテ是ヲ用ケルニ、萬の病愈ズト云事ナシ。或る時、馬ヲ失テ、イカヾ仕ベキトイヘバ、例ノ藤ノコブヲ煎ジテメセトイフ。心ヱガタカリケレドモ、様ゾアルラント信ジテ、餘リニ取リ盡シテ、近々ニハナカリケレバ、少シ遠行テ、山ノ麓ヲ尋ル程ニ、谷ノ邊ヨリ、失タル馬ヲ見付ケリ。是モ信ノ致ス所也。

そのあらすじは以下の通りである。ある山寺の僧は医術の心得はないのだが、病気の相談を受けた人にフジのコブを煎じて飲むように助言するのが常であった。不思議なことに、それを実践した人は必ずといってよいほど病気が治るのであった。病気とは関係のない相談でもこの僧はフジのコブを勧めた。あるとき、飼い馬が行方不明になって困っている人にも同じことを勧めたが、その人は僧の助言を聞き入れ、山にフジのコブを取りに行ったところ、不明の馬に出会った。この例話では、フジコブを煎じて飲むに至らなかったが、そのいわんとするところは、**信ずれば何事も願いがかなうことであり、仏法の基本は信心であることを強調するものであって、フジコブの薬効に直接の関係はない**。しかし、後世に『沙石集』の説話から派生して薬用に供せられたことは事実であり、**ヒキオコシが弘法大師伝説から派生したのとよく似ることがわかる**だろう。

フジコブが民間療法で用いられた例としては、『和方一萬方』に「藤コブ 夕顔ノツルノツキ処ハヒノ頭 右三味 粉ニシテ猪ノ油ニテツクベシ」とあり、蝮蛇咬傷に用いられた。近年、フジコブがガンにも効果があるとして、民間で用いられたこともあった。これはある医師がフジコブを配合するWTTC[1]の抗ガン作用を癌学会に発表してから民間に広まったもので、実際に臨床で検討し、一定の治療効果を報告した医師もいた[2]。フジコブの成分はウィスチンを主とするイソフラボン配糖体のほかタンニンであるが、成分レベルでの抗ガン効果は疑問視されている。中国では『開寶本草』(馬志)木部中品にある紫藤はシナフジ Wisteria sinensis (Sims) Sweet を基原とし、主治・形態の特徴などを「味は甘く微温、小毒有り。煎と作せば糖の如く水を下すに良し。花は挼へ砕きて酒醋の白く腐壊せるを拭ふ。子は角を作し、其の中の人(仁)を熟れば、香をして酒の中に著きせしめ、酒を不敗せしむ。敗る者は之を用ひて亦た正し。四月に紫の花を生ず、愛すべし。人亦た之を種う。江東呼びて招豆藤と為す。皮は樹に心より重重に著き、皮有り。」と記載している。中国で薬用とするのは茎葉であって、地域によっては果実・根も用いるが、フジコブを用いることはないので、わが国独自のものといってよい[3]。本經にある薬物は神仙思想から発生したものが多いといわれるから、わが国でもフジコブ・ヒキオコシが信仰から発生して薬用に転じたとしても不思議はないが、その数はごく限られている。

1) 藤こぶ [Wisteria floribunda (Willdenow) de Candolle]、訶子 (Terminalia chebula Retzius)、菱 (Trapa japonica Flerov) の実、ハトムギ (Coix lacryma-jobi Linné var. mayuen Stapf) からなり、それぞれの基原植物の属名のイニシャルを取ってつけた。
2) 中山恒明 日本医師会雑誌 第41巻 945-954 1959年;Nabeya, K., Iijima, Y., Gann, 51 (suppl.), 344-348, 1987;土方康世 漢方の臨床 第48巻第3号 382-387 2001年。
3) フジコブが薬用とされた背景にはフジがわが国で古くから霊力があると信じられていたことと無関係ではない

だろう。木下武司著「万葉植物文化誌」(八坂書房、2010年)、491頁-496頁。

ヒドラスチス　　HYDRASTIDIS RHIZOMA　　II*〜V、一国*　　　　洋

▶ **基原**　キンポウゲ科(Ranunculaceae) *Hydrastis canadensis* Linnéの根と根茎。
▶ **用途**　子宮出血・月経過多・月経困難に用いる。
▶ **解説**　第5改正版まではヒドラスチス根と表記。第5改正版では2.5％以上の純ヒドラスチンを含有すると規定されている。北米原産。薬用に供されたのは新しく1833年以降とされる。本種の所属科をヒドラスチス科Hydrastidaceaeとする説もある。

ビャクゴウ　百合　　LILII BULBUS　　XV*(1)〜XVI　　　　漢

▶ **基原**　ユリ科(Liliaceae)オニユリ *Lilium lancifolium* Thunberg、ハカタユリ *L. brownii* F. E. Brown var. *colchesteri* Wilson、*L. brownii* F. E. Brown 又は *L. pumilum* A. de Candolle の鱗片葉を、通例、蒸したもの。《備考》ハカタユリ：*Lilium brownii* F. E. Brown ex Miellez var. *viridulum* Baker [synonym. *L. brownii* F. E. Brown ex Miellez var. *colchesteri* (Van Houtte) Wilson ex Elwes]；*L. pumilum* A. de Candolleはイトハユリと思われるが、*L. pumilum* Redouté (synonym. *L. tenuifolium* Fischer ex Hooker)が正しい。
▶ **用途**　生品は古くから食用とするほか、一部の漢方処方(辛夷清肺湯)に配合する。
▶ **出典**　神農本草經中品「百合　味は甘く平。川谷に生ず。邪氣、腹脹、心痛を治し、大小便を利し、中を補ひ、氣を益す。」
▶ **漢名**　百合(本經)、重箱・摩羅・中逢花・強瞿(別録)、強仇(本草經集注)、重邁・中庭(呉普本草)、䪥・蒜腦藷(本草綱目)。
▶ **解説**　中国では *Lilium cernuum* Komarov、ヒメユリ *Lilium concolor* Salisbury、*L. davidii* Duchartre ex Elwes、*L. distichum* Nakai ex Kamibayashi、テッポウユリ *L. longiflorum* Thunberg、*L. martagon* Linné var. *pilosiusculum* Freynなども薬用に供する。かつてわが国では自生種のヤマユリ *L. aurantum* Lindley、ササユリ *L. japonicum* Thunberg ex M. Houttuynを百合として用いたが、局方はこれらを正品と認めていない。国内産はもっぱら食用のユリ根(ヤマユリ)として生産され、薬用として市場に出るのはすべて中国産という現状を反映したものといえる。本經に薬用部位の記載はないが、別録に「一名重箱一名摩羅一名中逢花一名強。荊州(湖北省江陵県)の川谷に生じ、二月八月に根を採り曝乾す。」とあって地下部を薬用とする。『本草經集注』(陶弘景)は「根は胡蒜(ニンニク)の如く、數十片相累す。人、亦た蒸煮して之を食ふ。」と記述してユリの鱗茎の特徴を表わし、宋代の『圖經本草』(蘇頌)は「春に苗を生じ、高さ數尺、蘚(あら)く箭(やがら)の如し。四面に葉有り雞距(にわとりのけづめ)の如し。又柳の葉に似て色青く、莖に近き葉は微かに紫にして、莖の端は碧白なり。四五月に紅白の花を開き、石榴嘴(ザクロの実の先の尖っているところ)の如くして大なり。根は胡蒜の如く重疊して、二三十瓣を生ず。」とその特徴をさらに詳細に記述し、以上から百合(ビャクゴウ)はユリ科ユリ属である。本草でユリ属植物に相当するものは百合のほかに山丹(サンタン)と

巻丹がある。『本草綱目』(李時珍)は百合・山丹・巻丹について「寇氏の説く所、乃ち巻丹にして百合に非ざるなり。蘇頌の傳ふ所、藥に入るに堪へざる者は今正に其の誤りなり。葉は短くして闊く、微かに竹葉に似たり。白花にして四垂なる者は百合なり。葉は長くして狹く、尖ること柳葉の如く、紅花にして四垂せざる者は山丹なり。莖葉が山丹に似て高く、紅花にして黃を帶びて四垂し、上に黑斑點有り、其の子先づ結びて枝葉の間に在る者は巻丹なり。巻丹以て四月に子を結び、秋時に花を開き、根は百合に似たり。其の山丹は四月に花を開き、根は小、瓣は少なし。蓋し一類の三種なり。」と述べ、寇宗奭・蘇頌を批判し、3種を區別しているようにみえるが、李時珍は白花品を真正の百合として巻丹もこれに含め、紅色品のみを山丹として區別し、『本草綱目』に収載した。今日では山丹をヒメユリ L. concolor Salisbury やイトハユリ L. pumilum Redouté、巻丹をオニユリ L. lancifolium Thunberg に充てる。わが国の局方は、『本草綱目』の見解を採用せず、山丹と巻丹のいずれも百合に含める。

『本草和名』(深根輔仁)に「百合　和名由利」とあり、現在のユリ属の通用名であるユリを和名に充てる。この名は上代の古典にも出てくる古い名で、『萬葉集』には「道の辺の　草深百合の　花笑みに　笑みしがからに　妻と言ふべしや」(巻7　1257) など 11 首に詠まれている。『日本書紀』の皇極天皇三(644)年夏六月癸卯朔にも「大伴馬飼連、百合の花を獻れり。其の莖の長さ八尺、其の本異にして末連へり。」と出てくるが、根ではなく花を獻上しているところが注目に値する。というのは、ユリの花を薬用とする例はなく、別の目的があると考えざるを得ないからである。奈良県率川神社の三枝祭は、神前にササユリ Lilium japonicum Thunberg ex M. Houttuyn を供えて、疫病を鎮めることを祈祷する。通称「ゆり祭り」と称され、毎年6月中旬に行われる。大宝元(701)年制定の大宝令に既に国家の祭祀として行われていたといわれるが、『令義解』[1] に三枝祭が孟夏 (旧暦の四月) に行われるとあるので、この祭祀は飛鳥時代までさかのぼることは確かである。ただし、現在の三枝祭は明治14年に復活したもので、かなり長い間断絶していたようである。『日本書紀』の記事は、時期的に三枝祭とややずれがあるが、現在と同じ趣旨ではないにしても、ユリに何らかの宗教的意義があったのは確かであろう。『出雲國風土記』でも神門郡・仁多郡に百合の所在が記録されている。一方、『延喜式』では巻第三十七「典藥寮」に「毎年十二月晦日供殖藥様」に百合四兩、諸國進年料雑藥に伯耆国から百合一斗一升の貢進が記録されているが、ほかの薬物に比べると少ない。『金匱要略』に百合病という病気があり、百合知母湯を処方すると記載されている。百合病とは、今風にいえば、精神神経疾患で食が進まず、寝付きが悪いなどの症状をいい、百合を配合した処方が効果があるとされた。いわゆる古方の要薬であるが、当時の近畿地方はササユリなどを豊産したから、わざわざ各地方に貢進を求める必要がなかったためかもしれない。

蘭方は百合根を用いることはないが、ユリ類の花弁より製した百合油を薬用とする。『遠西醫方名物考』(宇田川榛斎・榕菴) 巻二十八にあるが、どのユリを用いるか記載はない。西洋でユリといえば、通例、マドンナリリー Lilium candidum Linné を指す。世界でもっとも古くから栽培されたユリといわれ、原産地はパレスチナ付近と考えられている。純白の花はキリスト教の儀式に聖なる花として繁用されたが、後に伝わったわが国原産のテッポウユリ Lilium longiflorum Thunberg にその地位を奪われた。『薬物誌』(ディオスコリデス) の Krion Basilikon の条に「Lilium regium の花は花冠を作るのに用いられ、単に Lilium と呼ぶこともある。これからユリ香油あるいは Susinum とも呼ばれる香油を作る。」とあり、筋肉を緩和、子宮のしこりを和らげる効果があると記述されてい

る。『遠西醫方名物考』にある百合油はそれに相当し、和産ユリ種で作ったと思われる。主治は「外數シテ温煖ニシ凝結ヲ解キ堅硬ヲ軟ラゲ疼ヲ止メ胸病ヲ治ス」と記載されている。

1) 『令義解』巻二「神祇令」に「孟夏三枝祭　謂ふ、率川神祭なり。三枝の花を以て酒樽を飾る。故に三枝と曰ふなり。」とある。現在、三枝の花はユリ科ササユリであるが、かつてはメギ科イカリソウであったと思われる（インヨウカクの条を参照）。

ビャクシ　白芷　ANGELICAE DAHURICAE RADIX　IX〜XVI　漢

▶ **基原**　セリ科 (Umbelliferae) ヨロイグサ *Angelica dahurica* Bentham et Hooker filius ex Franchet et Savatier の根。《備考》ヨロイグサ：*Angelica dahurica* (Fischer ex Hoffmann) Bentham et Hooker filius ex Franchet et Savatier。

▶ **用途**　もっぱら漢方に用いる。配合処方：烏薬順気散・藿香正気散・荊芥連翹湯・五積散・滋腎通耳湯・滋腎明目湯・神仙太乙膏・清湿化痰湯・清上蠲痛湯・清上防風湯・川芎茶調散・千金内托散・疎経活血湯・麗沢通気湯・麗沢通気湯加辛夷。

▶ **出典**　神農本草經中品「一名芳香。味は辛く温。川谷に生ず。女人の漏下の赤白、血閉、陰腫、寒熱の風頭目を侵し、涙出づるを治し、肌膚を長じ潤澤とす。面脂を作るべし。」

▶ **漢名**　白芷・芳香(本經)、白茝・𦬹・茝・符蘺・澤芬・蒿麻(別錄)、蒚(本草綱目)。

▶ **解説**　台湾ほか中国の一部では、局方正品であるヨロイグサの変種 *Angelica dahurica* (Fischer ex Hoffmann) Bentham et Hooker filius ex Franchet et Savatier var. *formosana* (H. de Boissieu) Yen や、別属ハナウド属の *Heracleum moellendorffii* Hance [短毛独活；synonym. *H. lanatum* Michaux subsp. *moellendorffii* (Hance) H. Hara] を用い、雲南では同 *H. scabridum* Franchet、ハナウド *H. sphondylium* Linné var. *nipponicum* (Kitagawa) H. Ohba、*H. scabridium* Franchet も白芷の基原に含める。第13改正版までは「ヨロイグサ又はその変種」とされていたが、同第1追補以降はヨロイグサだけに基原を限定した。本經は薬用部位に言及しないが、別録に「河東(山西省)の川谷、下澤に生じ、二月八月に根を採り暴乾す」とあるから、根を薬用とする。わが国では江戸時代に栽培化されたヨロイグサの系統を薬用とし、これを和白芷（ワビャクシ）と称し、その由来は未詳である。中国産白芷も栽培種であって、栽培品をタイプとして学名がつけられた。因みに、野生種の学名は *A. dahurica* Bentham et Hooker filius ex Franchet et Savatier var. *dahurica* (synonym. var. *pai-chi* Kimura, Hata et Yen) と表記される。わが国の本州西部・九州に野生するといわれるが、その生態は未詳で、中国産栽培種の学名を借用して充てている。

　『本草和名』（深根輔仁）に「白芷　和名加佐毛知一名佐波宇止一名与呂比久佐」とある。この3名のうち、『和名抄』（源順）はサワウドの名をを欠き、一方、『醫心方』（丹波康頼）では佐波曾良之とある。『本草和名』はカサモチの名を藁本（コウホン）にも充て、またその別名を『醫心方』にあるサワソラシとする。古い時代では白芷と藁本の区別があいまいであったことを示唆し、以上の和名の混乱は両者を混同した結果である。今日ではカサモチの名を中国原産のセリ科植物 *Nothosmyrnium japonicum* Miquel に充てており、古くからわが国で栽培され近畿地方以西に野生化する。江戸時代ではカサモチを和藁本（ワコウホン）と称し栽培されていたが、その一方で、わが国に広く分布するヤブニンジ

ン *Osmorhiza aristata*（Thunberg）Rydbergの根も和藁本として薬舗で販売されていたことが『本草綱目啓蒙』（小野蘭山）に記述されている。因みに中国産藁本は *Ligusticum sinense* Oliverの根茎・根であって、同じセリ科ながら別属種である。白芷の古い和名のうち、ヨロヒグサが固有の名であり、現在ではこれがビャクシの基原植物の通用名となっている。ヨロイグサの名はほかのセリ科植物と比べてきわだった特徴をもつ葉や節の形態を鎧に見立てたと思われる。カサモチは「傘持ち」に由来し、花の形を傘に、さらに大型の幹茎を貴人のためにさす人に見立てたのであろうが、ほかのセリ科植物とも特徴が共通するので、特定の植物に対する固有の名前とはならなかった。『醫心方』にあるサワソラシの義は不詳。白芷は上代の典籍にも出現し、『出雲國風土記』では神門郡・大原郡に所在が記録されている。『延喜式』巻第三十七「典藥寮」に元日御藥、中宮朧月御藥、雑給料、諸司年料雑藥、遣書蕃使（渤使）などに白芷の名が頻出し、諸國進年料雑藥では大和国・伊勢国・尾張国・下総国・常陸国・近江国・美濃国・越中国・丹波国・丹後国・但馬国・出雲国・播磨国・美作国・備前国・備中国・紀伊国・讃岐国から貢進が記録されている。『延喜式』にある白芷は、ヨロイグサの分布しない地域からも貢進されているので、栽培されていたかあるいは類似種を充てたと思われる。室町中期の医書『福田方』（有隣）に「日本白芷ト云テウル者アリ。山當飯ヲ切リ、ニセテ石灰ヲ白クヌリテ狂惑ス。使フベカラズ。」とあり、白芷の需要は想像以上に大きかったことを示し、トウキの類を偽和品としたというから、中古代の白芷はわが国に原生する *Angelica* 属植物由来の代用品であったようである。

　漢方処方に配合する漢薬という位置づけで戦後の局方で初めて収載されたのであるが、『和蘭藥鏡』（宇田川榛斎・榕菴）巻五に白芷の名があることから、西洋薬アンゲリカ（根）の代用と位置づけられていた。薬効は「香竄揮發衝動ノ寒粘液ノ壅塞ヲ開達シ、揮發強壯剤ノ的當スル諸症ニ用ヒテ温煖強壯開達ノ要藥トス」と記載されている。アンゲリカはセリ科 *Angelica archangelica* Linnéの根茎を基原とし、西洋では更年期障害・月経不順・冷え性などの婦人薬として繁用され、「天使のハーブ」の異名もあるほど賞用されたが、わが国の局方に収載されることはなかった。アンゲリカは欧州の冷涼地帯に自生するので、欧州に広まったのはいわゆるバイキングの活動が活発であった中世以降のことで、『薬物誌』（ディオスコリデス）に相当する品目はない。『和蘭藥鏡』はアンゲリカに白芷の名を借用して充てたが、その用途はむしろ当帰に似ているので、現在では西洋当帰と称することがある。

ビャクジュツ　白朮　ATRACTYLODIS RHIZOMA　VI〜XVI　漢

▶ **基原**　キク科（Compositae）オケラ *Atractylodes japonica* Koidzumi ex Kitamura の根茎（和ビャクジュツ）又はオオバナオケラ *A. macrocephala* Koidzumi（*A. ovata* A. P. de Candolle）の根茎（唐ビャクジュツ）。《備考》オケラ：*A. ovata* (Thunberg) de Candolle (synonym. *Atractylodes japonica* Koidzumi ex Kitamura)；オオバナオケラ：*A. macrocephala* Koidzumi [synonym. *A. ovata* auctrum non (Thunberg) de Candolle]。Flora of China と Grin Taxonomy はオケラとホソバオケラ、シナオケラ *A. chinensis* (Bunge) Koidzumi を同種とし正名を *A. lancea* (Thunberg) de Candolle とする。一方、The Plant List は *A. japonica* Koidzumi ex Kitamura と *A. ovata* (Thunberg) de Candolle をそれぞれ別種としている。ここではYlistにしたがう。

▶ **用途**　芳香健胃薬として家庭薬に配合する。そのほか、非常に多くの漢方処方に配合：胃苓湯・越婢加朮湯・越婢加朮附湯・加味帰脾湯・加味四物湯・加味逍遙散・加味逍遙散加川芎地黄・加味平胃散・帰脾湯・芎帰調血飲・芎帰調血飲第一加減・桂枝加朮附湯・桂枝加苓朮附湯・桂枝芍薬知母湯・桂枝二越婢一湯加朮附・桂枝人参湯・啓脾湯・香砂平胃散・香砂養胃湯・香砂六君子湯・五積散・五苓散・柴芍六君子湯・柴苓湯・滋陰降火湯・滋陰至宝湯・四君子湯・十全大補湯・消風散・逍遙散（八味逍遙散）・四苓湯・真武湯・清湿化痰湯・清上蠲痛湯・清暑益気湯・疎経活血湯・大防風湯・定悸飲・当帰散・当帰芍薬散・当帰芍薬散加黄耆釣藤・当帰芍薬散加人参・当帰芍薬散加附子・二朮湯・女神散（安栄湯）・人参湯・人参養栄湯・半夏白朮天麻湯・不換金正気散・茯苓飲・茯苓飲加半夏・茯苓飲合半夏厚朴湯・茯苓沢瀉湯・附子理中湯・分消湯（実脾飲）・平胃散・防已黄耆湯・補気健中湯・補中益気湯・薏苡仁湯・抑肝散・抑肝散加芍薬黄連・抑肝散加陳皮半夏・六君子湯・苓姜朮甘湯・苓桂朮甘湯・連珠飲。

▶ **出典**　神農本草經上品「朮　一名山薊。味は苦く温。山谷に生ず。風寒の濕痺、死肌、痙、疸を治し、汗を止め、熱を除き、食を消す。煎餌に作り、久しく服すれば身を輕くし、延年し飢ゑず。」

▶ **漢名**　朮・山薊（本經）、山薑・山連（別錄）、山芥・天蘇（呉普本草）、山精（抱朴子）、馬薊・楊枹薊（圖經本草）、吃力伽（日華子諸家本草）。

▶ **解説**　第6〜7改正版ではオケラと表記、漢名（通名）に蒼朮（ソウジュツ）を充てているが、結果的に誤りであった。わが国にはオオバナオケラ・ホソバオケラが自生しないので、江戸時代においては、同属で唯一の自生種オケラの根茎のコルク層を除去したものを白朮（ビャクジュツ）、老成した根茎をそのまま乾燥したものを蒼朮と解釈したため、今日では考えられないような基原の混乱があった（ソウジュツの条を参照）。第8改正版以降は基原を「オケラ又はオオバナオケラ」とし、それぞれ日本産白朮・中国産白朮を取り挙げた。本草におけるビャクジュツとソウジュツの区別についてはソウジュツの条で述べたので、ここでは別の視点から両朮について考証する。

　朮は本經に収載される古い歴史をもつ生薬である。本經および古医方は、いずれも単に朮の名で記載しているが、後世に蒼朮が加わって蒼・白2種を区別するようになった。しかし、わが国の漢方医学では、伝統的に両者を区別することはなく、胃苓湯（イレイトウ）・香砂養胃湯（コウシャヨウイトウ）・二朮湯（ニジュツトウ）・分消湯（実脾飲）（ブンショウトウ ジッピイン）・補気健中湯（ホキケンチュウトウ）は白朮とともに蒼朮も配合し、半夏白朮天麻湯（ハンゲビャクジュツテンマトウ）は白朮のほか蒼朮を加えても可とし、そのほかの処方は白朮・蒼朮のいずれでも可としている。江戸時代の古方派漢方の巨頭である吉益東洞は白朮の効用について「利水を主るなり。故に能（よ）く小便の自利不利を治す。」（『藥徵』）と説明している。白朮あるいは蒼朮を配合する漢方処方は多く、まさに漢方の要薬といわれるにふさわしいのであるが、実は医学以外の分野でも朮は珍重されてきた。中国六朝（晋）の道家・葛洪（かっこう）の著した神仙道の集大成書『抱朴子』内篇巻十一の仙藥に次のような記述がある。

　南陽の文氏説ふ、其先祖、漢末の大亂に、山中に逃げ去り、飢困して死せんと欲す。一人有りて、之をして朮を食はしめしに、遂に能（よ）く飢ゑざること數十年にして、乃ち郷里に還りしが、顔色更に少（わか）く、氣力も故より勝れり。自ら説へらく、山中に在りし時、身輕くして跳らんと欲し、高きに登りて險を履（ふ）むこと、日を歴（へ）るも極らず、冰雪中を行くも、了（つひ）に寒を知らず、常て一高巖の上を見るに、數人對座

第1章　和漢生薬・西洋生薬の解説

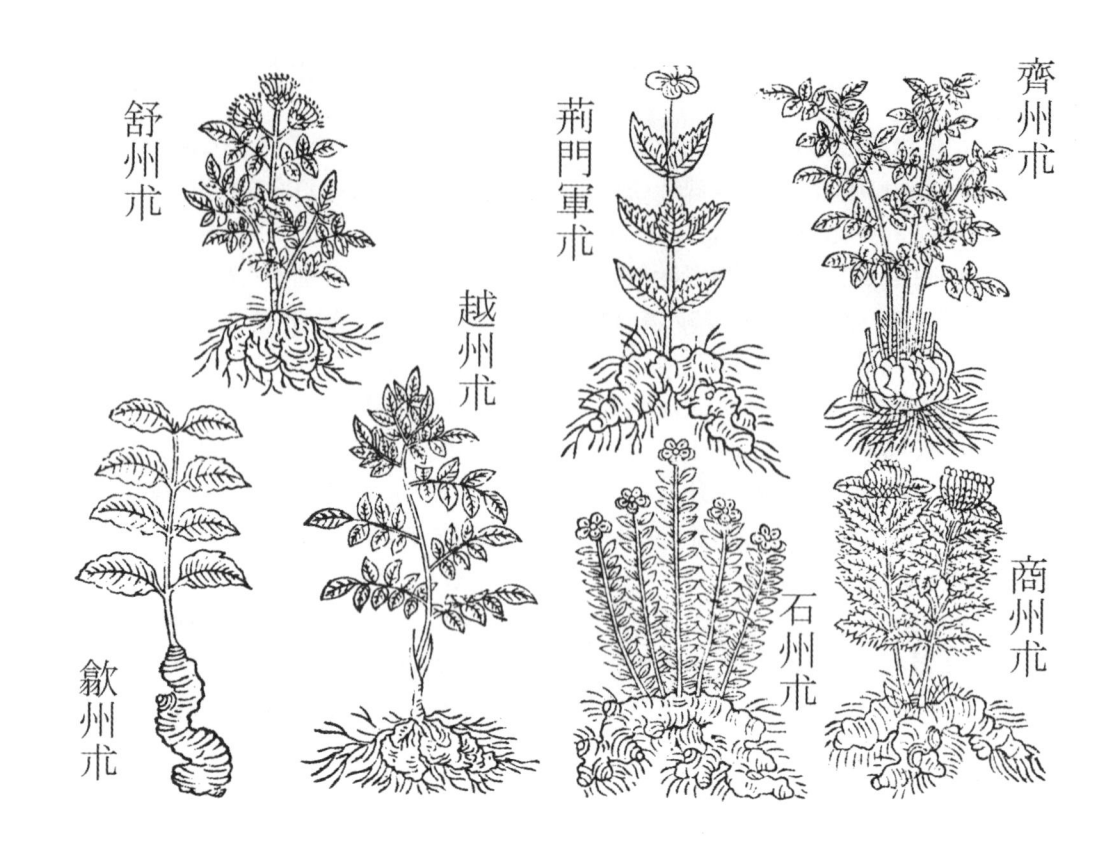

　舒州朮　　荊門軍朮　　齊州朮
　　　越州朮
　歙州朮　　　　石州朮　　商州朮

して博戯する者有り、讀書する者有り、俛して文氏を視、因りて其の相を閲して問うて言く、此子呼び上ぐるに中るや否や、其の一人答へて、未だ可ならずと言へりと。朮は一に山薊と名づけ、一に山精と名づく。故に神藥經に曰く、必ず長生せんと欲せば、當に山精を服すべしと。

　この記述にある山薊（サンケイ）は本經にいう朮の別名であり、神仙の服食として利用されているから、古代中国では医療以外でも珍重されたことがわかる。すなわち、病気の治療だけではなく、これを服用すれば神仙の域に達し、不老長寿を得られると信じられていたのである。最古の本草書たる本經も「久しく服すれば身を輕くし、延年し飢ゑず」と記述するが、仙薬たる所以（ゆえん）はこの最後の不飢に表されている。『抱朴子内篇』巻十一の別条「黄精（オウセイ）」に、「穀を斷つは朮に及ばず。朮を餌すれば、人をして肥健ならしめ、以て重きを負うて險を渉（わた）る可からしむ。」とあり、仙薬として朮より上位とされる黄精［ユリ科（APG：クサスギカズラ科）ナルコユリおよび近縁種の根茎］と比べて不飢の効が高いとされた。漢方の要薬たる朮が仙薬として上位に列せられていることは中国古医方が神仙思想の少なからぬ影響を受けていたことを示す。古代日本も神仙思想の影響を受けていたことを示唆する記事が『日本書紀』にあることはソウジュツの条で紹介した通りである。そのほか、『雍州府志』（黒川道祐）に「五條天神　五條松原通西洞院に在り、大己貴命（大国主命のこと）を祭る所なり。命、少彦名命と天下を經營し、復た蒼生（人民）及び畜産を爲（おさ）めて其の療病の方を定め、又鳥獸、昆蟲の災異を攘（はら）はんが爲に、其の禁厭の法を定め、百姓は咸恩頼を蒙り、毎年、節分に諸人斯の社を詣で、白朮及び白餅を買來し、之を用ふれば則ち疾病を除くと云ふ云々」と記述されているように、白朮に病邪などを

祓う効があるとされ、この風習は正月や節分の日などにオケラの根を焚いて病の鬼を祓う「おけら焚き」（うけら焚きともいう）として最近まで継承されていた。女流俳人の杉田久女の句に「蒼朮の煙賑はし梅雨の宿」[1)]があり、日本画家で随筆家としても知られる鏑木清方が「つゆどきになると、土蔵や納戸、または戸棚の中に蒼朮を焚きくゆらすのが、昔はどこのうちでも欠かさぬ主婦のつとめであった」[2)]と書き記しているのは、当時民間に伝承されていた「おけら焚き」に言及したものである。しかしこの風習はいつの間にか一般家庭から消え去り、わずかに神社の神事として残るにすぎない。

　以上、朮は、日本・中国のいずれにおいても、邪気を去る仙薬であると同時に多くの処方に配合される漢方の要薬であることが明確となったが、『重修政和経史證類備用本草』巻第六「朮」にある附図を見るかぎり、かつては分類学的に無関係の植物も朮とされたと誰もが考えるに違いない。しかし、今日の生薬市場に流通するのはキク科オケラ属種に限られるが、『證類本草』の7つの附図の中でそれに該当するのは、わずかに舒州朮と商州朮の2つだけであって、残りはどう見てもキク科にすら見えない。ここで、改めて朮に関する歴代本草書の記述を検証してみよう。

　『本草経集注』（陶弘景）は「白朮、葉は大きく毛有り、椏を作し、根甜く膏少なく、丸散と作して用ふべし。赤朮、葉は細く椏無し。根は小苦にして膏多く、煎と作して用ふべし。」と白朮と赤朮の2種に区別し、花や根の形態に言及していないが、白朮・赤朮（今日の蒼朮に相当する）の記述はそれぞれオケラ（あるいはオオバナオケラ）・ホソバオケラの葉や根の特徴と矛盾しない。この記述だけで朮をキク科基原とするのはいささか心許ないが、『圖經本草』（蘇頌）に「春に苗を生じ、青色にして椏無し。一名山薊。其の葉を以て薊（キク科アザミ）に似るなり。莖は蒿（キク科ヨモギの類）の幹状を作し、青赤色、長さ三二尺、來る夏を以て花を開き、紫碧色にして、亦た刺薊花に似る。或は黄白の花有るは伏せる後、子を結び、秋に至りて苗枯る。根は薑（ショウガ科ショウガの類）に似て傍らに細根有り、皮は黒く、心は黄白色にして中に膏液有り、紫色なり。」と冗長な記述ながら何とかキク科と類推できる。というのは、朮の葉・花が薊に似るというから、やはり朮はアザミの類すなわちキク科以外は考えにくいからである。したがって、少なくとも白朮・蒼朮と称するものは古くからキク科オケラ属種であるとして差し支えない。しかし、前述した7種の朮の附図のうち、陶弘景の記述に合致するように葉を描写したものは見当たらない。木村康一は「朮ト称スルモノヲ支那漢薬商ニ求ムルニ、白朮、蒼朮ノ他、於朮、関朮、毛朮等甚ダ種類多ク、何レモ全ク別種ニシテ目下原植物ヲ決スルヲ得ズ」（『國譯本草綱目』註）と述べており、朮の基原に多くの種があって同定が困難であるとしている。広大な中国大陸には多くのオケラ属種とその変種が分布し、それに伴って各地域に産する朮に対して多くの名称が用いられてきたことを示唆したにすぎず、必ずしも実際の生薬市場で『證類本草』の図に示すような凡そキク科に見えないものが朮として流通していることを指摘したわけではないが、一応、木村康一が列挙した朮の各品について説明しておこう。

　於朮は浙江省於潜県産の白朮の意であり、当地産が白朮として最良品とされてきた。『本草綱目拾遺』（趙学敏）にこの名があり、「即ち野朮の於潜に産する者なり。縣治の後の鶴山に出づる者を第一と為す。今、得難く、價は論ずるに八換なり。」と記述されている。すなわち、最高級の朮に対して与えられたブランド名であって、現在の市場でも通用する。関朮という名は今日ないが、関蒼朮の略称と考えれば、オケラをはじめ同属類似種を基原とするものをいい、中国の一部地域（遼寧省ほか東北中国）に産する北蒼朮の1種であり、中国では品質が劣るとされるが、わが国ではこれを白朮と

称して局方の正品としているからややこしい。毛朮と称するものはないが、音韻の似る茅朮とすれば、江蘇省茅山に産する蒼朮のことをいう。いわゆる南蒼朮を代表するもので、中国ではこれも良品として珍重する。今日、朮の名をもつものはオケラ属基原以外にもいくつかあるので、それらによって朮の基原が撹乱されてきた可能性もあり得る。たとえばガジュツは莪朮と表記され、あたかも朮と同類であるかのようであるが、本来は遂あるいは茂とするのが正しく、後に同音の朮を充てたにすぎない。したがって、現在の市場では朮と称するものの中にキク科オケラ属種以外の植物を基原とするものは存在せず、少なくとも正しい種認識に基づいていたことはまちがいない。『證類本草』の附図でキク科に見えないものはもっぱら仙薬として消費されたとも考えられる。

では、再び『證類本草』巻第六にある各種朮の附図について検証したい。舒州(安徽省懐寧県)朮と商州(陝西省商洛市)朮を除くと、どう見てもキク科植物とは思えないことは既に指摘したが、舒州朮と商州朮ですら『本草經集注』や『圖經本草』の記述にかろうじて合致するというレベルにすぎない。中国本草学の中興の祖といわれる李時珍は蒼朮を「蒼朮は山薊なり。處處の山中にあり。苗の高さ二三尺にして、其の葉は茎を抱きて生ず。梢閒の葉は棠梨(バラ科ズミあるいはヤマナシ)の葉に似て、其の脚下葉は三、五叉あり、皆鋸歯、小刺あり。根は老薑の狀の如く、蒼黒色、肉は白く油膏あり。」と記述している。今日の中国でいう南蒼朮の1種で、わが国で栽培されるホソバオケラの形態的特徴とよく一致する。頭花の記述はないが、前述したように、薊の類としていることで、キク科植物を暗示していると考えてよい。比較的正鵠を射た記述をしているにも関わらず、『本草綱目』および『證類本草』に附属する朮の図はいずれも実物からかけ離れており、何を基準に描写したものか疑問をもたざるを得ない。張紹棠本『本草綱目』は主として『植物名實圖考』(呉其濬)の精細な図を附図として採用しているが、白朮・蒼朮のいずれの図もキク科とするには困難である。実は、張紹棠本は『植物名實圖考』にある朮の図を採用せず、『證類本草』の図を書写したものである。一方、『植物名實圖考』にある朮の図は、花の描写がない不完全図であるが、葉の精細な描写はホソバオケラと完全に一致するので、日本薬局方にいう蒼朮の基原植物ホソバオケラとしてよい。ただし、『植物名實圖攷』は単に朮とするだけで、蒼白のいずれかは明確にしていない。また、『本草綱目』にいう白朮は明らかにオオバナオケラであって、『證類本草』(唐慎微)にいう商州朮に当たる。ただし、張紹棠本『本草綱目』の白朮の図は、『證類本草』にある荊門軍朮を書写したもので、明らかに異なる。『植物名實圖考』は「東坡云ふ、黃州朮一斤數錢、此は長生の藥なり。舒州朮の花紫なるは得難し。(中略)仙傳拾遺紀劉商、眞朮を得るに陰功篤行の感ずる所と爲す。然れば、則ち朮を服して効無きを得る所なるは乃ち薊屬にして眞朮に非ずや。」とも記述し、本物の朮たる舒州朮は入手困難であり、また朮以外の類品[3]を用いて期待される効果が得られないこともあったという。朮の基原植物は中国に広く分布し、資源量も相当のものであったはずだが、真朮が入手しにくいということは、それだけ朮の消費量が膨大であったことを意味する。中国における仙薬として並びに治療薬としての朮の潜在的需要の巨大さを物語る例として興味深い。『證類本草』にある朮の図はいずれも根の形態が似ていることに気づく。真朮の入手難に伴って根の形態が似るものを朮に含めた結果、多くの同名異物品が発生したと考えられよう。

『本草和名』(深根輔仁)には「朮 和名乎介良」、『和名抄』(源順)でも同名を和名とし、この名は今日のオケラと基本的に同じである。『延喜式』巻第三十七「典藥寮」では元日御藥、中宮臘月御藥、雑給料、諸司年料雑藥、遣諸蕃使(唐使・渤使・新羅使)など随所に白朮の名が見え、諸國進年料雑藥で

は山城国・大和国・摂津国・尾張国・三河国・駿河国・安房国・下総国・常陸国・近江国・美濃国・飛騨国・信濃国・越前国・越中国・丹波国・丹後国・但馬国・因幡国・伯耆国・出雲国・石見国・播磨国・美作国・備前国・備中国・備後国・安芸国・周防国・長門国・紀伊国・讃岐国・伊予国から白朮の貢進が記録されている。『出雲國風土記』では意宇郡・嶋根郡・秋鹿郡・楯縫郡・飯石郡に所在があるとし、このうち嶋根郡では「久字嶋、椿、椎、白朮、小竹有り。須二比埼、白朮有り。」とさらに細かく所在が記述されている。わが国における白朮の初見は720年成立の『日本書紀』であり、「天武十四(695)年冬十月の癸酉の朔丙子に、百済の僧常輝に三十戸を封したまふ。是の僧、壽百歳。庚辰に百済の僧法藏優婆塞益田直金鐘を美濃に遣して、白朮を煎しむ。因りて絁、綿、布を賜ふ。」とある。なぜ白朮をわざわざ美濃国まで採集にいったのか、それを示唆する記事は同じ『日本書紀』にある。すなわち、「天武十四(695)年十一月の癸卯の丙寅に、法藏法師、金鐘、白朮の煎たるを獻れり。是の日に、天皇の爲に招魂しき」とあり、美濃で白朮を採集し、煎じたものを天皇に献上したことが記されている。11月の癸卯の丙寅という日付に注目すると、ちょうど仲冬の寅の日であって、養老神祇令が定める招魂の儀礼の日に当たる。招魂とは、魂が遊離しないように身体に鎮め、長寿を祈願するものであり、神仙の霊薬たる白朮が用いられた。漢方医学において朮を配合する処方はすこぶる多く、仙薬として古くから珍重された事実から、それによる強いプラシーボ効果こそ、朮のもっとも重要な薬効といえるのではないか。

1) 石昌子編「杉田久女句集」(角川書店、1969年)、128頁(昭和5年)。
2) 山田肇編「鏑木清方随筆集: 東京の四季」(岩波書店、1987年)、「梅雨」、92頁-94頁。
3) ほかのキク科の類あるいはキク科外のものも含まれると思われる。

ビャクダン　白檀　LIGNUM SANTALI ALBI　IV〜V、一国*　洋

- **基原**　ビャクダン科(Santalaceae) ビャクダン *Santalum album* Linnéの心材。
- **用途**　薫香料、ビャクダン油製造原料。
- **漢名**　檀香(別録)、白檀(本草經集注)、旃檀・眞檀・白旃檀(本草綱目)。
- **解説**　第4〜5改正版では白檀(ビャクダン)と表記し、薬用部位を木部としている。インドネシアティモール諸島の原産。古い時代にインドに渡り、今日ではインド産がもっとも品質がよいとされる。ビャクダン油は淋病の治療薬として重用されたが、サルファ剤の出現で薬用の価値はなくなり、現在はもっぱら香料とする。類品にオーストラリア白檀があり、別種の *Santalum spicatum* (R. Brown) A. Candolle (synonym. *Fusanus spicatus* R. Brown) を基原とするが、真正品に近い香気があるものの匂いは強くない。中国では『證類本草』(唐慎微) 木部上品「檀香」に「陶隱居云ふ、白檀は熱腫を消すと」、また「陳藏器云ふ、心腹霍亂、中惡、鬼氣を主り、蟲を殺す、白檀樹は檀の如く、海南(東南アジア)に出づと」とあり、中国にはなく南方産と記述する。『圖經本草』(蘇頌) は沈香(ジンコウ)の条中で「又、檀香有り、木は檀の如く、南海に生ず。風熱、腫毒を消し、心腹痛、霍乱、惡鬼の氣に中るを主り、蟲を殺す。數種黄白紫の異有り。」と記載しているように檀香の条中に含め、黄檀・白檀・紫檀に区別できるとしたが、白檀に関する具体的記述を欠く。『本草綱目』(李時珍) は「葉廷珪の香譜は云ふ、皮實して色黄なるは黄檀と爲す。皮潔くして色白なるは白檀と爲す。皮腐りて色紫なるは

紫檀と爲す。其の木並に堅重にして淸香あり。而れども白檀が尤も良し。宜しく紙を以て收め封ずるべし。則ち氣を洩らさず。」と記載するが、ここにいう黄檀・白檀・紫檀とは、檀香の樹皮を指標とした分類の結果であって、黄檀と白檀はビャクダン科ビャクダンであり、紫檀はマメ科シタンであって基原がまったく異なることに留意する必要がある。李時珍は本品を別錄下品の出典とし、『圖經本草』(蘇頌)の沈香の條に「眞紫檀舊く下品に在り」とあり、『新修本草』(蘇敬)は下品に置くが、『證類本草』は檀香を上品に置く。

　江戶期以前の和籍に檀香・白檀の名は見當たらない。『本草綱目啟蒙』(小野蘭山)に「檀香ト云フトキハ總名ナリ。藥ニ入ル者ハ黄檀白檀ナリ。白檀ハ和產ナシ。」とあるように、眞物の白檀は輸入されていた。蘭山は、一方で、「本邦ニテ白檀ノ木ト呼ブ者二品アリ」と述べており、その1つにキャラボク *Taxus cuspidata* Siebold et Zuccarini var. *nana* Hortrum ex Rehder、もう1つに俗名ビャクダンノキを擧げている。すなわち、この2品を白檀の代用に、藥用外おそらく香道に用いたと思われる。ビャクダンノキとは、蘭山は扁柏の類とし左紐柏という別名のあるヒノキに似た種としているから、ヒノキ科ビャクシン（イブキ）*Juniperus chinensis* Linné を指すようである。『和蘭藥鏡』(宇田川榛斎・榕菴)巻十六に檀香の名があるが、サンダルムの蘭名が併記されているので、眞品の白檀であり、その主治は「血液ヲ稀釋シ汗ヲ發ス。泡劑トシ用ヒテ胃寒傷冷毒ヲ解散ス。黴毒ニ水煎トシ用ヒテ汗ヲ發シ小便ヲ利シ其諸症ヲ治ス。」と記載する。蘭方でどれほど用いられたか定かではない。

ヒヨス　　HYOSCYAMI FOLIUM　　Ⅰ、Ⅲ～Ⅶ*　　　洋

▶ **基原**　ナス科(Solanaceae) *Hyoscyamus niger* Linné の花期の葉及び枝先。
▶ **用途**　鎮痛鎮痙薬。
▶ **漢名**　莨菪子・橫唐(本經)、行唐(別錄)、莨蓎(子)（開寶本草）、天仙子(圖經本草)。
▶ **解説**　初版は菲沃斯矢謨斯、第5改正版まではヒヨス葉と表記。第5改正版以降に総アルカロイド（ヒヨスチアミンとして）0.07%以上の含量規定が設定され、基原の判定基準とした。ベラドンナヨウやダツラ・ロートヨウと同様に用いる（各条を参照）。漢薬では、薬用部位こそ異なるが、本經にある莨蓎に相当し、「莨蓎子一名橫唐。味は苦く寒。川谷に生ず。齒痛、蟲出でて肉痺拘急するを治す。人をして健行し鬼を見せ使む。多食すれば人をして狂走せしむ。久しく服すれば身を軽くし、走れば奔馬に及び、志を強くし、力を益し、神に通ず。」とあり、含有成分アトロピンに基づく作用が記述に反映されている。一方、西洋では、『薬物誌』(ディオスコリデス)にあるUoskuamos melas、Uoskuamos leukos、Uoskuamos meloidesはいずれもナス科ヒヨス属植物と考えられている。服用すると狂乱状態となり、催眠作用があるとしているから、トロパンアルカロイドを含むヒヨス属によく合う。種子の搾り汁に鎮痛作用があり、カタル性疾患による痛

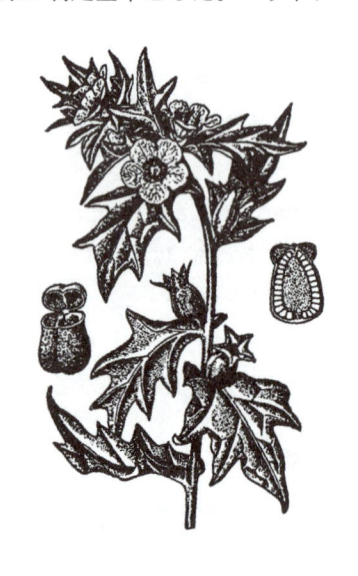

み、子宮の痛みによいという。新鮮な葉を塗りつけるとあらゆる痛みに対する緩和剤となるとも記している。

ビワニン　枇杷仁　ERIOBOTRYAE SEMEN　Ⅴ*、一国*　和

▶ **基原**　バラ科（Rosaceae）ビワ *Eriobotrya japonica* (Thunberg) Lindley の種子。
▶ **用途**　鎮咳去痰薬。
▶ **漢名**　枇杷子（日華子諸家本草）。
▶ **解説**　第5改正版では枇杷仁（ビワニン）と表記。青酸配糖体アミグダリンを多量に含み、ビワニン水（キョウニン水の代用）を作って鎮咳薬とするが、民間で細々と用いるにすぎない。1900年に赤井甚吉が「枇杷仁水ノ實驗」という研究論文[1]を発表したが、ビワニン水が局方に収載されることはなかった。枇杷は別録中品の出典で、「枇杷葉　味は苦く平にして無毒。卒啘止まず氣を下すを主る。」とあり、明確に葉を薬用部位に指定する。一方、『開寶本草』（馬志）に「實　味は甘く寒にして無毒。多食すれば痰熱を發す。」とあり、果実を薬用とし、『日華子諸家本草』（大明）では「枇杷子　平にして無毒。肺氣を治し、五藏を潤ひ（なら）、氣を下し、吐逆并びに渇疾を止む。」とあり、気味を甘ではなく平としているから、薬用部位は仁すなわち種子と考えられる。

　中国ではビワの種子を配合した処方は見当たらないので、本品はわが国の民間から発掘された可能性もある。江戸時代は、漢薬・蘭薬のみならず、独自の薬物も広く探索し、新薬開発が旺盛であったからである。ただし、『本草綱目拾遺』（趙学敏）の枇杷核（ビワカク）の条で「蓋し枇杷は四時の全氣を具（そな）へ、其の實（よ）能く分かれたる者を合せしむ。故に肺嗽能く斂（をさ）む。核は能く合したる者を離れせしむ。故に肝實を疎と可す。一合一離、正に互ひに乘除の妙と爲すを見る。物理小識はいふ、枇杷核は能く黴垢を去ると。故に能く痰を化す。」とあるので、中国の影響が皆無というわけではなさそうである。すなわち、この記述を基にして、わが国で枇杷仁を薬用に開発・改良した可能性も否定できない。

[1] 赤井甚吉 薬学雑誌 226号 1201-1207　1900年。

ビワヨウ　枇杷葉　ERIOBOTRYAE FOLIUM　ⅩⅣ*(1)〜ⅩⅥ　漢

▶ **基原**　バラ科（Rosaceae）ビワ *Eriobotrya japonica* Lindley の葉。《備考》ビワ：*Eriobotrya japonica* (Thunberg) Lindley。
▶ **用途**　一部の漢方処方（甘露飲・辛夷清肺湯）に配合されるが、浴用剤など民間薬としての利用が多い。
▶ **出典**　名醫別録中品「味は苦く平にして無毒。卒啘止まず氣を下すを主る。」
▶ **漢名**　枇杷葉（別録）。
▶ **解説**　現在は採取した葉をそのまま乾燥するが、『新修本草』（蘇敬）巻十七「草菓部中品」に「謹みて案ずるに、枇杷葉を用ふるに、須（すべから）く火り布にて毛を拭（あぶ）ひ去るべし。毛は人の肺を射て欬已（や）まざらしむ。」とあり、以下で述べるように、江戸時代の民間ではビワの葉の裏側の微毛を除いて用いた。

漢方で枇杷葉を配合する処方はごくわずかであるが、**江戸期の民間で本品を主薬として配合した処方「枇杷葉湯」が大流行し、各地で販売**されていた。まず、『妙藥博物筌』に食傷振藥として記載されている例を挙げる。

枇杷葉湯　或傳に此方に眼子菜陰干を加へて弥効ありと云々
呉茱萸壱匁弐分　肉桂壱匁　枇杷葉壱匁　莪朮壱匁　木香八分　藿香七分
右一貼壱匁弐分ほどづゝ布に包み熱湯にて二三度振出し、其後水一碗入、七分にせんじ用ゆ。

『諸家妙藥集』は、各薬剤の配分量が若干異なるものの、薬剤構成がまったく同じ和中飲一名枇杷葉湯という処方を収載し、食傷霍乱に用いるとある。『和漢三才圖會』(寺島良安)では「倭方ニ枇杷葉湯有リ、食傷及ビ霍亂ヲ治ス。以テ妙ト爲ス。」とあって前述の処方に甘草を加味するところが異なる。『妙藥手引草』に「食傷ハ大抵枇杷葉湯可ナリ。醫療手引草ニ出テ有スベテノ食傷ノ治法彼書ニ詳ナルガ故ニ今更雪上ニ霜加エズ」とあり、枇杷葉湯は『醫療手引草』(烏巣謙斎)の出典であると記している。『醫療手引草』に収載する枇杷葉湯は、藿香・木香・莪朮・呉茱萸・肉桂・枇杷葉・甘草の7味を配合し、主治を「此藥吐スルモ瀉スル功モアルナリ」、「吐ヲ爲サント欲スレバヒルモ草ヲ加フベシ」と記述している。以上の民間の枇杷葉湯の原方は烏巣謙斎(1669年-1724年)の処方およびその変方といってよいだろう。『此君堂藥方』に「枇杷葉湯　毎年六月朔日より八月十五日迄、諸国にて貨る、是は枇杷葉背の毛をさり、呉茱萸、木香、藿香、甘草各二匁、莪朮一両、右六味細末して白湯に入、暑熱を發して尤非也」(『中陵漫録』の引用という)とあり、全国各地で売薬として広く販売されていたことを示す。『妙藥奇覽拾遺』に「暑気はらひ薬　小麦がらの穂ばかり　枇杷葉　陳皮　生姜　右四味せんじ用ゆ。夏中このくすりを毎日服用する時は、霍乱のうれひをまぬがるゝのみにあらず、秋にいたりても痢病、瘧の病にあることなし。」とあり、本方を含め、**枇杷葉湯は江戸期の庶民にとって暑気払いの妙薬**でもあった。

　前述の『諸家妙藥集』に、和中飲一名枇杷葉湯とあるが、『勿誤藥室方函』(浅田宗伯)に和中飲という名の処方が収録され、宗伯は本朝経験方としながら、「此方は關本伯伝の家方にて、傷食の套剤なり。夏月は傷食より霍亂をなす者最も多きを以つて、俗常に暑中に用ふる故に、中暑の方に混ず。中暑伏熱を治するには局方の枇杷葉散を佳しとす。今俗間に用ふる所の枇杷葉湯は、此方の藿香・丁香を去り香薷・扁豆を加ふる方なり。」(『勿誤藥室方函口訣』)と記述し、別の出典があることを示唆する。『勿誤藥室方函』の和中飲は枇杷葉・藿香・縮砂・呉茱萸・桂枝・丁香・甘草・木香・莪朮の9味からなる。宗伯が俗間所用という枇杷葉湯は、民間の売薬を指すと思われるが、『勿誤藥室方函口訣』にある和中飲一名枇杷葉湯は、以上述べたいずれの民間方とも合わず、江戸時代の民間では様々な薬剤構成の枇杷葉湯が流通していたようである。宗伯は関本伯伝が創出した本朝経験方とするが、一方で『太平惠民和劑局方』を出典とする同名の枇杷葉散にも言及しており、それが祖方であることを暗示する。『太平惠民和劑局方』巻之二に枇杷葉散が収載され、麦門冬・白茅根・乾木瓜・甘草・枇杷葉・陳橘皮・丁香・香薷・厚朴の9味から構成され、主治を「冒暑の伏熱、引飲過多して脾胃冷に傷れて飲食化せず、胸膈痞悶、嘔噦、惡心、頭目昏眩、口乾して煩渇し、肢體困倦し、全く食を思はず、或は陰陽和せずして霍亂、吐利、轉筋、煩躁、引飲を成すに到るを治す」と記述して中暑に対する処方とし、暑気払いとするわが国の用法と一致する。同名の方剤は、『醫法明鑑』(曲直瀬玄朔)巻

第一の中暑門にも引用され、構成は「枇・丁・陳・朴・藿・茅・門・甘・瓜」とあり、主治を「中暑伏熱煩渇して飲を引き、嘔噦、惡心し、頭目昏眩するを治す」と記述している。『衆方規矩』を始めとする江戸期の医書は、しばしば生薬名をもとの生薬名とは無関係の漢字一文字で略記する例が散見され、わかりにくいことがある[1]が、『醫法明鑑』は生薬名の一文字をとって表記しているのでわかりやすい。『太平惠民和劑局方』の原方と比べると、9種類の配合生薬のうち、香薷が藿香に置き換わっているほか、すべて共通する。『醫法明鑑』は、他書より引用した処方であれば文献を記すが、枇杷葉湯にはそれが見当たらないのは、『太平惠民和劑局方』の原方を修正した処方だからであろう。『太平惠民和劑局方』の和刻本が出版されたのは享保十五（1730）年であるから、民間で枇杷葉湯の流行の元となったのは『醫法明鑑』の修正処方であり、それをベースにして薬物の入れ替え、加減を繰り返した結果、多くの枇杷葉湯変方を生み出したと考えられる。

　江戸期の民間では単味の枇杷葉を用いる処方もある。『妙藥博物筌』の「咳嗽の奇方」は枇杷葉を咳止めに用い、「枇杷葉裏の毛を去て飴を入、水煎し服すべし。嗽止るなり。飴を用ず、水ばかりにて煎ずるもよし。」と記載している。ビワの葉は青酸配糖体アミグダリンを含むので、キョウニン水AQUA PRUNI ARMENIACAEやラウロセラズス水AQUA LAUROCERASIのように、その煎液には鎮咳作用が期待できる。この用法は漢方とは無関係であり、民間薬とはいえ、興味深い処方である。よく似た処方が『懷中備急諸國古傳秘方』（衣闌順庵、生没年不詳）にあり、「すはぶきやまひの治方　枇杷の葉の毛を去り、水にてせんじ用、あめを加れば弥妙」と記載されている。順庵はもともと蘭医であるが、わが国在来の古医方や各医家の家伝方の収集に努め、その集大成が『懷中備急諸國古傳秘方』である。この処方に阿州津久井氏傳という但し書きがあり、「すはぶきやまひ」という咳病の古名を用いているのはそのためである。この病名は『大同類聚方』巻之二十五にもあり、須波不支也美と表記されている。枇杷葉を単味で用いる処方は『本草綱目』（李時珍）に疱瘡で膿の出るものに外用する例が記載されている。また、内用では『普及類方』が引用する『傳信尤易方』があり、嘔吐が止まない場合に服用する。しかし、鎮咳の目的で内用する例は中国になく、わが国独自の処方のようである。

　『本草和名』（深根輔仁）に「枇杷葉　和名比波」とあり、今日の通用名と同じビワを充てる。一方、『和名抄』（源順）では「唐韻云ふ、枇杷　琵琶二音、俗に味把と云ふ　菓木、冬に花さき、夏に實るなり」とあり、和名がはっきりしないが、琵琶二音とあって同書巻六「調度部　音樂具」に「琵琶　俗云微波二音」とあるので、結局、『本草和名』と同訓である。ビワはわが国の西南部に野生があるが、縄文・弥生遺跡や古墳時代までの遺跡から種子の出土例がなく、今日、栽培するビワは奈良時代以降に大陸から伝わったものに由来する。『延喜式』巻第三十三「大膳下」に「五月五日節料　枇杷　參議已上二合、五位已上一合」、同巻第三十九「内膳司」に「供奉雜菜　枇杷十把云々」とあり、同巻第三十七「典藥寮」には出てこないのは、すべて食用とされたことを示唆する。

---

[1] 中村輝子・遠藤次郎・ヴォルフガング・ミヒェル『中津市歴史民俗資料館分館村上医家史料館蔵「村上家の薬箱」について』（2007年）、62頁-68頁。

ビンロウジ　檳榔子　ARECAE SEMEN　二国、VII〜XVI　漢

▶ **基原**　ヤシ科(Palmae)ビンロウ *Areca catechu* Linné の種子。《備考》Palmae→Arecaceae

▶ **用途**　アレコリン臭化水素塩(縮瞳薬)製造原料とするほか、漢方でも用いる。配合処方：烏苓通気散・延年半夏湯・九味檳榔湯・鶏鳴散加茯苓・椒梅湯・女神散(安栄湯)。

▶ **出典**　名醫別錄中品「味は辛く温にして無毒。消穀を主り、水を逐ひ、痰癖を除き、三蟲、伏尸を殺し、寸白を療ず。南海に生ず。」

▶ **漢名**　檳榔(別錄)、猪檳榔・蒳子・檳榔孫(本草經集注)、白檳榔(藥性論)、小檳榔(本草拾遺)、山檳榔・檳圓・檳榔力・小榔力・大腹檳榔(圖經本草)、仁頻(上林賦顔師古注)、檳榔子(本草綱目)。

▶ **解説**　第7改正版のみ、「果実の果皮を除いた種子」と表記する。アジアおよび太平洋諸島の熱帯に広く分布し、東南アジア・中国南部・台湾では本品とコショウ科キンマ *Piper betle* Linné の葉を石灰でまぶし咀嚼して口腔清涼剤とする。『圖經本草』(蘇頌)にもそれに関連する記載があり、「一房數百實、雞子の狀の如し。皆、皮殼有り、肉は殼の中に滿ち、正に白く、味は苦く澁し。扶留藤(キンマ)と瓦屋子灰を得て、同に之を咀嚼すれば則ち柔滑にして甘美なり。」とある。わが国の典籍では、『本草綱目啓蒙』(小野蘭山)に「キンマノ葉ニコノ灰(瓦屋子灰、蘭山はアカガイの殼とする)ト檳榔トヲ包ミ食ヘバ味甘シ。故ニ菓子トス。享保年中ニハキンマノ葉ニテ二物ヲ包ミ蜜漬ニシタル者渡ル。今モ藥肆ニ貯ル者アリ。」と記述されており、江戸中期から後期には輸入されていた。

本品と紛らわしいものに大腹子がある。大腹の名で『開寶本草』(馬志)に初見し、「微温にして無毒。冷熱氣の心腹を攻め、大腸の毒を壅ぎ、痰膈醋心を主り、並びに薑鹽を以て同煎して疎氣藥に入れるを良とす。出づる所は檳榔と相似す。莖葉根幹は小異なり。南海諸國に生ず。」とあり、異種としても差異は微小であったらしい。蘇頌も「大腹の出づる所は檳榔と相似す。但、莖葉根幹は小異なり。并びに皮を收り、之を大腹檳榔と謂ふ。或は云ふ、檳榔は真なる者得難く、今の賣人貨る者多くは大腹なりと。」とあり、やはり檳榔と大腹を区別しかねていた。一方、『本草綱目』(李時珍)は「大腹子は嶺南(広東・広西)、滇南(雲南)に出づ。即ち檳榔中の一種にして、腹は大きく、形は扁くして味の澁き者なり。檳榔の尖り長きにして、味良きに似ざるのみ。所謂猪檳榔なる者は是なり。(中略)此の二說は則ち大腹子は檳榔と皆通用すべし。但、力、檳榔に比して稍劣るのみ。」と述べ、やはり両品はきわめて類似することを認めている。現在では、大腹子はビンロウの成熟果実の果皮、檳榔子は同成熟果の種子であり、薬用部位の相異するものとされている。大腹子の基原はビンロウではなく、別属種の *Pinanga dicksonii* (W. Roxburgh) Blume (synonym. *Areca dicksonii* W. Roxburgh)とする見解もある(『國譯本草綱目』註)。

『本草和名』(深根輔仁)に「檳榔　和名阿知末佐」とあり、アヂマサの和名を充てている。一方、『和名抄』(源順)は「兼名苑注云、檳榔　實郎二音、此間音旻朗　葉は樹端に聚まり、十余房有り、一房數百子なる者なり。本草云ふ、檳榔子一名蒳子　上音納」とあるように、和名らしきものはない。『醫心方』(丹波康頼)には阿知末佐とあり、『本草和名』に追従する。アヂマサという和名は、『古事記』にある仁徳天皇御製とされる歌「おしてるや　難波の崎よ　出で立ちて　我が國見れば　淡島自凝島　檳榔の島も見ゆ　放つ島見ゆ」に初見する。当該部分は原文で阿遲摩佐とあり、『本草和名』と同音の和名である。また、同書「垂仁天皇紀」に「ここに御伴に遣はさえし王等、聞き歡び見喜びて、御子をば檳榔之長穗宮に坐せて、驛使を貢上りき」とあるように、檳榔の名前を冠した地名「あぢ

まさのながほのみや」が出てくる。最古の古典に出てくるほどだから、檳榔はわが国で身近な存在のように思えるが、ビンロウは東南アジア熱帯の原産で、わが国に自生はなく、わずかに南西諸島南部に植栽されるにすぎない。『延喜式』をみると、巻第五「齋宮」の年料雑物檳榔葉二枚、同巻第二十三「民部下」の交易雑物に「太宰府　檳榔馬簑六十領」、同巻第三十九「内膳司」に檳榔葉十枚、同巻第四十「主水司」に「供御年料　檳榔葉四枚」とあり、いずれも葉だけが出てくる。一方、多くの薬物名が頻出する巻第三十七「典薬寮」にまったくこの名は見当たらない。『枕草子』の第三十二段「檳榔毛」に「檳榔毛はのどやかにやりたる。いそぎたるはわろく見ゆ。」と「びらうげ」なるものが出てくる。牛車の屋形を被うもので、四位以上の貴族が乗用する牛車だけに許され、檳榔の葉を細かく裂いて造った。以上のわが国の古典に出てくる檳榔はビンロウではなく、同じヤシ科ながら四国・九州南部から南西諸島に自生する別属種のビロウ*Livistona chinensis* (Jacquin) R. Brown ex Martiusのことであり、『和名抄』に「葉は樹端に聚まり、十余房有り云々」とあるのは、まさにビロウの掌状複葉を表現したのであり、ビンロウの羽状複葉には合わない。中古代のわが国には自生種のビロウがあったため、それを檳榔と勘違いしてしまったのである。ビロウの名も檳榔の音読み「びんろう」の訛りに由来する。ビロウの古名アヂマサは、平安時代になると誤って充てた檳榔の音読みが訛った「びろう」に駆逐されてしまった。因みに、ビロウの本来の漢名は蒲葵であり、薬用記録は近世になってからで、古典本草にその名を見ることはない。アヂマサの義は「集づ+真麻」で、大型の掌状複葉の先が細かく裂けて垂れ下がるのを、アサの葉が集合したものに見立てたという。

ファルファラヨウ　　FARFARAE FOLIUM　III　　洋

▶ **基原**　キク科(Asteraceae) フキタンポポ *Tussilago farfara* Linnéの葉。
▶ **用途**　鎮咳去痰薬。
▶ **漢名**　款冬・槖吾・顆東・虎鬚(鬚)・菟奚(本經)、氐冬(別錄)、款凍(爾雅郭璞注)、鑚凍(本草衍義)。
▶ **解説**　局方ではファルファラ葉と表記。基原種はユーラシア・アフリカ北部に分布する。本品は粘液を含み、欬嗽刺激を緩和する効果があるという。『薬物誌』(ディオスコリデス)にあるBechionは「一本の根から六七枚の、裏が白く表が緑のいくつかの角のある多角形状の葉が出て、春

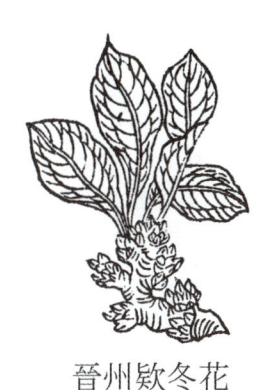

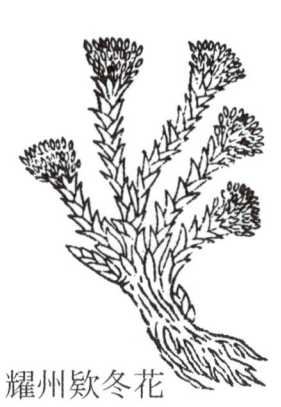

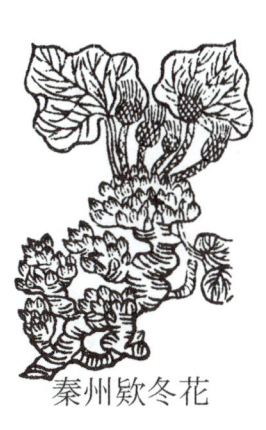

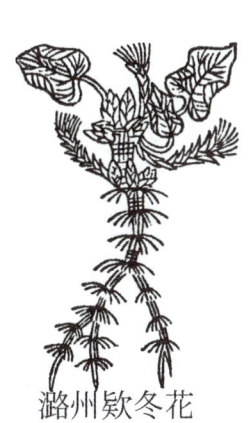

晉州欵冬花　　耀州欵冬花　　秦州欵冬花　　潞州欵冬花

に薄黄色の花をつけ、花茎も瞬く間に枯れて消える」と記述され、フキタンポポの特徴によく合う。葉を搗いて患部に当てると丹毒・炎症を治し、乾燥葉をいぶして煙を吸い込むと咳などによいと記述している。また、別条にあるPetasitesをフキタンポポとする見解もあるようだ。Petasitesはフキ*Petasites japonicus* (Siebold et Zuccarini) Maximowiczの属名に使われるが、『薬物誌』の図はフキタンポポには見えず、やはりフキタンポポはBechionであろう。後述するように、わが国でもフキとフキタンポポはしばしば誤認された。

中国ではフキタンポポを款冬(カントウ)と称して薬用とする。本經中品に収載され、「款冬 一名橐吾一名顆東一名虎須一名菟奚。味は辛く温。山谷に生ず。欬逆上氣して、善く喘し、喉痺(しび)れ、諸の驚癇、寒熱の邪氣を治す。」と記載している。薬用部位に言及しないが、別録に「十二月花を採り陰乾す」とあるので、花あるいは蕾を薬用とし、これを款冬花(カントウカ)FARFARAE FLOSと称する。『新修本草』(蘇敬)によると、「葉は葵に似て大、叢生して、花は根の下より出づ」(『證類本草』所引)とあるように、花(茎)が根から直接出てくるという特徴を記述している。『圖經本草』(蘇頌)は「葉は萆薢(ヤマノイモ科オニドコロの類)に似て、十二月に黄の花、青紫の萼を開く。土を去りて一二寸、初出は菊花の萼の如し。」と記述し、これと『重修政和經史證類備用本草』巻第九の図から、フキタンポポとしてまちがいない。

フキタンポポはわが国に自生しないが、『本草和名』(深根輔仁)に「款冬 楊玄操は音義を東の字に作る 一名橐吾一名虎鬚一名菟奚一名氏冬 楊玄操音丁禮反 一名於屈 釋藥性に出づ 一名耐冬 兼名苑に出づ 一名苦莖一名款凍 已上廣雅に出づ 和名也末布々岐一名於保波」とあり、ヤマフブキの和名のほかオオバの別名を挙げている。一方、『和名抄』(源順)では、「本草は云ふ 款冬 一名虎鬚 一本は冬を東に作る 夜末布布岐 一云ふ夜末布岐と 萬葉集に云ふ 山吹花」とあり、和名としてヤマフブキのほか、ヤマブキの別名と『萬葉集』に出てくる山吹花を別の漢名(和製)として挙げている。『和名抄』にある山吹花は、「山吹の 咲きたる野辺(のべ)の つほすみれ この春の雨に 盛りなりけり」(巻8 1444、高田女王)ほか、あわせて17首の万葉歌に詠われている。この歌にある山吹はスミレとともに野辺に生えているので、わが国に原生するバラ科ヤマブキ*Kerria japonica* (Linné) de Candolleであることはまちがいない。一方、『延喜式』巻第三十七「典藥寮」の諸國進年料雜藥に「相模國 款冬花九斤」、「武蔵國 款冬花二兩」とあって、わが国に自生しないはずの款冬花の名が出てくる。わが国にフキタンポポが渡来したのは明治時代以降のことであるから、『延喜式』の款冬花は、『和名抄』によれば、バラ科ヤマブキとなってしまう。しかし、『新撰字鏡』に「蕗 不々岐 蕗木同」とあるように、フブキという類名があり、蕗という漢名を充てていることに留意する必要がある。この名は、『萬葉集』よりやや前に成立した『出雲國風土記』に「周り一十八里一百歩 (中略) 西の邊に松二株あり。この外、茅(ちくぐ)、莎(おはぎ)、薺頭蒿(ふぶき)、蕗(なび)等の類、生ひ靡けり云々」(嶋根郡蜈蚣嶋)と出てくる。『醫心方』(丹波康頼)巻第三十「五菜部第四」では梠莖菜を一名蕗和名不不岐(フブキ)としている。因みに、『本草和名』も「梠莖菜一名蕗伏 又金實草有り 崔禹に出づ 和名布々岐」とあって、同名のフブキを充てる。梠莖菜なる名は本草に見当たらないが、『本草和名』・『和名抄』・『醫心方』のいずれも、散佚して今日に伝存しない『崔禹錫食經(リョケイサイ)』を引用している。とりわけ、『和名抄』は「崔禹食經云ふ、蕗 音路、布々岐と訓ず 葉は葵に似て圓く廣く、其の莖は甃て之を噉ふべし」とあって、蕗に対する具体的な記述があり、『新修本草』(蘇敬)にある款冬の記述とよく似ることがわかる。『延喜式』巻第三十九「内膳司」の供奉雑菜に「蕗 二把」、同漬年料雑菜に「蕗 二石五斗」とあるように、蕗は食用にされ、ま

た巻第三十九「内膳司」に「耕種園圃　營蕗一段云々」とあるように、古くから栽培された。現在では蕗をキク科多年草のフキに充て、今日でも野菜として広く利用する。したがって、『延喜式』にある款冬花はフキの頭花を指すと考えられる。すなわち、野生品をヤマフブキ、栽培品をフブキと区別したと思われ、款冬は野生のフキに充てた漢名であろう。結果としては、フキ・フキタンポポのいずれも同じキク科であるから、当たらずとも遠からずとして、問題はないはずであった。しかし、万葉集によく似た名前のヤマブキがあったため、『和名抄』の編者源順(みなもとのしたごう)は両名を混同し、「款冬　萬葉集に云ふ山吹花なり」と誤ってしまった。ただし、款冬をヤマブキとした例はあまり見当たらず、『明月記』(藤原定家)に「嘉祿二(1226)年三月廿十三日、朝霜厳冬の如く、今夜の寒さ冬の如し。梨桃花落ち盡くし、款冬盛開の比(ころ)、雪之霜の如きは未だ見ざる事ならん歟、但是凶事に非ず云々」とあるのはその数少ない一例である。

　中古代から江戸時代に至るまで、わが国の本草家は野生のフキを款冬、栽培品を蕗と考え、本物の款冬すなわちフキタンポポが明治時代に渡来するまでそれが誤りであることに気づかなかった。文字で植物形態を記述する限り、フキとフキタンポポを区別するのは難しかったことを示す。しかし、款冬に充てられた和産植物はフキだけに留まらなかった。茎を食用とするツワブキ *Farfugium japonicum* (Linné filius) Kitamura という、同じキク科に属して形態的にフキに似た植物があり、ややこしいことに京都・中国地方・九州などこれをヤマブキ(バラ科ヤマブキではない)と呼ぶ地域がある。この方言名の存在を論拠として、『和漢三才圖會』(寺島良安)はツワブキをヤマフフキ(款冬)に充てた。『大和本草』(貝原益軒)は、款冬をフキとする一方で、本經が款冬の一名とする橐吾(タクゴ)をツワブキとし、混乱に拍車をかけた。款冬と橐吾が同物でないというのは、『本草綱目啓蒙』(小野蘭山)に「橐吾は欵冬ニ非ズ。本草ニ以テートスルハ誤リト通雅ニ詳ニ辨ズ。正字通モ亦然(しか)リ。」とあるように、後世の中国の典籍(『通雅』・『正字通』)が両名を区別してしまったことによる。因みに、『本草綱目』(李時珍)は区別しなかったが、清代末期の『植物名實圖考』(呉基潘)にある款冬の図は明らかにキク科ツワブキであり、中国でも款冬花の基原に混乱がみられ、わが国の本草家だけに非があったのではない。『本草衍義』(寇宗奭)が「百草中、惟此れ冰雪を顧(ただ)みず、最も春に先んづるなり。世は、又之を鑽凍と謂ふ。冰雪の下に在ると雖も、時に至りて亦た芽を生ず。」と記述しているように、もともと暖地の海岸に生えるツワブキでは、氷雪を顧みず逞しく花を咲かせるという意の款冬の名前はあり得ない。江戸時代ではツワブキを広く園芸用に栽培したが、温暖なわが国では初冬に花をつけ、真冬でも葉が青々としているから、款冬という名に疑問をもたなかったらしい。

ブクリョウ　茯苓　PORIA　二国、VII〜XVI　漢

▶**基原**　サルノコシカケ科(Polyporaceae)マツホド *Wolfiporia cocos* Ryvarden et Gilbertson (*Poria cocos* Wolf)の菌核で、通例、外層をほとんど除いたもの。《備考》マツホド：*W. cocos* (F. A. Wolf) Ryvarden et Gilbertson (synonym. *Poria cocos* F. A. Wolf)。最近では *W. extensa* (Peck) Ginns が正名という。

▶**用途**　漢方で非常に多くの処方に配合：安中散加茯苓・胃風湯・胃苓湯・茵蔯五苓散・烏苓通気散・温胆湯・解労散・化食養脾湯・藿香正気散・加味温胆湯・加味帰脾湯・加味逍遙散・加味逍遙散加川

芎地黄・枳縮二陳湯・帰脾湯・芎帰調血飲・芎帰調血飲第一加減・九味檳榔湯・桂枝加苓朮附湯・桂枝茯苓丸・桂枝茯苓丸料加薏苡仁・啓脾湯・鶏鳴散加茯苓・堅中湯・甲字湯・香砂養胃湯・香砂六君子湯・杞菊地黄丸・五積散・牛車腎気丸・五淋散・五苓散・柴胡加竜骨牡蛎湯・柴芍六君子湯・柴朴湯・柴苓湯・酸棗仁湯・滋陰至宝湯・四君子湯・十全大補湯・十味敗毒湯・小半夏加茯苓湯・逍遙散・四苓湯・参蘇飲・真武湯・参苓白朮散・清湿化痰湯・清心蓮子飲・清熱補気湯・清肺湯・喘四君子湯・銭氏白朮散・疎経活血湯・竹茹温胆湯・知柏地黄丸・釣藤散・猪苓湯・猪苓湯合四物湯・定悸飲・当帰芍薬散・当帰芍薬散加黄耆釣藤・当帰芍薬散加人参・当帰芍薬散加附子・二朮湯・二陳湯・人参養栄湯・八解散・八味地黄丸・半夏厚朴湯・半夏白朮天麻湯・伏竜肝湯・茯苓飲・茯苓飲加半夏・茯苓飲合半夏厚朴湯・茯苓杏仁甘草湯・茯苓四逆湯・茯苓沢瀉湯・分消湯（実脾飲）・防已茯苓湯・補気健中湯・味麦地黄丸・明朗飲・抑肝散・抑肝散加芍薬黄連・抑肝散加陳皮半夏・六君子湯・苓甘姜味辛夏仁湯・苓姜朮甘湯・苓桂甘棗湯・苓桂朮甘湯・苓桂味甘湯・連珠飲・六味地黄丸。

▶ **出典**　神農本草經上品「一名伏菟。味は甘く平。山谷に生ず。胸脇の逆氣、憂恚、驚邪、恐悸、心下の結痛、寒熱煩滿、欬逆を治し、口焦、舌乾を止め、小便を利す。久しく服すれば魂魄を安んじ、神を養ひ、飢ゑず、延年す。」

▶ **漢名**　茯苓・伏菟(本經)、茯神(別錄)、茯靈(本草綱目)。

▶ **解説**　マツホドは、わが国ではアカマツ・クロマツなどの根に寄生し、枯死あるいは伐採してから数年経て菌核が発生する。子実体を形成することは稀で、そのため和名は地下部にある菌核に由来する名前がつけられている。『本草衍義』（寇宗奭）は「茯苓は乃ち樵斫訖はること多年にして松根の氣生ずる所なり。此れ根の氣味を蓋ひて噎鬱未だ絶へず、故に是の物と爲す。然るに亦た土地の宜しき宜しからざる所に由りて、其の津氣盛なる者は方に外に發泄し結びて茯苓と爲す。故に根を抱かずして物を成し、既く其の本體を離るれば則ち苓の義有るなり。」と記述され、神仙の靈藥と認識されていた。古典本草書に赤白2品があって白茯苓・赤茯苓と名づけることがある。以上のどちらかを指定する古典医書も散見されるが、薬効に明確な差があるわけではなく、多分に道教思想を反映したシンボリックなものと思われる。また、寇宗奭は「茯神なる者は其の根但津氣有りて盛なるに堪へず。故に止み、能く本根に伏結して既く其の本を離れず。故に茯神と曰ふ。此の物行水の功多く、心脾を益するに闕くべからざるなり。」とも述べており、茯苓の中でもマツの根が貫通したものを茯神と称して珍重し、心病に著効があるとするが、これも迷信の域を出ない。茯神の初見は別錄であって、「不祥を辟くを主り、風眩、風虚、五勞口乾するを療じ、驚悸、恚怒多く、善く忘るるを止め、心を開き、智を益し、魂魄を安んじ、精神を養ふ」とある。『本草綱目』（李時珍）は、茯神に貫通する松の根を神木と称し、「脚氣痺痛、諸筋牽縮を主治す」と記述している。

　『本草和名』（深根輔仁）に「茯苓　末都保止」、『和名抄』（源順）も同音の和名を充てる。ホドとは塊を表す古語であり、松の根に発生するからマツホドといい、その名の由来は明解である。ただし、同じ『和名抄』でも、版本によって微妙な違いがあり、天文本では萬都保夜とする。『本草類編』（1390年ころ）にある末川乃保也はそれと同系統の名である。ホヤとは、『和名抄』に「本草云ふ、寄生一名寓木　寓亦た寄なり。音遇　夜度利岐　一に云ふ、保夜」とあるように、植物に寄生する木をいい、マツホドもその1種と考えられた。『萬葉集』の大伴家持の歌「あしひきの　山の木末の　寄生取りて　挿頭しつらくは　千年寿くとぞ」（巻18　4136）にあるホヨは、ヤドリギ科ヤドリギ *Viscum album* Linné subsp. *coloratum* Komarovを指すが、基本的にホヤと同義である。ホヤ・ホヨともに飛鳥

以前の古語でその義は不明、マツホド・マツホヤのいずれが古い名であるか不詳で、あるいは両名とも古くからあったのかもしれない。『延喜式』巻第三十七「典藥寮」では朧月御藥、中宮朧月御藥、遣諸蕃使(唐使・渤使・新羅使)などに茯苓の名が頻出し、また諸國進年料雜藥では摂津国・伊賀国・伊勢国・尾張国・三河国・遠江国・駿河国・上総国・下総国・常陸国・美濃国・若狭国・加賀国・越後国・丹後国・伯耆国・出雲国・石見国・播磨国・備中国・備後国・周防国・長門国・紀伊国・阿波国・讃岐国・伊予国から茯苓の貢進が記録されているが、この中で美濃國卅斤、遠江國卅斤、上總國廿八斤、常陸國百六十六斤と、他国が数斤であるのと比べて、突出しているのが目立つ。美濃を除く三国は広大な砂浜があってクロマツ林が発達し、茯苓の生育適地であったと推定される。因みに茯神は尾張国から六斤が貢進されたとある。『出雲國風土記』では秋鹿郡・楯縫郡・神門郡に茯苓の所在を記録している。

ブシ　附子　PROCESSI ACONITI RADIX　二国、VII*、XIV*(2)〜XVI　漢

▶ **基原**　キンポウゲ科（Ranunculaceae）ハナトリカブト *Aconitum carmichaeli* Debeaux 又はオクトリカブト *A. japonicum* Thunberg の塊根を1、2 又は 3 の加工法により製したものである。1 高圧蒸気処理により加工する。2 食塩、岩塩又は塩化カルシウムの水溶液に浸せきした後、加熱又は高圧蒸気処理により加工する。3 食塩の水溶液に浸せきした後、石灰を塗布することにより加工する。《備考》ハナトリカブトの別名をカラトリカブトという。Ylistはオクトリカブト：*Aconitum japonicum* Thunberg subsp. *subcuneatum* (Nakai) Kadota とするが、広く *A. japonicum* Thunbergに含める見解が有力。

▶ **用途**　もっぱら漢方処方に配合：越婢加朮附湯・解急蜀椒湯・甘草附子湯・桂姜草棗黄辛附湯・桂枝越婢湯・桂枝加朮附湯・桂枝加苓朮附湯・桂枝芍薬知母湯・桂枝二越婢一湯加朮附・牛車腎気丸・四逆加人参湯・四逆湯・芍薬甘草附子湯・小続命湯・真武湯・大黄附子湯・大防風湯・当帰芍薬散加附子・八味地黄丸・白朮附子湯・茯苓四逆湯・附子粳米湯・附子理中湯・麻黄附子細辛湯・薏苡附子敗醤散。

▶ **出典**　神農本草經下品「味は辛く温。山谷に生ず。風寒の欬逆、邪氣を治し、中を温め、金瘡、癥堅積聚を破り、血痕寒濕、踒躄拘攣、膝痛み行歩不能（を療ず）。」

▶ **漢名**　附子(本經)。

▶ **解説**　局方ブシはすべて修治を施したものであり、塊根をそのまま乾燥したいわゆる草烏頭(ソウウズ)ではない。高温蒸気で処理したのち乾燥したもの（局方修治1に相当）を加工附子、にがり汁につけて加熱処理したもの（同2）を炮附子(ホウブシ)、縦割りして塩水につけたのち乾燥し石灰をまぶしたもの（同3）を塩附子(エンブシ)という。ハナトリカブトは中国で広く栽培され、附子(ブシ)あるいは烏頭(ウズ)の主たる供給源である。そのほか、野生トリカブト属各種も各地域で薬用に供せられており、*A. kusnezoffii* Reichenbach、*A. paniculigerum* Nakai、*A. sczukinii* Turczaninow（満州）、*A. taipeicum* Handel-Mazzetti（陝西）、*A. delavayi* Franchet、*A. stylosum* Stapf、*A. transsectum* Diels（雲南）、*A. karakolicum* Rapaics、*A. soongoricum* (Regel) Stapf（新疆）、*A. hemsleyanum* E. Pritzel および変種（各地）、*A. vilmorinianum* Komarov（雲南・四川）、*A. sungpanense*

Handel-Mazzetti（陝西・甘粛・四川）などの塊根をそのまま乾燥したもの（未修治品）を草烏頭として用いる。韓国・満州で草烏頭と称するものはミツバトリカブト *A. triphyllum* Nakai、白附子（関附子）はキバナトリカブト *A. coreanum*（H. Léveillé）Rapaicsの塊根の乾燥品である。わが国の草烏頭はオクトリカブトの塊根を乾燥したもので、その生塊根を塩水に浸したのち石灰をまぶしして乾燥したものを白河附子と称する。

　第7改正版で初めて収載され、基原を「トリカブト *Aconitum sinense* Siebold又はその近縁植物」とした。総アルカロイド（アコニチンとして）0.5％以上含むという含量規定があり、基原の判定基準とした。しかし、今日的水準からすれば、この記載は修治に関して一切言及しないなど、かなり杜撰といわねばならず、同追補で削除された。第14改正版第1追補で再収載され、3種類の修治法を規定、ブシ1・ブシ2・ブシ3を区別した。それぞれに対して総アルカロイド（ベンゾイルアコニンとして）0.7〜1.5％、0.1〜0.6％及び0.5〜0.9％の含量規定を設定、基原の判定基準とした。

　局方は中国産はハナトリカブト、日本産はオクトリカブトを基原とするものを正品とする。ハナトリカブトのほとんどは栽培品で、中国市場の主要品目であるが、そのほか地域ごとにトリカブト属野生種の基原が異なり、またこれに加えて修治法により種々の名前がつけられているので、市場全体の状況を把握するのは難しい。附子は猛毒アルカロイドのアコニチンを含むため、古くから独特の修治法を施して減毒したものを用いてきた。現行局方は3つの修治法を規定し、純度試験で毒性アルカロイドのアコニチン・ジェサコニチン・ヒパコニチン・メサコニチンの生薬1g当たりの上限とする含量（それぞれ60、60、280、140μg）および総量（450μg）を規定している。修治によってアコニチンのベンゾイル基・アセチル基が切断され、附子の毒性は100分の1以下に減弱する。本品は同属植物を基原とする欧州のアコニット根の類品のように見えるが、減毒処理をしていないアコニット根は、まったく別品と見るべきである（アコニットコンの条を参照）。

　基原植物は同じでも附子とは微妙に薬用部位が異なり、異名がつけられたものが存在する。烏頭・天雄・側子がそれであり、前2者は本經下品、後者は別録下品に収載され、そのほかに、本經では烏頭に含められているが、烏喙・射罔がある。ただし、別録は烏喙を下品に収載する一方で、「正月二月に採り陰乾し、長さ三寸已上を天雄と爲す」として同条に天雄を含め、本經とは見解が異なる。以上の5品は『本草經集注』（陶弘景）では区別され、附子については「附子は八月上旬に採るを以てし、八角なる者が良し」、烏頭については「今、四月に採り用ふ。烏頭は附子と同根なり。春の時、莖初生して腦有り、形は烏鳥の頭に似る。故に之を烏頭と謂ふ。」、天雄については「今、八月中旬に採り用ふ。天雄は附子に似て細くして長し。便ち是の長き者は乃ち三四寸許りに至る。此と烏頭、附子とは三種、本は並に建平（四川省巫山県）に出づ。故に之を三建と謂ふ。」とある。補足すると、トリカブト属植物は疑似多年草であって、母根から短い柄を伸ばして子根を出し、秋（旧暦では七月以降）になって母根についた子根を附子、烏頭はまだ子根がつく前の母根で春に採集するもの、一方、天雄は子根がさらに成長して附子より大きくなった根で秋の中ごろ（八月中旬）に採集するものをいう。また、側子については「此れ即ち附子の邊角の大なる者にして之を脱取す」（『本草經集注』、『證類本草』巻第十「側子」に所引）とあり、子根である附子の傍らに生じる根をいう。因みに、烏喙・射罔について、陶弘景は「（烏頭）兩岐あり、共に幕有りて、狀は牛角の如く烏喙と名づく。喙即ち烏の口なり。亦た八月採るもの（烏喙）を以て、莖を搗き搾り、汁を取り、日煎せるものを射罔と爲す。」と述べている。

　以上、附子およびその類品の区別は複雑極まりないが、以降の本草書でも踏襲された。『本草綱目』

(李時珍)では、附子の条で烏頭を附子の母とし、また烏頭附子尖なるものを含めたが、別条に天雄・側子のほか、さらに烏頭と白附子も収載する。李時珍は烏頭の条で、「此れ即ち烏頭の他處に野生せる者なり。俗に之を草烏頭と謂ふ。」と記述し、ここに草烏頭の名が出てくるが、野生のトリカブト類の総称であり、『日華子諸家本草』(大明)にいう土附子も同品とする。これに対して栽培品を川烏頭と称することがある。現在でも中国産の野生品を基原とするものを草烏頭あるいは草烏と称する。一方、白附子は、別錄下品に初見するもので、『新修本草』(蘇敬)に「此の物は本高麗に出づ。今は涼州(甘肅省武威県)已西に出でて、形は天雄に似る。」(『證類本草』所引)、また『海藥本草』(李珣)に「按ずるに、南州記に云ふ、東海(山東省郯城県西南)、又新羅國に生じ、苗は附子と相似すと」とあるように、トリカブト属の基原であることはまちがいない。今日の市場に同名の品があり、朝鮮半島から満州に産するキバナトリカブト *A. coreanum* (H. Léveillé) Rapaics を基原とする。『用藥須知』(松岡恕庵)に「和名姫烏頭俗稱蜻蜓艸。漢ヨリ渡ルモノ但一種眞ニシテ偽無シ。和産モ隨所ニ多シ。眞ナリ。」とあるように、白附子をキンポウゲ科ヒメウズ *Semiaquilegia adoxoides* (de Candolle) Makino に充てることがあったが、蘭山はこれを誤りと断じている。中国本草でも『本草衍義』は「烏頭、烏啄、天雄、附子、側子は凡て五等皆一物なり。止だ大小長短を以て似像するにして之を名づく。」とし、烏頭だけを正品と認めるが、これはむしろ例外的といってよい。中国本草の中でも『本草綱目』の影響は絶大であり、『大和本草』や『本草綱目啓蒙』ほか主たる本草書は李時珍の見解をほぼそのまま踏襲する。

『本草和名』(深根輔仁)では烏頭・烏啄・天雄・附子・側子に対して「已上五種和名於宇」とある。この和名は及已の別名(本名は都岐祢久佐)にも充てられている。今日、及已はセンリョウ科ヒトリシズカ *Chloranthus japonicus* Siebold に充てられ、トリカブト属とは類縁関係はまったくない。一方、『醫心方』(丹波康頼)では烏啄(収載せず)を除く四名に和名於宇を充てる。ところが、『和名抄』(源順)は「本草注云ふ、烏鳥の頭に似る、之を烏頭と謂ふ。(鳥の)口に似る者は之を烏啄と謂ふ。三寸以上、之を天雄と謂ふ。八月に採る者は附子と爲し、其の邊角の大なる者、之を側子と謂ふ。」とあるだけで、いずれにも和名を充てていない。また、『本草和名』が同じ和名を充てた及已(『和名抄』では及巳とある)について「本草云ふ、及已 仁諝音義巳音以 豆岐禰久佐」とし、『本草和名』を引用しながら、於宇の名を無視している。因みに、オウの名は国語学的に不祥である。上代の文献では『出雲國風土記』に仁多郡から附子の所在が記録されている。『延喜式』巻第三十七「典藥寮」の元日御藥、臘月御藥、中宮臘月御藥、諸司年料雜藥、遣書蕃使(唐使・渤使)などに附子の名は頻出し、諸國進年料雜藥には駿河国・相模国・武蔵国・上総国・下総国・常陸国・美濃国・信濃国・上野国・下野国・陸奥国・越中国・伊予国から附子の貢進が記録されている。そのほとんどが東国であり、トリカブト類が東日本の冷涼地帯に分布の中心があることとよく符合する。また、貢進された附子の分量が武蔵国八斗、常陸国一斛などとなっており、大半の薬物が斤・両の単位であることを考えると、きわめて多い。附子の基原植物トリカブト属は強力な毒素を含み、世界各地にはこれを矢毒に用いる民族もいくつか知られている。『夫木和歌抄』に「あさましや 千嶋のゑぞが つくるなる どくきのやこそ ひまはもるなれ」(藤原顕輔)と詠われるように、北海道のアイヌ族(蝦夷)は古くからトリカブト属の毒素を矢毒に用いる文化的土壌があった。また、『吾妻鏡』巻第四十八に「正嘉二(1258)年八月十六日壬申、(中略)秉燭の期に及びて、伊具四郎入道山内の宅に歸るの處、建長寺前に於いて射彀被るに訖る。落馬の後、矢に中るを知るの旨云々、毒を其の鏃に塗る云々」とあって当時の武士は矢

毒を用いていたことを示唆し、おそらくアイヌ族から学んだトリカブト属の毒素であろうと推察される。したがって、『延喜式』に記録された大量の附子は矢毒として使われることもあったと推定される。注目すべきことは、『延喜式』巻第三十七の「毎年十二月造元日料白散四百十五劑」の中に「附子を漬ける料、酢八斗二升六合　一合を以て一兩を漬く　附子を炮るに炭八斗二升六合　一合を以て一兩を炮る」とあり、附子に対する加熱処理が記述されていることである。この操作で有毒成分のアコニチンの大半は分解することが知られているから、減毒を目的とした修治であって、薬用に供したことはまちがいない。中古代のわが国でも附子の薬用としての需要もかなりあったことを示し、興味深い事実といえる。『延喜式』巻第三十七には烏頭の名も元日御藥、臘月御藥、中宮臘月御藥、雜給料、諸司年料雜藥、遣書蕃使(唐使・渤使)などに散見され、諸國進年料雜藥では武蔵国から一斛二斗の貢進があったことが記録されている。天雄については、遣書蕃使(唐使・渤使)にその名があり、諸國進年料雜藥では近江国から貢進が記録されている。ただし、附子・烏頭・天雄が、中国本草のいうように区別されていたかどうかは定かではない。

フセキ　浮石　LAPIS PUMICIS　III　　洋・漢

▶ **基原**　火山の岩漿で形成された多孔質の石塊。
▶ **用途**　タール水を作るとき、木タールを水中に分散させるのに用いる(現在では用いない)。垢すりなどにも用いる(今日でも用いる)。
▶ **漢名**　浮石(日華子諸家本草)、石鱓(證類本草)、海石・水花(本草綱目)。
▶ **解説**　水に浮くので軽石とも称する。『和名抄』(源順)にも「交州記云ふ、浮石　體體虚して輕し　和名加留以之」とあり、カルイシの和訓をつける。本品は漢薬として収載されたわけではないが、中国本草にも浮石があるので、ここに解説する。『證類本草』(唐慎微)巻第四「玉石部中品」の石鱓の条に『日華子諸家本草』(大明)を引用して「浮石は平にして無毒。渇を止め、淋を治し、野獣の毒を殺す。」とごく簡単に記述する。『本草衍義』(寇宗奭)は「水飛、目中の翳を治す。今の皮作家、之を用ひ、皮上の垢を磨くに、(垢が)此の石に出るること無し。」と記述し、具体的な形態について言及していないが、皮革職人が皮を磨くのに用いるという記述から、それほど硬くなくまた多孔質の石であることぐらいは想像できる。『本草綱目』(李時珍)は「浮石は乃ち江海閒の細沙、水抹凝聚し、日久しくして結成せる者なり。狀は水抹及び鍾乳石の如く、細孔有り蛀窠の如くして白色なり。體は虚して輕し。」と記述し、その生成説は今日からすると幼稚であるが、軽石の特徴はよく表している。因みに、石鱓とは『開寶本草』(馬志)に初見し、「南海に生ず。又、云ふ、是れ尋常の鱓にして、爾れ年月深く久しく水抹相著き、因りて石と成し、海潮に遇ふ毎に即ち飄出するなり云々」とあり、これもおよそあり得ない成因を挙げている。一方、『國譯本草綱目』は『開寶本草』の見解を支持したらしくカニ類の化石というが、これも受け入れがたい。浮石は角質化した皮膚を擦るのによく用いたが、稀に内用とすることもある。一例に、『經驗千方』の「ほうづき虫に」で「又方　古き浮石を粉にし水にとき用ゆ」とある。「ほうづき虫」とは今日の小児喘息に相当する。

軽石は西洋でも古くから用いられた。『薬物誌』(ディオスコリデス)にKisserisとあるものがこれに相当する。薬効は歯茎を収斂させて清浄にし、また砕いて粉にしたものは歯磨き粉となり、体を

こすって脱毛に用いるとある。ただし、蘭方書に本品に相当するものは見当たらない。

ブッコヨウ　　BUCCO FOLIUM　　III　　　　　　　　　　　洋

▶ **基原**　ミカン科(Rutaceae) *Agathosma betulina* (P. J. Bergius) Pillans、*A. crenulata* (Linné) Pillansの葉。

▶ **用途**　利尿・興奮薬。

▶ **解説**　局方ではブッコ葉と表記。南アフリカケープ地方原産。局方で規定したもの以外に、*Agathosma*属の近縁種およびミカン科*Empleurum unicapsulare* (Linné filius) Skeels [synonym. *Empleurum ensatum*（Thunberg) Ecklon et Zeyher]の乾燥葉もブッコヨウ（false buchuとして区別）として用いる。Bukko、Bookoo、Buchu、Buckuの諸名がある。

フラングラヒ　　FRANGULAE CORTEX　　I、III～IV　　　　　洋

▶ **基原**　クロウメモドキ科（Rhamnaceae）セイヨウイソノキ*Frangula dodonei* Arduino (synonym. *Rhamnus frangula* Linné)の幹及び枝の皮。

▶ **用途**　緩下薬。

▶ **解説**　初版は基原植物の属名に因んで拉謨奴斯（ラムヌス）、以降はフラングラ皮と表記。欧州・中央アジアの原産で、14世紀に瀉下効果のあることが知られていたといわれるが、19世紀中ごろにその薬効が再評価されるまで薬として顧みられることはなかった。カスカラサグラダの代用品。

ベラドンナコン　　BELLADONNAE RADIX　　二国、VII～XVI　　洋

▶ **基原**　ナス科(Solanaceae) *Atropa belladonna* Linnéの根。

▶ **用途**　鎮痛鎮痙薬(ベラドンナエキス)、アトロピン・スコポラミン製造原料。

▶ **解説**　初収載の第7改正版で総アルカロイド（ヒヨスチアミンとして）0.4％以上の含量を規定して基原の判定基準とし、現行局方に継承されている。欧州南西部から西アジア原産の多年草で、太古より知られていたとされるが、実際に『薬物誌』（ディオスコリデス）に収載されているのは別属類縁種を基原とするMandragorasと称するもの*Mandragora officinarum* Linnéであり、鎮痛薬・催眠薬・鎮静薬に用いると記述されている。Mandragorasは後にあまり用いられなくなり、それと入れ替わりにベラドンナ根が繁用されるようになったと思われる。『遠西醫方名物考』（宇田川榛斎・榕菴）巻二十六に莨菪（ロウトウ）とあり、ハシリド

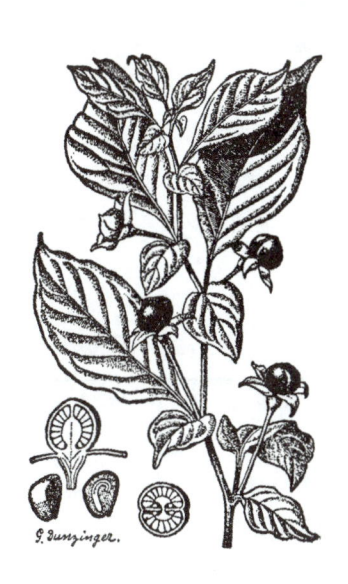

コロとともにアトラパ・ベルラドンナの名をつけ、主治を「葉ヲ藥用トス。或ハ根ヲ用フ。揮發鹽及ビ油アリ。葉ハ内服シテ解凝緩和ノ藥トス。或ハ生葉ノ絞汁ニ沙糖ヲ加ヘ舎利別トシ用ヒテ鎭痛催睡ノ効ヲ稱シ外敷シテ焮腫ヲ消散ス。生葉ヲ貼シテ止痛消散ノ効アリ。」と記載している。莨菪は、本經下品にある莨蓎子の名を借用したもので、基原はヒヨス *Hyoscyamus niger* Linné であるから、『遠西醫方名物考』がハシリドコロやベラドンナコンにこの名を用いるのは誤りである（ロートコンの条を参照）。

ベラドンナヨウ　　BELLADONNAE FOLIA　　Ⅰ、Ⅲ、二国、Ⅶ～Ⅷ　　洋

- ▶ **基原**　ナス科(Solanaceae) *Atropa belladonna* Linné の花期の葉及び枝先。
- ▶ **用途**　鎮痛鎮痙薬。
- ▶ **解説**　初版は別刺敦那葉（ベラドンナ）、第3改正版はベラドンナ葉、第7改正版以降はベラドンナヨウと表記。第7改正版以降で総アルカロイド（ヒヨスチアミンとして）0.3％以上の含量を規定し、基原の判定基準とした。種小名のbelladonnaはラテン語で美しい女性の意で、名の由来は主成分のアトロピン・スコポラミンに瞳孔散大作用があり、女性が本種のエキスを点眼して瞳孔を大きくし美しく見せるのに用いたからという。ただし、この風習はそれほど古くはなく、16世紀のベネチアより伝来したものという。

ベルバスクムカ　　VERBASCI FLOS　　Ⅲ　　洋

- ▶ **基原**　ゴマノハグサ科 (Scrophullariaceae) ビロードモウズイカ *Verbascum thapsus* Linné 及び *V. phlomoides* Linné の花。
- ▶ **用途**　粘滑薬、茶剤。
- ▶ **解説**　局方ではウェルバスクム花と表記。欧州、アフリカ北部の原産で、古くから薬用とする。『薬物誌』（ディオスコリデス）にはPhlomosの総称で数種の同属植物について記載し、葉・花などを薬用とし、薬物としての用途も多様であるが、とりわけ肺疾患・咳止めなどに効があるとする。『遠西醫方名物考補遺』（宇田川榛斎・榕菴）巻六に歇爾抜斯屈謨（ヘルバスクム）とあり、主治を「葉花ヲ藥用トス。緩和、止痛、愈創ノ殊効アリ。和胸ノ一良藥トシ胸肺病、欬嗽、喘急吐血、諸失血及ビ腹絞痛、疝痛ヲ治ス。花ヲ泡剤トシ服ス。下利赤痢ニ煎剤トシ服シテ腸痛ヲ緩解シ、重墜努責ヲ靜止シテ治ス。」と記述している。

ペルーバルサム　　BALSAMUM PERUVIANUM　　Ⅰ～Ⅶ*　　洋

- ▶ **基原**　マメ科(Fabaceae) *Myroxylon peruiferum* Linné filius の皮部から得たバルサム。
- ▶ **用途**　疥癬に外用。香料。

▶ **解説** 第2改正版までは百露抜爾撒謨(ペルーバルサム)と表記。16世紀前半にスペイン人がペルーから本品を欧州に輸出したのでこの名があるが、ペルー原産ではないという。17世紀にドイツ薬局方に収載されたが、それより以前の16世紀末にドイツの薬舗の店頭で販売されていたという。トルーバルサムとよく似る(トルーバルサムの条を参照)。

ヘンズ　扁豆　DOLICHI SEMEN　XV～XVI　　　　　　　　　　　漢

▶ **基原** マメ科(Leguminosae)フジマメ*Dolichos lablab* Linnéの種子。《備考》フジマメ：*Lablab purpureus* (Linné) Sweet (synonym. *Dolichos lablab* Linné)。

▶ **用途** ごく一部の漢方処方(参苓白朮散)に配合する。

▶ **出典** 名醫別錄中品「藊豆　味は甘く微温。中を和し氣を下すを主る。葉は霍亂して吐下の止まざるを主る。」

▶ **漢名** 藊豆(別錄)、䳜豆(新修本草)、白藊豆(藥性論)、沿籬豆・蛾眉豆(本草綱目)。

▶ **解説** 熱帯アフリカ原産といわれ、ニジェール川流域に起源を発するといわれるサバンナ農耕文化に特有の栽培マメ類の1つである。『圖經本草』(蘇頌)に「人家、多く籬援の間に種う。蔓延して上り、葉は大、花は細かく、花に紫白の二色有り、莢は花の下に生じ、其の實亦た黒白二種有り。白なるは温にして、黒なるは小冷なり。藥に入るに當に白なるを用ふべし。」とあるように、マメ科のつる性植物の基原であることを明らかにした。さらに種子の色が白いものと黒いものがあり、それぞれ白扁豆(ビャクヘンズ)・黒扁豆(コクヘンズ)と称し、蘇頌のいうように、薬用とするのは前者である。一方、『本草綱目』(李時珍)によれば、黒・白・赤・斑の4種があるといい、やはり白色のものを薬用とするという。

『本草和名』(深根輔仁)に「藊豆　和名阿知末女(あぢまめ)」、『和名抄』(源順)も同音の和名を充てる。アヂマメの義は不祥であるが、本品の別名に䳜豆(シャクズ)があり、『本草和名』の注に、「其の黒を以て間は白き故なり」という、その語源の由来が説明されている。これは、通例、薬用としない黒扁豆の特徴に言及したもので、それを䳜すなわちカラス科カササギ*Pica pica* Linnéに見立ててつけた名である。一方、トモエガモ*Anas Formosa* Georgiというカモより一回り小さいカモ科の渡り鳥があり、この古名をアジ(旧仮名遣いではあぢ)と称した。『萬葉集』に「あぢの住む　須沙(すさ)の入り江の　隠(こも)り沼の　あな息づかし　見ず久にして」(巻14　3547)と詠われているのは、このトモエガモをいう。この鳥の漢名を䳜といい、アヂマメの名は䳜と鵲とを取り違えて訓読みした結果と思われ、古い時代のわが国にカササギがいなかったことを示唆する[1]。

現在の通用名はフジマメあるいはインゲンマメである。インゲンマメの名の由来は承応三(1654)年に隠元禅師が中国から持ち帰ったからといわれる。それは誤りで、隠元禅師が持ち帰ったのは中南米原産の*Phaseolus vulgaris* Linnéであり、これこそ今日いうインゲンマメであり、金時豆の原料とする。フジマメの名は紫白色の花をマメ科フジ*Wisteria floribunda* (Willdenow) de Candolleの花に見立ててつけられた。漢方での使用は稀であるが、『廣惠濟急方』上巻の濕霍亂病状に「又方　扁豆(いんげんまめ)　香薷(かうじゅ)　二味薬店にあり　各壱匁水に煎(せん)じ服(ふく)すべし」(括弧内はルビ)とあり、江戸時代の民間では稀ながら用例がある。

1) 有明海周辺の平野部に生息し、近年熊本・長崎・大分各県や北海道でも生息が確認される。朝鮮半島から持ち込まれた外来種と考えられ、一説に豊臣秀吉の朝鮮出兵の後に渡来したという。したがって古代日本には生息していなかったことになり、アジ（トモエガモ）とカササギの漢名を取り違えても無理からぬということになる。

ボウイ　防已　SINOMENI CAULIS ET RHIZOMA　二国、VI～XVI　漢

▶ **基原**　ツヅラフジ科 (Menispermaceae) オオツヅラフジ *Sinomenium acutum* Rehder et Wilson のつる性の茎及び根茎。《備考》オオツヅラフジ：*Sinomenium acutum* (Thunberg) Rehder et E. H. Wilson。

▶ **用途**　もっぱら漢方処方に配合：栝楼薤白湯・小続命湯・疎経活血湯・独活湯・防已黄蓍湯・防已茯苓湯・木防已湯。

▶ **出典**　神農本草經中品「一名解離。味は辛く平。川谷に生ず。風寒の温瘧、熱氣の諸癇を治し、邪を除き、大小便を利す。」

▶ **漢名**　防已・解離(本經)、木防已(新修本草)、漢防已(藥性論)、石解(本草綱目)。

▶ **解説**　局方における本品の通称名は防已であるが、防己・防巳と表記する和漢の典籍も少なくない。例えば、『本草和名』(深根輔仁) は防巳、『箋注倭名類聚抄』(源順) は防己としている。『重修政和經史證類備用本草』の晦明軒稿本は1249年に刊行されたが、今日に伝わるのは後世の重刊本で防巳と表記、金陵本『本草綱目』も防巳としている。巳・己・已の3字は、現在、それぞれ字義が異なるが、字体が紛らわしく、昔からしばしば混用された事実があるからだ。現在の中国では防己とするが、字義の上では「己を防ぐ」という意になる。因みに、わが国で用いる防已は「防ぎ止める」の意である。『本草綱目』(李時珍) の釋名で李時珍は李東垣を引用して「按ずるに、東垣李杲云ふ、防己は險健の人の如し。幸災樂禍、能く首(首領のこと)は亂階(乱の起こるもと)の如し。若し之を善用すれば、亦た敵を禦ぐべし。其の名或は此の義を取らんと。」(合肥張紹棠刊本) と説明し、仮にこの解釈が正しいとすれば、防己・防巳のいずれも意味をなすことになる。一方、防巳では、巳は干支の第六位で五行説によれば火すなわち五臓の心に当たるから、防巳は「心を防ぐ」という意味になる。ボウイは、『本草經集注』(陶弘景) によれば「是れ風水家を療ずる要藥なり」といい、また『本草拾遺』(陳蔵器) も「漢(漢防已) は水氣を主り、木(木防已) は風氣を主る」とあるので、水剤であるボウイは、五行思想に基づけば火である心を克服することになる。本經はボウイの薬性を辛平、別録は苦温とし、温の薬性では水剤に合わないが、両書とも陶弘景(456年-536年) の校定であることに留意する必要がある。一方、李当之(2世紀～3世紀) は大寒、張元素(1151年-1234年) は大苦辛寒とし(『本草綱目』)、寒の薬性であれば「心を防ぐ」という防巳の意義を理解できるので、ボウイの本来の薬性は寒であったと考えられよう。本来の表記は防巳であったという御影らの見解と矛盾しないことになる[1]。中国最古の字書である『説文解字』の巳(十四篇下一七七) では「巳也四月陽氣巳出陰氣巳藏萬物見成彣彰故巳爲蛇象形凡巳之屬皆从巳」とある。現在、通用する巳の意味ではさっぱり理解できないが、漢学者は已と巳を同義として「巳(＝已)なり。四月陽氣已に出でて、陰氣已に藏む。萬物見われ彣彰を成す。故に巳は蛇と爲す。象形。凡そ巳の屬皆巳(＝已)に从ふ。」と訓読する。一方、『康煕字典』の巳では、『説文解字』を引用して、「己也四月陽氣己出陰氣己藏萬物皆成文章故己爲蛇象形」とし、

巳と己を同じとする。現在の中国は張紹棠本『本草綱目』の表記に基づいて防己の名を採用し、『中薬大辞典』ではボウキと訓じている。以下、本条ではわが国局方で用いる防已にしたがう。

　本經は薬用部位に言及しないが、別録に「漢中（陝西省南部）の川谷に生じ、二月八月に根を採り陰乾す」とあるように、根[2]を薬用とする。現今の市場では、中国産防已はツヅラフジ科シマハスノハカズラ *Stephania tetrandra* S. Moore、ウマノスズクサ科に属する *Aristolochia fangchi* Y.C. Wu ex L.D. Chow et S. M. Hwang、ツヅラフジ科アオツヅラフジ *Cocculus trilobus* (Thunberg) de Candolle[3]の3種に大別され、それぞれ粉防已[4]・広防已・木防已と称する。広防已の種小名fangchiは「防己の中国語音」であり、中国では防己の正品をウマノスズクサ科としていることを示唆する。防己に関しては、今のところ基原の違いに伴う薬害事故はまだ発生していないが、ウマノスズクサ科基原品はアリストロキア酸を含み、長期服用によって重篤な腎障害を起こす可能性が高いので注意を要する（モクツウの条を参照）。そのほか別の植物を基原とし防己の名を冠するものがいくつかある。ウマノスズクサ科オオバウマノスズクサ *A. kaempferi* Willdenow (synonym. *A. heterophylla* Hemsley) の根を甘粛省では漢中防已と称する。漢中防已は、後述するように、『圖經本草』（蘇頌）に出てくる名で、別に漢防已と称するものがあって紛らわしい。一方、わが国ではオオツヅラフジ基原品を漢防已と称し、アオツヅラフジ基原品を木防已と称していたが、現在では前者を局方正品とし、単にボウイ（防已）と呼ぶ。わが国でいう漢防已は、もともとは漢種の防已という意味であるが、中国でも『本草原始』（李中立）ではシマハスノハカズラ基原品を漢防已と称し、蘇頌のいう漢中防已とはまったく基原が異なることに留意する必要がある。

　防己の基原がわが国と中国で大きく異なるのは、中国において防己の基原が歴史的に大きく変遷したからである。別録では「文は車輻の如くして理の解する者が良し」とあり、茎の横断面の紋様が車輪の輻のように放射状に並んだものを良品と称する。形態学的にいうと、茎の切り口が導管部と放射組織が交互に放射状に配列し、車輪の輻のようになっていることをいう。オオツヅラフジはまさにその典型であるが、つる性木本植物ではそのような特徴をもつものがいくつか知られ、必ずしもツヅラフジ科に特有ではない。したがって、まったく類縁関係のないものが防己の名で紛れ込む余地があり、その1つがウマノスズクサ科ウマノスズクサ属で木質茎をなす種であった。以下に述べるように、古典文献の記載と照らし合わせても漢中防已はウマノスズクサ属基原として矛盾しない。『圖經本草』（蘇頌）は漢中産の防已を「漢中に出づる者、之を破れば、文は車輻解を作し、黄（色）にして（充）實し香ばしく、莖梗は甚だ嫰かし。苗葉は小にして牽牛（ヒルガオ科アサガオ）に類し、其の茎を折り一頭之を吹けば、氣が中より貫き木通の類の如し。」のように記載する。茎に通気孔があることからオオツヅラフジにもっともよく合うが、それを除けば葉がアサガオのようだというから、心形と腎形の違いこそあれ、ウマノスズクサ属植物とも解釈し得るので、中国では *A. kaempferi* Willdenowを漢中防已に充てた[5]。わが国では蘇頌の記述をそのまま解釈して、古くからオオツヅラフジを防已に充て、それを漢防已と呼んできた。ところが『本草經集注』（陶弘景）に「今、宜都（湖北省宜都県西北）、建平（四川省巫山県）に出づ。大にして青白色、虚軟なる者が好し。黯黒冰強の者は佳からず。」とあり、これによく合致するのは茎葉に白毛が密生して青白く見えるアオツヅラフジ基原の木防已である。『新修本草』（蘇敬）にも「青白虚軟なる者は木防已と名づく。都て用ふに任へず。陶（弘景）の之を佳しと謂ふ者は蓋ぞ未だ見ざる漢中の者ならん。」（『證類本草』所引）とあって陶弘景と見解は異なるが、現今の木防已と一致する特徴を記す。蘇頌も「它の處の者は青白にして虚軟、又

腥氣、皮に皺有り、上に丁足子有るは木防已と名づく」とあり、漢中以外の防已はアオツヅラフジ基原であることを示唆し、やはり木防已と呼んでいる。ただ、蘇敬は木防已を使用に堪えないといっているが、蘇頌の「古方亦た之を通用す。張仲景の傷寒を治する増減木防已湯及び防已地黄湯、五物防已湯、黄耆六物等湯有り。」という記述は蘇敬の勘違いを的確に指摘したものである。補足すると、漢中防已は、オオツヅラフジでも古本草の記述と矛盾しないが、中国ではオオツヅラフジはあまり産しないようで、『中薬大辞典』ではオオツヅラフジ基原品を青風藤と称し別品とする。『重修政和經史證類備用本草』の巻第三十「本草圖經本經外木蔓類」に同音の清風藤なる品目が収載され、「圖經日ふ、清風藤は天台山中（浙江省臨海県）に生じ、其の苗は木の上に蔓延し、四時常に有り。彼の土人は其の葉を採り、薬に入る。風を治すに効有り。」と記述する。風の治療薬とあるところは防已と共通するが、常緑とするところはオオツヅラフジに合わないし、薬用に葉を用いるというのも、これまでの防已の認識とは大きな隔たりがある。また台州清風藤の図もオオツヅラフジとはほど遠い。因みに、李時珍は葉を茎とし、『圖經本草』の記述を改変しており、『中薬大辞典』が清風藤の基原をオオツヅラフジとしたのはわが国での薬用記録を意識したものかもしれない。

『本草和名』では「防已 一名解離一名石解木防已一名解推一名解名一名解燕一名方已上六名は釈藥性に出づ 和名阿乎加都良」、『和名抄』に「本草云 防已 一名解離 阿乎加都良」とあり、アオカズラの和名を充てている。『本草和名』の別名の中に木防已（木防已）の名がみえるので、現在のツヅラフジ科アオツヅラフジの古名とされる。『延喜式』巻第三十七「典薬寮」の諸国進年料雑薬では伊豆国・安房国・上総国から木防已の貢進が記録されている。『頓醫抄』（梶原性善）の咳嗽薫支に「神海老与椙ノ葉合テ、酢少シ入テ、其汁ニ雄黄、水金若無ハ水銀、輕粉合テ云々」とある「神海老」は木防已すなわちアオツヅラフジのことである。『新撰字鏡』に「木防已 二八月採根陰干佐奈葛一云神衣貝」とあり、「神海老」の別名がある。ただし、「佐奈葛」はマツブサ科サネカズラすなわち南五味子のことで（ゴミシの条を参照）、木防已にこの和名をつけるのは誤りである。「ゑび」とは、ブドウ科エビヅル *Vitis ficifolia* Bunge var. *thunbergii* (Siebold et Zuccarini) Lavalée のことで、黒紫色の果実がアオツヅラフジの熟果とよく似て、薬として神効があると考えられこの名がつけられた。そのほか平安時代の文学、たとえば『宇津保物語』の俊蔭に「武士の寝しづまるを窺ひて、青葛を大きなる籠にくみて、いかめしき栗、橡を入れて、蓮の葉にひやゝかなる水を包みて來るに、木のもと毎に、臥せる武士ども、猿のわたるとも知らで、云々」とアオツヅラという名が出てくるが、今日のアオツヅラフジではなく別のつる性植物を指す。「つづら」とは籠につづる原材料をいうが、アオツヅラフジはあまりに虚軟でその用途に適さないからである。マメ科フジ *Wisteria floribunda* (Willdenow) de Candolle の若いつるは、繊維質に富み、しなやかで強靭であり、また青々としている。「あおつづら」はそのような籠を作るのに用いられたつる性植物の総称名であって「あをかづら」ではない。『延喜式』巻第三十七「典薬寮」では諸司年料雑薬、遣諸蕃使（唐使・渤使）などに防已の名が散見され、諸国進年料雑薬には駿河国・周防国から貢進が記録されているだけで、オオツヅラフジが広く分布する割に木防已と比べても貢進国が少なすぎる。おそらく当時のわが国では人里から遠い山地に生えるオオツヅラフジの入手が容易ではなかったためであろう。一方、木防已たるアオツヅラフジは身近な二次林の林縁によく出現するので、古代の防已はこれであった可能性が高い。ただし、原生の自然に恵まれた時代にあってはそれほど多くなかったと推定され、それが『延喜式』で貢進国数が少なかった理由と考えられる。

『本草綱目啓蒙』（小野蘭山）は和産植物を取り上げ、アオツヅラフジ（蘭山は単にツヅラフジと呼ぶ）を木防已、オオツヅラフジを漢防已としているが、一方で漢籍を引用して別の見解にも言及している。すなわち、「木防已漢防已ノ分別ノ説一ナラズ」としたうえで、「本草蒙筌、本草滙、本經逢原並ニ漢防已ハ是根、木防已ハ是苗ト云フ。此説ニ從フヲ優レリトス。其苗ヲ用ユルニハツヾラフヂヲ上トス。根ヲ用ユルニハオホツヾラフヂヲ上トス。」と述べているが、この見解は『本草拾遺』（陳蔵器）に「按ずるに木漢二防已は即ち是の根苗を名と爲す」とあるのに基づいており、蘭山はこの説を基本的に支持した上で、アオツヅラフジを木防已、オオツヅラフジを漢防已とする当時の市場の状況[6]に迎合した結果といえる。現行の局方はオオツヅラフジの茎根を基原と規定するが、古典本草では根とあって地上部（苗）は含まれていないので、蘭山の見解も取り入れたといえる。また、蘭山は中国産防已の基原種であるハスノハカズラにも言及し、防已の1種であるが下品と断じている。しかし、中国産防已がハスノハカズラ基原である可能性について言及しておらず、当時のわが国では中国とは別個に同種を防已として用いていたことも示唆する。唐種漢防已と称するものが江戸の薬舗にあったといい、おそらくこれこそハスノハカズラ基原品と思われるが、蘭山は気づかなかったかあるいは勘違いしたらしく、和産のツヅラフジ科コウモリカズラ *Menispermum dauricum* de Candolleと考えた。江戸時代享保年間に中国より漢防已の基原植物が渡来し、官園に植栽されたという。今日、奈良県宇陀市の森野旧薬園にタマサキツヅラフジ *Stephania cepharantha* Hayataが残っているが、シマハスノハカズラの近縁種であり、当時の中国で防已の基原種の1つであったと思われる。『用藥須知』（松岡恕庵）が「原始及彙言ニ條防已瓜防已ヲ出ス。其ノ條防已ハ本草ニ所謂木防已ナリ。瓜防已ハ即本草ノ漢防已ナリ。今漢ヨリ來ルモノハ皆瓜防已ナリ。」という漢防已別名瓜防已（カボウイ）はタマサキツヅラフジの基原品を指すと考えられる。『本草原始』（李中立）および『本草彙言』（倪朱謨）のいずれも漢防已と称するもの（唐種漢防已）の図を付しているが、いずれもシマハスノハカズラ（あるいはタマサキツヅラフジ）の塊根の特徴を表し、瓜防已とよく合う。因みに、ハスノハカズラ属（*Stephania*）基原品に車幅解はないが、和漢いずれの本草書もそれに言及していない。ただし、享保年間より少し前に成立した『和漢三才圖會』（寺島良安）に「今中華ヨリ渡ル所ノ者皆長サ六七寸ニ切リ、大ナル者ハ径寸許リ、黃色ニ赤ヲ帶ビテ、之ヲ破レバ文車幅解ヲ作シテ甚ダ香シ。所謂漢防已ナリ云々」とあり、また1681年の『本艸辨疑』（遠藤元理）も同様に記述する。すなわち、その当時の漢産防已は車幅解があるとするが、わざわざ香りに言及しているので、ウマノスズクサ属基原品と推定される。ウマノスズクサ属の木質茎も、オオツヅラフジほどではないが、車幅解が認められる。オオツヅラフジ・シマハスノハカズラ（タマサキツヅラフジ）のいずれもアルカロイドを含むが、前者は*d*型モルヒナン系、後者はベンジルイソキノリン系とその成分のタイプおよび生物活性は大きく異なる。したがって、防已を主剤とする処方の主治は日中間で大きな差があったと考えねばならない。

---

1) 秋葉秀一郎・太田（堂井）美里・御影雅幸　薬史学雑誌　第47巻　117-126　2012年。
2) わが国では局方ラテン名がSINOMENI CAULIS ET RHIZOMAとしているように、茎も含めている。
3) 学名に異説あり。Ylistは*Cocculus trilobus* (Thunberg) de Candolleとするが、国際的には*Cocculus orbiculatus* (Linné) de Candolleとする見解が優勢である。
4) シマハスノハカズラ（タマサキツヅラフジ）の根は塊根をなし、粉性であるのでこの名がある。『本草原始』および『本草彙言』に瓜防已の名で呼ばれるもので、両書ともこれを漢防已としている。これに対して條防已と称するものは車幅解があり、オオツヅラフジ・アオツヅラフジ・ウマノスズクサ属基原の可能性がある。『本草品彙精要』

に「根大にして粉有る者好しと爲す」とあり、これが瓜防巳に相当するものを指すと思われる。一方『本草綱目』に李時珍の自注はなく、もっぱら古本草の記述の引用に終始し、瓜防巳に相当するものの記載はない。したがって、中国でシマハスノハカズラ(タマサキツヅラフジ)基原の防巳が出現したのは明代後期以降ということになる。

5) 実際の市場にはほとんど出ないようである。
6) 当時、わが国で用いる防巳のほとんどは和産であった。

ボウコン　茅根　IMPERATAE RHIZOMA　二国、VII〜XVI　漢

▶ **基原**　イネ科(Gramineae)チガヤ*Imperata cylindrica* P. Beauvoisの細根及び鱗片葉をほとんど除いた根茎。《備考》チガヤの学名は*I. cylindrica* (Linné) Raeuschelは1797年、*I. cylindrica* (Linné) P. Beauvoisは1812年であるから、先名権から前者の学名が好ましい。Gramineae→Poaceae

▶ **用途**　ごく一部の家庭薬の配合剤として用いられるが、漢方ではほとんど用いない。

▶ **出典**　神農本草經中品「一名蘭根一名茹根。味は甘く寒。山谷に生ず。勞傷虚羸を治し、中を補ひ、氣を益し、瘀血、血閉の寒熱を除き、小便を利す。其の苗は水を下す。」

▶ **漢名**　茅根・蘭根・茹根(本經)、地菅・地筋・兼杜(別錄)、白茅菅(本草經集注)、白茅(詩經・藥性論)、白花茅根(日華子諸家本草)。

▶ **解説**　局方は本品の基原を*Imperata cylindrica* とするが、もともとは北米・アフリカ・欧州・小アジア地方に産するものにつけられた学名であるので、東アジア産をvar. *koenigii* (Retzius) Pilger、東南アジアからインドに産するものをvar. *major* (Nees) C. E. Hubbardに細分することがある。中国では白茅根(ハクボウコン)と呼ぶ。

『本草和名』(深根輔仁)に「茅根　一名蘭根 仁諝音菅 一名茹根 楊玄操音加 一名地菅一名地筋一名兼杜一名白茅 陶景注に出づ 一名白華一名䔉杜 音速 一名三稜一名野菅一名兼根一名地根 已上六名は兼名苑に出づ 一名白羽草 大淸經に出づ 一名地煎 雜要訣に出づ 和名知乃祢」とあるように、茅根には多くの別名があり、和名をチノネとする。『和名抄』(源順)に「大淸經云　茅　一名白羽草 茅音莫交反 知」、また『新撰字鏡』にも「茅 莫交反 知也」とあって、茅は単にチと呼んでいた。今日の通用名チガヤは、この古名を受け継ぎ、「チというカヤの類」という意味である。この和名は古くからあり、『萬葉集』にも浅茅原(あさぢはら)または浅茅(あさぢ)と詠む歌がいくつかある。山部赤人の歌「印南野(いなみの)の　浅茅おしなべ　さ宿(ぬ)る夜の　け長くしあれば　家し思(しの)ばゆ」(巻6 0940)は、チガヤが一面に生える印南野の草原で、それを押しならして野宿したことを詠う。『萬葉集』には、茅花と出てくる歌もあり、この場合はツバナと訓ずる。紀女郎が大伴家持に贈った歌「戯奴(わけ)がため　吾が手もすまに　春の野に　抜ける茅花(つばな)ぞ　食して肥えませ茅草」(巻8 1460)は、年下の家持を鼻であしらい、栄養価が高いとは思えないツバナを食べてお太りなさいというのは、まさに戯れ歌といってよい。『圖經本草』(蘇頌)に「春に苗を生じ、地に布び針の如く、俗閒に之を茅針(ボウシン)と謂ふ。亦た啖ふべし、甚だ小兒に益す。」と記述される中で、茅針が茅花(つばな)に相当する。満開したとき、キツネの尾のような白い綿状の総状花序をつけるが、これを「ちばな」と称し、食用とすることはまずない。しかし、最近では、「つばな」と「ちばな」を区別することは稀となった。

『延喜式』には巻第十六「陰陽寮」に「三元祭　茅二束　爲纂料」とあるだけで、とりわけ多くの薬

物が列挙されている巻第三十七「典薬寮」にまったく見当たらない。本経の収載品とはいえ、古方に本品を配合するものはないから、当時でも薬用としての需要はなかったらしい。『延喜式』にある茅は神事に用いるものである。今日、全国各地の神社仏閣で、夏越しの大祓（おおはらえ）といって、正月から六月までの半年間の罪穢を祓うために、「茅の輪（ちのわ）」を作ってくぐる神事が行われている[1]。「水無月の夏越しの祓する人はちとせの命のぶというなり」という古歌を唱えつつ、左まわり・右まわり・左まわりと、八の字を書くように茅の輪を3度くぐり抜ける。茅の輪の神事は、神話上の人物である蘇民将来（そみんしょうらい）が武塔神（むとうかみ）・素盞嗚尊（すさのおのみこと）から「もしも疫病が流行したら、茅の輪を腰につけると免れる」といわれ、その通りにしたところ、疫病から免れることができたという伝説に由来する。この「茅の輪」の神事は、『歌林四季物語』（伝鴨長明）に「茅の輪をきりそれをくゞることなるべし」と記述されているから、かなり古い時代からあった。

　茅根にブドウ糖・ショ糖・フルクトース・キシロースなどの還元糖が多く含まれて甘味があるので、昔はこれをサトウキビ代わりの嗜好品とした。これだけでも古い時代では十分に採集の価値があるように思われるが、その痕跡すら見当たらないのはチガヤが神事に深く関わっていたことと関係があるのかもしれない。

[1] 奈良市東大寺では毎年7月28日の解除会で「茅の輪」くぐりが行われる。

ボウフウ　防風　SAPOSHNIKOVIAE RADIX　二国、VII*、IX〜XVI　漢

▶ **基原**　セリ科（Umbelliferae）*Saposhnikovia divaricata*（Turczaninow）Schischkin（synonym. *Ledebouriella seseloides* Wolff）の根及び根茎。《備考》局方の異名は*Ledebouriella seseloides* auctrum non (Hoffmann) H. Wolffが正しい。

▶ **用途**　もっぱら漢方に用い、多くの処方に配合される。配合処方：駆風解毒散・荊芥連翹湯・桂枝芍薬知母湯・荊防敗毒散・十味敗毒湯・小続命湯・消風散・秦艽羌活湯・秦艽防風湯・清上蠲痛湯・清上防風湯・洗肝明目湯・川芎茶調散・千金内托散・疎経活血湯・大防風湯・治頭瘡一方・治頭瘡一方去大黄・釣藤散・当帰飲子・独活湯・防風通聖散・立効散・麗沢通気湯・麗沢通気湯加辛夷。

▶ **出典**　神農本草経上品「一名銅芸。味は甘く温。川澤に生ず。大風、頭眩して痛み、悪風、風邪、目盲にして見る所無く、風行周身して骨節疼痺し、煩満するを治す。久しく服すれば身を軽くす。」

▶ **漢名**　防風・銅芸（本経）、茴草・百枝・屏風・蕳根・百蜚（別録）。

▶ **解説**　局方正品を中国では関防風（カンボウフウ）あるいは東防風（トウボウフウ）という。中国ではそのほかに*Ligusticum brachylobum* Franchetを川防風（センボウフウ）、*Seseli mairei* H. Wolff、*S. yunnanense* Franchetを雲防風（ウンボウフウ）と称して根を薬用とし、そのほか雲南では*Pimpinella candolleana* Wight et Arnottを杏葉防風（キョウヨウボウフウ）、カワラボウフウ*Peucedanum terebinthaceum*（Fischer ex Treviranus）Ledebourを石防風（セキボウフウ）と称しており、これらも防風として用いる（後述）。韓国で植防風（ショクボウフウ）と称するものはボタンボウフウ*Peucedanum japonicum* Thunberg ex Murrayの根である。第7改正版では「オオバイブキボウフウ*Seseli libanotis* Koch又はイブキボウフウ*S. libanotis* Koch var. *daucifolia* Franchet et Savatier」を基原と規定した[1]。いずれも和産でかつて防風（ボウフウ）として市場に流通してい

たが、市場性を失っていたため、追補版で削除された。第9改正版で、中国で関防風（カンボウフウ）あるいは東防風（トウボウフウ）と称するものを正品として再収載した。

　本經は薬用部位に言及しないが、別録に「沙苑（陝西省大荔県南）の川澤及び邯鄲（河北省邯鄲県西南）、琅琊（山東省臨沂県以北）、上蔡（河南省上蔡県）に生じ、二月十月に根を採り暴乾す」とあり、根を薬用とする。漢方では防風の名前を冠した処方が多く要薬とされるが、その基原は古くから必ずしも一様ではない。『本草經集注』（陶弘景）は産地別の品質の記述に終始するだけで、その基原の分別にまったく言及せず、『新修本草』（蘇敬）も「葉は牡蒿（キク科オトコヨモギ）、附子の苗等に似る」（『證類本草』所引）とごく簡潔に記すだけで、漢方の要薬に対する記述としては甚だ心許ない。一方、『圖經本草』（蘇頌）が「根は土黃色にして蜀葵根（アオイ科タチアオイ）と相類し、莖葉は倶に青綠色、莖は深くして葉は淡く、青蒿（キク科カワラニンジン、クソニンジンなど）に似て短小なり。初時の嫩（わか）きは紫を作し、菜は茹（ゆ）でて極めて口に爽やかなり。五月に細かき白花を開き、中心に攢聚して大房を作し、蒔蘿（セリ科イノンド）の花に似たり。實は胡荽（セリ科コエンドロ）に似て大なり。二月十月に根を採り暴乾す。」と記述するものは局方正品の*Saposhnikovia divaricata*に矛盾しない。しかし、これに続いて「關中に生ずる者は三月六月に採る。然（しか）れども齊州なる者の良きに及ばず。又、石防風有り、河中府（山西省永済県蒲州府）に出でて、根は蒿根の如くして黃、葉は青、花は白く、五月に開花し、六月に根を採り、暴乾す。」とあるのは別品の石防風（セキボウフウ）に言及したものである。石防風は、『本草綱目』（李時珍）によれば、江淮に産し山石の間に生えるという。白井光太郎はカワラボウフウ *Peucedanum terebinthaceum* (Fischer ex Treviranus) Ledebourを充てて、わが国で防風として用いられた白川防風（シラカワボウフウ）をその近似種とする（『國譯本草綱目』白井光太郎註）。白川防風は『本草綱目啓蒙』（小野蘭山）に「一種諸州ニ山人參（ヤマニンジン）ト呼ブモノアリ。葉客芹ノ葉ニ似タル故芹葉ノ防風トモ云。京師白川山ニ多キ故白川防風トモ云。葉硬クシテ光リアリ、初メハ數葉叢生ス。秋ニ至レバ莖高サ二三尺許（ばか）リ、枝梢ニ花ヲ開ク。花實共ニ川芎ニ同ジ根ハ長六七寸黃白色ニシテ硬シ。是集解ノ石防風ナリ。」と記述するもので、ヤマニンジンの別名があり、カワラボウフウの変種var. *deltoideum* (Makino ex Y.Yabe) Makinoあるいは亜種subsp. *deltoideum* (Makino ex Y.Yabe) Makinoに区別することもあるが、現在では同種とする。『本草綱目啓蒙』に「享保年中ニ渡ルトコロノ唐種和州ノ宇陀城州八幡ニテ栽ヘ出ス。葉ノ形白頭翁（ゼガイサウ）（キンポウゲ科オキナグサ）ノ葉ニ似テ大ニ厚ク毛ナク光滑ナリ。色白ヲ帶テ防葵（ボタンニンジン）[2]ノ葉ノ色ノ如シ。一根數十葉叢生ス。」とあり、この記述から現行局方の正品で漢種の*Saposhnikovia divaricata*が享保時代に伝わり、大和や山城で栽培されていたことがわかる。後に宇陀防風（ウダボウフウ）と称するものは大和産の防風の真品をいう。

　『本草和名』（深根輔仁）に「防風　和名波末須加奈（ハマスガナ）一名波末尓加奈（ハマニガナ）」、『和名抄』（源順）も同音の和名を充てている。『延喜式』巻第三十七「典藥寮」では元日御藥、臘月御藥、諸司年料雜藥、遣諸蕃使（唐使・渤使）などに防風の名が散見され、諸國進年料雜藥に駿河国・伊豆国・相模国・上野国から貢進記録がある。和名にハマスガナ（浜菅菜）・ハマニガナ（浜苦菜）とあるので、和産で浜辺に産するものに充てた名であることはまちがいない。セリ科で海浜に生える種としてハマボウフウ *Glehnia littoralis* F. Schmidt ex Miquelがあるが、『本艸辨疑』（遠藤元理）は「防風、和ハ唐ヨリ來ル者ト各別ナリ。一種濱防風ト云者アリ、唐ニ微似タリ。故ニ濱ヲ用ル人モアリ、是近キ時用ル者ナリ。古來ノ者ニ非ズ。」と記しており、防風の代用品たる浜防風（ハマボウフウ）の利用は近来のものというが、確固たる証拠があるわけではなく、『延喜式』にいう防風の一部はハマボウフウであったと考えざるを得な

い。そのほか、後に防風として用いられたイブキボウフウやカワラボウフウあたりが候補となり得るが、浜に生えることはないので、『本草和名』のいう防風は別種ということになる。『福田方』(有隣)に「和ト唐ト、ツクシト共ニアリ、天皇子防風ハ、ハマオホネトテ、ハマノスナハラニ在ト云ヘリ。」とあるハマオオネ(浜大根)は、根が食用になるのでオオネと名づけたと考えられるから、ハマボウフウではなく若菜・根を食用に供するボタンボウフウと思われる。『延喜式』で海浜のある駿河国・伊豆国・相模国から貢進された防風はボタンボウフウも混じっていたと思われる。

1) YListはイブキボウフウの学名を*Libanotis ugoensis*（Koidzumi）Kitagawa var. *japonica*（H.Boissieu）T.Yamazakiとするが、国外では母種にあたる*Libanotis ugoensis*（Koidzumi）Kitagawaを未解決の学名としている。
2) ボタンニンジンとはセリ科ボタンボウフウ*Peucedanum japonicum* Thunberg以外に思い当たるものがない。防葵は本經上品に収載される歴史ある薬物であるが、現在の中国にこの名をもつ生薬はない。別録では臨淄（山東省臨淄県）の川谷や崇高・太山・少室に生えるとあり、山地に生える種であることを考えると、牧野富太郎がいうように、防葵をボタンボウフウとするのは誤りである（『國譯本草綱目』註）。

ボクソク　樸樕　QUERCUS CORTEX　XV*(2)〜XVI　　　　　漢

▶ **基原**　ブナ科(Fagaceae)クヌギ*Quercus acutissima* Carruthers、コナラ*Q. serrata* Murray、ミズナラ*Q. mongolica* Fischer ex Ledebour var. *crispula*（Blume）Ohashiまたはアベマキ*Q. variabilis* Blumeの樹皮。《備考》Ylistはミズナラを*Q. crispula* Blumeとするが、*Q. mongolica* Fischer ex Ledebourの異名とする見解がある。また、亜種に区別し*Q. mongolica* Fischer ex Ledebour subsp. *crispula*（Blume）Menitskyとすることもある。

▶ **用途**　もっぱら漢方に用いる。配合処方：十味敗毒湯・治打撲一方。

▶ **出典**　新修本草木部下品「槲若　味は甘く苦くして平。无毒。痔を主る。血、血利を止め、渇を止む。脉を取り炙りて之を用ふ。　皮　味は苦し。水にて濃汁に煎じ、蠹及び瘻を除く。俗に效ありといふ。」

▶ **漢名**　樸樕（詩經）、槲若（新修本草）、斛皮（藥性論）、槲樕（爾雅郭璞注）、赤龍皮・大葉櫟（本草綱目）。

▶ **解説**　『新修本草』(蘇敬)で槲若とあるのは葉を薬用とするもので、同条にある皮（槲若皮）がボクソク樸樕に相当する。その基原について、『圖經本草』(蘇頌)は「木の高さ丈餘、若とは即ち葉（の意）なり。櫟と相類し、亦た斗（殻斗のこと）有り。但し、小なるは用ふるに中らず。時に拘らず、其の葉及び皮を採り用ふ。」とあり、果実が殻斗をつけるブナ科の類であって、櫟の類とすれば落葉性ということになる。『本草綱目』(李時珍)は「槲に二種有り。一種は叢生して小さき者にして枹と名づく。爾雅に見ゆ。一種は高き者にして大葉櫟と名づく。樹、葉は俱に栗に似て長大、粗厚なり。冬月に凋落す。三四月に開花し、亦た栗の如し。八九月に實を結び橡子（ブナ科クヌギの実）の如くして稍短小なり。其の蒂亦た斗有り。其の實は僵く澁く、味惡し。荒歳（飢饉）に人亦た之を食ふ。其の木理は粗くして橡木（ブナ科クヌギ）に及ばず。所謂樸樕の材なるは此を指す。」と記述する。大葉櫟と称するものは、クリ*Castanea crenata* Siebold et Zuccariniに似るという葉の形態がやや異なるが、カシワ*Quercus dentata* Thunbergやナラガシワ*Q. aliena* Blumeの類と思われる。因みに『國譯本草

綱目』や『中薬大辞典』はカシワに充てている。一方、叢生するとあるものは、柴木状となる生態学的形質を表したと考えられるから、コナラ Quercus serrata Thunberg あるいはその近縁種であろう。樸樕の名は本草に見当たらず、李時珍は『爾雅』の出典とする。しかし、『爾雅』には「樕樸は心なり」、同郭璞注に「槲は樕の別名なり」、「樸は枹なる者なり」、同郭璞注に「樸属にして叢生する者枹と爲す。詩（詩經のこと）に謂ふ所の棫は樸、枹は櫟なり。」とあるにすぎない。これを李時珍は「一種は叢生して小さき者にして枹と名づく」とすることで、かなり強引な解釈で槲を樸樕とした。ただし、『説文解字』に「樸樕は木なり。木に從ひ欶の聲。」とあるが、あまりに説明不足のためか李時珍は引用しなかった。樸樕の初見はさらに古く『詩經』・召南の難解歌「野に死麕あり」に「林に樸樕あり　野に死せる鹿あり　白茅にて純束し　女あり玉の如し」と出てくる。ほかに赤龍皮（『肘後方』・『本草綱目』）の別名があるが、中国では薬物としての用例はほとんどない。

　現行の局方は、樸樕の基原にカシワを含めないが、古くはクヌギ・コナラ・ナラガシワ・カシワなど Quercus 属の落葉樹が用いられたと考えてよい。しかし、わが国の典籍においてその基原の認識は想像以上に混沌としている。『本草和名』（深根輔仁）は「槲若葉　和名加之波岐」とあり、カシワの和名を充てる。一方、『和名抄』（源順）は、「本草云　槲　音斛　可之波　唐韻云　柏　音帛　和名同上　木名也」とあり、『本草和名』と『唐韻』を引用し、槲と柏のいずれにも同じカシワの和名を充てている。さらに、別条に「兼名苑云　栢　音百　一名梅　音菊　加閇」とし、柏の俗字であるはずの栢にをカヘノキ（イチイ科カヤのこと）の和名を充てて区別する。『和名抄』によるこの混乱は、鎌倉時代の『伊呂波字類抄』にも「栢カヘ　榧實カヘノミ　柏カシ　槲同（カシ）」とあるように、受け継がれた。本来、柏は、松柏という名前があるように、常緑で長命の木に対する名であり、中国ではヒノキ科コノテガシワ Platycladus orientalis (Linné) Branco（扁柏）の類に充てている。しかし、わが国では既にヒノキに檜（音はヒ）を充てていたため、同音の榧（音はヒ）たるカヤ Torreya nucifera (Linné) Siebold et Zuccarini に充て、さらに分類学的にまったく類縁のない落葉樹のカシワに転じて今日に至っている。なぜカシワに柏の字を用いるようになったのか詳細は明らかではないが、カシワが古くからわが国固有の習俗と深く関わってきたことと無縁ではないだろう。『隋書倭國傳』に「俗、盤俎（食器の類）無く、藉くに槲の葉を以てし、食するに手を用て之を餔ふ」とあり、すなわちカシワの葉の上に飯を盛って食べることを紹介している。この風習は倭国の俗人だけでなく、新嘗祭という皇室の神事としてもっとも重要な儀式に現在も使われている。天皇が神饌（神への供え物）を盛りつけるお皿に、葉盤というカシワの葉を重ね、竹のひごで結んだものが使われる。この葉盤は『日本書紀』巻第三「神武紀」に出てくるもので、「即ち葉盤八枚を作して、食を盛りて饗ふ（葉盤、此をば毘羅耐と云ふ）」とある。古くから食品を盛るのに使われ、また、『古事記』の仲哀紀にも出てくる。『延喜式』巻第一「神祇一　四時祭上」に「六月晦日大祓　槲廿把」、「平野神四座祭　柏一百六十把」など、柏と槲の両方が随所に出てくる。一方、同巻第五に「齋宮供新嘗料　干槲三俵」、巻三十二「大膳上」の雑給料に「菓子雜肴盛以干柏」とあり、ここでは干槲と干柏が出てくる。そのほか、青柏、青槲も随所に現われる。同巻三十五「大炊寮」に「葉椀　五月五日青柏　七月廿五日荷葉　余節干柏」とある。葉椀は『和名抄』に「葉椀　本朝式云ふ、十一月辰日宴會、其の飯器、参議以上朱塗椀、五位以上葉椀　久保天」とあり、葉盤と同じくカシワの葉で作る食器であり、中級貴族の食器ともされた。『宇津保物語』の俊蔭に「この猿六七匹連れて、さまざまの物の葉を葉椀にさして、椎、栗、柿、梨、薯蕷、野老などを入れて、持て來るを見給ふに、云々」とあるように、葉椀を用いるのは必ずしも神

事だけに限らなかった。『延喜式』の記述によれば、5月5日は柏の生葉で、7月25日はハス（荷）の葉で、それ以外は干した柏の葉を用い、季節によって使い分けていた。したがって、ここにある柏がカシワであって常緑樹すなわち松柏ではないことが明確となる。以上のように、『延喜式』では完全に柏・槲が混同され、いずれもカシワを意味するとしてまったく矛盾はない。『和名抄』はこうした事実を正直に記載し、柏・槲のいずれもカシワと訓ぜざるを得なかったのである。おそらくカシワの葉は、以上述べたようなわが国の特殊事情があって、薬用とされなかったと思われる。一方、その樹皮は、江戸後期になって華岡青洲が創出した十味敗毒湯（ジュウミハイドクトウ）に配合され、薬として息を吹き返すことになった。ただし、本品の代わりに桜皮（オウヒ）すなわちバラ科ヤマザクラ *Cerasus Jamasakura* (Siebold ex Koizumi) H. Ohbaおよび同属近縁植物の樹皮を用いることがある（オウヒの条を参照）。

　江戸後期に蘭方が急速に広まり、当時の医学界にあって無視できない存在となり、漢蘭折衷の処方も創出された。『和蘭薬鏡』（宇田川榛斎・榕菴）巻十三に槲皮（コクヒ）を収載するが、基原をハハソすなわちコナラとし、ほかに同属種のカシワも用いるというから、基本的に樸樕（赤龍皮）の類品である。主治について「収濇乾燥ノ効アリ。内服シテ諸失血、下血、崩漏、下利、赤痢、白帶下等虚症ノ諸脱泄ヲ止ム。」と記載している。『本草綱目啓蒙』（小野蘭山）の槲實の条で、蘭山は「樹皮ヲ薬用トス。赤龍皮ト云コト下ニ出ヅ。世醫クヌギノ皮ヲ赤龍皮トスルハ非ナリ。」と述べている。蘭山のいう世医とは古方・後世方の漢方医ではなく、蘭医を指していたと思われる。華岡青洲は漢蘭折衷派であったから、樸樕という古い名を持ちだしたのは、蘭山ほか本草学者の見解に配慮したのかもしれない。因みに、『本草綱目啓蒙』は、李氏朝鮮時代の『郷薬本草』（『郷薬集成方』本草之部）にある所里眞木という特異な郷名を掲載することはあっても、なぜか樸樕の名は挙げなかった。漢方における樸樕の使用はごく稀であるが、江戸期の民間療法では少ないながら用いられた。その一例に『奇工方法』に「忍冬大　くぬぎ皮中より大　大黄　升麻　梹榔　甘草各小　各大腹に合せ用ゆ。吉、腫物痛も膿も早速破れてよし。」という処方例がある。ここでいう「くぬぎ皮」は、今日では樸樕の基原の1つで、蘭山が非としたものである。

ホコウエイ　蒲公英　TARAXACI RADIX CUM HERBA　Ⅰ～Ⅳ　洋

▶**基原**　キク科（Asteraceae）セイヨウタンポポ *Taraxacum officinale* W. Weber ex F. H. Wiggers及びその変種の全草。

▶**用途**　解凝薬、浄血薬、発汗薬、強壮薬。

▶**漢名**　蒲公草・搆耨草（新修本草）、蒲公英・僕公罌（圖經本草）、地丁（本草衍義）、金簪草・黄花地丁・鳧公英・鵓鴣英・蒲公丁・白鼓釘・耳瘢草・狗乳草（本草綱目）。

▶**解説**　局方は蒲公英（ホコウエイ）と表記。わが国に同属近縁種が自生するにもかかわらず、セイヨウタンポポだけを基原とするので、洋薬として本品を収載したことはまちがいない。初版および第2改正版は母種のみであったが、第3改正版は変種var. *glaucescens* Kochのみ、第4改正版では母種及び変種を基原とした。セイヨウタンポポは明治時代に野菜として導入されたのが逸出し、現在ではわが国全土に帰化する。タンポポの類は東アジアにも多くの種類が分布し、後述するように、蒲公英の名で古くから薬用に供されてきた。中国産はモウコタンポポ *T. mongolicum* Handel-

Mazzetti、シナタンポポ *T. sinicum* Kitagawa（synonym. *T. borealisinense* Kitamura）、*T. platypecidum* Diels ex H. Limpricht、クモマタンポポ *T. ceratophorum* (Ledebour) de Candolle など、日本産は主としてカンサイタンポポ *T. japonicum* Koidzumi やセイヨウタンポポ、韓国産はケイリンタンポポ *T. mongolicum* Handel-Mazzetti var. *corniculatum* Nakai、ケイリンシロタンポポ *T. coreanum* Nakai などの同属種を基原とする。

　中国本草では『新修本草』（蘇敬）の草部下品に蒲公草(ホコウソウ)とあるのが初見であり、主治は「蒲公草　味は甘く平にして無毒。婦人の乳癰、腫水を主り、汁に煮て之を飲む。之を封ずるに及れば立(たちどころ)に消ゆ。一名構耨草。」（『證類本草』所引）と記載されている。蒲公英の名は『圖經本草』（蘇頌）に「蒲公草、舊(ふる)くは出づる所の州土を著はさず。今は處處の平澤、田園中に皆之有り。春、初生の苗葉は苦苣の如く、細刺有り、中心に一莖を抽きんで、莖端に一花出で、色は黄にして金錢の如し。其の莖を斷てば白汁有り出づ。人亦た之を噉(く)らひ、俗に呼びて蒲公英と爲す。語訛りて僕公罌と爲すは是なり。」と記載されているのが初見で、この蘇頌の記述から蒲公英はキク科タンポポ属種であることがわかる。タンポポ属は非常に種類が多く、いずれも基本的な形態の特徴は共通し、本草の記述から種のレベルで区別するのは難しい。本品は中国でもあまり用いられず、漢方では有持桂里の経験方「蒲公英湯(ホコウエイトウ)」に主剤として配合されるにとどまる。セイヨウタンポポの種小名（*officinale*）が示すように、西洋では古くから薬用に供されたといわれるが、『薬物誌』（ディオスコリデス）に本品に相当するものはない。さらに古く成立した『植物誌』（テオフラストス）の「耕地の野草」に本品に相当するものを見るが、苦く食べられないと記載されているにすぎない。『博物誌』（プリニウス）にもセイヨウタンポポあるいは類品の名はなく、西洋でも本格的に薬用とされたのはそれほど古くはないことになる。

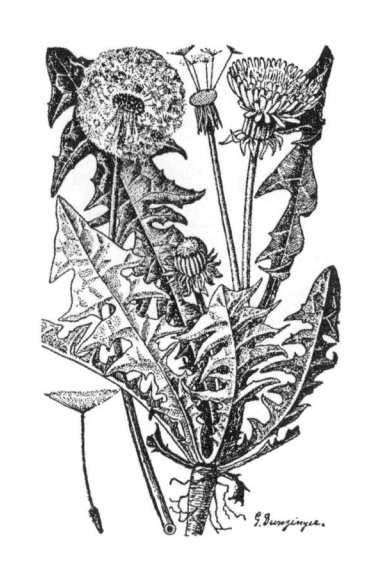

　『本草和名』（深根輔仁）に「蒲公草　和名布知奈(ふぢな)一名多奈(たな)」とあり、『和名抄』（源順）も同音の和名を充てる。関東地方の在来種はカントウタンポポ *Taraxacum platycarpum* Dahlstedt、関西地方など西日本ではシロバナタンポポ *Taraxacum albidum* Dahlstedt であり、いずれも主として人里に生え、今日でも比較的普通に分布する。古名のタナは田菜（田畑など人里によく生えるから）の義と思われる。これからタンポグサ（田圃草）の名が発生、これが訛ったのがタンポポの名の由来であり、室町中期の『文明本節用集』に初見する。タンポポの方言名でもっとも分布が広いのはタンポコ（東海・近畿・山陽・三陰・四国・九州）であるが、これも田圃草(たんぼき)の訛りである。タンポポは鼓の拍子音のようであるからツヅミグサ（北陸）の方言名が発生した。茎葉を切ると苦い白い汁が出るので、クチナ（苦乳菜）（奥州・佐渡）の方言名が発生した。古名のフヂナは音通の訛りであろう。菜の名をもつが、『和名抄』では草木部に蒲公英が収載され、野菜として利用された証拠に乏しい。『延喜式』にも見当たらないので、上中古代では薬用のみならず食用として利用された形跡もないが、飢饉などの救荒植物として利用された可能性はあり得る。菜としての利用はともかく、在来種であって人里に多く生え、花に顕著な特徴があって比較的よく目立つが、160種以上の草木が歌に詠まれている『萬葉集』に該当する植物名は見当たらない。ただ、根を切ると白いゴム質の乳液が出て苦味がある

ので、大半の日本人に嫌われたのではないかと思われる。タナ・フジナのいずれの名も後に失われ、後にタンポポの名に置き換わった。タンポポの名の音感から幼児語すなわち子どもがつけた名と考えられる。『和蘭薬鏡』(宇田川榛斎・榕菴)巻十五に蒲公英が収載され、俗称タンポポ、ラテン名をタラキシキュムとあり、その主治は「解凝ノ一良薬トス。石鹸様ノ質アリテ凝結ヲ疏解シ小便ヲ利ス。」と記載されている。したがって、名を漢薬から借用したにすぎず、初版局方に収載されたのは西洋薬としてであったのはいうまでもない。

ボダイジュカ　菩提樹花　TILIAE FLOS　III　洋

▶ **基原**　シナノキ科(Tiliaceae) *Tilia ulmifolia* Scopoli、ボダイジュ *T. platyphyllos* Scopoli の花。
▶ **用途**　発汗・鎮痙薬、浴湯料、含漱料。
▶ **解説**　局方では菩提樹花と表記。欧州原産で、中古より民間で薬用とされたという。

ボタンピ　牡丹皮　MOUTAN CORTEX　二国、VII〜XVI　漢

▶ **基原**　ボタン科(Paeoniaceae) ボタン *Paeonia suffruticosa* Andrews (*Paeonia moutan* Sims) の根皮。
▶ **用途**　婦人用家庭薬に配合するほか、多くの漢方処方に配合：温経湯・加味帰脾湯・加味逍遙散・加味逍遙散加川芎地黄・芎帰調血飲・芎帰調血飲第一加減・桂枝茯苓丸・桂枝茯苓丸料加薏苡仁・甲字湯・杞菊地黄丸・牛膝散・牛車腎気丸・清熱補血湯・折衝飲・大黄牡丹皮湯・知柏地黄丸・八味地黄丸・八味仙気方・味麦地黄丸・六味地黄丸。
▶ **出典**　神農本草經中品「牡丹　一名鹿韭一名鼠姑。味は辛く寒。山谷に生ず。寒熱中風、瘈瘲痙、驚癇の邪氣を治し、癥堅、瘀血の腸胃に留舎するを除き、五藏を安んじ、癰瘡を療ず。」
▶ **漢名**　牡丹・鹿韭・鼠姑(本經)、百兩金・呉牡丹(新修本草)、木芍薬(圖經本草)、花王(本草綱目)。
▶ **解説**　中国では安徽省銅陵鳳凰山に産する牡丹皮を鳳凰山牡丹皮と称し、最良品と賞用されたが、今日では品質がよくないといわれる。そのほか、中国の地域によっては *Paeonia delavayi* Franchet (synonym. *P. lutea* Delavay ex Franchet)、*P. decomposita* Handel-Mazzetti (synonym. *Paeonia szechuanica* W. P. Fang) の根皮も薬用とされる。第13改正版でペオノール1.0％以上の含量を規定し、基原の判定基準とした。本經は薬用部位に言及しないが、別録に「巴郡(四川省巴県)の山谷及び漢中(陝西省南部)に生じ、二月八月に根を採り陰乾す」とあるので、薬用部位は根である。『本草衍義』(寇宗奭)に「牡丹は其の根の上皮を用ふ。(中略)市人或は枝梗の皮を以て人に售る。於、人其れ乖くこと殊に甚だし。」とあるので、今日と同じように芯を抜いたものを正品とし、時に幹枝皮を用いた偽和品が混じることもあったことを示唆している。ボタンは中国で広く栽培され、多くの品種がある。寇宗奭は「山中の單葉の花紅き者を佳しと爲す」と述べているが、その背景には多弁のあるいは多様な花色の園芸種が多く発生している中で、野生の形質のものをわ

ざわざ良品と主張しているのである。『本草綱目』(李時珍)が「牡丹は惟紅白の單瓣なる者藥に入る」と述べているのも、やはり同じ理由と思われるが、寇宗奭・李時珍がいうほどに、野生品と栽培園芸品種との間に品質差があるという確かな証拠はない。『本草經集注』(陶弘景)にも花の赤いものを良品とするとあるので、古くから牡丹といえば赤花品と相場が決まっていたらしい。牡丹の別名に木芍藥があり、いうまでもなくシャクヤクに似て木本性という意味であるが、李時珍は赤花のシャクヤクを木芍藥と称するとも述べている(『本草綱目』の芍藥・釋名)のは、赤花品に特別な意義があると古くから信じられていたことを示唆するものだろう。一方、『本草綱目啓蒙』(小野蘭山)は「花圃ニ種ルモノ最良也」とあり、園芸種をよいとするが、わが国ではボタンの野生品の入手が不可能であるから、蘭山と李時珍の主張はまったく意味合いが異なる。ボタンピは、ボタンという形態特徴の明確な植物の根皮であり、同属種がいくつか知られるが、いずれも根皮が薄いため類品はほとんど発生していない。ただ、中国市場でいう西丹皮と称するものは牡丹の類ではなく、芍藥に近い偽品であるという(『國譯本草綱目』木島正夫註)。

　『本草和名』(深根輔仁)に「牡丹　和名布加美久佐一名也末多知波奈」とあり、一方、『和名抄』(源順)では布加美久佐のみで一名也末多知波奈を欠く。因みにヤマタチバナの和名は『萬葉集』にある大伴家持の歌「消残りの　雪にあへ照る　あしひきの　山橘を　つとに摘み来な」(巻20　4471)にもあり、ヤブコウジ科ヤブコウジ *Ardisia japonica* (Thunberg) Blumeと考えられている[1]。この名が、なぜ牡丹の和名に充てられたのか理解するには、その民族植物学的背景を知る必要がある。『枕草子』の第八十七段「職の御曹司におはします頃」に出てくる山橘が関連すると思われるのでここに紹介する。初卯の朝に、清少納言は中宮定子に山橘、ヒカゲノカズラ *Lycopodium clavatum* Linné、ヤマスゲ[ユリ科(APG：クサスギカズラ科)ジャノヒゲ]などで飾り立てた卯槌[2]を送り届けた。卯槌は中宮定子の長寿を齋うための贈り物であるが、『源氏物語』の浮船にも似た記述があり、当時の貴族社会に流行した習俗である。室町中期の『言塵集』(今川了俊)に「山橘とは世俗にやぶ柑子と云物也。かみそぎの時山菅にそへたる草なり」とあって、山橘にヤブコウジという俗名があり、それが髪削ぎの儀[3]に用いられたことを記している。髪削ぎの儀も、平安時代にまで起源をさかのぼる習俗であり、紅熟するヤブコウジの実は縁起物と賞用された。すなわち、ボタンの花の色が、ヤブコウジの実の色に匹敵する鮮やかな紅色なので、ヤマタチバナの名を牡丹の和名に転じたと考えられる。因みに、もう1つの和名フカミグサの義は深美草であって、花の色の奥深さと美しさを表したものであろう。『枕草子』第一四三段「殿などのおはしまさで後」に「臺の前に植ゑられたりける牡丹などのをかしきことなどのたまふ」の一節があるように、平安時代後期になると牡丹が園芸用に栽培されていたことを示唆し、フカミグサの名の義もこれによってよく理解できるだろう。『榮花物語』の「玉の臺」に「この御だう(堂)の御まへ(前)の、いけ(池)のかた(方)には、かうらん(勾欄)たかくして、そのもとにさうびん、ほうたん、からなでしこ、紅蓮花のはなをうゑさせ給へり」とあり、「ほ(ぼ)うたん」の名が出てくるが、牡丹の音読みに由来する。『本草和名』にある和名はほとんど用いられることなく、そのほか中国伝来の多くの薬草の例にもれず、消え去ってしまった。『延喜式』巻第三十七「典藥寮」では、中宮朧月御藥、雑給料、諸司年料などに牡丹の名が散見され、諸國進年料雑藥に伊勢国・備前国・阿波国からの貢進が記録されている。中国原産のボタンがいつごろ渡来したのかを示す確実な資料はないが、『四季の花事典』によると、大同元(806)年に空海が薬用に唐から持ち帰ったという。ところがそれよりずっと古く、733年成立の『出雲國風土記』に意

宇郡・秋鹿郡に「所在草木牡丹」とあって、和産があるかのように記述する。ところが同じ8世紀の成立で、1600首以上の歌に160種ほどの植物が詠われる『萬葉集』にボタンに相当するものは見当たらない。おそらく、『出雲國風土記』にある牡丹は和産の類品であり、その候補として同属草本種のベニバナヤマシャクヤク*Paeonia obovata* Maximowiczが挙げられる。ただし、『出雲國風土記』では嶋根郡・秋鹿郡で芍薬の所在が記録されており、シャクヤクとボタンがどう区別されたのか新たな問題が生じる。『本草綱目』は赤花のシャクヤクを木芍薬と称し(『本草綱目』の芍薬・釋名)、また『圖經本草』は牡丹の別名に木芍薬があると記述している。したがって古い時代では花の色でもって芍薬と牡丹を区別した可能性は十分にあり得るだろう。すなわち、『延喜式』にある牡丹とはベニバナヤマシャクヤクであり、白花のヤマシャクヤク*Paeonia japonica* (Makino) Miyade et Takedaを芍薬としたと推定される(シャクヤクの条を参照)。

1) 木下武司著『万葉植物文化誌』(八坂書房、2010年)、572頁-575頁。
2) モモやツバキなどの霊木で作られ、悪気を祓うため、初卯の日に宮中などで供えられた。
3) 髪の生えそろった幼児の髪先を肩の辺りで切りそろえて成長を祝う儀式。男子は5歳、女子は4歳で行う。

ホップ　　LUPULI STROBILUS　　Ⅰ～Ⅱ、二国、Ⅶ* 　　洋

▶ **基原**　アサ科 (Cannabaceae) *Humulus lupulus* Linnéの毬花。《備考》かつてはクワ科 (Moraceae) に置いた。

▶ **用途**　苦味健胃、鎮静薬、ビールの賦香料。

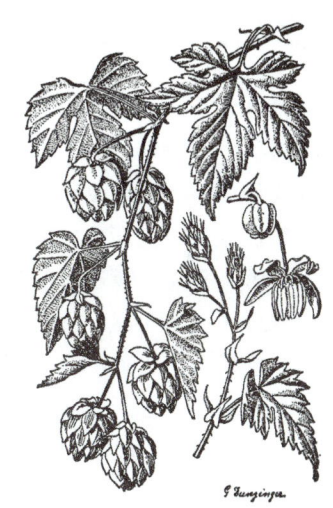

▶ **解説**　初版は律彪林[1]、第2改正版は忽布腺と表記。薬用部位を初版は聚果、第2改正版は果木とするが、いずれも今日いう毬花に相当する。欧州原産。医薬への応用は19世紀初めである。ビールの苦味・香り付けに必須の材料である。本品を砕いて腺体を分離、篩い取った粉末をホップ腺LUPULI STROBILUSという。わが国に産するカラハナソウ*Humulus lupulus* Linné var. *cordifolius* (Miquel) Maximowicz ex Franchet et Savatier (synonym. *H. cordifolius* Miquel) は本種の変種に相当し、雌花穂の形状はよく似るが、ホップ腺は少ないので代用として劣等品とされる。中国本草で本品に相当するものはないが、同属別種のカナムグラ*H. scandens* (Loureiro) Merrill (synonym. *H. japonicus* Siebold et Zuccarini) の茎葉を基原とする葎草がある。『新修本草』(蘇敬) 草部下品に初見し、主治は「味は甘く苦く寒にして無毒。五淋を主る。小便を利し、水利を止め、瘧を除く。虚熱あり渇するには煮汁及び生汁之を服す。故墟 (古い村落) の道傍に生ず。」(『證類本草』所引) とある。ただし、漢方ではほとんど律草を用いない。

『和蘭薬鏡』(宇田川榛斎・榕菴) 巻十七に忽布の名で収載、その主治を「葟、石鹸質ヲ含ミ苦味香竄質ニシテ抜爾撒謨様ノ氣アリ。健胃強壮利尿駆蟲ノ効諸苦味健胃薬ノ如シ。但シ過服シテ昏睡眩冒スル故ニ麻痺薬ニ属シ鎮痙止痛ノ性効アリ。」と記載する。榕菴は、苦味の弱い和種のカラハナソウ

の花を、ホップに代用可能と記している。おそらく、真品のホップの入手が容易でなかったためと思われる。

1) 当時のラテン名のLupulinumを漢字で表記したもの。

ポドフィルム脂　RESINA PODOPHYLLI　Ⅰ～Ⅳ　洋

- **基原**　メギ科(Berberidaceae) *Podophyllum peltatum* Linné の根。
- **用途**　峻下薬。
- **解説**　初版は剝度比爾林、第2改正版は剝度比謨脂、以降はポドフィルム脂と表記。北米原産の多年草で、先住民は根を駆虫剤・催吐剤として用い、米国局方では峻下薬とした。アルコール抽出物に水を加えて生ずる析出物をポドフィルム脂といい、これも瀉下薬とする。今日では、通例、ポドフィルム根PODOPHYLLI RHIZOMAと呼ぶが、局方に収載されたのは根ではなく、ポドフィルム脂である。1787年、欧州に伝わった。主成分はポドフィロトキシンというリグナン系二次代謝産物であり、トポイソメラーゼⅡと結合してDNAの合成を阻害する作用がある。本物質をシードとして創製された抗ガン薬にエトポシド・テニポシドがある。

ホミカ　STRYCHNI SEMEN　Ⅰ～ⅩⅥ　洋

- **基原**　マチン科(Loganiaceae) *Strychnos nux-vomica* Linné の種子。
- **用途**　ホミカエキス・ホミカチンキ原料、苦味健胃薬。
- **漢名**　番木鼈・馬銭子・苦實把豆・火失刻把都(本草綱目)
- **解説**　第4改正版までは番木鼈の名で収載された。第8～11改正版ではストリキニーネ1.15%以上、第12改正版以降では同1.07%以上の含量を規定し、基原の判定基準とした。インド・東南アジア原産の常緑小高木。主成分は有毒のストリキニーネで、多量の服用で痙攣を起こす。中国では『本草綱目』(李時珍)に番木鼈別名馬銭子の名で収載される。李時珍は草部に分類し、「番木鼈は回回國(新疆イスラム自治区)に生じ、今、西土の邛州(現四川省邛崍県)の諸處に皆之有り。蔓生し、夏に黄花を開き、七八月に實を結びて栝樓(ウリ科キカラスウリの類)の如く、生は青く熟すれば赤なり。亦た、木鼈の如く、其の核は木鼈より小さくして色は白なり。(中略)或は云ふ、能く狗を毒して死にいたらしむと。」と記述している。ウリ科ナンバンキカラスウリ *Momordica cochinchinensis* (Loureiro) Sprengel (木鼈子)に似たつる性植物とし、産地を西域諸地としているのは誤りであるが、果実の大きさ・色などはホミカによく合い、今日の市場で馬銭子と称するものは全てホミカであるから、李時珍の知識不足よる誤解である。気味および主治について李時珍は「味は苦く寒にして無毒。傷寒の熱病、咽喉の痺痛を治し、痞塊を消すを主る」とするが、無毒としているのは「能く狗を死にいたらしむ」という記述に矛盾し、かかる勘違いは李時珍が本品を実際に使用したことがないことを示唆する。『和蘭藥鏡』(宇田川榛斎・榕菴)巻十三に「番木鼈　マチン俗稱」として収載され、

中国名を借用した。主治は「大毒アリ。一二錢服スレバ死ス。一二刃服スレバ冷汗頭旋眩暈顫振昏胃搐製等ヲ發ス。然レドモ些少ニ服スレバ催睡麻痺鎭痙ノ効ヲ奏ス。或云其効阿芙蓉ノ如シ。然レドモ阿芙蓉ヲ是ニ比スレバ起熱乾燥ノ性多シ。」とあり、西洋から学んだ知識を記述しただけに李時珍の記述よりはるかに精緻でである。

ボレイ　牡蛎　OSTREAE TESTA　二国、VII〜XVI　漢

▶ **基原**　イタボガキ科 (Ostreidae) カキ *Ostrea gigas* Thunbergの貝がら。《備考》カキ（マガキ）：*Crassostrea gigas* Thunberg。

▶ **用途**　制酸薬として胃腸薬に配合されるほか、漢方でも用いる。配合処方：安中散・安中散加茯苓・桂枝加竜骨牡蛎湯・柴胡加竜骨牡蛎湯・柴胡桂枝乾姜湯・紫根牡蛎湯・定悸飲。

▶ **出典**　神農本草經上品「牡蠣　一名蠣蛤。味は鹹にして平。池澤に生ず。傷寒の寒熱、温瘧洒洒とし、驚恚怒氣、拘緩、鼠瘻を治す。女子の帶下赤白を除く。久しく服すれば骨節を強くし、邪鬼を殺し、延年す。」

▶ **漢名**　牡蠣・蠣蛤（本經）、牡蛤（別錄）、蠣房・蠔・蠔莆（圖經本草）、古賁（本草綱目）。

▶ **解説**　局方正品は、すべてわが国近海で養殖するマガキの殻であり、輸入品は用いていない。中国産牡蠣はマガキ、イボタガキ *O. denselamellpsa* Lischke、タイレンガキ *O. tailienwhanensis* Crosse、*O. rivularis* Gould、*Crassostrea cucullata* Bormなどイボタガキ科のカキ類のほか、ベッコウガキ科 (Gryphaeidae) *Parahyotissa imbricata* Lamarckなど、中国沿海地方産の天然のカキを基原とする。日本産のマガキ（カキ）は大型の優良品種として知られ、現在では欧州や米国でも当地の在来種に代わって養殖される。したがって、彼の地でもオイスターといえばわが国のマガキを指す。

　『本草和名』（深根輔仁）では「牡蠣　和名平加岐乃加比」とあり、『和名抄』（源順）では「蠣　加木」とし、現在と同じ通用名を基本としながら微妙に異なる。『本草經集注』（陶弘景）に「道家の方、左顧なるを以て是の雄とす。故に牡蠣と名づく。右顧なるは則ち牝蠣なり。」とあり、牡蠣に牡の字を冠することをもって、『本草和名』はヲガキとした。一方、『和名抄』は牡牝の字がない蠣をカキと訓じたのである。牡牝は観念的な存在であって、必ずしも生物学的な雄雌に対応しないが、わが国古代ではそのように認識された。カキは、普段は雄性を示し、繁殖期になると雌性が現れて産卵する特徴をもつ。中国では概念として牝蠣を認識するにすぎず、カキ類の生態を正しく理解した結果ではない。『延喜式』卷第二十四「主計上」の諸國輸調、同卷第三十一の諸國例貢御贄、同卷第三十九「内膳司」の年料で蠣ないし蠣醋（カキの酢漬けか）の名が見え、以上は明らかに食用である。同卷第三十七「典藥寮」の諸國進年料雜藥に「伊勢國　牡蠣一斗九升」とあるのは薬用であり、とりわけ古方に牡蠣を配合する処方が多いことから、一定の需要はあったと思われる。

マイカイカ　玫瑰花　ROSAE RUGOSAE FLOS　III　　　　洋

- ▶ **基原**　バラ科(Rosaceae)ハマナス *Rosa rugosa* Thunbergの花弁。
- ▶ **用途**　矯臭薬、薔薇水製造原料。
- ▶ **漢名**　玫瑰・徘徊(閩書南産志)、玫瑰花(食物本草)。
- ▶ **解説**　局方では玫瑰花と表記。当時の局方はわが国北部に産するハマナスを玫瑰と称しているが、正確には中国に原産するマイカイ *Rosa maikwai* H. Hara (synonym. *Rosa rugosa* Thunberg var. *plena* Regel) に充てるべき漢名である。玫瑰は中国で園芸用に栽培された種につけられた名前であり、雑種起源であることは確かにしても、その学名を *R. x rugosa* Thunberg (The Plant List) とするのは誤りである。*Rosa rugosa*はわが国のハマナスに対してつけられた学名であり、もともと野生の原種だからである。Flora of Chinaによれば、中国ではハマナスは絶滅危惧種という。当時の欧州局方に、欧州産バラ属 *R. x centifolia* Linné、*R. gallica* Linnéやマイカイの花を基原とするものが収載されており、本品はその国産の代用品として収載された。『和蘭藥鏡』(宇田川榛斎・榕菴)巻二「玫瑰花」に「胸病吐血、勞欬、肺瘍、白帶下、月經過多、下利等ニ輕キ收斂藥トシ良驗ヲ称ス」とあるのも、漢薬ではなく、洋薬であることを示す。一方、ノイバラなど野生でしかも小形の花をつけるバラ属の花を中国では薔薇花と称するが、これは純然たる漢薬である(第2部第3章を参照)。中国本草において玫瑰花は『本草綱目拾遺』(趙学敏)で初めて収載され、主治は「氣は香ばしく性は温にして味は甘く微かに苦し。脾肝の經に入り、血を和し、血を行らし、氣を理し、風痺を治す。」とある。

マオウ　麻黄　EPHEDRAE HERBA　VI〜XVI　　　　漢

- ▶ **基原**　マオウ科(Ephedraceae)*Ephedra sinica* Stapf、*E. intermedia* Schrenk et C. A. Meyer 又は *E. equisetina* Bungeの地上茎。
- ▶ **用途**　主成分のエフェドリンなどを純薬として用いるが、現在はマオウから抽出・精製せず、もっぱら合成品を用いる。多くの漢方処方に配合：烏薬順気散・越婢加朮湯・越婢加朮附湯・越婢湯・葛根加朮附湯・葛根湯・葛根湯加川芎辛夷・杏蘇散・桂姜草棗黄辛附湯・桂枝越婢湯・桂枝二越婢一湯加朮附・桂芍知母湯・桂麻各半湯・五虎湯・五積散・柴葛解肌湯・柴葛湯加川芎辛夷・小青竜湯・小青竜湯加石膏・小青竜湯合麻杏甘石湯・小続命湯・秦艽羌活湯・神秘湯・続命湯・大青竜湯・独活葛根湯・防風通聖散・麻黄湯・麻黄附子細辛湯・麻杏甘石湯・麻杏薏甘湯・薏苡仁湯・桂枝二越婢一湯・麗沢通気湯・麗沢通気湯加辛夷。
- ▶ **出典**　神農本草經中品「一名龍沙。味は苦く温。川谷に生ず。中風、傷寒、頭痛、温瘧を治し、表を發して汗を出だし、邪熱の氣を去り、欬逆の上氣を止め、寒熱を除き、癥堅、積聚を破る。」

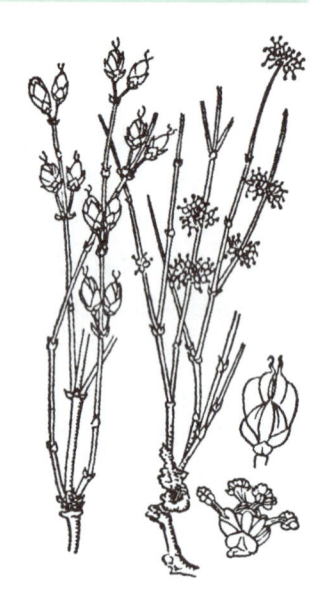

▶ **漢名**　麻黄・龍沙(本經)、卑相・卑鹽(別錄)。

▶ **解説**　第13改正版までは基原を「*Ephedra sinica* 又はその他同属植物」としていたが、同第1追補以降は「*E. sinica*、*E. intermedia* 又は *E. equisetina*」の3種に限定した。局方正品外の同属種として、*E. distachya* Linné が内モンゴルから満州に、*E. gerardiana* Wallich ex Stapf が四川・チベットからパキスタンに、*E. przewalskii* Stapf が内モンゴル・甘肅・新疆に産する。第6～7改正版でアルカロイド(エフェドリンとして)0.5％以上の含量規定が設定され、第8改正版で同0.7％以上、第9～11改正版で同0.6％以上、第12改正版以降で総アルカロイド(エフェドリン及びプソイドエフェドリン)0.6％以上、第十三改正版では同0.7％以上の含量を規定し、基原の判定基準とした。

　本經は薬用部位に言及しないが、別錄に「晉地(山西省)及び河東(山西省)に生じ、立秋に莖を採り陰乾し青くせしむ」とあり、薬用部位は地上茎である。麻黄は比較的形態の特徴が明瞭であるが、後述するように、分類学的に無関係で形態の類似するトクサ類があるにもかかわらず、古本草書の記述は概して貧弱である。『本草經集注』(陶弘景)は初めて本經・別錄を校定した本草書であるが、「今、青州(山東省臨淄県)、彭城(江蘇省銅山県)、榮陽(河南省栄陽県)、中牟(河南省中牟県)に出づる者を勝ると爲す。青くして沫多し。蜀中(四川省)に亦た有るも好からず。之を用ふるに折りて節を除く。節は汗を止む故なり。先づ一兩を煮て沸し、上沫を去る。沫は人をして煩はしむ。」とあるだけで、青々として節があるという簡単な記述にとどまり、基原植物を類推することすら困難である。ただし、ここに出てくる「沫が多い」・「節を去る」・「煮て沫を去る」は、日本漢方が経典とする『傷寒論』収載の処方に配合される麻黄に共通した指示であるので、ここで麻黄の基原をひとまずおいて、この操作にいかなる意義があるのか考えてみたい。

　『傷寒論』は麻黄湯・葛根湯・小青竜湯・麻黄細辛附子湯など麻黄を配合する処方を多く収載する。それぞれの処方で、麻黄に対して「節を去る」という共通の指示があり、煎薬を調製するときは最初に麻黄を水で煮つめて上沫を去り、それから諸薬を入れて煎じる云々と記述されている[1]。陶弘景は青州・彭城・榮陽・中牟に産する良品の麻黄は人を患わせる上沫が多いこと、また『傷寒論』で麻黄を発汗剤と位置付けていることをもって、麻黄の節に汗を止める作用があるから使用前に必ず除かねばならないと説明する。これに対してわが国の漢方医家の間に異論があり、『一本堂藥選』(香川修庵)に「藥舗の節去麻黄と稱する者を用ふること勿れ。其制根節を切り去り、水に煮て沫并に湯を去り、風乾して貨賣す。其の誤りは陶弘景に本づく。」とあるように、香川修庵は陶弘景の記載を誤りと一蹴する。『藥徴』(吉益東洞)も「甄權(『古今錄驗方』)曰ふ、根節汗を止むと。之を試すに効無きなり。從ふべからず。仲景氏曰ふ、先づ麻黄を煮て上沫を去ると。今漢の舶載せる所にして來る者は之を煮て上沫無し。」とあり、東洞も親試実証主義的な観点から懐疑的である。わが国では、江戸期を代表する古方派漢方の重鎮の見解に基づいて、麻黄の節を除かず、また麻黄を初煎し

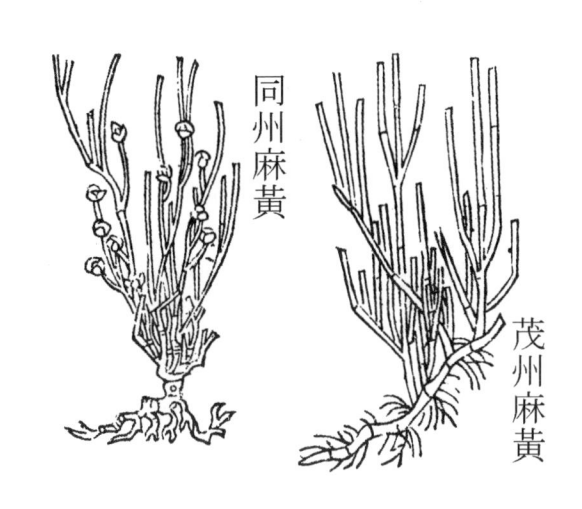

同州麻黄

茂州麻黄

て上沫を除く操作も実践されていない。実際、真品の麻黄を水煎してもごくわずかの抹らしきものを生じるにすぎない。東洞は麻黄節だけでなく麻黄根の止汗作用も否定するが、動物（ラット）を用いた実験で麻黄の水製エキスに用量依存的に発汗を促進する作用があるという研究発表がある[2]。

再び古本草書による麻黄の基原の記載に話を戻そう。『新修本草』（蘇敬）は「鄭州（河南省鄭県）の鹿臺（河南省淇県）及び關中（陝西省）の沙苑（陝西省大荔県周辺）の河傍、沙洲の上に太だ多し。其れ青（州）徐（州）（江蘇省銅山県）なる者は今復た用ひず。同州（陝西省大荔県）沙苑に最も多し。」（『證類本草』所引）ともっぱら麻黄の産地を列挙するだけで、麻黄の特徴を表す記述はない。中国の本草書が、具体的な麻黄の形態に言及したのは、ずっと時代を下った宋代になってからである。『圖經本草』（蘇頌）に「苗は春に生じて、夏五月に至れば則ち長さ一尺已來に及ぶ。梢の上に黄花有り、實を結び百合瓣（ユリの鱗茎）の如くして小なり。又、皂莢子（マメ科サイカチの種子）の味に似て甘く、微かに麻黄の氣有り、外に紅皮、裏に人（仁）あり。子は黒く、根は紫赤色なり。」とあるように、この記述は冗長ながらマオウ属（*Ephedra*）の形態的特徴によく合う。また、『重修政和經史證類備用本草』巻第八にある図も、稚雑ながら、その特徴を表す。ただし、マオウ属種はユーラシアに約40種、中国に限っても10種以上分布し、蘇頌の記述だけでは種の絞り込みはまず不可能である。マオウ属の植物地理学的な分布の中心は中国西部からインド北部・パキスタン・アフガニスタン周辺にあり、中国産麻黄の主要産地も以上の地域に含まれる。御影らは中国本草書に記載された産地におけるマオウ属種の分布を調査したところ、『呉普本草』や別録、『新修本草』に記載された麻黄の産地は現在の山西省・河北省・陝西省にあり、わが国局方が正品とするマオウ属3種のいずれもあるいはいずれかが分布するという[3]。したがって、古来、中国で麻黄として用いられたのはわが国局方が正品とする *E. sinica* Stapf、*E. intermedia* Schrenk et C. A. Meyer、*E. equisetina* Bunge である。『本草經集注』のいう良品麻黄の産地はいずれも河南省にあり、同地に分布するのは *E. sinica* Stapf であるから、古来、良品と賞用されたのは同種と結論することができる。

麻黄の基原種はわが国に自生はなく、原産する中国でも内陸の辺境地帯で、わが国にとってはるか遠隔の地である。ところが『延喜式』巻第二十三「民部下」の年料別貢雜物に「武蔵国　麻黄五斤」、同巻第三十七「典藥寮」の諸國進年料雜藥に相模国・武蔵国・讃岐国の三ヶ国から麻黄の貢進が記録され、『醫心方』（丹波康頼）にも「讃岐國に出づ」とある。確かに *E. sinica* はわが国の風土に適応してよく成長するが、中古代のわが国に麻黄の基原植物が伝わっていたという確かな証拠はない。江戸期享保年間、八代将軍徳川吉宗は、対馬藩や本草学者の丹羽正伯らに命じて、朝鮮半島における薬材の実態調査を挙行させた。その目的は朝鮮産の薬用植物を入手して国産化することにあり、その調査品目の1つに麻黄が含まれていた。朝鮮では『東醫寶鑑湯液篇』巻之三に「中原より我が國諸邑に移植す。而れども繁殖と爲さず。惟江原道、慶尚道に之有り。」と記述されており、中国より入手したマオウが一部の地域で栽培維持されていることを記述している。当時の幕府は朝鮮で栽培されるマオウを入手しようと企てたのであるから、江戸中期でもわが国にマオウは存在しなかったと考えねばならない。因みに、マオウの真品は享保十二（1727）年に朝鮮から取り寄せたという記録がある[4]。では、『延喜式』で各地から貢進された麻黄と称するものは何であろうか。『本草綱目啓蒙』（小野蘭山）に「今、市人イヌドクサヲ以テ眞ノ麻黄トス」という注目すべき記述がある。イヌドクサ *Equisetum ramosissimum* Desfontaines は、別名カワラドクサとも称し、トクサ科トクサ属のシダ植物である。真品麻黄はマオウ科に所属するので、分類学的類縁関係はまったくないが、イ

ヌドクサとマオウの外見の特徴は確かに似ている。『新修本草』(蘇敬)に「(麻黄は)鄭州の鹿臺及び關中の沙苑の河傍、沙洲の上に太だ多し」(『證類本草』所引)とあるをもって、わが国の河原の水湿地に生えるイヌドクサを真品の麻黄と考えたと推察される。そのほかに同属近縁種としてミズドクサ Equisetum fluviatile Linné があり、これもマオウの代用にされた可能性がある。以上から、『延喜式』にある麻黄の基原は江戸期に真品と信じられていたトクサ科イヌドクサあるいはその近縁種と考えてよいだろう。

　中古代のわが国ではイヌドクサの類を麻黄と考えていたから、当然、和名も用意されていた。『本草和名』(深根輔仁)に「麻黄　一名龍沙一名卑塩一名狗骨　釈薬性に出づ　和名加都祢久佐一名阿末奈」とあり、『和名抄』(源順)でも同音の和名が付されている。ここで中古代の典籍に見える麻黄の古和名の語源について考えてみたい。御影らは、カツネグサを褐根草の義とし、根の色が褐色だからという[3]。確かに蘇頌は「(麻黄の)根は紫赤色なり」と述べているが、『圖經本草』はまだ深根輔仁の知るところではなく、当時の中国から輸入された麻黄が根付きの全草であったかどうか微妙である。また和産麻黄とされたイヌドクサの根の色は褐色といい難い。また、御影らの説は国語学的にも問題がある。褐色の古語は「かちいろ」であり、一方、「かついろ」は縹色すなわち濃い藍色のことで色相がまったく異なる。結局、この名の語源も不詳というほかないが、敢えていえば糅根草すなわち地上茎と根がよく似て区別しにくく、糅じっているように見えるからであろう。麻黄に対するもう1つの和名アマナは甘菜であろう。麻黄の性味は、本經は苦温、別録は微温無毒とあって一致しないが、アルカロイドを含むにもかかわらず、性味があまり顕著ではないことを示唆する。一方、『嘉祐本草』(掌禹錫)は唐代の『藥性論』を引用して麻黄の薬性を甘平としている。したがって麻黄をアマナと名づけたのは、激烈な薬味をもたず、食用にもなると解釈されたからであろう。実際、わが国で麻黄とされたイヌドクサ・ミズドクサは、若葉を食用とするスギナの類でもあるから、若葉や若芽であれば食べられそうに見える。『本草和名』などにある麻黄の和名はイヌドクサ・ミズドクサなど和産の類似植物に対してつけられたものであろう。

　外形が類似するとはいえ、イヌドクサは麻黄の真品ではなく、また分類学的基原および成分相が大きく異なるから、同等の薬効は期待できるはずがないが、驚いたことに、江戸期の本草学者の中にはイヌドクサを真品と信じるものもいた。『和漢三才圖會』(寺島良安)に「按ズルニ麻黄ハ處處ニ之有リ、攝州及ビ丹波ノ産佳シ」とあり、寺島良安は、植物和名を明記しなかったが、和産の麻黄があって摂津・丹波産を良品とまで評価している。さらに『用藥須知』(松岡恕庵)は「麻黄　和名イヌドクサ。又河原ドクサト云。又濱ドクサト云是ナリ。和漢共ニ之有リ。功能同ジ。」とあり、松岡恕庵という江戸中期を代表する本草家がイヌドクサを真の麻黄と同等の効能があると断言しているのは興味深い。『物類品隲』(平賀源内)も「今藥肆ニ有トコロノ漢産、麻黄ノ中、堅實ナルモノハ雲花子ナリ。和産ヲ用ウベシ。」と記述し、ここにイヌドクサの名はないが、和産の使用を勧めているので、源内もわが国に麻黄の真品があると信じていたことはまちがいない。『普及類方』の薬品圖解に麻黄の条があり、「茎の頭に小き花をひらき、小き実を結ぶ、草の形ち木賊に似て細く、かはら木賊に似て少し太し云々」と記述している。これは漢籍の麻黄の記述を訳読したもので、カワラドクサ(イヌドクサ)に似るとするだけで、和産麻黄の存在を肯定しているわけではないが、稚雑な附図から麻黄をイヌドクサにごく近いものと考えていたと類推できる。『普及類方』は1729年に成立し、朝鮮から麻黄を取り寄せたのは、その1年前にすぎないから[4]、編者の林良適・丹羽正伯は真品のマオ

ウを見る機会がなかったと思われる。同書は徳川幕府の命により庶民向けの救急医療書として編纂された官制の医書である。『本草綱目』（李時珍）はわが国の本草学に多大の影響を与えたことは周知の事実であるが、寛永十四（1637）年、わが国で最初の和刻本『江西本草綱目』が刊行され、麻黄に対してはカクマクレ・イヌドクサの和名がつけられた。一方、同系統の版本で稲生若水が校正したことで知られる『新校正本草綱目』（正徳四年）ではカワラトクサの和名が付けられている。因みに、寛文九（1669）年の『新刊本草綱目』（松下見林校正）および寛文十二（1672）年の『校正本草綱目』（通称貝原本）はそれぞれ別系統の版本であるが、和名は付刻されていない。この中で稲生若水校正本は評価が高く広く普及したから、当時のわが国の本草学者・医家の間でイヌドクサの類を真品の麻黄とする認識はさらに深まったといってよい。因みに、松岡恕庵も『新校正本草綱目』に序文を寄せている。

　しかし、江戸期の本草家の全てが和産麻黄の存在を認めていたわけではない。松岡恕庵は『用薬須知』で「或人疑フ、和産ハ輕虛、漢渡ノ者ハ實ス、和眞ニ非ズト非ナリ。」とも述べており、ある人物を批判する。それは香川修庵であり、『一本堂薬選』（香川修庵）に「（麻黄）此の邦未だ真なる者を見ず。近道に一種の草有り、全く木賊の如く、唯稍細く、六月に梢頭に花を出し、冬枯るを異なりと爲す。節節相續し、之を拔きて復すべし。即ち接續草の別種にして人以て麻黄と爲すは非なり。故に已むを得ざれば、則ち姑く華産の者を用ふべし。」とある記述を、恕庵は批判したのである。そのほか、吉益東洞も『薬徴』の麻黄品考で「本邦の産すること未だ聞かず。而れども亦た形状相似する者有り。是れ木賊にして麻黄に非ざるなり。」と述べているが、麻黄の和産はなく、形態の似る木賊すなわちトクサ $Equisetum\ hyemale$ Linné は麻黄ではないというだけで、当時の本草家の間でイヌドクサが麻黄の真品として認識されていることには言及しなかった。木賊と麻黄との間に大きな形態的相異があり、本草学は専門外とはいえ、東洞ほどの碩学が識別できなかったとは考えにくい。おそらく、この記述は「是木賊の類にして～」とすべきところを誤記したのではないかと思われる[5]。それを前提とすれば、東洞もイヌドクサ基原の和産麻黄が市中にあって真品ではないと認識していたことになろう。そのほか、江戸末期の本草家内藤尚賢も「松玄達、麻黄和漢偕ニ之有り、功能同ジト云フハ非ナリ」（『古方薬品考』）と述べ、松岡恕庵を名指しで非難した。

　イヌドクサはトクサと同属のシダ植物で、わが国のみならず中国でも身近な植物である。この仲間で古くから薬用にされるのはトクサだけであり、『嘉祐本草』（掌禹錫）に木賊として初見し、その産地、特徴を「秦隴（陝西省隴山一帯）、華（陝西省華県）、成（甘粛省成県）の諸郡の近水の地に出づ。苗の長さ尺許り、叢生し、毎根一幹、花葉無く、寸々に節有り、色は青く、冬を凌ぎ凋まず。四月に採り、之を用ふ。」と記載している。蘇頌はこれに「獨莖、苗は箭笴の如し」と付け加え、根から伸びる一茎が幹のようだと表現している。すなわち、茎がある程度太くて堅いトクサの特徴をよく表したと考えてよく、このような特徴をもつものは同属植物に見当たらないから、古くから木賊の基原に混乱はなく、また麻黄に誤認されることもなかったと思われる。『嘉祐本草』に初見する木賊は、当然ながら、『本草和名』に収載されていないが、『和名抄』には「弁色立成云ふ、木賊　度久佐」とあり、今日の通用名と同じ和名を充てている。『和名抄』が引用した『弁色立成』は8世紀に成立した辞書といわれるが、わが国と中国のいずれの典籍であるか不明である。中国の典籍で木賊の名が出現するのは、『證類本草』（唐愼微）巻第九「陳蔵器余」として所収される問荊の条中であり、739年成立の『本草拾遺』が初見となる。木賊の異名は清代後期になって散見されるがごく少ない[6]。『和名抄』では巻五

「調度部」の細工具に収載され、木賊はもっぱら工芸品などを磨くのに用いられた。室町時代の辞書『下學集(天文本)』に「砥草(トクサ)　異名ハ木賊」とあるように、和製漢字として砥草を充てていることはそれをよく示唆する。また、木賊を異名としている[7]ように、中国の本草正名である木賊が導入される以前からわが国に「とくさ」の名があり、当該の目的で用いられていたことを示す。『延喜式』巻第五「齋宮」の造備雜物、同巻第十五「内藏寮」に「年中所造御梳　(中略)　木賊大三兩」、同第三十四「木工寮」に「年料　木賊大二斤　磨床案等料」、同巻第四十九「兵庫寮」に「木賊　錯弓料」とあり、梳・床あるいは弓を磨くのにトクサを用いた。同巻第二十三「民部下」の年料別貢雜物に「信濃國　木賊二圍」とあり、古くから信州はトクサの産地として知られていた。『夫木和歌抄』にある歌「とくさ刈る　その原山の　木の間より　みがかれいづる　秋の夜の月」(源仲正)はトクサが細工具として必須であったことをよく物語る。一方、トクサすなわち木賊の薬用価値はわが国ではほとんどなかった。イヌドクサはトクサの類で役に立たないものすなわち細工具として用いるに堪えないとして付けられた名であることはまちがいない。その名の文献上の初見は、1612年に成立した『多識編』(林羅山)であり、「麻黄　加久麻久礼(かくまくれ)　今案ずるに以奴登久左(いぬとくさ)」とある。和訓のカクマクレは、黄連と麻黄を混同し、黄連の古名「かくまぐさ」と勘違いしたと思われ(オウレンの条を参照)、羅山ほどの碩学を誤らせたのはこの古名が長らく有名無用であったからであろう。トクサの名は中世のわが国で広く通用し、木賊という中国本草の正名すら異名扱いとしていた。したがってイヌドクサも古くから認識されていたに違いなく、羅山はかかる背景からイヌドクサを麻黄と推定し、『多識編』に書きしるしたのである。それまでは医療分野では和産麻黄と称するものがあって薬用とし、工芸の実学分野ではトクサに似て役立たずという意味でイヌドクサという雑草が認識されていたが、羅山は和産麻黄とイヌドクサが同じものであると気づいたのである。『江西本草綱目』は羅山の見解を反映し、麻黄の和名をカクマクレ・イヌドクサとした。

　平安時代と江戸時代では、和漢ともに本草学の知見の蓄積に大きな相異があるのに、なぜ古くからトクサの類と認識していたイヌドクサを麻黄と勘違いしたのか、大いに疑問の残るところであろう。それを理解するには、平安時代と江戸時代との間に中国本草の大きな質的変化があったこと、および中国の歴史の激変と深く関わっていることに留意する必要がある。12世紀から13世紀にかけて、宋は北方異民族の金から大きな政治的文化的圧力を受けるようになり、南宋の時代を経て、モンゴル族により中国大陸の全土が支配され、元が成立した。ちょうどこの時期に中国医学は、陰陽思想を基盤として組み立てられた古方医学から、陰陽五行思想を基盤とする金元医学に大きく変質した。しかし、本草学分野では、鎌倉時代になってわが国に伝わった『證類本草』(唐慎微)は新しい金元医学に対応しておらず、明国勅撰の『本草品彙精要』(劉文泰)が完成する1505年まで待たねばならなかった。ところが『本草品彙精要』は宮廷に秘蔵され、中国の正統本草で金元薬理論に対応したのは1590年ころに完成した『本草綱目』が最初であった。すなわち、それまで500年の長きに渡って『證類本草』が中国の薬物事情を包括的に知り得る唯一の典籍であり続けたのである。当然ながら、金元医学理論に対応した『本草綱目』における麻黄の薬理論に関する記述は『證類本草』と比べて大きく変わっている。李時珍は金元四大医家の一人李杲(李東垣)の論述を次のように引用している。

[杲曰ふ] 輕は實を去るべし。麻黄葛根の屬は是なり。六淫有餘の邪、陽分皮毛の間に於いて客となりて、腠理營衞を閉拒し、氣血行らず。故に之を實と謂ひ、二藥(麻黄と葛根)は輕の清の象と成す。故

に之を去るべし。麻黄微苦、其形中空、陰中の陽にして、足の太陽寒水の經に入る。其の經は背を循り下行し、本寒にして又外寒を受く。故に宜しく汗を發し、皮毛氣分の寒邪を去り、以て表實を泄すべし。若し過ごし發すれば則ち汗多くして亡陽す。或は飲食、倦怠、及び雜病自汗、表虚の證に之を用ふれば則ち人の元氣を脱するなり。禁ぜざるべからず(禁止すべきであるの意)。

一方、李時珍自身も、古方で麻黄が発汗剤として用いられることに対して、金元医学理論に基づいて独自の見解を次のように述べている。

[時珍日ふ]津液は汗と爲し、汗は即ち血なり。營に在れば則ち血と爲し、衛に在れば則ち汗と爲す。夫れ、寒は營を傷り、營血は内に濇り、衛に外通すること能はず、衛の氣閉固っすれば津液行らず。故に汗無く、熱を發して寒を憎む。夫れ、風は衛を傷り、衛の氣は外泄して、内に營を護ること能はず、營の氣虚弱なれば津液固からず。故に汗有り、熱を發して惡風あり。云々

これと『證類本草』における麻黄の記述を比較すれば、両者に雲泥の差があることは明白であろう。ここで注目すべきは李杲の論述にある「麻黄微苦、其形中空」(敢えて原文で表す)という一節である。この前後の記述は陰陽五行思想を基盤とし、しかも観念的であって、現代科学と整合性はないが、一見、この部分だけは麻黄の形態に言及しているかのようにみえる。実際、『國譯本草綱目』はそのように解釈して訳読している。しかし、注意深く読めば、この前に麻黄を軽すなわち軽剤と位置づけ、軽揚性で発散の効があるとしているから、「其形中空」というのも薬理論的に解釈する必要があり、形態に言及しているわけではないことは明白である。形は形体すなわち外に現れたすべての事象を指し、空は孔(邪の侵入する竅のこと)であり空虚の意ではない。したがって当該部分は「その形は空に中る」と訓ずるのが正しい。こうすれば、この後にある「陰中の陽にして云々」と意味の上でつながる。しかし、これはあまりに難解であったため、わが国の本草家は、麻黄の茎が中空であると解釈し、イヌドクサを麻黄の真品と信じるに至ったのではあるまいか。『本草綱目』は、李時珍の没後の1596年に、南京でいわゆる金陵本が上梓され、その約10年後にわが国に伝わったといわれる[8]。ちょうどそのころ、林羅山は徳川家康に召し抱えられ、徳川幕府の学問所の中枢にいたから、金陵本『本草綱目』(初版刊本)を閲覧し研究する機会に恵まれていた。とりあえず、羅山は『本草綱目』の各品目に和名と註釈をつけることに専心してその成果を『多識編』に集約したが[9]、麻黄に関する考察の結果として「今案ずるに以奴登久左」と記述した。羅山は朱子学者として一流の学才をもっていたが、金元医学理論に精通していなかったと思われる。したがって、『本草綱目』にある「其形中空」の意味するところを理解できず、麻黄の形態を表す記述と勘違いしたことは十分にあり得る。一見よく似るイヌドクサとマオウ属植物のもっとも異なるところは、茎が中空であるか否かであって、イヌドクサはたまたま中空であったため、羅山はそれをもって麻黄と考定したと思われる。『本草綱目』の麻黄の条に、前述したように、李時珍独自の論述もあり、『新修本草』や『證類本草』とはまったく異なる金元医学理論に基づく記述は、わが国の本草家や医家にとって新鮮且つ衝撃的であったに違いない。17世紀から18世紀初頭までのわが国の医学界はまだ曲直瀬道三以来の後世方派漢方の強い影響下にあった。そのことは寺島良安の『和漢三才圖會』が金元医学理論を随所にまじえて各品目を論じていることでよく示唆される。『本草綱目』は寛永十四(1637)年に最初の和刻本が

出版されたが、麻黄に和名が付され、わが国の市中に広く普及した。かくして麻黄に和産があってイヌドクサの類であるという認識はそれとともに当時のわが国に広く浸透したのである。

一方、御影らは『本草綱目』の別の記述の着目し、それが麻黄と木賊の混乱を生じ、イヌドクサを麻黄と誤認する要因となったと考えた[10]。その記述は木賊の条にある「狀は鼃芏(不詳)の苗及び棕心草(イグサ科イグサ)に似たり。而中空有節。又麻黄の莖に似て稍粗く、枝葉無し。」(集解)と「木賊の氣は温、味は微甘にして苦し。中空而輕、陽中の陰、升なり、浮なり。麻黄と同形、同性なり。故に亦た能く汗を發し、肌を解す。火鬱、風溼を升散し、眼目、諸の血疾を治す。」(發明)である。この記述の正確な解釈を期して当該部分を含む段落を丸ごと引用した。前者の引用文は集解の記述すなわち木賊の形態を記述する。一方、後者は發明にある記述すなわち木賊の薬効を金元医学理論で論述する。この両方にたまたま「中空」なる語彙が出てくる(下線部)が、意味はまったく異なることに留意しなければならない。發明に出てくる「中空」は「空に中り而して輕、陽中の陰にして、升なり、浮なり」と訓じ、木賊が邪の侵入する孔(空竅)に作用し、軽剤で陽中の陰であって、身体の上部、外に向かって発散するという意であり、これから麻黄と同じ薬理形体(形態ではない！)、薬性だというのである。一方、集解に出てくる「而中空有節」は、茎の中が空であって節があるという意味で、木賊の形態の特徴を表す。しかし、御影らは中空の意に、2通りあることに気づかず、『本草逢原』(張璐)や『本草求真』(黄宮繡)にある「中空而浮」も中空と解釈してしまった。『本草求真』では巻三「散劑」に散寒薬として麻黄を収載し、もっぱらその薬理論を論ずるから、基原植物の形態の記載は一切ないはずである。『本草匯箋』(朱大年)にある「麻黄枝條細細主性銳。形體中空。」も同様に解釈するが、前半部は「麻黄の枝條繁り細細す」の意で形態を記述するが、後半部は「性の銳なるを主り、形體は空に中る」と訓ずることができ、李時珍が引用した李杲の「其形中空」と同義である[11]。以上から、清代の中国で麻黄の基原が混乱し、イヌドクサ基原の麻黄があったという御影らの説は、重篤な誤謬に基づく故に明らかに誤りである。

御影らは『本草綱目』以降に麻黄と木賊の薬効が混同されたことによって、わが国のみならず中国でもイヌドクサが麻黄に混じることになったとも述べている[10]。ここで木賊の薬性・主治についてもまとめておきたい。出典元の『嘉祐本草』では「味は甘く微かに苦く無毒。目疾を主り、翳膜を退け、又積塊を消し、肝膽を益し、目を明とす。腸風を療じ、痢及び婦人の月水住まざるを止む。牛角䚡、麝香を得て休息痢歴久しく差ゑざるを治し、禹餘粮、當歸、芎藭を得て崩中赤白を療じ、槐鵝、桑耳を得て腸風下血に之を服すれば効あり。又、槐子、枳實に與して相く。宜しく痔疾出血を主るべし。」と木賊の薬性・主治が記述され、主として眼疾や婦人薬として用いられたことがわかる。すなわち、金元医学的解釈に基づく『本草綱目』にある記載とは根本的に異なることは明らかである。金元医学は観念的傾向が顕著であり、その用語はきわめて難解かつ紛らわしい。李時珍が木賊の形態を記述する集解とその薬効を論じる發明で「中空」という語彙を用いたために、わが国で誤った解釈を生む結果に至ったことは既に述べた通りである。李時珍によれば、木賊の発汗は朱丹渓が初めて記載したとあるが、清代になると『本草匯箋』などのように節を去るとよく発汗すると記述する典籍が現れた[12]。節を去るというのは『傷寒論』記載処方に配合される麻黄に対する指示であって、『本草匯箋』などはその影響を受け、木賊に適用したのである。その背景には明代から清代にかけて古方関連典籍が相次いで刊行された歴史的事実がある。明代後期の1593年に『傷寒論条弁』(方有執)、その数年後に『宋版傷寒論』(趙開美)が復刻され、その他数書を編纂して『仲景全書』(1599年)

が刊行された。清代になると、1651年に『傷寒尚論篇』(喩嘉言)、1670年に『傷寒論後条弁』(程応旄)が刊行された。すなわち、明代末期から清代初期の中国では、傷寒論ブームともいうべき現象が起きていたのである。木賊の形態的特徴が麻黄に似ているとして、木賊にも発汗作用があると解釈され(実際に発汗作用があるかどうかは不詳)、『傷寒論』における麻黄の指示が木賊に対して適用されるようになったのは確かであろう。しかし、清代の中国本草書で麻黄の茎が中空であるとする記述は、御影らの誤解に基づくものであるから、当時の中国で麻黄とイヌドクサが混同されたという説は成立せず、少なくとも麻黄の主産地では起きなかったと思われる。一方、江蘇省など麻黄の産地ではない地域ではイヌドクサほかトクサ属植物に麻黄の名を冠した例がある(土麻黄など、後述)ので、イヌドクサなどが麻黄と誤認されることは十分にあり得るが、民間療法ならともかく、中国正統医学で麻黄の代用に木賊を用いたとは考えにくい。『本草綱目啓蒙』(小野蘭山)に「舶來麻黄中ニイヌドクサ多ク雜ル」とあるのは事実としても、基原の混同ではなく、偽和品の混入と考えるべきであろう。『古方藥品考』(内藤尚賢)に「價貴キ時ハ商人和ノ麻黄及ビ燈心草ヲ剉ミテ以テ僞雜ヲ爲ス者間之有リ。甚ダ辨ヘ難シ。」とあるように、当時、イヌドクサのほか燈心草(イグサ科イグサ)も混入されていたことも、当時、麻黄に偽和品が混入されていたことを示唆する。当時の中国人もわが国でイヌドクサ類が麻黄と認識されていることを知って意図的に混入したことも考えられよう。

　木賊およびその類品は西洋でも薬用とされる。その用法を通して東洋医学との相異を知るのも有益と思われるので、ここに深く考証しておきたい。『和蘭藥鏡』(宇田川榛斎・榕菴)巻十七にも木賊の条があり、「麻黄、節々菜、亦此類ニ屬ス」とあるのが注目される。すなわち、麻黄をトクサ属の1種と認識し、節々菜の漢名を充てている。『中薬大辞典』によれば、節節菜はイヌスギナ(骨節草) *Equisetum palustre* Linnéあるいはイヌドクサ(筆筒草) *Equisetum ramosissimum* Desfontainesの別名であるという。とりわけ後者は土麻黄・野麻黄の別名もあり、真品の麻黄を産しない地方では麻黄として用いられたようである。中国ではいずれの名も傍流本草書にすら見当たらないので、限られた地域の土名のようである。榕菴がどのようにして節節菜の名を知り得たのかはわからない。『和蘭藥鏡』は木賊の漢名を借用し蘭薬「エグイセテゥム」として収載したが、「エグイセテゥム・アルヘンセ」問荊と「エグイセテゥム・ヒーマレ」木賊の2種を挙げている。問荊は、『本草拾遺』(陳蔵器)を出典とし、「味苦く平にして無毒。結氣、瘤痛、上氣、氣急を主る。煮て之を服す。伊洛(河南省伊水、洛水)の間の洲渚に生ず。苗は木賊に似て節節相接ぎ、亦た接續草と名ずく。」と記述され(『證類本草』巻第九「陳藏器餘」所収)、スギナ *Equisetum arvense* Linnéの特徴に矛盾しない。『薬物誌』(ディオスコリデス)にIppourisとIppouris Eteraの2品が収載され、前者はフサスギナ *Equisetum sylvaticum* Linnéまたはミズドクサ *E. fluviatile* Linné、後者はスギナまたはミズドクサと考えられ、西洋でもイヌドクサやスギナの類は薬用とされていた。いずれも地上部は収れん作用があり、葡萄酒と服用すると鼻血を止め、血性下痢や利尿の効果があり、細かくつぶしたものを傷口につけるとふさぐ効果があると記述している。西洋とりわけドイツではトクサ属各種を利尿薬として用いた。因みに、榕菴はこれらの主治を「此種類皆利尿ノ功アレドモ問荊ハ性緩、木賊ハ峻ナリ」、「此藥血ノ運行及ビ神經ヲ觸動セズシテ小便ヲ驅泄シ性收濇ニシテ保個強壯ノ効アリ」と記述し、同じ品目ながら東西医学の認識の相異は明瞭といわねばならない。

　ここで、イヌドクサと同属のスギナについて述べておこう。この名は16世紀末の『易林本節用集』に「薺」とあり、薺の名を充てている。しかし、この用字は中国に見当たらず、現在は杉菜の和製

漢名を通用する。これより古く南北朝時代の歌集『藏玉和歌集』（伝二条良基）の歌「片山の　賤(しず)がこもりに　生ひにけり　すきなまじりの　つくづくし花」に「つくづくし」すなわちツクシとともにスギナの名が出てくる。「つくづくし」は『源氏物語』の早蕨(さわらび)に「今は、ひとヽころの御事をなん、安からず、念じ聞えさするなど、きこえて、蕨、つくづくし、をかしき籠に入れて、これは、わらはべの供養じて侍る初穂なりとて、たてまつれり」とあるのが初見といわれ、スギナの胞子茎を指す。ツクシの漢名に土筆を充てることがあるが、『殿中申次記』（伊勢貞遠）の正月八日に「土筆一折」とあり、『和歌藻しほ草』巻第八「草部」に「土筆（筆つ花　異名也）　つくづくともよめり」とある。鎌倉時代後期の『夫木和歌抄』巻第二十八の「土筆」にある和歌「さほひめの　ふでかとぞみる　つくづくし　雲かきわくる　春のけしきは」（民部卿為家）に詠まれるように、胞子茎の形を筆に見立て、筆つ花の別名とともにわが国で発生した名であるあることはまちがいない。

　麻黄は、古方で非常に重用される漢薬だけに、江戸時代にイヌドクサが広く和麻黄として用いられたことは衝撃的といえる。すべての漢方医家が和麻黄を真品と認識したわけではないが、少なくとも薬舗のレベルではイヌドクサ基原品が広く行き渡っていたと考えざるを得ず、それを正しく識別できる医家はごく少なかったと思われる。したがって、当時の治験結果ともいうべき各医家の口訣もこのような状況にあって成立したのであるから、麻黄剤と称される処方の解析は以上述べたような状況を前提として行われねばならない。今までのところ、かかる視点から解析した研究は見当たらず、今後の研究の進展が期待されるところである。

1) ただし、桂枝二越婢一湯では麻黄に「節を去る」という指示はなく、また初めに麻黄を煎じて上沫を去るという操作もない。一方、『金匱要略』では一部の処方を除いてこの操作と指示の記載はなく、実質的に『傷寒論』に特有といってよい。
2) 渡辺和男ら、日本薬学会94年会講演要旨集、175頁、1974年。
3) 吉澤千絵子・北出万紀子・御影雅幸　薬史学雑誌　第40巻　107-116　2005年。
4) 田代和生著『江戸時代朝鮮薬材調査の研究』（慶應義塾大学出版会、1999年）、「資料編　品目別調査一覧　57　麻黄」、401頁-402頁。「宗家文書」によると、享保十二年4月17日、対馬藩から麻黄の生品10本を、朝鮮薬剤調査を指揮していた河野松庵へ献上したとある。享保八年、同九年、十年にも朝鮮釜山の倭館に調達しているが、対馬へ発送途上あるいは倭館で枯死したという。
5) 『薬徴』は東洞の死後に門弟らによって出版されたから、この程度の誤記は十分に考えられる。
6) たとえば『植物名實圖考』（呉其濬）の節節草がある。
7) わが国において本草名は今日の学名の機能をもつ。たとえわが国の特産種であっても中国本草から近いものの名を借用するのが通例であって、本草名を異名とするのはきわめて異例である。のちにトクサに木賊を充てるが、室町時代まではトクサの名だけが通用していたことを示唆する。
8) 岡西為人著『本草概説』（創元社、1977年）によると慶長十二(1607)年であるという（「第七章明清の本草　C　日本の版本」、229頁）。最近ではもっと早く1604年以前には伝わっていたとする説もあるという。
9) 『多識編』の構成はごく一部を除いてほぼ完全に『本草綱目』に準拠し、林羅山が入念に研究したことがうかがえる。羅山は綱目の各品に和名を機械的に割り振ったのではなく、自らの見解も反映させた。たとえば、綱目では營實墻蘼とあるのを墻蘼とし、本經以来の由緒ある名であるはずの營實を別名としてすら残していないのはその証左である。一方で、随所に初歩的な誤謬も認められる。
10) 吉澤千絵子・北出万紀子・御影雅幸　薬史学雑誌　第41巻　9-17　2006年。マオウがイヌドクサの類と混同されたのはかなり古く、御影らがいうように、『本草綱目』の記述によって発生したのではない。そのことは『酉陽雑俎續集』巻九に「麻黄　莖端に花を開く。花小にして黄なり。子を簇生して覆盆子の如し。食ふべし。冬に至て枯死して草の如く、春に及びて却って青し。」とあるように、常緑のはずのマオウを冬に枯れると記述していることから明らかで、マオウをイヌドクサの類と誤認したと考えざるを得ない。しかしながら、筆者の調査では薬用植物の専門書たる本草書で両種の混同を示唆する記述は見当たらない。
11) この記述に続いて「空通腠理微苦而辛性熱而輕揚入太陽寒水之經其經循背下行本寒而又外受寒邪腠理閉拒營衛不行故宜發汗以泄皮毛氣分之表實(空は腠理に通じ、微かに苦くして辛く、性は熱して輕揚し、太陽寒水の經に入る。其の經は背を循り下行す。本寒して、又外に寒邪を受け、腠理閉拒して營衛行らず。故に宜しく皮毛泄れて氣分

の表實を以て汗を發すべし。)」とあるから、やはり薬理論について述べていることは明らかである。「主性鋭」については、鋭の中医学における義はわからないが、鋭毒・鋭髪など「鋭い」という字義から説明できない語彙がいくつか存在する。「枝條繁細細」は麻黄の際立った特徴を記述しているのではなく、見かけは弱々しく頼りなさそうであるが、しっかりとした薬効をもつという意味を込めたと思われる。因みに、木賊に関しては「木賊草爲磨擦之需(木賊草磨擦の需と爲す)」とあり、これに続いて「入肝伐木故首主目疾退翳膜爲肝經之本(肝に入りて木を伐つ。故に目疾、翳膜を退けるを主り、肝經の本と爲すに首づく)」とあるから、麻黄と同様のパターンで記載されていることがわかる。

12)『本草匯箋』巻三「濕草」の木賊草に「莖は麻黄に似て節を去れば亦た能く汗を發し、空に中りて輕にして、升發の道有り」とある。『本草求真』(黄宮繡)や『本草從新』(呉儀洛)にも同様な記述がある。

マクリ　海人草　DIGENEA　Ⅳ*〜Ⅺ　和

▶▶「マクリ」については、第2部 第8章で詳しく解説しています(p.672)。

▶ **基原**　フジマツモ科(Rhodomelaceae)マクリ *Digenea simplex* C. Agardh の全藻。
▶ **用途**　回虫駆除薬。漢方でも鷓鴣菜湯・清肌安蛔湯など邦人の創製した処方に配合される。
▶ **解説**　第5改正版までは海人草(カイニンソウ)と表記。

マシニン　火麻仁　麻子仁　CANNABIS FRUCTUS　ⅩⅣ*(1)〜ⅩⅥ　漢

▶ **基原**　クワ科(Moraceae)アサ *Cannabis sativa* Linné の果実。《備考》アサ科(Cannabaceae)。
▶ **用途**　緩下薬とするほか、栄養価が高く、七味唐辛子の原料とし、また滋養強壮に食することがある。一部の漢方処方に配合：炙甘草湯、潤腸湯、麻子仁丸。
▶ **出典**　神農本草經上品「麻蕡　一名麻勃。味は辛く平。川谷に生ず。七傷を治し、五藏、下血、寒氣を利す。多食すれば人をして鬼を見て狂走せしむ。久しく服すれば神明に通じ、身を輕くす。麻子　中を補ひ氣を益す。久しく服すれば肥健して老ひず。」
▶ **漢名**　麻蕡・麻勃・麻子(本經)、大麻人(藥性論・食性本草)、蕡枲・苴麻・牡麻(爾雅)、大麻(日華子諸家本草)、火麻(日用本草)、黃麻・牢麻(本草綱目)。
▶ **解説**　アサは中央アジア原産の一年草で、中東では紀元前2000年ごろに栽培の記録があり、欧州へは紀元前1500年ごろ伝わり、中国では紀元前7世紀ごろから四川・湖北地方で栽培があり、わが国へは紀元1世紀ごろ入ってきたという[1]。ごく近年、館山市沖ノ島遺跡から縄文時代早期のアサ種子が出土したという報告[2]があり、アサのわが国への伝播はこれまで推定されていたよりも古いことが明らかとなった。

本經は麻蕡(マフン)と麻子(マシ)の両品を同一条に収載、記載する。本經が別名麻勃とする麻蕡については、本草家の間でも見解の相違がある。『本草經集注』(陶弘景)は「麻蕡即ち牡麻なり。牡麻は則(すなは)ち實無し。今の人、布及び履を作り之を用ふ。麻勃は方藥に亦た少し用ふ。」と記述している。一方、麻勃(マボツ)については、その字義が別録に「此れ麻の花の上の勃勃なる者なり」とあるので、アサの花を指すと解釈した。これに対して、『新修本草』(蘇敬)は「蕡は即ち麻實にて花に非ざるなり。爾雅に云ふ、蕡は枲實なりと。(儀)禮に云ふ、苴麻の實有る者なりと。註に云ふ、子有る麻を苴と爲すと。皆、子を謂

ふなり。陶(弘景)は一名麻勃を以て勃勃然として花の如きは以て花と爲すと謂ひ、子の條を重出するは誤りなり。既に麻蕡を以て米の上品と爲す。今、花を用て之と爲す。花、豈に食に堪へるや。」(『證類本草』所引)と記載し、蘇敬は陶弘景を痛烈に批判した。基本的に『新修本草』に準拠する『本草和名』(深根輔仁)では「麻蕡一名麻勃　和名阿佐乃三」とする。アサは雌雄異株であり、このことは古くから知られていた。雄株は上部の葉腋から長い円錐状の大きな花穂をつけるが、当然ながら実をつけず、蘇敬はこれを枲と呼んだ。『和名抄』(源順)に「尒雅注云　枲　司里反　无无之」とあるように和名をケムシと称し、後にオアサ(牡麻)と称するようになった。『萬葉集』に「桜麻の[3]　麻生の下草　露しあれば　明かしてい行け　母は知るとも」(巻11、2687)にある桜麻について、『袖中抄』(顕昭)は「今案あさをの中に、さくらの色したるをといへるは、しろきを云べきか。あさの花もしろし、すこしすはう(蘇方)色なるあるを、桜あさと云べきや」と記述するように、花や繊維の中にごくわずかな色の存在を表現したもので、これもアサの雄株をいう。一方、雌株は葉腋から緑色の短い花序をつけて目立たないので、古い時代には実を結ぶが花をつけないと考えられた。これが蘇敬のいう苴麻であり、あるいは荸麻と称した。熟するとやや扁平の卵円形の痩果となり、中に麻仁あるいは麻子仁と称する種子がある。蘇敬の見解は後世の本草書にも影響を与え、『本草綱目』(李時珍)は「此れ、是の麻子の殻の連なる者に當る。故に、周禮に朝事の籩に蕡を供し、月令に食麻と大麻と食ふべし、蕡は供すべしと、稍分別有り。殻に毒有りて仁に毒無きなり。」と述べ、麻蕡をアサの実とする。一方で、麻蕡の一名であるはずの麻勃については、「齊民要術に勃を放つ時、雄なるを抜き去るの文有り。則ち、勃は花と爲すこと明らかなり。」と述べ、李時珍は自らの論述の矛盾に気づかなかったようにみえる。一方で、「謹みて按ずるに、呉普本草に云ふ、麻勃一名麻花、味は辛く無毒、麻藍一名麻蕡一名青葛、味は甘く毒有り、之を食へば人を殺す、麻子中の仁は毒無く、先に地中に藏する者は之を食へば人を殺すと。此の説に據れば則ち麻勃は是れ花、麻蕡は是れ實、麻仁は是れ實の中の仁なり。普は三國時の人にして、古を去ること未だ遠からず。神農本經、花を以て蕡と爲し、土に藏し土に入るを以て人を殺すと。其の文は皆傳寫の誤りを脱るや。」とも述べ、陶弘景の校定を経た本經が誤っていると考えているようである。いずれにせよ、「多食すれば人をして鬼を見て狂走せしむ」という記述は幻覚作用を示唆すると思われ、蘇敬より陶弘景の見解の方に分がある[4]。なぜなら、アサの実(種仁)は幻覚作用成分(カンナビノイド)を含まないからである。蘇敬のいう「蕡を以て米の上品と爲す」というのも必ずしも正しくない。『素問』巻第七「臓気法時論篇第二十二」に「五穀養と爲す　粳米、小豆、麥、大豆、黄黍を謂ふなり」とあるように、麻仁は五穀のうちに数えられていないからである。ただし、『周禮』巻五「天官・疾醫」の「五味、五穀、五藥を以て其の病を養ふ」に対して、鄭玄は麻・黍・稷・麦・豆を五穀と註釈している[5]。ただし、麻の名をもつものは大麻に限らず、胡麻・亜麻もある。このうち、油麻の別名がある胡麻を五穀の1つとすることもある[6]。したがって中国における麻の評価は時代によって大きく異なることに留意する必要がある。

『延喜式』第十五「内藏寮」の諸國年料供進に常陸国・武蔵国・下総国から麻子の供進があったと記録され、同巻第二十三「民部下」の年料別貢雜物に武蔵国・下総国・常陸国・下野国からの麻子の貢物、同巻第二十四「主計上」に常陸国・信濃国・下野国・阿波国の中男作物として麻子の名がある。同巻第三十三「大膳下」の正月最勝王經齋會供養料として麻子の名があり、同巻第三十七「典藥寮」の諸國進年料雜藥では丹波国・紀伊国・阿波国・讃岐国・伊予国から麻子の貢進が記録されている。以上から、アサは古くから東日本を中心に栽培され、食用としてのアサの実を収穫していたことが

わかる。一方、典薬寮に出てくる麻子はもっぱら薬用としたことはまちがいないが、諸國年料供進・年料別貢雑物とは対照的にいずれも西日本から貢進されているのは興味深い。『頓醫抄』（梶原性全）巻第二十九「婦人大便不通方論第六」の大麻仁圓に「大麻子仁　皮ヲステヽハカリニカケテ別ニスレ」、同巻第三十三「産後大便秘結第九」の二子飲に「大麻子仁　アサノミノ皮ヲムキステヨ」とあり、殻の中の仁を薬用としたから、殻を剥きやすい品種が食用・薬用に選抜されたようである。

　アサは西洋にも古い時代に伝わり、麻子仁は西洋でも古くから用いられた。『薬物誌』（ディオスコリデス）に Kannabis Emeros とあり、薬用のみならず、繊維原料として古くから用いられた。同書によれば、種子を多量に食べると避妊効果があるとされ、その瀉下効果をもって避妊作用があると考えられたらしい。また、青汁は耳の痛みに効くと記載されているが、アサの麻酔作用に言及したと思われる。麻子仁は漢方の一部の処方に配合されるが、蘭方でも用いられた。『和蘭藥鏡』（宇田川榛斎・榕菴）巻三に大麻子の名で収載されており、主治は「滋潤軟化ノ油氣ヲ含テ酷厲液ヲ甘和シ疼ヲ止メ攣急ヲ弛メ枯燥ヲ滋潤シ澁滯ヲ滑利ス」と記述されている。

1) 星川清親著『栽培植物の起源と伝播』（二宮書店、1978年）、188頁-189頁。
2) 小林真生子・百原新・清永丈太・岡崎浩子・柳澤清一・岡本東三　「館山市沖ノ島遺跡から出土した縄文時代早期のアサ種子」　日本植生史学会第21回大会　2006年。
3) 麻・苧を「を（現代仮名遣いではオ）」と訓じるのは神社の神事に用いるオオヌサと関連がある。言語学的に「を」は末端・終末を意味し、峯・山の尾をそれぞれ「を」、「やまのを」というのも同意である。オオヌサは神木の棒の先にアサやカラムシの繊維の束をつけたものであるから、アサ・カラムシともに「を」と呼ぶようになった。オオヌサを大麻とも表記するのも同じ理由である。因みにオオヌサの「ヌサ」は総（房）の意であり、『古語拾遺』に「麻（あさ）をこれ総（ふさ）と謂ふ」とあるように、アサやカラムシでつくった繊維の束をいう。
4) 李時珍はアサの実の殻に毒があって種仁にはないというが、本經の麻子は「久しく服すれば肥健せしむ云々」とあるから、この論述は当たらない。
5) 鄭玄は「五味は醯、酒、飴蜜、薑、鹽の屬、五穀は麻、黍、稷、麥、豆なり。五藥は草、木、蟲、石、穀なり。」と五味・五穀・五藥について注釈している。
6) 「万葉植物文化誌」（八坂書房、2010年）のアサの条では誤った記述をしているのでここに訂正する。中国の五穀に関しては森田潤司「食べ物の名数」に詳しい（同志社女子大学生活科学　第45巻　90-99　2011年）。

マチコ　　MATICO　I　　　　　　　　　　　　　　　　　　　　　　　　　　　　洋

▶ **基原**　コショウ科(Piperaceae)*Piper aduncum* Linné [synonym. *Artanthe elongata*(Vahl) Miquel；*Artanthe adunca*(Linné) Miquel] の葉を乾燥したもの。

▶ **用途**　止血・収斂薬。

▶ **解説**　局方では麻質古と表記。メキシコ南部・カリブ海諸島から南米熱帯の原産で、現在ではアジア・太平洋諸島の熱帯に広く帰化するコショウ科小高木。アマゾンの先住民は本品を防腐剤として利用し、ペルーでは止血・抗潰瘍薬として用いた。1839年、英国リバプールの医師によって欧米に伝えられ、止血・収斂薬として用いられた。そのほか、生殖器や泌尿器疾患薬としても用いられた。果実は香辛料として利用できる。

マンナ　　MANNA　Ⅰ〜Ⅳ　　　　　洋

▶ **基原**　モクセイ科（Oleaceae）マンナノキ *Fraxinus ornus* Linné の樹皮の切り口より分泌する樹液を乾燥したもの。

▶ **用途**　緩下薬、矯味薬、マンニトール製造原料。

▶ **解説**　第二改正版までは滿那と表記。マンナとは甘味のある樹液の凝固物に対してつけられた総称名で、その名の由来は旧約聖書にある。すなわちモーゼがイスラエル人を率いてエジプトを脱出し荒野をさまよっているとき、飢餓に苦しむ民を見かねてモーゼが神に訴えたところ、神が啓示したのがマンナ（トレハラマンナ）であり、これを食べつづけること40年で聖地にたどり着いたという有名な神話である。トレハラマンナはトレハロースを含むことで知られるが、現在、その名で呼ばれるものはゾウムシの仲間が作る繭であり、植物起源であるはずのトレハロースがどのようにして濃縮されるのか、その基原も含めて今一つはっきりしない。そのほかにもいくつかのマンナが知られ、それぞれ特色ある糖類からなるので、ここに挙げておく。

1. ユーカリマンナ
   オーストラリア産フトモモ科（Myrtaceae）*Eucalyptus viminalis* Labillardière に生じるラフィノースを主とするマンナ。
2. タマリックスマンナ
   アラビア産ギョリュウ科（Tamaricaceae）*Tamarix gallica* Linné など同属植物に昆虫が寄生し、その刺激で生じたショ糖・フルクトース・デキストリンからなるマンナ。
3. パインマンナ
   北米産マツ科（Pinaceae）サトウマツ *Pinus lambertiana* Douglas に生じるピニトールを含むマンナ。
4. ダグラスモミマンナ
   北米産マツ科（Pinaceae）*Pseudotsuga menziessii* (Mirbel) Franco に生じるメリギトースを主とするマンナ。

『薬物誌』（ディオスコリデス）にある Melia をマンナノキに充てる見解がある。しかし、葉の搾り汁をパップ剤として毒蛇の咬み傷に用い、また木の削り片を飲むと死ぬ恐れがあるという記述は、マンナノキとは合わない。『遠西醫方名物考』（宇田川榛斎・榕菴）巻十一に滿那の名があり、主治を「酸味ノ鹽、油、水及ビ微土氣アリ。留飲、汋乙、敗黒膽液ヲ瀉下ス。緩下ノ藥トス。故ニ小児ノ下痢ニ尤モ良。肺ノ諸症ニ用ヒテ胸ヲ利シ肺ヲ潤シ粘痰ヲ豁シ、胸痛、喘急、經久ノ傷冷毒、胃欬等ヲ治ス。」と記述している。同書にいうマンナは、「苦櫪木　秦皮　ノ幹皮及ビ葉ヨリ滲出スル白蜜ノ如キ脂液ナリ」とあり、苦櫪木の名を借用しているが、まさにモクセイ科マンナノキに由来するものであり、代替品ではなく明らかに輸入品である。ただし、江戸時代にどの程度用いられていたか定かではない。因みに、苦櫪木とは、本經中品にある秦皮の別名であり、中国産モクセイ科植物 *Fraxinus bungeana* A. Candolle、*F. paxiana* Lingelsheim 又はその同属植物の樹皮を基原とするものであるが、歴代本草書にマンナすなわち樹液に言及した記述は見当たらない。

ミツガシワ　睡菜葉　TRIFOLII FIBRINI FOLIUM　Ⅲ、Ⅴ*、一国*　　洋

▶ **基原**　ミツガシワ科(Menyanthaceae) ミツガシワ *Menyanthes trifoliata* Linné の葉又は全草。
▶ **用途**　苦味健胃薬。
▶ **漢名**　睡菜・瞑菜・綽菜・醉草・嬾婦蔵(本草綱目)。
▶ **解説**　第3改正版は睡菜葉(スイサイヨウ)と表記。北半球温帯の湿地に分布し、わが国にも自生する。欧州では中世末期から薬用にされているという。強い苦味があるが、セコイリドイド苦味配糖体に基づく。現在ではミツガシワ科に分類されるが、セコイリドイドに富むリンドウ科に近縁である。漢名の睡菜は『本草綱目』(李時珍)に初見し、「人をして能(よ)く睡(ねむ)らしむ」効があるとして名の由来があり、李時珍は「心膈の邪熱に眠るべからざる」場合に用いるとする。わが国の本草学者ならびに植物学者は睡菜をミツガシワに充てたが、『本草綱目』では性味を「甘く微(わず)かに苦く寒にして無毒」とし、かつ植物の形態に関する記述もごく簡便であり、その基原の考定に大いに疑問がある。とりわけ、気味を「微かに苦く」とあるところは強い苦味をもつセコイリドイド配糖体を含むミツガシワに合わない。『廣東新語』(屈大均)に「睡菜一名瞑菜。葉は茨菰に類し、根は藕菜の如し。根を鹽葅(塩漬け)と爲し、之を食す。人をして睡るを好(ねむ)からしむ。五味艸と之を食へば睡らず、卻睡艸と名づく。」とあり、『本草綱目』よりずっと具体的な記述をしているが、オモダカ科クワイ(茨菰)(ジコ) *Sagittaria trifolia* Linné 'Caerulea' [synonym. *S. trifolia* Linné var. *edulis* (Schlechtendal) Siebold ex Miquel；*S. trifolia* Linné var. *edulis* (Siebold ex Miquel) Ohwi] の葉に似ているとする部分は3出複葉のミツガシワとは合わない。ただし、根がハス科ハス(藕菜)(グウサイ) *Nelumbo nucifera* Gaertner に似るとする部分は、『本草綱目啓蒙』(小野蘭山)の「根ハ緑色横行シテ節多シ。形竹鞭ノ如ク大ニシテ萍蓬草根(スイレン科コウホネの根、川骨に同じ)ニ似タリ。」と相通ずる。ミツガシワの名の由来は、葉がカシワ *Quercus dentata* Thunbergに似た水草すなわち水柏とする説と、カシワの葉に似た葉が3つあるからとする説とがあり、いずれとも決めがたい。別名にミズハンゲとあるのは、ハンゲの基原であるカラスビシャク *Pinellia ternata* (Thunberg) Tenore ex Breitenbachとは葉の形態が似る水草の意であるし、ミツバゼリ・ミツバオモダカの名は3出の葉をもつ水草の意である。現在でもミズガシワ・ミツガシワのいずれの名も通用するが、植物学上の正名はミツガシワである。

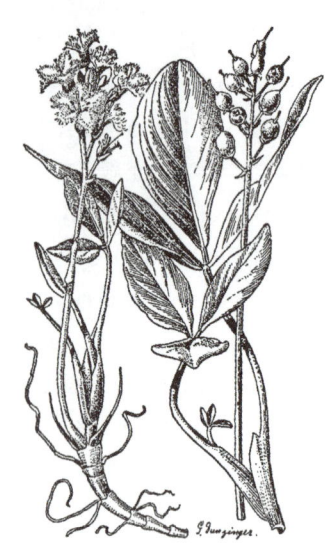

『和蘭薬鏡』(宇田川榛斎・榕菴)巻十四に睡菜の名があり、和名をミヅガシワとしているので、本品と同じである。薬効については「此藥香竄揮發ノ氣ナク健質亞那(ゲンチアナ)、亞爾鮮(アルセム)ノ如ク 性効括失亞(クハシア)及格綸僕(コリュンボ)ト同ジト云 惟苦味ノ質ノ衝動ニ由テ胃ヲ健運シ胃腸虚弱ニシテ粘液滯積、飲食消化セザル等ノ諸症ヲ治ス。」と記載され、苦味健胃薬とする。

ミツロウ　黄蝋　CERA FLAVA　I～XVI　　洋・漢

▶ **基原**　ミツバチ科(Apidae) ヨーロッパミツバチ *Apis mellifera* Linné 又はトウヨウミツバチ *Apis cerana* Fabricius などのミツバチの巣から得たろうを精製したもの。

▶ **用途**　軟膏・硬膏・座剤の基剤、化粧品基剤、工業用とする。漢方では神仙太乙膏で基剤として用いる。

▶ **漢名**　蠟蜜(本經)、白蠟(別錄)。

▶ **解説**　第6改正版までは黄蠟、第7版以降はミツロウと表記され、黄蝋は漢名の通用名として併記された。本經上品の臘蜜に相当し、主治は「味は甘く微温。山谷に生ず。下利、膿血を治し、中を補ひ、絶傷、金創を續ぎ、氣を益し、飢ゑず老ひに耐ふ。」とある。中国では黄蠟・蜂蠟とも称され、膏薬の基剤として用いられた。華岡青洲創製の紫雲膏(シコンの条を参照)・左突膏・中黄膏でも基剤として配合される。左突膏・中黄膏は、出典元の『春林軒膏方便覧』は、それぞれバジリコム・ヲヲリウンと称している。バジリコムとはカスパル流膏方のインクエントバジリコン(Unguentum Basilicum)のことで、蝋・チャン(瀝青)・松脂・油の4味を配合し、主治は「一切の腫物を膿せ散し口を開吸て愈す。メイチャ[1]にも良也。」とある。一方、ヲヲリウンとはやはりカスパル流膏方のインクエントヲヲリウン(Unguentum Aureum)のことで、蝋・杉脂・薫陸・乳香・泪夫藍(サフラン)・松脂・油の7味を配合し、主治は「一切の痛を止ぬ能散」とある[2]。すなわち、左突膏・中黄膏はドイツ人医師 Caspar Schamberger (1623年-1706年)の外科医術の影響を受けたもので、伝統的な漢方処方とはいい難い。医薬品や化粧品に用いられるのは日光に晒して漂白したサラシミツロウCERA ALBAであり、第3改正版から収載された。古くから晒し法で白蠟(ハクロウ)を製していたことは、『本草經集注』(陶弘景)に「今の藥家、皆白蠟を應用す。但し、取りて之を削り、夏月に日に暴すこと百日許りして自然に白くなれり。卒かに之を用ふ。」とあることから明らかである。ただし、白蠟の初見は別錄であり、主治は「久しく洩澼にて後重し、白膿を見るを療じ、絶傷を補ひ、小兒を利す。久しく服すれば身を軽くし、飢ゑず。」と記載されている。

[1] ポルトガル語のmechaのことで、切開した腫物の膿を出すのに使う糸のようなものをいい、これにろうを浸み込ませて用いたようである。
[2] 以上、いずれもヴォルフガング・ミヒェル編『村上玄水資料II(村上医家資料館資料叢書)』(中津市歴史民俗資料館分館、2004年)の「新旧西洋外科術が混在する地方蘭学者の史料」(71頁-99頁)による。

ミョウバン　明礬　ALUMEN　I～XVI　　洋・漢

▶ **基原**　天然のミョウバン石を加熱し、酸でアルミナを除去して製したもの。

▶ **用途**　収斂薬。ごく一部の漢方処方(蒸眼一方)に配合。

▶ **漢名**　礬石(礬石)・羽涅(本經)、羽澤(別錄)、白礬(本草經集注)、礬精・礬蝴蝶・巴石・柳絮礬(圖經本草)、明礬(本草綱目)。

▶ **解説**　初версは明礬(別名：硫酸亞爾密紐謨加儞謨)、第2～5改正版は明礬、第6改正版はミョウバン、第7～14改正版は硫酸アルミニウムカリウムALUMINII KALII SULFASと化学物質

名の表記となり、第15改正版以降は硫酸アルミニウムカリウム水和物となった。第6改正版以降は「AlK（SO$_4$）$_2$・12H$_2$Oを99.5％以上を含む」という規定が加わった。加熱して結晶水を除いたものは、初版〜第4改正版は枯礬、第5改正版は燒明礬（別名：枯礬）、第6改正版は燒ミョウバン、第7改正版以降は化学物質名の乾燥硫酸アルミニウムカリウム ALUMINII KALII SULFAS SICCATUS となった。本章では薬物名を現行局方に準じるが、本条に限って旧名のミョウバン（明礬）を用いる。

　中国本草では本經に礬石（ハンセキ）の名で収載、「一名羽涅。味は酸く寒。山谷に生ず。寒熱泄利、白沃（白帯下のこと）、陰蝕、惡瘡、目痛を治し、骨齒を堅くし、錬餌して之を服すれば、身を軽くし、老ひず、年を増す。」と記載されている。礬石はのちに礬石（ハンセキ）と表記されるが、『本草經集注』（陶弘景）に「今は益州（四川省）北部、西川（四川省西郡）に出でて、河西（陝西省・甘肅省黄河以西）より來る。色は青白にして生なるは馬歯礬と名づけ、已に錬成せるは純白、蜀人又以て消石に當て白礬と名づく。其の黄黒なるは雞屎礬と名づけ、藥に入れず、惟鍍（メッキのこと）に作るに堪へ、以て熟銅に合し、苦酒中に投じ、鐵に塗れば皆銅色と作す。外は銅色と雖も内質は變らず。」とあり、礬石には多くの種類があることを示し、後世には明礬に相当する白礬（ハクバン）も出てくるが、消石に充てるというから明礬（ショウセキ）ではあり得ない。薬用礬石を詳述したのは宋代の『圖經本草』（蘇頌）であり、「（礬石は）初めは生にして皆石なり。採り得て之を碎き、煎じ錬すれば乃ち礬と成る。凡そ五種有り、其の色は各異なりて白礬、緑礬、黄礬、黒礬、絳礬と謂ふなり。白礬は薬に入れ、及び染人の用ふる所の者なり。（中略）又、礬精、礬蝴蝶有り、皆白礬を錬する時候に、其れ極沸し盤心より溘溢する者有り、物の飛出せるが如し。鐵匕を以て之に接し蟲形を作すは礬蝴蝶なり。但塊を成して光瑩すること水晶の如きは礬精なり。此の二種は薬に入れ、力は常礬より緊きなり。」とあり、かなり具体的に記述する。まず、「煎じ錬すれば乃ち礬と成る」とは湯に溶かして再結晶する操作を指すと考えられる。染色に用いるというのは媒染剤とすることを意味し、白礬がアルミニウムを含む明礬であると、ここで初めて推定が可能となる。礬精（ハンセイ）・礬蝴蝶（ハンコチョウ）は再結晶の結果生じた結晶であり、それぞれ結晶形の違いによるものであるから、明礬としてよいだろう。

　『本草和名』（深根輔仁）・『和名抄』（源順）ともに礬石の条があるが和名はない。和名を付したのは『本草類編』（1390年ころ）が最初であり、須支太宇佐とあるが、透陶砂の義である。わが国は活火山が多く、随所に温泉が噴き出しているので、礬石の成分を含む土を多く産する。江戸期のわが国ではその土を採り、いわゆる透き明礬すなわち結晶明礬を製し、薬用としていたことは『本草綱目啓蒙』（小野蘭山）に記述されている[1]。古くは『續日本紀』の文武天皇二(698)年六月丙申に近江国から白礬石が献上されたという記録がある。また、同書元明天皇和銅六年五月癸酉に相模国と讃岐国に白礬石を、飛騨国と若狭国に礬石を献上させたとある。白礬石は明礬石すなわちミョウバンの鉱石であり、古くからわが国で産出されていた。明礬は漢方でごくまれに用いるが、江戸期の民間医療では外用薬として比較的多用された。以下にその一部を示す。

○ 妙藥奇覽
癜風の妙藥
白礬（めうばん）　硫黄（いわう）　蜜陀僧（みつだそう）各二匁　丹（たん）一匁
右四味末（よみこ）にして蘘荷（めうが）をすり、絞り汁（しぼりしる）を取（とりこれ）、是にて煉交付（ねりまぜつけ）る、一二度にて治する事奇妙（ちきめう）也。

○ 妙藥奇覽拾遺
手足を折、または打損じたるには
また方　石菖蒲根　白礬　硫黄　土器
右粉にして酢にて付べし、治すること如神。

○ 妙藥博物筌
犬の咬たるを治す
明礬を水にいて解、付べし。

　ミョウバンは西洋でも古くから薬用とされた。『薬物誌』（ディオスコリデス）にStupteriaとあるものがそれに相当する。同書では多くの種類があると記述し、その中で白く、収斂性が強く、裂け目の多いものを薬用とするとあり、これは明礬でまちがいない。エジプト産のTrichitisが良品とされ、体を暖め、収斂させるなどの薬効があるとされている。『遠西醫方名物考』（宇田川榛斎・榕菴）に明礬の条があり、ラテン名をアリュメンすなわちALUMENとしている。天産と人造の2種があって、精錬した純品を薬用とするとあり、主治を「甚ダ収斂シ稍刺戟ス。其効力、専ラ其含ム所ノ許多ノ緑礬精ニ在ル故ニ甚ダ脉管ヲ収斂シテ止血ノ効ヲ稱ス。多ク諸失血及ビ水液脱泄ノ諸症ニ用フ。」とする。

1) 巻之六「石部四」に「礬石ト呼ブモノ長州長登石州銀山ヨリ出ヅ。自然生ニハアラズ。銅礦ヲフキ分サル時ソノ石ノ毒氣流レ出テ凝結シタルモノ也。石ヲヤク時上ニ濕薦ヲ覆フ。火盛ナルニ及テ其コモ燒ケテ黒灰トナル。コレヲスバイト云。其灰中ニ此塊（礬石）アリ。」と記載されている。

ミルラ　没薬　MYRRHA　Ⅰ～Ⅴ、一国*、二国、Ⅶ*　洋

▶ 基原　カンラン科(Burseraceae) *Commiphora*属の諸種から得たゴム樹脂。
▶ 用途　健胃・強壮・通経薬、収斂薬、含嗽料。
▶ 漢名　没藥(開寶本草)、末藥(本草綱目)。
▶ 解説　第2改正版までは密兒拉と表記。*Commiphora myrrha* (Nees) Engler [synonym. *C. molmol* (Engler) Engler ex Tschirch] を基原とするものはアフリカ東北部ソマリアに産して一等品とされ、ヘーラボールミルラと称する。イエメンにも*C. myrrha*を産するがソマリア産に比べて品質がやや劣るといわれる。そのほか、同地方に産する*C. erythraea* (Ehrenberg) Englerや*C. serrulata* Englerを基原とするものをビサボールミルラ、南アラビアとアビシニア地方に産する*C. habessinica* (O. Berg) Engler (synonym. *C. abyssinica* Engler) や*C. schimperi* (Bergman) Englerから得られるものをアラビアミルラと称する。ながらくミルラの原植物は不明であり、C・G・ネース・フォン・エーゼンベック(Christian Gottfried Daniel Nees von Esenbeck、1776年-1858年)は1826年にアラビアで採集されたミルラの木と称する植物の標本を鑑定し、それに*Balsamodendron Myrrha* Neesの学名をつけた。それが今日の*C. myrrha* (Nees) Englerに相当するものである。同種は米国局方でミルラの基原と認定され、薬用とされている。初版および

第2改正版で*B. myrrha* Nees〔*C. myrrha* (Nees) Englerの異名〕を基原としているのは以上の背景による。ただし第3改正版は*C. habessinica*（局方では*C. abyssinica*）、*C. schimperi*（O. Bergman) Englerを基原とし、第4改正版以降は*Commiphora*属諸種植物と変更している。

　アラビア産のミルラは中国にも伝わり、『開寶本草』（馬志）木部中品に没薬（モツヤク）の名で初めて収載され、主治は「味は苦く平にして無毒。血を破るを主り、痛みを止め、金瘡、杖瘡、諸惡瘡、痔漏、卒下血、目中の瞖暈痛、膚赤を療す。波斯國(ペルシア)に生じ、安息香に似て其の塊大小定まらず黒色なり。」とある。現今の没薬は真正品のほか、劣等品とされる同科*Commiphora gileadensis* (Linné) C. Christensenを基原とするものも含む。名の由来は苦味を意味するヘブライ語のmor、あるいはアラビア語のmurrといわれている。漢名の没薬の没はその音訳である。古くから薫香剤とされたほか、エジプトのミイラの防腐処理に用いられた。俗説にこれをもってミルラがミイラに転訛したという。『薬物誌』（ディオスコリデス）ではSmurnaとあるのがミルラに相当する。当時の欧州はミルラの基原を知らず、アラビア経由で入手していた。その薬効については、体を暖め、粘液の分泌を抑え、眠気を催し、収斂作用などがあるとし、ニガヨモギ・ヘンルーダなどほかの薬草と組み合わせて外用すれば子宮を弛緩し、胎児を迅速に娩出するに効果があるともいう。そのほか、Oinos ek Smurnes, Pepereos, Iridosというミルラ・コショウ・イリスを配合した薬用酒があり、痰・咳・鼓脹・胃液過多などによいという。

　『遠西醫方名物考』（宇田川榛斎・榕菴）巻二十八に没薬があり、ラテン名メイルラとし、主治を「温煖衝動シテ衰弱ヲ強壯ニシ、又解凝、稀釋、開達、防腐、止痛ノ殊効ヲ稱ス。凡ソ凝體諸器ノ運營機轉、衰弱怠慢ニシテ諸液粘稠ナルヨリ發スル諸病ニ的當ス。」と記載している。

「ミイラ取りがミイラになる」諺を生み出したミイラブーム。　column

▶1. 江戸庶民にもてはやされた奇薬ミイラ

　徳川幕府が成立してから約1世紀経た17世紀後半のわが国は、安定した政治体制のもとで生産および消費のいずれの経済も高度な発達を遂げた。当時のわが国経済の二大中心地である江戸・上方では、消費経済の中心は武士階級から町人層に移り、中でも人口が多く消費活動も活発な中産階級の台頭が経済発展の牽引車となった。西洋における市民社会にしばしば対比され、それまでのわが国の歴史ではかつて存在したことのない体制であったが、医療の世界においても例外ではなかった。**わが国史上で初めて本格的な薬物書や医書が刊行され、医薬情報が整備されるとともに、人々が自らの健康維持に関心を持ち始めた**のもそれ以前の時代には見られない特徴であった。その結果、ある種の薬材にブームとでもいえる現象が起きたのである。

　元禄時代に薬用ニンジンの需給が逼迫して価格が高騰したことはよく知られるが、当時の人々の間で起きたニンジンブームがその背景にあったことは既に述べた通りである（ニンジンの条の**コラム**を参照）。これに対しては、古来、ニンジンが中国・朝鮮で珍重された高級薬物というブランドをもち、江戸期の医学で古方派・後世方派のいずれの流派もニンジンを重視していたことも背景にあるだろう。しかし、それは江戸期にいくつか起きた薬材ブームの一例にすぎず、**当時の人々の関心は和漢薬だけではなく"蛮国産薬物"にも向けられていた**ことは意外に知られていない。それは1671年に刊行された『醍醐随筆』にある次の記述が如実に物語っている。

○ 醍醐随筆上巻
近年南蛮よりわたるとやらんいひて、めづらしき耳なれぬ名の薬共をもてはやすなる。一薬にて諸病を治するやうにいひて、價を高く売渡せば、かゝる奇特の物こそあれとて、死を活し、生をのぶると思ふ。つたなき事にや。薬は偏氣のものなれば、一薬にて病を治しがたし。治するといへ共又害出來る故に、薬方の法をたてゝ君臣佐使などいふ事有て、五味三味或は十味廿味くみ合せてこそ病をしりぞけ、身を養ふわざならめ。なにか一薬にて諸病を治せむならば、くすしの上手下手も有まじ。うにこうるとやらんは野底茄也。あめんたうすとやらんは、巴旦杏也。みいらとやらんは木乃伊也。これらのたぐひさせる功能なき薬なるをや。それのみならず、妙薬といひてさまざまの合薬を買賣する効なきはしか也。害をうくる事おほかめれ。人身はふたゝび得がたし、ゆるがせにすることなかれ。

○ 本艸辨疑五
番國ノ産阿蘭陀舳ニ持チ來ル物ハ至テ功能之無キモノトイヘドモ和俗甚ダコレヲ珍貴シテ其ノ價イ尤モ高シ。然ルヲ此物萬病ヲ治スト云傳フ。

『醍醐随筆』は京都の医師中山三柳（1614年-1684年）が隠居中に書き記した随筆集で、みいら・うにこうる・あめんたうすという「めづらしき耳なれぬ名の薬」が当時の人々にもてはやされていたと明確に記している。本条の主題であるみいらのほかにブームとなった南蛮の珍薬があるというので、ここに簡単に説明しておく。うにこうるとは、北極海に生息するイッカク科イッカク（ウニコール）*Monodon monoceros* Linnéの牙であり、解毒薬や解熱剤・疱瘡の特効薬として珍重された。あめんたうすとは甘扁豆（巴旦杏）のことで、その脂肪油は風毒腫痛と乳癰熱腫などに効果があるとして珍重された（カンペントウの条を参照）。中山三柳は江戸初期の漢方医おそらく後世方派であり、『醍醐随筆』に妖怪・怪異に関する記事が少なくないことでもわかるように、「南蛮の珍薬ブーム」も同じような視点から書き記している。皮肉なことに、そのブームの背景に、人々や一部医家の間に観念的思弁的治療に終始する後世方派医学に対する不信感が芽生えつつあったことは知る由もなかった（第2章第1節[1]を参照）。一方、遠藤元理は京都で製薬業を営む実践的本草家であるが、南蛮の珍薬に対して懐疑的視点でもって記述するところは中山三柳と共通する。ほぼ同時代の本草学者で『養生訓』ほか健康関連の著作で知られる貝原益軒も、当時、流行したミイラの効用について次のように詳細に記している（『大和本草』巻之十六「人部」）。

ミイラハ打撲傷折傷ニツケ内ニテ送下ス。勞咳ノ症百方效無キニ丸シテ用ユ。血脱ノ症産後金瘡吐血下血等ニ内服ス。瘡久シク愈エザルニ丸シテ用或ハ截リ藥ニ加ヘ用ユベシ。血虚シテ痛處ニ膏藥ニマジエ塗ルベシ。○ミイラノ功能世人傅ル處ノ説ヲコゝニ記ス○氣ヅカレ胸痛胸ニ結痰アルニ酒湯ニテ用○シャクリ胸痛ニ湯ニテ用或ハ酒ニテ服ス○牙齒痛虫食ヒ齒穴アキタルニハ蜜ヲ加ヘテ付ル。又穴ニ入テヨシ。○頭痛積聚眩暈ニ湯ニテ服ス○毒虫サシケダモノゝカミタルニマンテイカ加ヘテ付○妊婦コロビ氣ヲウシナイタルニハ火ニ燒キテ共香ヲカゞセテヨシ○痘疹デカヌルニハ身ヲアタゝメテ後用○落馬ニ酒ニテ用。凡ソ打身ニハ内ニ呑ム外ニ付ケテ可也。○食傷ニ湯ニテ用。酒毒ニ冷酒或ハ冷水ニテ服ス。○打身内ニコモリ煩フニ酒ニテ用○一切痰症湯ニテ

用○男女ノ氣虛ニ常ニ煎ジ服スベシ。或ハ末ト爲シ湯或ハ酒ニテ服ス。○モトブトウラブトニヤシホノ油ニテ付ル○瘧ニ其フルヒ日ノ早天水ニテ用○胸セキアゲ黄水ヲ吐クニ服スベシ○金瘡シテ狂言ヲ發スルニ用ユ。金瘡氣虛ニ湯ニテ用。金瘡ノ血ヲ止ム。○小便不通淋病ニ煎服○腹脹痛ニ○大熱ニ水ニテ用○吐血下血ニ湯ニテ用○難産ニ二分程酒ニテ用○何病ニテモ身ノ内ニ惡氣籠リ煩フニ水ニテ用○右何モ大人ニ三分小兒ニ一分用

これによって、当時の人々がミイラを万病に効く薬と信じて利用していたことがうかがえ、遠藤元理や中山三柳が記述するように、ミイラブームとでもいえる社会現象の存在を裏付けている。しかしながら、益軒もまた「ミイラハ人肉ナリ。ジンニクヲ用フ者ハ人ヲ以テ人ヲ食フ、仁厚ノ事ニ非ズ。縦ヒ功效有ルトモ、君子ノ爲スニ忍バザル所ナリ。況ンヤ右ニ記ス所ノ功効悉ク信ズベカラズヤ。」と述べており、ミイラブームに対して必ずしも肯定的であったわけではない。すなわち著名な本草家・医家のお墨付きがあってミイラブームが起きたというわけではなく、ニンジンブームとは本質的に異なる社会現象であった。すなわち、ミイラは基本的に民間薬というべきものであって、主として単味で用いられるべきものであるが、一部の民間医療書の処方に配合例を見る。

○ **妙藥博物筌**
呂洞鬢が千金錠といふ血止紙の方
麒麟竭　木乃伊少し　黄丹中　青木葉大　右四色を随分濃煎じ、奉書の紙を何べんも色の付程そめ、かげぼしにして懷中し、血止に用ゆ。

瘡問藥　齅藥
沉香壱匁上々を用ゆ　朱七分　木乃伊壱分　大人參弐分　丁子三分　輕粉弐分、但し二度燒返し　百草三十目　右を廿一本にして一日に三本づゝ七日齅なり。此藥をかぐ内、塩の類堅忌也。輕きには一日に一本づゝ早天に嗅せてよし。右の藥嗅内に、口中痛事有バ四物湯に人參を加へ用べし。茶碗に水を入、側に置ひたもの漱をすべし。

江戸期の人々が競って求めたというミイラが人間の遺体を基原とするのであれば、きわめて怪奇色の濃い薬物ということになり、現代的感覚ではおよそ理解しがたいものであろう。したがって、当時、みいらと称したものが本当にミイラであったのか疑問があってもしかるべきである。また、実際に薬物としてのミイラの流通を否定的に見ざるを得ない理由もある。というのは西洋で没薬をミルラmirrhaと称し、みいらと音がよく似ているため、その混同の結果ではないかとも考えられるからである。実際、後述するように、みいらの語源は没薬の西洋名に由来するという説がある。没薬の原産地は北アフリカから中東地方であり、当時のわが国ではみいらはアラビアに産すると信じられていた(新井白石『采覽異言』)から、没薬をミイラと誤認しても不思議はない状況があった。また、みいらの民間療法における用法も金瘡や悪瘡などで、没薬と共通するところがある。ミイラを粉末としたものをMumiaと称して、16世紀から17世紀の欧州で薬用として流行し、世界有数の製薬会社メルク社の医薬品販売用のカタログに *mumia vera aegyptiaca* (エジプトミイラの真品の意)の名で1924年まで収載されていたといわれる[1]。しかしながら、生薬学分野の研究者による考証

研究は見当たらず、わずかに民間研究家がみいらの流通を中心にその文化的背景を論じているが、その基原に関する詳細な検証を欠く[1]。『妙藥博物筌』ほか江戸期の典籍はみいらに木乃伊なる漢名を充てているので、この木乃伊の基原の解明を考証の出発点にしたい。

▶2. ミイラを"蜜漬け"とした中国独特の解釈

木乃伊の名は江戸時代のわが国の本草学に大きな影響を与えた『本草綱目』(李時珍)の第五十二巻「人部」に出てくる。『本艸辨疑』は「本綱ニ木乃伊 多識 身伊羅ト訓ズ。是ハ蜜人ニシテ今渡ル所ノ物ニ非ズ。時珍日輟耕録云ク(中略) 此ノ藥陳藏器ガ本草ニ詳ラカナリ。人之ヲ曉知ラズ謾ニ人ノ熬レル體ト言フナリ。」とし、また益軒も「本邦ノ先輩木乃伊ヲミイラナリトス。然ルニ紅毛醫ノ日ミイラハ木乃伊ニアラズト云、未ダ何ガ是ナルコトヲ知ラズ。」と記述しているように、必ずしも木乃伊を一義的にミイラとしていたわけではなく、山脇悌二郎はこれを見落としてしまった[2]。そもそも出典元の『本草綱目』ですら、木乃伊の条は集解の一項だけしかなく、気味・薬性・附方の記載を欠き、同書では異例の構成となっている。中国における木乃伊の初見は『本草綱目』ではなく、もっと古く元代に成立した『輟畊録』(陶宗儀)巻第三であり、李時珍はそれを丸ごと引用したにすぎない。すなわち本草界の頂点に立つ李時珍といえども木乃伊に関する知識は不十分であった。しかも「陶(宗儀)氏、此の如く載せる所、果たして有るや否や知らず。姑く巻末に附して博識を俟つ[3]。」と述べているように、いわゆるミイラの存在を当時の中国人は信じていなかったことがうかがえ、おそらく儒教的制約によるものと思われる。益軒がミイラに肯定的でなかったのも当時の中国におけるミイラ観の影響であろう。にもかかわらず、江戸中後期にわが国の民間でミイラブームが起きたのは、蘭学や国学が台頭してもはや漢学の権威が絶対的ではなくなり、中国離れの兆しが顕著となったことを示唆する。

回回田地(イスラム教徒の地、新疆)に、年七十八歳の老人、自ら身を捨て衆を濟はんと願ふ者有り、絶して飲食せず、惟身を澡ひ蜜を啖ひ、月を經て便溺皆蜜となり、既に死せり。國人、殮むるに石棺を以て仍蜜を用て滿たして浸し、棺に志歳月を鐫み、之を瘞む。百年後を俟ちて、封を啓けば則ち蜜劑なり。凡そ人肢體を損折するとき、(蜜を)少し許り食へば立に愈ゆ。彼の中と雖も亦た多く得ず。俗に蜜人と曰ひ、番は木乃伊と言ふ。

中国におけるミイラに関する初めての記述とはいえ、陶宗儀の製造過程の記述は実際とは大きくかけ離れている。事実を述べるのではなく、物語風に仕立てて大きく脚色するのは中国独自の手法であり、9世紀成立の『酉陽雜記』(段成式)に散見される怪異譚に似る。これだと、紅毛医(西洋医)が木乃伊をミイラではないと益軒が述べたのも納得できる。**蜜人はミイラに対する中国独自の名称**であり、ミイラを製するときに用いるアスファルト[4]やバルサム類を、陶宗儀は蜜香(沈香の別名)と解釈したと思われる。一方、新井白石(1657年-1725年)は、宝永五(1708)年にキリスト教禁令を犯して来日したイタリア人宣教師G・B・シドッチ(Giovanni Battista Sidotti、1668年-1714年)を尋問し、それによって得た世界地理的知識を『采覽異言』にまとめているが、巻第三「亜蠟皮亜 アラビヤ」で木乃伊に言及している。

此の地一種の薬物を出す。　地名アラビアテサル　云ふ、此の地の氣極めて熱し。喝して死に、人肉焦爛して化す。諸疾に皆驗あり。之を和蘭人に質すに曰く、疑ふらくは是れ人肉の薬物にして、煉り和して成す所のみと。盖し、元人陶宗儀が説く天方国に出づる所の木乃伊、番人の呼びて名づくる所と相似無し。ラテン呼爲ムミヤ、和蘭呼爲モミイ　果たして其れ然らば則ち所謂天方国、海西に盡に在り。亜蠟皮(亜)地即ち此なり。

白石はシドッチからアラビアに人肉を焦爛して製した薬物のあることを聞き出し、オランダ人に質してそれがラテン語でムミヤ、オランダ語でモミイ（原文ママ）と称するものであることを知った。ラテン語でミイラをmomia、オランダ語でmummieといい、それと木乃伊の中国語音（ムナィイー）との類似性から、陶宗儀のいう木乃伊がムミヤ・モミイに同じと白石は判断したのである。日本語のミイラの由来については後述するが、白石の別の著書『多識編』にも「木乃伊　美伊良」とあり、遠藤元理もこれを引用したほか、『書言字考節用集』（槇島昭武、1717年）に「木乃伊　ミイラ　蜜人　同」とあるように、白石の見解はわが国で広く受け入れられた。しかし、『本草綱目』ほか中国書から得た情報と西洋人からの伝聞を折衷して記述したにすぎず、実際に現物のミイラを見て確認したわけではなかった。

　江戸前期は中国以外からもたらされた物産であっても、もっぱら『本草綱目』を始めとする中国書の記述を情報源としていたが、八代将軍徳川吉宗が蘭学書を解禁するとともに、西洋の典籍から直接情報を入手することが可能となった。『紅毛雑話』（森嶋中良、1787年成立）や『六物新志』（大槻玄沢、1786年成立）は西洋の文献を直接参照し、ミイラがどんなものであるか初めて解説した書として知られる。とりわけ、大槻玄沢は『綴畊録』を引用した上で、「番に木乃伊と言ひ、李氏本草に亦た之を引く。本邦益軒、恕庵に二翁も亦た此の説を用ふ。」5)、「和漢の學者或は傳聞に由り、或は臆斷に因りて之が説を作れば則ち率ね児童の談と相遠からず。戒めずんばあるからず。」と述べ、和漢の学説を伝聞に基づいた妄説と批判する一方で、「我が鶉齋先生の家に嘗て木乃伊の髑髏を藏す。又、醫官桂川君の家亦た脊梁骨有り、両者倶に諸薬凝結して附著す。皆之を舶上に得る者なり。是余が朝夕する所の處猶尚此の如し。然るを況んや此を過ぎて以外に曰く、一國に曰く、海内に曰く、六大洲此の物其の内に在る者の幾んと数量すべからず。此に由りて之を觀れば其の説本傳聞の誤を記す者にして固より信ずるに足らず。」と実際にミイラの標本を見た体験も記している。すなわち、西洋の典籍の記述と自らの見聞を基にしてミイラについて客観的視点から記述しているので、『六物新志』の記載の信頼性は中国書よりずっと高いといえる。玄沢によれば、いわゆるミイラに次の3種類があるという。

1. 上古エジプトの王侯墳陵より出る富貴者の遺体
   死の直後に脳髄・内臓を除去し、その代わりに至貴の諸薬（没薬・蘆薈・食塩・サフラン・アスファルトなど）を充填して防腐処理し、棺に納めたもの。防腐処理薬の種類によりさらに3種あるという。
2. 白摩蜜亜（モミア）
   海岸の白砂の中から出土した遺体。
3. 禽獣を用いてバルサム法で処理したもの。

『本艸辨疑』は「今渡ル所ノ者ハ人ノ炒レタル者ト云。是ニ二種アリ。俗ニ古手ト云ハ布目多ク之有リ。新渡リハ布ナク質濕リ多シ。馬肉モアリト云。モト分明ナラザルモノナル故ニ甚ダ決シ難シ。」と記述しており、古手が玄沢のいう1に相当すると思われる。新渡りは古い墳陵から出土するものではなく、遺体を乾燥した砂地に埋めてミイラ化したものと思われ、玄沢のいう白摩蜜亜に相当するらしい。驚くことに、玄沢は**当時のわが国でもミイラすなわち白摩蜜亜を製する試みがあった**とも述べている。ただし、諸薬の分量がわからず、原産国とは異なり砂土の乾燥が不十分なため、多くの場合、成功しなかったらしい。わが国でも一部の仏教宗派で高僧が入定を目的として即身仏（入定ミイラ）となった例があるが、それを薬用に転用した例は聞かない。そのほか、牛馬の肉を焦がしてバルサムで製したもの（mumia falsa）もあったというが、遠藤元理が「馬肉あり」というのはそれが実際に流通していたことを示唆する。

▶3. 木乃伊と質汗。2つのミイラをどう使い分けた？

　木乃伊は中国から借用した名称であるが、それにみいらの訓を充てたのはわが国独自である。木乃伊の初見する『輟耕録』は1366年序とあるから、当時の中国の標準語は北方方言の北京語に近い音であったはずで、それによればmùnǎiyīすなわちムナィイーと発音されたと思われる。わが国の典籍で木乃伊をモナイあるいはモクナイイと訓ずる例が散見されるが、その中国語音を表したものである。ラテン語のモミヤmomiaやアラビア語のムミヤmūmiya'とはやや離れているが、元代の北方中国語であればその程度の訛はあったと考えられる。したがって木乃伊の中国語音と大きく異なる日本語のみいらは、中国語・西洋諸語の由来ではなく、まったく別系統で発生したと考えねばならない。では、みいらの起源はわが国でいつの時代までさかのぼるのであろうか。1671年成立の『醍醐随筆』に木乃伊をみいらとしているから、もっと古くからみいらという音訓があったことは確実である。ミイラそのものは西洋由来であるから、大航海時代にわが国に西洋経由で伝わったことはまちがいない。とすれば、ミイラに由縁のある名から転じた可能性が考えられよう。『日葡辞書』にある語彙では、没薬に充てられたポルトガル語のmirraが音韻的にもっとも近く、現在でこそミルラと読むが、ミィラ・ミッラ・ミーラなどとも読めるので、日本語「ミイラ」の祖語として最有力候補といえるだろう。没薬は*C. myrrha*（Nees）Englerほかカンラン科*Commiphora*属の諸種から得たゴム樹脂であり、古代エジプトで遺体をミイラ化する前処理で防腐薬として使われていた事実がある。大航海時代の欧州はミイラが万能薬として流行していた時期に当たるので、わが国に最初に足を踏み入れたポルトガル人からミイラの話を聞いた日本人がミイラmúmiaと没薬mirraを混同したことは大いにあり得るだろう[6]。このような状況であったからこそ、『大和本草』がいうように、ミイラの出自に関して多くの俗説が発生し、益軒すら「罪人ヲトラヘテ薬ニテムシ燒ト云此説是ナリ」ととんでもない説を真実と信じ込んでいたのである。いずれにせよ、憶測の域を出ず、さらに確実なエビデンスを得て考証するのはまず無理であり、これ以上の考証は意味がないと考える。

　薬物はいつの時代においても当代の最高位の文化的所産であった。江戸期にブームとなった薬物はいくつかあるが、ミイラの場合、「ミイラ取りがミイラとなる」という今日でも広く用いられる諺が発生しているから、そのブームの凄まじさが理解できるだろう。一方、ニンジンではそれに対応するものとして「芝居の独参湯」がある（ニンジンの条の**コラム**を参照）が、今日ほとんど耳にすること

はないから、ミイラの方が文化的インパクトが大きかったといえるかもしれない。この諺は人を連れ戻すために出かけた者が自分も先方に留まって役目を果たさない、あるいは説得しようとした者がかえって相手に同調もしくは説教されて納得してしまうことなどの喩えに用いられている。この諺の出典は『譬喩盡(たとへづくし)』(松葉軒東井、1787年)にあり、由来の背景を次のように説明している。

是ハ日輪出ル山ヘ日ニ焼ケシ人ノ骸ヲ取リニ行クニ土ノ車ニ乗リ日未ダ出ザル前ニ登山シ路ハ險難ナル故ニ日ノ出ニ遇ヒシガ終(つひ)ニ土ノ車ニ乗リ乍ラ日ニ焼死ス。後来行ク人亦又此(かく)ノ如シ。適取得タル焼骸是木乃伊ト号シテ藥ト爲ス。阿蘭陀人持来也。或人曰、右ノ説ハ荒唐トテ虛言ナリト。陶九成ガ輟耕録ニ云ク、木乃伊ハ一名蜜人ト。七八十歳ノ人諸人ノ爲ニ自ラ蜜ヲ服シテ土中ニ埋モレ入リ死ス。百年ヲ過ギ掘出シテ藥ト爲ス。尤石棺ニ年号月日之ヲ記ス由ナリ。功能打身ニ之ヲ服シテ奇妙ナリト云云。此ノ説、又信ジ難シ。或書云ク、蛮人牛馬ノ肉ヲ焦シ木脂ニ和シテ製セルモノナリト。是信ニ足レリ。

ここでも陶宗儀を引用し、木乃伊・蜜人(ミツヒト)の名が出てくる。しかし、原典ではこの諺を「木乃伊(みいら)とる人貿汗(みいら)なり」としており、同じみいらの音ながら、前部は木乃伊、後部は貿汗とあり、ここにミイラのもう1つの漢名「貿汗(シツカン)」が出てくる。貿汗の名は江戸前期の本草書や典籍に見当たらないが、後期の『本草綱目啓蒙』(小野蘭山)に「又藥家ニ形小ク細長クカタメタルアリ。扁クシテ四角ニ製タルアリ。此等ハ皆藥粗ク光リナシ。是ハ藥末ヲ以テ偽製スルモノニシテ最下品ナリ。ツクリミイラト云フ。香木類ノ貿汗ナリ。」(木乃伊の条)とあり、蘭山は香木類の基原とした。貿汗は『本草綱目』卷第三十四「木部」に収載されているので、蘭山はそれをもって香木の一種と解釈したらしい。李時珍は貿汗の出典を『開寶本草』(馬志)としながら、集解・主治の項ともにもっぱら陳蔵器(『本草拾遺』)を引用して記述するが、『本草拾遺』は貿汗を正品と扱っていない(『證類本草』所引)。一方、『開寶本草』は、木部ではなく草部下品に正品として収載し、「味は甘く温にして無毒。金瘡、傷折、瘀血、内損を主る。筋肉を補ひ、惡血を消し、血氣を下す。婦人産後の諸血結、腹痛、内冷にて食下らざるに、並(とも)に酒に消(と)かして之を服す。亦た病處に敷く。西蕃に出づ。如し凝血すれば、蕃人は甘草、松涙、樫乳、地黄并びに熱血を煎じて之を成す。」と比較的詳細に記載している。ここに「西蕃に出づ云々」とあるから、貿汗は中国以外の地域の産物であることがわかる。北宋時代の類書の1つ『冊府元龜』(1013年)卷九七一「外臣部　朝貢」の[開元十七(729)年]に「六月北天竺國の三藏沙門僧密多、貿汗等の藥を献る」という記述があって唐代の中国に伝わったことを示す。ただし、医書ではもっと古く652年ごろに成立したといわれる『備急千金要方』(孫思邈)卷二十五の治金瘡大散方に「五月五日平旦、四人をして四方に出でしめ、各五里内に一方の草木莖葉、毎種各半把を採り、一事も漏脱せしむ勿かれ。(中略)金瘡の要にして、此より出るもの無く、突厥白、貿汗、黄末と雖も未だ之に及ぶこと能はず。」[7]とあり、ここに貿汗の名が出てくるので、遅くとも7世紀前半には中国で知られていたことを示唆する。659年に成立した唐国定本草書『新修本草』に貿汗の名はないから、『本草拾遺』はそれを拾遺して非正品ながら記載したのである。貿汗は特定の生物種を基原とする薬物ではなく、『開寶本草』によれば甘草・松涙(ショウルイ)[8]・樫乳(テイニュウ)[9]・地黄・熱血を煎じて成形したとあるので、5種の薬物より製したエキス剤のことである。『本草品彙精要』(劉文泰)も貿汗の調製中と思われる図を掲載するが、『本草綱目』では木部に分類したことで明らかなように、李時珍は貿汗を木本の基原と考えた。

蘭山も『開寶本草』の記述に気付かず、李時珍に追随して香木類とした。松涙・樫乳はそれぞれ木本植物の香木類の樹脂であるから、それより製したエキス剤を香木とするのはまだしも理解できるとして、蘭山が質汗の和名をミイラとし、さらに蛮名のモミイ・モミアなども同じとしたのは驚愕せざるを得ない（『本草綱目啓蒙』）。一方、別条の木乃伊に対して蘭山はヒトノミツヅケの和名を挙げているが、明らかに別名の蜜人を意訳した名である。すなわち、**江戸期のわが国では基原的に無関係のはずの木乃伊と質汗をともにみいらと呼ぶ見解があったことになる**。わが国では中国本草の頂点に立つ『本草綱目』を高く評価し、江戸時代を通して3系統14種類の和刻本が刊行された。興味深いことに、その中に各品目に対して和訓を付している系統の刊本がある。各系統の代表的な刊本における質汗の訓を次に示す。

1. 野田彌次右衛門刊行『江西本草綱目』　寛永十四(1637)年　キノヤニノクスリ
2. 風月荘左衛門刊行『新刊本草綱目』　寛文九(1669)年　和訓なし
3. 唐本屋八郎兵衛等刊行『新校正本草綱目』　正徳四(1714)年　ミイラ

3系統のうち2系統が和訓を付けていることが明らかになったが、稲生若水(1655年-1715年)が校閲した『新校正本草綱目』ではミイラの訓を付けている[10]。同書は和刻本の中でもっとも高く評価されているので、「質汗＝ミイラ」という通念が江戸期のわが国で広く通用したことは想像に難くない。『本草綱目啓蒙』も稲生若水の見解を受け入れたことで、江戸中後期でほぼ定説となったといっても過言ではないだろう。因みに『重刻本草綱目』はキノヤニノクスリとしており、原典の記述の内容をよく理解していたといえる。

『譬喩盡（たとへづくし）』が質汗をみいらと訓じたのは江戸期の権威ある本草家の見解に基づくことはほぼまちがいないが、なぜ木乃伊と質汗を両出させ、同じみいらの訓を付けたのか、新たな疑問が浮かぶ。これには西洋の歴史的なミイラ事情を知っておく必要がある。ミイラは医薬としてのみならず、黒色顔料としても珍重されていた。実際のミイラに含まれるアスファルトの量はそれほど多くはないが、アスファルトそのものより色の質は劣るが粉末性に優れるため顔料に利用された。ミイラを製するに用いたアスファルト・没薬ほかバルサム類はいずれも欧州で古くから薬用とされていたから、それらが凝集されたミイラは高い薬用価値があると考えられ、万能薬として珍重されるようになった。しかし、わが国の本草家が古渡りあるいは布目（『本艸辨疑』・『本草綱目啓蒙』）と称した本物のミイラは産出量が限られているので、とりわけミイラの需要が増大したルネッサンス以降はエジプト以外で発掘されたミイラやヒトの遺体を特殊処理して製したものが用いられるようになった。それをmumia falsaと称し、『六物新志』でいう白摩蜜亜（モミア）もその一種である。16世紀から17世紀にかけて薬用ミイラが欧州で流行してから、牛馬などの遺体を用いた偽品が作られるようになったことは『本艸辨疑』に記載するところである。江戸中後期になると、真品のミイラの流通は一層少なくなり、ミイラと称しても多くがmumia falsaすなわちわが国で新渡りと称するものであったに違いない。稲生若水は『庶物類纂』などの著作があるが、およそ西洋薬物に詳しい知識をもっているとは思えない。ただ、ミイラの製法に関する知識は『采覽異言』などから得ていたはずで、「是れ人肉の薬物にして、煉り和して成す所のみ」という記述をもって『本草綱目』にある質汗を新渡りあるいは牛馬の偽品ミイラと考えたのではないか。一方、蘭山のいうツクリミイラは、牛馬などの遺

体をバルサム処理したものを指すと思われ、江戸後期にあっては偽品が多く流通していたのであろう。蘭山は「ミイラハ紅毛ヨリ來ル。古渡新渡數品アリ。古渡ヲ良トス。狀膏藥ノ如ニシテ輕ク堅クシテ黑色光リアル者眞ナリ。又、人骨入タルアリ、ホ子ミイラト呼ブ。外ニ布紋アルヲヌノメト云アリ。皆上品ナリ。紅毛雜話及六物新志ノ説ニ從フテ眞ノミイラヲ木乃伊トスベシ。」と述べ、ミイラについて比較的正しい認識をもっていた。それにも拘わらず、いわゆるツクリミイラを質汗に充てたのは、『六物新志』など専門書にある木乃伊とはあまりに相異が著しかったため、漢名で区別する必要があると蘭山が考えたからであろう。その結果が質汗であり、樹脂を含めて5品から製し、またその1品の熱血を牛馬などの遺体と解釈したと思われる。

ミイラ（木乃伊・質汗）の名は『和蘭藥鏡』、『遠西醫方名物考』などいずれの蘭書にも見当たらない。『閑窓瑣談』(為永春水、1841年)の第一巻「第五　俚俗の異説」に「抑木乃伊ハ何の藥に用ゆるものぞと尋ればバ折傷の妙藥にて如何なる怪我なりとも此木乃伊を少許服する時は忽ちに平愈といへり。此木乃伊ハ天方國の中に住人といへども得る事難し。依之是を奇藥と尊むと云傳ふ。」とあり、19世紀半ばでもなおミイラの神秘的な薬効は信じられていたことを示唆する。ミイラが蘭書にないのは正統医学で受け入れられた薬物ではなかったからである。すなわち、ミイラは西洋でも俗間で珍重されたにすぎない。『本草綱目啓蒙』で木乃伊・質汗の記述が否定的ではなかったのはわが国の民間で根強い薬物信仰があった状況を反映したと考えてよいだろう。

ここで再び『譬喩盡』の「木乃伊とる人質汗なり」に話を戻す。原典の説明の冒頭にある「日ニ焼ケシ人ノ骸」は、新井白石の『采覽異言』にある「此の地の氣極めて熱し。喝して死に、人肉焦爛して化す。」に対応した記述で、**焦爛した人肉を木乃伊に充てたことはまちがいないだろう。このことは当時の人々にとって古代墳陵に埋葬されたミイラが想像を超えた存在であって、正しく理解できなかったことを示唆する。一方、質汗は焦爛した人肉を取りに行った人物があまりの暑さに死に至り焦爛と化した遺体**をいう。江戸後期ではミイラに木乃伊と質汗の二物があると考えられ、どちらもみいらと音読していたから、とにかく区別しなければという意識があった。かくして「木乃伊とる人質汗なり」の諺が成立したのであるが、いずれにしてもミイラに対するとんでもない誤解によって生み出されたことになる。

1) E. Hornung; transl. by D. Lorton, "The secret lore of Egypt : its impact on the West", Ithaca, Cornell University Press, 2001, p.94
2) 山脇悌二郎『近世日本の医薬文化』(平凡社、1995年)、158頁-172頁。
3) 張紹棠版では「姑附巻博識」とあり、意味が通じないので、ほかの刊本に従った。
4) 瀝青のこと。『薬物誌』(ディオスコリデス)にあるAsphaltosのことで、今日いう石油から製したアスファルトではない。それはディオスコリデスが「シシリーの国では井戸の水の表面に浮く液状のもの（おそらく石油のこと）が採れる。～シシリア油と呼んでいるが誤りである。油ではなく液状瀝青の1種だからである。」と述べていることからわかる。ディオスコリデスは松脂を混ぜてまがい物が作られるとも述べており、古代の瀝青が実際にどんなものであるかよくわかっていなかった。
5) 松岡恕庵は『用藥須知後編』巻之四「番藥主治」にミイラの条があるが、漢字名の記載はない。
6) 俗間ではmirraをポルトガル語でミイラの意としばしば誤解するが、正しくはmúmiaであって、ほかの欧米系言語と共通のラテン語momiaに由来する。ペルシア語でmumiyaはアスファルトを意味することから、エジプトでミイラを製するに主としてアスファルトを用いたことをもってミイラの意に転じたという。
7) 丹波元堅『千金方考異』は、原典に突厥とあるのを、白を追加して突厥白としたので、これに従う。突厥白は『開寶本草』木部下品に初見し、突厥国の産といい、「石灰、諸藥共に合して之を成す」と記述する。馬志註によれば、「其の根は黄白色、狀は茯苓に似て虛軟、苗の高さ三四尺、春夏の葉は薄荷の如く、花は牽牛子に似て紫、上に白稜有り」という。『國譯本草綱目』は基原不詳としている。

8) 松涙はいかなる典籍にも見当たらない名である。『新修本草』（蘇敬）に「松の枝を取り、其の上を焼き、下に汁を承く。瀝青と名づく。」とあり、松涙は松枝を乾留して出てくる木タールのことであろう。『證類本草』は「瀝青詣と名づく」としている。『集韻』に「研計切　音詣　松枝を焼き、汁を取りてと曰ふ」とあるので、『證類本草』の記述が正しいと思われ、松涙は松瀝のことである。
9) 檉乳はギョリュウ科ギョリュウ Tamarix tenuissima Nakai、T. chinensis Loureiro など同属種の樹脂をいう。
10) 第五十二巻「人部」の木乃伊には和訓はないので、稲生若水が質汗を真のミイラとし、木乃伊の基原を不詳あるいは『本草綱目』の蜜人に同じと考えた可能性もあり得る。しかし、本書は若水が木乃伊に訓をつけなかったのはそれ自体がミイラの中国における音訳であったからと考える。『譬喩盡』は、前述したように、ミイラがいかなるものか諸説を挙げるが、そのうち「蛮人牛馬ノ肉ヲ焦シ木脂ニ和シテ製セルモノナリト。是信ニ足レリ。」とあるように、いわゆるツクリミイラのみを信頼に値するとしている。それこそ蘭山のいう質汗に相当するから、質汗をミイラと訓じたのであろう。やはり、ヒトの遺体を薬用にすることに対して、当時の日本人の多くが抵抗感を抱いていたことを示唆する。

メリッサヨウ　MELISSAE FOLIUM　III　　洋

▶ **基原**　シソ科 (Labiatae) セイヨウヤマハッカ（コウスイハッカ）*Melissa officinalis* Linné の葉。

▶ **用途**　芳香薬。

▶ **解説**　局方ではメリッサ葉と表記。地中海・黒海沿岸地方と小アジアの原産で、古くから薬用とされた。『薬物誌』（ディオスコリデス）にある Melissophullon はメリッサのことで、咬み傷に外用、歯痛に含漱、あるいは浣腸剤などに用いると記載されている。わが国に自生するヤマハッカ *Isodon inflexus* (Thunberg) Kudô [synonym. *Plectranthus inflexus* (Thunberg) Vahl ex Bentham forma macrophyllus (Maximowicz) Kudô] は別属種である。『遠西醫方名物考』（宇田川榛斎・榕菴）巻二十三に黙栗薩（メリッサ）とあり、主治について「葉及ビ花、性音、香竄揮發ノ油鹽アリ。頭腦神經ヲ強壯スル効ヲ稱ス。故ニ昏睡病、痺、癇、眩暈ニ用フ。泡剤（フリダシ）トシ用ヒテ敗黑膽液ノ閉塞、脾病、依剥昆垤兒（イポコンテル）、鬱憂病（メランコリア）ニ殊効アリ。」と記されている。

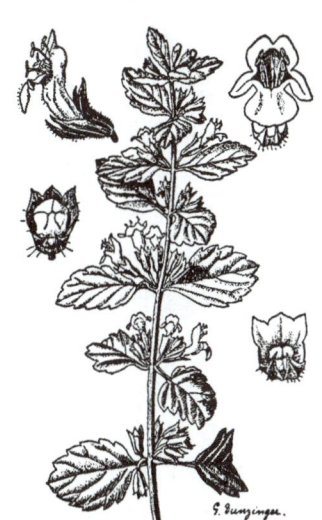

メンマ　綿馬　DRYOPTERIS RHIZOMA　I〜VII*　　洋

▶ **基原**　オシダ科 (Dryopteridaceae) オシダ *Dryopteris crassirhizoma* Nakai 又は *D. filix-mas* (Linné) Schott の根茎及び葉基で、根及びりん片をできるだけ除いたもの。

▶ **用途**　条虫駆除薬。

▶ **解説**　初版は綿馬（メンマ）、第 2〜5 改正版までは綿馬根（メンマコン）と表記。第 3 改正版までは欧州産の *D. filix-mas* (Linné) Schott を基原種とし、第 4 改正版で和産のオシダを基原に加えた。欧州で古くから薬用とされたが、条虫駆除薬としての価値は次第に失われ、1835 年、エーテル製メンマエキスが開発

されると、再び医薬としての価値が復活した。中国では本經下品に貫衆(カンジュウ)なる品目があり、「一名貫節一名貫渠一名百頭一名虎巻一名扁苻。味は苦く微寒。山谷に生ず。腹中邪熱の氣、諸毒を治し、三蟲を殺す。」と記載され、駆虫薬と認識されているので本品の類品と考えられる。貫衆の基原については、『植物名實圖考』(呉基濬)はオシダ科ヤブソテツ *Cyrtomium fortunei* J. Smithを充てており、『國譯本草綱目』もこれを支持する。実際、古本草の貫衆に対する記載をみると、『證類本草』(唐慎微)は『爾雅』を引用して「葉は員(＝圓)く鋭にして莖毛は黒く、地を布き、冬死なず」とあり、また『本草綱目』(李時珍)も『呉普本草』を引用して「葉は青黄色にして兩兩相對す。莖に黒毛有り、叢生し、冬夏死なず。四月、花白く、七月實黒し云々」と記載し、いずれもヤブソテツの形態特徴と矛盾しない。『本草綱目』はシダ植物にないはずの白花に言及するが、渦巻き状の新芽に白く大きな胞子嚢がつくので、これを花と認識したと考えられる。『本草綱目啓蒙』(小野蘭山)もヤブソテツ(貫衆)を「夏月別ニ葉ノ形ノ如キモノ兩三莖ヲ生ス。鐵蕉葉ニ似テ繊細柔軟即ソノ花ナリ」と記述し、よく似た認識を示しているので、貫衆が白花をつけるという『本草綱目』の記述は驚くにあたらない。しかし、ヤブソテツに駆虫作用が確認されていないのが難点である。一方、『圖經本草』(蘇頌)は「春に苗を生じ、赤き葉の大いさ蕨の如く、莖榦に三稜あり、葉は緑色にして鶏翎の如く、鳳尾草と名づくなり。根は紫黒色、形は大瓜の如く、下に黒鬚毛有り。」と記述し、葉の形態がヤブソテツとは合わず、また『重修政和經史證類備用本草』巻第十の淄州貫衆の附図もヤブソテツにはみえない。シダ類で駆虫作用が確認されているのはオシダあるいはその近縁各種であるが、これなら蘇頌の記述とも矛盾しない。実際、中国市場においてヤブソテツを基原とするものはごく稀である。中国で貫衆の名で流通する生薬類は多様であり、オシダ科オシダ属各種、メシダ科メシダ属各種、シシガシラ科コモチシダ属各種、ゼンマイ科ゼンマイ属各種などがあるという(『和漢薬百科図鑑』)。したがって、中国では中古代と近世では貫衆の基原が大きく変わったことになる。

『和蘭藥鏡』(宇田川榛斎・榕菴)巻十五に綿馬が収載され、「根ヲ藥用トス。新根ヲ用フ。黒色ナルハ陳久ニシテ効ナシ。」、「殺蟲ノ峻藥トス。蚘蟲ヲ殺シ殊ニ條蟲ヲ驅泄スルニ奇効ヲ稱ス。」と記述されている。綿馬のラテン名をポレイボディウム・ヒリキスマスすなわち *Polypodium filix-mas* Linnéとしているから、西洋産の *D. filix-mas* に与えられた名であることがわかる。俗称をオニワラビとしているが、その名は『本草和名』(深根輔仁)にも「貫衆　和名於(お)尒(に)和(わ)良(らび)比」と出てくるから、榕菴は *D. filix-mas* を貫衆と認識していた可能性もある。しかし、江戸期の本草学では貫衆をヤブソテツに充てていたから、同属別種のクマワラビ *Dryopteris lacera* (Thunberg) Kuntzeを指すと思われる。

モクツウ　木通　AKEBIAE CAULIS　二国、VII～XVI　漢

▶ **基原**　アケビ科(Lardizabalaceae)アケビ *Akebia quinata* (M. Houttuyn) Decaisne 又はミツバアケビ *A. trifoliata* Koidzumiのつる性の茎を、通例、横切したもの。《備考》ミツバアケビ：*A. trifoliata* (Thunberg) Koidzumi。

▶ **用途**　もっぱら漢方処方に配合：加味解毒湯・五淋散・消風散・通導散・当帰四逆加呉茱萸生姜湯・当帰四逆湯・八味仙気方・竜胆瀉肝湯。

▶ **出典** 神農本草經中品「通草　一名附支。味は辛く平。山谷に生ず。惡蟲を去り、脾胃の寒熱を除き、九竅、血脉、關節を通利し、人をして忘れざらしむ。」

▶ **漢名** 通草・附支(本經)、丁翁(別錄)、蓄藤(本草經集注)、離南草・活莌(爾雅)、寇脱(山海經)、鷰覆・烏覆(新修本草)、木通・王翁萬年(藥性論)、鷰覆子(食性本草・食療本草)、桴棁子(食療本草)、燕覆(圖經本草)、萬年藤・燕覆(本草綱目)。

▶ **解説** 第7〜12改正版では「アケビ又はその他同属植物」としていたが、第十三改正版以降では「アケビ又はミツバアケビ」に限定した。本經には通草とあり、『證類本草』や『本草綱目』(李時珍)でもこの名を正名とする。木通の名は五代(10世紀)に成立した『食性本草』(陳士良)に「鷰覆子(中略)是れ木通の實にして桴棁子と名づく。莖は木通と名づく。」(『證類本草』所引)として初見する。『本草經集注』(陶弘景)は「樹を燒め、藤生す。汁は白く、莖に細孔有り、兩頭皆通ず。」とあり、つる性木本であることがわかる。本經は薬用部位に言及しないが、別錄に「石城(四川省宜賓県西南)の山谷及び山の陽に生じ、正月に枝を採り陰乾す」とあるので、つるの茎を薬用とする。『新修本草』(蘇敬)は「此の物大なるは徑三寸、節毎に二三枝有り、枝の頭に五葉有り。其の子は三四寸にして、核は黒、瓤は白く、之を食へば甘美なり。南の人謂ひて鷰覆と爲し、或は烏覆と名づく。今は蓄藤と言ふ。」(『證類本草』所引)とあり、ここで葉の形態「五葉の掌状複葉」と果実の特徴からアケビ科植物の特徴が明確となる。『圖經本草』(蘇頌)では、以上の古本草の記述に加えて、「夏秋に紫の花を開き、亦た白花なる者あり、實を結び小木瓜の如く云々」とあって、初めて花の特徴に言及する。紫色の花をつけるのはアケビの類であるが、白花はアケビ科ウベ *Stauntonia hexaphylla* (Thunberg) Decaisneの類と推定される。アケビとウベが同類と考えられていたことは、わが国でも『本草綱目啓蒙』(小野蘭山)に「別ニ一種五葉ノ木通ニ似テ大ニシテ冬ヲ凌ギ凋マザル者アリ。コレヲトキハアケビト云フ。即ムベニシテ救荒本草ノ野木瓜ナリ。」とあることから理解できる。しかし、薬舗にウベを基原とするものが実際に流通していたかどうか定かではない。植物地理学的には中国にアケビが分布することになっているが少ない。ミツバアケビの分布はないが、その亜種に相当する *Akebia trifoliata* (Thunberg) Koidzumi subsp. *australis* (Diels) T. Shimizuがあって白木通と称するが、ごく限られた地域に産するにすぎない。したがって現今の中国市場ではアケビあるいは類縁種を基原とする者はごく稀である。その代わりに古本草の記述に合致しないまったく別種の植物を基原とするものがある。その1つに関木通なるものがあり、ウマノスズクサ科キダチウマノスズクサ *Aristolochia manshuriensis* Komarovを基原とし、中国ではこれを木通として最も賞用する。そのほか、わが国にも自生するオオバウマノスズクサ *A. kaempferi* Willdenow、*A. moupinensis* Franchetを基原とするものを淮通と称し、これも単に木通と称して流通することがある。ウマノスズクサ属植物は腎毒性のあるアリストロキア酸を含むので、厚生労働省は中国より輸入される木通に関して医薬品・医療用具等安全性情報第200号(平成16年4月)でウマノスズクサ科基原品を薬用としないよう注意喚起をしている。実際、中国産の木通を用いた漢方処方の服用で重篤な腎障害に至った中毒事件が発生している[1]。そのほか、川木通と称するものはキンポウゲ科 *Clematis armandi* Franchet、*C. montana* Buchanan-Hamilton ex de Candolleなど同属近縁種の木質茎であり、これも少ないながら木通として流通する可能性がある。一方、韓国産木通は日本産と同じアケビのほか、マタタビ科サルナシ *Actinidia arguta* (Siebold et Zuccarini) Planchon ex Miquelが混じる。因みに、木通の古名「通草」の名で呼ぶものが中国

にあるが、今日ではまったく基原が異なり、ウコギ科カミヤツデ*Tetrapanax papyrifer* (Hooker) K. Kochを大通草、キブシ科ヒマラヤキブシ*Stachyurus himalaicus* Hooker filius et Thomson ex Benthamを小通草、マメ科クサネム*Aeschynomene indica* Linnéを梗通草と称する。『圖經本草』に「俗間に謂ふ所の通草は乃ち通脱木なり」とあるように、通草と通脱木は同物異名の関係にある。『本草拾遺』(陳蔵器)にある「通脱木は無毒にして、花の上の粉は諸の蟲瘡、野雞病を主り、粉を取り瘡の中に内る。山の側に生じ、葉は萆麻(トウダイグサ科トウゴマ)に似て、心中に瓤有り、輕く白く愛すべし。女工は取り以て物を飾る。爾雅に云ふ、離南は活脱なりと。一本に云ふ、藥草江南に生じ、蟲病を主る。今、俗に亦た通草と名づく。」(『證類本草』所収)という記述はカミヤツデの特徴をよく表し、また『重修政和經史證類備用本草』巻第八の通草の条にある通脱木の図もよく合う。通脱木は『本草綱目』(李時珍)で別条に区別された。

　『本草和名』(深根輔仁)は「通草　和名阿介比加都良」とあり、今日ではこの短縮形アケビが通用名となっている。『延喜式』巻第三十七「典藥寮」の諸國進年料雜藥では山城国・大和国から通草の貢進が記録されている。ずっと時代を下って江戸後期の『本草綱目啓蒙』は「和産ヲ眞トス。舶來ハ多ク葡萄ノ根ヲ入ス。本草新編ニ即葡萄根也ト云フ。形ハ異ナレドモ其效ハ粗同ジ。然レドモ和産多ク且新ナリ。故ニ和ヲ用ユベシ。」と記載し、中国産はブドウ科ブドウ*Vitis* spp.の根を基原とするものがあったという。この中にウマノスズクサ科やキンポウゲ科を基原とするものが混じっていたかどうか定かではないが、中国産木通にアケビ以外の植物が混じるようになったのは近世になってからのようである。

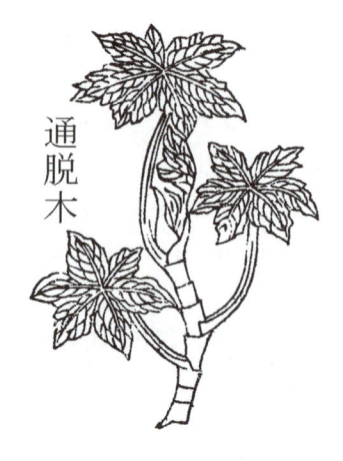

1)　平成16年4月9日名古屋地方裁判所判決事例　判例時報　1869号　61頁。

モッコウ　木香　SAUSSUREAE RADIX　VII*～XVI　漢

▶**基原**　キク科(Compositae)*Saussurea lappa* Clarkeの根。《備考》*Saussurea costus* (Falconer) S. J. Lipschitz [synonym. *Saussurea lappa* (Decaisne) C. B. Clarke]。

▶**用途**　芳香健胃薬とするほか漢方で用いる。配合処方：烏苓通気散・加味帰脾湯・枳縮二陳湯・帰脾湯・芎帰調血飲第一加減・九味檳榔湯・香砂養胃湯・牛膝散・椒梅湯・参蘇飲・喘四君子湯・銭氏白朮散・丁香柿蔕湯・女神散(安栄湯)・分消湯(実脾飲)。

海州靑木香　　廣州木香　　滁州靑木香

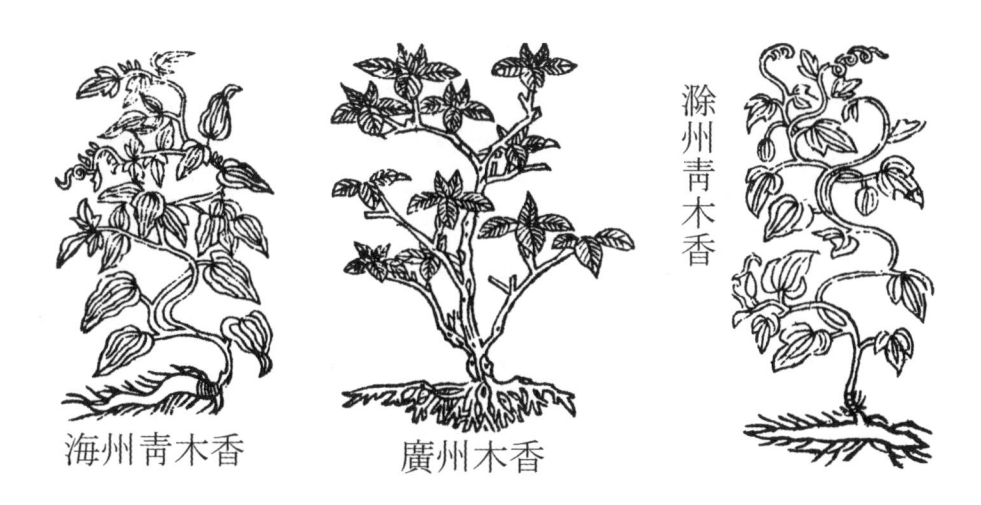

▶ **出典**　神農本草經上品「味は辛く温。山谷に生ず。邪氣を治し、毒疫、温鬼を辟け、志を強くし、淋露を治す。久しく服すれば夢寤めて魘れずして寐らる。」

▶ **漢名**　木香(本經)、蜜香(別錄)、青木香(本草經集注)、南木香(本草綱目)。

▶ **解説**　局方正品は稀少植物であり、類名異物が多い。キク科 *Dolomiaea souliei* (Franchet) C. Shih# を基原とするものを川木香、同オオグルマ *Inula helenium* Linné を土木香と称するほか、ウマノスズクサ科ウマノスズクサ *Aristolochia debilis* Siebold et Zuccarini あるいはマルバウマノスズクサ *A. contorta* Bunge を青木香、*A. griffithii* J. D. Hooker et Thomson ex Duchartre (synonym. *A. yunnanensis* Franchet) を南木香と称し、いずれも木香として流通する可能性がある(以上『和漢薬百科図鑑』による)。因みに正品は広木香または唐木香と称する。本經は薬用部位に言及せず、別錄でも一名蜜香として「永昌(現雲南省の一地方)の山谷に生ず」とあるにすぎず、古い時代にあってどの部位を用いたかは明確ではない。『本草經集注』(陶弘景)は「此れ即ち青木香なり。永昌復た貢せず。今は皆外國より舶上にて來る。乃ち云ふ、大秦國(ローマ帝国または東ローマ帝国)と。以て毒腫を療じ、惡氣を消すに驗有り。今は皆香に合して用ひ、薬用に入れず。惟蛀蟲を制するに丸して之を用ふ。常に能く煮て沐浴を以てすれば大いに佳し。」とあり、中国に産せず、またほとんどは香料として用い、薬用は一部に限られると記述している。一方、『新修本草』(蘇敬)は「此れ二種有り。當に昆侖(中国西部の黄河源流地域)より來る者を以て佳しと爲すべし。西湖(西胡、甘粛省以西の異民族國)に出でて來る者は善からず。葉は羊蹄(タデ科ギシギシ)に似て長大、花は菊花の如く、其の實は黄黒なり。所在に亦た之有り。」[1](『證類本草』所引)と記載し、さらに『開寶本草』(馬志)は「別本注云ふ、葉は署預(山薬、ヤマノイモ)に似て根は大、花は紫色なり。功効極めて多く、薬と爲すの要用あり。陶の云ふ薬用に入れざるは非なり。」とあり、陶弘景を批判して本品が薬用として重要なものだとした。しかし、この別本注[2]にある「葉は署預に似て云々」の記述は、ウマノスズクサ属植物によく合致し、それを具現化したのが『重修政和經史證類備用本草』巻第六にある海州青木香および滁州木香の図と思われる。木香は中国に産しないこともあって、その形態を明確に記載した本草書はなく、また様々な類品が生じたことは今日の市場の状況をみれば一目瞭然である。すなわち、古代から大変な混乱状態にあり、今日いう正品はきわめて少なかったことになる。『新修本草』にいう「葉は羊蹄に似て長大、花は菊花の如く云々」なるものはオオグルマを基原とする土木香と思われ、『圖

經本草』（蘇頌）に「蜀王昶苑中に亦た嘗て之を種うと云ふ。苗の高さ三四尺、葉の長さ八九寸、皺あり軟らかにして毛有り、黄花を開く。恐らく亦た是れ土木香の種なり。」とあるのも同じである。すなわち、中国では唐宋の時代から今日の土木香に相当するものが流通していた。『本草經集注』に青木香の名が出てくるが、『本草綱目』（李時珍）に「木香は草類なり。本蜜香と名づく。因りて其の香氣は蜜の如きなり。沉香中に蜜香有るに縁りて、遂に訛りて此れ木香と爲すなり。昔の人之を青木香と謂ひ、後の人馬兜鈴根を呼ぶに因りて青木香と爲す。乃ち呼びて此を南木香、廣木香[3]と爲し、以て之を別つ。今の人、又一種薔薇を呼びて木香と爲す[4]。愈眞なるを亂すなり。」とあるように、李時珍は古代の青木香は正品に対する名前で、後世のものは馬兜鈴根（バトレイコン）と同品とした。馬兜鈴根はウマノスズクサ科ウマノスズクサ属の基原であるから、腎障害を起こすアリストロキア酸を含み、現市場の青木香と南木香は厚生労働省から注意喚起が発せられている[5]。台湾でウマノスズクサ属植物を多用する地域があり、尿路上皮癌が高頻度で多発することが知られていたが、近年、アリストロキア酸がガン発生の直接の原因物質であることが科学的に証明された[6]。

　以上、述べたように、木香は本經に収載される漢方の要薬であるが、のちに馬兜鈴根も基原とするようになった。馬兜鈴根は、馬兜鈴の名で『開寶本草』（馬志）草部下品に初見し、主治は「苦く寒にして無毒。肺熱欬嗽、痰結咳促、血痔瘻瘡を主る。」と記載されている。一方、蘭方書である『和漢藥鏡』巻十八にも馬兜鈴の条があり、「根、解凝稀釋ノ効アリ。神經ヲ衝動シ凝血粘液ヲ稀釋シテ驅泄ス。婦人經閉、産後惡露壅滯、血塊ヲ下ス。」と記載されている。これは欧州産アリストロキア根 Aristolochia clematitis Linné について記載したもので、漢薬から名前を借用したにすぎない。また、榕庵は長根・円根の2型があり、円根型の和産があるかは未詳としている。『薬物誌』（ディオスコリデス）に Aristolochia klematitis という一品があり、蛇毒に対して解毒の効があると記している。そのほか、喘息・くる病・悪寒・痙攣・脇腹痛などによいともいう。『薬物誌』はほかに Aristolochia stroggole、Aristolochia makra の2種を収載し、前者を丸葉、後者を長葉と区別している。Aristolochia klematitis は葉の長い第三番目の種類とあり、前2種とは区別され、効力は劣るとしている。A. clematitis が以上のいずれに相当するかはあまり問題にならないだろう。というのはウマノスズクサ属の植物はいずれもアリストロキア酸類を含み、成分相はよく似ているからである。

　『本草和名』（深根輔仁）に「木香　一名蜜香一名青木香　出播磨國」とあり、和名はないにもかかわらず、播磨国に産するとしている。『用藥須知』（松岡恕庵）には「和産モ處々ニ之有り、真物ナリ。然レドモ氣味劣レリ。乏シキ時通用スベシ。和名ヲヽグルマ、又大モッコウト称ズルモノ是ナリ。又、ワレモコウアリ。即チ地楡ナリ。此ハ木香ニアラズ。誤リ混ズベカラズ。」とあり、いわゆる土木香が当時の市場では主であって真品と認識され、これにバラ科ワレモコウ Sanguisorba officinalis Linné が木香と誤って混じることがあるという。『本草綱目啓蒙』（小野蘭山）も和産木香はオオグルマ基原の土木香とし、城州冨野及び丹後網野に多く産出、和産の中では丹後産を上品とするとしている。唐宋代の中国では土木香が主であるから、『本草和名』の播磨産木香も中国より渡来したオオグルマの栽培品の可能性があるが、1709年刊の『大和本草』（貝原益軒）に「木香　ヲヽグルマ」とあるのが確実な文献上の初見である。和産の類似植物を代用したとすれば、キク科オタカラコウ Ligularia fischeri (Ledebour) Turczaninow、メタカラコウ L. stenocephala (Maximowicz) Matsumura et Koidzumi が比較的オオグルマによく似る。宝香の名から芳香の

ある植物であり、木香の代用として申し分ないようにみえる。中国ではオタカラコウあるいはその同属植物の根をを東北紫菀（トウホクシオン）として市場に名を見るが、紫菀であって木香とは認識されていない。一方、わが国では『大和本草』（貝原益軒）に「タカラカウ」（漢名はない）の条があり、「フキノ葉ニ似タリ。山澗濕地ニ生ズ。」という記載から今日いうオタカラコウあるいはメタカラコウでまちがいない。益軒によれば、「野人其葉ヲホシテタバコノ如クスフ。咳嗽ヲ治スト云。」といい、葉を薬用にすることはあるようだが、古代のわが国で木香の代用にされた可能性はなさそうである。以上から、『本草和名』で播磨国産とされた木香は中国渡来の土木香すなわちオオグルマあるいは『開寳本草』の別本注の記述から推定されるウマノスズクサ属種のいずれかとなる。『香要抄』は『圖經本草』（蘇頌）の附図を付し、中国本草とともに『本草和名』を引用して木香について記述するが、『延喜式』に木香の名は見当たらない。江戸時代の医療書『普及類方』に土青木香が収載され、「春苗を生ず、葉山藥（やまいも）に似て厚（あつ）し、六月黄なる花をひらく、枸杞（くこ）花のごとし、七月風鈴（ふうりん）のごとき実をむすぶ、（中略）実を馬兜鈴（ばとれい）といひ、根を独行根（どくかうこん）といふ」という記述および附図はウマノスズクサ属種を表しているので、江戸期にはオオグルマ基原とウマノスズクサ属基原の2品が木香として流通していたことはまちがいない。一方、『和蘭藥鏡』（宇田川榛斎・榕菴）に「土木香　健胃ノ良藥トス。　或云肺胃ニ効アル藥トス　又、蒸氣ヲ發シ小便ヲ利シ粘液ヲ稀釋シ汚穢惡液ヲ分利シテ排泄ス。」とあり、木香は蘭薬でもあった。『和蘭藥鏡』に馬兜鈴の条があるので、蘭方ではウマノスズクサ属基原の木香すなわち青木香は用いなかったと思われる。小野蘭山は「藥肆ニテ漢渡ト云モノ實ハ阿蘭陀ノ産ニシテ上品ナリ。唐山ヨリ直ニ渡スモノモ固ヨリ蠻産ヲ唐山ヘ渡シタルヲ本邦ヘ持來ルナリ。唐山ノ産ヲ先年渡セシコトアリ。和産ト同ジクシテ土木香ナリ。」とあるように、土木香をオランダとの交易を通して入手していた。おそらく、当時のわが国で、良品の木香と称するものはほとんど土木香で、その多くは西洋由来であった。江戸期の漢方医家もそれが蘭薬であることにあまり意に介していなかったようだ。

1) 『新修本草』巻十二「木部上品」の沈香・薫陸香・鶏舌香・藿香・詹糖香・楓香の条中で「其れ青木香、別に在り、上品」とあり、靑木香と称されていた。
2) 岡西為人著『本草概説』（創元社、1977年）第五章「開宝重定本草」（93頁-96頁）によれば、『新修本草』の異本あるいは『蜀本草』かもしれないという。
3) 今日の市場で広木香と称するもの（キク科 *Saussurea* 属基原で局方が正品とするもの）とは異なる。
4) バラ科モッコウバラ *Rosa banksiae* W. T. Aiton のことをいう。
5) 医薬品・医療用具等安全性情報第200号　平成16年4月。
6) C.-H. Chen, K. G. Dickman. M. Moriya, J. Zavadil, V. S. Sidorenko, K. L. Edwards, D. V. Gnatenko, L. Wu, R. J. Turesky, X.-R. Wu, Y.-S. Pu and A. P. Grollman, Proc. Nat'l. Acad. Sci. USA, 109 (21), 8241-8246, 2012.

ヤクチ　益智　ALPINIAE FRUCTUS　二国、VII～XVI　漢

▶ **基原**　ショウガ科(Zingiberaceae) *Alpinia oxyphylla* Miquel の果実。
▶ **用途**　芳香健胃薬。
▶ **出典**　開寳本草木部下品「益智子　味は辛く温にして無毒。遺精、虚漏、小便の餘瀝を主り、氣を益し、神を安んじ、不足を補ひ、三焦を安んじ、諸氣を調ふ。夜に小便多きは二十四枚取り砕き、塩を

入れ同煎して服すれば奇驗有り。按ずるに、山海經云ふ、崑崙國(中国西方の黄河の源流地帯周辺)に生ずと。」

▶ **漢名** 益智子(開寶本草)。

▶ **解説** 第7～8改正版は基原を*Amomum amarum* Loureiroとするが、正しくは*Amomum amarum* F. P. Smithである。現在では*Alpinia oxyphylla* Miquelの異名とするが、この学名を採用したのは第9改正版以降である。漢方では、縮砂と同様に稀に用いる程度で、「一般用漢方製剤承認基準」に収載される294方の中にヤクチを配合する処方はない。本草では『開寶本草』(馬志)に益智子として初見するが、『證類本草』(唐慎微)が巻第十四「木部下品」に収載しているのは、本經にある龍眼一名益智と混同した結果であって誤りである(リュウガンニクの条を参照)。『重修政和經史證類備用本草』巻第十四の雷州益智子の図は明らかに草本であり、しかもショウガ科ハナミョウガ属(*Alpinia*)の特徴を表している。一方、巻第十三木部中品にある龍眼の条では、今注(馬志注)として「本經に云ふ一名益智なる者は、蓋し味甘く歸脾して、能く智を益するなり。今の益智子に非ず。」とある。要するに、龍眼肉は智を益す効がある故、益智の別名があるが、いわゆる益智子とは無関係ということであり、この認識は正鵠を射ている。このことは『新修本草』(蘇敬)巻第十三「木部中品」の龍眼の条で「謹みて案ずるに、益知は連翹子[1]の頭の未だ開かざる者に似(欠字、『證類本草』唐本注より補充)たり。味は甘く辛し。殊に檳榔に似ず。其の苗、葉、花、根は豆蔲と別無し。惟子小のみ。龍眼一名益智。而れども益智は龍眼に非ざるなり。」と記述し、ここでも龍眼ではないことを指摘し、豆蔲に似るというから、益知はやはりショウガ科の基原である。李時珍は龍眼と益智が同名で呼ばれる所以を「脾は智を主る。此の物能く脾胃を益する故なり。龍眼と益智を名づく義は同じなり。」(『本草綱目』第十四巻「益智子」)と説明している。

『和蘭藥鏡』(宇田川榛斎・榕菴)巻三にある益知はアモミゥム・カルダモミゥムとあるように本品ではなく、インド原産で欧州でも広くスパイスとして利用されるカルダモンすなわち小豆蔲のことである。狭義のカルダモンは*Elettaria cardamomum* Matonを基原とする小豆蔲を指す。一方、広義のカルダモンはかつて*Amomum cardamon* Linnéとして区別された*Elettaria cardamomum*の種内変異種のほか、一部*Amomum*属別種を含めてブラックカルダモンなどと区別するので非常に紛らわしい。それ故に『和蘭藥鏡』は誤って本品の漢名「益智」を借用し、カルダモンとしてしまったのである(シュクシャ、イズシュクシャ、ショウズクの条を参照)。

[1] 大翹すなわちモクセイ科レンギョウ*Forsythia suspensa* (Thunberg) Vahlの果実のこと(レンギョウの条を参照)。

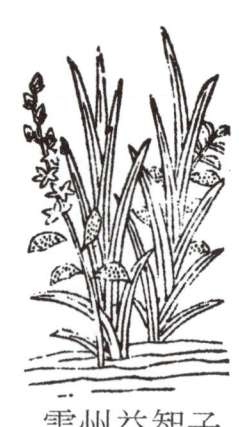

雷州益智子

ヤクモソウ　益母草　LEONURI HERBA　XV*[1]～XVI　漢

▶ **基原** シソ科(Labiatae)メハジキ*Leonurus japonicus* M. Houttuyn 又は*L. sibiricus* Linnéの花期の地上部。《備考》*L. sibiricus* Linnéにホソバメハジキの和名あり(YList)。

▶ **用途** 一部の婦人向け漢方処方に配合：芎帰調血飲・芎帰調血飲第一加減。

▶ **出典**　神農本草經上品「茺蔚子　一名益母一名益明一名大札。味は辛く微温。池澤に生ず。目を明にして精を益し、水氣を除く。久しく服すれば身を輕くす。莖　隱疹の痒みを治す。浴湯に作るべし。」

名醫別錄上品「味は甘く微寒にして無毒。血逆、大熱、頭痛、心煩を療ず。一名貞蔚。海濱、池澤に生じ、五月に採る。」

▶ **漢名**　茺蔚子・益母・益明・大札(本經)、貞蔚(別錄)、萑・蓷(爾雅)、鬱臭草(本草拾遺)、益母草(日華子諸家本草・外臺祕要)、苦低草(圖經本草)、野天麻・豬麻・土質汗(本草綱目)。

▶ **解説**　本經では果實(茺蔚子(ジュウイシ)という)の薬用を主とし、茎は外用としている。すなわち、今日の益母草ように全草を内服するとはしていない。一方、別録では「五月に(茎を)採る(この時期では果実をつけていない)」といい、『圖經本草』(蘇頌)は「郭(璞注)説きていふ、苗葉の上に節あり、節は花實を生じ、雞冠子(ヒユ科ケイトウの種子)の如くして黒色、茎は四方稜を作し、五月に採ると。また云ふ、九月に實を採ると。醫方中に實を用ふる者を見るは稀なり。」と記述しており、本經では果実を用いていたのが、宋代になると茎葉を薬用部位とするように変わっていったことを示唆する。わが国では、『本草和名』(深根輔仁)に「茺蔚子　和名女波之岐(めはじき)」とあり、『和名抄』(源順)も同音の和名を充てており、これは今日の通用名と同じである。『延喜式』巻第三十七「典藥寮」の諸國進年料雜藥では大和国から茺蔚子六升の貢進が記録されている。当時の典藥寮は、『新修本草』(蘇敬)に準拠して薬物を調達していたから、地上部の全草を採集することはなかった。『重修政和經史證類備用本草』晦明軒刊本および『經史證類大觀本草』柯氏刊本にある附図は、メハジキ・ホソバメハジキのいずれにも合致せず、どちらかといえば中央アジア原産の同属植物 *L. cardiaca* Linné によく似る。蘇頌は「毛詩に云ふ、中國に蓷有り、爾雅に云ふ萑蓷、郭璞云ふ、今の茺蔚なり。葉は荏に似て方莖、白華、華は節間に生ず云々」と述べているが、やはりメハジキ・ホソバメハジキのいずれもシソ科エゴマ(荏胡麻)*Perilla frutescens* (Linné) Britton [synonym. *P. frutescens* (Linné) Britton var. *japonica* (Hasskarl) H. Hara] の葉に似ているとはいい難い。李時珍は、蘇頌が葉はエゴマ、種は鶏冠子に似て色が黒く、九月に採取するというのは誤りと批判するが、ここでは蘇頌説にしたがっておく。各説に一長一短があるが、基原が複数あると考えれば、本經で果実を薬用にしたものはメハジキおよびホソバメハジキでよいとして、別録以降では *L. cardiaca* に基原が転じて全草(すなわち今日のヤクモソウに相当)を用いるようになった可能性もあり得るだろう。とすれば、『薬物誌』(ディオスコリデス)にある Puknokomon は *Chaiturus marrubiastrum* (Linné) Ehrhart ex Reichenbach (synonym. *L. marrubiastrum* Linné) の基原といわれ、外形が *L. cardiaca* に似ているので、東西医学・薬物学の交流の接点が見えてくる。

『和蘭藥鏡』(宇田川榛斎・榕菴)巻十八に益母、ラテン名「レヲニュリュス・カルヂアカ」とある。これは中央アジア原産の *L. cardiaca* を指し、主治を「此草稀釋鑽透鎭痙強壯ノ効アリ。子宮衝逆、總テ子宮病諸症、心腹痛、心下牽脹、心動悸、或ハ粘液留飲壅滯シ胃ノ運營ヲ妨碍シテ攣急痛ヲ發シ、或ハ肢節牽引拘攣ノ諸症ニ試効ノ良藥トス。」と記載している。蘭薬の代替品として、蘭方家は漢薬

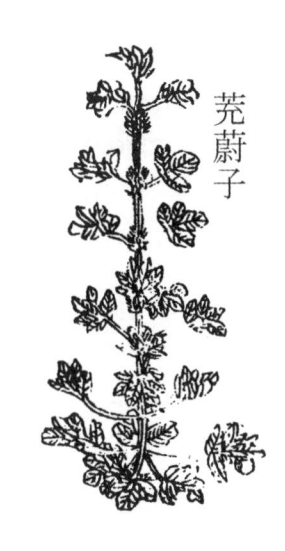

茺蔚子

の中にその多くを求めてきたが、不思議なことに、榕庵は和産の同属近縁植物メハジキには一切言及していない。益母草は、主として後世方派漢方医家が婦人用処方に配合して用いるが、民間療法でも同目的でかなり広く用いられ、以下にその例を示す。

○ 和方一萬方
巻之八「婦人部」　産後ノ嘔吐ヲ治ル方　黒神散ト云
益母草十匁　百草霜五匁　右二味細末シテヒーヅ、湯ニテ用ユ

同　難産ノ方
ミツバゼリノクキ根トモニ香色ニイル大　益母草葉クキ共ニ香色ニイル中
右二味細末ニシテフノリヲ煮絹ニ包ミコレヲソノ汁ニテ用ユベシ

同　婦人血ヲ下ヲ治ル方
モクサ　アカザ　ヤクモ草　右三味各黒燒等分細末ニシテシホ湯ニテヒーヅ、用ユ。諸血ノヤマイニモヨシ。

同　産後黒薬
子ムノキ　石ミカハ　忍冬　益母草　右四味各等分黒燒細末ニシテ童便ニテシメシ塩湯ニテ用ユベシ

同　難産前方ニテ生レザルニ用ユル方
ミツバゼリ葉莖黒燒　同葉生大　益母葉黒燒　フルセ麻黒燒少　フヂバカマ生葉　甘草少　アカザ少
右七味細末ニシテ湯ニテヒーヅ、用ユ

○ 経験千方
こしけの手当
生地黄益母艸の汁等分七ぶんめにせんじ日々度々用ゆ

○ 妙薬博物筌
名方　産前産後黒薬
益母草莖百六十匁　紅花十五匁　古苧麻廿五匁陰干にして　當帰五匁芦頭を去一夜白水につけ土氣を出す　芍薬　五匁一夜白水に浸し土氣を去　川芎　五匁其まゝきざむ　生地黄　五匁一夜水に浸し土氣を去　菊花　五匁其まゝ　右生にてかけ合一剤にして黒燒にし、外に益母葉　一年物よし　粉にし、臼にて挽四拾目　右の黒燒十匁と合し蜜にて煉也。右黒薬のみ汁の事。

胞衣下らざるには
益母弐匁加へ煎じ用ゆ

○ 妙薬奇覧
血迷黒薬の方
第一血迷其他婦人の百病を治する妙剤なり、常に用ひてよろし
川芎五十目　當帰五十目　益母草五十目　右黒焼にして時々さゆにて用

○ 諸家妙薬集
産後の諸疾に益母草根茎葉ともども黒焼にして末し蜜にて丸し、或ハ童便にて□又ハ当飯湯にて用

そのほか、婦人病以外にも益母草を用いる処方が散見され、その一例に『薬屋虚言噺』の「をこり（瘧、間歇性熱病で悪寒、震えを伴う）の薬」があり、「やくも草のかげぼし一匁五分　水ト酒等分ニ入、せんじ用テよし」と記載されている[1]。

[1] 『妙薬奇覧拾遺』にも同じ内容の処方が「又一奇方」として収載されている。

ヤボランジヨウ　JABORANDI FOLIUM　I～IV　洋

▶ **基原**　ミカン科（Rutaceae）*Pilocarpus microphyllus* Stapf ex Wardleworth、*P. jaborandi* Holmes または同属植物の葉。

▶ **用途**　発汗薬とするほか、副交感神経興奮薬ピロカルピンの製造原料。

▶ **解説**　初版は耶僕蘭日、第2改正版は耶僕蘭日葉、以降はヤボランジ葉と表記。中南米原産の低木で、*P. microphyllus* を Maranham Jaborandi、*P. jaborandi* を Pernambuco Jaborandi という。同属他種に *P. pennatifolius* Lemaire（Paraguay Jaborandi）、*P. racemosus* Vahl（Guadeloupe Jaborandi）、*P. spicatus* A. Saint-Hillarie（Aracati Jaborandi）などがある。初版および第2改正版では *P. pennatifolius* のみ、第3～4改正版は「*Pilocarpus* 属の諸種」としている。1873年にフランスに伝えられ、医薬としての利用が始まった。

ヤラッパ　JALAPAE TUBER　I～VII*　洋

▶ **基原**　ヒルガオ科（Convolvulaceae）*Ipomoea purga*（Wenderoth）Hayne の枝根と根端とを除いた塊茎。《備考》synonym. *I. jalapa* Nuttal et Cox；*I. jalapa* Schiede et Deppe ex G. Don。

▶ **用途**　峻下薬。

▶ **解説**　第2改正版までは蒟剌巴根、第5改正版まではヤラッパ根と表記。第5～6改正版は樹脂9％以上、第7改正版は同9.0％以上含むという含量規定があり、基原の判定基準とした。メキシコ・コルディレーン山脈の原産で17世紀初めに欧州に伝わった。わが国の亜熱帯に産する同属植物ノアサガオ *I. indica*（Burman）Merrill も、大型の塊根をもち峻下作用があるが、薬用とされた

ことはない。峻下作用成分は樹脂配糖体であり、含量は約10％に達する。同じヒルガオ科の別属植物アサガオ *Pharbitis nil* (Linné) Choisyの種子を基原とするケンゴシ（牽牛子）も類似成分を含むが、樹脂配糖体の含量は約3％と少なく、瀉下作用はやや弱く緩下剤とされる。ただし、服用量を3倍以上にすると、ヤラッパと同等の峻下剤となる。『遠西醫方名物考』（宇田川榛斎・榕菴）巻十に薢剌巴（ヤーラッパ）とあり、主治を「根性熱、味辛、留飲停水、粘液膽液ヲ瀉下シ、又小便ヲ利ス。故ニ水腫ニ多ク良効ヲ稱ス。黄疸痛風傷冷毒痛ヲ治ス。」とあるが、榕菴は「先輩此草ヲ以テ紫茉莉　俗間オシロイバナと呼ブ　ニ充ツ。是レヲ和蘭ノ諸書ニ參攷スルニ紫茉莉ニ穏當ナルコト右ノ譯説ノ如シ。」と述べており、本品をオシロイバナ科オシロイバナ *Mirabilis jalapa* Linné（紫茉莉（シマツリ））に充てている。ラテン学名の種小名がヤラッパとなっているので勘違いしたらしいが、紫茉莉根にもかなり強い瀉下作用がある。因みに、中国での紫茉莉の初見は『本草綱目拾遺』（趙学敏）であり、根の主治は「乳癰、白濁を治す」とあるのみで、瀉下作用にはまったく言及していない。

ユウタン　熊胆　FEL URSI　VII* ～ XVI　漢

▶ **基原**　クマ科 (Ursidae) *Ursus arctos* Linné 又はその他近縁動物の胆汁を乾燥したもの。《備考》ヒグマ：*Ursus arctos* Linné；エゾヒグマ：*Ursus arctos yesoensis* Lydekker。

▶ **用途**　苦味健胃薬として家庭薬に配合されるが、「一般用漢方製剤承認基準」収載処方の中で本品を配合するものはない。

▶ **出典**　神農本草經上品「熊脂　味は甘く微寒。山谷に生ず。風痺の不仁、筋急、五藏腹中の積聚、寒熱羸痩、頭瘍白禿、面の皯皰を治す。久しく服すれば志を強くし、飢ゑずして身を輕くす。」
新修本草上品「熊膽　味は苦く寒にして无毒。時氣の熱盛んなるに變じて黄疸と為し、暑月の久痢、甘（疳）蜃、心痛、注（疰）忤を療ず。」
藥性論「小兒の五疳を主り、蟲を殺し、惡瘡を治す。」

▶ **漢名**　熊脂（本經）、熊白（本草經集注）。熊膽（新修本草）。

▶ **解説**　第8～9改正版は「*Selenarctos thibetanus* Curier、*Ursus arctos* Linné 又はその他近縁動物」とし、第10改正版以降は現行局方と同じ基原となった。日本産熊膽はエゾヒグマ *Ursus arctos yesoensis* Lydekker 又はツキノワグマ *Selenarctos thibetanus japonicus* Schlegel、輸入品は *Ursus arctos* Linné、*Selenarctos thibetanus* G. Cuvier を基原とする。本經では熊脂（ユウシ）とあり、『本草經集注』（陶弘景）に「此の脂は即ち是れ熊白にして是の背の上の膏（あぶら）なり」とあり、クマの背にある脂肪塊をいう。現在は熊脂なるものはまったく用いない。本經・陶弘景注ともにクマの胆嚢について言及せず、熊膽の名は『新修本草』（蘇敬）および『藥性論』が初見と思われる（『證類本草』所収）[1]。かつてはよく用いられたが、原料供給が厳しくなり、現在ではほとんどが植物性の苦味健胃薬で代替されている。牛胆・猪胆・豚胆の偽和品も多く流通するが、苦味が弱く代替にならない。これらは常温で吸湿性があり、真品の熊膽とは容易に区別できる。

『本草和名』（深根輔仁）に「熊脂一名熊白　和名久末乃阿布良（くまのあぶら）」とあるのみで、同書は『新修本草』に準拠しているはずであるが、熊膽の名は見当たらない。しかし、『延喜式』巻第三十七「典藥寮」の諸國進年料雜藥に美濃國・信濃國・越中國から熊膽の貢進が記録されている。また、美濃國からは

熊掌の貢進が記録されているが、『本草綱目』(李時珍)に「聖惠方云ふ、熊掌腤難けれども、酒、醋、水の三件を得て同煮し、熟すれば即ち大いさ皮毬の如きなり」とあり、本草書にはないが、養生を目的として食用とされていたようである。また、魏・曹植の名都篇の一節に「鯉を膾とし胎鰕(子持ちエビ)を臛(あつもの)とし、鼈(スッポン)を寒り熊蹯を炙る」(『文選』巻二十七「樂府詩四首」に所収)とある熊蹯は足の裏のことで、実質的には熊掌に等しい。古代では高級(あるいは野蛮？)な食材であったようであるが、その背景には中国古代の独特の養生法がある。

1) 『新修本草』でも見出し名は熊脂であり、蘇敬注の中で熊膽に言及する。

ユーカリ　　EUCALYPTI FOLIUM　　I、III 〜 V、一国*　　洋

- ▶ **基原**　フトモモ科(Myrtaceae) *Eucalyptus globulus* Labillardiéreの葉。
- ▶ **用途**　解熱・防腐薬、ユーカリ油原料。
- ▶ **解説**　初版は有加利布丟斯(ユーカリプツス)、第3〜4改正版はオイカリプツス葉、第5改正版はユーカリ葉と表記。ユーカリ油の製造には *E. bridgesiana* F. von Mueller ex R.T. Bakerほか同属近縁植物も用いる。

ヨクイニン　薏苡仁　　COICIS SEMEN　　二国、VII 〜 XVI　　漢

- ▶ **基原**　イネ科(Gramineae)ハトムギ *Coix lacryma-jobi* Linné var. *mayuen* Stapfの種皮を除いた種子。《備考》ハトムギ：*Coix lacryma-jobi* Linné var. *mayuen* (Romanet du Caillaud) Stapf。母種はジュズダマ。Gramineae→Poaceae。
- ▶ **用途**　民間でいぼや肌荒れによいとして単味で煎用するほか、漢方でもわずかながら用いる。配合処方：桂枝茯苓丸料加薏苡仁・参苓白朮散・麻杏薏甘湯・薏苡仁湯・薏苡附子敗醬散。
- ▶ **出典**　神農本草經上品「薏苡子　一名解蠡。味は甘く微寒。平澤に生ず。筋急し拘攣して屈伸すべからず、風濕痺を治し、氣を下す。久しく服すれば身を輕くし、氣を益す。其の根は三蟲を下す。」
- ▶ **漢名**　薏苡子・解蠡(本經)、屋菼・起實・贛(別錄)蘄珠(本草經集注)、薏苡人・意珠子(圖經本草)。
- ▶ **解説**　中国市場でいう薏苡仁は穎果であり、種仁を苡米もしくは薏米と呼び区別している。したがって、漢方で用いるものはすべて苡米である。わが国ではどちらも薏苡仁と称し、名前で区別することはしないが、稀に穎果そのものを鳩麦あるいはハトムギと区別することもある。いわゆる鳩麦茶は穎果のまま炒り煎じたものである。ハトムギとよく似たジュズダマ *Coix lacryma-jobi* Linnéは母種に相当し、わが国でも広く野生する。ジュズダマの成熟果実を川穀と称し薬用とするが、あまり利用されない。ハトムギが中国原産ではないことは『本草經集注』(陶弘景)に「交阯(ベトナム北部)なる者は子最も大きく、彼の土呼びて蘄珠と爲す。馬援大いに取り將ち還る。人は讒り以て真珠と爲すなり。實の重累なるを良しと爲す。」とあることから明らかである。後漢の人馬援が交阯から蘄珠を持ち帰ったら、人々にそれこそ真の珠だとねたまれたというのである。言葉足らずでわかりにくいが、この故事は『後漢書』の馬援傳にあり、馬援が蘄珠を服用したところ、身が

軽くなり病気にもかからなくなった、そこで中国に移植するため、ベトナムから大量に持ち帰ったというのがそのあらすじである。ハトムギの変種名 *mayuen* は馬援に因む。ハトムギとジュズダマは、一見区別しにくいが、『本草綱目』（李時珍）はこれら2種の分別を記載している。すなわち、「二種有り、一種は黏ぇ牙なる者にて尖り殻は薄し。即ち薏苡なり。其の米は白色にして糯米（モチゴメ）の如し。粥飯に作り、及び麺に磨し食ふべし。亦た米と同じく酒に醸すも可なり。一種、圓くして殻厚く堅硬なる者は即ち菩提子なり。其の米少なく、即ち粳穤なり。」とあり、殻が軟らかく種仁の採りやすいのがハトムギ（薏苡）で、硬くて種仁が少ないのがジュズダマ（『救荒本草』でいう川穀）である。したがって、ハトムギの実はジュズ玉を作るに適さないのである。ただし、李時珍はジュズダマ（川穀）の代わりに菩提子の名を用いるが、『本草綱目』ではムクロジ科ムクロジ（無患子）*Sapindus mukorossi* J. Gaertner の別名としているので紛らわしい。また、菩提子はシナノキ科（APG：アオイ科）ボダイジュ *Tilia miqueliana* Maximowicz の実を指すこともある。ムクロジ・ボダイジュの実も硬く数珠を作るのに用いられたことがあるので、李時珍がこの名を誤用した可能性もある。

　『本草和名』（深根輔仁）では「薏苡子　和名都之太末」、『和名抄』（源順）でも「薏苡　豆之太萬」とあり、同音の和名を充てる。おそらく、豆子玉の音訓読みであって、「マメの実のような珠」の義であろう。ジュズダマはツシがツス・ススを経て訛ったと考えられる[1]。すなわち、古い時代はジュズダマを薏苡と呼び、真の基原であるハトムギはまだ伝わっていなかったのである。『本草綱目啓蒙』（小野蘭山）によれば「眞ノ薏苡ハ享保年中ニ渡ル」、「藥ニハ眞ナル者ヲ用ユベシ。然レドモ眞物ハ未ダ藥舖ニ出ズ。」とあるように、江戸後期ですらハトムギが少なかった。ハトムギはごく最近の名であって、江戸時代ではトウムギ・チョウセンムギあるいはシコクムギと呼ばれていた（『本草綱目啓蒙』）。『延喜式』巻第三十七「典藥寮」の諸國進年料雑薬に大和国・近江国から薏苡仁の貢進の記録があるが、無論、それはハトムギではなくジュズダマである。

[1] 『物品識名』（水谷豊文）に「ススダマ　ジュスダマ　川穀米」とある。すなわち、後世になってツシ（豆子）が数珠に見立てられたことになる。

ラウオルフィア　RAUWOLFIAE RADIX　VII　洋

▶ **基原**　キョウチクトウ科（Apocynaceae）*Rauvolfia serpentina* (Linné) Bentham ex Kurz の根及び根茎。

▶ **用途**　レセルピン（鎮静・血圧降下薬）、アジマリン（抗不整脈薬）製造原料。

▶ **解説**　総アルカロイド0.80％以上の含量基準があり、基原の判定基準とした。インドほか熱帯アジア原産の常緑低木。もともとはインドの民間薬で、ヘビの咬傷（和名を印度蛇木とするのはこれによる）、昆虫の刺傷・解熱・抗赤痢・子宮収縮促進・老化防止などの目的で用いられ、インド固有の伝統医学であるアユルベーダ医学とは無関係といわれる。

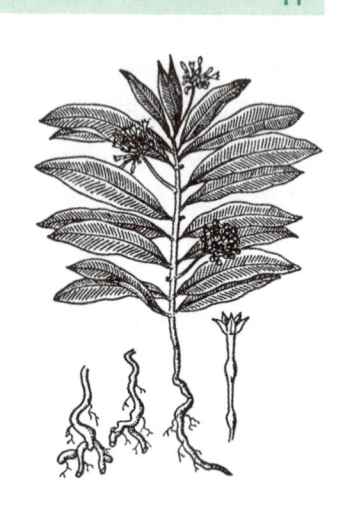

ラクツカリウム　　LACTUCARIUM　Ⅰ～Ⅱ　　洋

▶ **基原**　キク科（Asteraceae）トゲハニガナ *Lactuca virosa* Linnéの乳液を乾固したもの。
▶ **用途**　鎮痛鎮静剤。
▶ **解説**　局方では刺苦丟葛僴謨と表記。初版および第2改正版は *Lactuca virosa* のみを基原とするが、欧州では同属近縁種も用いる。欧州南部の原産で古くから薬用とされ、『薬物誌』（ディオスコリデス）にある Thridax Agria がこれに当たる。同書に薬効はケシに似る、人々は乳状の液汁をメコニウム（ケシの実をすりつぶしたもの）に混ぜる、液汁には催眠・鎮痛効果があり、月経血を排出させるなどの効果があると記述され、通称をレタスオピウム（Lettuce Opium）というように、古くはアヘンの類品あるいは代用品とされた。実際、鎮痛鎮静作用とともに弱いながら多幸感がある。類似品に、同属のチシャ *L. sativa* Linné var. *capitata* Linnéを基原とするものがあり、フランスではトリダックス（Thridax）の名で用いられた。トゲチシャ *L. serriola* Linné、*L. quercina* Linné（synonym. *L. altissima* Bieberstein）より得られる乳液はさらに優れた作用をもつとされた。アヘン様の活性を示す成分はアルカロイドではなく、ラクツシン・ラクツコピクリンなるグアイアン型セスキテルペノイドである。1799年に米国で医薬品として利用が始まったが、1944年、活性物質は不安定で新鮮な液汁には存在するが、固化したラクツカリウム中には分解して存在しないという研究報告があり、これに基づいて現在は薬用としない。因みに、野菜レタスの原種は、トゲチシャに *L. saligna* Linnéが交雑し、地中海沿岸地域で発生したと考えられている。現在、野菜レタスとして利用されるものは16世紀ごろ、結球する品種を選抜したもので、サラダ用レタスは19世紀末ころフランスで改良されたものが基になっている。

ラタニアコン　　RATANHIAE RADIX　Ⅲ　　洋

▶ **基原**　クラメリア科（Krameriaceae）*Krameria lappacea* (Dombey) Burdet et B. B. Simpson (synonum. *K. triandra* Ruiz et Pavon) の根。
▶ **用途**　収斂性強壮薬として消化機能衰弱・慢性下痢・赤痢などに用いる。
▶ **解説**　局方はラタニア根と表記。南米ペルーの原産で、先住民が歯牙保護薬として用いていたのを、18世紀にスペイン人が欧州に導入し、19世紀初頭にドイツで薬用とされたのが始まりである。タンニンに富み、殺菌・止血薬として用いる。もともとマメ科（ネムノキ亜科）に分類されていたが、現在は新設のクラメリア科に分類されている。局方は1種のみを規定するが、同属種 *K. argentea* Martius ex Sprengelも同様に用いる。『遠西醫方名物考補遺』（宇田川榛斎・榕菴）巻五に刺答尼亞（ラタニア）とあり、主治を「根ヲ薬用トス。収濇苦味ノ保固強壮薬ニシテ甚ダ幾那ニ近シ。但シ幾那ニ比スレバ味佳ク胃ニ重滯セズ、虚弱ノ諸症ニ長服シテ胃腸ノ消化力ヲ妨ゲズ。間歇熱、諸脱泄、失血等ニ用テ効力幾那ニ優リ、且ツ健胃ノ効殊ニ多キ故ニ晩近、是ヲ以テ幾那ニ代用ス。近來幾那ハ上品少ナク或ハ偽品アレバナリ。」と記載している。

ラベンダーカ　LAVANDURAE FLOS　III〜IV　　　洋

▶ **基原**　シソ科（Lamiaceae）*Lavandula angustifolia* Miller (synonym. *L. officinalis* Chaix）の花。

▶ **用途**　浴湯料。ラベンダー油の製造原料。

▶ **解説**　局方ではラヘンデル花という。欧州原産、抗菌性で火傷や外傷に用いるほか、アロマテラピーでも繁用される。局方では *L. vera* de Candolle の学名を用いていたが、現在は *L. angustifolia* の異名とする。俗間のアロマテラピストはしばしば *L. angustifolia*、*L. officinalis*、*L. vera* を区別するが、植物学的には1種にまとめられている。『薬物誌』（ディオスコリデス）に Stoichas という名の品目があり、ストエカスラベンダー *L. stoechas* Linné ほか、同属各種が古くから薬用とされていたことを示す。欧州産ハーブの代表的な存在である。『遠西醫方名物考』（宇田川榛斎・榕菴）巻九に刺賢埀兒（ラーヘンデル）とあるものが本品に相当し、主治を「花葉性温、精微ノ油、揮發鹽多シ。花尤モ香竄ニシテ効用多シ。苔（ツボミ）ヲ採リ用ヒテ殊ニ良。頭腦、神經ノ諸病ニ殊效ヲ稱シ心、胃、子宮ヲ強壯ニシ悪液ヲ蒸發氣ヨリ排泄シ、又腐敗ヲ遏メ開達、解凝、驅風ノ效アリ。故ニ卒逆、昏睡、痹不遂、癎、肢體顫振、頭旋眩冒、心動悸、舌痹痙攣、痛風傷冷毒ノ諸症、寒粘液ヨリ起ル子宮衝逆、肝脾壅塞、痞氣腹痛等ニ尤モ良。又小便ヲ利シ經閉ヲ通ジ催生シ淋疾痛ヲ治シ眼力乏弱ヲ復ス。但シ熱性壯實ノ病ニハ的當セズ。」と記載している。

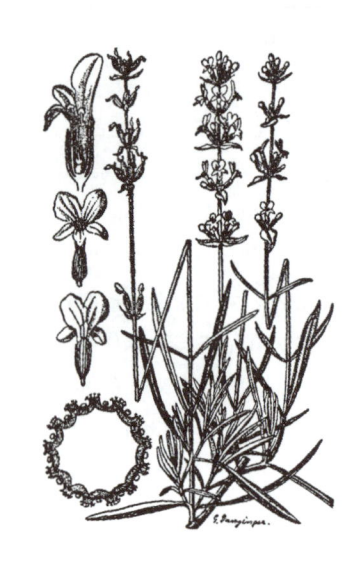

リュウガンニク　竜眼肉　LONGAN ARILLUS　XV*(2)〜XVI　　　漢

▶ **基原**　ムクロジ科（Sapindaceae）リュウガン *Euphoria longana* Lamarck の仮種皮。《備考》リュウガン：*Dimocarpus longan* Loureiro [*Euphoria longan* (Loureiro) Steudel；*Euphoria longana* Lamarck]。

▶ **用途**　一部の漢方処方に配合：加味帰脾湯・帰脾湯。

▶ **出典**　神農本草經中品「龍眼　一名益智。味は甘く平。山谷に生ず。五藏の邪氣を治し、志を安んじ、食を厭ふ。久しく服すれば魂魄を強め、聰察となり、身を輕くして老ひず、神明に通ず。」

▶ **漢名**　龍眼・益智（本經）、亞荔枝（開寶本草）、荔枝奴（圖經本草）、圓眼・驪珠・燕卵・蜜脾・鮫淚・川彈子（本草綱目）。

▶ **解説**　本經は薬用部位に言及しないが、別録に「其の大なるは檳榔（ビンロウ）に似たり」とあり、果実を薬用部位とする檳榔と比較することで、間接的に果実の薬用を暗示している。

『開寶本草』（馬志）に「此の樹、高さ二丈餘、枝葉は冬を凌ぎて凋まず、花は白色、七月始めに熟す。一名荔枝奴。（果実の）大なる者の形は檳榔に似て小、鱗甲有り、其の肉荔枝より薄く甘美にして食ふに堪ふ。」と記載され、リュウガンの特徴とほぼ一致する。本經に一名益智とあるが、『開寶本草』（馬志）木部下品にも益智子（これはショウガ科の益智である）とあり、この矛盾を『本草衍義』（寇宗奭）は次のように説明する。

(本) 經は曰ふ、一名益智と。今は專ら果と爲し、未だ藥に入るを見ず。補注(『嘉祐補注本草』)は、神農本草木部中品に編入するを言はず、果部中に復た曾て收入せず。今、除きて果の外と爲す(木部中品に入るということ)。別に龍眼無く、若し謂ひて益智子と爲すは、則ち專ら諸氣を調ふものなり。今、果と爲す者(龍眼)は復た(諸氣を調ふこと)能はざるなり。矧んや益智の條有るに自りて、遠ひて相ひ當らず。故に木部の龍眼を知りて、即便是し。今、果と爲す者は、按ずるに今注(『開寶本草』)に云ふ、甘味は脾を歸して(脾の機能を回復する意)能く智を益す。此の說甚だ當たるなり。

なぜ益知が龍眼と誤認されて木部に入れられたかはヤクチの条で述べたので、ここでは『本草衍義』の記述を引用するにとどめたい。リュウガンは熱帯アジア原産で、現在ではほとんど食用とし、薬用としてごく一部の処方すなわち帰脾湯(キヒトウ)とその加減方に配合されるにすぎない。寇宗奭が指摘しているように、宋代ですら薬用は稀であった。

『本草和名』(深根輔仁)に「龍眼　一名益智　蘇敬曰ふ、此れ龍眼に非ざるなり　一名龍目一名比目　疏文に出づ　和名佐加岐乃美(さかきのみ)」とあり、サカキ *Cleyera japonica* Thunbergの和名を充てる。サカキはツバキ科の常緑小高木で、果実はおよそ食用に堪えるものではない。深根輔仁の誤認であることは明らかだが、『和名抄』(源順)も「坂樹　日本紀私記に云ふ　天香山之眞坂樹　佐加木　漢語抄榊字　本朝式は賢木の二字を用ふ　本草に云ふ龍眼一名益智なり　佐賀岐乃美」とあり、『本草和名』を引用してサカキの果実を龍眼としている。ただし、『和名抄』の下總本(十卷本)だけにこの引用があり、元和古活字那波道圓本(二十卷本)にはないので、誤りに気づいた後世の編者はこれを削除したらしい。

リュウコツ　竜骨　FOSSILIA OSSIS MASTODI　IX〜XVI　漢

▶ **基原**　大型ほ乳動物の化石化した骨で，主として炭酸カルシウムからなる。

▶ **用途**　もっぱら漢方に用いる。配合処方：桂枝加竜骨牡蛎湯・柴胡加竜骨牡蛎湯。

▶ **出典**　神農本草經上品「龍骨　味は甘く平。川谷に生ず。心腹の鬼注、精物の老魅、欬逆、泄利膿血、女子の漏下、癥瘕堅結、小兒の熱氣驚癎を治す。　龍齒　小兒、大人の驚癎、癲疾、狂走、心下結氣して喘息すること能(あた)はず、諸痙を治し、精物を殺す。久しく服すれば身を輕くし、神明を通じて延年す。」

▶ **漢名**　龍骨・(龍)齒(本經)、白龍骨・(龍)角(別錄)。

▶ **解説**　本經は龍骨(リュウコツ)と龍齒(リュウシ)の2品を同条に載せる。別録は白龍骨と龍角(単に角とある)の2品を追加し、「晉地(山西省)の川谷及び太山(山東省泰安県泰山)の巖水の岸、土穴中の龍の死せる處に生ず。採るに時無し。」と記述し、あたかも死んだ動物の骨であるかのような印象を受ける。龍は想像上の動物であるが、揚子江下流域に住むヨウスコウワニ *Alligator sinensis* Fauvelをモデルに求める説がある。一方、『本草經集注』(陶弘景)は「亦た(龍)骨は脊腦の白地錦文を得んと欲し、之を舐めて舌に著く者が良し。齒は小さくして強く、猶ほ齒形有り、角強くして實す。又、龍腦あり、肥えて軟らかなり。亦た痢を斷つと云ふ。皆、是れ蛻にして實死に非ざるなり。」とあり、龍腦(リュウノウ)(龍腦樹のバルサム)に関しては陶弘景の知識不足による勘違いであるが、龍骨が動物の死んだ骨であることを否定するところは正鵠を射ている。「舐めて舌に著く」というのは、これこそ単なる動物の死骨ではなく

化石であることを示唆し、現在の中国で花龍骨(カリュウコツ)と称し良品と珍重するものに相当する。『證類本草』(唐慎微)は楊文公苑を引用して「澤州(山西省沢州)の山中に多し。龍骨は蓋し龍蛻(けだ)にして土中、崖崩に於いて多く之を得る。體骨、頭角の皆全(まった)うなり。」と記載するが、これも龍骨が化石であることを示唆している。

『本草和名』(深根輔仁)に「龍骨白龍骨龍胞 和名多都乃保祢(たつのほね)」とあり、「太宰府に出づ」すなわち和産があるとも記載している。『延喜式』巻第三十七「典藥寮」では臘月御藥に龍骨一兩二分とあるほか、諸國進年料雜藥に安房国・太宰府から龍骨の貢進を記録している。正倉院薬物として、龍骨・五色龍骨・白龍骨・龍角・五色龍歯の五品が種々藥帳に記され、もう一品「似龍骨石」なるものがリスト中にある。一方、現存しないが、江戸末期あるいは明治初期に墨書で青硺石(セイタクセキ)と鑑定、記入された一品がある。青硺石は雲母片岩の1種と考えられるものであるから、その鑑定は誤りで、種々藥帳にある似龍骨石に相当すると推定されている[1]。すなわち、古代でも龍骨は貴重品で代用品あるいは偽和品があったことを示す。江戸中期の『物類品隲』(平賀源内)は「讃岐小豆嶋産上品、海中ニアリ。漁人網中ニ得タリト云。其ノ骨甚大ニシテ形體略具ル。之ヲ舐メレバ舌ニ着ク。之ヲ用ヒテ其ノ効驗本草ノ主治ト合ス。是レ眞物疑ベキナシ。」と記し、和産の上品があるとする。一方、『本草綱目啓蒙』(小野蘭山)は小豆島産龍骨を「然(しか)レドモコレヲ焚ケバ魚臭アリテ舶來ノモノ焚テ臭氣ナキニ異ナル寸(とき)ハ小豆島ノ産ハ大魚骨ナルベシ」と一蹴し、さらに「又、諸州方言ニ龍骨或ハ蛇骨ト呼ビ來ルモノアリ、多クハ蠣殼ノ山中ニアルモノニシテ眞ニ非ズ。是皆土人石品ノ常ニ異ナルモノヲ見レバ漫ニ龍骨ト名ケ、或ハ蛇骨ト稱スルナリ。」と述べており、和産の龍骨に疑念をもっていた。わが国でもナウマンゾウなど大形動物の化石が出土する地域が散見され、これも龍骨として十分に利用可能である。ただし、『延喜式』にある龍骨がかかる化石であったかは未詳である。

[1] 朝比奈泰彦編『正倉院薬物』(植物文献刊行会、1955年)、172頁-173頁。似龍骨石は珪化木と考えられ、古人は龍骨に似て非なるものとしてその名をつけ、龍骨の代用とした。

リュウタン 竜胆 GENTIANAE SCABRAE RADIX Ⅰ〜ⅩⅥ 漢

▶ **基原** リンドウ科 (Gentianaceae) トウリンドウ *Gentiana scabra* Bunge, *G. manshurica* Kitagawa 又は *G. triflora* Pallas の根及び根茎。

▶ **用途** 苦味健胃薬とするほか、一部の漢方処方に用いる。配合処方：加味解毒湯・疎経活血湯・立効散・竜胆瀉肝湯。

▶ **出典** 神農本草經上品「一名陵游。味は苦く寒。山谷に生ず。骨間の寒熱、驚癇の邪氣を治し、絶傷を續ぎ、五藏を定め、蠱毒を殺す。久しく服すれば、智を益し忘れず、身を輕くし、老ひに耐ふ。」

▶ **漢名** 龍膽・陵游(本經)、草龍膽・山龍膽(圖經本草)。

▶ **解説** 初版〜第2改正版は龍膽の別名として健質亞那(ゲンチアナ)(根)を挙げる。第6改正版はリンドウ、第7改正版以降はリュウタンと表記。わが国にはトウリンドウの変種であるリンドウ var. *buergeri* (Miquel) Maximowicz ex Franchet et Savatier およびリンドウの近縁品種としてホソバリンドウ var. *buergeri* (Miquel) Maximowicz forma *stenophylla* (H. Hara) Ohwi などが、また

*G. triflora*の変種エゾリンドウ var. *japonica*（Kusnezov）H. Haraが自生し、かつては龍膽として用いたが、今は市場性を失っている。中国市場で雲南龍胆・貴州龍膽と称するのは*G. crassa* Kurz subsp. *regescens*（Franchet ex Hemsley）Halda（synonym. *G. regescens* Franchet ex Hemsley）を基原とする。一方、チベットで龍膽草と称するものは*Gentianopsis paludosa*（Hunro ex Hooker filius）Maの基原である。第13改正版まで「トウリンドウ又はその他同属植物」としていたのを、同第1追補以降はトウリンドウ、*G. manshurica*又は*G. triflora*に基原を限定したのも、国内産リンドウ属種がほとんど流通しないことが背景にある。本經は薬用部位に言及しないが、別錄に「齊の朐の山谷及び宛句(山東省荷澤県西南)に生じ、二月八月十一月十二月に根を採り陰乾す」とあり、薬用部位は根である。『本草經集注』(陶弘景)に「狀は牛膝(ヒユ科イノコズチの類)に似て、味は甚だ苦く、故に膽を以て名と爲す」とあり、非常に強い苦味をもつことは古くから指摘されていた。しかし、その形態的特徴を明確にしたのは『圖經本草』(蘇頌)であり、「宿根は黄白色、下に根十餘本を抽き、牛膝に類す。直上に苗を生じ、高さ尺餘、四月に葉を生じ柳葉に似て細く、莖は小竹枝の如し。七月に開花し牽牛花(ヒルガオ科アサガオ)の如く、鈴鐸形を作し、青碧色にして冬の後に子を結び枯る。二月八月十一月十二月に根を採り陰乾す。俗に呼びて草龍膽と爲す。」とあってリンドウ科リンドウ属とよく合うが、『重修政和經史證類備用本草』巻第六にある図のうち、信陽軍草龍膽・襄州草龍膽はリンドウ属種として問題ないが、睦州草龍膽はまったくの別種である。それも草龍膽(ソウリュウタン)としているものの、蘇頌は山龍膽の名を挙げて「葉は霜雪を經て凋まず。此れ同類にして別種なり。」ともいい、睦州草龍膽の図はむしろヤブコウジ科の常緑小低木ヤブコウジ*Ardisia japonica*（Thunberg）Blumeによく似る。本草ではヤブコウジは『證類本草』巻第三十「本經外草類」にある福州紫金牛(フクシュウシキンギュウ)に相当し、蘇頌はこれを「葉は茶の如く、上は緑、下は紫なり。實は圓く丹珠の如く、根は微(わず)かに紫色なり。」と記述し、ヤブコウジの形態的特徴とよく合う。附属する図も睦州草龍膽とよく似ており、なぜこれが草龍膽とされたのか理解に苦しむ。

『本草和名』(深根輔仁)に「龍膽　和名衣也美久佐一名尒加奈(えやみぐさ・にがな)」とあり、エヤミグサの和名のほかニガナの別名をつけている。『和名抄』(源順)にも同様の和名があり、ニガナは苦味のある植物一般

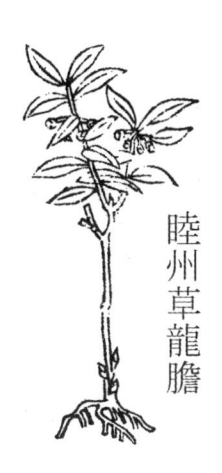

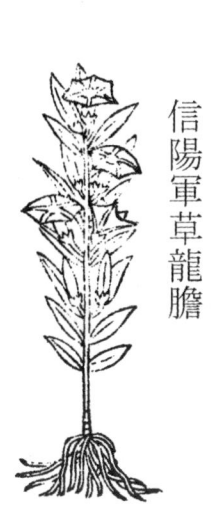

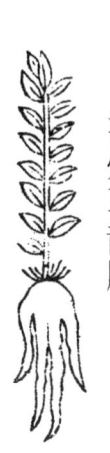

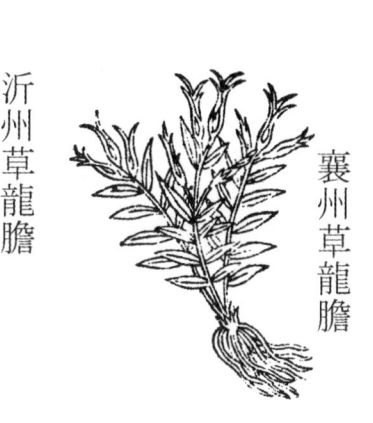

に対する名前で固有名ではない。一方、エヤミグサは疫病草、すなわちその強烈な苦味から流行性の感染症に対する万能薬とされたから、あるいはその苦味が嫌われ呑み草の転訛かもしれない。しかし、この名は定着せず、現在の通用名は龍膽の音読みを訛ったものである。平安中期の『和泉式部集』に「りうたんの　はなとも人を　見てしかな　かれやはつると　しもがくれつつ」(385)と龍膽を音読みした例がみられ、平安後期になると、『源氏物語』の葵に「か（枯）れたる下草の中に、りんだう、なでしこなどのさ（咲）きい（出）でたるを、を（折）らせ給ひて云々」とあるように、今日と同じ音名が使われている。

　本品は中国原産の純粋な漢薬であるが、これを苦味健胃薬とするのは西洋の影響である。中国医学で龍膽を胃の薬としなかったことは、『頓醫抄』(梶原性全)巻第七「積聚上」に「一方寸白治ノ方リンダウノ根ヲ細ニ切テ三兩ヲ水二升入テ半分ニ煎ジテ空腹ニ服スベシ」とあるように、もっぱら寄生虫病（寸白）に用いられたことからわかる。『和蘭藥鏡』(宇田川榛斎・榕菴)巻三に龍膽の名があり、「按ニ龍膽ハ健質亞那ノ一種小ナル者ニシテ茎葉花實大抵健質亞那ノ如シ」という註があるように、蘭方では西洋のゲンチアナの代用とされた（ゲンチアナの条を参照）。純然たる漢薬起源でありながら、漢方ではあまり用いられず、少なくとも苦味健胃という概念はない。本經に収載される古い薬物であるが、意外なことに古方の処方にあまり見当たらず、一方、後世方派は竜胆瀉肝湯などに多用した。

リュウドウソゴウコウ　流動蘇合香　STYRAX LIQUIDUS　Ⅰ〜Ⅴ、一国*　洋

▶ **基原**　フウ科(Altingiaceae) *Liquidambar orientalis* Miller の内皮を煎出、圧搾して得られるバルサム。《備考》新エングラー・クロンキスト：マンサク科(Hamamelidaceae)。

▶ **用途**　気管支カタル薬、疥癬薬、薫香料。

▶ **解説**　局方は流動蘇合香の名で収載し、蘇合香ではないことに留意。本来の蘇合香は小アジア地方原産で、古くから同地で薬用とされていたエゴノキ科 *Styrax officinale* Linné の乾燥固形樹脂をいう。『薬物誌』（ディオスコリデス）にある Sturax に相当し、緩和剤として咳や痰・声がれなどに用いると記載されている。16世紀ころまではエゴノキ科基原の蘇合香が欧州および中国・インドで香料として用いられていたが、後に安価なフウ科 *Liquidambar orientalis* の樹脂を用いるようになり、これを流動蘇合香として区別した。本品のラテン名 STYRAX LIQUIDUS は『薬物誌』の Sturax を継承した名残で、分類学的に類縁のない植物種に基原が転じても名前は変わらなかった。疥癬に著効があるとして、1865年以降、欧州でも薬用とするようになった。米国局方では、北米産の *L. styraciflua* Linné から得られる固形の樹脂を収載、これをアメリカ蘇合香（American Styrax）と称する。中国では別録上品に「蘇合香　味は甘く温にして無毒。惡を辟け鬼精物を殺し、温虐、蠱毒、癇痓すを主り、三蟲を去り、邪を除き、人をして夢魘無からしむ。久しく服すれば神明を通じ、身を軽くし、年を長ず。中臺（未詳）の川谷に生ず。」とあり、かなり古い時代に中国へ伝わっていた。『本草綱目』(李時珍)で「沈括筆談云ふ、今の蘇合香は赤色にして堅木の如し。又蘇合香油有り、黐膠の如く、人多く之を用ふと。而して劉夢得傳信方言ふ、蘇合香多くは薄葉子にして金色の如し。之を按へれば即ち少なく、之を放てば即ち起つ。良久して定まらず蟲の如く動き、氣烈しき者が佳

しと。如し此なれば則ち全く今用ふる所の者に非ず。」と李時珍は述べているが、当時では蘇合香に代わって流動蘇合香(蘇合香油)が中国で流通し始めたことに言及したと思われる。中国では、同属種フウ *L. formosana* Hanceの樹脂を別に楓香脂と称し、同様の目的で用いる。『新修本草』(蘇敬)を出典とするもので、「楓香脂　一名白膠香。味は辛苦、平にして无毒。身上風癢、浮腫、齒痛を主る。樹皮は味辛く平にして少毒有り。水腫を主り、水氣を下す。汁に煑て之を用ふ。所在の大山皆有り。」[1]とある。

『本草和名』(深根輔仁)に「蘇合　跋に日ふ、諸の香草を合し、其の汁を煎じ、之を蘇合と謂ふと　師子矢　蘇敬注云ふ、師子矢なる者は大いに誤れりと　和名加波美止利」[2]とあり、カワミドリの和名を充てる。一方、『和名抄』(源順)では「廣志云ふ、蘇合香、蘇合國に出づ」とあるだけで和名を充てていない。平安時代の香道書『香要抄』は蘇合香に関する各種典籍の記述を収録し、『本草和名』の注釈「跋に日ふ、諸の香草を合し、其の汁を煎ず。之を蘇合と謂ふ。」および『和名抄』の引用する『廣志』の引用文のいずれも記載するが、やはり和名にまったく言及していない。『本草和名』のいうカワミドリが、現在のシソ科カワミドリ *Agastache rugosa* (Fischer et C. A. Meyer) O. Kunzeである可能性はさておくとしても、わが国に産しない蘇合香にこの和名をつけた相応の理由があると見なければならない(カッコウの条を参照)。因みに、楓香脂は、蘇合香とは基原植物が同属に当たるので類品というべきであるが、香料に使われることはなかったようである。

蘇合香は別録に収載されるので漢薬といってもよいが、わが国ではもっぱら香木として香合わせに用いられ、漢方に用いられることはほとんどない。江戸期では蘭薬として用いられ、『遠西醫方名物考』(宇田川榛斎・榕菴)巻九に蘇合香と蘇合油が収載され、蘇合香の主治を「性温、開達、解凝、温煖ノ効アリ。抜爾撒謨(バルサム)ノ質アリテ脳、神經、心胃ヲ強健ニシ惡液ヲ驅散シ痱不遂ヲ療シ酷厲ナル傷冷毒、欬嗽、喘息、咽喉刺痛、聲嗄等ノ肺ニ罹(カ)ル諸症ヲ治シ痙攣ヲ鎮メ痛ヲ止メ睡ラシメ肢節痛ヲ祛キ月經ヲ通ス。」と記述している。『本草綱目啓蒙』(小野蘭山)によると、「釋ケタル者ヲ蘇合油ト云。今渡ル者ハ皆コノ蘇合油ナリ。蘇合香ハ今渡ラズ。」とあり、実際に流通していたのは蘇合油であったという。無論、この蘇合油はフウ科基原の流動蘇合香のことであって、別録や『證類本草』にいう蘇合香ではない。

---

1) 『新修本草』(蘇敬)巻第十二「木部上品」に沈香・薫陸香・鷄舌香・藿香・詹糖香・楓香の六品の条があって、楓香の主治を「並に微温、悉く風水毒腫を療じ、惡氣を去る。(中略)楓香、隱軫痒毒を療ず。」と記述する。
2) 『新修本草』(蘇敬)巻第十二「木部上品」の蘇合に「俗傅云ふ、是師子矢なり。外國説は尓(しか)らず。今は皆西域より來る。眞なるは別ち難く、亦(ただ)復た藥に入れず。唯供して好香に合するのみ。謹んで案ずるに、此の香は西域及び崑崙より(來り)、朱紫赤色にして重きこと石の如く、之を焼きて灰白なる者は好し。云ふ、是師子屎なる者、此是胡人誰言。陶不誤之、猶以て疑と爲す。」(図書寮本『新修本草』)とあり、一部に意味の通じないところがある。『證類本草』(唐慎微)は師子矢を獅子屎、「誰言」を「誑言」、「不誤」を「不悟」とし、これなら「此是胡人の誑言なり。陶は之を悟らず」となって意味が通じる。

リョウキョウ　良姜　ALPINIAE OFFICINARI RHIZOMA　XIV*(1)～XVI　漢

▶ **基原**　ショウガ科(Zingiberaceae) *Alpinia officinarum* Hanceの根茎。

▶ **用途**　健胃・整腸薬と目され、一部の漢方処方(安中散・安中散加茯苓・丁香柿蔕湯)に配合される。

▶ **出典**　名醫別錄中品「(辛く)大溫にして無毒。暴冷、胃中の冷逆、霍亂、腹痛を主る。」

▶ **漢名**　高良薑(別錄)、紅豆蔻(開寶本草)蠻薑(本草綱目)。

▶ **解説**　別録に気味が欠けていたので、「辛」は『本草拾遺』(陳蔵器、『證類本草』所引)から補う。古くは高良姜と称した。『證類本草』(唐慎微)巻九で「開寶本草今附」とある紅豆蔻は高良薑子のことで、高良薑と紅豆蔻は同じ植物を基原とし、薬用部位が異なる。原典の記述は「紅豆蔻　味は辛く温にして無毒。腸虚して水瀉し、心腹の攪痛、霍亂にて酸水を嘔吐するを主り、酒毒を解す。多服するに宜しからず、人をして舌麁れて飲食を思はざらしむ。云ふ、是れ高良薑の子なりと。其の苗は蘆の如く、葉は薑に似て花は穗を作し、嫩葉は巻きて生じ、微かに紅色を帯ぶ。南海の諸谷に生ず。」となっているが、基原の記述の部分は『本草綱目』(李時珍)が引用した『海藥本草』(李珣)の記述と同じである。一方、『證類本草』(唐慎微)では紅豆蔻に『海藥本草』が引用されるが、該当する記述は見当たらない。これが李時珍の勘違いによるか否かはさておくとして、紅豆蔻は漢薬ではなく、「南海の諸谷に生ず」とあるように東南アジアの原産であり、とりわけインドネシアでは薬用あるいは食用に広く利用される。

『本草和名』(深根輔仁)に「高涼薑　和名加波祢久佐一名久礼乃波之加美乃宇土」とあり、一応、和名を充てている。カハネグサの和名は女青に唯一の和名として充てられている。女青の基原は、アカネ科ヘクソカズラ *Paederia foetida* Linné [synonym. *P. scandens* (Loureiro) Merrill] あるいはガガイモ科(キョウチクトウ科)など諸説があって定まらないが、少なくともショウガ科と縁遠いことはまちがいない。別名のクレノハジカミノウドから、生姜(古名クレノハジカミ)の類品と認識されていたことを彷彿させ、これこそ本品に対する古名と考えられる。また、『本草和名』は、別品の豆蔻の和名を加宇礼牟加宇乃宇止としており、高良姜を音読みした名をつけている。豆蔻は『開寶本草』(馬志)に初見し、ショウガ科の草豆蔻と同品であるから、高涼薑には「生姜のウド」、豆蔻には「高良姜のウド」と、いずれもショウガ科の類品であることを示唆する名をつけた。因みに、ウドの名がつけられたのはウコギ科ウド *Aralia cordata* Thunbergと根茎の形が似ていることによる。いずれも和産はないはずであるが、『延喜式』巻第三十七「典藥寮」の諸國進年料雜薬に伊勢国から高梁薑、近江国・因幡国・出雲国から藁梁香の貢進が記録され、また『出雲國風土記』にも意宇郡に高良薑の所在が記録されている。仮に熱帯原産の基原植物が伝えられていたとしても以上の産地で栽培するのはおよそ不可能である。とすると、選択肢としては和産ショウガ科植物を代用としたことが考えられる。ミョウガ *Zingiber mioga* (Thunberg) Roscoeは山薑(誤用；真の基原はハナミョウガ属種)とも呼ばれ、わが国各地に野生がある。しかし、根は塊をなさず貧弱であってウドの名に合わず、およそ代用に堪えない。『本草綱目啓蒙』(小野蘭山)は、九州南部以南に分布するクマタケラン *Alpinia formosana* K. M. Schumannの類を良姜の1種とするが、同属種のハナミョウガ *Alpinia japonica* (Thunberg) Miquelであれば伊勢国に自生があり、耐寒性があって前述の地域でも栽培可能である。『普及類方』では「良薑　和名イヅシュクシャ」(イズシュクシャの条を参照)とし、

また『用藥須知』（松岡恕庵）も同じ見解をとる。したがって、古代日本で高良薑（リョウキョウ）と称するものはハナミョウガ基原と考えるのが妥当であろう。

『和蘭藥鏡』（宇田川榛斎・榕菴）巻三に「良薑　ガランガ羅」とあるのは、オランダがインドネシア産のGalangal（またはGalanga）をわが国に持ち込んだものである。東南アジアでは、わが国局方が正品とする*Alpinia officinarum*のほか、同属種の*A. galanga*（Linné）Willdenowや、別属種のバンウコン*Kaempferia galanga* Linné、*Boesenbergia rotunda*（Linné）Mansfeld [synonym. *B. pandurata*（W. Roxburgh）Schlechter；*Kaempferia pandurata* W. Roxburgh] もガランガの名で利用される。このうち、オランダを通じてわが国に知られていたのは、*Alpinia officinarum*と*A. galanga*で、『和蘭藥鏡』に「大小二種アリ」と記載されているように、前者をlesser galangal、後者をgreater galangalと称する。同書ではガランガの主治を「辛熱竄透シ胃腸虚冷、粘液壅滞、飲食消化シ難ク、或ハ痞氣鬱蓄、下利疝腹痛ヲ治ス」と記載している。

レンギョウ　連翹　FORSYTHIAE FRUCTUS　IX～XVI　漢

▶ **基原**　モクセイ科（Oleaceae）レンギョウ*Forsythia suspensa* Vahl 又はシナレンギョウ*F. viridissima* Lindleyの果実。《備考》レンギョウ：*Forsythia suspensa*（Thunberg）Vahl。

▶ **用途**　もっぱら漢方に用いる。配合処方：加減涼膈散（万病回春）・加減涼膈散（浅田方）・響声破笛丸・駆風解毒散・荊芥連翹湯・荊防敗毒散・柴胡清肝湯・十味敗毒湯・清上防風湯・洗肝明目湯・治頭瘡一方・治頭瘡一方去大黄・独活湯・防風通聖散。

▶ **出典**　神農本草經下品「一名異翹一名蘭華一名折根一名軹一名三廉。味は苦く平。山谷に生ず。寒熱の鼠瘻、瘰癧、癰腫、惡瘡、癭瘤、結熱、蠱毒を治す。」

▶ **漢名**　連翹・異翹・蘭華・折根・軹・三廉（本經）、連（爾雅）、連苕（連軺）・連草（爾雅郭璞注）、草連子（藥性論）、大翹・小翹（新修本草）、旱連草（圖經本草）。

▶ **解説**　正規品の代用品として使われる韓国産連翹はチョウセンレンギョウ*F. koreana*（Rehder）Nakaiを基原とするが、品質は劣るとされる。本品は、『證類本草』（唐慎微）では巻第十一「草部下品」に収載され、今日における基原植物が木本であることと一致しない。『重修政和經史證類備用本草』にある5種の附図のうち、少なくとも4種は草本であり、古い時代では今日とは異なる基原であったと考えねばならない。連翹（レンギョウ）の基原の特徴は、唐代の『新修本草』（蘇敬）に「此の物に兩種、大翹小翹有り。大翹の葉は狭く長く水蘇（シソ科イヌゴマの類）の如く、花は黄にして愛すべし。下濕の地に生じ、子を著けて椿實（センダン科チャンチンの果実）の未だ開かざる者に似て房を作し、衆草に翹出す。其れ小翹は崗原の上に生じ、葉、花、實は皆大翹に似て小さく細し。山南人並（とも）に之を用ひ、今の京下、惟（ただ）大翹子を用ひて莖花を用ひざるなり。」（『證類本草』所引）とあるように、かなり詳細に記載されている。これに対して、牧野富太郎は大翹（ダイギョウ）をオトギリソウ科トモエソウ*Hypericum ascyron* Linné、小翹（ショウギョウ）を同オトギリソウ*H. erectum* Thunberg ex Murrayに充て、木村康一も基本的にこれを支持した（『國譯本草綱目』註）。『本草經集注』（陶弘景）では「今、花實を連れる莖を用ふなり」とあり、これはどうみても全草を用いることを前提とした記述と考えざるを得ないから、もっともな見解のように見える。今日の連翹が列記とした木本植物モクセイ科レンギョウの果実である現実とあまりに

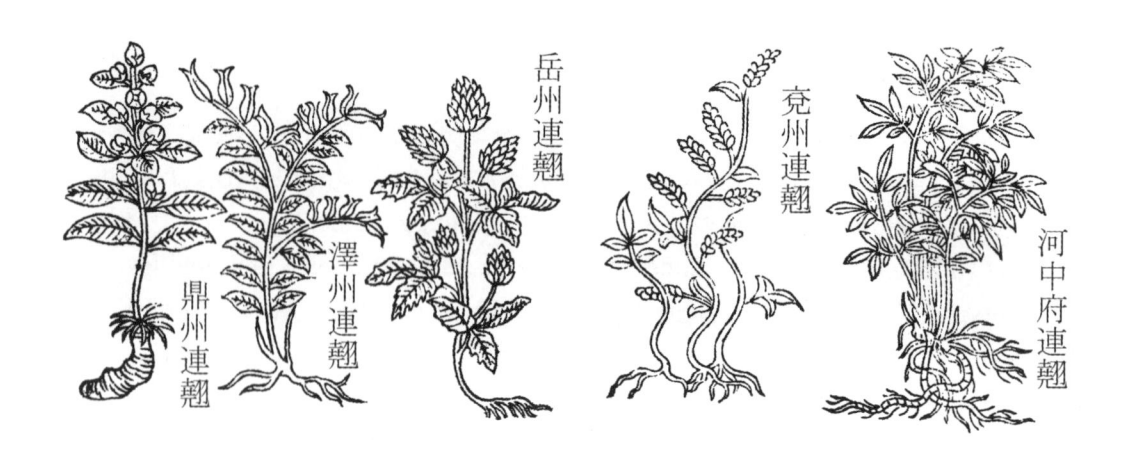

鼎州連翹　澤州連翹　岳州連翹　兗州連翹　河中府連翹

大きな隔たりがあるが、いかなる経緯でそうなったのか牧野・木村は具体的な説明をしていない。結論を先にいえば、牧野の見解は半分は正しく半分は誤りであった。大翹をトモエソウとした論拠の1つは『植物名實圖考』(呉其濬)巻之十一にある雲南連翹(ウンナンレンギョウ)・湖南連翹(コナンレンギョウ)の図と「按ずるに、宋圖經は大翹の青葉にして狭長、楡葉水蘇(にれ)の輩(やから)の如しといふ。湖南に生ずる者は同じく水蘇、雲南に生ずる者は楡の如く云々」とある呉其濬註である。しかし、その図に描かれた花弁は、トモエソウの特徴である巴型ではなく、オトギリソウ型のオーソドックスな5弁である。牧野は、大翹・小翹が互いによく似たものであることを現代的視点で捉えた結果、同属植物と考えてオトギリソウより大型でやや木質の茎をもつトモエソウを大翹、オトギリソウを小翹としたようである。呉其濬は、雲南連翹・湖南連翹のほか、単に連翹と称するものの図も同書に掲載しているが、『重修政和經史證類備用本草』の澤州連翹(タクシュウレンギョウ)の図と似る。牧野はこれを実物を見て描写したものではなく、想像で描いたとして無視した。呉其濬の連翹の図と『證類本草』の澤州連翹の附図のいずれも、茎枝の先端部に果実らしきものが描かれている。それが不完全ながらモクセイ科レンギョウの果実に似ていることをまたも牧野は見過ごしてしまった。清代の末期では、連翹の市場品の大半は現在と同じモクセイ科基原であったと思われるが、呉其濬はその原植物を突き止めることができず、古典本草の図を参考にしながら描かざるを得なかったのであろう。大翹こそ、今日、広く観賞用に栽培するレンギョウであり、蘇敬が「花は黄にして愛すべし」と述べたものにほかならない。一方、牧野が小翹をオトギリソウに充てたのは正しい。

　『本草綱目』(李時珍)が中国本草の集大成であることは古今の衆目の一致するところである。ところが連翹に関しては、集解に李時珍注がまったくなく、同品が本經に収載される中国伝統医学の要薬であることを考えると、異例といわなければならない。李時珍が集解で引用した記述の中では『圖經本草』(蘇頌)がひときわ目立ち、ほぼ全文を引用し、連翹の基原考察を蘇頌に丸投げしたかのようである。その原文を次に示す。

大翹小翹の二種有り、(中略)(大翹の)茎は赤色、高さ三四尺許り、花は黄にして愛すべし。秋に實を結び蓮に似て房を作(な)し、衆草に翹出す。此を以て名を得たり。根は黄にして蒿根の如く、八月に房を採り、陰乾す。(中略)南方に生じる者は葉狭くして小さく、茎は短く纔(わづか)高さ一二尺、花亦た黄、實房は黄黒、内に黒子を含み粟粒の如し。亦た旱蓮草と名づく。南人は花葉を用ふ。中品鱧腸を亦

た早蓮と名づく。人或は此を以て早蓮に當つは非なり。爾雅、之を連一名異翹一名連苕と謂ひ、又連草と名づく。今の南中の醫家は說きて云ふ、連翹は蓋し兩種有り、一種は椿實の未だ開かざる者に似て、殼は小さく堅くして外に跗萼の無きこと完し。之を剖けば則ち中は氣を解し芬馥なり。其の實、纔乾き、之を振れば皆落ちて莖に著かざるなり。一種乃ち菡萏(ハスの花)の如く、殼は柔らかく外に跗萼有り、之を抱き、脉を解くこと無く、亦た香氣無し。之を乾かして久しきと雖も莖に著きて脫ちず。此れ甚だしき相異なり。今、菡萏の如き者は江南の下澤間に極めて多く、椿實の如き者は乃ち蜀中(四川省)より來りて之を用ひ、亦た江南の者に勝れり。本草に據りて言へば則ち蜀中より來る者を勝ると爲す。然れども未だ其の莖葉を見ざるは如何ぞ。

　この記述の中で、「莖は赤色、高さ三四尺許り、花は黃にして云々」は、レンギョウのやや赤みがかった黄褐色の枝茎と花に言及したもので、かなり正鵠を射た記述である。「實を結び蓮に似て房を作す」という記述はわかりにくいが、「蓮に似て」を無視すれば、何とかレンギョウに対する特徴を表したと解釈できるだろう[1]。蘇敬のいう大翹について、まだ開かない椿実に似て殻が小さく堅いというのは、レンギョウの実がセンダン科チャンチン(中国ではこれを椿という)のさく果に似ている[2]ことを指摘したものであり、高名な植物学者である牧野はまたもこの決定的な記述を見過ごしてしまった。「外に跗萼の無きこと完し」については、跗萼とは果実の基部にある萼に似た付属物のことで、レンギョウの果実にはない。さらに、「其の實、纔乾き、之を振れば皆落ちて莖に著かざるなり」という記述は、果実が乾燥すると中の小さな種子が脱落することをいい、局方が生薬レンギョウの基原を果実としながら、事実上果皮に等しい現実と合致する。もう1種の南中にあるものすなわち小翹については、「一種乃ち菡萏の如く」は、大翹を「蓮に似る」とした蘇頌独特の解釈[1]に基づくから、特に気にする必要はないだろう。その果実について、軟らかい殻で萼様の付属物が実を抱くようにつき、裂開しにくく、乾燥しても中の種子が脱落しないと記述するが、これはオトギリソウ属植物の蒴果に共通した特徴である。以上、『圖經本草』に記述された小翹の記述から、同品はオトギリソウを含む同属植物種として矛盾はなく、牧野の見解の半分は正しいことになる。

　次に李時珍がなぜ連翹についてコメントを控えたのか考えてみたい。李時珍は蘄州すなわち現在の湖北省蘄春県の出身であるから、『新修本草』および『圖經本草』が山南・江南(湖北省もこの地域に含まれる)では小翹を用いると指摘しているように、大翹すなわちレンギョウに相当する植物を見たことがなかったと思われる。また、李時珍が『圖經本草』の記述を若干修正して引用していることも留意すべきである。『證類本草』に残された逸文の原文で、「莖は赤色、高さ三四尺許り、花は黃にして愛すべし。」とあるところを、李時珍は「莖は赤色、高さ三四尺、獨莖にして梢の間に花を開き黃色なり」とし、わざわざ獨莖すなわち一本茎と勝手に解釈している。おそらく『重修政和經史證類備用本草』の鼎州連翹の図から推察したものであり、実物のレンギョウを見たことがない証左といえる。『本草經集注』の編者陶弘景も六朝の梁の出身であり、現在の揚子江以南の江南地方であるから、やはりレンギョウの存在は知らず、その結果、オトギリソウについて「今、花實を連れる莖を用ふなり」という記述に至ったと考えることができる。したがって、陶弘景のいう連翹はオトギリソウ属を基原とする可能性が高い。『中薬大辞典』は連翹の基原を「モクセイ科レンギョウとその近縁種」としており、現在の中国市場では連翹の名で流通するオトギリソウ属植物は見当たらない。木村康一は「現ニ其成熟セル蒴果ヲ著ケタル全草ノ商品ヲ支那市場ニ於テ見ル」(『新註校定國譯本草綱目』註)

滁州鱧腸　　鱧腸

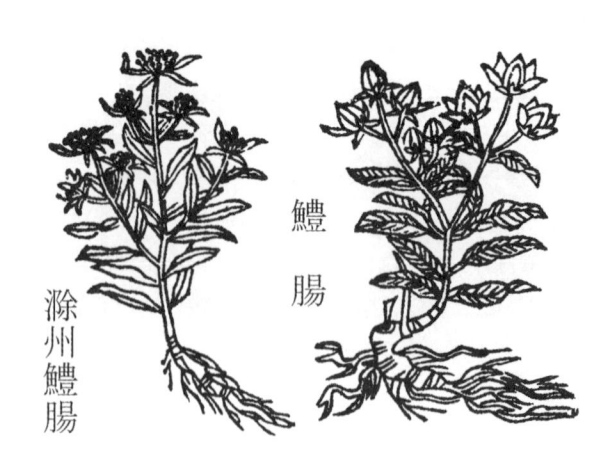

と述べているが、それが連翹の名を冠したものであるのか、あるいは劉寄奴(リュウキド)・紅旱蓮(コウカンレン)などと称するもの（『和漢薬百科図鑑』）なのか不明である。『傷寒論』・『金匱要略』は湖北省の出身とされる張仲景が著し、わが国の漢方に対する影響は非常に大きいことはいうまでもないが、両書に収載される処方で連翹を配合するものは少なく、大半は宋代以降の金元医学書に登場する。したがって、今日用いる漢方処方に配合される連翹の基原はまちがいなくモクセイ科レンギョウであり、連翹の基原に関する疑義が起きなかったのも金元医学の要薬であったからである。

　『圖經本草』の記述の中で、中品鱧腸(レイチョウ)とあるものについて触れておかねば画竜点睛を欠く。鱧腸は『新修本草』で新載され、『證類本草』では草部中品に収載される。『重修政和經史證類備用本草』巻第九の図に鱧腸・滁州鱧腸の2つがあり、このうち後者についてはオトギリソウ属として矛盾はないように見え、難波恒雄はトモエソウとする。しかし、花弁が4弁であり、巴型の特徴が明瞭ではないからオトギリソウの近縁種であろう。もう1つの単に鱧腸とあるものはまったくの別種である。『圖經本草』は鱧腸について「此れ二種有り、一種の葉は柳に似て光澤あり、茎は馬歯莧(スベリヒユ科スベリヒユ)に似て高さ一二尺許(ばか)り、花は細かくして白、其の實は小蓮房の若し。蘇恭が云ふ、苗は旋覆(キク科オグルマ)に似たる者とは是なり。一種、苗梗枯瘦して頗る蓮花に似て黄色、實亦た房を作(な)して圓し。南人が之を蓮翹と謂ふ者なり。」と記述しており、花の黄色のものが滁州鱧腸すなわちオトギリソウ属を基原とするものである。もう1種、花の白いものは、キク科タカサブロウ *Eclipta prostrata* (Linné) Linné (synonym. *E. thermalis* Bunge) としてよく（『國譯本草綱目』）、『植物名實圖考』（呉其濬）の図もまさしくタカサブロウである。この和名は『本草綱目品目』（貝原益軒）に初見するが、『本草綱目啓蒙』（小野蘭山）はタタラビ・サブロタ（江戸方言という）という意味不明の名を土名として挙げている。この両名が結合し訛ってタカサブロウという人名のような名が成立したと思われる。因みに、『本草和名』では鱧腸の和名を宇末岐多之(うまきたし)といい、「馬来たし」すなわち馬が好む草であり、生えているところに馬を引き寄せる義のようである。

　以上、連翹は木本性の大連翹と草本性の小連翹の2つがあり、どちらも連翹として用いられていたことを述べた。木本性連翹は今日レンギョウと称するものであるが、中国原産であってわが国に自生しない。ただし、同属種としてヤマトレンギョウ *Forsythia japonica* Makino、ショウドシマレンギョウ *F. togashii* H. Hara の2種の自生が知られているが、前者は岡山県阿哲郡、後者は小豆

島から近年に発見された稀産種である。レンギョウは、今日広く栽培されるので、古い時代に伝えられたといわれるが、磯野直秀によると文献上の初見は『松平大和守日記』で、1666年3月21日条に「れんきやうの山吹色」と記されているという[3]。この「れんきやう」は連翹の音読みであって、これまでの議論からオトギリソウ・レンギョウのいずれの可能性もあるが、当時の本草学の連翹に対する認識次第ということになる。まず、『本草綱目啓蒙』(小野蘭山)は連翹に「木本ト藤本ノ二品アリ。人家ニ栽ルモノハ藤本ナリ。」と述べ、草本性の小連翹すなわちオトギリソウに関する知識はすっかり忘れ去られていることがわかる。同書より100年以上成立の古い『大和本草』(貝原益軒)でもほぼ同内容の記述があり、益軒・蘭山ともに連翹に対する認識に相異はない。したがって、『松平大和守日記』にある「れんきやう」はレンギョウということになり、当時は観葉植物として鮮やかな黄色の花が賞用されていたと思われる。ただ蘭山が藤本の連翹とするもの(益軒は蔓生とする)については若干の説明を要する。藤本といえば、フジ・ツヅラフジ・クズなどを連想するが、蘭山は藤本の連翹について「枝甚長ク木ニ倚リテ下垂シ柳條ノ如シ。藤本ナレドモ物ニ纏繞スル類ニハ非ズ。コレヲタニワタシト云。」と述べているように、俗に蔓レンギョウと称する枝垂れ型の品種をいう。今日、園芸用に広く栽培するが、品種改良により不稔性が著しくあまり実をつけない。一方、木本と称するものは木立レンギョウといわれ、枝は真っ直ぐに伸びて枝垂れることはなく、実をよくつける。無論、薬用に植えられるのはもっぱら木立のタイプである。ただ、蘭山がせいぜい3mぐらいまでしかならないレンギョウを「樹高大ニシテ枝皆直聳ス」というのは奇妙にみえるが、大連翹という名に翻弄されたためであろう。蘭山は『新修本草』にいう大小連翹にまったく言及しないが、『用藥須知』(松岡恕庵)は「和大小二種アリ。小トイヘドモ丈餘ニ及ブ。タヾ枝軟弱ニシテ下垂スルコトノ如シ。(中略)大連翹ハ枝揚起シテ垂レザルヲ異トス。云々」とあり、蘭山のいう藤本性を小連翹、木立性を大連翹に充てており、やはり草本のオトギリソウにはまったく言及していない。また、恕庵は「和大小二種アリ」と述べているように、レンギョウが中国・朝鮮から渡来したことにもまったく言及していない。

　さらに時代をさかのぼって、実質的にわが国初の本草書である『本草和名』(深根輔仁)では「連翹和名以多知波世一名以多知久佐」とあり、『和名抄』(源順)も同音の和名を充てる。イタチハゼ・イタチグサの名の由来は、おそらく、茎の色をイタチの毛皮の赭色に、樹心が黄色のウルシ科ハゼノキ *Toxicodendron succedaneum* (Linné) Kuntze (黄櫨)に花の色を見立てたと思われる。『延喜式』巻第三十七「典藥寮」の諸國進年料雜藥では伊賀国・尾張国・下総国・丹波国・播磨国・阿波国・讃岐国から連翹の貢進があったとされ、『出雲國風土記』でも意宇郡・秋鹿郡に連翹の所在が記録されている。この連翹は主としてわが国に広く自生する小連翹すなわちオトギリソウと思われるが、中国から伝えられた大連翹すなわちレンギョウの可能性も否定できない。前述したように、江戸時代に実をあまりつけない枝垂れ型のレンギョウが発生しており、幾世代もの栽培を繰り返した結果のはずだから、相当古い時代に渡来したと考えねばならないからである。

　今日、民間薬としてオトギリソウを細々ながら用いるが、中国古医学の連翹の用法から派生したのではなく、わが国の民間で独自に発生したものである。『和漢三才圖會』(寺島良安)に弟切草の条があり、「をとぎりさう」と訓じて正字は不祥、すなわち漢名はわからないとしている。同書では、通例、漢籍を引用した上で良安独自の自注を加える。本草で対応する漢名が見当たらないので、良安自身の言葉で形態的特徴を記述するが、李時珍ほか中国の本草家より精緻な表現で記述され、一

読してオトギリソウとわかる。興味深いのはそのあとに和名の名の由来が記載されていることである。

相傳フ、花山院ノ朝ニ鷹飼有リ。晴頼ト名ヅク。其ノ業ニ精ルコト神ニ入ル。鷹、傷ヲ被ルコト有レバ、草ヲ揉テ之ヲ傅ケバ則チ愈ユ。人乞ヒテ草ノ名ヲ問ヘドモ之ヲ秘シテ言ハズ。然ルニ家ニ弟有リ、密カニ之ヲ露洩ラス。晴頼大イニ忿リテ之ヲ刃傷ス。此ヨリ鷹ノ良薬タルコトヲ知リ、弟切草ト名ヅク。

この説話の真偽は定かではないが、『大和本草』（貝原益軒）に「ヲトギリ草　其葉ヲモミテ其汁ヲ金瘡ニヌリテ血ヲ止ム。又、鷹ノ病ト犬ノ病ヲ治ス。」とあって類似の記述がある。ただし、益軒は鷹・犬の病気の薬とする一方で、金瘡に葉の汁をつけると血が止まると記述しているところは、良安の記述とは微妙に異なる。以上の両書よりさらに古い『本艸辨疑』（遠藤元理）に「和藥於止木利草」とあり、「鷹ノ薬リト云小草ナリ。山野ニ多シ。葉ハ柳ニ似テ兩々相當ル。秋小花アリ實ヲ結ブ。茎ヲ折レバ紫汁アリ。主能未知。」と記述されている。この形態的特徴を表す部分は益軒が引用しているが、遠藤元理がその薬能を未知とした部分は無視して、止血効果があることを付加したことになる。因みに、形態的特徴の部分は不正確で、遠藤元理・益軒ともにオトギリソウについてあまり知らなかったようである。以上、オトギリソウの出自は今一つはっきりしないが、わが国の民間で細々ながら用いられた。その主なものを次に示す。なお、黒焼きとしたものは除いた。

○ 妙藥博物筌
血止の秘事
乙切草といふ草をかげぼし、粉にしふりかくべし。内藥にも酒にて用ゆべし。

小瘡の薬　妙方
刈寄奴草をもみ、汁を付べし。葉ともに付てよし、いか成甚しきも愈る事妙なり。

疝氣を治する法
刈寄奴草　生にても又は陰干にても常のごとく煎じ用ゆべし。

○ 妙藥奇覽拾遺
きずぐすりの妙薬は　乙切草を細かにきざみ胡麻の油にてひたし用ゆ。

○ 和方一萬方
巻之三十一「田虫付薬」
蜂ノス黒燒　大黄　ヲトキリ草　スイモノクサ
右四味等分米ノ酢ニテスリノベ、右ノ薬細ニスリ合セ、行水ヲシテ下ノゴワストモ付ベシ。

巻之四十三「丸散幷雑治部」　不老圓

阿煎藥水飛七分　白檀六匁　砂仁三匁六分　小人参一匁　乙切草三匁五分　大人参六分　射香四分　龍脳五分　丁子一匁三分　肉桂五匁　丹少、水飛　金箔七枚

右十二味細末ニシテ糊ニテ小豆ノ大ニ丸シ、又密ニテ煉テモヨシ。又、乙切草ハ六月土用ノ内ニトリ陰干ニシテ丁子ハ米ヲ三四粒入レテスレバ細末トナル。

○ 奇工方法

頭瘡洗藥

薄荷　乙切草各大　ザンホウシ大　紅花中　右煎、洗。

手足しびれ痛時洗藥

乙切草　甘草少二味煎服す。

又りうた草　乙切草　右二味茎ともにせんじ洗。

湿拂□用ゆむしつふき出したるに用ゆ

乙切草大　当飯　忍冬各中　甘草少

右煎服す。

湿瘡洗薬

忍冬　乙切草　りうだ草　薄荷　甘草　蓮葉

右煎じ洗

瘀血にて痛痒等の症に吉き洗藥

金銀花　延胡索　紅花　白□　荊芥　連翹　益母草　等木本　白附子　外麻　乙切草　井草　合十二味

○ 懐中備急諸國古傳秘方

あたはらやまひ　疝氣の古名　寸白の痛には

おとぎりさうのは土用にとり、きざみ八分つゝ用。

○ 掌中妙藥竒方

鼻衄(はなぢ)久シク止マザル者ヲ治スル方

於登幾利草(ヲトギリサウ)　六月土用ニトリ陰干茎葉共ニキザミ

右一味煎服スレバ効アリ。

『和蘭藥鏡』（宇田川榛斎・榕菴）巻四に乙切草があり、主治を「花穂ヲ用フ。温煖疏解シ抜爾撒謨様(バルサム)ノ油ヲ含ミ收斂シテ創ヲ愈シ凝血ヲ散ズ。」とする。花穂から乙切草油を製して「創傷潰瘍ヲ愈シ膿ヲ排ヒ肉ヲ生ジ、又凝血ヲ散シ打撲傷殊ニ神經傷、肢節顫振ヲ治シ或ハ痛風脚痛等ニ擦(ヌリ)テ痛ヲ止

ム」効があると記述している。この乙切草が和産のオトギリソウかどうかはわからないが、蘭方でも創傷や痛み止めなどに用いていたことから、わが国の民間療法はその影響を受けたものかもしれない。『和蘭薬性歌』(佐渡三良)に「小連翹　イッヘリコム　オトギリサウ」とあり、主治を「温燠疏解胸を和するに甚だ速し。創瘍に外敷し、膿を排し、肉を生ず。」と記載し、蘭方家の一部も小連翹の名を導入していた。『薬物誌』(ディオスコリデス)にUperikonなる一品があり、黄色の花を潰すと血のような汁が出るのでAndrosemonとも称するとある。別品にAskuron別名Androsemonがあり、黄色の花をつけ、紫色に見える小さな葉をつけるとある。これらはオトギリソウ属と考えられ、種子を薬用にするとある。現在の欧州ではセイヨウオトギリソウ *Hypericum perforatum* Linné の全草をセント・ジョーンズ・ワート(St. John's wort)と称し、とりわけドイツ語圏では抗うつ病薬あるいはサプリメントとして広く利用されている。一方で、うつ病に対してプラシーボ以上の効果はないとする見解も根強い。また光増感作用をもつヒペリシンという色素を含むので、セント・ジョーンズ・ワート服用後に日光に当たると皮膚過敏となり、炎症や浮腫などを起こすことが指摘されている。そのほか、セント・ジョーンズ・ワートをある種の医薬品と併用した場合、薬物相互作用が起きることも知られている。セント・ジョーンズ・ワートの摂取で薬物代謝酵素が誘導され、併用する医薬品を代謝分解する結果、薬物の血中濃度が低下してその作用が減弱し、期待通りの治療効果が得られないことになる。

1) 『爾雅』の荷(ハス科ハス)の条に「其の實、蓮なり」とあり、郭璞は「蓮、房を謂ふなり」と注釈している。『説文解字』にも「蓮、扶渠(ハス)の實なり」とある。すなわち、蓮はハスの実あるいは果房を意味する。蘇頌は「蓮に似る」と記述したが、レンギョウとハスの実はおよそ似ているとは思えないので、実際の形態の類似ではなく、観念的な類似性に言及したらしい。『爾雅』には別条に「連は異翹なり」とあり、郭璞はこれに対して「一名連苕。又、連草と名づく。」と注釈している。レンギョウの本来の名は蓮と同音の連であることも、中国では古くからハスとレンギョウとの間に何らかの関係があると考えられたのであろう。また、連苕は連軺とも表記する。李時珍によれば、本經下品の翹根という。『新修本草』で蘇敬は「方薬、復た用ひず。俗に識る者無きなり。」と述べ、巻第二十の有名無用の部に置いた。宋改本『傷寒論』の麻黄連軺赤小豆湯では連軺を連翹の根と注釈している。本經は翹根について「味は甘く、寒にして平、小毒有り」とあるので、張仲景の原方で配合されていたものは全草に有毒のヒペリシンを含むオトギリソウの根を基原とする可能性もあることになる。
2) レンギョウの果皮が二裂するのに対して、チャンチンの果実は五裂するという違いはあるが、全形・色の具合はよく似る。
3) 磯野直秀　慶應義塾大学日吉紀要・自然科学　第42号　27-58　2007年。

レンニク　蓮肉　NELUMBIS SEMEN　XV〜XVI　漢

▶ **基原**　スイレン科(Nymphaeaceae)ハス *Nelumbo nucifera* J. Gaertnerの、通例、内果皮の付いた種子でときに胚を除いたもの。《備考》クロンキスト・APG：ハス科(Nelumbonaceae)。

▶ **用途**　強壮薬、婦人薬として用いるほか、一部の漢方処方に配合：啓脾湯・参苓白朮散・清心蓮子飲。

▶ **出典**　神農本草經上品「藕實莖　一名水芝丹。味は甘く平。池澤に生ず。中を補ひ、神を養ひ、氣力を益し、百疾を除く。久しく服すれば身を輕くし、老ひに耐へ、飢ゑずして延年す。」

▶ **漢名**　藕實莖・水芝丹(本經)、蓮(別錄)、蓮子(本草經集注)、菂・薏(爾雅郭璞注)、藕實・石蓮(本草拾遺)、蓮薏(本草綱目)。

▶ **解説** 欧州東南部からアジア・オーストラリア北部に広く分布する水生多年草。局方はハスをスイレン科（Nymphaeaceae）に分類し、同じ水草であるコウホネ*Nuphar japonica* de Candolle、ヒツジグサ*Nymphaea tetragona* Georgi、オニバス*Euryale ferox* Salisburyなどと同じグループに属するという見解を採用する。しかし、現在では化学成分や遺伝子解析の結果から、ハスはスイレン科との直接の類縁関係がないことが明らかになり、ハス属2種を分離してハス科（Nelumbonaceae）に分類する。本經の収載名「藕實莖（グウジツケイ）」の意味を知るには古字書を参照する必要がある。『爾雅』（邢昺注・郭璞注）の釋草に「荷は芙蕖なり　別名は芙蓉、江東は荷と呼ぶ　其の莖は茄、其の葉は蕸、其の本は蔤　莖の下は白蒻、泥の中にある者なり　其の華は菡萏　詩（經）に見る　其の實は蓮　蓮は房を謂ふなり　其の根は藕、其の中は的　蓮の中の子なり　的の中は薏　中心の苦（薏）」とあり、これから藕實莖がハスの根・實・莖を指すことがわかる。ついでながら補足すると、『爾雅』にハスの別名として芙蓉があり、かつてはハスを指す漢名であった。後にアオイ科フヨウ*Hibiscus mutabilis* Linnéに名が転じたのであるが、ハスを水芙蓉（スイフヨウ）、フヨウを木芙蓉（モクフヨウ）ということもある。以上、古字書の字義解析によれば、本經は、ハスの薬用部位として、根・実・莖の3つを指定していることになるが、常識的におよそあり得ないことである。今日の局方が基原とする種子に言及したのは『本草經集注』（陶弘景）であり、「此れ即ち今の蓮子なり。八月九月に堅く黒き者を取りて乾し、擣きて之を破る。」とある蓮子（レンシ）こそ今日の蓮肉（レンニク）に相当するもので、むしろ別名の石蓮子（セキレンシ）の方が通用名としてよく知られる。古い時代では、ハスは広く食用・薬用に利用され、捨てるところはなかったほどの有用植物であった。そのため、『爾雅』にあるように、ハスの部位ごとに名前がつけられたのである。『本草綱目』（李時珍）は、植物種としてのハスを蓮藕とし、蓮實（レンジツ）（果実）・藕蔤（グウミツ）（幼蓮根）・藕節（グウセツ）（蓮根結節）・蓮薏（レンヨク）（蓮芯）・蓮花（レンゲ）（花）・蓮房（レンボウ）（果穂）・荷葉（カヨウ）など、薬用あるいは食用とする部分をさらに細かく分け、それぞれの効用を記載している。

わが国の文献におけるハスの初見は『古事記』であるが、もっぱらハスの葉に言及し、蓮或いは荷の名で出てくる。『和名抄』（源順）に「蓮子　爾雅に云ふ　荷　芙蕖　其の子は蓮なり　波知須乃美」とあり、蓮・荷のいずれにもハチスの訓が付され、これがハスの古名である。ハスの花の構造は独特であり、雌しべは十数個以上の子房が花床に埋まって平面状になった構造をなす。その結果、熟果は蜂の巣状となり、種子が裸出する。ハチスの名の語源は、この独特の果穂（蓮房）の形を蜂巣に見立てたことに由来し、それが訛って今日のハスとなった。『延喜式』巻第三十九「内膳式」に「荷葉　稚葉（のわか）七十五枚」とあり、ハスの葉が出てくる。宴会などの儀式に広く用い、盛り付けや食用に利用したと思われる。そのことは『萬葉集』にある「蓮葉（はちすは）は　かくこそあるもの　意吉麻呂（おきまろ）が　家なるものは　芋（うも）の葉にあらし」（巻十六　三八二六）という歌で強く示唆されている。『延喜式』ではそのほか巻第三十三「大膳下」や巻第三十五「大炊寮」にも荷葉が散見される。同巻第三十三「大膳下」に「正月勝王經齋會供養料　荷藕半節」、同巻第三十九「内膳司」に稚藕十五條など、荷藕・稚藕の名がみえるが、葉柄も含めたハスの若葉のことである。いずれも食用としたもので、今日のわが国でもハスの葉を食用とすることがあり、滋賀県にのこる「ハスの葉飯」はその一例である[1]。古い時代ではハスの葉も薬用とした。たとえば、『頓醫抄』（梶原性全）巻第三十三「産後ニ身腫治方」に「又方　蓮葉ヲ煎ジテ服セヨ」とある。一方、今日、広く食用とするレンコン（蓮根）については、巻第三十三「大膳下」の諸國貢進菓子に「河内國　蓮根五百六十節」とあり、これがレンコンの名の初見と思われる。また、同巻第三十九「内膳司」に「波斐（はひ）四把半」とあるハヒ（這ひの義）とは、『和名抄』に「蔤　爾雅云

ふ 其の本を蕳といふ 音密 波知須乃波比 郭璞曰ふ 茎下の白蒻 音弱 泥中に在る者なり」とあるように蔤をいうが、『本草綱目』や『爾雅』に説明されているように、これもレンコンを指し、古い時代から食用とされていた。では、局方に収載されるハスの果実すなわち蓮肉は古代日本でどのように利用されたのであろうか。『本草和名』（深根輔仁）は本經の名称を略して藕實、『和名抄』では『本草經集注』にある名称「蓮子」の名で収載し、それぞれハスの果実とする。『延喜式』巻第五「齋宮」、同巻第三十三「大膳下」、同第三十九「内膳司」に蓮子の名が散見されるが、巻第三十七「典藥寮」にはまったく見当たらない。すなわち、蓮子（蓮肉）は、根・葉とともに、古い時代では食用としては重要な存在であるものの、ほとんど薬用としなかったことを示す。

　ハスの化石は日本列島各地の更新世の地層（百万年から一万年前）から出土し、千葉県検見川の約二千年前の泥炭層から発掘されたハスの種子が発芽した大賀ハスはよく知られる。各地に地バスといわれる古い形質を残す個体群が残ることから、もともとわが国に自生していたとする説もある。大賀ハスや地バスの根茎すなわち蓮根は小さく、今日食用とするものはごく近世に中国から導入した優良品種に由来する。

1) 橋本鉄男編「聞き書　滋賀県の食事」（農山漁村文化協会、1991年）、133頁-134頁。

ロジン　　RESINA PINI　　III～XVI　　洋

▶ **基原**　マツ科(Pinaceae) *Pinus* 属諸種植物の分泌物から精油を除いて得た樹脂。
▶ **用途**　軟膏・硬膏の基材。
▶ **出典**　神農本草經上品「松脂　一名松膏一名松肪。味は苦く温。山谷に生ず。癰疽惡瘡、頭瘍白禿、疥瘙風氣を治し、五藏を安んじ、熱を除く。久しく服すれば身を輕くし、老ひずして延年す。」
▶ **漢名**　松脂・松膏・松肪(本經)、松膠・松香・瀝青(本草綱目)。
▶ **解説**　松脂(ショウシ)から精油成分を除いて得たものを英語ではrosinといい、そのまま音読みして和名とした。resinとは意味が微妙に異なることに留意。西洋の局方はコロホニウムCOLOPHONIUMの名で収載する。第3～4改正版はコロフォニウム、第5改正版はコロホニウムの名が用いられ、第6改正版からロジン別名コロホニウムに改められた。本品は中国でいう松香(ショウコウ)、すなわち松脂の修治品に相当する。中国産はマツ科タイワンアカマツ(馬尾松バビショウ) *P. massoniana* Lambert、ユショウ(油松) *P. tabuliformis* Carrière および同属近縁種を基原とする(ショウシの条を参照)。わが国に広く分布するアカマツ *P. densiflora* Siebold et Zuccarini、クロマツ *P. thunbergii* Parlatoreからも採取可能であるが、現在は国産ロジンの産出はなく、主として米国産を輸入する。『遠西醫方名物考』(宇田川榛斎・榕菴)巻十三に格磟波尼亞(コロボウニア)とあり、主治を「性収濇ス。第二種ハ凝結ヲ解散シ膿ヲ成スニ多ク硬膏或ハ軟膏トシ貼ス。」と記載している。ここに第二種とあるのはテレビンチナ(生松脂)を蒸留して精油(テレビン油)を取り去った残渣すなわちロジンそのものをいう。

ロートコン　莨菪根　SCOPOLIAE RHIZOMA　Ⅱ～ⅩⅥ　　洋

▶**基原**　ナス科（Solanaceae）ハシリドコロ *Scopolia japonica* Maximowicz、*S. carniolica* Jacquin 又は *S. parviflora* Nakai# の根茎及び根。

▶**用途**　鎮痛鎮痙薬。アトロピン・スコポラミン製造原料。

▶**解説**　第4改正版までは莨菪根、第6改正版までロート根、第7改正版以降はロートコンと表記。莨菪をロートと読むのは後人の誤りであるが、通用名となった。第2～7改正版まで本品の基原はハシリドコロのみ、第8～13改正版まで「ハシリドコロ又はその他同属植物」としていたが、第13改正版第1追補以降は「ハシリドコロ、*S. carniolica* 又は *S. parviflora*」の3種に基原を限定した。第5改正版でアルカロイド（ヒヨスチアミンとして）0.35％以上の含量規定が設定され、第6改正版は総アルカロイド（ヒヨスチアミンとして）0.3％以上、第7改正版は同0.2％以上、第8～11改正版は同0.3％以上、第12改正版以降は総アルカロイド（ヒヨスチアミン及びスコポラミン）0.29％以上の含量を規定し、いずれのバージョンでも基原の判定基準とされた。1887年、長井長義によってアトロピンを含有することが確認され、ベラドンナコンの代用たり得るとして、第2改正版で初めて収載された。

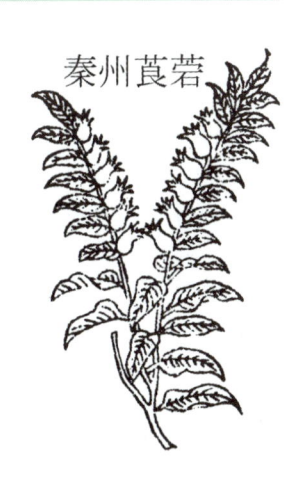

『本草和名』（深根輔仁）に「莨蓎　和名於保美留久佐」、『和名抄』（源順）に「茛蓎子　和名於保美流久佐」、『醫心方』に「莨菪　和名於尓保美久佐」とあり、『醫心方』を除いていずれも同じ和名をつけている。『和名抄』の茛蓎子は、後述するように、本經の莨蓎子の誤記である。和名がつけられているとはいえ、その義は不明で、またその名を継承した植物はなく、和産の有無すら長らく不明とされた。江戸後期になって、『本草綱目啓蒙』（小野蘭山）は、『和名抄』を引用した上で、「根ノ形山萆薢（ヤマノイモ科オニドコロ）ノ根ノ如シ。誤テ食ヘバ其味腹内ニアルアイダハ狂亂奔走ス。故ニハシリドコロノ名アリ。」と記述しているように、莨菪をハシリドコロに充てた。本經は下品に莨蓎子[1]を収載、主治を「一名橫唐。味は苦く寒。川谷に生ず。齒痛し、蟲出でて、肉痺拘急するを治す。人をして健行し鬼を見せしむ。多食すれば人をして狂走せしむ。久しく服すれば身を軽くし、走れば奔馬に及び、志を強めて力を益し、神に通ず。」と記載している。『圖經本草』（蘇頌）は「莨菪子は海濱（未詳）の川谷及び雍州（陝西省・甘肅省一帯）に生じ、今は處處に之有り。苗莖の高さ二三尺、葉は地黄、王不留行（ナデシコ科の数種）、紅藍等に似て、三指の闊さあり。四月に花を開き、紫色にして、苗、莢、莖に白毛有り。五月に實を結び、殼有り罌子（ケシ科ケシの種子）の狀を作して小石榴の如く、房中の子は至って細かく青白色にして米粒の如し。」と比較的詳しく記述し、牧野富太郎は *Hyoscyamus niger* Linné var. *chinensis* Makino すなわちヒヨス *Hyoscyamus niger* Linné の変種と考定した。今日ではヒヨスと同種とするが、『重修政和經史證類備用本草』巻十の秦州莨菪の図とよく一致するので、牧野の考定は妥当である。わが国はヒヨスを産しないので、莨菪の名をハシリドコロに用いるのは誤りであるが、いずれにせよアトロピンほかトロパンアルカロイドを含むので、これを服用すれば蘭山のいうように狂乱奔走し、まさに本經のいう「人をして狂走せしむ」に相当する。蘭山によれば、ハシリドコロの名はもともと肥後の方言という。ハシリドコロはわが

秦州莨菪

国のやや冷涼な山地に自生するが、近年は産出量が低下し、韓国産の*S. parviflora*や欧州産の*S. carniolica*をアトロピンなどの製造原料として用いるのが多くなった。ただし、本經では莨蓎子とあって薬用部位は果実である。中国で根を薬用にした例は、『本草綱目』(李時珍)によれば、唐代の『千金要方』・『千金翼方』・『外臺秘要』にあり、附方に6つの処方が紹介されている。しかし、いずれも外用であって、内服例は見当たらない。また、中国本草で莨菪根が初見するのは『本草綱目』(李時珍)であり、漢方で用いられることはない。したがって、本品はベラドンナ根の国産代用品として選抜されたものである。

1) 莨蓎子・橫唐(本經)、行唐(別錄)、莨菪(子)(開寶本草)、天仙子(圖經本草)。ヒヨスの条を参照。

ロートソウ　莨菪草　SCOPOLIAE HERBA　II　　洋

- ▶ **基原**　ナス科(Solanaceae)ハシリドコロ*Scopolia japonica* Maximowiczの地上部。
- ▶ **用途**　鎮痛鎮痙薬。
- ▶ **解説**　局方では莨菪草と表記。第3改正版で削除、第4改正版から葉を基原とするロートヨウに代わった。

ロートヨウ　莨菪葉　SCOPOLIAE FOLIUM　IV～VII*　　洋・和

- ▶ **基原**　ナス科(Solanaceae)ハシリドコロ*Scopolia japonica* Maximowiczの葉。
- ▶ **用途**　鎮痛鎮痙薬。
- ▶ **解説**　第4改正版では莨菪葉、第5改正版以降はロート葉と表記。第4改正版以降は花期の葉と規定している。第5改正版でアルカロイド(ヒヨスチアミンとして)0.15％以上の含量規定を設定、第6改正版以降は総アルカロイド(ヒヨスチアミンとして)0.15％以上とし、いずれも基原の判定基準とした。ベラドンナヨウの代用。莨菪の由来についてはロートコンの条を参照。

ロベリア　LOBERIAE HERBA　I～IV、二国、VII*　　洋

- ▶ **基原**　キキョウ科(Campanulaceae)*Lobelia inflata* Linnéの花期の地上部。
- ▶ **用途**　呼吸興奮薬、抗喘息薬、塩酸ロベリン製造原料。
- ▶ **解説**　第2改正版までは魯別利亞、第3～4改正版までロベリア草、第7改正版はロベリアと表記。第7改正版は総アルカロイド(ロベリンとして)0.3％以上の含量規定を設定、基原の判定基準とした。北米原産の一年草あるいは越年草で、先住民は向精神作用(儀式に用いたといわれる)、催吐薬などに用いた。1830年ごろ、イギリス・ドイツに伝わり、薬用とされた。有効成分はロベリンを始めとするピペリジン系アルカロイドで、生薬としてはあまり用いられず、多くはロベリン製造原料

とされた。わが国にサワギキョウ *L. sesselifolia* Lambert、ミゾカクシ *L. chinensis* Loureiro があり、いずれも同様のアルカロイドを含むが、製薬原料には適さない。

ローマカミツレカ　CHAMOMILLAE ROMANAE FLOS　III　洋

- ▶ 基原　キク科（Asteraceae）*Chamaemerum nobile* (Linné) Allioni (synonym. *Anthemis nobilis* Linné) の頭花。
- ▶ 用途　カミツレに準じる。
- ▶ 解説　局方ではローマカミルレ花という。欧州西部からイギリスに野生する。イギリス・フランスでカミツレと称するものは本品のことであり、真正のカミツレをジャーマンカミツレと呼んで区別する(カミツレの条を参照)。

ローヤルゼリー　APILAC　XV*(2)～XVI　洋

- ▶ 基原　ミツバチ科（Apidae）ヨーロッパミツバチ *Apis mellifera* Linné 又はトウヨウミツバチ *Apis cerana* Fabricius の頭部にある分泌腺から分泌される粘稠性のある液又はそれを乾燥したもの。
- ▶ 用途　健康食品
- ▶ 解説　古今東西で純粋な薬用は寡聞であり、せいぜい機能食品的な用途に留まる(ミツバチについてはハチミツの条を参照)。

ワダイオウ　和大黄　RHEI JAPONICI RHIZOMA　VI～VII*　和

- ▶ 基原　タデ科（Polygonaceae）カラダイオウ *Rheum undulatum* Linné (synonym. *R. rhabarbarum* auctrum E. Asia) の短い円柱状の直立した根茎と、それに伴う太い円柱状の根を横断又は縦割したもの。《備考》カラダイオウの分布はモンゴル・中国の東アジアからシベリア。Ylist および Flora of China はカラダイオウの学名を *Rheum rhabarbarum* Linné とし、*Rheum undulatum* Linné を異名とする。Grin Taxonomy は *Rheum rhabarbarum* Linné を栽培起源で野生がないとし、*Rheum undulatum* Linné を有効名とする。*Rheum rhabarbarum* Linné はシベリア南西部原産のマルバダイオウ *Rheum rhaponticum* Linné を栽培馴化して成立した品種、あるいは交雑種起源ともいう。
- ▶ 用途　緩下薬。古くは大黄の代用とされた。
- ▶ 解説　大黄は漢方の要薬であるが、真品は中国原産、それもかなりの辺境地帯に野生があり、わが国にとってもっとも入手しにくい薬種の1つであった(ダイオウの条を参照)。『福田方』（有隣）巻之十一「和薬眞偽」に「大黄　日本大黄ト云物ハ只シノネノ類也。本草ニ羊蹄大黄ト云物也。」という記

述がある。日本大黄とは大黄の和産代用品の意であり、本項でいう和大黄とは非なるものである。和産の大黄がないため、タデ科ギシギシ *Rumex japonicus* M. Houttuyn の根を基原とする羊蹄（ヨウテイ）を代用品とし、羊蹄大黄・日本大黄と称した。羊蹄は本經下品に収載され、主治は「一名東方宿一名連蟲陸一名鬼目。味は苦く寒。川澤に生ず。頭禿、疥瘙、熱を除き、女子の陰蝕を治す。」とある。古本草は薬用部位に言及しないが、『圖經本草』(蘇頌)に「根は牛蒡に似て堅實なり。今の人、生なるままに根を採り、醋に摩り塗れば癬に速效あり。亦た煎じて丸と作し、之を服す云々」とあり、根を薬用とする。一方、わが国では『和名抄』(源順)に「唐韻云ふ　蓫　丑六反　字亦作　遂　之布久佐（しぶくさ）一云ふ之羊蹄菜」とあり、シブクサ・シという和名を羊蹄菜に充てる。『本草和名』(深根輔仁)は「羊蹄　一名東方宿　楊玄操音繡　一名連虵陸一名鬼目一名蓄　楊玄操音勅六反　一名蓄募　稽疑に出づ　一名姜根　范注方に出づ　和名之乃袮」とあり、羊蹄を「シの根」とする。すなわち、『和名抄』は羊蹄を菜類、『本草和名』は薬用（根を用いる）としており、同じ羊蹄とはいえ、両古典における認識はそれぞれ異なる。『新修本草』(蘇敬)に「根の味は辛苦にして小毒有り。萬單方云ふ、蠱毒を療ずと。」(『證類本草』所引)、『日華子諸家本草』(大明)に「羊蹄根は癬を治し一切の蟲を殺す。腫毒に醋に摩り貼る。」(『證類本草』所引)とあり、いずれも外用薬として用いた。唐代の医書『千金要方』(孫思邈)・『千金翼方』(孫思邈)・『外臺祕要』(王燾)でも羊蹄根はもっぱら外用薬とし、羊蹄の効能に大黄の主治である「腸胃を蕩滌する」すなわち瀉下を示唆する語彙は見当たらない。10世紀末に成立した『太平聖惠方』(王懷隱)巻第五十八に「大便卒に澀結して通じざるを治す方」の又方として、「羊蹄根一兩剉む（にはか）（きざ）　右を水一大盞を以て煎じて六分を取り、滓を去り、温温にして之を頓服す」とある。これは明らかに羊蹄根を大黄の代用とした用法である。鎌倉中期に北条実時が創設した金沢文庫に『宋版太平聖惠方』があり、今日、名古屋市の蓬左文庫に所蔵されている。したがって、遅くとも鎌倉時代には同書がわが国に伝わっていたから、有隣は『太平聖惠方』から羊蹄根を見出して日本大黄と別称したと思われる。『本草和名』に『太平聖惠方』の引用はないから、羊蹄根に対して大黄の代用品という認識はなかった。『和名抄』は食用の菜類として羊蹄を認識していたことは巻第九「菜蔬部」に収載することで明らかである。『延喜式』巻第七の踐祚大嘗祭に「阿波國獻ずる所　乾羊蹄」、同巻第三十九「内膳司」の新嘗祭供御料に干羊蹄一籠、供奉雑菜に羊蹄四把などとあるが、巻第三十七「典藥寮」には羊蹄の名は見当たらない。したがって羊蹄を薬用としたのは早くても平安後期以降である。

　羊蹄がながらく大黄の代用品としてわが国では認識されてきたことは後世の本草書に示唆されている。『本艸辨疑』(遠藤元理)は「羊蹄ハ（中略）野大黄トモ云」といい、また、『和漢三才圖會』(寺島良安)に「今、多ク倭大黄ヲ出ス。皆、羊蹄根（シノネ）及び酸横根（スカンポ）ノ大ナル者ナリ。凡ソ通利ノ劑ハ唐ノ大黄ヲ用フベシ。疥癬諸瘡ニ傅ルニハ倭大黄ヲ用フルニ宜し。」、『用藥須知』(松岡恕庵)にも「和二種アリ。（中略）ソギト云アリ。眞ニ非ズ。羊蹄（ギシギシノネ）ナリ。」とあるのはその証左であり、江戸時代になってもタデ科ギシギシ、あるいは寺島良安が指摘するように、タデ科スイバ（スカンポ）*Rumex acetosa* Linné の根も大黄の代用としていた。因みに、寺島良安のいう酸横根は酸模根（サンモコン）の誤りであり、スイバのことをいう。松岡恕庵は「一種大葉ノモノアリ。土大黄ト名ク。功羊蹄ニ同ジ。」と述べ、和産のもう１種の類品として大葉のものを挙げ、土大黄（ドダイオウ）という名を用いている。『和蘭藥鏡』(宇田川榛斎・榕菴)巻十八にも土大黄と称する一品が収載され、ラテン名をラパチュム・アクハチキュス、リュメクス・アクハチキュスとしている[1]。前者は *Lapathum aquaticum* Garsault (旧名) すなわちミゾダイオウ *Rumex hydrolapathum* Hudson (新名) のことで、欧州から西アジアに分布し、後者

はヌマダイオウ Rumex aquaticus Linné を指し、いずれも欧州では薬用とされた植物である。『和蘭藥鏡』ではその主治を「根及ビ葉性収濇、苦味、清血、淨污、愈創ノ効アリ」とするが、一方で榕庵は「土大黄ハ茎葉花共ニ大黄ニ似テ根瀉下ノ効ナク性収濇ス。薬舗ニ眞ノ大黄及ビ官園大黄ト呼ブ者亦然リ。故ニ是ヲ代用シテ効用同ジ。」とも述べている。大黄と異なる効能としているのはギシギシ属（Rumex）を基原とするから当然のことである。とりわけ薬舗で売る大黄は真品ではなく、また御薬園に植栽される大黄も瀉下効果がないといっているところは、江戸時代にあっては真品の大黄を入手するのが困難であったことを示唆し興味深い。以降、これについて考証してみたい。

　『農業全書』（宮崎安貞）は「大黄是も医家に時々用ゆる、薬種なり。うゆる法。（中略）是山城の、長池などにて作る、唐の大黄たねなり。葉丸く厚くして、つハ（キク科ツワブキ）の葉によく似て、茎少あかく、甚ふとくさかゆる物なり。前々より有来る、倭大黄とハ根のかたち少似て、隔別なる物なり。」と記載し、17世紀のわが国でもある種のダイオウの栽培が行われていたとする。ここに唐種と倭大黄の2種が出てくるが、唐種と称しても真品の薬種ではなく、松岡恕庵のいう大葉の大黄と同じと思われ、今日いうショクヨウダイオウ一名マルバダイオウ Rheum rhaponticum Linné と思われる。これはもともとシベリア南部の原産といわれ、欧州で広く栽培される。わが国へは欧州との交易を通して、あるいは中国から伝わったと思われる。そして、松岡恕庵のいう土大黄、宮崎安貞のいう「前々より有来る、倭大黄」とあるものこそ、第6〜7改正版局方がワダイオウとして収載したカラダイオウ Rheum undulatum Linné（synonym. R. rhabarbarum auctrum E. Asia）である。『延喜式』にある大黄は、羊蹄の名が随所に別出するので、『福田方』ほか各書のいうギシギシを基原とするものではなく、中国から入手した栽培品と思われる。おそらく錦紋系の優等品でなく、わが国の風土でもよく育つ今日いう土大黄系と思われ、カラダイオウの可能性が高い。『本草綱目啓蒙』（小野蘭山）は「今、漢種ヲ傳テ城州長池、和州ニ多クウユ。薬肆ニコレヲ眞ノ大黄ト呼ブ。切口ニ紫ノ筋アリ。即錦紋大黄ナリ。」とあり、驚くことに和産栽培品に真品すなわち錦紋大黄があるとしている。同書に「漢種ヲ傳テ城州長池、和州ニ多クウユ」とあるのは、おそらく宮崎安貞のいう唐種の栽培に言及したもので、蘭山自らそれを真品と鑑定したわけではなく、錦紋大黄というのは誤りであろう。結局、江戸時代までのわが国に品質のよい大黄は輸入品の一部を除いてほとんどなく、漢方医家は今日の大黄と比べてはるかに瀉下効果の劣るものを用いて治療を余儀なくされたに違いない。カラダイオウ基原品は瀉下薬として劣等ではあるが、第6改正版で収載されたのは戦時体制下にあって大黄の入手が困難になったためである。今日ではいわゆる信州大黄が生産され、その品質は最上級品の真品大黄に匹敵し、わが国の需要のほぼ半分をまかなっている（ダイオウの条を参照）。

1）　松岡恕庵のいう土大黄はカラダイオウであり、『和蘭藥鏡』の土大黄とは異なることに留意。

第2章　漢方医学の歴史と処方

　第15改正版以降、正式に漢方処方エキス剤が収載された。俗に漢方というが、その名称は、明治時代の医制改革で維新政府が西洋医学の導入を決定したのち、それまでのわが国で実践されていた伝統医学を区別するためにつけられた和製の漢名である。いわゆる漢方医学は江戸時代に成熟し、本家の中国を凌ぐレベルに達していたといわれるが、維新政府はあっさりとそれを廃止して存続を認めなかった。その理由としていくつかあるだろうが、わが国で主流派であった古方派漢方の医学理論が比較的貧弱で臨床治験を重視した実践的医学を貫いたため、科学を基盤とした西洋医学を受け入れてもそれほどの軋轢を生じなかったことがある。実際、江戸中期以降から蘭方が浸透し、邦人漢方医の中には蘭方を積極的に導入する漢蘭折衷派が台頭し、華岡青洲ほか有力な医師を多く輩出していた背景もある。19世紀中ごろになると西洋の科学は大きく胎動して医学の分野にも浸透し、西洋医学は科学の知見を存分に取り入れて大きく発展する兆しを見せていた。欧州は世界各地の薬物を調達し、その薬物学的価値を科学という客観的尺度で評価し、その知見を西洋医学に適用することで大きく発展し始めたのである。一方、後世方派の本家というべき金元医学はコアとなる医学理論は充実していたが、後述するように、観念的薬理論で基本理論を組み立てており、たとえ新しい薬物を調達したとしても科学と互換性のないシステムに組み込んでしまうため、薬物本来の潜在力を十分に引き出すことは難しくなる。したがって、科学的知見を導入するシステムのない伝統医学の劣勢は火を見るよりも明らかであり、明治政府が西洋医学の導入を決定したのは歴史的に正しい選択であったといえる。

　明治の医制改革以来、すでに百数十年を経たのであるが、昭和50年代以降になると、漢方医学が注目されるようになった。この傾向は今日まで続いているが、明治時代と大きく異なるところは、科学を基盤とした現代医学の枠内という前提で、漢方医学を取り込もうとしているのであって、一部の漢方医家のいうように、決して西洋医学の代替ではないことに留意しなければならない。今日、たとえばガンの治療手段として漢方医学に期待する人は皆無であろう。副作用がないから漢方医学を選択するという人も、一部患者の勘違いを除けば、まずいないだろう。昭和50年代、漢方医学の流行の兆しが見え始めたころ、いわゆる漢方医学のビッグネームの中に、科学としての医学の理解に疑問符のつくような医師がいた。すなわち、漢方の専門医であって、診察・治療をすべて漢方流に行う、いわば江戸時代にタイムスリップしたような医師たちがいたのである。幸い、今日ではそのような医師はほとんどいなくなったが、局方に漢方処方が収載される以上、一般の薬品と同等に扱うのが本筋であって、特別視すべきではない。それでも漢方医学に過剰な期待を抱く患者が存在し、またその方向に患者を誘導することを是とする医師・薬剤師がいることも事実である。漢方医学を正しく理解するために、わが国の漢方医学がもっとも成熟した江戸期の状況を把握しておくことは決して無益ではないだろう。

第1節　江戸期日本の医学事情

[1] 江戸期以降に成立した日本の漢方医学 ――後世方派と古方派――

　わが国で本格的に医学が展開したのはかなり遅く室町後期になってからである。田代三喜(1465年-1537年)が明に留学して多くの医書を持ち帰り、後継者の育成を通して明の医学を広めていった。鎌倉時代の梶原性全[1]、室町時代の有隣[2]はともに本格的な医書を残しているが、それによって有能な後継者が育成され継承されることはなかったから、田代三喜の業績は大きく評価されてしかるべきであろう。田代三喜の後を継いだのは、弟子の曲直瀬道三(1507年-1594年)であり、以降、その息子である玄朔(1549年-1631年)ほか曲直瀬一門によっていわゆる後世方派医学なる漢方医学の一派が確立された。後世方派は金元医学色の濃厚な明医学を起源とするが、玄朔の『十五指南篇』に「廣く内經を閲し普く本草を窺ひ、診切は王氏脉經を主とす。處方は張仲景を宗とす。用藥は東垣を専とし、尚潔古に從へ。諸症を辨治するには丹溪を師とし、尚天民に從へ。外感は仲景に法るに内傷は東垣に法る。熱病は河間に法るに雜病は丹溪に法る。」と記されており、後世方派とはいえ、張仲景の古方も重視していたことがうかがえる。玄朔の父道三が著した『啓迪集』は独自の見解も提唱しており、必ずしも当時の中国医学すなわち金元医学をコピーして受け入れたわけではない。金元医学は陰陽五行説を基盤とするが、とりわけ五行説を重視し、それを薬物や生命活動の分類に応用しているのが特徴である。たとえば、各薬物を五つの薬性(寒・涼・熱・温・平、前四者を四気という)によって区別し、さらに五つの味(辛・酸・甘・苦・鹹)を割り当て、また人間の生命活動のうち身体の活動に関する部分を五臓(肝・心・脾・肺・腎)・五腑(胆・小腸・胃・大腸・膀胱)・五体(筋・血脈・肌肉・皮毛・骨)などに、精神的活動に関する部分を五神(魂・神・意・魄・志)などに分類し、生命活動のバランスは五行説で分類された各要素間の相生相克関係によって維持されると考えた。治療も五行説に基づいて方剤を組み合わせて処方する弁証論治が基本となっている。四気・五味は、『神農本草經』ほか本草書の各条の薬物に必ず記載され、中国伝統医学に固有の概念であるが、金元医学では病理論にこれを組み込んで厳格に適用した。そのほか、人体に影響を与えて疾病の要因となるものとして五運六気を挙げ、いわゆる運気論によって自然現象と発生する病気を予想しその予防に努めたこと、また経絡に対する各薬物の親和性が異なるため選択的に作用すると考える引経報使説も、金元医学特有の概念である。薬方の中でも君薬・臣薬・佐薬・使薬が区別され、その薬説論はかなり複雑となっている。金元医学は整然とした理論で組み立てられ論理的といえるのであるが、必ずしも経験方で積み上げられたエビデンスに基づくわけではないので観念・思弁に陥りやすく、しばしば臨床上の効果とは無関係の空理空論に翻弄されやすいという欠点がある。とりわけ、「肝には青を、心には赤を、脾には黄を、肺には白を、腎には黒を」といって方剤の色を五臓に充てるのはまったく論拠はなく、まさに易学に比肩すべきであって、およそ科学的医学とは無縁といわねばならない。有力な古方派漢方医家の一人後藤艮山(1659年-1733年)が「法を靈素(黄帝内経)、八十一難(難経)の正語に取り、その空論、雑説及び文義の通じ難き者を捨て、漢唐の張機(張仲景)、葛洪、巣元方、孫思邈、王燾等の書を渉獵し、宋明の諸家の陰陽旺相、府藏分配、區々の辨に惑わずして、能く百病は一氣の留滯より生ずるを識れば、則ち思い半ばに過ぐなり」(『艮山先生遺教解』)と述べている[3]のは、後世方派の空理空論を批判したものである。道三以降、世代を経るごとにその傾向が強くな

り、事なかれ主義となり、それが後に興った古方派から激しい非難を浴びることになった。17世紀後半になると、わが国では薬物ブームともいうべき社会現象が発生する。ニンジンの需要が急増したのもその一つで、人々の健康志向が高まり、後世方派で多用するニンジンの補剤としての位置づけが拡張解釈され、万能薬とされたことが背景にある（ニンジンの条の**コラム**を参照）。以上、後世方派は江戸前期までのわが国の伝統医学に一定の影響力を保持したが、後世方派の漢方医家で歴史に名を残すほどの人物は香月牛山・岡本一抱・堀本厚ぐらいで少ない。

　金元医学に対する批判として興った医学派が古方派医学であり、富士川游は名古屋玄医（1628年-1696年）をその始祖としている（『日本医学史』、1904年）。玄医が活躍したころ、中国では、明代後期に方有執（1523年-?年）が『傷寒論条弁』（1593年）を著し、その数年後には趙開美が『宋版傷寒論』を復刻、その他数書を編纂して『仲景全書』（1599年）を著した。清代になると、喩嘉言（1585年-1664年）が『傷寒尚論篇』（1651年）を、さらにその後に程応旄が『傷寒論後条弁』（1670年）を著している。すなわち、明代末期から清代初期の中国では傷寒論ブームともいうべき現象が起きていた。特に、『仲景全書』は1668年に和刻本が刊行され、わが国でも傷寒論研究を本格的に行う下地は十分に構築されていた。このような中にあって玄医は古方への回帰を確信したとされている。しかし、玄医の著書『丹水子』（1687年）巻上に記述された「洙泗（孔子の学統の一つ）の間、古は楊墨（楊朱と墨翟）路に塞る。孟子辟して之を闢いて、廓如たり、南陽（張仲景の出身地をいう）の岐、後に路に塞る者は劉朱（劉張学派と李朱学派のこと）の徒にして、陰虚の説を言う者、是なり。我竊に孟子に比す。人予を何とか謂はん、人予を何とか謂はん。」を見る限りでは、"我竊に孟子に比す"という言に見られるように、医学について論じたというより、ほぼ同時代に伊藤仁斎（1627年-1705年）によって提唱された儒学における古学への回帰と同根といった方がよいかもしれない。玄医はもともと曲直瀬一門に連なる後世方派であり、同時代の仁斎学（儒学古学派）の影響を強く受け、その延長線上に古方医学すなわち『傷寒論』への回帰があったのであって、後世の古方派のように後世方派の学説そのものを否定したわけではない。遠藤次郎・中村輝子が指摘しているように、玄医の医方書は傷寒論を中心として理論を組み立てているが、実際の臨床例においてはそれをほとんど適用していない[4]。したがって、後世方派から古方派への移行期における先駆けと考えるのがよいだろう。

　以上のように、わが国における古方派医学の興隆は当時の儒学の情勢とも無関係ではないと思われるので、ここで仁斎の古学について述べておきたい。当時は、儒者が医師を兼ねる儒医一如の関係にあり、相互に影響を受けやすい関係にあった。玄医も「小子、醫を学ばんと要せば則ち當に先ず儒書を精ふすべし。儒書に精して後に當に醫書を讀むべし。然るときは則ち經義に自明にして術も亦た精かるべし。然らざるときは則ち但針灸方技を事として、終に精微に入ること無し。」（『醫学随筆』）と述べているように、儒学を特に重視し、それを医学の基本理念と考えていた。古学とは、儒学において宋以来の朱子学的経典解釈を排し、原典に立ち返って検討するという儒学研究の手法をいう。禅学・老荘思想など朱子学の成立に伴って流入し、経書の解釈に偏りを生ずる原因となった非儒教的思想を不純と見なし、原典を根底から検討し直すという実証主義的視点に基づいているのが特徴である。仁斎のほか、荻生徂徠（1666年-1728年）も有力な古学派の一人であり、享保年間になると徳川吉宗の信任を得て諮問にあずかるなど、わが国の儒学における古学派の優位を確立した。興味深いことに、中国でも漢学（わが国でいう考証学のこと）という名で、わが国の古学とほぼ等しい儒学の潮流が起きていた。宋・明の儒者が経典を恣意的に解釈しているとして、その是正を動機とし

て起きたのであり、宋の朱子学・明の陽明学のいずれも批判する一派が発生した。『説文解字』の注釈で知られる段玉裁（1735年-1815年）もその一人であり、乾隆嘉慶期は隆盛を極めたといわれる。その中にあって、朱子学を唯一無二の国是とする朝鮮だけは朱子学に固執し孤塁を守ろうとした。徳川将軍の代替わりごとに朝鮮から使節を受け入れることは17世紀初頭に定例化し、吉宗時代の1719年にも受け入れている。朝鮮通信使メンバーの中に選りすぐりの儒者がおり、邦人儒学者との間で儒学をめぐる意見交換が行われたことはよく知られるが、1719年のわが国はまさには古学の隆盛期に当たり、当時の通信使の求めに応じて、仁斎の『童子問』が供与されている。通信使といえば朝鮮文化をわが国へ伝えた役割だけが強調され、あたかもその逆はあり得なかったかのように、ほとんど言及されることはなかった。夫馬進は、わが国において朝鮮にはない古学という異質な儒学的解釈が生まれたことに対して、朝鮮の国是である朱子学にかかわる重要事項として、当時の通信使がどう反応・対応したか、膨大な資料を参照して克明に解析している[5]。この研究は、朝鮮通信史派遣400年目にあたる年の前年に発表されたのであるが、日朝交流史を研究する俗間の研究家からほとんど黙殺された。医学の分野でも古方派医学という、金元医学を基盤とする朝鮮医学にない異質なものが生まれていたのであり、朝鮮医学を移植しようにもその根底がまったく異なるという状況となっていた。当時の中国医学にも古方への回帰という胎動があり、この視点から日朝医学交流を解析することは非常に興味深いことであるが、ほとんど無視されてきたため、一部の研究家による朝鮮医学の漢方への多大なる貢献という、史実とは矛盾することがまかり通ることになってしまったのは遺憾である。朝鮮医学については次節で述べる。

　さて、儒学から再び医学史に話を戻す。名古屋玄医以降、後藤艮山・香川修庵（1683年-1755年）・山脇東洋（1705年-1762年）・吉益東洞（1702年-1773年）らの古方派を代表する著名医家が出現し、江戸中期以降は後世方派を圧倒するようになった。古方派と後世方派の違いは、理論的基盤が前者は陰陽説、後者は陰陽五行説というふうに説明されるが、わが国ではあまり鮮明ではない。むしろ、臨床上の治療姿勢に大きな違いが見られる。古方派は一般に瀉剤を多用し攻撃的治療を好むのに対して、後世方派は補剤を中心として滋養強壮に重きを置いた治療を行う。したがって、古方派は『傷寒論』などの古方を重視するので、その名の由来がある。しかし、古方派という流派が実際にあるわけではなく、各医家が独自の視点で金元医学とは一線を画して多様な医術を実践したのであって、必ずしも『傷寒論』一辺倒ではなかった。独自の病因論「一気留滞説」で一世を風靡した後藤艮山も古方派の巨頭の一人とされるが、著作らしいものは残しておらず、町医者を通したこともあって身近な薬材を用いて治療しようと努め、民間療法も実効があるものは躊躇なく採用し、また灸による治療も多用した点で、いわゆる古方派のイメージは希薄である。本格的な古方派色を鮮明にしたのは、艮山の門人である山脇東洋・香川修庵の代になってからで、古方派医学が大きく展開したのもそれ以降である。東洋は『傷寒論』にしたがってその処方を多用した点でもっとも古方派らしい医師といえるのであるが、わが国で初めて刑屍の解剖図『蔵志』（1759年）を著したことでわかるように、その視野は中国伝統医学の枠内に留まることはなかった。香川修庵は、『黄帝内経』を始めとする中国古典医書を排撃したのみならず、三陰三陽の六病位論すら否定し、『傷寒論』も批判の対象にするほどであった。『一本堂薬選』（1731年-1738年）を著し、独自の医学論を主張して東洋との対決姿勢を鮮明にした。古方派の治療法の特徴は、補法を排してもっぱら瀉法によって難病痼疾を治すという『傷寒論』の治療法を実践することであるが、これをもっとも忠実に実践したのが吉益東洞で

あり、五臓六腑説・引経報使説・五運六気説など陰陽五行説に基づく金元医学の病理論をことごとく否定した。『傷寒論』を高く評価し、それを処方別に配列して『類聚方』を編し、各方剤の証を探求して生薬の効能を帰納的に追求して『薬徴』(1785年) を著した。同書はわずか50数種の生薬の薬効を詳述するにすぎないが、従来の中国本草の説はほとんど排撃され、『傷寒論』の方意と自家の経効に基づいて定めた点で画期的であった。

いわゆる漢方薬は副作用がなく、それが西洋医学との大きな相違であると喧伝されることがある。西洋医学でいう副作用は漢方医学にはあり得ないもので、あれば誤治すなわち診断の誤りと主張する現代の漢方医家もいる[6]。あるいは漢方薬は西洋薬よりずっと作用は優しく、結果的に副作用を意識することなく完治可能とすらしばしばいわれる。漢方湯液は様々な化学成分を含み、服用すれば体内の隅々に行き渡る。仮に作用の激しい成分であれば、輸送先によっては身体に不利益なことが起き、それは副作用以外の何者でもない。したがって、漢方薬に副作用はあり得ないというのは原理的に誤りであり、これを否定することは科学を否定することに等しい。たしかに漢方薬を服用して副作用を意識することなく一定の効果が認められることは少なくないが、漢方は副作用がなくてよく効くという信念に基づくプラシーボ効果によるところが大きい。一般合成薬品もうまく使えばほとんど副作用を意識することはない。中には10年20年の長きに渡って服用が可能な薬物もある。にも関わらず、一般薬品は副作用が強いというステレオタイプだけが一人歩きし、一般の患者まで巻き込んで恐怖に陥れているのが現状である。漢方医学は科学を基盤としないので、西洋医学のように副作用という概念を受容する習慣がなく、漢方病理論からすれば副作用はあり得ないことになり、科学とは整合性のないきわめて詭弁的な議論に陥ってしまう。その中にあって東洞は副作用に相当する概念をいち早く受容したことは『古書醫言』(1813年) に示唆されている。巻之一に「書に曰く、若し薬瞑眩せずんば、厥の疾癒ゑず」とあり、この瞑眩が今日いう副作用に近い意味をもつと考えられる。意外なことに、その語彙の出典は医書ではなく、書すなわち『書經』であり、説命上篇に次のように記述されている[7]。

之(傳説)に命じて曰く、朝夕誨を納れて、以て台が徳を輔けよ。若し金ならば、汝を用て礪と作さむ。若し巨川を濟らば、汝を用て舟楫を作さむ。若し歳大いに旱せば、汝を用て霖雨と作さむ。乃の心を啓き、朕が心に沃げ。若し薬瞑眩せずんば、厥の疾瘳ゑず。若し跣にて地を視ざれば、厥の足用て傷む。惟れ乃の僚と心を同じくし以て乃の辟を匡さざること罔れ。先王に率ひ、我が高后を迪みて、以て兆民を康ぜ俾めよ。嗚呼、予が時の命を欽み、其れ惟れ終有れ。説(傳説)、王に復して曰く、惟れ木縄に從へば、則ち正しく、后諫に從へば、則ち聖なり。后克く聖なれば、臣は命せずして其れ承る。疇れか敢て祗しみて王の休命に若はざらん。

説命上篇は紀元4世紀ころに東晋の梅賾が奏上した偽古文尚書とされているが「若薬弗瞑眩厥疾弗瘳」という句は孟子の『滕文公上』にも引用され、紀元前の古代中国では遍く知られていた。『大漢和辞典』に「方言曰ふ、薬を飲みて毒す、海岱の間、之を瞑眩と謂ふ、瘳は愈なり、瞑眩せずんば、臣の言口に苦からざるを喩ふなり」とあり[8]、出典は前漢の俚言集『方言』(揚雄) である。ところが原典巻三には「凡そ薬を飲み薬を傳けて毒す、(中略)東齊海岱の間之を眠と謂ひ或は之を眩と謂ふ　眠眩亦た今は通語のみ」とあり、もともとは眠眩と称していた。『説文解字』に「瞑は目を翕ぢるなり、目冥に從

ふ」とあり、段玉裁は「俗に眠に作る」と注釈していることをもって、眠眩から瞑眩となった。いずれにせよこれにより瞑眩は「薬の毒に中たる」という意味であることがわかる。説命とは高宗武丁が宰相の傅説に与えた命令のことで、「之に命じて曰く」とあるのはそれを指す。その命令とは主君を諫めることであり、薬に喩えるなら苦しみ悶えるほど強いものでなければ病気は治らないと同じように、それを実行することは大変なことだというのである。東洞は漢籍の古典を引用し、薬の瞑眩を恐れるようでは病気を治せないといっているのであり、治療に当たって薬の峻烈な作用を許容している点で画期的といえる。東洞は、「相應の藥はかならず毒にあたり瞑眩して病治す。其毒にあたる時は氣色あしくなるゆゑ、不相應なるやうにおもへども、能く病の治するを以て相應の藥とおもふべし。」、「瞑眩すれば甚だくるしむことなれども、其あとの快きことを知りたる人は幾度も用ひ、病毒盡きるまで服用するゆゑ終に全快し、瞑眩せざれば病の治せぬといふことを能く知るなり。それゆゑ後世の藥（補剤のこと）を用ふべき道理なし。」（『醫事或問』巻上）と述べ、後世方派を激しく批判した。また、同書で「諸病ともに一つの毒ありて其の毒動き萬病を發するなり」（『醫事或問』巻下）とも述べており、万病一毒論として東洞の医説の根幹をなすものであった。しかし、一世代前の現代漢方医家は、瞑眩は薬物を服用して病気の好転前に起きる予期しない生体反応であると解釈し、やはり西洋医学との差別化のため、漢方薬の副作用に概して否定的であった。東洞は病因の推測を抽象論として嫌い、これまでの診断・診察例から積み上げた経験的感覚的認識を重視した治療を実践した。これは親試実証主義として高く評価され、明治維新後、漢方医学が廃止され西洋医学への移行が円滑に進行した１つには、この東洞の思想の浸透があったためと考えることもできよう。

1) 仮名交じり文で書かれた『頓醫抄』全50巻（1302年あるいは1304年成立）と漢文で書かれた『萬安方』全五十巻（1315年）の二書を著した。
2) 『福田方』全12巻を著した。仮名交じり文で書かれ、成立は14世紀後半から15世紀初頭といわれる。
3) 後藤艮山は著書を残しておらず、『艮山先生遺教解』は門人がまとめたもの。
4) 遠藤次郎・中村輝子　科学史研究　43巻　13-21　2003年。
5) 夫馬進　思想　4-27　2006年。
6) 西山英雄『漢方薬と民間薬』（創元社、1971年）、215頁。
7) 中国の医書では、瞑眩という語彙は見当たらないが、『本草匯箋』（朱大年）巻四「蔓草」の防已（原典では防巳とある）の条に「味苦きは沉して能く濕熱を瀉するを主る。辛を帶びるは散ずるを主り、以て滞氣を消し、善く祛熱し下行す。使し腰以て下し足に至れば、血分は濕熱に中り壅滯す。陽實の水腫、小便不利、腿足の腫痛、腰膝重墜、脚氣等の證を主治す。然らば乃ち瞑眩の藥にして臭氣は人を拂ひ、妄りに之を服すれば人をして減食心煩せしむ。其れ用ふべからざる者有り。如し飲食勞倦、元氣既に□ち防已を以て大便を泄すれば、則ち其の血を重亡す。渇を發して引飲すれば熱は肺經の氣分に在り。而して防已は乃ち下焦の血藥なり。外傷の風寒の邪、肺部に在り、以て小便赤黄不通と致す。此れ亦た上焦の氣分にして、防已豈ぞ用ふるかな。久病の後、津液行らざるは此れ上焦の虚渇なり。宜しく甘温を以て補すべし。若し苦寒を用ふれば其の殆ふきを速くのみ。」と出てくる。しかし、この記述から、同じ語彙とはいえ、東洞の言わんとする瞑眩とはまったくニュアンスが異なること、また『書經』にいう意味合いとも整合しないことに留意すべきである。このことは宋代以降になって中国医学が『傷寒論』・『金匱要略』を中心とする古方から金元医学に大きく変質したことと無関係ではないだろう。因みに、『本草匯箋』のいう防已は「漢中に産す。内に淡黒の紋暈有り車輻の解する如き者が良し。」とあり、附図からツヅラフジ科基原である。この時代の本草書で瓜防已ではないのは珍しい（第１章ボウイの条を参照）。
8) 『大漢和辞典巻八』（大修館、1985年）、248頁。

[2] 江戸後期の医学──折衷派・考証学派の出現と蘭方の台頭

　東洞の没後、特に19世紀に入ると、その診断・病理思想を極端として反省する医家も出現し、古方・後世方折衷派が登場した。わが国では純粋な後世方派は少なく、わが国における金元医家の祖

たる曲直瀬道三すら『傷寒論』を重視していた。また、『素問』・『霊枢』・『難行』・『傷寒論』・『金匱要略』などの中国医学の考証を進め、それを独自に体系化し、それぞれの良い部分を取り込んで実践するという考証学派も登場した。江戸医学館を設立した多紀元孝（1695年-1766年）を始祖とする多紀一門がこれにあたるが、しばしば折衷派と混同される。いずれの学派にせよ、わが国の漢方医学は薬理論において金元医学とはかなり乖離したものとなった。一方、江戸時代になると、長崎の出島というごく狭い窓を通して欧州の科学が流入し始めた。特に、八代将軍徳川吉宗が1720年に洋書輸入を事実上解禁してから、いわゆる蘭学が隆盛するようになり、医学分野では蘭方が浸透していった。欧州の医学は解剖学を基盤としたものであるが、オランダより輸入した解剖図は精緻そのものであり、中国医学の内景図[1]の概念的な図とは雲泥の差があり、当時の医家を驚愕させた。江戸中期の中国清王朝は最盛期を迎え、明時代より領土ははるかに拡大し政治的には栄えたのであるが、本草・医学分野ではほとんど進歩がなくマンネリ傾向が顕著であって、邦人学者の間に中国の学問の観念的傾向に対する不信感を増長させ、一気に中国離れを加速することになった。漢方医家の中にも蘭方に傾斜するものが出て、漢蘭折衷派も登場するようになった。特に、在来中国医学に飽き足らない傾向の強い古方派に多く、山脇東洋は人体解剖図も著している。解剖図といえば、杉田玄白（1733年-1817年）・前野良沢（1723年-1803年）の『解體新書』（1774年）が著名であるが、実はそれ以前に下総国古河藩医であった河口信任（1739年-1811年）が刑屍を解剖し、『解屍編』（1772年）に著したのが、邦人による初めての人体解剖実験であった。江戸期のわが国は、伝統的中国医学を消化し、古方派などのように観念論を排して実証主義的視点を重視する独自の流派が出現し、それに蘭方という欧州の自然科学を基盤にした医学が流入し、当時の医学界に新風をもたらすこととなった。その典型は華岡青洲（1760年-1835年）に見ることができる。青洲は東洞の息子吉益南涯（1750年-1813年）から医術を学び、当初は古方派医家であったが、後にオランダ式外科医学を学び、後に世界初となる全身麻酔による乳ガン摘出手術を成功させた（第1章ダツラの条を参照）。これは東洞の親試実証主義と蘭方の外科術を統合・具現化したものと考えてよい。古方派とりわけ東洞は、眼に見えない部分の病因を推測することを嫌ったが、これを一歩進めると外科術によって内部を暴き出して病因源を除くことになり、青洲はそれを実行したのである。中国・朝鮮の医書にある観念的な解剖図でそこまでに至るのはおよそ困難であり、山脇東洋以降、積み上げたオランダ解剖学の結実であり、旧来の中国伝統医学では考えられない手法であった。このように江戸後期には、邦人医家によって伝統医学の創造的破壊が行われていたのであるが、その根底には金元医学の矛盾の露呈に伴う閉塞感があったことはいうまでもない。明後期から清初期の中国でも傷寒論ブームがあり、変革の兆しがなかったわけではなく、わが国の古方派の勃興に似た状況があった。しかし、考証学に留まって臨床の現場に適用されることはなく、わが国のような古方派医学の形成には至らず、内部からの変革はついに起きなかった。すなわち、江戸時代のわが国は中国医学を換骨奪胎し独自の医学を構築したことになるが、皮肉にも明治維新に至って漢方医学の廃止・西洋医学の受容という結果をもたらすことになった。漢方医家の大半はこれに従ったことを見てわかるように、当時のわが国の内外の情勢から、漢方医学の発展的解消を受け入れることは押しとどめることのできない潮流であった。華岡青洲が内外合一を唱えた（内は漢方、外は蘭方のこと）ように、もともと漢方は内科に、蘭方は外科・眼科に優れるとされ、また江戸時代においては古方派・折衷派などの競争的切磋琢磨が見られたこともあって、漢方医学は当時の西洋医学に対して絶対的に劣勢であったわけではない。そ

の当時の日本人の死因でもっとも多いのは感染症であったが、漢方医学の治療効果は眼に見えるほどのものではなかった。西洋医学も19世紀以前では大同小異であったが、1796年にイギリスのジェンナーが開発した牛痘の接種によるワクチン法は天然痘の予防に大きな効果を挙げた。新しい知見を生み出し、それをすぐに医学に取り入れる柔軟性は漢方医学にはないものであり、それこそ19世紀以降の世界で西洋医学が優位に立つ萌芽であった。わが国でも1849年に佐賀藩医師楢林宗健がオランダ人医師の指導のもとに種痘を実施して以来、全国に広まった。これが契機となって1868年に西洋医術採用許可令が発布され、翌年にはドイツ医学の正式導入が決まり、1883年に医術開業試験規則・医師免許規則によって、西洋医学を修めなければ漢方医学の実践は不可能になった。1886年に公布された初版日本薬局方ではいわゆる漢方薬はことごとく排除されたのも、当時の政府が不退転の決意をもって医制改革を実施したことを示唆する。

1) 12世紀宋代の『欧希範五臓図』（呉簡）が中国では最初の解剖図といわれる。梶原性全の『頓醫抄』の巻四十三、四十四にもあるが、宋書を元にしているといわれる。『東醫寶鑑』にある図もよく似ているので宋書起源でまちがいないだろう。

[3] 漢方医学に対する朝鮮医学の影響は？

『東醫寶鑑』（許俊）を朝鮮医薬学の最高峰ということに異論はないが、日本・中国の類書と比較して、どちらの水準が高いかについてはそう簡単に決められるものではない。しかし、『東醫寶鑑』がわが国のみならず中国にも多大な影響をもたらしたとして、朝鮮医学の水準の高さをことさらに強調することがある。とりわけ最初の朝鮮通信史が渡来してからちょうど400年目にあたる2007年前後に頂点に達した感があった。その前後に刊行された出版物の中には、単に時流におもねるだけの内容の希薄な著作が目立つ一方で、前に紹介した夫馬進の画期的な日朝交流研究はほとんど無視された。また、享保年間に幕命により朝鮮薬材調査が行われたが、田代和生はその背景について次のように述べている（『江戸時代朝鮮薬材調査の研究』）。

① 江戸時代の初めごろでは日本・朝鮮の医学の水準には格段の差があった
② 室町期の朝鮮では中国一辺倒から脱して独自の医学を構築していた
③ 文禄・慶長の役で朝鮮から多くの医学書を略取した結果、医学先進国としての朝鮮に対する認識が高まった

田代は伝統医学・本草学の専門家ではなく、必ずしも正しい理解に基づいているとはいえないので、ここで問題点を指摘しておきたい。まず、①についてであるが、前近代とりわけ近代医学が成立する前では、医学水準について言及するのはあまり意味がない。というのは、実際の治療効果があってこそ医学はその役目を果たすのであって、今日ではこれが当たり前となっている。しかし、今日の医学を支える生命科学が発達したのは、20世紀後半になってからであり、物理学・化学等に比べるとかなり後れていたのである。それまでは正しい診断のもとに、適切な処方によって病気が治癒することは現在に比べれば格段に低かったはずであり、大半はセレンディピティに依存する状態であったといってよい。19世紀までは、洋の東西を問わず、世界どこでも天然物基原の薬物（生薬）を

用いていたが、その中には今日の有用治療薬となっている成分を含むものがある。しかし、古い時代からその主成分の薬効を利用してきたわけではなく、その歴史を精査すると意外な事実が浮き彫りになってくる。たとえば、ラウオルフィアはインド原産の薬用植物であるが、民間では根をヘビの咬傷や精神病などに用いてきたので、印度蛇木(インドジャボク)の別名がある。この主成分はレセルピンというアルカロイドであり、今日では血圧降下薬・精神安定剤として用いる要薬であるが、インド固有の伝統医学アユルベーダでは使われることはなかった。すなわち膨大な体系的医学理論によって構築され進んでいるはずのアユルベーダではラウオルフィアの鎮静・降圧作用は気づかれず、民間療法の方が現代医学に通じる用法を持っていたことになる。もう一つ例を挙げておこう。ジギタリスは、今日、強心利尿薬ジギトキシンの製造原料として欠かせないが、生薬としても第14改正版まで収載されていた。医薬史上ではW・ウィザーリング(William Withering)が発見したことになっているが、正確にいえば「ジギタリスを近代医学に初めて導入したのがウィザーリングである」というのが認識として正しい。ジギタリスの起源は、イギリス・シュロップシャー州の民間療法師が用いていた秘伝の処方であり、ウィザーリングが不治の病としてさじを投げた患者の水腫(心機能の不全による疾患)を治したものであった。ウィザーリングは20以上の配合薬の中から薬効の本体がジギタリスにあることを発見した(第1章ジギタリスの条を参照)。この例では、当時のイギリスの進んだ医学を修めた正規の医師が治せなかった病気を、民間療法師がいとも簡単に治したのであるが、だからといってその民間療法が医学的に進んでいることにはならない。進んでいるのは、新しい薬物を発掘してその効能を世に広く知らしめ、近代医学で利用できるようにしたウィザーリングの医学であり、今日の西洋医学と基本的に同根である。レセルピンもジギタリスも西洋医学が民間薬の中からその潜在力を見抜いて治療薬としたのであるが、科学を基盤とした西洋医学だからこそ可能であったといえるだろう。後に西洋医学は、世界中に医薬資源を求めて優れた治療薬を発掘し、ついに世界標準の地位を獲得するに至る。中国医学も、中国以外の地から薬材を導入するのに積極的であったが、独自の観念的医学理論に組み込んでしまったため、本来の潜在力を引き出すことはできなかった。田代は朝鮮医書の膨大な薬説論に圧倒されてそれを先進的と考えたと推測するが、実際の治療実績に結びつかなければまったくの机上の空論であることを認識しなければならない。西洋医学が世界標準の医学を獲得したのは、コアとなる理論[1]の比重が小さく、実証に基づく科学を基盤にしたため、科学の進展の恩恵を存分に享受できたからである。江戸期の古方派漢方医も、中国医学の理論の多くを切り捨て、親試実験の実証主義的姿勢を持っていたことは西洋医学と相通じる点で注目に価しよう。以上の例でわかるように、前近代において、医学水準が進んでいる、後れていると議論することの無意味さを物語っている。

次に②についてであるが、朝鮮医学が中国から独立した"独自の医学"であったというのは、朝鮮医学・本草学の研究家として名高い三木栄の説に基づいているようである。"独自の医学"というのは、しばしばわが国の古方派医学に対して冠せられることがある。古方派の精神を突き詰めた結果、その延長線上に明治維新後の西洋医学の正式採用があり、それだけ古方派医学が中国医学から乖離した存在であったわけで、この形容は妥当と思われる。朝鮮医学については、『東醫寶鑑』の内容を吟味した上で考えてみたい。本書は、各症状について簡潔に説明した後に対応する処方を列挙してあるので、かなり実用性を意識した編集となっており、中国医書によく見られる冗長的な記述は比較的少ない。また、各巻末には単方と称し、各薬物を単体として用いる場合の薬効を説明し

ており、おそらく複数の薬物を配合した処方が調達できなかったことを想定して、緊急時の使用を意識したものと思われ、中国やわが国の医書にはない特色といえる。全体として記述が一貫しているのは、一人の著者によって編纂されたからである。以上のように、本書の体裁は朝鮮医学の最高峰と称されるに恥じないものであるが、実際にどれだけの治験を積み上げ、またどの程度の治療実績を残したのか、今ひとつ不明である。わが国の漢方医学における口訣に相当するものが残されていれば評価を下すことができるが、三木はそれについてはまったく言及していない。そもそも著者の許俊(1546年-1615年)が朝鮮でもあまり知られていなかった事実からすると、門人によって継承されることはなく、医方もあまり実践されなかったことになる。とすれば、朝鮮医学にわが国の漢方医学以上の独自性があったとはいえないのではないか。田代が朝鮮医学の独自性云々と述べた背景を追求してみると、当該分野の専門研究者の絶対数が和漢本草学・医学分野と比べて格段に少なく、三木栄の存在感が突出しているという特殊な事情が見えてくる。さらに朝鮮医学や本草に関する典籍はいずれも稀本であり、原本を入手するのが困難であることも当該分野の研究の進展を著しく阻害する要因となっている。また、相対的に関心度の低い学術分野では、研究者によっては事実をやや誇張的に記述することで、他の研究者の関心を引こうとする傾向がある。三木にもその傾向が皆無ではなく、田代和生を始めとする研究者あるいは民間研究家は、その三木の著作を部分的に引用するだけで、その内容について深く検証するにまでは至っていない。貫井正之は、三木や田代の著作を引用して、『東醫寶鑑』を基調にした朝鮮通信使医師と邦人医師との交流によってわが国に優れた医書を生み出し、わが国の医学の発展を著しく促進させたとまで言い切っているが、それを実証する具体例を挙げて説明していないだけでなく、きわめて恣意的な解釈であって関連分野への視野をまったく欠く[2]。三木・田代はそこまで極言していないが、やはり日中の医薬学史を達観した上で、朝鮮医学を比較研究するという視点は見られない。というよりそこまで関心が及ばなかったといった方が正しく、それが結果的に誤った解釈で引用される要因となっている。『大和本草』(貝原益軒)は『東醫寶鑑』をごく部分的に引用し、益軒は同書に目を通していた[3]。江戸後期の『本草綱目啓蒙』(小野蘭山)は『東醫寶鑑』・『郷藥集成方』・『採取月令』などの比較的多くの朝鮮本草・医学書を引用している。にもかかわらず、朝鮮語学者の小倉進平博士が『本草綱目啓蒙』に引用された薬物の郷名(朝鮮語名)を言語学的観点から研究したにとどまり、薬学・医学的視点から検討されることはなかった(第2部第1章第4節[4]を参照)。蘭山も朝鮮の典籍の内容まで踏み込んで論述するには至っていないが、特筆すべき内容に乏しかったことを示唆するものだろう。朝鮮本草・医学に関する研究は、情報が質量とも絶対的に不足している以上、三木ほか先駆者の論述を鵜呑みにするのもやむを得ないともいえる。これでは研究者間の関心を引くには至らず、当該分野の理解を深めることは難しいのみならず、関連分野との比較研究を見据えた長期的な視野での学術的研究の進展は期待できず、裏付けを欠いたまま憶測だけが先行しているのが現状といえるだろう。

③については、大いに問題がある。まず、朝鮮医学が漢方医学に多大の貢献をしたという通説とは裏腹に、その影響の痕跡らしきものは漢方医学のどこにも見当たらないという事実がある。享保年間に幕府の後押しで朝鮮薬材調査を挙行し、また訓点付きの『東醫寶鑑』を刊行した背景は田代が詳しく論述している(『江戸時代朝鮮薬材調査の研究』)。当時の幕府が朝鮮医学を積極的に受容する姿勢を示したと田代は解釈しているが、同書の和刻本が二度刊行されている事実から判断したようである。初版本が享保九(1724)年に、再刊本が寛政十一(1799)年に刊行されているので、当時のわ

が国に"広く"流布したことは確かだろう。とすれば、その影響がわが国の漢方医学に及ばなかったとすれば実に不思議なことといわねばならない。朝鮮医書が先進的すなわち実用性に優れているのであれば、わが国で導入されて一定の実績を残したはずであるが、その痕跡はあるのだろうか。幕末から明治時代にかけてもっとも著名な漢方医家であった浅田宗伯（1815年-1894年）の『勿誤藥室方函』（1877年）は、煎薬616方、丸薬102方、散薬68方を収録し、『傷寒論』・『金匱要略』の古方から李東垣方など金元医学の処方、さらに江戸期の著名な邦人漢方医の経験方（本朝経験方という）を含めている。その中で朝鮮医学書より引用した処方は、以下に示すように、わずか7方にすぎない。そのうちの一方杏酪湯が朝鮮伝とあって具体的な出典が不明であるのを除けば、いずれも『東醫寶鑑』を出典とする。また、当帰四逆湯は『傷寒論』に同名の処方があり、宗伯が収録したものとは配合薬物が異なることに留意しなければならない。『常山方』（曲直瀬正紹）にも朝鮮由来の処方が散見され、寶鑑の名を冠して引用する。そのほか寶鑑炙甘草湯という処方もあるが、『傷寒論』・『金匱要略』の同名処方の麻子仁を麻黄に置き換えた変方にすぎない。『常山方』は1674年に成立したとされるから、和刻本『東醫寶鑑』が刊行される前に原本を入手していたことになるが、幕府の御用医家である曲直瀬一門だからこそであろう。江戸期に多くの民間医療書が刊行されたが、その中で唯一『奇工方法』に「三豆湯之傳　東醫寶鑑引得効方　痘瘡預防法　赤小豆・黒豆・菉豆」とあり『東醫寶鑑』の名をみるが、もともとは中国の医書『世醫得効方』を出典とする処方を改作したにすぎない。

沈香天麻湯	沈香・益智・烏頭・天麻・防風・半夏・附子・羌活・独活・甘草・当帰・姜蚕・生姜（『勿誤藥室方函』・『常山方』）
当帰四逆湯	当帰・附子・桂枝・茴香・柴胡・芍薬・茯苓・延胡索・川楝子・沢瀉（『勿誤藥室方函』）
茯苓琥珀湯	沢瀉・猪苓・白朮・茯苓・桂枝・琥珀・滑石・甘草（勿誤藥室方函）
杏酪湯	杏仁・麦門冬・氷糖（『勿誤藥室方函』）
秦艽別甲湯	別甲・柴胡・地骨皮・当帰・秦艽・青蒿・烏梅・知母・生姜（『勿誤藥室方函』）
無価散	甘遂・辰砂・軽粉（『勿誤藥室方函』）
青皮散	青皮（『勿誤藥室方函』）
平胃地楡湯	白朮・陳皮・茯苓・厚朴・葛根・地楡・乾姜・炙甘草・當飯・神麯・白芍薬・人参・益知・蒼朮・升麻・附子（『常山方』）
加減瀉白散	桑白皮・地骨皮・知母・陳皮・桔梗・青皮・黄芩・細辛・甘草（『常山方』）
香殻丸	木香・丁香・三稜・青皮・莪朮・枳殻・川楝子・藿香（『常山方』）
麦門冬湯	麦門冬・黄連・乾冬瓜（『常山方』）

以上の処方は「一般用漢方製剤承認基準」（厚生労働省医薬食品局審査管理課長通知）に収載する294方には見当たらないことから、朝鮮医学の漢方医学に対する影響はきわめて限定的であったことは一目瞭然である。『国書総目録』に和刻本『東醫寶鑑』が収録されていないことが貫井によって指摘されている[2]が、思ったほど俗間に流布しなかったのかもしれない。あるいは、田代がいうほどには江戸時代の漢方医家の間で『東醫寶鑑』の評価は高くなかったとと考えざるを得ないだろう。『東醫寶鑑』のわが国の漢方に対する影響が微々たるものであったとしても決して不思議ではないことは当時のわが国の医学事情を知れば容易に理解できる。享保以降の江戸期は、わが国の医学史

上にあって、それまでの金元色の濃い医学から古方派へ脱皮しつつある時に当たり、また吉宗の洋書輸入の解禁に伴い中国医学とはまったく異質の蘭方も胎動し始めた未曾有の大変動期であったからだ。したがって、理論的に中国医学と大差ない朝鮮医学は当時の医家にとって魅力ある存在ではなく、朝鮮医学を実践する機会はごく限られていたのである。明治維新後、西洋医学の導入に伴い、漢方医学そのものが衰弱してしまったから、結局、わが国において本格的に朝鮮医学の真価を見極めることはなく、『東醫寶鑑』は忘れ去られた医書となってしまったのではあるまいか。では、なぜ『東醫寶鑑』は再刊されたのかという新たな疑問も出てくるのでこれに答えなければならないだろう。田代によれば、対馬藩が朝鮮人医師を招聘し、わが国に朝鮮医学を広めようという意図をもっていたという。また、九州本土の対馬府中藩では朝鮮の医薬を販売していたともいう(以上『江戸時代朝鮮薬材調査の研究』による)。対馬府中藩は寛政十(1798)年に朝鮮通信使の応接費用のために幕府から加増されたものであり、その翌年に『東醫寶鑑』が再刊されたのは偶然ではなく、何らかの背景があったと考えねばならない。享保年中に幕命でオタネニンジンの国産化が進められ、それに成功したことと深い関係があると思われるからだ。朝鮮とのニンジン交易を独占していた対馬藩はニンジンの国産化でもっとも打撃を受けたことは論を俟たない。利権を失うことに対馬藩は無抵抗ではなかったはずで、その穴埋めとして朝鮮医薬の販売を企て[4]、『東醫寶鑑』の再刊を幕府に認めさせたのではないかと推察されるのだ。

　享保期あたりからこの大きな変革の胎動が顕在化し始め、この直後にわが国医薬学史上の大変動があったのであるが、田代和生は、有徳院殿御実紀附録巻十五を引用して、吉宗がとりわけ『東醫寶鑑』に深い関心をもっていたかのように述べている(『江戸時代朝鮮薬材調査の研究』)。これも当時の状況を正しく把握したとはいえず、実際は同書だけでなく『太平聖惠方』・『外臺秘要』・『太平惠民和劑局方』などの中国書にも大きな関心を寄せていた。『東醫寶鑑』とともに『和劑局方』も官刻している事実、民間では山脇東洋が『外臺秘要』の復刻を行うなど、多くの漢籍医書が同時代に出版されていたのであって、吉宗が興味を示した外来典籍は『東醫寶鑑』だけではなかった。むしろその当時の時流を考慮すれば、朝鮮の医書に対する関心は薄かったという方が正鵠を射たといえるだろう。吉宗は林良適に命じて『普救類方』(1729年)を編纂・官刻させているが、27種の医書から平易な処方を集めたもので、編纂には朝鮮薬材調査で主導的役割を果たした丹羽正伯も加わっている。ところが、『東醫寶鑑』が1724年に官刻されているにもかかわらずこの中に同書の引用はなく、すべて中国の医書であったことは朝鮮医書に格別の配慮をしていなかった証左であろう。また、1720年にキリシタン関連書籍を除いて洋書の輸入・売買を解禁したのも他ならぬ吉宗であり、これによって洋学・蘭学という一部門が興り、わが国の学術の進展に計り知れないインパクトを与えたのは遍く知られるところである。野呂元丈(1693年-1761年)は、1741年から10年にわたって、長崎で蘭医P・P・ムスクルス(Philip Pieter Musculus)らの指導を受け、J・ヨンストン(Johannes Jonstons)の『動物圖譜』(1660年)を翻訳し、『阿蘭陀本草和解』(1742年～1748年)を著した。これは幕命によるものであり、当初は将軍として君臨していた吉宗の意向があったことはまちがいない。以上のことから、吉宗は広く世界に視野を広げた上で朝鮮薬材調査ほか諸政策を遂行し、その結果、オタネニンジンなどの薬用植物を調達して国内生産を企てたのである。朝鮮はわが国にとってもっとも近い隣国であるから、まず眼を向けたことはまちがいない。ところが朝鮮には本格的な本草書はなく、全て医書に付属し、その完成度も決して高くはなかった。もし朝鮮に完成度の高い

本草書があれば、吉宗はわざわざ朝鮮薬材調査を行う必要はなかったであろう。こう考えてみると、吉宗が企てたことは『東醫寶鑑湯液篇』を補完して朝鮮本草を完成させることに目的があったかのようにすらみえる。それは欧州諸国がアジア・アフリカ・新大陸で行った資源調査研究に似ており、朝鮮薬材調査でももっぱら品目の博物学的成果のみを求め、薬効・用法にはまったく関心を示していないことでも示唆されよう。その成果が実際に実を結んだのは、吉宗が将軍職を退いた後のことで、オタネニンジンだけでなく大和川芎・山城当帰・宇田芍薬・香附子・茯苓・加賀黄連・半夏などの薬材が中国へ輸出されるようになった（岡西為人『本草概説』）。ただ朝鮮産物に関する書籍の刊行はついに実現することはなかった。『東醫寶鑑』が成立した17世紀初頭から19世紀までの300年間の日本漢方と朝鮮医学を比較してみると、日本漢方が大きく変革した結果、ついに西洋医学を受容・消化していったのに対して、朝鮮医学はほとんど変わっていないことに気づく。中国においても同様であり、中国・朝鮮の医学は同時代では大きな停滞期にあり、わが国の漢方医学ほどプログレッシブではなかったといえるだろう。田代は以上をふまえた上で徳川幕府による朝鮮薬材調査を解析すべきであった。朝鮮医学に対しては随分厳しい評価を下してしまったが、これをもって『東醫寶鑑』がまったく無価値であったというつもりは毛頭ない。今日、漢方医学が復興の兆しを見せ、西洋医学の枠組みのもとではあるが、漢方処方を治療薬として用いられるのはごく普通になり、医学部・医科大学でも漢方医学の履修が必須となった。このような状況においても、西洋医学の代替というのは一部の漢方研究家の妄言とはいえいささか誇張にすぎるが、観念論を排してエビデンス重視の実証主義的視点に立つかぎり、朝鮮医学のかかえる膨大な処方の中には慢性疾患の治療など西洋医学がさほど効果を挙げていない分野において、有用な治療薬が発掘される可能性は否定できない。

1) 伝統医学では大半は推測に依存し、とりわけ金元医学は五行説への依存度が高く、思弁的傾向が顕著である。
2) 貫井正之　名古屋外国語大学外国学部紀要　第33巻　75-95　2007年。本論文は『東醫寶鑑』の内景図を写実的な解剖図としているのははなはだ笑止千万な評価である。『頓醫抄』のそれと同レベルであり、許俊より300年も前に内景図を完成させた梶原性全も同程度の評価をしなければならない。因みに、この内景図は宋書を参考にしたと考えられている。
3) 巻之九「草之五」の「松蕈」で『東醫寶鑑』湯液篇巻之二にあるマツタケの記述「松耳　性は平、味は甘く無毒。味は甚だ香美にして松の氣有り。山中の古松樹の下に生じ、松の氣を假りて生ず。木茸の中第一なり。俗方」を引用する。
4) 『江戸買物獨案内』（中川芳山堂、1824年）に、「對州屋舗にてハ中村重次郎と右牛肉丸の義ハ朝鮮に限り決して他無之。殊、製法に秘事有之容易に傳かたき藥法也云々」として「朝鮮名法　牛肉丸」の広告を載せ、對州出店と銘打って両国横山町で一部の朝鮮医薬を販売していた事実がある。しかしこれ以外に朝鮮医薬が販売されていた事実は見当たらず、この牛肉丸にしても流行したとは聞かない。対馬藩の思惑通りに事は進まず、したがってわが国に対する朝鮮医学の影響はほとんどなかったといってよいだろう。

[4] 漢方医学におけるガンの認識

　この世には数多の病気があるが、全人類を恐怖に陥れる病気としてガンの右に出るものはないだろう。ガンにも多くの種類があるが、近代医学の進歩とともにその多くは克服されつつあり、こわい病気というイメージは払拭されつつある。しかし、ガン治療において完治という言葉はほとんど聞かない。それはわが国だけではなく、米国においても同様で、ガン治療後、経年5年～10年して再発がなくても医師は完治といわず、定期的に経過観察するのが普通である。医療費の無駄遣いと

の批判もあるが、一般に再発したガンの治療は初発よりずっと困難であり、再発しても早期であればまだ治癒は期待できるから、定期的な経過観察は患者の予後で欠かせないものとなっている。わが国の経過観察中のガン患者の間で代替治療として漢方治療を求める患者が増えつつあるといわれる。漢方がガン治療でどれほど有効か数値的なデータはないが、俗間で期待感だけが先行していることは確かのようである。かかる観点から、中国古医学においてガンという病気がどのように認識されてきたか考証することも無駄ではないだろう。

　古い時代はいうに及ばず比較的近世に至るまで、人の平均寿命は、現代人とは比較にならないほど短かったから、ガンそのものの発生数はごく少数であったと思われる。大半のガンは体の内部で発生するから、MRIやCTスキャンのような先端技術のない時代にあってはガンの存在を認識することすら困難であったに違いない。ただし、ガンの中でも乳ガンのように体表に発生するものはその限りではなく、古い時代でも今日のガンに相当する病症が認識されていたと考えられる。ガンはかつて癌と表記したが、古医書では南宋の『仁斎直指方』(楊士瀛)巻之二十二に初見する。「癰疽の諸発此法を通用す」とあり、また癰疽の次の条に記載されているから、癰疽の一種と認識されていた。癰疽とは化膿性腫瘍のことで、上皮の堅くて厚いものを疽、薄いものを癰と区別した。癌は癰・疽とは区別され、『仁斎直指方』の發癌方論によれば、「癌なるは、上高く下深き岩穴の狀にして、顆顆纍垂して裂けること簪眼の如し。其の中は青を帯び、是より簇頭各露一舌毒根深藏し、穿孔透裏す。男は則ち腹に多發し、女は則ち乳或は項或は肩或は臂に多発す。外證、人をして昏迷せしむ。治法急用すべし。」と記載されている。この記述からすれば、当時、ガンと称されたものの多くは悪性のできものと区別が困難であるが、女子の乳房にできると称するものに限れば、乳ガンの可能性がかなり高いと見るべきだろう。癌という用字は『世醫得効方』(危亦林)巻之十九「瘡腫科」にも發癌として出てくる。同書では腫物を癰・疽・癌・瘰・瘤の5種に分類し、癌を「内開き大にして色は變はらず。此の疾は、初發の時、寒からず熱からず、腫處疼痛し紫黒色にして破れず、裏面壊れて爛る。二十以前の者は積熱の生ずる所、四十以后の者は皆血氣衰ふなり。須く早く治と為すべし。十可全一二なり。」と記述している。治癒率を十中一二としており、残りを致命的というのであれば、ガンについて記載したものと考えられる。以降の中国医書では癌の用字は途絶えたが、わが国では『濟生寶』(寺島良安)の「利ノ巻」の乳病に乳癌(チブサノヤマヒ/ニウガン)の名で再登場、現在に至る。しかし、中国の医書からガンの記述が消えたわけではなく、明代になって虞搏が著した『醫學正傳』の巻之六「瘡瘍」に次の記述があって妳岩(だいがん)という新しい名が出現する。

石香程氏曰ふ、妳岩は始め核腫有り、結びて鼈(べっこ)碁子の大の如く、痛からず痒からず、五七年にして方(まさ)に瘡を成す。初めは便ち宜しく疎氣行血の藥を多服すべし。須(すべから)く情思意の如くあれば則ち愈ゆるべし。如し瘡を成しての後は則ち岩穴の凹の如し。或は人口に唇有るが如く、赤汁の膿水浸溢す。網脇、氣攻、疼痛あるは五灰膏、金寶膏を用て、其の蠹肉を去れば新肉を生じ、漸漸に収斂す。此の疾、多くは憂鬱積忿中年の婦人に生ず。未だ破れざれば尚ほ治るべし。瘡を成すは終(つひ)に治るべからず。

妳岩が人体のどの部位に発生するか記載はないが、妳岩方法の前に乳梗方法なる条項があるので、乳房であることはまちがいないだろう。スッポンの子ほどの大きさのしこりができても、痛くも痒

くもなく、相当の年数を経て瘡が生じるところはまさに乳ガンの病症と一致する。妳岩の名は『醫學正傳』が初見ではなく、それより成立の古い『格致餘論』（朱丹溪）巻二「乳硬論」に「憂怒鬱悶して昕夕に積累し、脾氣消阻して肝氣横逆し、遂に隱核と成りて大棊子の如く、痛からず痒からず、數十年の後、方に瘡陷を爲す。名づけて妳岩と曰ふ。其の瘡の形嵌凹ありて岩穴に似たるを以てするなり。治すべからざるなり。若し始めて生ずるの際に於いて便ち能く病根を消釋して、心をして清く神をして安から使めて然る後に、之に施すに治法を以てすれば、亦た安かるべきの里有り。」と出てくる。虞摶は妳岩のしこりをスッポンの子大としたが、朱丹溪（1281年-1358年）は乳ガンの実態に近い碁石大としているので、こちらの記述の信頼性はかなり高いことがわかる。因みに、朱丹溪は、妳岩の初期にあった十八歳の婦女に単煮青皮湯、ついで加減四物湯を処方して二ヶ月ほどで改善したと述べている。一方、虞摶（1438年-1517年）は、朱丹溪の単煮青皮湯、青皮・青橘葉などからなる橘葉散を引用記載するほか、十六味流気飲を新たに収載している。これらの処方に有効な抗ガン作用成分は知られていないから、朱丹溪の婦人患者の病症は初期の乳ガンと症状が紛らわしい乳腺症・乳腺繊維腫・乳腺腫瘤などであったと思われる。したがって、古典医書にいう妳岩の中に乳ガンではない病症がかなり含まれていたと考えねばならない。因みに十六味流気飲は『玉機微義』（除用誠）巻之十五「瘡腫門」にある処方で、主治を「無名の惡腫癰疽等の證を治す」と記載し、ここに癌・妳岩の病症名はない。『外科精義』（元・齊德之）巻之三「皂蛤散」に「婦人、乳内に露風の邪氣外客たるに因りて始めて吹妳と爲り、久しきを積みても消せず、以て妳癰と爲るを治す。此の藥は其の汁を導きて其の風邪を散し、汗出て其の病自然に痊愈す。」とある妳癰というやはり乳房に発生する腫物の1種が記載されているが、これは乳ガンではないようだ。乳ガンは女性に特有のガンであるが、婦人病専門の古典医療書として知られる『婦人良方大全』（陳自明）ではどう記載されているか興味がもたれよう。巻之二十四「瘡瘍門 乳癰乳巖方論」に「若し初め内に起きて小核を結び、或は鼈棊子の如く赤からず痛からず、之を積み歳月漸大して崐巖崩破すること熟榴の如く、或は内潰れて深洞の血水滴瀝すれば、此れ肝脾鬱怒、氣血虧損に屬し、名づけて乳巖と曰ひ難療と爲す」と記載され、ここでは乳巖の用字を採用しているが、記載内容は『仁斎直指方』の癌とほぼ同じであり、乳巖を難治と明確に記載しているので、今日いう乳ガンと同じと考えてよい。明代後期に成立した外科専門書『外科正宗』（陳実功）巻之三「乳癰論」にも「憂鬱肝を傷り思慮脾を傷り、積想心に在りて願ふ所志を得ざる者は、經絡に痰澁聚まると致し、核を成し結びて、初めは豆の大の如く、漸くして棋子と若く、半年一年二載三載疼からず痒からず、漸漸に大、始めて疼痛を生ず。痛めば則ち解すること無く日後腫れて推栗の如く、或は復碗の如く紫色の氣穢漸漸に潰爛し、深き者は岩穴の如し。凸なる者は泛蓮の若く、疼痛心に連れて血を出し臭を出し、其の時、五臓俱に衰へ四大救はれず、名づけて乳岩と曰ふ。凡て此を犯す者百人、必す百死なり。如し此の疾知覺早き若きは清肝解鬱湯に可し。」とあり、すなわち初期であれば適当な薬方で治るが、進行したものはほとんど助からないという。この場合の初期は、必ずしも乳ガンとは限らず、乳腺炎や乳腺腫瘤などの可能性が高いだろう。いずれにせよガンは古くから難治性疾患と認識されていたことになる。一方、薛己（1486年-1558年）の『女科撮要』では「婦人の右の乳内に三核を結ぶこと年餘消ゑず、朝に寒く暮れに熱く、飲食甘からざるは此れ乳巖なり。益氣養榮湯百餘劑を以て血氣漸復し、更に木香餅を以て之を熨せば、喜く其れ謹疾（病気の進行が止まること）して年餘に消ゆ。」（乳癰乳巖）とあり、あたかも伝統療法で乳ガンが治癒可能であるかのように記載されている。益氣養榮湯および前述の単煮青皮湯など朱丹溪の処方も

含めて、有効と思われる抗ガン作用成分は知られていない。したがって、以上の古典医書の記述をもって漢方処方薬で乳ガンが克服できるとするのはきわめて危険ということになり、漢方治療で期待できるのは抗ガン剤の副作用緩和などごく限られると認識すべきであろう。ただし、漢方によるガン治療は大きなプラシーボ効果が期待できる点で無益ではない。

第2節　明治～現代の漢方医学

　明治政府は西洋医学を定着させるため漢方医学を並立・存続させることはしなかった。ただし、西洋医学を修めれば漢方医学を実践することは可能であったから、一部の篤志家によって細々ながら漢方医学は伝えられてきた。戦後になって漢方医学が注目されるようになり、とりわけ近年では日本薬局方収載生薬の大半は漢薬が占め、戦前では西洋薬が圧倒していたのとは隔世の感がある。合成新薬の薬効が鋭くなるに伴い顕在化した副作用を患者が極度に恐れるようになったことが背景にあるが、漢方だけでなく中医学・韓医学の臨床治験が一部のメディアを通して半ば誇張されて患者側に伝えられることも無視できない。ガンやエイズなどの治療は到底伝統医学の及ばないところであり、かかる分野における漢方医学の貢献は限定的であることは明らかである。基本理論を医学と切り離して客観的に評価することのできる科学を基盤とする西洋医学の優位性は揺るぎないというべきであり、漢方医学も科学によるエビデンスの積み重ねによる客観的評価を受け入れてこそ西洋医学の補完として存命が可能となることを理解すべきである。明治維新以来、日本人の平均寿命は飛躍的に延びたが、漢方医学だけで到達は不可能であったに違いない。漢方の源流である中国医学は独特の概念でもって病理論を展開し、治療もそれに基づいているが、結果、新しい知見を取り入れる素地に欠けるので、ルネサンス以降に発達した西洋の科学の成果を取り入れることができず、衰退を余儀なくされた。わずかに日本漢方だけが、江戸中期の古方派の勃興に代表されるように、革新的変革を図ったのであるが、最終的には西洋医学に飲み込まれる結果となった。しかしこれによりわが国の医学水準は飛躍的に進歩したことは事実であり、西洋医学を正式に導入して程なく、医学分野で世界的業績をあげた邦人科学者を排出したことは、江戸時代にそれを受容するだけの意識変革を漢方医家自身がもっていたことを示唆する。1893年、漢方医の存続を図る医師法改正法案が帝国議会で否決されたことは、漢方医学にとっては暗黒時代の始まりだったかもしれないが、わが国の医学界にとっては新しい世界の夜明けを再確認したのであり、医学史上画期的な出来事であった。近年、世界的に伝統医学の復活の兆しがあるとはいえ、日進月歩の科学を基盤とする西洋医学とは雲泥の差があり、漢方医学や中医学・朝鮮医学に過大な期待はできないことを銘記すべきである。医療過誤の続発により、西洋医学に対する一般国民の目は厳しく、これに対するメディアの厳しい対応も西洋医学には逆風となっている。漢方診療科が多くの病院で開設され、漢方薬も健康保険が適用される今、維新後で漢方医学はもっとも身近な存在となった。一般国民の関心もかつてないほど高くなったが、医師がリスクの低い薬剤として漢方薬を気軽に選択する傾向が出始めている。新薬の治験も国内では思うに任せなくなっているのはこうした傾向と無関係ではないだろう。この状況がさらに進行すれば国内における新薬開発に重大な影響を及ぼすことは必至

である。現に、わが国の有力製薬メーカーは新薬開発拠点を欧米に移し始めている。漢方医学に対する過大評価は、将来において医療の質の低下を招く恐れがあり、まさに両刃の剣でもあるのだ。

第3節　漢方処方エキス剤の解説

　歴代局方(国民医薬品集も含む)の中には生薬を配合した製剤が散見され、列記とした漢方処方でありながら異なる収載名をつけられたものもあった。第15改正版で6方が正式に収載され、第16改正版で16方、同第1追補で2方、第2追補で4方が追加された。過去に収載されながら削除された処方もいくつかあるが、次期改正版以降で追加される見通しである。第15改正版以降に収載された漢方処方はいずれも製剤総則「エキス剤」の規定にしたがって製した軟エキス剤または乾燥エキス剤である。配合生薬が局方準拠品であることはいうまでもないが、生薬の配合比に関しては各漢方医家によって様々であったという現実をふまえ、各条に複数の配合比例を列挙した製法の項が追加され、そのいずれかを用いてエキス剤を製すると記された。ここでは厚生労働省医薬食品局審査管理課長通知「一般用漢方製剤承認基準」に記載された[成分・分量]にしたがい、すべての生薬名は漢名、各生薬の分量は最大値と最小値の幅をもって表記した。処方によって成分含量の規定があるが、製剤総則「エキス剤」に適切な賦形剤を加えて調節するという指示があり、一般生薬におけるアヘン末やトコン末の規定に相当する。エキス剤でありながら性状の項もあり、製剤総則「エキス剤」では「本剤は、これを製するに用いた生薬の臭味がある」という規定にしたがって、味や臭いあるいは色などを簡単に記載する。

　本書では、▶出典・主治で各処方の出典元である古典文献の記載を引用し、▶解説に簡単な説明をつけておいたが、局方にはこの記載はない。原則として原本あるいはその影印版もしくは翻刻版より直接引用し、漢文の場合は著者による訓読文を付した。なるべく原文の字体をそのまま表記するよう努めたが、特殊な異体字については同義の基本字体で置き換えてある。

茵蔯蒿湯（インチンコウトウ）　一国

▶**薬剤構成**　茵蔯蒿 4-14、山梔子 1.4-5、大黄 1-3
▶**効能・効果**　体力中等度以上、黄疸、(黄疸がない場合)上腹部の張り、心下部・胸部の閉塞不快感、摂食困難、便秘、尿量減少、口渇、頭汗、吐き気
▶**出典・主治**　傷寒論・金匱要略
　陽明病、發熱して汗出ずる者は、此を熱越と爲す。黄を發すること能わざるなり。但(ただ)、頭汗出でて、身に汗なく、頸を劑(かぎ)りて還(めぐ)り、小便利せず、渇して水漿を引くは、此を瘀熱裏に在りと爲す。身必ず黄を發す、茵蔯蒿湯之を主る。(傷寒論・辨陽明病脈證并治第八)
　傷寒七八日、身黄なること橘子の色の如く、小便利せず、腹微(かす)かに滿なるは、茵蔯蒿湯之を主る。(同)

穀疸の病たる、寒熱不食す。食すれば則ち頭眩し、心胸安からず。久々にして黄を發し穀疸となる。茵陳蒿湯之を主る。(金匱要略・黄疸病脉證并治第十五)

此方は發黄を治する聖劑なり。世醫は黄疸初發に茵蔯五苓散を用ふれども非なり。先づ此方を用ひて下を取つて後、茵蔯五苓散を與ふべし。二方の別は五苓の條に詳にす。茵蔯は發黄を治するを專長とす。蓋し濕熱を解し、利水の効あり。故に蘭室秘藏の拈痛湯、醫學綱目の犀角湯にも、この品を用ひて、發黄のみには拘らぬなり。梔子、大黄と伍するときは利水の効あり。方後に言ふ、尿は皂角汁の如しとはこれなり。後世にても、加味逍遙散、龍膽瀉肝湯等の梔子は、皆清熱利水を主とするなり。但し此方、發黄に用ふるは、陽明部位の腹滿小便不利を主として用ふべし。もし心下に鬱結あるものは、大柴胡湯に茵蔯を加へたるが却て効あり。もし虚候ある者は、千金方の茵蔯湯に宜し。(勿誤藥室方函口訣)

▶ 解説　第一改正国民医薬品集第二部に黄疸剤として収載。茵陳蒿10.0g・(山)梔子4.0g・大黄2.0gを混和し、茶剤1包とし、水300mlで200mlまで煎じ、カタル性黄疸、脚気浮腫に1日に3回温服するとある。

黄連解毒湯（オウレンゲドクトウ）　XVI

▶ **薬剤構成**　黄連1.5-2、黄芩3、黄柏1.5-3、山梔子2-3

▶ **効能・効果**　体力中等度以上で、のぼせぎみで顔色赤く、いらいらして落ち着かない傾向のあるものの次の諸症：鼻出血、不眠症、神経症、胃炎、二日酔、血の道症注)、めまい、動悸、更年期障害、湿疹・皮膚炎、皮膚のかゆみ、口内炎

▶ **出典・主治**　肘後方・外台秘要

黄連三兩、黄檗、黄連各二兩、梔子十四枚、水六升に煎じて二升を取り、分けて再服すれば煩嘔して眠るを得ざるを治す。(肘後百一方巻二・治傷寒時氣温病方第十三)

前軍督護劉車なる者、時疾を得て三日、已に汗して解す。因りて酒を飲み、復た劇し、苦しみて煩悶、乾嘔、口燥す。呻吟錯語、臥することを得ず、余思ひて此れ黄連解毒湯方を作る。黄連三兩、黄金、黄檗各二兩、梔子十四枚擘、右四味切り、水六升を以て煮る。二升を取り分けて二服す。一服すれば目明らかとなり、再服すれば粥を進め、此に於いて漸く差ゆ。餘以て凡そ大熱盛にして、煩嘔、呻吟、錯語して眠るを得ざるを療ず。皆佳し。傳語諸人、之を用いて亦た效あり。此れ解熱毒に直たり、酷熱を除く。必ず飲酒して劇ならざるは、此の湯にて療ずること五日神效に中る。(外臺秘要巻一・崔氏方)

此方は胸中熱邪を清解するの聖劑なり。一名倉公の火劑とす。その目的は梔子豉湯の症にして、熱勢劇しき者に用ふ。苦味に堪へかぬる者は、泡劑にして與ふべし。大熱ありて下痢洞泄する者、或は瘀病等の熱毒深く洞下する者を治す。また狗猫鼠などの毒を解す。また喜笑止まざる者を治す。これまた心中懊悩のなす所なればなり。又可氏は此方の弊を痛く論ずれども、實はその妙用を知らぬ者なり。また酒毒を解するに妙なり。外台の文を熟讀すべし。また外台に黄檗を去り、大黄を加へて大黄湯と名づく。吉益東洞はその方を用ひし由、症に依りて加減すべし。(勿誤藥室方函口訣)

▶ **解説** 三黄瀉心湯の変方である。本方は東晋・葛洪(261 ?年-341 ?年)編『肘後方』を出典とする処方であるが、原典には処方名はなく、また証もごく簡単に記載するにすぎない。浅田方函に「外台の文を熟讀すべし」とあるので、『外臺秘要』の主治及び方剤の調製法を紹介しておく。

乙字湯（オツジトウ） XVI*(2)

▶ **薬剤構成** 当帰4-6、柴胡4-6、黄芩3-4、甘草1.5-3、升麻1-2、大黄0.5-3

▶ **効能・効果** 体力中等度以上で、大便がかたく、便秘傾向のあるものの次の諸症：痔核（いぼ痔）、きれ痔、便秘、軽度の脱肛

▶ **出典・主治** 叢桂亭蔵方（叢桂亭医事小言卷之七）

　痔疾、脱肛、痛楚、或は下血腸風、或は前陰痒痛する者を治す。諸瘡疥、洗傅の藥を禁ず。下部の瘡疥最も之を忌む。誤りて枯藥にて洗傅し、頓に癒ゑて後、上逆鬱冒、氣癖の如く、纖憂細慮、或は心氣定まらざる如き者、并びに之を主る。（叢桂亭醫事小言卷之七）

　此方は原南陽の經驗にて、諸痔疾、脱肛、痛楚甚しく、或は前陰痒痛、心氣定まらざる者を治す。南陽は柴胡、升麻を升提の意に用ひたれども、やはり濕熱清解の効に取るがよし。その内升麻は古より犀角の代用にして止血の効あり。此方は甘草を多量にせざれば効なし。（勿誤藥室方凾口訣）

▶ **解説** 原典は当帰を欠き、代わりに大棗・生姜を配合する。

葛根湯（カッコントウ） 二国、VII〜IX、XV〜XVI

▶ **薬剤構成** 葛根4-8、麻黄3-4、大棗3-4、桂皮2-3、芍薬2-3、甘草2、生姜1-1.5

▶ **効能・効果** 体力中等度以上のものの次の諸症：感冒の初期（汗をかいていないもの）、鼻かぜ、鼻炎、頭痛、肩こり、筋肉痛、手や肩の痛み

▶ **出典・主治** 傷寒論・金匱要略

　太陽病、項背強ばること几几、汗無く惡風あるは葛根湯之を主る。（傷寒論・辨太陽病脈證并治第六）

　太陽病、汗無くして小便反って少なく、氣上り胸を衝き、口噤語ることを得ず、剛痙を作さんと欲すは、葛根湯之を主る。（金匱要略・痙濕暍病脉證第二）

　此方外感の項背強急に用ふることは、五尺の童子も知ることなれども、古方の妙用種々ありて思議すべからず。譬へば積年肩背に凝結ありて、その痛時々心下にさしこむ者、此方にて一汗すれば忘るゝが如し。また獨活、地黄を加へて産後柔中風を治し、また蒼朮、附子を加へて肩痛、臂痛を治し、川芎、大黄を加へて脳漏及び眼耳痛を治し、荊芥、大黄を加へて疔瘡、黴毒を治するが如き、その効用僂指しがたし。あだかも論中合病下利に用ひ、痙病に用ふるが如し。（勿誤藥室方凾口訣）

▶ **解説** 第一改正国民医薬品集第二部に發汗解熱劑として収載。葛根4.0g・麻黄3.0g・生姜2.0g・大棗3.0g・桂皮2.0g・芍薬2.0g・甘草2.0gを混和して1包とし、1包を水300mlで200mlまで煎じ、感冒などに1日に3回温服するとある。第15改正版以降はエキス剤として収載。桂枝湯に葛根・

麻黄を加味したもので、実証の患者を対象とした処方である。多くの加減方があり、嘔気があれば半夏を加えて加半夏とし、そのほか蓄膿症や鼻づまりが激しければ加川芎辛夷、発疹が出て痒みが激しい場合には加朮附、その他にも加朮、加薏苡仁、加石膏、加大黄などがある。

葛根湯加川芎辛夷　XVI*(2)

▶ **薬剤構成**　葛根4-8、麻黄3-4、大棗3-4、桂皮2-3、芍薬2-3、甘草2、生姜1-1.5、川芎2-3、辛夷2-3

▶ **効能・効果**　比較的体力があるものの次の諸症：鼻づまり、蓄膿症（副鼻腔炎）、慢性鼻炎

▶ **出典・主治**　本朝経験

▶ **解説**　葛根湯に川芎・辛夷を加味したものであるが、浅田方では川芎・大黄を加える。葛根湯証で鼻閉・鼻漏・後鼻漏などの鼻の症状が著しくあるいは慢性化した場合に用いる。

加味逍遙散　XV～XVI

▶ **薬剤構成**　当帰3、芍薬3、白朮3（蒼朮も可）、茯苓3、柴胡3、牡丹皮2、山梔子2、甘草1.5-2、生姜1、薄荷葉1

▶ **効能・効果**　体力中等度以下で、のぼせ感があり、肩がこり、疲れやすく、精神不安やいらだちなどの精神神経症状、ときに便秘の傾向のあるものの次の諸症：冷え症、虚弱体質、月経不順、月経困難、更年期障害、血の道症、不眠症

▶ **出典・主治**　万病回春

　肝脾血虚、發熱或は潮熱、或は自汗、盗汗、或は頭痛、目澁、或は怔忡寧からず、頬赤く、口乾き、或は月經調はず、或は肚腹痛みを作し、或は小腹重墜して水道澁痛、或は腫痛して膿出で、内熱あり渇を作すを治す。（萬病回春巻之六・虚勞、逍遙散）

　此方は清熱を主とし、上部の血症に効あり。故に逍遙散の症にして頭痛面熱、肩背強ばり、鼻衄などあるに佳なり。また下部の濕熱を解す。婦人の淋疾、龍膽瀉肝などより一等虚候の者に用ひて効あり。すべて此方の症にして、寒熱甚だしく胸脇に迫り、嘔氣等ある者は、小柴胡湯に梔丹を加ふべし。また男子婦人、偏身に疥癬の如きものを發し、甚だ痒く諸治効なき者、此方に四物湯を合して驗あり。華岡氏は、此方に地骨皮、荊芥を加へて、鵞掌風に用ふ。また老醫の傳に、大便祕結して朝夕快く通ぜぬといふ者、何病に限らず此方を用ふれば、大便快通して諸病も治すと云ふ。小柴胡湯を用ひて津液通ずると同旨なり。（勿誤藥室方函口訣）

▶ **解説**　原典では巻之四・癲狂にも加味逍遙散があるが、生地黄・遠志・桃仁・蘇木・紅花を配合したもので、主治も「婦人癲疾して歌唱時無く、墻を踰え屋に上るは乃ち営血心に迷ひて包む所と致すなり」（営血は営血のこと）とあってまったく異なる。本方は巻之六・虚勞にある逍遙散の加減方を指し、逍遙散に山梔子・牡丹皮を加えたもので、小柴胡湯証より体力が低下した場合の薬方である。別名：丹梔逍遙散。虚弱体質の婦人で、四肢の冷え・肩こりや疲労感を訴え、ノイローゼ・不眠症な

ど精神神経症状があり、精神的緊張による腹部両脇の痛みや月経不調、更年期障害などがある場合に用いる処方である。散剤の名前であるが、もっぱら湯液とする。

桂枝茯苓丸（ケイシブクリョウガン） XVI

▶ **薬剤構成** 桂皮3-4、茯苓4、牡丹皮3-4、桃仁4、芍薬4

▶ **効能・効果** 比較的体力があり、ときに下腹部痛、肩こり、頭重、めまい、のぼせて足冷えなどを訴えるものの次の諸症：月経不順、月経異常、月経痛、更年期障害、血の道症、肩こり、めまい、頭重、打ち身（打撲症）、しもやけ、しみ、湿疹・皮膚炎、にきび

▶ **出典・主治** 金匱要略

　婦人、宿癥病あり、經斷つこと未だ三月に及ばずして漏下を得て止まず。胎動、臍上にあるは癥痼と爲し妊娠を害す。六月にして動くは、前三月の經水利する時の胎なり。血を下すは、斷ちて後三月の衃なり。血の止まざる所以は、其の癥の去らざるが故なり。當に其の癥を下すべし。桂枝茯苓圓之を主る。（金匱要略・婦人妊娠病脈證幷治第二十）

　此方は瘀血より來たる癥瘕を去るが主意にて、すべて瘀血より生ずる諸症に活用すべし。原南陽は甘草、大黄を加へて腸癰を治すと云ふ。余の門にては大黄、附子を加へて、血瀝痛及び打撲疼痛を治し、車前子、茅根を加へて、血分腫及び産後の水氣を治するなり。また此方と桃核承氣湯との別は、桃承に狂の如く少腹急結あり。此方その癥去らざる故なるを目的とす。また温經湯の如く上熱下寒の候なし。（勿誤藥室方凾口訣）

▶ **解説** 代表的な駆瘀血の処方。別名：催生湯（万病回春）、奪命丹（婦人良方大全）。散剤あるいは湯液として用いる。

牛車腎気丸（ゴシャジンキガン） XVI

▶ **薬剤構成** 地黄5-8、山茱萸2-4、山薬3-4、沢瀉3、茯苓3-4、牡丹皮3、桂皮1-2、加工附子0.5-1、牛膝2-3、車前子2-3

▶ **効能・効果** 体力中等度以下で、疲れやすくて、四肢が冷えやすく尿量減少し、むくみがあり、ときに口渇があるものの次の諸症：下肢痛、腰痛、しびれ、高齢者のかすみ目、かゆみ、排尿困難、頻尿、むくみ、高血圧に伴う随伴症状の改善（肩こり、頭重、耳鳴り）

▶ **出典・主治** 嚴氏濟生方・万病回春

　腎虚し、腰重く、脚腫れて小便の利せざるを治す。（嚴氏濟生方巻之五・水腫論治）

　脾腎虚し、腰重く、脚腫れ、小便の利せず、或は肚腹脹痛して四肢に浮腫あり、或は喘急して痰盛り、已に蠱症となるを治す。其の効、神の如し。此の症、多くは脾胃の虚弱による。其の宜しきを失し、元氣復た傷れて変症の者を治するは、此の藥に非ざれば救ふこと能はず。（萬病回春巻之四・補益）

　此方は八味丸の症にして、腰重、脚腫、或は痿弱する者を治す。一男子年三十餘、年々脚氣を患ひ、腰重、脚軟、歩する能はず、冬月はやゝ差ゆるに似たれども、春夏の際に至れば復た發すること故の

如し。余強ひて秋冬より春末に至るまで、此方を服せしめて全く愈ゆ。（勿誤藥室方函口訣）

▶ **解説** 八味地黄丸に牛膝・車前子を加味したもの。『嚴氏濟生方』では加味腎気圓、万病回春では八味丸の加減方として加減金匱腎気丸と称する。名前は丸剤であるが、湯液、散剤のいずれも用いる。

柴胡桂枝湯（サイコケイシトウ） XVI

▶ **薬剤構成** 柴胡4-5、半夏4、桂皮1.5-2.5、芍薬1.5-2.5、黄芩1.5-2、人参1.5-2、大棗1.5-2、甘草1-1.5、生姜1（ヒネショウガを使用する場合2）

▶ **効能・効果** 体力中等度又はやや虚弱で、多くは腹痛を伴い、ときに微熱・寒気・頭痛・はきけなどのあるものの次の諸症：胃腸炎、かぜの中期から後期の症状

▶ **出典・主治** 傷寒論・金匱要略

　傷寒六七日、發熱し微かに惡寒あり、支節煩疼し、微し嘔して、心下支結、外證未だ去らざるは柴胡桂枝湯之を主る。（傷寒論・辨少陽病脈證并治第九）

　發汗多く、亡陽讝語するは之を下すべからず。柴胡桂枝湯を與へ、其の榮衞を和し、以て津液を通ず。後に自ら癒ゆ。（同・辨可發汗病脈證并治第十六）

　心腹卒中痛するを治す。（金匱要略・腹滿寒疝宿食病脉證治第十）

　此方は世醫、風藥の套方とすれどもさにあらず、結胸の類症にして心下支結を目的とする藥なり。但し表症の餘殘ある故に桂枝を用ふるなり。金匱には寒疝腹痛に用ひてあり。即今いはゆる疝氣ぶるひの者なり。また腸癰生ぜんとして腹部一面に拘急し、肋下へ強く牽きしめ、その熱狀、傷寒に似て非なる者、此方に宜し。また世醫の此方を用ふる場合は、傷寒蘊要の柴葛解肌湯あたれりとす。即ち小柴胡湯に葛根、芍薬を加ふるものなり。また此方に大黄を加へて、婦人心下支結して經閉する者に用ふ。奥道逸法眼の經驗なり。（勿誤藥室方函口訣）

▶ **解説** 小柴胡湯と桂枝湯の合方である。『金匱要略』に外台柴胡桂枝湯とあり、成立の新しい『外臺秘要』の処方を、古い『金匱要略』がその名を関するのは奇異に見える。『外臺秘要』第七巻・寒疝腹痛方にある「寒疝、腹中の痛む者を療ずる柴胡桂枝湯方」を『宋改本金匱要略』が引用したのであって、これによって今日伝わる『金匱要略』が大幅に改変されていることがわかる。『外臺秘要』はしばしば『傷寒論』収載の処方を仲景方として引用するが、本方にはそのような引用名は付されていないので、唐代以前の古医書から引用した処方ではないようである。

柴朴湯（サイボクトウ） XVI

▶ **薬剤構成** 柴胡7、半夏5-8、生姜1-2（ヒネショウガを使用する場合3-4）、黄芩3、大棗3、人参3、甘草2、茯苓4-5、厚朴3、蘇葉2-3

▶ **効能・効果** 体力中等度で、気分がふさいで、咽喉、食道部に異物感があり、かぜをひきやすく、ときに動悸、めまい、嘔気などを伴うものの次の諸症：小児喘息、気管支喘息、気管支炎、せき、不安神

経症、虚弱体質
- ▶ **出典・主治** 本朝経験
- ▶ **解説** 別名を小柴胡合半夏厚朴湯ともいい、小柴胡湯と半夏厚朴湯の合方である。

柴苓湯　XV～XVI
（サイレイトウ）

- ▶ **薬剤構成** 柴胡4-7、半夏4-5、生姜1（ヒネショウガを使用する場合3-4）、黄芩2.5-3、大棗2.5-3、人参2.5-3、甘草2-2.5、沢瀉4-6、猪苓2.5-4.5、茯苓2.5-4.5、白朮2.5-4.5（蒼朮も可）、桂皮2-3
- ▶ **効能・効果** 体力中等度で、のどが渇いて尿量が少なく、ときにはきけ、食欲不振、むくみなどを伴うものの次の諸症：水様性下痢、急性胃腸炎、暑気あたり、むくみ
- ▶ **出典・主治** 世医得効方

傷風、傷暑、瘧を治すに大効あり。（世醫得効方巻第二・痎瘧）

一論す、麻疹已に出て寒熱瘧に似たるは柴苓湯を服すべし。（壽世保元辛集八巻・麻疹）

傷風、傷暑、瘧をなおす。即ち小柴胡湯と五苓散の合方。もと麥門、地骨皮あり。今これを去る。（勿誤藥室方凾）

此方は小柴胡湯の症にして、煩渇下痢する者を治す。暑疫には別して効あり。（勿誤藥室方凾口訣）

- ▶ **解説** 小柴胡湯と五苓湯の合方（『世醫得効方』に柴苓湯の名を見る）であって、小柴胡湯証と五苓散証の合併した証に用いる。ただし、浅田宗伯が指摘しているように、原典では麦門冬・地骨皮を配合する。寿世保元では桂皮・人参を欠く。

三黄散　二国、VII～IX
（サンオウサン）

- ▶ **薬剤構成** 大黄1-2、黄芩1、黄連1
- ▶ **効能・効果** 体力中等度以上で、のぼせ気味で顔面紅潮し、精神不安、みぞおちのつかえ、便秘傾向などのあるものの次の諸症：高血圧の随伴症状（のぼせ、肩こり、耳なり、頭重、不眠、不安）、鼻血、痔出血、便秘、更年期障害、血の道症
- ▶ **出典・主治** 金匱要略

心氣不足、吐血し衄血するは瀉心湯之を主る。（金匱要略・驚悸吐衄下血胸滿瘀血病脈證治第十六）

婦人、涎沫を吐し、醫反って之を下せば、心下即ち痞ゆ。當に先ず其の涎沫を吐すを治すべし。小青龍湯之を主る。涎沫止めば、乃ち痞えを治すべし。瀉心湯之を主る。（金匱要略・婦人雜病脈證并治第二十二）

本論に心気不足、吐血、衄血のことを云（ふ）。茫然として拠なし。本草百病主治に大黄の下に、下瘀血、血閉、心気不足、吐血、衄血、胸脇刺張、同黄連黄芩、可服と云（へ）り。今、是に由て吐血、衄血俱に胸脇刺痛あるを目的とし、此方を用ゆべし。然らざるときは無効、又、犀角地黄湯も同く吐血、衄

血及便血等に用ゆと雖も、彼は熱強きを目的とし用ゆべし。此方と混同すべからず。(方讀辨解・吐血)

▶ **解説** 第一改正国民医薬品集第二部に血圧下降剤2号として収載。大黄末・黄芩末（以上各1.0g）・黄連末(0.5g)を混和して3包とし、動脈硬化、脳いっ血、半身不随、二日酔などに用いるとある。

芍薬甘草湯 （シャクヤクカンゾウトウ） XVI

▶ **薬剤構成** 芍薬3-8、甘草3-8
▶ **効能・効果** 体力に関わらず使用でき、筋肉の急激なけいれんを伴う痛みのあるものの次の諸症：こむらがえり、筋肉のけいれん、腹痛、腰痛
▶ **出典・主治** 傷寒論

　傷寒、脈浮にして、自ら汗出で、小便數しばしばにして、心煩わしく、微かに悪寒あり、脚は攣急するに、反って桂枝湯を與へ、其の表を攻めんと欲するは、此れ誤りなり。之を得れば便ち厥し、咽中乾き、煩躁吐逆するは、甘草乾姜湯を作り之を與へ、以て其の陽を復す。若し厥癒えて足温なるは、更に芍藥甘草湯を作り之を與ふれば、其の脚即ち伸ぶ。(傷寒論・辨太陽病脈證并治上第五)

　此方は脚攣急を治するが主なれども、諸家腹痛及び脚氣、兩足或は膝頭痛み屈伸すべからざる者、その他諸急痛に運用す。また釣藤、羚羊を加へて驚癇の勁急を治す。また松心を加へて、淋痛甚しく晝夜號泣する者を治す。また黴毒諸藥を服して、羸劣骨節、仍痛攻下すべからざる者、松心を加へて効あり。或は虎脛骨を加ふるも佳と云ふ。(勿誤藥室方函口訣)

▶ **解説** 別名を去杖湯という。加減方に、附子を加味した芍藥甘草附子湯があり、傷寒論に「發汗すれど病解せず、反って悪寒なるは虚の故なり。芍藥甘草附子湯之を主る。」とあるように、芍藥甘草湯証で手足に冷えがあって発汗すると悪寒が起きるような場合に用いる。そのほか、大黄附子湯との合方である芍甘黄辛附湯(本朝経験・吉益南涯)もかかる病症に用いる。

十全大補湯 （ジュウゼンダイホトウ） XVI

▶ **薬剤構成** 人参2.5-3、黄耆2.5-3、白朮3-4（蒼朮も可）、茯苓3-4、当帰3-4、芍薬3、地黄3-4、川芎3、桂皮3、甘草1-2
▶ **効能・効果** 体力虚弱なものの次の諸症：病後・術後の体力低下、疲労倦怠、食欲不振、ねあせ、手足の冷え、貧血
▶ **出典・主治** 太平恵民和剤局方

　男子婦人、諸虛不足し、五勞七傷、飮食進まず、久病虛損し、時に潮熱を發し、氣、骨脊を攻め、拘急疼痛し、夜に遺精を夢し、面色痿えて黄をなし、脚膝に力無く、一切の病後、氣、舊に如かず、憂愁思慮、氣血を傷動し、喘嗽中滿し、脾胃の氣弱く、五心煩悶するを治す。並びに皆之を治す。此の藥性温にして熱せず、平補にして効あり。氣を養い、神を育て、脾を醒まし、渇を止め、正を順らし、邪を

辟く。脾胃を温煖して其の效具さに述ぶべからず。(和劑局方巻之五・補虛損門)

此方局方の主治によれば、氣血虛すと云ふが八物湯の目的にて、寒と云ふが黄耆、肉桂の目的なり。また下元氣衰と云ふも肉桂の目的なり。また薛立齋の主治によれば、黄耆を用ふるは、人参に力を合せて自汗盗汗を止め、表氣を固むるの意なり。肉桂を用ふるは、人参、黄耆に力を合せて、遺精白濁、或は大便滑泄、小便短少、或は頻數なるを治す。また九味の藥を引導して、それぞれの病處に達するの意なり。いづれもこの意を合點して諸病に運用すべし。(勿誤藥室方凾口訣)

▶ **解説** 四物湯と四君子湯の合方(八物湯または八珍湯)に桂皮・黄耆を加味した補血強壯を目的とした処方。気血・陰陽・表裏・内外のいずれも虛となったものを十味の薬物で大いに補うという意味で名づけられた。原典では姜棗ともに煎じるとある。

小柴胡湯 （ショウサイコトウ）　XVI

▶ **薬剤構成** 柴胡5-8、半夏3.5-8、生姜1-2（ヒネショウガを使用する場合3-4）、黄芩2.5-3、大棗2.5-3、人参2.5-3、甘草1-3

▶ **効能・効果** 体力中等度で、ときに脇腹(腹)からみぞおちあたりにかけて苦しく、食欲不振や口の苦味があり、舌に白苔がつくものの次の諸症：食欲不振、はきけ、胃炎、胃痛、胃腸虚弱、疲労感、かぜの後期の諸症状

▶ **出典・主治** 傷寒論、金匱要略

傷寒、五六日、中風、往來寒熱、胸脇苦滿、默々として飲食を欲せず、心煩して喜く嘔し、或は胸中煩して嘔せず、或は渇し、或は腹中痛み、或は脇下痞鞕し、或は心下悸して小便利せず、或は渇せずして身に微熱あり、或は欬あるは小柴胡湯之を主る。(傷寒論・辨太陽病脈證并治中第六)

傷寒、四五日、身熱惡風、頸項強ばり、脇下滿し、手足温にして渇するは小柴胡湯之を主る。(同)

太陽病十日以に去り、脈浮細にして臥するを嗜むは外は已に解するなり。設し胸滿胸痛あるは小柴胡湯を與ふ。脈但浮なるは麻黄湯を與ふ。(同)

傷寒、陽脈は濇、陰脈は弦、法なるは當に腹中急痛すべし。先づ小建中湯を與へ、差ゑざれば小柴胡湯之を主る。(同)

太陽病、過經十餘日、反って二三之を下し、後四五日、柴胡證仍ほ在るは、先づ小柴胡湯を與ふ。嘔して止まず、心下急し、鬱々と微かに煩なるは、未だ解せずと爲すなり。大柴胡湯を與へ之を下せば則ち癒ゆ。(同)

傷寒十三日、解せず、胸脇滿ちて嘔し、日晡潮熱を發する所已りて微かに利す。此れ本柴胡湯證にして、之を下し以て利を得ず、今反って利するは、醫丸藥を以て之を下すを知る。此れ其の治に非ざるなり。潮熱するは實なり、先づ宜しく小柴胡湯を服し以て外を解すべし。後に、柴胡加芒硝湯を以て之を主る。(同)

婦人、中風　七八日、續きて寒熱を得て發作時あり、經水適斷つは、此れ熱の血室に入ると爲し、其の血必ず結す。故に瘧狀の如く發作時有らしめば、小柴胡湯之を主る。(同・辨太陽病脈證并治下第七)

傷寒五六日、頭汗出でて微かに惡寒あり、手足冷え、心下滿ち、口食を欲せず、大便鞕、脈細なるは、

此れ陽微結と爲す。必ず表あり、復た裏有るなり。脈沈なるは亦た裏に在るなり。汗出て陽微を爲す。もし純陰結ならば、復た外證有るを得ず、悉く入りて裏に在り、此れ半ば裏に在り半ば表に在ると爲すなり。脈沈にして緊なると雖も、少陰病と爲すを得ず。然る所以は、陰にして汗有るを得ず、今頭汗出でて、故に少陰に非ざるを知るなり。小柴胡湯を與ふべし。設し了々せざるは尿を得て解す。(同)

　陽明病、潮熱を發し、大便溏し小便自ら可きにして、胸脇滿の去らざるは、小柴胡湯を與ふ。陽明病、脇下鞕滿、大便せずして嘔し、舌上に白苔あるは、小柴胡湯を與ふべし。上焦して通を得ず、津液下を得れば、胃氣因りて和し、身濈然として汗出て解す。陽明中風、脈弦浮大にして短氣、腹都て滿し、脇下及び心は痛み、久しく之を按ずるも氣通ぜず、鼻乾き汗を得ず、臥するを嗜み、一身及び目悉く黃、小便難、潮熱有り時々噦し、耳前後腫れ、之を刺すに小差にして、外解せず、病十日を過ぎ、脈續いて浮なるは、小柴胡湯を與ふ。(傷寒論・辨陽明病脈證并治第八)

　本太陽病解せず、少陽に轉入すれば、脇下鞕滿、乾嘔、食すること能はず、寒熱往來す。尚お、未だ吐下せず、脈沈緊なるは、小柴胡湯を與ふ。(傷寒論・辨少陽病脈證并治第九)

　嘔して發熱するは小柴胡湯之を主る。(傷寒論・辨厥陰病脈證并治第十四および金匱要略・嘔吐噦下利病脉證治第十七)

　新産の血虛、多く汗出て、喜く風に中る。故に痙を病ましむ。亡血、復た汗し、寒多きなるが故に鬱冒せしむ。津液を亡ひ、胃燥き、故に大便難となる。産婦の鬱冒、其の脈微弱、嘔して食すること能はず。大便反って堅く、但頭汗出づ。然る所以は、血虛して厥することなり。厥すれば必ず冒し、冒家解せんと欲して必ず大汗出ず。血虛下厥、孤陽上に出づるを以てする故に、頭汗出ず。産婦喜く汗出づる所以なるは、陰を亡いて血虛し、陽氣獨り盛なり。故に當に汗出でて、陰陽乃ち復すべし。大便堅く、嘔して食すること能はざれば、小柴胡湯之を主る。(金匱要略・婦人産後病脉證治第二十一)

　婦人の草蓐に在り、能く發露して風を得、四肢煩熱に苦しむを治す。頭痛あるは小柴胡湯を與ふ。(同)

　婦人中風七八日、續き寒熱來たりて、發作時に有り。經水適斷つ、此れ熱血室に入ると爲す。其の血必ず結す。故に瘧狀の如く發作時に有らしむ。小柴胡湯之を主る。(同)

　諸黃、腹痛して嘔するは柴胡湯宜しく、必ず小柴胡湯にすべし。(金匱要略・黃疸病脉證并治第十五)

　此方は往來寒熱、胸脇苦滿、默々として飲食を欲せず、嘔吐、或は耳聾が目的なり。凡そこれらの症あれば、胃實の候ありとも柴胡を與ふべし。老醫の説に、脇下と手足の心と兩處に汗なき者は、胃實の症ありとも柴胡を用ふべしとはこの意なり。すべて此方のゆく處は、兩肋の痞鞕拘急を目的とす。いはゆる胸脇苦滿これなり。また胸腹痛み拘急するに、小建中湯を與へて愈えざるに此方を用ふ。今の人多く積氣ありて、風邪に感じ、熱裏に閉じて發せざれば、必ず心腹痛あり。この時積なりとて、その鍼藥を施して治せざる者此方にて、速に愈ゆ。仲景の言欺くべからず。また小兒食停に外邪相兼ね、或は瘧の如きも此方にて解す。また久しく大便せざる者は、此方にて程能く大便を通じ、病解するものなり。上焦和し、津液通づるの義なり。後世三禁湯と名づくるものは、蓋し汗、吐、下を禁ずる處へ用ふるが故なり。また此方に五味子、乾姜を加へて、風邪胸脇にせまり、舌上微しく白胎ありて、兩脇に引いて咳嗽する者に用ふ。治驗は本草衍義の序例に見ゆ。また葛根、草菓、天花

粉を加へて、寒熱瘧の如く、咳嗽甚しき者に用ふ。東郭の經驗なり。その他、呉仁齋の小柴胡湯加減方の如きは、各方の下に辨ず。故に贅せず。(勿誤藥室方凾口訣)

▶ **解説**　本方から派生した多くの加減方として小柴胡湯加桔梗石膏、小柴胡湯合小陷胸湯（柴陷湯；肋膜炎）、小柴胡湯合桂枝加芍藥湯（癲癇、神経症など）、小柴胡湯合半夏厚朴湯（柴朴湯）、小柴胡湯合五苓湯（柴苓湯）、小柴胡湯合四物湯（産褥熱、腎盂炎など）、小柴胡湯合香蘇散（紫蘇飲；耳管カタルによる耳鳴り）などがある。

小青竜湯（ショウセイリュウトウ）　二国、VII〜IX、XVI

▶ **薬剤構成**　麻黄2-3.5、芍薬2-3.5、乾姜2-3.5、甘草2-3.5、桂皮2-3.5、細辛2-3.5、五味子1-3、半夏3-8

▶ **効能・効果**　体力中等度又はやや虚弱で、うすい水様のたんを伴うせきや鼻水が出るものの次の諸症：気管支炎、気管支喘息、鼻炎、アレルギー性鼻炎、むくみ、感冒、花粉症

▶ **出典・主治**　傷寒論、金匱要略

　傷寒、表解せず、心下に水氣あり、乾嘔、發熱して欬し、或は渇し、或いは利し、或は噎び、或は小便利せず少腹滿し、或は喘するは、小青龍湯之を主る。(傷寒論・辨太陽病脈證并治中第六)

　傷寒、心下に水氣あり、欬して微喘し、發熱、渇せず、湯を服して已に渇するは、此れ寒去り解せんと欲するなり。小青龍湯之を主る。(同)

　溢陰を病むは當に其の汗を發すべし。大青龍湯之を主る。小青龍湯亦た之を主る。(金匱要略・痰飲欬嗽病脉證并治第十二)

　欬逆にて倚息し、臥するを得ず、小青龍湯之を主る。(同)

　婦人、涎沫を吐すに、醫反って之を下せば、心下即ち痞す。當に先ず其の涎沫を吐するを治すべし、小青龍湯之を主る。(金匱要略・婦人雜病脉證并治第二十二)

　此方は表解せず、而して心下水氣ありて、咳喘する者を治す。また溢飲の咳嗽にも用ふ。その人、咳嗽、喘急、寒暑に至れば必ず發し、痰沫を吐いて臥すこと能はず、喉中しはめくなどは心下に水飲あればなり。此方に宜し。もし上氣、煩躁あれば石膏を加ふべし。また胸痛、頭疼、惡寒、汗出づるに、發汗劑を與ふること禁法なれども、咳して汗ある症に、矢張り小青龍にておし通す症あり。麻杏甘石を汗出づるに用ふるもこの意なり。一老醫の傳に、この場合の汗は必ず臭氣甚しと、一徴とすべし。此方を諸病に用ふる目的は、痰沫、咳嗽、裏熱なきの症を主とす。もし老痰になりて熱候深き者は、清肺湯、清濕化痰の類に宜し。(勿誤藥室方凾口訣)

▶ **解説**　第一改正国民医薬品集第二部に鎮咳剤2号として収載。麻黄・芍薬・生薑・甘草・桂枝・細辛（以上各2.0g）・五味子・半夏（以上各3.0g）を混和して茶剤1包とし、1包を水300mLで200mLまで煎じ、感冒性咳嗽、百日咳、気管支カタル、気管支喘息、肺炎などに1日に3回温服するとある。第16改正版でエキス剤として再収載。本方より派生した処方に、小青竜湯加石膏、小青竜湯合麻杏甘石湯がある。

小半夏加茯苓湯　二国、VII～IX

▶ **薬剤構成**　半夏5-8、ヒネショウガ5-8（生姜を用いる場合1.5-3）、茯苓3-8

▶ **効能・効果**　体力に関わらず使用でき、悪心があり、ときに嘔吐するものの次の諸症：つわり、嘔吐、悪心、胃炎

▶ **出典・主治**　金匱要略

　卒に嘔吐し、心下痞し、膈間に水あり、眩悸あるは半夏加茯苓湯之を主る。（金匱要略・痰飲欬嗽病脉證并治第十二）

　先づ渇して後に嘔するは、水心下に停ると爲し、此れ飲家に属す。小半夏加茯苓湯之を主る。（同）

　此方は前方の症に、停飲を兼ねて渇する者を治す。また停飲ありて、嘔吐、食せず、心下痞鞕、或は頭眩する者に効あり。すべて飲食進まざるの者、或は瘧疾日を經て食進まざる者は、此方に生姜を倍加して能く効を奏す。（勿誤藥室方函口訣）

▶ **解説**　悪心や嘔吐を主訴とする処方で、妊娠のつわりにもっとも多く用いられる。

真武湯　XVI

▶ **薬剤構成**　茯苓3-5、芍薬3-3.6、白朮2-3（蒼朮も可）、生姜1（ヒネショウガを使用する場合2-3.6）、加工附子0.3-1.5

▶ **効能・効果**　体力虚弱で、冷えがあって、疲労倦怠感があり、ときに下痢、腹痛、めまいがあるものの次の諸症：下痢、急・慢性胃腸炎、胃腸虚弱、めまい、動悸、感冒、むくみ、湿疹・皮膚炎、皮膚のかゆみ

▶ **出典・主治**　傷寒論

　太陽病、發汗、汗出でて解せず、其の人仍ほ發熱し、心下悸、頭眩、身瞤動し、振々として地に擗れんと欲するは眞武湯之を主る。（傷寒論・辨太陽病脈證并治中第六）

　少陰病、二三日已まず、四五日に至り、腹痛あり、小便利せず、四肢沈重して疼痛あり、自ら下痢するは、此れ水氣有ると爲す。其の人或は欬し、或は小便利し、或は下痢し、或は嘔するは眞武湯之を主る。（傷寒論・辨少陰病脈證并治第十一）

　此方は内に水氣ありと云ふが目的にて、他の附劑と違つて、水飲のために心下悸し、身瞤動すること振々として地に倒れんとし、或は麻痺不仁、手足引きつることを覺え、或は水腫小便不利、その腫虛濡にして力なく、或は腹以下腫ありて、臂肩胸背羸痩、その脉微細、或は浮腫にして大に心下痞悶して飲食美ならざる者、或は四肢沈重、疼痛下痢する者に用ひて効あり。方名は千金及び翼に從つて玄武に作るべし。（勿誤藥室方函口訣）

▶ **解説**　別名：玄武湯。陰虚証の新陳代謝の沈滞している病気に対する薬方であるが、熱性の急性病（傷寒）にもよく用いられ、しばしば少陰病の葛根湯とも称される。

大黄甘草湯（ダイオウカンゾウトウ） XV〜XVI

▶ **薬剤構成** 大黄4-10、甘草1-5

▶ **効能・効果** 体力に関わらず、便秘、便秘に伴う頭重・のぼせ・湿疹・皮膚炎・ふきでもの（にきび）・食欲不振（食欲減退）・腹部膨満・腸内異常醗酵・痔などの症状の緩和

▶ **出典・主治** 金匱要略

食し已って即ち吐すは大黄甘草湯之を主る。（金匱要略・嘔吐噦下利病脉證治第十七）

此方はいはゆる南薫を求めんと欲せば、必ず先づ北牖を開くの意にて、胃中の壅閉を大便に導きて、上逆の嘔吐を止どむるなり。妊娠悪阻、大便せざる者また効あり。同じ理なり。丹溪は小便不通を治するに、吐法を用ひて肺氣を開提し、上竅通じて下竅また通ぜしむ。此方と法は異なれども理即ち同じきなり。その他一切の嘔吐腸胃の熱に属する者、皆用ふべし。胃熱を辨ぜんと欲せば、大便祕結、或は食し已つて即ち吐き、或は手足心熱、或は目黄赤、或は上氣頭痛せば胃熱と知るべし。上冲の症を目的として用ふれば、大なる誤はなし。虚症にも大便久しく燥結する者此方を用ふ。是れ權道なり。必ず桂に膠すべからず。讚州の御池平作は此方を丸として多く用ふ。即ち今の大甘丸。中川修亭は調胃承氣湯を丸として能く吐水病を治すと言ふ。皆同意なり。（勿誤藥室方凾口訣）

▶ **解説** 常習便秘に用いる処方であるが、これによって強い腹痛や下痢を起こす場合は使用を控える。

大建中湯（ダイケンチュウトウ） XVI

▶ **薬剤構成** 山椒1-2、人参2-3、乾姜3-5、膠飴20-64

▶ **効能・効果** 体力虚弱で、腹が冷えて痛むものの次の諸症：下腹部痛、腹部膨満感

▶ **出典・主治** 金匱要略

心胸中、大いに寒痛し、嘔し飲食すること能はず、腹中に寒あり、上衝して皮起こり、出でて見れば頭足有り、上下痛みて觸れ近づくべからず。大建中湯之を主る。（金匱要略・腹滿寒疝宿食病脉證治第十）

此方は小建中湯と方意大いに異なれども、膠飴一味あるを以つて建中の意明了なり。寒氣の腹痛を治する此方に如くはなし。蓋し大腹痛にして胸にかゝり嘔あるか腹中塊の如く凝結するが目的なり。故に諸積痛の甚しくして、下から上へむくむくと持ち上る如き者に用ひて妙効あり。解急蜀椒湯は此方の一等重き者なり。また小建中湯の症にして、一等衰弱腹裏拘急する者は、千金の大建中湯を宜しとす。（勿誤藥室方凾口訣）

▶ **解説** 小建中湯証よりさらに虚証・陰証が強い患者に用いる。関連処方に解急蜀椒湯、附子粳米湯がある。日本薬局方大建中湯エキスは膠飴を含まない3味のエキス剤であることに留意。

大柴胡湯（ダイサイコトウ）　XVI*(2)

▶ **薬剤構成**　柴胡6-8、半夏2.5-8、生姜1-2（ヒネショウガを使用する場合 4-5)、黄芩3、芍薬3、大棗3-4、枳実2-3、大黄1-2

▶ **効能・効果**　体力が充実して、脇腹からみぞおちあたりにかけて苦しく、便秘の傾向があるものの次の諸症：胃炎、常習便秘、高血圧や肥満に伴う肩こり・頭痛・便秘、神経症、肥満症

▶ **出典・主治**　傷寒論・金匱要略

太陽病、過經十餘日、反って二三之を下し後四五日、柴胡證仍ほ在るは、先づ小柴胡湯を與ふ。嘔して止まず心下急し、鬱々微かに煩なるは未だ解せずと爲すなり。大柴胡湯を與へ之を下せば則ち癒ゆ。（傷寒論・辨太陽病脈證并治中第六）

傷寒、發熱、汗出でて解せず、心中痞鞕、嘔吐して下すは大柴胡湯之を主る。（同・辨太陽病脈證并治下第七）

傷寒十餘日、熱結して裏に在り、復た往來寒熱あるは大柴胡湯を與ふ。（同）

傷寒の後、脈沈す、沈なるは内實なり。下して之を解す。大柴胡湯宜し。（同・辨可下病脈證并治第二十一）

之を按ずるに心下滿して痛むは此れ實と爲すなり。當に之を下すべし、大柴胡湯宜し。（金匱要略・腹滿寒疝宿食病脉證治第十）

此方少陽の極地に用ふるは勿論にして、心下急し、鬱々微煩と云ふを目的として世のいはゆる癇症の鬱塞に用ふる時は、非常の効を奏す。惠美三伯はこの症の一等重きに香附子、甘草を加ふ。高階枳園は大棗、大黄を去り、羚羊角、釣藤、甘草を加ふ。いづれも癇症の主藥とす。方今半身不隨にして語らざる者、世醫中風を以つて目すれども、肝積經隧を塞ぎ、血氣の順行惡しく、遂に不隨をなすなり。肝實に屬する者は此方に宜し。尤も左脇より心下へかけて凝り、或は左脇の筋脈拘攣し、これを按して痛み、大便祕し、喜怒等の症を目的とすべし。和田家の口訣に男婦共に櫛けづる度に髮ぬけ、年不相應に髮の少なきは肝火のなす處なり、此方大いに効ありと云ふ。また痢疾初起發熱、心下痞して嘔吐ある症、早く此方に目を付くべし。また小兒疳勞にて毒より來たる者に、此方に當歸を加ふるを用ひてその勢を挫き、その跡は小柴胡小建中の類にて調理するなり。その他茵蔯を加へて、發黄心下痞鞕の者を治し、鷹鵑菜を加へて蚘蟲熱嘔を治するの類、運用最も廣し。（勿誤藥室方函口訣）

▶ **解説**　小柴胡湯証より実証が強い場合の処方である。傷寒論には大黄を欠いて七味となっており、これを大柴胡湯去大黄と称する。大柴胡湯、大柴胡湯去大黄の区別は便通の状況によって去加する。因みに金匱要略の大柴胡湯は大黄が配合されている。

釣藤散（チョウトウサン）　XVI

▶ **薬剤構成**　釣藤鈎3、橘皮3（陳皮も可）、半夏3、麦門冬3、茯苓3、人参2-3、防風2-3、菊花2-3、甘草1、生姜1、石膏5-7

▶ **効能・効果**　体力中等度で、慢性に経過する頭痛、めまい、肩こりなどがあるものの次の諸症：慢

性頭痛、神経症、高血圧の傾向のあるもの

▶ **出典・主治**　普済本事方

　肝厥の頭暈を治し、頭目を清す。（普濟本事方巻二・頭痛頭暈方）

　此方は俗にいわゆる癎症の人、氣逆甚しく頭痛眩暈し、或いは肩背強急、眼目赤く心氣鬱塞する者を治す。此の症に龜井南溟は、温膽湯加石膏を用ふれども、此方を優とす。（勿誤藥室方凾口訣）

▶ **解説**　原典では茯神を加える。

当帰芍薬散　トウキシャクヤクサン　XVI*(1)

▶ **薬剤構成**　当帰3-3.9、川芎3、芍薬4-16、茯苓4-5、白朮4-5（蒼朮も可）、沢瀉4-12

▶ **効能・効果**　体力虚弱で、冷え症で貧血の傾向があり疲労しやすく、ときに下腹部痛、頭重、めまい、肩こり、耳鳴り、動悸などを訴えるものの次の諸症：月経不順、月経異常、月経痛、更年期障害、産前産後あるいは流産による障害（貧血、疲労倦怠、めまい、むくみ）、めまい・立ちくらみ、頭重、肩こり、腰痛、足腰の冷え症、しもやけ、むくみ、しみ、耳鳴り。

▶ **出典・主治**　金匱要略

　婦人懷娠、腹中㽲痛するは當歸芍藥散之を主る。（金匱要略・婦人妊娠病脉證并治第二十）

　婦人の腹中諸疾痛、當歸芍藥散之を主る。（金匱要略・婦人雜病脉證并治第二十二）

　此方は吉益南涯得意にて諸病に活用す。その治驗は續建殊録に悉し。全體は婦人の腹中疼痛を治すが本なれども、和血に利水を兼ねたる方故、建中湯の症に水氣を兼ぬる者か、逍遙散の症に痛みを帶ぶる者か、いづれにも廣く用ふべし。華岡青洲は呉茱萸を加へて多く用ひられたり。また胎動腹痛に此方は疞痛とあり、芎歸膠艾湯にはたゞ腹痛とありて、軽きに似たれどしからず。此方は痛み甚しくして大腹にあるなり。膠艾湯は小腹にあって腰にかゝる故、早く治せざれば將に堕胎の兆となるなり。二湯の分を能く辨別して用ふべし。（勿誤藥室方凾口訣）

▶ **解説**　虚証の瘀血証に対する代表的な処方である。散剤、湯液とのいずれも用いる。

麦門冬湯　バクモンドウトウ　XVI

▶ **薬剤構成**　麦門冬8-10、半夏5、粳米5-10、大棗2-3、人参2、甘草2

▶ **効能・効果**　体力中等度以下で、たんが切れにくく、ときに強くせきこみ、又は咽頭の乾燥感があるものの次の諸症：からぜき、気管支炎、気管支喘息、咽頭炎、しわがれ声

▶ **出典・主治**　金匱要略

　大逆上氣し、咽喉利せず。逆を止め氣を下すは麥門冬湯之を主る。（金匱要略・肺痿肺癰咳嗽上氣脉證并治第七）

　此方は肘後に云ふ通り、肺痿、咳唾、涎沫は止まず、咽燥いて渇する者に用ふるが的治なり。金匱に、大逆上氣とばかりありては漫然なれども、蓋し肺痿にても、頓嗽にても、勞嗽にても、妊娠咳逆にても、大逆上氣の意味ある處へ用ふれば、大いに効ある故、此の四字簡古にして深旨ありと見ゆ。小

兒の久しき咳には、此方に石膏を加へて妙驗あり。さて咳血には、此方に石膏を加ふるが先輩の經驗なれども、肺痿に變ぜんとする者、石膏を日久しく用ふれば不食になり、脉力減ずる故、千金の麥門冬湯類方の意にて、地黄、阿膠、黄連を加へて用ふれば工合よく功を奏す。また聖惠五味子散の意にて、五味、桑白皮を加へ、咳逆甚しき者に効あり。また老人津液枯槁し、食物咽につまり、膈症に似たる者に用ふ。また大病後藥を飲むことを嫌ひ、咽に喘氣ありて、竹葉石膏湯の如く虛煩なき者に用ふ。皆咽喉不利の餘旨なり。（勿誤藥室方凾口訣）

▶解説　大塚敬節によれば、痰がのどの奥にへばりついたようで、発作的に強く咳き込むものによく、痰が多い場合は効果がないという。気管支炎や肺結核、慢性化した喘息でこのような症状が出る場合によいという（『症候による漢方治療の実際』）。近年、喘息を含む咳止めに広く用いられる。

八味地黄丸（ハチミジオウガン） XVI

▶薬剤構成　地黄5、6-8、山茱萸3、3-4、山薬3、3-4、沢瀉3、3、茯苓3、3、牡丹皮3、3、桂皮1、1、加工ブシ0.5-1、0.5-1（左側の数字は湯、右側は散）

▶効能・効果　体力中等度以下で、疲れやすくて、四肢が冷えやすく、尿量減少又は多尿で、ときに口渇があるものの次の諸症：下肢痛、腰痛、しびれ、高齢者のかすみ目、かゆみ、排尿困難、残尿感、夜間尿、頻尿、むくみ、高血圧に伴う随伴症状の改善（肩こり、頭重、耳鳴り）、軽い尿漏れ

▶出典・主治　金匱要略

問ひて曰く、婦人病、飲食故の如く、煩熱して臥すること能はず、而も反って倚息するは何ぞや。師曰く、此れ轉胞と名づけ、溺するを得ざるなり。胞系了戻するを以てし、故に此の病と致す。但、小便利すれば則ち癒ゆ。宜しく腎氣丸之を主るべし。（金匱要略・婦人雑病脉證并治第二十二）

男子消渇し、小便反って多く、飲一斗を以て小便一斗なるは、腎氣丸之を主る。（金匱要略・消渇小便利淋病脉證并治第十三）

虛勞にて腰痛あり、少腹拘急し、小便利せざるは八味腎氣円之を主る。（金匱要略・血痺虛勞病脉證并治第六）

此方は專ら下焦を治す。故に金匱は、少腹不仁、或は小便自利、或は轉胞に運用す。また虛腫、或は虛勞腰痛等に用ひて効あり。その内消渇を治するは此方に限るなり。仲景が漢武帝の消渇を治せりといふ小説あるも虛ならず。此方は牡丹、桂枝、附子と合する處が妙用なり。濟生方に牛膝、車前子を加ふるは、一着輪する手段なり。醫通に沈香を加へたるは一等進みたる策なり。（勿誤藥室方凾口訣）

▶解説　別名：八味丸、腎気丸、八味腎気丸。牛車腎気丸は本方に牛膝・車前子を加味したもの。六味地黄丸の場合より虚弱な体質の老人に用いる。腎・生殖器の機能が衰え、下半身の脱力感、多尿・乏尿、腰痛、口渇などがあって、胃腸障害のない人に用いる。散剤、湯液のいずれも用いる。

半夏厚朴湯（ハンゲコウボクトウ）　XVI

▶ **薬剤構成**　半夏6-8、茯苓5、厚朴3、蘇葉2-3、生姜1-2（ヒネショウガを使用する場合2-4）

▶ **効能・効果**　体力中等度をめやすとして、気分がふさいで、咽喉・食道部に異物感があり、ときに動悸、めまい、嘔気などを伴う次の諸症：不安神経症、神経性胃炎、つわり、せき、しわがれ声、のどのつかえ感

▶ **出典・主治**　金匱要略

　婦人の咽中に炙臠有るが如きは半夏厚朴湯之を主る。（金匱要略・婦人雑病脉證并治第二十二）

　此方は局方に四七湯と名づく。氣劑の権輿なり。故に梅核氣を治するのみならず諸氣疾に活用してよし。金匱千金に据えて、婦人のみに用ふるは非なり。蓋し婦人は氣鬱多き者故、血病も氣より生ずる者多し。一婦人産後氣舒暢せず、少し頭痛もあり、前醫血症として川芎・當歸の劑を投ずれども治せず、これを診するに脈沈なり。氣滯に因つて痰を生ずるの症として、此方を與ふれば日ならずして癒ゆ。血病に氣を理するまた一手段なり。東郭は水氣心胸に畜滯して利しがたく、呉茱萸湯などを用ひてますます通利せざる者、及び小瘡頭瘡内攻の水腫腹脹つよくして、小便甚だ少なき者、此方に犀角を加へて奇効を取ると云ふ。また浮石（軽石）を加へて膈噎の軽症に効あり。雨森氏の治験に、睾丸腫大にして斗の如くなる人、その腹を診すれば、必ず滯水阻隔して心腹の氣升降せず、因つて此方に上品の犀角末を服せしむること百日余、心下開き、漸々嚢裏の畜水も消化して癒ゆ。また身體巨瘤を發する者にも効あり。この二症に限らず、すべて腹形悪しく、水血に毒の痼滯する者には、皆此方にて奇効ありと云ふ。宜しく試むべし。（勿誤藥室方凾口訣）

▶ **解説**　『金匱要略』の水気病門に炙臠（炙肉に同じ）について次のように記載する。「病者水に苦しむ、面目身體四肢皆腫れ、小便利せず、之を脈するに水を言わず、反って胸中痛み、気咽に上衝し、状は炙肉の如しと言う。」

半夏瀉心湯（ハンゲシャシントウ）　XVI*(1)

▶ **薬剤構成**　半夏4-6、黄芩2.5-3、乾姜2-3、人参2.5-3、甘草2.5-3、大棗2.5-3、黄連1

▶ **効能・効果**　体力中等度で、みぞおちがつかえた感じがあり、ときに悪心、嘔吐があり食欲不振で腹が鳴って軟便又は下痢の傾向のあるものの次の諸症：急・慢性胃腸炎、下痢・軟便、消化不良、胃下垂、神経性胃炎、胃弱、二日酔、げっぷ、胸やけ、口内炎、神経症

▶ **出典・主治**　傷寒論・金匱要略

　傷寒五六日、嘔して發熱するは柴胡湯證具わる。而るに他藥を以て之を下し、柴胡證仍ほ在るは、復た柴胡湯を與ふ。此れ已に之を下すと雖も逆と爲らず。必ず蒸々して振ひ、却って發熱し汗出でて解す。若し心下滿して鞕痛あれば此れ結胸と爲すなり。大陷胸湯之を主る。但、滿して痛まざるは此れ痞へと爲す。柴胡之を與ふるに中らず、半夏瀉心湯に宜し。（傷寒論・辨太陽病脈證并治下）

　嘔して腸鳴し、心下痞ふるは半夏瀉心湯之を主る。（金匱要略・嘔吐噦下利門）

　此方は飲邪併結して、心下痞鞕する者を目的とす。故に支飲、或は澼飲の痞鞕には効なし。飲邪併結より来る嘔吐にも、噦逆にも、下痢にも皆運用して特効あり。千金翼に附子を加ふるものは、即

ち附子瀉心湯の意にて、飲邪を温散せしむる老手段なり。また虚勞、或は脾勞等の心下痞して下痢する者は、此方に生姜を加へてよし。即ち生姜瀉心湯なり。また痢病嘔吐強き者に、無盡藏の太乙丸を兼用して佳なりと言ふ。（勿誤藥室方函口訣）

▶ **解説** 本方から派生した変方がいくつかある。本方の乾姜を減じて生姜を加えたものを生姜瀉心湯（傷寒論）といい、『勿誤藥室方函口訣』によれば「此方は後世順氣和中を用ひる場へ即效あり。また香砂六君子、香砂平胃など與へて、痰火上格の勢ありて應ぜざる者に用ひて善く驗あり。また虚勞或は脾勞等の心下痞して下利する者を治す。古方は皆、乾姜ある時は生姜を用ひず、たゞ此方のみ生乾共に用ふ。その深意味ふべし。すべて半夏、生姜、甘草三瀉心の症は、水氣心中に迫り、心下鞕満して痞する者ありて、脇腹は迫りなく、但し心下のみ甚しく、胸中へ上逆して嘔吐噯氣し、或は水氣下行して腹中雷鳴下痢する者、これ胃中の虚和せざるよりなす故に、中には下痢清穀と同じやうに見ゆれども、全く穀化せざるの症なり。」という。甘草を増量したものは甘草瀉心湯（傷寒論・金匱要略）といい（『傷寒論』では人参を欠く）、甘草の「急迫症状の緩和の効」による治療を重視した処方で、浅田宗伯は「此方は胃中不和の下痢を主とす。故に穀化せず、雷鳴下痢が目的なり。もし穀化せず、雷鳴なく下痢する者ならば、理中四逆のゆく處なり。外台は水穀化せずに作りて清穀と文を異にす。從ふべし。また産後の口糜瀉に用ひ奇効あり。これらの芩連は、却つて胃を健やかにするの効ありと云ふべし。」と述べている。本朝経験の椒梅瀉心湯は本方に烏梅・蜀椒を加味したもので、浅田宗伯によれば「蚘虫の嘔吐、心下刺痛を治す。また常に心下寒飲ありて、悪心喜睡する者を治す。」（『勿誤藥室方函口訣』）という。

補中益気湯（ホチュウエッキトウ）　XV～XVI

▶ **薬剤構成** 人参3-4、白朮3-4（蒼朮も可）、黄耆3-4.5、当帰3、陳皮2-3、大棗1.5-3、柴胡1-2、甘草1-2、生姜0.5、升麻0.5-2

▶ **効能・効果** 体力虚弱で、元気がなく、胃腸のはたらきが衰えて、疲れやすいものの次の諸症：虚弱体質、疲労倦怠、病後・術後の衰弱、食欲不振、ねあせ、感冒

▶ **出典・主治** 内外傷弁惑論
　夫れ、脾胃の虚する者は飲食勞倦に因りて心火亢ぶること甚だしくして、其の土位に乗らず。其の次は肺氣邪を受く。須く黄耆を用ふること最も多く、人参、甘草之に次ぐべし。脾胃一たび虚すれば肺氣先づ絶す。故に黄耆を用ひて以て皮毛を益して、腠理を閉じて自汗せしめず。其の元氣を損じて上喘氣短ならば人参以て之を補ふ。心火脾に乗せば須く炙甘草の甘以て火熱を瀉して脾胃の中の元氣を補ふべし。若し脾胃急痛し、并びに太だ虚して腹中急縮するは宜しく之を多用すべし。經に云ふ、急なるは之を緩む。白朮の苦甘温は胃中の熱を除き、腰臍の間の血を利す。胃中の清氣下に在らば必ず升麻、柴胡を加へて以て之を引くべし。黄耆、甘草の甘温の氣味を引き上昇して能く衛氣の散解を補ひて其の表を實するなり。又、帶脉の縮急を緩む。二味は苦平、味の薄き者の陰中の陽の清氣を引きて上昇するなり。氣、胸中に亂れて清濁相干することと爲す。白を去り陳皮を用ひて以て之を理む。又、能く陽氣の上昇を助けて以て帶氣を散じ、諸の甘辛を助けて用を爲す。口乾、嗌乾は乾葛を加へ、脾胃の氣虚すれば升浮すること能はずして、陰火其の生發の氣を傷る

ことと爲す。榮血大いに虧け、荣(＝榮)氣營せずして陰火熾盛なり。是れ血中に火を伏して日に漸く煎熬し、血氣日に減ず。心包と心とは血を主る。血減ずるときは則ち心養ふ所無くして、心をして亂れて煩ぜしめることと致す。病名づけて悗と曰ふ。悗とは心惑ひて煩悶して安からざるなり。故に辛甘微温の劑を加へて陽氣を生ず。陽生ずるときは則ち陰長ず。或(人の)曰ふ、甘温何ぞ能く血を生ぜんと。(答へて)曰ふ、仲景の法に血虚に人參を以て之を補ふと。陽旺するときは則ち能く陰血を生ず。更に當歸を以て之を和す。少し黃蘗を加へて以て腎水を救へば、能く陰中の伏火を瀉す。如し煩猶止まざれば少し生地黃を加へて腎水を補へば水旺して心火自ずから降るべし。如し氣浮して心亂るれば硃砂安神丸を以て之を鎮固すれば則ち癒ゆ。(内外傷弁惑論・補中益氣湯立方本指)

　中氣不足、肢體倦怠し、口乾發熱、飲食味無く、或は飲食節を失し、勞倦身熱、脈大して虚し、或は頭痛、惡寒、自汗、或は氣高くして喘し、身熱して煩しく、或は脈微細にして軟弱、自汗體倦し、食少なく、或は中氣虚弱して、血を攝ふこと能はず、或は飲食勞倦して瘧痢を患ひ、或は瘧痢脾に因りて胃虚して愈ゑること能はず、或は元氣虚弱、風寒感冒、表を發するに勝らざるを治す。宜しく此を用て之に代ふべし。或は房に入りて後に感冒し、或は感冒して後に房に入り、亦た此の湯を用て急するは附子を加へ、或は瀉痢、腹痛急するは附子理中湯を用ふ。(古今醫鑑卷之二・内傷門)

　形神勞役并びに飲食節を失ひ、勞倦虚損、身熱して煩しく、脈洪大にして虚し、頭痛或は惡寒ありて渇し、自汗力無く、氣高くして喘するを治す。(萬病回春卷之二・内傷)

　此方は元來東垣、建中湯、十全大補湯、人參養榮湯などを差略して組立てし方なれば、後世家にて種々の口訣あれども、畢竟小柴胡湯の虚候を帶ぶる者に用ふべし。補中だの、益氣だの、升堤だのと云う名義に泥むべからず。その虚候と云ふものは、第一手足倦怠、第二言語輕微、第三眼勢無力、第四口中に白沫を生じ、第五食味を失ひ、第六熱物を好み、第七臍に當つて動氣、第八脈散大にして力なし等の八症の内、一二症あれば、此方の目的となして用ふ。その他薛立齋がいはゆる飲食勞役して瘧痢を患ふ等の症、脾胃虚に因つて久しく愈ゆる能はずだの、龔雲林のいはゆる氣虚卒倒中風等の症、内傷に因る者だのといふ處に着眼して用ふべし。前にも述ぶる通り、少陽柴胡の部位にありて、内傷を兼ぬる者に與ふれば間違ひなきなり。故に婦人男子共に虚勞雜症に拘らず、此方を長服し効を得ることあり。婦人には最も効あり。また諸痔脱肛の類、疲れ多き者に用ふ。またこの症にして、煮たてたる熱物を好むは附子を加ふべし。何ほど渇すといへども附子苦しからず。(勿誤藥室方凾口訣)

▶ **解説**　原典は生姜・大棗を欠く。陰陽五行薬理論にしたがって方剤が組み立てられたことを詳細に記述している。処方名は中を補い気を益するという意で、虚証の虚労に対するもので、別名を医王湯ともいう。十全大補湯と同様に補血強壮を目的とした処方であるが、それよりやや衰弱の程度が少なく、また貧血もそれほど著しくない場合に用いる。

麻黄湯　(マオウトウ)　XVI*(2)

▶ **薬剤構成**　麻黄3-5、桂皮2-4、杏仁4-5、甘草1-1.5

▶ **効能・効果**　体力充実して、かぜのひきはじめで、さむけがして発熱、頭痛があり、せきが出て身

体のふしぶしが痛く汗が出ていないものの次の諸症：感冒、鼻かぜ、気管支炎、鼻づまり（使用上の注意：身体虚弱の人は使用しないこと）

▶ **出典・主治**　万病回春

　太陽病、頭痛發熱、身疼腰痛、骨節疼痛、惡風、汗無く喘するは麻黄湯之を主る。（傷寒論・辨太陽病脈證并治中第六）

　脈浮にして緊なるは、法當に身疼痛あるべし、宜しく汗を以て之を解くべし。もし尺中の遲きなるは汗を發するべからず。何ぞ以て然るを知るや、榮氣足らず血少なきを以ての故なり。脈浮なるは病表に在り、汗を發すべし、麻黄湯に宜し。脈浮にして數なるは汗を發すべし、麻黄湯に宜し。（同）

　傷寒、脈浮にして緊、汗を發せず、因りて衂を致すは、麻黄湯之を主る。（同）

　陽明中風、脈弦浮大にして短氣、腹都て滿し、脇下及び心は痛み、久しく之を按ずるも氣通ぜず、鼻乾き汗を得ず、臥するを嗜み、一身及び目悉く黄、小便難、潮熱有り時々噦し、耳前後腫れ、之を刺すに小差にして、外解せず、病十日を過ぎ、脈續いて浮なるは、小柴胡湯を與ふ。脈但浮にして餘證無きは麻黄湯を與ふ。（同・辨陽明病脈證并治第八）

　陽明病、脈浮にして、汗無く喘するは汗を發すれば則ち癒ゆ。麻黄湯に宜し。（同）

　此方は太陽傷寒汗なきの症に用ふ。桂麻の辨、仲景氏嚴然たる規則あり。犯すべからず。また喘家、風寒に感じて發する者、此方を用ふれば速に愈ゆ。朝川善庵終身此の一方にて喘息を防ぐと云ふ。（勿誤藥室方函口訣）

▶ **解説**　麻杏甘石湯証とは咳や汗があまりないこと、葛根湯証とは肩から背中の強ばりがないことで区別される。本証では麻黄は発汗剤として作用する。かなり身体の充実した人が風邪など熱性病にかかって間もない初期で、寒気がして発熱し、頭痛はあるが汗はなく、体のふしぶしが痛むような場合に用いる。

六君子湯（リックンシトウ）　XVI

▶ **薬剤構成**　人参2-4、白朮3-4（蒼朮も可）、茯苓3-4、半夏3-4、陳皮2-4、大棗2、甘草1-1.5、生姜0.5-1（ヒネショウガを使用する場合1-2）

▶ **効能・効果**　体力中等度以下で、胃腸が弱く、食欲がなく、みぞおちがつかえ、疲れやすく、貧血性で手足が冷えやすいものの次の諸症：胃炎、胃腸虚弱、胃下垂、消化不良、食欲不振、胃痛、嘔吐

▶ **出典・主治**　万病回春

　久病、胃虚し、嘔吐するを治す。（萬病回春卷之三・嘔吐）

　脾胃虚弱、飲食思ふこと少なく、或は久しく瘧痢を患ひ、若しくは内熱を覺ゑ、或は飲食化し難く、酸を作し、虚火に屬するを治す。須く炮姜を加へるべし。其の功甚だ速やかなり。即ち前方（四君子湯のこと）に半夏、陳皮を加ふ。（萬病回春卷之四・補益）

　脾胃虚弱、或は寒涼尅伐し、腫痛して消えず、或は潰斂せざるを治す。宜しく此の湯を服し、以て榮氣を壯すべし。諸症、自ら癒ゆ。即ち、四君子湯に陳皮、半夏を加ふ。（萬病回春卷之八・癰疽）

　此方は理中湯の變方にして、中氣を扶け胃を開くの效あり。故に老人脾胃虚弱にして痰あり、飲

食を思はず、或は大病後脾胃虛し、食味なき者に用ふ。陳皮、半夏は胸中胃口の停飮を推し開くこと一層力ありて、四君子湯に比すれば最も活用あり。千金方半夏湯の類數方あれども、此方の平穩にしかず。(勿誤藥室方函口訣)

▶ 解説　脾胃虛弱を治す四君子湯と胃内停痰を治す二陳湯との合方。『萬病回春』巻之四・補益および巻之八・癰疽では四君子湯に陳皮・半夏を加味したものとし、巻之三・嘔吐では芍藥・山藥・当帰・藿香・縮砂(砂仁)・蓮肉・烏梅・炒米を加える。

苓桂朮甘湯（リョウケイジュツカントウ）　XV～XVI

▶ **薬剤構成**　茯苓4-6、白朮2-4（蒼朮も可）、桂皮3-4、甘草2-3
▶ **効能・効果**　体力中等度以下で、めまい、ふらつきがあり、ときにのぼせや動悸があるものの次の諸症：立ちくらみ、めまい、頭痛、耳鳴り、動悸、息切れ、神経症、神経過敏
▶ **出典・主治**　傷寒論、金匱要略

　傷寒、若しくは吐し、若しくは下して後、心下逆滿、氣上りて胸を衝き、起きれば則ち頭眩し、脈は沈にして緊、發汗すれば則ち經を動かし、身振々として搖るるを爲すは、茯苓桂枝白朮甘草湯之を主る。(傷寒論・辨太陽病脈證幷治中第六)

　心下に痰飮有り、胸脇支滿、目眩、茯苓桂枝白朮甘草湯之を主る。(金匱要略・痰飲欬嗽病脈證幷治第十二)

　此方、眩暈を治するの聖劑なり。仲景氏、起側頭眩と言ふと雖これは一條中の症にて論ぜしことなり。必しも起臥に拘はらず泛く用ひて善し。(校正方輿輗巻之七・眩暈)

　此方は支飲を去るを目的とす。氣咽喉に上衝するも、目眩するも、手足振卓するも、皆な水飮によるなり。起れば則ち頭眩すと云ふが大法なれども、臥して居て眩暈する者にても、心下逆滿さへあれば用ふるなり。それにて治せざる者は澤瀉湯なり。かの方はたとひ始終眩なくしても、冒眩と云ふものにて、顔がひつぱりなどする候あるなり。また此方動悸を的候とすれば、柴胡姜桂湯に紛れやすし。然れども此方は顔色明かにして表のしまりあり、第一脉が沈緊になければ効なきものなり。また此方に没食子を加へて喘息を治す。また水氣より來る痿躄に効あり。矢張り足ふるひ、或は腰ぬけんとし、劇しき者は臥して居ると、脊骨の邊にぴくぴくと動き或は一身中脈の處ぴくぴくとして、耳鳴り逆上の候あるものなり。本論のいはゆる久しくして痿となるの症何病なりともあらば、百發百中なり。(勿誤藥室方函口訣)

▶ 解説　『傷寒論』・『金匱要略』では茯苓桂枝白朮甘草湯と称する。本方に四物湯を合したものが連珠飲(本間棗軒家方)で、貧血による動悸、息切れ、顔面浮腫などに用いる。原南陽は本方に鍼砂・牡蛎・人参を加えて鍼砂湯を創出し、「虛悸、短氣、眩暈、虛煩幷びに黃胖を理する」として、貧血・神経症による動悸・めまい・呼吸困難などに用いた(叢桂亭医事小言巻之七蔵方)。また、本方に吉益東洞の応鐘散を合して、血圧亢進などに起こる上気・肩こり・めまい・頭痛・便秘などに用いる。浅田宗伯は「茯苓甘草湯は苓桂朮甘湯に似たれども、逆滿や目眩はなし。もしあれば苓桂朮甘湯とするなり。」(勿誤藥室方函口訣・茯苓桂枝甘草大棗湯)と述べている。

2

日本独自の生薬はどのように生まれたか

第1章　アカメガシワ

第1節　生薬アカメガシワ

[1] 実は有用植物であったどこにでもある雑木

　生薬アカメガシワはトウダイグサ科アカメガシワ *Mallotus japonicus*（Linné filius）Müeller Argoviensisの樹皮を乾燥したもので、もっぱら単味で用い、他の生薬と配合することはない。ジュウヤク（ドクダミ科ドクダミの全草）やセンブリ（リンドウ科センブリの全草）なども単味で用いるが、全形あるいは切断したもの（いわゆるカット生薬）が袋詰めあるいは箱詰めで一般薬局でも販売され、一般消費者はそれを自ら煎じて服用することができる。しかし、アカメガシワのカットあるいは粉末品を一般の薬局で見かけることはなく、消費者自身が煎じて飲むような状況にない。生薬専門の問屋はアカメガシワを扱うことがあるが、一般消費者向けではなく、もっぱらエキス製剤の製造原料として製薬メーカー向けに出荷される。したがって、局方収載生薬とはいえ、アカメガシワを生薬のままで用いることはない。ただし、名こそ表面に出ることはないが、一般用医薬品・医療用医薬品でアカメガシワエキスを配合するものがかなりある。そのほか健康食品やサプリメントとして販売されているものも少なくない。

　アカメガシワエキスは医薬品として認可されており、その裏付けとなる薬効も科学的に証明されている。アカメガシワ樹皮に関する最初の成分研究は1939年に報告され、ベルゲニンというイソクマリン骨格を有する成分が単離されている[1]。1941年に、天然界に広く分布するフラボノイド・ルチンが単離・同定されている[2]。アカメガシワの成分の詳細が明らかになったのは、高分解能核磁気共鳴装置ほか高度な構造解析装置が普及した1980年代以降であり、奥田拓男らはベルゲニンの類縁体やコリラギン・エラグ酸・カテキン類のほか[3]、ゲラニインなど加水分解性タンニンの存在を明らかにした[4]。このうち、局方は主成分のベルゲニンをアカメガシワの特徴的成分とし、生薬アカメガシワの確認試験法に薄層クロマトグラフィによる検出試験を採用する。しかし、ベルゲニンはアカメガシワに固有ではなく、最初に単離されたのはユキノシタ科 *Bergenia crassifolia* (Linné) Fritschの根（英名Badan root）であって、本成分がアカメガシワから初めて単離された時より10年も前の1929年のことであった[5]。この植物はユキノシタに近縁の植物であって、シベリアから朝鮮半島まで分布し、その全草をシベリアンティーと俗称し、強壮薬として利用する。ベルゲニンは、本植物の属する *Bergenia* 属のほか、チダケサシ属（*Astilbe*）などユキノシタ科に広く主成分として含まれる。木本植物でもアカメガシワのほかフタバガキ科 *Shorea* 属などに存在が確認されている[6]。

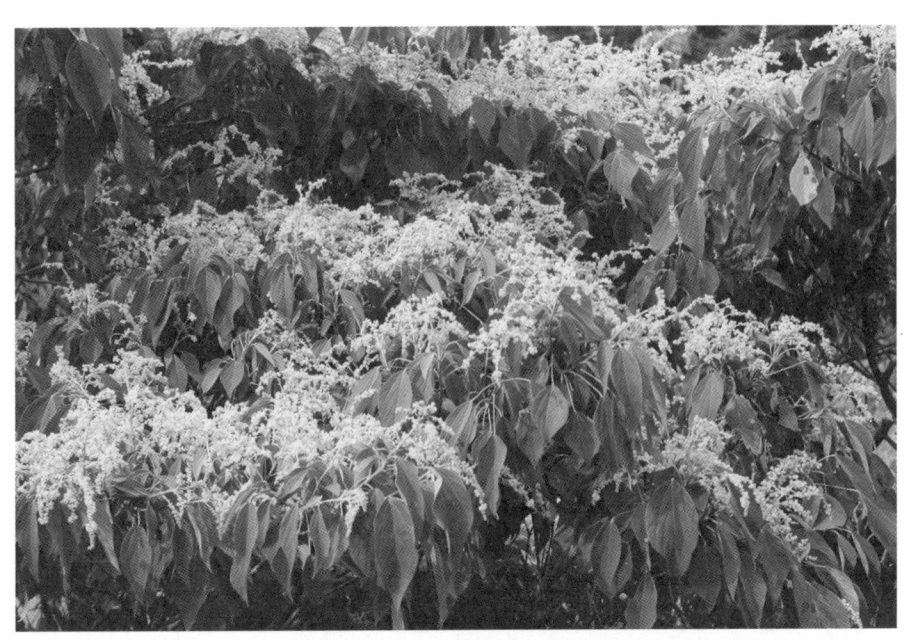

図1-1 アカメガシワの雄株

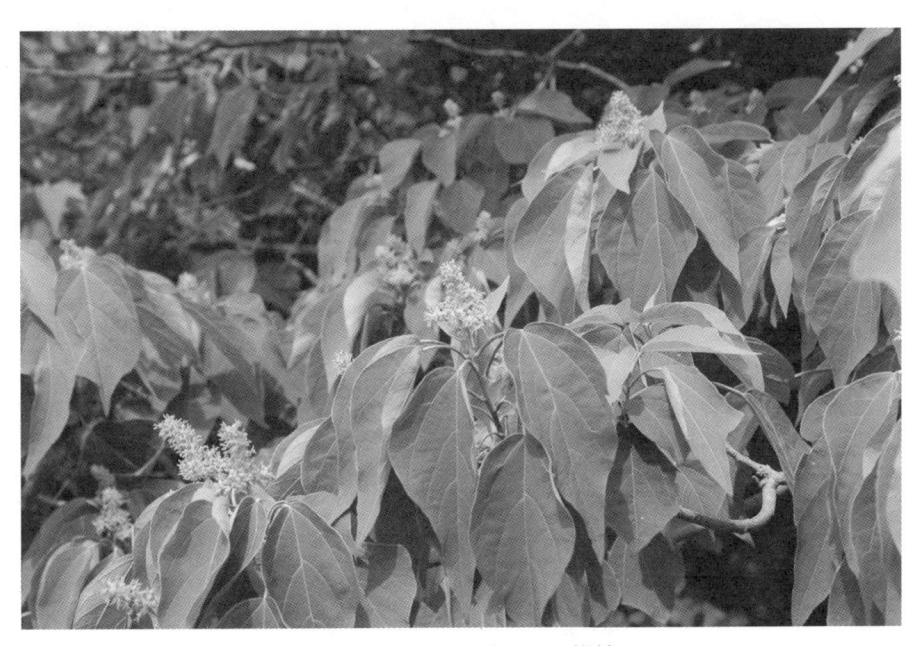

図1-2 アカメガシワの雄株

1) 本間賢介　日本農芸化学会誌　15巻　394-396　1939年。
2) 柴田桂太・下郡山正巳　日本化学雑誌　20巻　36-37　1949年。
3) Yoshida, T.; Seno, K.; Takama, Y.; Okuda, T., Phytochemistry, 21, 1180-1182, 1982.
4) Okuda, T. and Seno, K., Tetrahedron Letters, 139-142, 1978.
5) Bergenin, I.; Chichibabin, A. E.; Kirsanov, A. V.; Korelev, A. I.; Vorozhtzov, N. N., Jr., Annalen der Chemie, Justus Liebigs, 469, 93-127, 1929.
6) Carruthers, W. R.; Hay, J. Evelyn; Haynes, L. J., Chemistry and Industry (London), 76-77, 1957.

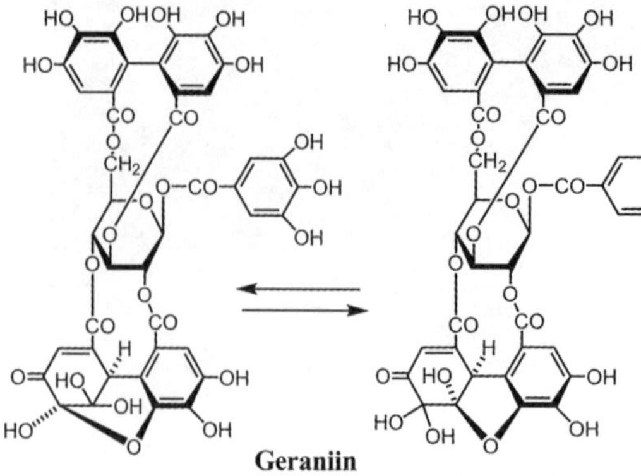

Geraniin

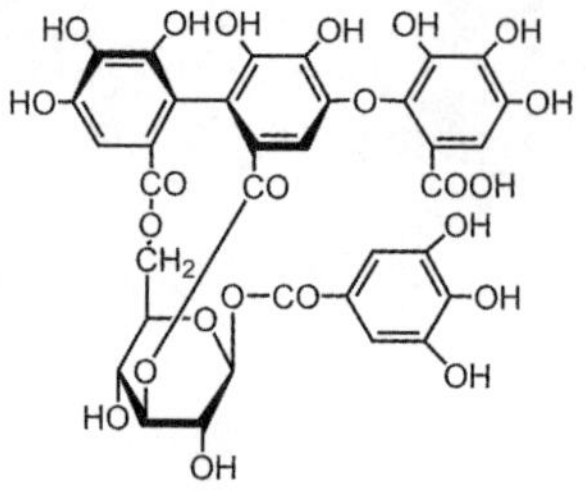

Mallotinic acid

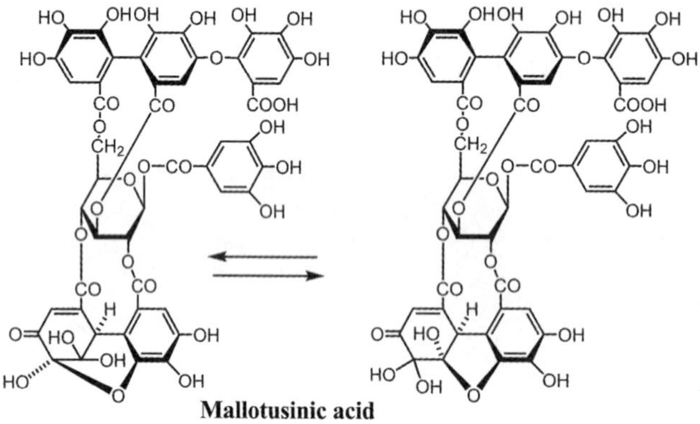

Mallotusinic acid

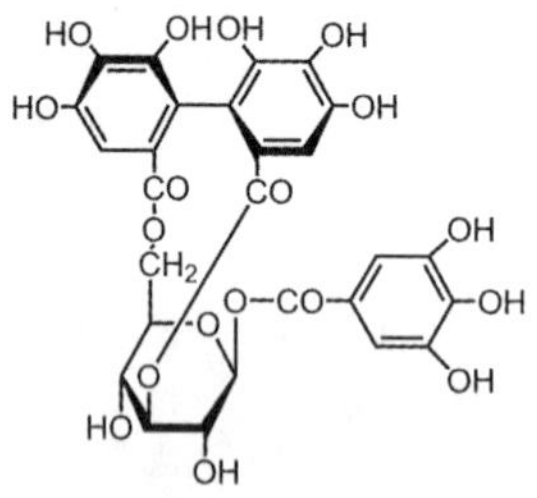

Corilagin

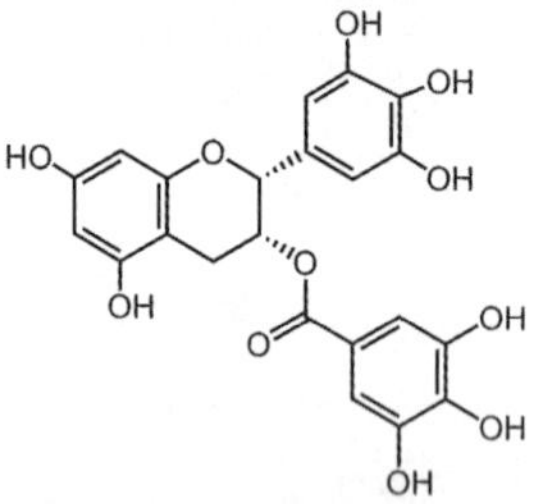

(-)-Epigallocatechin gallate

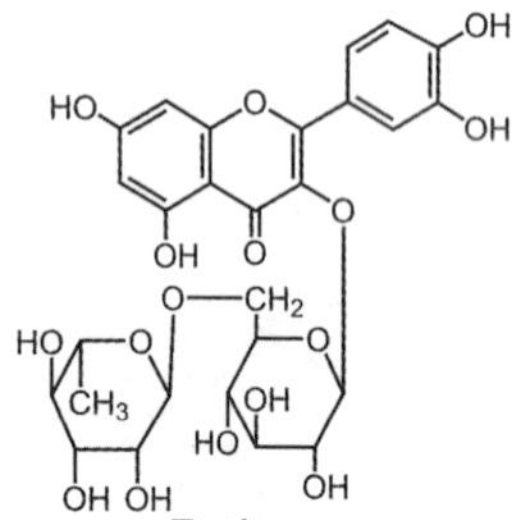

Rutin

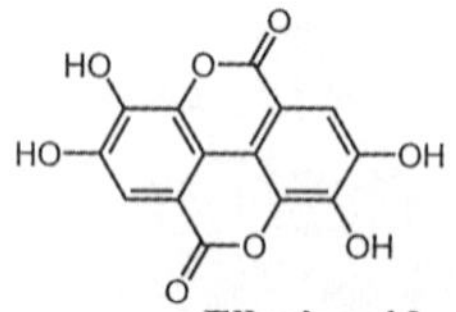

Ellagic acid

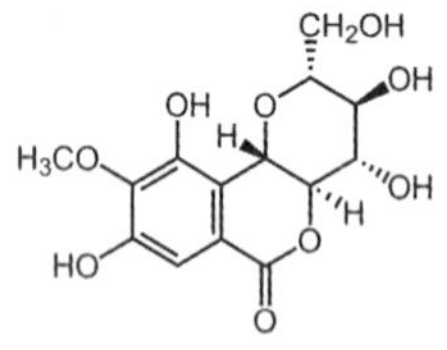

Bergenin

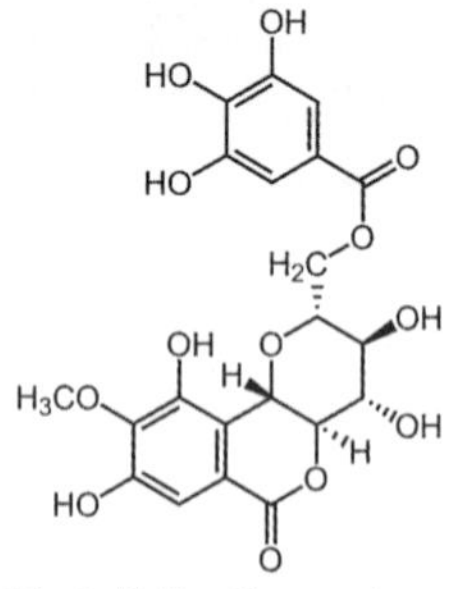

11-O-Galloylbergenin

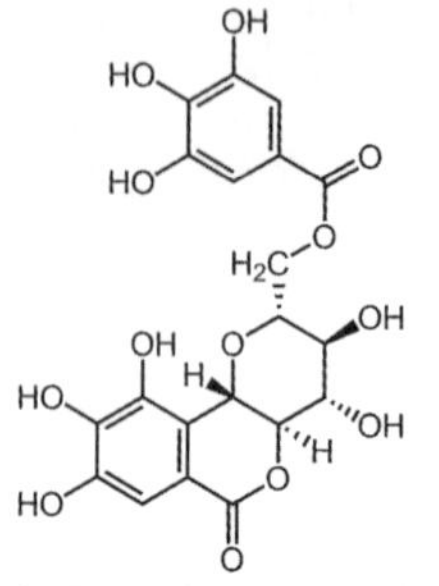

11-O-Galloyldemethylbergenin

図1-3　アカメガシワの成分

[2] 多様な方言名の中に薬用を示唆する名はない

　アカメガシワは雄株と雌株がある。いうまでもないが、果実(種子)を結ぶのは雌株である。したがって、普段、雄株しか見ていない人はアカメガシワを実をつけない植物と勘違いすることもある。アカメガシワは宮城県から秋田県を結ぶ線を北限とし、南は南西諸島の亜熱帯まで分布する。わが国では都市部を含めて至る所に生えるが、国外では朝鮮半島南部、台湾と中国の揚子江下流域(江蘇省・浙江省・福建省)に分布が限られる。したがって、アカメガシワはわが国に分布の中心をもつ植物種である。

　アカメガシワは大半の日本人にとってごく身近な存在であるが、日本文化においていかなる意義をもつ植物であるか考えてみたいと思う。民族と植物の互恵関係を明らかにする学問を民族植物学と称するが、高度文明を享受する今日、植物と人との関係が薄れ、植物との密接な関わりを見つけるのは難しくなりつつある。しかし、歴史をさかのぼれば世界のどこでも発展途上の状態は必ず存在したから、民族植物学的痕跡を何らかの形で見出すことは可能である。そのうち、歴史的に古い植物方言名にしばしばその痕跡が残っていることがあり、それを解析することによってその植物がどう人と関わってきたか類推できることがある。『日本植物方言集成』によれば、アカメガシワの方言名は約190あり、これより方言名の多い植物は少なく、アカメガシワがわが国でごく普通に分布する植物であることをよく示す。一方で、方言名の多さは当該の植物に対して地域を越えて価値を共有することがないことの裏返しでもある。マツ・ヒノキ・スギなど利用価値の高い植物は、全国のどこでも同様に利用されるから、その名は共通化され、方言名はむしろ少なくなる。アカメガシワは大きいものは樹高15mほどになるが、材質は軟質で腐食しやすいので、木材としての利用価値はなく、そのため全国的な共通名は発生していない。今日でも、荒れ地や空き地に鳥が運んだと思われる種子からの実生苗をよく見かけるが、通常、雑木の扱いを受けることが多く、幼木のまま除去される。方言名の中にカワラシバ(徳島・高知)などシバ(柴木すなわち低木の意)の名があるのはそれをよく表わす。アカメガシワはまったく無価値というわけではなく、方言名の中には民族植物学的観点から興味深いものが多い。その中でもっとも目を引くのは「かしわ」という名であり、近畿以西の広い地域に分布する。服部保らは柏餅を包むのに用いられた植物葉について詳細に報告している[1]。それによると関東地方を中心とする東日本ではブナ科カシワ *Quercus dentata* Thunbergの葉を利用し、一方、西日本ではカシワの葉は稀で、ユリ科(クロンキスト・APG：サルトリイバラ科)サルトリイバラ *Smilax china* Linné、モクレン科ホオノキ *Magnolia obovata* Thunbergなどの葉を利用するという。興味深いことにこれらの植物に共通する方言名として「かしわ」がある(『日本植物方言集成』)。服部らによるとアカメガシワは長崎県対馬で柏餅に利用されたという記録があるほか、宮崎県では粽を包むのに利用されたという。これによってアカメガシワが「かしわ」と呼ばれてきた理由が理解できる。そもそもアカメガシワという名前自体、カシワやその他の「かしわ」類と区別するためにつけられ、『大和本草』(貝原益軒)に赤目柏として初見する古い名である。「かしわ」の語源は炊葉(かしぎは)に由来するといわれ、古来、大型の葉に食物を盛った名残りであって、特定の植物を指す名ではない。「かしわ」の名は『萬葉集』など上代の古典にも登場するが、ブナ科カシワではなくアカメガシワなど別の植物とする説もある。近畿地方から中国地方の一部に「ごさいば」・「ごさば」・「ごしゃば」などの方言名が散見されるが、御菜葉すなわち葉に食物を盛ったことを示唆する名で

ある。北陸、紀伊半島南部から四国南部にも「さいもりば」およびその類名があり、これも菜盛葉であって同様の意味をもつ。そのほか、「すししば」・「すしば」（いずれも高知・幡多）や「ちまきしば」（長崎・対馬）の名もアカメガシワの葉を寿司や粽に利用した名残である。おそらく人里に生えるごく身近な植物であるアカメガシワの方がブナ科カシワやその他の「かしわ」類より利用度が高かったと思われる。現在でこそブナ科カシワはよく植栽されるが、自然生のカシワは意外と少なく、特に温暖地である西日本の標高の低い人里地では稀である。現在、アカメガシワの若芽は俗間で山菜としてごく稀に利用されるが、「ちしゃぎ」（高知・幡多）の名はそれを表わす。中国地方西部・鹿児島にある「かいば」あるいは「かいばのき」という名は飼葉の意であり、家畜の飼料としてアカメガシワの葉を利用したことを示唆する。ただし、次節以降で述べるが、江戸時代になってアカメガシワを梓（ノウゼンカズラ科キササゲ Catalpa ovata G. Don）に充てたことがあり、『本草綱目』（李時珍）の梓葉の条にある「搗きて猪瘡に傅け猪を飼へば肥大すること三倍。（中略）恭曰く、二樹の花葉にて猪を飼へば並に能く肥大且つ養ひ易きこと、李當之本草及び博物誌に見ゆ。然れども猪瘡に傅くと云はざるなりと。」という記述(本章第2節[1]の註2を参照)の影響とも考えられる。端的に言えば、豚の皮膚病（猪瘡）に梓葉を貼り付けて飼うと3倍に肥えさせることが可能だと『名醫別錄』にある記述を引用するが、蘇敬は『李當之本草』及び『博物誌』では梓葉を猪瘡に貼り付けるとはいっていないというのであり、飼料として与えるならよいと解釈されたと考えられる。アカメガシワの柴木の葉を放牧された家畜が食べることはあるが、数多くの飼葉の1つにすぎず、わざわざ「かいば」という名で呼ぶことはあり得ない。やはり一定の目的をもってアカメガシワの葉を家畜に与えたと考えるのが自然であり、そのきっかけはやはり前述の中国古典の記述に由来すると考えねばならないだろう。

　以上、アカメガシワは特筆すべき有用性に乏しいが、多様な方言名が残ることでわかるように、長い歴史の間に一定の利用はなされてきた。しかし、今日では局方に収載されながら、一般人がアカメガシワを有用な薬用植物という意識をもつことはほとんどない。すなわち、漢方薬あるいは民間薬としての身近な利用実績はほとんどなくして、生薬アカメガシワが局方に収載されたことを意味するから、次項でこの歴史的経緯を明らかにする目的で各種古典文献を詳細に検討する。

1)　服部保・南山典子・澤田佳宏・黒田有寿茂　人と自然　18巻　127-150　2007年。

[3]　古来から薬用とされたという通説は本当か？

　難波恒雄によれば、アカメガシワは「日本の民間薬で、古来からその樹皮を胃酸過多、胃潰瘍の治療薬として用いており、現在では胆石症にも用いられている」[1]（ママ）と記されている。もし古くから用いられたなら、何らかの資料が残されてしかるべきであるが、その出典となる文献資料を難波は明らかにしていない。アカメガシワは第13改正日本薬局方で初めて掲載され、ダイオウ（大黄）・オウレン（黄連）・カンゾウ（甘草）など長い歴史をもち一般の知名度も高い生薬とともに、わが国の公定書たる局方の収載品目となった。すなわち、列記とした医薬として公式に認知されたことを意味するので、その意義は決して小さくない。しかし、生薬学教科書や局方解説書などの専門書も単に民間薬由来とするだけで、これまで薬物としての歴史的由来を考証することはなかった。アカメ

第1節 生薬アカメガシワ

ガシワはわが国で普通に分布する植物であるが、同じく身近に普通にあって広く薬草として一般に認知されているドクダミ科ドクダミ *Houttuynia cordata* Thunbergと比べると、薬としての存在感に雲泥の差がある。局方収載生薬の多くは漢方など伝統医学に多用される伝承薬であり、その他は西洋の局方から導入した生薬類などが占めている。このような状況にあってアカメガシワは出自不明の生薬といわざるを得ず、わが国の公定書にそのような品目が収載されているのは決して好ましいことではない。一方で、アカメガシワ樹皮のエキスから医療用製剤が製造され、またアカメガシワ樹皮のエキスを配合した大衆薬が大手製薬メーカーから販売されている現実があり、その薬効に関して一定の科学的エビデンスが明らかにされているのもまた事実である。本項では、アカメガシワ樹皮が薬用とされるに至った歴史的経緯は何なのか、生薬アカメガシワの薬史学的起源の解明を試みたいと思う。

　わが国の伝統医学たる漢方医学はいうに及ばず、民間で伝承されてきた固有の民間療法も、その内容を精査すると中国伝統医学の大きな影響下にあったことに疑いの余地はない。室町時代までは、わが国独自の伝統医学と薬物学としてそれを支える本草学分野ではおよそ自前といえるほどのものはなかった。ところが江戸時代になると、古方派漢方医学が勃興し、また『大和本草』（貝原益軒）や『本草綱目啓蒙』（小野蘭山）など優れた本草書が雨後の竹の子のように刊行された。いずれも内容的にわが国独自のものであり、以降、時代を経るごとに中国離れが顕著となった。この背景には、宋代以降の中国医学・本草学の長期的停滞と、また鎖国時代にあったとはいえ、長崎出島という小さな窓口を通して伝えられた蘭学の受容があった。そして明治維新後、正規の医学として西洋医学を導入し、本草学が植物学と衣替えをして、やっと中国伝統医学・本草学の傘から脱したのである。1886年に公布された初版日本薬局方ではいわゆる漢方生薬はことごとく排除され、西洋生薬が大半を占めた。しかし、古代より千年以上にわたって受容し続けた遺産は想像以上に大きく、明治時代の売薬に西洋と和漢の折衷型がかなりあり、旧来の漢方医学・民間療法が完全に廃れたわけではなかった。このような状況を鑑みれば、わが国で用いられる生薬の来歴を追求せんとすれば、まず中国で祖薬となるものがあったかどうかが考証の第一歩となる。しかし、アカメガシワに関しては、中国最古の本草書である『神農本草經』から19世紀半ばに成立した『植物名實圖考』（呉其濬）に至るまで、それに相当する品目はまったく見当たらない。したがって、中国医学およびそれから派

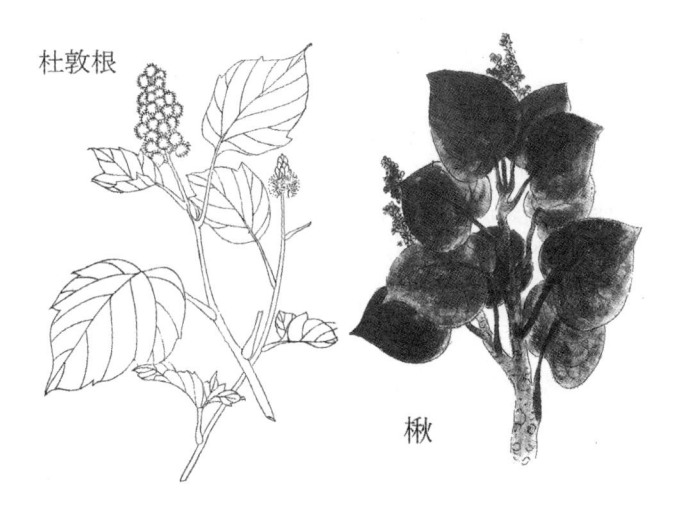

生した日本漢方ではアカメガシワを配合する処方はない。このことは既に数多の専門家に指摘されているが、ここで慎重を期すため、改めて中国の文献を検証することとする。

まず、アカメガシワが中国に自生するかどうかであるが、近年発行の中国の植物書に野梧桐（ヤゴドウ）の名があって*Mallotus japonicus*の学名が充てられ[2]、その精緻な図からアカメガシワで間違いないから中国国内に自生するらしいことがわかる。ここで「らしい」といったのは、この野梧桐という名が20世紀になって成立した『本草推陳』（葉橘泉）に初見し[3]、それ以前の文献にないまったく新しい名だからである。また、注目すべきは同書に赤芽槲の別名も載っていることである。「槲」は、中国ではブナ科カシワを指すから、赤芽槲の名はわが国でいう赤芽柏に相当する。因みに中国でいう柏はヒノキ科の樹種を指し、わが国とはまったく基原を異にするので、その名に柏ではなく槲を用いたのである。前述したように、1709年刊行の『大和本草』に赤目柏という名があり、これが本邦の文献におけるアカメガシワという名の初見であって、中国より約二百数十年も古い。したがって、中国名すなわち赤芽槲はわが国の文献資料からの引用であることは間違いなく、その上で野梧桐という新名をつけたと推察される。アカメガシワは東北地方南部以南から南西諸島までごく普通に分布するが、中国では江蘇・浙江・福建の華中の一部地域および台湾に限られている[2]ほか、朝鮮半島南端部海岸沿いの温暖地域に分布し、日本国外ではむしろ珍しい存在である。

中国でアカメガシワがほとんど知られていなかったことは江戸末期のわが国の本草書の記述からも示唆される。沖縄産物を収録した『質問本草』（呉継志）の外篇巻之四に杜敦根（トトンコン）という名の品目があり、「杜敦根　楸　アカメガシハ　木の高さ数丈、春に葉を生じ、夏に花を開き、子を結ぶ。俗名杜敦根　薬に入るに堪へず。　甲辰　孫景山　戴道光　戴昌蘭」と記述されている。比較的精緻な附図はアカメガシワの雌株の特徴とよく合う。『質問本草』は沖縄に産する亜熱帯植物を類聚した本草書であるが、内篇巻之一の例言に本草書としては奇妙なネーミングの由来を示唆する記述がある。まず、本書の著者・呉継志について述べておかねばなるまい。呉継志は、他のいかなる記録にもなく、唯一『質問本草』だけに登場する人物名で、その出自はまったく不明である。当時の薩摩藩が、同じく琉球を服属していた清国に対して、同藩が琉球を支配していたという事実を知られたくないため「呉継志」という日本人らしからぬ名をもつ架空の人物を設定したといわれる。当時の薩摩藩は南西諸島産の産物調査に熱心であったが、亜熱帯植物が多く、江戸や上方の本草学者の手に負えるものではなかった。そこで名称未詳の草木の写生図、ときに生品を、清国に送って当地の専門家にその名称・薬効などを質し、その返答を基にして編纂したのが『質問本草』であり、本草書としては奇妙な書名もかかる経緯を反映する。

例言によれば1784年[4]に、呉継志は孫景山・戴道光・戴昌蘭なる中国人識者にアカメガシワを送り、その返答が前述の記述だという。例言に、この3名の識者の出身地が記され、福建省あるいは広東省在住の本草家または医家とされている。奇妙なことに、杜敦根という名は、中国のいかなる典籍にも見当たらず、『中薬大辞典』の野梧桐の条[3]でもこの名を収載していない。アカメガシワが分布するとされる福建省の出身という孫景山が鑑定しているにもかかわらず、まったく頓珍漢な名称で答えたことになる。例言にあるように、中国人識者に質すにあたって名や姓を変えたりして再度論難し、集めた諸説のうち信頼できるものだけを集めて編纂したともいう。その結果、植物の鑑定は概ね正確といってよいが、数少ない例外の1つがアカメガシワであり、これから推察するに中国ではもともとアカメガシワがないかあるいはあってもきわめて稀少であって、相談を受けた中国

人識者がわからず適当につけたとも考えられる。中国におけるアカメガシワの分布が江蘇・浙江・福建という日本・琉球との交流が盛んであった地域に限られていることを考慮すれば、この植物が中国の自生種ではない可能性もあり得る。こう考えると、わが国で薬用とされたアカメガシワがなぜ中国でまったく用いられなかったのか理解できるだろう。

　もう1つの可能性として、呉継志自身が勝手につけた可能性も考えられるので、この観点からも検討してみたい。『琉球産物誌』(田村藍水)に、やや写実性に欠けるが、アカメガシワに似た植物図とともに、「楸　登按ずるに倭産と異なること無し。琉球土名赤太夫木」と記述されている。附図の植物は、わが国南部地域産の植物でアカメガシワ以外に該当するものは見当たらず、葉はともかく花穂も含めると、アカメガシワの雄株に似る。これに対して赤太夫木(「あかたぶのき」と読める)という琉球土名がつけられているから、これを手がかりにしてその原植物を探ることも可能である。『琉球産物誌』は薩南諸島の産物を収録・記載した本草書ということになっているが、『鹿児島県植物方言集』においてアカメガシワに「あかたぶ」という方言名はない。タブノキの方言名として、出水市・薩摩郡宮之城町からアカタブの名が報告されているが、附図を見る限りではクスノキ科タブノキ *Machilus thunbergii* Siebold et Zuccariniに見えない。一方、『琉球列島植物方言集』はアカメガシワに対する方言名として、「あかたっぴゃぎ」(宮古)・「あかたふぃ」(沖縄・田港)・「あかとぅぴあぎ」(伊良部)という、「あかたぶ」の訛名と考えられるものが収録されている。したがって、「あかたぶ」はやはり琉球の土名であって薩南諸島の土名ではないと考えられる。『琉球産物誌』に漢名として楸の名があり、『質問本草』の杜敦根の名の下にも「楸　アカメガシハ」と和名付きで記されている。『琉球産物誌』は『質問本草』より前の明和七(1770)年に薩摩藩の依命によって成立している。したがって、呉継志が『琉球産物誌』を参照し、アカメガシワが楸であることを知り得て、杜敦根の漢名を捏造し記載したとも推察されよう。

　次にアカメガシワが民間療法でどう用いられてきたか検討してみよう。明治時代から昭和初期の代表的和漢薬物書として知られる『増訂和漢薬考』(小泉榮次郎)は、漢方に配合される生薬のほか、わが国で古くから用いられた民間薬も多く収載するが、ここにアカメガシワの名は見当たらない。アカメガシワの名の初見は1709年の『大和本草』であるから、江戸中期から後期に至るまで主たる民間療法書の中にアカメガシワの名があるかどうか探索してみた。その結果、4点の医療書にアカメガシワの名があった。

○ 懐中傭急諸國古傳秘法
一切の腫物並にようてう外科ころしの古傳方
　　あかめがしはのは三匁　すひかづら一匁　あけびかづら一匁　を煎用ひ　白なたまめの黒焼、こまの油にてときつけて妙

○ 山家藥方集
癰疽(ようそ)の薬方
　　又方、あかめかしはの葉三匁　すひかずら壱匁　をせんじ用ひ、白なたまめ黒やき　ごまの油にてとき付べし

○ 漫游雜記藥方・農家心得草藥法
無名の薬方
　　揚梅瘡には、梓葉あかめかしはと云、又菝葜　又萆薢もよし　木通　忍冬各　大　川芎　大黄中　甘草小　大貼に合わせ煎じ用ゆべし

○ 竒工方法
癰疽其外一切の腫物口明キ兼ル妙薬
　　梓　アカメカシハ　忍冬木通三味各等分ニシテ煎服すれハ如何様の腫物にても潰膿不致事なき事と云

　以上で挙げた4つの処方はいずれも腫物あるいは癰疽という皮膚疾患のための処方であり、葉を薬用部位とする。『竒工方法』は薬用部位を明示しないが、そのほかの3書と同じく腫物に用いているから、葉を用いたと考えて差し支えない。これによってアカメガシワが薬用植物としてわが国江戸期の民間療法で用いられたことは明らかになったが、いずれも葉を薬用部位とし、かつ他の薬物との配合で、2方は外用、2方は煎服され、いずれも単味では用いられていない。したがって、部位を葉から樹皮に転じ、その上で胃の疾患に単味で用いるという現在の用法が派生したとは考えにくい。注目すべきは『漫游雜記藥方・農家心得草藥法』で、アカメガシワに対して梓という漢名を充てていることである。『琉球産物誌』では楸としており、ここでやっとアカメガシワと中国との接点を見出すことができる。唐宋の古典医書に梓あるいは楸の葉を腫物の治療に用いる処方例がかなり掲載され、アカメガシワの葉を腫物に用いるというのは決してわが国固有の薬方ではなく、何らかの経緯で中国伝統医方から派生したものと推察される。これについては、日中間に梓・楸の基原名に関して複雑な背景があるので後に詳述する。

1) 難波恒雄著『和漢薬百科図鑑II』（保育社、1994年）、150頁-153頁。
2) 中国科学院植物研究所主編『中国高等植物図鑑』（科学出版社、1985年）第2冊、600頁。
3) 『中薬大辞典4』（上海科学技術出版・小学館、1985年）の「野梧桐」（2557頁）による。
4) 『質問本草』の当該条の記述にある甲辰の年に相当する。

[4] アカメガシワに充てられた2つの漢名「梓・楸」

　江戸時代の医療書にアカメガシワ樹皮を用いた薬方例はないので、古くから用いられたという難波恒雄の説には疑問符が付くことになる。しかしこれは和名のアカメガシワで検索した結果であり、別名で処方されたことも想定されるから結論を下すには早計である。アカメガシワの名があった民間療法書のうち、『漫游雜記藥方・農家心得草藥法』および『竒工方法』では梓という漢名が併記され、他の民間医療書ではこの名で樹皮を胃腸疾患に用いたこともあり得るからである。『新訂和漢薬』（赤松金芳）は、梓をノウゼンカズラ科キササゲとした上で、「或はタカトウダイ科（現トウダイグサ科）アカメガシワ *Mallotus japonicus* Mull. Arg.を充てることあり」（原文ママ）と記述されている。とすれば、梓あるいはそれを冠した薬名から民間医療書を徹底的に検索すれば容易に問題が解決しそうに見えるが、この話がそう単純でないことはアカメガシワという同じ和名にもかか

わらず、『質問本草』では楸という漢名が充てられていることから明らかである。したがって、アカメガシワに2種の異なる漢名「梓」・「楸」が充てられた事情について、詳細な検証を慎重に進めるべきであって、これを放置したままでは問題を一層複雑にするだけである。アカメガシワは中国の歴史的文献になく、また中国のごく限られた地域にしか分布しないか或いは近世になってわが国よりもたらされた可能性があるため、中国ではそれに相応する古い漢名はない。すなわち、少なくともアカメガシワに関する限り、梓・楸のいずれであっても、わが国でこの漢名を借用するときは中国とは基原が異なることになり、必然的に誤りとなる。したがって、アカメガシワ樹皮を胃腸疾患に用いるというわが国独特の薬方は、誤用された漢名の真の基原植物の中国における用法に由来する可能性もあることを示唆する。

　中国から輸入された本草書のほかに、江戸時代はその影響を受けながらも邦産の資源を対象とした邦人本草学者執筆の本草書が多く出版された時代でもあった。表1-1に示すように、江戸時代の本草書ほか各種典籍はアカメガシワの漢名を梓とするものと楸とするものに大別されることが明らかになった。その結果、本草学以外でも梓・楸の基原ならびにアカメガシワの漢名としてそのいずれを充てるべきか、諸説が林立して当時の各学界を二分する難題であったことを示唆する。すなわち、江戸時代を通してアカメガシワの漢名に関して定説がなかったのである。わが国ではアカメガシワのほかキササゲも梓・楸に充てられたが、アカメガシワと違い中国原産種である。またアカメガシワの名は1709年刊行の『大和本草』に初見し、江戸期より以前はヒサギという古名があったが、それに対してアカメガシワを充てる説とキササゲを充てる説などがあって大変な混乱状態にあった。これについては第3節で詳述する。

表1-1　江戸期の和籍本草書における梓・楸

成立年代	文献名	著者名	梓	楸
1709年	大和本草	貝原益軒	カワラヒサキ	赤目柏
1712年	和漢三才圖會	寺島良安	アヅサ	ヒサキ
18世紀中頃	倭訓栞	谷川士清	アカメカシハ	アカメカシハ キサヽギ
1770年	琉球産物志	田村藍水	―	アカタブノキ アカメガシワ？
1772年	用藥須知續編	松岡恕庵	アカメカシハ	キサヽゲ
1803年	本草綱目啓蒙	小野蘭山	アカメガシハ	キサヽギ
1816年	救荒本草通鮮	岩崎灌園	―	アカメガシハ
1832年	本草綱目紀聞	水谷豊文	アカメガシワ	キサヽゲ
1837年	質問本草	呉継志	―	アカメガシハ
1842年	本草圖譜	岩崎灌園	キサヽケ	アカメカシハ
1843年	救荒本草啓蒙	小野職孝	―	キサヽギ
1843年	古今要覧稿	屋代弘賢	キサヽゲ	アカメガシハ
1850年	本草啓蒙補遺	黒田楽善	カシワ	キサヽギ

わが国は6～7世紀ころから中国より漢字を導入して国語の表記に努めたが、その当初から和産植物に漢名を充てようとしたことは、『萬葉集』・『古事記』などの上代古典に記録された植物名から明らかである。スギ・ヒノキのような中国に対応種のない本邦固有種であっても、中国産類似種の名を借用して杉・檜という漢名を半ば強引に充てようと努めたのである。同じ漢名であっても日中間で基原種の異なる例が少なくないのはこのためであり、本件の解決には、日本・中国において梓・楸がそれぞれどんな植物を充ててきたのか、その歴史的経緯も含めて明らかにする必要がある。

第2節 古代から今日まで変わらない中国における梓・楸の基原

[1] 『本草綱目』以前の中国本草における梓・楸

梓・楸はいうまでもなく中国産植物に充てられた名であり、中国とこれを借用して邦産植物（原生種・渡来種）に充てようとしたわが国では、基原にずれが生じても不思議はない。アカメガシワのように列記とした和名のある邦産植物にまで漢名を付けようとしたのは、その漢名が中国本草における分類名、すなわち今日の植物学名に等しい機能をもっていたからであり、中国本草の分類体系を受け入れることによって邦産動植物などの物産を管理し、薬用などに応用しようとしたのである。したがって、勝手に植物名を充てたのではなく、中国の文献を精査した上で行った結果である。その文献の中でもっとも重視されたのは本草書の記述であった。中国では、正統伝統医学で用いる生薬に限らず、民間療法で何らかの薬用に供される植物であれば、ほぼ確実に本草書に収載される。中国の本草書に共通する特徴は他書の記述を累積的に引用することである。その上で編者が自説を述べる場合とそうでない場合があり、また、本草書とはいっても必ずしも過去の本草書からの引用を重視するわけではなく、本草以外の古典の記述を支持して本草学の泰斗の説を非難することもある。したがって、中国における梓・楸の基原を追求する場合、本草書・医書のみならず農学書・各種古典字書・古典文学書に至るまで参照するのが望ましい。それ故、牧野富太郎・白井光太郎ほか、近年の北村四郎に至るまで、植物学者などによって行われたこれまでの考証研究はもっぱら本草書・古典農学書に限られ、画竜点睛を欠く結果となったは否めない。

中国の古典籍における梓・楸の記述は必ずしも一様ではない。本草書においては、梓は梓白皮（シハクヒ）という名で『神農本草經』の下品に収載される。同書は後漢時代の成立といわれる中国最古の本草書であって、古代から近世に至るまで、正統本草書[1]であれば必ずその記述を引用する。一方、楸は唐代の『本草拾遺』（陳蔵器）に楸木皮（シュウボクヒ）として初見するが、同書は散佚して伝存せず、宋代の『證類本草』（唐慎微）に陳蔵器餘として楸木皮に関する記述が断片的に残されているにすぎない。それによると、陳蔵器は「蘇敬、二木（梓・楸）を以て一と爲すは誤りなり。其の分析は解紛の條中に在り。」と述べ、梓・楸の両種を区別しなかった『新修本草』（蘇敬）の註釈[2]を批判した。しかし、この記述の肝心な部分の詳細すなわち解紛[3]はいかなる文献にも引用されていないから、結局、陳蔵器がどのようにして梓・楸を区別したのかは不明である。『新修本草』より成立が古く、中国最初の正統薬物書である『本草經集注』（陶弘景）では「梓樹に三種有り」と記述して梓・楸が別種であることを示唆するが、その

第2節　古代から今日まで変わらない中国における梓・楸の基原

区別の詳細を明らかにせず、梓白皮だけを条中に置いて記述するにとどまった。すなわち、『新修本草』までの正統本草書は梓・楸を区別せず、後述するように、この見解は実質的に平安時代の本草書である『本草和名』（深根輔仁）にも引き継がれた。詳細は第3節で述べるが、わが国と中国では梓・楸の基原に関してまったく異なった見解をもつに至るのである。

　ここで初期の中国本草がなぜ梓・楸を区別しなかったのか考えてみたい。実は、梓・楸の両名は本草学が成立する以前に成立した古字書や文学古典でも見ることができる。前漢の古字書『爾雅』は、梓・楸それぞれの異名を取り上げて、「椅は梓なり」と記述するが、これに対して東晋の郭璞は「即ち楸なり」と注釈を加え、その結果、梓・楸・椅の3名を一物と解釈した[4]。後漢時代に成立したといわれる『説文解字』（許慎）では、梓・楸いずれの項目においても「梓は楸なり」、「楸は梓なり」とあり、梓・楸を一物異名とした。『本草経集注』にいう「梓樹に三種有り」とは、『爾雅』の見解に基づいて梓・楸・椅の3名を梓としたものと思われ、その後継本草書である『新修本草』でもこれらの古字書の見解を採用し、梓・楸を区別しなかったと考えられる。後継の勅撰本草書も基本的に『新修本草』の見解を踏襲した。たとえば、『嘉祐本草』（掌禹錫）は「梓梓、釋（『爾雅』釋木のこと）に曰ふ、別の二名なりと。郭（『爾雅郭璞注』）云ふ、即ち楸は詩鄘風に云ふ椅桐梓漆なりと。陸機云ふ、梓は楸の疏理白色にして、子を生ずるは梓と為し、梓實・桐皮たるを椅と曰ひ、則ち大同にして小別なりと。」と記述し、『詩経』國風・鄘風のほか、呉の詩人陸璣の『毛詩草木鳥獣蟲魚疏』[5]の新説を引用したが、結局、椅梓桐に楸を含めて大同小異と断じて一物4名とし、蘇敬注に迎合した。『嘉祐本草』の後継本草書である『圖經本草』（蘇頌）にこれとほとんど変わらない記述があり、「楸、梓は宮寺及び人家の園亭に多く之を植う」と記述して、梓・楸を別種であることを暗示しながら、やはり梓・楸を別条に区別するまでに至らなかった。結局、宋代に成立した本草では、『證類本草』（唐慎微）だけが、『新修本草』の蘇敬注に唯一反駁した陳藏器の『本草拾遺』における楸木皮の記述を陳藏器餘として巻末に引用するにとどまった。その『證類本草』すら、梓白皮の条では『外臺祕要』などの医書を引用して楸を用いた処方を記述するなど、『新修本草』の見解から完全に脱却するものではなかった。梓白皮と楸木皮を別条に記載したのは、明代に成立し中国最後の勅撰本草書となった『本草品彙精要』（劉文泰）が最初であるが、楸木皮の記述は『證類本草』の陳藏器餘とほとんど変わらず、新注も付加されることはなかった。結局、明代になっても、梓・楸の区別に関して、唐宋の時代から実質的な進展はなかった。

1) 補遺・増補を目的として編纂された本草書以外のもの。
2) 『新修本草』巻第十四「木部下品」の梓白皮の条で、蘇敬は「梓は亦た三種有り。當に用て桴索に作るべし。腐らざる者は方藥に復た用ひず。葉は□脚水爛を療ず。桐葉及び此、以て猪肥ゆるの法、未だ見ず。其の事、應に商丘子の養猪經中に在るべきのみ。謹みて案ずるに、此の二樹の花葉、取り猪を飼へば並に能く肥大し、且つ養ひ易し。今、李氏本草及び博物志に見ゆ。但、猪を飼ひて肥ゑせしむと云ふ。今云ふ猪瘡に傅くは並に誤誑（訛）なり。別錄に云ふ、吐逆胃反、三虫を去り、小兒熱瘡、身頭熱煩、蝕瘡を主る。湯に之を浴す。并びに封薄散じて傅く。嫩（嫩）葉は爛瘡を主るなり。」と注釈する。陳藏器の非難するところは何なのかわかりにくいのであるが、嫩葉を瘡に用いるとしているので、梓・楸を同品と蘇敬が見なしたと解釈したようだ。梓に三種有りというのは爾雅の梓・楸・椅の3名を指すことは間違いない。そのほか、二樹は梓と桐と思われるが、本經に「桐葉　惡蝕瘡に著く陰皮を主る。五痔を主り、三蠱を殺す。花　猪瘡に傅けて猪を飼へば肥大すること三倍なるを主る。」とあるので、蘇敬は両品は似たものと認識していたことを示唆する。
3) 『本草拾遺』は序例1巻、拾遺6巻、解紛3巻の計10巻から構成される。
4) 『爾雅郭璞注』のこと。
5) 通例、『陸璣詩疏』と略称する。陸璣（陸機は誤り）は字を元恪ともいい、三国時代の呉（現在の江蘇省の周辺地域）の出身。原本は散佚し、現行の二巻本は再編した輯本であり、元禄十一（1698）年に和刻本が刊行されている。

[2]『本草綱目』における梓・楸

　明の勅撰本草書である『本草品彙精要』は、宮廷内に秘蔵されて公開されることはなかったから、市中では宋代の『證類本草』が主流本草書として引き続き用いられた。宋代後期から元代にかけて中国は北方異民族に支配され、医学分野は陰陽五行説を基本原理とする金元医学へと大きく変質した。その影響は漢民族による王朝支配が復活した明代になっても残り、陰陽説に基づく隋唐の古医学を継承した宋医学を基盤とした『證類本草』はもはや時代の要請に堪えるものではなかった。明代後期に成立した『本草綱目』（李時珍）は私撰本草書にすぎないが、金元医学の学説に準拠した正統本草書として中国本草の集大成といわれるほど高く評価された。わが国では本書が出版されて10年足らずの17世紀初めに最初の和刻本が刊行され[1]、後に国訳本も出版される[2]ほど高い評価を受けた。『本草綱目』は、『神農本草經』以来の草本・木本・蟲魚・鳥獣などの各部上中下三品分類を廃止し、さらに『神農本草經』・『名醫別録』の序文を冒頭に配置した上で新注を記すというそれまでの正統本草書が採用してきた伝統的な注疏方式を採用しなかった。すなわち、品名の下に出典を略名で記し、李時珍の見解として別種に区別あるいは併合した場合は、校正と注記したのである。したがって、『本草綱目』の記述はそれまでの伝統的本草書よりずっと博物学的色彩が濃厚となった。

　『本草綱目』は梓・楸をそれぞれ別条に記載し、事実上『證類本草』の複写に等しかった『本草品彙精要』とは異なり、様々な新説を取り込んだ結果、記述内容も豊富となった。注目の梓・楸の区別は梓の条で詳述され、それによると、「梓木は處處に有り。三種有り、木理の白なるは梓と爲し、赤なるは楸と爲し、梓の美文なるは椅と爲し、楸の小なるは榎と爲す。諸家の疏注、殊に分明を欠く。」と記述され、陶弘景のいう3種の梓を梓・楸・椅と区別した。この記述の冒頭に「時珍曰く」、末尾に「諸家の疏注、殊に分明を欠く」とあるが、李時珍が先人の見解を咀嚼して記述したにすぎない。たとえば、「木理の白なるは梓と爲し云々」は『陸璣詩疏』の引用であり、『齊民要術』・『嘉祐本草』・『圖經本草』でもほぼ同じ内容の記述がある。これと対句を為すように「赤なるは楸と爲し、梓の美文なるは椅と爲し云々」と記述されているものは以上の文献にないので、李時珍の自注のように見えるが、実際の観察に基づくものかどうか甚だ疑問である。特に、「梓の美文なるは椅と爲し云々」は、時珍自身が「此の椅、即ち尸子に謂ふ所の荊に長松、文椅有りとあるものなり」と述べているように、尸子の記述を文献学的に解釈したにすぎない。このことは『本草綱目』に限ったことではなく、中国では、本草書とはいえ、文献学的解釈に基づく記述がかなりあることを示唆する。「楸の小なるは榎と爲す」という記述も、『爾雅郭璞注』の「槐の小葉なるを榎と曰ふ。槐、當に楸と爲すべし。楸の細葉なるは榎と爲す。大にして皵なるは楸といふ。老いて乃ち皮の麤皵なるを楸と爲す。小にして皵なるを榎といふ。小にして皮の麤皵なるは榎と爲す。左傳曰く、美榎を擇ば使むと。」（小文字部分が郭璞注）を引用した。それまでの本草書は先人の注をそのまま書き写していたが、李時珍の場合は独自の解析を施し、しばしば表現を改変して記述する。『本草綱目』の最大の特色ともいえるが、梓・楸に関する限り、たいした進展はなかった。しかし、梓・楸の区別に関して鍵となる記述が皆無というわけではない。それは梓の条の集解にある陸璣の引用文であり、『廣群芳譜』（康熙帝御定）にも引用されている。

　陸機詩疏はいふ、楸の白理にして子を生ずるを以て梓と爲し、梓實・桐皮なるは椅と爲すと。賈思勰の齊民要術はいふ、又白色にして角有るを以て梓と爲す、即ち角楸なり。又、子楸と名づく。黄色

第 2 節　古代から今日まで変わらない中国における梓・楸の基原

にして子無きは椅楸と爲し、又、荊黃楸と名づく。但、子の有無を以て別と爲す。其の角は細く長くして箸の如く、其の長さ尺に近し。冬後に葉落ちて角猶ほ樹に在り。其の實、亦た豫章と名づくと。

　この記述の中で「其の角は細く長くして箸の如し。其の長さ尺に近し。」とあるのは、まさにキササゲ属の線形の果実(角とはこれをいう)の特徴を、また「冬後に葉落ちて角猶ほ樹に在り」というのも、落葉後も果穂が残るノウゼンカズラ科キササゲの生態の特徴を明瞭に表している。この記述により、梓はキササゲあるいはその同属種といえるのであるが、不思議なことに中国歴代の本草書でこれほど具体的に梓の果実を記載したものはなかった。植物種の同定で果実以上に重要なのは花の形態であるが、キササゲの花序は大きく目立つにもかかわらず、李時珍は言及することはなかった。梓の花に言及した本草書は『證類本草』所引の『四聲本草』[3](蕭炳)のみであり、「(梓)樹は桐に似て、葉は小、花は紫なり」と記述している。しかし、それがキササゲと類推するに不十分であったから、後世の本草家の注目するところとならなかった。

　一方、楸については、『本草綱目』は次のように記述する。

楸、行列の莖幹有り、喬く聳ゑて雲を凌ぎ、華高く愛すべし。上に至りて條(枝)を垂れ線の如し。之を楸線と謂ふ。其の木、濕時脆く、燥けば則ち堅くなる。故に之を良材と謂ひ、宜しく棋枰(将棋の碁盤)を作るべし。即ち梓の赤き者なり。

　この一節も「時珍曰く」で始まるが、『正字通』(張自烈)・『廣群芳譜』にほぼ同内容の記述があって『埤雅』(陸佃)の引用とあり、李時珍の自説ではない。この記述の前半部「楸、行列の莖幹有り、(中略)之を楸線と謂ふ。」が『埤雅』の引用で、ここに楸の特徴が表わされている。すなわち、楸が雲を突くほどの高木であること、楸線と称する線形の條を垂らすことである。前者は明快であるが、後者の記述は抽象的でさっぱり要領を得ない。実は『埤雅』に前述の引用文の前に「今、柳之を糸と謂ふ。楸之を楸線と謂ふ。」という記述があり、李時珍はそれを省略してしまったため、わかりにくくなってしまったのである。柳とはヤナギ科シダレヤナギ*Salix babylonica* Linnéであり、垂れた細い枝を糸というのであるから、楸線とは総状につけた線形の果実が下に垂れるものを指すことがわかる。

　前節で述べたように、『本草拾遺』(陳蔵器)が「(楸樹は)梓樹と本(樹幹・枝のこと)は同にして末(花・葉・實などのこと)は異なり、栢葉の松身有るが若し」[4]と記述し、『爾雅』や『説文解字』が「梓は楸なり、楸は梓なり」として梓楸を一物異名とし、そして『本草經集注』から『證類本草』に至るまでの歴代本草書が「梓に三種あり」などと記述する割には、梓・楸を区別するに至らなかったことから、梓・楸は互いに形態の酷似した区別の難しい植物種であることを示唆する。とすれば、現代の分類学でいえば、梓・楸は少なくとも同属種以下の違いと考えられ、この観点から梓すなわちキササゲの近縁種をリストアップし、その中で楸にもっともふさわしいものを選べばよいことになる。

　『中国植物志』によれば、キササゲ属は中国に4種が自生し、うち中国では辺境地帯に当たるチベットから雲南に分布する1種を除き、3種が候補となり得る。キササゲを除く2種はそれぞれ楸樹・灰楸と呼ばれ、前者は近年にわが国に伝わってトウキササゲ*Catalpa bungei* C. A. Meyerという和名があるが、後者はわが国に植栽品はない。わが国の植物図鑑ではトウキササゲおよび灰楸

について詳述するものは見当たらないが、『中国高等植物図鑑』はキササゲほか2種を収録し、それぞれの形態・生態・自然分布等を次のように記載している。原文は中文(簡体字)であるが、和文に翻訳した。

梓樹　*Catalpa ovata* G. Don

落葉高木、高さ6m余。幼枝は無毛或いはわずかに長い柔毛がある。葉は対生、時に輪生、広卵形或いはやや円形、長さ10〜25cm、幅7〜25cmで、先端は常に3〜5に浅裂、基部は円形或いは心形、上面特に葉脈上に長い柔毛をまばらにつける。葉柄は長く、若葉では長い柔毛がある。花を多数つけて円錐花序をなし、花序の梗梢に毛があり、長さ10〜25cm。花冠は淡黄色で、内部は紫色斑点とともに黄色の銭紋があり、長さ約2cm。蒴果の長さは20〜30cm、幅は4〜7mm、幼時は長い柔毛をまばらにつける。種子は長楕円形で、長さ8〜10mm、幅は約3mmで、両端に長い毛が生える。長江流域及び以北に分布する。日本にもある[5]。成長の早い樹種で、道路辺や家屋の側によく植えられる。種子を薬用とし、解毒・利尿・吐き気止めに能く、腎臓病を治す。

楸樹　*Catalpa bungei* C. A. Meyer

落葉高木、樹幹は直立、高さ15mに達する。葉は対生し、三角状卵形ないし広卵状楕円形で、長さ6〜16cm、幅6〜12cm、先端は鋭尖頭、基部は切形ないし広楔形、全縁、時に基部の辺縁に1〜4対の尖歯或いは裂片あり、両面は無毛。葉柄の長さは2〜8cm。総状花序をつけるが、傘房状を呈し、花は3〜12柄ある。萼片の頂端は2つに尖裂する。花冠は白色で、内部に紫色斑点があり、長さ約4cm。蒴果の長さは25〜50cm、幅は約5mm。種子は狭長楕円形で、長さ約1cm、幅は約2mmで、両端に長い毛が生える。長江流域及び河南・河北・陝西省などに分布する。肥沃な山地に生える。花はよく芳香油(精油)を含む。種子を薬用とし、熱毒及び疥癬を治し、また利尿にもよい。

灰楸　*Catalpa fargesii* Bureau

高木、10mに達する。若枝に星状毛がある。葉は対生あるいは輪生して卵形、幼木上にあるものは常に3浅裂し、長さ6〜15cm、頂端は尾状に尖り、基部は切り型あるいはやや心形を為し、下面は淡黄色の分枝する軟毛が密に被っているが、後に少しずつ脱落する。花序は円錐形で、7〜15個の花がある。萼は2裂片がある。花冠は淡紅色あるいは紫色で、喉部に紫褐色の斑点があって、長さ約3.5cm。朔果は線形で、長さ25〜55cm、幅5.5mm。種子は楕円状の線形で、長さ約9mm、幅は約2.5mm、両端に長い毛がある。湖北・四川・甘粛・陝西・山西・河南などの各省に分布する。

　『中国植物志』による当該種の記述は、葉・花・果実など各部の基本形態の記述については、『中国高等植物図鑑』とほぼ同じであるが、樹形や樹高に若干の差異がある。『中国植物志』によれば、キササゲは樹高15mに達し樹冠は傘形で幹は真っ直ぐとあるが、楸は小高木で樹高8〜12mとなっている[6]。『中国高等植物図鑑』とは逆の記述であるが、楸の別名として『埤雅』を引用して「木王」とし、後述するように、『埤雅』ではこの名を梓樹に対して与えているから、編者が梓と楸を取り違

えたようである。一方、中国の別の文献すなわち『中國本草圖録』[7]や『中薬大辞典』[8]の記述および図録は『中国高等植物図鑑』と一致しているので、『中国高等植物図鑑』の記述にしたがう。これによれば、トウキササゲは15mに達する高木でキササゲよりずっと大きく、樹幹は真っ直ぐに伸びると明確に記述され、『埤雅』の記述「喬く聳えて云々」によく合致する。また、果実（蒴果）の長さは最大50cmに達し、キササゲよりも長く細い。『埤雅』の記述「華(はな)高く愛すべし。上に至りて條を垂れ線の如し。」の通りだとすれば、トウキササゲは樹の上部に花をつけ、それが熟せば細く長い線形の果穂を付けるから、下から見上げれば線のように見え、楸線と古人が称したのも納得できる。

　李時珍は中国本草の頂点に位置する本草学の泰斗であるが、梓・楸に関する限り、単なる文献学的記載に留まった。李時珍に限らないが、『本草綱目』までの歴代本草は、薬用部位としてもっとも重要であるはずの梓・楸の樹皮について、まったく沈黙しているのは奇妙というしかない。むしろ、字書にすぎない『爾雅郭璞註』の方が「槐（マメ科エンジュ）の小葉なるを檟と曰ふ。槐、當に楸と爲すべし。楸の細葉なるを檟と爲す　大にして皵(しゅ)なるは楸といふ。老いて乃ち皮の麤皵なるを楸と爲す　小にして皵なるを檟といふ。小にして皮の麤皵なるを檟と爲す。」[9]（小文字は郭璞註）とあるように、樹皮の特徴に言及するのと対照的である。結局、『爾雅』は梓と楸を区別しなかったが、キササゲの樹皮は確かに粗であって皺が多いので、以上の記述は梓に言及しているのは間違いない。キササゲ・トウキササゲは樹皮より花・果実などの形態の特徴がはっきりしているだけに、なぜその形態・性状に関して自らの見解を述べなかったのか、不思議に見える。その理由としては、梓楸の花・果実などが酷似して区別が難しく、その記述を省かざるを得なかったと考えられる。その他の理由として、唐宋の古医学書がかなりの頻度で用いた梓・楸を基原とする薬物が『萬病回春』（龔廷賢）ほか中国の主たる金元医学書にほとんど見当たらないという事実がある。今日の中国生薬市場では梓白皮・楸木皮をまったく見かけない。おそらく、李時珍の活躍した明代後期以降において既に同様な状況にあったと推定される。つまり、梓・楸ともに当時は有名未用であり、李時珍もその記述に真摯ではなかったと考えられる。

1) 1604年ころわが国に伝えられたといわれる。1637年に『江西本本草綱目』が京都で出版（野田彌次右衛門開板）され、これが最初の和刻本とされている。
2) 鈴木真海譯『頭註國譯本草綱目』（春陽堂）が1929年-1934年に刊行され、1973年-1978年に新註増補版が木村康一ほか新注校定本として再版されている。
3) 唐・蕭炳撰で全五巻。生没年不詳であるが、『中国人名辞典』によれば蘭陵（山東）出身で唐末から五代の人という。
4) ヒノキの葉がマツの木に付いているようなものだという意。
5) わが国に自生はなく誤りである。
6) 『中国植物志』（科学出版社、1990年）巻69　13頁-14頁（梓）、16頁-17頁（楸）。
7) 『中國本草圖録』（香港商務印書館・人民衛生出版社、1988年）巻3、1364頁「楸樹」。
8) 『中薬大辞典2』（上海科学技術出版社・小学館、1985年）の「楸木皮」（2424頁）。
9) 檟はわが国ではエノキ科エノキ *Celtis sinensis* Persoon を指すが、中国では梓・楸の類縁種をいう。

[3]　中国本草に掲載された梓・楸の図

　中国の歴代正統本草書のうち、『證類本草』・『本草品彙精要』・『本草綱目』・『植物名實圖攷』は梓の図を掲載する。そのほか、厳密な意味で本草書とはいい難いが、『祕傳花鏡』（陳扶揺）も梓の図がある。清代の末期に成立した『植物名實圖攷』の梓の図は一見してキササゲとわかるほど精緻な図であるが、記述は「梓、本經下品。角有り長さ尺餘り、箸の如くして黏(ねば)る。餘は皆楸の如し。」のよ

うに伝統的な本草学の用語でごく簡単に記載されている。その他の本草書の図は稚雑で検討するほどの価値はない。一方、楸は『本草綱目』・『救荒本草』（周定王）の2点だけに図が掲載され、前者の図は稚雑で検討するほどの価値はない。『救荒本草』の楸樹に関する記述の全文は「所在に之有り。今、密縣（河南省鄭州新密市周辺）、梁家の衝山の谷の中に多く有り。樹甚だ高大、其の木琴瑟に作るべし。葉は梧桐（アオギリ科アオギリ）葉に類して薄く小なり。葉は稍三角尖を作す。又、白花を開く。味甘し。」であり、救荒時に花を食用にするとしている。しかしながら、楸樹の図は枝葉のみが描写され、食用部位であるはずの花は描かれていない。おそらく画工が描いたのは楸樹の幼木であって、開花するほど成長していなかったからと思われる。枝葉のみの図から植物種を特定するのは危険であるが、前節において、『本草綱目』の記述から楸がトウキササゲである可能性が高いことについて述べた。この植物はわが国ではほとんど植栽されておらず、それがどんな形態的特徴を有するか、植物学の専門家ですら知る人は極めて少なく、わずかに牧野富太郎が『本草』（1932年、春陽堂）創刊号（14頁-15頁）に L. É. Bureau（1830年-1918年）という欧州人植物学者の図を転載しているにすぎない。そのほか、前述の『中国高等植物図鑑』と『中薬大辞典』に楸樹の図がある。両書に描かれた楸樹の葉の形は『救荒本草』の楸樹とよく似る。『救荒本草』の記述に「葉は稍三角尖を作す」とあり、その図は中国本草の中にあっては非常に写実的であったことになる。一方、松岡恕庵校訂の和刻本『救荒本草』では、楸樹という名の下にゴサイバという和名が記されている。これはアカメガシワの地方名である。『和刻本救荒本草』の楸樹の図はアカメガシワともよく似ているが、無論、漢籍が原本であるから、楸図はアカメガシワではなく中国産のトウキササゲを描写したもののはずである。しかし、この記述を基にしてわが国でアカメガシワの花が救荒時に食された可能性はなさそうである。なぜならわが国の俗間ではアカメガシワの新芽や若葉を稀に山菜として利用することがある[1]が、花を食することは聞かないからである。ただし、『和刻本救荒本草』の影響を受けて同様の趣旨で編纂された『救荒本草通解』（岩崎灌園）や『救荒本草啓蒙』（小野職孝口伝）はアカメガシワを救荒植物として収載する。可食部位や調理法の記述はないが、この両書に収載された事実をもってわが国の民間で自然発生的に新芽・若葉が食べられるようになった可能性は否定できない。

[1] 坂庭清一郎著『食用野生植物』（料理の友社、1942年）の79頁にアカメガシワは収載され、「嫩葉を採るを良とす」と記述されており、戦争中や戦後の食糧事情の悪い時期に食用とされたようである。

[4] 本草以外の漢籍では？

梓・楸は、これから述べるように中国では有用植物として珍重され、本草書以外の中国の一般古典籍によく出てくる。『證類本草』や『本草綱目』など主要な中国歴代本草書でも引用されているが、紀元前に成立した『詩經國風』・鄘風に全三章からなる定之方中という歌謡があり、その第一スタンザに梓を含む植物を詠った部分がある。

定の方に中するとき、楚宮を作る。
之を揆るに日を以てし、楚室を作る。
之に榛栗、椅桐梓漆を樹う。
爰に伐りて琴瑟とせん。

第2節　古代から今日まで変わらない中国における梓・楸の基原

　解釈の難しい古い歌謡であるが、これによると梓は古くから桐などとともに琴瑟のような楽器の原料とされたことを示す。また、この詩の一節に椅と梓が同時に出現しているので、椅と梓が別種として区別されていたと考えざるを得ず、『爾雅』の「椅は梓なり」とは矛盾する。したがって、本草書以外の古典漢籍は必ずしも『爾雅』や『説文解字』の見解に従わなかったことになる。実質的な意味で本草書として初めて梓・楸を区別した『本草綱目』において、植物種の特徴に関する主たる記述が本草書以外の典籍を引用しているから、中国の各時代の典籍が梓・楸をどう記述してきたか、検討するに十分値すると思われる。梓・楸は『詩經』だけでなく唐・宋の漢詩や中国の古い民話などにも散見される。しかし、膨大な中国の全古籍の中から当該の部分を探し出すことは大変な難事業である。幸いなことに、そうした労力を極力軽減するような好都合の文献資料が近世中国に存在する。清の第四代皇帝・康熙帝が宰相の劉灝に命じ、中国の花を詠じた詩歌を集めさせて全百巻に編集させた『廣群芳譜』はその１つであり、本草書を引用するほか、唐宋の詩歌、花にまつわる中国古典の逸話などをかなり広く収録する。そのほか、明代の字書・『正字通』（張自烈）も多くの古典を断片的ながら引用する。『廣群芳譜』・『正字通』のいずれにも梓・楸の条があり、それぞれの記述内容を比較・対照することが可能である。

　まず、梓についてであるが、『廣群芳譜』は『周書』の梓材を引用する。梓材は、政治史・政教を記した中国最古の歴史書『書經』を構成する『周書』の一篇名であり、『正字通』にも「梓材、周書は篇に名づく」とある。出典元の『書經』巻之四「蔡沉集傳」に収められた『周書』の梓材の全文は次の通りである。

　惟曰く、田を稽むる(計測すること)が若きは、既に勤めて菑(荒れ地のこと)を敷き、惟其れ陳修(並べること)し、厥の疆畎(畔と溝)を爲るのみ。室家を作るが若きは、既に勤めて垣墉(土塀を作る)し、惟其れ塗塈(泥を塗る)し茨く(屋根を葺く)のみ。梓材を作るが若きは、既に勤めて樸斲(削ること)し、惟其れ丹雘(硫化水銀で赤い塗料で辰砂ともいう)を塗るのみと。

　ただし、植物としての梓樹に関する具体的な記述はない。『正字通』にある「梓器。漢の愎皇后傳にいふ、皇后崩じて東園圃の梓壽器を以て斂むと」という既述は、『後漢書』第十「皇后紀」の引用であり、原典は「孝崇匽皇后諱明(中略)在位三年にして、元嘉二年崩ず。以て帝弟平原王石喪主と爲り、東園畫の梓壽器、玉匣(玉製の箱)、飯含の具(死者の口に米を入れるための道具)を斂むるを以てし、禮儀制度は恭懷皇后に比す。」と詳述する。ここに梓寿器が出てくるが、『後漢書』古註に「東園　署の名　屬少府は掌りて棺器を爲り、梓木をもって棺と爲し、漆を以て之を畫く。壽器と稱するは、其の久しく長きを欲するなり。猶ほ壽堂、壽宮、壽陵の類の如きなり。」とあるように、梓樹で作った貴人用の棺桶のことをいう。貴人用の棺桶はいずの国でも最高級の材木で作るのが普通のようで、古代日本では皇族用の棺桶材として真木すなわちコウヤマキ科コウヤマキ *Sciadopitys verticillata* (Thunberg) Siebold et Zuccarini が用いられたこと、そしてわが国特産のコウヤマキが海を越えて高句麗・百済の王族の棺桶材にもなっていることから理解できるだろう[1]。すなわち梓は古代中国にあってわが国でいえばコウヤマキに相当する高級材であった。また、『埤雅』の梓の条に「今、牡丹を呼びて之を華王と爲し、梓を呼びて木王と爲す。蓋し、木は梓より良きは莫し。故に書(書經)は梓材を以て篇に名づけ、禮(『禮記』)は梓人を以て匠に名づく。」という一節がある。こ

の木王という最大級の美辞こそ、中国における梓樹の地位をもっともよく表わす。『本草綱目』や『廣群芳譜』は梓樹が中国でいかに珍重されたか強調するために『埤雅』のこの記述をよく引用する。また、この記述にある梓人について、『正字通』に「又、考工記には筍と簴を爲り、又、飲器を爲る」とあるが、古代中国の王朝・周の官職について記載した『周禮』の「冬官考工記」巻六の引用である。すなわち、梓人とは工芸に携わる官職であって、『埤雅』にいう匠と同義である。木王たる梓樹を加工するのはごく限られた職人の特権であり、梓人の名の由来もそれにある。梓人に課された職務が重いものであったことは、飲器に関する「凡て梓飲器を試みて、郷衡り實盡きざれば梓師之を罪す」(『正字通』に引用)という記述からわかる。この部分は難解であるが、郷は郷飲酒の略であって、周代に郷学(村の学校)の優等生に対して郷の大夫(周代の官職)が主宰する宴席という意味があり、また爵は酌の同音で「酒を盛る」および盃の意がある。したがって、梓人の作った飲器を用いて酒を飲み、中身(酒のこと)が尽きなければ(口に合わず酒が残ること)、飲器は不良品ということで、梓人を統括する上司(梓師)がこれを処罰するという意味になる。したがって、梓すなわちキササゲは、薬用のほか、中国でステータスの高い高級材であったことを示す。

　一方、『詩經』・小雅の小弁の第三スタンザでは梓は次のように詠われている。

　維れ桑と梓と、必ず止を恭敬す。
　瞻るとして父に匪ざるは靡く、依るとして母に匪ざるは靡し。
　毛に屬ならざらんや、裏に離かざらんや。
　天の我を生ずるに、我が辰安くにか在らむ。

　冒頭の句は古代中国で桑とともに梓が家庭の象徴とされていたことを示す。住居の周囲に植えて子孫に残し、暮らしを助ける資であったことからその意に転じた。『廣群芳譜』巻七十二に『八家後漢書』を引用して「應華仲、東平相[2]に遷り、賞罰は信に必し、吏たるに敢て犯さず。梓樹有りて廳事室の上に生じ、事後、母は至孝たり。眾以て孝感の應と爲す。」という記述があり、梓樹が生えて母はこの上ない親孝行を授かったことで、一般に梓樹を子が親に孝行を尽くす象徴としたことを表す。これも『詩經』・小雅の小弁と相通じる。

　『廣群芳譜』には梓樹に所縁のある民話を簡潔な要約文としていくつか収録する。『雲笈七籤』にある梓木千段を得て観楼等を建てたという逸話もその1つで、山から梓木を切り出すのではなく、潭水の底に沈んでいる材を探し出すところから話は始まる。典型的な神仙譚であるが、梓樹が有用であって、さらに霊験のある樹木とされたことを示す。この話の後半部は、梓樹とはまったく無関係の話であるが、梓木千段で三尊殿等を造った後、あたかもそれから御利益が派生するかのように話が展開するのは中国の同類説話に共通する特徴である。そのほか、大きな梓樹を忌み嫌い、伐採したら樹幹から青牛が出てきたという『玄中記』(郭璞)の一話、「吳の時、梓樹有り、巨圍(樹幹が太いこと)、葉廣く丈餘り、柯(枝のこと)垂れて數畝なり。吳王樹を伐りて船を作り、童男女三十人をして之を牽挽せしむ。船自ら飛びて水に下り、男女皆溺死す。」という『搜神記』(干寶)巻十八の一話など、いずれも梓樹が怪異植物として登場する。これから古代中国人の生活において梓樹が特別の意味をもっていることがわかる。『本草綱目』に南宋・羅願[3]を引用して「屋室に此の木(梓のこと)有り。則ち餘材皆震はず。」と記述するのも同様で、『大和本草』(貝原益軒)ほかこの話を引用するわが国

の典籍は少なくない。

　一方、楸は、中国最古の詩集である『詩經』に出てこないが、同じく紀元前に成立した『莊子内篇』の人間世篇第四に「宋に荊氏なる者あり、楸・柏・桑に宜し」とあり、柏[4]・桑(クワ科マグワ)と並び称されるほどの有用植物であることを示唆する。また、『漢書』巻九十一「貨殖傳第六十一」に次の一節がある。

安邑に千樹の棗。燕、秦に千樹の栗。蜀、漢、江陵に千樹の橘。淮北(淮水の北)、榮南(榮澤の南)、河濟(河水と濟水)の間に千樹の萩。陳、夏に千畝の柒。齊、魯に千畝の桑麻。渭川に千畝の竹。及び名國の萬家の城[5]に、帶郭千畝の畝鍾の田[6] 若しくは千畝の巵茜(クチナシとアカネ)、千畦の薑韭(ショウガとニラ)あり、此れ其の人皆千戶の侯に等し。

　ここに楸樹の名はないが、「千樹の萩」は古注(初唐の学者・顔師古の注)によれば楸樹のことという。『漢書』巻六十五「東方朔傳第三十五」にも「爰叔曰く、顧城廟(文帝廟のこと) 遠く宿宮(宿る宮殿) 無し。又、萩、竹、籍田[7] 有り。足下(同輩に対する敬称)、何ぞ主に長門園[8]を獻ずるを白せざるや。」という萩に関する記述があり、これに対しても顔師古は「如說(如淳・漢書注)非なり。萩は即ち楸の字なり云々」と註釈している。『正字通』にも「按ずるに、漢書の楸は譌りて萩に作る。」とあり、同じ秋に作る字であるが故の誤認と考えられ、この見解は現在でも広く支持される。中国では、萩はやぶ状(ブッシュ)となる大型の草本類を指すから、この見解は妥当である。貨殖傳は、前漢武帝の時代に司馬遷によって編纂された中国の歴史書『漢書』の中にある70の列伝の1つで、商人・商業に関する成功話を輯めたものである。ここでは楸など有用樹を植えて育てれば、「此れ其の人皆千戶の侯に等し。」というように、諸侯並みの富を得るのも可能だというのである。すなわち、楸は棗(クロウメモドキ科ナツメ)・栗(ブナ科シナグリ)・橘(ミカン科ミカン)・漆(ウルシ科ウルシ)などと並ぶ有用な経済作物と認識されていたことを示す。

　以上、紀元前の中国古典における楸について考証したが、後世に百木の長として木王とも称された梓樹の名が貨殖傳にないのは奇異に感じられる。『詩經』に梓だけがあって楸がないのと対照的である。いずれ劣らぬ有用樹であれば両方とも収載する文献があってしかるべきである。ここで、再び古典字書に戻って考えてみよう。『爾雅』・『説文解字』のいずれも梓・楸を同一と見なし、宋代までの歴代正統本草書も区別していなかったことは既に述べた通りである。『廣群芳譜』に引用された古典文学では『述異記』と『雜五行書』だけが梓・楸の両方を記載している。前者は中国六朝時代の神話・伝説を集めたものであるが、「中山に楸戶有り。楸木を掌る者は楸をもって什器に爲るべし。」という既述から、楸樹が有用であることを示唆するだけで、神仙色はまったく感じられない。ところが、同書の別条では、「梓樹の精化けて青羊と爲り、百年を生きて紅となり、五百年いきて黄となり、又五百年いきて色蒼となり、又、五百年いきて色白となれり。」と梓樹についてはきわめて道教的色彩の濃い記述となっている。『雜五行書』も道教書であるが、「舎西に梓楸各五根を種う」とあるように、僻邪植物として梓・楸を同列に扱っている。一方、道教系の書である『典術』は「西方に楸の九根を種ゑれば延年して百病除く」と楸だけを挙げ、梓に言及していない。いずれの道教書の記述も大同小異であるが、梓・楸が酷似した同属植物であるという前提に立てば、僻邪植物として区別する必要はないということであろう。『後漢書』にあった梓寿器は高貴な人物を葬る棺桶の材

料であるが、『齊民要術』でも「楸は(中略)車板・盤合・樂器、所在に任用し、以て棺材と爲す」と記述され、楸樹で棺桶を作ることもあったことを示している。用途にあまり差がない有用樹は、一旦、伐採してしまえば、敢えて区別しないことが多い。たとえば、アカマツ*Pinus densiflora* Siebold et Zuccariniとクロマツ*P. thunbergii* Parlatoreは生品では区別可能であるが、伐採後、それぞれの材は単にマツと呼ばれるだけである。梓・楸も同様とすれば、生品は区別されるが、加工段階では混同されることになる。ただし、梓・楸には、アカマツ・クロマツの「マツ」のように、両者に共通する名前がないから、結局、どちらか一方の名で呼ばざるを得ない。詩経に梓があって楸がなく、貨殖傳に楸があって梓がないのはかかる理由だとすれば理解しやすい。とりわけ本草学では基原植物の薬用部位のみを扱うので、梓・楸の区別があいまいとなる傾向がある。『本草綱目』が『埤雅』などの典籍を引用したのは、本草学以外で梓・楸が区別されてきたからである。

『廣群芳譜』における梓・楸の引用状況を見ると、梓を詠む漢詩が皆無であるのに対して、杜甫、韓愈、梅堯臣ほか唐宋を代表する大詩人が詠む楸の詩がいくつかあることに気づく。まず、唐・韓愈の庭楸および宋・梅堯臣の和王仲儀楸花十二韻(『廣群芳譜』所収)をここに紹介し、唐宋の代表的詩人が楸をどのように詠い、詩人の眼あるいは感性からみて、楸の特徴をどう表現しているか考えてみよう。

唐・韓愈「庭楸」(『全唐詩』巻三四二)
1. 庭楸、止だ五株、共に十歩の間に生ず。
2. 各藤有り之を繞り、上に各相鉤けて聯ぬ。
3. 下の葉は各地に垂れ、樹の顚各雲を連ぬ。
4. 朝日は其の東に出でて、我は常に西の偏に坐る。
5. 夕日は其の西に在り、我は常に東の邊に坐る。
6. 當晝、日は上に在り、我は中央の間に在り。
7. 仰ぎ視れば何ぞ青青たるや、上に纖穿を見ず。
8. 朝暮の日無き時、我且に八九旋らんとす。
9. 濯濯たる晨露の香、明珠何ぞ聯聯たり。
10. 夜月來たりて之を照らし、蒪蒪として自ら烟を生ず。
11. 我已自ら頑鈍にして、重ねて五楸の牽に遭ふ。
12. 客來たりて尚ほ見ず、育て權門の前に到る。
13. 權門の衆所に趨り、客有り動くこと百千。
14. 九牛の一毛を亡ふがごとく、未だ多少の間に在らず。
15. 往けば既に顧みるべくも無く、往かざれば自ら憐むべし。

宋・梅堯臣「和王仲儀楸花十二韻」
1. 春陽の草木發き、美好一同の時。
2. 桃李は山櫻を雜へ、紅白開きて枝繁し。
3. 楸英は獨り斌媚して、淡紫相參はりて差ふ。
4. 大葉と勁榦と、簇萼密に自ら宜し。

5　帝宮の樹を出でむと圖り、聳えて白玉の塀(には)に向く。
6　高きこと絶にして近俗ならず、直(ただ)天人の窺ふを許す。
7　今郡庭の中に植ゑるも、根遠く未だ移すべからず。
8　但(ただ)東風の來たるを欣(よろこ)び、和煦の遅きを恨まず。
9　山禽蹬踏する勿かれ、蜂蝶休みて之を掇(ひろ)ふ。
10　昔、韓吏部に聞こゆ、爾が爲に好詩を作らむと。
11　陰を愛でて繊穿無く、影に就(な)りて東西に随ふ。
12　公、今亦た此に牽かれ、端坐して會ふこと疑ひ莫し。

　ともに長い歌であるから、それぞれの連に番号をつけ、それぞれ第1句・2句と呼ぶことにする。まず、韓愈の詩の第3句「下の葉各地に垂れ、樹の顛各雲を連ぬ」および同七句「仰ぎ視れば何ぞ青青たるや、上に繊穿を見ず」とあるのは、楸という樹木が他の木より抽んでて高いことを想像させる。そうでなければ、(楸の)下の葉はそれぞれ地に垂れ、樹の頂はそれぞれ(天に届いて)雲を連ね(第3句)、(楸樹を)仰ぎ視れば(楸樹の上部は)何と青々としていることか、上に繊穿(葉の間に開いた小さな穴のこと)すら見えない(第7句)と詠むことはないだろう。楸が大木であることは、梅堯臣の詩の第5句、6句によって一層明瞭となる。帝宮に植えられた種々の木を出し抜いて、白玉を敷き詰めた塀(には)に向いて(威風堂々と)聳え、その高いことといったら絶であって俗っぽさはなく、真っ直ぐに伸びて(雲の上の)天人が窺うほどというから、楸が真っ直ぐに高く伸びる木であることが示唆される。ここで思い起こすのは、『本草綱目』の楸の条にある「楸、行列の莖幹有り、喬く聳えて雲を凌ぎ云々」という記述である。これは李時珍の自注ではなく『埤雅』からの引用であるが、唐宋の詩人は、楸が立派な高木であることに素直に反応して、歌に詠んでいたのである。梅堯臣の詩では、第3句で楸英すなわち楸の花およびその色に言及する。すなわち、第1句から3句までを意訳すると、春の陽に、草木の芽が出て、美しいもの好きものが一同に会する時節となり、桃李に山櫻(野生のミザクラ；第1部第1章ザクロヒの条のコラムを参照)を交えて、紅白の花が咲き、枝が繁っているが、ただ楸の花だけが艶めかしく人に媚びているようで、その淡紫色が周囲の花にとけ込んで際だっているとなり、楸という植物が非常に美しい花を付け目立つ植物であることを、詩人特有の感性でもって表現している。トウキササゲの花は、第2節で述べたように、花冠は白色で、内部に紫色斑点があって、長さ約4cmもあり、近縁種でわが国にもよく植栽されるキササゲの2倍ほどの大きさがある。白地の花冠の内部に紫色の斑点があるのを梅堯臣は淡紫色と表現したが、キササゲは淡黄色の花冠に紫色斑点とともに黄色の銭紋があり、常識的に考えて紫色と認識されることはない。したがって梅堯臣の詠んだのはキササゲではなくトウキササゲで間違いない。前述したように、『四聲本草』は本草書で唯一梓の花について「(梓)樹は桐に似て、葉は小、花は紫なり」と記載したが、キササゲでなくトウキササゲの可能性が高いと思われる。
　文献上の記載に限られるが、トウキササゲに顕著であってキササゲにない特徴がもう1つある。それは花の芳香であり、『中国高等植物図鑑』によれば、前者の花には精油が含まれると記載しているが、キササゲの項にはその記述はない。トウキササゲの花の芳香に対する植物化学的エビデンスは不詳であり、『中国高等植物図鑑』は唐代の漢詩ほか古典文献に基づいて記載した可能性もある。同属植物で芳香のあるものと無いものが混在する例は少なくないが、いずれも科学的エビデンスが

ある。わが国にトウキササゲの植栽はないので確認できないが、因みにキササゲの花の香りは微弱である。唐の著名な詩人杜甫は楸樹の芳香を次のように詠う。

唐・杜甫三絶句「楸樹」（『全唐詩』巻二二七）
 楸樹の馨香倚りて磯に釣る
 斬新の花蕊未だ應に飛ぶべからず
 酔ひの裏(うち)に風吹盡くさむに如かず
 何ぞ醒時雨に打たれて稀なるを忍ばむ

 この詩では、冒頭から「楸樹の馨香」で始まり、楸樹の香が遠く釣り糸を垂れる磯辺まで寄ってきた、咲いたばかりの花蕊がまだ飛ぶはずがないのだが云々と詠われ、古代中国で楸の花の香りが賞揚されたことを示唆する。『韻語陽秋』（葛立方）に「楸花の色香倶に佳(よ)し。又、風韻絶俗なり。而(しか)れども名を花譜[9]に編れざるは何ぞや。老杜は云ふ、楸花の遠天に媚ぶるを把(と)らんと要(もと)むと。其の色を言ふなり。又曰く、楸樹の馨香倚りて磯に釣ると。其の香を言ふなり。」とあり、杜甫の楸樹の詩を引用している。そのほか、元・段克已の楸花にも「楸樹の馨香見ゑて未だ曾はず、牆西の碧甍狐稜に聳ゆ」（『廣群芳譜』より引用）とある。いずれの詩も花蕊が飛んでこないのに香りだけが先にやってきたという表現で、その香りの強さを強調する。花の香りが遠くまで及ぶ例としてモクセイ科キンモクセイ *Osmanthus fragrans* Loureiro (synonym. *Osmanthus fragrans* Loureiro var. *aurantiacus* Makino) があるが、その花にオスマン・ツジョンなどモノテルペン系精油が多量に含まれる。中国では、花の香の強い植物に九里香、十里香あるいは百里香、千里香という名前が付けられ、それぞれ香が遠くまで及ぶとしてその名がある[10]が、トウキササゲにそのような別名はない。個々のウメ *Armeniaca mume* Siebold (synonym. *Prunus mume* (Siebold) Siebold et Zuccarini) の花の香は弱いにもかかわらず、詩歌ではしばしばその香が強調されるが、いずれも梅園で大量の個体が栽培された情景を詠った場合に限られる。因みに『萬葉集』にもウメの香を詠った歌がある[11]。ウメと同様に、楸が圃場で大量に植栽され、それが一斉に開花したときの情況を詠ったと解釈すれば「楸樹の馨香」を実感できるかもしれない。実際、楸は前節で述べた『漢書』巻九十一「貨殖傳第六十一」に「淮北(淮水の北)・榮南(榮澤の南)・河濟(河水と濟水)の間に千樹の楸[12]。(中略) 此れ其の人皆千戸の侯に等し。」とあり、古くから経済植物として大量に栽培されたことを示唆する記述がある。

1) 小原二郎著「日本人と木の文化―インテリアの源流」（朝日新聞社、1984年）、218頁。
2) 漢代の官職の1つで東平郡を管轄する。
3) 羅願（1136年-1184年）は南宋の人で字を端良と称した。1174年ごろ『爾雅翼』を著した。ここで引用するものは『爾雅翼』である。
4) 中国ではヒノキ科コノテガシワほか同属の常緑樹であって、わが国でいうブナ科カシワとはまったく異なることに留意。
5) 有名な国で万戸を擁する城邑。
6) 一畝で一鍾の収穫がある田千畝の意。
7) 天子が祖廟の供米を作るために自ら耕す田。
8) 竇太主の園名で、長安城の東南の長門にあった。
9) 本章第3節[2]の註9を参照。

10) 九里香の名をもつものにミカン科ゲッキツ（漢名：月橘）などがある。そのほか、ハイノキ科ソウザンハイノキが七里香・十里香の異名、ジンチョウゲ科ジンチョウゲ[漢名：瑞香(本草綱目)]は千里香の異名があり、中国産シソ科イブキジャコウソウ属植物で百里香と称する植物がある。いずれも強い芳香がある。
11) 『萬葉集』に「梅の花をかぐはしみ遠けども心もしのに君をしぞ思ふ」(巻20 4000)があり、中国でも『埤雅』(陸佃著)に「俗に云ふ、梅の華は香に優り桃の華は色に優る」とある。
12) 原典では萩とあるのを顔師古注に基づいて楸に置き換えた。

[5] 中国初の実用農学書『齊民要術』にみる梓・楸

　中国最古の農学書に『齊民要術』という典籍がある。北魏・賈思勰の撰で、陶弘景の『本草經集注』と同時期にあたる6世紀前半に刊行された。同書は実用的農学書であり、古くわが国に伝わり、北宋時代の1020年に書写された写本が伝存する。重要作物・有用植物の栽培法など単なる農業技術のみならず、魚鮓や梅干し・梅酢などの製造法、各種醸造醱酵法など食品の調製法も記し、しばしば「最古の料理書」とも称される。本書の巻五「槐柳楸梓梧柞第五十」に梓・楸の栽培法に関する記述がある。

　楸梓　詩義疏に曰く、楸梓の疎理にして色白く、子を生ずれば梓と爲すと。説文に曰く、檟は楸なりと。然らば則ち楸梓の二木は相類する者なり。白色にして角有るは名づけて梓と爲し、楸の角有るが如きは名づけて角楸と爲し、或は子楸と名づく。黄色にして子無くば柳楸と爲す。世人、其の木の黄なるを見て呼びて荊黄楸と爲すなり。亦た、宣しく地の一方を割りて之を種うべし。梓楸は各別かちて和雜せしむ無れ。
　梓を種うる法。秋に地を耕し熟せしめ、秋末冬初に梓の角の熟する時、摘み取り曝乾し、打ちて子を取る。地を耕し壟を作り漫散して即ち之を再勞すれば明年春に生じ、草有れば抜きて去らしめ、荒没せしむ勿れ。後年の正月の間に劚(くはいれ)して之を移す。兩歩に一樹を方ぶ。此の樹須らく大にすべし。概(しげ)く栽うを得ず。
　楸は既(ことごと)く子無し。大樹に於いて四面に坑を掘り、栽を取りて之を移すべし。亦た、兩歩に一根、兩畝に一行、一行に百二十株、五行合わせて六百樹を方ぶ。十年後、一樹千錢をなし、柴は外に在り。車板、盤合、樂器、所在に任用し、以て棺材と爲す。松柏に勝る　術に曰く、西方に楸九根を種うれば延年して百病を除くと。

　同書は、『陸璣詩疏』にある「木理が疎くて色が白く、子実を生ずるものが梓である」という現代の感覚では難解な記述を木理が白色で角(さや)をつけるものが梓と解釈し、一方、楸のうち角があるものは角楸或いは子楸といい、黄色で子実が無いものは柳楸であるとする。李時珍は、『齊民要術』のこの部分を、「白色にして角有るを以て梓と爲す、即ち角楸なり。又、子楸と名づく。」と『本草綱目』に引用したが、かなり曲解していることがわかる。ただし、『齊民要術』の「角有るが如きは」の部分の解釈はその後半部の「楸は既(ことごと)く子無し」と併せて検討する必要がある。角とは莢状の果実のことであり、その中身が種子すなわち本草でいう子に相当する。「既く子無し」に対して、2つの解釈が可能である。1つは、いわゆる「種なし」で結実しないことであり、常識的にはこの意が一般的である。もう1つは、結実しても種子の発芽力が弱いことであり、『齊民要術』でいう「既く子無し」をこの意味とすれば、「楸の角有るが如きは云々」は、実をつけても発芽しないから実質的には「子無し」に等しいと解釈できる。野生植物の世界では、種の保存の原理が全てであるから、およそ「種

無し」はあり得ない。しかし、長い間栽培を繰り返せば、どんな植物でもときに不稔種を発生し、それを選抜して栄養繁殖すれば、子実をつけないかつけても発芽しないような植物が作出されることがある。楸は、前述した『漢書』の貨殖傳や『荘子内篇』にあるように、紀元前から栽培されていたから、『齊民要術』が成立したころは不稔あるいはそれに近いものがあっても不思議ではない。角楸[1]は、そのような楸のうちで、野生の形質が濃く残り、発芽力のある種子をつけるものと考えれば、科学的につじつまが合う。楸の基原植物トウキササゲはわが国にほとんど植栽されることがないから、それが実際に「既く子無し」といえるような特徴をもつのか確認するには、原産国である中国の文献の記載に頼るしかない。中国安徽省林業科学研究所の張錦は「トウキササゲの無性繁殖技術」[2]という題目の論文の中で、トウキササゲの性質・生態について次のように述べている[3]。

1. トウキササゲは根部が発達していて水平に比較的広く伸び、かつ根のひこばえとその芽生える力はすべて強い[4]。
2. 種子の発芽率も非常に低く、トウキササゲの実生繁殖は比較的困難である。このため、古くからひたすら"（親株の）旁らに生えるものを取って植える"という方法でトウキササゲを少しずつ繁殖させており、トウキササゲを飛躍的に増殖させる上での大きな制約となっている[5]。

すなわち、『齊民要術』に「大樹に於いて四面に坑を掘り、栽(ひこばえ)を取り之を移すべし」とあるのは、トウキササゲが周囲に広く根を張り、所々からひこばえを発生する能力が強いという性質をうまく利用した伝統的増殖法であり、張錦はそれを指摘しているのである。『祕傳花鏡』巻三に「交春其の根を斷ち土に瘞(うず)む。亦た、能く條を發(よ)す。」とあり、根の一部を切り取って個体を再生させる方法を記述するが、楸ではなく梓の条に記述されている。実生の発芽率の良いキササゲでこのような手間をかけて増殖するとは考えられないので、本来は楸の条に置くべきものであり[6]、また、根とあるのも栽(ひこばえ)の誤認と考えられる。『廣群芳譜』の梓に、これと似た記述「春月、其の根を斷ちて土に瘞めば遂に能く條を發す。取り分を以て種う。」があるが、やや前に成立した『祕傳花鏡』から引用したことは間違いないだろう。一方、古典文学に眼を投じると、前節でも取り上げた宋・梅堯臣の和王仲儀楸花十二韻の第7句にある「今、郡庭の中に植ゑて、根遠く未だ移すべからず」は、まだひこばえが出るほど根が張っていないから移植する時期ではないと解釈すれば、その意味が明瞭となる。『齊民要術』に記載された楸樹の増殖法は、古くから中国で広く実践されていたと考えてよく、基本的にクローン増殖であるから、楸の遺伝的多様性が失われ、ますます「子無し」の性質が増幅されたに違いない。この伝統的増殖法は大規模に増殖するには適しておらず、今日の中国では挿し木・接ぎ木による増殖法や培養細胞（カルス）の再分化による増殖研究も盛んに行われている。これをもってもいかにトウキササゲが通常の方法による増殖（実生による増殖）が困難であるかがわかるだろう。魏の曹植(192年-232年)の名都篇に楸が出てくる一節があり、これも紹介しよう（『文選』巻二十七に収録）。

1 名都に妖女多く、京洛は少年を出だす。
2 寶劍千金に直し、被服麗しく且つ鮮かなり。
3 鷄を東郊の道に鬪はし、馬を長楸の間に走らす。

4　馳騁未だ半ばに及ばざるに、雙兔我が前を過ぐ。
5　弓を攬りて鳴鏑を捷み、長驅して南山に上る。
6　左に挽き因りて右に發し、一たび縱てば兩禽連ぬ。
7　餘巧未だ展ぶるに及ばず、手を仰ぎて飛鳶を接る。
8　觀者咸善しと稱し、衆工我に妍を歸す。
9　歸り來りて平樂に宴し、美酒斗十千なり。
10　鯉を膾とし胎鰕を臇（羹）とし、鼈を寒り熊蹯を炙る。
11　儔に鳴き匹侶に嘯き、列坐して長筵を竟る。
12　連翩として鞠壤を擊ち、巧捷惟れ萬端なり。
13　白日西南に馳せ、光景攀むべからず。
14　雲散して城邑に還り、清晨復た來たり還らむ。

　この詩は魏の首都洛陽の若き貴公子たちの一見優雅で自堕落な生活を描いた楽府詩であり、大都会に群がるきらびやかに着飾った艶めかしい婦女とそれを求めて集まる若い男子が享楽に耽る様子を表わした。第3句に、東の郊外では闘鶏に興じたと思えば、高く成長した楸の間を馬に乗って疾走するとあるように、長楸の名が出てくる。一般の注釈書は楸を両側に植えた並木道を馬に乗って疾走すると解釈する。この解釈は『文選』の五臣注の1人李周翰の注「郭外、郊と曰ふ。古人、楸を道に種う、故に長楸と曰ふ。」[7]に基づいているが、李周翰は昔は楸が並木として植えらていれたというだけで、実際にそれを見たことがあるわけではない。魏代と唐代はそれほど時代を経ているわけではないのに、李周翰の時代に楸の並木がないのは奇妙であり、そもそも根を広く張って所々にひこばえを出す性質のある楸は並木に向かない。また、希少価値のある高級樹種であるからこそ栽培されるのであって、いくら帝都とはいえ、わざわざ楸を並木に植えるとは考えにくい。東郊の道すなわち都の東の郊外の空き地で闘鶏に興じるという対句があるので、都内の並木道ではなく都市郊外の楸の圃場で馬を疾走させるという方がよく意味が通じる。楸は根の周辺から出るひこばえを堀取って増殖するから、この独特の生態を考慮して樹間を十分にとって楸を植えているはずで、道がなくとも圃場に馬を走らせるに十分な空間があるだろう。「馬を長楸の間に走らす」とは高く成長した楸の木の間を馬に乗った若者が駆け抜ける情景をいい、高級樹である楸のひこばえを踏みつぶすこともあるとんでもない悪態である。無頼の若者の生態を詠うこの詩にはふさわしい情景といえる。また、『埤雅』にある「行列の莖間」もしばしば並木と解釈されるが、これも圃場で立ち並ぶ楸を表現したものであろう。
　再び『齊民要術』に戻るが、梓の場合は秋末から初冬に熟した莢を摘み取って乾燥、種子を採取し、地を耕して畝を作って蒔けば、明年の春に芽が出ると記述し、実生で簡単に増殖できることを明記している。わが国でも、各地に逸出して野生化するキササゲを見るが、実生からの成長が容易であることを示唆する。『齊民要術』は、「楸梓の二木は相類する者」であることを明確に認め、『爾雅』や『説文解字』の見解との整合性も意図しているように見える。このあたりは『本草拾遺』（陳蔵器）が、梓樹と楸樹は本（樹幹のこと）は同じで末（花・葉などのこと）は異なるという見解と相通ずるところがある。多くの有用植物の栽培法を記述した『齊民要術』は実際の経験に基づいて記述し、以上述べたような形態的に酷似した梓・楸の間に生態上の大きな形質差を見抜いて、それをもって両種を区

別するに至ったのは実学書ならではあろう。それに比して、中国本草は観念論的思考が優先しているため、梓・楸を区別することはできなかったともいえる。

　北村四郎によると、トウキササゲの果実は少なく、9、10月になると脱落するという(『國譯本草綱目』註)。トウキササゲの結実率が低いことは張錦も指摘しているが、9、10月ごろに脱落するというのは中国の専門書でも見当たらない。キササゲの果穂が落葉後も枝に残っているのと対照的といえる[8]。9、10月はトウキササゲの葉は残っているはずで、楸が「子無し」というのは落葉後に果実がまったく残っていないことを指すのかもしれない。トウキササゲはわが国でほとんど植栽されていないので、この生態的特徴を確認することはできないが、中国を含む在外研究の豊富な北村の観察結果に基づくのであろう。

　本節[2]で楸線について述べたが、これは陸璣が初めて楸の特徴として形容したものである。『大漢和辞典』(諸橋轍次)は、楸をキササゲとし、楸の細い枝が垂れ下がっている様子を表したものと、楸線を説明する。これは『埤雅』にある「今、柳之を糸と謂ふ。楸之を楸線と謂ふ。」という記述に準拠したもので、柳の枝垂れを糸というのであるから、楸線も枝垂れと解釈したようだ。ところがキササゲ・トウキササゲのいずれの枝も枝垂れることはなく、またそういう性質をもつ品種も存在しない。やはり、細く長い莢状の総状果穂を楸線と考えるのが自然である。あるいは、『正字通』が『埤雅』の記述を「秋に至り條垂れて綿の如し」と原典を若干変えて引用しているように、果実から飛び出した綿状繊維様物を線と見たのかもしれない。陸璣のほか、本草書による引用を除き、楸線に言及したのは南宋の詩人陸游のみで、一般の文人の注目するところではなかった。

陸游「中庭納涼」

　紅映の衡門夕に照明し、翠浮の村巷暝く煙生す。
　搖搖たる楸線、風に初めて緊く、颭颭たる荷盤(ハスの葉)、露傾かんと欲す。
　數酌の濁醪(濁り酒)に留客醉ひ、一編の疑義兒と評す。
　須臾に散去して人聲寂しく、獨り城頭の長短を數ひて更む。

　第2句は、搖搖と楸線が風に吹かれ、ハスの葉も風にそよぎ揺らいで露が傾いてこぼれ落ちようとしているという意である。この部分は現実の情景として理解しにくいが、楸の果穂すなわち楸線が風にゆられて初めて落下する頃、つまり初秋から中秋の楸を詠ったと思われる。それによって「緊し」の意味が理解でき、ハスの葉からこぼれ落ちようとする露が対句として意味をもち、さらに楸線は、冬になっても実がなかなか落ちないキササゲではなく、トウキササゲでなければならないことが一層明瞭となる。

　『埤雅』にある「喬く聳ゑて雲を凌ぎ、華高く愛すべし」という記述は、楸が真っ直ぐに高く伸びる樹であることは既に述べたが、「華高く」を「気高い花」と解釈するのが通例である。トウキササゲの花はキササゲの倍ほどの大きさがあるが、それぞれの形態によって差を見出すのは困難であり、キササゲも「花高く愛すべし」に価するはずである。実際には、梓の花が詩歌で詠まれたことはないから、この解釈は成り立たないが、その解答は『廣群芳譜』に引用された韓愈の七言絶句「楸樹二首」(『全唐詩』巻三四三)に見出すことができる。

幾歳か生成して大樹と爲る
　　一朝にして纏繞し長藤に困（くる）しむ
　　誰人か與に靑き羅岐を脱せしむや（ため）
　　高花を吐き萬萬層たるを看（み）む

　　幸自ら枝條能く樹立す（もと）（よ）
　　可ぞ藟蔓を煩はして交加を作さむや（なん）（な）
　　傍人は根本を尋ぬるを解せずして
　　却って道ふ、新花は舊花に勝ると（い）

　この詩では題目以外に楸の名は一切出てこないが、始めから最後まで楸樹を詠っている。特に第2句の萬萬層は樹の上部まで多くの花をつけると考えないなければ意味は通じない。すなわち、「花高く」は、気高い花とともに、樹の上部に咲く花という意味も併せ持つと考えるべきである。キササゲ・トウキササゲは、ノウゼンカズラ科に共通する特徴として、ややラッパ状の大きく開口した花冠をもち、白色あるいは黄色に紫色の斑点が不規則に散生し、近接視ではグロテスクに感じるから、花としての評価は決して高くない。とりわけ楸の花は大きいのであるが、雲を突くような高木の上部につけるので小さく見え、また何層にもびっしりと花をつけて単色状に見えるので、キササゲより珍重されたのであろう。細く長い莢状の総状果実が高い樹の上部にあれば、下から見上げると一層細く線状に見え、陸佃はそれを楸線と形容したのである。

1) 李時珍はこれを梓と解釈した。
2) 中文題：楸樹无性繁殖技术。
3) 张锦「林土科赦开发」第16巻第4期　35-37　2002年。
4) 当該部分の原文：楸樹发达根系水平伸展范围较广、且根蘖和萌芽力都强。
5) 当該部分の原文：发芽率也很低、实生繁殖较为困难、自古以来一直延用"取旁生者植之"的方法繁衍楸樹、使楸樹的发展受到很大限制。
6) 因みに『祕傳花鏡』には楸の条はない。
7) 梁・蕭統編選・唐・李善等注『六臣注文選』（浙江古籍出版社、1999年）、497頁。
8) 前述したように、『本草綱目』の梓の条に、「冬後に葉落ちて角猶ほ樹に在り」と記述されている。

第3節　混乱する日本における梓・楸の基原

　前節で、中国の典籍を包括的に参照し、それぞれの典籍における梓・楸の記述を詳細に検討した結果、中国では梓・楸の基原はそれぞれキササゲ・トウキササゲであることがほぼ確認できた。しかし、中国本草では長らく梓・楸を区別しなかった一方で、『齊民要術』のような実学分野では比較的明解に区別しており、各分野で両種の識別にかなりの温度差が認められることが明らかとなった。梓・楸のいずれの種も中国に原産しわが国に自生はないが、国語を表すために漢字を導入して間もなく、梓・楸の字は使われていた。今日では日中間の植物相の相違、すなわち両国で自生する植物種が異なることは常識であるが、それに気付くようになったのは江戸時代以降である。それまでは

中国にあるものと同じものがわが国にもあると考え、邦産植物に漢名を充てようとひたすら務めてきたのである。その結果が『本草和名』などの和籍本草書および『和名抄』・『新撰字鏡』などの字書であるが、中国産植物の生品を見ることは実際に渡来した植物種を除けばなかったから、同じ漢名でも日中間で基原種が異なることが多く、時代によって基原植物種が入れ変わってしまうことも少なからずあった。本節において、和籍を広く参照し、わが国では梓・楸にどんな植物が充てられてきたのか、時代の変遷とともに詳細に考証する。

[1] 上中古代の梓

　奈良時代に成立した『萬葉集』に収録される4500首以上の歌のうち、梓弓の名前で32首の歌に詠われている。「梓弓　引かばまにまに　寄らめども　後の心を　知りかてぬかも」（巻2　0098）にあるように、梓弓は春（張る）・引く・末・寄るなどに掛かる枕詞で、植物そのものを詠ったものではない。中国では、梓は梓白皮の名で『神農本草經』以来の歴代本草書に収載されるので、平安時代の『本草和名』（深根輔仁）に梓白皮の条があり、「梓白皮　音咨里反　一名栢　他皓反　一名檴　音條　一名楸　音秋　一名櫄　音肅　一名櫅　音賈、已上五名は兼名苑に出づ　和名　阿都佐乃岐」とある。これによって梓をアズサ（旧仮名遣いはアヅサ、以下本文中では新仮名遣いで表わす）と訓じていたことがわかる。『本草和名』よりやや遅れて成立した『和名抄』（源順）に、「孫愐曰く、梓　音は子、阿都佐　木の名、楸の屬なり」とあり、これも梓の訓をアズサとしている。『本草和名』・『和名抄』は『萬葉集』より200年ほど経て成立しているから、萬葉時代と平安中期では必ずしも同訓とは限らない。『萬葉集』の東歌に「安都佐由美　須恵波余里祢牟　麻左可許曽　比等目乎於保美　奈乎波思尓於家礼（梓弓　末は寄り寝む　まさかこそ　人目を多み　汝を端に置けれ）」（巻14　3490）があり、冒頭に万葉仮名でアズサユミとあって、これも末に掛かる枕詞であるから、萬葉時代でも梓の訓は変わらなかったことがわかる。そのほか、安豆左由美・安都佐(能)由美という万葉仮名で詠まれた歌が3首あり、いずれも枕詞として同じように使われている。すなわち、梓は上代から今日に至るまで訓は変わっていないことになる。そのほか、『古事記』に「ちはやひと　宇治の渡りに　渡り瀬に　立てる　梓弓（原文：阿豆佐由美）云々」（中つ巻・應神天皇）、「中略　臥やる臥やりも　梓弓（原文：阿豆佐由美）　起てり起てりも　後も取り見る　思ひ妻あはれ」（中つ巻・允恭天皇）という2首の古歌謡に万葉仮名表記で出てくる。『日本書紀』巻第十一「仁德天皇」に、『古事記』・應神天皇条にあるのと同じ歌謡があり、やはり阿豆瑳由瀰と万葉仮名で出てくる。『萬葉集』は基本的に万葉仮名で記述されているが、初期の歌謡では字義通りの意味をもつ正訓の語彙が多く、時代を経るにつれて借音・借訓の万葉仮名表記が多くなる。梓弓は「アズサ材で作った弓」という意味をもつ正訓に相当する。中国でいう梓はキササゲであるから、古代日本のアズサがそれと同じであるかすなわち中国原産のキササゲが伝わっていたかどうかが次の検討課題となる。もし、伝わっているのであれば、その樹皮である梓白皮は『神農本草經』以来の由緒ある薬物であるから、わが国でも薬用とされたはずである。905年、醍醐天皇の命により藤原時平らが編纂を始め、927年に完成した『養老律令』の施行細則である『延喜式』全五十巻のうち、巻第三十七「典藥寮」[1)]に常用薬材・方剤等の名称が記載されており、とりわけ諸國進年料雜藥は諸国に貢進させた薬物が記載され、当時の和産薬物の採薬状況を示しているからその資料的価値は非常に高い。しかしながら、『本草和名』に梓白皮が収載され、基原植物に

アズサという和名が充てられているにもかかわらず、『延喜式』のどこにもその名は見当たらない。すなわち、古代日本で梓白皮の採薬ならびに薬用記録がないことを示唆し、平安時代中期以前にキササゲは渡来していなかったと考えられる。キササゲは古い時代では同じゴマノハグサ科のキリ *Paulownia tomentosa* (Thunberg) Steudel の同類と考えられ、花や葉の形はよく似る。『詩經國風』・鄘風に「之に榛栗、椅桐梓漆を樹う。爰に伐りて琴瑟とせん。」とあるように、ともに有用な工芸材とされた。キリとキササゲとのもっとも大きな違いは果実の形態にある。キリは、長さ3〜4cmの広卵形の革質の蒴果(さくか)で、熟すと多くの小さな種子を出す。一方キササゲは莢状の線形蒴果であり、長さは20〜30cmもあって、熟すと果柄から多数垂れ下がり、裂開すると絮(わた)のような繊維状物を出す。したがって、植物形態の識別法が未熟な古代でもキリ・キササゲの区別は容易であったはずで、もし伝わっているのであれば、平安時代の古典文学にキササゲの特異な果実の形態が記録に残されていてもおかしくはない。しかし、『古今和歌集』・『新古今和歌集』を初めとする歌集では、枕詞として梓弓が詠まれるのみで『萬葉集』とまったく変わらない。因みに、比較の対象として挙げたキリは、『萬葉集』に梧桐（巻5　810）とあるのが相当し（『万葉植物文化誌』）、『出雲國風土記』の意宇郡・嶋根郡の所在草木に赤桐・白桐・白梧の名が登場し、万葉時代のわが国に既に伝わっていた。赤桐に相当する樹種はわからないが、白桐・白梧は今日のキリでまちがいない。『新古今和歌集』に「桐の葉も　ふみ分けがたく　成りにけり　必ず人を　待つとなけれど」(秋534) とあり、『枕草子』第三十七段「木の花は」に「桐の木の花、むらさきに咲きたるはなほ(猶)をかしきに、葉のひろ(廣)ごりざまぞ、うたてこちたけれど、こと木どもとひと(等)しういうべきにもあらず。もろこし(唐)にことごとしき名つきたる鳥の、えり(撰)てこれにのみゐるらん、いみじう心ことなり。ま(蒔)いて琴に作りて、さまざまなる音(ね)のい(出)でくるなどは、をかしなど世のつねにいふべくやはある、いみじうこそめでたけれ」とかなり詳細に記述されているので、当時の宮殿などに植栽されていたことがわかる。したがって、花木としてキリに劣らず、また実生から容易に増殖できるなど栽培も簡単なキササゲが古典文学にその痕跡すら見られないことは、キササゲは古代日本にはなく、梓弓は別の材料で作られたと結論できる。

　『延喜式』に薬物である梓白皮の名はなかったのであるが、巻第三「神祇三」ほかに前述の上代古典と同じく梓弓の名が散見される。

巻第三「神祇三」

「凡そ甲斐、信濃の兩國は祈年祭祈の雜弓百八十張を進ずる所なり。　甲斐國槻(ツキ)弓八十張信濃國梓(アヅサ)弓百張並びに十二月、前□を以て進上せしむ。」(ルビは原典による)

延喜式巻第四「神祇四」伊勢太神宮

「神寶廿一種

金銅多多利二基　(中略)　梓弓廿四枝　長七尺以上八尺以下塗赤漆䩺(ユハズ)纒縹䋲　云々」

延喜式巻第十五「內藏寮」

「諸司年料共進

(中略)

梓弓一張矢四具　一具太ル角伊太豆伎一具角伊太豆伎一具太ル木伊太豆伎一具万万伎　鞆(トモ)一枚

右は兵庫寮の進ずる所なり。」

延喜式巻第卅九「兵庫寮」
「凡そ御梓弓一張　寮庫の弓を以て之に充つ。條造の功五人。」

　このうち、巻第三「神祇三」の信濃(現長野県)から梓弓が貢進されたという記録は、わが国における梓の基原の考証にとって貴重な情報源となり得る。なぜなら、古代では同地域に豊産する和産材で梓弓を製造したことを示し、キササゲが中国から渡来していないことの傍証ともなるからである。そのほか平安時代初期の勅撰史書『續日本紀』に「文武天皇大寶二(702)年二月己未(二十二日)、歌斐(甲斐に同じ)國、梓弓五百張を獻じて以て太宰府に充つ。」、「(同)三月甲午(二十七日)、信濃國、梓弓一千二十張を獻じて以て太宰府に充つ。」という興味深い記述があり、甲斐・信濃の梓弓がはるか遠路にある太宰府のために弓を調達していたというのである。すなわち、アズサ(梓)が太宰府のある九州では産しないか稀産であることを示唆する。901年に成立した『日本三代實録』第三十三にある記述「[陽成天皇元慶二(878)年五月]九日甲辰。亥時、大流星有り、氐南より出でて軫翼間に入る。其の尾二丈許り、色赤く光有り。衆星隨行し、過ぎし所の處、木葉聲を作す。是の日、相模國に下符し、槻弓百枝を採進せしむ。安房國には百枝、信濃國には梓弓二百枝、但馬國には檀弓百枝、備中國には柘弓百枝、備後國には百枝(を採進せしむ。)」によってさらに明確となる。以上から、当時、どんな材を用いて弓を作っていたのか、またその産地がどこであったかを明確に知ることができる。すなわち、ニレ科ケヤキ(槻) *Zelkova serrata* (Thunberg) Makino、ニシキギ科マユミ(檀) *Euonymus hamiltonianus* Wallich、クワ科ヤマグワ(柘) *Morus australis* Poiret (synonym. *M. bombycis* Koidzumi)で作った弓があって、槻製は相模・安房、檀製は但馬、柘製は備中・備後の産であったことを示す。一方、アズサ(梓)は信濃とあり、『延喜式』・『續日本紀』の記述と産地が一致する。すなわち和産アズサ(梓)の主たる産地は信濃・甲斐のような冷涼地帯ということになる。

　わが国でも弥生時代以降になると弓の遺物が出土し、原材料によって槻弓・檀弓・柘弓・梓弓などと区別する。アズサユミとは、アズサという名の植物を原材料とする弓の総称名であるが、中国における梓の植物学的基原種であるキササゲとはまったく関係なく、梓の漢名を借用したにすぎない。中国で梓弓と称するものは見当たらないのに、なぜわが国では梓弓と称したのであろうか。唐の『通典』巻第七十七の禮三十七に「冬官梓人侯を爲る。廣と崇の方、其の廣を參分して鵠を一つ居く。崇は高なり。方は猶ほ等しきがごときなり。高廣の等しきは侯の中を謂ふなり。」(『正字通』より引用)という記述があり、ここにそのヒントがある。侯は弓の的であって、その製造は梓人と称せられる匠が担当することになっていた。中国で梓の名を冠した工芸品といえば貴人向けの棺桶・梓器があるが、梓弓は見当たらない。したがって梓弓はわが国独自のもので、中国の梓器と同じく、重い存在であったことを意味する。古くから、弓は武具としてのみならず、神社の神事に重要であり、匠が精魂込めて造るものであったから、梓の名を冠するに値すると考えられたのである。

　次に、梓弓の原材料は何であったのかが問題となる。今日、アズサという名の植物は存在しない。科学の一分野として植物学が成立して以来、植物の学名とともに一般名たる和名は分類学の専門家により命名され、古名を正名として採用することも少なくない。アズサという古名がありながら、スギ *Cryptomeria japonica* (Thunberg ex Linné filius) D. Don、ツバキ *Camellia japonica*

Linnéなどのように、その名が現在まで継承されることはなかったのである。スギ・ツバキのいずれも、古くから現在までその名が広い地域で通用し、それらの方言名は遊び名が少々ある程度で概して少ない。アズサが歴史の古い植物名であるにも関わらず、名前が継承されなかったのは、時代を経るにつれて梓弓のもつ文化的地位が地盤沈下したからである。『日本三大實錄』にある記述でわかるように、梓の他にもケヤキ(槻)・マユミ(檀)・ヤマグワ(柘)を材料として弓が古くから製造され、とりわけ武具用の弓材は、平安末期から武士が台頭するようになると、もっぱら真竹や黄櫨(ウルシ科ハゼノキ)が用いられるようになり、梓弓は神事用を除いて用途はなくなった。それとともにアズサの名は風化し、必然的に名前が訛ったり、あるいは他の植物との混同が起きることになる。別の理由として、アズサは特定の植物種を指すのではなく、弓材に適した複数の植物種に対して与えられた総称名であった可能性もある。いずれにせよ、アズサの基原植物種を特定しない限り、納得のいく解答は得るのは難しい。

表1-2　アズサ及びその訛名の方言分布と基原植物

方言名	植物正名	方言の分布地域
アカアズサ	オノオレカンバ	埼玉・秩父
アズサ	アカメガシワ	静岡・遠江
	アサダ	宮城　山形・北村山
	オノオレカンバ	岩手・上閉伊　埼玉・秩父
	ナナカマド	長野・北佐久　長野・佐久
	ニシキギ	静岡・南伊豆
	ハイノキ	肥後・五家庄
	ミズメ	**宮城　群馬　埼玉　長野　三重　和歌山**
	リンボク	鹿児島
アズサノキ	アカメガシワ	静岡・駿河
アズサミネバリ	オノオレカンバ	群馬・草津　埼玉・秩父
アツサ	ダケカンバ	長野・諏訪
アンサ	アカシデ	岩手・下閉伊
	アサダ	岩手・気仙
	オノオレカンバ	青森・上北
	ミズメ	**岩手・閉伊**
アンチャ	オノオレカンバ	岩手・九戸　岩手・和賀
ズサ	ナナカマド	長野・佐久

　アズサは『萬葉集』ではアズサユミの名で30首以上の和歌に登場し、160種以上といわれる万葉植物の中では10位にランクされる[2]。平安中期の『和名抄』や『本草和名』にアズサノキという古い和名が記載されているから、当時ではその名が広く通用していたことは間違いない。万葉植物研究で知られる松田修は、各地に残る植物の方言名(土名)を万葉古名の考証に利用して、大きな成果を挙げた[3]。古くは、植物は各地域でそれぞれ固有の名前で呼ばれ、地域や時代を限れば、むしろそれ

が正名であったはずだから、その背後に単なる方言・土名以上のものが隠されているのである。江戸時代の本草書、とりわけ『本草綱目啓蒙』（小野蘭山）や『本草綱目紀聞』（水谷豊文）は各地の植物土名を多く収録し、国語的価値が高いことで知られる。シダ植物の分類で著名な倉田悟は各地に残る植物地方名の収録に熱心であり、『日本主要樹木名方言集』ほか類書を数点刊行した。そのほか地域限定の植物方言名集もいくつか出版されている[4]。これらの書籍は最近出版されたものであるが、そこに収録された方言名は当該植物の古名の痕跡を残しているものもある。ここでは倉田の著書と近刊の『日本植物方言集成』の両書を併用し、アズサおよびそれが訛ったと思われる類名を抜き出し、その結果を表1-2に示す。アズサはカバノキ科ミズメ *Betula grossa* Siebold et Zuccariniの地方名として、東北地方から中部地方・近畿地方に至るまで、もっとも広い地域で使われていたことがわかる。そのほか、同じカバノキ科に属するオノオレカンバ *Betula schmidtii* Regel・アサダ *Ostrya japonica* Sargent・ダケカンバ *Betula ermanii* Chamissoに同名あるいは類名を充てる地方がいくつかあるが、関東地方から東北地方という上代・中古代にあってはいずれも辺境とされた地域に集中する。このことは当時の文化の中心であった近畿地方から遠くなるにつれて、本草学などに蓄積された植物に関する知識の伝播に長期間を要するので、その結果、梓弓の原料植物をやや似た植物にも広げ、また名前も訛ってしまったと説明できる。以上の解析結果から、上代から中古代においてアズサノキと称されたのはミズメが最有力と推定される。ミズメはカバノキ科ダケカンバ属の落葉高木であり、岩手以南の本州および四国・九州の温帯に分布し、冷涼地帯に多く産する。『延喜式』・『續日本紀』・『日本三大實錄』に梓弓の産地と記述された信濃・甲斐地方の山地にも豊産し、材質に粘りがあって弓を作るに適している。オノオレカンバ・アサダ・ダケカンバはいずれも材質が堅いので、ミズメの代用とされた。表1-2に挙げた方言名の中に、ごく一部の地域（静岡）でアカメガシワの名があるが、後述するように、江戸中後期から昭和初期まで優勢であった「梓＝アカメガシワ」説（小野蘭山ほか支持）の名残と思われる。

明治以降、近代植物学が成立した後は、古典植物の考証研究は植物学者の興味を引くようになり、白井光太郎はその1人であった。白井は東京帝国大学教授として植物病理学を専攻するかたわら、和漢の本草学に造詣が深いことで知られる。「梓＝ミズメ」説を初めて提唱したのは白井であり、伊勢神宮に古くから保存され、神事に用いられてきた梓弓の材の組織の鏡検によってそれを実証したといわれる[5]。今日では、「梓＝ミズメ」説は広く支持されて定説となっており、中古代のわが国で梓といえばミズメあるいは、ややその範囲を広げて、カバノキ科近縁種と考えて差し支えない。中国でキササゲであった梓が、わが国では植物学的にまったく類縁のない植物に充てられたのは、『爾雅』・『説文解字』・本草書など中国典籍の記述があいまいであったからであるが、工人エリートというべき梓人の権威を借用して武具・神事用具として重要な弓の名に充て、中国にない梓弓の名が発生したのである。

1) 律令制に基づく機関の1つで宮内省に属し宮廷官人への医療、医療関係者の養成および薬園等の管理などを行った。『延喜式』巻第三十七に典薬寮で用いられる常用薬材・方剤等の名称が記載されており、そのほか諸国に貢進させた薬物ほかの産物を諸國進年料雜藥として記載する。当時の和産薬物の採薬状況を記録するものとしてその資料的価値は非常に高い。
2) 中尾佐助「花と木の文化史」（岩波書店、1987年）による。木下武司『万葉植物文化誌』（八坂書房、2010年）によれば梓弓とある歌が32首、玉梓とある歌が17首、合計49首となり、スゲと並んで6位となるが、全て枕詞として用いられている。

3) 松田修著『増訂萬葉植物新考』（社会思想社、1970年）において万葉古名の考証に利用している。
4) 天野鉄夫「琉球列島植物方言集」（1979年、新星出版）、「鹿児島県植物方言集」（鹿児島県立博物館、1980年）などがある。
5) このことは松山亮蔵著『國文学に現はれたる植物考』（実文館蔵版、1911年）に植物学雑誌第258号に掲載されているとあるが、これに該当する論文は残念ながら確認することはできなかった。

[2] 上中古代日本の楸

　楸という名は『萬葉集』ほか上代の典籍ではまったく見当たらず、平安中期の『延喜式』は楸の名を見る数少ない和籍の１つであるが、わずか２カ所に登場するに留まる。

巻第廿・大學寮

「釋奠（せきてん）十一座

（中略）

白帛三丈六尺　二座の幣各一丈八尺（ぬさ）　暴布（曝布）三條　各長四尺、爵を拭ひ（あわ）、并せて手巾料とす。　楸版二枚（比佐木いタ）

各長一尺二寸広七寸厚六分

右の申すところ、受くる所を省く。」

巻第五十「雑式」

「諸國の釋奠式

器の數

（中略　十七項目を列挙する）

楸版二枚（ヒサキイタ）　二座の祭文を書す料、各長一尺二寸□七寸六分。」

　楸版に「比佐木いタ・ヒサギイタ」とルビが振られているが、後世の書写の途上でつけられた可能性のあることも考慮し、それより楸版が何に用いられたかについてまず検討する。字義の通りに解釈すれば「楸の板で作った版木」となる。中国では楸も有用材であって梓と同様に用いられることを前節で指摘した。『正字通』に「俗に文書を板に鍥む（きざ）を謂ひて梓と日ふ」とあり、『康熙字典』にも同じ記述が見えるように、中国では梓木を版木に用いており、これが上梓の語源となった。したがって、楸を梓と同様に版木と用いられた可能性もあり得る。しかし、平安時代に木版による印刷術はなく、同時代の中国にもなかったからあり得ない。『延喜式』巻五十で諸国の釋奠式すなわち儒学の祖・孔子とその弟子を祭る儀式において「二座の祭文を書き記す材料」と記述され、「長さ一尺二寸、幅七寸、厚さ六分」というサイズから考えると、版木ではなく、祝詞を直接墨書して祭壇に収めるための板であったと思われる。楸は、中国では大変珍重される植物であり、楸版として儒教の重要な儀式に用いるのであるから、それ相応の民俗学的ならびに文化的意義のある植物の材が抜擢されたと考えねばならない。いずれにせよ、中国でいう楸はトウキササゲであるから、これも梓（キササゲ）と同様に、わが国に自生はない。また、実際にトウキササゲが渡来したのもごく近年であって[1)]、今日ですら植栽することはごく稀であるから、楸の基原植物も日中両国で異なると考えねばならない。『延喜式』より少し早く成立した『新撰字鏡』（僧昌住）に「楸　七由反大櫃比佐木（ひさぎ）」とあり、またやや遅れて成立した『和名抄』に「唐韻云ふ、楸　音秋　漢語抄云ふ比佐岐（ヒサギ）　木の名なり」とあるので、その

和訓がヒサギであることを示す。『漢語抄』という今は伝存しない奈良時代の字書を引用しているので、ヒサギは少なくとも奈良時代までさかのぼる古い和名であることもわかる。実際、上代の典籍に楸の漢名は出てこないが、万葉仮名表記のヒサギは散見される。733年に成立した最古の風土記『出雲國風土記』に「意宇郡羽嶋 椿、比佐木、多年木（おそらくモチノキの類）、蕨、薺頭蒿（キク科ヨメナのこと）有り」とあるように、平安時代と同じ和訓が出てくる。また、『萬葉集』にも総計4首に万葉仮名（久木3首と歴木1首）で登場し、アズサの大半が漢名の梓で出てくるのと対照的である。平安以降の詩歌を含めると、ヒサギを詠う和歌は約200首もあり、平安後期以降では漢名の楸が約80首に出てくる[2]。『和名抄』では、梓・楸は別条に区別されるが、『本草和名』では、前項で示したように、楸は梓だけでなく柏・榎・檽・櫄とも同一物とされている。今は伝存しない中国の漢字字書『兼名苑』に基づいており、おそらく『爾雅』・『説文解字』や詩經ほか中国典籍の註に示された解釈を輯めた結果と思われる。『本草經集注』・『新修本草』など、『本草和名』がよく引用する中国本草にまったく拠っていないのは、前章でも述べたように、梓・楸を区別していないことのほか、各本草書において梓に関する記述が貧弱であって、基原植物種が何であるかわかりにくかったらと思われる。また、当時のわが国に伝えられていたはずの『齊民要術』や『陸璣詩疏』の見解はまったく無視されたことになるが、原植物がないため、その記述が理解できなかったからと推測される。一方、鎌倉時代の『本草色葉抄』（惟宗具俊）では梓白皮・楸木（皮）と区別されて収載された。当時は『證類本草』（唐慎微）が伝わっており、『陸璣詩疏註』および『本草拾遺』の見解（本章第2節を参照）が引用・記述されているが、中国本草と同様、梓・楸の明確な区別には至らなかった。

　さて、ヒサギの名は上代からあって、平安中期頃に楸の字を充てられたが、わが国では実際にどんな植物に充てられたのか考えてみよう。今日、ヒサギという名は正式の植物名ではないが、前節の梓の場合と同じように、方言名・土名にその痕跡が残されている可能性があるので、『日本植物方言集成』・『日本主要樹木名方言集』において、その類名・訛名を含めて検索を試みた。その結果を表1-3に示すが、いずれもトウダイグサ科アカメガシワを指し、また方言名の分布地域は西南日本の限られた地域に集中する。アズサすなわちカバノキ科ミズメとは対照的であるが、アカメガシワを含めてアカメガシワ属のいずれの種も南方に分布の中心をもち、東北南部以南の照葉樹林帯に分布することとよく符合する。わが国の文献上のアカメガシワの初見は1709年の『大和本草』（貝原益軒）にあり、その名が普及するとともに古名のヒサギは風化し、西南日本の辺縁地帯にわずかに残存するようになったと考えられる。『延喜式』にあるように、平安時代にはヒサギの板を楸版と称して儒教の重要な祭祀に用いるなど、かなり重用されたが、その他の用途はほとんど知られていない。アカメガシワの材は、油分・タンニンの含量が少ないため腐食しやすく、あまり堅牢ではないから、今日では工芸材として用いられることは皆無である。平安中期に、ヒサギの名に楸が充てられた当初は、中国で珍重される植物名であったから重要な神事に抜擢されたものの、材質が貧弱なこともあって定着するに至らず、楸版という名もすっかり風化し、今日に継承されなかったのであろう。楸とともに中国では珍重された梓の名を背負うミズメをその代替とするという選択肢もあったと思われるが、ミズメの材にはサロメチール臭という独特の臭いがあって、当時の人々に好まれなかったと想像される。ヒサギの訛名が多いのは弓材であったアズサほど利用されなかったからであろう。

第3節　混乱する日本における梓・楸の基原

表1-3　ヒサギ及びその訛名の地域分布

方言名	植物正名	方言の分布地域
ヒサキ	アカメガシワ	鹿児島・桜島、鹿児島市
ヒサゲ	同上	高知・幡多、宮崎・児湯
ヒサゲノキ	同上	宮崎・児湯、鹿児島・加治木、鹿児島・蒲生
ヒシャゲ	同上	高知・幡多、高知・高岡、
ヒシャゲノキ	同上	高知・高岡
ヒッサキ	同上	鹿児島・加治木、鹿児島・蒲生
ヒッサゲ	同上	鹿児島・鹿屋
ヒッサケノキ	同上	鹿児島・姶良、鹿児島・蒲生
ヒッサゲノキ	同上	鹿児島・肝属、宮崎

　ヒサギがアカメガシワであることは、今日、広く支持されているが、方言名を論拠とするだけでは心許ないので、別の視点から検証して見よう。わが国の詩歌は、160種以上の植物が出現する『萬葉集』を始めとして、植物を題材とするものの多様さにおいて中国すら凌駕するほどであった。その中でヒサギの形態や生態的特徴を示唆するものがいくつか散見される。平安時代末期に覚性法親王が詠った「はびろなる　ひさぎまじりの　夏こだち　ゆふ日もささず　まきのいたどは」(『出観集』)という歌は一般にはほとんど知られていないが、「はびろなるひさぎ」という注目すべき句が詠い込まれている。「はびろ」とは葉廣であり、木の葉の幅の広いことのほか、葉の栄え広がっている様を表す意味がある。『新古今和歌集』巻第六にある能因法師の歌「ねや(閨)のうへに　かたえ(片枝)さしおほひ　そとも(外面)なる　はびろがしはに　霰ふるなり」にも「はびろがしは」すなわち葉廣柏が詠われている。「はびろ」という語彙は上代の古典にもあり、『古事記』下つ巻「雄略記」に「日下部の　此方の山と　畳薦　平群の山の　此方此方の　山の峽に　立ち栄ゆる　葉廣熊白檮本には云々」とあって、ハビロクマガシとある。すなわち、「はびろ」には葉が大きく平べったく、また葉がよく茂るという意味があると考えてよさそうであるが、落葉樹の柏と常緑樹の熊白檮のいずれにも用いられるから、ヒサギが常緑樹と落葉樹のいずれであるかという問題が新たに提起される。鎌倉時代初期の歌集『新選和歌六帖』に「ひさぎ」を詠む5歌の中に「ひさぎちる　霜夜の河べ吹くかぜに　きよくも月の　すみわたるかな」というのがあり、晩秋から初秋の情景を詠った中で「ひさぎちる」とあるのは、花ではなく葉が枯れて散ったと考えるほかはない。また、別の歌「ひさぎおふる　かた山かげの　きもみぢは　しぐれてたえぬ　秋の色かな」も、直接「ひさぎ」に言及しているわけではないが、「ひさぎ」も黄葉する樹種と考える方が歌の解釈として自然である。以上のことから、「ひさぎ」は落葉広葉樹であってアカメガシワとよく合うが、アカメガシワはユニークな生態学的特性をもっているので、この視点から考証して「ひさぎ＝アカメガシワ」説の補強を試みたいと思う。

　植物はどこにでも生えるわけではなく、一定の生態系に属して生物社会の構成員となり、他の種との競争的共存の中で生存することを余儀なくされ、またそれによって各生態系が維持される。安定した生態系は階層的な植生構造を形成するが、アカメガシワはそのような安定した生態系ではまず見ることはなく、いわゆる代償植生[3]の中に頻出する。今日、アカメガシワは北日本や山地の

第1章　アカメガシワ

冷涼地帯を除いて広く分布し[4]、ヤブツバキクラス[5]の植生帯であればごく普通に見られる。しかし、原生林あるいはそれに近い自然植生の中でアカメガシワを見ることは難しく、おそらく一般人には理解しがたいことだろう。植物種の保全には自然環境を保護さえすればよいという一般通念に真っ向から反するからである。実際、アカメガシワがよく出現するのは、人の活動によって頻繁に生態系が撹乱される人里とその近傍か、山火事を含む自然災害等によって損傷を受けた生態系が回復して成立した二次林のいずれかである。一旦、森林生態系が完全に破壊され裸地に近い状態になった時、もともと生えていた樹種がいきなり生えることはなく、まず草原植生が成立する。草原は陽光に直接さらされているから、いわゆる陽樹といわれる樹種がまず侵入し、次第に草原を木本植物で覆い尽くしていく。アカメガシワは先駆植物といわれ、破壊された生態系が回復する途上で、草原を経て森林植生に遷移するとき、他種に先んじて成長する樹種であり、普通の植物が生えにくい環境にも適応できるような特殊な形質を備えている。わが国では、アカメガシワの芽生えや幼木も含めて至る所に見られるから、植物学の専門家すら種子の発芽率が高いものと勘違いすることが多い。実際は、種子の表面に油脂が多く含まれ、これによって胚芽が保護されているので、休眠性が高く、そのまま播種したのでは発芽率は低い。植物にとって、発芽率の旺盛なものが必ずしも生態系の覇者となるとは限らない。通常状態で発芽率が低くても休眠性能が高い方が植物にとって都合の良いことがある。アカメガシワはまさに後者のタイプであり、実を多くつけ、散布された種子は土の中でも長期にわたって休眠し、伐採や山林火災などの森林破壊を待ち、環境の激変したときに休眠から目覚めて芽生えるようなしたたかな性質をもつ。アカメガシワが先駆植物という特殊な性格の植物であれば、その古名たるヒサギも古歌においてそれを暗示させるような状況で詠われていても不思議ではない。『萬葉集』でヒサギを詠う歌は四首しかないが、平安の和歌にまで対象を拡大すれば200首以上もある[2]。この観点から、まず最古の歌謡たる万葉歌の解析から始めてみよう。

1. ぬばたまの　夜のふけゆけば　久木生ふる　清き川原に　千鳥しば鳴く　　　　　（巻6　0925）

2. 去年咲きし　久木今咲く　いたづらに　地にか落ちむ　見る人なしに　　　　　　（巻10　1863）

3. 波の間ゆ　見ゆる小島の　浜久木　久しくなりぬ　君に逢はずして　　　　　　　（巻11　2753）

4. 度会の　大川の辺の　若久木　我が久ならば　妹恋ひむかも　　　　　　　　　　（巻12　3127）

ヒサギの生育場所が不明な第2の歌を除き、残り3首はいずれも川原あるいは浜辺であり、自然界でもっとも生態系の撹乱が起きやすい環境に当たる。平安以降の和歌でもヒサギの生態環境を示唆する内容のものが散見される。その1つに「楸おふる　をの（小野）のあさぢ（浅茅）に　おく霜の　白きをみれば　夜や更けぬらん」（『千載和歌集』巻第六）があり、楸が生える小野の浅茅に白く霜が降りている情景を詠う。チガヤの生える野原はアカメガシワがもっとも好む環境である。もう一例を挙げると、「あげをのの　ひさぎまじりの　あさぢふも　いまはすがるの　ふしがなりけり」（『萬代和歌集』巻第三）は権中納言師時の家歌合で「野草を詠める」とあって、主役はチガヤ *Imperata cylindrica* P. Beauvoisでヒサギではないが、「ひさぎまじりの」という句によってチガヤの草原

にヒサギが散発的に生えている様子を表す。これは草原植生でヒサギが最初に生える樹種すなわち先駆植物であることとよく合う。「ヒサギ＝アカメガシワ」説は古歌に詠われた状況の解析結果からも支持されることがわかる[6]。

次に、中古代のわが国でアカメガシワの漢名に楸を充てた理由について考察してみたい。中国でいう楸はノウゼンカズラ科トウキササゲのことで、ステータスの高い樹種とされ、その評価は今日でも変わらない。木王（もくおう）と称された梓すなわちキササゲとともに、用材として非常に重用されてきたことは、漢籍古典にそれを示唆する記述があることでわかる。第2節[4]で、トウキササゲは近縁同属種キササゲに比して樹勢が真っ直ぐに伸び、樹高もずっと高くなること、および中国の詩人はそれを鋭い感性で認識して梓・楸を区別したことを述べた。この立派な樹姿の故に、トウキササゲが宮廷などに植栽されたことは、次の『洛陽伽藍記』（楊衒之）巻第一「修梵寺」にある次の記述から容易に理解できる。

清陽門の内、御道の北に在り。嵩明寺、復た、修梵寺の西に在り。雕牆（ちょうしょう）、峻宇を並べ、屋を比べ（なら）、甍（いらか）を連ぬ。亦た、是れ寺を名づくなり。修梵寺に金剛有り、鳩鴿入らず、鳥雀棲まず。菩提達磨は云ふ、其の真相を得るなりと。寺の北に永和里有り。漢の太師董卓（とうたく）の宅なり。里の南北、皆池有り、卓の造る所なり。今、猶ほ水有り。冬夏竭（か）れず。里中に、太傅錄尚書の長孫稚、尚書右僕射の郭祚、吏部尚書の邢鸞、廷尉卿の元洪超、衛尉卿の許伯桃、梁州刺史の尉成興六宅を等（ととの）へ、皆、門高く屋華やかなり。齋館は敞麗にして、楸槐途（みち）を蔭（おほ）ひ、桐楊爽（たが）へて植う。當に世名づけて貴里と爲すべし。此の地を掘る者あり。輒ち（すなは）金玉、寶玩の物を得る。邢鸞の家常に丹砂及び錢數十萬を掘る。銘に云ふ、董太師の物と。後に、卓、夜中に鸞に隨ひて此の物を索（さが）さんとするも鸞之を與（ゆ）さず。經年して鸞遂に卒（し）ぬ。

中国南北朝時代の北魏の末期は、国全体が混乱状態に陥り、首都洛陽は廃墟と化し、隆盛を誇った寺院も見る影もなく荒廃したといわれる。楊衒之は、往時の盛況を後世に伝えるために、『洛陽伽藍記』を撰集したとされるが、話の最後は中国特有の神仙譚の入り交じった物語風になっている。しかし、ここにある楸樹に神仙色は感じられず、「洛陽の名刹の各館はいずれも高く壮麗であって、敷地内に楸や槐（マメ科エンジュ）が覆いつくすように植栽されている」とのみ、ありのままを記述している。それから数百年も経た宋・梅堯臣「楸花十二韻」に「帝宮の樹を出でんと圖り、聳えて白玉の墀（には）に向く」（本章第2節[4]を参照）とある句に共通性があることは注目に価する。すなわち、中国では楸が仏閣や宮殿で好まれて植栽される樹種であったことを示唆する。興味深いことに、その影響は、平安時代後期に成立したとされる、わが国最古の作庭書『作庭記』[7]にも及んでおり、樹事の条に次のような記述がある。

人の居所の四方に木をう（植）ゑて、四神具足の地となすべき事
經云、家より東に流水あるを青龍とす。もしその流水なければ、柳九本をう（植）ゑて青龍の代とす。
西に大道あるを白虎とす。若（し）其（の）大道なければ、楸七本をう（植）ゑて白虎の代とす。
南側に池あるを朱雀とす。若（し）その池なければ桂七本う（植）ゑて朱雀の代とす。
北後にをか（岳）あるを玄武とす。もしその岳なければ檜三本う（植）ゑて玄武の代とす。かくのごと

きして四神相應の地となしてゐ(居)ぬれば、官位福祿そな(備)はりて、無病長壽なりといへり。
(中略)
樹は青龍、白虎、朱雀、玄武のほかは、いづれの木をいずれの方にう(植)へむとも、こゝろ(心)にまか(任)すべし。(中略)槐はかど(角)のほとりにう(植)ふべし。大臣の門に槐をう(植)ゑて、槐門となづ(名付)くること、大臣は人を懷て、帝王につかうまつらしむべきつかさ(司)とか。(以下略)

　同書は平安時代に成立した四神相応観に基づく庭作りの書である。四神相応とは、天の四方の方角にそれぞれ神が存在し、それぞれに対してもっともふさわしい地勢や地相があるという、中国固有の伝統思想である。平安時代のわが国でも、王朝の住宅建築様式である寝殿造りに、中国由来の庭造りがあったことは間違いない。ここでは「四神＝山川道澤」説に基づいて記述するが、山川道澤がない場合には、特定の種類の樹木を一定の本数植えることでその代用できるとしている。西に大道がないとき、7本の楸を植えて白虎の代わりとするというが、条件付きとはいえ、楸を植える意義は決して小さくはないだろう。また、「槐ハかど(角)のほう(方)にう(樹)ふべし」とあり、『洛陽伽藍記』の「楸槐途を蔭ふ」はまさに四神相応思想に基づいて植えられたことがわかる。したがって、楸は実質的に木王たるキササゲより格上の樹であったとさえいえよう。

　楸が梓と同格以上の存在であったことは、晩唐の詩人許渾の「金陵懷古」(『全唐詩』巻五三三)でもっともよく理解できる。

玉樹の歌殘りて王氣終う
景陽、兵合はせて戍樓空し
<u>松楸</u>、遠近千官の冢
禾黍、高低六代の宮
石燕、雲を拂ひて晴れ亦た雨
江豚、浪を吹きて夜還た風
英雄、一たび去りて豪華盡き
唯、青山の洛中に似たる有り

　この詩の第3句によれば墓に松と楸を植えるとしている。中国で墓地に植える植物といえば、常緑樹で長寿の象徴でもある松柏のはずであるが、この歌が詠まれた唐代は柏(中国ではヒノキ科コノテガシワ)に代わって楸が植えられることもあった。問題はわが国への影響すなわち仏閣ないし宮殿に楸すなわちヒサギが植えられたことがあったかどうかである。『新撰和歌六帖』第六帖に「ひさぎおへる(生へる)　庭のこかげ(木陰)の　秋かぜに　一こゑそそく　むらしぐれかな」という歌があり、ヒサギが庭に生えると詠っている。この和歌集の成立は鎌倉初期の寛元年間であり、藤原為家ほか4人の有力公家が詠んだ歌を収録する。既に武家に行政権を手渡したとはいえ、まだその初期であって公家の勢力も侮れない時代であった。したがって「ひさぎおへる庭のこかげ」は大きな屋敷の庭にヒサギが生えていたことを示す。植栽か自然生のいずれなのか判断は容易ではないが、自然生であったとしても駆除されず、歌に詠まれるほどであるから、ヒサギは一定のステータスを認められていたと考えられる。いずれにせよ、中国文化における楸の影響抜きには考えられず、中

古代の日本人がヒサギを楸に充てたのはそれ相応の価値をヒサギの中に認めていたと考えてよい。中国ではアカメガシワの自然分布はほとんどないに等しく、日本人が勝手にアカメガシワを楸に充てたのであるから、中国人が楸に対して抱くほどの品格をアカメガシワが持ち合わせているかが次の検討課題となる。再び、中国の古典に話題を移すと、『韻語陽秋』(葛立方)に「楸花の色香俱に佳し。又、風韻絶俗なり。」という記述がある[8]。同書は、楸の色香の優れることは「楸花の遠天に媚ぶるを把らんと要む」および「楸樹の馨香倚りて磯に釣る」という杜甫の詩の一節を引用し、またその風韻が絶俗であることは「帝宮の樹を出でんと圖り、聳えて白玉の墀に向ふ。高豔にして近俗せず、直くして天人の窺ふを許す。」という梅堯臣の楸花詩を引用して、楸を絶賛している[8]。一方で、葛立方が「(楸の)名を花譜[9]に編れざるは何ぞや」と述べているのは意外に感じられるかもしれないが、これほど絶賛される優れた植物でありながら、栽培も稀で一般にはあまり知られていなかったことを正直に示唆したと考えられよう。楸すなわちトウキササゲの増殖が困難なため一般には普及しなかったと考えればよく説明できる。このことは上中古代の日本人の知るところではなかったが、楸を宮廷に植えてその色香や趣を楽しむに値するほどのものであることぐらいは唐・宋の詩から認識していたに違いない。しかし、わが国では、中国でそれほど珍重されたはずの楸に、ごくありふれた樹木のアカメガシワを充てたのであり、当時の日本人はこれに疑問を感じなかったのであろうか。大半の植物学書に記載されたアカメガシワは樹高数ｍの小高木であり、樹高10ｍ以上の高木とするのはごく一部に留まる。今日、アカメガシワはいたる所に生える雑木であって、多くは柴木の段階で除去されるから、天寿を全うするような個体はまず見ることはない。このことはアカメガシワの方言名に小さな雑木を意味するシバの名を冠するものがあることもわかる（本章第1節 [3] を参照）。仮に天寿を全うしたとしても寿命はせいぜい数十年であるから、天然記念物に指定されるほどの老木・巨木も皆無である。アカメガシワは生態学でいう前駆植物であって、成長が早いものの植生遷移とともに代償植生あるいは潜在植生を構成する樹種にいずれ駆逐されるという運命を背負っている。自然度の高い生態系に生えず、頻繁に人の手が加わる人里を好んで生えることも大きな個体を見ることのない理由に挙げられる。今日では重機を用いて簡単に木を伐採でき、モーター駆動の芝刈り機であっという間にやぶを除去できるが、労働力が貴重な存在であった昔は雑木類・やぶの除去に火付け以外に有効な方法はなかった。そう考えると、今日ではほとんど見ない樹高十数ｍのアカメガシワの個体はかなり普通に存在したと想像される。『樹木大図説』によれば、第二次大戦前の東京大学本郷キャンパスに直径1ｍに及ぶ大径木があったといい、また都内に直径70㎝の大木があったと記載している[10]。したがって、人の手が加えられていない古い時代には今日では想像できないほどのアカメガシワの大木があったことは間違いない。普通に見るアカメガシワの樹姿は真っ直ぐに伸びず、樹幹の湾曲したものが多いが、これも一旦伐採された根からのひこばえが成長したものであって、実生の芽生えが刈り取られることなく成長したものはけっこう真っ直ぐに伸びる。前駆植物であるから成長は他樹に比べてずっと早く、その樹勢から大きく聳えて雲に達するほどに成長すると古人が信じても不思議はないだろう。アカメガシワはよく葉が茂り、円錐状の花序は大きく、花付きは雌雄いずれの株も非常に良い。枝もよく伸びて広がるので、しばしば「楸槐途を蔭ふ」(『洛陽伽藍記』)と同じ状態を作る。こう考えると、アカメガシワを楸に充てることに古代日本人はそれほど矛盾を感じなかったと想像される。神道の影響の強いわが国では、古くから巨木・老樹信仰があり、今日でも神木としてあるいは天然記念物に指定され保護されている樹木は多

い。その中にアカメガシワがないのは比較的短命の樹種だからである。一方、中国の詩人がいうような「色香倶に佳し」、「風韻絶俗なり」に関しては、アカメガシワは、雌雄ともに下部から上部まで万遍なく花を付けるから萬萬層というにふさわしく、またかなり強い芳香があるので、アカメガシワを楸に充てるのに躊躇しなかったといえるのではないか。

1) 佐藤達夫・佐竹義輔監修『牧野富太郎選集2』（東京美術、1970年）所収の「万葉集巻1の草木解釈　アズサ」（235頁-237頁）によれば、トウキササゲの生品は渡来していないという（1932年ころ）。筆者は独自に全国の植物園に照会したが確実にトウキササゲといえるものは見つからなかった。
2) 角川書店編『新編国歌大観（CD-ROM版Ver. 2)』による。
3) 自然植生が人間の活動の影響を受けて改変された植生をいう。雑木林はその代表的なもので、一見自然の植生に見えるが、人間が原植生を破壊した後に自然に回復したコナラなどからなる落葉樹林をいう。薪炭製造などに利用するため、この落葉樹林を繰り返し伐採してきたのでそれ以上の遷移は進まず、雑木林が持続的に維持された。
4) 堀川芳雄「日本植物分布図譜(Atlas of The Japanese Flora)」（学習研究社、昭和42年）、166頁。
5) 植物群落を表す分類単位のもっとも上位をクラスという。日本では東北南部以南は常緑広葉樹林が本来の自然植生とされている。いわゆる照葉樹林帯に相当するが、その範囲内でどこにでも生育している植物としてヤブツバキがあるので、ヤブツバキクラスと称する。気候的には暖温帯に相当する地域の植生を表す。
6) 本段落の記述する内容は「日本植物園協会誌」第47号　108頁-117頁　2013年において報告済み。
7) 寝殿造りの庭園に関するわが国最古の庭園書。成立時期・著者ともに明らかではないが、造園に造詣の深い歌人橘俊綱（1028年-1094年）とする説が有力とされる。実際、俊綱の伏見の別邸の庭園は自ら造園し、藤原宗忠（1087年-1138年）の日記『中右記』にそれを賞賛する記述があり、造園技術は高く評価されていた。
8) 『全唐詩』から引用した各詩の全文は本章第2節[4]を参照。
9) 中国では宋代に園芸が盛んになり、菊譜・梅譜・牡丹譜・海棠譜などの花譜が出版された。必ずしも園芸専門とは限らず、詩人がある種の花期を詠った詩の類聚もある。
10) 上原敬二『樹木大図説』（有明書房、1959年）、756頁-758頁。

[3] 江戸時代の梓・楸

　梓・楸の訓は、中世から近世にいたるまで、それぞれアズサ・ヒサギで変わることはなかった。このことは、本書で特に言及することではなかったが、『伊呂波字類抄』・『類聚名義抄』・『字鏡鈔』・『節用集』・『下學集』など、中古代までの各時代を代表する古典字書においても一貫している。数少ない例外は、江戸中期の『東醫寶鑑湯液類和名』（丹羽正伯）であり、楸をアズサと訓じているが、これに関しては第4節で詳述する。本項で後述するが、岩崎灌園は例外的にヒサギを梓に充てている（『本草圖譜』）。植物の名は必ずしも不変ではなく、各時代における植物の利用状況の変化によって、同名を保ったまままったく別の植物に転じることも少なくない。たとえば、『萬葉集』にあるアヤメグサは今日いうサトイモ科ショウブ *Acorus calamus* Linnéであるが、後にアヤメ科アヤメ *Iris sanguinea* Donn ex Hornemannに転じたことはよく知られている[1]。本節［1］でのべたように、梓は中古代のわが国でもっぱら梓弓の原材料とされたカバノキ科ミズメあるいはその近縁種を指すことは既に定説となっている。つまり、ミズメは中国の古典を参照した結果ではなく、わが国で勝手に梓の字を充ててアズサと呼んでいたにすぎない。『本草和名』に梓白皮が収載され、和名をアズサとしているが、梓弓は梓人の作る弓という意味で名付けられたのであるから、梓白皮・梓弓は同じ梓の漢名を冠していても相互に関係はなく、梓を薬用植物と認識することもなかった。それは『延喜式』巻第三十七「典藥寮」の諸國進年料雜藥に梓白皮の名が出てこないことから容易に推察できる。すなわち、梓白皮を諸国で採薬したことはなく、また弓材として採取したミズメを薬用に供することもなかった。『本草和名』は梓白皮の基原に楸を含め、梓・楸を同一物としたが、梓白皮

第3節　混乱する日本における梓・楸の基原

が当時のわが国では有名未用の薬物であったから、これによって問題や混乱を生じることはなかった。弓材としてのアズサの地位は万全というわけではなかった。わが国の弓は和弓と呼ばれるが、長い歴史を通してずっと梓弓を使っていたわけではない。武具用の弓材は、後に真竹や黄櫨(ウルシ科ハゼノキ)が用いられ、神社などの神事用ほかごく一部を除き、古代のアズサすなわちカバノキ科ミズメやその類縁種を用いるのは稀となった。

　室町時代まではわが国の本草学はほぼ全面的に中国に依存し、和産植物すらその特徴について記述したものはなかった。江戸時代になってやっと自前の本草学が発達し、中国本草から自立して独自の本草書が刊行されるようになった。一方で、各本草家がわが国における薬物・植物の現状について記述するように務めた結果、中国本草の記載内容を批判することも珍しくなかった。ただし、中国本草にある記述はあくまで中国産植物種に関するものであって、和産植物の全てに中国本草にある漢名を充てようとしたこと自体に無理があったから、わが国の本草家の批判が全て正しかったわけではない。実質的にわが国初といってよい本草書『大和本草』を著したのは貝原益軒であり、初版が刊行されたのは1709年であった。収録品目は1362品に達して全十六巻からなり、正統中国本草にも劣らない内容をもつ。序文に「本草綱目に品類を分つに疑ふべき事多し」と記述しているように、『本草綱目』の影響を受けながらも、独特の分類法を採用し、中国本草から脱却してわが国独自の本草学の構築を強く意識している点で注目される。本書は、薬用植物だけでなく、花卉・園卉・花木のように『本草綱目』にもない分類項目があり、農作物・雑草・園芸植物なども多く含まれ、中国では医学書に付随する実用書にすぎない本草書の枠を越え、博物学書の色彩が濃いのを特徴とする。益軒は和産植物に無理をして漢名をつけることをしなかったから、かなりの品目は和名だけとなっており、『本草綱目』ほか漢籍に対して批判的な記述が散見されるのも、それ以前の和籍にない特徴である。

　『大和本草』では、梓は巻之十一「薬木」に、楸は巻之十二「木之下」に楸樹の名で、それぞれ別巻に収載されており、梓楸を同巻に同類として収載する『本草綱目』とは異なった扱いをしている。

梓(アヅサ)　一名カバラヒサギ、葉モ木モ桐ニ似タリ。一名木王ト云フ、木ノ王ナリ。實長クシテ豇豆ノ如シ。又、箸ニ似タリ。其木器材ニ用ユベシ。弓ヲモ作し、故ニ梓弓ト云フ。陸佃ガ埤雅ニ曰ク、梓ヲ呼ンデ木王ト爲ス。蓋シ、木、梓ヨリ良キハ莫シ。羅願ガ云フ、屋室ニ此ノ木有レバ、則チ餘材皆震セズ、其レ木王ト爲スヲ知ルベキナリ。震ストハ雷ノ落ツルヲ云フ。國俗ニ梓木雷ヲソレテ梓アル宅ニ落チズト云フモ、此ノ故ニ云フナルベシ。日本ニテハ其ノ良材ナル事ヲ知ラズニヤ、之ヲ用ユル者マレナリ。故ニ植ル人モ亦稀ナリ。實ヲマケバ生ジ易ク、生ジテ後長ジヤスシ。之ヲ植ウベシ。

楸樹(ヒサギ)　カシハ　救荒本卉ニ曰ク、樹甚ダ高大ニシテ其ノ木琴瑟ニ作スベシ。葉ハ梧桐葉ニ類シテ薄小、葉稍ハ三角尖ヲ作ス。又、白花ヲ開キ、味甘シ。〇篤信(益軒の別名)曰ク、楸樹山林村落ノ處々ニ有リ、ヒサキト云フ。又、カシハトモ云フ。其ノ葉ハ桐葉ニ似テ、又、梓(アヅサ)ニ似タリ。苗及ビ葉ノ莖葉ノ筋赤シ。故ニ赤目柏ト云フ。葉ノ末ニ三處尖角アリ。皆本卉ニ云フガ如シ。梓ノ實ハ豇豆ノ如ク長キ莢アリ。楸ノ實ハ長莢ナシ。

まず、益軒は中国に梓弓があると思い込んでいた。江戸時代を通して、古代の梓弓のことに言及したのは、わずかに『和訓栞』(谷川士清)が「(前略)書紀、古事記ともにあづさ弓といふ、續紀、大寶二年二月巳未歌斐國、梓弓五百張を獻じて以て太宰府に充つ、延喜式三、信濃國梓弓百張、同兵庫寮、凡御梓弓一張、寮庫弓を以て之に充つ、修造功五人(後略)」と言及するに留まり、『續日本紀』や『日本三代實録』にある記事など、古代の梓弓に関する知識がほとんど風化していたことを示唆する。すなわち益軒が梓にカワラヒサギの名を充てたのは、もはやアズサが植物名として認識されていなかったからである。この名は『大和本草』以前の文献にはないが、古来、楸にヒサギの訓が付けられてきたから紛らわしい。しかし、益軒は別条で楸のルビをヒサギとしているから、梓楸を区別していることは確かである。カワラヒサギがノウゼンカズラ科キササゲであることは、その果実が豇豆(コウズ)すなわちマメ科ササゲ *Vigna unguiculata* (Linné) Walpersに似ており、またその形が箸にも似るという記述から、疑問の余地は寸分もない。果実の形をササゲに見立てるという具体的な記述は中国の文献になく、益軒がキササゲの実物を見て記述した証拠である。ただ不思議なことに、中国の文献を引用して木王であるとしながら、益軒はそれが中国原産であることをどこにも記述していない。おそらくわが国の原生種と考えてカワラヒサギと名付けたのであろう。時代はさらに100年ほど下るが、1801年に小野蘭山が著した『常野採藥記』[2])に、今市から栗野に至る薬草採集紀行でキササゲを採集したと記録されている。わが国原生の野草とともに採集したとあるから、このキササゲも植栽品ではなく野生していたものを採集したことは間違いない。したがって、益軒の時代でも、中国から渡来してかなり時が経っているとすれば、所々に野生化していたとしても不思議はない。キササゲは実生から簡単に生え、今日でも野生化した株を河原などで見かけるから、益軒は同様な環境を好むアカメガシワの古名「ヒサギ」にカワラの名を冠してつけたのであろう。キササゲの渡来時期は不詳であるが、以上の経緯から推察すると、室町時代末期から江戸初期と思われる。一方、楸については、『救荒本草』(周定王)を引用して記述し、ここに赤目柏(あかめかしわ)の名が初見する。わが国では、楸は一貫してヒサギの名で詩歌に出現し、上代からヒサギの基原に対する認識は変わらなかった。『救荒本草』は、葉と枝だけの不完全体ではあるが、アカメガシワに酷似した楸樹の図を掲載しているので、それをもって益軒はアカメガシワに充てるとともにヒサギが楸であると確信した(実際は誤りであった！)ようである。

貝原益軒とともに江戸時代を代表する本草学者として小野蘭山の存在を無視することはできない。著書として『本草綱目啓蒙』がもっともよく知られるが、本書の体裁の基本は『本草綱目』(李時珍)に倣っており、巻一から巻七までが綱目の玉石部に相当し、巻八から巻十七までは草部で山草・芳草など同じ配列であるが、雑草・有名未用の項を欠く。以下、各部で一部の項目を欠くことはあるが、『本草綱目』の配列にかなり忠実であって、独自の分類項目をもつ『大和本草』とは対照的である。各条は、見出し語の後に和名・一名・本文・釋明・集解・主治・附方・附録の項目を挙げている。和名には和籍の出典が示されているほか、膨大な数の方言名も地名つきで列挙されているので、この部分だけを抜き出せば、植物名方言辞典として通用するほど国語学的価値も高い。一名に漢名と和漢の出典を挙げており、一部ではあるが、朝鮮の医学書である『郷藥集成方藥材篇』[3])も引用していることは、江戸時代に刊行された他の和籍本草書にない際立った特色である。『本草綱目』は、『神農本草經』や『名醫別録』に収載されるものであれば、その記述をそっくり引用するが、『本草綱目啓蒙』はそれを欠き、また主治、附方も簡単であり、およそ医家の指針になるような体裁では

ない。釋明・集解も『本草綱目』とはまったく性格を異にするもので、綱目の中でも難解な部分について平易に説明するという形式を取り、書名に啓蒙とあるのはかかる理由による。したがって、『本草綱目』ほか中国本草の考証・解説とはかなり異なっており、特に植物に関しては植物学書に近く、その記述は『本草綱目』ほか中国本草書よりもずっと精緻である。本書には図は附属しないが、蘭山は島田充房との共著で『花彙』を刊行しており(ただし梓・楸いずれの図譜も収録していない)、『本草綱目』ほか中国本草にある図とは写実性において比較にならないほど優れている。鎖国とはいえ、長崎出島のオランダ商館を通して入ってきた欧州の博物学の影響を受けていたと思われる。シーボルトは『本草綱目啓蒙』を絶賛したといわれ、蘭山が「日本のリンネ」といわれる所以はここにある。『本草綱目啓蒙』は、中国・欧州の影響を受けながらも、結果としていずれとも非なるわが国独自の本草書に仕上がっているのであるが、小野蘭山以降は宇田川榕菴や飯沼欲斎などを始祖とする植物学が台頭し、中国本草の影響下にある最後の本草書といってよい。

　さて、『本草綱目啓蒙』は、『大和本草』とは異なり、梓・楸を巻之三十一の「木之二　喬木類五十二種」に並べて収録し、それぞれ次のように記述している。

梓

梓、又梓ニ作ル。説文ニ出ヅ。山野ニ自生多シ。大ナル者ハ高サ二丈餘、葉ハ三尖ニシテ鋸齒アリ。大サ三四寸、莖赤ク互生ス。其ノ嫩芽甚ダ赤クシテ藜芽ノ如シ。漸ク長スレバ漸ク緑色ニ變ズ。故ニアカメガシハト呼ブ。夏月、枝梢ゴトニ黄白色ノ花簇リ穂ヲナシテ開ク。後ニ實ヲ結ブ。大サ二三分、外ニ軟刺多シ。秋ニ至リテ熟シ、自ラ開ク。内ニ黒子アリ、椒目ノ如シ。霜後、葉枯ル。梓楸ノ名、古ヨリ混淆ス。時珍ノ説モ分明ナラズ。祕傳花鏡ニ梓ノ形狀ヲ書スルモ楸ノコトナリ。故ニ大和本草ニモ梓ヲキサヽギトス。非ナリ。通志畧ニ、梓楸ト自ラ異ナリ子ヲ生ジ角ヲ生ゼズト云フ。是、梓ハ圓實ヲ生ジ長莢ヲ生セザルヲ云フ。コノ文甚ダ明ナリ。宜ク從フベシ。

　凡ソ、序文ニ上レ梓ト云フハ、上レ木ノ意ナリ。梓ニ木王ノ一名アル故ニ、木工ヲ梓人ト云フ。棺ヲ梓宮ト云フノ例ナリ。唐山ニテハ梨棗ヲ板材トス。故ニ上二梨棗一ト云フ。梨棗ト二物ナリ。梨棗ト熟スル寸ハ枳椇ナリ。

楸

[一名] 線　群芳譜　楸又檟ニ作ル。通雅ニ出ヅ。又、萩ニ作ル。　同上　楸ハ梓ト形狀異ナリ、樹直聳シテ上ニ枝條ヲ分ツ。枝葉共ニ兩對ス。春、新葉ヲ生スル寸紫黒色、莖モ同色長スレバ緑色ニ變ズ。形桐ノ葉ニ似テ五尖ニシテ鋸齒ナシ。大サ六七寸ヨリ一尺ニ至ル。夏月、枝梢ニ穂ヲナシ、花ヲ開ク。穂長サ一尺許リ、花ハ胡麻ノ花ノ如ク淺黄色ニシテ紫點アリ、後ニ圓莢ヲ結ブ。濶サ二分餘、長サ一尺餘、多ク下垂シテ裙帶豆ノ如シ。故ニキサヽゲト呼ブ。秋ニ至リ葉落テ莢ナヲ樹ニアリ。春、中皮自ラ裂ケ子出ヅ。子ニ絮アリ、絡石絮ノ如シ。風ニ隨テ飛ビ落テ生シ易シ。

　この記述で明らかなように、蘭山は範とする『本草綱目』の記載をはっきりしないと一蹴し、また『大和本草』を批判した上で、梓をアカメガシワ、楸をキササゲに充てた。すなわち、貝原益軒が梓・楸に対して充てた和名をひっくりかえしてしまったのであるが、その論拠を『通志略』[4](南宋・鄭樵)に求めている。中国では、ごく一部を除き引用されることがほとんどない『通志略』であるが、わが国では蘭山以外の本草家なども引用しているので、当該の記述の全文をここに紹介する。

梓は楸と相似す。爾雅に云ふ以て一物と爲すは誤なり。按ずるに、雜五行書に曰ふ、舍西に楸梓各五根を種ゑれば子孫をして孝順せしむと。入家多く園亭に種う所以なり。陸璣は謂ふ、楸の疏理白色にして子を生ずるは梓と爲すと。齊民要術は云ふ、白色にして角有るは梓と爲し、子無きは楸と爲すと。是れ、皆楸梓を辨へずなり。梓は楸と自ら異なり、子を生じ、角を生ぜず。

　この記述の中で、蘭山が重視したのは梓が荚状の果実（角）をつけないということであった。『通志略』も述べるように、『齊民要術』では角の有るものが梓であるとしており、まったく相反する。蘭山が『齊民要術』を引用しなかったのは、「楸は既く子無し」という一般常識に反するともいえる同書の記述を信用しなかったからと推察される。第2節[5]では、「子無し」とあるのを「果実をつけるが発芽しない」と解釈したのであるが、こじつけに近い解釈であることは否めない。これに比べれば、子実を生ずるが角は生じない、すなわち角状の果実をつけないのを梓であるとする『通志略』の記述は蘭山にとって明解に見えたらしい。『通志略』の致命的な欠点は、梓・楸が酷似する植物であるにもかかわらず、楸に関してまったく記述せず、「既く子無し」について有効な説明をしなかったばかりかまったく言及しなかったことであり、それに蘭山は気づかなかった。蘭山のほか、『通志略』を引用した著名な学者は少なくとも2人いる。そのうちの1人水谷豊文は「羅願が曰ふ、屋室に此木有る時は則ち余木皆震せず。其れ将軍木と爲す。知るべし。唐和ともに梓と楸とあやまること久敷の云ふ。前の梓の条に出れどもあやまりなり。王木（木王の誤認）の別名も楸なり。」（『本草綱目紀聞』）と述べ、羅願が言及したのは梓である（本章第2節[4]を参照）にもかかわらず、まったく無視して楸とした。梓をアカメガシワとした論拠は『通志略』に基づいており、蘭山の強い影響を受けた結果と見てよい。

　古典に登場する植物名の考証研究は本草学者のほか、江戸中期に国学が勃興すると、国学者も参入するようになった。江戸後期を代表する国学者の屋代弘賢は、『古今要覧稿』巻三百二十三「草木部　紅葉十　楸　ひさぎ　きもみじ」において、『通志略』を引用した上で「爰に説くところは梓の形狀にして楸にあらず。蘭山は梓をアカメガシハとし、楸をキサヽギとすれども、この説穩ならず。舊説に隨ひて梓をアヅサ・キサヽゲとし、楸をヒサギ、アカメガシハとして可なるべし。」と述べて蘭山説を批判し、結果的に益軒説を受け入れている。しかし、屋代弘賢が益軒に同調した論拠は具体性に欠け、今一つ明瞭ではない。そのほか、谷川士清も『和訓栞』の中に梓・楸の両項目を取り入れ、それぞれの基原植物の考証を行っている。しかし、「あづさ　本草、梓、今アカメカシハといふ、萬葉多くよめり、本草啓蒙、大ナルモノハ高サ二丈餘云々」（上巻）とある一方で、「ひさき　楸、（古歌によみしハ皆楸　アカメカシハ　にて梓　キサヽギ　にハ非ず）」（下巻）としており、まったく逆の見解を示している。さらに『和訓栞後編』の「あづさ」の項では、「梓をよめり。山城にて阿かめがしハ、摂州にて御祭葉といふ。角楙（角楸）とも見ゆれバかはらひさぎの名をあてり。今いふ木さゝげなり。其實の形をいふ。木苐豆の義なり。」となっており、前編とはこれまた見解が異なる。『和訓栞』は伴信友に校閲をうけ、また井上頼圀などによって増補されたのち、明治二十(1887)年に刊行されたから、必ずしも谷川の見解をそのまま反映したものではないのかもしれない。

　実は、『本草綱目啓蒙』が刊行される以前に、『用藥須知續編』（松岡恕庵）は梓をアカメガシワ、楸をキササゲと記したが、益軒説に言及することも具体的な論拠を挙げることもなかった。『救荒本草通觧』（岩崎灌園）によると、「時珍曰、木理ノ白者爲梓。赤者爲楸　云々　此等ノ説ニ從ハ梓ハキ

サヽゲ、楸ハアカメカシハナルコト明ナリ。故ニ貝原松岡太田等皆楸ヲアカメカシハニ充ツ。蘭山獨リ此ニ反ス。通志ノ説ニ従フト云フ。」[5]とあるように、松岡恕庵も太田大洲などとともに益軒説を支持していたという。『用薬須知續編』は、松岡の死後の1772年、弟子によってその遺稿を刊行したものであるから、蘭山説に触発された弟子によって書き換えられた可能性も考えられるかもしれない。しかし、『本草一家言』（松岡恕庵）では「梓和名阿都佐又名阿如水加之和或御佐井葉」、「楸和名比佐木又名木豇豆奥州仙臺郷名雷電桐也是也」とあるので、やはり松岡恕庵の持論と考えられ、岩崎灌園は勘違いしたようである。一方、『本草圖譜』（岩崎灌園）は「梓と楸と異論あり。（本草綱目）集解に陸璣詩玩を引きて楸の琉理白色にして子を生ずるは梓と為すといい、又、時珍の説に木理の白きは梓と為し、赤きは楸と為すと云ふ。此等の説を考うれば梓はきさゝげ、楸はあかめかしはなること明らかなり。」と記載しており、「梓＝キササゲ、楸＝アカメガシワ」としたが、必ずしも益軒に同調したわけではなかった。というのは、古名のヒサギを梓に含め、漢名の楸のみをアカメガシワとしたからである。これに従えば、『萬葉集』などの和歌にあるヒサギはキササゲ、『新古今和歌集』などにある楸はアカメガシワとなり、『和名抄』・『新撰字鏡』から『多識編』（林羅山）に至るまでの古字書が共通して楸にヒサギの和訓をつけていることと矛盾する。

以上、江戸時代になって、梓・楸の基原について益軒説と蘭山説というまったく相反する2つの見解が登場したが、そのほかの各家の説は第1節[4]の表1-1にまとめてある。

1) 松田修『増訂萬葉植物新考』（社会思想社、1970年）の29頁-33頁、木下武司『万葉植物文化誌』（八坂書房、2010年）の67頁-72頁。
2) 小野蘭山は江戸医学館薬園預りとなってから幕府の命令で6回にわたり採薬旅行を行い、常野・甲駿豆相・紀州・駿州勢州志州・上州妙義山・武州三峯山の各採薬記をまとめた。このうち『常野採薬記』は、1801年4月7日から5月18日までの41日間、門人ら15人とともに筑波山・日光・男体山・赤沼原・金精山・大野山などで採薬活動を行った復命書である。
3) 詳細は本章第4節[4]を参照。小野蘭山は『本草綱目啓蒙』に郷藥本草の名で引用している。
4) 南宋・鄭樵（1104年-1162年）によって著され、『史記』を模倣して三皇から隨唐各代までの法令制度を記録した『通志』のうち、二十略を特に『通志略』と称する。この1つに「昆虫草木略」がある。
5) 下線部注、それぞれ貝原益軒(1630年-1714年)、松岡恕庵(1668年-1746年)、太田大洲(1721年-1795年)のこと。

[4] 明治以降の梓・楸

明治時代になると旧来の本草学は消滅し、それに代わって植物学が登場する。牧野富太郎・白井光太郎ほか当代の錚々たる植物学者が近代科学の視点から本草学の考証に参入するようになった。その集大成が1929年刊の『頭注國譯本草綱目』（春陽堂刊）であり、『本草綱目』に収載される植物基原の薬物の大半に学名と和名が充てられた。その考定において主導的な役割を担ったのは牧野富太郎であり、梓・楸の基原をそれぞれトウキササゲ・キササゲとした。中国では、清朝末期の1848年、比較的精緻な植物図を収録した『植物名實圖攷』（呉其濬）が刊行され、それによれば梓はキササゲであることを第2節で述べた。同書は明治初年にわが国に伝わり、1887年、伊藤圭介の校閲で『重修植物名實圖攷』の名で『名實圖攷長編』との合本として出版された。日中両国の植物種の比較研究に牧野もよく利用していたといわれる。梓に関しては、牧野の考定は『植物名實圖攷』と一致しないのであるが、その記載を無視したのではなく、単なる誤認と思われる。1932年創刊の『本草』（春

陽堂)で、牧野は梓をまだ生品が当時のわが国にない中国原産の植物であるとし、図説とともにトウキササゲの新名をつけている[1]。その図にL. É. Bureau(1830年-1918年)の名が附されているので、別の文献から転写したものと思われるが、トウキササゲの特徴である総状花序が明確に描写されており、円錐花序のキササゲとは明らかに異なる。牧野は旧満州で植物採集を行っているから、中国北部原産のトウキササゲの実物を見ていると思われるが、図説に表すよい個体がなかったため、L. É. Bureauの図を転写したのであろう。では、なぜ牧野は梓をトウキササゲと考えたのか。その鍵は牧野の随筆の「この梓は支那では木王といって百木の長ととうとび、梓より良い木は他にはないととなえている」という記述にある[2]。キササゲは、本節[3]で述べたように、室町末期から江戸初期ごろにわが国に渡来し、各地に植栽されたほか、所々に野生化し、比較的広く日本人の知るところとなっていた。木王・百木の長という割には実際のキササゲの樹勢は貧相であって、樹高も10mに達することは稀で、しかも樹幹は真っ直ぐではないから、良木に恵まれた日本人にはただの雑木にしか見えない。『萬葉集』ほか上代古典に出てくる梓の基原は、白井によってカバノキ科ミズメであると考証された(本節[1]を参照)が、樹高25mほどに直伸するから、中国産の梓もそうにちがいないと牧野が考えても不思議はない。トウキササゲは真っ直ぐに伸びる高木であるから、牧野はこの生品をみた瞬間、これぞ梓と直感したのではないか。トウキササゲは日本人に知られていなかったから、梓をトウキササゲとする牧野説に多くの学者が疑問を持たなかった。『植物名實圖攷』にある梓の図は、それ以前の中国の植物図に比べるとはるかに写実的である。それでも花の部分は総状花序か円錐花序かはっきりせず、果実の部分を含めてやっと円錐花序と類推できる程度である。呉基濬は近代植物学の薫陶を受けたわけでもないから、その図は近代植物学の視点から描写されたものではない。したがって牧野ほどの植物学者が見誤ることも無理からぬことであった。牧野は梓をアカメガシワとした小野蘭山説を一刀両断に否定する一方で、蘭山が楸(ヒサギ)にキササゲを充てたことにまったく言及せず、そのまま受け入れてしまったのは痛恨の過ちであった。

牧野による考定によって日中間で梓・楸の認識がまったく逆転したのであるが、意外なことに、比較的最近まで牧野の見解が通用していた。それを訂正したのは北村四郎であり、牧野が見誤った『植物名實圖攷』の梓をキササゲとし、『齊民要術』の楸がひこばえによって増殖されることをもってトウキササゲとした(『國譯本草綱目』註)。その詳細は第2節[5]で述べているのでここでは割愛する。そのほか、北村は一部の中国の植物専門書の誤りを指摘しており、『河北习见树木图说』(周漢藩)・『中国树木分类学』(陳嶸)ではキササゲとトウキササゲの図を取り違えているという[3]。因みに、本書でよく引用する『中国高等植物図鑑』や『中薬大辞典』の図は正しい。

以上、著名な植物学者にとっても梓・楸の基原問題は相当に頭を悩ませる難問であった。では、植物学者よりもっと本草学に近い立場にあるはずの生薬学者はこの問題にどう対処してきたのであろうか。梓白皮・楸白皮あるいは梓葉・楸葉のいずれも生薬としては長らく有名未用であったから、この問題に関心をもつ生薬学者はほとんど皆無であった。梓・楸の条項を設けた生薬専門書は、『和漢薬百科図鑑』のほか、数点にすぎない。1932年公布の第5改正日本薬局方で初めてキササゲの果実を基原とする生薬キササゲ(第1部第1章キササゲの条を参照)が収載された。通例、局方では漢名の通用名を併記するが、今日に至るまでラテン名と和名のみで漢名は付されていない。第5改正版が公布された当時の生薬学の教科書は「キササゲは楸又は梓に充當し來りしも梓は牧野博士によればタウキササゲ Catalpa Bungei C. A. Mey.なりといふ」(原文ママ)と記述している[4]ように、生薬

学分野でも消極的ながら牧野説を受け入れていた。『新訂和漢薬』は、梓の条項に「ノウゼンカズラ科キササゲ属Catalpa sp.の樹皮、葉、果実。中国産はトウキササゲC. bungei C. A. Mey.、日本産はキササゲC. ovata Don.より採る。(或はタカトウダイ科アカメガシワMallotus japonicus Mull. Arg.を充てることあり。)」(原文ママ)、また別項に楸の条があって「ノウゼンカズラ科キササゲ属Catalpa sp.の樹皮、葉」と記述している[5]。日本産の梓はキササゲより採るというのは、トウキササゲを産しないわが国ではキササゲを代用とするという意であるから、結局、これも旧説にしたがう。一方、梓についてアカメガシワを充てることがあるというのは蘭山説に基づいており、牧野が酷評したはずの蘭山説すら、比較的近年まで異説として認識されていたことを示唆する。『原色版日本薬用植物事典』は、漢方薬や民間療法で用いる薬草・薬木を広く収録するが、キササゲの条に「(漢名) 楸。椅(ともに慣用)。(生薬名)梓実(きささげじつ─慣用)。」、アカメガシワの条では「漢名：梓(誤用)」とあり[6]、やはり牧野の旧説にしたがっていた。1993年に刊行された『和漢薬百科図鑑I』のキササゲの条では「現在では梓はシナキササゲCatalpa bungei C. A. Mey.、楸はキササゲC. ovata G. Donであるとするのが通説となっている」と記述され、牧野富太郎の旧説を採用する[7]。前述したように、牧野富太郎は1932年にC. bungeiに対してトウキササゲの新和名を付けているが、難波はシナキササゲとしているから、そのことを知らなかったらしい。ところが、翌年に刊行された『和漢薬百科図鑑II』では、アカメガシワの条で「従来梓をトウキササゲCatalpa bungei C. A. Mey.としたのも誤りである云々」と記述し[8]、北村の見解に気づいて、前年に刊行した別巻の記載を急遽訂正したことがうかがえる。『中薬大辞典』は初版から梓をキササゲ、楸をトウキササゲとしている[9]から、生薬学分野も中国本草書の記述の精査を怠ったことは歴然としている。

1) 『本草』(春陽堂、1932年)創刊号、14頁-15頁。
2) 佐藤達夫・佐竹義輔監修『牧野富太郎選集2』(東京美術、1970年)所収の「万葉集巻一の草木解釈　アズサ」、235頁-237頁。
3) 『北村四郎選集II・本草の植物』(保育社、1985年)74頁-75頁。
4) 下山順一郎著・朝比奈泰彦・藤田直市増補『生薬學』(南江堂、1934年)、306頁-312頁。
5) 赤松金芳『新訂和漢薬』(医歯薬出版、1970年、梓(86頁-88頁)、楸(88頁))。
6) 伊沢凡人著『原色版日本薬用植物事典』(誠文堂新光社、1981年)、キササゲ(185頁-186頁)、アカメガシワ(166頁-167頁)。
7) 難波恒雄『和漢薬百科図鑑I』(保育社、1993年)、256頁。
8) 難波恒雄『和漢薬百科図鑑II』(保育社、1994年)、150頁-153頁。
9) 『中薬大辞典2』(上海科学技術出版社・小学館、1985年)、梓白皮(1103頁-1104頁)、楸木皮(1172頁)。

第4節　まったく別種であった朝鮮における楸の基原

わが国および中国における梓・楸の基原の認識は、各時代において紆余曲折を経ながら、ごく近年までその認識に大きな隔たりがあったことが明らかとなった。それは主として梓・楸の本来の基原種がわが国に自生しないことと、歴代中国本草書の当該項目の記述のあいまいさに起因する。本邦と中国の間に位置し、古くから中国文化の深い影響下にあった朝鮮で、梓・楸の基原がどう認識されていたか、大いに興味が持たれるところである。わが国は中国から朝鮮を経てあるいは直接朝鮮から多くの薬物を調達してきたが、中国に比べると朝鮮側の文献資料は質量ともに格段に劣ることも

あって、これまで検討されたことはほとんどなかった。日朝の交流がもっとも活発であったのは白村江の戦い以前の古代であり、多くの朝鮮医書などがわが国に流入したといわれるが、後世の典籍にその引用の痕跡はなく定かではない。鎌倉時代になると、当時の高麗が元とともに二度にわたって本邦に襲来した元寇があり、室町時代でも李氏朝鮮は和寇の討伐を名目として対馬に大軍を派遣し島民を蹂躙した応永の外寇（1419年）という政治的緊張関係があった。安土桃山時代になると、逆に豊臣秀吉による二度の朝鮮出兵があり、古代に比べると中世以降の日朝交流はずっと細くなったから、朝鮮医書や本草書は概ね稀本で一般の目に止まるものはほとんどない。江戸時代に入ると、一転して徳川幕府による積極的な対朝鮮融和政策もあって、12回におよぶ朝鮮通信使との交流を通して一定の学術交流が行われた。元禄時代には朝鮮人参の異常な需要の高まりで人参の輸入が急増し、それに伴って朝鮮への大量の銀の流出による貿易摩擦が起こり、八代将軍徳川吉宗は朝鮮人参の国産化を意図して、日朝交流の窓口であった対馬藩に朝鮮薬材の調査を命じた（第1部第1章ニンジンの条を参照）。これに関しては、田代和生の『江戸時代朝鮮薬材調査研究』に詳述されており、以降の本節で記述される部分の多くは同書からの引用であることをあらかじめ申し上げておく。

　朝鮮薬材調査は『東醫寶鑑』（許浚）の湯液篇に収録される品目のうち、和名の不明なもの104種を対象とし、対馬藩の駐在所（倭館）があった釜山を中心に調査が行われたのであるが、その調査品目の中に楸が含まれていた。また、和名はあっても漢名が不明なもの74種の朝鮮における所在について調査が行われ、その中にアカメガシワがあった。楸および梓は中国産植物につけられた名であったが、本来の基原植物がないにもかかわらず、わが国では分類学的に無関係のアカメガシワに充てられたことは第2節で述べた。幕府主導の薬材調査の対象品目に楸・アカメガシワが選ばれていたことは本研究にとって幸運であり、朝鮮ではどんな植物が楸の基原とされてきたか、並びにアカメガシワが利用されていたかどうか知る手掛かりを得ることが可能になった。

[1] 楸の基原に関する過去の考証研究の問題点

　対馬藩は朝鮮薬材調査に関して膨大な報告資料を幕府に提出しているが、享保期の朝鮮で捕獲・採集した動植物の図絵[1]もその中に含まれている。本書に関連するところでは、楸の絵図（図1-4）1枚のほか、その押し葉3枚が享保八（1723）年5月11日の日付で幕府に献上された。朝鮮より得た薬材の鑑定は、江戸幕府の採薬使[2]に登用された丹羽正伯に託され、正伯はこれを『東醫寶鑑湯液類和名』（1726年）としてまとめている。報告書に『東醫寶鑑』の名が冠せられているのは、鑑定に際してまず『東醫寶鑑湯液篇』に収載されているか否かを確認した上で、正伯が鑑定作業を行ったからである。『東醫寶鑑』は朝鮮第一級の医書として知られるが、同書に付属する湯液篇は李氏朝鮮中期を代表する事実上の本草書でもあった。因みに、薬材調査において楸の名で調達された薬材に相当する品目は、楸木皮の名で湯液篇巻之三に収載される。正伯は朝鮮で調達した楸について「楸木皮　アヅサ　機謹按ルニ　朝鮮ヨリ指上候圖説ハ　諸本草ニ合不申候　此方ニテシホジト申木ト相見申候　眞楸ハ此方ノアヅサニテ候」と鑑定している。正伯の鑑定は2つの重大な問題点があるので、順次説明する。

　第一の問題点は、楸をアヅサ（以降、新仮名遣いで表す）としたことであり、何を論拠としたか報告書に記載はない。正伯の師である稲生若水は『庶物類纂』を編纂したが、その木屬巻二十四に梓楸・梓・

楸の3項目が収録されているので、その記述と対照し、正伯がアズサをどんな植物種と考えていたのか検討してみよう。同書の「梓楸の条」は、総論の体裁でもっぱら漢籍を引用し、若水自身の見解はほとんど記されてない。引用典籍のいずれも記述があいまいで、梓・楸が同種・別種のいずれなのか判断し難かったから、『爾雅』・『證類本草』（唐慎微）[3]・『本草綱目』（李時珍）などの諸本草や、『二如亭群芳譜』（王象晋）・『埤雅』（陸佃）・『祕傳花鏡』などの漢籍を累積的に引用、記述せざるを得なかったと推測される。一方、梓の条では、『陸璣詩疏』および『通志略』（鄭樵）を引用し、「謹みて按ずるに、梓楸二木、諸説紛々にして、惟鄭夾漈（鄭樵）の説其の實を得るのみ。蓋し梓は今呼て挨革迷揩施華と爲る者、楸は即ち今の挨紫索なり。」とあって、自らの見解を記述する。梓の俗名を「挨革迷揩施華山城州」としている[4]から、梓をアカメガシワと考えていたことがわかる。一方、楸の条では、『埤雅』と『農政全書』（徐光啓）を引用する一方、楸の俗名を挨紫索としているが、何とかアヅサと読める。

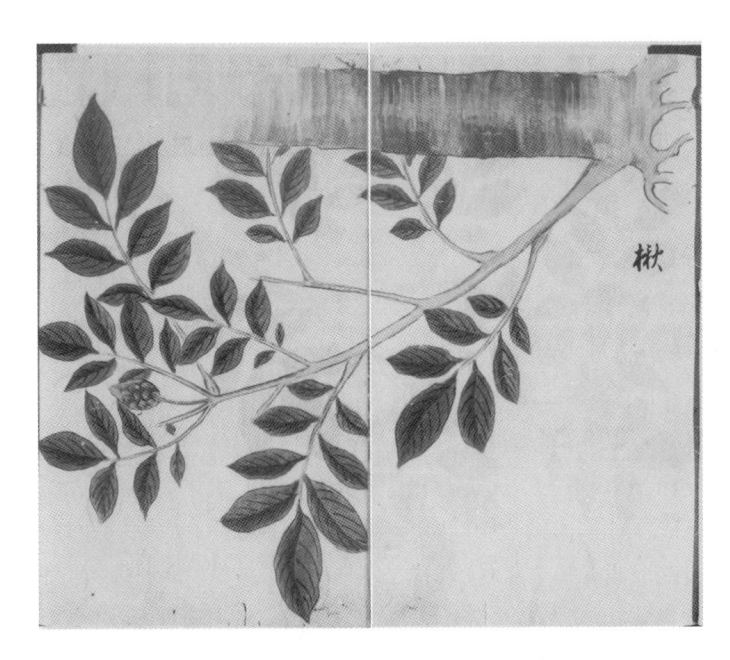

図1-4　朝鮮薬剤調査「楸絵図」[7]

梓の場合と同様、山城州の俗名としているので、これも同地における楸の方言名を指すことがわかる。以上から、『東醫寶鑑湯液類和名』において、正伯が楸をアズサと訓ずるのは、師である若水の見解すなわち『庶物類纂』の記載に拠ることがわかる。平安時代から江戸時代までの本草書・字書が梓をアズサ、楸をヒサギと訓ずる中で、楸をアズサと訓ずるのは、明らかに一線を画するのであるが、若水・正伯はアズサをどんな植物と考えていたであろうか。梓の和名をアカメガシワとし、楸の山城州における俗名をアズサとしているから、キササゲを楸と考えていたことは間違いない。結果的には小野蘭山説(本章第3節[3]を参照)と一致しており、またその判定の論拠に『通志略』の記述を重視してることも共通するのは興味深い。ただ、平安時代から当時までの定説であるはずの梓・楸の和訓を若水・正伯が無視したことになるが、この背景にはひたすら漢学を重視して和学を軽視した若水・正伯の学究態度に起因することは間違いない。

もう1つの問題点は、田代が『享保期朝鮮動植物図録』の楸の鑑定で、アズサをカバノキ科としていることであり、結論からいうと誤りである。記紀や『萬葉集』にある梓（アズサ）がミズメほかカバノキ科植物であることは第3節[1]で述べた通りであり、江戸期を含めて近年までミズメほかカバノキ科植物をアズサと称していたことは、この名が方言名に残されていることから間違いない。しかし、上代のアズサ（正確には梓弓）の名は、中国の植物漢名を借用したものではなく、江戸時代になって中国における梓の真の基原植物であるキササゲが知られていたから、少なくとも当時のわが国の本草学においてアズサをカバノキ科植物とすることはあり得ない。実際、江戸期本草学がアズサをカバノキ科植物と認識したことを示唆する文献資料は見当たらない。

　次に、対馬藩から献上された楸の図絵（図1-4）を見て、諸本草に合わないと断じ、正伯はこれをシホジすなわちシオジと見立てたことについて検討する。田代はシオジをクルミ科サワグルミ *Pterocarya rhoifolia* Siebold et Zuccariniの別名と解釈し、またクルミ科としながら、図絵の植物和名を特定しがたいとしている。現在でもシオジ *Fraxinus platypoda* Oliverと称する樹種があり、また『物品識名』（水谷豊文）に「ハリギリ　シホジ　刺楸　救荒本草」とある[5]のだから、本来ならこれに該当するか否かを検討の出発点とするのが常道である。シオジは、樹高25m以上、胸高直径1m以上に達するモクセイ科トネリコ属の一種であり、クルミ科とは分類学的にまったく関係はない。サワグルミも樹高30mに達し、しかも生態環境はよく似て山の谷間の渓流沿いに生え、樹幹が真っ直ぐに伸び、加工しやすく建材・家具などの加工材としてよく用いられ、シオジと共通する特徴を有する。興味深いことに、シオジ・サワグルミのいずれにも「かわぐるみ」という共通の方言名があり（『日本植物方言集成』）、前近代では両種の区別は容易でなかったことを示唆する。シオジの語源は、柾目のはっきりした木目から柾樹（しょうじ）と名づけられ、これが訛ったといわれている[6]。ただし、シオジと同様に高木となり、生態環境もよく似たヤマトアオダモ（オオトネリコ）*F. longicuspis* Siebold et Zuccarini、ヤチダモ *F. mandshurica* Ruprecht、アオダモ *F. lanuginosa* Koidzumi forma *serrata* (Nakai) Murataなどの同属近縁種との区別は、サワグルミよりさらに困難であり、近代分類学成立以前では近縁種を含めた総称というべきである。シオジの仲間は大木にならないと開花しない性質が顕著で、これもサワグルミによく間違えられる理由の1つである。田代の見解は必ずしも間違いではないが、以上を念頭に入れた上でないと本質を見落とす恐れがあるので補足しておく。

1) 田代和生『江戸時代朝鮮薬材調査研究』ではこれを『享保期朝鮮動植物図録』と称しているので本書でもこれにしたがう。
2) 国内で産出する薬物や有用品の探索・採集のほか、それらを利用して地域の振興を担った職位。
3) 名目上は『嘉祐補注本草』、『圖經本草』となっているが、同書からの引用である。
4) 『庶物類纂』では和名を全て土名と称する。挨革迷揩施華・挨紫索は『説郛續』弓第十一に所収される『日本寄語』（定州薛俊）の表記法に基づいており、日本語音を明代中国語で表したもの。
5) 和刻本『救荒本草』では刺楸をハリギリ *Kalopanax septemlobus* (Thunberg) Koidzumiに充てているが、水谷豊文はシオジという別名があるとしている。図1-4では刺は描かれていないのでハリギリの可能性はないが、刺楸なる名により楸と関連があるわけで、田代は言及すべきであった。
6) 吉田金彦『語源辞典植物編』（東京堂、2001年）、114頁。
7) 『薬材禽獣御吟味被仰出候始終覚書』附人参生根御献上外書状控［享保七(1722)年10月～享保十五(1730)年3月］（部分）「東京大学史料編纂所所蔵」

[2] しばしば起きた？ クルミ科とモクセイ科の混同

　モクセイ科トネリコ属とクルミ科の混同は本草分野においてもしばしば起きる。トネリコ属各種の樹皮は秦皮（ジンピ）と称し、『神農本草經』の中品に収載される歴史的薬物である。今日の中国生薬市場で秦皮と称するものの中に、クルミ科マンシュウグルミ *Juglans mandshurica* Maximowicz の樹皮を基原とするものが少なからずあることを、木島正夫らが明らかにしている[1]。しかし、正統本草ではトネリコ属基原の秦皮を的確に区別する方法が記述されており、それに忠実であれば間違えることは少ない。トネリコ属各種の枝を切って水に浸すと、水溶性のクマリン配糖体が溶出して淡い藍色になるが、これはクマリンの蛍光によるものであり、古くから知られていた。『新修本草』（蘇敬）では「謹みて按ずるに、此の樹は檀に似て葉は細く、皮に白點有りて麁錯ならず。皮を取り水に漬けば便ち碧色となす。紙に書けば背（皆）青色なるは是なり。」と記述されている。そのほか、『淮南子』巻二「俶眞訓」に「夫れ梣木（そしんぼく）（秦皮の古名）は青翳（せいえい）（くろそこひ）を已やし贏蠡（らいれい）（虫の名）は燭暁（しょくぎょう）（しろそこひ）を癒す、此れ皆目を治するの藥なり。」とあり、これに対して後漢の高誘は「梣木は苦歴木なり。水に皮を浸せば青となり、眼を洗ふに用ふ。効あり。」（『證類本草』巻第十三「秦皮」所引）と注釈し、その化学成分を反映した特有の現象は古くから知られていた。一方、クルミ科植物からクマリン類の存在は知られておらず、水浸出液は淡い黄褐色であって蛍光ははっきりしない[2]。したがって、少なくとも正統本草書はトネリコ属を秦皮の正品と考えていたことは確かといえる。クルミ科諸種の基原品は、その代用として派生したというより、いずれの基原植物も中国東北部・華北に分布するから、採集の過程で誤認したものが市場に紛れ込んだと考えるべきだろう。シオジなどトネリコ属近縁種とクルミ科諸種はいずれも奇数羽状複葉であり、樹皮も比較的よく似るから、区別は難しかったに違いない。中国の歴代本草書は水に浸すと淡い青色となることをもって秦皮の確認試験法としてきた。実質的にわが国初の本草書といってよい『大和本草』も「皮モ葉モ水ニ浸セバ緑汁忽出ツ」と記述しているから、区別は決して困難ではないが、長い歴史の間にこの方法が風化してしまったことを示唆する。以上のことは、本来はトネリコ属を基原とする秦皮にクルミ科基原のものがあることに言及したにすぎず、本書で議論するところとは無関係のように見える。しかし、前述したように、田代は『享保期朝鮮動植物図録』の楸の図絵をクルミ科としているから、ここに楸とクルミ科との接点がある以上、言及せざるを得ないのである。まず、その前に楸の図絵が本当にクルミ科であるのか明らかにする必要がある。

[1]　木島正夫・渡部武・松岡俊郎　生薬学雑誌　9巻　10-12　1955年。
[2]　『中薬大辞典1』（上海科学技術出版社・小学館編、1985年）、254頁。

[3] 『享保期朝鮮動植物図録』の楸の真の基原

　図絵（図1-4）に描かれた楸は合計8つの葉を伴った細枝があり、その基部がやや膨らんでいるものとそうでないものがある。前者が本来の形態を表したものと思われ、それぞれの細枝は複葉の主脈と葉柄であって、基部の膨らみは複葉の枝への接合部に相当する。正確にいうと、葉に見えるものは小葉に相当し、一部を除いて対生であるから、奇数羽状複葉である。大型の奇数羽状複葉を付ける樹種は頗る多いので、これだけでクルミ科と結論づけるのは困難である。幸いなことに、枝先

に卵状楕円形の果実らしきものが描かれており、これを手掛かりとしてクルミ科の中から似たものを探し出すと、ノグルミ *Platycarya strobilacea* Siebold et Zucccariniに到達する。ノグルミは新枝の先に直立する雌花序を付け、直下の葉腋から上向きにやや斜上する雄花序を伸し、クルミ科の中ではややユニークな特徴をもつ。受粉後、果実の成熟とともに雄花序は脱落し、卵状楕円形で長さ2〜3cm、披針形の苞葉が密に重なったクルミ科としては独特の毬果状の果序を形成する。図絵と似た奇数羽状複葉を有し、朝鮮に分布あるいは栽培される植物で、このような特徴を示すものはノグルミのほかにない。ただ、小葉に鋸歯が描かれておらず、また小葉の基部がくさび形で披針形となっていない点が合わない。田代によると、平川幸右衛門という絵師が選ばれ、釜山の倭館へ派遣され、朝鮮の植物を描写したという。平川の名は『日本人物情報大系』（岩坪充雄編、皓星社）にも見当たらず、市井の無名の絵師のようである。たとえ著名な絵師といえども、植物形態分類学の素養はないはずだから、必ずしも葉の縁や葉身の形態を的確に認識して忠実に写生するとは限らない[1]。以上を考慮した上で、改めて樹幹の描写をみると、ノグルミのそれと著しく異なっていることがわかる。通例、ノグルミの樹肌はやや荒く縦に浅い亀裂があるが、図絵では光沢があるかのように描かれている。また、太い樹幹が途中まで描写され、根元付近から先ほど言及した枝が斜上するように描かれ、およそ自然状態の植物を写生したようには見えない。これについて田代はまったく言及していないが、なぜ樹幹の描写がノグルミと著しく異なっているのか、本種の朝鮮における入手の経緯からある程度の類推が可能である。

　田代によると、享保六(1721)年閏7月21日に、金子九右衛門が木瓜（モッカ）1枝とともに楸木1本を調達したことが宗家文書「薬材質正紀事」に記録されている。楸の絵図1枚とその押し葉3枚が幕府に献上された時(享保八(1723)年5月11日)より2年前のことであり、箱詰めにして対馬に持ち帰ったとあるだけで、その後の消息は明らかでない。金子九右衛門は、別の日に調達した五味子ほか5品目と併せて8品の薬材に、5匁の銀の対価を許禆将なる朝鮮人（薬店の店主という）に支払ったという。おそらく、金子九右衛門が持ち帰ったのは、あまり大きくない個体の生品と考えられ、それを対馬に植栽し、2年後に画師が派遣された時に果実をつけた枝が写生され、樹幹が細すぎるとして、朝鮮で別途樹幹を調達して写生し、2つの部分図を1つの個体に由来するように仕立てたと想像される。幹と枝がそれぞれ別の植物個体に由来するのであれば、クルミ科ではなくまったく別種の樹幹を誤認して調達した可能性は十分にあり、楸の樹幹の図がノグルミの特徴を表していないことをよく説明できる。『享保期朝鮮動植物図録』の絵図の中に、全てではないが、現物を見ることなく、想像によって描いたと思われるものがいくつかある。五味子はその一例で、花は葉腋から数個腋生する様子が正しく描写されているが、果実は複果として描かれておらず、1つ1つの花がそのまま単花果（1個の花から生ずる果実）に熟したかのようである。五味子の基原はマツブサ科チョウセンゴミシ *Schisandra chinensis* Baillonで、その花は多心皮からなる分離めしべをもつので、一個の花托上に多数の分離子房が成熟して、果実のクラスター（複果）を形成する。大部分の植物は一花一果であるから、絵師はチョウセンゴミシもそういうものと思い込んで描いたのであろう。すなわち、絵師はチョウセンゴミシの果実を見ていないか、先入観をもって描いたと思われる。

　ノグルミは、クルミ属やサワグルミ属とは別属に区別され、本邦では東海道以西の本州・四国・九州の日当たりの良い林縁に生え、樹高は20mに達し、器具材・建材として用いられる。『大和本草』（貝原益軒）では、野胡桃にノグルミとルビが付けられ、「其葉クルミニ似タリ。(中略) 其實ナラカウ（ブ

ナ科コナラの類)ノ毬ノ如ニ柔ナリ。栗ノイガノ苞ヨリ小ナリ。」と記述されている。これから食用になる野生のクルミ(胡桃)ではなく、食用にならないノグルミであることがわかる。益軒は「木ヲ燒ケバ香ヨシ。賤民用テ沈香ニ代フ。」とも記述し、ノグルミを沈香の代用になるという。一方、『本草綱目』(李時珍)で初めて収載された品目に檟香(カイコウ)があり、『國譯本草綱目』はノグルミを充てている。李時珍は「江淮(江蘇省・安徽省)、湖嶺の山中に之有り。木大なるは(一)丈許りに近く、小なるは多く樵采さる。葉は青くして長く、鋸齒有り、狀は小薊葉の如くして香ばしく、節に對して生ず。其の根の狀は枸杞の如くして大なり。之を煨けば甚だ香ばし。」と述べているが、およそその基原を推定するのは不可能である。李時珍は釋名に兜娄婆香なる別名らしき名を挙げているので、おそらく中国国外からもたらされたものであることは間違いない[2]。したがって『國譯本草綱目』の考定は誤りであって、おそらく益軒がノグルミを沈香の代用にするとした記述をもって、ノグルミに充てたと思われる。因みに、ノグルミの中国名は化香樹(カコウジュ)(『植物名實圖考』)で、そのほかに放香樹・花果児樹・栲香・栲蒲・花龍樹・花木香・返香・山麻柳・山栲樹の別名があるという(『中藥大辞典』)。『植物名實圖攷』(呉基濬)は、化香樹の果実について「實を結び松毬の如し。刺は扁にして亦た薄く、子は刺中に在り、蜀葵子に似。其の毬を破れば香氣芬烈なり。土人、其の實を取り以て黒色に染む。」(木類卷之三十八)と記述し、ノグルミの実の特徴を的確に表し、また実はタンニンに富み、染料に使われてきたから、化香樹はノグルミで間違いない。附属する化香樹の図も写実的でノグルミによく合う。果実がなければクルミ属各種とノグルミの区別は難しいから、中国民間では本種を核桃楸と誤認し、楸皮あるいは秦皮として用いることもあったと思われる。植物形態分類学の未発達の前近代にあっては、果実を除けばクルミ科マンシュウグルミ、またモクセイ科トネリコ属の各種とも区別は困難であるから、別属ながらノグルミも楸の基原とされても不思議はない。

1) 江戸後期になると、シーボルトの絵師として知られる川原慶賀(1786年-？年)を始め、精緻な植物画を描く技能を有する絵師が出現している。慶賀はシーボルトの指導を受け、『日本植物誌』(シーボルト)の絵図を描いたことで知られる。
2) 『本草綱目啓蒙』は檟香を未詳としている。

[4] 15世紀から楸の基原はクルミ科であった

　前項で、朝鮮では葉や樹皮の形態が似るクルミ属各種を楸と総称していた可能性があることを指摘した。中国ではノウゼンカズラ科トウキササゲ、わが国ではキササゲあるいはトウダイグサ科アカメガシワを楸としているから、朝鮮とは大きく認識が異なる。ノグルミがたまたま誤認によって楸とされた可能性も含めて詳細に考証する。これにはやはり朝鮮の本草書の参照が必須であるが、朝鮮では独立した本草書はほとんど存在せず、通例、医学書に簡略化された形で付属する。李朝時代になって金元医学をベースに独自の医学書が刊行されたが、そのうちもっともよく知られるのが李朝初期の『郷藥集成方』[1]全八十五巻と同中期の『東醫寶鑑』[2]全二十五巻(許浚)であり、それぞれ「本草之部(巻七十六-巻八十五)」・「湯液篇全三巻」を付属し、朝鮮における薬物・薬草事情を知る上で貴重な情報源となっている。これらの医書は中国産薬材の入手が困難となった李朝中期以降、朝鮮産薬材(朝鮮では郷薬と称する)を用いて治療せざるを得ない状況に追い込まれ、郷薬の使用を基盤として金元医学を再編したとされる。本邦の本草書は中国の典籍を頻繁に引用するが、朝鮮の

典籍を引用するものは稀で、わずかに『本草綱目啓蒙』(小野蘭山)のみが各条の[一名]という条項に限って、『鶏林類聚』[3]・『芝峰類説』[4]・『訓蒙字會』[5]・『東醫寶鑑』・『村家方』[6]・『採取月令』[7]・『郷藥本草』(正しくは『郷藥集成方』本草之部)・『鷹鶻方』[8]から引用した名を掲載する。朝鮮語学の第一人者小倉進平は、蘭山が引用した朝鮮の動植鉱物名(郷名)について、言語学的解釈を試みている[9]。小倉によると、各朝鮮典籍の物名の全てが『本草綱目啓蒙』に引用されているわけではなく、たとえば『郷藥集成方』にある252語の郷名のうち『郷藥本草』の書名の下に引用されているのは173語であり、残りは未引用であるという。本研究に関連するところでは、『本草綱目啓蒙』の梓・楸のいずれの条も朝鮮本草書・医書からの引用はない。小倉は前述の研究の補遺として、『郷藥集成方』本草之部・『郷藥採取月令』にある物名で『本草綱目啓蒙』に引用されていないものを取りあげて、同様の趣旨で解析を試み[10]、その中に「胡桃郷名唐秋子」(『郷藥採取月令』)・「胡桃卽唐楸子」(『郷藥集成方』巻八十四「果部」)の郷名が含まれていた。『郷藥集成方』では郷名を欄外に記し、後世に書き込まれた名の可能性もあるから、蘭山の参照した写本にこれらの郷名がなかったのかもしれない。『郷藥採取月令』については原典を参照していないので定かではないが、書誌学的にもっとも重要な部分であるだけに、それを明記しなかった小倉の考証は画竜点睛を欠くといわざるを得ない[11]。『本草綱目啓蒙』は胡桃の条で朝鮮の漢字字書である『訓蒙字會』(1527年成立)を引用して郷名を唐楸子としている。実際、同書の記載は「楸　實曰山核桃　又唐楸子曰核桃」とあり、これによって朝鮮では中国・日本で胡桃と称するものを唐楸子という別名で呼んでいたことが明らかになった。この名に冠せられた唐は唐薬[12]の意であるから、朝鮮に産せず中国から渡来した胡桃を唐楸子、朝鮮産の野生クルミを基原とするものを楸子と区別したと考えられる。

再び朝鮮薬材調査に話を戻すが、名目上は幕府老中の令達という形で対馬藩に委託されたが、徳川吉宗の意をくむ重いものであった。当時は、朝鮮との外交・交流は、事実上対馬藩に任されていたから、朝鮮本土における調査もやはり対馬藩が中心であり、釜山の倭館[13]を拠点にして行われた。実際の調査の中心となったのは対馬藩士で薬材質正官に任命された越常右衛門であった。常右衛門の出自については田代の著作に詳述されているので省略するが、本来の職名は朝鮮との外交・貿易に係わる朝鮮方であり、薬材調査を本格的に遂行するに際して臨時の職位「薬材質正官」に任命された。常右衛門の朝鮮滞在は正味1年半以上に達したといわれ、精力的に薬材収集や薬用動植物の図絵の作成をこなしてきたが、現地で得た情報をまとめて館主に提出した12通の調査報告が残されている。享保七(1722)年9月20日付けの報告の中に楸に関するものがあって次のように記されている。

一．楸
右之文字幷諺文迄書付遣シ取寄候処、和名難相知候故、押葉、絵図等仕差上之候、尤実、葉胡桃ニ似寄候故其訳も相尋候処、楸ハ朝鮮詞ニてカライナモと申シ、或ハ山核桃とも申、所々ニ在之胡桃とハ違イ候由相答へ申候

ここに、楸は朝鮮語でカライナモといい、あるいは漢名で山核桃(サンカクトウ)ともいい、所々にあるが、クルミとは異なるものであるという興味深い記述がある。カライナモは朝鮮の土名であって、現在の韓国の通用名가래나무(karai-namu)とほとんど変わらない。『大韓植物圖鑑』は朝鮮半島の中北部に

分布するクルミ科マンシュウグルミ*Juglans mandshurica* Maximowiczにこの名を充てている。また、『朝鮮植物名彙』も同じ朝鮮土名にマンシュウグルミを充てた上で、漢名を臭胡桃樹・楸としている。常右衛門報告では以上の名とは異なる漢名「山核桃」を挙げているが、この名は本草書に見当たらず、朝鮮の文献では『訓蒙字會』に出てくる。中国にはマンシュウグルミのほか近縁種も多くあって、文献によっては別種を指すこともあるので、ここで整理しておこう。参考のためにノグルミも含めておく。

1. 核桃楸(マンシュウグルミ)　*Juglans mandshurica* Maximowicz
　　　分布：中国東北部・華北・朝鮮中北部
　　　薬用：樹皮(核桃楸皮・秋皮・楸皮・秦皮)
　　　別名：胡桃楸・山核桃(『中国高等植物図鑑』第一冊382頁)
2. 野核桃　*Juglans cathayensis* Dode
　　　分布：中国華北・華中
　　　薬用：種子(野核桃仁)
　　　別名：山核桃・野胡桃(『中薬大辞典4』2540頁)
　　　(註)現在の分類学ではマンシュウグルミと同種とする
3. 山核桃　*Carya cathayensis* Sargent
　　　分布：中国華中
　　　薬用：種子(山核桃仁)
4. 化香樹(ノグルミ)　*Platycarya strobilacea* Siebold et Zucccarini
　　　分布：中国華中・華南・朝鮮南部・日本(東海地方以西)
　　　薬用：葉(化香樹葉)・果実(化香樹果)

　すなわち、越常右衛門の報告書にある山核桃は、中国の文献によれば、核桃楸に該当する。マンシュウグルミは、『中国高等植物図鑑』では胡桃楸としており、『中国樹木分類学』・『鮮満植物字彙』も同じ漢名を用いる。マンシュウグルミの核果はクルミより一回り小さいながら食用とされる。本邦に広く分布するオニグルミ var. *sachalinensis* (Komatsu) Kitamuraはこの変種に相当し、またヒメグルミと称する変種も存在するが、オニグルミとの中間形があって区別は困難である。『中薬大辞典』は核桃楸の和名をヒメグルミとしているが、マンシュウグルミとするのが正しい。この樹皮を核桃楸皮あるいは楸皮(秋皮)と称し薬用とするが、前述したように、中国では今日でもマンシュウグルミの樹皮を秦皮として用いることがある。含有成分相がまったく異なる植物が同名の生薬に用いるのは、厳密には薬性・薬味が異なるはずだから好ましくないのであるが、現在でもこの混乱は解消されていない。『中薬大辞典』は山核桃を野核桃(野胡桃ともいう)の別名とするが、『中国高等植物図鑑』によれば胡桃楸・核桃楸の別名となっており紛らわしい。また、中国華中にはマンシュウグルミとは別属に分類されるクルミ科植物 *Carya cathayensis* Sargentがあり、『中薬大辞典』(第2巻927頁-928頁)ではこれを山核桃としているが、複葉の形態が著しく異なって見えるので、これを楸と呼ぶことはないようである。

　中国で正名あるいは別名で山核桃と称する3種のうち、朝鮮に分布するのはマンシュウグルミの

みであるから、常右衛門報告でいう山核桃はこれで間違いないだろう。常右衛門報告によると、朝鮮産の楸の果実はクルミに似るといっており、これはすなわち核果状の堅果であるから、図絵（図1-4）に表したもの（本書ではノグルミと鑑定した）は翼果状の堅果からなる集合果であるから一致しない。マンシュウグルミは朝鮮半島の中北部に分布し、倭館のある南端部に野生はないが、そのかわりに果実を除けばよく似るノグルミが分布する。樹皮を薬用部位とする場合、マンシュウグルミ（核桃楸）・ノグルミ（化香樹）のいずれの樹皮も区別は困難であるから、朝鮮ではマンシュウグルミのほかノグルミも楸皮の基原とされていたと考えて間違いない。

1) 許俊（1539年-1615年）が著した朝鮮医学第一級の医書。わが国でも享保九（1724）年に和刻本が刊行され、寛政十一（1799）年に再版。序二巻、内景篇四巻、外形篇四巻、雑病篇十一巻、湯液篇三巻、鍼灸篇一巻の全二十五巻。このうち湯液篇が事実上の本草之部に相当。
2) 李氏朝鮮第四代皇帝世宗の命によって編纂が始まり、1433年に完成。朝鮮に産する薬材（郷薬）の利用を目的としたといわれる。全八十五巻。巻七十六-巻八十五が本草之部に相当、小野蘭山は『郷薬本草』と称した。
3) 正しくは『鶏林類事』であり、1103年に北宋の孫穆（生没年不詳）が編纂した中国書だが、11～12世紀の高麗時代の言語記録が豊富に残されていることで知られる。
4) 李睟光（1563年-1628年）が著した朝鮮初の百科事典で西洋文物を紹介したことで知られる。1614年刊行、全二十巻。
5) 崔世珍（1473年-1542年）の著した漢字字書で1527年に成立した。事物の朝鮮名は、『東醫寶鑑』湯液篇と同様、諺文で記されている。
6) 『朝鮮古書目録』（朝鮮古書刊行會、1911年）に『村家救急方』とあるから、これを指すようである。著者不明、成立年代も不詳であるが、16世紀後半と考えられている。『本草綱目啓蒙』は本書よりの引用として58語の朝鮮名を引挙げる。
7) 正しくは『郷薬採取月令』。李氏朝鮮世宗時代の1431年刊。朝鮮に産する100余種の草木について採集すべき時期、性質など記載するとともに郷名（朝鮮土名）を併記したもの。三木栄（『郷薬集成方の現存本』書物同好会、1940年）によれば『郷薬集成方』の余業として成立したものという。実際、『郷薬集成方』序文にそれを示唆する記述があるという（小倉進平　青丘學叢　第10号　108-150　1933年）。『本草綱目啓蒙』は本書よりの引用として37語の朝鮮名を挙げる。
8) 本書は鷹と鷲の飼育法と狩猟への応用（鷹狩り）に関するものであり、李兆年（1269年-1343年）撰とされ、14世紀前半に成立したといわれる。一方、『新増鷹鶻方』という李燗（生没年不詳）著の紛らわしい書があり、寛永二十（1643）年に京都で刊行され、かなり広く愛読されたという。おそらく『本草綱目啓蒙』が引用したのは後者であり、当然ながら同書より引用するものは鷹・鷲の条においてわずか2語の朝鮮名のみである。
9) 小倉進平　青丘學叢　第10号　108-150　1933年。
10) 小倉進平　青丘學叢　第14号　84-94　1937年。
11) 『東醫寶鑑』では郷名が諺文で表記され、しかも版木に組み込まれて印刷されているので、成立当初から郷名が用意されていた。
12) 中国より輸入した薬物の意で、わが国でも『本草和名』で用いている。
13) 朝鮮半島唯一の日本人居留地で館主は対馬藩が任命した。

[5] クルミ科基原の楸が生まれた経緯

　さて、朝鮮・中国でクルミ科を基原とする楸の存在を明らかにしたが、第2節で述べたように、中国の古典籍によればキササゲ属であることは明らかであり、いかなる経緯でクルミ科の基原に至ったのかここで考察しよう。『本草經集注』から『本草綱目』に至るまで、いわゆる中国の正統本草書では、楸がクルミ科基原であることを示唆する記述は皆無であった。『證類本草』や『本草綱目』に図が付属するが、一般に拙劣であって、各薬物の正確な基原を特定する目的で使用に堪えるものではない。それでも広葉で単葉のキササゲ属と奇数羽状複葉のクルミ科の区別は可能と思われるが、クルミ科に該当する図はまったく見当たらない。一方、朝鮮では1527年に成立した『訓蒙字會』は胡

桃の郷名を唐楸子とし、また17世紀に成立した『東醫寶鑑』は楸木皮の郷名に今日と同じマンシュウグルミの朝鮮語通用名を充てている。田代がいうように、これが朝鮮本草学独自の到達成果たる郷薬であるのか興味がもたれるので、これを含めて考証してみたい。

楸の名をもつ薬物は清代の中国本草書にいくつか散見される。たとえば、『本草綱目拾遺』(趙学敏)に楸子があり、「此れ林檎と同名異類なり」、「色は黄紅黒にして櫻桃顆の如し」と記載されるように、クルミ科とはまったく無関係のバラ科ワリンゴ Malus asiatica Nakaiの類である。時代をもう少しさかのぼると、『本草綱目』(李時珍)の柰の条に、陳士良[1]を引用して「此れに三種有り。大にして長きなるは柰と爲し、圓なるは林檎と爲し、皆夏に熟す。小なるは味澁く梣と爲し秋に熟す。一名楸子。」と述べている。すなわち、柰と称するものに、果実が長大で狭義の柰、果実の丸い林檎、そして果実の小さな梣(シン)の3種があり、興味深いことに、ここに梣すなわち秦皮(ジンピ)(モクセイ科トネリコ属の樹皮)と楸の接点がある。梣は、『名醫別録』における秦皮の別名で、しかも『證類本草』(唐慎微)巻第二十三に収載する胡桃(コトウ)と林檎の図はよく似ており[2]、また柰の一種とする梣を胡桃と後人が考えてもおかしくはない。秦皮の市場品の中にクルミ科基原のものがあるのはかかる誤認から発生したと推察される。ただし、『證類本草』では柰ではなく林檎の条に、『本草綱目』とほぼ同様の陳士良の記述が引用されるが、一名楸子を欠くのが異なる。すなわち、一名楸子としたのは李時珍の個人的見解であり、ここから胡桃楸皮・核桃楸皮の名が発生したとも考えられる。秦皮の真の基原であるモクセイ科トネリコ属ならびにクルミ科クルミ属および近縁属は、いずれも奇数羽状複葉をもつ落葉高木であるから、花実がなければ誤認されやすい。李時珍ほどの碩学が「梣と爲し秋熟す。一名楸子。」と述べれば、民間でクルミ科植物を真の秦皮と考えるのは大いにあり得る。しかし、果実や花は大きく異なるから、一応、胡桃楸・核桃楸という名でもって区別されているが、この名を短縮すれば楸となり、それが基原の混乱の原因となったと思われる。『本草綱目拾遺』にある楸子の記述は、李時珍の見解に加えて、『證類本草』にある胡桃の図が林檎の図と酷似するから、ワリンゴも楸子と称するようになったことを示す。因みに、『經史證類大觀本草』では、林檎の条の次に胡桃が収載され、『重修政和經史證類備用本草』では間に李核仁と楊梅の2品目があるが、それでもすぐ近くに位置しているから、後世の人の勘違いによってこの名が発生することは十分にあり得る。現物を見ずに文献学的に処理しようとする限り、このような誤認はよく起きていたに違いない。清代では文学の分野までこの影響が及んでいたことは以下の例でよくわかる。

杜甫「十二月一日三首」(『全唐詩』巻二百二十九)
今朝朧月、春意動き、雲安縣の前江憐れむべし。
一聲何處にか送書の雁、百丈誰が家の上水船。
未だ梅蘂を將(も)って愁眼を驚かしめず、楸花の遠天に媚ぶるを取(と)らんと要(もと)む。
明光の起草は人の羨む所にして、肺病幾時か日邊に朝す。

この詩の第3句は、『韻語陽秋』(葛常之)巻十七に、「楸花の色香倶に佳(とも)し。又、風韻絶俗なり。而(しか)れども名を花譜に編(い)れざるは何ぞや。老杜は云ふ、楸花の遠天に媚ぶるを把(と)らんと要(もと)むと。其の色を言ふなり。」と引用されている。『正字通』(張自烈)にも「韻語陽楸に曰く、楸の花香色有り、杜甫の詩に楸花の遠天に媚ぶるといふ。」と引用されている。杜甫の代表的な詩の1つであるが、不思議な

ことに『廣群芳譜』に収録されていない。清代の『杜少陵集詳注』(仇兆鰲)では同詩の楸花が椒花(ミカン科サンショウ属の一種)となっており、そのために収載されなかったらしい[3]。なぜ楸花が椒花に置き替えられたかといえば、楸花は初冬という季節に合わず、一方、椒花は、本詩が詠まれた1ヶ月後が正月であり、『晉書』巻九十六の列伝第六十六「列女　劉臻妻陳氏」に「嘗て正旦に椒花頌(サンショウの花を讃えること)を獻じ、其の詞に曰く、穹(大空)を旋りて周廻し、三朝(夏殷周の三王朝)肇建(初めて建国すること)す。青陽(天子が初春にいる宮殿)は散輝し、澄景は煥(光り輝くこと)と載す。標に美しき靈葩(靈花に同じ)あり、爰に採り爰に獻ず。聖容之に映えて、萬に永壽すと。」とあるように、正月の故事が記述されており、この詩の意に合うからという。しかし、小さく色・形も地味な花を付ける椒花が、天に向かって天人の気を引こう(遠天に媚びる)というのは、想像することすら困難であり、紫色を帯び萬々層となって大きな花を付ける楸の花と考える方が理解しやすい。椒花も正月に咲くものではなく、正月前に初春の梅の花にも言及するから、過ぎ去った夏の楸の満開時を回想して詠ったと考えるのが妥当であろう。楸と椒ではあまりに違いすぎ、楸を椒に置き換えれば詩そのものの解釈が大きく変わるにもかかわらず、後世の注釈者が変えてしまったのは、清代では楸をノウゼンカズラ科ではなくクルミ科と考えられていたとすればよく理解できる。直接的な証拠とはならないが、清代では楸をクルミ科基原とする考えが浸透していたと考えて間違いない。

　クルミ科基原の秦皮の発生経緯は、以上の推定でよいと思われるが、『本草綱目』をその発祥と考えるのは無理がある。なぜなら朝鮮では初版『本草綱目』の刊行より半世紀以上も前に成立した『訓蒙字會』(1527年)にクルミ科山核桃に対して楸の名が使われているからである。かといって、クルミ科基原の楸が朝鮮で発生したとはいいきれない。確かに中国歴代の正統本草書は楸の基原をノウゼンカズラ科キササゲの類で一貫しているが、『爾雅』・『説文解字』は、梓・楸を同類と扱って区別しないと第2節で述べたが、注釈者たちの見解を含めれば、決して一貫性があった訳ではないからである。たとえば、『爾雅』釋木に「槐の小葉なるを榎と爲す」とあるのに対して、郭璞は「槐、當に楸と爲すべし。楸の細葉なるは榎と爲す。」と注釈しており、槐・榎・楸のいずれも同類に見えてしまう。そのほか、檟・槥も楸の類と記述しており、もう1つの有力な古辞書である『説文解字』も『爾雅』釋木をそのまま引用して記述するので、後世にまったく類縁のない植物名に対して楸の名が用いられる下地をここに見出すことができる。楸に関連づけられた多くの漢名のうち、槐の形態に関する的確な記述は、李時珍が「其の實、莢を作りて連珠す。中に黒い子有り、子を以て連なること多きなるは好しと爲す。」と記述する以外は見当たらないが、『證類本草』巻十二木部上品に高郵軍槐」とある附図はマメ科エンジュ *Styphnolobium japonicum* (Linné) Schott (synonym. *Sophora japonica* Linné)の特徴をよく表す。これも奇数羽状複葉をもつから、同様の葉の形態をもつ植物種を楸の名を冠して呼ぶようになったと想像できる。1406年に成立した『救荒本草』(周定王)にある花楸樹(カシュウジュ)もその一例である。花楸樹はバラ科ナナカマド属(*Sorbus*)に充てられるが、『救荒本草』にある図はクルミ科諸種によく似ている。クルミ科基原の秦皮が楸の名を冠するようになったのも同じ理由と考えられる。朝鮮の『郷藥集成方』が胡桃を唐楸子と称しているのも『救荒本草』の影響と考えて間違いないだろう。図1-5にクルミ科基原の楸の発生の経緯を図示した。

[1]　生没年不詳、五代(南唐)の人で『食性本草』(934年)を著す。
[2]　胡桃の図では奇数羽状複葉となっておらず不正確である。
[3]　『廣群芳譜』では椒花の条にもこの詩はない。

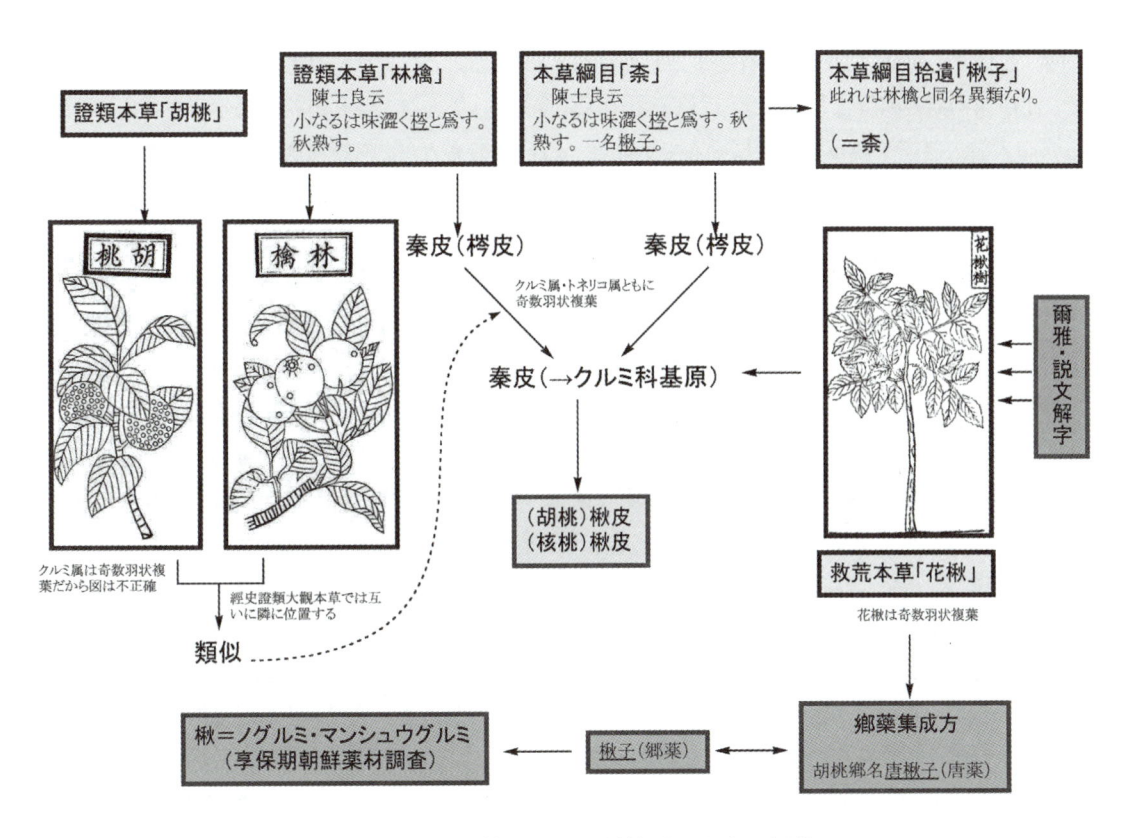

図1-5　朝鮮・楸のクルミ科基原の発生の経緯

[6] 朝鮮薬材調査の江戸期本草学におけるインパクト

　以上、朝鮮の本草学では15世紀から楸はクルミ科基原であったことが明らかになった。江戸時代のわが国ではキササゲ（『大和本草』ほか）あるいはアカメガシワ（『本草綱目啓蒙』ほか）を楸としていたから、楸に対して日朝間で大きな認識の隔たりがあったことになる。前述したように、朝鮮薬材調査において中心的役割を果たした丹羽正伯も、朝鮮で楸と称するものは真の楸ではないと一蹴したが、後のわが国の本草学で取り上げられることはなかった。この調査では、生品を含む朝鮮薬材の調達のほか、対応する漢名が知られていないか不明の和産植物74種について、朝鮮国内における存在の有無とその漢名の確認も調査目的としていた[1]。そのうち、対馬で調達できるものは生品を、調達が困難であれば絵図を作成し、朝鮮側に提示して質すという当時としてはかなり念の入った調査方法であった。実はアカメガシワ[2]も調査項目の1品目であって、『李同知真文』[3]は「未詳其名也」としており、朝鮮半島南部にアカメガシワの自生はあっても、朝鮮では有用植物として認識されていなかったことがわかる。その他の品目については、チャランなど東アジアに原産しないもの、あるいはクスノキなどわが国にあって朝鮮に自生しないものに対して、李同知真文は無いと答え、一方でカシワなどは存在するとして対応する漢名で答えているので、この報告書の信頼度はかなり高いと考えてよい。当時のわが国ではアカメガシワを梓に充てていた（『大和本草』による）ので、朝鮮で薬用にしていないとあれば、梓の基原について再検討されるべきであるはずなのに、楸の場合と

同様、これまた朝鮮における調査結果がわが国の本草学にフィードバックされた形跡はない。田代は、江戸期初期の朝鮮はわが国より「格段上の医学先進国」であり、優れた朝鮮医学書を幕府のみならず諸大名・諸家が競って入手に励んでいたという認識のもとに、朝鮮薬剤調査の背景を宗家文書『薬材質正紀事』ほかの文献資料の精査を通して解明しようと努めた。さらに対馬藩が朝鮮の医師を招いて藩内の患者の治療だけでなく藩医の医療指導もさせていたことを田代は克明に記述している。これは対馬藩独自の外交ルートによるものといい、釜山の倭館と対馬領内で招聘朝鮮医師による治療が行われたという。対馬藩は朝鮮医師を江戸へ同行させようとも図ったといい、結局、この計画は実現しなかったが、対馬藩には朝鮮医学を全国に普及させようという意図があったと田代は論述している。倭館に常駐する数百人の日本人に対して朝鮮医師の医療行為は継続していたので、多くの邦人医師が倭館に留学し、"進んだ朝鮮医術"を取得したともいう。すなわち、薬材調査は、徳川幕府の意向を背景に"医学の先進国"朝鮮に対して行ったことになるが、もしそうなら朝鮮側からもたらされた貴重な本草学的知見を享保期の本草学者が無視するだろうか。

　本草学は、薬物学として側面から医学を支えるもっとも重要な学問であるだけに、常識的に考えて先進国の学者の知見を無視することはあり得ないが、これについて田代はまったく言及していない。医学分野においても同様であり、わが国の漢方医学に進んでいるはずの朝鮮医学が導入された痕跡はまったくといってよいほど認められないという事実がある。通例、進んだ文化あるいは技術を受容すれば、必ず何らかの形で残って後世に継承される。とりわけ医療分野においては、優れた薬物の存在が必須であり、漢方医学にあっては優れた処方があれば即座に導入・実践され、口訣という形で門人などに伝授されれば、燎原の火のように全国津々浦々に広がるし、たとえそれが秘伝であっても世襲によって継承されるから、その痕跡がないというのは実に奇妙といわねばならない。李氏朝鮮の前中期では多くの医書が刊行され、1613年に刊行した『東醫寶鑑』はその頂点に位置することは朝鮮伝統医学の研究家である三木栄によって明らかにされている。わが国でも1724年に初めて和刻本が刊行されたが、徳川幕府の強い意向によるものといわれ、また1799年に再刊されている。しかしながら、今日、わが国で繁用される「一般用漢方製剤承認基準」に記載された294方の中に『東醫寶鑑』を出典とする処方は皆無であり[4]、18世紀後半から19世紀初めの江戸期にあって隆盛を極めた古方派漢方医の医書に見当たらず、浅田宗伯ほか折衷派・後世方派の著した医書にわずか数方が収載されるにすぎない[4]。このことから朝鮮医学を学んだ邦人医師がいたことは否定できないにしても、それを実践するまでには至らなかったと考えるのが自然である。そもそも伝統医学において先進性という概念がふさわしいか理系研究者にとって違和感を覚えるところである。現代医学においては、最新のハイテク診断技術、あるいは科学的エビデンスに裏打ちされた最新の薬物治療などが先進医学の象徴であるが、科学の恩恵を受けていない中近世の伝統医学では、わが国で知られていない革新的な薬物を含む処方ぐらいしか先進の名に値するものはない。とすれば、後世の漢方医学で『東醫寶鑑』オリジナルの処方がほとんど皆無であったことは朝鮮医学がわが国の漢方医学に対してまったくインパクトを持たなかったことに等しい。朝鮮医学の先進性に言及するのであれば、田代は具体例を挙げて説明するべきであったが、逆に筆者の側にも、以上の論点について、なぜそうであったのか、具体例を挙げて説明する義務を負うことになる。わが国が自前の漢方医学・本草学を構築できたのは江戸期になってであるが、その歴史的分岐点は朝鮮薬材調査の行われた享保時代であり、以上の答えはそこに隠されている(第1部第2章第1節[3]を参照)。

1) すなわち朝鮮薬材調査では和名の不明な104種と併せて178種が調査対象となっていたことになる。
2) 本調査では対馬でチマキシバと称するものを用いているが、第1節[3]で述べたように、アカメガシワの方言名であるからそれで間違いない。
3) 訳官李硯麟(出自不詳)の提出した漢字名報告書。
4) 例えば、浅田宗伯著『勿誤薬室方函』(1877年)に約800の処方を収録するが、そのうち朝鮮医学由来の処方は沈香天麻湯・当帰四逆湯・茯苓琥珀湯・杏酪湯・秦芃別甲湯・無価散・青皮散の7方にすぎない。『国書総目録』(吉川弘文館、1973年)に『和刻本東醫寶鑑』が収録されていないのもほとんど俗間に流布しなかったことを示唆するのかもしれない。第1部第2章第1節[3]を参照。

第5節　梓・楸を基原とする薬物の薬用解析

本節では、日本・中国において梓・楸を用いた薬方について概略し、梓・楸の基原について改めて検証するとともに、これを通してわが国の民間医療に対する中国医学の影響について考察する。

[1] 皮膚疾患に単味で用いた──中国医書

1-1　楸の樹皮および葉を用いた薬方

まず、中国の主要医書の中で楸を基原とする薬物を用いた処方を探してみた。唐代の『外臺祕要』・『千金方』のほか、宋代・明代ならびに清代に至るまでの医書を対象として探索した結果を本項末に示す。明代以降の金元医学に準拠する医書で楸を配合する処方は見当たらず、宋代の医書でも『太平惠民和劑局方』・『嚴氏濟生方』(厳用和)や『三因方』(陳言)などは一方も収載していない。全ての中国医書を探索したわけではないが、参照した医書はいずれも当代を代表するから、この傾向に大きな違いはないと思われる。顕著な特徴として、楸葉を単味として用いる薬方が多いことであり、眼病治療を目的とした『千金要方』の治眼暗方と『太平聖惠方』の治小児眼生瞖膜諸方を除いて、いずれも腫れ物や癰腫など皮膚疾患に用いるという共通性があることは注目に値する。『本草綱目』に、『范汪東陽方』[1]を引用して「一切の毒腫　硬軟を問はず、楸葉を取り、十重に腫上に傳け、舊き帛にて之を裹み、日に三之を易ふ。當に重重として毒氣有り、水と爲り流れて葉上に在るべし。冬月、乾葉を取り鹽水にて浸軟す。或は根皮を取り搗爛して之を傳く。皆效あり、痛みを止め、腫を消し、膿血を食み、眾藥に勝れり。」とあるが、これに類似する処方例に『外臺祕要』の癰腫痛煩悶方、『太平聖惠方』の治一切毒腫不問硬軟方、『聖濟總錄』の治一切毒腫不問鞕輭楸葉貼方、『普濟方』の療毒腫不問硬軟方があり、いずれも今は伝存しない范汪方を出典とする処方と考えてよい。医書ではない『韻語陽秋』(葛立方)に次のような注目すべき記述がある。

先人の州を知むる日、聽政の燕客俱に在り。一日、廉訪使周詢來訪し、因りて云ふ、立秋の日太陽未だ升らざるに、其の葉を採り熬りて膏と爲し、瘡瘍に傳けば立に愈ゑ、之を楸葉膏と謂ふと。晩に

抵り、憲使王偉來訪す。因りて、詢を道きて語る。偉日く、人有り、發背を患ふ。腸胃窺ふべし。百方をもって差ゑざる者あり、一醫者、楸葉膏を用ひ其の外に傳けるを教ふ。又、雲母膏を用ひて小丸に作り、盡ねて四兩を服すれば止む。日を累ねずして雲母膚の外に透出し、楸葉膏と相着す。瘡遂に差ゆるなり。功亦た奇しきや。餘、廣く此方を傳へ以て病苦なる者を拯はんと欲すと。

　『太平聖惠方』・『聖濟總錄』・『普濟方』が楸葉を用いる処方を多く収載するのは、中国のある時代に大流行した薬方であって、『韻語陽秋』はそれを記述したと思われる。『本草綱目』もこれを簡略化して引用するが、李時珍が「楸乃ち外科の要藥なり。而れども近人知ること少なし。」と述べるように、明代になるとほとんど顧みられなくなったことを示す。『韻語陽秋』のいう楸葉膏は『太平聖惠方』に治瘰癧成瘻神效楸葉煎方として収載され、楸葉を採集するに際して「秋分前後、人をして袋を持たしめ、樹上を旋りて摘み、袋の中にて切る。雞犬、孝子、女人、師僧等をして見せしむるを得ず。」とあるように、この処方は多分に呪術的色彩を残している。単味で用いるのも通例の中国医学の処方とは大きく異なり、典型的な民間療法の特徴である。『聖濟總錄』にある楸葉膏(巻一百三十五「治熱毒気腫楸葉膏方」および巻一百三十「治發背癰腫惡瘡楸葉膏方」)は、楸葉に馬歯莧(スベリヒユ科スベリヒユの全草)などを配合した変方であり、巻一百三十一の治發背金錢膏方もその類方であるが、呪術的色彩を弱めて実用性を重視した処方と考えられるが、これらも明代以降の医書から消え去ってしまった。

　一方、『本草拾遺』(陳蔵器)で初めて中国本草に収載された楸木皮は、楸條[2]とあるものを含めても楸葉よりずっと少ないが、その多くは単味でいずれも皮膚疾患に用いるという点で楸葉と共通する。残りは他の薬物との配合処方であったが、一部の処方を除いて皮膚疾患・皮膚障害に用いる点では共通する。『證類本草』巻十四巻末「陳蔵器餘」にある楸木皮が正統本草における楸の初見であるが、ここでも『范汪東陽方』を引用して「諸腫、癰漬及び内に刺有り出でざるは楸葉を取り十重に貼る」と記述されているように、葉を薬用とする例が多い。樹皮・葉のいずれを用いる処方も、『范汪東陽方』や『小品方』[3]ほか中国六朝時代以前の古医書に由来し、これも古い時代の民間の処方を起源とするものであって、『傷寒論』や『黄帝内経』など中国医学の本来の病理論に基づくものではないと思われる。

1)　東晋・范汪撰、4世紀ころ成立した中国最古の医学全書。
2)　楸枝に同じで、桂枝が桂皮であるように、実質的には楸皮のこと。
3)　陳延之著、5世紀後半成立、『醫心方』によく引用される。

○ 外臺祕要

巻十　必ず効く上氣、欬嗽、腹滿、體腫を療ずる方

　　楸葉三斤 を取る。右の一味羹て三十沸、滓を去り煎ずれば丸を作るに堪へ小棗子の如し。竹筒を以て下部に内れば立に愈ゆ。

註：『醫心方』では基本的に同じ処方ながら痔瘻の治療に用いるとしている(巻十六「治内瘻方第三十七」)。『證類本草』・『本草綱目』では『海上集驗方』(唐・崔元亮撰)の引用としている。

○ 備急千金要方

巻六上　口吻瘡を治す方

楸白皮を以て濕なるに及びて之を三四度帖けば差ゆ。

(外臺祕要巻二十二「千金療口吻瘡方」)
(太平聖惠方巻三十六「治口吻瘡諸方」)
(太平聖惠方巻三十六「治口吻生白瘡宜用此方」)
(普濟方巻二百九十九「楸木汁方治口瘡」)
(醫心方巻五「治口吻瘡方第五十」)
(醫心方巻五「治癰腫痛煩困方」)

巻六上　眼の暗きを治す方　又方

古錢七枚　銅靑　乾薑　石鹽　胡粉各中棗大　黃連三銖　烏頭棗の核大　蕤仁一百二十枚　葤蕢子棗の大　細辛五銖　酢二合　淸酒五合　楸葉一把汁を取る

右の十三味治下し篩ひて合し、煎じ三分を取りて一を去り、瓷器中に盛る。若し燥けば、人乳を取り和して目に傅く。風冷を愼むべし。

(普濟方巻八十一「治眼暗方」)

巻二十二　癰腫痛みて煩悶するを治す方

生楸葉十重に帖り、帛を以て包み緩急の所を得ましむ。日に二易へば痛を止む。消腫、蝕膿を兼ねて甚だ良く衆物に勝れり。如し冬月ならば先づ乾ける者を收り、用時、臨にて潤す。亦た、薄く楸皮を削りて用ふべし。

(外臺祕要巻二十四「癰腫痛煩困方」)
(太平聖惠方巻六十一「治諸癰潰後生楸葉貼方」)
(太平聖惠方巻六十四「治一切毒腫不問硬軟方」)
(聖濟總錄巻一百三十五「治一切毒腫不問鞕輭楸葉貼方」)
(普濟方巻二百七十九「療毒腫不問硬軟」)
(普濟方巻二百八十六「治癰腫痛煩悶及諸腫癰潰內有刺不出者」)

註：太平聖惠方の「治一切毒腫不問硬軟方」は『證類本草』では『海上集驗方』の引用とあるが、『本草綱目』では『范汪方』という。

○ 千金翼方

巻十一　小兒の頭髮生えざるを治す方

楸葉の中心を取り、擣き絞りて汁を取り之を塗れば生ず。

(外臺祕要巻三十六「備急苦頭生瘡白禿不生髮有汁出或無汁乾燥痛方」)
(備急千金要方巻五下「治少小頭不生髮一物楸葉方」)
(太平聖惠方巻八十九「治小兒頭禿不生髮苦痒蔓靑子散方」)
(聖濟總錄巻一百一「治赤禿髮落塗楸葉汁方」)
(醫心方巻二十五「治小兒髮不生方第廿三」、「治小兒白禿方第廿四」)
(福田方巻之十「生髮治方」)

○ 太平聖惠方

巻二十四　白癜風を治す方

楸木白皮五斤

右を細剉し、水五斗を以て煎ず。五升を取りて滓を濾去し、慢火上に却け、再煎すれば糊膏の如く、不津器を用て貯ふ。膏を取る毎に所患の處に日に二三摩れば上效なり。

巻三十五　咽喉の閉塞、口噤を治す方
皂莢鍼一兩剉　楸白皮一兩剉　川芎三分　羌活二分　桂心三分
右の件藥擣き、麁く羅ひて散と為す。毎服三錢。水一中盞を以て煎じて六分に至り、滓を去り、口を拗けて温々にて之を灌ぐ。

巻三十六　口吻に白瘡を生ずるを治すに宜しく此れを用ふべしの方
右、楸樹の白皮を用て濕なるに擣き、瘡上に貼ること三四度にして差ゆ。

註：ほとんど同じ用法ながら『醫心方』巻二十五では「治小兒鵞口方第卌五」とある。

巻四十　頭瘡の乍に發し乍に差ゑ、亦た熇疼痛のあるを治す方
楸葉多少に限わらず　右擣き絞り汁を取り、之を塗れば即ち效あり。

巻六十一　諸瘡の差ゑし後、瘡瘢の努閒未だ消えず、瘰癧、風倍等の疾を治すに、宜しく此の柳膏方を見るべしの方
柳白皮三斤　楸皮三斤　木通一斤　枳殻半斤　皂莢一斤　木香末三匁
右の件藥細剉し、水を以て斗に入れ煮て汁を取り、滓を去り小鍋子の中に移し、香を下し煎じて七升に至る。滓を去り、又小鍋子の中に移し、慢火を以て煎ず。攪れば住むこと勿く手にて煉り、燃らば圓と成すを得て即ち住む。油帛を以て裹み之を收む。毎日帛上に塗り、之を貼る。平らかなるを取る後に度と爲す。

（普濟方巻二百九十「柳膏方治諸瘡差後瘡瘢努肉未消瘰癧風結等疾宜貼」）
（普濟方巻二百七十二「柳木膏治諸瘡瘥後瘡瘢努肉朱消攪堙風等㧓宜貼此」）

巻第六十五　一切の惡瘡を治す烏金散方
附子　蛇蛻皮　乾薑　故紙多年の者　黄丹　川大黄　重臺　藜蘆　檳榔　舊綿絮　亂髪　胡粉　蓼葉　榆皮　楸葉以上一兩
右の件藥並に細剉し瓷瓶の中に入れ、固濟し燒き熟せしむ。取り出して擣き、羅ひて末と爲し、麝香、龍腦各一分を入れ、更に乳鉢の中に於いて細かく研る。先づ甘艸一兩を以て槌ち、葱白七莖、白礬半兩、水二升を以て煎じ一升を取る。冷煖を看て、瘡を浄洗せし後に、乾かして貼る。日に再貼す。

（普濟方巻二百七十五「烏金散治一切惡瘡」）

巻第六十六　瘰癧の瘻を成すを治す神效楸葉煎方
楸葉十五斤、秋分前後、人をして袋を持たしめ、樹上を旋りて摘み、袋の中にて切る。雞犬、孝子、女人、師僧等をして見せしむるを得ず。
右、水一碩を用ひて浄釜の中に於いて楸葉を煎じ汁三斗を取る。又、重ねて鍋を換へ煎じて一升已に至り、煎と成す。不津器の中に盛り、凡そ患ふ者は麻油半合、蠟一分、酥一粟子大を取り同消すれば面脂の如し。又、杏人七粒、生（薑）を取り擣きて膏の如くし、米粉二錢を同じく面脂の中に入れ、攪ぜて匀しくせしむ。先づ、瘡上に塗り、兩日已來經る。浄く拭ひ去り、莨子

を以て匀しく塗り、楸葉煎を瘡上に満つ。仍ち、軟帛を用ひて之を裹む。兩日に一度拭ひて舊藥を去り、更めて新葉を上せること五六上を過ぎず。已に頭に作る者は便ち肌を生じ平復す。如し未だ穴たざる者は即ち内消し、神秘の後に即ち全うして將息在り。

(普濟方卷二百九十三「楸葉煎治瘰癧瘻瘡神效方」)

卷六十八　火燒瘡の急に痛むを治す方

楸樹上の楸條半斤、澀なる者　猫兒毛一兩　蠟半兩

右の件藥油を以て煎じ、二味を燋がせしめ滓を濾去す。蠟を下して消かしめ不津器の中に收む。先づ温水を以て瘡を洗ひ、後に藥を用て塗る。

(普濟方卷二百七十七「治湯火傷疼痛不可忍」)

卷六十八　灸瘡、焮腫及び赤く爛るるを治す方

黃連鬚を去る　赤小豆　馬蹄燒きて灰とす　川大黃　楸葉已上等分す

右の件藥擣き羅ひて末と爲し、生麻油を以て調へ之を塗れば立に效あり。

(普濟方卷二百七十七「黃連散治灸瘡痛不可忍」)

卷六十八　灸瘡多時差ゑず痒痛して黃水の出づるを治すに立に效ある方

右、楸葉或は根皮を取りて擣き羅ひて末と爲し瘡上に傅けば即ち差ゆ。

(聖濟總錄卷一百三十五「治灸瘡久不差痒痛出黃水方」)
(普濟方卷二百七十七「治灸瘡久不瘥癢痛出黃水方」)
(醫法明鑑卷第三「損傷門九」)

卷八十九　小兒の眼に瞖膜の生ずるを治す諸方

楸葉三兩嫩き者

右を爛擣し、紙を以て裹み、更に泥を將て重苞し、猛火を著けて之を燒く。泥の乾くを候ちて即ち取り出したれば、泥に水少し許りを入れ絞り汁を取る。銅器を以て盛り、慢火にて漸々之を熬ること稀餳の如くすれば、即ち瓷合の中に貯入し、毎日一度、一つの菉豆許りを點く。

卷第九十　小兒の惡瘡を治す方

楸樹葉一兩乾き者　乾漆一分擣き碎き炒りて烟出せしむ

右の件藥擣きて細かく羅ひて散と爲し、大麻油を以て調へ塗る。日に三之を用ふ。

卷第九十　小兒の諸瘻穴を穿ちて瘡を成し痛み忍ぶべからざるを治す方

右、乾楸葉を以て擣き羅ひて末と爲し、生油を以て調へ傅く。

○ 聖濟總錄

卷九　偏風、手足の一邊拘攣して經年瘥ゑず、半身不隨を治す女貞葉蒸法

女貞葉一石　楸葉一石

右の二味、東西に方五尺、深さ二尺に地を掘り坑を爲るべし。坑内にて先づ黃蒿、蒼耳を燒き、坑中を赤熱せしめば、方に灰を出づ。薄醋を灑ぎて後に二件の葉を入る。滿ちて匀しくせしめんと欲すれば即ち病人の偏風と就きて隨はず、疼痛せる處に及ぶを將て、葉上に臥し、衣を

以て厚く蓋ふ。汗を出でしむるをもって度と爲す。三兩偏く經れば即ち瘥ゆ。

（普濟方卷九十六「治偏風手足一邊拘攣半身不隨經年不瘥」）

卷一百八　眼の昏きを治す艾煎方

熟艾二兩　好醋二升　熟銅末一分　楸根白皮一兩半、根無くば葉亦た得るべし　葵仁　黄連須を去る　石鹽各一兩

右の七味のうち、六味を搗き研りて末と爲し、醋中に放ち、煎じて三合を取る。滓を去り、汁を熟銅器に收め、鯉魚膽、烏雞膽各一分入れ、和して匀しくすれば、即ち槐木を以て皮を去り、闊さ三指、長さ一尺とす。日中に向ひて藥を研り、手を住む勿かれ。候ちて餳の如くなれば即ち住む。夜、眦頭に點眼す。風を避け日中點せず。熱泪出づるも怪しむ勿かれ。

（普濟方卷八十一「艾煎方」）

卷一百二十九　附骨疽を治す楸葉塗傳方

楸葉陰干せるもの一兩　猪胆半兩

右の二味、相和して搗爛し、瘡上に塗りて之を封ずれば、即ち差ゆ。

（福田方卷之十「癰疽惡腫門附骨疽治方」）

卷一百三十　發背、癰腫、惡瘡を治す楸葉膏方

楸葉十斤を剉む　馬齒莧剉めるもの十斤　烏犀角末二兩　沈香末一兩

右の四味、先づ馬齒莧、楸葉を取り、水五斗を以て煎じて一斗に至る。濾して滓を去り、更に煎じて一升半に至る。下二味、藥末となし、柳篦を以て攪ぜ、稀稠する所を得るを候つ。故き帛上を以て塗り貼る。日に二上せば即ち差ゆ。

卷一百三十一　發背を治す金錢膏方

楸葉五斤、如し無くば即ち楸白皮の剉むるを用ふ　馬齒莧二斤、根を去りて切る

右の二味、水五升を以て熬り一升に至る。滓を去り鐺内に入る。柳枝を以て攪ぜ熬れば餳の如く、盛りて瓷器の内に在り。先づ荊芥湯を以て瘡を洗ひ、次に雞翎を用て藥を瘡上に掃き匀しくせしめ、薄紙を以て之を貼る。更に酒を用て二錢匕を調へ之を服す。

（普濟方卷三百十四「楸葉膏治發背癰腫惡瘡」）
（普濟方卷二百八十九「金綿膏治發背」）

卷一百三十五　諸の腫毒を治す保救膏方

楸葉五斤　馬齒莧根を連ぬるもの三斤、各洗ひて切り焙る

右の二味、水五斗を用て慢火にて煮る時、柳木を將て篦攪し、一斗許りに至る。火を住め放冷し、濾して渣を去る。汁を將て再熬し濃くせしむ。新なる瓷罐子を以て盛る。用時、雞翎を以て藥を掃く。如し瘡腫痛めば、軟帛子を以て之を貼る。

（普濟方卷卷二百七十九「保救膏治諸腫毒及熱毒氣腫」）

卷一百三十五　治熱毒氣腫楸葉膏方

楸葉一秤、立秋の日に采り切る　馬齒莧新なる者の半秤を切る

右の二味、淨洗し乾を控ふ。沙盆の内にて爛るるほどに研り、自然汁を取る。重絹にて濾過

第5節　梓・楸を基原とする薬物の薬用解析

し、慢火にて熬れば膏を成し、瓷器に之を収む。凡そ熱腫有れば、先づ漿水を以て腫なる處を洗ひ、次に甘草を以て水洗す。然る後、葯を薄紙或は絹上に攤げ、腫の大小に隨ひ、之を貼る。日に再換す。

○ 普濟方

巻二百九十八　痔腸疾、風毒注肛の邊を攻め、瘡痛の止まざるを治す

楸葉三十枚　柳枝剉む、二合　枳殻一兩　蛇牀子一兩　防風半兩、蘆頭を去る　薏苡半兩　桑根白皮半兩　苦參一兩　藁本半兩　獨活半兩　牛蒡根半兩　甘草一兩

右、都て細に剉み、水一斗を以て煎じ五升に至る。滓を去り、風を避くる處に於いて、軟帛を用て湯に蘸す。蒸に乗じて痔上に熨す。

巻二百八十一　積年瘡癬を生じ、之を掻けば則ち水出で、陰雨に遇ふ時即ち痒ゆきを治す

又方　經驗良方に出づ　楸樹葉を用て漿を連れて揉れば破れて已む。復た、雀兒酸を用ふ。又の名を酢漿草(カタバミ)といふ。擣りて揉れば二次に痊ゆ。又、樹葉の正面を用ひ、清水を用て浸し貼る。五六次過ぎれば即ち效く。

巻二百七十五　惡瘡疽、癰腫、疔瘡、野雞病を治す

秋木皮(ママ)を以て煎じ膏となし、貼りて之を敷く。或は楸木葉を用て擣き、瘡腫に敷く。

巻二百七十二　瘡腫を治し膿血を除き肌膚を生じ筋骨を長ず

楸葉を以て擣き上に敷く。亦た、湯に煮て膿血を洗ふ。冬に乾葉を取り、湯に揉みて之を用ふ。

1-2　梓の樹皮を用いる処方

梓は、梓白皮の名前で『神農本草經』下品に収載される歴史の古い薬物であるが、その割に未収載品である楸木皮・楸葉に比べると、古典医書における出現数は甚だ少ない。ただし、わが国の漢方医学が教典とする『傷寒論』の辨陽明脈證併治第八に梓白皮を配合した処方がただ1方（麻黄連軺赤小豆湯）だけ収載され、『千金方』も麻黄連翹赤小豆湯という名で収載する。この処方は黄疸を治療する薬方として知られるが、宋代以降の医書ではあまり見当たらない。わが国の医書では『醫法明鑑』だけが麻黄連翹湯という名で収載する。これを除くと、梓白皮は単味で虫さされ、皮膚病に用いられ、薬用として楸木皮との差は小さい。一方、梓葉は、主要医書には見当たらないが、『本草綱目』に『試效錄驗方』を引用して風癬疙瘩に用いる薬方を1つだけ収載するが、この文献の出自は不明である。梓・楸の区別が古くからあいまいであったことを考えると、楸葉の薬方はもともと梓葉を用いたものであったのかもしれない。

○ 備急千金要方

巻十　傷寒の瘀熱裏に在り身體必ず發黄するを治す麻黄連翹赤小豆湯方

麻黄　連翹　甘草各二兩　生薑三兩　大棗十二枚　杏仁三十枚　赤小豆一升　生梓白皮切二斤

右の八味を咬咀し勞水一斗を以て先づ麻黄を煑る。沫を去り諸薬を內れ煎じて三升を取り、

三に分けて服す。

（傷寒論辨陽明病脉證并治第八「傷寒瘀熱在裏身必黃麻黃連軺赤小豆湯主之方」）
（千金翼方巻九傷寒上「傷寒於熱在裏身體必黃麻黃連翹赤小豆湯主之方」）
（醫法明鑑卷第一「發黃」、麻黄連翹湯）

○ **太平聖惠方**

巻第十三　傷寒下部の擊瘡を生ずるを治す方

梓樹皮三兩

右の件藥細かく剉み水三大盞を以て煎じ、一盞半に至る。滓空心を去り、分けて温にて三服す。

巻第九十一　小兒の家火丹を治す方

梓木白皮三兩　蓼葉二兩

右の件藥燒きて灰と爲し、細かく研り雞子白を以って和し、數々之を塗り、差ゆるをもって度と爲す。

[2] 漢籍から引用し、ときに創出した――日本の医書

2-1　江戸期以前の医書における梓・楸の薬用記録

　実質的な意味でわが国最初の医書である『醫心方』（丹波康頼）は梓・楸を基原とする薬物を配合する処方を7つ収載する。そのうち4方は『千金方』（孫思邈）から引用した処方である。また、『外臺祕要』（王燾）の必効療上氣欬嗽腹滿體腫方を『醫心方』では内瘻方とし、『太平聖惠方』の治口吻生白瘡宜用此方を『醫心方』では治小兒鵞口方としており、いずれも実質的に同じ薬材・用法ながら、『醫心方』では異なる疾病の治療に用いる点で注目される。そのほか、『小品方』や『救急單驗方』のような散佚した漢籍医書からの逸文が多く、この観点から『醫心方』の資料的価値は非常に高い。ここでは紹介しなかったが、『醫心方』の治陰蝕瘡欲盡方第二に「萩葉を灰に作り之を傅く」とあって、本草にない萩葉[1]を用いた処方がある。『漢書』の貨殖傳に出てくる「河濟之間千樹萩」の萩が後世の注釈では楸とされている(本章第2節[4]を参照)ことを考慮すれば、楸葉を用いる薬方と考えてよい。陰蝕瘡は下疳瘡のことで、婦人の陰部がただれる疾患であり、これまでに挙げた楸葉を用いる薬方の適用例とほぼ同一である。黒焼きとする点で異なるが、『太平聖惠方』の治小兒家火丹方に梓白皮と蓼葉を黒焼きにした例がある。『醫心方』は出典を明らかにしていないが、既に散佚した医書から引用された処方か、あるいはわが国で創出された処方の可能性もある。

　鎌倉時代後期に成立した『頓醫抄』（梶原性全）は、梓・楸の薬方が1方もないが、同じ著者によって著された『萬安方』に楸を用いた処方が4方も収載する。いずれも宋代の中国医書からの引用で、『太平聖惠方』から3方、『聖濟總錄』から1方を引用する。『醫心方』が引用した『外臺祕要』や『千金方』など隋唐の医書の引用はまったくなく、この医書が本格的な和籍医書である『醫心方』をベースにしていないことがわかる。室町時代の『福田方』では、楸葉を用いた処方が2方あり、うち1方(生

髪治方)は『千金翼方』などから引用し、内容的にほとんど差はない。附骨疽に用いる残りの1方は、『太平聖恵方』の治附骨疽楸葉塗傅方の引用でまちがいないが、注でいうように、『千金方』では槲皮(ブナ科カシワの樹皮)を用いるとし、楸葉を用いることの如何を問うているようにも見える。このことは邦人医師が中国医書を細かく検討し、ときに原典の処方を改変することもあったと思われる。『醫心方』・『福田方』にある処方で原典とかなり内容を異にするものがあることは、中国より導入した処方が時を経るとともにわが国で変質していったことを示唆し、後世の民間療法の起源を考える上で興味深い。

わが国で本格的な医学が興ったのは桃山時代であり、田代三喜がその開祖であった。田代の後継である曲直瀬道三は『啓迪集』を著して本格的に疾病を論治したが、主として医理論について述べ、あまり薬方を収載しなかったので、梓・楸を用いた処方は見当たらない。道三の息子である曲直瀬玄朔が著した『醫法明鑑』は、『啓迪集』とは一転して多くの処方が記載され、楸葉を用いた方(巻第三損傷門九)と梓白皮を配合した方(巻第一　發黃)が1方ずつ、併せて2方収載する。前者は『太平聖恵方』の治灸瘡多時不差痒痛出黃水立效方、後者は『傷寒論』にある麻黃連軺赤小豆湯(『醫法明鑑』では麻黃連翹湯と称する)から引用したものである。

1) 字義通りであればマメ科ハギ属(*Desmodium*)種の葉。

○ 醫心方

巻五　小品方目の卒かに前を見ざるを治す方
梓木を剉み煑て以て目を日に三洗す。葛氏方之に同じ。

巻八　唐の又の方　脚氣の如く悶するを(治す)方
水を以て梓枝葉を煑て湯に爲り、冷水を添へて塩等に和し、脚を漬せば氣散じて少し快し。脚をして遂に悶せざら使む。大なる驗なり。

巻十六　救急單驗方諸瘻瘡を療ずる方
楸枝葉を煎じて淨く瘡内の孔の中を洗ふ。大なる驗なり。

巻二十五　小兒の鵞口を治す方第卅五
楸白皮濕なるに及び上に四五度恬る。

巻二十五　小兒の髪の生えざるを治す方第廿三
小品方　楸葉の中心を多少无く搗き絞りて汁を取り頭上に塗る。産經之に同じ。

(外臺祕要巻三十六「備急苦頭生瘡白禿不生髮有汁出或無汁乾燥痛方」)
(太平聖惠方巻第八十九「治小兒頭禿不生髮苦痒」)
(萬安方巻第四十「千金治少小頭不生髮一物楸葉方」)
(福田方巻之十「生髪治方」)

○ 萬安方

巻第二十三　灸瘡久しく差ゑず、痒痛して黃水出づるを治す方
楸葉多少を以てせず

右の細末、瘡上に傅けば即ち差ゆ。或は猪膽に和して之を傅く。

(太平聖惠方巻六十八「治灸瘡多時不差痒痛出黄水立效方」)
(聖濟總錄巻一百三十五「治灸瘡久不差痒痛出黄水方」)
(普濟方巻二百七十七「治灸瘡久不瘥癢痛出黄水方」)
(醫法明鑑巻第三「損傷門九」)

巻第二十三　楸葉膏　熱毒腫を治す

　楸葉立秋の日に取るは尤も妙なり　三斤　馬齒莧新なる者　半斤

　右、淨洗し乾かして切る。瓷盆に内れ爛研し、自然汁を取り、重絹にて濾過し、慢火を以て熬り膏と成し、瓷器に之を收む。凡そ熱腫有れば先づ楸湯を以て腫處を洗ひ、次に以て膏を紙或は絹に攤げ、腫の大小に隨ひ、之を貼る。日に之を再換す。

(聖濟總錄巻一百三十五「治熱毒気腫楸葉膏方」)

巻第四十九　小児雜病下　惡瘡

　聖惠方

　楸葉乾ける者二兩　乾漆炒りて煙盡せしむ　二分

　右の細末、大麻油を以て調へ塗る。日に三之を用ふ。

(太平聖惠方巻第九十「治小兒惡瘡方」)

巻第四十九　小児雜病下　瘻瘡

　聖惠方治痔瘻

　右、楸葉乾けるもの　の細末、生麻油を以て調へ之を塗る。

(太平聖惠方巻第九十「治小兒諸瘻穿穴成瘡痛不可忍方」)

○ 福田方

巻之十　生髪治方

　千金方云少頭ニ髪ノ不生ヲ治スル方　楸葉　ヒサキノハ　右擣テ汁ヲ取テ頭ノ上ニツケバ立ニ生

(千金翼方巻十一「治小兒頭髮不生方」)

註：類方は『外臺祕要』巻三十六「備急苦頭生瘡白禿不生髮有汁出或無汁乾燥痛方」や『太平聖惠方』巻第八十九「治小兒頭禿不生髮苦痒」にも出てくる。『醫心方』巻二十五「治小兒髮不生方第廿三」にも引用されている。ただし、他書では楸葉中心とあるのに対して、本書では単に楸葉となっている。

巻之十　癰疽惡腫門附骨疽

　楸葉猪膽ニスリ合シテ傅ヘシ　狗頭骨ヲ燒キ烟ヲ以テ薫ヨ　千金方云附骨疽ヲ治スル方　槲皮　右燒テ末ト為シテ飲ヲ以テ毎服二ネヲ可服

(太平聖惠方巻一百二十九「治附骨疽楸葉塗傅方」)
(萬安方巻第四十九「小兒雜病下　附骨疽」)

○ 醫法明鑑

巻第一　發黄

　發黄　寸口掌に近く脉無く鼻の氣冷えて治らず。形躰黄にして烟に薫ふるが如く直視し顛

を揺れば心絶なり。環口黧(れいこく)黑し、柔汗して發黃するは脾絶なり。

發熱して身痛み身自ら俱(とも)に黃なるは太陽の中濕なり。

麻黃連翹湯

麻(黃)根節を去る　甘(草)炙　(連)翹各一ネ　(赤)小豆半升　杏(仁)十二枚　(大)棗六枚　生姜一兩　生梓白皮半ネ　右

發黃、脉の浮緊は下すべからず、各半湯とす。

（備急千金要方巻十「治傷寒瘀熱在裏身體必發黃麻黃連翹赤小豆湯主之方」）
（千金翼方巻九「傷寒瘀熱在裏身體必黃麻黃連翹赤小豆湯方」）

2-2　江戸期民間療法書における梓・楸の薬用記録

名古屋玄医によれば、本邦で本格的な医書ができ医師がそれを読んで医療を行うようになったのは曲直瀬道三以降であって、それまでは古い時代から受け継いだわずかな処方を家方として守ってきたという（『丹水子』）。江戸時代においても、多くの地域では民間療法が主であって、固有の処方が細々と伝承されていたという（『同』）。経済が著しく発展した元禄時代以降になると、幕府が諸藩に一般庶民向けの薬物療法集の刊行を促し、各藩で漢方医あるいは蘭方医も参加して民間療法の発掘に積極であった。たとえば、『懐中備急諸國古傳秘法』を著した衣關順庵(きぬとめじゅんあん)は、わが国初の眼球の解剖図を載せた『眼目明辨』（1810年）を著した本格的な蘭医であったし、『和方一萬方』を著した村井琴山は、吉益東洞の薫陶を受けた後、帰郷して肥後熊本で古方派医学を継承・実践したほどの名医であった。こうした有能な医師が中心となって、江戸時代には多くの民間療法書が刊行されたが、そのうち梓・楸（および和名も含む）の名で配合されている処方例は本項末に示した通りである。江戸期の医療書では、漢名のみならずアズサ・ヒサギの古名のほか、カワラヒサギ・アカメガシワのような江戸時代になって初めて登場する和名も出てくる。それは民間での治療の便を図ったものであり、その基原植物が身近に普通にあったことを示唆する。梓・楸という漢名で記された処方の場合、和名とどう対応するかという問題が浮上する。第3節[3]で詳述したように、江戸時代は梓・楸の真の基原をめぐってアカメガシワ＝梓とする説とアカメガシワ＝楸とする説に本草界が大きく二分されていたからである。したがって、処方の内容について慎重な解析が求められることになる。

まず、各書に記載された処方の内容について検討してみよう。『救民妙藥集』は、今回参照した江戸期医療書の中ではもっとも成立が古い（1693年）のであるが、「諸腫物の薬」としてカワラヒサゲ（ギ）の実を用いる簡単な薬方を記載している。『大和本草』（貝原益軒）に拠ってカワラヒサゲをキササゲとして間違いないが、これが生薬キササゲの文献上の初見である（第4章を参照）。そのほか、梓木皮（梓白皮）を黒焼きにして痔に用いるという処方があるが、同じく梓白皮を黒焼きとする『太平聖惠方』の治小兒家火丹方の影響を受けた変方であろう。黒焼きとは、生薬を焼いて薬として用いる手法で、『本草綱目』は多くの黒焼き例を記載することもあって、『救民妙藥集』に収載される全処方の約3分の1は黒焼きであり、『和方一萬方』などを始めとするわが国の民間療法書でも広く採用されている。因みに、この場合の梓木皮の基原はキササゲで問題ない。

『妙藥博物筌』の頭瘡付藥(かしらのくさ)はその用法から『太平聖惠方』の治頭瘡乍發乍差亦燉疼痛方から派生したことは一目瞭然である。『證類本草』は、『太平聖惠方』にあるこの薬方を引用して「頭の極めて痒

く痛まず瘡の出づるを治す。楸葉を用ひ、多少に限らず、少し搗きて汁を絞り之を塗る」と記述しており、頭瘡付薬の記述はそれとほとんど変わらない。白禿瘡傳薬も『千金翼方』（孫思邈）の治小兒頭髪不生方とほとんど同じであり、いずれも中国の医方を範としたことが明瞭である。ところが『此君堂藥方』はヒサギの葉（漢名は記されていない）を黒焼きにして油と混和して外用するというふうに大きく変わっている。『妙藥博物筌』は、いずれの薬方においても楸葉は「ヒサギのハ」とルビを付しており、18世紀半ば以前という成立時期を考えると、アカメガシワを用いたと考えられ、『此君堂藥方』におけるヒサギも同じとして間違いないだろう。『妙藥博物筌』にあるもう1つの薬方「癰の藥　此藥万腫物によし」では、除鬼樹という独特の漢名が出てくるが、一名アズサという注とともにカワラヒサギのルビを付しているので、キササゲであることは間違いない。『此君堂藥方』に辟雷震方として「蜀黍の苗葉、多少に拘らず、雷鳴の時、之を焼けば震を免るべし。順謹按に是亦俗間に用る所なり、唐土にては樟木を植ゑ、吾邦七カマド　木サヽゲ　桑をう（植）ゆるか如し。」[1]とあるように、キササゲは雷を避ける効果があると民間では信じられていた。キササゲにカミナリササゲ・雷電ギリという方言名が知られ、除鬼樹はこれを意訳した和製漢名である。いずれも羅願を引用した『大和本草』（本章第3節[3]を参照）の記述に由来すると思われる。『掌中妙藥竒方』巻二の「赤白帶下ヲ治スル方」にある雷電木も同じで、やはりキササゲのルビを付している。『妙藥博物筌』にキササゲの葉茎を噛み砕いて虫さされの患部につけるという処方があるが、『太平聖惠方』にある治傷寒下部生䘌瘡方という処方によく似る。ただ『太平聖惠方』では梓樹皮を煎じて内服するところが異なるが、古い時代にわが国の民間医療に導入され、長い時を経て変質した結果と考えられ、カタツムリの黒焼きを入れ煎じ詰めたものを外用するという別の変方を記載しているのも、同様な過程で発生したものである。『懐中傭急諸國古傳秘法』に記載される「一切の腫物並に癰疔外科殺しの古傳方」も興味深い薬方である。この薬方を用いれば、体表にできる疾患を治す外科医はいらないということで、「外科殺しの古傳方」としているが、これらの処方にあるスイカズラまたは忍冬について説明しておこう。忍冬とはスイカズラ科スイカズラ *Lonicera japonica* Thunberg の全草で、『萬病回春』（龔廷賢）の薬性歌に「金銀花（スイカズラの花）、甘。癰を療ずるに對ぶもの無し。未だ成らざれば則ち消し、已に成れば則ち潰ゆ。」とある。『聖濟總録』や『普濟方』でも癰疽の薬方に金銀花を主薬とする処方が多く見られる。したがって、スイカズラあるいは忍冬とあるのは金銀花（忍冬花）と考えてよい。『山家藥方集』にはアケビ（木通）を欠くだけでほとんど同一内容の薬方が収載され、『竒工方法』の「癰疽其外一切の腫物口明き兼る妙薬」でも煎服となっている点を除けばほとんど変わりがない。『漫游雜記藥方・農家心得草藥法』にもよく似た薬方を収載するが、揚梅瘡（楊梅瘡で梅毒のこと）に煎液で用いるとし、配合生薬に若干の違いがある。いずれの書ももっとも成立の古い『懐中傭急諸國古傳秘法』を引用したと思われるが、記述を誤って解釈・引用したか、あるいはそれを修飾して変方としたと考えられる。この処方の主薬はアカメガシワ（葉）であり、『懐中傭急諸國古傳秘法』は漢名を記しておらず、『竒工方法』・『漫游雜記藥方・農家心得草藥法』は梓としている。楸を癰疽に用いるのは中国の医方に散見されるから、本来は楸葉とすべきであるが、『懐中傭急諸國古傳秘法』は『本草綱目啓蒙』よりやや遅い1817年の成立であり、まだそのころは益軒説の影響が残っていたため「楸＝アカメガシワ」に準拠したと思われる。1818年成立の『掌中妙藥竒方』において「雷電木」とあるのも益軒の影響である。以上の両書より数十年後の19世紀中頃に成立した『竒工方法』は「梓　アカメガシワ」としており、このころは小野蘭山説が浸透していたことを示唆

する。一方、『山家藥方集』は1847年の成立で時代的には蘭山説が浸透しているはずであるが、すべて他書の引用であるから、その成立次第で益軒説と蘭山説の入り混じったものとなっている。『漫游雜記藥方・農家心得草藥法』の成立時期は不明であるが、「梓＝アカメガシワ」となっているので、小野蘭山説が浸透した19世紀中頃以降であろう。

　約四千の処方を収録するわが国最大の民間医療書である『和方一萬方』では、アズサ（2方）・カワラヒサギ（4方）・梓（5方）・楸（1方）という和漢の4名が出現し、和名のヒサギはない。同書の実質的成立が『本草綱目啓蒙』よりかなり前である[2]から、『大和本草』の「梓＝カワラヒサギ（キササゲ）」・「楸＝ヒサギ（アカメガシワ）」説に準拠すると考えて差し支えないが、12方中11方が梓となり、楸（『和方一萬方』ではルビは付されていない）はわずか1方となって、そのほかの民間医療書とは大きく異なる。著者の村井琴山は、本書の凡例で「凡前編本五千方を輯む。今、これを校索謄写するに癩病及黴毒の凡方と諸方の唐宋元明の方に似たるものと本草諸病の主藥の部に出るものとを除ひて四千又餘方を得たり。」と書き記し、また別に黒焼きの多用などを挙げて和方であることを殊更に強調している。梓は『神農本草經』以来の由緒ある薬物であり、『傷寒論』に1方だけとはいえ、それを配合する処方があるのに対して、楸は『本草綱目』になって別条に収載されたにすぎない。古方派である村井琴山にとって、中国の医書で梓を配合する処方が少ないのを不思議に思い、祖方の楸を梓に置き換えたと考えられる。次に各処方の内容を考えて見よう。前編巻之八の婦人部「婦人の前陰腫痛を治す方」は、楸が梓となっている点を除けば、『醫心方』の治陰蝕瘡欲不盡方第二とよく似る。前編巻之二十九「腫物の痛を止る方」に2方あり、1つはカワラヒサギの樹皮すなわち梓白皮を用い、もう1つは単にカワラヒサゲ（ギ）とあるだけで部位を記載していないが、いずれも類方であるから樹皮としてよいだろう。前編巻之二十六癰疔部にある「癰疽潰て愈かぬるを治す方・同痛を止る方」という処方は、中国では楸を用いるのに対して、アズサ葉・甘草を用いるというふうに改変している。

　以上、江戸時代のわが国の民間医療書において、アズサ・カワラヒサギ・ヒサギ・梓・楸の名で出てくる処方は、いずれも腫物あるいは皮膚疾患・傷害の治療に用いられるという共通性がある。中国の『外臺祕要』・『千金方』・『太平聖惠方』にある処方との類縁が認められるが、中国では宋後期以降の医書から姿を消してしまった。それが江戸時代のわが国の民間療法書に生きながらえていたことは興味深く、『醫心方』・『萬安方』・『福田方』など中世の和医書から民間に流出し継承されたものと思われる。

[1] 病気の治療に用いることを目的としたものではないから本項末には収録しなかった
[2] 序文には1781年とあり、一般にはこれをもって同書の成立とされている。序文に記されているように、1778年には出来上がっていた原稿の多くが焼失し、琴山はしばらく執筆を放棄していたようである。刊行は1802年になってからで幕府の命令によるという。

○ 救民妙藥集

痔（ぢ）のくすり

　　梓の木皮、くろやきにして、酒にもちひてよし

諸腫物ノ藥（もろもろしゅもつの）

　　河原ひさげの實、陰干、煎じ用ふ

○ 妙藥博物筌
　癧の薬　此薬万腫物によし
　　除鬼樹（かはらひさぎ）　一名あつさともいふ。万毒虫（どくむし）の螫（さし）たるにかみて付べし葉茎ともに大釜（がま）へ入煎（せん）じ。葉茎（はくき）はとり捨（すて）あとの汁を小釜にて袮（ね）りつめ。袮ば袮ばと成（な）りたる時　蝸牛（てぐむし）の霜（くろやき）を入煉合（ねりあはせ）置。袮ぶと腫物（しゅもつ）類に八箆（へら）にて引べし。痞（カミ）には紙に付胸（むね）にはりてよし

（山家薬方集「乾」六十二表にほぼこのままで引用）

　頭瘡付薬（かしらのくさ）
　　頭瘡（かしら）痛まずして甚痒（かゆ）きには、楸葉（ひさぎのは）をもみ汁（しる）を取て塗（ぬる）べし、立処（しるし）に効あり

（山家薬方集「坤」十二裏にほぼこのままで引用）

　白禿瘡傳薬（しらくぼつけ）
　　小児白禿（にしらくぼ）頭瘡にて髪生ぜざるには楸（ひさぎ）の葉を搗（かみ）きて絞汁（しぼりしる）を塗（ぬり）之、三度ほどにて即愈（すなはち）

（山家薬方集「坤」五十九表にほぼこのままで引用）

○ 此君堂藥方
　　白クホニハ、狼ノ白キフン(糞)ヲ黒焼ニシテ、油ワタ(綿)ニトキテ付テヨシ、又ハト(鳩)ノ糞ヲソノマ、油ワタニトキ付、又ヒサケノ木ノハ(葉)ヲクロヤキ(黒焼き)ニシテ、油ワタニ付テヨシ

○ 懷中備急諸國古傳秘法
　　一切の腫物並にようてう外科ころしの古傳方
　　　あかめがしはのは（葉）　三匁　すひかづら　一匁　あけびかづら　一匁を煎用ひ　白なたまめの黒焼、こまの油にてときつけて妙

○ 掌中妙藥竒方
　　巻二「雑部」　赤白帯下ヲ治スル方
　　　白帯下ヲ治シテ尤も効アリ
　　　雷電木（キサヽケ）　二爻　右一味キサミ煎服ス

○ 山家藥方集
　　癰疽（ようそ）の薬方
　　　あかめかしはの葉三匁　すひかづら壱匁　をせんじ用ひ、白なたまめ黒やき　ごまの油にてとき付べし。

註：『懷中備急諸國古傳祕法』の「一切の腫物並にようてう外科ころしの古傳方」からの引用であることは確かであるが、「あけびかづら」（木通）を欠く。誤記と思われるが、変方の可能性も否定できないのでここに収録しておく。

第5節　梓・楸を基原とする薬物の薬用解析

○ 竒工方法
巻一　癰疽其外一切の腫物口明キ兼ル妙薬
梓　アカメカシハ　忍冬　木通　三味各等分ニシテ煎服すれハ如何様の腫物にても潰膿不致事なき事と云

註：『懐中傭急諸國古傳祕法』の「一切の腫物並にようてう外科ころしの古傳方」の引用であることは間違いないが、原典で外用とあったのが、本方では煎服となっている点が大きく異なる。「如何様の腫物にても潰膿不致事なき事と云」とあるので、原典の記述を誤って解釈したのかもしれない。

○ 漫游雜記藥方・農家心得草藥法
刺抜の方、柿(柿)　梓　梨の葉　三品粉にし、酒にて用ゆべし

揚梅瘡には、梓葉（あかめかしはと云、又荻葵　又草蘚もよし）　木通　忍冬（各　大）　川芎　大黄（中）　甘草（小）　大貼に合わせ煎じ用ゆべし

○ 和方一萬方
巻之八「婦人部」　婦人の前陰腫痛を治る方
梓ヲ煎シ洗ヘシ。又粉ニシテ付ヘシ。

巻之十二「口下部」　口舌ノタヽレタルヲ治ル方
梓ノ湯ニ塩ヲイレテサマシテ含ミ、アタヽカニナレハハキスツヘシ。菖蒲ノ湯ハスノ湯モヨシ。

巻之十八「金瘡手茶部」　金瘡ヲ治ル方
又方　諸ノ筋ヲヒキカヽムルヲ治ル方
楸ノ根　ソウニ
右二味黒焼等分細末ニシテ水ニテ付ヘシ

巻之十九「金瘡部」　手負疵ノウツキヲ留ル方
ニンニク黒焼二匁　カラ黒焼二匁　カウ生二分　カワラヒサケノ葉六匁
右四味細末ニシテヒーツ蘓木湯*ニテ用ヘシ

註：蘇木湯に同じ。甲賀通元著『古今方彙』(1745年)によれば「蘇木　赤芍　陳皮　黄芩　黄連各一銭　甘草四分　水にて煎じ、汁を取り服す」とあり、「孕婦(妊婦)の傷寒或は中時疫癘(流行病)行き漸漸として寒を作し慄れて悸するを治す」のに用いるとある。

巻之二十一「打撲折傷部」　打身ノ薬
アヅサノ葉　風藤カズラ　ヒトモジノ白根
右三味等分ヨキホドニ煎シサイニシテ痛処ヲムシアタヽムヘシ其外筋ホ子ノイタミ一切ニヨロシ

巻之二十二「膏薬部」　青膏薬
白膏赤膏ノ内土丹ヲ引テ青木葉川原ヒサゲ生タバコノ葉此三種等分ニシテ汁ヲモミ出シ色ヨ

キカゲンニナセル右ノ煉ヤウハアカゞ子ノナベ又ハ土鍋ニテ煉ヘシ。炭火ヲヌルクシテ其上ニナベヲ置先南バンラウヲ入イカニモ能トカシテ家猪ノ油椰子油胡麻油ヲ入能クカキマワス時細ナルアワ出ル。其アワヲ耻テ布ニテ三ケースリ折敷ヘコシコミ跡ノ半分又折シキヘコシコミサマシ置キテアトニ殘リタルニ丹ヲ見合入能クカキマセテ折シキヘコシコミ置一番ニコシコミタルヲ添ヘスノコトクニ竹ヲケヅリ折シキノウラニテソクイヲ押ゴトク押マセル時唐ノ土ヲ見合押ニスル是白膏ナリ青膏ハ折シキノウラニテ押時タバコノ葉川原ヒサゲ青木葉ノ汁ヲ少ツヽ入テ色見合ル赤膏ハソノマヽ押マスルナリ。

巻之二十四「下疳黴毒部」 陰莖ノ腫クサルヲ治ル方
梓 山梔子各等分
右二味煎シテ竹筒ニ入レテカラ墨梓ノ粉合セ付ヘシ

巻之二十四「下疳黴毒部」 陰莖ノ腫痛ヲ治ル方
梓 コマツナキ生 井柳
右三味等分スリ合セ付ヘシ

巻之二十四「下疳黴毒部」 淋病ヲ治ル方
又方 イタチ黒焼 梓各三匁
右二味粉ニシテヌル湯ニテヒーツ用ユヘシ」

巻之二十六「癩疔部」 癩疽潰テ愈カヌルヲ治ル方・同痛ヲ止ル方
アヅサノ葉三匁 甘草
右二味キサミテ水ニテ常ノ如ク煎シコレヲ用レハ痛止ムナリ

巻之二十九「諸腫物部」 腫物ノ痛ヲ止ル方
カワラヒサキノ木ノカワヲ去リ内ノ白キモノヲサリ常ノ煎薬ノ如ク剉ミ一服ノ両目モ同シコレヲ用ユヘシ

巻之二十九「諸腫物部」 腫物ノ痛ヲ止ル方
カワラヒサケ
右一味薬一服程常ノ如ク煎シ用ユヘシ

2-3 江戸期民間療法書における梓・楸の基原植物の考定

江戸期以前の医書はいずれも梓あるいは楸という漢名を用いる。その中で、唯一和文で書かれた『福田方』（有隣）は、楸にヒサギのルビを付す。明らかに『和名抄』・『新撰字鏡』に拠るが、当時、キササゲ・トウキササゲのいずれもわが国に伝わっていなかったから、当該処方で用いられたのはアカメガシワである。江戸期の民間療法書では、和名と漢名が混在し、漢名の多くはルビ付きである。第3節で述べたように、江戸時代では梓・楸の基原に関して2つの有力な説が両立し、混乱状態にあったのであるが、これが医療書に対してどう影響したのか興味が持たれるところである。ここで江戸期民間療法書に出現する梓・楸およびそれらに対応する和名を一括して表1-4にまとめておく。

表1-4　和籍医書における梓・楸

年代	療法書	薬物・部位	薬効
1693年	救民妙藥集	梓木皮	痔
		河原ヒサゲ実	腫物
18世紀前半	妙藥博物筌	除鬼樹（アツサ）葉茎	癤（ねぶと）
		楸葉（ヒサギ）	頭瘡
		楸葉（ヒサギ）	頭部白癬
18世紀後-19世紀前	此君堂藥方	木サケ	辟雷震方
		ヒサケ木	頭部白癬
1781年	和方一萬方	アヅサ葉	打ち身
		アヅサ葉	癩瘡
		梓	梅毒（陰茎腫）
		梓	婦人前陰腫
		梓	舌の爛れ
		カワラヒサキ木	腫物
		カワラヒサケ	腫物
		カワラヒサケ葉	金瘡
		川原ヒサゲ	青膏薬原料
		楸根	金瘡
1817年	懐中備急諸國古傳秘法	アカメガシハ葉	腫れ物
1818年	掌中妙藥竒方	雷電木（キサヽゲ）	おりもの
1847年	山家藥方集	楸葉（ヒサギ）	頭部白癬
		楸葉（ヒサギ）	頭瘡
		除鬼樹（アツサ）葉茎（カハラヒサゴ）	癤（ねぶと）
		アカメカシハ葉	癩瘡
19世紀中	竒工方法	梓（アカメカシハ）	癩瘡
不詳	漫游雑記藥方・農家心得草藥法	梓葉	刺抜き
		梓葉（アカメガシハ）	楊梅瘡

[3]『大同類聚方』のヒサキ・ヒサキリは本物？

　最後に、わが国最古の医書とされる『大同類聚方』(安部真貞・出雲広貞)にヒサキ・ヒサキリというヒサギの類名があるので、これについて考えてみたい。ただし、本書を偽書とする根強い説がある[1]ので、ここでの検討結果は参考程度に留めておく。

　『大同類聚方』は全百巻から成り、巻之一から巻之十三が用薬之部、巻之十四から巻之百までが処方之部である。用薬之部にヒサキリ(原文では比左紀利・比差支利)という名が、処方之部にヒサキ(非佐支)とヒサキリ(比差支利)の名が出てくる。用薬之部に同じ名が重出するのはあり得ないから、ヒサキリの1つはヒサキの誤りと思われる。処方之部巻之二十五に和氣清麻呂方としてヒサキノミを配合した薬方があり、「九月、實を採る」とあるヒサキリはヒサキの誤認となる。奈良時代の字書『漢語抄』に楸をヒサギとある(『和名抄』)から、素直に考えれば、ヒサキノミは楸実(シュウジツ)である。中国で楸木皮(シュウボクヒ)は739年成立の『本草拾遺』(陳蔵器)に初見するが、楸実はどの典籍にも見当たらない。『齊民要術』に「楸は既(ことごと)く子無し」とあるから(本章第2節[5]を参照)、楸実なるものは存在しないと思われていたに違いない。一方、江戸初中期以前の見解すなわち益軒説によれば、楸実はアカメガシワの実である。しかし、アカメガシワの種子は強心配糖体を含み[2]、実際に薬用とされたのか甚だ疑問である。強心配糖体は膜結合酵素であるNa^+, K^+-ATPaseに直接結合し、その酵素の作用を阻害してNa^+とK^+の能動輸送を妨害することによって心筋の収縮力を高めるため強心利尿作用があり、有用な医薬原料でもある。強心配糖体は天然界に意外に広く分布し、キョウチクトウ科キョウチクトウ *Nerium oleander* Linné var. *indicum* (Miller) O. Degener et Greenwell、ユリ科(APG：スズラン科又はクサスギカズラ科)オモト *Rohdea japonica* (Thunberg) Roth、同(APG：スズラン科)スズラン *Convallaria majalis* Linné var. *manshurica* Komarov [synonym. *C. majalis* Linné var. *keiskei* (Miquel) Makino]、キンポウゲ科フクジュソウ *Adonis ramosa* Franchetなど比較的身近な植物にも含まれるが、その大半は猛毒成分とされ、稀ながら死亡事故も発生している[3]。すなわち、ヒサキの実をアカメガシワとすれば、和氣清麻呂方は相当な劇薬ということになる。ところが原典の記述ではこの処方を「咳症百餘日經テ愈エズ體瘦セ勞ル者」によいとし、長期の病で衰弱しきった患者の治療薬としてふさわしいものではない。一方、ヒサギをキササゲとすれば、少なくとも命にかかわるような問題は起きない。したがって、この薬方はヒサギをキササゲと想定して創製したと考えられる。

　用藥之部巻之四にあるヒサキリは、「葉採りて用ふ。並びに木枝を日に乾かして用ふ。」という記述から、葉・樹皮(枝)を薬用部位とする。瘡(かさ)に用いるとしているところは、中国古医方における楸葉・楸木皮葉を思い起こさせる。ヒサキリは久桐と解釈としてよいと思われるが、音韻学的に考えて古名のヒサギに「リ」の音を付加してヒサキリとなる可能性は低く、平安初期の『大同類聚方』にある名としては奇妙である。開花時期が若干早いが、黄色の花を咲かせるとあるから、ヒサキリはキササゲを想定してつけた類名と考えられる。中国原産のキササゲが古代日本にあったという確かな証拠はなく、文献上では1709年の『大和本草』(貝原益軒)にカワラヒサギとあるのが初見であり、室町後期・江戸初期に渡来したと考えるのが妥当である。やはり『大同類聚方』は後世の偽撰の可能性が高いと考えねばならない。

1) 佐藤方定が『奇魂』に詳細に記している。富士川游等編『杏林叢書第四輯』（吐鳳堂書店、1926年）に所収。しかし、方定はのちに真本を発見したと主張、『勅撰真本大同類聚方』を刊行している。詳細は後藤志朗　日本医史学雑誌　43　85-99（1997）を参照。
2) Okabe, H., Inoue, K., Yamauchi, T., Chem. Pharm. Bull., 24, 108-113, 1976.
3) 1992年4月28日付けの『讀賣新聞朝刊』の社会面記事に、徳島県東祖谷山村（当時）の老夫婦がフクジュソウの根の煎液を飲んで中毒を起こし、1人が死亡したとある。そのほか、西山英男著『漢方薬と民間薬』（創元社、1963年）6頁-7頁にもフクジュソウ根の中毒事故の例が2件紹介されている。フクジュソウにはアドニトキシンという強心配糖体が含まれ、本書で挙げた植物にも類似の成分が含まれている。

○ 大同類聚方

巻之四

ヒサキリ　味微し辛く苦し。無香。葉を採りて用ふ。又、九月、實を採る。味苦し。

註：ヒサキの誤認と思われる。

巻之四

ヒサキリ　味少し苦く少し臭し。四月に黄色の花有り。葉採りて用ふ。並びに木枝を日に乾かして用ふ。

巻之二十五　「須波不支也美」和氣清麻呂方

同じく咳症百餘日經て愈ゑず體瘦せ勞る者　〔和氣清麻呂の方〕

ヤマシタリ今日ふナムテノミなり　ヒサキノミ　ハマチクサノネ

右の三味を水にて煎ず。

巻之九十二　ははき瘡(カサ)の洗藥方　山城國葛野郡河合黒沢麻呂の方

雁瘡(ガムカサ)兩脚廣き盛に黄汁或は膿血多く流出て止まず、大に痒く、又痛あるは此れ湯藥を以て日々三度洗ふべし。

ハチスノハ　ヒサギリハ　ハハキクサ　三味を加へ、研ぎ水に煮て、日毎に洗ふ返し、其後に附け藥を打與。

第6節　民間薬アカメガシワはどのように生まれたか

[1] 中国・朝鮮にも使用実績のないアカメガシワ

生薬アカメガシワはトウダイグサ科アカメガシワの樹皮を基原とし、第13改正日本薬局方で初収載された。第1節でも述べたように、近年、薬局方に収載される生薬の数は漸増しているが、アカメガシワは以下に述べる理由で異色の存在である。わが国では、歴史的由来が明確かつある程度の使用実績がある生薬のみが医薬品として認可される傾向が強い。アカメガシワは、漢方医学や中国・朝鮮の伝統医学で使用実績はなく、また民間薬としての歴史的実績も推測に留まって今一つはっきりしない。ゲンノショウコ・ドクダミほか古くから用いられてきたとされる民間薬も、その出自ははっきりしないが、少なくとも江戸期の民間医療で用いられた実績がある。漢方薬ほかわが

国で用いられる生薬の多くは中国に起源があり、中国の歴史的本草書や医書等に同品あるいは類品を求めることができる。しかし、アカメガシワに関してはまったく見当たらず、20世紀になって成立した『本草推陳』（葉橘泉）に野梧桐の名で出てくるにすぎない。同書に記された赤芽櫢の別名はわが国の文献資料を転載した結果であり、その薬用も中国で発生したものではない（本章第1節[3]を参照）。中国でアカメガシワの薬用の形跡がないのは、本種の中国での分布がごく限られているためと思われる。アカメガシワのもう1つの分布地である朝鮮でも本草書・医書に相当する品目は見当たらない。江戸中期に、徳川吉宗の強い意向で行われた朝鮮薬材調査では、アカメガシワも調査項目の1つであったが、それは朝鮮に本種があるかどうか、またその漢名が何であるかを調べるのが目的であった。朝鮮側から不詳という返事（『李同知真文』）が伝えられたことから、朝鮮でもアカメガシワを薬用に用いた形跡はなかった（本章第4節[4]を参照）。明治時代から大正時代の代表的和漢薬物書として知られる『増訂和漢藥考』（小泉榮次郎）にアカメガシワの名は見当たらない。さらに時代をさかのぼって、江戸時代の医書でアカメガシワの名が出てくるのは、『懐中傭急諸國古傳秘法』・『山家薬方集』・『竒工方法』・『農家心得草薬法』の4点のみである。前2書ではアカメガシワ（葉）、後2書は梓（アカメガシワ）とあり、いずれも腫物や瘡の治療に用いており、現在、アカメガシワの薬効と認識されている胃潰瘍や胃酸過多など胃腸疾患の治療に結びつくものではない。アカメガシワの文献上の初見は1709年に成立した『大和本草』（貝原益軒）であるが、同書はアカメガシワの古名をヒサギとしており、この名でもっとも古いものは『萬葉集』・『出雲國風土記』までさかのぼる。しかし、その名ですら、江戸以前および以後の文献資料で、樹皮を薬用にした例はない。『和漢薬百科図鑑』（難波恒雄）は、アカメガシワをわが国古来の民間薬と記述するが、その歴史的起源を文献資料を明示して言及することはなかった。

[2] 2つの漢名からみる生薬アカメガシワの実像

　これまでアカメガシワあるいはその古名のヒサギでもって文献探索したのであるが、アカメガシワにはもう1つの名があることを忘れてはならない。すなわち、全ての文献が必ずしも和名で記載するとは限らないので、別の視点からのアプローチも必要となる。

　わが国では古くからの慣例で大半の植物種に漢名を充てるが、それが中国本草における植物の分類学名に等しい機能を有するからである。飛鳥時代に中国から『本草經集注』（陶弘景）を受容して以来、わが国の動植物は全て中国本草学の規定する分類に依存してきた。『本草和名』（深根輔仁）や『本草色葉抄』（惟宗具俊）などわが国初期の本草書は、中国本草に倣って漢名を中心として編集され、各条に和名を充てている。このパラダイムに変化の兆しが見られたのは、『本草經集注』を受容してから約千年経た江戸中期に洋書輸入が解禁され、蘭学・洋学が広まって以来である。この結果、西洋博物学を受容するようになり、江戸後期にはリンネが提唱した分類学を取り入れ、明治維新以降は動植物の科学的分類が定着した。しかし、くすりとして天然薬物とりわけ漢薬に依存する傾向は、明治維新後もなお続いたから、薬物名・薬用植物名には漢名が残った。明治以降でもアカメガシワを薬物として扱う限り、漢名も併用したのである。

　アカメガシワの漢名に、梓・楸の両名があることは既に述べたが、江戸時代初中期と後期では、梓・楸の基原に関して有力な本草家による見解が完全に相反するという事実がある。初中期は、貝

原益軒の『大和本草』にしたがって楸をアカメガシワとする文献が多いが、後期になると小野蘭山の見解が影響力をもち、益軒説をひっくり返して梓の漢名を充てるのが優勢になってくる（表1-1、表1-4を参照）。すなわち、江戸時代の文献でアカメガシワの薬用状況を調査しようとすれば、梓・楸いずれの名前についても行う必要があることを示唆する。中国においては、梓白皮・楸木皮という名で、『證類本草』（唐慎微）以降の本格的本草書であれば必ず収載されている（本章第2節を参照）から、中国古医方のわが国への影響を考えると、それらを用いた処方の中に胃腸疾患に関連するものがあれば、それが起源となってわが国でアカメガシワの基原に転じ、生薬アカメガシワが発生したという仮説も十分に成り立つ。中国古医方では楸を貼り薬とするのが大半であり、腫物や金瘡・悪瘡・虫さされなどの皮膚疾患に用いる。江戸時代の民間療法では、ヒサギ・アカメガシワ・楸の名をもつ薬物を用いて腫物などを治療する用法が散見されるが、それが中国古医方の変方であることは第5節で指摘した。その中に梓白皮・楸木皮あるいは類品を用いた処方があるが、現代の用法すなわち胃潰瘍治療に結びつくものはなかった。薬用部位を葉から枝葉を経て樹皮に転じ、同様の薬効をもって使用することはあり得るが、かかる視点から精査しても見つからなかった。

わが国の文化・学術の中には、中国を起源とするものが多くあり、朝鮮半島経由で伝えられたものもかなりある。したがって、当該事項に関して朝鮮本草や医学の影響を考慮しなければ画竜点睛を欠くことになる。朝鮮に本草関連の文献資料はきわめて限られるが、朝鮮医学の最高峰と賞賛される『東醫寶鑑』（許俊）に湯液篇という事実上の本草之部があり、千数百品目の薬物を独自の分類によって収録する。そこで梓・楸について調べたところ、梓白皮の名はなく、楸木皮のみを収載する。諺文（ハングル）表記の郷名も付記するが、その名は今日まで継承され、楸をクルミ科マンシュウグルミ *Jugrans mandshurica* Maximowicz基原と特定することができた（本章第4節を参照）。享保期の朝鮮薬材調査でも、調査項目の１つに楸があり、邦人絵師が残した楸の絵図はクルミ科マンシュウグルミの類縁種ノグルミ *Platycarya strobilacea* Siebold et Zuccariniであることがわかった。朝鮮の本草書『郷薬採取月令』および『郷薬集成方』は胡桃（クルミ科クルミ）に対してそれぞれ唐秋子・唐楸子という郷名を付している。したがって、15世紀前半の朝鮮では、朝鮮半島に自生するマンシュウグルミを楸と称していたことが明らかとなった。興味深いことに、この名は現在の中国でも残っており、中国華北から満州ではクルミ科を楸と称し、ややこしいのであるがその樹皮は秦皮として市場に流通する。しかし、この名はわが国の本草書でまったく言及されておらず、アカメガシワの薬用起源の考察には無関係であった。

[3] "救荒薬"として西洋医学の影響下で生まれた

アカメガシワ樹皮を胃潰瘍などの胃疾患に用いるのはわが国で独自に発生し、古くから個人あるいは家庭レベルで伝承されてきた究極の民間薬という可能性も考慮する必要がある。記録に残らない民間薬はあり得るが、上代以降、大陸渡来の文化を随時吸収して成熟した固有文化を構築し、各種の古典資料が豊富に残されているわが国にあって、まったく記録に残らない薬物というのは考えにくく、そう結論する前に慎重な精査が求められるのはいうまでもない。結論からいうと、以下に述べる理由から、その可能性はほとんどないと考えられる。第一に、わが国では中国由来の伝統医学の影響がきわめて強く、とりわけ江戸期にあってはそれをブラッシュアップして固有の伝統医学

たる漢方医学を成立させ、また民間にまで広く普及したことを考える必要がある。諸藩も身近な薬草・薬木を用いて治療を行う江戸期版「家庭の医学」の普及に熱心であり、仮に江戸以前から用いられた薬材があれば、積極的に発掘して療法書としてまとめ刊行するという状況にあったし、ましてやアカメガシワは日本列島の北部を除いて普通に分布する植物であり、現在、その樹皮が医薬品として実際に用いられるほど薬効の確かなものであるから、どこにも見当たらないというのはやはり「古くからの民間薬ではなかった」と考えざるを得ない。第二として、江戸時代の民間療法書でも複数の薬材を配合して用いるのが普通で、単独で用いるのはごく少なく、それほど中国古医方の影響が強かったという否定しがたい事実がある。したがって、アカメガシワ樹皮を単独で胃腸疾患に用いるというのは、センブリやゲンノショウコをそれぞれ整腸、止瀉薬に用いるのと同系統の用法であって、わが国の民間療法として異色の存在といわねばならない。今日センブリは、各家庭レベルで伝承されてきたわが国固有の完全な民間薬と記述する専門書があるが、第6章で述べるように江戸期の資料ではほとんど外用薬材とされ、今日のような胃腸の薬として内用するものではなかった。明治以降になって西洋医学の影響のもとで開発、民間に普及したという伊沢凡人の説（『原色版日本薬用植物事典』）はまさに達観というべきである。したがって、アカメガシワの用法も民間療法由来というよりむしろ西洋医学の影響下で開発された可能性について検討すべきであろう。ただし、薬用とはいえ、素性の知れないものを初めて用いるのは勇気のいることであり、わが国にはそれを可能にする中国の神仙思想のような強固な思想的・文化的基盤に乏しい。したがって、何らかの資料に基づいてその用法に至ったと考えるのが自然であり、その経緯となった資料の発掘を出発点とする必要がある。

江戸後期に小野蘭山によってアカメガシワに充てられた梓を、牧野富太郎がトウキササゲとしたのは昭和の初期であった。室町末期から江戸初期ごろに伝わったキササゲとは異なり、トウキササゲは昭和初期でもわが国になかった（牧野富太郎による）。したがって牧野説は一般にはあまり浸透せず、民間ではかなり後まで蘭山の「梓＝アカメガシワ」説が通説として信じられたと見られる。『新訂和漢薬』の梓の条に「タカトウダイ科アカメガシワ *Mallotus japonicus* Mull. Arg. を充てることあり」（ママ）と記載されているのはそれを示唆する。難波恒雄によると、わが国の生薬市場の一部でアカメガシワ樹皮を将軍木皮と称するという（『和漢薬百科図鑑Ⅰ・Ⅱ』）。『本草綱目啓蒙』および『本草綱目紀聞』（水谷豊文）によれば、この名はそれぞれ楸（蘭山によればキササゲに当たる）・キササゲの筑後（今の福岡県の南部）の方言名となっている。梓をキササゲに充て、あるいはアカメガシワに充てるなど、相反する見解が両立する混乱状態にあって、両名が混同してキササゲの方言名からアカメガシワの方言名に転じたとすれば、よく説明できる。

以上述べてきた視点から、アカメガシワ樹皮の薬用に関してある仮説が成り立つのでここに提唱しておきたい。『千金翼方』（孫思邈）巻十九の雑病中に「雑療第八　方法一百二十首」内一方という処方があり、「梓白皮[1]は吐逆胃反を主り三蟲を去る。小兒の熱瘡、身頭熱し、蝕瘡を煩ふは湯にて之を洗ひ、并せて封傅す。嫩き華は爛瘡を主る。」と記されている。この記述は、医書に記述された処方というより薬物書的な記述に近く、『證類本草』（唐慎微）の梓白皮の条にある唐本注（『新修本草』）の「別録に云ふ」で始まる記述に嫩華の薬方を加えただけである。『證類本草』は、通例、『神農本草經』の記述を白抜き文字で、『名醫別録』を黒文字で引用するが、『名醫別録』の記述に相当する部分に唐本注の引用文はなく、明の勅撰本草書『本草品彙精要』（劉文泰）でも同様である。ところが『本草

綱目』（李時珍）はこの部分を『名醫別錄』の引用文の中に含めている。いずれが正しいのかは別として、『本草綱目』というわが国で和刻本が出版されたほどの本草書に「梓白皮は吐逆胃反を主る」という梓白皮の薬効が記載された意義は大きい。梓白皮の基原がアカメガシワ樹皮ということであれば、わが国ではどこでも容易に調達できるから、それを単味で吐逆胃反に用いるという用法がわが国の民間で発生したとしても不思議ではない。吐逆胃反と胃潰瘍が何らかの関連があれば、今日のアカメガシワの用法の起源をそこに求めることが可能となる。

　ここで、難解かつ独特の漢方用語である吐逆胃反のもつ意味を詳細に解析してみよう。吐逆とは食べた物を単に吐き出すという意味であるから、必ずしも胃の疾患に結びつくものではない。一方、胃反とは、わが国漢方医学が教典とした古典医書である『金匱要略』に「朝に食して暮に吐し、暮に食して朝に吐き、宿穀化せざる者を胃反と曰ふ」と記述しており、胃が食べた物を消化できずに元に戻してしまうという意味にとることができる。すなわち、胃に何らかの変調があって嘔吐を引き起こすと考えることが可能である。これによって梓白皮を何らかの胃の疾患に用いるという文献的根拠が、中国史上最高峯と称される『本草綱目』と、これまた『傷寒論』と並び称される日本漢方の経典『金匱要略』にあったことになる。江戸後期から比較的最近まで、梓はアカメガシワと信じられていたから、梓白皮すなわちアカメガシワ樹皮としてこれを胃の疾患を改善する目的で使ったことは大いにあり得る。しかし、『傷寒論』・『金匱要略』に梓白皮を配合した薬方が一方（麻黄連翹連軺湯）しか収載されていない状況で、梓白皮を単味で用いるほどのインセンティブがあるだろうか。

　そこで江戸期から明治時代の漢方医家によって梓白皮を配合する処方を記載した文献があるかどうか調べてみた。その結果、折衷派の有力漢方医家で明治以降も皇漢医学の大家として影響力を保持した浅田宗伯の『古方藥議』巻之四に生梓白皮の条があり、次のように記載されていた[2]。

［釋品］和名岐佐々ケ、樹の高さ一二丈、枝葉　楸に類す。楸　和名阿加女加之波、亦た同類なり。齊民要術に云く、白色にして角有る者を梓と為し、黄色にして子無き者を柳楸と為すと、之れなり。千金・外臺　往々梓楸通用す。其れ闕に當って代用するも亦た可なり。梓は根外褐色、裏白く質柔軟にして力有り。其の皮甚だ剥ぎ易し。用に臨んで新に取る。凡そ論中に生と云ふ者、皆用に臨んで新に之を取るを謂ふなり。
［釋性］味苦寒　熱毒、吐逆胃反を主どる。
［議に曰く］梓白皮は味苦寒、能く熱を瀉す。故に麻黄連軺赤小豆湯は、連軺、梓皮並び用ひて、以て瘀熱を解するなり。其の生用する者生地黄と意を同じふす。清涼の力特に夥しきを貴ぶのみ。（医宗）金鑑に云く、梓皮無ければ茵陳を以て之に代ゆ。薬性を知らざる考と謂ふべし。李中　梓、桑柏皮を以て之に代ゆ、反て優れるに似たり。陸佃埤雅に云く、今牡丹を呼て之を華王と謂ふ。梓を木王と為すと。蓋し木は梓より良きは莫し。故に書に梓材を以て篇礼に名づけ、梓人を以て匠に名づくるなりと。梓の効用亦た偉なるを知るべし。

　宗伯は、梓をキササゲ、楸をアカメガシワと考え、当時の本草学の主流であった小野蘭山の見解とは異なっていた。宗伯がそう考えるに至った論拠は定かではないが、いずれにせよ梓・楸は同類であって『千金方』や『外臺祕要』で区別されていないと解釈し、どちらか一方がなければ代用してかまわないと考えていた。すなわち、わが国の至るところに生えるアカメガシワを梓白皮として用い

てもよいということであり、幕末から明治初期にかけてもっとも影響力のあった漢方医家がお墨付きを与えたことは注目に価する。この記述の最後は梓をもっと活用すべきだとも解釈できる言で締めくくっている。宗伯も梓白皮の釈性として吐逆胃反を挙げており、アカメガシワ樹皮を胃疾患の治療薬としての使用を促進したのではないかと推察される。

　幕末から明治時代は、政治や文化のあらゆる分野が大きな変貌を余儀なくされ、わが国の歴史でも有数の大変革期であった。梓白皮が実際に前述の目的で用いられた可能性を検証するにはそのような時代背景における医学薬学事情も詳細に検討する必要がある。

　明治政府は、江戸時代ではわが国の主たる医学であった漢方医学を継承せず、正規の医学として西洋医学を採用した。西洋医学と漢方医学は理論体系において互換性はほとんどなかったから、西洋医学を導入した明治時代は治療薬の体系がそれまでとは大きく変わることになった。今日の西洋医学ではもっぱら化学的に純粋な薬物すなわち純薬を用い、生薬の使用はごく限られている。純薬とは、化学合成によって創製した薬物、あるいは生薬の薬効成分を抽出・精製して医薬品としたものであるが、世界初の合成医薬品アスピリンが発売されたのは1897年であり、また天然成分を精製して創製した薬物もごく僅かであった。したがって、19～20世紀前半では、西洋医学といえども、生薬への依存度は現在よりはるかに高かったのである。ただ、西洋医学は基礎理論を近代生命科学に置いていたから、次第に薬効成分だけを生薬から取り出して純薬として用いる方向に進化していった。一方、漢方医学は「証の概念」に基づいた独特の随証治療を実践し、近代科学の知見を受け入れる素地に欠けていたため、江戸末期からわが国に流入するようになった西洋薬とりわけ生薬成分を部分精製したような製剤を採用することはなく、東洋産生薬の使用にこだわり続け、それは今日でも変わっていない。1886年に公布された初版日本薬局方が収載する468品目のうち、有機医薬品すなわち純薬は59品、無機医薬品80品、生薬は89品であり、生薬は少ないようにみえるが、製剤177品のうち大半は生薬を含むから、生薬の占める比重は大きかったことがわかる[3]。しかし、生薬とは言っても、初版局方に収載された生薬類はその基原からみれば漢方医学が事実上正規の医学であった江戸時代とは大きく異なるものであった。中国を始めとする東アジア産生薬に代わって、幕末ころから日本市場に登場するようになった化学薬品および欧米系植物を中心とする薬物ならびにその製剤（いわゆるガレヌス製剤）がほとんどであり、いわゆる漢薬は一部を除いてことごとく排除された。ダイオウ（大黄）は古い時代に中国から西洋に渡って瀉下薬として用いられていたから、当時の薬局方では西洋薬と見なされていた。このような時代背景にあっては、西洋系生薬の代替となるものを除いて東アジア産生薬が治療薬として用いられる可能性は低く、少なくとも正規の医学ではあり得なかった。明治時代は封建時代から近代への時代の転換期であり、一方で脱亜入欧の名の下で旧体制の残滓を払拭し、他方で欧米諸国から様々なものを積極的に導入したが、その傾向は医学分野でも顕著であり、急速に西洋化が進んだ。しかし、一般国民が日常的に必要とする薬物すなわち今日の大衆薬に相当するものを、西洋薬だけでまかなうにはあまりに高価であるから数量的にも絶対的に不足していたはずで、江戸時代の民間医療書にあったような生薬類を引き続き利用することも多かった。明治時代にも江戸時代から継承した多くの売薬があったが、1877年の売薬法の制定によって、丸薬・膏薬・練薬・水薬・散薬・煎薬など家方を合剤し販売するものと定義され、またその名に秘伝、家伝秘方などや神仏の名を語ることは禁止された。さらに売薬に伴い、高額の税金が課されたこともあって薬舗の数が大幅に淘汰され、それまで各医家が代々伝わる

処方を秘伝薬として販売していたものの多くが姿を消すこととなった。このような状況では薬用としての潜在力があっても新規に開発・売薬することは困難であり、かなりの生薬類は民間薬として用いざるを得なくなったことは想像に難くない。浅田宗伯によって薬効が再評価された梓白皮を単味で販売するチャンスはあったと思われるが、当時の医学界からみれば浅田宗伯すらもはや時代遅れの漢方医学に固執する守旧派でしかなく、漢方薬の名を連想させる梓白皮という名に固執する限り、逆風でしかなかったであろう。したがって一般に認知されることは容易なことではなく、これが明治時代の売薬に梓白皮（アカメガシワ）が配合されなかった理由ではないかと思われる。

一方で、西洋医学の顕著な影響を受け、基本的に中国医学から派生した伝統的用法からかなり逸脱したものが登場し、當薬（現在名センブリ）やキササゲ實（現在名キササゲ）などのように局方にも収載されるものもあった。センブリ・キササゲのいずれもその用法は伝統的民間療法ではなく典型的な対症療法であって、西洋医学の影響下で発生したものである。以上の観点に立てば、漢方薬を連想させる梓白皮の名を隠し、和名のアカメガシワを冠して浸透を図ることも可能であったが、西洋・東洋のどちらにも類薬がないのが難点となったと推察される。結局、アカメガシワはながらく民間薬の地位に甘んじていたはずで、『増訂和漢薬考』にその名がないことから、一般に胃腸疾患薬として認知されるようになったのはかなり後になってからであろう。とすれば、昭和初期には満州事変が勃発し、日中戦争を経てわが国が国際的に孤立した時代がその背後にあることを考えると、連合国側による厳しい経済封鎖による困窮経済の下で胃潰瘍に対して確実に効果のある薬物として生薬アカメガシワが発生したという推測が成り立つ。あるいは戦後の混乱期であらゆる物資が不足した時から本格的なアカメガシワの利用が図られたとも考えられよう。それを直接裏付けるような資料は残念ながらまだ見つかっていないが、生薬アカメガシワの使用が科学的エビデンスに基づいて西洋医学的であること、およびこれほど身近にある植物でありながら明治以降のいかなる文献にも薬用情報が記録されていなかったから、救荒薬として苦難の時代に登場したと思われる。

1) 原文は梓口皮となっているが、誤りと考え梓白皮に訂正した。
2) 松本一男編『松本書屋貴書叢書刊第1巻』（谷口書店、1993年）所収、「生梓白皮」（574頁-575頁）。
3) 日本薬局方公布百年記念事業実行委員会編『日本薬局方百年史』（日本薬学会、1987年）。

[4] 薬効を認められ薬として定着

古典の記述に基づいて誤用されたとしても、実際に効果がなければたちまちに放逐されるのが世の常である。著名な漢方薬のように、"権威ある古典医書"という後ろ盾があれば少々効果がなくても証が合わなかったなどという言い訳がいくらでも成り立つが、アカメガシワの場合は梓白皮というほとんど有名未用の薬物にすぎないからそういうわけにはいかない。アカメガシワ樹皮にとって幸運なことは、主要成分であるベルゲニンに水浸拘束ストレス潰瘍の抑制、絶食潰瘍の抑制、セロトニンおよびレセルピン誘発潰瘍の抑制作用という、胃の疾患に結びつくような薬効が認められたことである（本章第1節[1]を参照）。したがって、アカメガシワ樹皮の胃潰瘍抑制に関しては一定の科学的エビデンスがあるわけで、民間療法あるいは漢方医学においてこれといった歴史的使用実績がないにもかかわらず生き延びてきた理由をここに見ることができる。一方、真の梓白皮すなわち

キササゲ樹皮 CATALPAE CORTEX は胃疾患に効果が期待できるのであろうか。

キササゲ樹皮とアカメガシワ樹皮とでは、前者はノウゼンカズラ科、後者はトウダイグサ科であって、それぞれ基原植物の系統がまったく異なり、天然物化学あるいは化学分類学の常識的解釈によれば、含有成分相に顕著な違いがあって然るべきである。アカメガシワ樹皮の主要成分はベルゲニンを主成分とし、コリラギンなどの加水分解性タンニンならびにルチンなどのフラボノイドであり、その大半はポリフェノールである。一方、キササゲ樹皮は、ベルゲニン・タンニンなどポリフェノール類の存在は少なくとも現時点では報告されておらず、また類縁植物からもその類の成分は知られていない。その代わりにアカメガシワにまったく存在しないナフトキノン系成分が報告されている[1]が、それらが胃潰瘍など胃疾患や嘔吐に有効であるという報告はない。また、中国歴代本草書にある「熱を主り、三蟲を去り云々」に対応する作用すなわち解熱・殺虫あるいは駆虫作用を有する成分も報告はない。中国医方は複方を用いるのが常であって、単方は概して軽視されるから、これ自体は驚くに当たらない。中国本草書に記述された生薬単味の薬効で、科学的エビデンスの背景に裏打ちされたものは少ないことがそれを物語っている。ただし、アカメガシワ樹皮に比べてキササゲ樹皮の成分研究は歴史が浅く、ベルゲニン様のポリフェノール成分をまったく含まないとは言い切れないが、これまでの知見に基づく限り、真の梓白皮を用いていたのであれば抗胃潰瘍薬として開発されることはなかったことになる。つまり、梓白皮として誤用したアカメガシワ樹皮に薬効があって、西洋医学に取り込まれて薬用に開発されたわけで、真品ながら有名未用とされたキササゲ樹皮が現在に至っても薬用価値が認められていないことは皮肉といえる。

結局、アカメガシワ樹皮は、古くからの伝統医学と西洋医学の相互作用の結果、たまたま発生した新しい天然薬物系新薬ということになり、今日の新薬認可基準の下では生まれるはずはなかった。分類学の未熟な時代にあっては基原の誤認はごく日常的であり、長い歴史の間に似たようなことが頻繁に起きた結果、今日見るようなおびただしい数の生薬類を生み出す原動力となったのである。興味深いことは、朝鮮で楸の基原とするクルミ科マンシュウグルミにキササゲ樹皮に含まれる成分と類似のナフトキノン系成分が多く含まれることである[2]。したがって、朝鮮・満州などでは、形態的にはまったく異なる基原植物ながら、結果的に類似成分を含む植物を楸に充てたわけで、有機化学が成立するはるか以前にどうこれを知り得たのであろうか。あるいはまったくの偶然の産物であろうか。

[1] Fujiwara, A., Mori, T., Iida, A., Ueda, S., Hano, Y., Nomura, T., Tokuda, H., Nishino, H., J. Natural Prod., 61, 629-632, 1998.
[2] Hirakawa, K., Ogiue, E., Motoyoshiya, J., Yajima, M., Phytochemistry, 25, 1494-1495, 1986.

【後記】本章において論述する部分は、第4節を除き、成松紳太郎博士論文「梓樹・楸樹の基原誤認による「アカメガシワ」発生の可能性に関する包括的考察」（帝京大学薬学部、2008年12月24日）を引用し、簡略化して再構成したものである。

第2章　アヘンとケシ

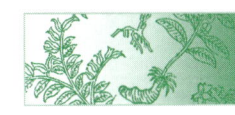

第1節　アヘン原料ケシとその類縁植物

[1] 区別が難しい栽培規制ケシ種と園芸用ケシ類

　アヘン（阿片）は、アヘン中毒を起こし、人を廃人に導く麻薬であることは広く知られている。アヘンが麻薬たる所以はすべてその含有成分モルヒネおよびその類縁体（モルヒナン誘導体）にあるが、この地球上でモルヒネ系麻薬成分を作ることのできる植物はケシ*Papaver somniferum* Linné、アツミゲシ*Papaver somniferum* Linné subsp. *setigerum* (de Candolle) Arcangeli [synonym. *P. setigerum* de Candolle；*P. somniferum* Linné subsp. *setigerum* Corbiere；*P. somniferum* Linné var. *setigerum* (de Candolle) P. E. Boissier]、ハカマオニゲシ*P. bracteatum* Lindleyあるいはこれらと同属他種との交配雑種に限られている。ケシとアツミゲシはあへん法、ハカマオニゲシは麻薬及び向精神薬等取締法[1]で栽培および所持等がきびしく取り締まられているが、同じケシの名をもつ園芸用ケシ種は麻薬成分を含まない[2]ので自由に栽培できる。平成15年度の統計では、全国で摘発除去された不正ケシは約83万本に達するという。そのうち自然状態で生育する逸出ケシ（大半はアツミゲシ）が大半を占めるが、個人による不正栽培の多くは海外旅行先などでケシと知らずに種子を購入、栽培するパターンであり、諸外国の中にケシ栽培が必ずしも不法ではない国・地域（スペイン・ポルトガルなど）が存在することに起因する。また、園芸店で販売される種子（園芸用ケシ種）の中に誤って混入されることもあるという。因みにケシの種子は麻薬成分を含まないので取り締まりの対象にならない。身近な七味唐辛子にもケシの種子が含まれ、またアンパンの中央部に付いている小さな種はケシの種であり、古くから食用とされてきた。ただし、種子が発芽すればその時点から取り締まりの対象となる。放置すれば悪魔の薬物の拡散をもたらすとして、関係諸当局は、毎年、ケシの花が咲く5～6月に全国一斉に不正栽培ケシ撲滅運動を行っているが、厳しい取り締まりにもかかわらず、不正栽培がなくなる気配はない。その理由として一般人に栽培規制種と園芸用ケシ類の区別が難しいことが挙げられる。ここでは麻薬成分を含むケシ3種の形態的特徴を説明し、園芸用ケシ類との簡単な識別法も述べる。

[1] テバインなどモルヒネ以外のモルヒナン誘導体を含むものでハカマオニゲシが該当する。
[2] ベンジルイソキノン系アルカロイドは含むが、麻薬成分であるモルヒナンは含まない。

ケシ　*Papaver somniferum*

（形態的特徴）　欧州南東部地中海沿岸地方（小アジア）の原産とされる2年草で、茎は直立、上部でわずかに分枝、品種によってはわずかに毛状突起を散生し、高さ1～2mに達する。葉は下部で大きく、上部で次第に小型となり、緑灰色、長楕円～長卵形で、両面ともほとんど無毛、縁に不規則な欠刻があって波打ち、基部は茎を抱き、互生する。欠刻、波打ち、基部の形態の程度は品種によって大きな差がある。前年度の秋蒔きでは、翌年の初夏に開花し、花茎に単生する。つぼみは、始めは下を向き、次第に立ち上がって開花時に直立する。萼は2片あって開花とともに脱落し、1日で花冠が

脱落する一日花である。花冠は倒三角形で、4枚あり、色は紅色、白色、紫色あるいはその中間ないしそのまだら紋様、縁は全縁～細裂で、品種によって様々である。雄ずいは多数あり、雄ずいから転化したボタン花様の多弁品種（ボタン咲き種）を一部の国では園芸用に栽培する。雌ずいは多心皮からなり、子房は1室、花柱は明瞭ではなく、子房の頂端に平たい放射状の柱頭があってその数は心皮数と同じであり、果実の成熟後も残存する。果実は孔さく果で、楕円形～偏球形で、縦に心皮数と同じ数のゆるい隆起ができる。熟果の柱頭の基部に小さな孔があき、小さな種子を出す。種子は腎形で、表面に規則的な細かい網目模様があり、色は品種によって白色から黒色と様々である。染色体数は2n＝22。未熟果の表面を上下に浅い傷をつけると白色～淡紅色の乳液が浸出するが、しばらくすると粘り状になるので、これをへらでかき集め乾燥したものがいわゆる生アヘンである。戦前のわが国では、国内、外地で大規模なケシ栽培が行われ、果実が大きく乳液量の多い一貫種が栽培された。一貫種はわが国で開発された品種であり、1反（0.1ha）当たり平均で1貫（3.75kg）のアヘンの収穫が期待できるのでこの名がある。ケシの漢名にしばしば芥子を充てる。カラシナ *Brassica juncea* (Linné) Czernajew et Cosson の種子を芥子（ガイシ）と称するが、形が似ているのでわが国ではケシの漢名に転用され、同じ芥子ながらケシと訓ずる。無論、誤用であるからケシの漢名として使うのは正しくない。ケシの正式な漢名は罌粟（オウゾク）である。

アツミゲシ　*Papaver somniferum* subsp. *setigerum*

（形態的特徴）　南欧、地中海西部、北アフリカに野生し、茎は直立、よく分枝する2年草で、高さ60cm程度、ケシよりずっと小型である。茎にまばらな剛毛がある。葉は緑灰色、狭心形で、大きな欠刻があって縁は鈍鋸歯となり、欠刻の先端に剛毛があり、基部では茎を抱き、互生する。葉脈上に小さな剛毛が散生する。ケシと同様、初夏に開花し、花茎に単生、つぼみは始め下を向き、次第に立ち上がって開花時に直立するが、ケシと異なりつぼみに剛毛を密生する。花はケシより小型で、花冠は4枚、円形に近く、色は紅色～白色またはそのまだら様であり、わが国で栽培するものは白い花冠の下部に淡いピンク色の斑点をもつものが多い。萼はケシと同様に早落性で開花時にはない。果実の形態はケシと類似するが、はるかに小型である。アヘンの採取に適さないが、モルヒネなどのアヘンアルカロイドを含む。種子は黒色でケシより小さく、熟した孔さく果の上部の小孔から飛び出す。本種とケシは形態上の差異が小さく、かつてケシの野生原種と考えられていたが、染色体数は2n＝44で別種である。本種の名の由来は、かつて愛知県渥美半島の海岸地帯に逸出したものが自然状態で群生していたことに因む。繁殖力が強く、種が小さく散布されやすいので、一旦、逸出すると根絶は容易ではない。

ハカマオニゲシ　*Papaver bracteatum*

（形態的特徴）　イラン原産とされる宿根性多年草で、草高1.5mに達する。茎は直立、ほとんど分枝せず、粗毛が密生する。葉は互生し、多くは根出して羽状に深裂し、裏表ともに粗毛が密生する。つぼみにも粗毛が密生し、始め下を向くが、開花時に直立して上を向く。花は大型、花冠は5～6枚で深紅色、基部に黒紫色の斑点がある。雄ずいは多数で、やく・花糸ともに黒紫色である。園芸用に栽培するオニゲシ *Papaver orientale* Linné と酷似し、しばしば混同される。花の基部に2枚の苞葉

があり、本種の名の由来はこれを袴に見立てたことにある。オニゲシは苞葉がないので区別される。

[2] 栽培規制ケシ種と園芸用ケシ類の識別法

　園芸用ケシ類と、あへん法・麻薬及び向精神薬等取締法で規制をうける前述3種、すなわちケシ・アツミゲシ・ハカマオニゲシとの区別が困難なのは、それぞれ多くの品種があって形態的に多様であることが挙げられる。同種でありながら花冠の形態とその色および茎葉の形態は品種ごとにかなり異なって見える。園芸用に自由に栽培できるケシ類も非常に多くの品種があって形態的に多様である。一般人にとっておびただしいケシ種があるように見え、栽培規制種はまったくその中に埋没し、識別を困難にしている。

　栽培規制種と園芸種は次に示すスキームによって区別できる。オニゲシとハカマオニゲシは花の下部に苞葉の有無で区別できる。また、本スキームを適用する以前の問題として、当該植物がケシ科であるか否かを識別しなければならない。ケシ科植物は、茎の切り口から乳液が出てしかも味は極めて苦いという共通の特徴があり、この乳液が衣服につくと洗濯しても取れない。ケシ属か否かは花の構造で判断することができる。すなわち、雄ずい(おしべ)の数が多く、雌ずい(めしべ)は大きく子房は上位について花柱はほとんどないに等しく、かつ柱頭は平たく放射状であれば、まずケシ属種と考えて差し支えない。

1. 全草(茎、葉)に粗毛が密生、葉は羽状に裂けて茎を抱かない
    1.1　宿根性多年草である
        1.1.1　花の基部に苞葉がある-----ハカマオニゲシ
        1.1.2　花の基部に苞葉がない-----オニゲシ
    1.2　1年草である-----ヒナゲシなど園芸用栽培種
2. 無毛かあってもまばらで、葉は羽状に裂けず茎を抱く
    2.1　草高1m以下、茎にまばらな剛毛、葉の欠刻の先端に剛毛がある-----アツミゲシ
    2.2　草高1m以上、茎・葉は無毛-----ケシ

ケシ(一貫種)   ケシ(ボスニア種)

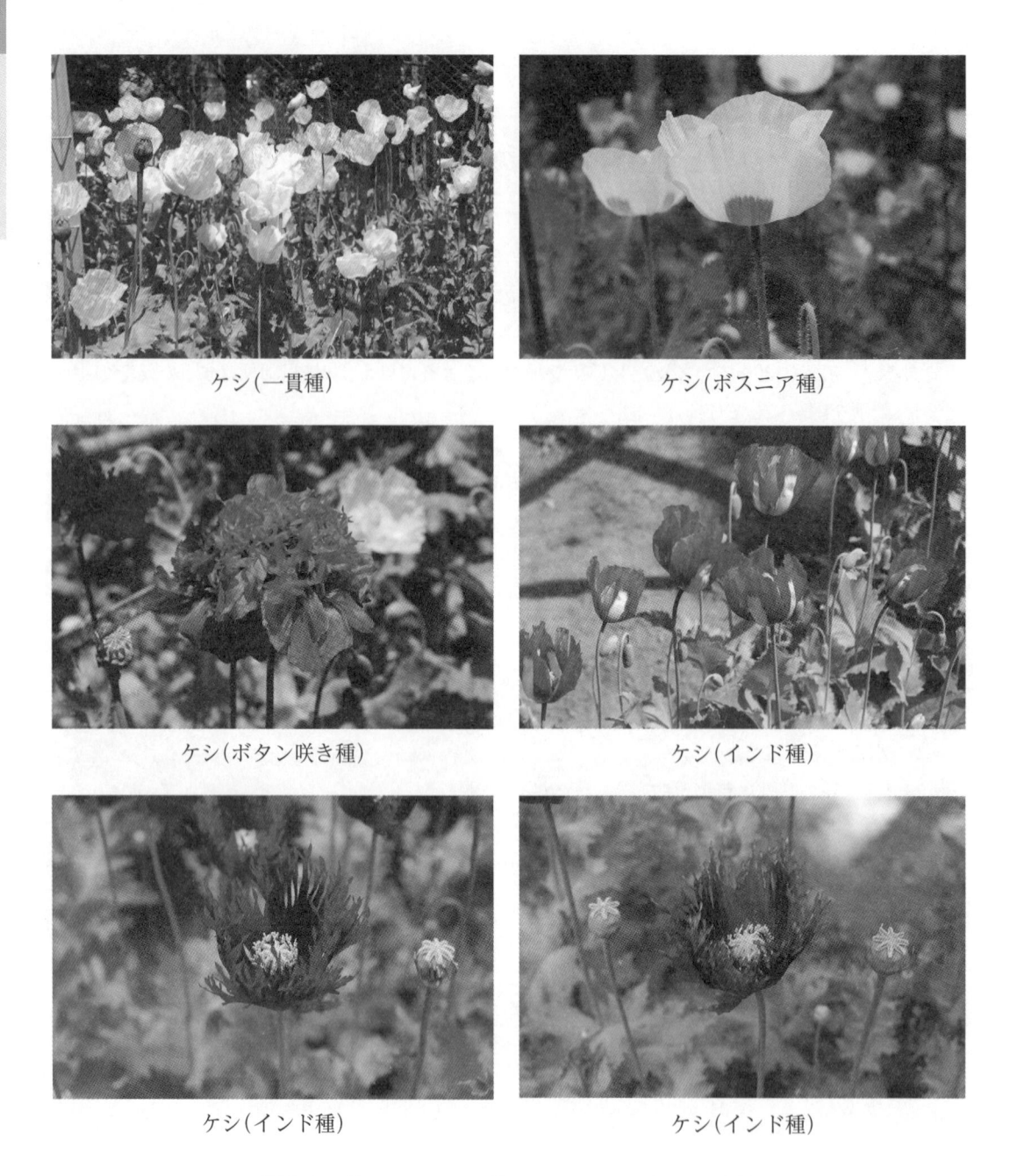

ケシ(ボタン咲き種)   ケシ(インド種)

ケシ(インド種)   ケシ(インド種)

図2-1 *Papaver somniferum* Linné の主たる品種

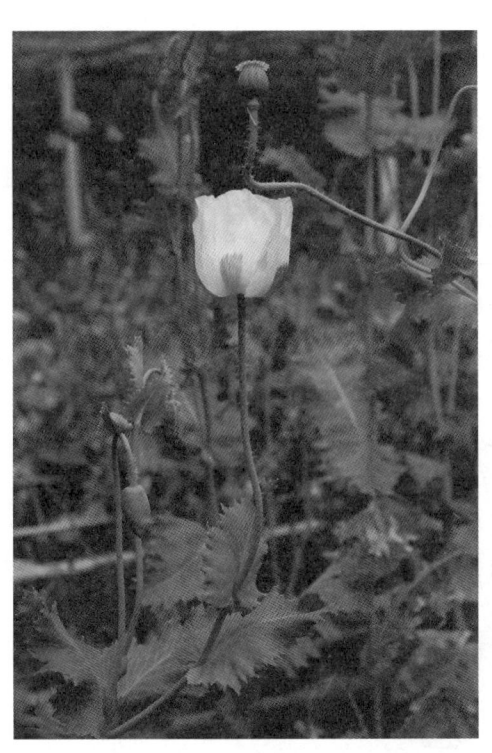

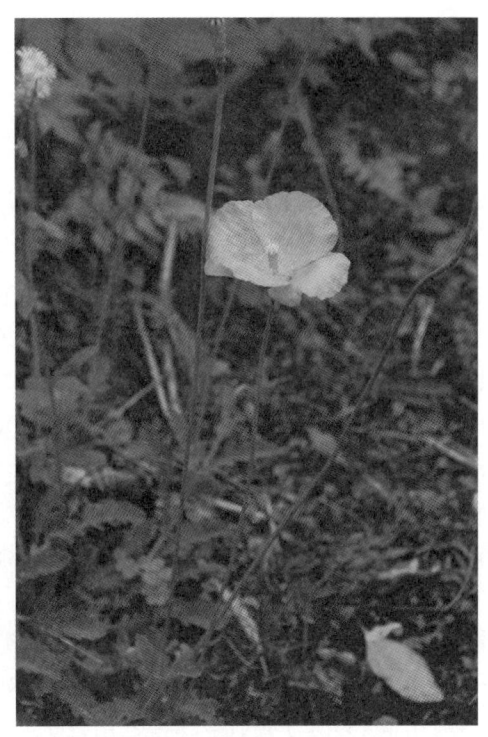

アツミゲシ　　　　　　　　　　　　　ポピー

図2-2　あへん法ケシ(左)と栽培可能なケシ(右)

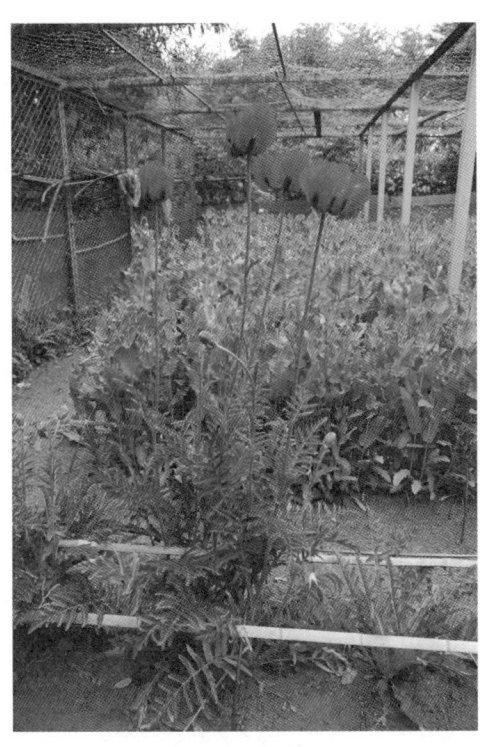

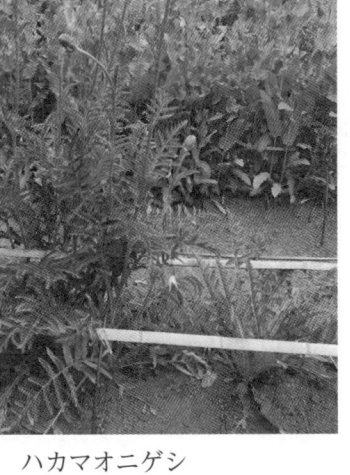

ハカマオニゲシ 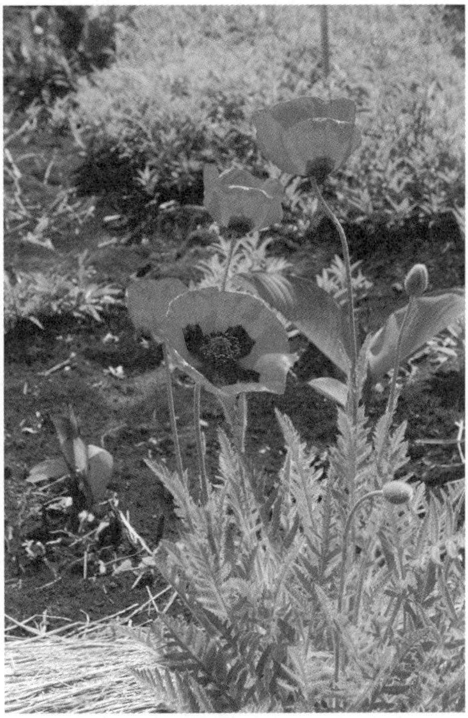　　　　　　　　　　　オニゲシ

図2-3　ハカマオニゲシ(麻薬取締法ケシ)とオニゲシ(栽培可能なケシ)

第2節　麻薬成分と非麻薬成分：どこで線引き？

　アヘンは痛みを鎮め眠りを誘うのに唯一無比の薬物であるが、ルネサンス以来の近代科学の進歩は次第にその薬効の本体を追い詰め始めた。1803年、パリのJ-F・デローネ(Jean-Francois Derosne、1774年-1855年) はアヘンの麻酔作用成分としてナルコチンの単離を発表したが、後に麻酔鎮痛作用がないことがわかった。その3年後、ドイツの薬剤師F・W・セルチュルネル(Friedrich Wilhelm Serturner、1783年-1841年) は、アヘンの真の麻酔鎮痛作用成分を単離し、それが前例のない有機塩基性化合物であることも合わせて指摘した。彼はこの研究結果があまり認められなかったことから、1817年、新たな研究結果とともにそれまでの研究をレビューとして発表し、ここで初めてアヘンから単離精製した麻酔鎮痛物質にモルヒネの名をつけた。その名の由来はギリシア神話の夢の神モルペウス(Morpheus) に因む。モルヒネは今日でも重要な医薬品の1つであり、セルチュルネルによるモルヒネの単離は化学史で有数の偉業と評価された。しかし、彼の業績はモルヒネにとどまらず、ストリキニーネ・キニーネ・カフェイン・ニコチン・アトロピン・コカインなど、今日にあっても重要な薬物を次々と発見した。それまではいずれも生薬の形でのみ用いられてきたが、セルチュルネルの業績により純薬でもって正確な分量で処方できる道が開かれたのである。以降、近代医学は精密な用量での処方が可能な純薬を用いるようになった。

　モルヒネはその魔性の生物活性の故、多くの化学者がその構造の解明を試みたが、それにはその基盤となる有機化学の進歩が必須であった。マンチェスター大学（後にオックスフォード大学に移る）教授R・ロビンソン卿 (Sir Robert Robinson、1886年-1975年) が今日知られているのと同じ構造式を提出したのが1923年[1]であり、セルチュルネルが初めてモルヒネを単離してから約120年を経ていた。更に29年後の1952年、米国ロチェスター大学教授M・ゲイツ(Marshall Gates、1915年-2003年) がモルヒネの全合成に成功し[2]、その構造式の正しいことを証明した。アヘンに含まれる有用成分はモルヒネだけに限らず、1832年にコデイン、1848年にパパベリンが単離された。デローネの単離したナルコチンは麻酔作用を示さなかったのでノスカピンと改称され、現在では鎮咳薬として用いる。以上の成分はいずれもアルカロイドであり、アヘン中の約25％を占め、約40種の成分が知られている。アヘンの成分はアルカロイドだけではないが、薬効的にほとんどアルカロイドに帰結するため、事実上アヘン成分といえばアルカロイドを指す。アヘン中のモルヒネ含量は7〜17％でもっとも多く、次いでノスカピンが3〜8％、コデイン0.7〜2％、パパベリン0.5〜3％となっている。アヘンアルカロイドはモルヒナン (morphinan) 系・ベンジルイソキノリン (benzylisoquinoline) 系・フタリドイソキノリン (phthalide isoquinoline) 系・テトラヒドロプロトベルベリン (tetrahydroprotoberberine) 系・プロトピン (protopine) 系・ロエアジン (rhoeadine) 系という6つの骨格群に分類され、いずれもチロシンを前駆体とするアミノ酸経路で生合成される。このうち、数、含量ともにもっとも多いモルヒナン系以外は非麻薬性成分である。モルヒナン系のうち、モルヒネ・コデイン・テバインはN-オキシド体も知られており、モルヒネとテバインのN-オキシド体はそれぞれR体、S体の両方があるが、コデインはR体のみが知られている。テバイン-N-オキシドはハカマオニゲからも単離されている。これらのアルカロイドの中で、眠りを誘い痛みを鎮めるモルペウスの魔力がもっとも強い物質はモルヒネである。あまり言及さ

れることはないが、モルヒネは副作用として吐き気・嘔吐・胃腸のぜん動の減退による重度の便秘[3]がある。古来、アヘンは必ずしも催眠・鎮痛の目的で用いられてきたわけではない。欧州が暗黒時代にあった頃、西半球で栄華をきわめていたのはサラセン帝国のアラビア民族であった。当時のアラビア医学ではアヘンを赤痢の治療に用いていたが、感染力の強い赤痢を抑えるにはその激しい下痢を止める必要があり、アヘンの強い止瀉作用は必要不可欠であった。日本薬局方収載のアヘン末・アヘン散の薬効本質は止瀉薬であり、鎮痛薬としてはモルヒネなどの純薬を用いる。一方、コデインはモルヒネの5分の1の鎮痛作用をもつにすぎない弱オピオイドであるが、鎮咳作用があり習慣性も少ないので、世界各国で風邪薬に配合されている。アヘン中のコデイン含量は低いので、大半はモルヒネの化学修飾で供給される。わが国ではコデインを還元して得られるジヒドロコデインを風邪薬に配合する。風邪薬は薬局で医師の処方箋がなくても入手できる大衆薬（OTC）であるが、それが麻薬起源であることを知る人は少ないだろう。習慣性、耽溺性が少ないとはいえ、眠気を催す作用はコデイン、ジヒドロコデインに継承されており、車を運転する人にとって禁忌とされる。ただし、最近の風邪薬は覚醒作用を有するメチルエフェドリンなどが配合されているので、以前ほど眠気を催すことはない。その他のアヘン成分ではテバインも重要な成分である。含量はわずかでそれ自体医薬品として用いることはないが、オキシコドンやモルヒネ拮抗薬ナロキソンなどの製造原料として有用無比である。

1) Gulland, J. M., Robinson, R., J. Chem. Soc., Transactions, 123, 980-998, 1923.
2) Gates, M., Tschudi,g., J. Amer. Chem. Soc., 74, 1109-1110, 1952.
3) 医療用に用いる場合、副作用の便秘に対する下剤の服用が必要不可欠である。

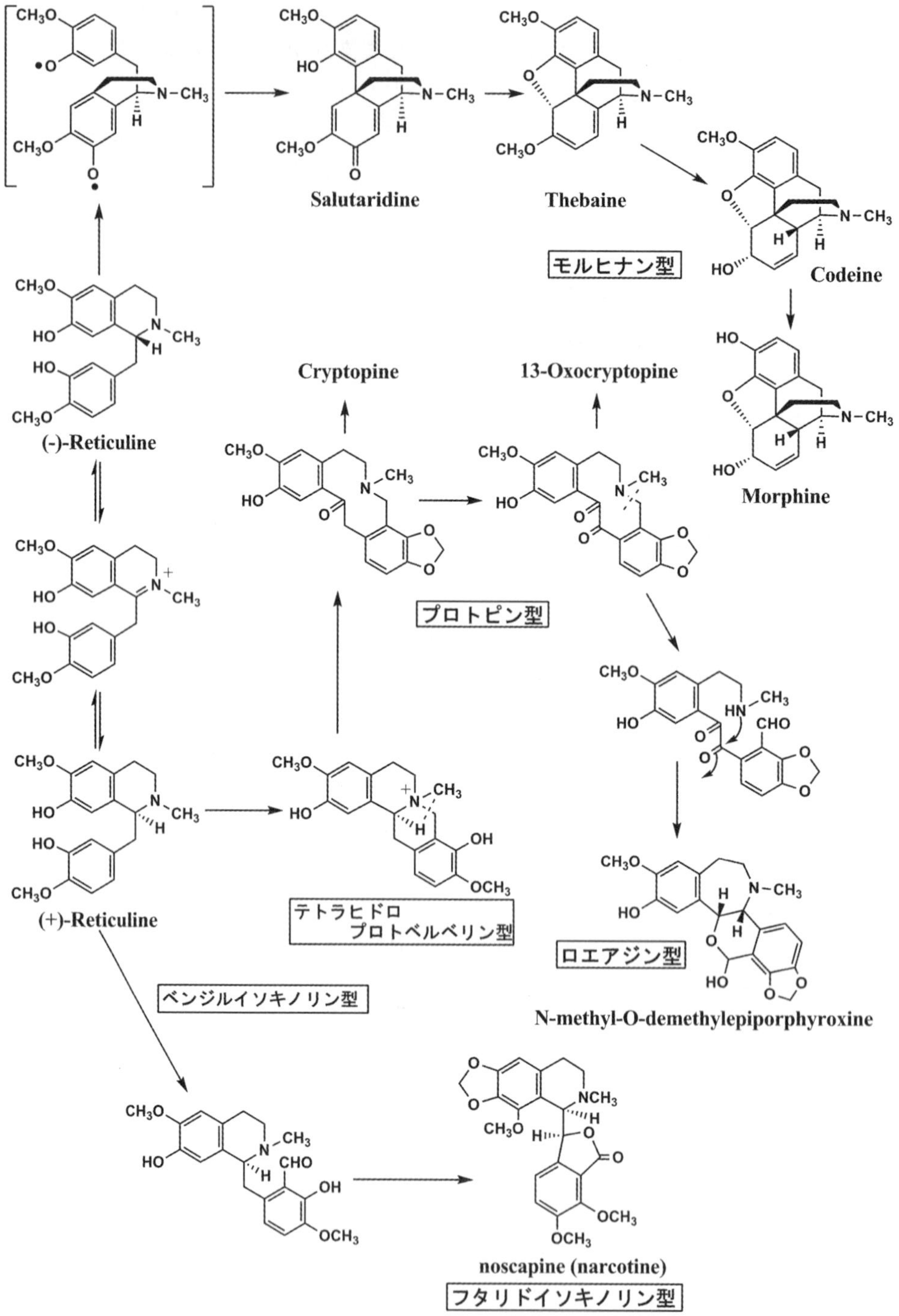

図2-4 アヘンアルカロイドの生合成経路

morphinans

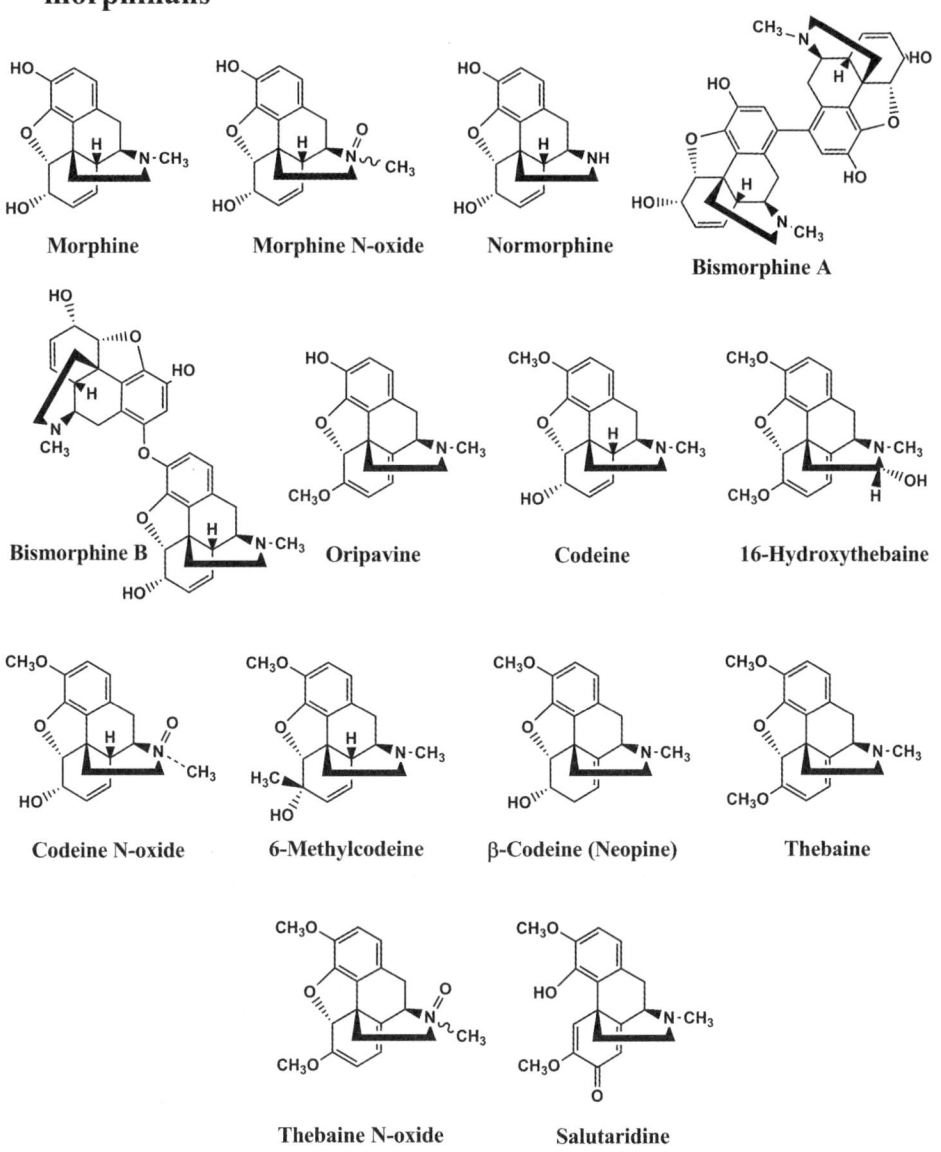

図 2-5　アヘンアルカロイド（モルヒナン）

benzyl isoquinolines

Papaverine   **Palaudine**   **Xanthaline (Papaveradine)**   **Pacodine**   **Isoboldine**

(+)-Reticuline   **Laudanidine**   **Laudanosine**   **Tetrahydropapaverine**

phthalide isoquinolines

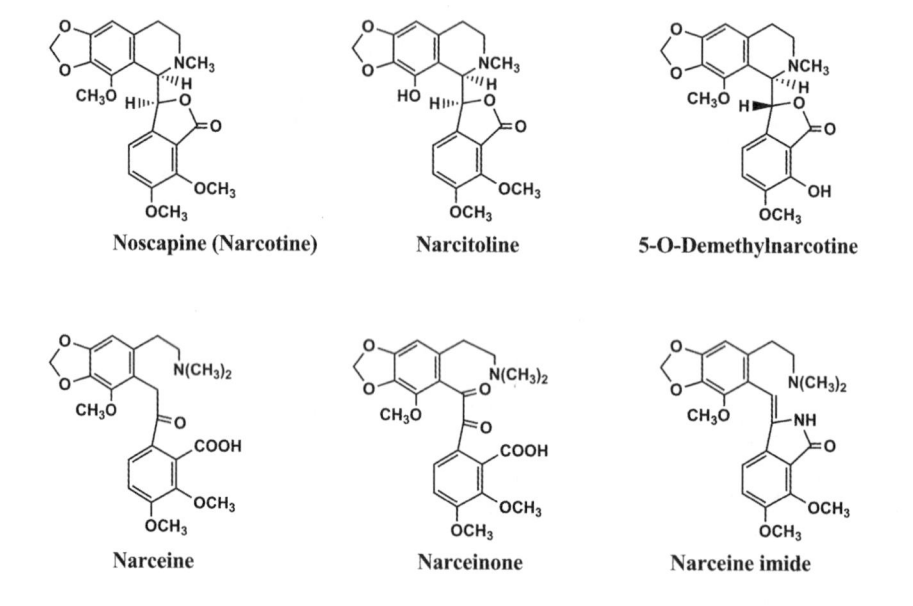

Noscapine (Narcotine)   **Narcitoline**   **5-O-Demethylnarcotine**

Narceine   **Narceinone**   **Narceine imide**

図2-6　アヘンアルカロイド
　　　（ベンジルイソキノリン・フタリドイソキノリン）

tetrahydroprotoberberines

(-)-Coreximine

(-)-Isocorypalmine

protopines

13-Oxocryptopine

Cryptopine

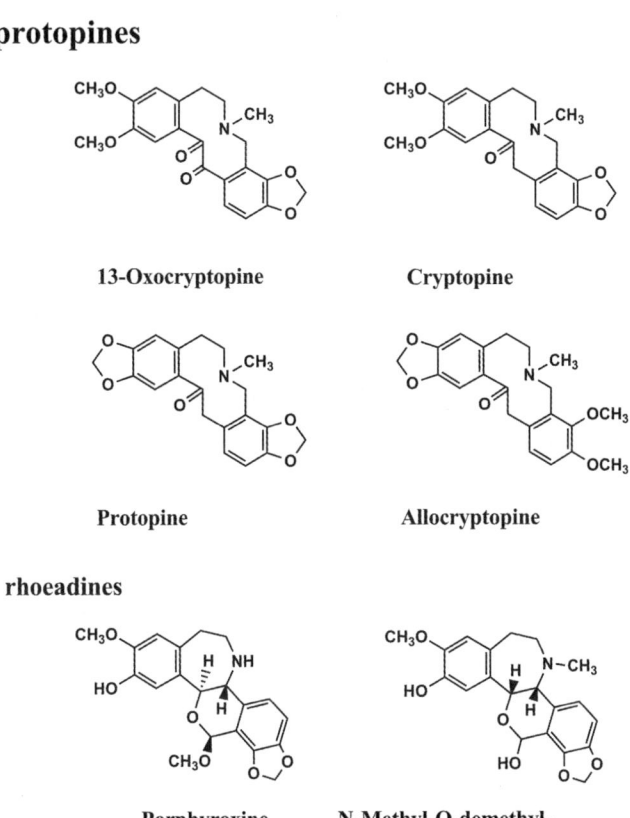

Protopine

Allocryptopine

rhoeadines

Porphyroxine

N-Methyl-O-demethyl-epiporphyroxine

図2-7　アヘンアルカロイド
　　　（テトラヒドロプロトベルベリン・プロトピン・ロエアジン）

第3節　世界にみるアヘン・ケシの文化誌

　ケシは地中海東部の小アジア地方が原産地といわれ、その未熟果実に傷をつけて滲出する乳液を乾燥乾固したものを生アヘン (raw opium gum) という。今日では麻薬というイメージが先行し、とかく否定的なイメージで見られがちなアヘンであるが、そのチンキ剤は今日でも止瀉薬として有用であり、それより抽出・精製して得られるモルヒネなどの成分は医薬原料としてかけがえのない存在である。ここではもっとも古い薬物の1つでもあるアヘンの歴史について述べてみたい。

[1] 内用のみでアヘンを喫煙しなかった欧州

　人類がいつからケシ・アヘンの価値を見出し利用したのか興味がもたれるが、紀元前をはるかにさかのぼるような考古学的遺物はまだ発見されていない。にもかかわらず、文明が発生してから間もない数千年前からアヘン・ケシが知られていたと記述する専門書は少なくない。ケシはよく目立つ花をつけるから、相当古くから知られていたとしても不思議はないが、これを医薬として用いること、とりわけ激しい薬理作用をもつアヘンの使用は高度の知識の集積が必要であるから、通説をそのまま受け入れるのは危険である。一応、それを示唆する考古学的資料が呈示されているが、いずれも間接的な推測に基づくものであって、確実といえるほどではない。たとえば、現在のバグダッドの南部から発掘された約5000年前の粘土板に、楔形文字でケシの栽培やケシ汁の採集に関する記述があるとか、またニューヨークメトロポリタン美術館の古代アッシリアのギャラリーにあるレリーフにケシの実の束をもつ女神の天使が描かれている云々などがその例である。前者は、古くから栽培される植物は数多くあるし、薬用に液汁を採取する植物もケシ以外に多くあるから、それを一義的にケシと特定できるのか疑問である。後者についても、美しい女神がケシの花ではなく何の変哲もない実をもつというのはミスマッチであるから、ケシの実の乳液 (アヘン) に不思議な魔力を持つことが知られていた証拠と説明されることが多い。古代遺跡のレリーフの描画は写実性に乏しく、ケシの実と推定する論拠として不十分である。したがって、以上のいずれも参考程度にしかならず、学術資料として確固たる証拠とはいい難い。にもかかわらず、欧米では、以上のことは既定の説とされ、あたかも史実であるかのように語られることが多い。

　一説では、メソポタミアでシュメール人による栽培がもっとも古く、Hul Gilと称され、"歓喜・至福 (Gil) をもたらす植物 (Hul)" の意であるという。後に、アッシリア・バビロリアにも伝えられ、アッシリア人がaratpa-palと称していたものはケシの乳液すなわちアヘンであるという。因みに、植物分類学上のケシ属を表すラテン名Papaverの語源はこのアッシリア名に由来する。ケシはエジプトにも伝えられ、ツタンカーメン王時代には国中がケシ栽培であふれていたといわれるが、宗教者・魔術師・兵士以外には知れわたっていなかったらしい。古代エジプトの知恵・学問・創造の神トトはアヘンを死に至らしめるものと諭し、一方、女神イシスは太陽神ラーの頭痛を治すためアヘンを用いたといわれる。アヘンのラテン名Opium Thebaicumおよびアヘンアルカロイドのテバインのいずれの名も古代エジプトの町テベス (Thebes) に由来するが、記録に残っていないにもかかわらず、アヘンが古代エジプトで薬物として広く知られていたとして名づけられた。その

ほか、紀元前9世紀にホメロスが著わしたギリシア時代の叙事詩『オデュッセイア（Odyssea）』に出てくるネペンテスをアヘンと解釈することがある。ネペンテスはプリニウス（22年-79年）の『博物誌』[1]などに引用され、怒りや悲しみを和らげ、災いを忘れさせ、それを感じさせないようにすると記述されている。古代ギリシア神話に出てくる眠りの神ヒュプノス・夢の神モルペウス・夜の神ニュクス・死の神タナトスはいずれもネペンテスに由縁があるといわれる。アヘンの主成分モルヒネは夢の神モルペウスに因んでつけられた。しかし、これだけでネペンテスをアヘンと考定するには論拠として薄弱で推測の域を出ない。

　テオフラストス（紀元前372年-同287年）は偉大な哲学・科学者であったアリストテレス（紀元前384年-同322年）の後継者として知られるが、古代ギリシア有数の著名な薬学者でもあり、当時の薬用植物について記載した著作『植物誌』[2]が今日に伝わっている。この中の"薬効のある植物液汁"の項にメコンMekonの名があり、頭果[3]から汁を採るのはメコンに特有であると記述している。メコンは『植物誌』以外に、紀元1世紀ころ、ギリシアのディオスコリデス（40年ころ-90年ころ）が著わした『薬物誌』[4]にもMekon Agriosを始め、この名を冠した数種の薬用植物が収録されている。今日の水準からすれば稚拙であるが、一応ケシとわかる図も掲載されている[5]ので、メコンをケシあるいはそれに類縁のケシ科植物と考えてほとんど矛盾はない。したがって、文献上のアヘン（ケシ汁）の確かな初見は『植物誌』であり、紀元前4世紀ころとなる。"医学の父"として著名なヒポクラテス（紀元前460年ころ-同377年）は、迷信を排除して治療を行った伝説の名医として知られるが、アヘンの麻酔、鎮静、収斂作用の有効性を認めていたという。

　西洋では植物の乳液に何らかの薬効を求める傾向が顕著であり、乳液を分離、乾燥して薬物としてきた。ケシもそのような薬用植物の1つで、乳液すなわちアヘンを採る目的で栽培されてきた。ケシの軟弱な茎幹や葉に傷をつけると、乳液が滲み出るが、その量はごく少ない。ケシ坊主[6]に傷をつけて滲み出る乳液を集めるという画期的なアヘンの製法を初めて記載したのはディオスコリデスで、『薬物誌』に記載がある。すなわち、頭果の側面にナイフで切れ込みを入れ、滲み出る乳液を指で掻き取ってスプーンに集め、日を改めて同様に行うとある。ケシの未熟果実は葉や茎幹よりずっと多くの乳液に富むが、採取期間は花期を終え実を結んだ後の1週間から10日足らずに限られる。アヘンは英語でOpiumと称するが、その語源は古代ギリシア語opionであり汁（poppy juice）を意味する。後にケシ坊主に何度も傷をつけて出る乳液を徹底的にしぼり取って集め乾燥したものをアヘン（Opium）と称するようになった。ケシの乳液を集め、乾燥してしばらくすると黒色の塊になるが、中味は白っぽく粉末にすると白灰色になる。ディオスコリデスのアヘン採集法は、ケシに含まれるモルヒネなどの麻薬成分のごく一部を取り出すにすぎず、化学成分の収量という観点から効率の悪い方法であった。もともとケシ中の麻薬成分含量は高くない[7]ので、それが濃縮した状態（植物体に比べて数十倍以上）で得られるアヘンは長い間生薬あるいは医薬原料として有用なものであり、今日でも生アヘンの採取は基本的にディオスコリデスの方法を踏襲する。ディオスコリデスはケシ坊主を砕き圧搾して絞り出した液汁から製したメコニウム（Meconium）[8]も記載している。メコニウムはアヘンより効力は弱いが、収量はずっと多く、欧州で実際に薬用とされたものの多くはメコニウムであった。今日のアヘンの原型はディオスコリデスの時代に既に完成していたが、それを有効に使いこなすようになったのは比較的最近になってからであり、医学・薬学（本草学）の知識の更なる蓄積を必要とした。近世になってケシ・アヘンはしばしば世界史の舞台

に登場するようになるが、数多くの薬用植物の中でケシほど華々しいものはなく、まさに「世界を変えた薬用植物」[9]といえよう。

今日、アヘンの麻薬作用は広く知られ、危険な薬物のイメージがあるが、古代にあってはアヘンを何の目的に用いたのであろうか。ディオスコリデスの『薬物誌』は、ケシの葉・頭果の煎汁を温湿布すると催眠効果があり、睡眠不足の時には飲用するとよいと記している。一方で、マメ[10]1粒ほどを服用すると、鎮痛・催眠・消化促進・咳止め、腹部疾患の治癒などの効果があり、多量に服用すると昏睡や死を招くとも記述している。この記述の前文はケシの種子に言及するが、アルカロイドを含まないケシの種子にそのような作用があるとは考えられないので、マメ1粒の量とはアヘン以外は考えにくい。この推論が正しいことは、『博物誌』(プリニウス)に、ケシの萼を砕いて葡萄酒に入れたものを飲むとよく眠れるとか、ケシの汁(オピウム)は催眠作用があるが多量に服用すると死に至る、あるいは他の博物学者を引用して死を招く薬であり、まったく悪しきものと記述されていることからわかる。ディオスコリデスがアヘンの用法について具体的に記述せず、ケシ液汁・同エキスを湿布薬あるいは座薬として用いるというのは、古代でもアヘンはごく少量で効果がある一方で、ときに死を招く危険な薬であることを間接的に警告しているともいえる。アヘンは、古代ヨーロッパ文明が作り出した薬の最高傑作といってよいが、その使用に多くの危険を伴うので、一般に繁用されることはなかった。その証拠に、ディオスコリデスの時代から近世に至るまでの1500年もの間、歴史の表舞台から遠ざかっていたという事実がある。中世の欧州は、魔女狩りや宗教裁判の嵐が吹き荒れ、政治・経済・文化のいずれもが沈滞したことも理由の1つに挙げられるかもしれない。ヨーロッパが沈滞していたとき、この地球上でもっとも栄華を誇っていたのはイスラム文明であった。当時、その文明の中心であったアラビアはアヘンをヨーロッパから受け継ぎ、アラビア医学に取り込んだが、意外なことに鎮痛催眠薬としてではなく止瀉薬として珍重され、赤痢などの特効薬とされた。

アヘンが長い眠りから醒めて、再び欧州の歴史の表舞台に登場したことを示唆する文学作品がある。W・シェークスピア(1564年-1616年)が1602年に発表した四大悲劇の1つ『オセロ(Othello)』に次の一節がある。

Not poppy, nor mandragora,
Nor all the drowsy syrups of the world
Shall ever medicine thee to that sweet sleep
Which thou ow'dst yesterday.

「けしだらうとマンドラゴウラだらうと、世界中のどんな睡眠薬を飲んだって、もうきのふ迄のやうに気持ち良く眠らしてもらへはせんぞ」[11]と訳されているが、"睡眠薬(drowsy syrup)"は今日いうアヘンチンキと推定される。それまでアヘンはきわめて苦く服用するには相当の覚悟が必要であった。眠りを得ることでは唯一無比の妙薬アヘンを飲みやすくしたのはスイスの錬金術師パラセルスス(Paracelsus、1493年-1541年)であった。パラセルススはアヘンチンキを発明し、アヘンの普及に大いなる功績を残したが、それはシェークスピアの『オセロ』がこの世に登場するより1世紀ほど前のことであった。パラセルススが世に売り出したものはアヘンの名を持たず、それとは無関係のローダナム(Laudanum)の名をつけた。これと紛らわしいものに、ハンニチバナ科ゴジ

アオイ属（Cistus）の数種の枝から採った樹液であるラブダナム（Labdanum）があり、どうやらそれをもじってパラセルススはローダナムと名づけたらしい。アヘンとはまったく関係のないものであるが、香料・いぶし材料などに広く用いられていたラブダナムにあやかって売りさばこうとしたのは想像に難くない。ローダナムは、他にアンバーグリス[12]や麝香[13]を含んでいたが、痛みを鎮めて眠りを誘う効果をもつのはアヘンであり、そのほかの成分はアヘンを飲みやすくするための緩和剤にすぎなかった。パラセルススがアヘンチンキを発明したことによりアヘンは欧州全土に浸透し、その価値が認められるようになった。1680年、英国の名声ある内科医T・シデナム（Thomas Sydenham、1624年-1689年）は"全能の神が人々の苦悩を救うために与え賜うた薬物の中でアヘンほど万能で有効なものはない"とまで言い切り、自らの名前を冠して「シデナムのローダナム」（Sydenham's Laudanum）として神経障害に効果があるとの名目で売り出した。これはワイン、ハーブ、ミカンジュースにアヘンを配合したものであり、当時の欧州で流行し人々を恐怖に陥れていた伝染病ペストにも有効であるとした。パラセルススによって開発されたローダナムはアヘン以外の配合成分を変えつつ、当時のヨーロッパ医学にとって必要不可欠なものとなった。しかし、19世紀にはいると、イギリス、フランスなどでは医薬用外で大流行し、アヘンの乱用が目立つようになり、著名な文化人もアヘンを嗜んだ。詩人J・キーツ（John Keats、1795年-1821年）もその1人であり、ストレスにうちひしがれた身体を癒すため、アヘンの服用を始めた。キーツは自制心の強い人物だったらしく、乱用しても重度のアヘン依存症にはいたらなかったようである。女流詩人であるE・B・ブラウニング（Elizabeth B. Browning、1806年-1861年）もローダナムの愛好者であったが、彼女の場合、幼児期に煩った脊椎結核の後遺症を療ずる目的があったようだ。結局、彼女は生涯を通してアヘン中毒になってしまうが、むしろそれが彼女の創作活動において創造的刺激となり、詩人としてのキャリアを損なうことは決してなかった。一方、アヘンのもつ嗜好性、耽溺性、習慣性の奴隷と化したのはT・ド・クィンシー（Thomas de Quincey、1785年-1859年）であった。1822年、"Confessions of an English Opium-eater"（邦訳：英吉利阿片服用者の告白）を発表したが、アヘンに溺れる過程を告白した赤裸々な体験記として今日でも知られている。クィンシーがその著書の中で克明に記しているように、アヘン中毒の悲惨さ、そしてそれから抜け出るのが如何に大変であるかを知るには第一級の資料といってよい。しかし、不思議なことに、クィンシーはアヘン中毒になりながらこの著作を著したのであり、今日の日本人の多くが想像するように、人を廃人と化す状態とはほど遠いことがわかるであろう。すなわち、クィンシーは当時の欧州でもっとも重い麻薬中毒患者であったにもかかわらず廃人とはならなかった。

一方、東南アジアや中国のアヘン禍は多くの廃人を生み出したといわれる。これはアヘンの服用法の違いによるものと思われる。欧州ではアヘンチンキを経口で服用してきたのに対し、東南アジア、中国では喫煙が主流であった。喫煙によるアヘンの摂取では脳中枢系に集中的に吸収され、しかも速効性である。一方、経口では腸管吸収を経るのでアルカロイドの大半は途中で代謝され、脳中枢系まで輸送されるのは比較的少なく、遅効性である。したがって、アヘンの喫煙の習慣のなかった欧州では、どの国もアヘンの乱用で深刻な社会問題にいたることはなかった。また、製造するには恐ろしく手間のかかるアヘンは高価であり、一般の間に流通していたのはずっと効力の弱いメコニウムが大半を占めていたからとも推察される。

1) 紀元1世紀ローマの博物学者・政治家プリニウスの著作で全37巻からなる。ラテン語で記述され、その書名を『Naturalis Historia』と称する。第12巻〜第19巻が植物、第20巻〜第27巻が薬用植物について書かれている。
2) 古代ギリシアの哲学者・博物学者テオフラストスが著した書。原著はギリシア語だが、ラテン語訳本の書名を『Historia Plantarum』と称する。約500種の植物を記載し、低木・高木・草本に分類し、また子葉の数で植物を区別したことで知られる。すなわち、単子葉植物と双子葉植物に二分する分類法はテオフラストスを始祖とし、以降2000年にわたって影響力を保ち続けた。
3) 大槻真一郎・月川和雄訳『テオフラストス植物誌』(八坂書房、1988年)では頭花となっているが、頭果の誤植と考える。
4) 古代ギリシアの医学・薬学者ディオスコリデスが著わした薬物書で全5巻、約600種の薬用植物を収載した。原著はギリシア語だが、ラテン語に翻訳され、その書名を『de Materia Medica』と称した。書写によって伝存し、もっとも古い写本は5世紀から7世紀までさかのぼるといわれる。また、書写の過程で注釈が書き加えられ、中にはアラビアやインドの博物学の影響を受けた部分もあるといわれる。
5) 『薬物誌』は図も付属するが、本書は写本として書き写されてきたため、原著の図をどの程度反映しているか不明である。
6) 未熟果実を日本語ではこう俗称するが、英語ではcapsule又はpodといい、やはりfruitとはいわない。
7) 通常の品種では0.3〜0.5%程度。
8) 語源はギリシア語のmek onionに由来するといわれる。
9) ノーマン・テーラー(Norman Taylor)の著作「Plant drugs that changed the world」(New York: Dodd, Mead and Company, 1965)にアヘン・ケシが紹介されている。本書の邦訳本として難波恒雄・難波洋子訳『世界を変えた薬用植物』(創元社、1972年)がある。
10) 鷲谷いづみ訳『ディオスコリデスの薬物誌』(エンタプライズ出版、1983年)ではレンズマメとする。
11) 木下順二訳「オセロウ」(講談社、1978年)、121頁(第3幕第3場　城中の庭園)。オセロの登場に合わせて旗手イアーゴウの放つ台詞の一節である。
12) 竜涎香ともいい、マッコウクジラの腸にできる分泌物で香料とする。
13) ジャコウジカの下腹部の皮下にある分泌腺からの分泌物。(第1部第1章ジャコウの条を参照)。

[2] 食用・薬用から享楽へと転じた中国

　地中海東部地方を原産地とするケシは古代ギリシア・ローマ時代の薬物書にその名を見るが、インド・中国ほかアジアに伝わったのは紀元後のことである。わが国には中国経由で伝わったのであるが、ケシ・アヘンのもつ薬物情報が中国固有の本草学・医学に取り込まれて咀嚼された形でもたらされたから、この薬物のもつ文化史的背景から西洋の医薬文化は消え去っている。したがって、中国におけるケシ・アヘンの文化史的背景を考証することはその後のわが国におけるケシ・アヘン事情を考察する上で欠かせないものである。

　中国の正統本草書でケシの名が初見するのは973年の『開寶本草』(馬志)である。同書は散佚したが、そのほぼ全内容が『嘉祐本草』(掌禹錫)、『圖經本草』(蘇頌)を経て、『證類本草』(唐慎微)に継承され、罌子粟[1]（エイシゾク）の名で収載される。その名の由来は、果実の形を罌（かめ）に見立て、種子が粟粒に似ることによる。後に罌は字体の似た罌に転じ、罌子粟を経て罌粟（オウゾク）となった。罌子粟がケシであることは、唐代の『本草拾遺』(陳蔵器)に「罌子粟花は四葉にして淺紅の暈子有り」(『證類本草』所引)とあり、4枚の花弁をもち薄いピンク色のくまのあるケシ花の特徴を表していることからわかる。ケシの名は本草書だけでなく古典文学にも出てくる。無名詩人の詩「石榴」に罌粟の名が見え、9世紀盛唐の詩人雍陶(7世紀後半-8世紀前半)の西帰出斜谷に米嚢花[1]（ベイノウカ）とあるのはケシの別名である。

西に歸り斜谷より出づ(『全唐詩』巻五一八)
　　險棧を行過ぎ、褒斜を出でて

平川に出盡せば、家に到るに似たり。
　　無限の客愁、今日散じ
　　馬頭に初めて見る米嚢花。

石榴（『全唐詩』巻七八五）
　　蟬は秋雲に嘯きて槐葉齊ひ
　　石榴は老庭に香りて枝低る。
　　流霞の色は紫の罌粟を染め
　　黄蠟の紙は紅の瓠犀を苞む。
　　玉刻の冰壺に含露濕ひ
　　媥斑の似帶に湘娥泣く。
　　蕭娘の初嫁は甘酸を嗜み
　　水精の千萬粒を嚼破せん。

　659年に成立した『新修本草』（蘇敬）にケシに相当する品目は見当たらず、唐代の典籍では盛唐から晩唐の詩に罌粟などの名が出てくるので、ケシが中国に伝えられたのは早くても7世紀後半である。『本草綱目』（李時珍）は「江東の人、千葉なる者を呼びて麗春花と爲す。或は是を罌粟の別種と謂ふ。蓋し亦た然らず。其の花變態ありて本自ずから常ならず。（中略）豔麗なるに愛すべし。故に麗春と曰ふ。又、賽牡丹と曰ひ、錦被花と曰ふ。」と述べており、麗春花ほか数名をケシの異名として挙げている。このうち、麗春花は盛唐の詩人杜甫（712年-770年）によって次のように詠われている。

江頭五詠「麗春」（『全唐詩』巻二一九）
　　百草春華を競ひ、麗春應に最も勝るべし。
　　少ければ須く顔色好かるべし、多ければ漫ろに枝條剩る。
　　紛紛たる桃李の枝、處處に總て能く移る。
　　如何ぞ此の貴重なる、卻って人知ること有らむを怕る。

　後世において麗春の名を継承するのは同属種ヒナゲシ *Papaver rhoeas* Linnéであり、別名を虞美人草とも称した（『廣群芳譜』ほか）。
　唐代では、ケシはヒナゲシほか同属各種とともに園芸用に栽培された。罌子粟は、『證類本草』巻之二十六「米穀部下品」に収載され、当初は栄養価が高くて食用になるケシ種子を基原とし、ケシ汁（アヘン）やケシ殻ではなかった。別漢名の米嚢・御米・象穀も種子を食用としたことに由来する。したがって、中国にケシが伝わった当初は、薬用ではなく食用・園芸用であり、薬物情報はおそらくアラビア経由で別途伝えられたと思われる。
　本来の薬用部位たるケシ殻の中国本草における初見は『本草品彙精要』（劉文泰）であるが、同書は宮廷に秘蔵されたため、一般に流布することはなかった。アヘンはさらに遅れて『本草綱目』（李時珍）で阿芙蓉別名阿片として初めて登場する。一方、医学書では、12世紀初めに成立した『聖濟總錄』

巻七十六「赤白痢」に罌子粟・甘草2味からなる萬靈湯が収載され、薬物としてケシが利用され始めたことを示す。罌子粟のどの部位を用いるのか記載はないが、この処方の主治として「赤白瀉痢、腹藏疼痛、裏急後重を治す。併せて疝氣を治す。」とあり、下痢止めに利用するから、ケシ殻と推定される。同書より後に成立した『本草品彙精要』は「性澀にして洩痢を止め、腸を澀る」とあるように、『證類本草』(唐慎微) 収載の罌子粟とは大きく薬効を異にし、主成分モルヒネに基づく止瀉作用を記載しているので、当時の中国医学では罌子粟をもっぱら止瀉薬とした。萬靈湯の薬効に裏急後重(りきゅうこうじゅう)という中国古典医学独特の表現を用いるが、裏(腹の内部)が急迫(痛むこと)して激しい下痢便があり、後(肛門部)が重く感じられ排便が進まない病証をいう。赤痢・疫痢など感染症において起きる病証であって、罌粟殻・アヘンに含まれるモルヒネは大腸の蠕動を抑制する作用があり有効である。1151年の『太平惠民和劑局方』巻六「瀉痢門」に、罌粟殻を配合する処方が15方あり、当門に収載する瀉痢の全処方の4分の1を占めるが、このうち12方に「裏急後重を治す」とあり、感染症によって起きる下痢に対する特効薬とされた。次に、その代表的な処方を挙げておく。

罌粟湯

　腸胃氣虛して冷熱調はず、或は飲食生冷内にて脾胃を傷(やぶ)り、或は飲酒過度の臍腹疼痛、泄瀉腸鳴の下痢、或は赤或は白の裏急後重あり、日夜頻併、飲食減少及び腸胃濕を受け膨脹虛鳴して下ること豆汁の如く、或は鮮血を下すを治す。

　罌粟殻蒂を去り蜜にて炙る、肆兩　艾葉梗を去る　黒豆炒り皮を去る　乾薑炮る　陳皮白を去る　甘草炙る、各貳兩

御米湯

　久しく痢疾あり、或は赤或は白を患ひ、臍腹疼痛、裏急後墜して發歇時無く、日夜度無く、及び下血已(や)まず、全く食を入れざるを治す。

　罌粟殻蜜にて炙る　白茯苓皮を去る　甘草炙る、各伍兩　人參蘆を去る　乾薑炮る、各貳兩半　厚朴麁皮を去り、薑に製し炒る、拾兩

　そのほか、『普濟本事方』(許叔微)、『百一選方』(王璆)、『仁斎直指方』(楊士瀛)、『衞生寶鑑』(羅天益)、『世醫得效方』(危亦林) など、宋代のみならず金元時代の主要な医学書にも罌粟殻を配合する処方が収載され、時代を経るごとにその数を増していった。1403年〜1424年に成立したとされる『普濟方』(朱橚) は以上述べた古典文献の処方の引用を含めて100方以上も収載する。このように宋代末期から金元時代を経て明代に至るまで、中国ではケシ殻の使用が着実に広がっていったが、一方で、金元四大医家の一人朱丹溪(1281年-1358年)は「今の人、虛勞欬嗽に多く粟殻を用て止却す。及び濕熱泄痢なる者は之を用て澀を止む。其の治病の功、急なりと雖も、人を殺すこと劍の如く、宜しく深く之を戒むべし。」(『本草綱目』所引)と述べ、罌粟殻の使用に慎重な姿勢を見せている。金元医学では積極的とはいかないまでも罌粟殻を取り入れて止瀉・下痢薬として用いたが、アヘンの主たる薬効である催眠・鎮痛でないことに留意する必要がある。中国にケシ(アヘン)が伝わったのはアラビア経由であって、アヘンを赤痢の治療に多用したといわれるアラビア医学の影響を受けたからである。

第3節　世界にみるアヘン・ケシの文化誌

　中国本草で初めてアヘンを収載した『本草綱目』は、その製法について比較的詳しく記述するほか、明代後期の『龔雲林醫鑑』[2]を引用し、アヘン（阿芙蓉）を粳米とともに搗き混ぜて製した丸薬一粒金丹を記載している[3]。それより成立の古い『古今醫統大全』（徐春甫）巻之九十三「經驗祕方」に過仙散一名一粒金丹という別名が同名の薬方があるが、処方構成は膃肭臍・阿芙蓉各三分、片腦・硃砂各二分、麝香・晩蠶蛾各一分とまったく異なっている。この薬方の由来に関する記述があり、真偽はともかくとして、次項で述べるようにわが国の文献でも一粒金丹に言及するものがあるので、参考のため紹介しておく。

　王經畧、開通元年に□て廣東の安撫に赴く。任に在りて忽ち山嵐瘴氣を患ひ肚腹脹滿す。藥の治すべき無きに、遍く榜して一時に召す。一道人有り、榜を掲げて云ふ、能く此の病を治すと。随ひて藥一丸を付して之を服す後に、一條形蛇の如く、長さ尺許りなるを取下す。當時、本方を留下して云ふ、此れ實に濟世の寶と。言ひ畢はりて烟霧の中に轉歩して空に騰して去る。王經畧の疾病痊ゆるに隨ひて此れより留傳して世に在り。凡そ人の百病は皆飢飽、酒食の生冷過度にして其の脾胃を傷むるに因りて、心腹脹滿、嘔吐酸水、面黄肌痩、飲食減少、腸腹癖塊す。病の初めに未だ覺ゑず、日久しくすれば則ち大患と成り、此の薬は能く五勞七傷の男女の諸般の勞嗽、吐痰、吐血、翻胃轉食、咳逆、風壅、痰涎、冷涙、鼻に清涕を流し、水瀉、痢疾、心腹疼痛、酒疸、食黄、水氣、宿食化せず、左癱右瘓、三十六種の風、七十二般の風を治し、三焦を潤し、精氣を補ひ、五臓を安んじ、魂魄を安んじ、筋骨を壯し、元陽を益し、胃膈を寛くし、腰膝を暖め、疼痛を止め、鬚髭を烏くし、牙齒を□し、眼目を明にし、老を返して少に還し、行走輕徒とす。五七月に一服を服す。

　『龔雲林醫鑑』の一粒金丹は徐春甫の処方を大幅に簡略化したものであるが、一粒金丹とともに併用する処方例を105方も挙げている。おそらく、徐春甫の一粒金丹も、何らかの処方を祖方とし、阿芙蓉すなわちアヘンを加味して創出したと思われる。『龔雲林醫鑑』の処方例のうちとりわけ興味深いのは、独活湯とともに服せば百節痛に、黄連湯では赤痢に、葶藶湯では痰喘というように、それぞれ鎮痛・止瀉・鎮咳を主治する処方があり、いずれもアヘンの主成分モルヒネの薬効と一致する。アヘン単味ではなくわざわざ独活湯、黄連湯、葶藶湯のような伝統的処方に配合するのは、診断・治療の学説を陰陽五行説に基づく金元医学との整合性を重視したためと思われる。陰陽五行説とは、全ての事象を5つに分類しその関わりを論じる五行説と、全てのものを二極化しその調和の上に成り立つとする陰陽説とを融合させたもので、この無意味ともいえるほど観念論色の濃い薬理論では、薬効の明確なアヘンは何れかの湯液にアヘンを潜り込ませて用いるほかはなかったのであろう。

　李時珍は「俗人、房中術に之を用ふ。京師に一粒金丹を售る。云ふ、百病に通治すと。皆、方伎家の術のみ。」とも述べており、アヘンを万能薬として評価しながらも、アヘンのもたらす多幸感を利用して房中術すなわち性技に応用するようになったことも示唆し、中国におけるアヘン利用の変質を表している。享楽目的のアヘンの服用法の1つに喫煙法があるが、これは欧州にはなく、中東やインドの大麻吸引から派生してアジアで発生したらしい。喫煙といえばタバコが代表的であるが、まずわが国に伝わった。南蛮船によって伝えられたといわれるが、『和漢三才圖會』（寺島良安）によれば天正年間（1573年-1593年）といい、またそれ以前の天文年間（1532年-1554年）とする説もあっ

てはっきりしない。程なくしてタバコは慶長年間に朝鮮半島を経て中国にも伝わったとされる。タバコの喫煙法に付随して煙管も伝わったが、これが中国においてアヘンの喫煙を大流行させることとなった。喫煙が伝わるはるか前に、中国では生薬の燻煙を利用した治療法があり、例えば、唐代を代表する医書『外臺祕要』(王燾)巻九に千金療熏欬法という咳の治療法が記載され、これこそ後世の飲煙方の原型である。

細かき熟艾、薄き布紙上に薄げ、廣さ四寸、復た石硫黄末を以て布艾の上に薄げ、務めて匀しく調へしむ。萩一枝を以て紙長の如く之を巻き、十枚と作す。先づ火燒の纏下を以て萩を去る。其の烟、萩の孔中より出づ。口にて煙を吸取し、之を嚥み、取吐して止む。明旦、復た之を熏す。昨日余る者、後日復た之を熏す。三日にして止む。自然に差ゆ。

　すなわち、熟艾・硫黄末を布紙上に薄く広げて、真っ直ぐなヨモギ(本文中で萩とあるもの)の茎棒で巻き取ったのち、火をつけ茎棒を抜いて、タバコのように煙を吸い込むという薬方である[4]。中国古医学では傍流の薬方であって広く普及したわけではないが、薬材を燃やしてその煙を吸い込むという飲煙方を受容する受け皿となり、中国ではタバコの喫煙法が伝わってから、これを応用した飲煙方が息を吹き返すこととなった。中国で飲煙方の利用が拡大したことは、16世紀末期に成立した『本草綱目』にまったく記載例がなかったのが『本草綱目拾遺』(趙学敏)第二巻「遺火部」に一挙に9方が収載されたことでわかる。その中の鴉片烟(アヘンエン)こそアヘンの飲煙方であり、「胃脘痛を主治す。神效なり。」とあって、胃痛というごく普通にある症状に対する処方であった。そのほか、『醫級寳鑑』(董西園)巻八「雜病類方」に鴉片烟が収載され、次のように記載されている。

膈氣脹悶を治す。
鴉片泥一塊、水に熬化して約一兩、水一大碗を用て紙を用ひ泥を濾去し、熬りて半碗に至る。艾絨四兩、丁香、沉香末各一錢を以て拌ぜ匀ふ。烘き晒して燥かし、用時、爐火を病人の前に置き、丈少し許りを焼き、筒を以て之を吸ふ。

　列記とした医療用処方であったが、飲煙方は周囲に煙をまき散らし、患者以外の二次喫煙を通してアヘン禍を引き起こすことになった。『本草綱目拾遺』は、「一二次吸へば、後刻離るること能はず。(中略)肢體萎縮し臟腑潰出して身を殺さざるに止まず云々」と記述するように、アヘン吸引の危険性を明確に指摘するが、医学書である『醫級寳鑑』は鴉片烟の危険性について一切言及していない。結果的に『本草綱目拾遺』の警告はまったく役に立たず、西洋から渡来した煙管を用いた喫煙法[5]はアヘンの吸引を簡便化し、アヘンのもつ潜在的な魔性が牙をむき始めたのである。アヘンの喫煙は内服より格段に強い多幸感や耽溺性をもたらすので、当時の中国人は次第に医療用から離れて享楽目的にアヘンを用いるようになり、19世紀の中国では深刻なアヘン禍が起きたのである。

1) 別名に象穀・米嚢・御米がある。
2) 龔信・龔廷賢著『古今醫鑒』のこと。雲林は龔廷賢(生没年不詳)の号。廷賢の父龔信がまとめていたものを1576年に子の廷賢が刊行した。全八巻からなる。
3) 巻之八「通治」に「阿芙蓉、眞正なる者一分を要り、粳米飯を用て同搗、爛らかして丸と作し、分けて二丸と作す。每

服一丸。未だ効かざれば更に一丸を進めども、多服すべからず。醋を要へ忌む。之を食せば人をして腸斷せしむ。宜しく照引すべし。大なるを服せば竒効有ること述ぶるに盡くべからず。」とある。同巻「楊梅瘡」にも一粒金丹の名をみるが、アヘンを含まないまったく別の処方である。一粒金丹は特定の処方に対する名称ではなく、もともとは丸薬に対する一般名であったのかもしれない。
4) 『勿誤藥室方凾』の薰藥部に7方の燻煙方が収載されている。浅田宗伯が本朝経験方とする久嗽薰藥は千金療薰欬法の類方であり、雄黄・丁香・沈香・膽礬・胡椒の五味からなり、宗伯は「右五味、研末。糊と和して火に薰す。管を以てこれを吸ひ、前後少しく醋を嚥むを妙となす。按ずるに外台に咳を療する飲煙方あり。而れども今この方優るとなす。」と述べている。そのほか、薰痔漏方(栗山方凾)・薰痔方(方輿輗)を収載するが、痔疾に対する処方であり、飲煙方ではない点が注目される。薰痔方は有持桂里の経験方であるが、宗伯が栗山方凾の出典とする薰痔漏方は富士川文庫本「栗山方凾」・「尚古閣方凾」のいずれにも該当する処方は見当たらない。
5) 本来はタバコを吸引するためのものであるが、中国でアヘン吸引の道具に転じた。

[3] 下痢止めの妙薬として活用した日本

わが国にケシが伝わったのは中国経由であるが、文献上では、鎌倉時代に成立した医書『頓醫抄』(梶原性全)に罌粟の名があり、「殻ウラヲコソゲ、ス(酢)ニ浸シテヤブレ」とある。室町時代を代表する医書『福田方』(僧有隣)に次のような記述がある。

又云罌粟殻　石榴皮　呵子　肉豆蔲　右ノ諸藥ハ止澁ノ劑ナリ。殊ニ不知者ハ痢疾ハ多ク飲食ノ停滞ニヨルト云コトヲ尤モ先ヅ巴豆等ノ劑ヲ以テ其積滯ヲ推シ、腸胃導滌シテ然後ニ爲之ガ法ニ治スヘキナリ。又云罌粟殻ハ其ノ性緊澁ナリ。(中略)又云罌粟殻ハ痢ヲ治ニ服ハ神ノ如シ。但シ性ハ緊澁多ク嘔逆セシム故ニ人畏テ取テ服セズ。今ハ醋ヲ以テ製シ烏梅ヲ加テ用之。其法ヲ得タリ。(巻之八「瀉痢」)

このことは当時のわが国で実際に罌粟殻を用いたことを示唆し、また治方として『太平惠民和剤局方』の罌粟湯・金粟湯・眞人養臟湯など罌粟殻を配合する薬方を多く引用する。罌粟殻を中国から輸入して用いた可能性も否定できないが、鎌倉時代から細々ながらわが国でケシが栽培・利用されていたことは十分にあり得る。通説ではケシ・アヘンがわが国に渡来したのは戦国末期から江戸初期とされているが、確固たる根拠があるわけではない。

わが国初の図説百科事典ともいうべき『和漢三才圖會』(寺島良安)に次のような記述がある。

赤白ノ久痢ヲ治ス　阿片　木香　黄連　白朮　各等分研リテ末トス　分飯ニテ小豆大ニ丸シ　壯者ニハ一分老幼ノ者ニハ半分　空心ニ米飲シテ下ス　酸物生冷ヲ忌ミ油膩茶酒麴無シ　止マザレバ一方其花未ダ開カザル時　外ニ両片青葉有リテ之ヲ包ム　花開ケバ即チ落チ　収取シテ末ト爲ス　毎米飲服一銭　神効ナリ　赤痢ニハ紅ノ花ノ者ヲ用フ　白痢ニハ白花ノ者ヲ用フ　又一粒金丹有リ　阿片一分粳米ヲ用テ之ヲ丸ス　京師ニ之ヲ售リテ云フ百病ヲ通治スト　醫鑑ニ詳カナリ　阿片ヲ用テ痢ヲ治スル藥　如神丸一粒丸等有リテ万之ヲ售ル(巻第百三「阿片」)

ここにある如神丸とは当時の売薬であり、今日の大衆薬に相当すると考えればよい。『和漢三才圖會』よりやや前に成立し、江戸初中期のわが国の食物全般について性質・能毒・滋味・食法などを記した『本朝食鑑』(人見必大)の芥子の条の附方に如神丸に関する記載があり、その調製法は『和漢

三才圖會』より詳しく記述されている。

赤白久痢　阿芙蓉一錢　黃柏　黃連　没藥各五分　神麴　沈香各二分　右細末と爲し水糊にて椒目大に丸し　辰砂をもって衣と爲し　每七八丸を米湯にて下す　或は白柿　艾葉各等分を煎湯にて下す　若し鴉片無くば則ち罌粟殻を用て煎熬して膏と成して代へ用ゆ　此を如神丸と號す　一方　鴉片　木香　白朮　黃連各等分を用て細末と爲して木糊にて赤小豆大に丸し　每三丸を白湯にて下す　此の二方　本邦にて古より神奇と稱す(卷之一「穀部」)

　食材一般について記し、薬物書でも医書でもない本書にアヘンを配合した薬方を詳述するのは奇異にみえるが、それだけこの薬方が広く用いられたことを示唆する。古くより本邦にあるというが、当時の中国医書や『本草綱目』[1]の影響を受けて江戸初期に発生した民間売薬であろう。両書に記載された如神丸は、辰砂(硫化水銀)で赤くコーティングされているので、通称を「赤玉はら薬」といい、同名の薬が今日でも残る[2]。『勿誤藥室方凾』(浅田宗伯)は、如神丸を一名調痢丸、その出典を『栗山方凾』としているが、『本朝食鑑』の記載と比べて神麴を欠く代わりに葛粉・乳香を配合する点で微妙な違いがある。『栗山方凾』とは、長州萩藩医の栗山孝庵(1728年-1795年)の『尚古閣方凾』であり、原典では本方を「裏急後重を治し、利を療ずる一種の奇方」と記載している。それより古い『本朝食鑑』に如神丸の記載があるから、栗山が当時の売薬を改変したものと思われる。宗伯が如神丸の別名とする調痢丸は、芥川龍之介が伯母の芥川富貴に宛てた書簡に「調痢丸をのみてより以來の便今日を以て漸く通じ五日ぶりのうんこを時にひり出し快絶大快絶に御座候」[3]とあるように、明治時代になっても腹下り薬として販売されていた。その発売元「いわしや」は、創業(1614年という)とともに売り出したというから、これが事実とすればこの薬方は江戸初期までさかのぼることになる。約850の古方・後世方の処方を収録する『勿誤藥室方凾』に、如神丸以外にアヘンや罌粟殻を配合する処方はなく、宗伯はアヘンを積極的に用いることはなかったことを示す。これは宗伯に限ったことではなく、吉益東洞(1702年-1773年)を始め、江戸時代中後期のわが国で主流派であった古方派医家の中にアヘン・罌粟殻を受容した医家は見当たらない。一般に、古方派は峻烈な薬剤を多用し、後世方派より革新的と見なされることが多いが、アヘン・罌粟殻は痢病・泄痢の治療薬として薬効が明確であるにもかかわらず、古方派が冷淡だったのは張仲景方を基とする古方派のイデオロギー的制約に起因するものであろう。宗伯は、折衷派とされる医家であるが、『栗園醫訓五十七則』[4]に「古法ヲ主トシテ後世方ヲ運用スヘキ事」とあるように、古方派の影響を強く受けていたから、アヘンの使用に冷淡だったようだ。一方、蘭方医や本間棗軒(1804年-1872年)や華岡青洲(1760年-1835年)のような漢蘭折衷派は阿片・罌粟穀の使用を肯定的に考えていた。

　江戸時代とりわけ経済が発達した元禄以降は、民間で売薬が多く発生したことで知られる。1824年に刊行された『江戸買物獨案内』(中川芳山堂)は、当時の江戸限定の情報誌ともいえるが、多くの売薬名とそれを売る薬舗も紹介している。例えば、前述の調痢丸は江戸本町三丁目の総本家いわし家で「下りばら一切によし」というキャッチフレーズで販売されていた。江戸だけではなく、上方や諸国の城下町でも相当数の薬舗があり、各地で特色ある売薬があった。このような状況の中で、富山の薬舗は置き薬という独特のビジネスモデルを構築して商圏を全国規模に広げたことでも知られる。薬舗が販売する売薬は今日の大衆薬に相当するもので、和漢の医書にある処方をそのま

ま製剤化したものはほとんどなく、各医家が臨床の実践で集積した口訣を基に独自に開発した秘伝の薬方が多い。一般庶民を対象にするものであるから、効き目のない薬方は販売不振となるので、薬効の峻烈なものを配合するかあるいはより薬効の神秘性を暗示させるような薬方の開発が進んだ。たとえば、営実を下剤として用いる薬方は、中国・朝鮮になく日本独特であるが、『營實新效方』（宇佐美主膳）のような専門書の知見から生まれたものである(第3章を参照)。また、江戸時代のわが国は人糞を肥料として用いていたから、寄生虫症が蔓延し、そのため確実な駆虫薬が求められた。この分野では『蔓難録』（龍洲柘・柘植彰常）を始めとする海人草の専門研究書がいくつかあり、三味鷦鴟采湯などの本朝経験方を生み出すとともに、胎毒下しに海人草を用いるという日本独特の概念も発生した(第8章を参照)。江戸時代にしばしば発生した赤痢などの疫病で起きる激しい下痢(漢方では暴瀉という)に対してアヘン・罌粟殻は特効薬ともいえるのであるが、江戸初期に発売された如神丸を除くとさしたる薬方はなく、当時の医家はアヘン・罌粟殻の使用に消極的であったかのようにみえる。しかし、正当漢方医学の世界から民間医療に眼を転じると、必ずしもそうではないことがわかる。以下に江戸時代の主な民間医書で罌粟(殻)を配合する処方を挙げる。

○ **妙藥博物筌**
 腹の瀉を止る名方　赤白痢病によし
  罌粟三分　肉桂壱分　野大豆五分　人参五分　干姜弐分五リン　甘草壱分
  右沫して罌粟　甘草　煎湯にして用ゆべし。腹痛癊て気味あしきには芍薬又黄連を加へてよし。しぶり腹にて募に居にくきは蓮葉を粉にして加ふべし。産前には干姜を除て香白芷を加へてよし。

 瀉泄止藥　半井流
  肉豆蔻弐分　干姜弐分　厚朴弐分　罌粟五両　木香壱両　甘草少し
  右細末し、飯の湯にて用ゆべし。

 瀉泄止藥
  罌粟弐両　干姜壱両　木香壱両　甘草少し　肉豆蔻壱分　黄連壱両　厚朴壱両塩水に浸し炙る
  黄檗壱両　古米十二粒
  右各粉にし飯湯にて用　按ニ右方脾瀉日久者ニ用ユベシ

 白蛇散
  （中略）
  一赤腹しぼり腹には罌粟殻五分煎し用ゆ。

 癧疽の藥
  罌粟殻共に霜にして梅の肉にて煉付べし。

 痢病藥　赤白ともに治す
  参香湯
  罌粟　陳皮　厚朴　青皮　干姜　甘草各等分
  右沫して赤痢には甘草の煎湯にて用ゆ。白痢には紫蘇の煎湯にても食のとり湯にても用ゆ。冷て下るには胡椒の湯に立て与ふべし。熱あつて口乾には新に汲たる水にて与へ妙なり。

作州倉敷薬　痢病七八度も下りたる後に用てよし
　　葉の虫糞廿匁乾て薬研にておろす　罌粟汁十匁
　　黄栢両目にかゝはらず、煎じ茶のうす色ほど成時用ゆ。
　　山梔子五つ六つ割水に浸し袋に入絞り汁を用。
　　右椋子ほどに丸し、衣には吉野葛をする。

赤白痢妙薬
　　罌子の花落て苔たる時、其つぼみに二所も三所もきざを付て、其口より白き汁のたるを皿にかき入て、溜りたるを干かためて一両　是を阿片といふ
　　葉木の虫尿四両、水を天目に二盃入、半分に煎じつめ、又それを三分一に煉つめ、能ねばりたる時、右の阿片を能研て皆入て煉まぜしるくば葛粉を加へて●是ほどに丸じ、大人小児に限ず、弱き人には二粒、強人には三粒づゝ用。益母の煎湯にて用て妙也。　按　右ノ四方積滞ヲ疎潅シテ後ニ用ユベシ、卒尒ニ始ヨリ用ユベカラズ

癩病妙薬（中略）命寶丸
　　黒大豆　五百粒吉酒に浸し黒焼きにし其酒にて消　黄檗　（以下略）
　　右命寶丸呑汁にて他の病に用る効能

　　（中略）
　　赤痢には白き罌粟の殻に甘草を少し加へ煎用。

目の内薬
　　大黄少し　香附子四分　當帰弐分　芍薬四分　川芎弐分　乾姜弐分　甘草五リン　黄栢少し　罌子の葉弐分　干たるを右九味煎じ用ゆ。

○ **妙薬奇覧**
　痢病の妙薬
　　此方暑さにあたり腹下痢しぶるに最しるし有　痢病の初発輕症に用て妙功あり。此薬熱を解し、腹の痛を止る事妙なり。罌粟殻　甘草　天冬草　右三味水にてせんじ用ふ、其功神の如し。

○ **妙薬奇覧拾遺**
　　大便鞕くして通じがたき者を治するには（中略）
　　芥子がら　萱の根をせんじ服用し、妙効あり。

　　痢病の妙薬は蕨の粉、水にてたびたび用ゆべし、奇妙に治す。
　　また甘草　甘草なければ甘茶にてもよし　大黄　罌粟売　右三味せんじ怠りなく用ゆべし、全治すること神のごとし。

○ **和方一萬方**
　巻之一「小兒諸病部」　小兒腹下シテ熱氣アリ身腫ルゝヲ治ル方
　　天南星　カミソリ砥石各一分　芥子カラヲ白水ニ付テウラヲ取二分　大麥ヨクツキテ一朱　甘草少

右五味細末ニシテ●是ホトニ丸シテ五六粒水ニテ用ユヘシ
柹按ニ芥子トアルハカラシニアラサルヘシケシニテ罌粟殻ノコトナルヘシ

巻之一「小兒諸病部」　小兒ノ下リ腹ヲ留ル方又方

芥子ホフシ大　蝉ノヌケカラ少　古茶
右三味ケシノカラ七ツ甘草少生薑一片水七分ニ煎シテ用ユヘシ

巻之二「小兒諸病部」　小兒ノ下利ヲ治ル方又方

ケシノ花右チリ三日ニナル時分小刀ニテサシ切テ白汁ノ出ルヲ干シカタメテ
右一味甘草ノ煎汁ニテ小豆ホトニ丸シ三粒ツヽ用ユヘシ年少ハ一粒用ユヘシ

巻之三「小兒諸病部」　小児疳ニニノ腹下リトマラサルヲ治ル方

猪苓　防已　罌粟各二分　木通　白朮　茯神　香附子各一分　甘草少
右八味細末ニシテ糊ニテ丸シフンドウノ大サニ丸シ年ノ數湯ニテ用ユヘシ

巻之六「保童圓部」　五疳保童圓方又方

史君子　マクリ各二両　イリコ　檳榔子各一両
右四味細末ニシテ糊ニテナタ子ノミホトニ丸シ一度ニ二三粒ツヽ湯ニテ用ユベシ
一腹下ルニハ罌粟ヲ煎シテ用ユ
（以下略）

同五　疳保童圓方又方

赤小豆ナマユニツケ皮ヲ去黒焼　杏仁皮トガリヲ去　百草霜
右三味等分粉ニシテ緑豆ホトニ丸シ用ユアフ下ニハ水シホリ腹ニハ飯ノトリ湯シャクルニハ
ケシノカラヲ煎シ一度ニ二三粒ツヽ用ユベシ

巻之九「七氣部」　七氣諸勘辨

腹ニ色ツカハケシノカラヲセンシ酒等分入テ薬ヲ与フ大事ノ腹中ニハ酒ヲヒカエヨ

巻之二十三「唐瘡部」　諸腫物愈薬　金玉散トモ六百日薬トモス銀集散大事ノ瘡ニ内ヨリ用

葛ノ粉三匁　キワタ粉一匁　ウクワ一匁カクリノセンナリ　呉竹ノ虫屎一匁　ケ井ブク草一匁ハコベノコトナリ　イカノ甲一匁　赤螺ノカラ霜一匁　蛤ノ霜一匁　ヘイナウ花一匁ケシノ花
右九味各細末ニシテアヲ竹ノヨシ入テ土中ニ百日埋メ其後取出シハコベノ汁ニテ付ヘシ上モナキ愈薬ナリ毎日タテヽ付ヘシスイハラヲホウナリイチコシ半分上ル時ヨリヒ子リカケテスイハラヲヲウナリ

巻之四十二「積氣霍乱腹痛膈噎部」　甘授散瀉利ノ留ラサルヲ治ル方

ケシホウノカラ二両　荊芥一両　上茶一両
右三味細末ニシテ茶一服ホト用ユ艾葉ヲクルミノ大サホト水ニテヨキ程ニ煎シソノ汁ニテ用ユ

同腹下ルヲ治ル方又方
　　天南星　ケシノホウシ八月酢ニ一夜浸シ各等分ケシカラモヨシ　甘草少
　　右三味細末ニシテ●是ホトニ丸シ食ノ取湯又ハ水ニテモヨシ色ノ物下ルニハケシノカラモクサノクキ手一束ニ切甘草少加ヘ水ニテ煎シ其汁ニテ用ユ

○ 懷中備急諸國古傳祕方
　婦人産前後血の道血かた並に長血白血の治方　大坂中条氏傳
　　けしの花　かげぼし一匁、さゆにて用

○ 農家心得草藥法
　小児百日咳　しいりせきといふ
　　罌粟殻ケシノカラ　一ツ　胡桃二ツ　甘草少　煎じのますべし
　　罌粟けし　痢によし
　　曹洞の祖道元禅師の方に、赤白痢止らざるを治す、罌粟殻二匁　烏梅四匁梅干をやきてよし
　　棗六匁　甘草二匁　生姜二匁　煎じ用ゆべし

○ 漫游雑記藥法
　治吐血方　又方　和蘭人傳
　　赤石脂　三分五釐　阿片　五釐
　又方
　　赤石脂　三分五釐　於久利加宇幾利　同上　阿片　五釐　柘榴皮　三分五厘　鹿角　焼存性　同上　右為末取新汲水一盞内酢少許送下其症劇者刺尺澤筋案之無動脈者取血

○ 妙藥手引草
　瀉痢　安㽞丸　瀉痢何トシテモ不止ヲ治ス
　　杏仁　巴豆　右一味胡桃ノ殻ノ内ヘ納メ　霜ニシテ　光　明朱一朱ヲ加糊丸ニシテ甘草　艾葉
　　罌粟殻　黄栢ノ四味ヲ煎じ呑汁トシテ用ユベシ極秘ナリ。

○ 此君堂藥方
　痢病藥七方　勇方　肛門竹ノ筒ノ如ナルモノ世ノ難スル所此方得之
　　木槿花　ヲフゾクコク　コロゴマ　此三味細末味噌ノ上汁ニテ用。

以上の民間医療書では、ケシ殻のほか花・葉も薬用部位とし、またごく一部は止瀉以外に用いる（『懷中備急諸國古傳祕方』）。この中でケシ・ケシ殻を配合する処方の収載数で『妙藥博物筌』と『和方一萬方』がそれぞれ10方と突出するが、その成立時期と江戸時代の疫病の流行を重ね合わせると、興味深い事実が浮かび上がってくる。ケシ・ケシ殻の期待される薬効はいうまでもなく止瀉であるが、『救民妙藥集』（1693年）に「痢病に食事用る事　泄瀉には食をひかへたるがよし。痢病とむる薬用フベからず、食物等もとむる物用フベからず。」とあることからわかるように、当時は作用の峻

烈なアヘン・ケシ殻の使用は民間でも敬遠されていたともいえる。しかし、赤痢・疫痢などの重篤な感染症による下痢は、前述の裏急後重が頻繁に起きるから、抗生物質のない時代においてはまず下痢を止めることが治療法の第一選択肢であったことは論を俟たない。江戸時代で赤痢が大流行したのは、富士川游によると、享保元(1716)年である(『日本疾病史』)。『妙薬博物筌』の成立時期ははっきりしないが、著者の藤井見隆の生没年は1689年-1759年であることがわかっているから、ちょうど享保の大流行の時代を壮年期で過ごしていたことになる。同書が享保の赤痢大流行後に成立したとすれば、見隆がなぜこれほど多くのケシを配合する薬方を収載したか理解できるだろう。日本漢方の主流派医家がアヘン・ケシ殻の使用に慎重な中で、これを配合した処方を10方(うち3方は赤白痢の処方)も収載しているのは、赤痢の大流行の経験を反映した結果と思われる。一方、『和方一萬方』は1802年に刊行されているが、序跋によれば1781年の成立である。この前後にこれといった疫病の大流行はないから、アヘンを利用した処方を多く収載しているのは別の理由もありそうである。著者村井琴山(1733年-1815年)は肥後熊本藩出身で、吉益東洞の薫陶を受けた古方派医家である。師の東洞が用いなかったアヘン・ケシ殻を配合した処方を10方も収載した理由は、本書が庶民向けの医書であることにあるのではなかろうか。赤痢・疫痢などのような細菌性疾病は衛生状態の悪い環境で多発するので、庶民に多く発生し、都市部の支配者階級や富裕層にあまり発生しなかったと想像される。一般庶民は、とりわけ罹病者が働き手である場合、迅速な治療と効果を求める傾向が顕著と思われ、より峻烈な薬方が望まれたことは想像に難くない。市井の医家はそのような庶民からのプレッシャーから峻烈な方剤を採用するに至ったのではないかと推察されるのである。

中国とは異なってわが国ではアヘンの大量使用は起きず、その結果として嗜好・享楽の目的での使用は流行しなかった。すなわち、中国のようなアヘン禍が起きなかったが、その理由について考えてみたい。『用藥須知』(松岡玄達)の阿片の条に「漢ヨリ來ルモノハ罌粟ノ液黏ノミニ非ス。青キ時、殻共ニ併セ搗キ阿仙薬等ヲ調和シタルモノナリ。功力和カナリ。和ハ一味ニシテ他薬ヲ雑ズ功力スルドナリ」という興味深い記述がある。すなわち、中国産と日本産のアヘンはそれぞれ製法が異なり、中国産は他薬を混和しているので作用が温和であり、一方、和産は混じり物がなく峻烈という。とすれば、和産アヘンを用いて中国の医書にしたがって処方すれば、期待通りの薬効が得られない可能性があることになる。『本朝食鑑』によれば、アヘン1銭に他薬を配合して山椒の実大にした如神丸を7～8粒服用するとある。一方、『本草綱目』によれば、一粒金丹はアヘン1分を粳米と搗いて3丸とし、1丸ずつ服すとある。すなわち、中国の処方にしたがって服用すると、和産アヘンでは過剰投与となる。また、アヘンは採集するケシの個体によってアルカロイド含量に相当な差がある。日本薬局方のアヘン末はモルヒネ含量を9.5～10.5％に調節しているが、昔は成分調節をしないから、アヘンの品質にかなりの差があり、医家にとってその使用は難しかったはずだ。これもわが国でアヘンの使用が敬遠されてきた理由であろう。

わが国におけるアヘンの本格的使用は江戸末期にコレラが大流行(1858年)してからといわれる。コレラは赤痢よりはるかに激しい瀉下を起こし、放置すれば深刻な脱水症状となるので、止瀉が治療上もっとも重要である。アヘンを用いない漢方医学は有効な対処はできず、アヘンの使用に長けた蘭方(西洋医学)の優位性を際立たせることになった。結局、明治政府は1874年に医制を制定交付して正規の医学として西洋医学のみを採用し、漢方医学の存続を認めなかった。もし、

江戸末期の漢方医がアヘンを積極的に処方に採用し、当時猛威をふるっていた感染性痢病の有効な治療法を開発していたなら、その後のわが国の医学の歴史はまったく別の展開をみせたのではなかろうか。

1) 1604年ころわが国に伝えられたといわれる。1637年に『江西本本草綱目』が京都で出版（野田彌次右衛門開板）され、これが最初の和刻本とされている。
2) 辰砂・アヘンを含まない。
3) 「芥川龍之介全集　第10巻（書簡第1）」（岩波書店、1978年）、4頁。龍之介は明治39年8月29日ころ、上諏訪から芥川侊・富貴宛てに絵はがきを送っている。
4) 浅田宗伯著『橘窓書影』（輔仁社、1886年）の冒頭に収録。

【後記】本稿の内容の一部は日本薬学会「ファルマシア」に総説「アヘンの文化史　日本と中国」として報告した（木下武司　ファルマシア　第46巻9号　851頁-855頁　2010年）。

第3章　エイジツ（営実）

第1節　生薬エイジツはノイバラの偽果

　中国最古の薬物書『神農本草經』に収載されて以来、生薬エイジツは中国の歴代正統本草に必ず収載される生薬であるから、いわゆる漢薬に分類されるべきものである。したがってその薬物としての来歴は明解であり、わが国の民間薬としてその由来を検討するのははなはだ見当違いのように見えるが、今日では本品をもっぱら瀉下薬として家庭薬に配合し、漢方医学で用いることは稀という事実がある。また漢薬でありながら、中国でエイジツを瀉下薬とすることはなく、後述するようにその薬用とする部位も根であって実ではない。すなわち、同じ植物種を基原とするにもかかわらず、薬物としては日中間の用法に大きな違いがあることをここに明記したい。

　江戸中期以降になると蘭方が導入されたから、西洋の影響によってエイジツの用法が変質した可能性も考える必要がある。欧州では数種のバラ属種を民間薬として用いるが、実を薬用とするのは *Rosa canina* Linné（カニナバラ、Dog rose; Hundrose）という野生バラであり、実を乾かし酒に加えて煮たものを下痢や腎臓病・結石などに用いる[1]。本種および同属野生バラである *R. pendulina* Linné の偽果から堅果[2]を取り除いたものをチノスバトス実（あるいはチノロドン実）と称し、一部の欧州諸国の薬局方に収載される。主成分であるペクチンや果実酸に緩和な瀉下および利尿作用があるとされるが、治療薬というよりむしろ、その酸味をもって清涼茶剤として利用する方が多い[3]。また、堅果のみを取り出し、これをチノスバトス子と称して、通風・リウマチ・坐骨神経痛の際に利尿薬に用いるという[3]。両品とも、ノイバラ実に多く含まれるフラボノイド配糖体は痕跡程度で、およそ瀉下成分に相当するものは含まれていない[3]。

　以上から、エイジツは、中国・西洋に類例の生薬がなく、わが国で独自に発生した民間療法に由来する薬物といって差し支えない。ここでは瀉下薬エイジツがわが国の医薬史の中でどこまでさかのぼるか、またいかなる経緯で発生したのか、和漢の古典文献を参照して考証する。

---

[1] 富士川游著『西洋民間薬』（吐鳳堂書店、1921年）、431頁-432頁。
[2] 第1節で述べるように、バラ属植物の果実は植物形態学的には偽果であって子房と花托が発達してできる。偽果の内部に真正果実があり、痩果あるいは堅果であるが、しばしば種子と勘違いされる。
[3] 井上博之監訳『カラーグラフィック・西洋生薬』（廣川書店、1999年）、424頁-426頁。

　エイジツは1951年に公布された第二改正国民医薬品集に初めて収載された。国民医薬品集は1948年に第一版が公布され、日本薬局方を補足する目的で創設された。その公布から半世紀以上経た今日、その存在を知る人はごく少数であるが、米国流の薬事行政をわが国に定着させようとするGHQの政策を色濃く反映したものであった。1932年に公布された第5改正日本薬局方は当時でも有効であったが、国民医薬品集は局方に収載される前提となる医薬品、薬局方に未収載であるが広く使用される医薬品、漢方製剤に使用される生薬類、薬局で処方される製剤などが収載され、その試験法は局方の試験法を準用するなど、第二薬局方というにふさわしい内容をもっていた。実際、第一版は3年後の1951年に公布された第6改正版の事実上の局方第二部に相当し、1955年公

布の第7改正版では第二改正国民医薬品集が局方第二部として統合され、これによって国民医薬品集の名は消滅した。いわゆる漢方生薬[1]は第5改正版まで西洋医学的用法が適用されたダイオウ・カンゾウ・ショウキョウ・キキョウ・オンジなどごく一部を除いてことごとく排除されたが、ニンジン、マオウなどが第6改正版で初めて収載されたのに引き続いて、多くの漢方生薬が第二改正国民医薬品集で収載され、その大部分は第7改正版に継承された。エイジツは顕著な瀉下活性があって、その用法は西洋医学的であり、また明治時代にこれを配合した大衆薬が販売されていたにもか

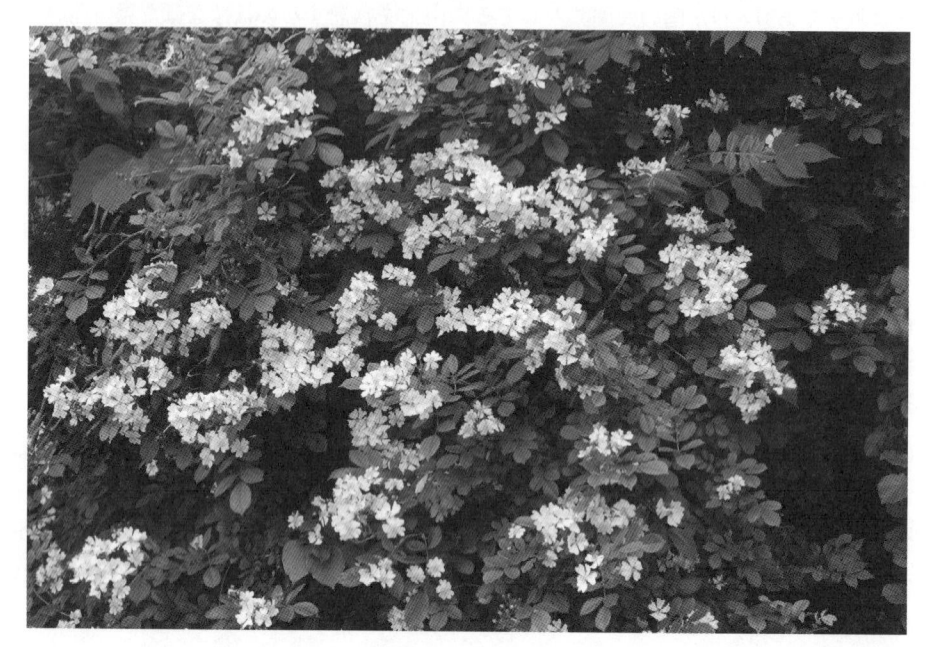

図3-1　ノイバラ

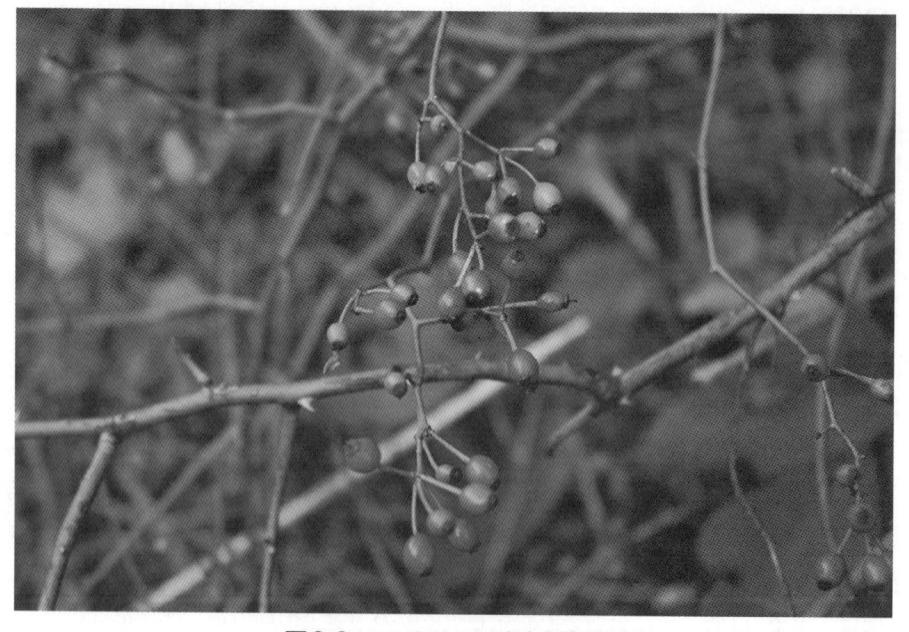

図3-2　ノイバラの実（成熟果）

かわらず、戦前の局方では収載が見送られていた。後述するように、漢方処方の一部にエイジツを配合する処方[2]があったため、漢方生薬と見なされていたからと思われる。

　局方では、エイジツの薬用部位を「偽果又は果実」としているが、「偽果又は真正果実」と表記するのが正しい。これを正しく理解するには植物のモルフォロジー（形態学）の知識が必要であり、薬局方の編集責任者にその素養が不十分であったことを示す。ほとんどの薬系大学のカリキュラムから薬用植物学が消えている現状では、薬の専門家たる薬剤師の多くは十分な教育を受けておらず、このことを正しく認識できないと思われるので、ここで植物果実の形態について簡単に概説しておこう。植物の果実は花の構造を引き継ぎ成熟して構築される。エイジツの基原植物ノイバラ *Rosa multiflora* Thunbergはバラ科バラ属に属するが、この仲間の花はいずれも分離雌ずい（めしべ）を有し、1つの花で多数の子房を構成し、それぞれが果実を形成して集合果すなわちクラスター状の果実となる。しかし、ノイバラの実は外見からはそう見えない。ノイバラの分離雌ずいは1つの心皮からなり、それぞれの花柱が互いにゆるく合着して柱状に肥厚し、複数の柱頭をもつ子房を形成する。しかし、実際はつぼ状の花床[3]の中に子房があって基底から側壁にかけてつくので外部から子房を見ることはできない（図3-3）。この特徴はノイバラ節（sect. *Synstylae*）に属する各種にも見られ、子房が成熟するとともにこの花床も肥大し、結果としてその内部に多数の果実（種子のように見える）が形成される。このように子房とそれ以外の器官が果実の形成に加わったものを偽果といい、子房だけから形成された果実を真正果実と称して区別する。すなわち、ノイバラは集合果をなすものの、花床によって球状に覆われてあたかも一果のように見え、未熟果の先端に宿存する萼の存在でかろうじて偽果であることがわかるにすぎない。偽果を縦あるいは横切りすると、背面に毛茸と称する銀白色の剛毛が叢生する果実すなわち真正果実が5〜10数個放射状に配座する。各果実の頂端に蕊柱があり、花托上部の細孔中に集結するように癒合する。バラ属の真正果実は痩果と堅果のいずれかである。種皮と果皮が密着して分離しにくいものを痩果、果皮が堅く種皮と分離しやすいものを堅果というが、ノイバラの真正果実は果皮が分離しやすい後者である。1個の偽果中に含まれる堅果の全てが成熟しているわけではなく、萎縮した不完全な堅果も少なくない（図3-4、3-5を参照）。市販されるエイジツは偽果の形で流通するが、これを玉営実（ギョクエイジツ）と称する。通例、果柄や萼およびその付属体を含むが、薬局方ではこれを異物とし、純度試験で1.0%以上を含まないと規定する。一方、真正果実（堅果）に相当するものは、営実仁（エイジツニン）と称されるが、瀉下活性成分[4]が局在しているので、薬効（比活性）は玉営実よりずっと強いが、現在の市場では流通していない。現行の薬局方が、ノイバラの偽果のほか果実（正しくは真正果実あるいは堅果）をエイジツの基原としているのは、実際に営実仁を用いる現状を考慮したものである。ノイバラの偽果は直径1cmに満たない小さなものであるが、偽果を十分に乾燥させたのち、臼に入れて砕き風選すれば、営実仁すなわち痩果の選別が可能である。生薬の多くは、特定の時期に採取しないと一定の薬効が得られないことがあるが、エイジツの場合は、偽果が紅熟する手前で、多少青みがかった状態で採取するのがよいとされる[5]。『本草綱目』（李時珍）では8月に採ると記述されており、紅熟する前に採取されていたことがわかる。しかし、現今のエイジツ市場品の大半を占める輸入品は紅熟偽果の乾燥品が多い。また、エイジツの全形品を粉末としたエイジツ末も、薬局方に別条として収載されているが、玉営実の粉末体と営実仁の粉末体の2種がある。前者は偽果の果皮を含むのでやや赤味を帯び、後者は灰黄褐色で色が薄いので区別しやすい。局方準拠「エイジツ末」の性状の記述は、偽果の粉末を鏡検したもの

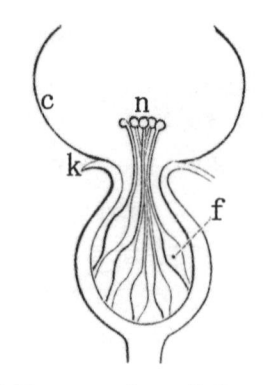

c:花冠　f:子房　k:萼筒　n:柱頭
図3-3　ノイバラの花の解剖概念図

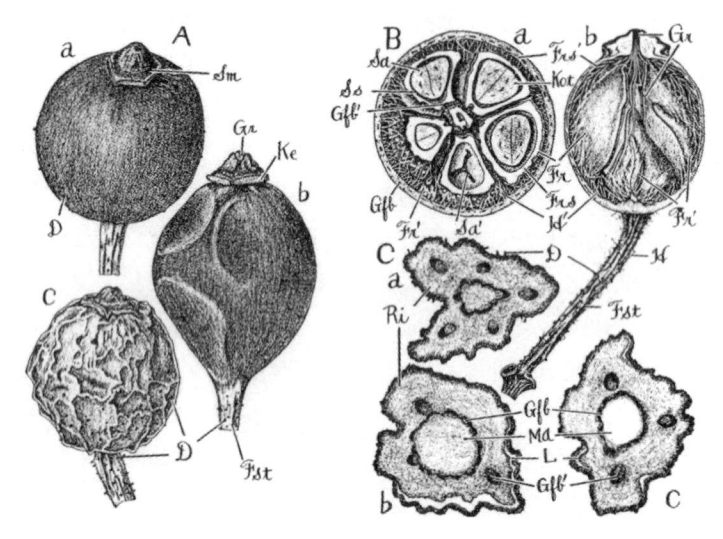

A：偽果の全形（a,b:稔熟果　c:未熟果）　B：偽果の断面（a:横断面　b:縦断面）
C：偽果の花梗の横断面
A　Sm:雄蕊附著点　Gr:蕊柱　Ke:萼付属体　Fst:偽果の花梗　D:tK
B　Fr:真正果実　H':毛茸　Ss:Rb　Kot:子葉　Ri:皮部　Gfb:脈管束　Frs:果皮　Ma:髄　L:裂腺

図3-4　ノイバラ偽果解剖図

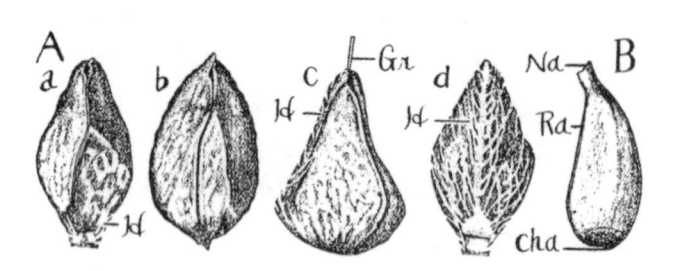

A：果実の全形（a,b:腹面　c:側面　d:背面）　B：種子の全形
Na:へそ　Cha:臍点　H:毛茸　Ra:種皮　Gr:蕊柱

図3-5　ノイバラの真正果実と種子
（図3-4〜3-5は藤田路一　植物研究雑誌　15　87-112 (1940)より転載）

であり、花床や果皮に由来する組織の形態の記述が含まれている。

1) もっぱら漢方処方に配合される生薬で、単味で用いないものをいう。紛らわしい名前に漢薬があるが、中国を起源とする薬物であって、必ずしも漢方医学（わが国で発達した伝統医学）で用いるとは限らない。
2) 浅田宗伯（1815年-1894年）著『勿誤薬室方函』（1877年）に營實湯という本朝経験方（わが国の漢方医家により創出されたもので中国にはない処方をいう）が収載されている。本章第4節[3]を参照。
3) 花托のこと。萼が合着して筒状となっているので萼筒ともいう。
4) マルチフロリンAなどフラボノール配糖体。
5) 小泉榮次郎著『増訂和漢薬考後編』（1922年）、561頁-563頁。

第2節　エイジツの真の基原、薬効成分と民族植物学

[1]　正條品エイジツを識別できない局方試験法

　ノイバラの近縁種は本邦産だけでもいくつか知られており、そのうちとりわけ偽果の形態の類似するテリハノイバラ*Rosa luciae* Rochebrune et Franchet ex Crépin (synonym. *R. wichuraiana* Crépin)、ヤマテリハノイバラ（アズマイバラ）*R. onoei* Makino var. *oligantha* (Franchet et Savatier) H. Ohbaの偽果も古くから生薬エイジツの基原とされてきたが、ときに植物学的にまったく類縁のないユリ科（クロンキスト・APG：サルトリイバラ科）サルトリイバラ*Smilax china* Linnéの実を挾雑することもあったという[1]。第14改正版までは、果実がやや大きいテリハノイバラや、形態がノイバラに酷似するヤマテリハノイバラほか数種の同属種を「その他近縁植物」としてエイジツの基原植物としていたが、近年では市場に流通していないこともあって、第15改正版からノイバラを唯一の基原種とするように変更された。わが国の植物学書はノイバラの分布を北海道中北部と南西諸島を除く日本列島全域及び朝鮮半島とするが、『中国高等植物図鑑』によれば同じ学名で表される植物が華北から華南・西南地方に分布するとしている。同図鑑のイラスト図（花を欠き、果実のみ）および記述からノイバラと区別するのは困難と思われ、これが事実とすれば本種は中国大陸にも広く分布することになる。中国東北部および北朝鮮から輸入されるエイジツの中に、正條品すなわち局方が規定するノイバラ基原品の二倍近い大径品があるが、難波恒雄によれば満州からウスリー地方に分布するヤマハマナス*Rosa davurica* Pallasであるという[2]。かつてはノイバラとテリハノイバラを基原とする日本産のエイジツが市場の大半を占めていたが、後に韓国産が輸入されるようになり、近年では中国・北朝鮮産がほとんどを占めるようになった。局方では、生薬の基原が正しいものであるかどうか判定する理化学的手法として、大半の生薬に確認試験法を規定するが、エイジツではマグネシウム・塩酸による呈色反応を採用している。この呈色反応は、フラボン・フラボノール・フラバノンなどいわゆるフラボノイド一般に対して同様に起きるから、ノイバラ属種の偽果の多くは同様に呈色するので、正條品であるノイバラ基原品と一義的に区別できないことになる。したがって、ノイバラを唯一の基原種とする局方の確認試験法はあまり意味を持たない。東京都衛生試験所の瀬戸らは、ノイバラの近縁種テリハノイバラの偽果とノイバラの偽果の含有成分および瀉下活性について比較検討し、テリハノイバラはノイバラの10分の1以下の瀉下活性しかないと報告している[3]。この結果は、第15改正版からテリハノイバラをエイ

ジツの基原種から除いたことが正鵠を射ていること、近年の市場にテリハノイバラを基原とするものがほとんどなかった理由もここにあったことを示唆し、興味深い。後述するように、エイジツの活性成分はマルチフロリンAを始めとするフラボノール配糖体であるから、一刻も早く標準物質を用いた薄層クロマトグラフィによる確認試験法を採用すべきであるが、この背景には、国産エイジツの産出量が激減し輸入品エイジツを正條品と見なさざるを得ない状況があること、医薬部外の用途の急増など生薬エイジツの用途に大きな変化があったことがある。わが国の製造業者は、医薬部外品とはいえ、香粧品用に対して日本薬局方収載品にこだわる傾向が強い。したがって、次期改正局方では、ヤマハマナスを基原に含めるなど、エイジツの基原種の抜本的見直しがあるかもしれないが、瀉下薬という観点からすれば改悪であるから避けねばならない。

1) 藤田路一　植物研究雑誌　15巻　87-112　1939年。
2) 難波恒雄著『和漢薬百科図鑑I』（保育社、1993年）、266頁-267頁。
3) Seto, T., Yasuda, I., Akiyama, K., Chem. Pharm. Bull., 40, 2080-2082, 1992.

[2] 方言名にみるノイバラの民族植物学

　わが国の山地から低地まで、日当たりの良いところであれば普通に見られるノイバラは、成熟した生態系より人の手の加わった草原や自然災害で生態系の破壊されたところに多く見られ、しばしばやぶ状をなす。痩せた岩石質の土壌でも生育でき、ときに川原の湿地でヨシと混成することもあるなど多様な環境に適応できる。身近な植物であることもあって多くの方言名があり、『日本植物方言集成』には約50名が収録されている[1]。方言名にはしばしば当該植物の民族植物学情報が反映されることがあるので、ここで解析してみたい。
　ノイバラの方言名は次の4系統に分類される。

1.「いが」・「いぎ」・「いげ」
2.「ぐい」
3.「いばら」・「ばら」
4.「よそしばり」・「よめしばり」その他

　第1はトゲの意である「いが」あるいはその訛りで、中国・四国・九州に広く分布する。特に、九州南部、長崎では単に「いげ」と呼ぶところがあり、「いげくさ」（高知）・「いげぼたん・いぎぼたん」（福岡、鹿児島、島根）などはこれから派生した方言名である。「いが」はクリの毬に由来し、「厳々し殻（実）」の略転と思われる。アザミ・ノイバラ・サルトリイバラのいずれにも「いがいが」の方言名があるので、クリの「いが」とは無関係で、トゲの鋭さから「厳々し」が訛ったのかもしれない。第2の「ぐい」は、四国に残る方言名で、これも「ぐいばな」（岡山）・「くいぼたん」（島根）・「あまぐい」（広島）などの派生名がある。「く（ぐ）い」はトゲをもつ植物を表す名前である。言語学的に「釘」、「茎」や「杙」に関連のある古い日本語の基礎語と考えられる。サルトリイバラに対してもこの名は用いられ、ミカン科カラスザンショウの方言名「ぐいき」（岡山）も関連がある。第3の「いばら」と「ばら」は、平安時代中期に成立した『本草和名』（深根輔仁）に「營實　陶景注云ふ、墻薇の子なり　一名墻薇一名墻麻一名

牛棘一名牛勒一名蘆蘼一名山棘一名山來　或は雷に作ると云ふ　釋藥性に出づ　和名宇波良乃美」とあり、『萬葉集』にも出てくる古名[2]の「うばら」に由来する。『和名抄』(源順)では「營實　无波良乃美　薔薇の子なり」のように「むばら」とあるが、「うばら」と同系統であり、これが訛ってイバラあるいは単にバラとなった。一方、平安時代の漢字事典である『新撰字鏡』(僧昌住)では、「薂　又作簌　居掬反　宇波良」とあり、薂は棘の同義異字と考えられるから、「うばら」は本来トゲのある植物の総称であって、必ずしも特定の植物を指す名ではない。トゲをもつ身近な植物は、草本性ではタデ科ママコノシリヌグイ *Persicaria senticosa* (Meissner) H.gross ぐらいで少ないが、木本ではバラ科ノイバラ類のほかに、バラ科キイチゴ類(*Rubus* spp.)、マメ科サイカチ *Gleditsia japonica* Miquelとジャケツイバラ *Caesalpinia decapetala* (Roth) Alston var. *japonica* (Siebold et Zuccarini) H. Ohashi、ユリ科(クロンキスト・APG：サルトリイバラ科)のサルトリイバラ *Smilax china* Linné、ミカン科サンショウ *Zanthoxylum piperitum* (Linné) de Candolle、イヌザンショウ *Z. schinifolium* Siebold et Zuccarini・カラスザンショウ *Zanthoxylum ailanthoides* Siebold et Zuccarini、メギ科メギ類(*Berberis* spp.)、さらにヤマウコギ *Eleutherococcus spinosus* (Linné filius) S. Y. Hu [synonym. *Acanthopanax spinosus* (Linné filius) Miquel]、ハリギリ *Kalopanax septemlobus* (Thunberg) Koidzumi [synonym. *K. pictus* (Thunberg) Nakai]などのウコギ科があって、灌木から高木まで実に多様である。このうち、もっとも身近にあるノイバラを「うばら(むばら)」と呼ぶようになったと思われる。バラ科でないのに、バラの名をもつ植物にサルトリイバラがあり、これもごく身近にあるが、ノイバラより大型の蔓性で、古くは「おおうばら」[3]と称して区別した。第4の「よそしばり」、「よめしばり」は、以上と無関係の名前のようにみえるが、刺で被われたノイバラの半蔓性の茎でしばられる辛さを強調した名である。方言名の中に、「いげだら・いげどら・いげどろ」(長崎、熊本、宮崎)、「くいだら」(島根)のように、「だら・どら・どろ」の名をもつものがあるが、『和名抄』に「楤　太良　小木にして叢生し刺有るものなり」とあり、植物学的な類縁関係はまったくないが、ウコギ科の低木で鋭いトゲのあるタラノキ *Aralia elata* (Miquel) Seemannに通じて命名された。以上の方言名の解析から、ノイバラおよび近縁植物はトゲをもって認識されてきたことは一目瞭然である。ノイバラは薬用だけでなく、食用ともされた。『備荒草木圖』[4]に「野薔薇　嫩芽を煠水を換へ浸し塩味噌に調へ食べし」、また『救荒本草抜萃』[5]に「右ハ若芽を湯(ゆで)ても羮ても皮を剥て生にても食(くふ)べし」という記述があることでわかる。しかし、これは中国の『救荒本草』(周定王)にある「薔蘼　音墻梅　(中略)救飢　芽葉を採り、煠で熟し、水を換へ、浸し淘浄し、油塩に調へ食ふ」と基本的に変わらないから、中国の文献を引用して救荒食物としての潜在力を記述したにすぎず、わが国で実際に食用とされたかは定かではない。このことはわが国のノイバラの方言名の中で食用に結びつくものがないことで強く示唆される。

1) 形態的に酷似するテリハノイバラ・ヤマテリハノイバラなどノイバラの同属種を含めた呼称であることに留意する必要がある。
2) 『萬葉集』にウマ(バ)ラを詠む歌に次の2首が知られる。
　枳のうばら刈り除け倉建てむ屎遠くまれ櫛造る刀自(巻16　3832)
　道の辺のうまらの末に延ほ豆のからまる君を離れか行かむ(巻20　4352)
3) 『和名抄』に「菝葜　佐流止利　一云於保宇波良」とある。菝葜は菝葜に同じでサルトリイバラの漢名。
4) 一関藩の藩医二代目建部清庵(1712年-1782年)著の救荒書で104種の植物の図と食用とする際の調理法や注意点などが記されている。1771年に成立したが、実際に刊行されたのは1833年で、この年に天保の飢饉があった。

5) 加賀小松藩が編纂した救荒書で全一巻、文政十一(1828)年の序がある。木類47種、草類96種、菜類12種の総計155種を収録するが、野生植物のみならず、身近に栽培する草木種も多い。巻末の「附言」で実際の調理で注意すべきことを記述している。

第3節　成分研究の歴史と薬理

　エイジツの成分情報が初めて報告されたのは1912年で、天然に広く分布するフラボノールの一種クウェルセチンが加水分解産物として単離・同定された[1]。1929年、近藤平三郎は配糖体を単離し、その構造をケンフェロールのラムノグルコシドであることを明らかにし、マルチフロリンと命名し[2]、そのほかの配糖体としてクウェルセチンルチノシドも単離している[3]が、完全な構造決定には至らなかった。エイジツの成分およびその構造の詳細が明らかになったのは約半世紀を経た1976年であった。高木修三らは、営実仁のメタノールエキスから調整した分画について化学的研究を行った結果、マルチノサイドA・BとマルチフロリンA・Bを主たる成分として得たほか、クウェルシトリン・アフツェリンを純品として単離し、その構造を完全決定した[4]。このうちマルチフロリンAは同Bのアセテートに相当するもので、近藤平三郎の得たマルチフロリンがA・Bのいずれであるかは明らかではない。マルチフロリンとアフツェリンはケンフェロール、マルチノサイドとクウェルシトリンはクウェルセチンをアグリコンとする配糖体であり、ノイバラ実に2系統のアグリコンからなる配糖体の存在が明らかになった。1992年、瀬戸らは高速液体クロマトグラフィを用いて野生ノイバラの真正果実部(営実仁)の成分分析を行い、クウェルセチンキシロシド・イソクウェルシトリン・ヒペリン・クウェルセチングルクロニドの存在を新たに確認したが、高木らがもっとも含量が多いとするマルチノサイドBを検出できなかったとし、逆に高木らが単離していないマルチノサイドAのアセテートを主成分と報告している[5]。マルチノサイドBは同Aにグルコース一分子が付加したものにすぎず、この程度の成分変異は、ノイバラの地理的分布がきわめて広いことを考慮すれば、十分にあり得ると考えられる。ただし、高木らは、宮崎県、奈良県、滋賀県、和歌山県産のノイバラ果実において、成分および含量に差がなく、未熟果と成熟果との間も変化がなかったとしているが、薄層クロマトグラフィによる精密さを欠いた分析であることに留意する必要があるだろう。フラボノイド以外の成分としては、高木らが報告しているメチルガレートのほか、パルミチン酸・ステアリン酸・リノール酸・リノレン酸からなるグリセライドの存在が営実仁から知られている。偽果皮は熟すると紅くなるが、欧州産カニナバラの実の色素がリコペンを始めとするカロテノイドである[6]から、同じ色素が含まれると推定されている。そのほか、ビタミンCや果実酸も含まれると思われるが、実際に単離・同定したという報告はない。

　次に、エイジツの瀉下活性についてであるが、近藤平三郎による研究を除いて、いずれの研究報告も瀉下活性成分の解明を目的としている。最初の成分報告を行った安藤秀三は、エイジツ水溶性エキスに明確な瀉下活性のあることを、イヌを用いた実験で明らかにし、活性成分は(クウェルセチン)配糖体と推定した。また、エイジツ4g(仁)から製した煎剤を頓服実験したヒトの例を紹介し、服用後約2時間して軽微な腹痛とともに水瀉があり、以降数十分ごとにこれを4回繰り返した後、腹痛・下痢を終息したと記述している[1]。4gという大用量の生薬エイジツ仁を服用した場合、峻下

剤として作用することを人体で確認できたことはとりわけ興味深い。ただ、その作用の激しさからむしろ中毒という方が適当と思われ、古くからエイジツは有毒であるといわれる所以（本章第5節[1]引用の『沙石集』を参照）を実感できる例として注目される。エイジツの瀉下活性成分を特定したのは高木らであり、マウスを用いた動物実験でマルチフロリンAがもっとも強い活性を有し、その50%有効量を体重1kg当たり30mgとしており、生薬ダイオウ・センナの瀉下活性の約半分ほどとしている[7]。因みに、デアセチル体であるマルチフロリンBは135mgであり、アセチル基の有無で5倍弱の瀉下活性の差があることになる。エイジツに含まれるフラボノール配糖体のうちでもっとも多く含まれるマルチノサイドAは50%有効量が得られないほど微弱であり、同Bも222mgと、マルチフロリンと比べて活性はかなり弱い。一方、瀬戸らは高木らと同様な方法を用いて、マルチノサイドAの瀉下活性を150mgとし、イソクウェルシトリンについては体重1kg当たり200mgの投与で瀉下活性を認めなかったとしている[5]。高木らの報告では、分画を営実仁から製しており、果肉（花の花床が発達して構築された部分）に瀉下活性があるかどうか明らかにしていないが、瀬戸らは果肉に同活性がないと報告しており、明治時代から営実仁を薬用としている理由をこれによって説明できる。第14改正版まではテリハノイバラなど同属近縁種もエイジツの基原とされたが、瀬戸らはテリハノイバラの真正果実について成分分析を行った結果、イソクウェルシトリン・ヒペリン・クウェルセチングルクロニドを主成分とし、マルチフロリンA・BやマルチノサイドA・同アセテートがほとんど含まれていないことを明らかにした。また、高木らの方法にしたがって、ノイバラおよびテリハノイバラの真正果実エキスから製した分画の瀉下活性は約10倍の活性の差があったとしている。すなわち、テリハノイバラを基原とするものは強い瀉下活性成分を含まず、ノイバラ基原品の代替にならないことが明らかになった。因みに、現在の市場ではテリハノイバラを基原とするエイジツは流通していない。また、エイジツの名で輸入される大径品は、難波はヤマハマナスと推定している[8]が、その成分としてウルソール酸・ベツリン酸などのトリテルペンやタンニンが知られているのみで、フラボノールが単離されたという報告はない。とすれば、成分的には薬用に適さないことになる。ヤマハマナスの果実の香粧品学的研究は中国および韓国で活発に行われており、おそらく、大径品はもっぱら化粧品用に消費されていると思われる。

　エイジツの作用は生薬の中では激しい部類に属する。古くからノイバラは有毒植物として認識され、瀉下作用だけではなく、急性毒性についての研究報告も比較的早い時代に行われた。1926年、鶴田はエイジツの配糖体画分を調製し毒性試験に供した[9]。まず、エイジツ末をエーテルにて温浸し非極性油分を除去したのち、調製したエタノール抽出液を水に溶かし、酢酸鉛を加えて生成した沈殿物を濾取し、この沈殿をエタノール中に懸濁させ、硫化水素を通じ脱鉛して得たエタノール液から黄色結晶性の結晶状物質を得た。これはフラボノイド配糖体の混合物であり、通常のエイジツ煎液よりかなり成分が濃縮されていることに留意する必要がある。これをマウスに体重1kg当たり0.3g皮下注射したとき、自発運動が不活発化し、呼吸困難の状を示したが、漸次回復して数時間後に正常の状態に戻った。1g皮下注射したときはわずか10分で中毒症状を起こした。静脈内投与では体重1kg当たり0.3gで死に至った。ウサギの静脈内投与における最小致死量は体重1kg当たり0.2gであった。そのほか、ウサギ生体子宮を興奮するが、摘出したウサギの不妊子宮および腸管の自発運動を抑制する効果が認められた。ただし、腸の内面より作用させると、その運動を催進する。以上、皮下注射または静脈内投与による試験で毒性が認められたがそれほど強くなく、経口

投与ではほとんど問題ないといってよい。多田羅は、ひどい浮腫があって悪心・嘔吐を伴う患者で、エイジツで著効が得られたと報告している[10]。薬理作用が明確なエイジツは、利尿剤あるいは瀉下剤として臨床応用も試みられたが、薬局方への収載は戦後になってからであった。

1) 安藤秀三　京都医学雑誌　9巻　91-109　1912年。
2) 近藤平三郎・岩本薫・口羽與三郎　薬学雑誌　49巻　232-238　1929年。
3) 近藤平三郎・遠藤勝　薬学雑誌　49巻　1162-1165　1929年。
4) 高木修三・山木正枝・増田京子・窪田真理子　薬学雑誌　96巻　284-288、1217-1222　1976年。
5) Seto, T., Yasuda, I., Akiyama, K., Chem. Pharm. Bull., 40, 2080-2082, 1992.
6) 井上博之監訳『カラーグラフィック・西洋生薬』（廣川書店、1999年）、424頁-426頁。
7) 高木修三・山木正枝・増田京子・窪田真理子　薬学雑誌　96巻　1217-1222　1976年。
8) 難波恒雄著『和漢薬百科図鑑I』（保育社、1993年）、266頁-267頁。
9) 鶴田静麿　実験消化器病学　1巻　563-575　1926年。
10) 多田羅正俊　実験医報　10巻　1355-1356　1924年。

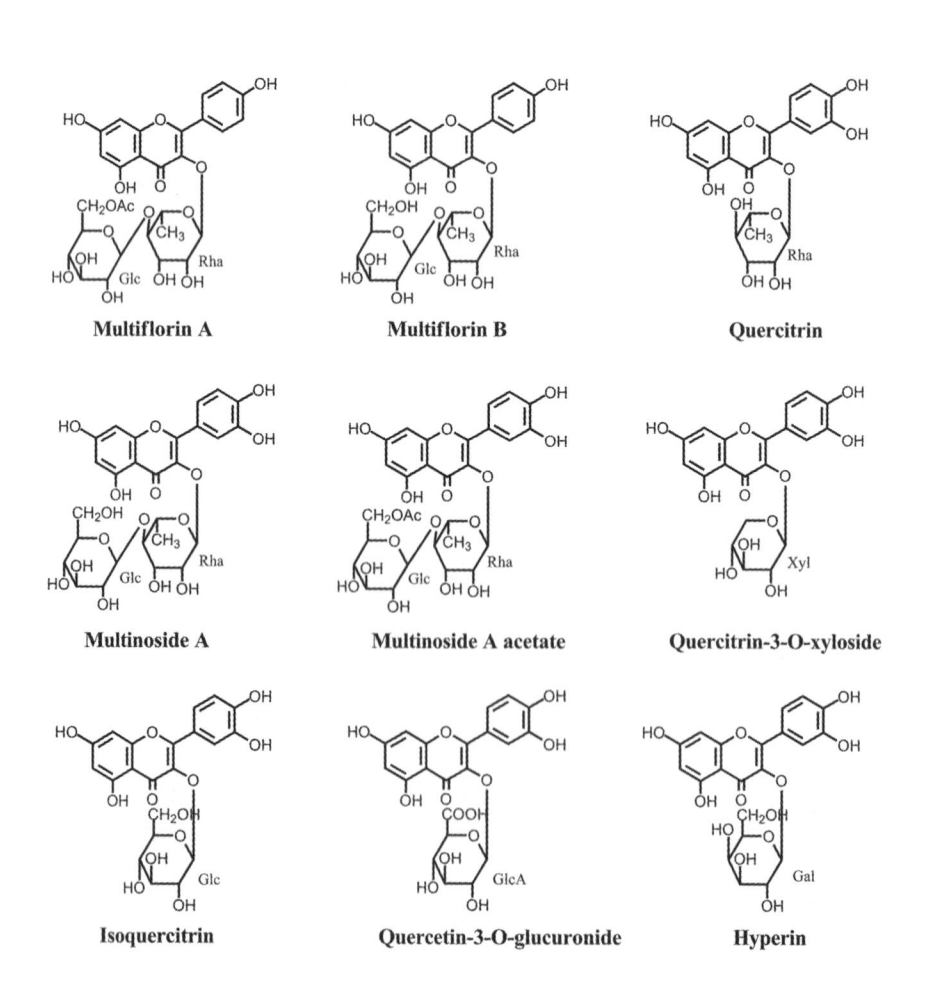

図3-6　エイジツの成分

第4節　日中医書におけるエイジツの用法の比較

[1] 漢籍医書におけるエイジツ

　エイジツは、『神農本草經』以来の中国歴代の正統本草書で必ず収載される歴史的薬物であるが、不思議なことに随・唐代から近世に至るまでの古典医書において、營實という名で出てくる例は重出もふくめてわずか10数例にすぎない。そのうち、『外臺祕要』（王燾）巻八「集驗噎塞不通方」、『太平聖惠方』（王懷隱）巻四十四「治陰瘡膿血不絶宣用猪蹄湯洗之方」[1]と『聖濟總錄』（徽宗編纂）巻一百「治五絡閉竭病發尸厥不知人通微丸方」では營實根の名で出現する。日本薬局方準拠のエイジツは、実[2]を薬用部位と規定するから、その漢名である營實は薬用部位を含めた名と勘違いされやすい。本草書に収載される薬物の中で、枳実（ミカン科ダイダイ、ナツミカンなどの未熟果実）・蔓荊実（クマツヅラ科ハマゴウの果実）・藍実（タデ科アイの果実）・女貞実（モクセイ科トウネズミモチの果実）など、「実」という名を含む薬物はかなりあり、いずれもそれを取り去れば基原植物の漢名としての意味をもつ。しかし、前述の医書で營實根とあるのは、營實そのものが基原植物名すなわちノイバラであることを表す。実際、字義的に営（營）をバラ科ノイバラやその近縁植物とした例はなく、また営（營）という名の植物も存在しない。『普濟方』（朱橚編纂）巻二百九十八「蝟皮散　治腸痔生核腫痛時下膿血」[3]に營實と出てくるが、「薔薇根是なり」という注釈があり、ノイバラの根を単に營實と称することもあった。ここで薔薇根という別名が出てくるが、『神農本草經』に「營實一名牆薇一名牆麻一名牛棘」とあり、營實の別名として牆薇以下3つの異名を列挙する。すなわち、最古の本草書ですら營實に複数の別名があった。一方、『本草綱目』は營實牆蘼とし、營實と牆蘼の両名を併記する。そのほか、薔薇（『名醫別錄』）・山棘（『名醫別錄』）・牛棘（『神農本草經』）・牛勒（『名醫別錄』）・刺花（『本草綱目』）の各別名を出典を付して列挙する。以上のうち、牆薇・薔薇・牆蘼の3名はいずれも同音同義（ショウビと読む）であり、歴代のほとんどの医書は營實ではなく薔薇の名を用いる。『太平聖惠方』巻七十二「治婦人痔疾肛門痒痛下血不止槐子人散方」にも營實という名が出てくるが、原典では薬用部位を指示する注釈はない。この処方は痔疾に対して用いるが、營實を配合する痔疾の薬方として、『普濟方』巻二百九十八「蝟皮散　治腸痔生核腫痛時下膿血」がある。各処方に配合される薬物の種類を比較すると、營實・槐子人・蝟皮・桑耳・黃耆・當歸・烏賊魚骨・枳殼の8種は共通し、『太平聖惠方』で木賊・皂莢子・麝香とあるのが『普濟方』では1味減じて人參・地楡となっているだけである。したがって、両処方は、用法並びに配合薬物からみて、基本的に同じと考えるべきで、『普濟方』は營實の薬用部位を根と規定するから、『太平聖惠方』の營實も同じと推定される。一方、『太平聖惠方』巻三十三の「治眼熱目暗明目槐子圓又方」も營實を配合し、『普濟方』巻八十一の「治眼熱目暗明目地膚子散」と同じ諸方であるが、どちらも薬用部位の指示はない。しかし、これまでの経緯からすれば薔薇根の可能性が高いだろう。

　『聖濟總錄』巻一百九「治一切風毒眼見黑花攀睛瞖暈瘀肉侵睛撥雲散方」と同巻一百一十一「治目生瞖膜久不愈者蘬實散方」に蘬實という奇妙な名が出てくる。ところが、この両処方を『聖濟總錄』から引用する『普濟方』では、いずれも營實としている[4]。蘬の音は、後漢時代に成立したといわれる古字書『説文解字』（許慎）の第七編下「蘬」に「从枺熒省聲」とあるように、熒に通じてケイと読み、

また『康熙字典』[5]によれば、𦽅は営と同義である。すなわち、𦽅實は、音は違っても字体の似た営實と相通じることになり、『普濟方』は同義であることを重視して営實としたと思われる。しかしながら、李時珍は同音であることを重視し、𦽅實を『新修本草』(蘇敬)に初見する苘實[6]とした。『本草綱目』巻十五「湿草類上」の苘麻の釋名で「苘は一に蕦に作る。又、𦽅に作る。」と記載され、『集韻』[7]に「𦽅、或は蕦苘に作る」、「苘、枲屬(イラクサ科カラムシの類)、或は苘蕦に作る」とあるから、これをもって李時珍は𦽅實を苘實(各条では苘麻として収載する)としたようであるが、𦽅實と営實の字体が似ていることに一切言及していない。後述するように、わが国では『聖濟總錄』の𦽅實を営實と解したと思われるので、ここに紹介する次第である。

　前述したように、営實の別名に薔薇という名があって、後世の医書はこの名を用いることが多く、またその中に薔薇實あるいは薔薇子の名は見当たらず、全て根を薬用部位とする。用法としてもっとも目立つのは癰疽・瘡・痔瘻などの皮膚疾患に対する応用である。『證類本草』巻二「序例下」の癰疽の条項に薔薇の名があるのはそれを如実に表している (営實の名はない)。中には単味で用いる処方例もあり、薔薇根の中国伝統医方における位置がこれによってわかる。薔薇根のこの用法は、『名醫別錄』にある「洩痢腹痛、五臓の客熱を止め、邪逆の氣を除き、疽癩、諸惡瘡、金瘡、傷撻に肉を生じ、肌を復す」という記述ともよく呼応する。ただし、ノイバラの実・根のいずれにしても中国医学での用途はごく限られる。『太平聖惠方』・『聖濟總錄』・『普濟方』は、それぞれ一万六千・二万・六万前後の処方を収録するが、営實・薔薇根いずれの名であれ、全体からみるとこれを配合する処方数は微々たるものである。また、『萬病回春』(龔廷賢)など金元医学を代表する医書に、ノイバラを基原とする薬物の配合処方例は見当たらない。『聖濟總錄』・『普濟方』は、運気論を主とした総論の記載から金元医学色の濃い医書であるが、唐以前の古方も多く収載する。営實・薔薇根を配合する処方は『千金方』・『外臺祕要』あるいはそれ以前の医書に由来し、これより古い医書では、『肘後方』(葛洪)にある(『普濟方』に引用)にすぎない。因みに、わが国の古方派漢方が経典とする『傷寒論』・『金匱要略』に、営實・薔薇のいずれの名であっても、これを配合する処方はない。

1) 『普濟方』巻三百一にも収載されている。
2) 第1節で述べたように、正確には偽果又は真正果実である堅果である。
3) 『聖濟總錄』巻一百四十二「腸痔」にもある。
4) 巻八十「營實散　治目生瞖膜久不愈者」、巻八十一「治一切風毒眼見黑花攀睛瞖暈瘀肉侵睛撥雲散方」。
5) 清・康熙帝の勅撰により1716年に成立した漢字字典で全四十二巻、約四万九千字を収録する。わが国でも安永九(1780)年に和刻本が『日本翻刻康熙字典』として刊行されている。『説文解字』以降の歴代の字書を集大成したもの。熟語は収録しないが、全ての字義に対して字書及び古典籍からの用例を示し、出典名は書名に加えて篇名も表示している。
6) 『證類本草』にある表記でモウジツ・ボウジツ・ケイジツなど様々な読み方がある。
7) 宋・丁度ら撰、1037年あるいは1039年に成立した切韻系韻書。上平・下平・上・去・入声各二巻の全十巻からなる。総収録字数は五万三千を越え、多くの異体字も収録する最大の韻書といわれる。諸橋轍次著『大漢和辭典』第6巻589頁(𦽅)および第9巻567頁-568頁(苘)より引用。

■營實という名前で漢籍医書に出てくる処方一覧

○ 外臺祕要
巻八　五噎方三首　集驗噎塞して通じざるの方
　　營實根十二分
　　右一味擣き散と爲し、酒にて方寸匕を下すこと日に三服。

○ 太平聖惠方
巻三十三　眼熱し目暗きを治し目を明とする槐子圓又の方
　　地膚子　枸杞子　營實已上各一兩
　　右の件藥細かく擣き羅ひて散と爲す。時候に計らず、温酒を以て調へ二錢を下して每服。

（普濟方巻八十一　「治眼熱目暗地膚子散」）

巻四十四　陰瘡の膿血絶へざるを治し、宣しく猪蹄湯を用て之を洗ふべしの方
　　猪蹄二枚　黄蘗三分剉む　敗醤三分　黄芩半兩　黄連三分　甘艸一兩剉む　營實根一兩
　　右の件藥を擣きて羅ひて散と爲し、漿水二升を用て煎じて一升半に至り、熱し用て之を洗ふ。

（普濟方巻三百一　「治陰瘡膿血不絶猪蹄湯」）

巻七十二　婦人の痔疾、肛門痒痛し下血の止まざるを治す槐子人散方
　　槐子人一兩微し炒る　營實　蝟皮炙り黄ばしむ　桑耳　木賊　黄耆剉む　當歸剉みて微かに炒る　烏賊魚骨各一兩　皂莢子半兩、微かに炒る　枳殻　半兩、麩にて炒り微かに黄として瓤を去る　麝香一分、研りて入る
　　右の件藥細く擣き羅ひて散と爲し、（容器に）入れて研り、了め藥匀しくせしむ。食前に荊芥湯を以て調へ二錢を下して每服。

註：原文では入研とあって、何らかの容器名が脱落しているので補足する。

○ 聖濟總錄
巻一百　五絡閉竭して病發し尸厥して人を知らざるを治す通微丸方
　　營實根五兩、薔薇根は是なり　白薇三兩　虎骨　獺肝微かに炙る　五靈脂各二兩　丹砂別に研る　消石別に研る　雄黄別に研る　代赭別に各一兩を研る
　　右の九味、搗き羅ひて末と爲し、蜜に煉り丸に和すこと弾子大の如し。温木香酒に化して一丸を下すこと日三。知るを以て度と爲す。時に計らず。

巻一百九　一切の風毒、眼黑花を見、睛を攀じりて瞖暈し、瘀肉の睛を侵すを治す撥雲散方
　　蔓荊實參升煮て壹徧、炒りて壹徧　蕤實炒る　羌活蘆頭を去る　蒺藜子炒りて角を去る　青葙子　惡實各壹兩を炒る　防風叉を去る　菊花　旋覆花　甘草各貳兩を炙る　穀精草　石決明　地骨皮　蟬殼　木賊剉む　牡蠣各肆兩を燒く　淡竹葉　烏賊魚骨甲を去る　白花蛇酒に浸し骨を去りて炙る　木賊　龍膽　細辛苗葉を去る　密蒙花各參兩　蒼朮皮を去り米泔に浸すこと壹宿、切り半兩を焙る
　　右の二十四味、搗き羅ひて散と爲し、丈夫は生椒湯にて調へ二錢匕を下す。婦人は茶にて調へ

下す。小児の疳眼、雀目には生米泔にて調へ一錢匕を下す。腎藏風毒の眼には即ち胡桃人四兩を加ふ。

（普濟方卷八十一　「治一切風毒眼見黑花攀睛臀暈瘀肉侵睛撥雲散方」）

卷一百一十一　目の瞖膜を生じて久しく愈ゑざる者を治す蘮實散方

蘮實柳木を以て磑子を製し之を磨く。馬尾篩にて黃肉を篩ひ取り其の焦げたる殻棄てて用ひず。拾兩毎に肆兩の精肉得るべし。柳木磑に非ざれば殻を去ること能はず。

右の一味、末と爲して、猯豬肝を取り薄く切りて、中に藥を裏み、相著せしむ。緩火にて肝を炙り熟して散と爲す。臥するに臨み、陳米にて飮み調へ二錢匕を下す。一法あり、釅醋にて丸と爲し、二十丸を毎服す。一法あり、蘮實を取り、囊に内れて一次蒸し、曝乾して末、或は散、或は蜜丸と爲し、温水にて下す。

（普濟方卷八十　「營實散　治目生瞖膜久不愈者」）

卷一百四十二　腸痔の核腫を生じて痛む時、膿血を下すを治す

蝟皮一枚炙りて焦がす　　營實薔薇根は是なり　　枳殻瓤麩を去りて炒る　　黃耆剉み焙る　　槐豆炒る　　桑耳各一兩を微し炙る　　人参　　地楡剉みて炒る　　當歸切りて焙る　　烏賊魚骨甲を去り、半兩

右、細末と爲し、空心にて木賊湯を煎じ調へて三錢下す。日晩服し、瘥ゆるを以て度と爲す。

[2] 和籍医書におけるエイジツ

エイジツの基原植物ノイバラはわが国で普通に野生するので、古くからそれを基原とする薬材を国内で調達することが可能であった。和籍医書には、漢名の營實・薔薇のほかウバラ・ムバラなどの和名も出てくるが、いずれの名にせよ、その出現頻度は漢籍医書よりさらに少ない。もっとも古い『醫心方』では薔薇根を配合する処方が3方あるが、いずれも『千金要方』など漢籍医書の引用である。『延喜式』巻第三十七「典藥寮」の諸國進年料雜藥は国内各地域から貢進された薬物を列挙するが、「攝津國　薔薇根四斤」とあってわずかながら薔薇根の貢進の記録がある。漢籍医書に少ないながら營實の名があったが、『醫心方』にはまったくなく、その代わりとして荊(むばら)の名で3方に出てくる。巻第五「千金方九竅出血方又方」は荊葉をノイバラの葉とし、『千金方』の引用とする。『千金要方』巻第十二「吐血」に「治九孔(＝竅)出血方」があるが、「荊葉を搗き、汁を酒にて二合を服す。一に荊芥に作る」とあって、当時のわが国ではノイバラ葉と解釈したのである。しかし、荊はクマツヅラ科ニンジンボク *Vitex negundo* Linné var. *cannabifolia* (Siebold et Zuccarini) Handel-Mazzetti にも充てられ、その実を基原とする牡荊實(ボケイジツ)は『名醫別錄』上品に収載される。『證類本草』では「千金方療九竅出血方」を牡荊實の条で引用し、荊葉すなわち牡荊葉(ボケイヨウ)とする。そもそもノイバラ葉を薬用とする方は少なく、『本草綱目』が『攝生眾妙方』(張時徹)を引用して「下疳瘡、焙研し洗ひて之を傅く。黃花なるは更に良し。」とあるほかは見当たらない。『醫心方』巻第二十「治脹石小便多方第三十三」では荊(ムバラ)棗(ナツメ)の針とあり、ここではトゲを薬用とする。同卷第二十一「葛氏婦人陰苦痒搔者方」に荊とあるが、以上の2方は和漢籍に類方が見当たらない。いずれにせよ、『醫心方』にはノイバラの実(＝營實)を用いた薬方はない。因みに『延喜式』巻第三十七「典藥寮」の諸國進年料雜藥に營實の名は見当たらない。鎌倉時代の『頓醫抄』(梶原性全)・『萬安方』(梶

原性全)、室町時代の『福田方』(有隣)やそれ以降の正統医学書にほとんど見られず、江戸時代になって民間療法書の一部に散見されるにすぎない。その中で『黴癘新書』(片倉元周)は黴毒(梅毒)・癩病を専門とする医書であるが、薔薇根を配合した処方を3方収載することで際立っている。特に、土茯苓・薔薇根・金銀花・芎藭・木通・大黄・木瓜・五加皮・甘草の9味を配合したものを加味解毒湯(『壽世保元』出典の同名処方とはまったく異なる)と名づけ、片岡元周は家方と称する。いかなる症例に用いるのか記載されていないが、中国で黴毒の治療に用いられた捜風解毒湯(第7章第4節[3]を参照)と主たる薬物(土茯苓・金銀花・木通など)が共通しているので、それを参考にして創出したらしい。そのほか、山脇東洋(1705年-1762年)の口訣集である『養壽院方函』にも薔薇根葉一味を用いる処方があり、「牙癰膿血の出るを療ず」としている。『春林軒瘍科方筌』は華岡青洲(1705年-1762年)の処方集として知られるが、『黴癘新書』に収載される薔薇遺糧湯を収載する。以上から、江戸期の漢方医学では薔薇根は外科専門の薬物と認識されていたことがわかるが、繁用されたとはいいがたい。

　江戸時代では、幕府の後押しもあって、各藩から多くの医療書が刊行されたが、その多くは民間人の治療に供することを目的としたものである。したがって、和文で記述され、薬物も和名を多用しているのが特徴である。ノイバラを用いる薬方は、筆者が調べた範囲内では、『掌中妙藥竒方』ほか3書に記載があった。そのうち『諸家妙藥集(韞匱藏方)』巻之上にあるものは「薔薇の黒焼き」を竹木刺に適用するもので、『千金要方』巻二十五「治竹木刺不出方」ほか『太平聖惠方』・『聖濟總錄』・『普濟方』に引用される処方と基本的に変わらず、出典を中国医書とする薬方である。これを除く残り3書は、いずれもノイバラの実(一書は榮実という名でほか3味と配合する)を大便閉すなわち便秘に用い、今日のエイジツの用法と基本的に同じである。このいずれも19世紀初頭に成立した医書であって、この3書より成立の古い『和方一萬方』・『妙藥博物筌』ほかの民間医療書にまったく見られないから、ノイバラの実を本格的に医療に用いるようになったのはそれほど古くないことを示唆する。

■營實・薔薇・荊(うばら)・のいばら等の名が出てくる処方一覧

○ 掌中妙藥竒方
　大便閉　老人大便秘閉するものを治する方
　　野薔薇實三粒直に嚥

○ 寒郷良劑(1824年)
　大便閉
　　大便閉にて腹はり心持あしき時白桃花陰干せんじ用べし水瀉に通ず
　　又ばらの木乃実せんじ用てよし

○ 妙藥奇覽　(1827年)
　水腫病　はいやまひ　うきやまひ　かつけのるいをいふ　の妙藥
　　大麦いりて十匁　赤小豆ひきわり十匁　国木くぬき、あべまきのかは七匁　防已四匁　白朮四匁
　　猪苓四匁　商陸四匁　茯苓四匁　右八味水一升入四合に煎、一日に用ふ、此方　能小便を通して

治す、若腹脹てなんぎなる時ハ、野薔薇二匁 いはらのみなりかたうのみとも、くはのもともいふ 若なくハ白桃花二匁に代て用れは、大便通してよし、しかれども大概なくバ入ぬがよし

○ **妙藥奇覽拾遺** （1851年）
　大便鞕くして通じがたき者を治するには 杏仁二匁 榮実 唐大黄 芒硝各一匁 右粉にして蜜にて丸じ、砂糖湯にてのむべし。

[3] 使用を普及させた『營實新効方』

　瀉下薬エイジツについてもっとも詳細に記載したのは、文政六(1823)年、宇佐美主膳の著した『營實新効方』であり、営実1味からなる禹功湯とそれに大黄を配合した大禹功湯・大禹功丸を逐水・瀉下の薬方として創出した。本書以外で、營實あるいは「むばらの実」の名で瀉下に用いる処方を記した文献として『大同類聚方』・『長生療養方』がある。しかし、前者は偽書とされ、後者は完本としては伝わらず『續群書類從』[1)]にかろうじて所収される希本にすぎず、瀉下薬エイジツの普及にどれほど貢献したか定かではない。この両書については後に別途説明することとしたい。『營實新効方』によれば、「大洲先生之(營實)を諸魚中毒及び老人の大便秘闕する者に用ひて殊に奇効を奏せらる。余亦た其の効を推廣し之を四方に施し、經驗三十餘年、新効を得ること尤も多し。」とあり、營實の薬方は大洲先生なる主膳の師らしき人物から引き継いだもののようである。大洲先生とは、江戸中期の本草家・医家の太田大洲(1721年-1795年)であり、名は澄元、字は子通と称し、また崇広堂の号がある。松岡玄達に師事した父永玄浩から本草学、医学を学び、のちに幕府奥医師多紀氏の医学館躋寿館で教鞭をとり、その講義の筆記録をまとめたのが『神農本經紀聞』である。ほかに『本草綱目示蒙』・『救荒本草臆斷』などの著作が知られている。太田大洲の著作に、瀉下薬營實に結びつくような記述があるかどうか興味の持たれるところであるが、残念ながら確認することはできなかった。いずれにせよ、主膳の序をそのまま受け取れば、瀉下薬たる營實は太田大洲が開発したもので、主膳がそれを世に広めたことになる。禹功湯・大禹功湯・大禹功丸と名づけた薬方と紛らわしいものに禹功散という後世方漢方の処方があり、水腫の薬方として広く知られる。この薬方の出典は『儒門事親』(張子和)であり、黒牽牛子四両と炒茴香一両(或いは木香1味を加えて3味とする)からなる処方で、『醫法明鑑』(曲直瀬玄朔)、『勿誤薬室方函』(浅田宗伯)にも収録されている。しかし、同名の処方であっても医書によって配合薬物は大きく異なる。『壽世保元』(龔廷賢)では「陳皮　半夏　猪苓　澤瀉　炒白朮　木通　條芩　炒山梔子　升麻　甘草」の11味を配合し、張子和の原処方とは大きく異なり、共通の薬物すらない。禹功散が江戸時代のわが国でよく用いられたことは意外な書物からわかる。『民間備荒錄』[2)]という救荒書があり、飢饉がしばしば起きた江戸時代に、飢饉時に食用とする植物種の選定・栽培方法、救荒植物の調理法を記したものである。本書はそれだけでなく、植物採集の途上で起きる事故の対処法も記載する。すなわち、害獣や害虫に襲われ、被害を受けたことを想定した対処法などであるが、この部分に「凡、一切虫獣に咬傷られ、痛甚しく、毒内へ入るへきやうすならは、良醫を頼、導水丸、禹功散の類を用ひて下すへし云々」という記述があって導水丸・禹功散を解毒に用いることを推奨している。問題は、『民間備荒錄』の推奨する処方が『儒門事親』と『壽世保元』のどちらに準拠したものかという点であるが、もう一つの薬方「導水丸」が「大黄　黄芩

滑石　黒牽牛子」4味を配合し、『儒門事親』を出典とするので、『儒門事親』の禹功散の可能性がより高いと思われる。『儒門事親』の薬方は牽牛子を含むので、『壽世保元』収載の薬方より作用が激しいと思われ、18世紀中頃は古方派が台頭し始めた時期に当たるから、『儒門事親』の攻撃的な薬方が好まれたと推察される。宇佐美主膳は、この禹功散を意識して独自の方剤の創出を試み、ついでにその名も拝借したのではないかと想像される。そのことは、『營實新效方』に挙げた18の治験例のうち、第一例に「男子歳四十餘、疝を患ひ腰痛みて舒びず云々」とあることでもわかる。すなわち禹功散の主治は、「寒疝を治す」[3]、「寒濕水疝、陰嚢腫脹する者を治す」[4]と各医書で記述されているように、主膳はこの薬方を強く意識し、營實を配合して同等以上の効果をもつ薬方の創製を試みたと考えられる。さらに、石首魚（スズキ目の海魚イシモチ）・憂子魚・野茵の食中毒に対して効果のあることを実際の治験例を挙げて強調している。主膳が、自ら創出した処方を禹功湯・大禹功湯と命名したのは、当時のわが国で繁用された逐水の薬方「禹功散」を強く意識し、その代替として売薬とする意図をもっていたからであろう。さらに、「幼童、遺尿して止まざるに、營實　薔薇根　各二錢　右、水二盞を以て煮て一盞を取り、二回に溫服す。間日之を用ふること十餘日にして、身に遍く小瘡を發し、遺尿頓に止む。」とも述べていて、營實と薔薇根の2味を配合し、幼児の遺尿に用いていることに驚かされる。この処方に対して特に命名はしていないが、近世において薔薇根すなわちノイバラの根を薬用にした例はごく限られているからである。浅田宗伯家方に薔薇湯という処方があり、『勿誤薬室方函』によれば「此方（薔薇湯）は大病の人口瘡を發し、或は口中糜爛して、藥食共に廢する者に用ひて即效有り」という。薔薇花・桔梗・甘草の3味を配合し、薔薇根はないが、『千金要方』巻六上「治口瘡方」（薔薇根皮・黄蘗・升麻・生地黄を配合）を意識して創製した薬方であり、薔薇湯は即効という点で『千金要方』の薬方に勝るとしている。薔薇根を薔薇花（宗伯はノイバラの茎葉としている）に置き換えたのは、薔薇根にこれといった効果がないと見切ったためのようである。中国では、薔薇根は「久しく服すれば身を輕くし氣を益す」（『神農本草經』）神仙の霊薬であったから、薬効は二の次と考えられてきたのかもしれない。いずれにせよ、主膳が營實を研究する途上で、多くの和漢の典籍を参照した結果、わが国では薔薇根を用いることが少ないことを知ってそれを利用したにすぎず、營實のように著効を見出したわけではなさそうである。

　次に宇佐美主膳の禹功湯・大禹功湯がわが国でどれほど受け入れられたのか考えてみたい。江戸期民間医療書で、ノイバラの実を大便閉に用いた処方を収載したのは、『掌中妙薬竒方』・『妙薬奇覧』・『寒郷良劑』の3書であるが、前述したように『妙藥博物筌』、『和方一萬方』のような大部の医書には見当たらない。『和方一萬方』の刊行が1802年、『妙藥博物筌』の成立年は明らかではないが、著者の藤井見隆は1759年に没しているから、当然、それ以前に成立したことは間違いない。したがって、この両書は、『營實新效方』が刊行された年よりずっと以前に成立しているから、宇佐美主膳が臨床上の治験を通して得た營實に関する知見はまだ世に知られていなかった。因みに、『掌中妙薬竒方』・『妙薬奇覧』・『寒郷良劑』の3書は、それぞれ1818年、1827年、1824年の成立であり、『營實新效方』の成立後ないしそれよりわずか数年前の成立であるから、宇佐美主膳の知見が世に流出し、それを取り入れて編纂する可能性は十分あり得るだろう。主膳は、自著で30余年の研究の結果と述べ、また実際の治験例も紹介しているから、同書の刊行よりかなり以前から、その薬方に関する知見の一部を世に知らしめていたとしても不思議ではない。『妙藥博物筌』・『和方一萬方』は、それよりさらに前の刊行あるいは成立であるから、編者は營實が便秘などに著効のあることを知り得

なかったと思われる。以上から、臨床で營實を瀉下の目的で使うようになったのは、宇佐美主膳以前にはほとんどなかったと考えてよいだろう。

　エイジツを漢方で用いない薬物とする専門書が少なからずある。いわゆる「一般用漢方製剤承認基準」に収載される294方[5]の中にエイジツを配合する処方はないが、幕末から明治時代にわたって活躍した折衷派漢方医である浅田宗伯の『勿誤藥室方凾』にエイジツを主薬として含む營實湯が本朝経験方として収載されている。本朝経験方とは、邦人漢方医が作り出した独自の漢方処方であって、当然ながら漢籍古典医書にはない。營實湯は營實・大黃・甘草の3味からなり、『金匱要略』を出典とする大黃甘草湯にエイジツを配合したものに相当する。宇佐美主膳の大禹功湯に、緩和剤として多くの処方に配合される甘草を加えただけであり、その成立に『營實新效方』の多大な影響があったことはまちがいない。浅田宗伯は『勿誤藥室方凾口訣』で營實湯について次のように記している。

此方は疎滌（便を洗い流して通じさせること）の効至って捷なり。實症の水氣腹滿には即効あり。また疝より來る水氣に宜し。舊友神戸儒員熊山曾て疝塊（腹部から下腹部の痛みを伴う塊）あり。夏秋の間水氣を釀し、陰囊腫大、兩脚洪腫、腹滿鼓の如く、諸治水の劑寸効なし。此方を服し三貼にして徹し、五貼にして全く癒ゆ。蓋し利水の品、郁李仁（バラ科ニワウメ又はコニワザクラの種子）は上に係りて桃花より緩に、營實は中位にありて牽牛子に比すれば最も峻なりとす。またその最も峻なるものを甘遂（トウダイグサ科カンスイの根）とし、その甘遂の重きを巴豆（トウダイグサ科ハズの種子）とするなり。但し下痢後大渇を發す。宜しく千金の緑豆湯を服せしめ、その渇を防ぐべし。

　エイジツの瀉下作用は巴豆・甘遂などより緩和であるが、牽牛子より峻烈であると述べている。一方、同じく宗伯の著した『雜病翼方』では、營實湯の構成を營實・大黃・黒豆の3味としているが、宗伯は同名処方の配合薬の違いについて説明はしていない。

　大黄と營實はともに緩下作用をもつ薬物であるが、それぞれの薬効成分は明らかにされている。大黄の薬効成分であるセンノシドは、大腸内で腸内細菌による代謝を受けて真の作用成分であるレインアンスロンを生成し、これが大腸壁を刺激して蠕動を促進することによって瀉下効果を発揮する。一方、営実の薬効成分はマルチフロリンAというフラボノール配糖体であるが、その瀉下作用のメカニズムは今日でも不明である。マルチフロリンAの糖鎖に存在するアセチル基を除去するだけで瀉下効果が激減するので、センノシドと同じ作用機序でもって瀉下を起こすとは考えにくい。したがって、營實湯は、作用機序のまったく異なる2つの瀉下薬を配合することによって、より瀉下薬としての汎用性を高めたものといえるだろう。近代以前では、大黄・營實のいずれの薬物もどのようなメカニズムで効くのか知る由もなかったが、30余年の経験から宇佐美主膳が積み上げた知見が評価され、漢方医学にも取り入れられるようになった。わが国の漢方医学は陰陽五行説に基づく薬説論を重視しなかったため、歴史的実績のない薬物も効き目さえあれば受け入れる柔軟性に富んでいたのである。しかし、明治維新後、程なくして漢方医学は廃止され、一部医師によって皇漢医学として存続したものの、營實湯はほとんど用いられることはなかった。また、一部の研究者がエイジツの瀉下作用に注目し、その有効性が実証されたにもかかわらず、初版日本薬局方から第6改正版まで収載されることはなかった。テリハノイバラの偽果など瀉下効果の弱いものもエイ

ジツの基原として許容されたため、エイジツの瀉下作用が不安定と考えられたためではないかと思われる。この問題が解決されたのは、第2節[1]で述べたように、ごく最近のことであるが、1955年に公布された第二改正国民医薬品集に収載され、第7改正版以降から現行薬局方まで収載されている。現在もエイジツはもっぱら家庭薬に配合されるが、江戸時代に隆盛をきわめた家庭薬・家伝薬が明治以降も販売されていたから、エイジツはその配合薬としてかろうじて命脈を保ち得たと思われる。

1) 寛政二(1790)年浣鈔出とある。
2) 一関藩の藩医二代目建部清庵(1712年-1782年)著。1755年成立だが、実際に刊行されたのは1771年。全二巻の救荒書で、凶作に対する備えと飢饉の際におきる様々な問題への対処法を説くとともに、85種の草木について、性・味と調理法、毒の有無と解毒法を記し、医学的効用にも言及する。さらに方言名も付け加え、庶民が救荒時に役立てられるように配慮している。本書を増補し、文字の読めない庶民にも一見してわかるようにと植物図を入れたのが『備荒草木圖』であり1771年に成立した。
3) 明・龔廷賢著『古今醫鑑』(1567年)にある。同書は龔廷賢の父龔信(生没年不詳)の残した資料を編纂・増補したものといわれる。
4) 『勿誤藥室方函』(浅田宗伯、1877年)によれば『寧固醫談』にあるという。本書は安芸藩医・恵美三白(1707年-1781年)が著した医書で別名を『恵美君醫事談』ともいう。三白は寧固と号したことからこの名がある。吐剤を用いる治療を重視したことで知られる。
5) 1971年、当時の厚生省がわが国で繁用される漢方処方として210方をリストアップし、配合生薬の量と期待される効能・効果を一本化し、この枠内であれば臨床治験がなくても薬局で製造・販売することを認めた。平成22年、23年、24年に処方の追加があり、総計294方となった。日本薬局方収載のエキス剤については第1部で解説してある。

[4] 瀉下薬エイジツの文献上の初見

　以上、瀉下薬エイジツの文献上の実質的な初見を『營實新效方』(宇佐美主膳)としたが、奈須恒徳(1774年-1841年)の『本朝醫談』(1830年)に次のような注目すべき記述がある。

珍貴の薬ハ求めたし近うして得易く唐土の書にいでざる軍方
(中略)
野薔薇の實大便を通ずる事近来の醫に初るやうにいふ人あれども大同類聚方大便閉の症なる薬中すでに牟婆良の實を組入たり。利湯桃皮営實生煮と長生療養方に見ゆ。

　すなわち、わが国最古の医書『大同類聚方』(安部真直・出雲広貞)に「むばらの実」を組み入れた薬方があって便秘に用いていたことと、平安末期の『長生療養方』(釈連基)に利湯というのがあって營實を配合していることを挙げているのである。まず、『大同類聚方』にある便秘の薬方についてであるが、まずこの典籍を奈須恒徳が取り上げたのは、当時の学問情勢の動向に大きく影響を受けたためで、まずこれについて説明しておく必要がある。経済・文化が大きく発展した元禄時代を経て江戸中期になると、四書五経[1]をはじめとする儒教の古典や仏典の研究を中心とする学問を批判し、独自の文化・思想、精神世界をわが国の古典や古代史のなかに見出そうとする国学が台頭した。皮肉なことに、その方法論は批判の対象とした当時の儒学の主流派から大きな影響を受けたものであった。すなわち、古学への回帰を提唱して旧来の漢学とは大きく一線を画した伊藤仁斎(1627年-1705年)や荻生徂徠(1666年-1728年)の実証主義的な姿勢を取り入れたのである。その結果、賀茂

真淵 (1697年-1769年) や本居宣長 (1730年-1801年) など優れた人材が輩出し、『古事記』・『萬葉集』などの上代古典研究を学問水準までに高めたのである。これによって国学は漢学・蘭学と並ぶ江戸時代の学問の一大潮流となったが、その影響は医学の分野にも及び、和方医学の重要性が唱えられ、その聖典とされたのが奈須恒徳の引用する『大同類聚方』であった。香川修庵 (1683年-1755年) や吉益東洞 (1702年-1773年) などの古方派漢方の重鎮も、和方医学に注目して民間療法の研究を積極的に行い、独自の薬方の創出に努めたほどであった[2]。奈須恒徳は、後世方派漢方の始祖である曲直瀬道三 (1507年-1594年) の学説を祖述し、多紀元簡 (1754 ? 年-1810年) のもとで医学を学んだ江戸医学館[3]の学徒であり、必ずしも和方医学を重視する立場に立っていたわけではないが、室町時代以前のわが国の古医書を客観的視点から検討して綿密なる校正を施し、書誌学の分野で大きな業績を残した。その途上で、唐土にない日本固有の薬物や医術などを発掘し、随筆風に叙述したのが『本朝醫談』である。同書で、恒徳が指摘する「ノイバラの実を便秘に用いるのは近来に始まるようにいう人」とは宇佐美主膳を指すと思われ、約千年前の『大同類聚方』に類方があると主張したのである。しかし、『營實新效方』では『大同類聚方』についてまったく言及せず、主膳がその記述を参考にして禹功湯などの処方を創出した気配すら感じられない。ただし、恒徳自身も「うたがはしき書なれども」(『本朝醫談』) と記述するほど、当時のわが国でも『大同類聚方』そのものの存在を疑問視する見解があった。『日本後記』[4]の大同三 (808) 年5月3日の条に、平城天皇あるいは桓武天皇の勅命により、安倍真直 (生没年不詳) と出雲広貞 (生没年不詳) に撰集させていた『大同類聚方』百巻が完成し献上されたと記述されているから、『大同類聚方』は実在する古医書であることは間違いない。その後長らくその存在は忘れられ散佚したと思われていたものが、国学が台頭した江戸中期になって版本として突如出現し、和方医学の聖典とされたのである。版本としてもっとも古いのは、安永二 (1773) 年に木村兼葭堂 (1736年-1802年) 校定『河内屋喜兵衛板大同類聚方』のようでありその他に出雲大社蔵本を書写したという『衣關順菴写本大同類聚方百巻』が文化十一 (1814) 年、『大同類聚方武藤吉得翻刻板本 (百巻)』(武藤本) が文政十一 (1828) 年に刊行されているが、いずれの底本の書写時期も不明とされている。『大同類聚方』には、用薬の部と処方の部のそれぞれに「むばら(の)実」の名が見えるので、ここに紹介する。

○ 大同類聚方

巻之四　用薬類之四　木類部

ムバラ実

味苦く、香らず。三月花を開き、九月実熟し、実を採りて乾し、用ふ。並びに三月花を採り用ふ。播磨国 [武藤本：に出づ]

巻之五十七　久曽布世也民 (糞伏せ病すなわち便秘のこと)

チクマヒ薬

吉田連斐太麻呂等家方。原は少名彦名尊の薬なり。男児八九歳の頃、胸痛く飲食少なく、腹脹り満ちて、肌熱く、大便数日通じず、或は少なく、通堅く、肛門破れて痛み、其の後亦た通じざる者に与ふ。

ムバラ実　カラタチ　一味を水に煎じて□(欠字)

註：畠山本は「知久万以薬」、二味に万豆保止（マツホド、茯苓のこと）が加わり、三味を煎じるとある。

直道薬

　　従五位上津守連直道之方。之里不勢病にて、久しく通じざる者。
　　オオシの根　ノムバラの実　ヤマシホ　メギ　キワタ実　アサガホ　六味を水にて煎ず。
　註：本方は畠山本のみに記載があり、他本にはない。メギは小蘗（メギ科メギの樹皮）、キワタは木綿で、アオイ科ワタのこと。

　この2方のうち、直道薬は畠山本だけにしかないから、『大同類聚方』が真本であったとしても、後世に書き加えられたことは確かであり、古方の形態を残したものではない。とはいえ、その処方自体は、オオシの根（大黄）・ノムバラの実（営実）・ヤマシホ（山塩；芒硝の類と思われる）・アサガホ（牽牛子）という、いずれも瀉下の効があるとされる薬物を4味も配合しているので、"実体のある処方"であり、『太平聖恵方』ほか中国の医書にある「大便不通の薬方」によく似た構成であることを考えると、市井の医師が宇佐美主膳の『営實新效方』からエイジツの薬効を知った上で、経験的に創出したものと思われる。また、配合薬の中にも古くから伝わったとは思えないものがある。支和太美は、木綿実すなわちアオイ科ワタの実としたが、母乳の出をよくするのに用いるといわれる。しかし、ワタは中国ですら伝わったのは晩唐ないし北宋時代と遅く、わが国では戦国時代になってからであり、それまでは入手は困難であった。キハダ実と考えることもできるが、樹高20m以上になるミカン科キハダ*Phellodendron amurense* Ruprechtの実を採取するのは困難で、中国ではその果実に薬用実績が見当たらない[5]。アサガホを牽牛子としたが、その基原についても少々説明が必要である。『本草和名』（深根輔仁）・『和名抄』（源順）・『醫心方』（丹波康頼）では牽牛子をアサガホと訓じており、今日と同じヒルガオ科アサガオ*Ipomoea nil* (Linné) Roth [synonym. *Pharbitis nil* (Linné) Choisy] のことをいう。一方、以上の3書よりやや成立の古い『新撰字鏡』（僧昌住）に牽牛子はなく、桔梗に「アサガホ、オカトトキ」の訓を付ける。"ととき"は、キキョウ科のツリガネニンジン*Adenophora triphylla* (Thunberg) A. Candolle var. *japonica* (Regel) H. Haraやソバナ*Adenophora remotiflora* (Siebold et Zuccarini) Miquelなどに対して古くから用いられてきた名前であるから、オカトトキを桔梗とすることは問題ない。したがって、その別名であるアサガホも桔梗を指し、ヒルガオ科のアサガオではない。実は、奈良時代に成立した『萬葉集』にもアサガホを詠った和歌が5首あり、そのうち「秋の野に　咲きたる花を　指折り　かき数ふれば　七種（ななくさ）の花」（巻8　1537）は山上憶良の「秋の七草の歌」としてよく知られる。この歌に続いて「萩の花　尾花葛花　なでしこが花　をみなへし　また藤袴　朝顔が花」という七草の花の歌があり、原野に咲く花を詠うとあるから、七草の草花は当然ながらわが国に野生する種でなければならない。アサガオはわが国に自生はなく、現在ですらアサガオが野生化したことは聞かないから、『萬葉集』のアサガホは『新撰字鏡』でいう桔梗として間違いない[6]。『大同類聚方』は『新撰字鏡』より1世紀前の808年に成立している（『日本後紀』）から、まだ牽牛子の基原植物たるアサガオは渡来していなかった。『大同類聚方』のアサガホを桔梗と考えることもできるが、いずれにせよ、キワタ実も併せて考えると、直道薬が近世になって創出されたことは間違いない。

　一方、チクマヒ薬については、畠山本と他本では若干の違いがある。前者では緩和な逐水剤であ

り、採集にはかなりの経験と知識を要する茯苓を加えているから、やはり漢方医学の心得のあるものが修正を加えたものと考えてよい。他本では「ムバラ実　カラタチ　一味云々」とあるが、2品を挙げているのに1味としているので、ここで慎重に考証してみよう。「むばら」は、ノイバラのような特定の植物を指すほかに、トゲをもつ植物の総称の意もある。カラタチ *Citrus trifoliata* Linné [synonym. *Poncirus trifoliata* (Linné) Rafinesque] は鋭いトゲがあるので、「むばら」の1種と考えて「ムバラ実すなわちカラタチ」とし、カラタチの実1味を配合した薬方と解釈することも可能である。しかし、用薬の部にある「むばらの実」はその気味が「味苦く、香らず」とあるから、カラタチは該当しない。やはりノイバラの実であって、1味という記述が誤りと考えるべきである。カラタチの果実を、枳殻あるいは枳實と称し、腹痛・腹満・胸脇部の痛み・便秘あるいは悪臭ある下痢に用いるとされるが、枳殻・枳實の本来の基原はダイダイ *Citrus aurantium* Linné var. *daidai* Makino、ナツミカン *C. natsudaidai* Hayataであり、カラタチを基原とするものは劣等品とされ、漢方で用いるのは稀である。とはいえ、チクマヒ薬においてエイジツ・キジツ(キコク)の配合は処方としては理に適ったものである。以上から、チクマヒ薬が古くから伝えられた薬方であることを否定するのは困難とはいえ、漢方医学の心得のあるものが創出したものの可能性の方が高いといえよう。今日では『大同類聚方』を偽書とする見解が圧倒的に優性であるが、本書に関係する部分に限っても、それを平安初期より古い時代までさかのぼる古方とするのは困難と言わざるを得ない。しかしながら、本書に収載されるいずれの処方も、江戸期の民間療法書に収載されたものと比べて遜色はなく、民間で伝承されたものに手を加えて創出した実態のあるものと思われ、偽書だからといって収録される薬方を無碍に否定すべきではない。ノイバラの実に瀉下作用のあることは、臨床の実践に供されたか否かに関わりなく、何らかの形で古くから伝承されてきた可能性は否定できないからだ。これについては次節で詳述する。

　次に、奈須恆徳が『本朝醫談』で引用した『長生療養方』に記載された処方について考えてみよう。同書は寿永三(1184)年に釈蓮基(生没年不詳)によって撰進されたという全二巻からなる医書(というより健康養生書)であり、『大同類聚方』のように出自の怪しげなものではない。ただ、江戸時代になると、完本は伝わっていなかったようで、『續群書類從』に収録されたものも所々に欠落がある。奈須恒徳は、『本朝醫談』で「利湯桃皮營實生煮と長生療養方に見ゆ」と引用しているが、これでは何を意味するかわからない。おそらく、恒徳が参照したのは『續群書類從』に所収するものとは別のさらに保存状態の悪い伝本であり、そのため解読が不十分であったためと思われる。『續群書類從』に所収された同書巻第二の合藥料理法第十二に当該の記述があり、「私云、利湯と云は諸の瀉藥の湯なり。所謂桃皮營実等は只両三沸羹なる湯なり。」となっていて、こちらの方がずっと明解である。ここに營實の名があって、これを配合する薬湯が瀉藥とされ、『本朝醫談』ではこの瀉藥がまったく欠落していて意味をなさなかったのである。この記述の前に、この薬湯について詳しく説明されている部分があるはずだが、欠落していて何を目的としたものか正確なところは伝わらない。合藥料理法の条に記載されているが、『醫心方』巻第一にある合藥料理法では各薬物の調製法、調合する際の注意すべきことや保存法などについて記しており、『長生療養方』でも同様であったと思われる。利湯は諸種の瀉下薬の煎液で、桃皮、營實など一両を三沸させて煮出した湯液といっているが、桃皮と營實ほかの薬物を配合して煮出したものか、あるいは瀉下の効のある各薬物を単味で煮出したものなのか、これだけでははっきりしない。同書は利湯のほか補湯についても記載し、「地黄橘皮湯

の如きなり。水を多くして濃く薫取るなり。」(『續群書類從』)とある。地黄橘皮湯という名の処方は見当たらないが、地黄湯(『三因方』・『聖濟總錄』ほか)、橘皮湯(『金匱要略』・『外臺祕要』・『三因方』ほか)なるものは実際に存在し、いずれも補剤である。以上から推察するに、利湯は瀉法すなわち病邪を取り去るために用い、補湯は補法すなわち虚を補うことを目的に用いる湯液と考えられる。桃皮は、『名醫別錄』にいう莖白皮(『證類本草』巻二十三「桃核人」の条にある)のこと[7]で、その効について「邪鬼、中惡[8]の腹痛を除き、胃中の熱を去る」と記されている。『外臺祕要』巻二十に「桃皮酒水腫を療ずるの方」があり、桃皮を用いて小便を利して水毒を去り、水腫(むくみ)を治す薬方とされる。したがって、大便利(瀉下)のために営実などで煮出した湯液を服用することもあったと考えられ、それが利湯であったと思われる。これらは特定の疾病に供される処方ではなく、日常的に服用される薬湯であったと思われる。

1) 四書は論語・大学・中庸・孟子、五経は易経・書経・詩経・礼記・春秋のこと。
2) たとえば吉益東洞(1702年-1773年)が民間から発掘したとされる薬方伯州散(反鼻・津蟹・鹿角各等分)がある。この処方は吉益東洞著『古方兼用丸散方』(1825年)に収載されている。
3) 幕府奥医師の多紀元孝(1695年-1766年)が明和二(1765)年に開設した私学躋寿館を起源とし、寛政三(1791)年に幕府直轄の医官養成校となり医学館と改称した。
4) 平安初期に編纂された勅撰史書で六国史の第三、承和七(840)年に完成。延暦十一(792)年から天長十(833)年までの桓武・平城・嵯峨、淳和天皇の四代を記し、全四十巻からなる。伝存するのは十巻。巻第十七に「五月甲申、是に先んじて衛門佐従五位下兼左大舎人助相摸介安倍朝臣眞直、外從五位下侍醫兼典藥助但馬權掾出雲連廣貞等に詔し、大同類聚方を撰ばしむ。(中略)乃ち右大臣に詔す、宜しく侍醫出雲連廣貞等をして出づる所の薬に依りて其の方を撰集せしむべしと。(中略)一百巻と成し、名づけて大同類聚方と曰ふ。宜按始訖、謹みて以て奉進す。」とある。
5) わが国では『用藥須知』にキハダの実をシコノヘイと称し、労瘵熱を除くのによいとある。シコノヘイはアイヌ語起源といわれ、801年の坂上田村麻呂による蝦夷征伐の際に、アイヌ人から伝わっていた可能性もある(第1部第1章オウバクの条を参照)。
6) 詳しくは木下武司著『万葉植物文化誌』(八坂書房、2010年)の「あさがほ」(27頁-36頁)を参照。
7) 李時珍は樹皮・根皮のいずれも用いるという。
8) 邪気に当たって手足が冷え、顔面蒼白となって精神が混濁する病症。

第5節　瀉下薬エイジツ誕生の歴史を探る

[1] 万葉集にみる瀉下活性発見の痕跡

　前節で、ノイバラの実を用いる薬方は中国に見当たらないことを述べた。正確にいうと、『集驗良方』巻二「補益門」に長春至寶方という野薔蘼子[1]を配合する処方があり、中国にもノイバラが自生することになっている[2]ので、皆無ではない。しかし、この処方は総計36味の生薬を配合し、瀉下の目的で用いるものではないから、瀉下薬としての営実が中国にあったことにはならない。したがって、ノイバラの実を用いる処方はわが国で発生したことに疑問の余地は寸分もないが、それを詳細に考証したことは寡聞であり、わずかに難波恒雄が、奈須恒徳の『本朝醫談』を引用して、ノイバラの実を瀉下に用いる薬方は『大同類聚方』にさかのぼると指摘するにとどまる[3]。しかし、難波は『大同類聚方』が偽書の可能性の高いことに言及せず、恒徳が『大同類聚方』とともに引用する釈連基の『長生療養方』の存在をまったく無視してしまった。すなわち、生薬エイジツの発生に関する本

格的な考証とはいい難いのである。エイジツを瀉下薬として本格的に用いるようになったのは、宇佐美主膳が『營實新効方』を発表してからである。とはいえ、營實という名の薬物は、中国の歴代正統本草書にあって、その初見は最古の『神農本草經』にある。營實の薬用部位として実と根の両方が記録されるが、隨唐から宋代の古医書では根を薬用とする処方がほとんどで、ごく一部の例外を除いていずれも根（薔薇根）を用いる。一方、正統本草では『證類本草』を初めとしていずれも營實という見出し名を用いているから、際立った対照といわねばならない。中国では、本草書は医書に附属する薬物書としての役割をもっているはずで、この相違は医書と本草書との間で薬物に対する認識にずれがあったことを示唆する。それがいつから発生したのか大いに興味が持たれるが、原点に立ち返って、『神農本草經』と『名醫別錄』の記載を抜き出し、營實および薔薇根に関する記述を詳細に検討することから始める。

○ **神農本草經**(嘉永七(1854)年、森立之校正)
  營實　一名牆薇一名牆麻一名牛棘。　味酸く温。川谷に生ず。癰疽、惡瘡、結肉、跌筋、敗瘡、熱氣陰蝕の瘮ゑざるを治し、關節を利す。

○ **名醫別錄**(『證類本草』・『本草綱目』より復元)
  營實　微寒にして無毒。久しく服すれば、身を軽くして氣を益す。根は洩痢腹痛、五藏の客熱を止め、邪の逆氣を除き、疽癩、諸惡瘡、金瘡、傷撻に肉を生じ、肌を復す。一名牆薇一名牆麻一名牛棘一名牛勒一名薔蘼一名山刺。零陵(湖南省零陵県北)の川谷及び蜀郡(四川省成都)に生じ、八月九月に採り陰乾す。

『神農本草經』は營實の薬用部位に言及せず、『名醫別錄』に「根は洩痢腹痛、五藏の客熱を止め、云々」とあって、明確に根を薬用部位に指定している。また、気味・薬性も、『神農本草經』が酸・温としているのに対して、『名醫別錄』は微寒・無毒とあり、きわだった違いを示す。『神農本草經』にない「久しく服すれば、身を軽くして氣を益す」という記述は、中国固有の神仙思想を薬効に反映させたものだが、これをもって營實の薬性を無毒としているのであって、『名醫別錄』で初めて追加されたことに留意すべきである。以上から、『神農本草經』・『名醫別錄』の記述内容にかなり相違があることは明らかである。『神農本草經』は中国最古の薬物書（本草書）であるが、成立時期すら定かではない。一方、『名醫別錄』は、『神農本草經』より後の成立であることは確かであるが、これまた成立時期・編者ともに不明である。いずれの書も成立してまもなく散佚したといわれ、その写本すら今日に伝存しないが、梁の道家・陶弘景(456年-536年)が著した『本草經集注』（陶弘景）、唐の国定本草書である『新修本草』（蘇敬）を経て、宋代の『證類本草』（唐慎微）に引用されているので、前に示したような記述の全内容を知ることができる。『本草經集注』は、5世紀末、陶弘景が本經収載品365種をベースとして別錄収載品365種を加えて730品目としたもので、正確には『神農本草經集注』といい、西洋の『マテリア・メディカ（薬物誌）』（ディオスコリデス）に比肩する内容をもつという意味で中国初の薬物書といえる。当初は三巻本であったが、後に分割して七巻本となった。『本草經集注』は、『神農本草經』・『名醫別錄』の記述を転載したほか、陶弘景独自の自注を加え、その形式は『證類本草』までの中国歴代の本草書に継承された。陶弘景による注釈は、陶景注あるいは陶

隠居注と称され、『本草和名』・『和名抄』などわが国の文献でもよく引用される。すなわち、今日に知られる『神農本草經』・『名醫別』の記述は、いずれも陶弘景の手が加わったものであって、必ずしも原典を忠実に反映したとは限らないことに留意する必要がある。前述の『神農本草經』・『名醫別録』の記述がちぐはぐなのは、陶弘景が手を加えたため発生したと仮定すれば、營實の本来の薬用部位は実ではなく根であり、「營實は即ち是れ牆薇の子なり」とした陶景注（『證類本草』による）は陶弘景の勘違いという仮説が成り立つ。これによって營實に関する次の疑問が解決される。

1. 營實（ノイバラの実）がかなり強い瀉下薬であるにもかかわらず、『神農本草經』で上品に収載されている[4]。
2. 随唐から宋代までの医書が薔薇根を用い、營實という名を用いてもほとんど根を薬用部位としている。

　『神農本草經』は營實の性味を酸・温とし、『名醫別録』はさらに微寒・無毒と書き加えている。ところが、明の国定本草書『本草品彙精要』（劉文泰）は、（薔薇）根の性味を別に記述して苦澁・冷とし、『本草綱目』もこれに追随している[5]。因みに、『本草經集注』・『新修本草』の記載をもっとも忠実に反映する『證類本草』に根の性味に関する記載はない。陶弘景が營實の薬用部位を実と考えたため、『本草經集注』では『神農本草經』の引用部分（『本草經集注』では朱書で表す）の性味を書き換えて酸・温とし、それによって生じた矛盾を解消するため、『名醫別』の引用部分（『本草經集注』では墨書で表す）にも手を加え、薬用部位として根を明記したが、根の性味は特に記載しなかったと推定される。本草における混乱にもかかわらず、中国の医書は、陶弘景の個人的勘違いを受け入れず、もっぱらノイバラの根すなわち薔薇根を用い続けたことになる。薔薇根を配合する処方の多くは、『本草經集注』以前の医書に由来するもので、同書に統合する前の『神農本草經』・『名醫別錄』の記述にしたがっていたと考えればつじつまは合う。

　何度も繰り返すが、中国医書で營實を便秘に用いる処方は見当たらない。このことは瀉下薬たる營實が本邦起源であるという仮説に対して決定的ともいえるが、別の視点から再確認してみよう。『證類本草』巻二「序例下」に薬効別に各種薬物が列挙されるが、本經収載品は白抜き文字で、別録収載品は墨書で表されている。それによると、大便不通の条にある12種の薬物の中に營實の名はない。『神農本草經』では營實を「癰疽等を主る」と記載しているが、癰疽の条に營實の名はなく薔薇が墨書で列挙されている。また、虚勞の条にも薔薇の名が墨書で記されているが、これは明らかに『名醫別録』に「久しく服すれば身を輕くし氣を益す」と記述されたことに対応する。すなわち、『證類本草』では、薔薇を『名醫別録』に初見する薬物として扱い、營實を無視しているかのようであるが、編者の唐愼微（1040?年-1120年）は陶弘景の勘違いに気づいていたのかもしれない。しかし、わが国ではそういう風に受け入れられることはなかった。飛鳥時代のわが国はたびたび遣隋使を派遣し、中国文化の導入に熱心であったが、当時の中国の標準的薬物書であった『本草經集注』もかなり早い時期に入手していた。藤原京跡から「本草集注上巻」と書きつけられた木簡が出土しており[6]、この時代に初期の形態すなわち三巻本の『本草經集注』が伝わっていたことを示す。『續日本紀』巻第三十九の延暦六(787)年五月戊に「典藥寮言（まう）すに、蘇敬が注の新修本草は、陶隠居が集注の本草（あひしらぶ）と相擥（あひしらぶ）るに、一百餘條を増す。亦た、今採り用ふる草藥、既に敬が説に合へり。之を行用

せんと請ふるに、焉をこれ許す。」とあり、典藥寮[7]が『本草經集注』に代えて『新修本草』を医薬教典として用いたいと上奏し受け入れられたと記述されている。すなわち、奈良時代末期に『新修本草』に取って代わられるまですなわち少なくとも百年以上の長きに渡って、『本草經集注』がわが国において薬物書の標準的存在であった。したがって、營實の薬物情報に関しては「營實は即ち是れ牆薇の子なり」という陶景注が絶対的な見解として、当時の邦人医師・薬師の脳裏に焼き付けられたことは間違いない。『新修本草』・『證類本草』でも陶景注はそのまま記載されたから、平安中期の『本草和名』・『和名抄』・『醫心方』でも「營實 む(う)ばらの実」と記載され、營實すなわちノイバラの実と一義的に信じられたことはまちがいないだろう。ただ、中国の医書で營實という名でもって配合する薬方が稀であるから、薔薇を營實に読み替えて用いたに違いない。かかる状況の下で臨床においてノイバラの実を營實として用いれば、当然ながら瀉下作用が見出されたはずで、漢籍医書に記された薬効と大きく異なることに当時の邦人医師はびっくりしたことであろう。鎌倉中期に成立した『沙石集』（無住道曉）という全十巻の仏教説話集に次のような興味深い一節がある。

○ **沙石集**
巻第七「畜類も心ある事」去る寛元年中の事なり
遠州にも、燕つばくめの雌死せり。雄、妻を尋て来る。さきの子、栖に有けるを、今の雌、うばらの実を食はせて、みな殺しつ。雄是を見て、雌を食ひ殺してけり。嫉妬の心有ける人違はず。是確かに見たる人の物語也。

人の過度の嫉妬心を戒めるために、ツバメの夫婦に喩えて創作した物語であるが、「うばらの実」を食わせて殺したというのは、ノイバラの実が一般に有毒と認識されていたことを示唆する。実際は死に至ることはないが、ノイバラの実を多量に食べると激しい瀉下を起こす[8]ので、かなり古い時代から有毒植物と認識されたとしても不思議はない。今日であれば副作用ということになるが、当時はそのような認識がなかったから、『沙石集』にあるように毒物と認識されたのである。過量では毒物として作用するノイバラの実であるが、適量であれば緩下作用を示すので、これもかなり早い時代から有用な薬物として認識されていたことは想像に難くない。

ノイバラの実の瀉下効果がいつ頃から知られていたか、くすりの文化史という観点から興味深いが、それを明確に記す文献は医学書あるいは今日いう健康医学書に限られる。その中で古代にさかのぼるのは『大同類聚方』のみであるが、早くから散佚して現存本の出自に問題があるとされ、その記述をそのまま信用するわけにはいかない。とすれば、平安末期の『長生療養方』がもっとも古い確実な記録となるが、わが国はさらに成立の古い『本草經集注』を受容していたのであるから、もっと古くさかのぼってしかるべきである。わが国の古典文学の特徴として植物の出現頻度が高いことが挙げられる。たとえば、『萬葉集』では、収録される和歌の3分の1以上に植物が詠い込まれ、種数としては実に160種以上に達する[9]。ほぼ同時代の唐の詩集（彭定求ら編『全唐詩』）に出現する植物を質量とも圧倒し、日本文学が独自に到達した文化的特徴といえる。そのほか、『古事記』・『日本書紀』などの歴史書、平安から近世までの各和歌集や『源氏物語』・『枕草子』、近世の文学作品に至るまで、何らかの形で植物名が登場する典籍は相当な数にのぼる。その中には薬用植物も少なくないので、その薬用情報を暗示するような記述があってもおかしくはない。かかる観点から、上古代の

第5節　瀉下薬エイジツ誕生の歴史を探る

典籍を探索したところ、『萬葉集』に次のようなノイバラを詠った歌があったので紹介する。

枳（からたち）の　棘原（うばら）刈り除（そ）け　倉建てむ　屎遠くまれ　櫛造（くしつく）る刀自（とじ）　　　　　（巻16　3832）

　この歌を通釈すると、イバラ野を刈り払って倉を建てたいので、櫛を作っておられる刀自（とじ）（おかみさん方の意）よ、クソをするなら遠くでやってくださいとなり、内容的には実に尾籠な戯歌の1首である。この歌の前に長忌寸意吉麻呂という歌人の歌8首があり、その序によれば、ある宴会でキツネの吠える声が聞こえる夜中まで騒いでいたが、主催者が饌具（食事の膳に用いる用具）、キツネの声・河・橋などに関けて歌を作るように命令したとある。この歌の序にも「忌部首の數種の物を詠める歌一首」とあるから、何らかの「物に寄せて詠った歌」であることは間違いない。ただし、注に「名忘失せり」とあり、実際に何を詠ったのか正確にはわからないが、第3・4・5句の冒頭に出てくる倉・屎・櫛は、いずれも音韻が「く」で揃っているので、それを意識して詠ったことに疑問の余地はない。問題は第1句・2句と第3句以下との関係の有無である。かかることは純粋に文学上の解釈に関することであり、自然科学を中心とする本書の趣旨とはかけ離れているようにみえるが、境界領域という観点から詳細に解析することで、以下に述べるように、万葉時代にノイバラの実の瀉下作用が知られていたと推定できるので紹介する次第である。まず、第1句・2句の字義・意味について考察してみよう。「カラタチのイバラ野（うばらの野）」とは、字義通りに解釈すれば、カラタチの生えたイバラ野のことである。カラタチ *Citrus trifoliata* Linné [synonym. *Poncirus trifoliata* (Linné) Rafinesque] はミカン科の小高木であり、大きな鋭いトゲをもつが、その生態学的性質から考えて野原に群生するようなことはあり得ない。そもそもカラタチは中国原産の外来種であって、わが国に自生はなく、また野生化していることも聞かない。結論を先にいえば、「カラタチの」は、植物としてのカラタチを指すのではなく、イバラ野を導く序詞である。序詞は数句からなるのが通例であって一句だけのものは稀であり、また類例はない。したがって、トゲにかかる事実上の枕詞と考えた方がよいかもしれない（これとて類例はないが）。イバラ野については、ノイバラそのものを名指ししたものではなく、トゲのある植物が繁茂する野原の意である。わが国では草原に生えるトゲ植物は限られており、第2節[2]にも述べたように、ノイバラ以外に該当するものは考えにくい。したがって、本歌にある「棘原（原文では蕀原）」[10]は事実上ノイバラという名の植物種と解釈しても差し支えなく、国文学では「うばら」と訓ずることに異論はない。ノイバラの偽果は瀉下薬があるから、意味の上で屎と相通ずる。すなわち、「うばら」は、音は異なるけれども、内容的に第3句以下に歌われる物名と関係づけられることになり、結果としてこの歌の第1句から5句までの全句が相互に関係があることになる。おかみさんたちがイバラの野の中で尻を突き出してクソをしているではなく、薬用とするノイバラの実を取っているのを見て茶化して詠ったという解釈も成り立つのだ。そもそも棘のあるやぶの中に入って用を足すとは常識的には考えにくい。こう考えると、下品な内容の割には、技巧の上で綿密に推敲を重ねた歌であることがわかる。したがって、ノイバラの実にかなり強い瀉下作用が知られ、薬用とされていたと推定できる。

　以上、ノイバラを詠う万葉歌の中に、その実の瀉下作用を暗示する内容が含まれるとしたが、これはあくまで1つの推理にすぎない。結局、平安時代の『長生療養方』にある利湯が、營實の瀉下作用を示唆する、もっとも古い確実な歴史的資料となる。同書は広く流布したものではないが、それが

記述されていたことは、ノイバラの実を服用すれば通じがよくなるという生活の知恵として、かなり古くから民間に知られていたことを示唆する。ただし、本格的な薬と認知されていたわけではないから、以降の医書に取り上げられることはなく、次第に風化していったのであろう。梶原性全(1266年-1337年)の著した『萬安方』の巻五十九「薬名類聚上」に、「牆薇　酸　温微寒　无毒　營實之一名也」、「薔蘼　酸　温微寒　无毒　營實之一名也　即牆薇之子也」、そして巻五十九「薬名類聚下」に「營實　酸　温微寒　无毒」と3カ所に同物異名が出てくるのはその証左であって、營實(薔薇)に関する薬物情報も時代を経るごとに失われていった。このような状況の下で、宇佐美主膳は民間に細々と伝承されたノイバラの薬方(これこそ真の意味の民間薬であろう)を発掘し、禹功湯などを創製して、エイジツを有用な瀉下薬に仕立て上げた。古代から江戸期までのわが国は良質のダイオウの入手は困難であった(第1部第1章ダイオウ・ワダイオウの条を参照)から、エイジツは瀉下薬としてかけがえのない存在であったに違いない。江戸中期は、今日のサプリメントに近いものから本格的な治療薬まで、多様な売薬が出現した。医学分野では親試実証主義に基づく古方派漢方が台頭した時期に当たり、中国医学の経典に準拠しなくても、効き目さえ確かであれば臨床に使うという風潮であったから、主膳のような創薬に熱心な民間研究家が活躍できる素地が当時の社会に存在していたのである。

1) ほかに『東醫寶鑑湯液篇』巻二に「營實は即ち野薔薇の子なり」とあるが、同書に營實を配合した処方はない。
2) 中国科学院植物研究所主編『中国高等植物図鑑』(科学出版社、1985年) 第2冊、249頁に多花薔薇に *Rosa multiflora* の学名を充てて、東北、華東、華中、華南及び西南に分布するとある。
3) 難波恒雄著『和漢薬百科図鑑I』(保育社、1993年)、266頁-267頁。
4) 同等の瀉下薬である大黄・牽牛子・巴豆などは『神農本草經』ほか歴代の本草書でいずれも下品とされている事実がある。
5) 『本草品彙精要』は長らく宮廷内に秘蔵され、一般の知るところとなったのは近世になってからなので、『本草綱目』はそれを参照・引用したわけではないようである。
6) 岸俊夫　京都大學文學部研究紀要　17巻　1-34　1977年。本文の内容を記した木簡は出土しておらず、単なる目録であったと思われる。
7) 律令制度のもとでは宮内省に属し、宮廷の医療、医療関係者の養成および薬園等の管理を掌る古代の役所。
8) 安藤秀三　京都医学雑誌　9巻　91-109　1912年。
9) 松田修著『増訂萬葉植物新考』(社会思想社、1970年)および木下武司著『万葉植物文化誌』(八坂書房、2010年)を参照。
10) 『新撰字鏡』に「棘　又蕀に作る。居掬反　宇波良」とあり、蕀は棘の異体字と考えられる。因って蕀原は「うばら」と訓ずることができる。

[2] 漢籍医書の誤解からたまたま生まれた「営実仁」

第4節[1]において、『聖濟總録』に蘕實(ケイジツ)という名の薬物を配合する処方(蘕實散ほか)があり、『本草綱目』(李時珍)はそれを『新修本草』(蘇敬)に初見する茴實(苘實)(ケイジツ)としたことを述べた。まず、茴實(苘實)の基原について考証してみたい。『證類本草』は唐本注(『新修本草』蘇敬注)を引用して、「一に䔧に作る。人、皮を取り索(縄のこと)を爲る者なり。」、また別本注[1]として「今の人、布及び索を作る。䔧麻なり。實は大麻の子に似たり。」とも記述しているが、それからいかなる基原であるか推定するのは困難である。『圖經本草』(蘇頌)に「茴實、舊くは出る所の州土を載せず。今、處處に之有り。北人、種ゑて以て布を績ぎ、及び打ちて縄索とす。苗の高さ四五尺或は六七尺、葉は苧(イラクサ科カラムシ)に似て薄く、花は黄なり。實の帶殻、蜀葵(アオイ科タチアオイ)の如く、中の子は黒色なり。九月十月に實を採り陰乾して用ふ。古方、亦た根を用ふ。」とある記述で、やっと茴實の基原をアオイ

科イチビ *Abutilon theophrasti* Medikus (synonym. *A. avicennae* J.gaertner) と考えて差し支えないことがわかり、『證類本草』に掲載される苘實の図[2]も、あまり写実的ではないものの、イチビと矛盾するものではない。『神農本草經』によれば、營實は「癰疽、惡瘡、結肉、跌筋、敗瘡、熱氣陰蝕の瘻えざるを主り、關節を利す。」と記され、『證類本草』によると苘實は、「赤白の冷、熱痢(熱性の下痢)に散とし之を服す。一枚呑めば癰腫を破る。」とあり、いずれも皮膚疾患に用いるという共通性がある。『新修本草』の苘實の条で、別本注として「熱、癰腫を結して頭(＝頂)無きは、之を呑む。則ち、頭を爲りて穴あき易し。」とあるように、苘實は腫物の膿を出すのに用いるとされた。したがって、營實と苘實(苘實)は文献上の記載では薬効が似ていることになり、李時珍は蘠實と營実を混同して苘實とした可能性も考えられるかもしれない。しかし、蘠實と營實が同品であるとは李時珍の脳裏に微塵もなかったであろう。というのは、仮に營實とすれば、中国ではほぼ例外なく根を薬用部位とする薬物すなわち薔薇根であったからである。『聖濟總錄』の蘠實散の蘠實に注が付されており、ヤナギの木で作った臼(磑子とある)で磨って、中の"黄肉"を篩い取るとわざわざ記し、さらに臼を用いなければ殻を取り除くことができないとも記述しており(本章第4節「1■營實という名前で漢籍医書に出てくる処方一覧」を参照)、根を薬用部位とする營實すなわち薔薇根ではこの一連の操作はまったく意味をなさない。しかし、苘實すなわちイチビの実にしても熟せば裂開するから、臼を用いて殻を磨り潰すほどの必要性はない。また、中の"黄肉"を種子と解釈したとしても、黒色(実際は暗褐色ないし灰褐色)であるから、黄肉とするには難がある。すなわち、苘實、營實のいずれにしてもそれぞれ弱点があるが、中国本草の色の記載は概して不正確であるという事実からすれば、苘實の方にはるかに分があることは一目瞭然である。しかし、わが国でこの蘠實を營實と解釈し、ノイバラの実に対して額面通りに修治を施した結果が營実仁であると考えられる。あるいは『普濟方』では營實とあって、同じ注が付されているのを見た可能性もあり得るが、同書がわが国に流通した形跡に乏しい。貝原益軒を初めとして江戸期の邦人本草学者は李時珍を容赦なく非難することもあったから、『本草綱目』の苘實の条の附方にある蘠實散を營實と解釈して、この操作を施したとも考えられよう。

ノイバラの実はイチビの実よりはるかに小さく、『聖濟總錄』注に記されたプロセスで"黄肉"を取るのはずっと困難であるが、完全に乾燥させた上で潰して風を送ることによって營実仁(真正果実)と殻の部分をふるい分けることは可能である。營実仁は黄褐色をしているから、黄肉とする『聖濟總錄』の記述とも矛盾しない。実際にノイバラの実から營実仁を取るには、十分に乾燥させる必要があるが、注によれば、馬尾篩で焦げた殻を棄てて黄肉を取るとあるから、表面が焦げるほど加熱乾燥していたことを示唆する。邦人はこれを額面通りに受け取って実践したことであろう。『聖濟總錄』巻一百九「治一切風毒眼見黒花攀睛瞖暈瘀肉侵睛撥雲散方」に「蘠實炒る」とあるのも、加熱乾燥して内部の"黄肉"を取るためとわが国では解釈されたに違いない。營実仁の名は、和漢のいずれの本草書にもないが、明治時代の薬舗は營実仁を販売していた[3]。

---

1) 岡西為人著『本草概説』(創元社、1977年)第五章「開宝重定本草」(93頁-96頁)によれば『新修本草』の異本あるいは『蜀本草』かもしれないという。
2) 『證類本草』には『經史證類大觀本草』・『重修政和經史證類備用本草』の2系統が伝存し、当該条の図は若干の違いが見られる。そのいずれも写実性は今一つであるが、イチビとして矛盾はない。
3) 安藤秀三は初めてエイジツの化学研究を行ったが、用いた試料は市販の營実仁であった(京都医学雑誌 9巻 91-109 1912年)。

第4章　キササゲ

第1節　生薬キササゲ

　第5改正日本薬局方で初めて収載されたキササゲは、現行薬局方によるとノウゼンカズラ科キササゲ *Catalpa ovata* G. Don又は *C. bungei* C. A. Meyerの果実と規定されている。*C. bungei* とはトウキササゲ[1]のことで、基原植物に加えられたのは第9改正版以降である。

　キササゲは各地の公園や植物園などに植栽され、ごく身近な植物となっているが、トウキササゲがわが国に導入されたのはごく最近とされている[2]。このような状況でありながらトウキササゲが基原に加えられたのは、現在の生薬市場では中国からの輸入品が大半を占めており、その中にトウキササゲを基原とするものが存在し得ることを想定した結果である。

[1] わが国における *Catalpa bungei* の栽培はごく稀であることもあって、それを記載する植物図鑑などの専門書は今のところ見当たらない。トウキササゲの名は、牧野富太郎が『本草』の創刊号（春陽堂、1932年）の14頁-15頁に *Catalpa bungei* の図説を出し、それに対して付けた名である。したがって正式な記載ではないのであるが、トウキササゲが通名として用いられている。

[2] 1932年の『本草』創刊号(14頁-15頁)で、牧野富太郎はトウキササゲの生品はわが国にないといいきっている。すなわち、導入されたとしても比較的近年となるが、確実にトウキササゲといえるものは国内の植物園では見当たらない。

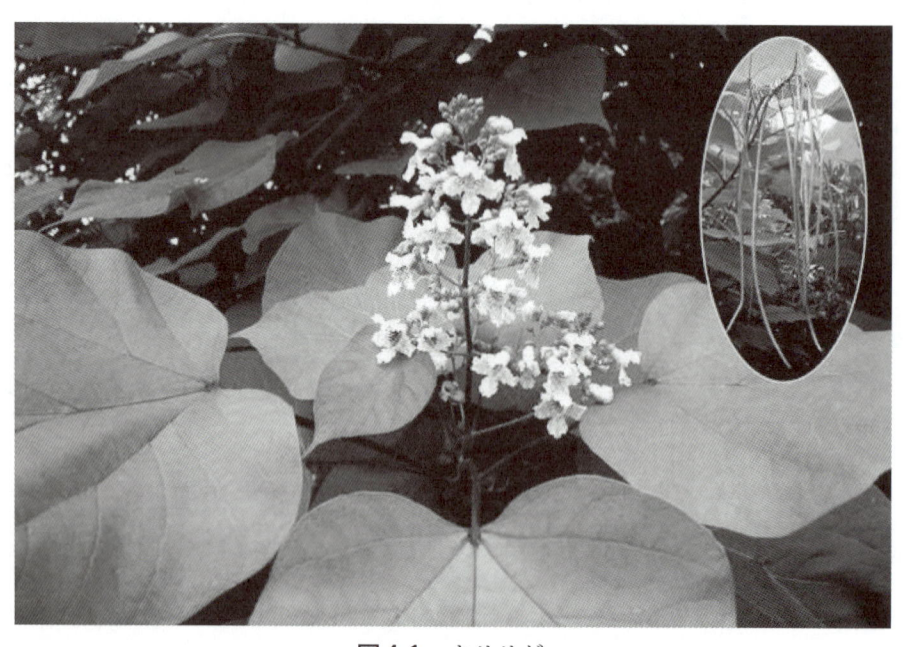

図4-1　キササゲ

第2節　キササゲの成分と薬理

　キササゲは、今日ではもっぱら利尿薬として用いられるが、それに初めて言及したのは猪子吉人であり、クエン酸とそのアルカリ塩の存在を推定し、利尿作用に関係があると考えた[1]。猪子の研究報告を受けて、河野孝はキササゲ実の水侵エキス灰分のカリウム定量を行い、種子は27％、果皮は23％と報告している[2]。すなわち、果実全体では平均して灰分の約25％がカリウムとしたのである。一定量以上のカリウム塩を摂取すれば利尿効果が得られることは広く知られる事実であるが、鈴木はキササゲ実中のカリウム塩の含量は効果的な利尿効果を得るには不十分であり、利尿作用成分は別にあると推定した[3]。キササゲ実の水製ならびにメタノール製エキスについて、マウスとウサギを用いた実験で、皮下投与と経口投与のいずれにおいても利尿効果のあることを確認したが、利尿成分の特定には至らなかった。

　キササゲ実の利尿作用成分は別にあるということを念頭に入れた上で、キササゲ実に含まれる二次代謝成分について考えてみよう。キササゲ実から二次代謝成分の存在が知られるようになったのは意外に遅く、木村・奥田らが、1963年、カタルポシド・デスパラオキシ安息香酸カタルポシド（別名カタルポール）・パラヒドロキシ安息香酸・β-シトステロールのほか、未同定のフラボノイドを得たのが最初の報告であり[4]、キササゲ実に含まれる配糖体が利尿作用の本体であることも明らかにした。カタルポシドの構造を初めて明らかにしたのは、スイス・チューリッヒ大学のボビット（J. M. Bobbitt）らであり、1962年のことであった[5]。キササゲ実の主成分が明らかにされたことを受けて、鈴木はラット・ウサギを用いてカタルポシド・カタルピノシドの利尿作用について検討、次のような結果を得ている[6]。

1. ラット・ウサギのいずれにおいてもカタルポシドはナトリウム排泄増加性の利尿効果を示した。
2. 静脈内投与において、カタルポシド20mg/kgは合成利尿薬アミノフィリン10mg/kgと同等の利尿作用を示した。
3. カタルピノシドは排尿を促進する効果があるが、ナトリウム排泄増加性のカタルポシドとは異なるものであった。
4. カタルポシド・カタルピノシドともに急性毒性は認められず、LD_{50}を求めることが困難なほどであった。

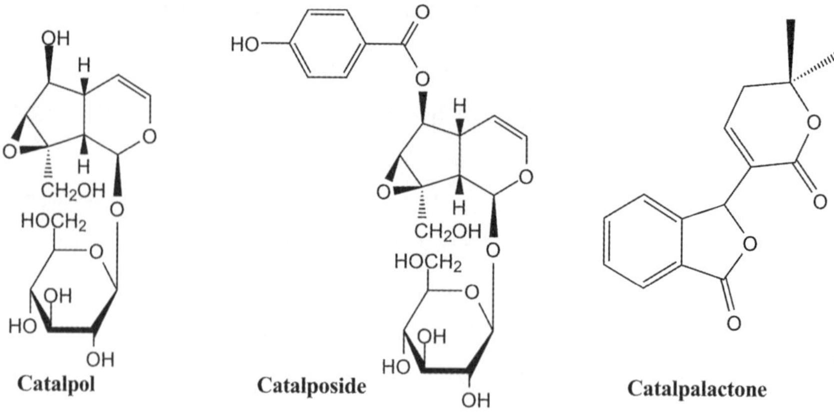

図4-2 キササゲの成分

　以上の結果、イリドイド配糖体の作用点は腎細尿管にあると推定した。これによってキササゲ実に利尿効果があり、カタルポシドを主とするイリドイド配糖体が作用物質であることが決定的となった。生薬の中で、多少の利尿効果を有するものは少なくないが、内在する無機カリウム塩の効果と思われるものが多くを占める。しかし、キササゲを含め、カリウム塩の含量規定のある生薬は薬局方に皆無である。したがって、カリウム塩は薬効成分と認識されていないに等しいので、天然二次代謝成分を活性成分として含むキササゲは利尿薬として価値が認められる。主成分のカタルポシド・カタルピノシドにほとんど急性毒性が認められないことは、キササゲを利尿薬として用いる最大の利点と考えられ、今日でも一定の支持を受けているのはそのためであろう。

1) 猪子吉人　東京医事新誌　505号　829-835　1887年。
2) 河野孝　薬学雑誌　48巻　1098-1102　1929年。
3) 鈴木良雄　日本薬理学雑誌　60巻　544-549　1964年。
4) 木村康一・奥田拓男・高野鉄夫　薬学雑誌　83巻　635-638　1963年。
5) Bobbitt, J. M.; Spiggle, D. W.; Mahboob, S.; von Philipsborn, W.; Schmid, H., Tetrahedron Letters, 1962, 321-329.
6) 鈴木良雄　日本薬理学雑誌　64巻　93-107　1964年。

第3節　中国にないキササゲが生薬になったわけ

　キササゲを基原とする薬物は『神農本草經』の下品に梓白皮(シハクヒ)の名で収載されている(第1章第2節を参照)。キササゲ実を梓実(シジツ)[1]と表わすことがあり、あたかも中国で長い歴史をもつ薬物のような錯覚をもつ。しかし、中国ではキササゲの実を薬用にした歴史的証拠はなく、江戸時代のわが国ですらその名は見当たらない。日本薬局方では、通例、漢薬基原であれば漢名を通用名として連記するが、キササゲに対する梓実という名を認めていないのは、中国の歴史的文献にその名がないからである。ただし、『中薬大辞典』はキササゲの果実を梓実と称して収載し、出典を『現代實用中藥』とする。

同書は葉橘泉著のごく近年の文献（香港実用書局発行、1967年）であるから、わが国における使用実績を転載したことはまちがいない[2]。中国ではキササゲの樹皮を薬用部位とすることはあっても、果実を薬用に供することはなかったのである。すなわち、キササゲの実を用いる薬方はわが国独自であり、問題はそれがいつごろから始まったかということになる。しかしながら、わが国でもその発生時期については明らかではなく、専門書すら民間療法から転じた比較的新しい生薬とするにとどまり、その来歴について考証した文献は見当たらない。キササゲには、梓・楸という2通りの漢名があり、その基原の背景は複雑極まりないことは第1章で述べた通りである。しかし、キササゲ実に関する限り、この表記名の混乱は大した障害にならない。なぜなら梓・楸いずれの基原であれ、同属近縁種できわめて形態的特徴が似る果実を薬用とし、薬局方はそのいずれも基原種とするからである。

　キササゲ実をわが国で発生した民間薬と仮定した場合、その起源はいつごろまでさかのぼるのであろうか。キササゲは中国原産であるから、いうまでもなくそれが薬用とされたのはわが国に渡来してからである。キササゲの渡来時期は不詳とされるが、キリに似た大きな花をつけ、独特の豆果状の実をつけてよく目立つキササゲが文献上に出現するのは江戸期以降になってからである。したがってその渡来時期は早くても室町時代後期から江戸時代の初期と考えるのが妥当と思われる（第1章第3節[3]を参照）。わが国の文献におけるキササゲの確実な初見は、1709年に成立した『大和本草』（貝原益軒）であり、巻之十一藥木「梓（アヅサ）」の条に、「一名カハラヒサキ葉モ木モ桐ニ似タリ一名木王ト云木ノ王ナリ實長クシテ豇豆ノ如シ又箸ニ似タリ」とある。すなわち、カワラヒサギというキリ Paulownia tomentosa (Thunberg) Steudel に似た木があり、その実が豇豆（コウズ）のようで箸に似ているというのである。豇豆は『救荒本草』（周定王）に初見し、その図から今日いうマメ科ササゲ Vigna unguiculata (Linné) Walpers として間違いない。したがって、益軒によるこの記述はキササゲそのものを表したものである。キササゲという名は、ササゲに似た実をつける樹木という意味で、これほど正鵠を射た名はないといってよいからだ。不思議なことに、原産国中国の本草書では、形態的にあれほど特徴がありながら、キササゲの実に言及することはほとんどなく、またそれに因んだ異名も発生していない。中国の文献で梓・楸の実に言及しているのは、中国史上初の実用的農学書である『齊民要術』（賈思勰）であり、莢状果実を角と表現し、「然れば則ち楸梓の二木は相類（すなは）する者なり。白色にして角有るは名づけて梓と爲し、楸の角有るが如きは名づけて角楸と爲し、或は子楸と名づく。」と記述している。本草書ではずっと後世に成立した『本草綱目』（李時珍）になって記述され、「其の角は細く長くして箸の如し。其の長さ尺の近し。」とあって、箸のように長く細いとかなり具体的に記述している。キササゲには木角豆という漢名もある[3]が、これも和製漢語であり、中国では一貫して梓の名が用いられている。以上のことは中国でキササゲの実が利用されてこなかったこと、別の言葉でいえば、あまり民族植物学的価値が認められなかったことを示唆する。第1章で詳述したように、中国ではキササゲは有用材であって木王という称号が与えられ、それに因む梓人（しじん）[4]、梓宮（しきゅう）[5]という語彙が発生している。キササゲはわが国の風土に適応してよく育つが、木材生産のために栽培されることはほとんどなく、そもそも有用材として認識されることはまずない。キササゲ材が中国で有用とされてきたのは、多分にその観念的価値から発生したものであり、キササゲ（梓）にまつわる神仙譚色の濃厚な物語が多いのと関係がありそうである（第1章第2節[4]を参照）。キササゲという植物の初見を『大和本草』としたが、一名カワラヒサギとあるだけでキササ

ゲの名はない。この名の文献上の初見は『和漢音釋書言字考節用集』[6]（槇島昭武）であり、「梓木」（キササゲ）とある。これは本草学上の名ではなく、意味の明解さから民間で呼ばれていた土名起源と思われ、実際にはもっと古く中国から渡来して程なく付けられた名と思われる。

　キササゲの実がわが国独自の薬物であることは間違いなく、また漢方医学で用いないことはいうまでもないが、民間療法ではどの程度の使用実績があるのだろうか。取りあえず江戸時代の民間療法書で検索してみたが、わずか1方であった。

○ **救民妙藥集**
　　（四十一）諸腫物ノ藥（もろもろしゅもつの）
　　　河原ひさげの實、陰干、煎ジ用フ

　『救民妙藥集』の「河原ひさげ」は『大和本草』の見解によりキササゲである（第1章第3節[3]を参照）。果実の煎液を腫物に用いるとあり、用いる部位の違いを除けば、第1章第5節で述べたように、梓・楸の葉・樹皮の用法と基本的に変わらない。したがって、基本的に中国の医方を転用し、薬用部位を改変したものにすぎず、利尿薬として内服する現在のキササゲの民間療法に結びつくものではない。また、内用・外用の別が明らかではないが、中国にはない果実の煎液を、たとえ外用であっても、薬用に用いることの意義は大きいというべきだろう。『用藥須知續編』（松岡玄達）に、「ヒサギ　キサヽゲ　ハブテコブラト云。ハブテコブラハ蛮名ナラン。此木サヽゲノ如キ莢ヲ結ブ。サヽゲノ代ニ料理ニ用ユルナリ。」という注目すべき記述がある。すなわち、キササゲの実をマメ科ササゲの代わりに食用にするというのである。キササゲが中国から渡来してからほどなく、わが国ではキササゲの実を食用としたため、キササゲという名ができたとも考えられる。中国ではキササゲの実を救荒時ですら食用とすることはなかったから、民族植物学的観点からも興味深い。しかし、『用藥須知續編』以外の典籍でキササゲ実の食用に言及したものはなく、それほど一般的ではなかったようだ。ところが戦後直後の食糧事情の困難な時に刊行された福岡県衛生課篇『食用野生植物便覧』（同潤社）にキササゲの未熟果をササゲ同様に食すると記載されている。キササゲの果実は成熟するにつれて粘性が減少し、薬用とする熟果ではまったく粘性を消失する。食用に適するのは粘性があって食感に優れる未熟果と思われ、『用藥須知續編』は果実の成熟・未熟にまったく言及しなかったが、江戸時代でも未熟果を食したと考えて間違いないだろう。すなわち、キササゲの実の食習慣は民間で細々ながら江戸時代から受け継がれ、ごく近年までわが国独自の救荒食として存在していたことを示している。とすれば、食用と薬用では採集時期が異なることになり、薬効も相当の違いがあることが予想される。また、そもそも根本的に目的が異なるのであり、現在でこそ医食同源という概念があり、食用を薬用に転じることはさほど抵抗がないが、江戸時代にそういうことが起こり得たかどうかも検討課題となろう。この観点から再び文献探索を行ったところ、思わぬところにキササゲ実の薬用に結びつく記述が見つかった。江戸末期から明治時代に活躍した本草学者飯沼慾斎（1782年-1865年）の『草木圖説』のキササゲの条に「一農家、此葉ヲ末シ、酒ニテ服シ、治腰痛ノ家剤トス。餘、又ソノ験アルヲ見シコトアリ。林氏云、莢ノ煎汁ハ喘息ニ利アリ。又、葉ヲ痛処ニ貼シテ、ヨク神経ヲ緩和ス。」とあり、その薬効に関する記述がある。『草木圖説』は、リンネの植物分類法を採用して、本条ではキササゲの形態的特徴について記述するが、その後に簡潔ながらキサ

サゲの葉と実の薬効に関する記述があったのである。『草木圖説』にいう林氏とはリンネのことであって、それを引用して実の煎汁が喘息に効くとしている。飯沼慾斎は、ハウトゥイン篇『リンネ氏の体系による博物誌』全三十七巻[7]の原書と翻訳本を所蔵しており、その中にキササゲ実の薬効に関する記述があったと思われる。正確にいうと、これはキササゲではなく、北米産キササゲ属種について記載したものである。ノウゼンカズラ科キササゲ(*Catalpa*)属は、フジ属・ハギ属・マンサク属などとともに、東アジアと北米に隔離分布する東亜・北米共通植物群として知られている。第三紀中新世の北半球北方は現代よりずっと温暖で、北半球には広く共通種が分布していたといわれる。その後、氷河期になって寒冷化し多くの種が絶滅した中で、北米と東亜で一部の種群が南下し生き残ったと考えられ、キササゲ属はその1つである。北米に分布するのは、アメリカキササゲ *C. bignonioides* Walter とオオアメリカキササゲ *C. speciosa* (Warder) Warder exg. Engelmann (Grin Taxonomy：*C. speciosa* E. Y. Teas) の2種であり、中国産種とよく似ている。いずれの果実も先住民によって薬用とされたという[8]。サウスカロライナのカトーバ族はオオアメリカキササゲの果実を薬用ならびに幻覚を得る目的で喫煙するといい、インディアンシガーツリーの別名もある。因みに、キササゲ属のラテン語属名 Catalpa はアメリカ先住民の部族名 Catawba が訛ったものとされている。欧州には北米産種が中国産種に先立って伝えられ、リンネはその民族植物学情報も併せて記載したらしい。現在の欧州ではキササゲ属果実を薬用とすることはほとんどないが、かつて利用されたことはまちがいないようである[9]。幕末は洋学が盛んで漢学を圧倒する勢いであったから、西洋薬たるキササゲ果実を薬用とするインセンティブは十分にあったはずで、明治以降になって民間で用いられるようになったと推察されるが、西洋流に当初は気管支疾患や喘息に用いたと思われる。

　現在ではキササゲを喘息など呼吸器系の疾患に用いることは皆無であるから、その利尿作用はいつごろから認識されるようになったかが新たな問題点として浮上する。第2節で述べたように、猪子吉人はキササゲ実について研究を行い、クエン酸カリウム塩をキササゲの利尿作用成分とした[10]。それは1887年のことであるが、その頃にはキササゲ実は既に利尿薬として確立されていたことを意味する。それは北米で効果があるとされた喘息などの呼吸器系疾患や、江戸時代療法書にある腫物・痔疾とも何ら関連を認められない薬効であるが、おそらくは飯沼慾斎がキササゲの莢の煎汁が喘息に効果があると『草木圖説』に記載した江戸末期以降において、キササゲ実の実用を通して経験的に利尿作用のあることを知り得た結果と思われる。漢方医学でも利水という概念があるが、単味で利尿薬として用いるという発想はないので、むしろ西洋医学の影響下で発生したものと考えてよいだろう。以上から、利尿薬としてのキササゲの成立は江戸末期から明治初頭と推定されるが、この時代は非漢薬系薬材の開発が活発であり、広く天然資源の中から潜在的薬材を探索していたこととも符合する。しかし、このような状況にあっては、植物としてのキササゲは、梓白皮という漢薬の原料でありながら、果実を薬用にした歴史がないために和漢薬と認識されることはなかった。『増訂和漢薬考』に収録されなかったのもそのためであろう。これと似た例にニガキ（苦木）があり、これも日本固有の薬材でありながら、カシア木[11]の代用として発生した経緯から、『増訂和漢薬考』に収載されなかった(第1部第1章ニガキの条を参照)。すなわち、キササゲは幕末から明治にかけて発生した和魂洋才の薬物の1つであったといえよう。

1) たとえば赤松金芳著『新訂和漢薬』(医歯薬出版、1970年)でこの名を用いる。日本薬局方では第5改正版で収載して以来、一貫してキササゲとしており、漢名の併記はない。古い生薬学の教科書ではキササゲ実とするものがある。近年の中国の薬物書ではキササゲの果実を収載している(たとえば葉橘泉著『現代実用中薬』)ので梓実の名は中国由来かもしれない。
2) 中国では国外の文献を引用する習慣に乏しいので注意を要する。同様の例に赤芽柏、麦角などがある。
3) 『中国高等植物図鑑』ほか現代中国の専門書によれば豇豆(『救荒本草』に初見する名)の異名としている。『医林纂要』(汪紱)では豆角とある(『中薬大辞典』による)。
4) 工芸に携わる官職で木王といわれた梓樹(キササゲ)を加工する特権を与えられた匠のことをいう。『周禮』の「冬官考工記」巻六に出てくる(第1章第2節[4]を参照)。
5) 中国では天子(皇帝)の棺を梓宮といい、木王と称されたキササゲ(梓)の材で作られていることからその名の由来がある。『後漢書(皇后紀)』にある梓寿器と同じ(第1章第2節[4]を参照)。
6) 室町中期に成立したといわれる通俗字書『節用集』の系譜を受け継いだもので、編者は国学者槇島昭武(生没年不詳)、1717年に成立した。
7) 原書名は『Natuurlyke historie of uitvoerige beschryving der dieren, planten en mineraalen, volgens het samenstel van den Heer Linnaeus. Met naauwkeurige afbeeldingen』であり、著者はオランダの博物学者M・ハウトゥイン(1720年-1798年、Martinus Houttuyn)で1761年〜1785年に刊行された。翻訳本は『林氏訳稿』とも略称されるが、今日に伝わらないようである。ただし、「牧野文庫」(高知県立牧野植物園)に原書第十二巻所収のユリ属、オルキス属の記載文を抄訳したものが断簡として残されている。
8) 米国農務省天然資源保護局によると、オオアメリカキササゲの果実を慢性気管支疾患に用いたという(http://plants.usda.gov/factsheet/fs_caps8.pdf))。しかし、Charles F. Millspaugh(1854年-1923年)著『American medicinal plants : an illustrated and descriptiveguide to plants indigenous to and naturalized in the United States which are used in medicine』(New York, Dover Publications, 1974)の「109. Catalpa Indian bean」によれば、アメリカキササゲは薬用として重要性はないという。
9) Dvorskà, M., Žemlička, M., Muselík, J., Karafiátová, J., Suchý, V., Fitoterapia, 78, 437-439, 2007.
10) 猪子吉人　東京医事新誌　505号　829-835　1887。
11) ニガキ科 *Quassia amara* Linné 又は *Picrasma excelsa* (Swartz) Planchon の乾燥心材。

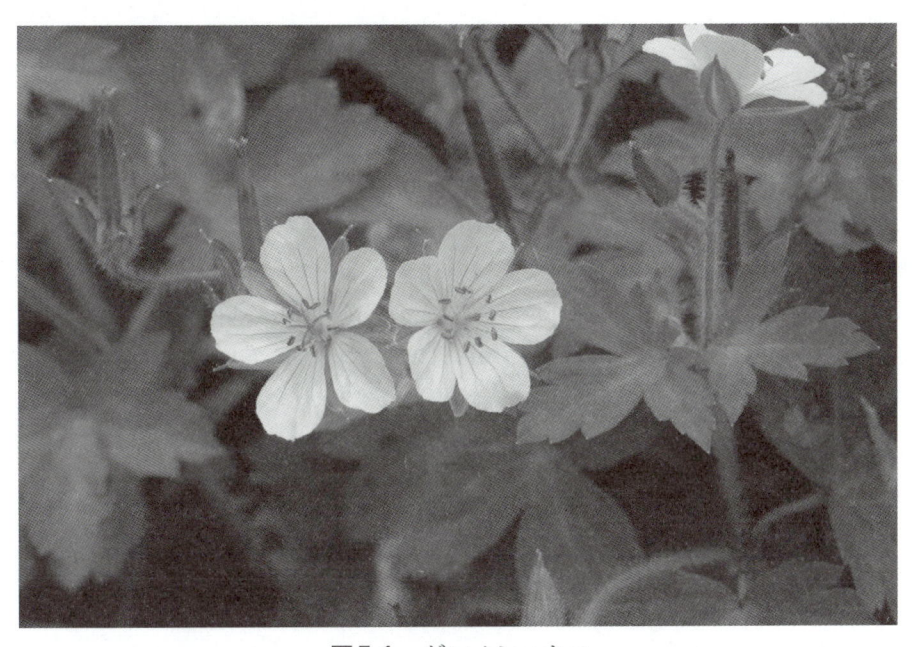

第5章　ゲンノショウコ

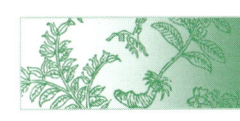

第1節　ゲンノショウコの基原と性状

　ゲンノショウコは第5改正日本薬局方の追補版で初めて収載され、現行薬局方はその基原をフウロソウ科（Geraniaceae）ゲンノショウコ *Geranium thunbergii* Siebold et Zuccarini（正しい学名は *Geranium thunbergii* Siebold ex Lindley et Paxton）の地上部と規定している。開花した花がなく葉の多いものほど良品とされ、後述するように、タンニン含量がもっとも高くなる開花期直前の地上部を採集するのが理想的とされる。局方純度試験では「根及びその他の異物を2.0％以上を含まない」と規定するが、性状の項に記載のない花および果実のいずれも異物と見なされるので、開花して長い時期を経たものを採集するのは好ましくない。ゲンノショウコは各部位で薬効成分であるタンニンの含量に大きな差異のあることが知られている。後述するように、葉のタンニン含量は茎部の数倍以上もあるので、なるべく葉の多いものを採集し、また乾燥するときに葉が落ちないように、品質を維持する上で採集後の管理も重要である。全形生薬と異なり、粉末生薬では葉・茎の見分けがつかないので、良品と不良品の区別は一層困難となる。一般に、葉は茎などその他の部位に比べて、抽出エキス量は大きいので、局方ではエキス含量を規定し、良品・不良品の識別の目安とする。因みに局方で規定するゲンノショウコのエキス含量は希エタノールエキスとして15.0％以上である。すなわち、エキス含量がこの値を下回る場合は、葉が少ない全形生薬から調製された可能性が高いことになる。ゲンノショウコは地を這うように生えるから、当然ながら全草が土砂で汚染されている場合が多くなる。無機物からなる土砂の除去が不十分であれば、生薬を500～550℃という高熱で処理した後に残る灰分の量は大きくなる。一般に、灰分は葉・根に多いので、

図5-1　ゲンノショウコ

葉の多い良品、非薬用部位の根を含む不良品のいずれも灰分は高くなる。したがって、灰分の値だけで品質の良否を決め難いが、土砂をつけた不良品は酸不溶性の無機物が大半であるから、酸不溶性灰分の値によって判定が可能である。局方では全形・粉末のいずれもゲンノショウコの酸不溶性灰分を1.5％以下と規定する。

　ゲンノショウコはごく普通に分布する野草であるが、生薬としての需要は大きいので近年では栽培されることも多くなった。栽培品は、野生品と比べて茎が太く丈が短く、葉も小さいなどの違いがあり、その結果、品質的に劣るとして野生品の方が賞用される。しかし、野生品を採集することも問題がないわけではない。花期以外では有毒植物のキンポウゲ科ウマノアシガタ *Ranunculus japonicus* Thunbergやトリカブト属各種の幼苗とよく似ていて混入するリスクが発生するからだ。また、キンポウゲ科ニリンソウ *Anemone flaccida* F. Schmidtともよく似ている。前2種と違って有毒ではないが、止瀉作用成分を含まないので、混入は避けなければならない。

　葉はゲンノショウコの薬用部位であるから、その形態の特徴は局方の性状で記載すべき重要事項であるが、植物学の専門書によって微妙な記載の違いがある。『牧野新日本植物圖鑑』は「葉柄のある葉を対生する」と記載するが、『日本植物誌』（大井次三郎）は同属近縁種の記載も含めてまったく言及していない。一方、『日本の野生植物　草本』では、フウロソウ科フウロソウ属に共通の特徴として、葉は対生するが茎の上部の葉はしばしば互生となるとしている。大半が対生する中で互生する葉の混じったゲンノショウコの個体をしばしば見かけるから、『日本植物誌』が葉序について明確な記載を避けたのは一理あるといえる。薬局方の性状の項は、全形生薬の形態を記述したものであるが、ゲンノショウコについて「本品は茎及びこれに対生した葉からなり云々」と記載しており、ゲンノショウコの形態を正しく認識したものではない。しかし、対生ではない葉はごく少ないから、非基原品の混入を避ける意味では都合がよい。そのほか、ゲンノショウコの野生品は、腺毛(性状の項でいう軟毛のこと)の有無および多少に変異が著しく、また花色についても西日本産は紅色系、東日本は白花系が多いなどの著しい変異がある。紅色系を基準種として白花系をform *albiflorum*として区別することもあるが、局方の性状の項に花に関する記述はないから、紅白いずれの系統でも局方に準拠する。

　かつて本種はヒマラヤに分布する *G. nepalense* Sweetと同種とされたことがあり、日本薬局方でも第7改正版までこの学名が充てられた。その後、原寛はヒマラヤ産の亜種として *G. nepalense* Sweet subsp. *thunbergii* (Siebold et Zuccarini) H. Haraの学名をつけたが、第8改正版以降は『日本植物誌』が採用した *G. thunbergii* Siebold et Zuccariniに変更し今日に至るが、この学名は *Geranium thunbergii* Siebold ex Lindley et Paxtonと表記するのが正しい。国内に産するフウロソウ属は12種あるが、その中には形態的にゲンノショウコに類似し、局方の性状の項の記載に合うものがある。いずれもタンニンを含み、確認試験もクリアすることに留意する必要がある。

〇 グンナイフウロ

　Geranium onoei Franchet et Savatier var. *onoei* forma *onoei*

　[synonym. *G. eriostemon* Fischer ex de Candolle var. *reinii* (Franchet et Savatier) Maximowicz]

　分布：北海道中部、本州中部の各山地

○ イチゲフウロ
　G. sibiricum Linné [synonym. *G. sibiricum* Linné var. *glabrius* (Hara) Ohwi]
　分布：北海道、本州北部の平地、母種は欧州に分布。
○ イヨフウロ（シコクフウロ）*G. shikokianum* Matsumura
　分布：本州（静岡・中国地方）、四国、九州の山地
○ ミツバフウロ *G. wilfordii* Maximowicz
　分布：北海道〜九州の平地・丘陵地帯
○ ビッチュウフウロ *G. yoshinoi* Makino ex Nakai
　分布：本州（中部地方南部、中国地方）

　そのほか、エゾフウロ *G. yezoense* Franchet et Savatierおよびその変種であるハクサンフウロ var. *nipponicum* Nakai、タチフウロ *G. krameri* Franchet et Savatier、アサマフウロ *G. soboliferum* Komarov var. *hakusanense* (Matsumura) Kitagawaも一見よく似るが、葉の裂片は深裂するか深い欠刻があって、局方記載のゲンノショウコの性状とは大きく異なる。

　現在、国内産ゲンノショウコの産出量は減少しており、韓国・中国より輸入して需要をまかなっている。ゲンノショウコの分布する韓国産の多くは国産のゲンノショウコと基本的に同品であるが、ゲンノショウコの分布しない中国から輸入されるものは局方性状の項に合致するゲンノショウコの近縁種が充てられる。中国に分布し当地で薬用とされるゲンノショウコ近縁種についてよく把握しておくことが必要である。『中薬大辞典』によれば、フウロソウ属（*Geranium*）を基原とし、中国において薬用とされるものは次の通りである。

○ 毛蕊老鸛草 *Geranium platyanthum* Duthie (synonym. *G. eriostemon* Fischer ex de Candolle, non Poiret)
　分布：東北各省、山西、河北など　薬用部位：全草、毛蕊老鸛草の基原種
○ 繊細老鸛草 *G. robertianum* Linné（一年草）
　分布：雲南、貴州、四川　薬用部位：全草、猫脚印の基原種
○ 紫地楡 *G. strictipes* R. Kunth
　分布：雲南　薬用部位：根、赤地楡の基原種

　このうち、毛蕊老鸛草はグンナイフウロの母種であるから、中国より輸入されたものの中に混じる可能性は十分にある。ただし、現地では果実のついたものを採集して薬用に供しているから見分けやすい。紫地楡の薬用部位は根（これを赤地楡と称する）であって地上部は利用されない。繊細老鸛草はわが国の一部地域（滋賀県伊吹山、徳島県剣山など）に稀産する一年草ヒメフウロと同種であり、葉の裂片が大きく深裂するから局方に準拠しないが、識別は容易である。中国で薬用に供されるフウロソウ属種は以上の3種に限らない。1765年刊の『本草綱目拾遺』(趙学敏)に老鸛草(ロウカクソウ)の名があり、『中薬大辞典』によれば、次のフウロソウ属種を基原植物としている。

○ 三葉老鸛草（ミツバフウロ）*G. wilfordii* Maximowicz

○ 泥泊爾老鸛草 *G. nepalense* Sweet
○ 鼠掌老鸛草（イチゲフウロ）*G. sibiricum* Linné var. *glabrius* (Hara) Ohwi
○ 粗根老鸛草 *G. dahuricum* de Candolle
○ 野老鸛草 *G. carolinianum* Linné（一年草）

　老鸛草の正品は同じフウロソウ科ながら別属として区別されるオランダフウロ属種の一年草 *Erodium stephanianum* Willdenow（キクバフウロの和名がある）であり、1406年の『救荒本草』（周定王）にある牻牛兒苗（ボウギュウジビョウ）と同品と考えられている。オランダフウロ属とフウロソウ属は近縁で、前者は外輪の5本の雄蕊に葯がないことで区別されるにすぎない。したがって、老鸛草の基原にフウロソウ属種が含まれていても決して不思議ではない。泥泊爾老鸛草はゲンノショウコの母種に当たり、三葉老鸛草と鼠掌老鸛草は、それぞれミツバフウロ・イチゲフウロと植物学的に同種であるから、中国産ゲンノショウコとして輸入されるものはこの3種が考えられる。一方、老鸛草の正品であるキクバフウロの葉は、羽状複葉ないし羽状に深く切れ込み、葉の形態はかなり異なって見えるので、これを見分けるのはたやすい。実際、葉が大きく深裂するものは局方ゲンノショウコの性状に合致しないとして排除されている。

　以上、ゲンノショウコおよびその近縁種の性状について述べてきたが、近年、総需要の大半は輸入品でまかなわれている現状をふまえると、局方の基原規定が正しく守られているかどうか甚だ疑わしい。薬用外で用いるには問題ないが、下痢止めや整腸薬として用いるには局方の正品たるゲンノショウコとすべきことは言うまでもない。しかし、国内産出量が急減している現状では同等の薬効をもつ代替品を基原に加えることも考慮しなければならないだろう。すなわち同様の成分相を有し薬効成分のゲラニインを一定量以上含む同属近縁種が対象となるが、現行の局方では含量規定すらない。ゲンノショウコは、日本固有の民間薬を起源とする歴史的薬物であり、多くの大衆薬にそのエキスが配合されていることを考えると、早急に対応する必要があろう。

第2節　ゲンノショウコの成分と薬効

[1] 主成分タンニンとその含量

　ゲンノショウコに関する最初の報告は東京帝国大学薬学科朝比奈らによるもので、没食子酸・クウェルセチン・コハク酸を得ている[1]。1972年、富永らは2種のフラボノール配糖体ケンフェリトリンおよびケンフェロール―7―ラムノシドを得た[2]。ゲンノショウコは、その語源が「現の証拠」すなわちその顕著な薬効に由来することからわかるように、民間で確かな効き目が実証されてきたのであるが、その薬効成分がタンニンであることは今日では広く知られている。ゲンノショウコにおけるタンニンの存在は古くから指摘されていたが、実際に明らかにされたのはそれほど古いことではない。ゲンノショウコタンニンは熱湯で処理すると分解して低分子性化合物を生成し、その分離・精製は容易ではなかったのである。このタンニンの構造を明らかにしたのは、岡山大学薬学部奥田らのグループであり、1975年、ゲンノショウコの熱湯抽出エキスから没食子酸、ピロガ

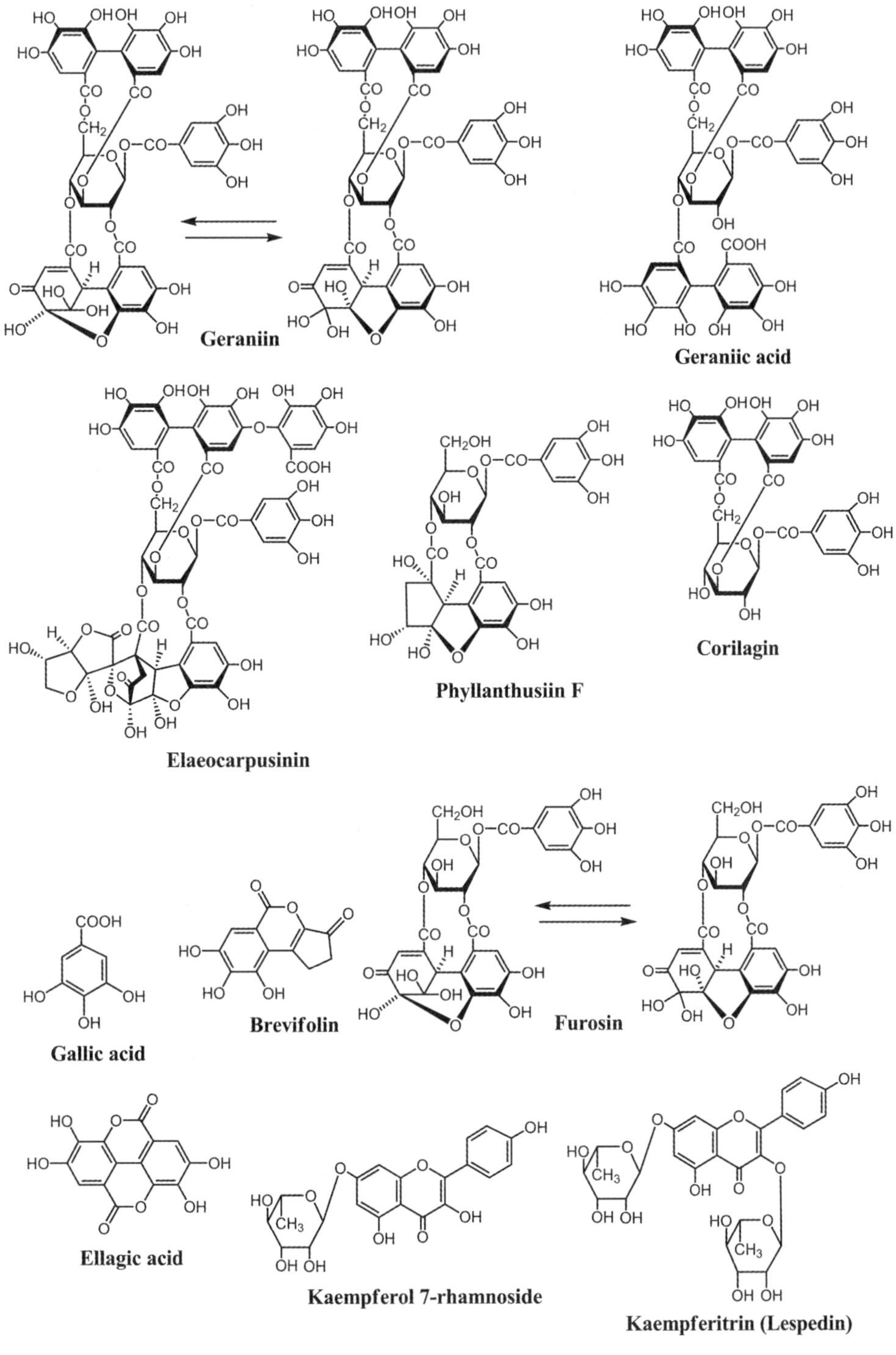

第2節　ゲンノショウコの成分と薬効

図5-2　ゲンノショウコの成分

ロール、エラグ酸、ブレビフォリンを得、ゲンノショウコタンニンがエラジタンニンであることを初めて明らかにした[3]。このタンニンは分解しやすいため、奥田らはゲンノショウコ葉末を含水アセトンで抽出し、濃縮液を水―酢酸エチルで分配して酢酸エチルエキスをとり、これをさらに向流分配法で精製するという方法を採用した。最終的には室温下でメタノール―水から再結晶を繰り返し、ゲンノショウコのタンニンを初めて純品として単離するのに成功した。このタンニンは黄色結晶性でゲラニインと命名されたが、その平面構造式は翌1976年に決定され[4]、当初はグルコースの3位と6位にエラグ酸、2位と4位にシクロヘキセントリオン構造をもつデヒドロエラグ酸がそれぞれエステルとして結合している構造が提出された。しかし、1982年になってその構造は訂正され、ゲラニインは水溶液中ではデヒドロエラグ酸部分のケトンの1つが水和してピロガロール部分の水酸基と五員環および六員環のヘミケタール環を作って平衡状態にあることが明らかにされ[5]、1998年、X線結晶解析により最終的に確認された[6]。

ゲラニイン以外のタンニンもゲンノショウコに含まれ、いずれも主として奥田らのグループによって明らかにされた。1982年にジデヒドロゲラニイン・フーロシニン・フーロシンが単離・精製され、これらのいずれも五員環および六員環のヘミケタール環の両タイプが存在して平衡状態にあることが明らかにされている[7]。1999年にはゲラニイン酸B、Cとフィランサシイン F が単離、構造決定されている[8]。ゲラニインはゲンノショウコ水抽出物に大量に存在するが、結晶として得られたものは水にほとんど不溶であった。奥田らはゲンノショウコに更に水溶性の高いタンニンが存在すると考え、粗ゲラニインの再結晶母液および粗抽出物のブタノール画分をさらに精査し、ゲラニイン酸Aとともにエレオカルプシンを得た[9]。エレオカルプシンは、同年、九州大学薬学部の野中らによってホルトノキ科ホルトノキ *Elaeocarpus zollingeri* K.Koch [*E. sylvestris* (Loureiro) Poiret var. *ellipticus* (Thunberg) H. Hara] の葉より得られた既知物質であり、ゲラニインとアスコルビン酸が縮合した構造をもつ物質であった。実際、ゲラニインとアスコルビン酸をやや酸性のバッファー中に置き、37℃で5時間放置すると、エレオカルプシンを生成することがわかった。一方、野中らはエレオカルプシンをゲンノショウコ茎葉より調製された粗酵素で処理し、ゲラニインとアスコルビン酸の生成を確認し、エレオカルプシンをゲラニインの中間体と考え、アスコルビン酸の介在で1―ガロイル―2,4;3,6―ビスヘキサヒドロキシジフェノイル―β-D―グルコースより生合成されると推定した[10]。

表5-1 フウロソウ属各種のゲラニイン含量

植物名	含量(%)	植物名	含量(%)
アサマフウロ	6.8	タチフウロ	6.8
アメリカフウロ[1]	11	チシマフウロ[5]	7.6
イチゲフウロ	8.1	ハクサンフウロ	12
イヨフウロ[2]	6.0	ビッチュウフウロ	9.8
エゾフウロ[3]	12	ヒメフウロ[6]	9.8
グンナイフウロ	7.5	ホコガタフウロ[7]	0.50
ゲンノショウコ	12	ミツバフウロ	9.5
コフウロ[4]	12		

1) *G. carolinianum* Linné ; 2)*G. shikokianum* Matsumura ; 3)*G. yezoense* Franchet et Savatier ;
4) *G. tripartitum* R. Kunth ; 5)*G. erianthum* de Candolle ; 6)*G. robertianum* Linné ;
7) *G. wilfordii* Maximowicz var. *hastatum* (H. Hara) T. yamazaki [synonym. *G. wilfordii* Maximowicz var. *hastatum* H. Hara]

　ゲンノショウコのタンニンは大半がゲラニインとされ、とりわけ葉に高含量で含まれることが知られている。奥田らは国内に産するフウロソウ属植物の葉におけるゲラニイン含量を定量し、表5-1に示すような結果を得ている[11]。この結果によると、エゾフウロとその変種ハクサンフウロは葉の裂片が深裂ないし深い欠刻があって、ゲンノショウコの性状とは大きく異なるが、ゲラニイン含量はゲンノショウコにほぼ等しい。一方、ゲンノショウコと葉の形態が近い種のうち、グンナイフウロ・シコクフウロ・イチゲフウロはゲラニイン含量がかなり低い。アメリカフウロは北米原産の一年草であるが、ゲラニイン含量はゲンノショウコとほぼ同等であり、十分に薬用に供せられるレベルにある。ホコガタフウロはミツバフウロの変種とされているが、他種に比してゲラニイン含量は極端に低くなっているが、本種だけは葉ではなく地上部を対象とした定量となっており、おそらくほとんど葉のない個体であったと思われる。奥田らは、フウロソウ属各種の茎部のゲラニイン含量は1～2％と評価しており、葉に比べてかなり低い。したがって、タンニン含量をもって品質の良否の尺度とするのであれば、茎がなるべく少ないものがよいことになる。

1) 朝比奈泰彦・富村邦好　薬学雑誌　436号　405-411　1918年。
2) 富永敏夫・内海奎吾　生薬学雑誌　26巻　144-146頁　1972年。
3) 奥田拓男・吉田隆志・毛利和子　薬学雑誌　95巻　1462-1466　1975年。
4) Okuda, T., Yoshida, T., Nayeshiro, H., Tetrahedron Letters 1976, 3721-3722.
5) Okuda, T., Yoshida, T., Hatano, T., J. Chem. Soc. Perkin Trans., 1982, 9-14.
6) Luger, P., Weber, M., Kashino, S., Amakura, Y., Yoshida, T., Okuda, T., Beurskens,G., Dauter, Z., Acta Cryst., B54, 687-694, 1998.
7) Okuda, T., Hatano, T., Yazaki, K., Chem. Pharm. Bull., 30, 1113-1116, 1982.
8) Ito, H., Hatano, T., Namba, O., Shirono, T., Okuda, T., Yoshida, T., Chem. Pharm. Bull., 47, 1148-1151, 1999.
9) Okuda, T., Yoshida, T., Hatano, T., Ikeda, Y., Shingu, T., Inoue, T., Chem. Pharm. Bull., 34, 4075-4082, 1986.
10) Nonaka,G., Morimoto, S., Nishioka, I., Chem. Pharm. Bull., 34, 941-943, 1986.
11) Okuda, T., Mori, K., Hatano, T., Phytochemistry, 19, 547-551, 1980.

[2] 薬効はタンニンだけによるものか？

　ゲンノショウコの主成分はタンニンである。タンニンは比較的分子量の大きな多価フェノールの総称であるが、ゲンノショウコタンニンは加水分解性タンニンに分類され、エラグ酸および没食子酸の糖エステルである。タンニンの著しい特徴として収斂作用がある。収斂作用とは、蛋白質を変性させて組織や血管などを収縮させる作用をいうが、タンニンは高分子である蛋白質に結合して凝集させ、不溶性の沈殿を作る性質がある。したがって、粘膜に対して被膜を作り保護する作用もあるので、炎症を起こした胃腸粘膜への刺激を和らげる効果があると考えられている。ゲンノショウコを整腸薬として用いるのはかかるタンニンの作用に基づくとしてよいと思われるが、タンニンを含むのはゲンノショウコに限らず天然界に比較的普通に存在するから、その薬効はゲンノショウ

コに特有のものではない。また、ゲンノショウコの薬効を一義的にタンニンに帰結するのも問題がある。ゲンノショウコは下痢を確実に止める効果があることからその名の由来があるが、その薬効はそれほど単純なものではなく、必ずしもタンニンに共通する作用によって説明できるとは限らない。以上の観点に立ってゲンノショウコの薬理について概説してみたい。

　ゲンノショウコの主たる薬効は下痢止めであり、軟便の著しくなったものが下痢であるから、大便を硬くする作用の有無が下痢を止める上で重要な要素の1つであることはまちがいない。ゲンノショウコの温水抽出液をウサギの胃に直接投与すると、大便が硬くなり、また大便の体積は減少することが知られている。一方、皮下注射ではこのようなことは起きない[1]から、大便の硬化はゲンノショウコに含まれるタンニンの直接作用と考えて差し支えない。一般に、タンニンを多く含むものを過剰摂取すると便秘が起こるのも、タンニンの収斂作用によって大便が硬くなるからである。しかし、タンニンの収斂作用による大便の硬化だけで下痢止めを説明することは困難である。1943年、村尾はゲンノショウコの希釈煎剤が十二指腸および小腸の蠕動を抑制、盲腸では逆蠕動を起こすと報告している[2]。1993年、高瀬らはゲンノショウコの水製エキスならびに主成分であるゲラニインが、ラット小腸平滑筋における副交感神経およびムスカリン受容体を抑制することにより、腸管収縮を抑制すること、そして水製エキスは、マウスでヒマシ油、塩化バリウム、ピロカルピンおよびセロトニンによって誘発した下痢を抑制することを明らかにし、大腸の蠕動運動を抑制し止瀉作用を発現すると推定した[3]。峻下剤であるヒマシ油などで誘発した下痢を抑制するのであるから、タンニンに共通する特性に基づく大便の硬化作用だけでは説明できないことが明らかになり、ゲラニインを含めてゲンノショウコの何らかの成分が大腸の蠕動を抑制していることを意味する。

　ゲンノショウコは、便秘の原因物質であるタンニンを多量に含むので、その大量投与は下痢止めを通り越して便秘を起こすと考えがちであるが、実際にはこれとは逆の現象が起きることが知られている。村尾は、濃厚煎液は大腸の蠕動を促進し、瀉下的に作用すると報告している[2]。西本らはゲンノショウコ熱水抽出エキスを体重1kg当たり1g経口投与させたマウスに下痢の発生を認めており、同エキス中にモルモット回腸を弛緩させる作用のあるクウェルセチン・ケンフェロール・ケンフェロール—7—ラムノシド、さらに胃腸など消化管の運動を亢進させる作用のあるコリン・アセチルコリンを少量ながら検出している[4]。すなわち、ゲンノショウコの大量服用は、微量成分を含めたこれらの成分の作用を顕在化させ、その結果、瀉下的に作用するのである。ゲンノショウコを含む大衆胃腸薬が下痢止めだけでなく便秘時の整腸薬として用いられている理由がここにある。このことは瀉下薬であるダイオウを大量服用すると、タンニン（ラタンニン）の作用で止瀉的に作用するのとは逆の現象であり、多成分系薬物である生薬の薬効は単一の成分だけでは説明できないことを示唆する上で興味深い。

　ゲンノショウコの薬効成分としてもっとも重要なのはゲラニインを始めとするタンニンであることは周知の事実であるが、生薬の一般的特徴として、季節による成分変動がある。徳島大学溝渕は、1個体のゲンノショウコ株を用いて、毎月同一株の1茎をとりこれに着いている葉をすべて採集し、そのRb値（メチレンブルーを用いてタンニンを滴定したもの）をタンニン含量と見なして季節変化を見た[5]。その結果、6月から8月に極大を示し、12月から2月が最小となることを報告している。岡山大学薬学部の奥田らも、高速液体クロマトグラフィを用いてゲンノショウコの主成分であるゲ

ラニインの直接定量を行い、開花期の8月にゲラニイン含量がもっとも高くなることを報告している[6]。ゲンノショウコの採集時期は伝統的に盛夏とされてきたが、それと一致する結果となった。残念ながら、原報には実験に用いた個体の開花および結実の時期に関する記録は記載されていないが、通例、この実験でタンニンの含量が最大となる時期はゲンノショウコの開花時期と重なるので、現在では開花直前が最適とされている。

1) Sone, Y., Tohoku J. Exp. Med., 29, 218-223, 1936.
2) 村尾茂　大阪医学会雑誌　42巻　1176-1184、1385-1394　1943年。
3) 高瀬英樹・山本和典・伊藤敬三・弓岡栄三郎　日本薬理学雑誌　102巻　101-112　1993年。
4) 西本喜重・井上純子・小川俊太郎・竹本常松　生薬学雑誌　34巻　122-126、127-130、131-137　1980年。
5) 溝渕貫一　薬学雑誌　74巻　1224-1230　1954年。
6) Okuda, T., Mori, K., Hatano, T., Phytochemistry, 19, 547-551, 1980.

第3節　方言名にみるゲンノショウコの民族植物学

　ゲンノショウコは今日でもよく用いられる民間薬であり、一部にこれを配合する売薬もある。その薬用としての歴史は、文献上では江戸時代初期までしかさかのぼれないが、記録に残されていないだけであって、民間で古くから伝承されてきた可能性は高い。植物の方言にしばしば古い名前が残されていることは本書第2部各章の随所で述べているが、ここでゲンノショウコの方言名について考証し、その民族植物学的背景を考えてみたい。

　ゲンノショウコという名は全国に通用する名であるが、『日本植物方言集成』によれば、一部地域では「げんよりしょうこ」（長野）・「げんのんそう」（福島）・げんのそうご」（秋田）などのようなやや意味不明の訛名がある。これらは「現の証拠」に由来するゲンノショウコの語源を理解できない庶民の間で通用した名と思われ、これをもってその名が土名由来ではないことがわかる。ゲンノショウコの次に広く通用しているのは、「いしゃいらず」（秋田・山形・新潟・和歌山・岡山・山口）・「いしゃころし」（秋田・埼玉・島根・岡山・山口・愛媛）・「いしゃなかせ」（富山・福井・静岡・愛知・愛媛・岡山）であり、この類名がいくつかあって九州を除く各地域にある。痢病であれば医者に診察を求める必要はないという意味で発生した名であることはすぐわかるだろう。そのほか、方言名で興味深いのは「みこしぐさ」（山口・愛媛）・「おみこし」（島根・山口）・「おみこしさん」（秋田・岩手）など神輿に由来するものである。ゲンノショウコの果実は熟すと弾けてカタバミのように種子を飛ばし、その弾けたあとは四方に上向きに捲れあがり、その形が神輿の屋根に似ていることから名づけられた。ゲンノショウコは人里に普通に分布するとはいえ、小さな草本であり、ほかの植物に埋没するように生えて決して目立つものではない。下痢止めという身近な病症に著効を示す非常に有用な薬用植物であったが故に、古くからその形態を人々がよく観察していたことを示している。日本産フウロソウ属の野草はすべて同じ構造の果実を作り、ゲンノショウコに限った特徴ではないが、もっとも身近にある有用植物ゲンノショウコだけにこの名が与えられたことは特筆すべきことといえる。「かみさまぐさ」（山口）、「かみさんばな」（愛媛）も「みこしぐさ」から派生した類名と考えられるが、形態的特徴に言及していないので、ゲンノショウコの薬効の確かさから「神効がある」という意味

から派生して付けられた可能性も否定できない。そのほか、興味深い方言名として「ほっけそう」・「ほっけばな」・「れんげそう」がある。それぞれ法華草、法華花、蓮華草であるから、いずれも仏教に由縁のある名であるが、ゲンノショウコの紅色の花を仏花であるハスの花に見立てたとも考えられなくもない。それよりむしろ仏僧が布教の一貫として庶民のために痢病の治療にゲンノショウコを施したことに由来する可能性の方が高いだろう。『頓醫抄』・『萬安方』を著した梶原性全(1266年-1337年)や、『福田方』を著した有隣(？-1410年)を始めとして、鎌倉・室町時代までは僧侶が医師であった例を多く見るからである。後述するように、ゲンノショウコは純粋なわが国固有の民間薬といってよいが、名もなき一般庶民が自然界の中から発掘し伝承してきた薬草を、僧侶などの知識人が取り上げて、より普遍的な薬物に仕立てたといえるのではないか。

第4節　民間療法におけるゲンノショウコ

[1]　ゲンノショウコを記載する民間療法書は３つだけ？

　ゲンノショウコを用いた薬方を、江戸時代の民間療法書から捜してみたところ、次に示すように、わずか３つの医療書にその名を見る程度であった。

○ 經驗千方
　痢病の手当
　　げんのせうこといふ草黒燒のりに丸じ用ゆ。みそ汁にて煮食ふも又よし

○ 救民藥方
　痢病に用べき方
　　痢病ニハ牻牛兒をかげ乾にしたるを煎じ用ふべし。初より末迄此方を用てよし。　右稻
　若水經驗

○ 農家心得草藥方
　　△痢病も流行すれば一村に蔓延ものなり、老人に小児ははやく手当せざれば多くたすからぬものぞ○牛扁といふ蔓草、いづれの地にても其時節にはびこる草なり、方言　げんのせうこ　うしひと也みこし草とも云　陰干にして煎じ、用ゆべし。又黒焼にし丸じ用ゆるもよし

　下痢止めとしての効き目の確かさから「現の証拠」と言わしめたことに語源の由来がある割には、医療書での出現頻度の低さは意外な気がする。ゲンノショウコより薬物としての知名度がずっと低いアカメガシワと比べても出現頻度の低さは際立っているが、中国で利用の形跡のないわが国の民間薬に共通した特徴であって、それこそ逆説的な意味で真の日本固有民間薬の証ともいえる。『經驗千方』では、ゲンノショウコを黒焼きにして用いるとある。黒焼きは中国起源の薬物の調整法であり、中国医学の影響を受けた服用法といってよい。しかし、有機成分は蒸し焼きすれば確実に消失してしまうから、およそ効果を期待できるものではないが、これとは別に「みそ汁にて煮食

ふ」ともあって、この場合は全草の生品を指すと思われるから、実際にはこの方法で服用された方が多かったと思われる。『農家心得草藥方』にも同様の用法が記載されている。一方、『救民藥方』では、牻牛兒という名が使われているが、その用法は前2書にあるゲンノショウコの用法に等しい。牻牛兒は、『救荒本草』(周定王)に初見し、後述するように、江戸期のわが国を代表する本草家はゲンノショウコに充てた。現在の中国では牻牛兒の名は用いられず、第1節で述べたように、ゲンノショウコに近縁のキクバフウロ属ならびにフウロソウ属の一部の種に老鶴草[1]の名を用いる。ゲンノショウコの和名と漢名の相関については後に詳述することとして、いずれの処方も痢病に用いるとしており、しかも単味であるのが特徴であって、その用法はまさに典型的な民間療法薬の原型といっても過言ではない。『救荒本草啓蒙』巻之五に「香川家痢疾ノ奇方一味丸ト云者是ナリ」とあり、一味丸とはゲンノショウコ一味からなる丸薬のことをいう。そのほか、『救荒本草會誌』巻之五にも一味丸の名が見える。「香川家の奇方」とは江州香川氏の家伝薬のことで、痢病に確かな効き目を示すゲンノショウコは香川一派のような漢方医家も一目置いていたことを示すとして興味深い。ゲンノショウコは農村部の人里にごく普通に分布するから、一味丸はゲンノショウコの入手が難しい江戸・上方・京都のような都市部の人々を対象とした売薬であったと思われる。

[1] 『本草綱目拾遺』(趙学敏、1765年)に初見する。

[2] 中国にないはずのゲンノショウコが2つの漢名をもつわけ

前項で挙げた3つの民間医療書すなわち『經驗千方』・『救民藥方』・『農家心得草藥方』では、痢病の治療に供する薬物の名として、それぞれ異なる名前が出てくる。『農家心得草藥方』では、「げんのせうこ」という和名とともに牛扁という漢名があり、一方、『救民藥方』には和名がなく、牻牛兒という漢名(ゲンノショウコという和訓をつける)で出てくる。前述したように、牛扁・牻牛兒のいずれの名もゲンノショウコであることに疑問の余地は寸分もないが、中国にないはずの薬用植物の名にそのような漢名が付けられた理由については若干の説明を要する。本草学分野では、わが国は中国本草学にほぼ全面的に依存し、たとえ固有のものであったとしても、中国本草にある類品の名を充ててきたという歴史的事実がある。『本草和名』(深根輔仁)は、平安時代を代表する本草書であるが、中国の『新修本草』(蘇敬)の各品目に和名を充て、その実態は中国本草のインデックスにすぎない。鎌倉時代に成立した『本草色葉抄』(惟宗具俊)は、対象を『新修本草』から『證類本草』(唐慎微)に変更したものの、当代の中国本草書のインデックスとしての役割は基本的に変わらなかった。唯一の変更点は、品目の配列を和訓のイロハ順に改め、日本人にとって使い勝手がよいようにしただけである。わが国における本格的な本草書の編纂は江戸時代になってからであり、薬物の分類法などについて中国本草に依存する状況は江戸時代後期まで続いた。したがって中国本草における名は今日の学名に等しい機能をもっていたといってよく、わが国固有の産物にも少しでも関連のありそうなものがあればその名を強引に借用したのである。日中両国の植物相が異なることは今日の科学では常識であるが、昔の日本人にはそのような認識は薄く、その結果、わが国と中国では同名の漢名であっても基原が異なる例は少なくない[1]。

[1] たとえば木下武司著『万葉植物文化誌』(八坂書房、2010年)を参照。

2-1 牛扁

　牛扁をゲンノショウコに充てたのは『大和本草』(貝原益軒)が最初であり、巻之九「草之五　雑草類」に次のように記されている。

牛扁　レンゲ草ト云。山野近道處々ニ多ク繁生ス。藻鹽草ニタチマチ草ト訓ス。又俗ニゲンノセウコトモ云。葉ハ毛茛(キンポウゲ科キンポウゲ類)及キジン草ニ似テ花ノ形ハ梅ノ花ノ如ク、六七月ニ紅紫花ヲ開ク。葉莖花トモニ陰干ニシテ末ト爲シ、湯ニテ服ス。能痢ヲ治ス。赤痢ニ尤可也。又煎湯ト爲シ、或細末シテ丸ス、皆驗アリ。本草ニハ此功能ヲノセス。本草毒草類ニノセタリ。然レ共、毒無シト日フ。一度栽レハ繁盛シ除キ難シ。

　全草を煎じて服せば痢を治すとあり、また和名として文献上初出となるゲンノショウコを挙げる一方で、古文献を引用して別名を「たちまちぐさ」としている。ここでいう藻鹽草とは、戦国時代を代表する連歌師・月村齋宗硯(1474年-1533年)の著した全二十巻からなる『和歌藻しほ草』のことであり、確かに巻第九「和名少々」に「牛扁　たちまち草」とあるが、その基原について深く考証したわけではない。益軒はまったく言及していないが、牛扁を「たちまちぐさ」と訓じたのは宗硯が最初ではなく、『本草和名』や『和名抄』(源順)に既出し、『本草和名』第十一巻「草下六十七」に「牛扁　仁謂音冉典反、蘇敬注云ふ、牛病を治す故に牛扁と名づくと　一名扁特一名扁毒　已上二名蘇敬注に出づ　和名太知末知久佐」とある。『本草和名』は、江戸幕府の医家多紀元簡(1755年-1810年)が紅葉山文庫より上下二巻全十八編の古写本を発見するまで、長らく消息が不明とされ、わずかに『和名抄』の当該条に「本草云」という引用で知られるのみであった。『和名抄』巻十「草木部」では「蘇敬曰く、牛扁　甫典反　太知末知久散　牛病を治する故に牛扁と名づくなり」とあるので、おそらく宗硯が参照したのは長らく秘蔵されていた『本草和名』ではなく、『和名抄』であったと思われる。因みに、『和名抄』では蘇敬注云とあるので、『本草和名』ではなく『新修本草』を引用したかたちとなっている。

　ゲンノショウコは、文献上では『大和本草』に初見するが、平安時代の文献に出てくる古い名「たちまちぐさ」をその異名とするから、その漢名に充てられた牛扁の真の基原が何であるか興味がもたれよう。牛扁は『神農本草經』の下品に収載される古い歴史をもつ薬物であり、『新修本草』は「此藥は三堇、石龍芮等の根に似て秦艽[1)]の如くして細し。平澤の下濕地、田野に生ず。人、名づけて牛扁と爲す。牛虱を療し、甚だ效あり。太常貯へて扁特或は扁毒と名づく。」(『證類本草』所引)と記述している。三堇とは水堇・苦堇・菫葵であり、今日ではスミレに充てられる菫の名を冠するが、無論、スミレやその近縁種ではなく、それぞれの基原を特定するのは容易ではない。菫の名をもつ品目は『神農本草經』に見られず、『新修本草』に菫汁とあるのが初見であり、「此の菜は野生にして人の種ゑる所に非ず。俗に之を菫葵と謂ふ。」とある。本草書よりずっと古い時代に成立した中国最古の類語語釈辞典である『爾雅』に苦堇が出てくるが、郭璞(276年-324年)の注釈によれば、「今、菫葵なり。葉、柳に似て子は米の如し云々」とある。しかし、これらのいずれもあいまいな記述に終始し、基原を絞り込むことすら難しい。『本草綱目』(李時珍)は、『爾雅』の苦堇、『爾雅郭璞注』の菫葵を『神農本草經』の中品に収載される石龍芮の同物異名とした上で、さらに『吳普本草』[2)]の水堇も併せ入れた。三堇についてはいずれの典籍も明確な記述をしていないので、牛扁に似るという石龍芮に

ついてその基原を追求してみよう。『新修本草』は「今、用ふる者は俗名を水菫とす。苗は附子(キンポウゲ科トリカブト)に似て、實は桑椹(クワ科クワの実)の如く、故に地椹と名づく。下濕の地に生じ、五月熟し、葉、子は皆甘辛し。」(『證類本草』所引)と記述し、また、『圖經本草』(蘇頌)は「一叢に數莖あり、莖は青紫色にして莖毎に三葉あり。其の葉、芮々短小にして刻缺多く、子は葶藶(アブラナ科イヌナズナ)の如くして色は黄なり。」と記している。これらの記述から、石龍芮はキンポウゲ科キツネノボタン *Ranunculus silerifolius* H. Léveillé に似た植物であることがわかる。『本草綱目啓蒙』(小野蘭山)や『本草圖譜』(岩崎灌園)は石龍芮にキンポウゲ科タガラシ *Ranunculus sceleratus* Linné の和名を充て、『國譯本草綱目』も支持する。『中藥大辭典』もタガラシとするが、その生の全草を搗き潰して化膿したできものや毒蛇の咬傷に塗布するくらいで、『神農本草經』以来の古い薬物といいながら、用途はいたって民間薬的である。

　『新修本草』が牛扁の別名を扁毒としていることからわかるように、牛扁は少なくとも有毒植物といってよい。また、牛扁の薬用部位は根であるので、根を薬用にしないゲンノショウコを牛扁に充てるのは明らかに誤りといわざるを得ない。しかしながら貝原益軒ほどの碩学がそう結論づけたのは「弘法も筆の誤り」と断じる以前の何らかの理由がありそうである。『和名抄』ほかの古文献で牛扁の和名に「たちまちぐさ」が充てられており、ゲンノショウコを服用すればたちどころに効き目が現れるということから、この名からゲンノショウコを思い浮かべたのではなかろうか。すなわち、ゲンノショウコが古くから民間で用いられ、その下痢止めに著効のあることが広く認識されていたと推定される。山口の一部の地域で用いられた方言名「てきめんぐさ」・「てきめんそう」も服用してすぐに効果のあることからつけられた名であることは想像に難くない。益軒は、本来なら『本草綱目』の記述を精査して牛扁について深く考証すべきであったが、『和歌藻しほ草』のような本草ではない典籍の記述を信用したため、このような結論に至ったといえるかもしれない。因みに、平安の典籍が牛扁を「たちまちぐさ」と訓じたのは、たちどころに死ぬ、障害が起きるなどの意を汲んだためであって、有毒というまったく別の視点に基づいたものである。

　ここで牛扁の基原に立ち戻るが、『證類本草』以降の本草でもその基原は明確ではなかった。『本草綱目』では、牛扁の条の附録に『本草拾遺』(陳蔵器)の虱建草を挙げている。この虱建草と称するものは『證類本草』巻第十一「草部中品之下」に一十種陳藏器餘として収載され、次のように記述されている。

虱建草　味苦く無毒。蟣虱を去る。挼して汁を採り、頭を沐へば盡く死す。人悞りて虱を呑みて病を成す者有り。汁を搗き絞りて一小合を服す。亦た諸蟲瘡を主る。山足の濕地に生じ、莖葉は山丹に似て微かに赤く、高さ一二尺なり。又、水竹葉有り、竹葉の如くして短小、水中に生ず。亦た云ふ、虱を去ると。人、水竹葉を取り生食す。

　山丹すなわちユリの一種に茎葉が似るという記述でわかるように、牛扁とは明らかに異なる。どうやら、虱に対して牛扁が虱建草と同様の薬効を示すとして参考に挙げているにすぎないようだ。結局、李時珍は牛扁について自ら論述せず、薬効が似たものを挙げてお茶を濁してしまったのである。因みに、『中藥大辭典』は牛扁にキンポウゲ科 *Aconitum ochranthum* C. A. Meyer を充てるが、民間でわずかに浴湯料に用いるにすぎないという。この種は甘粛・陝西・山西・河北などの中

国北地に分布するが、『名醫別録』が牛扁の産地とする桂陽は湖南省であるから、植物地理学的にも合わない。

　江戸後期の著名な本草家小野蘭山は「古ヨリ牛扁ヲゲンノシャウコニ充ツルハ非ナリ」（『本草綱目啓蒙』巻之十三）と述べ、牛扁の基原を伶人草とした。「古ヨリ」とあることから、蘭山も益軒と同じく、『本草和名』や『和名抄』にある「たちまちぐさ」をゲンノショウコの古名と考えていたことを示唆し、平安の典籍が牛扁にこの和名を充てたことが間違いとしているのである。さて、この伶人草の基原についてであるが、「形草烏頭葉ニ似テ色淺シ。岐多ク白點アリ。夏方茎ヲ抽テ葉互生ス。秋ニ至テ高サ二三尺花ハ穗ヲナシテ生ズ。形烏頭花ニ似テ小ク淡紫色又黄白色ノモノアリ。花後小莢ヲ結ブ。又烏頭ニ似タリ。」という記述から、キンポウゲ科植物の一種と蘭山は考えた。『本草図譜』巻二十四に「牛扁　れいじんさう」とあり、その精緻な図から今日のキンポウゲ科レイジンソウ Aconitum loczyanum R. Raymund として間違いない。レイジンソウは関東地方以西の本州・四国・九州の山地のやや湿った林床に生える多年草であり、国外では朝鮮、中国にも分布する。しかし、江戸時代にレイジンソウの漢名をめぐって混乱のあったことは、蘭山が「コノ草享保年中朝鮮ヨリ秦艽ト名ケ渡ス。故ニ今花家ニ誤テ唐種ノ秦艽ト呼ブ。其花黄白色ナリ。」と述べていることからわかる。すなわち、牛扁のほか、秦艽という名も流通していたというのである。『華彙』（島田充房）の「草之一」に秦艽と称するものの図が掲載されているが、奥山春季はそれをレイジンソウに充てている[3]。確かに、葉の形そして葉腋から花茎を伸ばすところはレイジンソウに似ているが、舞楽で伶人が使う冠に見立てたという花の描写が今ひとつ不完全である。しかし、その説明文に「比叡山及大原道傍ニ多クアリ。其苗葉附子烏頭及牛扁石龍芮ノタクヒニ似タリ。高サ尺餘淡紫苍ヲヒラク。形烏頭ノ花ニ似テ稍小ナリ。其根羅紋交斜ヲナス。一種黄花ヲ發ク者アリ。」とあり、烏頭すなわちトリカブトの花に似ているとし、根茎も直根で塊茎状となっていないことから、今日いうレイジンソウとして間違いなさそうである。蘭山がいうように、レイジンソウに対する秦艽という異名は朝鮮に由来する。享保年間、八代将軍徳川吉宗は丹羽正伯などに命じて朝鮮産薬物の調査研究を行わせたが、宗家文書『薬材禽獣御吟味被仰出候始終覚書』に収録される図録の中に秦艽と称するものが含まれている[4]。当該図の葉はレイジンソウに似ており、根もやや不自然ながら直根で、少なくともトリカブトのような塊根となってない。この図から一義的に植物種を特定するのは容易ではないが、現在の韓国では秦艽の基原をレイジンソウとしているから、享保期の朝鮮で秦艽と称していたものはレイジンソウの可能性が高いと見るべきであろう。田代によれば、享保十二年四月十七日に対馬藩から秦艽（朝鮮産）の生品7本が河野松庵へ献上されたというから、それが秦艽の名で江戸の園芸家の間に広まったと考えられる。しかし、蘭山は「然レドモ秦艽ノ葉ハ形長シテ薑葉ノ如シ」と述べ、丹羽正伯も秦艽ではないとしている[5]。実際、レイジンソウは漢方の要薬附子と同属のトリカブト属種ながら、アコニチンとは別系統のアルカロイド含み成分相は異なるから、単なる有毒植物とされ、薬用に供されることはなかった。難波恒雄によれば、中国産の秦艽に複数の基原があり、Gentiana macrophylla Pallas を大秦艽、G. dahurica Fischer および G. decumbens Linné を小秦艽と称し、そのほか地域によっては同属他種を用いることもあるという[6]。大半はリンドウ科リンドウ属の基原であるが、内蒙古ではトリカブト属のうちレイジンソウほか根のねじれたものもあると難波は述べている（『和漢薬百科図鑑』）。すなわち、朝鮮でいう秦艽は中国北方地域と共通ということになり、蘭山が薑葉に似るとした秦艽は、後述するように、リンドウ

科基原としてまちがいない。

　ここで真の秦艽の基原植物を中国の古典本草から考証してみよう。歴代本草のうち、もっとも詳細に記述しているのは『圖經本草』であって、次のように記述する。

秦艽は飛鳥(未詳)の山谷に生じ、今は河陝(山西省・陝西省)の州軍に多く有り。根は土黄色にして相交糾し、長さ一尺已來、麤細にして等しからず。枝幹の高さ五六寸、葉は婆娑して莖梗に連ね、俱に青色にして萵苣の葉の如し。六月中に花を開き、紫色にして葛花に似たり。當月に子を結ぶ。春秋毎に根を採り陰乾す。

　「婆娑して莖梗に連ぬ」とは、難しい表現であるが、『重修政和經史證類備用本草』の当該条に秦州秦艽、齊州秦艽、石州秦艽および寧化軍秦艽という4種の秦艽の図が掲載されている。婆娑は草木がしおれて垂れ下がるという意味があり、以上の図をこの観点からみると、根出葉あるいはそれに近い形態を形容したものらしいことがわかる。4図のうち、『圖經本草』の記述にもっとも合うのは秦州秦艽であり、興味深いことに、『中薬大辞典』に掲載する粗茎竜胆 *Gentiana crassicaulis* Duthie ex Burkill によく似る。また、小秦艽の一種 *G. dahurica* も葉のほとんどは根出である。以上から、秦艽の真の基原は前述のリンドウ科リンドウ属種としてよい。ただし、齊州秦艽の図はほかの3種とは著しく異なり、リンドウ属には見えず、むしろレイジンソウに見立てた方がよさそうに見える。齊州は山東半島から華北一帯を指し、前述したように、内蒙古ではレイジンソウあるいはその近縁種を秦艽と称しているから、キンポウゲ科基原の秦艽はかなり古くからあったようである。

　伶人草の名は19世紀になってから散見され、1799年の採薬記録集である『東夷物産志稿』[7](渋江長伯・谷元旦記)で夷名コルコマツと称するものは、その図録集『蝦夷草木写真』にある図(花と根)から間違いなくレイジンソウであり、「ビロウ山産秦艽」の注記がある。『木曾採藥記』[8](水谷豊文)では「牛扁　レイジンサウ」とある。小野蘭山によれば、伶人草の名は種樹家すなわち園芸屋の間で付けられたものといい、江戸時代後期に園芸用に栽培されていたらしい。

1) 後述するように、リンドウ科リンドウ属の数種の根を基原とする。
2) 『随志』によれば伝説の名医華佗(109？年-207？年)の弟子呉普(生没年不詳)の著した全六巻からなる本草書。宋代に散佚したといわれる。
3) 生活の古典双書十九・奥山春季解説『花彙(上)』(八坂書房、1977年)、44頁-45頁。
4) 田代和著『江戸時代朝鮮薬材調査の研究』(慶應義塾大学出版会、1999年)、28頁の図25。
5) 丹羽の見解は田代和生著『江戸時代朝鮮薬材調査の研究』より引用(401頁-403頁)。
6) 難波恒雄著『和漢薬百科図鑑I』(保育社、1993年)、130頁-132頁。
7) 渋江長伯・谷元旦記の蝦夷地における1799年3月から同9月までの採薬の記録集。成立年の記載はないが、1801年の写本が伝存するで、1799年かその翌年に成立したと思われる。草類179種、木竹類58種など動植物・虫類・鳥獣・金石類390種を記録した。アイヌ語の呼称を挙げ、注釈をつけているのが特徴。
8) 水谷豊文(1779年-1833年)が1810年6月24日に名古屋を出発、中津川・馬籠・妻籠など木曽地方で採薬旅行を行い、同年7月27日に帰郷するまでを記録したもの。全二巻で1810年の成立。千数百におよぶ草木・鳥獣魚を採集し、その名を記す。

2-2　犛牛兒

　貝原益軒がゲンノショウコに充てた牛扁の真の基原植物は、それとはまったく似つかぬもので誤りであることを明らかにしたが、この見解を支持したのは『用藥須知續編』（松岡恕庵）ぐらいであり、そのほかの主な本草家は犛牛兒（ボウギュウジ）という『救荒本草』（周定王）に初見する漢名を充てる。『救荒本草』は中国本草にしては精緻な植物図を付し、それがゲンノショウコによく似るので、本草家はほとんど疑問をもたなかった。江戸時代は天候の不順による大飢饉がたびたび発生し、その食糧不足を補うため、救荒植物が利用された。その選定の基盤となったのは『救荒本草』に収載された各植物であった。原著の初版は1406年であり、寛永の大飢饉（1642年）から半世紀以上経た1716年に、松岡恕庵（1668年-1746年）が訓点を施した和刻本が刊行された。『救荒本草』では犛牛兒苗とあり、これにゲンノセウコの和名が付けられ、前述の松岡の見解とは異なる。『用藥須知續編』は松岡の遺稿を基にして弟子によって刊行され、弟子が師の見解を訂正した可能性があるが、その詳細は明らかではない。いずれにしても、犛牛兒がゲンノショウコの漢名という当時の潮流は変わることはなかった。では、ここで出典先となる『救荒本草』の記述を検討してみよう。巻之五に次のように記されている。

　犛牛兒苗　音麗　又、鬪牛兒苗と名づく。田野の中に生ず。地に就き秧を拖いて生ず。茎蔓は細弱、其の茎は紅紫色、葉は蒾菜の葉に似て瘦細にして、稀疎なり。五瓣の小紫花を開き、青脊莢　音骨突兒を結ぶ。上に一嘴　即委切　有り、甚だ尖鋭　音芮　細錐　音追　子の狀の如し。小兒取りて以て鬪戲を爲す。葉の味微苦。
　救飢　葉を採り煤き熟し、水に浸して苦味を去り、淘淨し油鹽に調へ食ふ。

　犛牛兒の名の由来は、図に記されている果実をみてわかるように、それが犛牛（ボウギュウ）すなわちウシ科の動物ヤク *Bos grunniens* Linné の角に見立てたことによる。別名の鬪牛兒（苗）（トウギュウジ）は『駿州勢州採藥記』[1)]（小野蘭山）にも見えるが、中国ではこの果実を鬪戲に用いたらしい。形態の記述は十分とはいえないが、図にない花について「五瓣の小紫花」と記載している。また、果実を嘴と形容し、図にも記されている。以上はゲンノショウコと酷似する特徴であるから、わが国の本草家がゲンノショウコとしたのは無理からぬといえる。ただし、図からみると、葉の形態は対生するものの明確に奇数羽状複葉であり、不規則な切れ込みのある単葉のゲンノショウコとは大きく異なる。『救荒本草』の犛牛兒の図はかなり精緻であり、ゲンノショウコとは別属に分類されるキクバフウロ *Erodium stephanianum* Willdenow としてまったく矛盾はない。第1節で述べたように、『中薬大辞典』はキクバフウロを老鸛草に充てる。この名は『本草綱目拾遺』（趙学敏）に初見し、次のように記されている。

　老鸛草　龍柏藥性考補遺。山東に出づ。
　味苦く微かに辛し。風を去り、經を疎し、活血、筋骨を健やかにし、絡脈を通ず。損傷、痺症、麻木皮風に酒に浸し常飲すれば大いに効有り。或いは桂枝、當歸、紅花、芍藥の等味を加ふ。藥に入るに莖嘴を用ふ。

ここに基原の形態に関する記述はまったくなく、掲載する図からキクバフウロを基原とすることが確実な『救荒本草』の牻牛兒との関係や異名も挙げていないので、老鶴草がいかなるものか想像すら困難である。『中薬大辞典』はキクバフウロのほかミツバフウロも老鶴草の基原に加えるが、『本草綱目拾遺』に記載された薬効は止瀉に用いるゲンノショウコとは共通するものがない。すなわち、形態は似ていてもゲンノショウコと中国産類似薬用植物とは薬物としてまったく別品であることを示している。

1) 小野蘭山(1729年-1810年)が1804年8月13日江戸を発ち、駿府薬園、伊勢神宮領山林を経て美濃、信濃を回って10月13日に帰着するまでの採薬旅行を記録したもの。2ヶ月という長期旅行の割に収録品目は少なく、天候に恵まれなかったためという。

第5節 "救荒食"の経験を通して見出された薬効

前節まで、ゲンノショウコの薬材としての起源がいつごろまでさかのぼるかを明らかにすべく考証したのであるが、1709年に刊行された『大和本草』(貝原益軒)にゲンノセウコとあるのがもっとも確実な文献的初見であった。益軒は漢名を有毒植物である牛扁に充てたが、数年後の1712年ころに成立した『和漢三才圖會』(寺島良安)は牻牛兒にゲンノシャウコの訓を充てた。牻牛兒の名は、1406年成立の『救荒本草』に初見し、その附図からフウロソウ科キクバフウロと推定される。『和漢三才圖會』は「全云」すなわち徐光啓(1562年-1633年)の『農政全書』(1639年)を引用しているので、同書の荒政の部に組み入れられた『救荒本草』の徐本[1)]を参照したことになる。

ゲンノショウコは漢薬ではないから、当然ながら漢方医学でそれを配合する処方はなく、もっぱら民間で用いられた。江戸時代には多くの民間医療書が刊行されたが、意外なことにゲンノショウコの処方はわずか3書に収載されるのみであり、うち2書では牛扁(『農家心得草藥方』)、牻牛兒(『救民藥方』)の漢名が充てられ、『經驗千方』だけが和名のみを挙げて記載した。中国にゲンノショウコあるいはその近縁種を下痢止め薬として用いる例はないから、ゲンノショウコにこれらの漢名を充てる必要はないが、その背景にわが国の医薬文化に対する中国本草の圧倒的な影響がある。時代の進展とともに、薬用・食用などの有用植物の種類は増えてきたが、当然、何らかの方法で分類・整理する必要に迫られる。わが国においては、古代から江戸後期までの長きにわたって、中国本草の体系を導入し、有用植物の管理に努めてきた歴史的事実がある。すなわち、中国本草の漢名が今日の分類学における学名(ラテン名)の機能を果たしていたともいえる。したがって、本草学者にとっては、わが国に産する植物の和名と漢名とを対照させることが主たる課題であった。わが国と中国では植物相が異なるから、必ずしも中国に該当する植物種があるとは限らないが、そのことは当時の本草家の知るところではなかった。

難波恒雄は、ゲンノショウコを江戸時代の初期ごろから民間で用いられるようになったとしている[2)]。前述したように、貝原益軒は、『新修本草』など各書に石龍芮(セキリュウゼイ)(キンポウゲ科タガラシ)に似て有毒とあるにもかかわらず、『本草綱目』のあいまいな記述を受けて無毒と解釈し、ゲンノショウコに牛扁という漢名を充ててしまった。益軒ほどの碩学をして誤らせたのは『本草和名』や『和名抄』に「たちまちぐさ」という和名が牛扁に充てられていたからである。両典籍での「たちまちぐさ」の意

味するところは、牛扁が毒草であるが故に、たちどころに死ぬからであったが、益軒はゲンノショウコの下痢止めに対する著効から、「現の証拠」の意と解釈してしまった。それまではゲンノショウコに対する漢名はなく、学名がない状態であったから、通常の典籍には収載されることはなかった。一方、牻牛兒という名も、『救荒本草』に花実の形態がよく似るフウロソウ科植物が収載されていたからこそ[3]、寺島良安ほか著名な本草家がゲンノショウコの漢名に登用したのである。江戸初期は飢饉が頻発したので、牻牛兒に似たゲンノショウコを救荒植物として利用した結果、その食習慣を通して下痢止めの効果を発見したと推定される。とすれば、難波が考えるように、江戸初期ごろからゲンノショウコの薬用が始まったことになる。

[1] 岡西為人著『本草概説』（創元社、1977年）第七章「明清の本草」235頁-236頁によれば徐光啓による附語が加えられ、原本とはかなり異なっているという。
[2] 難波恒雄著『和漢薬百科図鑑II』（保育社、1994年）、24頁-26頁。
[3] 本来なら和牻牛兒と名づけるべきであった。

第6章　センブリ（当薬）

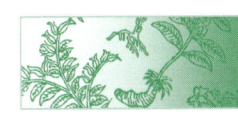

第1節　センブリの基原と性状

　センブリは、現行薬局方によると、リンドウ科（Gentianaceae）センブリ*Swertia japonica* Makinoの開花期の全草と規定されている。この学名は1910年に牧野富太郎が記載したが、*Ophelia japonica* Schultes（1820年）の古い異名があるので、*Swertia japonica*（Roemer et Schultes）Makinoと表記するのが正しい。局方の基原の条では、苦味成分であるスウェルチアマリンの含量規定があり、乾燥重量に対して2.0％以上含むものを局方準拠品としている。センブリの苦味成分はスウェルチアマリンだけではなく、後述するように、数種のセコイリドイド配糖体を含み、スウェルチアマリンより苦味の強い成分も存在するが、もっとも多く含まれるスウェルチアマリンを標準物質とし、確認試験法でも同物質の薄層クロマトグラフィーにおける検出を規定している[1]。

　わが国に産するセンブリ属種は約8種知られているが、そのうちセンブリに近縁で形態の類似するものはムラサキセンブリ・イヌセンブリの2種である。

〇　イヌセンブリ*Swertia tosaensis* Makino
　　[synonym. *S. diluta*（Turczaninow）Bentham et Hooker filius var. *tosaensis*（Makino）H. Hara]
　　分布：本州、四国、九州、朝鮮、中国
〇　ムラサキセンブリ*Swertia pseudochinensis* H. Hara
　　分布：本州、四国、九州、朝鮮、中国

　イヌセンブリは、センブリより大きく伸びて草高30cm以上に達し、また葉は狭楕円形でセンブリより大型である。花冠、花弁の形状およびその色彩はセンブリにきわめて類似し、その違いはわずかに萼裂片が披針形〜広披針形でセンブリより広く、またその基部が狭くなっているだけであるから、植物形態学にある程度精通していないと見分けは難しい。イヌセンブリは北海道を除く日本列島のやや湿り気のある草原に生え、センブリとはやや生態を異にするが、誤認して採集される可能性が高い種と考えられる。イヌセンブリは苦味がきわめて微弱で薬用に適さず、薬局方の規定にも合致しないから、センブリへの混入は避けなければならない。しかし、乾燥して退色し収縮した品物では、鏡検による鑑別以外はセンブリとの区別ははるかに難しくなる。したがって、採集時に茎葉を咬んで苦味の有無を確認するのがもっとも有効である。もう1種の類似種ムラサキセンブリは北海道を除く日当たりのよい草原に生えてセンブリと生態はほとんど変わらず、これもセンブリの野生採集品に混ざることがある。イヌセンブリとは異なり植物体にかなり強い苦味があり、第4および第5改正日本では生薬センブリの基原種の1つとされた。しかし、センブリに比べて苦味が弱いとして第6改正版以降では削除された。ムラサキセンブリとセンブリとの形態的相違はイヌセンブリとよりさらに軽微であって、乾燥品の外観から区別するのは容易ではない。両種の違いとして、センブリの茎は平滑であるのに対して、ムラサキセンブリの茎には隆起する細点があってざ

らつくことが挙げられる。さらにムラサキセンブリの花冠は両面とも青紫色で濃紫色の脈があるほか、花冠基部の蜜腺の周辺にある毛はセンブリより少ない。因みにイヌセンブリの蜜腺は、センブリ・ムラサキセンブリが2個あるのに対して、1個しかなく、毛は両種より長くて多いので、ルーペを用いて花冠基部を観察することにより、以上の3種は分別が可能である。とはいえ、原料を野生品の採集に依存する限り、類似種で基原外植物であるムラサキセンブリ・イヌセンブリの混入を避けるのは困難であるようにみえるが、この両種はいずれもレッドデータリストに収載されており、現在ではこれらが混入する心配はまずない。たとえば、ムラサキセンブリは環境省カテゴリでは準絶滅危惧種、イヌセンブリはさらに高ランクの絶滅危惧II類に指定されている。因みにセンブリは環境省および日本自然保護協会のいずれのレッドデータリストにもその名を見ない[2]。

[1] 第14四改正日本薬局方(2001年)第1追補以降。
[2] 日本自然保護協会ほか編『我が国における保護上重要な植物種の現状』(1989年)、環境庁自然保護局野生生物課編『植物版レッドリスト』(1997年)による。

第2節　センブリの成分と薬理

[1] しつこいほど苦いセンブリの苦味成分の本体

　苦味のある生薬は珍しくはないが、しつこいほど残留性があるものとしてセンブリの右に出るものはない。したがって、その苦味成分がいかなる物質であるかが興味の対象となるのは必然である。センブリはわが国においてのみ薬用とされてきたから、その成分研究で主導的な役割を果たしたのは邦人研究者である。最初の報告は刈米達雄によるものであって、1927年に第一報、1929年にその続報を発表し[1]、主成分スウェルチアマリンを純品として単離するのに成功した。しかしながら、その化学構造の解明は当時の天然物化学の手に負えるものではなく、1961年、久保田らがセコイリドイド配糖体構造を提出するまで待たねばならなかった[2]。井上博之らはスウェルチアマリンの立体構造を明らかにするとともに、センブリのセコイリドイド系成分を精査し、アマロゲンチン・アマロスウェリン・ゲンチオピクロシド・スウェロシドなどの存在を明らかにした[3]。このうち、アマロゲンチン・アマロスウェリンはビフェニル酸がセコイリドイドの糖部にエステル結合した特異な構造をもち、リンドウ属各植物に比較的広く分布するものであった。1983年、池城らはビフェニル酸のグルコースエステルを単離し、ビフェノサイドA・Bと命名した[4]。ビフェノサイドはモノテルペン部を欠くが、池城らによれば強い苦味があるとしている。井上らはアマロゲンチン・アマロスウェリンはスウェルチアマリンの約1000倍の苦味をもつと報告している[5]が、この強い苦味はビフェニル酸糖エステル部によるものとも考えられ、構造活性相関の観点から興味深い。センブリの成分はセコイリドイド以外にも多様な二次代謝物を含む。小松らは4種のフラボン-C-配糖体すなわちスウェルチシン・スウェルチアジャポニン・ホモオリエンチン・イソビテキシンの存在を確認し[6]、さらにスウェルチアニン・ノルスウェルチアニンほか数種のキサントン誘導体を得ている[7]。含窒素成分としてゲンチアニンも単離されている[8]が、スウェルチアマリンをアンモニアで処理すると容易に生成するので、天然成分ではなく、抽出・精製の過

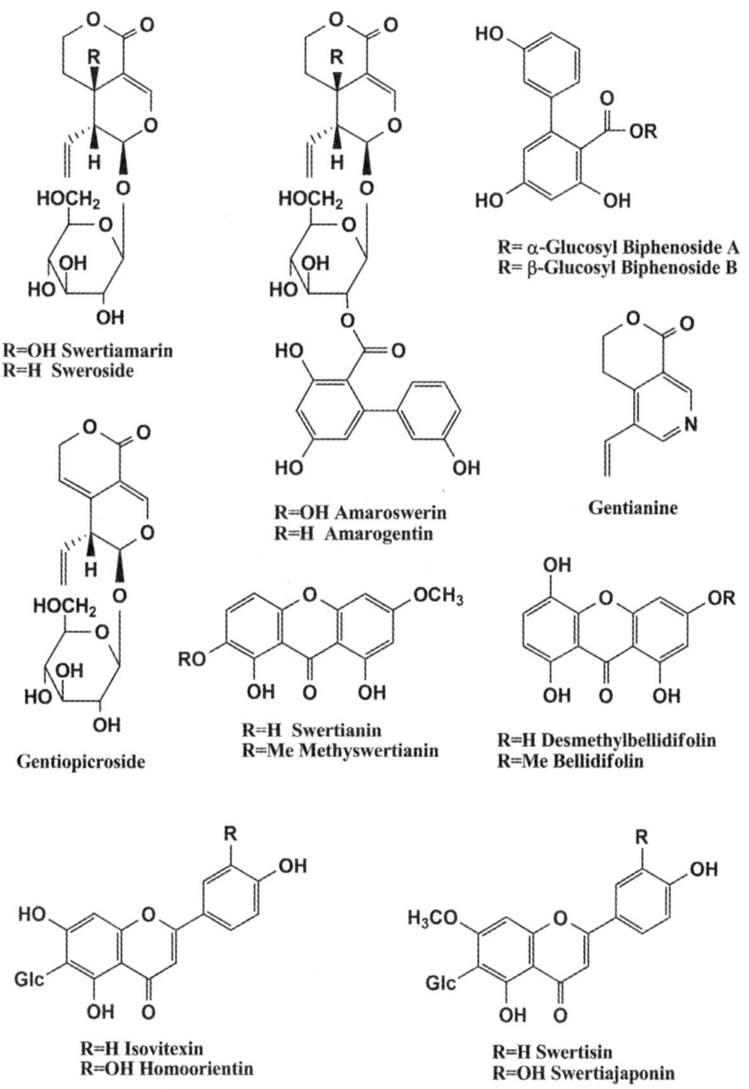

図6-1 センブリの成分

程で二次的に生成した物質と考えられている。

　センブリを特徴づける成分はいうまでもなく苦味成分であるが、一般には主成分のスウェルチアマリンがその本体と信じられている。現行薬局方にスウェルチアマリンの含量規定があり、センブリの薬効本質が苦味健胃であることが広く知られているので、無理からぬことといえる。しかし、前述したように、アマロゲンチン・アマロスウェリンなどスウェルチアマリンよりはるかに苦味の強い成分が含まれているので、これらの成分含量次第ではスウェルチアマリンだけがセンブリの苦味の本体とはいいきれない。センブリの有効成分が苦味質にあると広く認識されているわりにはその成分定量研究は意外に新しく、ゲンノショウコのタンニン定量研究が主成分であるゲラニインの構造が確定する前に始まっていたことと対照的といえる。林らによるスウェルチアマリンの定

量[9]と吉崎らによるスウェルチアマリン・アマロゲンチン・アマロスウェリンの同時定量[10]がセンブリ成分の定量研究のさきがけであるが、いずれも薄層クロマト-2波長クロマトスキャナー法を用いており、分離能に難点があって精密な定量値は期待できない。より分離能に勝るHPLC法を用いた定量分析研究として坂本ら[11]と赤田ら[12]の報告があるが、ここでは市販の生薬センブリおよび野生品について5種のセコイリドイド成分の同時定量を行っている坂本らのデータを紹介する（表6-1）。これによると、スウェルチアマリンの含量はトレース量から2.57％まで、市販品・野生品を問わず、極端な差があることがわかる。興味深いことはスウェルチアマリン含量の低い試料ではスウェロシドの含量が高くなっていることである。スウェロシドはスウェルチアマリンのデオキシ体であって、植物化学的に類縁の物質であり、苦味も同程度と思われるから、この両成分（そしてもう1つの類縁物質ゲンチオピクロシドも含め）の総量で評価するのが妥当であろう。

表6-1　センブリに含まれるセコイリドイド成分とその含量（％）

試料	スウェルチアマリン	ゲンチオピクロシド	スウェロシド	アマロスウェリン	アマロゲンチン
市場品1	0.45	0.35	5.88	0.13	0.60
市場品2	2.57	0.09	0.18	0.55	0.26
市場品3	0.17	0.03	0.48	0.35	0.50
野生品1	0.45	0.06	1.60	0.38	0.55
野生品2	—	0.06	2.20	—	0.40
野生品3	2.45	0.10	0.03	0.35	0.20
野生品4	—	0.16	3.40	—	0.85

（備考）−は0.01％以下のトレース量であることを示す

　一方、ビフェニル酸が結合しスウェルチアマリンとは構造的特徴を異にする強苦味成分アマロゲンチン・アマロスウェリンの定量値は、前者が0.20～0.85％、後者は0.0～0.55％であり、含量値のばらつきはスウェルチアマリンよりずっと小さく、また市販品と野生品の差も比較的少ない。HPLC法を用いたアマロゲンチン・アマロスウェリンの定量については、静岡薬科大学の滝野らも報告しており[13]、坂本らとほぼ同じ結果を得ている。したがって、センブリにおけるアマロゲンチン・アマロスウェリンの含量はスウェルチアマリンの数分の1～10数分の1にすぎないが、井上らのいうようにスウェルチアマリンより1000倍も苦いとすれば、センブリの苦味の大半はこの両成分によると考えられる。現行局方はスウェルチアマリンだけを指標とした含量規定（2.0％以上）を設定している。伝統的に、センブリは苦味の強いものほど良品とされてきた。次の本節[2]で述べるように、センブリの薬効について、苦味による反射作用で胃機能が亢進するという明確な実験的エビデンスが乏しいことを併せて考えると、苦味成分のみを対象とした局方の含量規定は再考を要する。

1) 刈米達雄・松島義一　薬学雑誌　540号　133-144　1927年。刈米達雄・松島義一　薬学雑誌　49巻　702-703　1929年。

2) Kubota, T.,Tomita, Y., Tetrahedron Letters, 1961, 176-182.
3) Inouye, H., Ueda, S., Chem. Pharm. Bull., 18, 1856-1865, 1970. Inouye, H., Nakamura, A., Tetrahedron, 27, 1951-1966, 1971.
4) Ikeshiro, Y., Kubota, T. and Tomita, Y., Planta Medica, 47, 26-29 (1983).
5) 井上博之・中村有伸　薬学雑誌　91巻　755-759　1971年。
6) 小松蔓者・富森毅・牧口裕貴子・浅野恵司　薬学雑誌　88巻　832-837　1968年。
7) 富森毅・小松蔓者　薬学雑誌　89巻　410-417　1969年。
8) 柴田承二・藤田路一・井下田浩　薬学雑誌　77巻　116-118　1957年。
9) 林輝明・辻仁孝・松川太郎　薬学雑誌　96巻　498-502　1976年。
10) 吉崎正雄・難波恒雄・宮沢洋一　日本生薬学会第二十四回年会要旨集　9頁　1977年。
11) Sakamoto, I., Morimoto, K., Tanaka, O., Inouye, H., Chem. Pharm. Bull., 31, 25-30, 1983.
12) 赤田良信・河野貞子・棚瀬弥一郎　薬学雑誌　100巻　770-773　1980年。
13) Takino, Y., Koshioka, M., Kawaguchi, M., Miyahara, T., Tanizawa, H., Ishii, Y., Higashino, M., Hayashi, T., Planta Medica, 38, 351-355, 1980.

[2] 実験では証明できなかった苦味成分の健胃効果

　センブリは苦味健胃薬の中でもとりわけ苦味の強い生薬としてよく知られる。その強烈な苦味が胃の機能を亢進させ胃液の分泌を盛んにすると説明されているが、客観的データをもって証明しようとした研究は意外と少ない。ここではセンブリの苦味成分のみならず、いわゆる苦味成分一般まで適用範囲を広げ、どのような実験結果が得られているか紹介する。

　内田は犬を用いた試験で、生薬リュウタンの苦味成分でセンブリにも含まれるゲンチオピクロシドを口腔内投与したときと直接胃内投与したときとで、それぞれの胃液量、胃酸に対する作用を観察した。それによると、口腔内投与では作用は認められず、胃内投与の場合のみ亢進作用を認めたと報告している[1]。一方、佐伯はやはり犬を用いた直接胃内投与で、センブリエキスは胃液分泌に影響はないが、リュウタンエキスでは胃液分泌を亢進し、共通成分であるゲンチオピクロシドは十二指腸内直接投与でより強く亢進されるとしている[2]。江崎はセンブリ末を犬に直接胃内投与したときは胃液分泌量に変化はないが、酸度を上昇させる効果があり、口腔内投与でも同様の結果が得られたと報告している[3]。三者三様の結果であって、いずれも苦味健胃薬の胃に対する作用を明解に説明したといい難いが、口腔内投与では強い苦味により反射的に胃液の分泌を促すというこれまでの半ば常識化した説明にたてば、味覚に対する感受性がヒトとまったく異なるはずの犬を用いた実験で正しく評価できるのかという疑問が起こる。ウルフはヒトについて西洋の代表的な苦味健胃薬ヒドラスチスを用いて試験し、胃機能を亢進させる効果を認めたが、味覚によるものではないとしている[4]。また、多くの苦味生薬を多用する漢方医学で苦味健胃という概念がないことも考慮する必要があろう。苦味健胃薬は西洋のビターストマチックの訳語であって明治時代に導入され、初版日本薬局方にカシアボク、ホミカなど西洋の代表的な苦味生薬が収載された（第1部第1章カシアボク・ホミカの条を参照）。西洋にはビタートニックという強烈な苦味による刺激作用で消化やその他生理機能を増進することを期待する概念もあって紛らわしい。第3改正局方にゲンチアナが苦味強壮剤として収載されたから、ビタートニックという概念も当時のわが国で受け入れられていたことがわかる。苦味による強壮効果で食欲を増進させ消化を助けるとするものであり、苦味健胃とは若干ニュアンスは異なるが、これとて明確な薬理学的エビデンスがあるわけではなさそうである。ゲンチアナは苦味だけを目的として単体で用いることはないようで、むしろ神経衰弱

や解離症状という健胃とはまったく関係のない疾病にも使用される事実を考えると、センブリほかリンドウ科基原生薬による健胃効果はあまり期待できないと考える方がよさそうである。生薬の薬効は、一般薬品に比べると微弱で、長期の投与で一定の効果が得られるとの考えも成り立つ。萩庭・原田はそのような観点からラットを用いてセンブリほか苦味生薬を長期間投与し、胃機能の亢進による食餌摂取量増加による体重増加の作用を調べたが、対照群との間に差は認められなかったと報告している[5]。山原らもラットを用いてセンブリエキスおよびスウェルチアマリンを経口投与し、胃液分泌に対する作用を検討しているが、何ら効果が得られなかったとしている[6]。いずも動物を用いた実験であり、高度な精神活動を行うヒトの場合、「良薬は口に苦し」という格言の影響を受け、プラシーボ効果による胃機能の亢進の可能性もあるかもしれない。すなわち、センブリの薬効はその強い苦味の故に精神的なトニック効果を通してプラシーボ効果を増強した結果とも考えられよう。

　以上、センブリの健胃効果には疑問符がつくと考えざるを得ないが、主成分のスウェルチアマリンに注目すべき生物活性が報告されている。一般に、配糖体は脂溶性が低く、経皮吸収されにくいと考えられている。萩庭らによれば、スウェルチアマリンを皮膚に塗布すると、毛細血管を拡張して皮膚細胞を賦活させる作用があり、これによって発毛促進効果を認めたと報告している[7]。すなわち、スウェルチアマリンが皮膚を通して吸収されることが明らかになったのである。センブリの養毛効果は今日ではよく知られ、それに対するセンブリの需要は胃薬向けを上回るほどになっている。スウェルチアマリンほかセンブリの成分に炎症作用など皮膚に対する毒性がほとんどないことが養毛剤として普及する原動力となったと思われる。

1)　内田壮太郎　東京医学会雑誌　52巻　779-802　1938年。
2)　佐伯武雄　日本薬物学雑誌　38巻　405-440　1943年。
3)　江崎隆　日本薬理学雑誌　50巻　103頁　1954年。同　51巻　62頁　1955年。
4)　萩庭丈寿・原田正敏　薬学雑誌　81巻　1387-1390　1961年、引用文献4。
5)　萩庭丈寿・原田正敏　薬学雑誌　81巻　1387-1390　1961年。
6)　山原條二・木島孝夫・沢田徳之助・藤村一　薬学雑誌　98巻　1446-1451　1978年。
7)　萩原義秀・宇都宮貞俊・重見文雄　日本皮膚科学会誌　72巻　603-604　1962年。

第3節　民間療法におけるセンブリ

　センブリを用いた薬方を、古代から近世までの医書・民間療法書を対象として検索したが、センブリという名で出てくるものは1方も見当たらなかった。後述するように、センブリの名は江戸初中期の文献に出てくるので、よほどの事情がない限り、わが国三大民族薬の1つに数えられるセンブリが江戸時代の民間療法で用いられなかったとは考えにくい。そのほかのわが国固有の民間薬と同じく、別名で呼ばれていた可能性が高いと考え、まず江戸期の本草書でセンブリがどう扱われていたか調べてみた。また、江戸時代中期以降は、徳川幕府の意向もあって、著名な本草家による薬草調査が各地で行われている。採薬記と称される記録集はその調査結果であり、江戸後期にいくつか刊行されている。本草書とともに江戸時代の薬草事情を知る上で欠かせない資料である。

[1] 日本の本草書がセンブリに充てた漢名

　わが国で本格的な本草書が編纂されたのは江戸時代に入ってからで、1709年の『大和本草』（貝原益軒）をもって事実上の初とすることは周知の事実である。同書ではセンブリの名は次の2つの条に出てくる。

胡黄連　黄連ニ似テ大也。黄ナラズ。味苦シ。蘆頭モ黄連ニ似タリ。中華ヨリ來ル此草日本ニアリヤ未ダ詳ナラズ。千振(センブリ)トテ秋白花ヲ開キテ葉細ク味甚苦キ小草山野ニアリ。又、タウヤクト云國俗是ヲ好ンデ用之。蟲ヲ殺シ積ヲ消ス。コレヲ胡黄連ト云非ナリ。或日倭方ニ胡黄連トカケルハ皆センブリヲ用ユベシト云。

センフリ　タウヤクトモ云。白花サク。又、淡紫花アリ。白花ノ者尤苦シ。山ニ生ス。小草也。高サ五六寸ニ過ギズ。葉ハ龍膽ニ似テ小也。葉モ花モキハメテ苦シ。虫ヲコロス。倭俗是ヲ胡黄連ト云非也。胡黄連中華ヨリ來ル別物ナリ。或日倭方ニ胡黄連ト云ハセンフリヲ用フベシト云。是ヲ用テ糊トシ表褙ヲシ屛風ヲ張リ紙ヲ續ケハ虫クハス。

　巻之九「雜草類」にセンフリの条があり、タウヤクすなわち当薬の別名のあることを記している。簡潔な記述ではあるが、形態がリンドウに似ていること、小型の草本であること、きわめて苦い味のあることから、今日のセンブリと同品であることは疑問の余地はない。もう1つ注目すべきことは、和方において胡黄連の名で用いるものはセンブリとしていることである。巻之六「藥類」に胡黄連の条があり、わが国における自生は不明としながら、センブリと相違することを明言し、ここでも、巻之九と同様、和方で胡黄連として用いるものはセンブリであると繰り返し強調している。

　わが国では古くから中国本草学の体系を導入し、『本草和名』（深根輔仁）や『和名抄』（源順）に見るように、邦産植物に漢名を充てるのが常習化していたから、センブリを胡黄連に充てたとしても不思議ではない。今日の観点からすれば、わが国と中国の植物相は異なるから、同じ漢名でも日中間で基原が異なる状況がしばしば発生したが、江戸時代になるとわが国の本草学は急速に力をつけ、益軒のように独自の見解を主張する本草家も出現し、中国本草界の泰斗李時珍すら批判することも珍しくなかった。このような中にあって益軒は胡黄連とセンブリは別物であるときっぱり否定したのである。『和漢三才圖會』（寺島良安）にもセンブリについて『大和本草』とほぼ同様な記載がある。江戸時代の本草学において、後期を代表する本草学の泰斗として小野蘭山の存在を無視するわけにはいかないが、その著書『本草綱目啓蒙』（小野蘭山）の胡黄連の条にセンブリに関する記述がある。ただし、同書は李時珍の『本草綱目』の注釈書の形式をとっていることもあって、『大和本草』・『和漢三才圖會』のように、独立したセンブリの条項を立てていない。

胡黄連

和産ナシ。藥舗ニ舶來アリ。根ノ形チ地黄ニ似テ長サ二三寸、徑リ二三分許(ばかり)、外ハ黄白色ニシテ疙瘩(イボ)アリ。内ハ紫黒色ニシテ五ノ白點アリテ梅花瓣ノ如ク並ベタリ。本草原始ニ肉黒ク白點有リ

梅花ニ類シテ外ハ淡黄色ト云フ是ナリ。味苦シ。故ニ古ヨリセンブリ一名トウヤクニ充テ來レドモ誤ナリ。トウヤクハ樟牙菜(アケボノサウ)ノ種類ニシテ小草ナリ。根形モ大ニ異ナリ、然レドモ和ノ方書ニ胡黄連ト書シ來ルハ皆トウヤクヲ用ベシ。唐山ノ書ニ胡黄連ト書スルハ舶來ノ者ヲ用ユベシ。

　蘭山も、益軒と同様、胡黄連をセンブリに充てるのは誤りとしている。そして胡黄連はわが国に産しないと述べる一方で、薬店には輸入品があると述べ、和方に胡黄連とあるものはセンブリを、漢書の処方にあるものは中国より輸入した真正の胡黄連を用いるべきだという。もう1つ注目すべきはトウヤクすなわちセンブリを樟牙菜(ショウガサイ)の仲間としていることであり、ここに当薬以外のもう1つのセンブリに関連する漢名が出てくる[1]。小野蘭山が自ら諸国で薬草の採集旅行を行い、その調査結果をまとめた記録である『常野採薬記』[2]・『駿州勢州採薬記』[3]では獐牙菜(ショウガサイ)の名で出ており、やはりセンブリをその同類としている。採薬使による薬草採集記録でセンブリあるいはその関連名が出てくるのは、水谷豊文の『木曾採薬記』[4]、著者不詳『丹羽松齋城和摂州採薬記』[5]、大窪昌章の『大窪舒三郎伊吹山採薬記』[6]である。本草書では、『本草綱目記聞』（水谷豊文）の巻四十一「救荒下」と巻三「山草ノ下」の2カ所にこの名がみえ、前者ではトウヤクの条で、センブリを獐牙菜に充てるのは誤りと述べ、後者ではヨシノシヅカの条で、その漢名として獐牙菜を充てる。ヨシノシヅカは別名にアケボノサウとあり、精緻な図から今日いうリンドウ科アケボノソウ $Swertia\ bimaculata$ (Siebold et Zuccarini) Hooker filius et Thomson ex C. B. Clarkeとして間違いない。すなわち、豊文は『本草綱目啓蒙』の見解に全面的に同調したといえる。獐牙菜は精緻な植物図を多く掲載することで知られる『花彙』にも出てくるが、説明文に「韭葉(テラハ)ノ柴胡ノ如シ」、「本艸綱目に所謂(イハユル)竹葉柴胡ナリ」とあるように、セリ科ホタルサイコ $Bupleurum\ longiradiatum$ Turczaninow var. $elatius$ (Koso-Poliansky) Kitagawaに充てており、図もそれとよく一致する。『花彙』は島田充房と小野蘭山が完成させた図説であるが、獐牙菜の掲載される草之一は島田充房の刊刻であって小野蘭山ではない。すなわち、島田充房は蘭山と異なる見解を持っていた。蘭山は獐牙菜の名の出典を明示しなかったが、水谷豊文が指摘するように、明代の図説本草書『救荒本草』（周定王）巻之六「草部」にある。「水邊に生ず。苗初め地を掩(おほ)いて生ず。葉は龍鬚菜の葉に似て長く窄(せま)し。葉の頭頗る團にして尖らず。其の葉の嫩(わか)きは薄し。又、牛尾菜［ユリ科（クロンキスト・APG：サルトリイバラ科）シオデ］の葉に似て亦た長く窄し。其の根、茅根の如くして嫩きは皮の色灰黒にして味甜し。救飢　根を掘り洗淨し煮熟し油鹽に調(とと)へ食ふ。」と記述され、和刻本の図は、あまり写実的とはいえないが、行脈が目立ち長い柄をもつ卵形〜楕円形の葉が根生する状態だけを表している[7]。すなわち、花・果実を欠く不完全図であり、島田充房がホタルサイコに充てたのも無理からぬといえよう。しかし、ホタルサイコの根は太い主根に根が散生するから、『救荒本草』の図とは一致しない。『救荒本草』にある獐牙菜の図は花を欠くアケボノソウの幼苗に似ており、その根が甘く食用に適するという点を除けば、蘭山や豊文の鑑識眼に大いに感服するところがある。食用になる植物で『救荒本草』の図に合致しそうな植物としてユリ科（APG：クサスギカズラ科又はリュウゼツラン科）ギボウシ属の各種が挙げられる。オオバギボウシ $Hosta\ montana$ F. Maekawa [synonym. $H.\ sieboldiana$ (Hooker) Engler var. $montana$ (F. Maekawa) Zonn.] は今日でも山菜ウルイとしてよく利用されるから、『救荒本草』の意図したものはこの類であった可能性もあり得る。中国本草でギボウシ属を基原とする品目として『救荒本草』より1世紀ほど後の1505年に成立した『本草品彙精要』（劉文泰）巻之

四十「菜部下品」にある玉簪花(ギョクシンカ)と紫玉簪(シギョクシン)が挙げられる。いずれも同条に列せられ、異名を白鶴仙(ハクカクセン)とする。その彩色された図は、花の形態に若干の不確かさがあるものの、根出する柄の長い卵形〜楕円形の葉と行脈からギボウシ属としても矛盾はない。1590年に刊行された『本草綱目』巻十七にも玉簪の条があって、『本草品彙精要』と同じ異名「白鶴仙」を挙げている。李時珍は本品を『本草綱目』に初出するとしているが、『本草品彙精要』は明皇帝の宮殿に秘蔵され長らく門外不出であったから、李時珍の知るところではなかった。李時珍も述べているように、玉簪は庭園に栽培する園芸植物としてかなり前から知られていた。小野蘭山は玉簪をトウギボウシ*Hosta sieboldiana* (Hooker) Englerとしたが、牧野富太郎はタマノカンザシ*Hosta plantaginea* (Lamarck) Ascherson [synonym. *H. plantaginea* (Lamarck) Ascherson var. *japonica* Kikuchi et F. Maekawa]と校定し(『國譯本草綱目』牧野註)、『中薬大辞典』も同じ見解をとっている。現在の中国では、獐牙菜をセンブリの同属近縁種ムラサキセンブリに充ててその異名を当薬とし、またセンブリ属種の総称を獐牙菜と表すこともある(『中薬大辞典』)。すなわち、獐牙菜の文献上の初見が『救荒本草』であることをまったく無視しているが、蘭山の見解を誤って採用した結果であろう。因みに、今日のわが国では獐牙菜の名を用いることはほとんどない。

江戸時代ではセンブリを胡黄連と称して薬用に供していたが、益軒・蘭山のいずれもセンブリと胡黄連を別物とした。すなわち、第一線の本草家と俗間ではセンブリに対する認識に大きな差があったことを示唆する。一方でセンブリ・胡黄連を同物とする本草家もいた。江戸中期の本草学者松岡恕庵はその１人で、『用薬須知』巻之一「草部」において次のように述べている。

胡黄連　和漢共ニ通用スベシ漢ハ氣味和ス和ハ烈ナリ和名センフリ又當藥ト名ク和産漢渡ノ者ト形ノ異ナルヲ以テ疑フ人アリ其實ハ同種ナリタゞ土地ノ異ニヨッテ和ト烈トノカワリアリト稲若水云ヘリ蒼朮漢和有ルノ例ノ如シ

この見解は、胡黄連とセンブリは本質的に同品であり、生育する土地の地味によって気味の違いが生じるという稲生若水の説を支持したものである。中国医学では胡黄連の気味を味苦・性寒とする。センブリは漢書に記載はないが、医師である寺島守良が著した『和漢三才圖會』では味大苦・性寒とされ、これが当時の漢方医家の間で一致した認識であったと思われる。松岡はセンブリの大苦寒を烈、胡黄連の苦寒を和と考え、両品とも性味は苦寒を基本として強いか弱いかの差にすぎないとした。胡黄連とセンブリが植物学的に別種であることは、中国の本草書の記載をみれば一目瞭然のように思われるが、薬効は同類であって、その作用の激しさの違いにすぎないことを松岡玄達・稲生若水は言わんとしたらしい。つまり、松岡と稲生の見解は薬物としての薬性・薬味を重視した観念的見解であるのに対して、益軒・蘭山の考えは正しく基原を解明することを重視する博物学的視点が鮮明といえる。中国における本草学は、伝統的に医書に付属するもので実践上の使い勝手を優先するが、益軒・蘭山の著になる本草書ではそのような意図は希薄で、中国本草に比べると、より博物学的色彩が濃厚であったといえる。

1) 樟牙菜は誤りであり、獐牙菜が正しい。小野蘭山も『常野採藥記』・『駿州勢州採藥記』では訂正している。
2) 1801年４月、幕府の命令により筑波山、日光、男体山などで約四十日間にのぼる薬草採集旅行を行った。「同月十二日筑波山ノ西谷ニ上リ南ニ下ル」採集の行程で「獐牙菜ノ一種トウヤク一名センブリ」を採集したとある。

3) 1804年、幕府から駿河、伊勢、志摩における採薬を命ぜられ、8月から10月まで60日に及ぶ採集旅行を行った。「九月十日岡崎邉水損ノ由ニテ逗留ス快晴ニ因テ嶽大明神ノ山ニ行ク登ルコト十六町ニシテ本社ニ至ル」行程において「獐牙菜ノ一種トウヤク」を採集したとある。
4) 全二巻からなり、成立は1810年。同年の6月24日に名古屋を出発し、木曽地方を中心に採集活動を行い、信州の隣接地域も足を踏み入れている。7月27日に帰宅した。
5) 記年の記載はないが、「水谷豊文先生同遊」とあるので、豊文の生年は1779年、没年は1833年であるから、19世紀初期の某年ということになる。某年8月から9月にかけて、伊勢・伊賀・吉野から播磨・京都比叡・貴船・鞍馬・嵐山、近江大津において採集旅行を行った。9月3日、播州有馬を発って木ノ部村(現大阪府池田市木部町)に至り、種樹家の下村小兵衛宅に逗留、同宅で植栽される植物を記録し、その中に当薬の名がある。
6) 記年を欠くが、編者の大窪昌章は生年1802年、没年は1841年であることがわかっているので、1841以前の成立であることは確かである。艸類の中にトウヤクの名がある。
7) 和刻本は徐光啓(1562年-1633年)の『農政全書』(1639年)の荒政の部分に充てられたものを底本としているといい、初版『救荒本草』と内容を異にするという(岡西為人著『本草概説』の「第7章明清の本草 3その他の明代本草 47救荒本草、235頁-236頁」)。因みに朝鮮刻本『救荒本草』(国会図書館所蔵)の当該条の図も和刻本とほぼ同じであった。

[2] センブリとされた胡黄連の真の基原は？

本草学上では別種とするものの、益軒・蘭山が述べるように、実際の医方ではセンブリと胡黄連は、性味がそれぞれ大苦寒と苦寒の違いだけであったから、さほど区別されてなかった可能性が高いと思われる。胡黄連はもっぱら中国より輸入され、少なくとも生品はわが国に伝わらなかったようである。すなわち、わが国での栽培・生産はなく、生品をみる機会がなかったことが俗間で両品を同一視せしめた要因とも考えられる。では胡黄連の真の基原は何であるか、中国の本草書の記載から考証してみよう。

胡黄連は中国最古の本草書『神農本草經』になく、平安中期の『本草和名』にも出てこない。『本草和名』は唐の国定本草書『新修本草』(蘇敬)に準拠しているから、胡黄連は『新修本草』に収載されていなかったことを示す。宋代に成立した『證類本草』(唐慎微)では巻第九「草部中品之下」に胡黄連の名がみえ、今附と記されている。すなわち、973年に『新修本草』の後継本草書として成立した『開寶本草』(馬志)に初見することを示す。同書は散佚して今日に伝わらないが、1060年成立の『嘉祐補註本草』(掌禹錫、『嘉祐本草』と略す)、1061年成立の『圖經本草』(蘇頌)を経て、その内容は全て『證類本草』(唐慎微)に受け継がれ、『重修政和經史證類備用本草』と『經史證類大觀本草』の二系統が今日に伝存する。『開寶本草』の原記載では、「胡國に生じ、乾けば楊柳に似て心黒く外は黄なり。一名割孤露澤。」とあり、中国では夷狄と称された北方異民族の国から伝わった薬物とされていることがわかる。『證類本草』では「唐本云ふ (中略) 波斯國の海畔、陸地に出づ云々」とあり、波斯國という具体的な産地名が出てくる。波斯國とはササン朝ペルシア(226年～651年)のことで、胡黄連はシルクロードを経て中国に伝えられた薬物ということになる。『證類本草』のいう「唐本云」とは『新修本草』ではなく、散佚し名すら伝わらない唐代の本草書をいう。『證類本草』は同書に収載されていた品目を「唐本餘」として当該の巻末に記載している例がいくつかある。非常に紛らわしいのであるが、『證類本草』では『新修本草』を引用する場合「唐本注云」と表し、「唐本云」とは厳格に区別されている。『新修本草』は唐の国定本草書であったから『唐本草』とも別称され、その注釈とは撰者蘇敬(生没年不詳)の見解を指す。今日に伝わらない「唐本」に胡黄連に関する記載があったことを示唆するが、必ずしも同名とは限らない。また『開寶本草』の原記載のみならず、『圖經本草』ほか『證

類本草』に引用された注では「乾けば楊柳に似て心黒く外は黄なり」とあるだけで、胡黄連がいかなる植物種であるか推定すら困難であるが、その手掛かりは思わぬところにあった。

　756年、夫である聖武天皇の七七忌に、光明皇后が天皇遺愛の品とともに60種の薬物を東大寺の廬舎那仏に奉献したことはよく知られる。これらは種々薬帳にその名が記録され、一般に正倉院薬物と称されているが、1948年10月より、東京大学名誉教授朝比奈泰彦を主幹として約6年の歳月を費やし、世界的にも類例を見ない貴重な遺品に対して科学のメスが加えられた。その研究報告は『正倉院薬物』（植物文献刊行会、1955年）にまとめられたが、その結果によれば、29品目が現存し麝香・犀角・遠志・人参・大黄・甘草などと同定されたが、21品目は散佚していることが明らかになった。残り10品目は別称品ないし片鱗が残存するものであり、前者の中に黒黄連という和漢のいずれの文献にも見ない名の薬物があった。『本草綱目』（李時珍）に「其の性味功用黄連に似たり」とあるように、胡黄連という名は異国産で黄連に似たものという意味である。一方、黒黄連とは黄連と性味が似て何がしかの色が黒っぽいことからつけられた名と思われ、『證類本草』に「心黒く外は黄なり」と記載された胡黄連と特徴が一致する。すなわち、黒黄連は胡黄連の別称品と推定されるが、木村康一は、現存する正倉院の黒黄連の鏡検による組織学的研究の結果、インドからヒマラヤ地方に分布するゴマノハグサ科（APG：オオバコ科）*Picrorhiza kurrooa* Royle ex Benthamの根茎と一致することを明らかにした[1]。今日、胡黄連として市場に流通するものと同じであり、ヒマラヤ地方ではこれを万能薬として頻用するという。サンスクリット名をKatuka、Katurohiniなどといい、『開寶本草』に記された一名割孤露澤はそれを漢字に転写したものと考えられている[2]。正倉院薬物は当時のわが国では産出せず、大半は唐からもたらされた舶来の貴重品であったと思われる。したがって入手は容易ではなく、国内に産するセンブリを代用し、江戸時代の和方でいう胡黄連は全てセンブリであったという論拠もここにあるが、後述するように正鵠を射ているとはいい難い。

1) 朝比奈泰彦編『正倉院薬物』（植物文献刊行会、1955年）、146頁-147頁。
2) 難波恒雄著『和漢薬百科図鑑I』（保育社、1993年）、160頁-161頁。

[3] 日本の民間療法書に出現するセンブリ

　既に述べたように、江戸時代ではセンブリを胡黄連と同じ性味をもつ薬物として用いていたことはほぼ間違いないから、各民間療法書で当薬、胡黄連を含む処方も併せて探してみた。その結果を次に示す。

○ 普救類方
　巻之四下　労症（ろうしゃう）手足の心熱（うらねつ）するに
　　胡黄連（こわうれん）を粉にし、飯（めし）のとり湯にて用ゆ衛生易簡方

○ 經驗千方
　疳労（かんらう）の手当
　　又方　胡黄連（こわうれん）ほしたるひきかへる等分粉（とうぶんこ）にし蜜に丸し用。

○ 奇工方法

金命丸

楊梅皮ロシ　丁子ユシ　木香ルシ　香附ノシ　胡椒ヱシ　ヘメ　川芎ユン　唐胡連ヱシ　食傷　疝気　積　腹痛　寫食　気欝　蓋麥ニ中リタル

熊膽丸

楊梅皮ユロ　ヘシ　和當藥ロヘ　シ　胡椒ルシ　龍脳ヱシ　熊膽ヱシ　右五味細末して糊丸麻の実の大キニして、辰砂を衣とす(廣瀬周庵傳)

家傳木香丸

三稜五分　香附子七匁五分　莪朮五分　唐胡黄連弐匁五分　梹榔子壱匁　黄柏　三神圓壱両　苦参五分　唐木香壱両　右秘方也、　他に無之名方

眼病の薬

又一方　艾葉手束　菊花大　黄連　黄柏各中　焼明礬少々

右の外當帰　当藥　紅花等相加へ、別て宜、軽き證にて黄連除候ても宜、尤さつとせんじ、一日切に取出候事

○ 掌中妙藥奇方

巻一　清黄丸

積氣腹痛止マズ或ハ心下痞硬シテ飲食進マズ或ハ食毒觧セス心腹卒痛スル等ノ証ミナ此丸ニヨロシ

楊楳皮四十戔　胡黄連四戔　莪朮四戔　人参炙二分　熊膽一分　丁子四戔　木香一分　胡椒二戔

右八味末トナシ膽ニスリ和シ糯米糊ニテ丸トナシ辰砂ヲ衣トス

○ 妙藥博物筌

痞を治す

奇効丸

楊梅皮三十目　木香三銭め　人参五匁　胡黄連弐匁　丁子三匁　胡椒弐匁　甘草壱匁五分　熊膽壱匁五分　莪朮五匁

右丸となし辰砂を用て衣とす

蟲藥

黒大豆壱銖　黄檗壱銖　胡黄連十五匁　干姜廿匁　楊梅皮廿匁

右水にて味噌大豆を煮ごとく能煮、和らげて後盃に酒六七盃入て煎じ、日に乾て粉にし用。泄瀉　霍乱　仙氣　膈等に妙なり。

阿伽陀圓

楊梅皮十両　胡黄連一両少炒て　胡椒弐匁　木香　莪朮　黄連炙り　紫草根水に浸し土氣をあらひ刻ミ粉にし　四味各壱匁

右粉にし糊にて丸し丹を衣にかける也

小児にハ二三粒、大人にハ十粒つゝ白湯にて用。小児の万病。霍乱。虫。積。吐逆。食傷。舟の酔を醒す。泄瀉にハ食のとり湯にて用ひ、霜腹にハ塩湯にて用ゆ。

一切腫物押薬（中略）又方　三下散
黄柏　赤小豆　楡白皮　山梔子黒焼

右等分に合梅干そくいにて押合、腫物の廻に付。上に引さき紙を付べし。若押薬をくゞり破事あらバ、胡黄連を加へ付べし、妙なり。

小児疳の薬（中略）又方　小児万によし
馬銭　壱匁鮫にておろす火をいむ　藜芦　壱匁其まゝ粉にす火をいむ　苦参　壱匁同　胡黄連　壱匁同　青黛　壱匁水飛す火をいむ　京三稜　壱匁其まゝ粉にし火をいむ

右そくいにて●ほどに丸し。辰砂を衣にして十歳より内ハ年の数用ゆ。

保童円　小児万病圓　オー虫氣によし
使君子弐分　青皮壱分　龍膽　黄連　干姜　胡黄連各壱分　薏苡仁　木香　梹榔子各二朱　右細末し湯にて用ゆ。

保童圓　五疳　泄瀉　万虫によし
乾漆土器に入くさみなき程にやく　三両　青皮二両二分　使君子弐分　莪朮二両　三稜壱両壱分　木香壱両壱分　胡黄連壱分　熊膽少し茶碗に入てときて入

右細末し●ほとに丸じ。毎朝塩湯にて用。

○ 和方一萬方

巻之二　小兒疳ヲ治ル方　又方
マチンソノマヽアフル　藜蘆メシノトミムシ　青黛ソノマヽ　三稜アフル　胡黄連ソノマヽ　苦参アフル

右六味等分●是ホトニ丸シ湯ニテ用ユヘシ五歳ノ内ニハ一日ニ三粒マタ五粒モヨシ熱氣アラハ青黛ヲ一バイルヽヘシ大人ノ虫ニモヨシ

同　小兒疳ヲ治ル方
人参　黄芩　大黄　莪朮　三稜　黄連　甘草　カンシツ　阿煎薬　梹榔　胡黄連　苦辛　土龍　蝦蟆　烏ノ霜　五倍子　青神鳥霜　五八草生良　皂角子霜　蝉ノヌケカラノシ　青黛　杏仁各一匁　沈香　シヤカウ　フツ草ノ霜　山桃皮各二匁　キワタ三匁　巴豆十粒

右二十九味細末ニシテ糊ニテ丸シ二三粒ツヽ用ユ呑汁ハ八目ウナキヲ一夜土中ニホリコミ其後白水ニテヨクヨク洗細ニ剉ミ味噌汁ニテ煎シ其汁ニテ用ユヘシウナキモクワセテヨシ

同　小兒疳下シノ方
人参一朱　丁子一分二朱　梹榔　胡黄連　使君子　大黄各二分　木香一分　巴豆一分油ヲトル　甘草少

右九味細末ニシテ粟ホトニ丸シ二歳ノ子ニハ二粒三粒四五歳ノ子ニハ七八粒湯ニテ用ユヘシ當座ニ粥ニ温メ用塩味噌食ハス下シ過サハ水ニテ足ヲ洗又粥ニ塩ヲ入テ用ユヘシ

巻之六　五疳保童圓方
　　莪朮五両　三稜三両　青皮三両　丁子一両　乾漆燒二両　黄連二分　胡黄連三朱　史君子二分
　　右八味細末ニシテ糊ニテクロミニナベズミヲ少加ナタ子ホトニ丸シ用ユヘシ

又方　莪朮　附子各一両　蒲黄　三稜　史君子各三分　青黛　胡黄連　乾漆各二分　木香　黄連各一分　丁子　夜明砂各二朱
　右十二味細末ニシテ糊ニテ緑豆ホトニ丸シ年ノ数湯ニテ用ユヘシ

又方　梹榔子　白朮各二両　青皮一匁五分　胡黄連　木香　人参　クサキノ蟲クシニサシアフルロヲ去　ウツ　クマノイ各五分但一分水ニテトキテヨシ　カマウツラヒキナリ四疋エタハカリ狐色ニアフリ皮ヲハキ
　右十味細末ニシテ糊ニテ緑豆ホトニ丸シテ一日ニ三十粒ツヽ湯ニテ用ユベシ

又方　ウルシクス　丁子　青皮　三稜各一両二分　史君子二分　胡黄連　ヒキカエルクロヤキ大ニ　青黛各一両
　右八味細末ニシテ糊ニテ緑豆ホトニ丸シテ一日ニ三十粒ツヽ湯ニテ一度ニ二三粒ツヽ用ユベシ

又方　黄連　木香各大　青皮　乾薑　胡黄連　梹榔子　夜明砂各中　フイ仁　苦棟根　マクリ　常山ノ霜各小
　右十二味細末ニシテ糊ニテ緑豆ホトニ丸シ一度ニ二三粒ツヽ湯ニテ用ユベシ

又方　莪朮　乾漆　木香各二分　胡黄連　青黛　カマ各一分ヒキノ黒燒ナリ　丁子二分二朱　三稜一分二朱　史君子二朱　麝香一朱
　右十味細末ニシテ正月ノ餅ノ糊ニテ緑豆ホトニ丸シ湯ニテ一度ニ二三粒ツヽ用ユベシ

又方　丁子二分二朱　莪朮　乾漆　木香各二分　胡黄連　三稜　青皮　ウナキ霜　土龍霜　黄柏　黄連各等分
　右十二味細末ニシテ糊ニテ緑豆ホトニ丸シ湯ニテ一度ニ二三粒ツヽ用ユベシ

巻之二十八　押薬　又方
　　キワタ　ニレノ木ノ皮　クチナシ黒燒各十分
　　右三味細末ニシテソクイニ押合セ腫物ノ廻ニ付上ニハサキ紙ヲ付クヘシモシ押薬ヲクヽリテ破ルヽコトアラハ胡黄連ヲ加テ付クヘシ

巻之三十三「疣痣鷺掌風部」　ザクロ虫　又方
　　當藥　トチノ實皮ヲ去リ刻ミ
　　右二味等分ニ掛ケ合セニ番煎マテニ煎、前方*ノ如付ク。爪ナトニクイ入リタルサクロニ一入メイヨナリ。

　*手ノツケラレヌ程アツク温メツク

巻之四十三　虫ニテ腹痛シ息ヲ引ツムルヲ治ル方　又方
　　山モヽノ皮十匁　胡黄連二匁　胡椒九分

右三味細末ニシテ茶一服ホドツヽ湯ニテ用ユヘシ凡藥ニシテ安氣丸ト名ク

同　清黄丸　積気疝癥ニ用ユヘシ

胡黄連一両　熊膽一匁六分　楊梅皮四十目炒　莪朮四匁四分　丁子四匁二分　胡椒二匁三分　人参二匁　木香一匁一分

右八味細末ニシテ餅糊ニテ小豆ノ大ニ丸シ辰砂ヲ衣ニシ二三十粒ツヽ湯ニテ用ユヘシ

○ 此君堂藥方

延命國分散　大坂國分道是方専治

癖積　泄瀉　赤白痢　酒毒　食傷　霍乱　血塊　瘀氣　眩暈　健忘　小児五疳　婦人諸疾　各得妙

莪朮　生地黄　陳皮　當飯　芍薬　川芎　干姜　白朮　胡黄連　山薬　木香　兵郎子　厚朴　伏苓各二匁　香附子四匁　人参三分　良姜三分　沈香三分　黄連一匁　甘艸少　丁子二匁　山阪来二匁　右細末白湯下

同小児晬嗽

生レテムカハリ月マテノ間ニ出ルセキヲ云　百日内不止者河ニナ介共ニ霜トナシテ用（大洲）

胡頽葉陰乾末シ白湯ニテ服ス、或人参ヲ加フ、此方蘇沈良方中蔵経ニ見エタリ、本綱胡頽ノ條ニモ出（多紀）

日久キモノ阿片獨味薄糊ニ丸、五六粒ツヽ用ユモ効アリ、阿片ハ醫學大要ニ依テ手製スルモ可ナリ、効大ニ遠カラサルコトヲ覺ユ

又二陳湯五錢　青酸漿子三錢　胡黄連五分　右細末トシ神麹糊ニテ九蕭豆ノ大来飲ニ下、此方未試一友用テ累効アリト云

同

咽ニ骨立タルニハ、蜜柑実ノクロヤキ又真綿ヲ丸シテノムモヨシ（覧筆記）

咽痺ニハ、赤トンボウクロヤキ、妙也（同）

又下ニ出

雞肝丸吉田方　肉ツク七分　代三匁一分二リン　雞肝一つ　胡黄連八分　代　十八文　酒四合下リ三合　□□□一合　代百二十四文

前述したように、センブリの名で出てくるものはなく、当薬とあるのが数方あるのみで、そのほかは全て胡黄連であった。このうち、『普救類方』巻之四下にある1処方は、中国明代の永楽年間（15世紀初頭）に成立した『衛生易簡方』（胡濙）の引用であるから、センブリではなく中国由来の真正の胡黄連を指すことは明らかである。因みに、『普救類方』は八代将軍徳川吉宗の命をうけて番医林良適（1695年-1731年）と小普請医丹羽正伯（1691年-1756年）が編纂した官製の庶民向けの医書で1730年に刊行されている。和方は1つも収載されず、全て中国書からの引用であるから、和薬たるセンブリを配合した処方を収録していないのは当然のことである。

『奇工方法』では唐胡黄連・和當薬の両名があり、漢薬たる胡黄連、和薬たる当薬を明確に区別しているのは益軒や蘭山ほか第一線の本草家の見解を受け入れた結果と考えられる。熊膽丸の1成

分として当薬は配合されるが、廣瀬周庵(出自不詳)傳としているから、当時の家伝薬であったと思われる。いかなる病症・症例に用いるか記載していないが、同名の処方は『證治準繩』(王肯堂)の幼科集八にあり、熊膽・朱砂・麝香など8剤を配合し、五疳出蟲の薬方とするが、胡黄連は含まれていない。1151年成立の『太平惠民和劑局方』巻十の小児諸疾に疳を殺し驚を退くとする熊膽圓があり、熊膽・胡黄連・麝香など8剤を配合する。『奇工方法』の熊膽丸は、胡黄連の代用たる当薬を配合するから、『太平惠民和劑局方』を参考にして創製したものと思われる。小児用の疳の薬方であったが、今日でも類名の家伝薬があり、胃腸薬となっている[1]。熊膽丸と配合生薬組成のよく似た薬方が『掌中妙藥奇方』に清黄丸の名で出てくるからこれも当時の売薬であろう。清黄丸は「積氣腹痛止マズ或ハ心下痞硬シテ飲食進マズ或ハ食毒解セス心腹卒痛スル等ノ証ミナ此丸ニヨロシ」とあり、今日の胃腸薬に通ずる用法であったことがわかる。ただし、センブリ単味ではないので、センブリそのものが胃薬として認識されていたかどうかは明らかではない。『掌中妙藥奇方』・『奇工方法』はいずれも江戸末期に成立したとされているから、そのころには西洋由来の苦味健胃薬の影響があったのかもしれない。『妙藥博物筌』は、『普救類方』とほぼ同時代に成立した医書であるが、民間人によって編纂されたものである。同書に胡黄連を配合する処方が7方も収載されているが、第一巻に次のような興味深い記述がある。

諸方薬種功能少し似たるを以て和と漢と雑る物あり。野人久左木の葉を搗絞たる汁瘧を截薬とすれバ、これを名けて常山　本艸ニ出たり　諸瘧ヲ治す　といひ、○於毛止の根蟲腹痛の瀉を治するとて藜蘆と名け　藜蘆ハ本艸に痢を止、逆喊を除　○當藥味苦小児の諸蟲腹痛の藥なれバとて胡黄連　本艸に出、児の疳痢(を)主、蚵鷟鎮　と一類とす。然れども實ハ別種なること明なり　博達士論あり于此ニ畧又功能も別なれども和俗誤称する物あり。

江戸期元禄時代以降になると、民間で薬物に対する需要が高まり、巷間に多くの売薬が発生したことは歴史上周知の事実である[2]が、生薬によっては和漢で基原の異なるものがあり、ここでは常山・藜蘆・胡黄連の例を挙げ、和漢の基原品が区別されずに用いられていたことを示唆する一方で、胡黄連と当薬が効能は別であるにもかかわらず、俗間では誤称されることがあるとも指摘している。『妙藥博物筌』の奇効丸は、前述の『奇工方法』の熊膽丸と同様、熊膽・楊梅皮の2味を共通して配合する類方と考えられ、ここにある胡黄連は当薬すなわちセンブリと考えて間違いない。ただし、「痞えを治す」のに用いるとあり、『掌中妙藥奇方』の清黄丸の用法に通ずるもので、中国医方から脱却して創出した独自の用法のようである。『妙藥博物筌』にある蟲藥にある胡黄連も、「小児の諸蟲腹痛の藥」たるセンブリと考えられる。『妙藥博物筌』、『和方一萬方』に収載される中に保童円(圓)・五疳保童圓なる処方があるが、『太平惠民和劑局方』の五疳保童圓を祖方としたもので、小児の疳に用いる。中国医学では、『證類本草』ほかの本草書に記述されているように、胡黄連は疳など小児むけの薬物とされる。『妙藥博物筌』、『和方一萬方』の当該の薬方もそれに沿った用法であるから、本来ならゴマノハグサ科(APG：オオバコ科)基原の胡黄連であって然るべきであるが、配合組成を大きく変更しているから、ここにある胡黄連もセンブリの可能性がある。『此君堂藥方』にある胡黄連を配合した3処方も、本来の胡黄連ではなくセンブリを配合したものと見られる。

センブリは古くはノミやシラミを殺す殺虫剤として用いられていたという俗説がある。『和漢三

才圖會』に「倭方ノ丸散、諸蟲積聚藥ニ入レ用ユ。或ハ胡黄連ニ代ヘテ之ヲ用ユル者有リ。不可ニシテ今ノ人用テ兒ノ衫衣ヲ染ム、黄色ナリ。能ク蛋風ヲ避クト。」とあるのを拡張解釈したようであるが、これ以外に確実な文献的根拠は見当たらない。1781年に成立したとされる『和方一萬方』巻之三十三にはザクロ虫に対してセンブリとトチノキの実の2味からなる煎液を用いたとある。これとて立派な医用であるが、それを殺虫剤と見たのかもしれない。

　以上、当薬ならびに胡黄連を配合した民間医療の薬方について簡単に解説したが、ごく一部を除いていずれも今日の苦味健胃に用いるセンブリとは大きく用途を異にすることが明確になった。胡黄連の本来の用法は、本草書に記載されているように、小児の五疳・驚癇・霍乱などであるが、江戸時代の民間医療ではセンブリを代用し、諸蟲積聚の妙薬とされた。これこそ民間薬センブリのわが国独自の用法というべきものであって、胡黄連にはない用法である。皮肉なことに今日ではこの目的で用いることはないが、センブリの用法がわが国に産しない胡黄連の単なる代用で発生した訳ではないことがはっきりしたといえよう。逆にセンブリを苦味健胃の目的で用いる処方がほとんど見当たらなかったのも興味深い事実である。

---

[1] ただし、熊膽の基原動物はツキノワグマあるいはヒグマであり、絶滅危惧生物種としてワシントン条約に抵触するので、現今の当該処方は配合していい。
[2] 鈴木昶著『日本の伝承薬』（薬事日報社、2005年）。山脇悌二郎著『近世日本の医薬文化』（平凡社、1995年）、257頁-289頁。

第4節　当初は駆虫薬であったのが健胃薬に転じた

　一部の生薬学専門書によれば、センブリは室町末期ころに胡黄連の代用として開発され、民間に広まったという[1]。前節で詳述したように、当薬・胡黄連いずれの名前でも民間医療書に頻出するわけではなく、また民間薬として巷間で繁用されたという証拠も乏しい。まず、センブリ・当薬の文献上の出現がいつごろまでさかのぼるのか綿密に考証してみよう。

　くすりの専門書である本草書に限定すると、センブリの文献上の初見は1681年に成立した『本艸辨疑』（遠藤元理）であり、巻五「和藥　當藥」の条に一名センフリとある。これに続いて1709年に刊行された『大和本草』（貝原益軒）、さらに数年遅れて1712年ころに成立した『和漢三才圖會』（寺島良安）にも出てくる。磯野直秀によれば、1762年初刊の『本草綱目』の和刻本に附録として添付された『本草綱目品目』が初見という[2]。磯野は同書の推定成立年代を1680年ころと推定するが、事実としても『本艸辨疑』とほぼ同時期にすぎない。『大和本草』の胡黄連の条に千振という名が出てくるが、センブリの語源を表した名と考えられている。すなわち、「千回振出す」という意であり、千回抽出してもまだ苦いほど苦味の強いことを表現したものらしい。一方、『和漢三才圖會』では、「世牟不利　せんぶり」という同じ名前をみるが、その音を表したにすぎず、センブリを千振としたのは益軒独自の語源解釈のようである。一方、センブリの別名「当薬」に関しては、『大和本草』はタウヤクとするだけで漢字による表記はない。『和漢三才圖會』は當藥(当薬)とし「とうやく」とルビを付けているが、正字不詳とし、真の漢名かどうか理解しかねている様子がうかがえる。当薬と

いう名は、この2書より前に成立した『本艸辨疑』の巻二「草部　胡黄連」と巻五「和薬　當薬」の条に重出するが、やはり名の由来については一切言及していない。意外なことに、わが国における当薬の初見は、本草書でも医書でもなく、『玉吟抄』という狂歌合書である。ここに当薬とあるが、センブリの名はない。『玉吟抄』は室町中期の堀河百首題による狂歌合書であり、『新編国歌大観』にも収録されていない稀本である。梅花女子大学高橋喜一が『玉吟抄』の全注釈を著しており、その解題によれば、1528年から1537年の間のいずれかの年に成立したという[3]。とすれば、本草書でもっとも早くセンブリの名の初見する『本艸辨疑』より150年ほどさかのぼることになる。100の狂歌合を収録する『玉吟抄』において、五十二番の歌合に当薬が詠まれ、ここに判詞も含めて全文を掲載する。

五十二番　左勝　虫　　　三
　小笠原　　馬場の辺の　蟋虫　食物も無き　宿の体かな
　　　　　　　　　右　　　　　　山
　当薬の　生ふる辺や　分けぬらん　野原の中に　起る虫の音

「判詞」
　右、當薬を得たる虫、尤工には侍れ共、歌合は歌の病をこそ難じ侍る事なれば、回虫の病、いかにも負け侍べし。

　歌合とは、歌人を左右2組にわけ、左右1人ずつ歌を詠み、その優劣を争う遊戯である。歌の優劣を判定する審判役を判者と呼び、勝ち負けの判定の理由を述べたものを判詞という。左方の「三」とあるのは潤甫周玉、右方の「山」は三条西公条、判者は公条の父親である三条西実隆が司った。右方の公条の歌の中に当薬という名がみえるが、この後に「生ふる」、「野原」と続いているから、当薬という薬物ではなく、その基原植物を指すことは明らかである。とりわけ注目すべきことは、判詞が「回虫の病」に言及していることである。判者は当薬を詠い込んだこの歌を退けたが、当時（室町中期）既に蛔虫症に当薬なる薬物を用いていたことを示唆し、民族薬学的見地から興味深い。当薬を諸虫・腹痛の薬として初めて記載したのは『本艸辨疑』で、「諸虫ヲ治シ腹痛ヲ止。（中略）腹痛ノ和方ニ合スルニハ此ノ當薬ヲ用ユベキナリ。」と記載されている。後に『妙薬博物筌』も「諸蟲腹痛の薬」とし、江戸末期の『草木圖説』（飯沼慾斎）に「邦人採テ腹痛ヲ治シ、又ヨク虫ヲ殺ス」とあって、同目的でセンブリを用いたことを記している。

　本草書などの専門書によれば、当薬の使用は江戸期以降であるが、『玉吟抄』の狂歌合によってそれよりかなり以前から虫を駆除する薬として用いられていたことが明らかとなった。高橋はこの歌について「腹中の回虫の痛みに耐えかねて、せんぶりの生えているあたりに分け入って、当薬を首尾よく手に入れたのであろう、野原の中に起こる喜びの虫の声」[3]と注釈し、当薬をセンブリとすることにまったく躊躇しなかった。生薬学分野において、当薬はセンブリを表わすわが国固有の漢名で漢籍にはないと信じられてきたから、無理からぬことであろう。わが国の典籍に関する限り、当薬の初見が『玉吟抄』であることは間違いないが、それより古い漢籍に当薬の名があることは一部の成書に指摘されている[4]。しかし、その名はセンブリとは無関係とされ、詳しく考証されることはなかった。中国における当薬という名の初見は739年に成立した『本草拾遺』（陳蔵器）である。同

書は散佚して伝わらないが、『證類本草』巻第十一「草部下品之下」の「羊蹄」の条に陳蔵器の引用文があり、「酸模の葉は酸く美なり。小児、折りて其の英根を食ふ。暴熱腹脹を主り、生にて搗き絞り汁を服せば當に痢を下すべし。皮膚の小蟲を殺す。葉は羊蹄に似て、是れ山大黄一名當藥なり。爾雅に云ふ、須は殀蕪なりと、注に云ふ、羊蹄に似て細く味は酸く食ふべしと。」と記述され、ここで酸模(サンモ)の別名として当薬の名が出てくる。酸模[5]は羊蹄すなわちタデ科ギシギシ*Rumex japonicus* Houttuynに似て葉の味が酸っぱいというから、その基原がセンブリである可能性は皆無であるが、一応、基原について考証しておこう。この名は『新修本草』(蘇敬)になく、『證類本草』(唐慎微)の陳蔵器餘にも見当たらないので、『本草拾遺』でも正品として扱われなかった。すなわち、羊蹄の条中で、陳蔵器が酸模をその類品として記述したにすぎない。酸模の名はもっと古く500年ころの成立とされる『本草經集注』(陶弘景)に「又、一種あり、極めて相似して味醋く呼びて酸模と爲す。根は亦た疥を療ずるなり。」(『證類本草』所引)とあり、ここでも羊蹄の類品としている。酸模を正品として初めて収載したのは『本草綱目』(李時珍)であり、巻十九の羊蹄の直後にこれを置いたが、李時珍は『日華子諸家本草』(大明)の出典としている。『證類本草』に「日華子云」があって酸模に言及していることは事実であるが、独立の条項として扱った証拠はなく、誤りである。李時珍は酸模について「根、葉、花の形は羊蹄に同じなり。但し、葉は小、味は酸にして異と爲す。其の根は赤黄色なり。」と述べ、旧注に加えて根の色が赤黄色であることを指摘している。これは色素成分のアントラキノン類に基づくもので、酸模をタデ科スイバ*Rumex acetosa* Linnéとすることにまったく矛盾はない。『本草綱目』は酸模の異名に山羊蹄(『本草綱目』)・山大黄(『本草拾遺』)・蓚蕪[6](『爾雅』)・酸母(『本草綱目』)・蓚(『本草綱目』)を挙げている。スイバの酸味はシュウ酸に基づくが、この名は『本草綱目』にある異名「蓚」に由来する。

　さて、酸模およびセンブリはそれぞれ植物学的にまったく類縁のない植物を基原とするが、当薬という共通の別名をもつことが明らかとなり、両者の間に何らかの由縁があったと考えざるを得ない。まず、酸模の性味は酸涼[7]であり、大苦寒のセンブリとは大きく異なるから、薬性・気味で共通するところはない。酸模の薬効は、陶弘景が「疥(癬)を療ずる」、陳蔵器も「皮膚の小蟲を殺す」としており、いずれも皮膚病の原因となる虫に言及する。今日でも木酢や竹木酢を防虫・駆虫に用い、寿司でサバを酢でしめるのも寄生虫予防の目的と考えられている。酢による実際の防虫・駆虫効果は顕著とはいい難いが、今日のような有効な農薬・医薬のない時代ではかけがえのないものだったに違いない。酸模すなわちスイバに酢の成分である酢酸よりさらに酸度の強いシュウ酸を含むから、古い時代ではこれを防虫・駆虫に使ったことは大いにあり得る。同じタデ科の同属植物を基原とし類品というべき羊蹄について、『名醫別録』は殺蟲の効があると記載しているので、これをもって酸模に「諸蟲に効あり」と拡大解釈されたとしても不思議はない。こうした状況から『玉吟抄』にいう当薬はスイバの可能性も考えねばならない。一方、センブリはリンドウ科の一種であり、同科別属種基原の薬物に龍膽(リュウタン)がある。センブリは大苦寒、龍膽は苦寒で性味は似ており、基本的に同系統の薬物といってよい。『神農本草經』に「龍膽　骨間の寒熱、驚癇、邪氣を治し、絶傷を續ぎ、五藏を定め、蠱毒を殺す」とあり、ここに殺蠱毒という紛らわしい語句が出てくる。中国医学ではツツガムシ病など目に見えない虫による疾病を蠱毒(コドク)と称するが、重症の急性感染性疾患であるから、殺蠱毒と酸模・羊蹄の殺蟲とはかなりニュアンスが異なる。しかし、観念的に解釈する限り、どちらも虫の媒介によっておきる疾病であるから、一般人にはどちらも同じ薬効に見えるだろう。したがっ

て、民間で龍膽を殺蟲の妙薬と勘違いされる可能性は十分に考えられ、『玉吟抄』にいう当薬は龍膽あるいはセンブリのいずれであってもおかしくはない。

　ここで当薬の語源について触れてみたい。『本草綱目』の釋名は薬物の名(正名・別名)の由来を解説するが、「くすりの文化史」という観点から興味深いものが少なくない。しかし、当薬の意味について李時珍は一切言及しなかった。「薬に当たる」あるいは「薬に当てる」とも読めるので、薬にも使える程度というのが真意であって、それ故に酸模は『證類本草』までの本草書に収載されなかったと考えられる。したがって、当薬という別名はおそらく中国人にとっては当たり前すぎて特に説明の必要がなかったから、李時珍はまったく言及しなかったといえる。一方、わが国では、当薬を「当に薬とすべし」と読み、薬効が確かで「くすりの中のくすり」として解釈するのが一般的である。なぜ日中間でこのような顕著な解釈の違いがあるのか、それに対する解答のヒントは『本草色葉抄』(惟宗具俊)に見ることができる。同書は『證類本草』に収載する薬物をイロハ順に配列し、巻数を示して当該の薬物を簡単に記述する。当薬については、太部第十六に「當薬　同十一羊蹄条云酸模与羊蹄極似而味酸一名」[8)]とあって、形式上は独立した条として記載されている。一方、酸模は佐部第卅七に「酸模根　同十一羊蹄一種也其味酸為---一名山大黄」とあり、これに続いて「山大黄　羊蹄一種也　見上　三因方云羊蹄一名」とある。一応、正名の薬物に●印(羊蹄)、別名あるいは類品名に〇印(酸模・山大黄・当薬)をつけて区別するが、それを除けばどれもイロハ順に配列されてしまうため、見出し名としては同格に見える。羊蹄の類に酸模・山大黄・当薬の3名があるが、この中で当に薬とすべき薬物とその意が解釈できる当薬はひときわ立派な名前にみえるので、酸模・山大黄を差し置いて羊蹄たるギシギシの同属種スイバに充てられることがあっても不思議ではない。

　以上述べたように、当薬の基原の候補として、通説のセンブリのほかに、タデ科スイバの可能性も大いに考えられる。1590年に『本草綱目』が刊行されるまで、中国において約500年にわたり第一線の本草書であり続けた『證類本草』に酸模の別名として当薬の名が出ている以上、それを無視してこの名がわが国で独自に発生し、センブリに充てられたとは考えにくい。とりわけ、江戸期以前のわが国では、中国本草の体系は絶対的な存在であり、日本人が中国本草に異を唱えるほど自己主張するようになったのは貝原益軒以降にすぎない。結論を先にいえば、当薬はもともとスイバのことで、中国本草に則って諸蟲の妙薬として回虫などに民間で用いられ、後述するような経緯でセンブリに名が転じたのである。そもそも葉に酸味がある植物種はごく限られ、スイバおよび同属近縁種のほかに、強いてあげれば、タデ科イタドリ *Reynoutria japonica* M. Houttuyn [synonym. *Fallopia japonica* (M. Houttuyn) Ronse Decraene ; *Polygonum cuspidatum* Siebold et Zuccarini] ぐらいである。イタドリは同じタデ科植物であり、根を虎杖根と称して薬用とするが、羊蹄すなわちギシギシと似ているようには見えず、やはり酸模はスイバ以外に考えにくい。当薬の名がスイバからセンブリに転じた経緯については龍膽を介したと考える。龍膽は殺蟲毒の妙薬であり、虫を殺すと考えられていたからである。しかし、龍膽は『神農本草經』中品に収載される由緒ある薬物であり、既に立派な漢名があるので、同系統の性味をもつ類品センブリの漢名に転じたが、当薬の名がリンドウ科基原薬物に定着するのに相応の理由がなければならない。当薬をセンブリとしたのは『本艸辨疑』が最初であり、続いて『大和本草』・『和漢三才圖會』という有力な和籍が記載した。ここでこれらの書が成立した時代の前後の背景を考えてみよう。それより約100年前の1599年、徳川家康は朝鮮伝来の活字技術を用いたある注目すべき書籍の刊行を命じている。それ

は『論語』にもれた孔子一門の説話を蒐集したとされる『孔子家語』であり、ここに「良薬は口に苦し」という諺の出典となった一節「良薬は口に苦きも、病に利あり」がある[9]。翌1600年に関ヶ原の戦いで勝利をおさめ、家康の覇権は決定的になったから、『孔子家語』も全国に急速に普及したと思われる。薬用にされる生薬の大半は苦味があって良薬に合致するが、苦味がなく酸味の強いスイバでは薬効をアピールするのが困難であったことは想像に難くない。かかる状況の下で苦味の強さでは右に出るものがなく、また中国で薬用の記録のないセンブリに白羽の矢が当てられ、俗間の「良薬は口に苦し」という諺と結びついて「当に薬とすべし」という解釈を後押しするところとなり、センブリを立派なくすりとして一般に認知させるのに役立ったと考えられる。江戸幕府の開闢後、わが国の政治経済は安定し、周辺諸国との交易は盛んになり、中国から多くの薬物が輸入されるようになった。小児の驚癇・霍乱・五疳の妙薬とされる胡黄連は国内に産しない貴重品だったから、性味が同系統のセンブリで代用され、薬用実績を積み上げるとともに、ついに胡黄連の代用品から脱して独自の民間薬に成長したのである。

　江戸時代を通してセンブリは駆虫薬としてもっぱら外用され、酸模(スイバ)から奪い取った当薬の名で通用した。今日、センブリはもっぱら苦味健胃薬として利用されるが、江戸時代とは大きく用法を異にする。幕末から明治にかけて苦味健胃の概念が西洋から導入され、強い苦味を有するセンブリが抜擢され、健胃薬として民間に広まったと考える。伊沢凡人もほぼ同様の見解を述べている[10]。1886年に公布された初版日本薬局方は龍膽を収載するが、別名に健質亜那根とあることからわかるように、漢薬の龍膽ではなく西洋の苦味生薬ゲンチアナの代用であった。1891年の第2改正版の龍膽の条では、ゲンチアナとともにセンブリで代替し得ることが明記され、第3改正版でゲンチアナ、第4改正版でセンブリがそれぞれ正品として収載されるに至った。第3改正版は、西洋で苦味健胃薬とするカシアボクの基原に、中国・朝鮮でまったく薬用記録のないニガキを加え、第4改正版以降にニガキ単独で正品として収載されたことも同様の趣旨であった(第1部第1章ニガキの条を参照)。1874年、明治新政府は医制を定めて漢方医学を廃止し、西洋医学を正規の医学としたが、中国伝統医学の影響を大きく受けた漢方医学からの脱却を意図した明治政府の強い意向は、薬局方収載生薬の選定にも色濃く反映されているのである。

1) 難波恒雄監修『和漢薬の事典』(朝倉書店、2002年)、178頁-180頁。
2) 磯野直秀、慶應義塾大学日吉紀要、第45号、69-94、2009年。
3) 高橋喜一、梅花女子大学文化表現学部紀要、第3巻、A27-A38、『玉吟抄』注釈(一)、2006年12月25日。
4) 高木敬次郎・木村正康・原田正敏・大塚恭男編『和漢薬物学』(南山堂、1982年)「131. 当薬」、237頁-240頁に「本草拾遺には羊蹄の別名として当薬の名が見られるが、これとの関連はまったく考えられない」とある。因みに、羊蹄の別名というのは、本書で述べているように、酸模の誤りである。
5) 酸模は「すいぼ」とも読める。スイバの語源は「酸い葉」とするのが半ば定説とされているが、中国本草の強い影響を考えると、酸模の音から転じた可能性が高いと考える。因みに、俗名のスカンポも『和漢三才図絵』に初見する古い名で、『書言字考節用集』(1717年)に「酸模スカボ」とあり、方言名に「すっかぼー」(常州)などの類名がある(『日本植物方言集成』)。おそらく「酸模(すいぼ)」→「すきぼ」→「すっかぼ」→「すかぼ」→「すかんぼ」と訛って発生し、「すいば」とは同系統の名であろう。
6) 『圖經本草』ほか本草ではこれを酸模とする。『和名抄』に「蕵蕪　和名須之」とある。「ス」は「酸い」、「シ」は羊蹄菜(タデ科ギシギシ)の古名(『本草和名』・『和名抄』)を意味し、ギシギシに似て酸っぱい植物のことでスイバをいう。『爾雅』に「須は蕵蕪なり」とあり、郭璞は「蕵蕪は羊蹄に似て葉は細くして味は酸く食ふべし」と注釈している。酸模は古くから酸味料として用いられ、酢を「す」と読むのはこれに基づく。
7) 『日華子諸家本草』による。或いは酸寒ともいう。
8) 訓読すると「當藥　同十一(證類本草巻十一収載の意)羊蹄の条に云ふ、酸模は羊蹄と極めて似て味は酸し。一名

なり」となる。
9) 『孔子家語』（宮内庁書陵本）「六本」に「孔子曰く、薬酒は口に苦きも、病に利あり。忠言は耳に逆らうも行いに利あり。湯武（殷・湯と周・武王）は諤諤を以て昌んに、桀紂（夏・桀と殷・紂王）は唯唯を以て亡びたり云々」とある。宮内庁書陵本は1255年清原教隆訓点校正本の写本であり、本来は薬酒とあったのであるが、江戸期の刊本では良薬に転じて一般に広く流布することとなった。
10) 伊沢凡人著『原色版日本薬用植物事典　第2版』（誠文堂新光社、1981年）、280頁。

第7章　ドクダミ（ジュウヤク）

第1節　ドクダミの基原と性状

　ドクダミは日本人にとってもっとも身近に分布する草本の1つであり、通説によればその全草あるいは地上部は本邦で古くから民間薬として利用されたとする。第7改正薬局方でドクダミを基原とするジュウヤクが収載され、現行薬局方はドクダミ科（Saururaceae）ドクダミ *Houttuynia cordata* Thunbergの花期の地上部と規定する。局方はその性状について、茎に互生した葉および花穂からなり、花穂は1〜3cm、淡黄褐色で無花被の多数の小形の花を付け、その基部に長卵円形の淡黄色〜淡黄褐色の総苞4枚があると記述する。ドクダミの花期は6〜7月で、やや黄色を帯びた白い4弁の花がよく目立つ。実は白い花弁状に見えるものは苞葉であって総苞片というのが正しい。真正の花は淡黄色で、総苞片の中心から直立する軸（花梗）に穂状に密につく。すなわち、ドクダミの花は小さな花が集合した花穂である。葉は比較的まばらにつくが、市場では花が残ってなるべく葉の多いものを良品とする。収穫期は6〜7月の高温多湿の梅雨時に当たり、1年でもっとも日照量の少ない時期である。採集した後、簡単に水洗いして茎を束ね、風通しのよい軒先などにつるして陰干しすることが古くから実践されているが、天候が許せば陽干しでもかまわない。自然乾燥で長い時間を費やして乾燥するため、部分的な発酵はさけられず、酸化によって褐色を帯びる。市場ではいくらか緑色が残るものがよいとするが、なぜか加熱乾燥することはないようである。因みに、採集後、直ちに加熱乾燥すれば葉に緑色が残るほか、主成分であるフラボノール配糖体の発酵による分解も避けられる。もっとも配糖体として残す必要はなくアグリコンになったとしても薬効上は大した差はないようである。ドクダミの生品は強い臭気と独特のえぐ味があるが、陽干・陰干のいずれでも乾燥すると臭気のほとんどは揮発ないし分解して失われる。薬局方の性状で「本品はわずかににおいがあり、味はない」としているのも十分な乾燥処理が行われることを前提としている。

　薬局方の純度試験では「異物　本品は根茎、根及びその他の異物2.0％以上を含まない」とする。ドクダミを採集するとき、鎌などの道具を使わなければしばしば長い根茎が付属する。地下茎のうち、節から根が出ているのが根茎であり、また節から直生して茎が出るので、根茎・根を除くのは困難ではない。薬局方の基原の規定では明確に地上部とするが、地下茎の節から分枝して伸びる茎の地下部分が混ざる。

　ドクダミの乾燥品は健康茶の原料として消費が大きく、年間の需要は2000t以上といわれる。ドクダミは北海道を除く本邦の至るところとりわけ人里に多く分布するが、近年では安価な中国からの輸入品が多くなっている。ところが中国ではわが国とは異なり根のついた全草を魚腥草（ギョセイソウ）と称し薬用する（『中薬大辞典』による）ので、そのままでは薬局方には準拠しない。ドクダミ茶など健康食品とされるものは、ほとんどは葉のみからなるので、輸入品の茎根部を除去して製造しているようである。

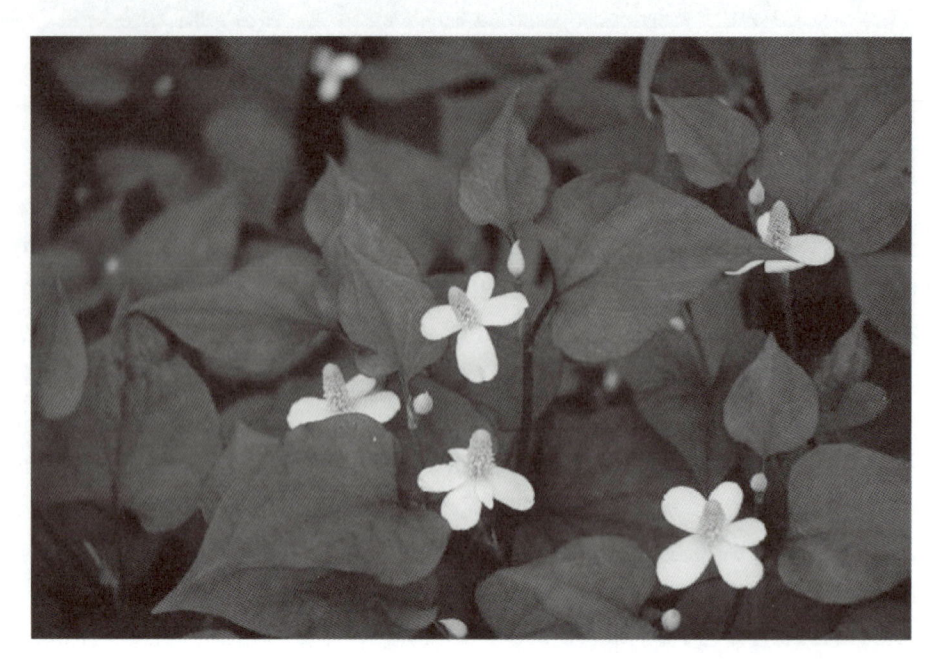

図7-1　ドクダミ

第2節　ドクダミの成分と薬理

[1] 独特の臭いのもとは精油成分

　ドクダミの特徴は独特の臭いにあり、揮発性成分すなわち精油成分によるもので、生品の全草に約0.005％含まれるという。亀岡らは32種の揮発成分の存在を確認しており[1]、そのうちわけはα-ピネン・リモネンなどのモノテルペン類、β-カリオフィレン・フムレンなどのセスキテルペン、1-デカノールなどの脂肪族アルコール、ノナナル・デカナルなどの脂肪族アルデヒドのほか、脂肪族ケトンやスルフィドなど多様な化学成分の混合物であり、臭いの顕著なものは3-ケトデカナル・メチルノニルケトン・メチルラウリルスルフィドおよび1-デカノールなどの脂肪族アルコールとしている。このうち、ドクダミに特有の成分は3-ケトデカナル（デカノイルアセトアルデヒド）であるが、非常に不安定で蒸留などの操作で容易に分解する。この成分の構造を明らかにしたのは小菅卓夫であり[2]、臭いや容易に重合化するなどの特性からアルデヒドと推定し、さらに水酸化ナトリウム溶液に可溶で放置すると赤化することからエノール性と推定した。すなわち、この特有成分はβ-ケトアルデヒドであり、メチルノニルケトンとギ酸エチルとのクライゼン縮合による合成でその構造を確認した。小菅は本物質の構造研究の過程で水酸化ナトリウム溶液に二酸化硫黄を吹き込むことによって安定なビスルファイト付加体として単離できることも明らかにした。

　ドクダミから初めて単離された成分は揮発性成分ではなく、クウェルセチン・ケンフェロールをアグリコンとするフラボノイド配糖体であった。1936年、中村晴吉らはドクダミ全草からクウェルシトリンを単離した[3]。木村雄四郎はドクダミの花穂の成分研究を行ったが、クウェルシトリン

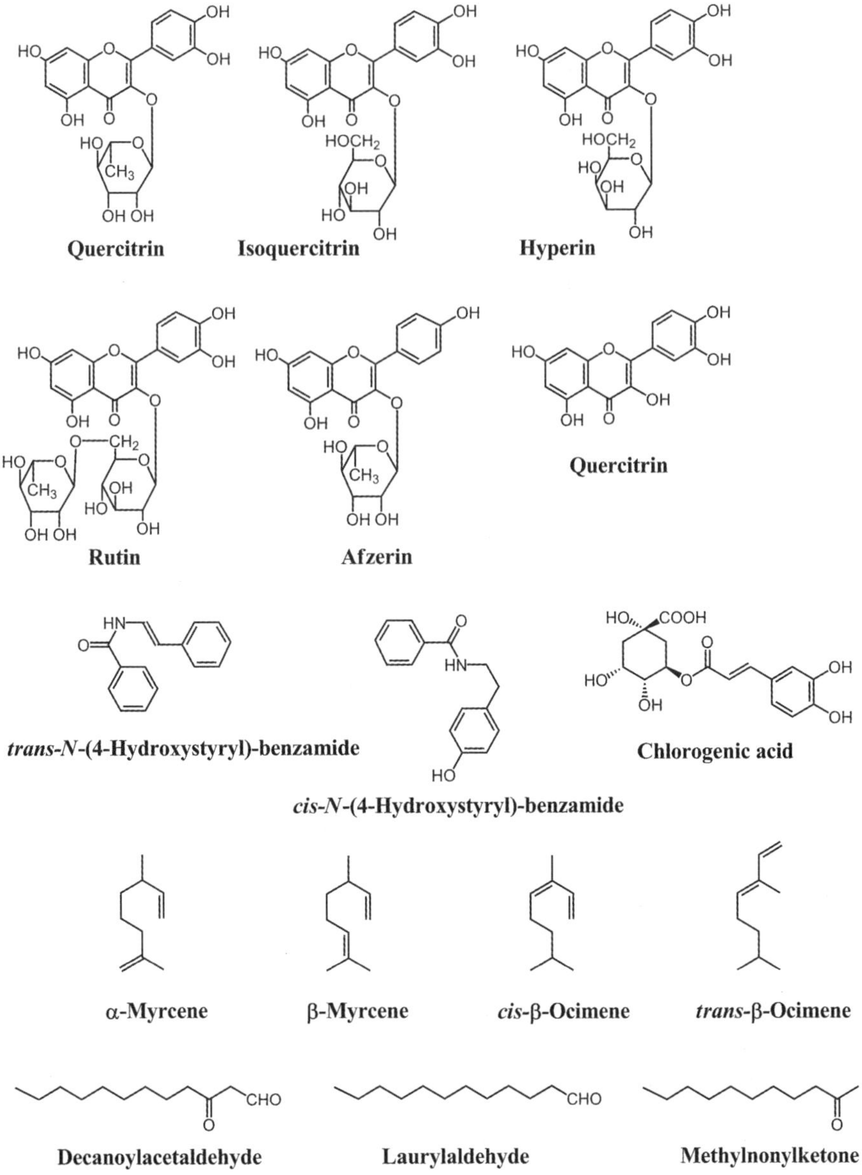

図7-2　ドクダミの主要成分

を含まず、その代わりイソクウェルシトリンを含むことを明らかにした[4]。高木修三らはヒペリン・ルチンのほか、配糖体であるアフツェリンを単離し、さらにキナ酸のカフェ酸エステルであるクロロゲン酸の存在も明らかにした[5]。1988年、Nishiyaらは2種のベンズアミド誘導体を単離した[6]。

ドクダミは無機成分も多く含む。現行の日本薬局方では灰分を14.0％以下、酸不溶性灰分を3.0％以下としており、酸に溶けるアルカリ金属塩をかなり含む。生薬学の教科書などでは約2.7％の無機塩を含み、その多くはカリウム塩とする。ドクダミを素材とした健康食品もカリウム含量の高さを標榜するものがある。この数字がいかなる根拠に基づくものか定かではないが、カリウム塩が多いことは確かなようである。

1) 亀岡弘・三宅昭雄・平尾子之吉　日本化学会誌　1972年　1157-1160。
2) 小菅卓夫　薬学雑誌　72巻　1227-1231　1952年。
3) 中村晴吉・太田達男・福地言一郎　薬学雑誌　56巻　441-443　1936年。
4) 木村雄四郎・西川洋一　薬学雑誌　73巻　196-198　1953年。
5) 高木修三・山木正枝・増田京子・窪田真理子　生薬学雑誌　32巻　123-125　1978年。
6) Nishiya, H., Ishiwata, K., Komatsu, K., Nakata, O., Kitamura, K., Fujii, S., Chem. Pharm. Bull., 36, 1902-1904 1988.

[2] 外用でも内用でも一定のエビデンスがある

　わが国でドクダミは外用・内用というまったく異なる2つの用法がある。できものなどに外用薬として用いる場合はもっぱら生の葉を用いる。伝統民間療法でも癰疔（おでき）に適用する場合は生葉をもみほぐして直接患部に貼り付けるが、かなり著効のあることが経験的に知られている。この場合のドクダミの期待される薬効は抗菌作用であるが、小菅卓夫はドクダミの特異精油成分3-ケトデカナルがブドウ球菌・糸状菌に対して顕著な効果のあることを明らかにした。小菅によれば、本物質の抗菌作用は二次的に生成するアシルラジカルによるものといい、各種長短のアルキル鎖をもつ類縁体を合成し、糸状菌の一種 *Aspergillus niger* に対する抗菌活性について構造活性相関を検討した結果、天然物質である3-ケトデカナルがもっとも強い活性を示し、それよりアルキル鎖が長くても短くても活性は鎖の長さとともに減少することを見出した[1]。3-ケトデカナルは揮発性であると同時に化学的に不安定であり、そのことはドクダミの葉を乾燥したものはほとんど特異臭を失っていることからわかる。薬用植物の生品を用いるのはもっとも原始的な薬物の形態といわれるが、ドクダミの場合は生品でなければ癰疔の腫れ物の吸い出しに効果がないことを昔の人は経験的に知っていたのである。民間療法とはいえ、確固たるエビデンスがあるわけで、癰疔に悩まされた昔の人々がドクダミを繁用した理由はそこにある。

　ドクダミのもう1つの用法は全草の湯液を内用するもので、今日では利尿や通じの改善によく用いる。太田達男はドクダミに多く含まれるカリウム塩のほかフラボノール配糖体クウェルシトリンに利尿作用のあることを報告している[2]。木村雄四郎らはクウェルシトリン・イソクウェルシトリンに利尿作用とともに緩下作用を確認している[3]。フラボノール配糖体の利尿作用の作用機序は明らかではないが、赤松金芳はクウェルシトリンを始めとするフラボノール配糖体に持続的血管収縮作用による血圧上昇作用があるとしており[4]、ドクダミの利尿作用はカリウム塩だけに基づくわけではなさそうである。すなわちドクダミを健康茶として利尿・緩下を目的として飲用するのも一定の学術的エビデンスがあることになる。

　ドクダミは、江戸期以降の民間で、梅毒、胎毒下し、毒虫刺咬傷の毒消し、癰疔の吸い出し、疥癬水虫の駆除など広く用いられ、風邪の発汗解熱や夜尿症にも用いることがあった。これらの適用症の

全てにエビデンスがあるわけではないが、今日でも民間薬として根強い人気がある。ドクダミは特徴的な植物であり、ほかの植物と誤認することはまずない。今日でも自家製のドクダミ茶を製して飲用する民間人は多い。漢方でも、「一般用漢方製剤承認基準」に収載される294方の1つ五物解毒湯(ゲドクトウ)に主薬として配合される。そのほか、漢方で肺膿瘍に常用される処方に桔梗湯という甘草・桔梗2味からなる処方があるが、甘草の代わりに魚腥草(ギョセイソウ)[5]を配して魚腥草桔梗湯(ギョセイソウキキョウトウ)として用いることもある。比較的新しい処方であるが、そもそも漢方にドクダミを登用したのは江戸末期であることを考えると、漢方への応用はまだ発展途上といえるかもしれない。

1) 小菅卓夫・磯谷遙　薬学雑誌　73巻　435-437　1953年。
2) 太田達男　薬学雑誌　62巻　105-106　1942年。
3) 木村雄四郎・西川洋一　薬学雑誌　73巻　196-198　1953年。
4) 赤松金芳　千葉医学会雑誌　8巻　1248-1254　1929年。
5) 次節で述べるように、十薬・ドクダミの別名。

第3節　和漢本草学におけるドクダミ

[1] 中国にドクダミはあるか？

　ドクダミはしばしば日本古来の民間薬といわれ、中国にはない薬草と考える人が専門家を含めて多い。ここでいうドクダミの有無は植物地理学的な意味ではなく伝統医学に利用されているか否かをいう。ドクダミは特有の臭気があり、形態的に特徴があるので、識別は難しくない。このような観点から中国本草を調べてみると、蕺(シュウ)という薬草に突き当たる。中国本草における蕺の初見は『名醫別錄』(下品)であり、『新修本草』(蘇敬)は「謹みて案ずるに、此の物の葉は蕎麥に似て、莖目從肥地、亦た能く蔓生す。莖は紫赤色にして多く濕地、山谷の陰處に生ず。」と記述する。茎が赤紫色をしていること、陰湿な地に生えるところは実際のドクダミとよく合う。ただ、蔓生とあるが、必ずしもつる性と指摘したわけではなく、地に這うように生える状態を表したと考えられる。『圖經本草』(蘇頌)ではさらに「莖葉は倶(とも)に紫赤にして英(はな)に臭氣有り」と臭いについて言及し、『重修政和經史證類備用本草』(唐慎微)巻第二十九「菜部下品」にある楊州蕺菜の図は、当時の描写の水準を考慮すれば、ドクダミと考えて差し支えない。以上から中国でも古くからドクダミに相当する薬草があり、蕺(菜)という名で呼ばれていたことがわかる。

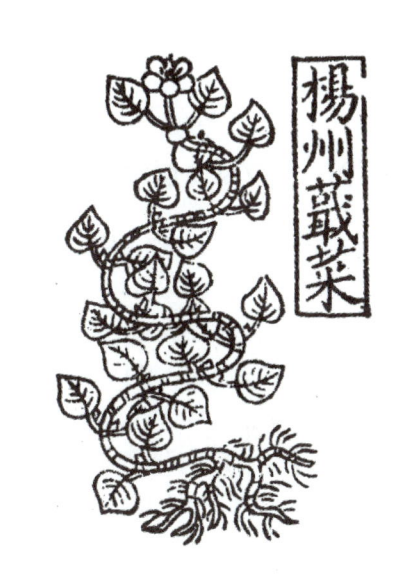

　中国本草で1つの薬草に複数の別名があるのはごく普通のことである。現代の分類学における学名の異名に相当するが、蕺に対する異名は少なく、『新修本草』で葅菜、『本草綱目』(李時珍)に魚鯹草(ギョセイソウ)がある程度である。ただし、いわゆる正統本草に属さない地方本草まで含めると、13世紀

の『履巉岩本草』(宋・王介繪)に紫背魚腥草という類名があり、これもドクダミと考えられている。同書は現存する最も古い地方本草彩色図譜とされ、206品目を収録するが、『本草綱目』に引用されていないので、李時珍は魚腥草について一切言及していない。鯦は鮏と同義であり、『説文解字』(許慎)に「鮏は魚臭なり」とあるように、魚鯦草はドクダミの臭いを魚類の生臭さと見立てた名である。一方、腥は生肉、動物肉の生臭さを意味し、魚腥草もやはりドクダミ特有の臭いを肉臭に見立てた。江戸期のわが国の本草学は『本草綱目』の影響を強く受けているが、当時の和籍の大半はなぜかドクダミに魚腥草の漢名を用いる。鯦と同義の鮏の字は、『和名抄』(源順)に「鮏 佐介」とあるように、わが国では古くからサケに充てられた。当時の日本人はタンパク源として魚食を主とし、ほとんど肉を食べなかったから、あえて魚腥草の名を用いたと考えられる。すなわち、わが国ではドクダミの特有の臭いを肉臭と見立て、忌み嫌ったのである。

　ドクダミは中国でも古くから薬用とされてきた。しかし、『名醫別錄』に「多食すれば人をして氣喘せしむ」、『本草經集注』(陶弘景)に「俗に傳言するに蕺を食へば人脚利かず」、『日華子諸家本草』(大明)に「蕺菜に毒有り」とあり、『食療本草』(孟詵)や『圖經本草』にも毒性を示唆する記述がある。『名醫別錄』では「蠼螋溺瘡[1]を主る」、『日華子諸家本草』に「淡竹の筒内に煨き、惡瘡、白禿に傅く」とあるように、もっぱら外用薬とされ、内用することはなかった。『本草綱目』でも背瘡熱腫・痔瘡腫痛・疔瘡作痛・小兒脱肛にドクダミを単味で用いる処方を4方収載するが、後世になって民間療法でその利用が拡大したことを示唆し、後述するように、その影響はわが国にまで及んだ。

[1]　蠼螋はハサミムシのこと、『本草拾遺』に「能く人影に溺して瘡を発せしむ」とある。

[2]　ドクダミの古名は「しふき」

　わが国では、ドクダミは人里にごく普通に生え、古くから利用されてきたとしても不思議はないようにみえる。中国ではドクダミを蕺と称したが、わが国の文献でこの名が初見するのは平安中期の『本草和名』(深根輔仁)であり、「蕺　楊玄操音菹立反　一名葅菜　蘇敬注に出づ　一名出茄　音加、兼名苑に出づ　和名之布岐」とあり、シフキ(またはシブキとも読めるがここでは清音で統一する)の和名を充てているので、ドクダミの古和名と一般には考えられている。一方、『和名抄』では「蕺　唐韻云ふ、蕺は菜なり。養生秘要云ふ、之布木」とあり、『本草和名』と同じ和訓を付けるが、『新撰字鏡』(僧昌)にシフキという名は見当たらず、「稸　蓄同勅六反蓄積也聚也菜也志夫久佐」とあって、前出2書とは異なる漢名「稸」に類名のシフクサ(シブクサ)を充てる。『和名抄』では「羊蹄菜　唐韻云ふ、蓳　丑六反　亦た蓬に作る　之布久佐　一に云ふ之」とあるように、蕺ではなく羊蹄菜(タデ科ギシギシ)にシフクサの名を充てる。羊蹄菜は、『神農本草經』の下品に収載される歴史的薬物であり、『名醫別錄』に蓄の別名が載る。『詩經』の我行其野[1]の一節「言に其の蓬を采る」にある蓬も同音で蓄に通じて羊蹄とされている(『本草綱目』巻十九「羊蹄」に所引)。『新撰字鏡』で記された注「蓄同勅六反蓄積也聚也」は『集韻』(宋・丁度撰)を引用して稸を蓄と同義とし、「菜也」とあるのは、『廣韻』(宋・陳彭年)によれば、「蓄、冬菜を蓄へるなり。稸、上に同じ。」とある[2]ので、その漢名の由来は植物の形態や特徴に基づくものではない。『延喜式』巻第三十九「内膳司」の供奉雑菜に「日別一斗(中略)羊蹄四把　准二升　四五八九月云々」、また新嘗祭供御料にも「干羊蹄一籠」などとあり、古代のわが国では羊蹄の乾

燥品を保存食として利用した。羊蹄菜は、『圖經本草』や『本草衍義』(寇宗奭)にある比較的詳細な記述から、タデ科ギシギシ *Rumex japonicus* M. Houttuynとして古今とも異論はない[3]から、『新撰字鏡』にある志夫久佐はシブクサすなわち渋草の意で、ギシギシの風味を表したと考えて間違いないと思われる。

　シフキとシフクサはよく似た名である。問題は両名が同品かどうか、あるいは何らかの関連があるか否かである。『角川古語大辭典』ではシブキとし、食用の水草としてその基原を不明とする。『和名抄』が蘵を菜蔬部藻類に分類していることを重くみた結果と思われる。蘵をシブキと読むのは、水の飛沫と関連があるか、あるいは渋茎（しぶき）と考えてその風味を表した和語と考えているようである。以下に述べるように、それは誤りであって、シフキはやはりドクダミであり、シフクサとの関係はまったくない。平安中期の文学でもシフキは登場しており、藤原道綱母が著した『蜻蛉日記』[4]の中巻に「しりへのかたなる池に、しぶきといふ物おひたるといへば、とりてもて來といへば、もてきたりける。筍にあへしらひて、柚をしきりてうちかざしたるぞいとをかしうおぼへたる。」と出てくる。すなわち、（寺の後方の）池にシブキという物が生えているというので、取ってきてくださいといったら、持ってきてくれた、これにユズを和えたものは何ともいえないおもしろい味であったという意味である。通説ではこの記述をもってシフキをドクダミとするのは誤りであり、未知の水生の食草とする。シフキが真の水生植物であれば、そのような環境に生える植物はごく限られるから基原が不明というのはおよそあり得ないことである。当該の記述は藤原道綱母が石山寺を参拝した状況を表し、周辺に大きな池はないので、シフキが生えるという池は境内の庭園に作られたものである。したがってシフキはスイレンやアサザのような大型の水草の可能性は低い。

　そのほか、平安末期12世紀初頭に成立したの『俊頼髄脳』[5]にもシフキは出てくる。

あゆはたゞはたゝかにて参らせよ　頼家
しぶきよしとて又なしぶきそ　永胤法師
是は頼家がもとにて人々遊びけるに、あゆはたゞと云へる魚を、さかなにして侍りけるに、永胤と申しける法師ありけるに、しぶきといへる精進の物をさかなにしてありける、まことにあやしく覺えけれど、これはあしともいはでみゐたりけるに、鮎はたゞとよげなるを人々はくひのゝしりてかう申したりければ、聞きもあへずよろこびながらうけたりけるとぞ。

　ここではシフキをアユに和えて食べるとしているが、肴として「まことにあしく覺ければ云々」とあるように、ひどくくせのある風味を示唆していることは注目に値する。可食の植物で味や臭いの悪いものは比較的限られ、かかる観点からドクダミ以外には考えにくい。その食習慣は古くからわが国にあったものではなく、後述するように、中国の影響によって始まったと考えられる。シフキをドクダミとする場合、最大の難点は『和名抄』がシフキを水草に分類していることであろう。しかし、同書が菜蔬部藻類に収載している品目は27種であり、その内容を詳しく精査すると、その分類は意外にあいまいであることに気づく。

藻　モ(藻類一般)　昆布　ヒロメ　海藻　ニギメ　海松　ミル　陟厘　アヲノリ　神仙菜　アマノリ　紫菜　ムラサキノリ　海蘿　フノリ　雞冠菜　トサカノリ　於期菜　ヲギナ (オゴノリ)　海髪　イギス　大

凝菜　ココロブト(オゴノリという)　莫鳴菜　ナナ(ノ)リソ　鹿角菜　ツノマタ(フノリの類)　鹿尾菜　ヒスギモ(ヒジキ)　水雲　モヅク　(以上海産藻類)
石蓴　コモ　紫苔　スムノリ　水苔　カハナ　芹　セリ　水葱　ナギ(コナギ)　荇　アサザ　芡　ミツフブキ(オニバス)　蓴　ジュンサイ　骨蓬　カハホネ　江浦草　ツクモ(フトイ)　蕺　シフキ　(以上非海産植物類)

　このうち、藻ほか16種は海に産し、残り11種が陸上の水中ないし水辺に産する。後者のうち藻類といえるのは紫苔・水苔の2種にすぎず、そのほかはいずれも高等植物である。このうち、セリとコナギは水湿地に生え、厳密な意味で水生ではない。したがって、中国本草のいずれもが蕺を陰湿の地に生えるつる草と記述しているから、ドクダミも藻類とされても不自然ではないことになる。因みに、羊蹄すなわちギシギシも、中国本草によれば、川沢(『名醫別録』)あるいは下湿の地(『圖經本草』)に生ずるとされている。実際のギシギシは、荒れ地、畑地などのように乾燥した環境から、水田の畔、河原の草原などのように湿り気のある環境にも広く適応して生える。したがって、生育の場所が陰湿地に限られるドクダミとは同列に扱われなかったと考えられる。
　以上から、『蜻蛉日記』の「しりへの池」に生えるシフキはやはりドクダミであって、水中ではなく池の縁の湿り気のあるところに生えていたと考えるのが自然であろう。

1) 全詩(第2スタンザ)は「我、其の野を行き　言に其の蓬を采る。　婚姻せし故に　言に爾が宿に就く。　爾は我を畜めず　言に歸り斯に復らん」。
2) 諸橋轍次著『大漢和辞典』第九巻、843頁。
3) 木下武司著『万葉植物文化誌』(八坂書房、2010年)、76頁-81頁。
4) 平安中期の歌人・藤原道綱母(936年?-995年)が天暦八(954)年から天延二(974)年の出来事を著した日記。上中下3巻からなる。
5) 金葉和歌集の撰者として知られる源俊頼(1055年-1129年)が著した歌論書で、全2巻、1113年成立したといわれる。藤原忠実(1078年-1162年)の依頼により、娘に対して行った講義録をもとにしたものという。『俊頼口伝』あるいは『俊秘抄』などとも称される。

[3] 方言名にみるドクダミの民俗文化誌

　前述したように、シフクサは渋草とし基原植物ギシギシの風味に由来するとした。ギシギシはシュウ酸を含み、酸味のある独特の風味があるが、渋い味は当たらずとも遠からずといえる。一方、シフキとシフクサとは互いに無関係としたから、シフキの語源は渋味に由来しないことになる。日本古典全集刊行会版『本草和名』(大正十五年)は江戸後期の考証家森立之(1807年-1885年)の校定写本を底本としており、随所に立之の書き込み(注釈)がある。それによると、「和名之布ハ蕺、岐ハ艸也」とあって、立之はシフキの名を蕺の音に由来するものとし、和語とは考えていないことがわかる。因みにシフは現代仮名遣いではシュウであるから、本書はこの見解に賛成する。蕺は、蕺菜・蕺草ともいうから、シフナ・シフクサ(サウ)という和名でもかまわないような気がするが、既に羊蹄にシフクサという名があり、古代のわが国ではむしろ羊蹄の方が広く利用されていたので重複を避け、あえてシフキとしたのであろう。このことから、ドクダミは古代日本ではその悪しき風味の故に利用されておらず、中国から食用・薬用の方法が伝えられてから、漢字の音読みから和名をつけたと考えるのが妥当である。中国でも、蕺に関しては、『本草經集注』(陶弘景)の記述は貧弱であり、

それがいかなる価値のある植物か明瞭ではなかった。唐代になって『新修本草』が編纂されると、蕺の記述内容は格段に明瞭・豊富となり、それをドクダミに同定するのは邦人本草家にとって困難ではなかったと思われる。更に「山南(湖北省・四川省東部)江左(江蘇省)の人、好んで之を生食す。關中(陝西省)、之を菹菜と謂ふ。」という蘇敬注によって、この植物が食べられることが明らかにされ、わが国でも食習慣が始まったと考えられる。ただし、陶弘景の『本草經集注』に代わって『新修本草』がわが国の標準薬物書となったのは、奈良時代末期以降である[1]。したがって、身近に存在する植物でありながら、『萬葉集』など奈良時代の典籍にドクダミに相当する名が見当たらないのも説明がつく。

　ドクダミの全草の乾燥品をジュウヤクと称する。漢字では十薬・重薬とも表記されるが、わが国独特の漢名であって中国の典籍に見当たらない。これらの名はそう古いものではなく、いずれも江戸中期以降の文献に出現する。ここで江戸時代の民間医療書からドクダミおよびそれに関連する名を抜き出してみると次のようになる。

救民妙藥集(1693年)　しふき
古今樞要集(江戸初期)　トクタメ　ドクダミ
普救類方(1729年)　蕺菜(しうさい)　和名　どくだみ
妙藥博物筌(18世紀前半)　蕺菜(ぢうやく)
此君堂藥方(18世紀後半〜19世紀前半)　ドクダミ　十藥
和方一萬方(1781年)　トクタミ　トクダン草　シウヤクノ根(原典では未詳と注釈)
廣惠濟急方(1790年)　蕺菜(じうさい)　和名どくだみ　十薬(じゆうやく)
懷中備急諸國古傳秘方(1817年)　どくだみ
經驗千方(1817年)　どくだみ
救急方(1833年)　どくだみ
妙藥奇覽拾遺(1851年)　蕺薬(じうやく)　どくだみ
奇工方法(19世紀半ば)　ヂウヤク
漫游雜記藥方・農家心得草藥方(未詳)　蕺菜(ジウヤク)

　一般庶民を対象とした民間医療書であるから、和文で記述され、難しい漢語にはルビが付されている。『妙藥博物筌』は蕺菜を「ぢうやく」としており、蕺をジュウと読んでいた。『廣惠濟急方』では「じうさい」とし、十薬(じゆうやく)を別名とする。すなわち、十薬・重薬は蕺薬の音読みの当て字であることがわかる。貝原益軒は十薬の名の由来について「和流ノ馬醫用之馬ニ飼フ。十種ノ藥ノ能アリトテ十藥ト號スト云。」と述べている。蕺薬の音シュウヤクが転訛してジュウヤクとなり、より簡便な漢名として十薬が充てられ、もっともらしく語源を説明したのである。ドクダミは方言名が多く、『日本植物方言集成』に220以上の方言名が収録されている。この中にジュウヤクという名も含まれ、北は東北地方の秋田・山形・宮城、関東南部の東京多摩地区・神奈川・埼玉、北陸南部の福井、そして近畿地方から四国のほぼ全域と中国地方の一部(島根・山口)にまで及ぶ。この名の分布の中心は大阪・京都の近畿地方であり、この地域は江戸時代に多くの薬舗があり、また貝原益軒や小野蘭山など著名な本草家を排出し、本草学や医学が発達した地域でもあった。ジュウヤクという方言名は明

らかに薬用植物として確固たる地位を得たドクダミに対するものであり、土名ではなく、本草家のような専門家がつけた名であることは間違いない。前述の民間医療書でもっとも成立の古い『救民妙薬集』では、ドクダミ・ジュウヤクではなく古名のシブキを用いているが、方言名でシブキは見当たらないから、やはり蕺茎(草)の音読みに由来する名である。ジュウナ・ジュウナグサ(香川)、ジュウサイ(高知)、ジュウセリ(和歌山)も漢名の蕺菜に由来する。何らかのきっかけで以上の名からジュウヤクに転じたと推定される。おそらくドクダミに薬草として著効があったため、益軒の語源解説に和したと考えられる。

さて、ドクダミは、これまで何度も述べたように、今日でさえ人里に豊産するので、一般人にもっともよく知られる植物の1つである。ドクダミを薬用・食用とするのは中国の影響と考えて差し支えないが、これほど特徴的な植物が中古代の人々に認識されなかったとは考えにくい。前述の『日本植物方言集成』に多様な方言名があり、その中にドクダミの特異な臭気に基づくものが多くある。たとえば、腸間から排出される屁に擬えた名だけでも以下の通りである。

イヌノヘ(青森・秋田・熊本)　イヌノヘドクサ(備後)　イヌヘ(秋田)　カッパノヘ(大分)　カミナリノヘ(静岡)　バーノヘ(山口)　ヘグサ(山形)　ヘクソカズラ(熊本・大分)　ヘコキグサ(岡山)　ヘヒリクサ(大分)　ヨメノヘ(島根・山口)

そのほか臭いに関連すると思われるものに、オショウサンノシリフキ(大分)・キチョムサンノシリノゴイ・ゴセノシリノゴイ・ショウヤサンノシリフキ(いずれも大分)・ジョロノシリフキ(山口)などがある。いずれも江戸や近畿から遠く離れた地域の方言であることに留意する必要がある。おそらくこれらはかなり古い時代からあった土名と思われ、ジュウヤクなどの新しい名に駆逐されるとともに、辺境地域に残存したと考えられる。そのほか、ジゴクソバという名が東北地方(青森・秋田・岩手・福島)と関東地方(栃木・茨城・千葉)に、その類名であるジゴクグサが愛知・三重・岡山に隔離分布する。この名の由来はわかりにくいが、大分・駿河にシビトグサという名の存在によって、それが死臭に結びつけられた名であることがわかる。ドクダミは墓場の陰湿なところによく生えるので、死人の死臭と結びつけられ、さらに地獄を連想して付けられたのである。

ドクダミは植物学上の正名であるが、文献上の初見は1694年刊行の『和爾雅』(貝原好古)であって「蕺菜　葅菜　魚鯹草　竝同」とある。ドクダミは、ジュウヤクとは異なり、純粋な和名であるが、『本草綱目紀聞』(水谷豊文)はドクダミの語源について「小瘡ヲ患ルモノ此草ヲヌレバ疼コト甚シテ即癒村民ツチコエニ入ッテ小瘡ヲ生ヲツユカブレト云蕺ノ生汁ヲ傅レバ疼テイユ是ヲ毒疼ト云ドクダミハドクイタミナリ或日毒タメメトモ」と説明する。しかし、これはドクダミが癬疔など瘡を生じる皮膚系疾患に繁用されるようになって、その薬効を強調するための語源俗解と考えるべきだろう。再び『日本植物方言集成』をみてみると、「どく」の名を冠するものが35種ほどもあり、その地理的分布も江戸・京都・大阪とその周辺地域、四国全域を除く全国に及ぶ。その中で地理的分布がもっとも広いものはドクタメであり、東日本では千葉・静岡、北陸では新潟・富山・石川、中国地方では兵庫・岡山・島根・山口、九州では熊本・鹿児島まで広がっているが、江戸期の政治経済文化の中心地であった江戸・京都・大阪とその周辺地域を含まない点が注目に値する。ドクダミの語源説に、毒が含まれているとして「毒貯め」・「毒貯め草」という名がつき、それが訛ったというものがあ

る。江戸中期の俳諧師越谷吾山(1717年-1787年)が編纂した諸国方言集『物類称呼』巻之三「生植」に「蕺菜　じうやく　しぶき○江戸にてどくだみといふ。武蔵にてぢごくそばといふ。上野にてどく草といふ。駿河沼津にてしびとばなと云。越前にてどくなべといふ。」とあり、ドクダミは江戸の方言であったことを示唆する。すなわち、地方名のドクタメが江戸で訛ってドクダミとなったとも解釈できる。戦場の救急医療書といわれる『古今樞要集』にドクダミ・トクタメの両名が出てくるのも「毒貯め」説を支持する。九州地方のドクダンソウとその訛と思われるものも同型と考えられ、肥後熊本藩の医師村井琴山が表した医書『和方一萬方』にも癰疔の治療薬としてトクダン草の名が見られる。ドクの名がついているとはいえ、ドクダミの毒性に関する報告は見当たらない。含有成分も有毒とされるものは知られておらず、おそらく特有の悪臭の存在によって毒があるのではないかと古くから人々が疑義を抱いたため、その名をつけたと思われる。

　『大和本草』(貝原益軒)は「駿州甲州ノ山中ノ村民ドクタミノ根ヲホリ飯ノ上ニオキムシテ食ス。味甘シト云。」と記し、また『食療正要』(松岡恕庵)巻之二「菜部下」に「越前の人、根を掘り瀹過して臭味を去り、搗きて粉と作し、水飛乾して糕と作し食ふ」ともある[2]ように、わが国でもドクダミを食用とする地域があった。中国の『證類本草』(唐慎微)は、山南(湖北省と四川省東部)・江左地方(江蘇省)で生食すると記述するが、仮に根であったとしても、やはり特有の悪臭があり、生で食べる気はまず起きないだろう。第2節で述べたように、ドクダミの臭気は揮発性かつ化学的に不安定で、加熱によって容易に分解して無臭となる。駿州甲州の人はご飯の上に置いて蒸して食べたというから、悪臭が消えれば美味しくはないにしても食用に支障はなかったのではないか。伊沢一男によれば、ドクダミの地下茎にデンプンが含まれ、鳥取県下ではデンプンを作るところがあるという[3]。梅村甚太郎著『新編食用植物誌』(成美堂、1911年)にもドクダミの根・茎葉を食用にするとあり、食糧事情の良くない時代にあっては救荒植物とされていた。『救荒本草』(周定王)にドクダミに相当するものがないのは『證類本草』などで菜類に分類され、山菜とは認識されなかったからであろう。

　一般に、有用植物以外の植物は地域ごとにそれぞれ特有の名で呼ばれる傾向がある。古い時代ではドクダミは悪臭があって役に立たない草と考えられ、方言名の中に人々から嫌われていたことを如実に表すものが多いのもその名残である。ところが江戸時代になって中国から薬用に有益であることが伝えられると、別の共通名「ジュウヤク」が発生したと考えられる。薬用としての評価が高まるにつれ、旧来のドクタメの名も毒痛みという語源俗解が加わって意味が百八十度転回してドクダミという名に転じたのであろう。ドクダミが江戸の方言名である由縁もこれによって説明できる。ドクダミの方言名にはイシャコロシ・スイダシグサのように薬効に関わるものもある。キンギンサというドクダミの形態とは相容れない名前(山口・吉敷)もあるが、スイカズラ科スイカズラ *Lonicera japonica* Thunbergの花を基原とする金銀花(キンギンカ)に擬えた名と思われる。金銀花は解毒の妙薬として捜風解毒湯(ソウフウゲドクトウ)(第7章第4節[3]を参照)などに配合される。五物解毒湯ではドクダミとともに配合され、薬性が似ることから付けられたと思われる。

---

1) 『續日本紀』巻第三十九に「(延暦六年五月)戊戌(十五日)、典藥寮言す、蘇敬が注の新修本草は陶隠居が集注本草と相摭するに、一百餘條を増す。亦た、今採用せる草藥、既く敬が説に合へり。之を行用せんと請ふ。焉を許す」という記述がある。
2) 松岡恕庵によると、ドクダミ(蕺菜)の性味を「辛微温有小毒」とし、「蔬と作し食へば諸淋を治し、耳腫痛を治す。

甚だ効あり。」という。

3)　伊沢一男『薬用植物大百科：伊沢一男遺稿集』（伊沢俊夫／主婦の友出版サ-ビスセンター、1999年）、262頁-263頁。

第4節　和漢伝統医学におけるドクダミ・ジュウヤク

[1]　中国ではローカルな外用薬であった

蕺は、『名醫別錄』に初見する歴史的薬物とはいえ、中国医学における利用はきわめて限定的である。中国古医方では、通例、多剤配合の湯液を内服するが、その中で蕺は『圖經本草』に「古今の方家亦た之を鮮用す」とあるように、生品を単味で用いるというきわだった特徴がある。『名醫別錄』で「蠼螋、溺瘡を主る」とあり、また『日華子諸家本草』に「淡竹の筒内に煨(うづめや)き、惡創、白禿に傅く」、『經驗方』に「汁を取り之を瘡上の開孔に至りて蓋(おほ)へば、以て熱毒歇(つ)きて冷ゆ。即ち之を易(か)へれば差(い)ゆ。」（以上『證類本草』所引）とあるいずれの薬方も蕺を単味で患部に直接外用しており、この点はわが国におけるドクダミの民間療法と相通じる。『普濟方』（朱橚）は、唐・宋の主たる医書を引用し、約6万もの処方を収録するが、その中に蕺の別名魚腥草を用いた薬方はわずか1方にすぎない。同巻二百九十六「痔漏門」に諸痔を治す処方として「洗方　魚腥草を用て湯に煎じ温洗す」とあり、これも外用の薬方である。本草書でも蕺の扱いは概して少なく、たとえば、『證類本草』巻第二「序例下」に薬効別に各薬物を列挙するが、いずれの項目にも蕺の名は見当たらない。古本草書に記載された蕺を用いる処方は、いずれも民間に俗伝する療法であって、純然たる民間薬と考えてよい。『本草綱目』では、附方に旧一新六とあるように、『證類本草』に引用された『經驗方』の処方（旧方）のほかに、新たに6方を追加収載した。このうち4方は、次に示すように、ドクダミを単味で外用し、残りの2方はほかの薬物を配合するが、やはり外用とすることに変わりはない。

痔瘡腫痛　魚鯹草一握り、湯に煎じて熏洗し、仍(な)ほ草を以て痔を挹(おさ)へれば即ち愈ゆ。一方、洗ひて後、枯礬を以て片腦少し許(ばか)り入れ之を傅く。（救急方）

疔瘡作痛　魚鯹草擣(つ)き爛らかし之を傅く。痛み一二時あれども草去るべからず。痛みて後、一二日すれば即ち愈ゆ。徽人の傳ふる所の方なり。（陸氏積德堂方）

小兒脱肛　魚鯹草擂(す)りて泥の如く、先づ朴消水を以て洗過し、芭蕉葉を用て藥を托(お)し住(とど)め、之に坐れば自ら入るなり。（永類方）

瘧疾斷截　紫蕺一握り擣き爛らかし絹にて包み周身摩擦す。睡りて汁有れば即ち愈ゆ。發する前に臨み、一時に之を作る。（救急易方）

このうち、疔瘡作痛の薬方はドクダミの葉を搗き爛らかして患部につけると一時的に痛みを伴うが最終的には治癒するとあり、『本草綱目紀聞』に記されたドクダミの語源説明にそっくりである。このことからわが国におけるドクダミを用いた民間療法は『本草綱目』の記述の影響を大きく受け

たものといえる。また、この薬方は「徽人の傳ふる所の方なり」と『本草綱目』は記載している。徽人とは、徽州すなわち現在の中国安徽省南端に住む少数民族であり、宋代の12世紀初頭に行政区画が設けられて以来、独特の文化で知られる。特に徽州商人による活発な経済活動は中国全土におよぶ。疔瘡作痛の薬方は同地で発生した独特の薬方であって、徽州商人によって広められたと考えられる。この薬方が『本草綱目』に収載されたのは、徽州が李時珍の出身地である蘄州(現湖北省)に近かったためと思われる。これに象徴されるように、中国においてドクダミはごくローカルな存在であって、その使用はきわめて限定的といってよい。

[2] 茶剤として服用するのは日本独自の用法

　江戸期の主たる民間医療書を参照した結果、ドクダミを用いる薬方は意外に少ないことが明らかとなった。その内容を精査すると、興味深い事実が浮かび上がってくる。1つは大半がドクダミを外用とし、その用法が前述の『本草綱目』に収載されたものと酷似することである。たとえば、『和方一萬方』巻之二十六にある「癰疔疽ノ愈藥　又方」や『廣惠濟急方』上巻の「疔瘡の療法　又方」は『本草綱目』の附方「疔瘡作痛」を範として創製したこと以外に考えにくい。同様に、『懐中備急諸國古傳秘方』の「しりがさ並にだつこうの療方」は伊勢山田足代家伝の薬方と称しているが、『本草綱目』の小兒脱肛を参考にしてわが国の民間で創製した薬方と考えられる。そのほか、打ち身に対する薬方(『救民妙藥集』、『漫游雜記藥方・農家心得草藥方』)、かゆみや痔・皮膚病に対して洗滌薬として用いる方(『此君堂藥方』、『奇工方法』、『經驗千方』)なども『本草綱目』の影響と見ることができる。ただし、わが国の民間療法の中に中国医方にはなかったドクダミの内服療法が2つあることに留意する必要がある。

　一般に日本人は前例のない用法に手を出すことに極めて慎重である。中国人が神仙の霊薬と称して、ときに毒物をも厭わないことと比して対照的ともいえる。中国に類例のない内服療法も、よく文献を精査してみると、それが動物での治験を通しており、やはり例外ではなかったことがわかる。『漫游雜記藥方・農家心得草藥方』の急用牛馬の薬方はその1つで、筋肉痛や中風にドクダミの煎じ汁を与えるとよいとある。この過程で牛馬に対してドクダミは毒とはならない、少なくともきわめて弱いことを知り得てヒトに応用したと考えられる。『大和本草』にわが国の馬医がドクダミを餌として馬を飼うと十種の薬能がある云々と記述していることとよく符合する。ドクダミは、わが国の人里にごく普通に生えるので、牛馬などの家畜が食べるのを見た結果であろう。ドクダミの内服療法は『妙藥奇覽拾遺』後編にもあり、小便通じ難きものに用いるとし、「甘茶芥子殻をせんじ戢藥（じゅうやく）どくだみを加へ用て全治すべし」と主治を記述する。すなわち、ドクダミの利尿作用を利用したものであり、中国の本草書、医書のどこにもドクダミの利尿作用に言及した記述は見当たらないので、内服の治験を通してわが国で見出した薬効といってよい。今日でも利尿によいとして広くドクダミ茶が用いられている。ドクダミを内用する薬方はもう1方あり、『妙藥博物筌』二の瘧藥同方にある牛膝との2味で瘧（おこり）に用いるもので、これもわが国独自のものである。『妙藥奇覽拾遺』は江戸後期の1828年の成立であるが、『妙藥博物筌』はそれより古く、遅くとも1759年以前には成立しているので、次節で述べる漢方医学へのドクダミの登用のさきがけとなった可能性がある点で注目に価する。

○ 救民妙薬集

打身薬（うちみの）

又しふき、紺屋糊（こんやのり）、梅干（むめぼし）、三色（みいろ）を押（お）し合せ、付てよし

○ 妙薬奇覽拾遺後編

小便通じ難きもの（せうべんつうじがた）

或（あるひ）ハ淋病（りんびゃう）に妙薬（めうやく）は車前子（こおばこの）の粉を車前葉のせんじ汁にて服用すべし。また急（きう）に通（つう）じがたきに田螺（たにし）の肉（にく）をすりつぶし臍（へそ）にはるべし。たちまちに小便通（つう）ずるなり。○また菅（すげ）にても小笹（ねざゝ）にてもせんじたびたび腰湯（こしゆ）するも妙なり。○またりんびゃうなどの寂初（はじめ）ハ白（しろ）さとう湯（ゆ）を昼夜（ちうや）に五合ほどづゝのむべし。砂糖（さとう）は少（すこ）しづゝ入（い）れべし。沢山（たくさん）にてハ跡（あと）まで呑（の）がたし。かくのごとくすれバ早速に治（ぢ）す。少しの事（こと）と思ひ差（さし）おく時（とき）ハ後々（のちのち）の難病（なんびゃう）にいたるべし。○また唐黍（とうきび）を粉（こ）にし度々（たびたび）用（もち）ゆるもよし。また甘茶芥子殻（けしから）をせんじ戴薬（じうやく）　どくだみ　を加（くわ）へ用て全治（ぜんじ）すべし。○婦人（ふじん）も右の方にて治療（ちりやう）すべし。

○ 此君堂藥方

濕瘡ノ薬

ドクダミノ根葉トモニ洗湯ノタギリタル中ニ入。此湯ニテ四五度モタデルトキハ治スル也。又茋朮硫黄等分コマノ油ニテ付。二日ホドニテ治スル。ハヤク付テハアシヽ。内攻スルナリ。

ニカ虫ノ方

ドクダミノ根シホリ汁度々付ル。

同

癧疽ヲヤムモノニハ田鶏ノ皮ヲ剥テ陰干ニシテ冬中水ニ浸シテ包メハ立ニ愈ル。夏ハ生ニテ用　同（老牛筆記　鳴□□　与平次傳）　御説　又十藥ヲ煎シテ洗、妙也　同　林右衛門話

○ 奇工方法

藥湯の法

忍冬十両　蓮葉五両　桼白皮五両　ヂウヤク十両水二升入五合入一番二番三番迠別にせんし置く

粉藥の法　イヲウ　ユノハナ　トウノ土　シヤウノウ　各一両宛麻の袋え入置

右居風呂常の通水ヲ入ワカシ右ノ内え煎置

藥湯ヲ越入、粉湯モ風呂ノ内ニテ能々モシ出シ用ユ。疾瘡ニハ塩ヲ少々加エ用ゆへし。

池端加藤の家来芳沢昌助癩病タムシホウシタルニ妙藥ヲ出ス。

○ 古今樞要集　下

四十五　疵愈藥之叓

又ハコベ　犬尻　トクタメ　カタバミ　大ハコ　右五種ヲ灰ニ燒テ等分ニ合付クベシ、ウマズシテ早速愈ス薬也。

五十八　重寶膏薬之叓

又白膏薬　松脂　青木葉　胡麻ノ油ニテ煉。口傳ニ有リ、松脂一盃ナラバ青木葉二両右膏薬洗煎物ゝ叓　スイ葛　ヘクソ葛　ソクヅ　ニワトコ　栗木ノ青ハダ　大ハコ　藤瘤　クマサヽ　ドクダミ　黄蘗　小栁　水三十盃入テ六盃ニ煎テシテ是ニテ右膏薬ヲ洗也。

○ 經驗千方

陰囊のかゆきに

菊の根を煎じむすべし蒲黄を附るも又よし

又方　どくだみせんじむすべし

痔疾の手当

（中略）

又方　どくだみのせんじ汁にてむすべし

産後陰門かゆきに

どくだみのせんじ汁にてむすべし

○ 和方一萬方

巻之五「諸草部」　穴クサヲ治ル方

赤牛ノ角　甘草　カラスウリノ子　キワダ　トクタミノ葉各等分

右五味細末ニシテ浮クサノ汁ニテトキ付ヘシ

同　穴草ノ破レタルヲ治ル方　又方

赤牛ノ角黒燒　カラスウリノ子　ヲバコ　甘草　トクタミノ葉陰干ニシテ粉

右五味ハコベノ汁ニテトキ付ヘシ

巻之二十六「癰疽部」　癰疔疽ノ愈薬　又方

トクダン草タヽラカシ付テヨシ。一痛ミスルモノナリ。取去ベカラス。

同巻之三十二「癜風部」　黒ナマス　又方

ギシギシ　イワウ　白物　桃仁　シウヤクノ根*　スヽ　シキミノ葉

右七味等分酢ニテスリ合セ風呂ニ入付ケートムシムシテ後洗ヒヲトス。

* 村井琴山は未詳と注釈しているが、十薬と考える。

○ 妙薬博物筌

癧薬同方

牛膝　蕺菜　此二味をすり丸し早天に五粒用ゆべし。千日になる癧も落べし。

○ 廣惠濟急方
上巻　疔瘡の療法　又方
戢菜　圖説下にあり　搗爛付てよし。痛甚に最よし。付たる當分甚痛とも取去べからず。

○ 漫游雑記藥方・農家心得草藥方
藥方の事
戢菜ハ戢菜の根を五本手一束にきり煎じ、一宿露にうたせ発る日の拂暁に用ゆべし。

○ 經驗附方
折傷打撲には
無名異酒にて服し、痛む所にぬる○戢菜真綿　ふるき程よし　等分黒焼酒にて服し、痛む所にぬる

急用牛馬の薬方
○筋痛ミ又風に中りたるにハ戢菜の煎じ汁○尿閉にハ木通のせんじ汁○大便のつまりにハにハとこの煎じ汁○息にハ藜芦人参のせんじ汁に丸をくだきかき立て飼べし。

○ 救急方
いんきんたむし瘍下瑣言といふ書に腎嚢風といふやまひ也。いんのふかゆみはげしくたえがたきに、雄黄、樟脳、鶏子黄、等分、麻油にてときぬる。又蛇床子せんじ洗ふべし。又和大黄すり、きれに包み、酢をわかし其中へしたし入あたゝかな所にて、度々すり付てよし。又ぬかみそをよくしぼり袋に入、あつき湯にしたし度々むすなり。又どくだみ洗じむすもよし。

○ 懐中備急諸國古傳秘方
△しりがさ　ぢばすの古名　並にだつこうの療方にハ　伊勢山田足代家傳
あおきのは世枚、しきみのは同、どくだみのは六十枚、水二升五勺にせんじつめわたにひたし、一切の痔病に付て妙。

△小児かたかひ　五かん(五疳)の古名　すくもたひ　驚風の古名　を防並治方
積雪艸かきどうしの事　戢菜どくだみの事　等分煎じ用

[3] 梅毒の治療薬として漢方薬に転用された

　一般世間は民間薬と漢方薬をしばしば混同する。また、それらを区別できない薬剤師も少なからず存在する。ジュウヤク(ドクダミ)は日本古来の民間薬として一般の認知度が高いのであるが、ジュウヤクを配合する漢方薬の存在は意外に知られていない。すなわち、ジュウヤクは民間薬であると同時に漢方薬でもある希有な存在である。「一般用漢方製剤承認基準」は、1971年、当時の厚生省がわが国で繁用される漢方処方として210方をリストアップし、配合生薬の量と期待される効能・効果を一本化し、この枠内であれば臨床治験がなくても薬局で製造・販売することを認めた。

後に追補されて現在では294方となっており、伝統的な記述を廃して西洋医学の観点で解釈しているので、適用する症例は全て西洋医学の用語でもって記述されている。この「一般用漢方製剤承認基準」の収載品の中にジュウヤクを配合する処方がただ1方存在する。川芎・金銀花・十薬・大黄・荊芥の5剤を配合する五物解毒散(ゴモツゲドクサン)と称される処方であり、かゆみ・湿疹に用いる皮膚疾患用薬とされている。この処方は、中国の古典には見当たらず、一般には本朝経験方と称されている。本朝経験方とはいかにもそういう名の文献があるかのようであるが、わが国で創製され広く用いられるようになった処方をいい、多くの場合、文献上の出典は不詳である。幕末から明治にかけて折衷派漢方医学の大家と称された浅田宗伯の『勿誤藥室方函』でそのような処方を本朝経験と称したのでそう呼ばれるようになったらしい。しかし、約800処方を収載する『勿誤藥室方函』に五物解毒散の名は見当たらず、また昭和を代表する漢方医家大塚敬節・矢数道明の処方集にもない。本処方を記載したのは江戸後期の有力な折衷派漢方医有持桂里(1758年-1835年)であり、『校正方輿輗』に五物解毒湯の名で次の3カ所に出てくる。

○ 校正方輿輗

巻十四「癰瘡」　五物解毒湯　和方　諸の結毒を治す方

荊芥　魚腥艸各五分　川芎三分　大黄二分　金銀花七分

右五味、水二合ヲ以テ煮、一合ヲ取リ服ス。

○ 諸結毒、徐徐ニ此ヲ服シテ毒ヲ解スヘシ。

同「疥癬膿瘡」　五物解毒湯　方具癰瘡門

○ 黴瘡(ガンガサ)ヤ疥瘡ノ膿汁ヲ流シテ久止マザル者ニハ土茯苓二三錢、或ハ四五錢ヲ加ヘ用テ可ナリ。或ハ五寶散、玉屑丸ノ類兼テ施ス事モ有リ。

同「痔」

五物解毒湯　方具癰瘡門

○ 結毒、後竅(コウモン)ニ痼滞スル者ニハ此方良シ、漏ニハ土茯苓ヲ加フ。

ここでいう魚腥艸は『本草綱目』に初見する魚鯹草と同じであり、ドクダミの全草を基原植物とするジュウヤクのことである。本処方は『校正方輿輗』を出典とするが、しばしば本朝経験と称される理由は、その基となった俗伝の処方が存在するからである。『方輿輗』には校正本のほかに稿本と称されるものがある。記述する分量が大きく異なり、内容的には別の性格をもった医書である。いずれも有持桂里の見解をまとめたものであるが、大塚敬節ほか現代の漢方医家にも大きな影響を与えたといわれる[1]。『稿本方輿輗』に五物解毒湯の名はなく、その代わりに魚腥湯という五物解毒湯から荊芥を除いた4味からなる処方が記載され、黴瘡・疥癬膿瘡・痔に用いるとされている。有持桂里が「凡解毒ノ剤華方ニテ捜風解毒ヲ始トシテ和方ニモイロイロアレドモ、此方純粋ニシテ効アリ。故ニ解毒ノ剤ハ此一方ニテカタヅケテヨキ程ノモノナリ。」と述べているように、江戸時代後期には解毒を目的とした様々な薬方が市中に出回っていた。この背景には梅毒の流行があり、まず中国から捜風解毒湯と称する薬方が伝わり、その影響を受けて本邦で各種の薬方が創製されたのである。この捜風解毒湯は主たる医学書にはなく、『本草綱目』を出典とする楊梅瘡(ヨウバイソウ)すなわち梅毒を治療す

るための薬方である(主治は第1部第1章サルサの条を参照)。梅毒は、李時珍が「楊梅瘡は古方に載せず、亦た病者無し。近時、嶺表(嶺南地方、広東・広西省)に起こり、傳はりて四方に及ぶ。」(巻之十八「土茯苓」)と述べているように、中国にもともとあった疾病ではなく、そのため古い医学書に記載はない。梅毒発生の世界最初の記録は15世紀末とされ、わが国でも『月海録』(竹田秀慶)に、永正九(1512)年に京都で唐瘡、琉球瘡と称する疾病が流行し、またその翌年、『妙法寺記』にタウモという癩に似た病気が流行したとの記載があり、いずれも今日の梅毒に相当すると考えられている[2]。梅毒の起源についてまだ定説はないが、世界のいずれかの地域(新大陸、アフリカ、ヨーロッパなどの諸説がある)の風土病であったものが、大航海時代になって世界各地の交流が活発になるとともに、世界に蔓延したといわれている。このような新しい疾病に対する治療薬は当初水銀剤が用いられ、中国では軽粉[3]が用いられた。中国本草では『嘉祐本草』に水銀粉の名で初見し、汞粉・軽粉・峭粉の別名がある。『本草綱目』は軽粉の製造法を記載し、水銀・白礬・食塩を研り合わせたものを加熱して昇華させて作るとしている。『證類本草』では無毒と記載されているが、実際には水銀中毒を起こすので、『本草綱目』・『本草従新』(呉儀洛)ではいずれも有毒としている。軽粉による中毒を緩和する薬剤として当時の医家が用いていたのは土茯苓を主剤とする方剤であったと李時珍は述べている。捜風解毒湯はその1つで、土茯苓一両、薏苡仁・金銀花・防風・木瓜・木通・白鮮皮各5分、皂莢子4分からなり、ときに人参や当帰を加えた。捜風解毒湯の文献上の出典は『本草綱目』とされているが、李時珍の創製ではなく、市中の医家の薬方を発掘したものである。しかし、古典医書に記載のない症例であるから、症状解析から試行錯誤で創出し、処方としては不完全なものであったと想像される。その結果、わが国では捜風解毒湯を改良した多くの類方が創出され、山脇東洋(1706年-1762年)の六物解毒湯や香川修庵(1683年-1755年)の解毒剤がその代表的なものであった。六物解毒湯は遺糧(土茯苓)・金銀花・川芎・薏苡仁・木瓜・大黄の6味、解毒剤は遺糧・川芎・大黄・茯苓・木通・忍冬・甘草の7味からなり、いずれも土茯苓を主剤とし、捜風解毒湯の変方であることは明白である。浅田宗伯は、香川解毒剤は近江地方の民間に伝えられたもので、捜風解毒湯とは方意を異にして広く解毒に運用できると評価する(『勿誤薬室方凾』)。ただし、ここでいう解毒とは、『稿本方輿輗』が捜風解毒湯をもっぱら軽粉の毒を取り除く薬方としているように、『本草綱目』に「今の醫家に捜風解毒湯有り、楊梅瘡を治す。軽粉を犯さずして、病深き者は月餘、淺き者半月にして即ち愈ゆ。軽粉薬を服して筋骨攣痛し、癰瘍して動履能はざる者、之を服して亦た効あり。」とあることを受けたものである。この記述では、捜風解毒湯も梅毒に効果があることになっているが、実際は梅毒の症状を若干改善する程度の効果しかなかったと思われる。主たる治療は軽粉を用いて行い、その副作用を緩和するするため種々の解毒の薬方を用いた。軽粉自体も梅毒にさほど効果があるわけではなかった。1775年、プラントハンターとして来日したツンベリーが昇汞すなわち塩化水銀(I)の希薄溶液を用いる治療法を伝えたが、水に溶けやすい昇汞の効果は水に溶けにくい甘汞を主成分とする軽粉より効果があったといわれる。その反面、水銀中毒も強く出るので、この用法が広まるにつれて解毒の処方が望まれるようになった。かかる状況の下で、有持桂里も自前の解毒の処方の創出に迫られ、俗伝の民間方であった魚腥草・金銀花・川芎・大黄の4味からなる魚腥湯に目をつけた。『稿本方輿輗』で記述されているように、有持はこの処方に対して様々な加減を試み、その結果、荊芥を加味した五物解毒湯を創出した。『校正方輿輗』で魚腥湯を収載せず、五物解毒湯のみとしたのは、それが有持の自信作であったからにほかならない。

1) 大塚敬節・矢数道明責任編集『近世漢方医学集成85　有持桂里1』（名著出版、1982年）、原桃介解説「有持桂里」（15頁-32頁）に現代漢方医学への『方輿輗』の影響について詳述されている。
2) 土肥慶蔵著『世界黴毒史』（形成社、1973年）、「(5)日本ノ唐瘡又琉球瘡」、70頁-88頁。
3) 『本草綱目』巻十八下「土茯苓」の「發明」によれば辰砂と混ぜて使うとある。

第5節　民間薬であり漢方薬であるドクダミの誕生

　ドクダミの全草すなわちジュウヤクは、わが国の民間で広く用いられたが、その用法は大きく2つに大別される。1つは外用薬とするもので、わが国における療法は『本草綱目』を範として創製された。現在でもわが国の民間でドクダミの生葉をもみ爛らかしてできものに外用するが、『本草綱目』にほとんど同じ内容の処方が記載され、さらに古く『證類本草』にも類方がある。この外用療法は、『本草綱目』が17世紀初頭に伝えられ、和刻本が出版されてから急速に全国に広まった。因みにドクダミを外用する療法は中国でも民間で伝承されるのみで、正統医学書には見当たらない。もう1つの用法はドクダミを内用薬とするもので、わが国で発生した独特の療法であって中国にはない。『證類本草』では、『圖經本草』などを引用して「人をして氣喘せしめ、虚弱を發して陽氣を損じ、精髓を消す」などと記述されているように、多食や内用を好ましくないとする記述が目立つ。『證類本草』に「山南(湖北省・四川省東部) 江左(江蘇省)の人、好んで之を生食す。關中(陝西省)、之を葅菜と謂ふ」とあり、それ故に中国本草では菜之部に分類されたが、結局、李時珍は『名醫別錄』に記載された薬味・薬性「味辛く微温」に「小毒あり」を加えた。『本草綱目』の附方に内用する処方が1つもないのもそれと符合する。『大和本草』に「駿州甲州ノ山中ノ村民ドクタミノ根ヲホリ飯ノ上ニオキムシテ食ス」とあるように、わが国の一部に食草とする地域があるが、結局、「サレトモ本邦ノ人アマネク食ハス。菜トスヘカラス。」と記載しているように、中国本草の記述に押し切られた形となった。実際、ドクダミの毒性はほとんどなく、独特の悪臭の故に古くから有毒と考えられた。このような中にあって、わが国の民間ではドクダミを内用し、有持桂里はそれを配合する五物解毒湯を創出するに至ったが、『漫游雑記藥方・農家心得草藥方』の急用牛馬の薬方に示唆されるように、家畜に対する治験を経て人へ適用されたものである。わが国ではドクダミはごく普通の人里の雑草であり、牛馬がそれを好んで食べるのをみた結果、無毒であること並びに何らかの薬効のあることを見出し、内用するに至ったと思われる。ドクダミはクウェルシトリンというフラボノール配糖体を含み利尿作用のあることが知られている。また、カリウム塩にも富み、有機成分と無機成分の相乗作用で有効な利尿作用を示すことから、民間で解毒の内用薬として支持されるようになった。

　以上述べたように、ドクダミは中国にもありわが国独特の民間薬とはいい難い。しかし、その湯液を内用するのはわが国で独自に見出されたものであり、江戸後期に漢方医学にも登用された。ほかの民間薬の多くがそうであるように、中国本草学・医学の強い影響のもとで、独自の治験から発生したものと結論できる。

第8章　マクリ（海人草）

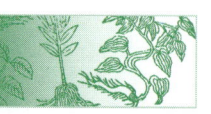

第1節　生薬マクリとその基原

　マクリ DIGENEA は第4改正日本薬局方の追補で初めて収載され、著効のある駆虫薬の割には遅い収載といえる。その理由は、海人草あるいは鷓鴣菜という名で、漢方処方で比較的繁用されたことが挙げられよう。効果の確かな薬物を局方に収載させれば、それを繁用する漢方医学の復権につながりかねず、西洋医学の完全定着をはかる当時の政府にとって懸念すべきことであったからだ。歴代局方のいずれの版も暗赤紫色～暗灰赤色又は灰褐色という色の性状を記述するが、古くなると退色するので、なるべく新鮮なものを用いるという事実上の指示でもあった。また、「本品は他の藻類など20.0％以上を含まない」という純度試験の規定は、異物の混入に対してかなり寛大といえるが、海産物に共通する特徴として、他種生物の付着は避けられないことを考慮した。本品に付着する主要な藻類として、トゲイギス *Centroceras clavulatum* (C. Agardh) Montagne (Ceramiaceae イギス科)、アカモ *Jania decussato-dichotoma* (Yendo) Yendo (Corallinaceae サンゴモ科)、タマモサヅキ *Jania adhaerens* J. V. Lamouroux (Corallinaceae サンゴモ科) などが知られている。このうちトゲイギス・アカモは、マクリと同等かやや強い抗回虫作用があり、マクリの効果を阻害するものではないので、純度試験における異物混入の"寛大な規定"となった理由がわかる。

　マクリの基原種は、各種生薬の中でも数少ない海藻類に属し、高等植物ほど一般に知られていないので、ここでその分類学的位置について述べておく。最新の分類体系によれば、紅藻植物門 (Rhodophyta) の紅藻綱 (Florideophyceae) に属し、イギス目 (Ceramiales) フジマツモ科 (Rhodomelaceae) マクリ属 (*Digenea*) に分類される。マクリ属はマクリ1種から構成される単

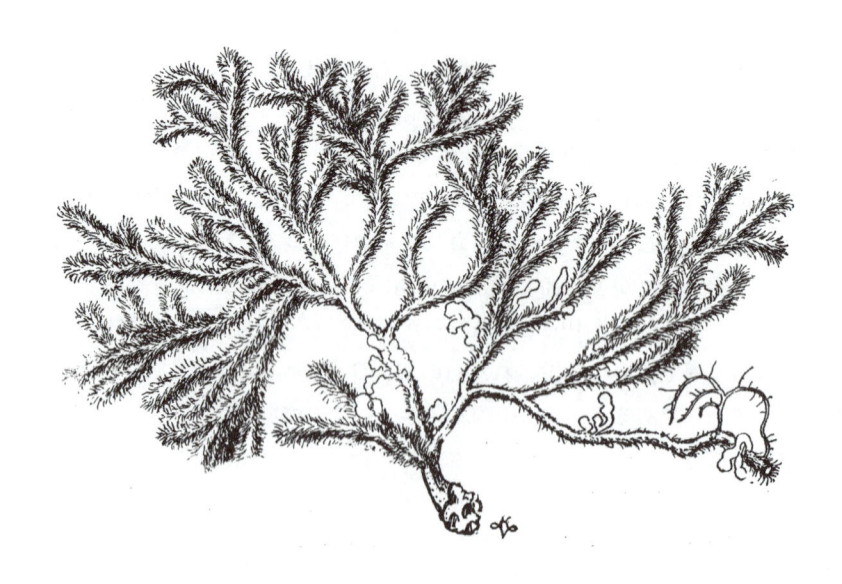

図8-1　マクリ

型属で、当初は、ウルフェンによって*Conferva*属に分類された（1803年）。同属は糸状藻類の大半を含み、淡水性のマリモ*Aegagropila linnaei* Kützingまで入れられていたから、後に多くの属に分割され、1822年、アガルト（C. Agardh）はマクリ属を新設してここにマクリを置いた。したがって、マクリの学名は*Digenea simplex* (Wulfen) C. Agardhとするのが正しい。

　マクリは、暖流域の海底または珊瑚礁、近海の干潮線付近から約10 mの間に生育し、実際に採集する時は、潜水して付着する石ごともぎ取り、陽乾したのち篩で土砂を除く。本種は暖海性で、大西洋熱帯海域・地中海・紅海・インド洋・南シナ海・オーストラリア～太平洋熱帯域に広く分布し、本邦では本州太平洋岸南部・四国・九州中南部・南西諸島に生育する。本種のタイプ産地は地中海のアドリア海トリエステであり、東アジア地域における分布の北限は九州天草・五島列島・紀伊半島串本近海である。

　歴史的にマクリをもっとも利用してきたのはわが国であるが、本土海岸における産出はごくわずかであり、多くを輸入に頼ってきた。最大の産地は南シナ海の東沙諸島であり、最盛期には年産300tに達したといわれる[1]。南西諸島はそれに次ぐ産地であったが、戦後、沖縄県は米国施政権下に入り、また外国からの輸入も絶たれたこともあって、鹿児島県島嶼部（薩南諸島）が最大の供給地となった。乱獲による資源量の枯渇で生産量が減少するに伴って、鹿児島県水産部が中心となり養殖研究が行われた[2]。それによると、マクリの増殖は、胞子を付着させた山石を浅海域の砂礫地帯に投げ込むというごく単純なものであったが、3年で15 cmほどに成長し、一定の効果は認められたようである。原藻から胞子の採取は、母藻を陰干ししたのち、海水を満たした桶内に漬け、植物成長促進剤を用いて胞子を効率よく発生させるという方法が採用された。山石にこの胞子を着生させ、静かに海底に沈石させ、ある程度成長した後に採集する。そのほか、マクリ着生の石を採取し、漁場に移したり、幼藻を石あるいはセメントに固着させたものを沈石させるなどの方法も検討されている。鹿児島県の統計によれば、同県内のマクリの生産は1958年に年産80 t以上に達したが、衛生環境の改善に伴ってマクリの需要が激減し、1970年代以降になると数t以下に落ち込んだ。現状では、増殖研究の成果が再び注目される可能性は少ないが、駆虫薬の需要が皆無というわけではない。国外とりわけわが国に近い東南アジアでは寄生虫症が蔓延し、旅行者や長期滞在の邦人にも発症例が見られ、国内でも有機農法で生産された野菜類などの需要が増大するにつれて、有機肥料を通して寄生虫感染が発生しているからである。また、後述するように、マクリの主成分であるカイニン酸は、神経科学において中枢シナプス伝達の機序解明に必須とされており、マクリの最大の需要はむしろ試薬としての需要であって、実際、2001年にはカイニン酸の受給が逼迫し、価格が高騰した事実がある。

[1]　殖田三郎・岩本康三・三浦昭雄著『水産植物学　水産学全集10』（恒星社厚生閣、1963年）、583頁-584頁。
[2]　『鹿児島県水産技術のあゆみ』（鹿児島県、2000年）第3編増養殖部門第1章海面増殖Iの第3節「まくり」、432頁-436頁。

第2節　マクリの成分研究の歴史と薬理

　マクリの成分研究の大半は邦人研究者の業績に基づく。最初の科学的研究は20世紀初頭までさかのぼるが、駆虫活性成分についてアルカロイド様物質とする説[1]、粘液素とする説[2]、ベタインとする説[3]など、諸説が乱立していた。マクリエキスの分画が困難で、有効成分と称する物質が純粋でなかったことが理由に挙げられる。最初にマクリの成分の単離・精製に成功したのは大阪薬学専門学校(大阪大学薬学部の前身)のグループであり、実質的にその研究を主導したのは後に東北大学薬学部教授を務めた竹本常松であった。竹本の研究回顧[4]によれば、1947年7月にこの研究に着手し、戦後間もない劣悪な研究環境のもとで、マクリの駆虫作用成分について次のような知見を得たという。

1. 煎剤は液汁と寒天質に分離し、活性は液汁にある
2. 活性物質は熱に安定である
3. 活性成分はセロファン膜を透過する
4. 活性成分は酸性の水溶液中では活性炭に吸着される
5. 活性成分は中性の含水エタノール中ではアルミナに吸着される

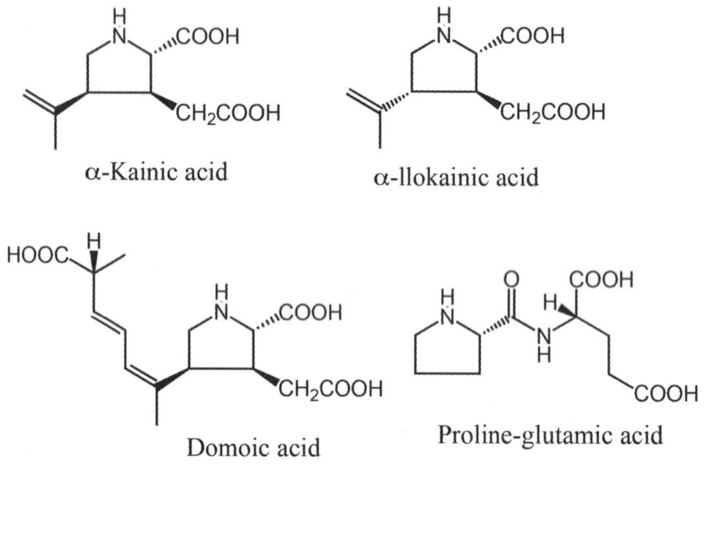

図8-2　マクリの成分

　以上の知見をもとに、アルミナを固定層とするクロマトグラフィーを繰り返し、塩基性酢酸鉛で沈殿させるという、今日ではまず見られなくなった手法を用いて融点251℃（分解）、旋光度－14.8°、組成式$C_{10}H_{15}O_4N \cdot H_2O$の無色の結晶を得、ディゲニン酸Digenic acidと命名した。研究を開始してから6年を経た1953年のことであった。この研究では、駆虫活性試験を平行して

行ったが、竹本はミミズやブタ回虫を用いたin vitroの実験系ではなく、回虫寄生者を対象としたin vivoの実験系で確かめたと述懐している。その結果、ディゲニン酸に顕著な回虫駆除作用が認められ、駆虫薬たるマクリの有効成分が初めて純粋物質として単離されたのである[5]。翌1954年5月の日本薬学会近畿支部例会において、竹本らはディゲニン酸をカイニン酸Kainic acidと改称し、以降、この名が通用している。実は、マクリの研究は竹本のグループだけではなく、藤沢薬品研究所の森本明、武田薬品中央研究所の松岡敏夫・森本浩らも行っており、これら企業研究グループも駆虫作用成分を単離していた。とりわけ、藤沢薬品グループは、1953年6月の日本薬学会近畿支部例会で、マクリの駆虫作用成分について発表しているが、竹本らの論文が出版される直前であった。ただし、完全に精製するに至らなかったようで、翌1954年に発表した寄書の中で、精製品を得ることに成功し、竹本らのサンプルと一致したと報告している[6]。藤沢薬品グループは平面構造式ながら、ジヒドロカイニン酸の構造式をほかのグループに先行して提出しているが、結果としては誤りであった。当時、わが国では寄生虫症が蔓延していたから、製薬企業も駆虫薬の開発に熱心であり、マクリの成分研究はグループ間の競争が熾烈を極め、ディゲニン酸からカイニン酸への改名もその過程で発生した深い事情によることがうかがえる[7]。当時は、今日では広く普及する高分解能核磁気共鳴装置（NMR）や質量分析装置（MS）などはなく、分解反応物を捕捉して各官能基に特有の結晶性誘導体を作っては赤外線吸収スペクトル（IR）や紫外線吸収スペクトル（UV）あるいは元素分析に供して構造を解析しなければならず、大変な時間と労力を要したのである。カイニン酸の正確な平面構造式をいち早く発表したのは藤沢薬品グループであり[8]、やや遅れて武田薬品グループが同じ構造式を提出している[9]。カイニン酸の立体構造式は、武田薬品グループの森本浩によって、今日知られているものと同じ構造式が提出された。更に、1958年、大阪大学の渡瀬らにより、X線結晶解析によってカイニン酸の絶対構造が決定され[10]、これをもってカイニン酸の構造研究は決着した。竹本はカイニン酸の構造研究では武田・藤沢薬品の企業グループの後塵を拝することになったが、それまでに積み上げたノウハウを生かした特色ある研究業績を残した。それは天然物化学の素材を探し出す嗅覚に優れた竹本ならではの業績であって、駆虫作用をもつほかの海藻の成分研究に興味の対象を向けていた。マクリと同じフジマツモ科に属するハナヤナギ*Chondria armata*（Kützing）Okamuraが南西諸島徳之島でドウモイという民間名で駆虫に用いられていることを知るや、成分研究を開始し、ドウモイ酸と名づけた活性成分を得た[11]。ドウモイ酸はカイニン酸より炭素5個分多い類縁成分であったが、ハナヤナギをなめたハエが死ぬのをみてその活性成分を追求し、ドウモイ酸に殺蝿作用のあることも明らかにしている[4]。

　竹本らによりマクリの駆虫作用成分が単離・精製されるとともに、活性成分であるカイニン酸を用いた薬理学的研究も可能となった。まず、藤沢薬品研究所の田村によって、ブタ回虫筋のデヒドロゲナーゼ（回虫では生体酸化も主る）を阻害するが、組織呼吸そのものを抑制しないことが明らかにされた[12]。マクリ水製エキスの対回虫作用は、エキス中のカイニン酸の含有率から推定される活性より強い[13]ことからカイニン酸以外の成分の関与が示唆されたが、カイニン酸より強力な駆虫作用成分はまだ知られておらず、その詳細は明らかではない。田村は、回虫筋による酸素摂取はマクリ水製エキス中に存在するマグネシウム塩により阻害され、またカイニン酸および乳酸のマグネシウム塩（マクリ中に含まれるといわれる）は回虫筋の非酸素呼吸を強く阻害し、子犬を用いた駆虫試験でカイニン酸および乳酸のマグネシウム塩が強い作用をもつことも明らかにした[14]。回虫を用いたカ

イニン酸の駆虫作用機序の解明研究は、その後ほとんど進歩は見られなかったが、別の分野で大きく展開することとなった。今日、カイニン酸はグルタミン酸受容体の強力なアゴニストであり、興奮性神経伝達物質として機能し神経細胞を破壊することは広く知られている。したがって、カイニン酸の駆虫作用は、回虫の神経系を興奮させて神経細胞死を誘発させる結果、筋肉を強直・痙攣に至らしめることによると考えられている。なぜカイニン酸がそのような作用をもつのか、全容が明らかにされているわけではないが、その構造にグルタミン酸骨格が含まれている[15]ことと密接に関係することは容易に想像できる。竹本が単離・構造決定した類縁体ドウモイ酸も神経科学において中枢シナプス伝達の機序の解明に大いに役立っている。今日、カイニン酸は神経科学の研究に必須のツールとされ、消費量の急増に生産が追いつかず、2001年に価格が急騰したという事実がある。一方、生薬としてのマクリの消費量はきわめて微々たるものであり、もはや局方から削除してもかまわない状況であるが、そうならないのはそれがカイニン酸のソースとしてかけがえのないものだからであろう。

マクリ以外の海藻におけるカイニン酸の分布については、フジマツモ科パピラソゾ *Laurencia papillosa* (C. Agardh) Greville、同カエリナミ *Vidalia obtusiloba* (Mertens ex C. Agardh) J. Agardhにごく微量（含量でいえばマクリの百分の一以下）に含まれることが知られている[16]。イギス科トゲイギス *Centroceras clavulatum* (C. Agardh) Montagne、地中海特産といわれるピラロイド科 *Alsidium helminthochorton* (La Tourette) Kützingおよびダルス科ダルス *Palmaria palmata* (Linné) Kuntzeの矮性変異種に含まれるという報告もある[17]。そのほか、『中薬大辞典』はコノハノリ科アヤギヌ *Caloglossa continua* (Okamura) R. J. King et Puttockもカイニン酸を含むとし、1000余例の回虫駆除の臨床例の解析結果を記載している。中文の文献を引用するが、いずれも学術論文ではなく、基原を正しく同定しているか疑わしい。米国化学会のCASデータベースによる検索でアヤギヌがカイニン酸を含むという報告は見当たらない。天然界におけるカイニン酸の分布は限られ、しかも駆虫薬としての用途に堪えるものはさらに限られているといってよいだろう。

1) 田中正鐸　東京医事新誌　1366号　1228　1904年。同　1368号　1318-1321　1904年。
2) 慶松勝左右衛門、京都医事衛生誌、126号　8-11　1904年。
3) 諏訪宝一・井上秀男　岡山医学会雑誌　193　1917年。
4) 竹本常松　化学と生物　5巻第1号　45-49　1967年。
5) 村上信三・竹本常松・清水然昌子　薬学雑誌　73巻　1026-1029　1953年。
6) 宮崎道治・渡辺久礼・中野浩・高野忠義・森本明　薬学雑誌　74巻　215-216　1954年。
7) 竹本はその理由を都合によりと述べるだけでそれ以上語ることはなかった。
8) 宮崎道治　薬学雑誌　75巻　695-698　1955年。
9) 上農義雄・那波速男・上柳次三郎・森本浩・中守律夫・松岡敏郎　薬学雑誌　75巻　840-844　1955年。
10) Watase, H., Tomie, Y., Nitta, I., Bull. Chem. Soc. Jpn., 31, 714-725, 1958.
11) 竹本常松・醍醐皓二・近藤嘉和・近藤一恵　薬学雑誌　86巻　874-877　1966年。
12) 田村三郎　薬学雑誌　74巻　1290-1293　1954年。
13) 田村三郎　薬学雑誌　75巻　283-286　1955年。
14) 田村三郎　薬学雑誌　75巻　720-723　1955年。
15) グルタミン酸と1単位のイソプレニルおそらくイソペンテニルピロリン酸から生合成される。
16) Sato, M., Nakano, T., Takeuchi, M., Kanno, N., Nagahisa, E., Sato, Y., Phytochemistry, 42, 1595-1597, 1996.
17) McGeer, P. L., McGeer, E.G., Hattori, T. J., "Kainic acid as a Tool in Neurobiology", Eds McGeer, E.G., Olney, J. W., McGeer, P. L., p.95-p.121, 1978.

第3節　日本の医書に探るマクリの薬用起源

　わが国の伝統医学は古くから中国の古典医学書を経典としてきた。したがって、漢方や民間医療を含めて、わが国で用いられる薬物の大半は漢薬に由来し、いずれかの中国本草に必ずといってよいほど収載される。その中にあってマクリは中国の古典医書に相当する名が見当たらない。かかる状況からマクリは純然たる和薬と考えられてきたが、その発生の経緯に中国の影響がまったくないといえるのであろうか。

　ここでは本邦の歴代医書に見えるマクリを配合する処方を列挙し、マクリの薬用がいつまでさかのぼるかを明らかにするとともに、その用途を解析する。

[1]　上中古代の医書

　平安時代を代表する医書『醫心方』（丹波康頼）は全三十巻からなり、その大半は『千金方』など唐代の医書を引用する。巻第一（序説篇）と巻第二十九・三十（食養篇）に多くの薬物を列挙・概説し、邦産する薬物については和名を記す。多くの品目に「本草曰く」とあるが、『本草和名』（深根輔仁）からの引用に基づく。同書にマクリあるいはそれに相当する名の薬物は見当たらないので、また『醫心方』の薬物編と処方編のいずれにもその名はない。

　平安時代には『醫心方』より古く成立した医書として『大同類聚方』（安部真貞・出雲広貞）と『金蘭方』（菅原岑嗣）があり、『醫心方』にないマクリの名がこの両書に出てくる。まず、『大同類聚方』は、『日本後紀』（840年）によれば、大同三（808）年に全百巻が朝廷に献上されたとあり、わが国に古くから伝わる医方を収集・編纂したといわれる。一方、『金蘭方』は9世紀中ごろの成立といわれる。両書でのマクリの出現は対照的であり、『大同類聚方』では万葉仮名表記で万久里母・末久利母が、『金蘭方』では海人草・鷓鴣菜という漢名のみが出現する。

　まず『大同類聚方』に収載されるマクリを含む処方についてであるが、女子万久里薬と称する薬方は駆虫とはまったく無関係であり、また八上薬・海上薬も駆虫作用とは直接の関係は認めがたい。この3方を除くと、いずれも駆虫の処方でしかも小児を対象とするという顕著な特徴がある。とりわけ、畠山本にしかない万久里薬は、分娩直後の小児で乳を飲ませる前に与えれば胎毒を去るというように、江戸期に実践された医方に酷似する（本章第4節[2]を参照）。胎毒という概念は江戸時代のわが国の産育学では重要であるが、後述するように、『醫心方』・『頓醫抄』（梶原性全）ほか和籍古医書のみならず、唐・宋の医書にすらなく、明代後期の医書にやっと出てくる。中国にない漢名の用語を古代日本の医書が用いるというのはおよそ考えにくいので、少なくとも畠山本のみに収載される万久里薬は後世に書き加えられたものであることは間違いない。大村薬も畠山本以外にはなく、これも後世の追加として間違いない。一方、金森田薬は各版本に共通するが、マクリとともにアサガオホノサネ（アサガオの種子）を配合する。アサガオ *Ipomoea nil* (Linné) Roth [synonym. *Pharbitis nil* (Linné) Choisy] の種子は牽牛子（ケンゴシ）という瀉下生薬に相当し、小児の虫下しを目的とするこの薬方で駆虫薬と瀉下薬を配合するのはごく自然に見える。しかし、『大同類聚方』の成立が808年であることを考慮すると、この薬方も後世の追加である可能性が高い（第3章第4節[4]を参照）。結論か

ら先にいえば、中国本草では『名醫別錄』に初見する牽牛子にアサガホの和名が充てられたのは『本草和名』・『和名抄』（源順）・『醫心方』以降であって、『大同類聚方』の成立した9世紀初頭に牽牛子の基原植物をアサガオという和名で呼んだ証拠はない（第1部第1章ケンゴシの条を参照）。ただし、薬物としての牽牛子は平安時代に知られていた形跡はある。10世紀初頭に成立した『延喜式』巻第三十七「典藥寮」に「雜給料　四味理仲丸廿劑、(中略) 牽牛子丸五劑、(中略) 牽牛子三斤十三両云々」とあり、これがわが国の文献における牽牛子の初見と思われ、その種子から丸薬を製造していた。『大同類聚方』に用薬類の部があって、アサガホは巻之四の木類の部に「阿之多保　一名阿左加甫」とあって別名として出てくる。木本であるからアオイ科ムクゲ *Hibiscus syriacus* Linné[1] とも考えられるが、中国医学でその実を薬用としたことは聞かない。ところが槇佐和子は藤蔓草木類にある阿之多美をアサガオの実と考えて牽牛子に充てた。アシタミはアシタボノミの転、アシタボをアサガホの別名と考えたようだが、アシタボ・アシタミの両方ともアサガホの異名となり、槇の見解はあまりに荒唐無稽といわざるを得ない[2]。前述したように、金森田薬は各版本に収載されているので、『大同類聚方』の成立時に存在しないはずの名前が出てくることは同書の信憑性に疑問符がつくことになる。『大同類聚方』はごく初期に散佚し、今日に伝存する写本はいずれも偽書とする根強い説がある。新大陸起源といわれる梅毒に相当する症状が記述されていることをもって明治の医学会は偽書と断定している[3]。同書にアサガホの名のあることも偽書説を支持する結果となった。

　『金蘭方』は菅原岑嗣撰と伝えられる医書であるが、江戸期の版本の構成は実にユニークである。全二十三巻からなり、巻之一は序と方篇目録のみ、巻之二は元日獻上御藥として白散一劑・度嶂散一劑・屠蘇散一劑ほか各種薬剤を列挙し、これに引き続いて諸司年料雜藥（齋宮寮五十三種云々）、遣諸蕃使料（遣唐使十一種　草藥五十九種云々）、諸國進年雜藥（畿内　山城國六十三種云々　東海道　伊賀國三十三種云々）とあり、『延喜式』巻第三十七「典藥寮」に似た構成となっている。巻之四～巻之七は欠本で、巻之八「嬰孺論」に寶真圓、巻之九「婦人論」に海勝湯という処方があり、それぞれ鷹鵠菜、海人草を配合する。いずれの処方も駆虫と直接の関係はない。鷹鵠菜は、何喬遠（1557年-1631年）が著した『閩書南産志』（1620年）のほか、『漳州府志』（1573年）という福建省の地方誌に初見する（本章第5節を参照）。1751年、大阪の儒医・都賀庭鐘（1718年-1794 ? 年）が『閩書南産志』の和刻本を編しているが、この刊行の前に『大和本草』（貝原益軒）は鷹鵠菜の名を引用している。それ以前の和漢いずれの典籍にも鷹鵠菜の名は見当たらないので、『金蘭方』も偽書である可能性がきわめて高いと考えられる。以上から、わが国の上中古代の信頼できる典籍でマクリを記載するものはないといってよい。

○ 大同類聚方
　巻之八十「加比也民」　大村藥〔畠山本〕　三河國寶飫郡大村の方
　　小兒、加以病、胸腹痛く、少食、日夜啼きて止まず、大便瀉下し、身瘦せて腹脹る者は服すべし。内に細小の白虫多く生ずるなり。ウジムシ病とも云ふ。
　　マクリ藻　クレハナ（紅花）　モモクサの煮詰め　アサガホの実　ツボクサ（積雪草）　五味、細かく研り丸めて酒を以て與ふ。

同添入河藥〔畠山・武藤本　添入藥〕

河内國古市淡海真人三船の方なり。

小児のムシカムリして苦しむ者は、

カマナハミ　ナルハジカミ　マクリモ　アヒノミ　〔畠山本　四味、水に煎ず〕

同金森田藥

吉田連斐太麻呂の方なり。

小児、四五歳の頃、腹痛み、或は上胸上腹とも痛み、少食、日夜啼て止まず、大便瀉下り、身痩せ、或は腹脹るの者は此皆其児の内に細小の白虫を多く生ず。名づけてウサムシと云ふ。左の薬方を與ふべし。神方なり。〔武藤本　与ふ愈ゆ〕

ツゲドリの肝燒　マクリ藻　クレハナ(紅花)　ムコロ(鼹鼠)燒　アサガホの実　五味を粉に研ぎ酒汁にて日毎に日に三度與ふべし。

同ハラカムリ出〔武藤本　虫〕(腹に寄生して時々出てくる虫)を下す薬

布勢朝臣の家方なり。

クロガネの摺り粉(鉄華粉)　マクリ藻燒　エビスメ(昆布)　三味を粉に研ぎ、圓め菜種の大きさ程(にす)。二十粒、朝毎に之を與ふべし。

同万久里藥〔畠山本〕

眞賀見宿禰葦麻呂の方

生まれし子の浴後、未だ乳のまざる間、與へ捲れば胎毒を去る。則ち、無病にて生長するなり。此れ男子の方なり。

マクリ根　ヤマヒララギ(巴戟天)　ヤマゼリ(当帰)　マクリ藻　アマキ(甘草)　五味、水に煎じ、滓を木綿切に包み、乳頭の如く丸め結び、漫ろに吸はしむ。

同女子万久里藥

同人方

女子、男子の如く、生長の後、無血症に與ふ。

マクリ根　ヤマヒララギ(巴戟天)　ヤマゼリ(当帰)　マクリ藻　アマキ(甘草)　クレハナ(紅花)　ククモチネ(？)　七味、水に煎じ、男子の如く與ふ。

同八上藥〔畠山本〕

因幡國八上郡首の方

小児、カイ病、身熱あり痩せて夜啼き叫び、手掻き搦めて目上竄す者

クワコノキ(桑白皮？)　クレハナ(紅花)　ツボクサ(積雪草)　ニガゼリ(？)　オオシ(大黄)　マクリ藻　アマキ(甘草)　七味、細かく研り丸めて與ふ。

同海上藥〔畠山本〕

下總國海上郡主の方

小児、加以病、胸痛く寒熱往來する者

オモト根　マクリ藻　オオチ実(楝実)　ウシクサ(？)　オオシ根(大黄)　ヌナワ(蓴菜)　六味、

　　　　水に煎ず。

　　以上括弧内は著者註

○ 金蘭方
　巻之第九「婦人論」　海勝湯　治婦人　氣血虚弱　血分寒冷　經水不調
　　　海人草三両　犀角一両　牡蠣三両
　　　右三昧㕮咀煎如前法

　巻之第八「嬰孺論一」　寶真圓　治急慢驚風　大有神効
　　　蒲黄一両　大黄二両　苦練皮　鷹鵄菜各一両半
　　　右四味　為末　糊丸　又㕮咀煎服可也

1) 古くはアサガホと呼ばれていた。木下武司著『万葉植物文化誌』（八坂書房、2010年）の「あさがほ」を参照。
2) 槇は用薬類之三藤蔓草木部「阿之多美」（巻之三）はアサガオとアシタバを混同したと注釈した（『全訳精解大同類聚方』第1巻、158頁-159頁）が、巻之五十七「久曽布世也民」にある便秘の処方「之利度智乃方」の注釈では同方に配合されるアシタミをアサガオの種子（牽牛子）とし、「アシタミの謎が解けた」と述べている（『全訳精解大同類聚方』第4巻、368頁-369頁）。因みに、用薬類之四木類部「阿之多保」（巻之四）では木の類には属さないのでアサガオではないと述べており（『全訳精解大同類聚方』第1巻、210頁-211頁）、論旨が一貫しない。
3) 土肥慶蔵著『世界黴毒史』（朝香屋書店、1921年）。1973年に形成社から復刻版が刊行されている。

[2] 鎌倉・室町時代の医書

　鎌倉・室町期を代表する医書でマクリ（海人草）の名が出てくるのは梶原性全（1266年-1337年）が編纂した『頓醫抄』と『萬安方』のみである。この両書に長生薬（チョウセイヤク）と称する薬方が記載され、配合生薬の1つに海忍草という海人草と同音異字の薬物名が出てくる。『頓醫抄』では、海忍草にヒノキの葉に似ているという割註があるから、マクリの形態的特徴と一致し、またそのほかに同様な特徴をもつ海藻は見当たらないから、海忍草をマクリ（海人草）として矛盾はない。ただし、本薬方は、海忍草ともう1つの海藻基原生薬である海帶草（アラメあるいはコンブという）とともに土器に入れて蓋で覆って黒焼きにし、癰・疔など皮膚疾患の患部にすり込むというから、駆虫の薬方とはまったく関係がない。海忍草・海帶草の2味からなる同名の薬方は『萬安方』にもあり、やはり黒焼き灰として患部にすり込むとするが、両品目とも『頓醫抄』にあるような注記はない。また、金銀箔やミソガイ・ヒトデガイの黒焼き灰を加えるなど、用法に若干の違いは見られるものの、基本的には癰疽ほか皮膚疾患に用いる薬方であって、駆虫と無関係であることには変わりがない。前述したように、『頓醫抄』・『萬安方』は巻末に本草の部があるが、いずれも海忍草の名は見当たらない。

○ 頓醫抄
　巻第二十四「癰疽」（富士川文庫本）
　　　長生薬　黒薬と云ふ　一切ノ疔瘡、癰疽、諸ノ悪瘡、毒腫、灸瘡、發姤、瘍癘等ノスデニツユルモ、イマダウ（膿）マザルモ、痛疼冷煩瘡ニ皆コレヲツクルニ神効アリ。
　　　海忍草　海ニアル草ナリ。貝ノヤウニカタキナリ。ヒノキノハニ、タリ。カワラケヲフタヲホヒニシテ黒灰ニヤキテ、スリフルウベシ。

海帶草　一説ニハアラメ、一説ニハ昆布也。クロメ正説歟。コレモ黒灰ニヤキテスリフルウベシ。
右等分ニ合テ續飯ヲ子ヤシテ酢ヲモテユルユルト子ヤシテ塩スコシ入テ此薬ヲ入テユルユルト子ヤシテウスキ紙ニ付テ腫ノヌクリニヒロクヲシ付ヘシ。サテ、ウヘカハキテヒキハラハ水ニテシメシシメシスヘシ。心トハナレヲチハ、又別ニツケカウヘシ。チリチリトコ瘡フキ出ル也。ウマヌカサハチリテヘルナリ。カタマリテ久クアルハ必スウマシテヘルナリ。ハレヘラハ膏薬ヲツクヘシ。

　『頓醫抄』・『萬安方』にある長生薬は、癰疽に外用するという特徴の明確な処方であるが、『太平聖惠方』や『三因方』、『聖濟總錄』ほか同時代の中国医書に見当たらない。ただし、黒焼きを施して諸瘡に貼り薬とする薬方の例はいくつかある。また、次に示すように、『聖濟總錄』に粉末にした海帶を緣唇瘡に貼り薬とする治緣脣瘡海帶散方が記載されている。黒焼きとしないなど違いは大きいが、長生薬も同時代の中国医書にある薬方を参考にして梶原性全が創製したものであろう。

○ 聖濟總錄
　巻一百三十二「瘡腫門」　治緣脣瘡海帶散方
　　海帶多少に拘はらず
　　右一味、散と爲し、臨臥に一兩を貼りて宿れば差ゆ。

　古代の医書を蒐集し、綿密なる考証の結果、校正を施した書誌学者に奈須恒徳(1774年-1841年)がいる。後述するように、奈須は自著『本朝醫談』[1]で『頓醫抄』を引用して海忍草の由来について論じているが、「捧心方海人草も是と同物なるべし」とも注釈している。それは中川子公(生没年不詳)の著とされる『捧心本方』[2]のことをいう。巻八の癰疽瘡癤に海人草を配合した消腫散の薬方の代替方を収載するが、これも酢と糊で調えて癰疽・瘡・癤に貼り薬とするから、駆虫とはまったく関係がない。これも霜すなわち黒焼きの一種であるから、梶原性全の薬方の影響を受けたことは間違いない。

○ 捧心本方
　巻八「癰疽瘡癤」　消腫散　癰疽、瘡並に用ふ
　　(中略)
　　又方
　　海人草　虎骨　蛇骨各一兩　赤牛齒三兩　已上各霜と作す　輕粉少し許り
　　右、三　○按するに盖し五の字の誤りなり　味を男は上齒を用い、女は下齒を用ひて、各霜と為し、醋糊に調へて之を塗る

[1] 本邦で用いられる薬物や医方、疾病などについて奈須恒徳が考証した結果を随筆風に叙述したもの。続編に『本朝医談二編』(1830年)がある。
[2] 中川子公(生没年不詳)著、宝徳三(1451)年の序から室町中期の成立。奈須恒徳校注の寛政十二(1800)年本が今日に伝わる。

[3] 近世の医書──漢方医学

　マクリは、フジマツモ科 *Digenea simplex* の全藻の乾燥品に対して日本薬局方で採用する正名であるが、漢方医学では鷓鴣菜あるいは海人草の名を用いる。いわゆる「一般用漢方製剤承認基準」に収載される294方のうち、マクリを配合するのは鷓鴣菜湯のみである[1]。海人草・大黄・甘草の3味を配合するので、漢方医学ではしばしば三味鷓鴣菜湯(サンミシャコサイトウ)とも称する。蛔虫・条虫・蟯虫などの寄生虫の駆除に特化した処方であるが、大塚敬節は蛔虫が胃にのぼっているときは効かないという[2]。本方の出典は『撮要方函』(『勿誤薬室方函』による)とされているが、『古方兼用丸散方』(吉益東洞)にある鷓鴣菜湯と同じであり、また甘草を除いて巴豆(ハズ)を配合した巴豆鷓鴣菜丸も同書に収載される。峻下薬の巴豆を用いることにより、寄生虫症が進行して便秘となり、腹部の痛みが急迫するような場合に対応した薬方である。浅田宗伯家方の七味鷓鴣菜湯は、鷓鴣菜湯に黄連・桂枝・半夏・乾姜の4味を加えたもので、寄生虫症で嘔吐・腹痛を伴う場合に用いる。『黴瘡新書』(片倉元周)の黴瘡神効方は、鷓鴣菜・巴豆・甘草3味からなり、(三味)鷓鴣菜湯の緩下剤大黄を峻下剤の巴豆に置き換えた類方に過ぎないが、梅毒の瘡瘍に用いて効果ありとしているのはユニークに見える。これも、当時、梅毒は何らかの虫により起きると考えられていたとすれば、駆虫薬の鷓鴣菜を配合していたとしても不思議ではない。『春林軒丸散方附膏方』(華岡青洲)の保代丸も海人草を含み、五疳或いはその結果として現れる痒み・発疹の症状に対して用いるのも、疳の虫出しを想定したものと考えられる。山脇東洋(1706年-1762年)の養祖父に当たる山脇玄心は、鷓鴣菜湯の甘草を除き蒲黄・苦楝皮を加えて4味とし、小児毒・頭瘡・虫癖・腹痛に効果があるという変方を創製しているという(『勿誤薬室方函』)[3]。そのほかのマクリを含む漢方処方に清肌安蛔湯(セイキアンカイトウ)[4]がある。これは『蔓難録』(柘植叔順)を出典とし、「一般用漢方製剤承認基準」収載の294方にもある薬方であるが、本節[5]において別に詳述する。本朝経験方の馬明湯(バイメイトウ)はいわゆる胎毒に用いる薬方であるが、第4節で詳述するように、胎毒が何らかの虫によって起きるという発想に基づく。江戸期の漢方医が胎毒と駆虫薬との強い関連を意識していた証左であり興味深い。

○ **養壽院方函**

　　鷓鴣菜湯　養壽院方　腸胃中の蟲を下す

　　　鷓鴣菜二錢半　蒲黄五分　大黄三分　甘草二分
　　　右四味、水二合を以て煮て一合を取り頓服す。空心を宜しと為す。

○ **古方兼用丸散方**

　　巴豆鷓鴣菜丸　蚘虫有り、時々心腹急痛し、大便閉する者を治す

　　　巴豆五錢　大黄八錢　鷓鴣菜十錢霜　必ず生を存す
　　　右三味各別に末し、糊にて丸とす。之を服する法、梧桐子の大の如く、病の輕重を量り、二三丸より五丸或は十丸白湯にて送り下すべし。

鷓胡菜湯　蟲有りて吐下し、諸證を見る者を治す。一方を見るに曰く、吐下、蚘蟲、涎沫、心痛の発作の時有る者を治すと。

　　鷓胡菜二戔必ずしも製せず　大黄　甘草各等分

　右三味、水二合五勺を以て、先づ二味を煮て一合を取り、滓を去り、大黄を内れて再び煎じて六勺を取る。蚘蟲を候ふの診。腹中に塊有り、指頭を以て此を按るに、其の塊蠢々するを覚へ、又其の塊時にして聚まり、時にして散じ、其の面の色青白く、唇の色丹紅、目下の瞼赤く、或は時に煩し、時に煩せず、清水或いは唾沫を吐し、又蚘蟲二三條を吐下し、食を得て嘔し、或は飲食を欲せず、食臭を聞くに悪し、心痛必ず発作時に有る者は是其の候の大概なり。

○ 撮要方函（勿誤薬室方函による）

三味鷓胡菜湯

　　海人草　甘草　大黄

　蛔蟲を下す。

　右三味、養壽院方は、甘草を去り、蒲黄・苦楝皮を加へて四味となし、小兒毒、頭瘡蟲癖腹痛する者を治す（勿誤薬室方函）

　此方は駆蟲の主劑なり。鷓胡菜の方種々あれども、此方と七味鷓胡菜湯にて、大抵足れりとす。もし鷓胡菜の應ぜざる者は、鶴蝨を與ふべし。寸白蟲には二方共効なし。梅肉丸を用ふべし。（勿誤薬室方函口訣）

○ 本朝経験方（勿誤薬室方函による）

鷓胡菜丸　蛔蟲を下す

　　鷓胡菜一錢　大黄八分　甘草五分　右三味、一方は苦楝皮を加ふ。

註：『和田泰庵方函』は同名方を家方（和田東郭家方）とする。

○ 浅田家方（勿誤薬室方函口訣）

七味鷓胡菜湯

　　黄連　桂枝　半夏　大黄　鷓胡菜　甘草　乾姜

　嘔吐、腹痛、蛔に屬する者を治す（勿誤薬室方函）

　此方は蚘蟲にて嘔吐腹痛する者を治す。椒梅瀉心湯と類方なれども、これは安蚘を主とし、これは殺蚘を主とするなり。（勿誤薬室方函口訣）

○ 本朝経験方（勿誤薬室方函）

馬明湯

　　鷓胡菜　忍冬　紅花　石菖根　馬明退　甘草　右六味

　忍冬・石菖根の伍する方は、原南陽の傳にて胎毒眼に効あり。その内胎毒にて眼胞赤爛、膿水淋漓する者能く功を奏す。此方は和田東郭の傳にて、嬰兒胎毒脇肋の下にありて、種々害をなす者を治す。老醫の傳に、凡て小兒の病を診察するに、先づ陰囊を能く見るべし。もし陰囊に

紅筋ちらちらとある者は、決してその父母の遺病なりと。余これを試みるに、胎毒の者は、必ず陰嚢に紅筋を見し後、遂に惡瘡を發することあり。また此方の主なり。その他小兒瘡瘍胎毒に屬する者、忍冬・連翹を加へて効あり。清川菖軒の經驗に、一室女、氣宇鬱塞、時々身痒を發し、寒熱往來して乾血勞の漸とも謂ふべき症に、この後方を用ひて數旬閉じたる經水通じ、諸症脱然として癒えしと云ふ。

註：『和田泰庵方函』の馬明湯は馬明退・鬱金・紅花・大黄・甘草・石羔を配合、主治は「小兒胎毒、諸瘡を治す」とある。また、『春林軒瘍科方筌』の同名処方は更に荊芥・苦辛(苦参)を含む。いずれも鷓鴣菜(海人草)を含まず、『勿誤薬室方函』が本朝経験方とし鷓鴣菜を配合する馬明湯は浅田宗伯の創製か。

○ 方讀辨解

加味鷓胡菜湯　家方　「心腹　胸痛　腹滿」

鷓大三　苦楝中　将　蜀　干姜　甘小半

蚘ヲ下ス方ナリ。虫積ニ迫リテ心腹痛者ナリ。此方ヲ用ユベシ。常ノ腹痛ハ脉弦也。蚘ニテ腹痛スル者脉洪ナリ。苦楝皮能(ク)虫ヲ下ス。鷓胡菜ヲ以テ虫ヲ下スコト初テ漳州府志ニ見エタリ。方書ニ是ヲ用ユルコトヲ観ズ。日本ニテハ古来ヨリ効ヲ得ル者ナリ。又、理中安蚘湯ハ是方ノ行処ト異ナリ。見傷寒門。

鷓鴣菜湯　和方　「小兒初生雜病」

鷓胡大二　大黄大　甘小

蛔虫ニ因テ腹滿エル此方ヲ用ヒテ虫ヲ下シ、又加味鷓胡湯有中部心腹胸痛門ニ見ヘタリ。就テ考ベシ。

○ 黴癩新書

黴瘡神効方

鷓胡菜四錢　巴豆二錢　甘草五分

右細末とし、稀糊にて菉豆の大さに丸し、赤石脂を衣と爲し、分けて七貼と作す。温酒を盛って日に一貼を服す。若し羸人ならば宜しく十四日服して盡くべし。菝葜煎汁を以て送下するも亦た得る。若し菝葜を用ひれば則ち宜しく巴豆四戔を用ふべし

○ 春林軒丸散方附膏方

保代丸　五疳或は身痒く或は発疹する者を治す

莪朮　海人中各一戔　丁子　木香各五分　荊芥二分　胡黄連二分半

右六味末とし粘りて丸とす。

徳本蠋虫丸　蚘虫の者を治す

海人中二十戔　牡蠣一戔　白礬　甘中各五戔　大黄　榔梅　鶴虱　蜀椒各十戔

右八味とし粘りて丸とす。

1) ただし、医療用漢方製剤148方には含まれていない。

2) 大塚敬節『漢方大医典』(講談社、1975年)、寄生虫症(161頁-163頁)。
3) 『養壽院方函』にこの処方は見当たらず、和田東郭家方に類方がある。
4) 原典では清肌安蚘湯となっている。

[4] 近世の医書――民間医療

　徳川幕府の成立で戦国時代が終息し、社会的に安定した状況が続くと、民間では多くの庶民向け医学書の刊行が相次いだ。多くは諸国藩主の後援を受け、古くから受け継いだ医方を収集したもの、新たな治験に基づいて創製したもの、あるいは中国医学・蘭方の影響を受けたものなど、各薬方の背景は多岐にわたる。その中でマクリを利用した処方を各医学書別に抜き出して説明する。

4-1　掌中妙藥竒方

　五疳に効果があるとする。五疳とは、心・肝・脾・肺・腎の5つの臓器の病変をいうが、鷓鴣菜を配合する処方をいわゆる「疳の虫」に対する薬方と位置づけている。疳の虫は実際には存在しない架空の虫であるが、当時蔓延していた寄生虫も含めて体内に巣食う虫が、赤ん坊の夜泣きを始め、様々な病気の原因と考えられていた。もともと蛔虫などの駆除の薬物であったマクリを五疳に用いたのもそのような民間の伝承を受け入れた結果と考えられ興味深い。

五疳ヲ治ス殺虫ノ聖剤小児常ノ用テ十全ノ効アリ又小児ノ雀目ヲ治ス
丁香　苦参各五分　莪朮六戔　百草霜二戔　鷓鴣菜三戔半　右五味糊丸粟米ノ大サ毎服児ノ年数ニ従フ

4-2　懷中備急諸國古傳祕方

　本書ではマクリを小児の五疳や驚風の治療薬として位置づけている。驚風とは漢方医学独自の病症で、小児のひきつけを起こす病気一般をいい、癲癇の一型や髄膜炎の類も含むと考えられている。驚風を虫が原因とするのは本書独自の認識である。また、五疳を「かたかひ」、驚風を「すくもたひ」と称し、わが国における古名としているが、和方医学派が好んで用いる病名である。

○ 小児かたかひ　五かんの古名　すくもたひ　驚風の古名　を防並治方
小児乳ばかりのむ内に大便青くならば、虫のきざしなれば、後方を用て妙、いろいろあまきものをくわすれば、虫のわき出る事果(くだもの)の中に虫のある外よりしれざるが如し、されどよくねいりたる時に、手指にてしづかにはらをおさへさぐり見るに、すぢばり又へそのまはりにごろつきあらば、虫の出るしるしなれば、早くやまざるまへに、海人艸　まくりの事　二匁　蒲黄三分　大黄五分　甘艸一分をせんじ用れば、一切の病患を免る、此方を怠り用ずもし五かん驚風になりたるにも用て妙

4-3　此君堂藥方

　マクリ単味の煎液を駆虫に用いるが、本朝経験方の鷓鴣菜丸も収載する。当時、マクリは和薬と

考えられていたが、漢学に通じていた編者の立原翠軒(1744年-1823年)は『閩書南産志』(何喬遠)に出典のあることを知っており、敢えて鷓鴣菜の名を用いた。ただし、閩書にある鷓鴣菜は、後述するように、マクリではなくヨコノハノリ科アヤギヌであってまったくの別種基原である(本章第5節を参照)。

下蚘蟲　鰤魚に黒糖をかへて煮、食ふ時は一寸斗の細白蟲を下す事数今に至る、是を寸白虫といふ、皆蚘蟲也。鷓鴣薬湯にて療すへし、一醫鷓鴣薬に大黄　甘艸　三味を蜜にて硬く丸し、粥汁にて頓に数十丸を送下す、三五度に及て長虫必下る、此方甚妙、若し長虫なき者は、蚘蟲皆下る、世の鷓鴣薬湯は和方と覚る、人有しらす、閩中南産は鷓鴣薬條中に出る(中陵漫録)

4-4　斎工方法

庶民のための民間処方集で、日常生活に必要な便利帳の形式を特徴とする同書はマクリを小児向けの駆虫薬と位置づけている。マクリとともに配合される梹榔子(檳榔子)はヤシ科ビンロウ *Areca catechu* Linné の成熟種子を基原とする薬物(第1部第1章ビンロウジの条を参照)で、条虫駆除に用い、現行薬局方にも収載されている。

小児虫氣の大妙薬、海人草四匁　莪朮一匁　梹榔子一匁　三稜一匁　茯苓一匁　甘草五分　右細々きざみ、十服に包分ケ、水煎して用ゆ、虫を下す事甚奇妙也　山田斉　家方秘薬なり

4-5　妙薬博物筌

マクリを配合した処方を3方収載するが、駆虫の薬方は「虫塊下し」とある1方だけである。その他の1方は、下疳すなわち男女の陰部に生ずる伝染性の潰瘍、簡単に言えば性病の薬とするが、駆虫の薬剤である苦楝皮をわざわざ配合して内服することを考えると、江戸期では性病も虫によって起きると考えられていたことがわかる。もう1方は、癲癇に用いるとあり、薬方名に肝虫湯とあるので、これも昔は虫によって起きる病症と考えられていた。鷓鴣菜湯の3味に苦楝根皮ほかを加えたのはそのためであり、前2書でマクリを配合する薬方を五疳に用いるのと同じ発想と考えてよい。舩底苔はマクリを表す別の漢名である(本章第5節を参照)。

虫塊下し
苦練皮生中　使君子生中　艾葉生中　舩底苔生大　甘草生中　口傳に云、此五味用て下らざるには莪朮生中　加ふ　右常の薬二貼ほど、小児には水天目壱はい入六七分に煎じつめ与ふ。大人には食椀に水壱盃入六七分に煎用ゆ。新灸あらば、生脳少し加へ用ゆべし、口傳なり。薬甘く成ほど甘艸を過し入てよし。

下疳にて骨痛を治す
一海人草　牛膝　苦練皮各四匁　上古茶壱匁　右粉にし●是ほとに丸し、一度に二十粒つゝ日に三度、山帰来を水二盃入一盃に煎じ、二番に二盃入一盃にせんし、七日用て愈る事奇妙なり。

癲癇妙方
一肝虫湯
舩底苔五両砂を去る　苦楝根皮弐匁　揚梅皮肉　大黄　細辛　甘草　人参各壱匁　川芎三分　右壱服にして茶碗に水三盃入、一盞にして用、二日魚鳥を食せす、塩断をし、其内には粥を用。但し四十有余の人は治し難し。小児には十四五歳までは半剤用。是を一日に服し、終つて其晩より左りの下しを用ゆへし。

4-6　妙薬奇覽

マクリを海人草の名で呼ぶが、同物異名である。この名の薬物を配合する薬方を2方収載し、それぞれ癲癇と駆虫に用いるのは、ほかの民間医療書と共通する認識である。

癲癇、久年治せさるを治する妙薬
鉄粉　海人草　鶏冠雄黄各五匁　巴豆皮を去り五匁　右末にして鍋に入温め、蜜蠟五匁入、能煉交、生々乳一匁入、以上六味、飯少入丸じ、七十日にさゆにて用ふ、若口中痛事あらば、丸薬を四五日止て、黄連解毒湯を服し、口中の痛を治して、又丸薬を用へし。

蚘虫を下す大妙薬
大人小児くわい虫にてはらいたみ、青水を吐、頭痛する者を治する事如神
海人草三匁　山椒四分　蒲黄四分　大黄五分　甘草五分　右五味水一合半入、一合に煎じ服、一服にて妙功あり。

4-7　和方一萬方

マクリを配合した処方は19方もあり、数の上では他の民間療法書を圧倒する。大半はマクリの名で出てくるが、巻之二十六「癰疔部」では海忍草の名を用いる。著者の村井琴山(1733年-1815年)は、その出典を明らかにしていないが、用法から『頓醫抄』・『萬安方』の引用であることに疑問の余地はない。この類方が巻之二十八「諸腫物部」にあり、いずれもマクリ(海忍草)を黒焼きとしているのは梶原性善の薬方の影響と考えてよい。巻之二十三「唐瘡部」の「大瘡」・「梅瘡ノ方」は梅毒に対する処方であり、とりわけ後者は軽粉・マクリを主剤として配合し、南蛮薬と名づけてはいるが、当時のわが国で蔓延していた梅毒の治療を目的として琴山が創製したオリジナルの薬方と思われる。これによって琴山が梅毒も虫によって起きる病気と考えていたことを示唆し、『黴瘡新書』を著した片岡元周と相通ずるところがあることは興味深い。巻之一～三「小児諸病部」にある薬方はいずれも疳の虫ないし寄生虫症に関連する処方であり、当時の民間医学の知見も採用されている。巻之六「保童圓部」にある五疳保童圓方は、『太平恵民和剤局方』巻之十「小児諸疾」に同名の薬方があるが、配合薬物に大きな違いがある。香月牛山(1656年-1740年)によれば、保童圓は本邦の医家に伝えられた妙方あるいは南蛮の渡来であるといい[1)]、名前だけ中国医書から借用してつくった薬方という。同名の薬方の多くは乾海参すなわちイリコ(ナマコを乾燥したもの)・狼毒(香月牛山はこれをまくりとしている)などを共通して含み、小児の疳気に効くと牛山は述べている。とすれば、巻之一「小児諸病部」にある「小児虫目ヲ治ル方」や巻之三「小児諸病部」の「小児疳ヲ治ル方」もその類方というこ

とになり、琴山は先人の処方を参考に創製したことになる。

巻之一「小兒諸病部」　小兒虫目ヲ治ル方

マクリ一両イル　イリコ二両　内ノスナヲ去リヨク洗テ剉ミイル

右二味細末ニシテ粟ノ粉ノノリニテ丸シ湯ニテ小ク丸一二粒ツヽ用ユヘシ

同　小兒痰氣蛔虫アルヲ治ル方　化虫圓ト云

崔虱二両炒　マクリ二両　山椒一両　牡蠣一両

右四味細末ニシテ糊ニテヨキ程ニ丸シ湯ニテ用ユヘシ

同　小兒ヱセキヲ治ル方　ウツメキ咳嗽ナリ　絶痰湯ト云

梹榔子大　マクリ大　苦棟根皮アフル白水ニヒタシテ中　黒豆少　陳皮小

右五味剉ミ山椒十粒ソノマヽ入レ水ニテ常ノ如ク煎シ用ユヘシ

小兒疳虫下シノ方
又方

マクリ大　甘草小

右二味二匁位ノ貼ニシテ水二杯入レ一杯ニ煎シ用ユヘシ虫忽チ下ル

巻之二「小兒諸病部」　小兒風ホウヲ治ル方

マクリ　梹榔子　ウコン　三稜　揚梅皮　麦奴*各等分　莪朮少　ユツリ葉少　木香少　リロ少　甘草少　巴豆毒ヲトリテ三分

右十二味細末ニシテ糊ニテ緑豆ホトニ丸シテ年ノ数湯ニテ用ユヘシ下ルナリ

　＊　麦奴は担子菌類のクロボキン目Ustilaginalesに属する菌がコムギの穂に寄生したものをいう。これをバッカク(麦角)に充てるのは誤りである。第1部第1章バッカクの条を参照。

巻之三「小兒諸病部」　小兒疳ニテ腹下ルヲ治ル方

ヘビイチゴノツル葉トモニ陰干ニス　マクリ小　其儘　ヲウゾク小　白水ニヒタシ内ノアマハタ筋ヲ取リ剉　甘草少　乾山椒三粒

右五味水一ハイ半入レ六分ニ煎シ一日ニ三度ツヽ用ソレニテ留マラサル時二番ニ水一ハイ半入レ六分ニセンジ夜三度ツヽ用ユヘシ

同　小児疳ヲ治ル方

又方　腹大ニ常ニ虫ヲコルニ

イリコ　マクリ

右二味等分細末ニシテ糊ニテ小豆ノ大ニ丸シ十五粒ツヽ一日ニ三度湯ニテ用ヘシ

疳ノ虫ニ用ユル方

イリコ黒燒　木香　梹榔子各三分　マクリ　莪朮各三分　青カイル半両但香色ニ燒

右五味細末ニシテ粟ホト糊ニシテ丸シ甘草ノ末ヲ衣ニシテ一度十粒ホト湯ニテ用ユヘシ

巻之六「保童圓部」　五疳保童圓方
　史君子　マクリ各二両　イリコ　梹榔子各一両
　右四味細末ニシテ糊ニテナタ子ノミホトニ丸シ一度ニ二三粒ツ、湯ニテ用ユベシ

又方
　黄連　木香各大　青皮　乾薑　胡黄連　梹榔子　夜明砂各中　苦辛　フイ仁　苦棟皮　マクリ
　常山ノ霜各小
　右十二味細末ニシテ糊ニテ緑豆ホトニ丸シ一度ニ二三粒ツ、湯ニテ用ユベシ

巻之七「婦人部」　乳腫ノ方
　マクリ黒焼
　右梅干ノ肉ヲ押交ノリヲ少加ヘ乳ニヘタト付上ニ紙ヲ付ルナリ若カワキ痛ハ梅酢ヲ上ニ細々引
　クヘシ明ル日ハスキト腫ヒクナリ

同　婦人乳腫ヲ治ル方
　ニレノ木ノ皮生　赤ニシ黒焼　小豆　マクリ
　右四味細末ニシテ酢ニテ子ヤシ付ヘシ

巻之二十三「唐瘡部」　大瘡
　古茶十匁　マクリ五匁　ハラヤ一匁
　右三味細末丸薬ニシテ山帰来一斤煎シ呑汁ニシテ用ユ

同　梅瘡ノ方
　挽茶三年ニ成上　マクリ各五分　軽粉八分
　右紙三重ニ包ミ火ニテカワケ三日炙後紙一重ニシテコケルホト炙ル
　右細末ニシテ緑豆ノ大サニ糊ニテ丸シ茶ヲ衣ニシテ山帰来ノ煎汁ニテ用山帰来十匁半分炙ル濃
　ク煎シ丸薬十粒ツ、一日ニ三度ツ、用幾日モ用ヒテヨシ
　口傳多シ是ヲ南蛮薬ト名ク

巻之二十六「癩疔部」　癩ニナラントスル時治ル方
　海忍草
　右一味粉ニシテ宋ノ酢ニテ間ヲ少シアケテ付ヘシ

又方
　海帯草　海忍草
　右二味等分黒焼細末ニシテ續飯ヲ以テ醋少入レ又薬末ヲ入レユルユルト子ヤシテ紙ニ付テ腫ノ
　上分ニ付乾テツメハ水ニテシメスヘシ落ハ幾度モ付ヘシ

巻之二十八「諸腫物部」　万ノ腫物　子フト　風毒腫　打身　クジキ　ウラマメ　右ブミ筋骨ノ痛　頭痛何ニテモ痛止方
　桂枝生　マクリ黒焼　右二味等分細末ニシテウスノリニ押シマセ付ケ上ニ紙ヲ付ヘシ

巻之四十「胸虫部」　寸白虫ノ方

毒拂ヲヨク煎シ良香ヲ加ヘテ用ユヘシ

枇按ルニ毒拂トハマクリナリ俗ニ海忍トモ云ヒ又海人草ト云乃漢名鷓鴣菜ナリ良香ハ良薑ノ誤ナリ毒拂ニトクマクリト云カナアリ

又方

海鹿草一両　ハウチノ木ノアマハダ　ユツリハ　サンショフ　キワダ各二分　甘草少

右六味細末ニシテ○コレ程ニ丸シ白湯ニテ三十粒用ユヘシ

枇按ルニ海鹿草モマクリノコトナルヘシハウチノ木末考ハウノ木ナルヘシ甘艸二分入ルヘシ

又方

丁子　良薑　海忍

右三味等分水ニテ常ノ如ク煎シテ用ユヘシ痢病ニテトマリニクキハ大黄百艸霜ヲ加フヘシ

1) 『小兒必用養育草』（1703年）の「小兒諸病の説下」に「本邦の醫家に傳うる所の保童圓という妙方あり。この方中花より來たる所の所々の醫書を考うるに、載する事なし。たまたま保童圓の名義あれども、この方とは各別なり。これ本邦にて、往古の名医のくみたる方ならんや、筑紫の方の人の説には、南蛮人より傳うるというなり云々」とある。

[5] 駆虫の専門研究書にみるマクリ

　江戸時代は寄生虫が蔓延し駆虫薬に対する需要は多かった。前述したように、江戸時代に刊行された民間療法書はどれもマクリを配合した薬方を多く収載し、江戸後期になると、『秘傳大人小兒衞生論』・『蔓難録』という駆虫薬に特化した専門研究書が出現した。独自の処方を創製し、江戸後期のわが国において顕著であった伝統的な中国医学からの脱却の機運が随所にみられる。以下、両書の内容を紹介する。

　『秘傳大人小兒衞生論』は1794年の成立で、『秘傳衞生論』の略名で知られる。著者は本井子承（生没年不詳）で、1812年に刊行した養生書『長命衞生論』もよく知られる。全2巻からなり、乾之巻は小児を、坤之巻は大人老人を対象にした薬方について記述する。乾之巻では、小児の病は寄生虫に由来し、一方、腹の虫は食に由来すると考え、虫によって様々な病気が発生するとし、それに対して消蟲湯（ショウチュウトウ）・追蟲湯なる2つの処方を挙げて用法を詳細に解説する。消蟲湯はマクリを含まず、使君子・甘草に古くから駆虫に用いる檳榔子・苦楝根皮を配合した処方である。一方、追蟲湯（ツイチュウトウ）は、消蟲湯から使君子を除いて海人草・陳皮・半夏・茯苓を加味し、消蟲湯を用いた治療法を実践して効果がない場合に用いるとする。本井は二陳湯（ニチントウ）[1]を原方として、苦楝根皮・海人草・檳榔子を配合し、龔廷賢（生没年不詳）の駆虫薬方[2]を参考にして創製したというが、配合薬の構成は著しく異なるので、いかなる方意をもって創出したのかよくわからない。

○ 追蟲湯　海人艸あらいきざみほして五分　苦練根皮せいほう右に同じ三分　陳皮二分　半夏二分　茯苓二分　檳榔子三分　甘草一分　此通り水にてせんじ用なば蟲ことごとく去、腹よくなりて病とならず、又小兒病有ても多蟲にてなす病いりいろ有ゆへ、もし病氣となりても右の二方を用なば病早く

治すべし。

　『蔓難録』は1801年の成立で、柘植叔順（1770年-1820年）が著した。柘植は大和国高取藩医を務めたあと、大阪で開業したといわれる。本書は全七巻からなり、巻之一は序論で独自の診察法を、巻之二は薬用と称して鷓鴣菜（マクリ）・烏喙・巴豆の3種について詳しく説明する。巻之三から巻之七までが各病症を列挙し、それに対応する処方について詳述する。このうち、巻之三が正證と銘打ち、蛔虫など寄生虫によって直接起きる病証およびその治療法に関して記述する。独自に名づけた心腸痛・蚘厥・蔓脹・貫心という病証を詳細に解説した上で、それぞれの病症を起こす原因となる虫を駆除するために自ら創製した薬方について解説する。本書の最大の特徴は、多くの治験例（同書では歴試と称する）を挙げ、各薬方の効果を具体的に説明している点である。巻之四以降は、頭痛・雀目など一般には寄生虫とは無関係と思われる病症も、蛔虫やその他の寄生虫が間接的な原因となって起きるとし、そこで用いる薬方のいずれもマクリを主薬としているので、あたかも"万病蚘毒論"を主張しているかのような印象をうける。また、熨法[3]および浴法も記載するが、驚くことにこの両法にもマクリを用いている。
　次の薬方は心腸痛（しんちょうつう）すなわち蛔虫が胃腸の間にあって腹痛を起こす病症に用いる。ここにある小淨府湯（ショウジョウフトウ）・大淨府湯（ダイジョウフトウ）は柘植が創製したオリジナルの薬方であるが、類名の薬方に『萬病回春』（龔廷賢）を出典とする淨腑湯がある。淨腑湯は小児のいわゆる蟲癖すなわち腹のかたわらに塊があって寒熱往来を生じる病証に用いるとされ[4]、柘植の処方とは直接の関連性は認められず、また柘植も同書に言及していない。以下、柘植の薬方を独自の分類に基づく病症別に紹介する。

小淨府湯　心腸の痛懊、吐涎、喜渇を治す

　鷓鴣菜八分　蜀椒三十箇　半夏一大撮　苦楝根皮　柑皮各三分　甘草二分　生薑劈一片

　右七味、水煎して温服す。壮人は日に二三貼、小児は一貼、蟲下を以て度と爲す。諸患退きて乃ち服するを停む。

淨府湯　心腸の痛懊、吐涎、喜渇し、頭目背脊卒かに痛むこと錐刺し蟲の噛むが如く、二便に阻隔腰脚の拘急するを治す

　鷓鴣菜八分　檳榔子六分　大黄三分　甘草二分　枳實三分

　右五味、水煎して温服す。若し児童女人苦（も）きを悪む者は去大黄湯之を與へ、別に大黄硝石丸を作り、兼服せしむ。

神功丸　心腹卒痛し、及び大小淨府湯を與へて蚘族下らざる者を治す

　大黄　丁子各一兩　巴豆一兩皮を去り搗きて脂の如くす　鷓鴣菜六兩

　右四物、先づ大黄丁子を擣き末と爲して、巴豆を研（す）り中に内れ、合治す。一千杵を用て散と爲し、更に鷓鴣煎汁の膠飴の如き者を取りて和し丸とすること麻子大のごとく、容器内に之を貯へ、氣を渇せしむ莫かれ。法は仲景備急圓に倣ふ。

獨歩丸　蚘蟲食を得て即ち嘔し、或は蚘藥を悪みて吐逆する者を治す

　鷓鴣菜十兩　蜀椒一握り　大黄三兩、虚人は之を去る

　右三味、各末と爲し、糊丸梧子大の如くし、服すること五十丸より一百丸に至る。以上、蚘下を以

て知と爲し、群方内去鷓鴣湯にて送下す。

　次は蚘厥の薬方である。蚘厥とは、体内で寄生虫が活動することの結果として、手足が末端から冷えることをいう。柘植は、前述の大淨府湯・小淨府湯・神功丸のほか、そのほか貫心湯(後述)も用いるとしているが、理中湯に茯苓・蜀椒・マクリを加え、新たに理中安蚘湯を創製した。理中湯とは別名人参湯ともいい、胃腸が虚弱で四肢が冷えて貧血の傾向がある場合に用いる『傷寒論』収載の著名な処方である。寒の病証が強い場合は附子を加えた加附子湯を用いるとしている。

理中安蚘湯　胃中冷えて蚘を吐き心腹煩痛する者を治す。

　人参三分　乾薑五分　雲朮　茯苓各五分　甘草　蜀椒各三分　鷓鴣菜八分

　右七味、水煎し温服す。原是れ陶氏安蚘方中、烏梅を去り甘草・鷓鴣菜を加ふるなり。烏梅の酸、徒に胃逆[5]を収るのみにして、鷓鴣の蚘逆を制するに如かず。故に換ふ。

加附子湯　藏寒して蚘を吐き、手足厥冷若しくは下痢清穀を治す。

　理中安蚘方内、附子五分を加ふ。

　右、水煎し頓服す。一服して己まざれば更に服すること前法に依る。若し厥已み足温なれば、即ち後服を停む。

　蚘熱とは、熱証を伴う寄生虫症のことで、柘植叔順独特の概念である。大淨府湯・小淨府湯のほか次の薬方を加える。中国医方の著名な処方を寄生虫症に適合するよう改変したものというが、刪繁淨府湯のように原型を留めないものもある。刪繁淨府湯は『萬病回春』の淨府湯を祖方とするというが、原方は柴胡・茯苓・猪苓・三稜・莪朮・山査子・澤瀉・黄芩・白朮・半夏・人参・胡黄連・甘草の13味を配合し、このうち白朮・猪苓・胡黄連・三稜・莪朮・人参を去り鷓鴣菜と木香を加味した。因みに原典における薬効は「淨府湯　小兒一切の癖塊、發熱、口乾、小便赤く澀るを治す」となっている。錢氏白朮散は『小兒藥證直訣』(錢乙)・『萬病回春』を出典とする薬方で、祖方は四君子湯といわれる。原典にある処方に鷓鴣菜を加味したにすぎないから、錢氏白朮散加鷓鴣菜と名づけるべきものである。『萬病回春』小児科吐瀉門では「吐瀉、或は病後津液足らず、口乾き渇を作し、胃を和し津を生じ、瀉利を止め、將に慢驚風と成らんと欲するを治す」とある。清肌安蚘湯は「一般用漢方製剤承認基準」収載294方の1つで、『蔓難録』を出典とするが、柘植がいかなる方意をもって創製したか一切言及はない。

錢氏白朮散　蚘家吐瀉して發熱、渇して腸痛む者を治す

　葛根五分　藿香三分　白朮四分　茯苓四分　木香一分　人参二分　甘草三分

　鷓鴣菜六分、今新たに之を加ふ

　右八味、水煎し温服す。

清肌安蚘湯　寒熱徃來、肌膚枯燥して瘧の如く勞に似る者を治す

　柴胡四分　黄芩三分　半夏五分　人参二分　葛根四分　麦門冬六分　鷓鴣菜六分

　生薑一片劈　甘草三分

　右九味、水煎し温服す。

刪繁淨府湯　蚘家の熱利、心腹脹痛する者を治す

柴胡四分　茯苓四分　山査實三分　黄芩三分　澤瀉四分　鷓鴣菜八分　半夏三分

甘草三分、虚なる者は還へて人參三分を加ふ

右八味、水煎し溫服す。原は是れ回春淨府去白朮豬苓胡黄連三稜莪朮人參にして鷓鴣菜なる者を加ふるなり。故に刪繁淨府と目し以て家製大淨府と別かつと云ふ。

蔓脹（まんちょう）とは、寄生虫が急増して胃腸に充満するほどになった状態をいい、神功丸（シンコウガン）・大淨府湯・小淨府湯で対処するとしている。貫心とは、心臓を貫くというその語感からしてわかるように、寄生虫症が命に関わるほど進行した状態をいい、これも柘植独特の概念である。この症状に対して柘植が創製した薬方が貫心湯である。

貫心湯　心中串痛し、呼吸將に絶せんとし、顚倒昏昧する者を治す

南部草烏頭二錢を剉み乾かす　蜀椒五分　乾薑七分　眞根人參五分　鷓鴣菜一錢五分

右の五味、水四合を以て煮て三合を取り、滓を去り飴に內れて一勺微火沸烊し、一合半を取り、分溫再服、一服して已（や）まざれば乃（すなわ）ち一劑を盡くす。知らせざる莫かれ哉。

1)　『萬病回春』（龔廷賢、1587年）巻之三「泄瀉」にあり、「痰瀉の症を治す」とある。陳皮・半夏・茯苓・白朮・蒼朮・砂仁・山藥・車前・木通・甘草・厚朴を配合する。
2)　『萬病回春』（龔廷賢、1587年）巻之五「諸蟲」に追蟲丸（木香・檳榔・蕪荑・錫灰・大黄・牽牛・使君子）がある。
3)　熱熨法ともいい、患部を暖めることによって寒湿などに由来する病状を緩和する目的をもった治療法。
4)　『萬病回春』（龔廷賢、1587年）巻之七「瘧疾」にあり、柴胡・白茯苓・豬苓・三稜・莪朮・山査・沢瀉・黄芩・白朮・半夏・人參・胡黄連・甘草を配合する。
5)　胃反あるいは吐逆胃反のことか。

第4節　胎毒下しとマクリ（海人草）

[1] 胎毒下しがアトピー性皮膚炎を"予防"？

近年、一般人の東洋医学に対する関心の高まりはすさまじいが、一方でとんでもない誤解や風評に翻弄されることも少なくない。本節の主題とも関係するが、アトピー性皮膚炎の原因は新生児に「胎毒下し」を施さなくなったからだという俗説があり、それをもって新生児にマクリの服用を推奨する医療関係者もいるという。国民の5～10人に1人はアトピー性皮膚炎に悩まされ、比較的近年になって急増したことは事実であるが、「胎毒下し」の有無とアトピー性皮膚炎の発生との因果関係を証明する学術的エビデンスはない。また、昔は全ての新生児に「胎毒下し」を施したというのも幻想に過ぎない。「胎毒下し」とは、わが国で古くから行われていたまくり[1]の風習において、中国医学から借用した薬方で"胎毒を瀉下する"ことをいう。幕末から明治にかけて活躍した著名な漢方医家浅田宗伯が述べているように、まくりの薬方に数方あって配合薬物は様々であり（『勿誤薬室方函』）、仮に「胎毒下し」に有効であったとしても全てが同等に作用するとは考えにくく、いずれもわが国に産しない高価な輸入の薬剤を含む。したがって江戸時代の日本人に「胎毒下し」が普及し

ていたとは考えにくい。とすれば、江戸時代のわが国にも、相応の割合でアトピー性皮膚炎が蔓延したはずであるが、それを示唆する証拠はない。「胎毒下し」という薬方は中国になく、そのほかの世界各地で対応するものがあったというのも聞かない。もしアトピー性皮膚炎が"胎毒一毒論"に基づいて発生すなわち「胎毒下し」の風習の欠如が原因であるなら、世界中にアトピー性皮膚炎が蔓延していてもよさそうだが、筆者が頻繁に訪れているアジアの一部地域（フィリピン・インドネシア）では問題になっているとすら聞いたことがない。したがって、アトピー性皮膚炎を予防すると称して、新生児に「胎毒下し」を施すのは医学的論拠に乏しく、好ましいことではない。

1) この場合は海人草の意ではない。

[2] 胎毒下しは日本独自の概念

　江戸末期の産育家桑田立斎の『愛育茶譚』は、出産直後の乳児の扱いについて、臍帯・口拭（くちぬぐい）・浴兒（うぶゆ）・兒衣（きもの）・始乳（ちちつける）・撰乳（うば）・代乳（ちちのかわり）・剃頭（さかつき）・調治（まくり）・離乳（ちちをはなす）にわけて記述している。いずれもわが国で古くから行われている風習であるが、このうち口拭と調治は薬剤を用いる点でまったく異なる意義をもつ。口拭は、出産直後に乳児の口回りに付着した汚物を拭うことをいい、本質的に医療とはいい難い行為であるが、『啓迪集』（曲直瀬道三）巻之八「嬰子保護篇」でも「拭穢法　小兒生下は坐婆急に指を褁（トリアゲウバ）（裏）みて兒の口中の悪物を拭ひ去って盡きせしめよ。遅かるべからず。若し嚥て腹に入れば諸疾を生ず。」とあり、道三は「黄連の法」など後世の産育家が用いた薬方を列挙し、それでもって悪物を去るべきだと述べている。江戸中期以降になると、口拭とともにまくりも初生児に対して実践されるようになり、いわゆる「胎毒下し」というわが国独自の概念が発生する。そのことは『和漢三才圖會』（寺島良安）のマクリの条にある次の記述でよく示唆されている。

海人草（まくり）　俗に末久利と云ふ
按ズルニ、海人草ハ琉球ノ海邊ニ生ズル藻花ナリ。多ク薩州ヨリ千四方ニ販（ひろ）ク出デテ、黄色微シ黯ヲ帶ブ。長サ一二寸岐有リ、根髭無クシテ、微毛ノ茸有リ、輕虚、味甘ク微鹹、能ク胎毒ヲ瀉（よ）ス。一夜水ニ浸シ土砂ヲ去ル　小兒初生三日ノ中、先ヅ海人草、甘草二味　或ハ蕗ノ根ヲ加フ　ヲ用ヒ、帛ニ包ミ湯ニ浸シテ之ヲ吃ミセシム。呼ビテ甜物（あまもの）ト曰フ。此ノ方、何レノ時ヨリ始マルトイフコトヲ知ラズ、本朝ノ通俗ニテ必用ノ藥ナリ。之ヲ呑ミテ兒涎沫ヲ吐ク。之ヲ穢汁ヲ吐クト謂フ。以テ隔上ノ胎毒ヲ去ルベシ。既ニ乳ヲ吃ムニ及ババ、則チ吐カズ、加味五香湯ヲ用ヒテ下スベシ。

　海人草[1]にマクリの和名を充てるが、これに関しては後節で詳述する。ここで注目すべきことはマクリを含む薬剤が「能く胎毒を瀉（よ）す」と明確に記述され、とりわけ興味深いことは、赤ん坊が生まれて3日以内に、海人草・甘草の2味からなる薬方を布に包んで湯に浸したものをその口に吃ませることである。口拭に用いる薬剤が複数ある中で、駆虫薬である海人草すなわちマクリに胎毒を排出する役割が与えられていることに留意すべきである。もう1つ注目すべきことは、母乳を飲ませる前に口拭を行うよう暗示していることであり、既に母乳を与えてしまった場合は加味五香湯（カミゴコウトウ）を用いて下すとしている。

加味五香湯とは『古今方彙』（甲賀通元）に収載される五香湯（ゴコウトウ）の加減方の1つで、五香湯に升麻・葛根・連翹・木通・大黄の5味を加味したものである。甲賀通元はその効について「小兒の瘡癤にて無名の腫毒を治す」と記述している。本方の祖方である五香湯は、『古今方彙』では沈香・木香・丁香・乳香・麝香の5味とするが、出典元の『千金要方』（孫思邈）巻二十二では配合生薬組成に若干の相違があって治惡氣腫毒の方とし、しかも小兒初生に用いるとはしていない。一方、『古今方彙』では小兒初生雜病の条に五香湯を収載し、「毒氣の腹に入り托裏するを治す。若し異證有らば之を加減せよ。」と記述するように、加味五香湯は原典に準拠してはいるものの、甲賀通元が大幅に手を加えて創製した独自の処方といってよいだろう。『妙藥手引草』（申斎獨妙）も加減五香湯という名で収載し、「胎毒ヲ治スル要方ナリ」と記述しており、江戸時代の民間医療で「胎毒下し」に用いられた。『勿誤藥室方凾』（浅田宗伯）は「此方は解毒の良方なり。すべて瘡毒内攻衝心の者、此方にあらざれば救ふ能はず。また痘疹の内攻に與へて宜し。本邦往古の醫書には、此方に多く加減して胎毒の主劑とするなり。また小兒初生に用ふ。この症は色など青白になり、その外何となく陰症を顯はし、心下に迫る氣味の者に宜し。この一段重きを四逆湯とす。然れども初生附子を用ひる場に至れば、多く難治なり。」と記載し、「胎毒の主劑」と位置づけているように、五香湯やその加減方はいわゆる「胎毒下し」の薬方として当時の漢方医家が重要視していたことがわかる。江戸中期の有力な後世方派漢方医の1人香月牛山（1656年-1740年）の著した『小兒必用養育草』に「小兒の病はかならず胎毒を第一にすべし」、また『小兒養生錄』（千村拙庵）にも「初生（しょせい）は胎毒（たいどく）を下す（くだす）薬（くすり）をあたへて養生（やうじょう）すべし」と記述されているように、胎毒とは江戸中期以降のわが国の産育書でもっとも重要視された概念であった。奇妙なことに、医学・薬物書たる『古今方彙』に胎毒という語彙は見当たらず、百科事典にすぎない『和漢三才圖會』に出てくるなど、江戸時代の古典においてその扱いは決して一様ではない。また、漢方流派によってもその扱いに大きな温度差があり、後世方派漢方および浅田宗伯を始めとする折衷派漢方ではしばしば言及される。後世方派漢方の始祖といわれる曲直瀬道三（1507年-1594年）の『遐齡小兒方』にも「變蒸、痘疹、斑爛、驚悸、風癇、發搐、痰壅、赤瘤、白禿、解顱、重舌、木舌皆孕母の不謹胎毒の致す所にあらずや」とあるように、明確に胎毒を名指ししており、いわゆる「胎毒下し」は後世方派漢方を特徴付ける治療法といってよいだろう。一方、江戸中期以降のわが国で主流をなした古方派漢方の医書ではほとんど見当たらず、きわめて対照的といわねばならない。

　口拭の薬方は複数あると述べたが、それが胎毒とどう関わるかはさておいて[2]、その起源や古典医学における意義について考証してみたい。『古今方彙』の小兒初生雜病に、五香湯・加味五香湯のほかに、陳氏甘連湯（チンシカンレントウ）という薬方が収載され、「小兒初生、先づ須（すべから）く此の方を用ふべし」と記述している。この薬方は黄連・甘草に少量の辰砂を加え、熱湯で沸り出して用いると記述されているように、『和漢三才圖會』にある口拭に用いられた薬方と本質的に同等のものと考えて間違いなく、類方が江戸時代の産育書にもよく出てくる。『小兒必用養育草』もその1つで、同書の「兒子生まれて即時に用ふる藥劑の説」に、五香湯・「黄連の法」・蜜藥（あまもの）の3薬方を挙げている。これ以外に、香月牛山は「牛黄の法」・「硃蜜の法」を益の少ない薬方とするが、いずれも後述する『保嬰撮要』（薛鎧）巻之一「初誕の法」に記載される中国由来の法である。五香湯については前述した通りであるが、牛山は「病なき小兒に益なし。用ひずして可なり。」と述べ、健常児の「胎毒下し」に用いるべきでないとしているのが注目される。次に、「黄連の法」とは、黄連・甘草の2味を絹に包んで熱湯に浸し、これを乳児の口に入れて穢毒を吐き出させることを目的とする。この方法自体は、後述するよう

に、唐代の『外臺祕要』(王燾)以降の中国歴代の主要医書に記載されているものと基本的に同じである。たとえば、『壽世保元』(龔廷賢)巻之八「小兒初生」には「甘草、黃連の濃汁」をもって乳児の口内の穢毒を拭い去ると記述されている。しかし、これ自体は独立した処方とは認知されていない。また、明代後期を代表する医書『萬病回春』巻之七「小兒初生雜病」に黃連甘草湯があり、独立した処方のように見える。ただし、原文の「宜先濃煎黃連甘草湯〜」を「宜しく先づ濃く煎じたる黃連甘草湯を〜」と訓読した場合であって、「宜しく先づ黃連、甘草を湯にて濃く煎じ〜」と読むこともできる。実際、この名の処方は知られていないから、独立した処方名ではないとみるべきである。前述したように、『古今方彙』には陳氏甘連湯という正式の名称を有する薬方があるが、湯液ではなく熱湯で沸り出した液を用いるから、基本的に「黃連の法」と何ら変わるところはない。一方、俗にまくりと称される処方に甘連湯(カンレントウ)というのがある。江戸中期の『一閑斎方函』(松原一閑斎)に出典のある処方で、陳氏甘連湯と紛らわしいのであるが、「甘草三分　黃連三分　大黃四分　紅花二分」の4味からなり、主治を「小兒初生より四五歳に至り、便和せず、吐乳、腹脹、滯食毎(つね)なるは故(もと)より、發熱、夜啼き、腹痛等の諸症は皆之を主る」と記載し、本格的な処方の体裁をなす。おそらく、新生児の口拭に用い、「黃連の法」と同じく吐き出させることを目的とすると思われるが、大黃が含まれるので胎便を排出させるために経口投与することもあったと思われ、それ故に甘連湯という正名(〜の法ではなく)がつけられたのであろう。『勿誤藥室方凾口訣』(浅田宗伯)に「此方は專ら胎毒を去るを主とす。世まくりと稱するもの數方あれども、此方を優とす。連翹を加へて吐乳を治し、連錢草(シソ科カキドオシ)を加へて驚癇を治し、竹葉を加へて胎毒痛を治するが如き活用最も廣し。」と記載されているように、折衷派の有力漢方医である浅田宗伯が推奨する「胎毒下し」の薬方として産婦人科ではかなり普及したようだ。第三の法である蜜薬とは、款冬根(キク科フキタンポポの根)に甘草あるいは蜂蜜を加えたものである。「黃連の法」の黃連を款冬根に置き換えた変方にすぎないが、牛山は「日本の國風にて、兒子生まれ下るとそのまま、蜜藥(みつぐすり)といふ法を用ふるなり。俗にあまものといふ。」と述べ、いつの時代かわからないが、わが国で始まった方法としている。「あまもの」といっているが、『和漢三才圖會』にある甜物(あまもの)とくらべて、甘味成分を含む甘草を配合する点で共通するにすぎない。おそらく、甘味のある薬剤(甘草・蜂蜜)に強い苦味のある薬剤を加えた変方がわが国で創出され、それらの総称としてあまもの、甜物と称されたのであろう。牛山は初生の「胎毒下し」の薬方として以上の3法を挙げたが、「ただ黃連の法と、蜜藥とを用ひてよろし」と述べているように、中国起源の「黃連の法」とその変方である蜜薬を推奨する。「まくり」の風習が江戸時代のわが国にある程度普及していたことは、江戸初期の通俗小説『好色五人女』(井原西鶴)巻四の「雪の夜の情宿」にある次の記述でよくわかるだろう[3]。

八つの鐘の鳴時(なるとき)、面(おもて)の戸たひて、女と男の声して、「申姥様(まうしうば)、只今よろこびあそばしましたが、しかも若子様にて旦那さまの御機嫌」と頻によばはる。家内起さはぎて、「それはうれしや」と寝所(ねどころ)より直(すぐ)に夫婦連立(つれだち)、出(で)さまにまくり、かんぞうを取持(とりもち)て、かたしがたしの草履をはき、お七に門(かど)の戸をしめさせ、急心(いそぐ)ばかりにゆかれし。

そのほか、小児初生の薬方に言及する産育書として、『小兒養生錄』(千村拙庵)を挙げておく。同書の巻之中「初誕」において、次のように記述されている。

初生の薬中に朱砂を用る方あり。朱砂の性寒にして脾胃を傷て虚弱の児には宜しからず。又、丁子を用る方あり。丁子は性温にして熱薬を服すれば口舌一身に瘡を発する者なり。能く能く醫者にたつねて五香を用べし。大かたは甘草、梹榔子、舟底苔の三つくすりがよし。秘方なれどもみだりに使べからじ。

朱砂・丁子・五香湯という、中国あるいは本邦で乳児初生に用いる薬方を挙げる中で、中国に例のない駆虫の薬剤を含めているのが注目される。マクリは『和漢三才図會』に甜物の配合薬剤として出てくるが、千村拙庵(生没年不詳)はもう１つ梹榔子という駆虫の薬剤を挙げており、乳児初生の「胎毒下し」の日本化を顕著にしたさきがけともいえるだろう。それは、中国に類品がなく、牛山すら考慮しなかった薬方であるが、後世に「胎毒下し」の主要な薬方の１つとされた。これについては後にマクリの歴史的起源・意義と関連して述べる。

1) 後述するように中国の古い文献には出現しないわが国独自の漢名である。
2) 後述するように胎毒との関連を指摘する見解とそうではないとする見解が両立する。
3) 「まくり、かんぞう」とあるが、このまくりは毒祓であって、マクリ(海人草)以外の薬剤を用いる胎毒下しの総称であるかもしれない。

[3] 中国医学における胎毒と日本への影響

わが国の医書・産育書における胎毒の概念は、今一つ明確さに欠けるが、民間では「胎毒下し」として習俗に近い形態ながら、かなり深く浸透していたことは間違いない。胎毒とは、本来は中国医学に起源を発する概念であるが、具体的に何を指すのか、ここで和漢の医書を参照し、わが国の伝統医学に対する影響について考える。胎毒という語彙は、『千金方』・『外臺祕要』・『太平聖惠方』・『普濟方』など唐・宋の医書には見当たらず、明代後期の『保嬰撮要』以降に出てくる。ここでは『壽世保元』(龔廷賢)巻之八「小兒初生」の「小兒の五宜」の中に胎毒の名があるので紹介する。

小兒分娩して初めて母體を離るるとき、口に穢毒有り。啼聲未だ發せざるに急ぎて軟綿を用て指を裹み、口中の惡汁を拭ひ去る。倘或は及ばざれば、預め甘草黄連の濃汁を煎じ、之を灌ぐ。惡沫を吐出するを待ちて、方に乳を與へ吃せしむ。或は好き朱砂を用て水飛し過ごし、白蜜を煉りて調へ和して膏を成し小豆大の如くとし、乳汁に化して服す。三日の内に止む。三粒に進め、以て胎毒、痘疹の患を除くなり。

これによると、乳児を分娩した直後は口の中に穢毒があるから、軟らかい綿で指を包み口中の悪汁を拭い去れ、あるいは甘草・黄連の煎汁を灌いで悪汁を吐き出させよというのである。『和漢三才圖會』に記述された口拭と内容的にはほとんど変わらないが、わが国では乳児の口に含ませる薬剤として黄連がマクリに置き換わっている点が異なる。これについては後に詳述する。
胎毒の名こそ出てこないが、唐を代表する古医学書『外臺祕要』巻第三十五「小兒初生將護法」に「崔氏小兒初生を療ずる方。便ち、綿を以て指に裹み、口中及び舌上の青泥、惡血を拭ふ。此れ之を玉銜　一に衡に作る　と爲す。若し拭ふこと急がざれば、啼聲一發、即ち腹に入り百病を成す矣。」と

あり、青泥・悪血を悪汁に置き換えれば『壽世保元』の記述と内容的にほとんど変わらず、同じ内容で受け継がれてきたことがわかるが、『壽世保元』はそれに加えて口拭を怠れば百病のもとになると警告している点が異なる。そのほかの医書にもこれと似た記述があり、『太平聖惠方』巻第八十二「小兒初生將護法」に「凡そ小児新生して胎便を出づるとき、綿を以て指に裹み、口中及び舌上の青泥及び悪血を拭ふ。此れ之を玉衡と謂ふ。若し拭ふこと急かざれば、啼聲一發、即ち腹に入り百病を成す。」とあるように、やはり内容はほとんど変わっていない。ただ胎便という語がここに出てくるが、必ずしもわが国の「かにばば」に相当する概念ではない。

一方、甘草・黄連のような薬剤を用いて悪汁を除くというところは、唐・宋の医学書には見当たらず、『壽世保元』ほか明代後期の医書に初出する。とりわけ注目すべきは、新生児の口中の悪汁を拭い去り、甘草・黄連の煎汁で吐き出させることによって痘疹の患を除くとあることである。それまではただ「百病の原因」であるとして、それを除去すれば百病の予防になることを漠然と暗示するだけであったが、痘疹（痘瘡の発疹）という具体的な病証を挙げている点が目新しい[1]。『壽世保元』巻之八「痘瘡」に次のような胎毒の病理論と胎毒下しによる痘瘡の予防方法について具体的に記載され、観念的ながら中国医学独特の胎毒論が展開されている。痘瘡とは、全身に水疱ができて高熱を発する天然痘のことで、昔は多発し恐れられていた。今日では天然痘ウイルスによって起きることは広く知られるが、それが明らかになったのは20世紀以降である。中国医学では、痘瘡の原因を胎毒にもとめ、嬰児が胎内にいるときに穢毒の気を感じて発すると考えられていた。穢毒がどこに由来するのか明言していないが、母胎と考えていたことは間違いない。

○ 壽世保元
　巻之八 「痘瘡」
　　夫れ、痘瘡は乃ち胎毒の致す所なり。嬰児、胎に在る時、其の穢毒の氣を感じて、臓腑の中に藏し發する時、近遠の不同有るのみ。若し寒暄不常の候に値へば、痘疹是に由りて發す。其の受くる所の淺深に因りて稀稠を爲す。（中略）初生の小児口中の穢毒を拭ひ去ることを失する者一の誤りなり。長ずるに及びて未だ預め胎毒を鮮する免痘の方を用ひざる者二の誤りなり。初めて起ち熱を發す云々

　同 「預解胎毒免痘門」延生第一方
　　一に論ず。小児初生、臍帯脱落の後、取りて新瓦の上に置く。炭火を用て四圍し、燒きて烟將に盡きんとするに至り、地土の上に放つ。瓦盞の類を用て之を蓋ひて性を存し、研りて末と爲す。預め朱砂の透明なる者を將て極細末と爲し、水飛し過ごす。臍帯、若し五分の重さ有らば、朱砂二分五釐を用ひ、生地黄、當歸の身濃汁に煎じて、一二の蜆殻に前の兩味を調へ和し、兒口の上腭間及び乳母の乳頭の上に抹る。一日の内、晩に盡くるに至る。次の日、大便に穢汚、濁垢の物を遺下す。終身永く痘疹及び諸疾無し。一子を生めば一子を得る十分の妙法なり。（萬病回春巻之七「小児初生雑病」にもあり）

一方、同巻之八「延生第一方」に、「預め胎毒を鮮して免痘の方」が記載され、これがわが国の「胎毒下し」に相当するが、全体として記述内容に呪術臭があるのは否めない。当時の医学水準では有

効な薬方がない難病であって、ひたすら罹病しないことを祈るばかりであったから、呪術に走るのは致し方ないことであろう。朱砂(別名辰砂、硫化水銀のこと)と地黄・当帰の煎汁混合物を乳児に与えると、「大便に穢汚、濁垢の物を遺下す」とあるように、ここで初めて胎毒が大便となって下ることを暗示する。唐・宋の医学書、たとえば『太平聖恵方』巻第八十二「初生児與朱蜜法」においては、生まれて3日以内に朱蜜を与えるとあるが、悪汁・悪血の除去や解毒の目的は明確ではないので、後世の胎毒の概念に結びつくものではない。したがって、明代の医学において大きく認識が変化したことを示唆する。ただ、胎毒が下るといってもそこに瀉下の発想がないところがわが国とは大きく異なる[2]。わが国の産育書に頻出する「かにばば」は、口拭すなわち「胎毒下し」の薬剤を投与する前に排泄されるものも含むから、必ずしも「穢汚、濁垢の物」と同じわけではないが、本節[5]で述べるように、中国の医書の影響を受けて胎毒との関係を模索せざるを得なくなったのは否めない事実である。

　ここで視点を朝鮮の医学に転じてみよう。朝鮮は日本以上に中国医学の影響を受け、古い時代には忠実にそれを実践してきた。しかし、李氏朝鮮時代になると、朝鮮産薬剤(郷薬)を用いた医方への転換が求められるようになり、伝統的な朝鮮医学と李朱医学とを統合する必要性に迫られたといわれる。中国から薬剤の輸入が困難になったことがその理由の1つに挙げられるが、『郷薬集成方』(1433年成立)はその集大成として知られる代表的な医書である。同書巻六十七に『太平聖恵方』の小児初生將護法を引用するが、ただ「若し拭ふこと急がざれば、啼聲一發、即ち腹に入り百病を成す矣」という部分において「百病を成す」を「血病を成す」としている点が異なるにすぎない。そのほか、李氏朝鮮時代を代表する医書として、許俊(1539年-1615年)の『東醫寶鑑』がよく知られる。これも朝鮮独自の医学を存分に織り込んでいるとされ、今日では朝鮮を代表する第一級の医書として一部の研究家は高く評価する。同書で乳児初生に関連する部分として「雑病篇巻之十一　初生解毒法」があり、次のように記述されている。

○ 東醫寶鑑

雑病篇巻之十一　「小児」　初生解毒法

　嬰児胎に在りて、口中に惡物有り、兒纔生して聲出づること候たず。坐婆急ぎ軟帛を用て手指を裹み、黄連甘草を蘸して濃き汁を煎じ、口中の惡物を拭ひ去る。若し腹中に嚥入すれば必ず諸疾を生ず。更に、煉蜜少し許りを以て朱砂末一字抹を調へ、口中に入れ嚥下せ令めば、則ち一生瘡痘の患を免る。得効　朱蜜嚥下し然る後に、乃ち飼乳酌量之を與ふ。大いに飽かしむること勿れ。恐く吐妳と成る。良方　既に繃裏了り、黄連甘草を取り汁に煎じ、綿を以て子を纏ひ、蘸して児口に入る。之を咂ましめば、三日以來にて惡物大便に退き、之を臍屎と謂ふ。良方

　ここにも胎毒という語は見当たらず、初生の便に臍屎という独自の名をつけるが、内容的に中国医書の記述と変わらず、この分野では朝鮮医学の独自性はまったく見られない。排泄された大便が胎毒の排泄ということであれば、大黄のような下剤を用いるのが効率的と考えられるが、中国と同様に、朝鮮でもその発想はない。すなわち、中国・朝鮮では胎毒が大便に交じると認識することはあっても、瀉下薬で胎毒を下すという発想はまったくなかったのである。

第8章　マクリ(海人草)

『壽世保元』よりやや成立の古い『保嬰撮要』は、小児科の専門医学書であり、乳児初生に関しては一般の医書よりずっと詳しく説明する。

○ 保嬰撮要
巻之一　「初誕の法」

小児の初胎、陰陽五行の氣を稟け、以て臟腑百骸を生じ、胎液を藉り以て滋養す。氣を受くること既に足りれば自然に生育す。分娩の時、口に血塊を含み、啼聲ひとたび出れば、隨ひて即ち嚥下して毒は命門[3]に伏し、天行の時氣久しく熱し、或は飲食停滯、或は外感風寒、驚風發熱等の因に遇ひ、發して瘡疹と爲す。須く急に未だ啼かざる時に於いて軟帛を用て指を裹み、其の血を亢去し、黄連豆鼓硃蜜甘草を用て之を解すべし。後に痘出ると雖も亦た輕し。嚥入して即時腹脹、嘔吐、短氣して乳せざる者有れば、茯苓丸を用て之を治す。但し、黄連の性は寒にして、若し母氣、膏梁、積熱を稟くる者は宜しく服すべし。若し滋味淡薄にして胎氣元弱なる者は、又用ふること宜しからず。其の硃砂固能く毒を解す。恐らくは金石鎭墜せんことに若かず。只、牛黄(一)分許りを以て蜜に調へて與へ、吮へば佳しと爲す。世多く犀角解毒丸を用ふ。其の胎氣虛寒して虛弱なる者は反って脾胃の生氣を傷め、甚だしくは育せざるに致る。又、嬰兒其の難産に因り、或は風寒を冒し危ふきに垂とする者有れば、切に便に臍帶を斷つべからず。急ぎて綿絮を烘め包み、懷中に抱き、急ぎて胎衣を以て火中に置き煨燒し、更に大紙捻を用ひて臍帶の上に於いて往來し之を燒き、煖氣を腹に入れ使めれば、須臾に氣復り、自ら甦る。尤も浴沐を戒む。恐らく腠理密せず、元氣發泄して、外邪之に乘すなり。

黄連法　臨月に黄連を用て細に切り末と爲す。綿に裹み百沸湯にして口を拭ふ。

甘草法　預め甘草を以て細に切り、少し許り臨産の時に綿を以て裹み、沸湯に盞内に泡し、覆ひて温め、生を收むるの際に軟綿を以て指を裹み甘草汁を蘸し、其の口を拭ひ、次に黄連法、硃蜜法を用ふ。

硃蜜法　黄連を用て細に切り、沸湯に泡し、良久濾淨し、兒の口中を拭ひ、惡汁を吐去し、更に硃砂一太豆許りと細に研り、蜜一蜆殼を以て兒の口に抹し、之を服せしむ。獨心を鎭め、魂を定め、神を安んじ、毒を解するのみに非ず。更に能く肝膽を益し、煩熱を除き、邪氣を辟くるなり。

又

牛黄法　硃蜜と同じ。少し牛黄を加へれば能く肝膽を益し、熱を除き、精神を定め、驚邪を止め、惡氣を辟け、小兒の百病を除くなり。

茯苓丸
　　　赤茯苓　黄連胎冷え易きは芍薬　枳殼炒る、各等分
　　　右、末と爲し煉蜜にて桐子の大に丸し、毎服一丸乳汁にて化して下す。

この記述中に胎毒の名は見当たらないが、「分娩の時、(乳児の)口に血塊を含み(中略)嚥下して毒は命門に伏し(中略)發して瘡疹と爲す」とあるように、初生時には口に健康被害をもたらすもの(この場合は血塊、他書の悪汁などと同等のものと考えられる)があって、除去しなければ毒となって瘡疹を起こすといっているから、胎毒の存在を認識するに等しい。また、いわゆる「胎毒下し」の方も他書にある黄連・甘草のほか、硃蜜[4]・牛黄・茯苓丸があって実に多彩であり、香月牛山の『小児必用養育草』に「兒子生まれ下りて用ふる法に、牛黄の法、硃蜜の法などいひて、中花の書に多くのせ侍れど云々」とある「中花の書」とは『保嬰撮要』であることがわかる。本書の「初誕の法」に胎毒の名が見当たらないが、巻之十一にその名を冠した病名が多く出ており、『壽世保元』とはかなり異なる胎毒論を展開する点で注目される。

○ 保嬰撮要
　巻之十一 「胎毒發丹」
　　胎毒發丹なるは、胎毒内に伏し、或は頻りに熱湯に浴し、或は烘衣を著け、或は乳母の飲食七情内熱の邪を助くるに因りて患を爲し、頭面四肢に發し、延びて胸腹に及び、色赤く遊走して定まらず云々

　同 「胎毒瘰癧」
　　胎毒瘰癧なるは乃ち肝膽二經鬱火氣滞を稟けて致す所なり。蓋し、肝膽の經は人身の側に行く。若し肝火の動に因りて患を受くる故に肝膽二經の部分に發せば、當に其の因を審らかにし之を藥とすべし。或は乳母の恚怒或は血虚内熱に因るは當に其の所因を審らかにして其の母を調ふべし。峻厲の藥を用ふべからず。恐らく元氣を傷むなり。

　同 「胎毒瘡疥」
　　胎毒瘡疥は胎熱或は娠母飲食の毒七情の火を稟くるに因る。初めは乾癬の如く、後に則ち膿水淋漓として或は罌を結びて片を成す。如し兩の耳眉或は耳の前後の髪際の間に發すれば手の少陽經に属す。若し四肢に發すれば脾胃經に属し、兩脇に發すれば肝經に属し、額に經すれば心經に属し、腦に發すれば膀胱經に属し、頰頬に發すれば腎經に属す。當に各經の主る所、五臓の勝負及び乳母食啖厚味鬱怒の傳致する所に隨ひ、調へて之を治すべし。化毒犀角等の丸を徹用すべからず。設し元氣復た傷み他症を傳變すれば尤も療し難しと爲す。

　すなわち、『保嬰撮要』では発丹・瘡瘍・瘰癧・瘡疥の病因について、それぞれ「乳母の飲食七情内熱の邪を助くるに因る」、「皆父母の胎熱或は乳母の飲食の毒、七情の慾火を稟けて致す所」、「乳母の恚怒或は血虚内熱に因る」、「娠母飲食の毒七情の火を稟くるに因る」とあるように、病症の発生の原因を明確に母胎に求めている点が注目される。母胎から受け継いだ病症の原因こそ胎毒であり、各病症によって微妙に異なると主張する。『壽世保元』は痘瘡の病原を胎毒と明言したが、『保嬰撮要』では巻之十七に次のように記されており、意外なことにここでは胎毒の名を用いていない。

○ **保嬰撮要**
　巻之十七　「痘疹病を受くるの由」
　　痘瘡の由、兒胎に在りて母の五臟の血穢を食ひ、命門に伏するに因りて、或は天行の時氣に至り、或は驚駭跌撲或は飮食の傷る所に因りて之を發す。狀は傷寒に類し、其の症、面は燥き、腮赤く、目胞亦た赤く、呵欠頓悶乍に涼し乍に熱し、咳嗽嚏噴、足は稍冷へ、耳冷へ、尻冷へ、多く睡睡して驚くのみ。後に紅絲赤脉有り、此其の候なり云々

　痘瘡の病因は「母の五臟の血穢」にあり、それを新生児が受け継いで命門に伏するによって発症するというから、これもいわゆる胎毒に属するといってよいと思われるが、『保嬰撮要』ではその他の多くの病症もいわゆる胎毒に起因すると考えるため、痘瘡とその他の病症があまりに異なるので、痘瘡の病因として胎毒を一元的に使うのを躊躇したとも考えられる。また、『保嬰撮要』は必ずしも胎毒を去れば病気にならないと考えているわけではない。「胎毒下し」を他書ほど重要視していないからである。その代わりに各病気の治療に小児に相応の処方を施し、また母に対する治療を通すという独特の治療法も記載する。胎毒創傷・胎毒瘰癧でそれぞれ「亦た須く乳母を兼治して小児即ち安かるべし」、「當に其の所因を審らかにして其の母を調ふべし」とあるのはその例であり、実際、胎毒瘰癧では「小児、乳母に因て肝經熱耳の有るに、前後之を患ふ。加味逍遥散を用て其の母を治して其の兒自から愈ゆ」と具体的な処方名を挙げて記述している。

　以上述べたように、『保嬰撮要』では、一応、多くの病症の原因を初生の毒に起因すると考える。一見、吉益東洞の万病一毒説を彷彿させるが、東洞は万病の病毒を全て後天性と考えたのに対し、『保嬰撮要』は母胎から受け継いだ先天性の毒と捉えている点が根本的に異なる。金元医学書である『保嬰撮要』が古方医学派の吉益東洞に影響を及ぼしたとは思えないが、香月牛山ほか後世方派への影響は多大であった。『増補絵入小児必用記』（香月牛山）ではところどころに『保嬰撮要』が引用され、「小児の病はかならず胎毒を第一にすべし」と述べられているのはその一例である。ほかの産育書では『小児養生録』（千村拙庵）や『女重寶記』（苗村常伯）のいずれも痘瘡すなわち天然痘の病因としているが、『壽世保元』の論述を受け入れたと思われる。以上の3和書はいずれも江戸中期の1700年前後の成立で時代の隔たりはほとんどないが、そのころは『保嬰撮要』・『壽世保元』の説が拮抗していたことになる。ただし、千村拙庵は自著『衆方規矩備考大成』において『保嬰撮要』の「初誕の法」を引用するが、「二十四時ガ庻（ネカヅク）ハ二日計モ乳ヲ飲マセズシテ五香バカリヲ用ユルガヨキゾ。此レニテ胎毒下ル。」とも記述しており、五香湯およびその加減方、加味五香湯（本節[2]を参照）なる具体的な処方を呈示し、またそれを乳付けの前としているところが漢籍に見当たらないわが国独自の見解といえる。これについては本節[5]で詳述する。江戸後期になると『病家須知』（平野元良）に「小児の病、十に八九は父母の遺毒より發もの多く云々」とあるように、子どもの病一般が胎毒に起因すると考えられるようになったことは興味深い。これは中国医書の論説の浸透というより、わが国独自の胎毒論の深化によるものであるが、胎毒の何たるかについては明確な説明を避けている。わが国の産育書は、胎毒に対する認識があいまいであったが、前述したように、瀉下薬を用いた"胎毒下し"を容認した。一方、中国では薬剤を用いて胎毒が下るように試みたことは確かであるが、それはおそらく中和あるいは緩和であって、瀉下による解毒という認識はなかった。

1) 『壽世保元』より古く、『世醫得効方』(元・危亦林)にも朱蜜の法を施せば一生瘡痘を逃れられるという記述がある。記述内容が充実していること、わが国に対する影響力の大きいことを考慮して、本書ではもっぱら『壽世保元』ほか明代の医書を引用した。
2) わが国では大黄を用いるが、中国ではいかなる瀉下薬も用いない。
3) 脊柱線の第二・第三腰椎の棘上突起の間の経穴名で、腎の右側の右側に相当する。
4) 『太平聖惠方』巻第八十二「初生兒與朱蜜法」・『普濟方』巻三百六十「論初生諸疾并治法」にもある。

[4] 日本の産育学で重視された「かにばば」とは何か？

　江戸期のわが国の産育書ならびに一部の医学書は、胎毒を好ましからざるものと位置づけ、その結果、「胎毒下し」なる薬方を初生乳児に対して適用したことは既に述べた。胎毒の概念は明代の中国医学に由来し、わが国ではかなり形を変えて受容されたが、胎毒は除去すべきものという点では共通する。しかし、それを実行する具体的な方法は日中間でかなりの相違があることも併せて述べた。この違いを生むもとは、必ずしも中国医学におけるあいまいな胎毒認識に起因するのではなく、わが国に「かにばば」という中国医学にはなかった独特の概念があって、それが産育上重要かつ考慮すべきものと受け入れられてきたからである。「かにばば」は江戸時代の産育書に頻出するものの、今日ではほとんど死語に等しいが、その語感から純粋な和語と考えて間違いない。神戸大学大学院人間発達環境学研究科の島野裕子・白水浩信は、近世産育書における胎毒観の変遷について考察し、「かにばば」と胎毒との関係を論じている[1]。その中で「かにばば」の語源についてかなりの紙面を割いて検討しているのは、この種の学術論文として異例ともいえるのであるが、わが国の伝統的産育に独特の「かにばば」を理解するのに不可欠と考えた結果であろう。本項でも「かにばば」と胎毒との関連を考証する上で、随時、島野・白水の論文を引用しつつ、別の視点から「かにばば」の語源を考証する。

　江戸期の産育書が「かにばば」に対して充てる漢名に胎糞(『小兒養生錄』)・胎屎(『病家須知』)・黒糞(『小兒戒草』)・黒屎(『愛育茶譚』)などがある。胎糞・胎屎は胎児の排泄する便を意味し、一方、黒糞・黒屎は「かにばば」の黒い色を表し、いずれも和製の漢名である。『小兒養育金礎』(石田鼎貫)は「出生して間なく大便黒き飴のやうなるを通ず。俗にかにば〻ともかにこ〻ともいふ」と述べるように、「かにばば」の別名に「かにここ」を挙げながら、特定の漢名を充てるのを避けているが、「黒き飴」と形容しているように、黒く粘りけがあって光沢のある新生児の胎便の特徴を的確に表す。しかし、これらの漢名から和語たる「かにばば」がいかなる意味であるのか手掛かりはまったく見えない。一方、香月牛山は「かにここ」のルビを蟹糞に対して付している(『小兒必用養育草』)点で前述の5名と大きく異なる。島野・白水は『古語拾遺』(斎部広成)に記されている豊玉姫の皇子出産の逸話を引用した香月牛山の語源解明について詳しく解説している。それによると、「かにばば(かにここ・かにばこ)」の「かに」は蟹の意であり、豊玉姫が皇子を出産したとき、蟹が産屋に入ってきて皇子の便を食べたので、天忍人命が箒を作って掃った故事に由来するという。島野・白水は、蟹が皇子の便を食べたという記述は『古語拾遺』にない[2]ことから、牛山の脚色であるとし、蟹が穢らわしい便を食べた故に掃われ、それ故に胎児の便すなわち「かにばば」を下すべきであると、牛山の説を解釈・補足している。ただし、「かにここ(ばば)」を蟹糞としたのは香月牛山のみであって、そのほかの産育家がなぜ蟹の字を用いなかったのか、島野・白水は説明を避けている。

　「かにばば」は民間で伝承されてきた名と思われ、そのため古典文献での出現はきわめて限られる

第8章　マクリ(海人草)

ので、その語源解釈に言及するのであれば民俗学的アプローチも考慮する必要がある。本書では、この観点から「かにばば」の起源について考察を試みる。「かにばば」は、少なくとも筆者は聞いたことがないが、どれほど世間に知られているのであろうか。植物の古名がしばしば方言名として遺存していることは今日ではよく知られるが、これに倣って『日本方言大辞典』を調べ、表8-1に新生児が初めて排泄する胎便を意味する方言名およびそれが使われている地域名をまとめた。これによると、「かにここ」は滋賀県・京都府・大阪にあり、筑前出身の香月牛山は京都二条で開業していたから、同地域の方言名を蟹糞のルビに充てたことがわかる。「かにばば」・「かにここ」の訛名に相当する「がにばっこ」が山形にあるが、それに比べると「かにばば」なる方言名の少なさが際立ち、わずかにその訛名と思われる「かなばば」、「かねばば」がそれぞれ栃木・神奈川・山梨と岡山にあるにすぎない。かかる状況のもとで、本書で紹介した5人の産育家のうち、香月牛山を除いて全て「かにばば」の名を用いているのは奇妙にみえる。江戸後期の風俗滑稽本『浮世風呂』(式亭三馬、1809年)3編に「此頃まで蟹糞(かにばば)の世話をしたものが、最う又金屎(かねぐそ)をたれかけるだ」とあるので、江戸とその周辺地域に限られて用いられた名前かもしれない。この小説に出てくる金屎(かねぐそ)は表8-1に出てくる方言名とは関係なく、排泄物たる「くそ」が金色をしていることから、「かねぐそをたれる」というふうに、金をたくさん浪費する意で使われる。江戸中期の『書言字考節用集』に「小兒胎屎　カニクソ」とあり、表を見てわかるように、「かにくそ」も新生児の胎便の意味があって、「かにばば」よりずっと広く通用していたことがわかる。またその訛名である「かなくそ」には、『浮世風呂』の金屎以外に同音異義の語彙が存在する。『本草和名』(深根輔仁)に「鐵精　加奈久曾一名加禰乃佐比(かなくそ)(かねのさび)」とあるように、鉄の錆の意があるほか、鉄の精錬中に生ずる滓の意味もある(『角川古語大辭典』)。「くそ」とは役に立たないもの、まったくむだなもの一般を意味し、昔は現代のように必ずしも穢らわしいものと認識されていたわけではない。したがって、新生児の胎便を意味する方言名は、蟹だけではなく鉄錆や鉄滓に結びつけられて発生した可能性もあるのだ。香月牛山を除く産育家が「かにばば」にあえて蟹の字を冠しなかった真意はそこにあるとも考えられる。神奈川県旧津久井郡では瀕死の病人が死の直前に排泄する便も「かなばば」と称し、「あのばあさまもかなばばーひったっちゅうから、へー、こっちもんじゃねー(命は助からないの意)」という民謡[3]から、「ばば」は老婆の意であることがわかる。男尊女卑の激しい昔は、閉経後の子を産めない婦人は役立たずと考えられていたからだ。

　以上、「かにばば」・「かにここ」の語源は必ずしも一元的とはいえず、あるいはその起源が古く、最初は一元的であったと仮定してしても、江戸時代の民間では様々な意味に解釈されていたと考えることができる。したがって、「かにばば」を蟹糞と考え、蟹に結びつけて説明を試みた香月牛山の説は受け入れがたく、島野・白水がいうように、やはり牛山個人が作り出した脚色であろう。

1) 島野裕子・白水浩信　神戸大学大学院人間発達環境学研究科研究紀要　第1巻第1号、91-100、2007年。
2) 確かに『古語拾遺』には当該の記述はない。
3) 以上徳川宗賢監修『日本方言大辞典』(小学館、1989年)上巻「かにくそ」(586頁)より引用。

表8-1 「かにばば」の方言名

系統	方言名	地域
「かなくそ」系	かなくそ	新潟県佐渡
「かにくそ」系	かにくそ	新潟県佐渡
	かにぐそ	新潟県佐渡、岡山県真庭郡
	がにくそ	青森県上北郡、岩手県気仙郡、新潟県岩船郡・東蒲原郡
	がにぐそ	新潟県中頸城郡
「かねくそ」系	かねぐそ	岡山県真庭郡
「かにここ」系	かにここ	滋賀県蒲生郡、京都府宇治、大阪
	がにばっこ	山形県西置賜郡
「かなばば・かねばば」系	かなばば	栃木県、神奈川県津久井郡、山梨県
	かねばば	岡山県真庭郡

[5] 「かにばば」と胎毒の関係は？

　さて、いわゆる「かにばば」の産育上の意義について、わが国の先人はどう認識していたのであろうか。江戸期後世方派漢方の有力医師であった香月牛山は、自著『小兒必用養育草』で、「此黒大便沢山に通じたる小兒ハ無病なるものなり」と述べている。前述したように、この黒き大便とは蟹糞すなわち「かにばば」のことであり、牛山は新生児のときにそれをたくさん出せば病気にならないというのである。逆に、それを体内に残すとどのような結果を招くのか興味あるところであるが、残念ながら牛山ほかいずれの産育書も具体的な病名に結びつけて説明しているものは見当たらない。中国医学では痘瘡などの病因を母胎から受け継いだ胎毒に求めたが、香月牛山の論述はまさにそれを連想させ、かかる視点から「かにばば」が胎毒といかなる関係にあるのか興味がもたれる。

　近世産育書における胎毒観の変遷について考察し、「かにばば」と胎毒との関係を論じた島野・白水によると、石田鼎貫(生没年不詳、京都の薬商という)は、その著『小兒養育金礎』(1813年)に「出生して間なく、大便黒き飴のやうなるを通ず。俗にかにばゞとも、かにこことも云ふ。これは産れざる先に、母の胎内にて受たる胎毒なれば、随分沢山に通ずるがよし。」とあるように、明確に「かにばば＝胎毒」と断じている。しかし、この説はむしろ少数意見であって、平野元良(1790年-1867年)は「かにばば」と胎毒は別物と断じ(『病家須知』)、香月牛山・千村拙庵(生没年不詳)も「かにばば」と胎毒の関係について積極的な言及を避けているようにみえる。ただし、島野・白水は、「初滴の乳は、緩下の性を含み、能く黒屎を蕩滌す。是児の胎毒を下す為の自然の妙機なり。」(『愛育茶譚』)と述べた桑田立斎(1811年-1868年)や『小兒戒草』(岡了充)を「かにばば＝胎毒」と解釈していると考えるが、石田鼎貫のように断言しているわけではない。「かにばば」と胎毒の関係について、一部を除いて江戸期日本の産育家がこれほどまで歯切れが悪いのはなぜだろうか。おそらく、「かにばば」は古くから

のわが国独自の産育文化に由来し、わが国が歴史的に拠り所にしてきた中国の産育学にそれに相当する概念がないため、あいまいな形で言及せざるを得なかったと推察される。後述するように、『太平聖惠方』巻八十二「小兒初生將護法」に胎便という語がみえ、明らかに初生乳児の便を指しているので、中国にも「かにばば」に相当する語がなかったわけではない。しかし、その定義とすべき特徴や医学的意義についてまったく言及せず、中国の産育における位置づけが不明瞭であるから、「かにばば」と比較することができないのである。その中で石田鼎貫の論述は独自の見解といえるが、決して広く受け入れられたわけではない。

『紫式部日記』(紫式部)に中宮彰子の出産に関する記事があり、「御臍(ほそ)の緒(お)は殿(との)の上、御乳附(ちつけ)は橘三位つき子、御めのと、もとよりさぶらひ、むつまじう心よいかたとて、云々」とあるように、乳付けは古い時代から乳児の出産に伴う儀式の1種であった。江戸時代のわが国の産育学では、「かにばば」に関連して乳付けの時期がいかにあるべきかという、中国・朝鮮ではまったく問題にされなかったことが議論の対象とされた。江戸時代の産育書を見ると、乳付けは「かにばば」の排泄後でなければならないとする記述が目立つ。たとえば、岡了允(1791年-1830年)は「後の患をはかりて黒糞のつきざる内に乳をあたふべからず」(『小兒戒草』)と同様の見解を示し、さらに「小兒はじめて生れたる時、胎毒を下す事をゆるがせにし、いまだ黒糞のつきざる内に、はやく乳を飲ましめ、胎毒腸胃の内に潜み匿れて内に攻る事は、久しく春暖の時にいたり」と述べている。一方、桑田立斎は「初滴の乳は、緩下の性を含み、能く黒屎を蕩滌す。是兒の胎毒を下す爲の自然の妙機なり」と断じており、「かにばば」が出る前に乳児に初乳を飲ませればよく通じると主張する。ところが千村拙庵は「初生乳をつくる時節、胎糞まだ下らざるに、はやく乳をのますれば、必ず乳癖となる」(『小兒養生録』中巻)と述べているように、これを怠れば成長した後に何らかの健康障害を起こすことさえ言い切る一方で、『衆方規矩備考大成』(千村拙庵)では「早ク乳ヲノマスレバ胎毒ガ乳ト相マヂワリテ遂ニ下ラズシテ後ノ病トナル」(『衆方規矩備考大成』巻之九)とあり、「かにばば」に一切言及せず、同じ著者でありながら胎毒の認識に対して矛盾といえるほどの違いがある[1]。乳付けを「かにばば」の排泄前とする説と、排泄後とする説とのいずれであっても、胎毒は「かにばば」の中に含まれて下ると認識する点では共通するが、「かにばば」そのものを胎毒と言い切っていないことも留意する必要がある。わが国では乳付けは何らかの意義が認められていたことは間違いないが、これも中国医学に相応する論拠がないため、乳児初生の伝統的医学観からすれば、「かにばば」と同様に、歯切れのわるさだけが目立つ結果となっている。産育書にいう「乳付け」の意義は「胎毒下し」も併せ持つとも考えられるが、薬材を用いる法とどう区別すべきか、互いに関連させて論じた産育書は見当たらない。

島野・白水は引用しなかったが、『ホツマツタヱ(秀眞政傳紀)』第二十六アヤ(章)に豊玉姫の皇子出産を表した興味深い記述があり、参考のためここに紹介しておく。

イマミコノ　カニツワハケバ　コヽモアリ　スセリミヤヨリ　ミユスヽメ　マクリトトモニ　カニヲダス　カレナガラエテ　云々
(故今太子雖　在胎毒吐蟹蚍唾　亦有蟹蚍糞　自酢芹宮上産湯　亦以白髭草　船藻煎湯腹用之　去其胎毒故　是太子御存壽永　云々)

要約すると、豊玉姫の生んだ皇子は胎毒があってカニツワ（蟹唾、吹き出物の病の意か）を吐いたが、船藻を湯に煎じて胎毒を去ることで癒し得たという話であり、（カニ）ココと胎毒、マクリ（船藻）のすべてが出てくる。『ホツマツタヱ』はヲシテと称される神代文字を用いて五七調の長歌体で記された全40アヤからなる古文書で、今日に伝えられるものは和文とともに漢文訳が付されれている。今日では偽書とされており、学術的に検討されることはまずないが、安永四（1775）年の自序のある写本「和仁估安聡本」が伝存しており、その内容は古代より伝承されたものと評価する研究家もいる。香月牛山は1740年の没であり、『ホツマツタヱ』の写本が香月の存命中に成立したという証拠もない。また江戸期の産育に関連する興味深い内容にもかかわらず、いずれの産育家も『ホツマツタヱ』を引用することはなかった。むしろ「かにばば」、胎毒下しの概念が中国になくわが国独特であることをもって作話されたと考えるべきで、やはり偽書の可能性が高いと思われる。

1) これに関しては梶谷真司も指摘している（江戸時代の育児書の黎明―千村真之『小児養生録』の翻刻と考察―「帝京大学外国語外国文化」創刊号　2007年、71頁-131頁）。

第5節　「かにばば」を"まくる"から海人草（マクリ）となった

　わが国の医書ならびに産育書では「かにばば」と胎毒との関係は今一つすっきりしないが、推定の域を出ないものの、次のように考えられる。「かにばば」は乳児の胎便という実態を伴ったものであり、黒く光沢のある独特の形態から、わが国では古くから乳児の健康に関わる危惧されるべきものと考えられた。後世になって、それが中国医学の胎毒の概念を受け、排出しなければ何らかの病をもたらすと考えられるようになった。胎毒は出生直後の乳児の口に含まれる穢らわしきものという認識も併せ持ち、科学の発達が未熟であった時代にあっては、病因の不明な痘瘡などの原因とされた。いずれにせよ、「かにばば」と胎毒はそれぞれ排出すべきものという考えは江戸時代では広く浸透していたことは事実であり、その実行を伴ったプロセスを「まくり」と称した。浅田宗伯が「世まくりと稱するもの數方あれども、此方を優とす」（『勿誤藥室方凾』）と評した甘連湯に海人草が配合されていないことからわかるように、本来は「まくり」と海人草はまったく無関係であった。すなわち、海人草が巷間に知れわたる前に、わが国では「まくり」と称される独特の習俗があった。換言すれば、「まくり」に海人草を使うようになって初めて「海人草」にマクリの和訓が付けられたのである。かかる意味でいう「まくり」の文献上の初見は饅頭屋本『節用集』（林宗二）であり、「毒掠虫薬海藻」と記載され、それ以前の古字書に見当たらない。「どくまくり」とあり、「虫薬海藻」という注から、いわゆる胎毒下しに用いたことはまちがいない。饅頭屋本『節用集』は無刊記で正確な成立時期はわからないが、林宗二（1498年-1582年）が刊行したと伝えられ、十六世紀後期の室町末期に成立したと推定される。単に「海藻」を虫薬としたとあるだけで、「まくり」の種名までは明らかではないが、1612年の『多識編』（林羅山）では舩底苔の和訓として出てくる。舩底苔の基原に関しては後に詳述する。

　前節で「かにばば」の国語学的意味について考証したが、では「まくり」とは何を意味し、その語源は何に由来するのであろうか。「まくる」という現在でもよく使われる動詞形があるが、単純に考え

れば「まくり」はその名詞形である。『角川古語大辭典』は「まくる」に次のような意味があるとしている。

1. （衣類の袖口などを）巻き上げる
2. （床、畳や貼り紙などを）端からはがし取る
3. （風・火などが地上にあるものを端から）追い払う
4. （敵を攻撃して端から）追い立てる
5. 「する」の軽侮語

「まくり」が「かにばば」や胎毒を排出する行為を指すとすれば、3と4の意がもっとも近い。しかし、『萬葉集』・『古今和歌集』ほか上中古代の古典に出てくる「まくる」はいずれも1の意であり、名詞形の「まくり」にいたっては古典にその用例をほとんど見ない。その中にあって、黒川道祐(1623?年-1691年)の『雍州府志』[1)] 巻六「雜穀部」の水菜の条に次のような記述があり、「まくり」の意味について解説している。

水菜　東寺九條の辺に、專ら之を種ゆ。元、糞穢を用ひずして、流水を畔の間に引き入るるのみ。故に、水入菜と稱す。或は麻倶利菜と謂ふ。倭俗、物毎に拂ひ盡すを麻倶留と謂ふ。農民この菜を採る、田地の本より田末に至るまで、次第に麻久利登留。

すなわち、「まくる」とは俗語であって「物を払い尽くす」意であるといい、これとは別に「凡そ、麻倶留と間引くとは表裏を爲す」ともいい、「間引く」とは反対の意であるという。いずれにしても『角川古語大辭典』に掲載された語意とはかなりニュアンスを異にし、また儒医であり本草学にも通じた道祐が新生児に施す「まくり」や海人草にまったく言及していないのも奇妙に感じられる。道祐は江戸初期の人であるが、当時すでにこのような説明を必要とするほど「まくる」という意味がわかりづらかったことを示唆する。一方、江戸末期を代表する考証学者奈須恒徳(1774年-1841年)は「まくり」について「今、小児初生の薬にまくりと云ふは、即ち馬食(マクラヒ)の轉語にして海草の事なり。其の物は後世しるべからず。世人、船底苔鷓鴣菜などの事とす。其の種類とはいふべし。眞のまくりとはいふべからず。」と述べ、道祐とはまったく異なる語源論を展開する(『本朝醫談』)。すなわち、「まくり」は海人草1種ではなく、海藻一般を指すというのである。恒徳は「まくり」の語源をマクラヒの転と説明するが、それは『下學集』の神馬草にある注記「神功皇后、異國を攻むる時、舩中に馬秣(マクサ)無く海中の藻を取りて馬を飼ふ。故に神馬草と云ふなり。」に基づく。この注記文の冒頭は、『古事記』と『日本書紀』に記述された神功皇后の新羅征伐を指すが、両書とも神馬草についてまったく記していない。神馬草の名は、文献上では平安中期の『和名抄』までさかのぼる古い名[2)]であるが、神功皇后の新羅征伐の話と結びつけたのは『下學集』以降の典籍であって史実ではない。貝原益軒も『下學集』を引用して神功皇后の故事について述べる(『大和本草』巻之八「海藻」)が、「此説イマダ出處ヲ見ズ。神馬藻ト書故ニカクノ如ク附會セルナルベシ。是ナノリソト名ヅケシ日本紀ノ本縁ヲシラズシテ妄ニ云ナリ。凡下學集ノ説信ジガタシ。」とし完全に無視している。

以上、「まくり」という語彙は江戸時代でも難解と認識され、道祐・恒徳の説明はいずれも正鵠を

射たとはいい難い。ただし、恒徳のマクラヒ転訛説は語源論としては受け入れにくいが、仮に「まくり」の意が「かにばば」や胎毒をまくる、すなわち「追い払う」と理解されていたのであれば、恒徳が海藻類に結びつけて説明しようとしたのは決して荒唐無稽ではない。とりわけ、「世人、船底苔鷓鴣菜などの事とす。其の種類とはいふべし。眞のまくりとはいふべからず。」と述べるところは、当時の「まくり」に対する認識を忠実に反映する。この記述にある鷓鴣菜は、『大和本草』（貝原益軒）において初めて「まくり」の訓がつけられ、「まくり」の薬方に用いられた海藻の1種を表す。

鷓鴣菜マクリ
閩書に曰く、海石の上に生じて散砕し、色は微黒、小兒の腹中に蟲病有れば、少し[3]食へば能く愈ゆと。甘草と同煎し用ゆれば、小兒の腹中の蟲を殺す。初生にも用ゆ。

　ここで閩書とあるのは、明・何喬遠（1558年-1632年）の著した『閩書南産志』のことで、現在の福建省に相当する地方の地誌・物産誌である。何喬遠は泉州府晋江県の出身で、全754巻からなる福建省の地方誌『閩書』を著し、『南産志』はその第一五〇巻と一五一巻に当たる。『閩書南産志』は1751年に和刻本が刊行され、益軒の見解を反映して鷓鴣菜の和名をマクリとする。一方、中国本草では『本草綱目拾遺』（趙学敏）で初めて収載され、同巻八「諸蔬部」に「鷓鴣菜　連江志　海石上に生ず。色は微黒なり。〇漳州府志　鷓鴣菜は散砕の花にして微黒なり。漳浦に出づ。小兒の腹中の蟲積、之を食へば即下る、神の如し。」と記載されているように、『閩書南産志』ではなく『連江志』・『漳州府志』を引用して記載しているところが『大和本草』とは異なる。『連江志』の詳細は不明であるが、『漳州府志』は『閩書南産志』より古く1573年の成立である。曽呈奎らによると、鷓鴣菜の文献上の初見は1530年成立の『漳浦縣志』（方栄和）であり[4]、何喬遠はこれらの文献を参照して『閩書南産志』に鷓鴣菜を収載・記述したらしい。連江・漳州は、それぞれ福建省福州市連江県・同漳州市漳浦県に相当する地域で、実際、今日でも福建省沿岸の海域はマクリの産地として知られている。

　しかし、『閩書南産志』・『本草綱目拾遺』の記述によれば、鷓鴣菜の色は微黒で散砕するとあり、実際のマクリの形態的特徴に合致しない。散砕とは鷓鴣菜の形態を表したと思われるが、平面状の軟らかい藻体が細かくちぎれたような状態を形容したと考えられ、またそれを花と見立てた。海中ではなく海から採集した後の海藻の個体の形を表現したとすれば、質が軟骨質でやや硬いマクリでは分岐は著しくないから、散砕の語意に合わない。1962年、曽呈奎らは今日の福建省で鷓鴣菜と称するものは紅藻類イギス目コノハノリ科アヤギヌ *Caloglossa leprieurii* (Montagne) J. Agardh とする論文を発表した[5]。アヤギヌの藻体は扁平で匍匐し、細く薄いリボン状で叉状に不規則に分岐するから、散砕の語意とよく合う。因みに色は暗紫色であるが、乾燥すると黒っぽくなるので、これも文献の記述に合う。アヤギヌは、わが国では本州太平洋岸・瀬戸内海・九州・南西諸島の汽水域に分布し、河口の葦原の基部の茎上につくことが多く、南西諸島ではマングローブ植物に付着する。そのほか潮間帯の岩の上などにも生育するが、『閩書南産志』の「海石の上に生ず」とはそれを表したものである。わが国で見られるのはほとんど河口の汽水域であるが、開発が進むとともに生育環境が悪化し、現在の環境省カテゴリでは準絶滅危惧種とされている[6]。

　貝原益軒は、中国の文献の簡潔すぎるほどの記載に基づいて、鷓鴣菜にマクリの和名を付けたが、前節［2］で述べたように、『和漢三才圖會』（寺島良安）にも「まくり」と称する海藻が掲載されてい

るが、その漢名を海人草とし、『大和本草』とは異なる。その記述は「海人草は琉球の海邊に生ずる藻花なり。多く薩州より千四方に販く出でて、黄色微し黯を帶ぶ。長さ一二寸岐有り、根髭無くして、微毛の茸有り云々」とある中で、「微毛の茸有り」という表現からアヤギヌの可能性は否定され、フジマツモ科マクリを指すことは寸分の疑問もない。実は「まくり」の訓を付せられたもう1つの漢名に舩底苔があり、『多識編』巻之二「苔類部第八」は「今案ズルニ布那曽古乃古計、又タ云ク、阿加乃古計、或説ニ云ク末久里、小兒、甘ゾニ合テ之ヲ飲テ虫ヲ治スル者ナリ」と記述する。舩底苔とは、奈須恒徳のいう船底苔と同じであり、字義をそのまま解釈して船の底に着生する海藻一般のことを指すと思われるが、1種に限らないことはいうまでもない。中国本草では『食療本草』（孟詵）にこの名が見えし、『證類本草』では『太平聖惠方』の引用として「乳石發動、小便淋澁して通じず、心神悶乱を治す。舩底青苔を用ひて半雞子の如く云々」と記述しており、青苔とあるから緑藻類の雑藻を指していたと思われる。長大な河川と広大な内水面を要する中国にあっては淡水性の藻類であったと思われるが、わが国では海水性藻類を充てたことは間違いない。別名のアカノコケとは、トサカノリなどわが国太平洋岸中南部に普通にある紅色の藻類を指すと考えられる。あるいは『東海道名所記』[7]（浅井了意）に「品川苔とて名物なり。いろあかく、かたち鶏冠苔のちいさきもの也。」とあるように、浅草海苔とともに当時の江戸の名産とされた品川苔（おそらくアサクサノリの一形）のことかもしれない[8]。千村拙庵の『小兒養生錄』巻之中「初誕」において、初生に（胎毒下しとして）用いる薬物の1つに舟底苔が挙げられていることは既に指摘した。

　乳児初生の「まくり」に用いられた海藻類は複数種あってそれも多様な形態のものであった。とりわけ海人草は、九州天草・五島列島以南に分布する南方系藻類で、本州では紀伊半島串本近海に稀産するにすぎないから、古い時代のわが国では知られておらず、利用されていなかった可能性が高い。さらに、海藻類の分類は当時の学術水準では容易ではなく、ながらく植物・動物の分類・整理の拠り所としてきた中国本草に海藻類の品目が極端に少ないこともあって[9]、「まくり」に用いる海藻の同定は混乱を極め収拾がつかなかったに違いない。こうした状況を考えると、益軒が鷓鴣菜をマクリとしたのは、出典元の『閩書南産志』の「小兒の腹中に蟲病有れば、炒り食ひて能く愈ゆ」という記述から、乳児初生の「まくり」に使用されるべき海藻類と直感したからであって、決して形態的特徴を考慮した結果ではないだろう。すなわち、益軒は「まくり」に用いる薬材の実物を見たことがなかったのではあるまいか。

　では、なぜ「まくり」に海藻が用いられたのであろうか。江戸時代の産育書や一部の医書に漢薬を配合した「胎毒下し」が記載されていることは既に述べたが、後世になって中国医学の知見を「まくり」の習俗に取り入れたにすぎない。わが国固有の習俗たる「まくり」とは、もともとは「かにばば」を排出させる目的をもったものであり、「かにばば」はその異様な形態から乳児体内に巣くう"虫"によって生じると考えられていた。わが国の民間では古くから赤ん坊の夜泣きは「疳の虫」が原因だと信じられてきたが、現代医学からすればまったく実態のないものであった。明確な原因のわからない病症も仮想的な虫によって起きると考えられてきた。「疳の虫」は民間に伝承されているのみならず、『聖濟總錄』巻一百七十三「小兒五疳出蟲」（「小兒門」）に「諸疳の病、皆肥甘に因りて致す所なり。蓋し、人の府蔵は気血にして更に榮養を相く。甘に逢へば則ち緩に中り、緩に中らば則ち榮衛[10]行遲す。故に府蔵の間、化して諸蟲を生ず。」[11]とあるように、病理論として中国医学書にも記述されている。したがって乳児の体内には何らかの虫が巣くっており、それが作り出す不浄の産

物こそ「かにばば」と古き時代の日本人が考えても不思議ではない。その虫を象徴するものこそ「かに」であり、甲殻類の蟹に擬えたのである。「かにばば」は排出されるべきものであるから、それに擬えた蟹は邪悪な存在でなければならないが、わが国の一般通念として蟹は良いイメージをもって扱われてきた。たとえば、13世紀に成立し、日本三大説話集の1つである『古今著聞集』[12]（橘成季）巻二十に収載された「山城國久世郡の女觀音經を讀誦して蛇の難を免るる事幷びに蟹報恩の事」なる説話はその代表的なものである。命を救ってくれたある信心深い娘のために、父親との軽い口約束で婿になろうとしてその娘を苦しめる蛇をはさみきって恩に報いたという話であるが、自ら姿を見せずに報恩に徹した蟹に邪悪さは微塵も感じられない。平安初期の『日本靈異記』（僧景戒）にもこれとよく似た話が載っている。仏法説話を集めた『沙石集』[13]（無住）の「拾遺六十一」（日本古典文学大系による）にある大中小3匹の蟹の説話も蟹が一般人にどのようなイメージを持たれてきたか考える上で興味深い。それは3匹の蟹が蛇と闘ったという話で、蛇をはさみ殺したのは大蟹と中蟹であるが、蛇を木から引きずり下ろして退治するのにもっとも功績のあったのは小蟹であった。三つに切断した蛇の尾の部分を大蟹から与えられたが、小蟹は食べず、頭を与えられたところ食べたという。すなわち、非力ながら功績のあったものには応分の報償があってしかるべきという仏法説話であり、ここでは人を蟹にたとえて説いている。やはりこの話に語られた蟹に邪悪というイメージはきわめて希薄である。一方で、「かに」は、幼児の尻にある蒙古斑点と呼ばれる青いアザの意があるほか、方言で赤ん坊の吹き出物を指す地域[14]もある。アザの形を蟹の甲羅に見立てたと思われるが、「かにばば」が蟹と密接に関連することを示唆し興味深い。また、香月牛山の『小兒必用養育録』で引用された『古語拾遺』に記されている豊玉姫の皇子出産の故事を併せて考えると、古い時代では蟹を邪悪なものとする信仰があったことは否めない。「かにばば」という方言名が見当たらず、「かなばば」・「かねばば」の訛名が残っていることは、「かにばば」が原語であって後世になって蟹のイメージが好転するとともに訛名が広まったとも考えられる。香月牛山ほか江戸期の産育家はほとんど死語に近かった「かにばば」を発掘して持論を展開したのではなかろうか。

　蟹は本草学でも古くから蟲魚に分類されているので、体内に巣くう虫を擬えるには恰好の存在である。仮想的な存在であれ、体内に巣くうものであれば駆虫薬を用いて除去するという発想が自然に出てくる。中国本草では、『神農本草經』中品に海藻という品目があり、薬物として非常に長い歴史をもつが、いずれの本草書・医書にも海藻を駆虫に用いるとの記述は見当たらない。本草にいう海藻は古い時代では陳蔵器が馬藻と大葉藻の2種を区別したに留まり、これとて十分な認識に基づいて分類したとは到底思えない。李時珍が「海藻は近海の諸地に采取す。亦た海菜に作る。乃ち名目を立て、之を四方に貸すと云ふ」[15]と述べているように、様々な名目を付けて用いられてきたのが実態であろうと思われる。すなわち、海藻類は、陸上の植物とは異なって、本草学上での分類もさることながら、その利用も発展途上であったことを意味する。したがって、「まくり」そのものがわが国の民間に固有の習俗であるから、海藻類に「かに」を除去する作用があると勝手に日本人が信じ込んで利用したとしても不思議はない。蟹は海藻を食べるから、ある種の海藻に蟹を払う効果のあるものがあるとして利用されたとも考えられる。これこそ複数種の海藻が「まくり」に用いられてきた背景であって、何らかの経緯で顕著な駆虫効果を有する海人草（マクリ）が発掘され、江戸時代になって「まくり」のみならず寄生虫駆除薬として用途を広げたと考えられる。島野・白水は江戸期の主たる産育書の記述を精査して「かにばば」について考証したが、「かに（蟹）」が虫に通じ、それ故に駆虫薬

を用いて「かにばば」を排出する習俗としての「まくり」の本質的な存在意義を見落とし、画竜点睛を欠く結果となったのは残念というしかない。

1) 1684年、山城国最初の総合的地誌。全十巻。山城国を中国の雍州に擬して書名とした。形勝・郡名・城地・風俗・山川・神社・寺院・土産・古蹟・陵墓に分け建置沿革を記した。全文を漢文で記述。
2) 巻九「菜蔬部藻類」の莫鳴菜の別名として神馬藻があり、今日いうホンダワラのことである。
3) 原典では「炒りて」(著者訓読による)とある。
4) 『漳浦縣志』は嘉靖九(1530)年の初版、万暦七(1579)年本、康熙三十九(1700)年本、光緒三(1877)年本の諸本があり、各版で記載内容は大きく異なる。光緒三年本の巻之四「風土志下」の蔬之属に「鷓鴣菜　海石中に生じて散砕し、色は微黒、小兒之を食へば能く腹中の蟲を下す」とある。ただし、1573年成立の『漳州府志』(萬暦元年)巻之十九「漳浦縣　物産」の蔬之属では「鷓鴣菜　色は微黒、小兒之を食へば能く腹中の蟲を下す」とあり、「海石中に云々」の部分の記載を欠く。『漳州府志』は序で『漳浦縣志』を引用とあり、嘉靖九年の初版を指すと思われる。おそらく曾呈奎らもこれをもって鷓鴣菜の初見を『漳浦縣志』(1530年)としたのであろう。
5) 曾呈奎・張峻甫　薬学学報　第9巻(3号)180-186　1962年。
6) 環境省「植物レッドリスト(維管束植物以外)」、2001年による。
7) 冨士昭雄・佐伯孝弘校定『東海道名所記・東海道分間絵図』(国書刊行会、2002年)による。原著は浅井了意(？年-1691年)が著し、1660年ころの成立。
8) 片田實著『浅草海苔盛衰記』(成山堂、1989年)による。
9) 1890種以上の品目を収載する『本草綱目』(李時珍)にすら巻十九「水草類」に7種、巻二十八「水菜類」に5種しか収載されていない。因みに、わが国の典籍では『和名抄』(源順)に17種、『大和本草』(貝原益軒)は28種を収載する。
10) 栄気と衛気をいう。身体の生活機転を気と血の二方面からみた中国伝統医学独特の概念で、気の働きを衛気、血の働きを栄気と考える。
11) 元大徳本『聖濟總錄』では府蔵となっているが腑臓のことである。
12) 鎌倉時代に橘成季(生没年不詳)によって著された世俗説話集で、1254年頃に成立したといわれる。現存本は全二十巻からなり、約700話を収録する。今昔物語集・宇治拾遺物語とともに日本三大説話集の1つ。
13) 鎌倉後期の僧無住(1226年-1312年)が編纂した全十巻の仏法説話集で1283年に成立。無住は道暁と号した。説話総数は150前後であるが、後世に加筆されて記述量の多少で多くの異本が存在する。
14) 長野県下伊那郡。徳川宗賢監修『日本方言大辞典』(小学館、1989年)、585頁。
15) 『本草綱目』巻十九「水草類」の海藻。

第6節　駆虫薬マクリの誕生

『大和本草』(貝原益軒)は、鷓鴣菜(シャコサイ)の和名をマクリとし、「まくり」に対して用いられた薬物を鷓鴣菜と考えた。一方、『和漢三才圖會』(寺島良安)はフジマツモ科マクリを「まくり」に用いられた薬物の基原とし、その漢名を海人草(カイニンソウ)とした。非常にややこしいのであるが、今日の生薬学的知見によれば、寺島良安説に軍配が上がる。なぜなら、フジマツモ科マクリにはカイニン酸という駆虫作用成分が含まれ、薬理学的基盤が明確だからである。鷓鴣菜の正しい基原はコノハノリ科アヤギヌといわれる。『中薬大辞典』によれば、アヤギヌはカイニン酸を含むとし、1000余例の回虫駆除の臨床例の解析結果を記載している[1]。とすれば、鷓鴣菜が「まくり」の薬材の1つである可能性もあり得るが、わが国ではアヤギヌを薬用に用いたとする論拠に乏しい。したがってこの観点では益軒の見解は誤りということになるが、『用藥須知後編』巻之一「草部」に「鷓鴣菜　和にマクリ、又海人草(カイニンサウ)と呼ぶ。砂土を帯て用ゆべし。砂土洗去り或いは揉(モミ)去りたるは功薄し。今人、甘草と等分丸となし、鷓鴣菜丸と名づく。虫を下す甚効あり。」とあるように、江戸時代を通して鷓鴣菜と海人草(マクリ)は同

物異名とされたが、さほどの混乱は起きなかった。アヤギヌはマクリに比べてずっと小さく採集も容易ではなかったからである。マクリは福建省周辺海域ならびに東沙諸島に豊産するにもかかわらず、中国で用いられるようになったのはごく最近のことであり、鷓鴣菜より使用頻度はずっと少ないようである。

　次に、マクリの利用はいつの時代までさかのぼるのであろうか。前述したように、『大同類聚方』(808年)や『金蘭方』(9世紀)にそれぞれマクリモ、海人草・鷓鴣菜の名がみえるが、今日に伝えられる写本は偽書とする説が有力であるから、その記述を信用するわけにはいかない。信頼できる文献でもっとも古いのは1304年または1302年成立の『頓醫抄』(梶原性全)であり、巻第二十四「癰疽部」に長生薬と称する薬方に海忍草の名を見る。この薬方は『萬安方』(梶原性全)にも収載され、興味深いことに「此の方、即ち宋人の秘説にして、人人此の方を知ると雖も由来を辨へず。日本僧の道生上人、在唐九年、之を相傳す。」という注記がある。すなわち、この薬方は宋国由来であり、日本人僧が伝えたというのである。『聖濟總錄』巻一百三十六「疔腫」に日本國傳治疔瘡巴豆塗方[2]という処方があり、わが国から伝わった薬方とされている。同書は12世紀初頭の成立であるから、わが国では平安末期に相当し、『萬安方』の成立より200年近く前である。当時、わが国から中国へ伝わった薬方があって中国の医書に記載されたことは、唐宋の医書をそのまま利用するかあるいはそれらを抜き書きして再編纂する程度であった当時のわが国の医学のレベルを考えると、驚くべきことといわねばならない。ただし、室町時代になると、多くの日本人が留学して現地で医学を学び、竹田昌慶(1338年-1380年)のように当地に長く在留して名医の誉れを得た医師もいたといわれる。したがって長生薬と称する処方もそのような日本人医師によって創製された可能性も大いにある。中国の医書に類方すらなく、また海忍草なる薬物も中国のいかなる文献にも見当たらないからである。長生薬という処方名も中国医学書では見られない奇妙なネーミングである。一見、不老長生薬を思い起こさせるが、中国歴代正統本草において薬物の三品分類の上品に属するものを指すのであって、癰疽の外用薬に対する名としてそぐわない。この事実も長生薬と称する薬方が邦人医師による創製を示唆するといえるだろう。もう1つ見落としてならないのは、この薬方は駆虫を目的としたものではなく、海産物由来の海忍草・海帯の2品を黒焼きにして癰疽に外用するものであり、今日のマクリの用途とはまったく無関係ということである。したがって、後世に何らかの経緯で駆虫薬としての利用が発生したことになる。

　そのほかの文献では室町時代時代に成立したといわれる『捧心本方』巻八「癰疽瘡癤」に海人草を配合した処方がある。これもほかの4品を加えて黒焼きとして外用するから、『頓醫抄』の長生薬と基本的に同系統の薬方といってよい。同書にある"カイニンソウ"を配合する処方も今日の用法につながるものではないが、その名前が海忍草から海人草に転じている点が注目される。歴史的に新しいが、海人草が本来の名であって、海忍草は人を同音の忍に通じたと考えられる。海人草とは海人の草（海藻）という意味であり、"カイニンソウ"ではなく"カイジンソウ"と読むのが正しい。わが国では、海人を「あま」と読むように、漁業を生業とする人々の総称であるが、中国では別の意味も併せもつのでここで詳しく述べてみたい。中国には歴代王朝が編纂した正史があるが、中国だけでなく日本・朝鮮・ベトナムなどの周辺地域についても記載する。その中に倭人伝あるいは倭国伝と称される部分があり、わが国が文字をもたなかった時代においてはその国内の状況を記した貴重な資料であることは周知の事実である。唐代の7世紀前半に成立したといわれる

『梁書』³⁾巻五十四「諸夷傳・東夷」のわが国に関する記述の中に「又、西南萬里、海人有り、身黑く眼白く、裸にして醜し。其の肉美行なる者或は射て之を食ふ。」とあり、ここに海人の名が見える。海人は倭国すなわち日本の西南に住むといい、当時の中華秩序においては蛮夷の異族を意味する。わが国の文献にも海人は出現する。たとえば『日本書紀』巻第九に「又、磯鹿の海人、名は草を遣して視しむ」⁴⁾とあり、これは志賀島の「あま」の集団を指すとされている。『三國志』「魏書」東夷傳・倭人の条(通称『魏志倭人傳』)に「今、倭の水人、好みて沉没し魚蛤を捕らえ云々」とあるように、海に潜って漁労をしていた。これこそ古い時代の漁業の形態であって海人の生業であり、内陸に住む中国人から海人は低く見られた。

再び『日本書紀』にもどるが、原文の「磯鹿海人名草」は草を人名に取って解釈されるが、日本古典文学大系『日本書紀』の注釈⁵⁾によればほかにこの名は見当たらないとしている。『萬葉集』に「志賀の海人は藻刈り塩焼き暇なみくしげの小櫛取りも見なくに」⁶⁾(巻3 0278、石川君子)という歌があるように、志賀島の「あま」は海藻の採集を生業としていたことを示唆するので、『日本書紀』の「海人名草」はもっぱら海藻を採る「あま」の集団を意味すると考えられる。『延喜式』巻第三十三「大膳下」、同巻第三十九「内膳司」に稚海藻の名が見え、志賀島からそれほど遠くない北九州市の和布刈神社の神社記によれば、710年に海藻(ワカメ)を朝廷に献上したという。『延喜式』巻第二十三「民部下」の交易雑物に海藻のほか、青苔・海松・鳥坂苔・那乃利曽の名も見える。また、『萬葉集』で海藻を詠んだ歌がかなりあることも、古代のわが国にあっては海藻類が重要な存在であったことは間違いない⁷⁾。「あま」にとって海藻を採ることが重要な日課の一つであったが、マクリは日本本土では九州の天草・五島列島以南および紀伊半島南端以南の海域に分布する南方系藻類であり、「倭の水人」の採集するものではなかった。『梁書』のいう西南萬里とは、地理的な位置からいえば、南西諸島から台湾に至る地域に相当し、マクリが豊産するところでもある。当地の海人によって採集されたマクリが中国へもたらされ、海人が採集した海藻として海人草の名を付けたのは中国人であったと思われる。ただし、海人は中国人にとって蛮族であるから、"人"を同音の"忍"に置き換え、海忍草として海人の存在感を消して利用したのではなかろうか。とはいえ、内陸に文化の中心をもつ中国にあっては蛮夷の産物であるからほとんど用いることはなく、その結果、中国医書・本草書にマクリやそれを配合した薬方が収載されなかったと考えられる。

マクリは南西諸島海域に多く分布するので、その民族植物学的背景についてふれてみたい。沖縄方言ではマクリをナチョーラ・ナチャーラ・ナチョラーなどと呼び、煎じ汁をかやく飯とするほか索麺にかけたりして食し、あるいはゼリー状に溶かした食品もあるなど、興味深い利用法がが今日でも残る。全体として医食同源的な発想に基づくが、ムシチ・胃けいれんに効くとされ、薬としても用いる⁸⁾。ムシチとは沖縄方言で虫気のことで、蛔虫症の意があるほか、子どもの種々の病気も指す。したがって、乳児が病気になったとき、マクリを飲ませて治療するという「胎毒下し」に近い用法もある。ただし、これがいつの時代までさかのぼるか不明で本土での利用法がフィードバックされた可能性も十分にあり、沖縄に「かにばば」・「胎毒下し」にマクリを用いる用法の起源を求めるのは早計である。むしろ本土の「まくり」は、沖縄のマクリ食文化とは無関係で、日琉の経済交流の過程でもたらされたマクリを、「まくり」に利用する海藻の1種として取り入れた結果と考える方が自然である。既に述べたように、文献上でマクリが「胎毒下し」や駆虫に使われるようになったのは早くても17世紀以降である。また民間医療書でマクリを駆虫薬として用いるようになったのも

18世紀前半ころまでしかさかのぼれない。それも貝原益軒が鷓鴣菜の駆虫作用を記述した『閩書南産志』を引用して「まくり」用の薬材と認定したことによって促進された。1609年の薩摩藩の進攻によって、奄美諸島が薩摩藩政に組み込まれ、また琉球も事実上の保護領とされたが、その結果、南西諸島特有の産物が日本本土にもたらされ、マクリが用いられるようになったと推定される。

マクリは現行の薬局方に収載されているが、蛔虫保有率の激減ならびに国民生活の衛生状態の改善に伴い、駆虫薬として用いられることはほとんどない。江戸時代になって、マクリを乳児初生の「胎毒下し」の目的で用いるようになったが、明治時代に西洋医学が導入されてからその意義が否定されるとともに廃れた。ところが、近年、それが再び見直されつつあるという。学術的根拠がないにもかかわらず、幼児にアトピー性皮膚炎が多発し、一部医療関係者はそれを「胎毒下し」が行われなくなったからと主張しているらしい。アトピー性皮膚炎に対して有効な治療法を見いだせない西洋医学に対するアンチテーゼ、代替医療として伝統医学が注目を浴びるようになったのであるが、既に詳述したように、当初「胎毒下し」に用いられたのは漢方の薬方のみである。後にマクリも用いるようになったのであり、マクリが「胎毒下し」の全てでないことに留意する必要がある。すなわち、マクリを「胎毒下し」に用いるのはわが国古来の風習であるとする通説は誤りである。また、マクリはカイニン酸を多量に含み、これが駆虫作用の本体であるが、グルタミン酸受容体の強力なアゴニストでもあり、興奮性神経伝達物質として機能するので、カイニン酸の大量投与で脳神経細胞を破壊して記憶喪失を起こす危険性があるといわれる[9]。したがって新生児に「胎毒下し」として劇薬であるマクリを飲ませるのは大いに問題がある。因みに、現在の医療では、マクリを配合する漢方製剤「鷓鴣菜湯」は生後3ヶ月未満の乳児に服用しないよう注意喚起がなされている[10]。

1) いずれも中文の文献を引用するが、学術論文ではなく、CAS (Chemical Abstracts Service, USA) データベースではアヤギヌにカイニン酸を含むという報告は見当たらない。
2) この条の全文は「巴豆　十粒　半夏　一枚　附子　半枚　蜣蜋　一枚　右四味、各末と爲し、人糞を以て相和す。瘡の大小を看て、紙圏子を作り、瘡口を囲み、薬泥を以て瘡上に絹にて之を貼る。一日に三易へる。」となっている。
3) 中国の正史「二十四史」の1つで、南北朝時代に江南に存在した梁(502年-557年)の歴史を記した。全五十六巻で629年に成立。「倭傳」に倭王武に関する記述がある。
4) 原文は「又遣磯鹿海人名草而令視」となっている。
5) 『日本古典文学大系日本書紀』(岩波書店、1981年)の補注9-4、611頁。
6) 万葉仮名では「然之海人者軍布苅鹽焼無暇髪梳乃小櫛取毛不見久尓」。
7) 以上、木下武司著『万葉植物文化誌』(八坂書房、2010年)の「なのりそ」(423頁-425頁)・「わかめ」(606頁-610頁)による。
8) 前田光康・野瀬弘美・飛永精照『沖縄民俗薬用動植物誌』(ニライ社、1989年)、135頁-136頁。
9) McGeer, P. L., McGeer, E.G., Hattori, T. J., "Kainic acid as a Tool in Neurobiology", Eds McGeer, E.G., Olney, J. W., McGeer, P. L., p.95-p.121, 1978.
10) 日本漢方生薬製剤協会編『一般用漢方製剤使用上の注意―解説―』(じほう、1989年)、467頁-469頁。

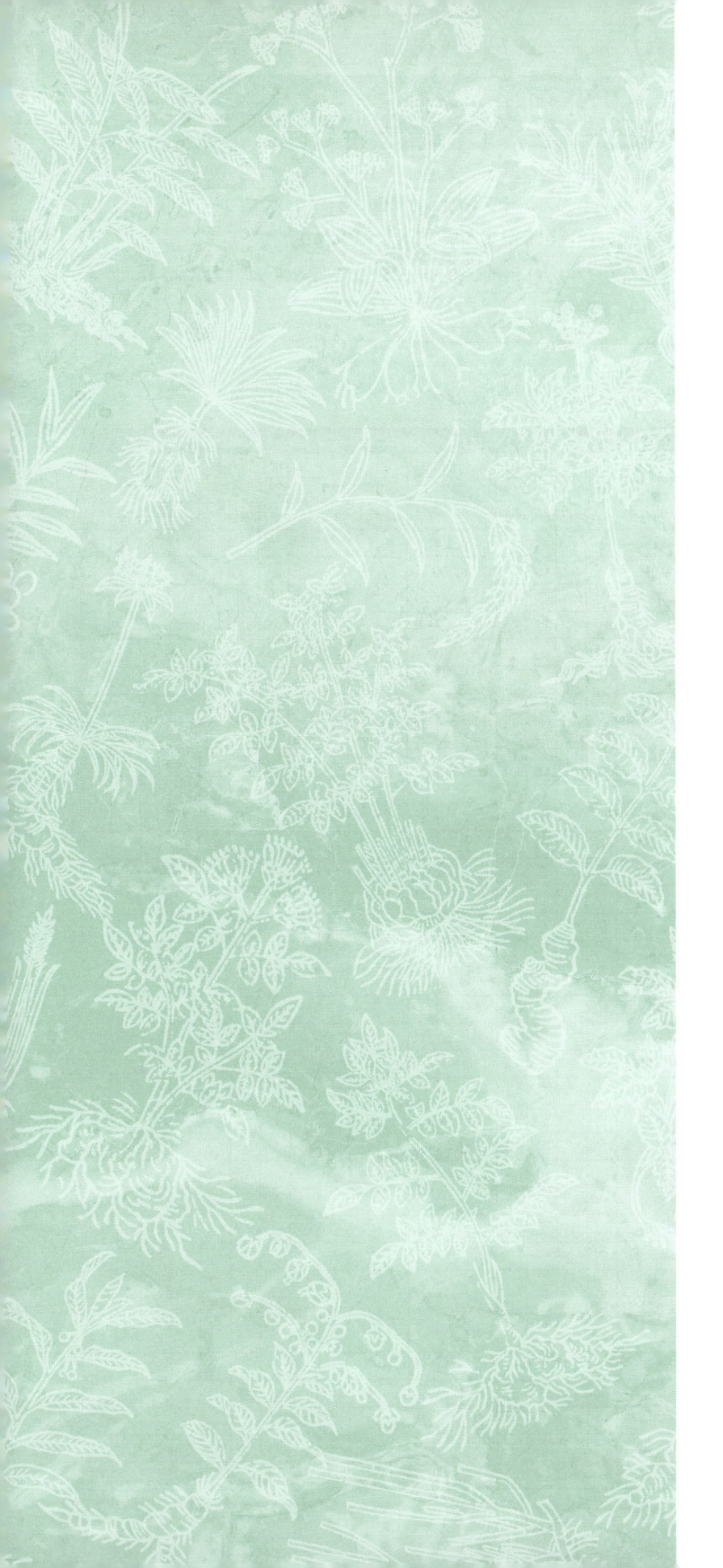

付録

生薬・漢方処方エキス剤一覧……七一八

画数順・漢名(万葉仮名)読みがな一覧……七二七

引用および参考文献　欧文(学名)索引　和文索引

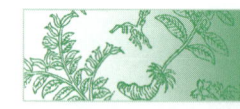

生薬・漢方処方エキス剤一覧

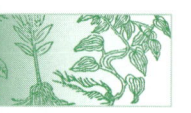

本書に収載した生薬全305種および漢方処方エキス剤全31種を一覧で示した。
○は収載されている日本薬局方および国民医薬品集の版を、×は削除された版を示す。
＊(1)、(2)は、第11改正版以降の局方の第1追補または第2追補で収載あるいは削除されたかを表している。詳細はp.ixの収録内容を参照。

▶ 生薬一覧

生薬和名	生薬漢名	生薬類別	一 1886	二 1891	三 1906	四 1920	五 1932	一国 1948	六 1951	二国 1955	七 1961	八 1971	九 1976	十 1981	十一 1986	十二 1991	十三 1996	十四 2001	十五 2006	十六 2011
アカメガシワ		和薬																○	○	○
アギ	阿魏	洋薬	○	○	○	○	○	○*	×	×										
アコニットコン		洋薬			○	○	×													
アセンヤク	阿仙薬	洋薬・漢薬	○	○	○	○	○		○		○	○	○	○	○	○	○	○	○
アニスジツ		洋薬			○	○	○	○*	×	×										
アヘン末	阿片末	洋薬			○	○	○				○	○	○	○	○	○	○	○	○
アマチャ	甘茶	和薬							○											
アマニン	亜麻仁	洋薬							○		×*									
アラビアゴム		洋薬	○	○	○	○	○		○		○	○	○	○	○	○	○	○	○
アルテアコン		洋薬	○	○	○	○	×													
アルテアヨウ		洋薬			○	×														
アルニカカ		洋薬	○	○	○	○	×													
アロエ	蘆薈	洋薬	○	○	○	○	○		○		○	○	○	○	○	○	○	○	○
アンソッコウ	安息香	洋薬	○	○	○	○	○		○		○	○	○	○	○	○	○	○	○
アンモニアクム		洋薬	○	○	○	○	×													
イオウ	硫黄	漢薬・洋薬	○	○	○	○	○	○*	○	○	×									
イズシュクシャ	伊豆縮砂	和薬									○	×*								
イスランドタイ		洋薬・和薬	○	○	○	○	×													
イリスコン		洋薬			○	○	○	○*	×	×										
イレイセン	威霊仙	漢薬															○*(1)	○	○
インチンコウ	茵陳蒿	漢薬														○	○	○	○	○
インドタイマソウ	印度大麻草	洋薬	○	○	○	○	○		×											
インヨウカク	淫羊藿	漢薬															○*(2)	○	○
ウイキョウ	茴香	洋薬・漢薬	○	○	○	○	○		○		○	○	○	○	○	○	○	○	○
ウコン	鬱金	洋薬・漢薬							○	×*							○*(2)	○	○
ウヤク	(天台)烏薬	漢薬															○*(2)	○	○
ウワウルシ		洋薬	○	○	○	○	○													
エイジツ	営実	漢薬・和薬							○		○	○	○	○	○	○	○	○	○
エンゴサク	延胡索	漢薬									○	○	○	○	○	○	○	○	○
オウギ	黄耆	漢薬									○	○	○	○	○	○	○	○	○
オウゴン	黄芩	漢薬									○	○	○	○	○	○	○	○	○
オウセイ	黄精	漢薬																	○	○
オウバク	黄柏	漢薬						○		○	○	○	○	○	○	○	○	○	○
オウヒ	桜皮	和薬																○*(1)		
オウレン	黄連	漢薬		○	○	○	○		○		○	○	○	○	○	○	○	○	○
オンジ	遠志	漢薬				○	○		○		○	○	○	○	○	○	○	○	○

生薬一覧

生薬和名	生薬漢名	生薬類別	一 1886	二 1891	三 1906	四 1920	五 1932	一国 1948	六 1951	二国 1955	七 1961	八 1971	九 1976	十 1981	十一 1986	十二 1991	十三 1996	十四 2001	十五 2006	十六 2011
カイカ	槐花	漢薬								○	○	○	×							
ガイシ	芥子	洋薬・漢薬	○	○	○	○	○		○		○	○	×							
カイソウ	海葱	洋薬	○	○	○	○	○	○*	×	×										
カイメン	海綿	洋薬	○	×																
ガイヨウ	艾葉	漢薬																		○*(1)
カオリン		洋薬		○	○	○	○		○			○	○	○	○	○	○	○	○	○
カゴソウ	夏枯草	漢薬									○	○	○	○	○	○	○	○	○	○
カシアボク		洋薬	○	○	○	×														
カシュウ	何首烏	漢薬																○*(1)	○	○
ガジュツ	莪蒁	漢薬					○		○		○	○	○	○	○	○	○	○	○	○
カスカラサグラダ		洋薬		○*	○	○	○		○		○	○	×							
カスカリラヒ		洋薬	○	○	○	×														
カッコウ	(広)藿香	漢薬																		○
カッコン	葛根	漢薬							○		○	○	○	○	○	○	○	○	○	○
カッセキ	(軟)滑石	漢薬																		○
カノコソウ	吉草根	洋薬	○	○	○	○	○		○		○	○	○	○	○	○	○	○	○	○
カマラ		洋薬	○	○	○	○	○		○		○	○	×							
カミツレ		洋薬	○	○	○	○	○		○		×*									
カラバルマメ		洋薬	○	○	○	×														
カルドベネディクトソウ	苦薊	洋薬				○	×													
カルナウバロウ		洋薬									○*	○	○	○	○	○	○	○	○	○
ガルバヌム		洋薬	○	×	○	○	×													
カールムジツ		洋薬				○	×													
カロコン	栝楼根	漢薬							○		○	○	○	○	○	○	○	○	○	○
カンキョウ	乾姜	漢薬																○*(2)	○	○
カンゾウ	甘草	漢薬	○	○	○	○	○		○		○	○	○	○	○	○	○	○	○	○
カンタリス		洋薬	○	○	○	○	○		○		○	○	×							
カンテン	寒天	和薬				○	○													
カンピ末	柑皮末	洋薬					○*		○		×*									
カンペントウ	甘扁桃	洋薬	○	○	○	○	○	○*	×	×										
キキョウ	桔梗	漢薬				○*	○		○		○	○	○	○	○	○	○	○	○	○
キクカ	菊花	漢薬																○*(1)	○	○
キササゲ	梓実	和薬					○		○											
キジツ	枳実	漢薬		○	○	×					○	○	○	○	○	○	○	○	○	○
キナ		洋薬	○	○	○	○	○		○		○	○	×							
キノ	吉納	洋薬	○	○	○	×														
キョウカツ	羌活	漢薬																○*(1)	○	○
キョウニン	杏仁	漢薬		○	○	○	○		○		○	○	○	○	○	○	○	○	○	○
キラヤヒ		洋薬				○	○	×												
キンキカ	錦葵花	洋薬				○	×													
グアヤクボク	癒瘡木	洋薬	○	○	○	○	○	○*	×	×										
グアヤク脂	癒瘡木脂	洋薬	○	○	○	○	○	○*	×	×	○	○	×							
クエンピ	枸櫞皮	洋薬				○	○	×												
クガイ	苦艾	洋薬				○	○	×												
クコシ	枸杞子	漢薬																○*(2)	○	○

生薬・漢方処方エキス剤一覧

生薬和名	生薬漢名	生薬類別	一 1886	二 1891	三 1906	四 1920	五 1932	一国 1948	六 1951	二国 1955	七 1961	八 1971	九 1976	十 1981	十一 1986	十二 1991	十三 1996	十四 2001	十五 2006	十六 2011
クジン	苦参	漢薬								○	○	○	○	○	○	○	○	○	○	○
グッタペルカ		洋薬	○	○	○	○	×													
クベバジツ		洋薬	○	○	○	○	○	○*	×	×										
クヘントウ	苦扁桃	洋薬	○	×	○	○	×													
グルユンバルサム		洋薬	○	×																
クレンピ	苦楝皮	漢薬								○	×*									
ケイガイ	荊芥穂	漢薬											○	○	○	○	○	○	○	○
ケイヒ	桂皮	洋薬・漢薬	○	○	○	○	○		○		○	○	○	○	○	○	○	○	○	○
ケツメイシ	決明子	漢薬									○	○	○	○	○	○	○	○	○	○
ケツメイヨウ	決明葉	洋薬・和薬					○*	○*	×	×										
ゲルゼミウムコン		洋薬			○	×														
ケンゴシ	牽牛子	漢薬					○*	○		○		○	○	○	○	○	○	○	○	○
ゲンチアナ		洋薬			○	○	○		○		○	○	○	○	○	○	○	○	○	○
ゲンノショウコ		和薬					○*		○		○	○	○	○	○	○	○	○	○	○
コウイ	膠飴 粉末飴	漢薬																		○
コウカ	紅花	漢薬								○	○	○	○	○	○	○	○	○	○	○
コウジン	紅参	漢薬									○	○	○	○	○	○	○	○	○	○
コウブシ	香附子	漢薬									○	○	○	○	○	○	○	○	○	○
コウベイ	粳米	漢薬																		○
コウボク	厚朴	漢薬									○	○	○	○	○	○	○	○	○	○
ゴオウ	牛黄	漢薬									○	○	○	○	○	○	○	○	○	○
コカヨウ		洋薬			○	×														
コケモモ		洋薬・和薬					○*		○		×*									
ゴシツ	牛膝	漢薬									○	○	○	○	○	○	○	○	○	○
ゴシュユ	呉茱萸	漢薬									○	○	○	○	○	○	○	○	○	○
コショウ	胡椒	洋薬・漢薬			○	○	○		○		×*									
コソカ	苦蘇花	洋薬	○	○	○	○	×													
ゴバイシ	五倍子	洋薬・漢薬	○	○	○	○	○		○		×*									
コパイババルサム		洋薬	○	○	○	○	○	○*	×	×										
ゴボウシ	牛蒡子	漢薬															○*(1)	○	○	
ゴマ	胡麻	漢薬																		○
ゴミシ	五味子	漢薬								○	○	○	○	○	○	○	○	○	○	○
コルヒクムシ		洋薬	○	○	○	○	×													
コロシントジツ		洋薬	○	○	○	○	×													
コロンボ		洋薬	○	○	○	○	○		○		○	○	○	○	○	○	○	○	○	○
コンズランゴ		洋薬		○*	○	○	○		○		○	○	○	○	○	○	○	○	○	○
サイカク	犀角	漢薬								○	○	○	○	×						
サイカチ	皂莢	漢薬								○	×*									
サイコ	柴胡	漢薬									○	○	○	○	○	○	○	○	○	○
サイシン	細辛	漢薬									○	○	○	○	○	○	○	○	○	○
ザクロヒ	石榴皮	洋薬・漢薬	○	○	○	○	○		○		○	○	×							
サッサフラスボク		洋薬	○	○	○	○	×													
サフラン		洋薬	○	○	○	○	○		○		○	○	○	○	○	○	○	○	○	○
サルサ		洋薬	○	○	○	○	○	○*	×	×										
サルビアヨウ		洋薬	○	○	○	○	×													

生薬一覧

生薬名			歴代日本薬局方・国民医薬品集 (下段:公布された年)															
生薬和名	生薬漢名	生薬類別	一 1886	二 1891	三 1906	四 1920	五 1932	一国 1948	六 1951	二国 1955	七 1961	八 1971	九 1976	十 1981	十一 1986	十二 1991	十三 1996	十四 2001	十五 2006	十六 2011
サレップコン		洋薬	○	○	○	○	○	○*	×	×										
サンキライ	山帰来	漢薬									○*	○	○	○	○	○	○	○	○	○
サンザシ	山査子	漢薬								○	○	×*							○*(1)	○
サンシ	杉脂	和薬				○*	○	○*	×	×										
サンシシ	山梔子	漢薬									○	○	○	○	○	○	○	○	○	○
サンシュユ	山茱萸	漢薬											○	○	○	○	○	○	○	○
サンショウ	山椒	漢薬					○*		○		○	○	○	○	○	○	○	○	○	○
サンソウニン	酸棗仁	漢薬								○	○	×*							○*(1)	○	○
サンダラック		洋薬				○	○	○*	×	×										
サンヤク	山薬	漢薬									○	○	○	○	○	○	○	○	○	○
ジオウ	地黄	漢薬									○	○	○	○	○	○	○	○	○	○
ジギタリス		洋薬	○	○	○	○	○		○		○	○	○	○	○	○	○	×*(2)		
シゴカ	刺五加	漢薬																	○	○
ジコッピ	地骨皮	漢薬																○*(2)	○	○
シコン	紫根	漢薬									○	○	○	○	○	○	○	○	○	○
シタン	紫檀	洋薬	○	○	○	×														
シツリシ	蒺藜子	漢薬																○*(2)	○	○
シナカ		洋薬	○	○	○	○	○	○*	×	×										
シャカンゾウ	炙甘草	漢薬																	○*(2)	○
シャクヤク	芍薬	漢薬								○	○	○	○	○	○	○	○	○	○	○
ジャコウ	麝香	漢薬	○	○	○	○	×			○	○	○	○	○	○	×				
ジャショウシ	蛇床子	漢薬																○*(2)	○	○
シャゼンシ	車前子	漢薬									○	○	○	○	○	○	○	○	○	○
シャゼンソウ	車前草	漢薬									○*	○	○	○	○	○	○	○	○	○
ジュウヤク	十薬	和薬									○	○	○	○	○	○	○	○	○	○
シュクシャ	縮砂	漢薬	○	×							○	○	○	○	○	○	○	○	○	○
ショウキョウ	(乾)生姜	洋薬・漢薬	○	○	○	○	○		○		○	○	○	○	○	○	○	○	○	○
ショウシ	松脂	洋薬	○	○	○	○	○		○		×*									
ショウズク	小豆蔲	洋薬・漢薬		○	○	○	○		○		○	○	○	○	○	○	○	○	○	○
ショウブ	菖蒲	洋薬・漢薬	○	×																
ショウマ	升麻	漢薬									○	○	○	○	○	○	○	○	○	○
ショウリク	商陸	洋薬・漢薬			○*	○	×													
ジョチュウギク	除虫菊	洋薬									○	×*								
シンイ	辛夷	漢薬																○*(1)	○	○
スイテツ	水蛭	洋薬	○	○	○	○	×													
ストロファンツス		洋薬			○*	○	○		○		×*									
精製セラック		洋薬									○*	○	○	○	○	○	○	○	○	○
白色セラック		洋薬									○*	○	○	○	○	○	○	○	○	○
セキショウシ	石松子	洋薬	○	○	○	○		○			×*									
セッコウ	石膏	漢薬									○	○	○	○	○	○	○	○	○	○
セッコツボクカ	接骨木花	洋薬	○	×	○	×														
セネガ		洋薬	○	○	○	○	○		○		○	○	○	○	○	○	○	○	○	○
セルペンタリアコン		洋薬				○	×													
センキュウ	川芎	漢薬									○	○	○	○	○	○	○	○	○	○
ゼンコ	前胡	漢薬																	○*(1)	○

生薬・漢方処方エキス剤一覧

生薬和名	生薬漢名	生薬類別	一 1886	二 1891	三 1906	四 1920	五 1932	一国 1948	六 1951	二国 1955	七 1961	八 1971	九 1976	十 1981	十一 1986	十二 1991	十三 1996	十四 2001	十五 2006	十六 2011
センコツ	川骨	漢薬・和薬							○	○	○	○	○	○	○	○	○	○	○	○
センソ	蟾酥	漢薬								○	○	○	○	○	○	○	○	○	○	○
センナ		洋薬	○	○	○	○	○		○		○	○	○	○	○	○	○	○	○	○
センブリ	当薬	和薬				○	○		○		○	○	○	○	○	○	○	○	○	○
ソウジツ	桑実	洋薬	○	×																
ソウジュツ	蒼朮	漢薬								○*	○	○	○	○	○	○	○	○	○	○
ソウハクヒ	桑白皮	漢薬								○	○	○	○	○	○	○	○	○	○	○
ソボク	蘇木	漢薬																○*(2)	○	○
ソヨウ	(紫)蘇葉	漢薬									○	○	○	○	○	○	○	○	○	○
ソリシ	鼠李子	漢薬								○	×*									
ダイオウ	大黄	漢薬	○	○	○		○		○		○	○	○	○	○	○	○	○	○	○
タイソウ	大棗	漢薬									○	○	○	○	○	○	○	○	○	○
ダイバク	大麦	洋薬	○	×																
タクシャ	沢瀉	漢薬								○	○	○	○	○	○	○	○	○	○	○
ダツラ	曼荼羅華葉	洋薬			○	○	○		○		×*									
タマリンド		洋薬	○	○	○	○	○	○*	×	×										
タルク		洋薬			○	○	○		○		○	○	○	○	○	○	○	○	○	○
ダンマール脂		洋薬		○	×															
チクセツニンジン	竹節人参	和薬								○	○	○	○	○	○	○	○	○	○	○
チモ	知母	漢薬									○	○	○	○	○	○	○	○	○	○
チョウジ	丁香 丁子	洋薬・漢薬	○	○	○	○	○		○		○	○	○	○	○	○	○	○	○	○
チョウトウコウ	釣藤鈎(鉤)	漢薬																○*(1)	○	○
チョレイ	猪苓	漢薬									○	○	○	○	○	○	○	○	○	○
チンピ	陳皮	漢薬												○	○	○	○	○	○	○
テレビンチナ		洋薬	○	○	○	○		○			○	○	×							
デンプン	澱粉	洋薬	○	○	○	○	×													
カタクリデンプン	山慈姑澱粉	洋薬	(○)	(○)	(○)	(○)	×													
カンショデンプン	甘蔗澱粉	洋薬					○*		○		○	×								
クズデンプン	葛澱粉	洋薬	(○)	(○)	(○)	(○)			○		○	×								
コムギデンプン	小麦澱粉	洋薬					○		○		○	○	○	○	○	○	○	○	○	○
コメデンプン	米澱粉	洋薬					○		○		○	○	○	○	○	○	○	○	○	○
トウモロコシデンプン	トウモロコシ澱粉	洋薬					○*		○		○	○	○	○	○	○	○	○	○	○
バレイショデンプン	馬鈴薯澱粉	洋薬			(○)	(○)	○		○		○	○	○	○	○	○	○	○	○	○
テンマ	天麻	漢薬																○*(1)	○	○
テンモンドウ	天門冬	漢薬																○*(1)	○	○
トウオウ	藤黄	洋薬			○	×														
トウカ	橙花	洋薬	○	×																
トウガシ	冬瓜子	漢薬																		○	○
トウガラシ	蕃(番)椒	洋薬				○	○		○		○	○	○	○	○	○	○	○	○	○
トウキ	当帰	漢薬								○	○	○	○	○	○	○	○	○	○	○
トウニン	桃仁	漢薬									○	○	○	○	○	○	○	○	○	○
トウヒ	橙皮	洋薬	○	○	○	○	○		○		○	○	○	○	○	○	○	○	○	○
ドクカツ	独活	漢薬																○*(1)	○	○
トコン	吐根	洋薬	○	○	○	○	○		○		○	○	○	○	○	○	○	○	○	○
トショウジツ	杜松実	洋薬	○	×	○	○	×													

生薬一覧

生薬和名	生薬漢名	生薬類別	一 1886	二 1891	三 1906	四 1920	五 1932	一国 1948	六 1951	二国 1955	七 1961	八 1971	九 1976	十 1981	十一 1986	十二 1991	十三 1996	十四 2001	十五 2006	十六 2011
トチュウ	杜仲	漢薬																○*(1)	○	○
トラガント		洋薬	○	○	○	○	○		○		○	○	○	○	○	○	○	○	○	○
トルーバルサム		洋薬	○	○	○	○	○		○		×*									
トロロアオイ	黄蜀葵根	洋薬			○	○	○		○		×*									
トンコマメ		洋薬				○	×													
ニガキ	苦木	洋薬・和薬			(○)	○	○		○		○	○	○	○	○	○	○	○	○	○
ニクジュヨウ	肉蓯蓉	漢薬																		○*(2)
ニクズク	肉豆蔲	洋薬・漢薬	○	○	○	○	○		○		×*								○*(2)	○
ニホンケイヒ	日本桂皮(肉桂)	漢薬・和薬				○	○		○		×*									
ニンジン	人参	漢薬							○		○	○	○	○	○	○	○	○	○	○
ニンドウ	忍冬	漢薬																○*(2)	○	○
バイモ	貝母	漢薬																○*(1)	○	○
バクガ	麦芽	漢薬																		○*(1)
ハクズイコウヒ	白瑞香皮	洋薬				○	×													
バクチヨウ		洋薬・和薬				○	○	○	○*	×	×									
バクモンドウ	麦門冬	漢薬							○		○	○	○	○	○	○	○	○	○	○
ハズ	巴豆	漢薬							○		×*									
ハチミツ	蜂蜜	洋薬・漢薬	○	○	○	○	○		○		○	○	○	○	○	○	○	○	○	○
ハッカ	薄荷	洋薬・漢薬	○	○	○	○	○		○		×*									
バッカク	麦角	洋薬	○	○	○	○	○		○		○	○	×							
バニラ		洋薬				○	○		×											
ハマボウフウ	浜防風	漢薬・和薬							○		○	○	○	○	○	○	○	○	○	○
ハマメリスヨウ		洋薬				○	○		×											
ハンゲ	半夏	漢薬					○		○		○	○	○	○	○	○	○	○	○	○
ヒキオコシ	延命草	和薬					○*	○*	×	×										
ヒドラスチス		洋薬		○*	○	○	○	○*	×	×										
ビャクゴウ	百合	漢薬																○*(1)	○	
ビャクシ	白芷	漢薬											○	○	○	○	○	○	○	○
ビャクジュツ	白朮	漢薬							○		○	○	○	○	○	○	○	○	○	○
ビャクダン	白檀	洋薬					○	○	○*	×	×									
ヒヨス	(莨菪)	洋薬	○	×	○	○	○		○		×*									
ビワニン	枇杷仁	和薬					○*	○*	×	×										
ビワヨウ	枇杷葉	漢薬																○*(1)	○	○
ビンロウジ	檳榔子	漢薬							○		○	○	○	○	○	○	○	○	○	○
ファルファラヨウ		洋薬				○	×													
ブクリョウ	茯苓	漢薬							○		○	○	○	○	○	○	○	○	○	○
ブシ	附子	漢薬							○		×*								○*(2)	○	○
フセキ	浮石	漢薬・洋薬				○	×													
ブッコヨウ		洋薬				○	×													
フラングラヒ		洋薬	○	×	○	○	×													
ベラドンナコン		洋薬							○		○	○	○	○	○	○	○	○	○	○
ベラドンナヨウ		洋薬	○	×	○	○	○		○		○	×								
ベルバスクムカ		洋薬				○	×													
ペルーバルサム		洋薬	○	○	○	○	○		○		×*									
ヘンズ	扁豆	漢薬																	○	○

生薬・漢方処方エキス剤一覧

生薬和名	生薬漢名	生薬類別	一 1886	二 1891	三 1906	四 1920	五 1932	一国 1948	六 1951	二国 1955	七 1961	八 1971	九 1976	十 1981	十一 1986	十二 1991	十三 1996	十四 2001	十五 2006	十六 2011
ボウイ	防已	漢薬								○	○	○	○	○	○	○	○	○	○	○
ボウコン	茅根	漢薬								○	○	○	○	○	○	○	○	○	○	○
ボウフウ	防風	漢薬								○	×*		○	○	○	○	○	○	○	○
ボクソク	樸樕	漢薬																	○*(2)	
ホコウエイ	蒲公英	洋薬	○	○	○	○	×													
ボダイジュカ	菩提樹花	洋薬				○	×													
ボタンピ	牡丹皮	漢薬								○	○	○	○	○	○	○	○	○	○	○
ホップ		洋薬	○	○	×					○	×*									
ポドフィルム脂		洋薬	○	○	○	○	×													
ホミカ		洋薬	○	○	○	○		○		○	○	○	○	○	○	○	○	○	○	○
ボレイ	牡蛎	漢薬								○	○	○	○	○	○	○	○	○	○	○
マイカイカ	玫瑰花	洋薬				○	×													
マオウ	麻黄	漢薬							○		○	○	○	○	○	○	○	○	○	○
マクリ	海人草	和薬				○*	○		○											
マシニン	火麻仁　麻子仁	漢薬																○*(1)	○	○
マチコ		洋薬	○	×																
マンナ		洋薬	○	○	○	○	×													
ミツガシワ	睡菜葉	洋薬		○	×	○*	○*	×	×											
ミツロウ	黄蝋	洋薬・漢薬	○	○	○	○	○	○		○	○	○	○	○	○	○	○	○	○	○
サラシミツロウ	白蝋	洋薬・漢薬	○	○	○	○	○	○		○	○	○	○	○	○	○	○	○	○	○
ミョウバン	明礬	洋薬・漢薬	○	○	○	○	○			○	○	○	○	○	○	○	○	○	○	○
ミルラ	没薬	洋薬	○	○	○	○	○	○*	×	○	×*									
メリッサヨウ		洋薬			○	×														
メンマ	綿馬	洋薬	○	○	○	○		○			×*									
モクツウ	木通	漢薬								○	○	○	○	○	○	○	○	○	○	○
モッコウ	木香	漢薬									○*									
ヤクチ	益智	漢薬								○	○	○	○	○	○	○	○	○	○	○
ヤクモソウ	益母草	漢薬																	○*(1)	○
ヤボランジヨウ		洋薬	○	○	○	○	×													
ヤラッパ		洋薬	○	○	○	○	○		○		×*									
ユウタン	熊胆	漢薬									○*									
ユーカリ		洋薬	○	×	○	○	○	○*	×	×										
ヨクイニン	薏苡仁	漢薬								○	○	○	○	○	○	○	○	○	○	○
ラウオルフィア		洋薬									○	×								
ラクツカリウム		洋薬	○	○	×															
ラタニアコン		洋薬				○	×													
ラベンダーカ		洋薬				○	○	×												
リュウガンニク	竜眼肉	漢薬																	○*(2)	○
リュウコツ	竜骨	漢薬											○	○	○	○	○	○	○	○
リュウタン	竜胆	漢薬	○	○	○	○	○		○		○	○	○	○	○	○	○	○	○	○
リュウドウソゴウコウ	流動蘇合香	洋薬	○	○	○	○	○	○*	×	×										
リョウキョウ	良姜	漢薬																	○*(1)	○	○
レンギョウ	連翹	漢薬											○	○	○	○	○	○	○	○
レンニク	蓮肉	漢薬																		○	○
ロジン		洋薬			○	○		○			○	○	○	○	○	○	○	○	○	○

生薬名			歴代日本薬局方・国民医薬品集 (下段：公布された年)															
生薬和名	生薬漢名	生薬類別	一 1886	二 1891	三 1906	四 1920	五 1932	一国 1948	六 1951	二国 1955	七 1961	八 1971	九 1976	十 1981	十一 1986	十二 1991	十三 1996	十四 2001	十五 2006	十六 2011
ロートコン	莨菪根	洋薬		○	○	○	○		○		○	○	○	○	○	○	○	○	○	○
ロートソウ	莨菪草	洋薬		○	×																
ロートヨウ	莨菪葉	洋薬・和薬				○	○		○		×*										
ロベリア		洋薬	○	○	○	○	×			○	×*										
ローマカミツレカ		洋薬				○	×														
ローヤルゼリー		洋薬																	○*(2)	○
ワダイオウ	和大黄	和薬							○		×*										

▶ 漢方処方エキス剤一覧

漢方処方名	出典医書	一 1886	二 1891	三 1906	四 1920	五 1932	一国 1948	六 1951	二国 1955	七 1961	八 1971	九 1976	十 1981	十一 1986	十二 1991	十三 1996	十四 2001	十五 2006	十六 2011
インチンコウトウ 茵蔯蒿湯	傷寒論・金匱要略						○		×										
オウレンゲドクトウ 黄連解毒湯	肘後方・外台秘要																		○
オツジトウ 乙字湯	叢桂亭蔵方																		○*(2)
カッコントウ 葛根湯	傷寒論・金匱要略								○	○	○	○	×					○	○
カッコントウカセンキュウシンイ 葛根湯加川芎辛夷	本朝経験																		○*(2)
カミショウヨウサン 加味逍遥散	万病回春																	○	○
ケイシブクリョウガン 桂枝茯苓丸	金匱要略																		○
ゴシャジンキガン 牛車腎気丸	厳氏済生方・万病回春																		○
サイコケイシトウ 柴胡桂枝湯	傷寒論・金匱要略																		○
サイボクトウ 柴朴湯	本朝経験																		○
サイレイトウ 柴苓湯	世医得効方																	○	○
サンオウサン 三黄散	金匱要略							○	○	○	○	×							
シャクヤクカンゾウトウ 芍薬甘草湯	傷寒論																		○
ジュウゼンダイホトウ 十全大補湯	太平恵民和剤局方																		○
ショウサイコトウ 小柴胡湯	傷寒論・金匱要略																		○
ショウセイリュウトウ 小青竜湯	傷寒論・金匱要略									○	○	○	×						○
ショウハンゲカブクリョウトウ 小半夏加茯苓湯	金匱要略									○	○	○	×						○
シンブトウ 真武湯	傷寒論																		○
ダイオウカンゾウトウ 大黄甘草湯	金匱要略																	○	○
ダイケンチュウトウ 大建中湯	金匱要略																		○
ダイサイコトウ 大柴胡湯	傷寒論・金匱要略																		○*(2)
チョウトウサン 釣藤散	普済本事方																		○
トウキシャクヤクサン 当帰芍薬散	金匱要略																		○*(1)
バクモンドウトウ 麦門冬湯	金匱要略																		○
ハチミジオウガン 八味地黄丸	金匱要略																		○
ハンゲコウボクトウ 半夏厚朴湯	金匱要略																		○
ハンゲシャシントウ 半夏瀉心湯	傷寒論・金匱要略																		○*(1)
ホチュウエッキトウ 補中益気湯	内外傷弁惑論																	○	○
マオウトウ 麻黄湯	万病回春																		○*(2)
リックンシトウ 六君子湯	万病回春																		○
リョウケイジュツカントウ 苓桂朮甘湯	傷寒論・金匱要略																	○	○

画数順・漢名(万葉仮名)読みがな一覧

単語の1文字目の画数順に、難読と思われる一般項目や漢名、万葉仮名とその読み仮名を示した。

1

項目名（読み仮名）	対応生薬名
いっぱんようかんぽうせいざいしょうにんきじゅん 一般用漢方製剤承認基準	
イスランドタイ 乙斯蘭土苔	イスランドタイ
イペカコアナ 乙百葛格安那	トコン
オトギリソウ 乙切草	
いっぽんどうやくせん 一本堂薬選	
イチリュウキンタン 一粒金丹	
イチミガン 一味丸	

2

ハチガツシュ 八月珠	ウイキョウ
ハッカウイキョウ 八角茴香	
ハタンニン 八擔仁	カンペントウ
やおやぼうふう 八百屋防風	ハマボウフウ
くがいそう 九蓋草	
クシントウ 九眞藤	カシュウ
キュウガンドクカツ 九眼独活	ドクカツ
キュウリコウ 九里香	
ジュウヤク 十薬	ジュウヤク
ジュウリコウ 十里香	
チョウジ 丁子	チョウジ
チョウジコウ 丁子香	チョウジ
チョウコウ 丁香	チョウジ
チョウオウ 丁翁	モクツウ
ダイトウ 乃東	カゴソウ
の の え 乃々衣	
のぜり 乃世利	
のぜり 乃世利	
のらえ 乃良衣	
ニンジン 人参	ニンジン
ニンジン 人参	ニンジン
ジンビ 人微	ニンジン
ニンガン 人銜	ニンジン
ニンジン 人薓	ニンジン
にんじんのみて くびくく 人参飲て首絞る	

3

さきくさ 三枝	
サンシクヨウソウ 三枝九葉草	インヨウカク
ミカワカンキョウ 三河乾薑	カンキョウ
サンリョウ 三稜	
サンシチニンジン 三七人参	
さいぐさのまつり 三枝祭	
ミシマサイコ 三島柴胡	サイコ
サンレン 三廉	レンギョウ
サンミシャコサイトウ 三味鷓鴣菜湯	
センリコウ 千里香	
センサイルイ 千歳藥	
センリョウキン 千兩金	インヨウカク
せんじゅ はぎ 千樹の萩	
センふり 千振	センブリ
ドジョウザン 土常山	
ドイオウ 土硫黄	
ドエンゴサク 土延胡索	
ドオウギ 土黄耆	
ドオウバク 土黄柏	
ドカッコウ 土藿香	
ド カ 土瓜	
ドテイ 土柢	
ドソウケツメイ 土草決明	
ドゴシツ 土牛膝	
ドサイシン 土細辛	
ドブクリョウ 土茯苓	
ドヒカイ 土萆薢	サンキライ
ドショ 土藷	サンヤク
ドチモ 土知母	
ドセイ 土精	ニンジン
ドビャクズク 土白豆蔲	
ドバクトウ 土麦冬	
ドミツ 土蜜	ハチミツ
ドブシ 土附子	
ドマオウ 土麻黄	
ドヒツ 土筆	
ドモッコウ 土木香	
ドシツカン 土賓汗	ヤクモソウ
ドダイオウ 土大黄	ワダイオウ
ショウモクツウ 小木通	
ショウイキョウ 小茴香	ウイキョウ
ショウオウギ 小黄耆	
ショウバラ 小薔	
ショウバラ 小栢	
ショウソウ 小草	オンジ
ショウケツメイシ 小決明子	
ショウシン 小辛	サイシン
ショウズク 小豆蔲	ショウズク
コムギデンプン 小麦澱粉	デンプン
ショウトウニン 小桃仁	
ショウヨウバクモンドウ 小葉麥門冬	
ショウナンショウ 小南星	
ショウビンロウ 小檳榔	ビンロウジ
ショウビンリキ 小梻力	ビンロウジ
ショウツウソウ 小通草	
ショウギョウ 小翹	
ショウレンギョウ 小連翹	
ショウジョウフトウ 小淨府湯	
タイリョウ 大蓼	
ダイウイキョウ 大茴香	
ダイリニン 大李仁	
こるもば 大凝菜	
こるもば 大凝菜	
ダイケツメイシ 大決明子	
ダイリキシ 大力子	ゴボウシ
ダイショウ 大椒	サンショウ
ダイオウ 大黄	ダイオウ
タイソウ 大棗	タイソウ
ダイバク 大麦	ダイバク
ダイヨウサンシチ 大葉三七	
ダイトウニン 大桃仁	
ダイヘントウニン 大扁桃仁	
ダイバクゲツ 大麥櫱	バクガ
タイヨウバクモンドウ 大葉麥門冬	
ダイハンゲ 大半夏	
ダイギョクハンゲ 大玉半夏	
ダイフクシ 大腹子	
タイヨウレキ 大葉櫟	ボクソク
タイマ 大麻	マシニン
タイマニン 大麻人	マシニン
ダイツソウ 大通草	
タイサツ 大札	ヤクモソウ

項目名(読み仮名)	対応生薬名
大翹 (ダイギョウ)	レンギョウ
大連翹 (ダイレンギョウ)	レンギョウ
大和本草 (やまとほんぞう)	
大秦艽 (ダイジンギョウ)	
大禹功湯 (ダイウコウトウ)	
大禹功丸 (ダイウコウガン)	
大淨府湯 (ダイジョウフトウ)	
山木通 (サンモクツウ)	
山刺 (サンシ)	エイジツ
山黄柏 (サンオウバク)	
山石榴子 (サンセキリュウシ)	オウバク
山柰 (サンナ)	
山莧菜 (サンケンサイ)	ゴシツ
山牛蒡 (ヤマゴボウ)	
山柴胡 (サンサイコ)	
山菜 (サンサイ)	サイコ
山茶 (サンサ)	
山嬰桃 (サンエイトウ)	
山帰来 (サンキライ)	サンキライ
山猪糞 (サンチョフン)	サンキライ
山地栗 (サンジリツ)	サンキライ
山査子 (サンザシ)	サンザシ
山樝 (サンザ)	サンザシ
山裏果 (サンリカ)	サンザシ
山梔子 (サンシシ)	サンシシ
山茱萸 (サンシュユ)	サンシュユ
山朱櫻 (サンシュオウ)	
山椒 (サンショウ)	サンショウ
山棗 (サンソウ)	サンソウニン
山薬 (サンヤク)	サンヤク
山草蘚 (サンソウカイ)	
山乃以毛 (やまのいも)	
山芋 (サンウ)	サンヤク
山羊 (サンヨウ)	サンヤク
山藷 (サンショ)	サンヤク
山藥 (サンヤク)	サンヤク
山芍薬 (サンシャクヤク)	
山蘭 (やまあららぎ)	
山鞠藭 (サンキクキュウ)	センキュウ
山薊 (サンケイ)	ソウジュツ
山茄子 (サンカシ)	ダツラ
山慈姑澱粉 (サンジコ)	デンプン

項目名(読み仮名)	対応生薬名
山薪當歸 (サンキントウキ)	
山苦楝 (サンクレン)	
山丹 (サンタン)	
山薑 (サンキョウ)	ビャクジュツ
山連 (サンレン)	ビャクジュツ
山芥 (サンガイ)	ビャクジュツ
山薊 (サンケイ)	ビャクジュツ
山精 (サンセイ)	ビャクジュツ
山檳榔 (サンビンロウ)	ビンロウジ
山吹花 (やまぶきのはな)	
山龍膽 (サンリュウタン)	リュウタン
山薑 (サンキョウ)	
山脇東洋 (やまわきとうよう)	
山核桃 (サンカクトウ)	
山核桃 (サンカクトウ)	
山大黄 (サンダイオウ)	
川黄柏 (センオウバク)	
川藿香 (センカッコウ)	
川羌活 (センキョウカツ)	
川楝 (センレン)	
川牛膝 (センゴシツ)	
川椒 (センショウ)	サンショウ
川芍薬 (センシャクヤク)	
川赤芍 (センセキシャク)	
川升麻 (センショウマ)	
川芎 (センキュウ)	センキュウ
川骨 (センコツ)	センコツ
川独活 (センドクカツ)	
川貝 (センバイ)	
川烏頭 (センウズ)	
川防風 (センボウフウ)	
川木通 (センモクツウ)	
川木香 (センモッコウ)	
川穀 (センコク)	
川彈子 (センダンシ)	リュウガンニク
女貞 (ジョテイ)	
女萎 (ジョケイ)	キクカ
女華 (ジョカ)	キクカ
女節 (ジョセツ)	キクカ
女加都良 (メカツラ)	
女雷 (ジョライ)	チモ
女理 (ジョリ)	チモ
女波之岐 (めはじき)	

項目名(読み仮名)	対応生薬名
女青 (ジョセイ)	
女科撮要 (じょかさつよう)	
子芩 (シゴン)	オウゴン
子蘗 (シバク)	オウバク
久礼乃於毛 (くれのおも)	
久須乃祢 (くすのね)	
久須加豆良乃美 (くすかづらのみ)	
久礼乃波之加美 (くれのはじかみ)	
久礼乃波之加三 (くれのはじかみ)	
久古 (くこ)	
久良々 (くらら)	
久禮乃阿井 (くれのあい)	
久知奈之 (くちなし)	
久美 (くみ)	
久礼乃波之加三 (くれのはじかみ)	
久波乃加波 (くはのかは)	
久岐 (ひさぎ)	
久奴岐 (くぬぎ)	
久曾末由美乃加波 (くそずえゆみのかは)	
久末乃以 (くまのい)	
久末乃阿布良 (くまのあぶら)	
久礼乃波之加美乃宇土 (くれのはじかみのうど)	
也末止利久佐 (やまとりぐさ)	
也波良久佐 (やはらぐさ)	
也末惠美 (やまゑみ)	
也末都以毛 (やまついも)	
也末阿良良岐 (やまあららぎ)	
也末止古呂 (やまとごろ)	
也末加之波 (やまかしは)	
也末世利 (やまぜり)	
也末布々岐 (やまぶぶき)	
也末多知波奈 (やまたちばな)	
也末須介 (やますげ)	
之呂与毛岐 (しろよもぎ)	
之良都知 (しらつち)	
之良豆知 (しらつち)	
之乃祢 (しのね)	
之布久佐 (しふくさ)	
与毛岐 (よもぎ)	
与毛岐乃和多 (よもぎのわた)	
与呂比久佐 (よろひくさ)	
夕句 (ユウコウ)	カゴソウ
夕冷 (セキレイ)	カッセキ

画数順・漢名(万葉仮名)読みがな一覧

項目名(読み仮名)	対応生薬名
及瀉 (キュウシャ)	タクシャ
及已 (キュウイ)	
万良多介利久佐 (まらたけりぐさ)	
万病一毒論 (まんびょういちどくろん)	
万久里母 (まくりも)	
口拭 (くちぬぐい)	

4

項目名	対応生薬名
五倍子 (ゴバイシ)	ゴバイシ
五味子 (ゴミシ)	ゴミシ
五味 (ゴミ)	ゴミシ
五味子舎児別 (ゴミシシロップ)	
五加 (ゴカ)	シゴカ
五茄 (ゴカ)	シゴカ
五加皮 (ゴカヒ)	シゴカ
五佳 (ゴカ)	シゴカ
五臓 (ごぞう)	
五腑 (ごふ)	
五体 (ごたい)	
五神 (ごしん)	
五味 (ごみ)	
五運六気 (ごうんろっき)	
五物解毒湯 (ゴモツゲドクトウ)	
五物解毒散 (ゴモツゲドクサン)	
五疳 (ごかん)	
五香湯 (ゴコウトウ)	
六神丸 (ロクシンガン)	
木黄耆 (モオウギ)	
木耆 (モクギ)	オウギ
木杏 (モクキョウ)	キョウニン
木桂 (モクケイ)	
木丹 (ボクタン)	サンシシ
木骨 (モコツ)	シゴカ
木芍薬 (モクシャクヤク)	シャクヤク・ボタンピ
木蘭 (モクラン)	
木筆 (モクヒツ)	シンイ
木筆花 (モクヒツカ)	シンイ
木蒴藋 (モクサクダク)	セッコツボクカ
木綿 (モクメン)	トチュウ
木蜜 (モクミツ)	ハチミツ
木防已 (モクボウイ)	ボウイ
木鼈子 (モクベツシ)	

項目名	対応生薬名
木賊 (モクゾク)	
木乃伊 (みいら)	
木乃伊 (モクナイイ)	
木乃伊とる人質汗なり (みいらとるひとじちあせなり)	
木通 (モクツウ)	モクツウ
木香 (モッコウ)	モッコウ
木芙蓉 (モクフヨウ)	
木王 (モクオウ)	
牛棘 (ギュウキョク)	エイジツ
牛勒 (ギュウロク)	エイジツ
牛黄 (ゴオウ)	ゴオウ
牛角 (ギュウカク)	ゴオウ
牛髄 (ギュウズイ)	ゴオウ
牛胆 (ギュウタン)	ゴオウ
牛膝 (ゴシツ)	ゴシツ
牛茎 (ギュウケイ)	ゴシツ
牛蒡 (ゴボウ)	ゴボウシ
牛蒡子 (ゴボウシ)	ゴボウシ
牛菜 (ギュウサイ)	ゴボウシ
牛遣 (ゴケン)	シャゼンシ
牛舌 (ギュウゼツ)	シャゼンシ
牛李 (ギュウリ)	ソリシ
牛皂子 (ギュウソウシ)	ソリシ
牛尾独活 (ギュウビドッカツ)	
牛扁 (ゴウヘン)	
水槐 (スイカイ)	クジン
水飴 (みずあめ)	
水莎 (スイサ)	コウブシ
水巴戟 (スイハゲキ)	コウブシ
水犀角 (スイサイカク)	
水牛角 (スイギュウカク)	
水梔子 (スイシシ)	サンシシ
水蛭 (スイテツ)	スイテツ
水菖蒲 (スイショウブ)	
水劔草 (スイケンソウ)	ショウブ
水栗 (スイリツ)	センコツ
水栗子 (スイリツシ)	センコツ
水笠 (スイリュウ)	センコツ
水瀉 (スイシャ)	タクシャ
水参 (スイジン)	チモ
水浚 (スイシュン)	チモ
水須 (スイシュ)	チモ
水芝 (スイシ)	トウガシ

項目名	対応生薬名
水芝丹 (スイシタン)	レンニク
水玉 (スイギョク)	ハンゲ
水花 (スイカ)	フセキ
水芙蓉 (スイフヨウ)	
水童 (スイキン)	
天台烏薬 (テンダイウヤク)	
天花粉 (テンカフン)	
天瓜 (テンカ)	カロコン
天精 (テンセイ)	クコシ
天漿 (テンショウ)	ザクロヒ
天麻 (テンマ)	テンマ
天門冬 (テンモンドウ)	テンモンドウ
天棘 (テンキョク)	テンモンドウ
天竺桂 (テンジクケイ)	
天皇防風 (テンノウジボウフウ)	
天南星 (テンナンショウ)	
天蘇 (テンソ)	ビャクジュツ
天雄 (テンユウ)	
王孫 (オウソン)	オウギ
王連 (オウレン)	オウレン
王瓜 (オウカ)	
王甀 (オウテイ)	
王翁萬年 (オウオウマンネン)	モクツウ
支連 (シレン)	オウレン
支奈花 (シナカ)	シナカ
支奈 (シナ)	シナカ
心太 (ところてん)	
心黄 (シンオウ)	ゴオウ
心腸痛 (しんちょうつう)	
比々良岐 (ひびらぎ)	
比佐久 (ひさく)	
比岐乃比太比久佐 (ひきのひたひぐさ)	
比流牟之呂 (ひるむしろ)	
比留无之呂 (ひるむしろ)	
比支 (ひき)	センソ
比波 (びは)	
毛知母 (モウチモ)	
毛々 (もゝ)	
毛桃 (モウトウ)	
毛也之 (もやし)	
巴旦杏 (ハタンキョウ)	カンペントウ
巴椒 (ハショウ)	サンショウ・ハズ
巴豆 (ハズ)	ハズ

画数順・漢名(万葉仮名)読みがな一覧

項目名(読み仮名)	対応生薬名
巴豆霜 (ハズソウ)	
巴石 (ハセキ)	ミョウバン
文蛤 (ブンゴウ)	ゴバイシ
文章草 (ブンショウソウ)	シゴカ
文武實 (モンブジツ)	ソウジツ
文県大黄 (ブンケンダイオウ)	
文無 (モンブ)	トウキ
日精 (ニッセイ)	キクカ
日本桂皮 (ニホンケイヒ)	ニホンケイヒ
日本大黄 (ニホンダイオウ)	
中逢花 (チュウホウカ)	ビャクゴウ
中庭 (チュウテイ)	ビャクゴウ
中黄膏 (チュウオウコウ)	
升推 (ショウスイ)	シツリシ
升麻 (ショウマ)	ショウマ
止行 (シコウ)	シツリシ
止利乃阿之久佐 (とりのあしぐさ)	
方莖 (ホウケイ)	ゴマ
方金 (ホウゴン)	ゴマ
不死薬廿一種 (ふしやく)	
不々岐 (ふふき)	
火失刻把都 (カシツコクハツ)	ホミカ
火麻 (カマ)	マシニン
仁頻 (ジンヒン)	ビンロウジ
仁斎学 (じんさいがく)	
丹參 (タンジン)	
丹若 (タンジャク)	ザクロヒ
太平聖恵方 (たいへいせいけいほう)	
太平恵民和剤局方 (たいへいけいみんわざいきょくほう)	
分泌物 (ぶんぴつぶつ)	
内虛 (ダイキョ)	オウゴン
夫須 (フス)	
少辛 (ショウシン)	サイシン
无良佐岐 (むらさき)	
方解石 (ホウカイセキ)	
弔藤 (チョウトウ)	チョウトウコウ
月桂 (ゲッケイ)	
勿誤薬室方凾 (ふつごやくしつほうかん)	
仁斎直指方 (じんさいちょくしほう)	
化香樹 (カコウジュ)	

項目名(読み仮名)	対応生薬名
四気 (よんき)	ウイキョウ
白手 (シロデ)	
白蒿 (ビャクコウ)	
白水薺 (ビャクスイギ)	オウギ
白及 (ビャッキュウ)	オウセイ
白芥子 (シロガイシ)	
白土 (ハクド)	カオリン
白礬土 (ハクバンド)	カオリン
白陶土 (ハクトウド)	カオリン
白堊 (ハクア)	カオリン
白堊 (ハクア)	カオリン
白善 (ハクゼン)	カオリン
白善土 (ハクゼンド)	カオリン
白土子 (ハクドシ)	カオリン
白何首烏 (ビャクガシュウ)	
白藥 (ビャクヤク)	カロコン・キキョウ
白薑 (ビャクキョウ)	カンキョウ
白牽牛子 (シロケンゴシ)	
白丑 (ハクチュウ)	ケンゴシ
白牛膝 (ビャクブシツ)	
白胡椒 (シロコショウ)	
白頭翁 (ハクトウオウ)	
白芨 (ビャッキュウ)	
白散 (ビャクサン)	
白刺 (ビャクシ)	シゴカ
白蒺藜 (ビャクシツリ)	
白蒺藜 (ビャクシツリ)	シツリシ
白芍 (ビャクシャク)	
白木 (ビャクボク)	シャクヤク
白豆蔲 (ビャクズク)	
白松香 (ビャクショウコウ)	ショウシ
白昌 (ハクショウ)	
白昌 (ハクショウ)	ショウリク
白章陸 (ハクショウリク)	ショウリク
白龍皮 (ハクリュウヒ)	テンマ
白瓜子 (ハクガシ)	トウガシ
白蘄 (ビャッカン)	トウキ
白参 (ハクジン)	
白瑞香皮 (ハクズイコウヒ)	ハクズイコウヒ
白蜜 (ハクミツ)	ハチミツ
白芷 (ビャクシ)	ビャクシ
白薇 (ビャクシ)	ビャクシ

項目名(読み仮名)	対応生薬名
白朮 (ビャクジュツ)	ビャクジュツ
白檀 (ビャクダン)	ビャクダン
白旃檀 (ビャクセンダン)	ビャクダン
白檳榔 (ビャクビンロウ)	ビンロウジ
白茯苓 (ハクブクリョウ)	
白附子 (ビャクブシ)	
白河附子 (シラカワブシ)	
白扁豆 (ビャクヘンズ)	ヘンズ
白藊豆 (ビャクヘンズ)	ヘンズ
白茅 (ハクボウ)	ボウコン
白茅菅 (ハクボウカン)	ボウコン
白茅根 (ハクボウコン)	ボウコン
白花茅根 (ハクカボウコン)	ボウコン
白川防風 (シラカワボウフウ)	
白鼓釘 (ハクコテイ)	ホコウエイ
白蠟 (ハクロウ)	ミツロウ
白礬 (ハクバン)	ミョウバン
白摩蜜亜 (シロモミア)	
白木通 (ビャクモクツウ)	
白龍骨 (ハクリュウコツ)	リュウコツ
白鶴仙 (ハッカクセン)	
石流黄 (セキリュウオウ)	イオウ
石蕊 (セキズイ)	
石花菜 (セッカサイ)	
石榴皮 (セキリュウヒ)	ザクロヒ
石榴根皮 (セキリュウコンピ)	ザクロヒ
石蠶 (セキソウ)	
石決明 (セキケツメイ)	
石上菖蒲 (セジョウショウブ)	
石蛭 (セキテツ)	スイテツ
石松 (セキショウ)	セキショウシ
石松子 (セキショウシ)	セキショウシ
石膏 (セッコウ)	セッコウ
石蜜 (セキミツ)	ハチミツ
石飴 (セキイ)	ハチミツ
石鰭 (セキヒ)	
石解 (セキカイ)	ボウイ
石防風 (セボウフウ)	
石蓮 (セキレン)	レンニク
石蓮子 (セキレンシ)	レンニク
石龍芮 (セキリュウゼイ)	
加波良与毛岐 (かはらよもぎ)	
加波良佐々介 (かはらささげ)	

画数順・漢名(万葉仮名)読みがな一覧

項目名(読み仮名)	対応生薬名
加邇波佐久良 (かにはざくら)	
加尓波佐久良乃美 (かにはざくらのみ)	
加久末久佐 (かくまくさ)	
加良之 (からし)	
加斯加利刺皮 (カスカリラヒ)	カスカリラヒ
加波美止利 (かはみどり)	
加麻刺 (かまら)	カマラ
加密爾列 (カミツレ)	カミツレ
加密爾列花 (カミツレ)	カミツレ
加密列 (カミツレ)	カミツレ
加刺抜兒豆 (カラバル)	カラバルマメ
加良須宇利 (からすうり)	
加波良於波岐 (かはらおはぎ)	
加波良與毛岐 (かはらよもぎ)	
加良多知 (からたち)	
加良毛々 (からもも)	
加良波之加美 (からはじかみ)	
加波々之加美 (かは・じかみ)	
加波良布知乃岐 (かはらふちのき)	
加利波乃美 (かりはのみ)	
加々之加美 (か・じかみ)	
加波保祢 (かははね)	
加美乃也 (かみのや)	
加美乃夜加良 (かみのやがら)	
加波久末都々良 (かはくまつゝら)	
加毛宇利 (かもうり)	
加波佐久 (かはさく)	
加乃尒介久佐 (かのにけぐさ)	
加良須毛岐 (からすもぎ)	
加佐毛知 (かさもち)	
加工附子 (カコウブシ)	
加之波 (かしは)	
加之岐 (かしぎ)	
加閉 (かへ)	
加木 (かぎ)	
加都祢久佐 (かつねぐさ)	
加波美止利 (かはみどり)	
加祢久佐 (かねぐさ)	
加宇礼牟加宇乃宇止 (かうれむかうのうど)	
加味五香湯 (カミゴコウトウ)	
加減五香湯 (カゲンゴコウトウ)	
甘茶 (アマチャ)	アマチャ

項目名(読み仮名)	対応生薬名
甘葛根 (カンカッコン)	
甘草 (カンゾウ)	カンゾウ
甘葛 (あまづら)	
甘草屋敷 (かんぞうやしき)	
甘扁桃 (カンペントウ)	カンペントウ
甘枸杞 (カンクコ)	
甘州子 (カンシュウシ)	
甘扁桃油 (カンペントウユ)	
甘石榴 (カンセキリュウ)	ザクロヒ
甘連湯 (カンレントウ)	
古々呂布度 (こゝろぶと)	
古流毛波 (こるもば)	
古爾矢屈護子 (コルヒクム)	コルヒクムシ
古魯聖篤 (コロシント)	コロシントジツ
古魯聖篤實 (コロシント)	コロシントジツ
古倫僕 (コロムボ)	コロンボ
古倫僕根 (コロムボ)	コロンボ
古不之波之加美 (コブシハジカミ)	
古立蒼朮 (コダチソウジュツ)	
古貫 (コフン)	ボレイ
古方派医学 (こほうはいがく)	
古方派 (こほうは)	
古学派 (こがくは)	
仙靈脾 (センリョウヒ)	インヨウカク
仙人餘糧 (センニンヨロウ)	オウセイ
仙人杖 (センニンジョウ)	クコシ
仙遺粮 (センイロウ)	サンキライ
仙朮 (センジュツ)	ソウジュツ
仙人粮 (センニンロウ)	
仙粮 (センロウ)	
本經 (ほんけい)	
本草綱目 (ほんぞうこうもく)	
本犀角 (ホンサイカク)	
本草綱目啓蒙 (ほんぞうこうもくけいもう)	
玉竹 (ギョクチク)	
玉延 (ギョクエン)	サンヤク
玉柏 (ギョクハク)	
玉機微義 (ぎょくきびぎ)	
玉営実 (ギョクエイジツ)	
玉簪花 (ギョクシンカ)	
玉吟抄 (ぎょくぎんしょう)	
生薬総則 (しょうやくそうそく)	
生干桔梗 (ナマボシキキョウ)	

項目名(読み仮名)	対応生薬名
生黄 (ショウオウ)	ゴオウ
生地黄 (ショウジオウ)	
生姜 (ショウキョウ)	ショウキョウ
生薑 (ショウキョウ)	ショウキョウ
生松脂 (なまつのに)	テレビンチナ
広藿香 (コウカッコウ)	
広南桂皮 (コウナンケイヒ)	
広葉杉 (コウヨウサン)	
広東升麻 (カントンショウマ)	
広東人参 (カントンニンジン)	
広防己 (コウボウイ)	
広木香 (コウモッコウ)	
北海吉草 (ホッカイキツソウ)	
北五味子 (ホクゴミシ)	
北柴胡 (ホクサイコ)	
北五加皮 (ホクゴカヒ)	
北升麻 (ホクショウマ)	
北沙参 (ホクシャジン)	
北蒼朮 (ホクソウジュツ)	
以奴衣 (いぬえ)	
以多知波世 (いたちはせ)	
以多知久佐 (いたちぐさ)	
可波良於波岐 (かはらおはぎ)	
可之波 (かしは)	
由乃阿加 (ゆのあか)	
由乃阿和 (ゆのあわ)	
由跋 (ユハツ)	
由利 (ゆり)	
艾葉 (ガイヨウ)	ガイヨウ
艾 (ガイ)	ガイヨウ
艾蒿 (ガイコウ)	ガイヨウ
乎加止々岐 (をかとゝき)	
乎止乎止之 (をとをとし)	
乎介良 (をけら)	
乎加岐乃加比 (をがきのかひ)	
末比利久佐 (まひりぐさ)	
末保止 (まつほど)	
末藥 (マツヤク)	ミルラ
末久利母 (まくりも)	
奴會 (ドカイ)	アロエ
奴加古 (ぬかこ)	
奴美久須利 (ぬみくすり)	
奴加衣 (ぬかえ)	

画数順・漢名(万葉仮名)読みがな一覧

項目名(読み仮名)	対応生薬名
布多末加美（フタマカミ）	
布佐波之加美（フサハジカミ）	
布知波加未（フヂバカミ）	
布々岐（フフキ）	
布知奈（フヂナ）	
布加美久佐（フカミグサ）	
瓜蔞（カロウ）	カロコン
瓜蔕（カタイ）	
瓜防已（カボウイ）	
冬柏（トウハク）	
冬瓜人（トウガニン）	トウガシ
冬瓜子（トウガシ）	トウガシ
尒己太（ニコタ）	
尒加奈（ニガナ）	
玄胡索（ゲンゴサク）	エンゴサク
玄及（ゲンキュウ）	ゴミシ
半水石膏（ハンスイセッコウ）	
半曲参（ハンキョクサン）	
半夏（ハンゲ）	ハンゲ
田道間守（タヂマモリ）	
田七人参（デンシチニンジン）	
田三七（デンサンシチ）	
田代三喜（タシロサンキ）	
左繦藤（サテントウ）	ニンドウ
左紐柏（サチュウハク）	
左突膏（サトツコウ）	
外臺秘要（ゲダイヒヨウ）	
外科精義（ゲカセイギ）	
外科正宗（ゲカセイソウ）	
朮（ジュツ）	ソウジュツ・ビャクジュツ
代替名（ダイタイメイ）	
主治（シュジ）	
瓦爾抜奴謨（ガルバヌム）	ガルバヌム
未熟橙實（ミジュクトウジツ）	キジツ
出物（デモノ）	
正木（ショウボク）	
巨勝（キョショウ）	ゴマ
卯日杖（ウジツノツエ）	
台鳥（ダイキュウ）	センキュウ
去甫（キョホ）	センソ
母丁香（ボチョウコウ）	チョウジ

示姑（シコ）	ハンゲ
氐冬（テイトウ）	ファルファラヨウ
弁証論治（ベンショウロンチ）	
世醫得効方（セイイトクコウホウ）	

6

安息香（アンソッコウ）	アンソッコウ
安息香華（アンソッコウカ）	アンソッコウ
安母尼亞屈謨（アンモニアクム）	アンモニアクム
安麻奈（アマナ）	
安南桂皮（アンナンケイヒ）	
安石榴（アンセキリュウ）	ザクロヒ
安夜賣具左（アヤメグサ）	
百本（ビャクボン）	オウギ
百莖（ヒャクケイ）	クジン
百倍（ヒャクバイ）	ゴシツ
百薬煎（ヒャクヤクセン）	ゴバイシ
百蟲倉（ヒャクチュウソウ）	ゴバイシ
百尺杵（ヒャクシャクショ）	ニンジン
百合（ビャクゴウ）	ビャクゴウ
百露抜爾撒謨（ペルーバルサム）	ペルーバルサム
百枝（ヒャクシ）	ボウフウ
百蜚（ヒャクヒ）	ボウフウ
百兩金（ヒャクリョウキン）	ボタンピ
百里香（ヒャクリコウ）	
西北甘草（セイホクカンゾウ）	
西枸杞（セイクコ）	
西王母杖（セイオウボジョウ）	クコシ
西海樹（サイカイジュ）	
西海子（サイカイシ）	
西海枝（サイカイシ）	
西升麻（サイショウマ）	
西芎（セイキュウ）	センキュウ
西寧大黄（セイネイダイオウ）	
西洋参（セイヨウジン）	
西洋当帰（セイヨウトウキ）	
西丹皮（セイタンピ）	
宇无岐奈（ウムギナ）	
宇留木（ウルギ）	
宇土（ウド）	
宇尚之祢（ウルシネ）	
宇流之禰（ウルシネ）	
宇末布々岐（ウマフフキ）	

宇末不々木（ウマフフキ）	
宇久比須乃佐留加岐（ウグイスノサルカキ）	
宇多加久佐（ウタカグサ）	
宇多奈（ウタナ）	
宇倍（ウベ）	
宇末世利（ウマゼリ）	
宇萬世利（ウマゼリ）	
宇陀防風（ウダボウフウ）	
宇末岐多之（ウマキタシ）	
地膚（ジフ）	
地精（チセイ）	ニンジン
地樓（ジロウ）	カロコン
地膽（チタン）	
地骨（ジコツ）	クコシ
地輔（ジホ）	クコシ
地仙（チセン）	クコシ
地槐（ジカイ）	クジン
地毛（ジモウ）	コウブシ
地藾根（ジライコン）	コウブシ
羊負來（ヨウフライ）	
地葵（ジキ）	
地薫（ジクン）	サイコ
地黄（ジオウ）	ジオウ
地髄（ジズイ）	ジオウ
地血（ジケツ）	シコン
地衣（チエ）	シャゼンシ
地丁（ジテイ）	ホコウエイ
地參（チジン）	チモ
地烏桃（ジウトウ）	チョレイ
地門冬（ジモンドウ）	テンモンドウ
地芝（ジシ）	トウガシ
地文（ジモン）	ハンゲ
地菅（ジカン）	ボウコン
地筋（ジキン）	ボウコン
米嚢（ベイノウ）	
米舗（ベイホ）	オウセイ
米加（メカ）	
米澱粉（コメデンプン）	デンプン
印度大麻（インドタイマ）	インドタイマソウ
印度大麻草（インドタイマソウ）	インドタイマソウ
印頭（イントウ）	オウゴン
肉桂（ニクケイ）	ケイヒ
肉棗（ニクソウ）	サンシュユ

項目名(読み仮名)	対応生薬名
肉從蓉 (ニクジュヨウ)	ニクジュヨウ
肉従容 (ニクジュヨウ)	ニクジュヨウ
肉松蓉 (ニクジュヨウ)	ニクジュヨウ
肉豆蔲 (ニクズク)	ニクズク
肉豆蔲花 (ニクズクカ)	
肉桂脂 (ニクケイシ)	
羊乳 (ヨウニュウ)	クコシ
羊梂 (ヨウキュウ)	サンザシ
羊蹄 (ヨウテイ)	
羊韭 (ヨウキュウ)	バクモンドウ
羊蓍 (ヨウシ)	バクモンドウ
羊眼半夏 (ヨウガンハンゲ)	ハンゲ
羊蹄大黃 (ヨウテイダイオウ)	
羊蹄根 (ヨウテイコン)	
羊蹄葉 (ヨウテイヨウ)	
竹柴胡 (チクサイコ)	
竹節人参 (チクセツニンジン)	チクセツニンジン
竹節参 (ふしにんじん)	
竹節参 (チクセツジン)	
竹節三七 (チクセツサンシチ)	
犲漆 (サイシツ)	シゴカ
犲節 (サイセツ)	シゴカ
犲羽 (サイウ)	シツリシ
芍薬 (シャクヤク)	シャクヤク
芍薬手 (シャクヤクデ)	
吉草根 (キッソウコン)	カノコソウ
吉納 (キノ)	キノ
吉益東洞 (よしますとうどう)	
吉益南涯 (よしますなんがい)	
衣比須久佐 (えびすぐさ)	
衣比須久須利 (えびすぐすり)	
衣也美久佐 (えやみぐさ)	
羽涅 (ウテツ)	ミョウバン
羽澤 (ウタク)	ミョウバン
多骨 (タコツ)	
多摩羅跋香 (タマラバツコウ)	カッコウ
多奈 (タナ)	
多都乃保祢 (たつのほね)	
多紀元孝 (たきもとたか)	
老利兒結爾斯水 (ラウリールケルス)	
老翁鬚 (ロウオウシュ)	ニンドウ
老陽子 (ロウヨウシ)	ハズ

老鸛草 (ロウカンソウ)	
有加利布丟斯 (ユーカリプツス)	ユーカリ
有隣 (ゆうりん)	
芝麻 (シマ)	
芝居の独参湯 (しばいのどくじんとう)	
伊豆縮砂 (イズシュクシャ)	イズシュクシャ
伊貝 (イバイ)	
伊藤仁斎 (いとうじんさい)	
当薬 (トウヤク)	センブリ
当帰 (トウキ)	トウキ
名古屋五味子 (ナゴヤゴミシ)	
名古屋玄医 (なこやげんい)	
曲参 (キョクサン)	
曲直瀬道三 (まなせどうさん)	
牟古岐 (むこぎ)	
牟岐乃久呂美 (むぎのくろみ)	
吐根 (トコン)	トコン
吐逆 (とぎゃく)	
戎葵 (ジュウキ)	キンキカ
因塵 (インチン)	インチンコウ
朱櫻 (シュオウ)	
交藤 (コウトウ)	カシュウ
鉢怛羅香 (ハッタツラコウ)	カッコウ
共石 (キョウセキ)	カッセキ
朴窟福烏篤 (ボクホウホウトク)	
托盧 (タクロ)	クコシ
杬子 (キュウシ)	サンザシ
自然薯 (ジネンジョ)	
休羽 (キュウウ)	シツリシ
至掌 (シショウ)	スイテツ
庄浪大黃 (ショウロウダイオウ)	
芒芋 (ボウウ)	タクシャ
合離草 (ゴウリソウ)	テンマ
血参 (ケツサン)	ニンジン
守田 (シュデン)	ハンゲ
吃力伽 (キツリョクカ)	ビャクジュツ
拉謨奴斯 (ラムヌス)	フランゲラヒ
耳瓣草 (ジハンソウ)	ホコウエイ
牡蠣 (ボレイ)	
仲景全書 (ちゅうけいぜんしょ)	
考証学派 (こうしょうがくは)	
朱丹渓 (しゅたんけい)	
灰楸 (カイシュウ)	

如神丸 (ジョシンガン)	

7

赤水耆 (セキスイギ)	オウギ
赤葛 (セキカツ)	カシュウ
赤朴 (セキボク)	コウボク
赤熊柴胡 (シャグマサイコ)	
赤爪草 (セキソウソウ)	サンザシ
赤芍 (セキシャク)	
赤升麻 (セキショウマ)	
赤朮 (セキジュツ)	ソウジュツ
赤箭脂 (セキセンシ)	テンマ
赤箭芝 (セキセンシ)	テンマ
赤箭 (セキセン)	テンマ
赤茯苓 (セキブクリョウ)	チョウジ
赤龍皮 (セキリュウヒ)	ボクソク
赤芽槲 (アカメガシワ)	
赤目柏 (アカメガシワ)	
杜若 (トジャク)	
杜衡 (トコウ)	
杜松実 (トショウジツ)	トショウジツ
杜松實 (トショウジツ)	トショウジツ
杜仲 (トチュウ)	トチュウ
杜仲茶 (トチュウチャ)	
杜敦根 (トトンコン)	
花菖蒲 (ハナショウブ)	
花椒 (カショウ)	サンショウ
花肉豆蔲 (はなにくずく)	
花旗参 (カキジン)	
花鬘 (はなまつり)	
花王 (カオウ)	ボタンピ
花龍骨 (カリュウコツ)	
花楸樹 (カシュウジュ)	
杏仁 (キョウニン)	キョウニン
杏人 (キョウニン)	キョウニン
杏核 (キョウカク)	キョウニン
杏核人 (キョウカクニン)	キョウニン
杏葉防風 (キョウヨウボウフウ)	
沈降硫黄 (チンコウイオウ)	イオウ
沈香 (ジンコウ)	
沉礬 (チンバン)	チモ
沉礬 (チンバン)	チモ
麦芽 (バクガ)	バクガ

画数順・漢名(万葉仮名)読みがな一覧

項目名(読み仮名)	対応生薬名
麦門冬 (バクモンドウ)	バクモンドウ
忍冬 (ニンドウ)	ニンドウ・バクモンドウ
忍陵不死薬 (ニンリョウフシヤク)	バクモンドウ
麦角 (バッカク)	バッカク
麦奴 (バクド)	
沙参 (シャジン)	
沙列布根 (サレップコン)	サレップコン
沙木 (サボク)	
沙苑子 (サエンシ)	
沙苑蒺藜 (サエンシツリ)	
沙黄 (サオウ)	トウオウ
沙参 (シャジン)	
決明子 (ケツメイシ)	ケツメイシ
決明 (ケツメイ)	ケツメイシ
決明葉 (ケツメイヨウ)	ケツメイヨウ
車前子 (シャゼンシ)	シャゼンシ
車前草 (シャゼンソウ)	シャゼンソウ
車前葉 (シャゼンヨウ)	シャゼンソウ
車前葉山慈姑 (シャゼンヨウサンジコ)	
佐久良 (サクラ)	
佐久 (サク)	
佐久呂 (サクロ)	
佐留止利 (サルトリ)	
佐和久美 (サワクミ)	
佐祢布止 (サネブト)	
佐祢布止 (サネブト)	
佐波宇止 (サハウト)	
佐波曾良之 (サハソラシ)	
佐加岐乃美 (サカキノミ)	
佐賀岐乃美 (サカキノミ)	
牡桂 (ボケイ)	ケイヒ
牡丹皮 (ボタンピ)	ボタンピ
牡丹 (ボタン)	ボタンピ
牡蛎 (ボレイ)	ボレイ
牡蠣 (ボレイ)	ボレイ
牡蛤 (ボゴウ)	ボレイ
牡麻 (ボマ)	マシニン
牡荊實 (ボケイジツ)	
牡荊葉 (ボケイヨウ)	
呉葵 (ゴキ)	キンキカ
呉藍 (クレノアイ)	
呉茱萸 (ゴシュユ)	ゴシュユ

項目名(読み仮名)	対応生薬名
呉継志 (ゴケイシ)	
呉抜蘭 (ゴハツラン)	ハッカ
呉牡丹 (ゴボタン)	ボタンピ
芥子 (ガイシ)	ガイシ
芥 (ガイ)	ガイシ
芥子泥 (ガイシデイ)	
豆斑猫 (マメハンミョウ)	
豆薇 (ズク)	
豆岐祢久佐 (ツキネクサ)	
岐波多 (キハタ)	
岐久 (キク)	
岐多伊須 (キタイス)	
岐太岐須 (キタキス)	
防巳 (ボウイ)	ボウイ
防己 (ボウキ)	ボウイ
防巳 (ボウレ)	ボウイ
防風 (ボウフウ)	ボウフウ
何首烏 (カシュウ)	カシュウ
何欽吉 (カキンキチ)	
何首烏蜜 (カシュウミツ)	ハチミツ
利仙 (リセン)	
利如 (リジョ)	キキョウ
利湯 (リトウ)	
杉脂 (サンシ)	サンシ
杉材 (サンザイ)	サンシ
杉田玄白 (スギタゲンパク)	
皂莢 (ソウキョウ)	サイカチ
皂角 (ソウカク)	サイカチ
皂李 (ソウリ)	ソリシ
良薑 (リョウキョウ)	タイソウ
良姜 (リョウキョウ)	リョウキョウ
良薑 (リョウキョウ)	リョウキョウ
良薬は口に苦し (リョウヤクハクチニニガシ)	
辛夷 (シンイ)	シンイ
辛荑 (シンシン)	シンイ
却暑 (キャクショ)	クコシ
却老 (キャクロウ)	クコシ
没食子 (モッショクシ)	
没薬 (モツヤク)	ミルラ
冷石 (レイセキ)	カッセキ
冷飯團 (レイハンダン)	サンキライ
折根 (セツコン)	レンギョウ
折衷派 (セッチュウハ)	

項目名(読み仮名)	対応生薬名
別録 (ベツロク)	
形虞 (ケイグ)	アギ
亜麻仁 (アマニン)	アマニン
独尾芩 (トンビゴン)	オウゴン
灸草 (キュウソウ)	ガイヨウ
我朮 (ガジュツ)	
芫青 (ゲンセイ)	
更生 (コウセイ)	キクカ
佛手柑 (ブッシュカン)	クエンピ
杞根 (ココン)	ジコッピ
岑莖 (ジンケイ)	クジン
冶葛 (ヤカツ)	
角中黄 (カクチュウオウ)	ゴオウ
肝黄 (カンオウ)	ゴオウ
低密 (テイミツ)	サイカク
芸蒿 (ウンコウ)	サイコ
秉粉 (コウフン)	
芐 (コ)	ジオウ
苄 (キ)	ジオウ
吾茄 (ゴカ)	
即蔾 (ソクリ)	シツリシ
迎春 (ゲイシュン)	シンイ
苔藭 (キョウキョウ)	センキュウ
沢潟 (タクシャ)	タクシャ
家蔓 (シタク)	チョレイ
抜爾撒謨篤露 (バルサムトーリュ)	トルーバルサム
貝母 (バイモ)	バイモ
芳香 (ホウコウ)	ビャクシ
別刺敦那葉 (ベラドンナ)	ベラドンナヨウ
苧麻 (ボツマ)	マシニン
旱蓮草 (カンレンソウ)	レンギョウ
宋版傷寒論 (ソウバンショウカンロン)	
伶人草 (レイジンソウ)	

8

項目名(読み仮名)	対応生薬名
阿魏 (アギ)	アギ
阿虞截 (アグゼツ)	アギ
阿仙薬 (アセンヤク)	アセンヤク
阿仙藥 (アセンヤク)	アセンヤク
阿煎薬 (アセンヤク)	アセンヤク
阿片末 (アヘンマツ)	アヘン末
阿芙蓉 (アフヨウ)	
阿末奈 (アマナ)	

画数順・漢名(万葉仮名)読みがな一覧

付録

項目名(読み仮名)	対応生薬名
阿奈波之加美 (あなはしかみ)	
阿末岐 (あまき)	
阿利乃比布岐 (ありのひふき)	
阿布知乃美 (あふちのみ)	
阿不知 (あふち)	
阿佐加保 (あさがほ)	
阿末安加奈 (あまあかな)	
阿也女久佐 (あやめぐさ)	
阿夜米久散 (あやめくさみ)	
阿良々木 (あららぎ)	
阿知末佐 (あぢまさ)	
阿遲摩佐 (あぢまさ)	
阿知末女 (あぢまめ)	
阿乎迦都良 (あをかづら)	
阿乎加都良 (あをかづら)	
阿介比加都良 (あけびかづら)	
阿蘭陀本草和解 (おらんだほんぞうわげ)	
亞麻仁 (アマニン)	アマニン
亞麻子 (アマシ)	アマニン
亞拉毘亞護謨 (アラビアゴム)	アラビアゴム
亞剌比亞趣謨 (アラビアゴム)	アラビアゴム
亞兒答亞根 (アルテア)	アルテアコン
亞爾答亞根 (アルテア)	アルテアコン
亞兒尼加花 (アルニカ)	アルニカカ
亞爾鮮 (アルセム)	クガイ
亞茘枝 (アレイシ)	リュウガンニク
波々古久佐 (ははこぐさ)	
波比之波 (はひしば)	
波々加乃美 (ははかのみ)	
波末阿加奈 (はまあかな)	
波末比之 (はまびし)	
波萬比之 (はまびし)	
波末世利 (はまぜり)	
波比末由美 (はひまゆみ)	
波々久利 (ははくり)	
波加 (はか)	
波末須加奈 (はますがな)	
波末尓加奈 (はまにがな)	
波知須乃美 (はちすのみ)	
波知須乃波比 (はちすのはひ)	
夜波良久散 (やはらくさん)	
夜末惠美 (やまゑみ)	

項目名(読み仮名)	対応生薬名
夜合 (ヤゴウ)	カシュウ
夜叉頭 (ヤシャトウ)	ゴボウシ
夜萬都以毛 (やまついも)	
夜呼 (ヤコ)	ショウリク
夜万阿良々岐 (ヤマアララギ)	
夜萬之 (やまし)	
夜末世利 (やまぜり)	
夜末布岐 (やまふぶき)	
夜末布岐 (やまぶき)	
於々惠美 (おおゑみ)	
於保宇波良 (おほうばら)	
於保波古 (おほばこ)	
於无奈加豆良久佐 (おむなかづらくさ)	
於保之 (おほし)	
於保奈都女 (おほなつめ)	
於保世利 (おほぜり)	
於朮 (オジュツ)	
於保波 (おほば)	
於宇 (おう)	
於尓和良比 (おにわらひ)	
於保美留久佐 (おほみるくさ)	
於保美流久佐 (おほみるくさ)	
於尓保美久佐 (おにほみくさ)	
和薬 (わやく)	
和威霊仙 (ワイレイセン)	
和黄耆 (ワオウギ)	
和黄芩 (ワオウゴン)	
和遠志 (ワオンジ)	
和羌活 (ワキョウカツ)	
和前胡 (ワゼンコ)	
和人参 (ワニンジン)	
和白芷 (ワビャクシ)	
和藁本 (ワコウホン)	
和中飲 (ワチュウイン)	
和大黄 (ワダイオウ)	ワダイオウ
和剤局方 (わざいきょくほう)	
苦督郵 (クトクユウ)	オウゴン
苦薏 (クヨク)	
苦艾 (クガイ)	クガイ
苦杞 (クコ)	ククシ
苦参 (クジン)	クジン
苦辛 (クジン)	クジン
苦蘵 (クショク)	クジン

項目名(読み仮名)	対応生薬名
苦扁桃 (クヘントウ)	クヘントウ
苦扁桃水 (クヘントウスイ)	
苦扁桃油 (クヘントウユ)	
苦棟皮 (クレンピ)	クレンピ
苦棟子 (クレンシ)	クレンピ
苦蘇花 (コソカ)	コソカ
苦蘇 (コソ)	コソカ
苦蔞 (クロウ)	センソ
苦木 (ニガキ)	ニガキ
苦木 (クボク)	ニガキ
苦樹 (クジュ)	
苦檀 (クダン)	
苦棟樹 (クレンジュ)	
苦花 (クカ)	バイモ
苦菜 (クサイ)	バイモ
苦櫪木 (クレキボク)	
苦實把豆 (クジツハズ)	ホミカ
苦低草 (クテイソウ)	ヤクモソウ
苦葷 (クキン)	
苦味健胃薬 (くみけんいやく)	
苦味強壮剤 (くみきょうそうざい)	
金蕊 (キンズイ)	キクカ
金杏 (キンキョウ)	キョウニン
金鈴子 (キンレイシ)	クレンピ
金鈴 (キンレイ)	ケンゴシ
金罌 (キンエイ)	ザクロヒ
金剛刺 (コンゴウシ)	
金芍薬 (キンシャクヤク)	シャクヤク
金井玉蘭 (キンセイギョクラン)	ニンジン
金銀花 (キンギンカ)	
金銀藤 (キンギントウ)	ニンドウ
金釵股 (キンサイコ)	ニンドウ
金錢薄荷 (キンセンハッカ)	ハッカ
金彎草 (キンセンソウ)	ホコウエイ
金元医学 (きんげんいがく)	
金匱要略 (きんきようりゃく)	
羌活 (キョウカツ)	キョウカツ
羌青 (キョウセイ)	キョウカツ
羌滑 (キョウカツ)	キョウカツ
青酸配糖体 (せいさんはいとうたい)	
青蘘 (セイジョウ)	ゴマ
青椒 (セイショウ)	
青花椒 (セイカショウ)	

項目名(読み仮名)	対応生薬名
青橘(セイキツ)	
青橘(セイキツ)	
青橘皮(セイキッピ)	
青橘皮(セイキッピ)	
青皮(セイヒ)	
青風藤(セイフウトウ)	
青木香(セイモッコウ)	モッコウ
青木香(セイモッコウ)	モッコウ
青礐石(セイタクセキ)	
奈留波之加美(なるはじかみ)	
奈都米(なつめ)	
奈末奈都女(なまなつめ)	
奈萬井(なまい)	
松脂(ショウシ)	ショウシ・ロジン
松膏(ショウコウ)	ショウシ・ロジン
松肪(ショウボウ)	ショウシ・ロジン
松香(ショウコウ)	ショウシ・ロジン
松膠(ショウコウ)	ショウシ・ロジン
松根油(ショウコンユ)	
松涙(ショウルイ)	
東北甘草(トウホクカンゾウ)	
東京肉桂(トンキンニッケイ)	
東行桑根(トウコウソウコン)	ソウハクヒ
東根(トウコン)	チモ
東洋参(トウヨウジン)	
東防風(トウボウフウ)	
東北紫菀(トウホクシオン)	
東醫寶鑑(とういほうかん)	
舎児別(シロップ)	
舎利別(シロップ)	
刺五加(シゴカ)	シゴカ
刺猪苓(シチョレイ)	サンキライ
刺蒺藜(シシツリ)	
刺苦丟葛儒謨(ラクツカリウム)	ラクツカリウム
刺答尼亞(ラタニア)	ラタニアコン
刺賢埵兒(ラーヘンデル)	ラベンダーカ
枇杷仁(ビワニン)	ビワニン
枇杷核(ビワカク)	ビワニン
枇杷子(ビワシ)	ビワニン
枇杷葉湯(ビワヨウトウ)	
枇杷葉(ビワヨウ)	ビワヨウ
茅樝(ボウザ)	サンザシ

項目名	対応生薬名
茅朮(ボウジュツ)	
茅根(ボウコン)	ボウコン
茅針(ボウシン)	
茅花(つばな)	
茅の輪(ちのわ)	
乳癌(にゅうがん)	
乳巌(にゅうがん)	
乳岩(にゅうがん)	
長生草(チョウセイソウ)	キョウカツ
長皂莢(チョウソウキョウ)	サイカチ
長生薬(チョウセイヤク)	
苟格(コウカク)	オウセイ
苟忌(コウキ)	クコシ
狗耳草(クジソウ)	ケンゴシ
狗蝨(クシツ)	ゴマ
狗乳草(クニュウソウ)	ホコウエイ
昌蒲(ショウブ)	ショウブ
昌陽(ショウヨウ)	ショウブ
昌支(ショウシ)	チモ
河骨(カホネ)	センコツ
河川大黄(カセンダイオウ)	
知母(チモ)	チモ
知母肉(チモニク)	
兒草(ジソウ)	サンヤク
兒草(ジソウ)	チモ
兒踵草(ジショウソウ)	チモ
乳香(ニュウコウ)	
乳柑子(ニュウカンシ)	
乳付け(ちつけ)	
直根人参(チョッコンニンジン)	
直参(チョクジン)	
虎麻(コマ)	クジン
虎須(コシュ)	ファルファラヨウ
虎鬚(コシュ)	ファルファラヨウ
虎杖根(コジョウコン)	
附子(ブシ)	ブシ
附支(フシ)	モクツウ
空腸(クウチョウ)	オウゴン
空草(クウソウ)	バイモ
抽出物(ちゅうしゅつぶつ)	
国民医薬品集(こくみんいやくひんしゅう)	
昇華硫黄(ショウカイオウ)	イオウ
昆侖黄(コンロンオウ)	イオウ

項目名	対応生薬名
依蘭苔(エイランタイ)	イスランドタイ
放杖草(ホウジョウソウ)	インヨウカク
延胡索(エンゴサク)	エンゴサク
芰草(キソウ)	オウギ
妓婦(シャクブ)	オウゴン
垂珠(スイジュ)	オウセイ
陀羅尼助(だらにすけ)	
泳臺(ヒョウダイ)	ガイヨウ
果蠃(カルイ)	カロコン
忽鹿麻(コツロクマ)	カンペントウ
房圖(ボウズ)	キキョウ
周盈(シュウエイ)	キクカ
沼美久須利(ぬまみくすり)	
板桂(バンケイ)	ケイヒ
釉米(センベイ)	
油麻(ユマ)	ゴマ
若榴(ジャクリュウ)	ザクロヒ
河柳(カリュウ)	
林檎(リンゴ)	
枝子(シシ)	サンシシ
屈人(クツジン)	シツリシ
炙甘草(シャカンゾウ)	シャカンゾウ
旴(ク)	ジャショウシ
苯苢(フイ)	シャゼンシ
周麻(ショウマ)	ショウマ
房木(ボウボク)	シンイ
泥蛭(デイテツ)	スイテツ
京芎(ケイキュウ)	センキュウ
岷県大黄(ミンケンダイオウ)	
苓根(レイコン)	チョレイ
非時香木實(ときじくのかぐのこのみ)	
的列並底(テレビンチナ)	テレビンチナ
定風草(テイフウソウ)	テンマ
府利(フーリ)	
炉貝(ロバイ)	
延命草(エンメイソウ)	ヒキオコシ
卷丹(ケンタン)	
沿籬豆(エンリズ)	ヘンズ
知乃祢(ちのね)	
忽布腺(ホップ)	ホップ
玫瑰(マイカイ)	マイカイカ
玫瑰花(マイカイカ)	マイカイカ
苴麻(ショマ)	マシニン

画数順・漢名（万葉仮名）読みがな一覧

項目名（読み仮名）	対応生薬名
明礬 ミョウバン	ミョウバン
宝香 タカラコウ	
攻米 イマイ	
油松 ショウ	ロジン
河口信任 カワグチシンニン	
奇工方法 キコウホウホウ	
妳岩 ダイガン	
虱建草 シツケンソウ	
牦牛 ボウギュウ	
毒掠 ドクマクリ	

9

海葱 カイソウ	カイソウ
海綿 カイメン	カイメン
海棉 ウミワタ	カイメン
海石榴 カイセキリュウ	
海石榴油 カイセキリュウユ	
海紅 カイコウ	
海紅柑 カイコウカン	
海榴 カイリュウ	
海南殻砂 カイナンコクシャ	
海南土砂 カイナンドシャ	
海藤 カイトウ	トウオウ
海瘋藤 カイフウトウ	トウガラシ
海腴 カイユ	ニンジン
海石 カイセキ	フセキ
海人草 カイニンソウ	マクリ
海忍草 カイニンソウ	
枸橘 クキツ	
枸橘皮 クエンピ	クエンピ
枸橼 クエン	クエンピ
枸杞子 クコシ	クコシ
枸杞 クコ	クコシ
枸繼 クケイ	クコシ
枸棘 クキョク	クコシ
枳實 キジツ	キジツ
枳実 キジツ	キジツ
枳殻 キコク	キジツ
枳椇 キク	
枳殻 キコク	
柑皮末 カンピマツ	カンピマツ
柑 カン	

柑子 カンシ	
柑皮 カンピ	
郁李 イクリ	
郁李花 イクリカ	
郁李仁 イクリニン	
郁核 イカク	
郁子 イクシ	
紅耆 コウギ	
紅内消 コウダイショウ	カシュウ
紅毛甘草 コウモウカンゾウ	
紅藍花 コウランカ	コウカ
紅餅 ベニモチ	
紅花 コウカ	コウカ
紅参 コウジン	コウジン
紅木紫檀 コウキシタン	シタン
紅皮 コウヒ	チンピ
紅豆蔲 コウズク	リョウキョウ
紅早蓮 コウカンレン	
草金鈴 ソウキンレイ	ケンゴシ
草附子 ソウブシ	コウブシ
草禹餘粮 ソウウヨロウ	サンキライ
草決明 ソウケツメイ	
草豆蔲 ソウズク	
草果 ソウカ	
草蛭 ソウテツ	スイテツ
草烏頭 ソウウズ	
草烏 ソウウ	
草龍膽 ソウリュウタン	リュウタン
草連子 ソウレンシ	レンギョウ
荊芥 ケイガイ	ケイガイ
荊三稜 ケイサンリョウ	
荊葉 ケイヨウ	
香櫞 コウエン	クエンピ
香附子 コウブシ	コウブシ
香稜 コウリョウ	コウブシ
香椒子 コウショウシ	
香麝 コウジャ	ジャコウ
香果 コウカ	センキュウ
香薷 コウジュ	
香独活 コウドクカツ	
香椿 コウチン	
香川修庵 カガワシュウアン	
茵陳蒿 インチンコウ	インチンコウ

茵蔯蒿 インチンコウ	インチンコウ
茵蔯 インチン	インチンコウ
茴香 ウイキョウ	ウイキョウ
茴草 カイソウ	ボウフウ
茯苓 ブクリョウ	ブクリョウ
伏苓 ブクト	ブクリョウ
茯神 ブクシン	ブクリョウ
茯靈 ブクリョウ	ブクリョウ
茈胡 サイコ	サイコ
茈草 シコン	シコン
茈莨 シレイ	シコン
胡王使者 コオウシシャ	キョウカツ
胡椒 コショウ	コショウ
胡枲 コジ	
胡麻 ゴマ	ゴマ
胡麻仁 ゴマニン	ゴマ
胡頽子 コタイシ	
胡藭 コキュウ	センキュウ
胡桃 コトウ	
胡桃楸 コトウシュウ	
胡黄連 コオウレン	
南天燭 ナンテンショク	
南京甘草 ナンキンカンゾウ	
南五味子 ナンゴミシ	
南柴胡 ナンサイコ	
南五加皮 ナンゴカヒ	
南川大黄 ナンセンダイオウ	
南薄荷 ナンハッカ	ハッカ
南蒼朮 ナンソウジュツ	
南木香 ナンモッコウ	モッコウ
威霊仙 イレイセン	イレイセン
威靈仙 イレイセン	イレイセン
美草 ビソウ	カンゾウ
美久利 ミクリ	
美良乃祢久佐 ミラノネグサ	
美夜都古岐 ミヤツコギ	
美棗 ビソウ	タイソウ
美知波知 ミチハチ	
扁桃 ヘントウ	
扁豆 ヘンズ	ヘンズ
扁柏 ヘンパク	
厚朴 コウボク	コウボク
厚皮 コウヒ	コウボク

画数順・漢名(万葉仮名)読みがな一覧

項目名(読み仮名)	対応生薬名
前胡 ゼンコ	ゼンコ
思益 シエキ	ジャショウシ
思仙 シセン	トチュウ
思仲 シチュウ	トチュウ
神草 シンソウ	ニンジン
神馬草 ジンメソウ	
禹葭 ウカ	バクモンドウ
禹餘粮 ウヨロウ	バクモンドウ
禹功湯 ウコウトウ	
禹功散 ウコウサン	
独活 ドクカツ	ドクカツ
独参湯 ドクジントウ	
重修政和経史證類備用本草 じゅうしゅうせいわけいしししょうるいびようほんぞう	
重樓 チョウロウ	オウセイ
重陽の節句 ちょうよう せっく	
重箱 ジュウバコ	ビャクゴウ
重邁 ジュウバイ	ビャクゴウ
茱萸 シュユ	
砂祢加都良 さねかづら	
砂仁 シャジン	
卑相 ヒソウ	マオウ
卑鹽 ヒエン	マオウ
茨 シ	シツリシ
茨菰 ジコ	
耶僕蘭日 ヤボランジツ	ヤボランジョウ
耶僕蘭日葉 ヤボランジョウ	ヤボランジョウ
侯莎 コウサ	コウブシ
侯桃 コウトウ	シンイ
保加之波乃岐 ほ・がしはのき	
保曾久美 ほそくみ	
風車草 かざぐるまそう	
風茄兒 フウカジ	ダツラ
孩兒茶 ガイジチャ	アセンヤク
孩兒參 ガイジサン	ニンジン
後世方派医学 こせいほうはいがく	
後藤良山 ごとうごんざん	
胎毒 タイドク	
胎毒下し たいどくくだし	
胎便 タイベン	
茴麻 ケイマ	
茴實 ケイジツ	
洋薬 ようやく	

哈昔泥 ゴウセキデイ	アギ
姜黄 キョウオウ	
迦邇波 かには	
要繞 ヨウジョウ	オンジ
括失亞木 カハツシア	カシアボク
迦算香 カサンコウ	カッコウ
穿心排草 センシンハイソウ	
枹罕草 フカンソウ	カンゾウ
臭橘 シュウキツ	
毗陵茄子 ヒリョウカシ	クベバジツ
盆甑草 ボンショウソウ	ケンゴシ
変化咲き朝顔 へんかさき あさがお	
為乃久都知 ゐのくづち	
食茱萸 ショクシュユ	
昧履支 マイリシ	コショウ
枲 シ	
枲耳 シジ	
便牽牛 ビンケンゴ	ゴボウシ
茹草葉 ジョソウヨウ	サイコ
柘榴根皮 セキリュウコンピ	ザクロヒ
泊芙藍 サフラン	サフラン
度嶂散 トショウサン	
柳杉 リュウサン	
茜 セン	
朱茱 シュシュ	
追風使 ツイフウシ	シゴカ
虺牀 カイショウ	ジャショウシ
信州大黄 シンシュウダイオウ	
韭逢 キュウホウ	チモ
柚 ユ	
炮附子 ホウブシ	
茹根 ジョコン	ボウコン
屏風 ヘイフウ	ボウフウ
覓公英 ベコウエイ	ホコウエイ
律彪林 リップリン	ホップ
柳絮礬 リュウジョハン	ミョウバン
枯礬 コバン	ミョウバン
活菀 カツエン	モクツウ
貞蔚 テイウツ	ヤクモソウ
屋葵 オクキ	ヨクイニン
茘枝奴 レイシド	リュウガンニク
相生相克関係 そうせいそうこくかんけい	
前野良沢 まえのりょうたく	

柰 ダイ	
胃反 イハン	
保童圓 ホドウガン	
追蟲湯 ツイチュウトウ	

10

烏爹泥 ウタデイ	アセンヤク
烏壘泥 ウルイデイ	アセンヤク
烏丁泥 ウテイデイ	アセンヤク
烏蔽莓 ウレンボ	
烏薬 ウヤク	ウヤク
烏華烏爾矢葉 ウワウルシ	ウワウルシ
烏麻子 ウマシ	
烏犀角 ウサイカク	
烏犀 ウサイ	サイカチ
烏樝樹 ウサジュ	ソリシ
烏巣子 ウソウシ	ソリシ
烏頭 ウズ	チョウジ
烏喙 ウカイ	チョウジ
烏頭附子尖 ウズブシセン	モクツウ
烏覆 ウフク	モクツウ
馬蓼 バリュウ	
馬先蒿 バセンコウ	
馬迷 バジュツ	ウコン
馬箭 バセン	オウセイ
馬蹄決明 バテイケツメイ	ケツメイシ
馬牀 バショウ	ジャショウシ
馬舃 バセキ	シャゼンシ
馬蛭 バテツ	スイテツ
馬蜞 バキ	スイテツ
馬蟥 バコウ	スイテツ
馬鼈 バベツ	スイテツ
馬銜芎藭 バガンキュウキュウ	センキュウ
馬蹄大黄 バテイダイオウ	
馬鈴薯澱粉 バレイショ	デンプン
馬尾當歸 バビトウキ	トウキ
馬韭 バキュウ	バクモンドウ
馬薊 バケイ	ビャクジュツ
馬銭子 マチンシ	ホミカ
馬錢子 マチンシ	ホミカ
馬兜鈴根 バトレイコン	
馬尾松 バビショウ	
馬明湯 バミョウトウ	

画数順・漢名(万葉仮名)読みがな一覧

項目名(読み仮名)	対応生薬名
莪朮 (ガジュツ)	ガジュツ
莪迷 (ガジュツ)	ガジュツ
莪蒁 (ガジュツ)	ガジュツ
栝楼根 (カロコン)	カロコン
栝樓實 (カロジツ)	カロコン
栝樓 (カロウ)	カロコン
桃柳藤 (トウリュウトウ)	カシュウ
桃仁 (トウニン)	トウニン
桃人 (トウニン)	トウニン
桃核 (トウカク)	トウニン
桃核人 (トウカクニン)	トウニン
桃華 (トウカ)	
桃梟 (トウキョウ)	
桃毛 (トウモウ)	
桃蠹 (トウトウ)	
桃符 (トウフ)	
桃奴 (トウド)	
粉葛根 (フンカツコン)	
粉草 (フンソウ)	カンゾウ
粉末飴 (フンマツイ)	
粉防已 (フンボウイ)	
唐瘡 (からくさ)	
唐大黄 (からだいおう)	
唐木香 (トウモッコウ)	
唐楸子 (トウシュウシ)	
桂皮 (ケイヒ)	ケイヒ
桂 (ケイ)	ケイヒ
桂枝 (ケイシ)	ケイヒ
桂荏 (ケイジン)	ソヨウ
通天犀角 (ツウテンサイカク)	
通仙散 (ツウセンサン)	
通靈草 (ツウレイソウ)	ニンドウ
通草 (ツウソウ)	モクツウ
通脱木 (ツウダツボク)	
鬼瞼升麻 (キケンショウマ)	ショウマ
鬼督郵 (キトクユウ)	テンマ
鬼箭 (キセン)	
鬼蓋 (キガイ)	ニンジン
桑実 (ソウジツ)	ソウジツ
桑實 (ソウジツ)	ソウジツ
桑葚 (ソウジン)	ソウジツ
桑椹 (ソウジン)	ソウジツ

項目名(読み仮名)	対応生薬名
桑根白皮 (ソウコンハクヒ)	ソウハクヒ
桑白皮 (ソウハクヒ)	ソウハクヒ
桑皮 (ソウヒ)	ソウハクヒ
連香樹 (レンコウジュ)	
連母 (レンモ)	チモ
連翹 (レンギョウ)	レンギョウ
連 (レン)	レンギョウ
連苕 (レンチョウ)	レンギョウ
連草 (レンソウ)	レンギョウ
高陵土 (コウリョウド)	
高遠草 (タカトオグサ)	
高良薑 (コウリョウキョウ)	リョウキョウ
高良姜 (コウリョウキョウ)	リョウキョウ
高涼薑 (コウリョウキョウ)	
高梁薑 (コウリョウキョウ)	
益智 (ヤクチ)	ヤクチ
益智子 (ヤクチシ)	ヤクチ
益智 (ヤクチ)	ヤクチ
益母草 (ヤクモソウ)	ヤクモソウ
益母 (ヤクモ)	ヤクモソウ
益明 (ヤクミョウ)	ヤクモソウ
茺蔚子 (ジュウイシ)	ヤクモソウ
竜眼肉 (リュウガンニク)	リュウガンニク
竜骨 (リュウコツ)	リュウコツ
竜胆 (リュウタン)	リュウタン
莨菪根 (ロウトウコン)	ロートコン
莨菪 (ロウトウ)	ロートコン・(ベラドンナコン)
莨唐子 (ロウトウシ)	
莨菪子 (ロウトウシ)	
莨菪草 (ロウトウソウ)	ロートソウ
莨菪葉 (ロウトウヨウ)	ロートヨウ
格磠童篤 (コロキイント)	コロシントジツ
格綸僕 (コロムボ)	コロンボ
格磠波尼亞 (コロボウニア)	ロジン
格致餘論 (かくちろろん)	
旁其 (ホウキ)	ウヤク
旁通 (ボウツウ)	シツリシ
莎草 (シャソウ)	コウブシ
莎結 (サケツ)	コウブシ
秦椒 (シンショウ)	サンショウ
秦皮 (ジンピ)	
秦艽 (ジンギョウ)	

項目名(読み仮名)	対応生薬名
桔梗 (キキョウ)	キキョウ
桔梗根 (キキョウコン)	キキョウ
骨沸波抜爾撒謨 (コパイババルサム)	コパイババルサム
骨蓬 (コツホウ)	センコツ
骨節草 (コッセツソウ)	
除虫菊 (ジョチュウギク)	ジョチュウギク
除鬼樹 (ジョキジュ)	
施那 (センナ)	センナ
施那葉 (センナヨウ)	センナ
剥度比爾林 (ポドフィリン)	ポドフィルム
剥度比謨脂 (ポドフィルム)	ポドフィルム
倭硫黄 (ワイオウ)	
倭大黄 (ワダイオウ)	
倔答百兒加 (グッタペルカ)	グッタペルカ
倔兒雲抜爾撒謨 (グルユンバルサム)	グルユンバルサム
珠兒参 (シュジジン)	
珠参 (シュジン)	
浣草撃 (カンソウハク)	テンモンドウ
浣草 (カンソウ)	テンモンドウ
消石 (ショウセキ)	
消蟲湯 (ショウチュウトウ)	
蚘厥 (かいけつ)	
蚘熱 (かいねつ)	
殺蠱毒 (サツコドク)	
殺蟲 (サッチュウ)	
能消 (ノウショウ)	イレイセン
剛前 (ゴウセン)	インヨウカク
晋耆 (シンギ)	
桜皮 (オウヒ)	オウヒ
筒蒿 (トウコウ)	
夏枯草 (カゴソウ)	カゴソウ
晏青 (アンセイ)	カンタリス
晒桔梗 (サラシキキョウ)	
家柴 (ケサイ)	ククシ
疳の虫 (かんのむし)	
烈朴 (レツボク)	コウボク
脂麻 (シマ)	ゴマ
莖藘 (テイジョ)	ゴミシ
柴胡 (サイコ)	サイコ
徐福伝説 (じょふくでんせつ)	
捜風解毒湯 (ソウフウゲドクトウ)	
神明白散 (しんみょうびゃくさん)	
豺漆 (サイシツ)	シゴカ

付録

画数順・漢名(万葉仮名)読みがな一覧

項目名(読み仮名)	対応生薬名
蛃(キ)	スイテツ
峨三七(ガサンシチ)	
蚔母(チモ)	チモ
莚門冬(エンモンドウ)	テンモンドウ
党参(トウジン)	
浙貝(セツバイ)	
浜防風(ハマボウフウ)	ハマボウフウ
茪(カン)	ビャクシ
栴檀(センダン)	ビャクダン
眞檀(シンタン)	ビャクダン
射罔(シャモウ)	
浮石(フセキ)	フセキ
兼杜(ケント)	ボウコン
砥草(トクサ)	
荸麻(シマ)	
透陶砂(すきとうさ)	
起實(キジツ)	ヨクイニン
流動蘇合香(リュウドウソゴウコウ)	リュウドウソゴウコウ
荷葉(カヨウ)	
荻生徂徠(おぎゅうそらい)	
素問(そもん)	
華岡青洲(はなおかせいしゅう)	
豇豆(コウズ)	
核桃楸(カクトウシュウ)	
真正果実(しんせいかじつ)	
梅毒(バイドク)	
舩底苔(センテイタイ)	

11

項目名(読み仮名)	対応生薬名
甜茶(アマチャ)	
甜葉(テンヨウ)	
甜梅(テンバイ)	キョウニン
甜菜(テンサイ)	クコシ
甜橙(てんとう)	
黄硇砂(オウドウシャ)	イオウ
黄牙(オウガ)	イオウ
黄藥子(オウヤクシ)	
黄芩(オウゴン)	オウゴン
黄精(オウセイ)	オウセイ
黄連(オウレン)	オウレン
黄杞(コウキ)	
黄橘(オウキツ)	チンピ

項目名(読み仮名)	対応生薬名
黄橘皮(オウキッピ)	チンピ
黄蜀葵根(オウショクキコン)	トロロアオイ
黄蜀葵花(オウショクキカ)	トロロアオイ
黄葵子(オウキシ)	トロロアオイ
黄棟樹(オウレンジュ)	
黄檀(オウダン)	
黄蝋(オウロウ)	ミツロウ
黄橿(オウロ)	
黄帝内経(こうていだいけい)	
黒手(クロデ)	
黒芥子(クロガイシ)	
黒牽牛子(クロケンゴシ)	
黒丑(コクチュウ)	ケンゴシ
黒胡椒(クロコショウ)	
黒脂麻(クロシマ)	
黒升麻(コクショウマ)	
黒穂病(くろぼびょう)	
黒扁豆(コクヘンズ)	
黒黄連(コクオウレン)	
野生薑(ヤショウキョウ)	オウセイ
野苗(ヤビョウ)	カシュウ
野菊(ノギク)	
野槐(ヤカイ)	クジン
野蓼(ヤリョウ)	チモ
野麻黄(ノマオウ)	
野天麻(ヤテンマ)	ヤクモソウ
野呂元丈(のろげんじょう)	
野梧桐(ヤゴドウ)	
野胡桃(ヤコトウ)	
野核桃(ヤカクトウ)	
野薔薇子(ヤショウビシ)	
乾雞筋(カンケイキン)	インヨウカク
乾姜(カンキョウ)	カンキョウ
乾薑(カンキョウ)	カンキョウ
乾生姜(カンショウキョウ)	ショウキョウ
乾地黄(カンジオウ)	ジオウ
乾棗(カンソウ)	タイソウ
乾歸(カンキ)	トウキ
軟滑石(ナンカッセキ)	
軟糖(ナントウ)	コウイ
軟紫根(ナンシコン)	
軟蒺藜(ナンシツリ)	
軟石膏(ナンセッコウ)	

項目名(読み仮名)	対応生薬名
細胞内容物(さいぼうないようぶつ)	
細辛(サイシン)	サイシン
細草(サイソウ)	オンジ・サイシン
細石(サイセキ)	セッコウ
蛇床子(ジャショウシ)	ジャショウシ
蛇牀子(ジャショウシ)	ジャショウシ
蛇牀人(ジャショウニン)	ジャショウシ
蛇粟(ジャゾク)	ジャショウシ
蛇米(ジャベイ)	ジャショウシ
蛇床(ジャショウ)	ジャショウシ
麻沸散(マフツサン)	
麻沸湯(マフツトウ)	
麻睡(ますい)	
麻黄(マオウ)	マオウ
麻黃(マオウ)	マオウ
麻子仁(マシニン)	マシニン
麻子(マシ)	マシニン
麻蕡(マフン)	マシニン
麻勃(マボツ)	マシニン
麻質古(マチコ)	マチコ
麻黄連翹赤小豆湯(マオウレンギョウセキショウズトウ)	
麻黄連軺赤小豆湯(マオウレンジョウセキショウズトウ)	
梓実(シジツ)	
梓白皮(シハクヒ)	
梓樹(シジュ)	
梓人(シジン)	
梓弓(あずさゆみ)	
梓宮(シキュウ)	
魚鯹草(ギョセイソウ)	ジュウヤク
魚腥草(ギョセイソウ)	
魚腥草桔梗湯(ギョセイソウキキョウトウ)	
魚腥湯(ギョセイトウ)	
梗草(コウソウ)	キキョウ
梗通草(コウツウソウ)	
都知多良(つちたら)	
都奈岐久佐(つなぎくさ)	
都布祢久佐(つぶねぐさ)	
都蒙(クメン)	
都之太末(つしだま)	
麥蘖(バクゲツ)	バクガ
麥芽(バクガ)	バクガ
麥門冬(バクモンドウ)	バクモンドウ
麥角(バッカク)	バッカク

項目名(読み仮名)	対応生薬名
麥奴(クロンボウ)	
麥䴬(バクダ)	
陳知白(チンチハク)	カシュウ
陳皮(チンピ)	チンピ
陳橘皮(チンキッピ)	チンピ
健質亞那(ゲンチアナ)	ゲンチアナ
健質亞那根(ゲンチアナ)	ゲンチアナ
接骨木花(セッコツボクカ)	セッコツボクカ
接骨木(セッコツボク)	セッコツボクカ
曼荼羅華葉(マンダラゲヨウ)	ダツラ
曼荼羅花(マンダラカ)	ダツラ
釣藤鈎(チョウトウコウ)	チョウトウコウ
釣藤(チョウトウ)	チョウトウコウ
強瞿(ゴウク)	ビャクゴウ
強仇(ゴウキュウ)	ビャクゴウ
雀頭香(ジャクトウコウ)	コウブシ
雀腦芎(ジャクノウキュウ)	センキュウ
將軍(ショウグン)	イオウ・ダイオウ
將離(ショウリ)	シャクヤク
猪牙皂莢(チョガゾウキョウ)	サイカチ
猪苓(チョレイ)	チョレイ
猪檳榔(チョビンロウ)	ビンロウジ
陵郎(リョウロウ)	クジン
陵游(リョウユウ)	リュウタン
鹿竹(ロクチク)	オウセイ
鹿藿(ロクコウ)	カッコン
鹿列(ロクレツ)	チモ
鹿韭(ロクキュウ)	ボタンピ
側金盞花(ソクキンセンカ)	トロロアオイ
側子(ソクシ)	
牻牛兒苗(ボウギュウジビョウ)	
牻牛兒(ボウギュウジ)	
清水大黃(セイスイダイオウ)	
清風藤(セイフウトウ)	
清肌安蛔湯(セイキアンカイトウ)	
清肌安蚘湯(セイキアンカイトウ)	
淫羊藿(インヨウカク)	インヨウカク
淫羊食(インヨウショク)	テンモンドウ
商陸(ショウリク)	ショウリク
商草(ショウソウ)	バイモ
崖椒(ガイショウ)	
崖蜜(ガイミツ)	ハチミツ

徘徊(ハイカイ)	マイカイカ
異名(イメイ)	
常山(ジョウザン)	
訥會(ドツカイ)	アロエ
舶硫黃(ハクイオウ)	
菴蘆子(アンロシ)	
條芩(ジョウゴン)	オウゴン
救窮(キュウキョウ)	オウセイ
萎蕤(イズイ)	オウセイ
旋覆(センプク)	
兜婁婆香(トルバコウ)	カッコウ
排草香(ハイソウコウ)	
液石(エキセキ)	カッセキ
脱石(ダッセキ)	カッセキ
畨石(バンセキ)	カッセキ
國老(コクロウ)	カンゾウ
菊花(キクカ)	キクカ
菊華(キクカ)	キクカ
規那(キナ)	キナ
琉球瘡(リュウキュウソウ)	
假蘇(カソ)	ケイガイ
菌桂(キンケイ)	ケイヒ
望江南(ボウコウナン)	
牽牛子(ケンゴシ)	ケンゴシ
常陸牛膝(ヒタチゴシツ)	
梔子(シシ)	サンシシ
脩脆(シュウゼイ)	サンヤク
梨食(リショク)	シャクヤク
殻砂(コクシャ)	
菖蒲(ショウブ)	ショウブ
以乎須岐(いをすき)	
章柳根(ショウリュウコン)	ショウリク
曽久止久(そくどく)	
萍蓬草根(ヘイホウソウコン)	センコツ
蚵蚾(カビ)	センソ
貨母(カモ)	チモ
茵(モウ)	バイモ
梨花蜜(リカミツ)	ハチミツ
符蘺(フリ)	ビャクシ
菲沃斯矢謨斯(ヒヨスチアムス)	ヒヨス
椥莖菜(リョケイサイ)	
斛皮(コクヒ)	ボクソク
菩提樹花(ボダイジュカ)	ボダイジュカ

問荊(モンケイ)	
密兒拉(ミルラ)	
貫衆(カンジュウ)	
淮通(ワイツウ)	
寇脱(コウダツ)	モクツウ
桴桜子(フエンシシ)	モクツウ
菩提子(ボダイシ)	
異翹(イギョウ)	レンギョウ
梶原性全(かじわらせいぜん)	
啓迪集(けいてきしゅう)	
陰陽五行説(いんようごぎょうせつ)	
許俊(きょしゅん)	
採取月令(さいしゅげつれい)	
常山方(じょうざんほう)	
婦人良方大全(ふじんりょうほうたいぜん)	
梧桐(ゴドウ)	
椛(シン)	
偽果(ギカ)	
現の証拠(げんのしょうこ)	
菫葵(キンキ)	
渋草(シブクサ)	
理中安蚘湯(リチュウアンカイトウ)	
貫心(かんしん)	
陳氏甘連湯(チンシカンレントウ)	

12

黃蓮祖(オウレンソ)	インヨウカク
黃耆(オウギ)	オウギ
黃芪(オウギ)	オウギ
黃芩(オウゴン)	オウゴン
黃文(オウモン)	オウゴン
黃芝(オウシ)	オウセイ
黃精(オウセイ)	オウセイ
黃柏(オウバク)	オウバク
黃蘗(オウバク)	オウバク
黃連(オウレン)	オウレン
黃草(コウソウ)	ガイヨウ
黃斤(オウキン)	カッコン
黃瓜(オウカ)	カロコン
黃藍(オウラン)	コウカ
黃良(オウリョウ)	ダイオウ
黃橘(オウキツ)	チンピ
黃橘皮(オウキッピ)	チンピ

項目名(読み仮名)	対応生薬名
黄連蜜 (オウレンミツ)	ハチミツ
黄花地丁 (オウカジチョウ)	ホコウエイ
黄麻 (オウマ)	マシニン
黄蠟 (オウロウ)	ミツロウ
葛斯加利刺 (カスカリラ)	カスカリラヒ
葛斯加栗刺 (カスカリッラ)	カスカリラヒ
葛根 (カッコン)	カッコン
葛爾儒別涅實屈室 (カルデュイベチデクチ)	カルドベネディクトソウ
葛上亭長 (カツジョウテイチョウ)	
葛澱粉 (クズデンプン)	デンプン
葛粉 (カップン)	デンプン
紫油厚朴 (シユコウボク)	
紫根 (シコン)	シコン
紫草 (シソウ)	シコン
紫丹 (シタン)	シコン
紫芙 (シフ)	シコン
紫檀 (シタン)	シタン
紫戟 (シショウ)	ジュウヤク
紫蘇 (シソ)	ソヨウ
紫蘓子 (シソシ)	ソヨウ
紫蘇子 (シソシ)	ソヨウ
紫藤 (シトウ)	
紫雲膏 (シウンコウ)	
紫茉莉 (シマツリ)	
紫玉簪 (シギョクシン)	
恵美久佐 (ヱミクサ)	
恵乃美 (ヱノミ)	
恵邇須 (ヱニス)	
斑蝥 (ハンミョウ)	カンタリス
斑猫 (ハンミョウ)	カンタリス
斑蚝 (ハンシ)	カンタリス
斑菌 (ハンキン)	カンタリス
須岐 (スギ)	
須岐乃岐 (スギノキ)	
須支乃支 (ススキノキ)	
須岐奈都女 (スギナツメ)	
須房 (スボウ)	
須毛々乃岐 (スモモノキ)	
須比加都良 (スヒカツラ)	
達刺侃篤護謨 (トラガント)	トラガント
達拉侃篤護謨 (トラガント)	トラガント
達刺侃篤 (タラガント)	トラガント

項目名	対応生薬名
硬滑石 (コウカッセキ)	
硬飯 (コウハン)	サンキライ
硬紫根 (コウシコン)	
硬蒺藜 (コウシツリ)	
硬石膏 (コウセッコウ)	
硬滑石 (コウカッセキ)	
御綱柏 (ミツナガシワ)	
御米 (ギョベイ)	
御種 (オタネ)	
御種人参 (オタネニンジン)	
筆菜 (ヒツサイ)	オウセイ
筆管菜 (ヒツカンサイ)	オウセイ
筆筒草 (ヒットウソウ)	
筆っ花 (フデッハナ)	
番紅花 (バンコウカ)	サフラン
番薯 (バンショ)	
番椒 (バンショウ)	トウガラシ
番薑 (バンキョウ)	トウガラシ
番木鼈 (バンモクベツ)	ホミカ
温鬱金 (オンウコン)	
温州橘 (ウンシュウキツ)	
棘蒬 (キョクエン)	オンジ
棘菀 (キョクエン)	オンジ
棗棘 (ソウキョク)	ジャショウシ
雲南升麻 (ウンナンショウマ)	
雲州橘 (ウジュキツ)	
雲州仕立 (うんしゅうしたて)	
雲防風 (ウンボウフウ)	
象穀 (ショウコク)	
象膽 (ショウタン)	アロエ
象山貝母 (ショウザンバイモ)	
絞股藍 (コウコラン)	
絞股蘭 (コウコラン)	
硫黄 (イオウ)	イオウ
硫黄華 (イオウカ)	イオウ
寒天 (カンテン)	カンテン
寒水石 (カンスイセキ)	セッコウ
寒瓜 (カンカ)	
植柴胡 (ショクサイコ)	
植防風 (ショクボウフウ)	
菟竹 (トチク)	オウセイ
菟槐 (トカイ)	クジン
菟葵 (トケイ)	ファルファラヨウ

項目名	対応生薬名
朝顔 (あさがほ)	
朝鮮大黄 (チョウセンダイオウ)	
朝鮮医学 (ちょうせんいがく)	
営実 (エイジツ)	エイジツ
営実仁 (エイジツジン)	
屠蘇酒 (トソシュ)	
屠蘇白散 (トソビャクサン)	
猥猪矢 (カチョシ)	チョレイ
猥猪屎 (カチョシ)	チョレイ
款冬 (カントウ)	ファルファラヨウ
款冬花 (カントウカ)	
款凍 (カントウ)	ファルファラヨウ
葉盤 (ひらやな)	
葉椀 (くぼて)	
葯刺巴根 (ヤラッパ)	ヤラッパ
葯刺巴 (ヤーラッパ)	ヤラッパ
陽候 (ヨウコウ)	イオウ
陽春砂 (ヨウシュンシャ)	
萬都保夜 (マツホヤ)	
萬年藤 (マンネントウ)	モクツウ
博落廻 (ハクラクカイ)	
畫粉 (ガフン)	カオリン
畫石 (ガセキ)	カッセキ
爲乃止々岐 (ゐのとどき)	
陰成 (インセイ)	キクカ
傅延年 (フエンネン)	キクカ
幾那 (キナ)	キナ
鄂羌活 (ガクキョウカツ)	
禄白 (ロクハク)	クジン
筒桂 (トウケイ)	ケイヒ
湯津香木 (ゆつかつらのき)	
鈎吻 (コウフン)	
散黄 (サンオウ)	ゴオウ
惡實 (アクジツ)	ゴボウシ
犀角 (サイカク)	サイカク
渤海 (ぼっかい)	
菝葜 (バッカツ)	
堂棣子 (ドウキョウシ)	サンザシ
猴樝 (コウザ)	サンザシ
越桃 (エトウ)	サンシシ
椒目 (ショクモク)	サンショウ
葦蘸 (ヒカイ)	
棉草蘸 (メンヒカイ)	

項目名(読み仮名)	対応生薬名
勝舃 (ショウセキ)	シャゼンシ
蕘韭 (ギョウキュウ)	ショウブ
葛根 (チョウコン)	ショウリク
椑(椑) (ヘイ)	ソリシ
湏岐奈都女 (すきなつめ)	
答滿林度 (タマリンド)	タマリンド
鈕子七 (チュウシシチ)	
絲綿皮 (シメンヒ)	
黑司命 (コクシメイ)	ニクジュヨウ
勤母 (キンモ)	バイモ
粟蘗 (ゾクツ)	
階前草 (カイゼンソウ)	バクモンドウ
葯 (ヤク)	ビャクシ
軽石 (かるいし)	
葎草 (リツソウ)	
硫酸亞爾密紐謨加僧謨 (りゅうさんアルミニウムカリウム)	ミョウバン
萑 (カン)	ヤクモソウ
無患子 (ブカンシ)	
幗 (キ)	レンギョウ
的 (テキ)	レンニク
運気論 (うんきろん)	
普救類方 (ふきゅうるいほう)	
發癌方論 (はつがんほうろん)	
補湯 (ほとう)	

13

蜀漆 (ショクシツ)	
蜀葵根 (ショクキコン)	アルテアコン
蜀葵 (ショクキ)	キンキカ
蜀脂 (ショクシ)	オウギ
蜀棗 (ショクソウ)	サンシュユ
蜀椒 (ショクショウ)	サンショウ
蜀升麻 (ショクショウマ)	ショウマ
漢薬 (かんやく)	
漢帝杏 (カンテイキョウ)	キョウニン
漢椒 (カンショウ)	サンショウ
漢防己 (カンボウイ)	
漢中防己 (カンチュウボウイ)	
鼠麴草 (ソキクソウ)	
鼠尾芩 (ソビゴン)	オウゴン
鼠糞 (ソフン)	ケイガイ
鼠黏草 (ソネンソウ)	ゴボウシ

鼠黏子 (ソネンシ)	ゴボウシ
鼠査 (ソサ)	サンザシ
鼠矢 (ソシ)	サンシュユ
鼠李子 (ソリシ)	ソリシ
鼠李 (ソリ)	ソリシ
鼠梓 (ソシ)	ソリシ
鼠姑 (ソコ)	ボタンピ
楝実 (レンジツ)	クレンピ
楝皮 (レンピ)	クレンピ
楝 (レン)	
署豫 (ショヨ)	サンヤク
薯預 (ショヨ)	サンヤク
薯蕷 (ショヨ)	サンヤク
薯蕷 (ショヨ)	サンヤク
署蕷 (ショヨ)	サンヤク
署預 (ショヨ)	サンヤク
署預子 (ショヨシ)	
蒲黄 (ホオウ)	
蒲葵 (ホキ)	
蒲公草 (ホコウソウ)	ホコウエイ
蒲公英 (ホコウエイ)	ホコウエイ
蒲公丁 (ホコウテイ)	ホコウエイ
蓮肉 (レンニク)	レンニク
蓮 (レン)	レンニク
蓮子 (レンシ)	レンニク
蓮薏 (レンヨク)	レンニク
蓮藕 (レングウ)	
蓮實 (レンジツ)	
蓮花 (レンゲ)	
蓮房 (レンボウ)	
蓮根 (レンコン)	
新注校定國譯本草綱目 (しんちゅうこうていこくやくほんぞうこうもく)	
新疆甘草 (シンキョウカンゾウ)	
新羅人参 (シンラニンジン)	
新立蒼朮 (シンダチソウジュツ)	
新羅薄蘭 (シンラハッカ)	ハッカ
楸葉 (シュウヨウ)	
楸葉膏 (シュウヨウコウ)	
楸木皮 (シュウボクヒ)	
楸線 (シュウセン)	
楸樹 (シュウジュ)	
楸子 (シュウシ)	
楸実 (シュウジツ)	
遏泥子 (アニス)	アニスジツ

遏爾託亞 (アルテア)	アルテアコン
粳米 (コウベイ)	コウベイ
粳 (コウ)	コウベイ
蒔蘿 (ジラ)	
蒔蘿子 (ジラシ)	
當道 (トウドウ)	シャゼンシ
當陸 (トウリク)	ショウリク
當薬 (トウヤク)	センブリ
當歸 (トウキ)	トウキ
節華 (セツカ)	キクカ
節人参 (ふしにんじん)	
節去麻黄 (フシサリノマワウ)	
睡菜葉 (スイサイヨウ)	ミツガシワ
睡菜 (スイサイ)	ミツガシワ
瑞雪 (ズイセツ)	カロコン
瑞香 (ズイコウ)	
解倉 (カイソウ)	シャクヤク
解離 (カイリ)	ボウイ
解蠱 (カイレイ)	ヨクイニン
解體新書 (かいたいしんしょ)	
解屍編 (かいしへん)	
圓黄 (エンオウ)	ゴオウ
圓眼 (エンガン)	リュウガンニク
葙子 (ショシ)	ジュウヤク
葙菜 (ショサイ)	ジュウヤク
楊枹薊 (ヨウホウケイ)	ビャクジュツ
楊梅瘡 (ヨウバイソウ)	
傷寒論条弁 (しょうかんろんじょうべん)	
傷寒尚論篇 (しょうかんろんべん)	
傷寒論後条弁 (しょうかんろんごじょうべん)	
傷寒論 (しょうかんろん)	
辟邪 (ヘキジャ)	アンソッコウ
棄杖草 (キジョウソウ)	インヨウカク
矮樟 (ワイショウ)	ウヤク
經芩 (ケイゴン)	オウゴン
遠志 (エンジ)	オンジ
葽繞 (ヨウジョウ)	オンジ
蒿慶 (コウエイ)	
鉢怛羅香 (ハツダツラコウ)	カッコウ
滑石 (カッセキ)	カッセキ
睫髪 (ケンハツ)	カンタリス
溶液膠飴 (ヨウエキコウイ)	
蓽撥 (ヒハツ)	

画数順・漢名(万葉仮名)読みがな一覧

項目名(読み仮名)	対応生薬名
蒡翁菜 (ホウオウサイ)	ゴボウシ
會及 (カイキュウ)	ゴミシ
濱中茶葉 (テンチュウサヨウ)	
零餘子 (レイヨシ)	
蒼朮 (ソウジュツ)	ソウジュツ
楮李 (チョリ)	ソリシ
雅黄 (ガオウ)	
絺休 (チチュウ)	テンモンドウ
椿樹 (チンジュ)	
楡皮 (ユヒ)	
愛韭 (アイキュウ)	バクモンドウ
蜂蜜 (ハチミツ)	ハチミツ
蒜腦諸 (サンノウショ)	ビャクゴウ
塩附子 (エンブシ)	
歇爾抜斯屈謨 (ヘルバスクム)	ベルバスクムカ
蛾眉豆 (ガビズ)	ヘンズ
搆耨草 (コウジョクソウ)	ホコウエイ
蓍藤 (フクトウ)	モクツウ
意珠子 (イジュシ)	ヨクイニン
鳩麦 (キュウバク)	
楓香脂 (フウコウジ)	
郷藥集成方 (きょうやくしゅうせいほう)	
虜搏 (ぐたん)	
雷電木 (ライデンボク)	
裏急後重 (りきゅうこうじじゅう)	

14

綿茵陳 (メンインチン)	
綿黄耆 (メンオウギ)	
綿樹皮 (メンジュヒ)	
綿馬 (メンマ)	メンマ
綿馬根 (メンマコン)	メンマ
樺皮 (カヒ)	
樺木皮 (カボクヒ)	
樺木 (カボク)	
酸榴皮 (サンリュウヒ)	ザクロヒ
酸石榴 (サンセキリュウ)	ザクロヒ
酸實殻 (サンリツコク)	
酸榴東行根 (サンリュウトウコウコン)	ザクロヒ
酸棗仁 (サンソウニン)	サンソウニン
酸棗 (サンソウ)	サンソウニン
酸棗人 (サンソウニン)	サンソウニン

酸模根 (サンモコン)	
酸模 (サンモ)	
蜜甘 (ミツカン)	カンゾウ
蜜草 (ミツソウ)	カンゾウ
蜜柑 (みつかん)	
蜜桶藤 (ミツトウトウ)	ニンドウ
蜜糖 (ミツトウ)	ハチミツ
蜜人 (ミツビト)	
蜜香 (ミッコウ)	モッコウ
蜜脾 (ミツヒ)	リュウガンニク
實芰答利斯 (ヂギタリス)	ジギタリス
實芰答里斯 (ヂギタリス)	ジギタリス
實芰答利斯散 (ヂギタリス)	ジギタリス
蒺藜子 (シツリシ)	シツリシ
蒺藜子 (シツリシ)	シツリシ
蒺藜角 (シツリカク)	
関黄柏 (カンオウバク)	
関升麻 (カンショウマ)	
関蒼朮 (カンソウジュツ)	
関附子 (カンブシ)	
関防風 (カンボウフウ)	
関木通 (カンモクツウ)	
槐花 (カイカ)	カイカ
槐實 (カイジツ)	
蓬蒿 (ホウコウ)	
蓬莪茂 (ホウガジュツ)	ガジュツ
精製硫黄 (セイセイイオウ)	イオウ
精製滑石 (セイセイカッセキ)	タルク
銅黄 (ドオウ)	トウオウ
銅藤 (ドウトウ)	トウオウ
銅芸 (ドウウン)	ボウフウ
與毛岐 (よもぎ)	
與禰乃毛夜之 (よねのもやし)	
熊胆 (ユウタン)	ユウタン
熊脂 (ユウシ)	ユウタン
熊白 (ユウハク)	ユウタン
熊膽 (ユウタン)	ユウタン
熊掌 (ユウショウ)	
熊蹯 (ユウハン)	
蔓椒 (マンショウ)	
蔓脹 (まんちょう)	
滿冬羊食 (マンドウヨウショク)	テンモンドウ
滿那 (マンナ)	マンナ

僕曇 (ボクルイ)	バクモンドウ
僕公罌 (ボクコウエイ)	ホコウエイ
腐腸 (フチョウ)	オウゴン
膋石 (リョウセキ)	カッセキ
練實 (レンジツ)	クレンピ
飴糖 (イトウ)	コウイ
慢黄 (マンオウ)	ゴオウ
對節菜 (ツイセツサイ)	ゴシツ
銀柴胡 (ギンサイコ)	
蓴 (ジュン)	
駄實 (ギジツ)	サンシュユ
唐蘩 (トウギ)	サンショウ
蜺 (キ)	スイテツ
蒴藋 (サクダク)	
趙李 (チョウリ)	ソリシ
銓水大黄 (センスイダイオウ)	
管松 (カンショウ)	テンモンドウ
辣椒 (ラツショウ)	トウガラシ
䒷茄 (ラッカ)	トウガラシ
稲藁 (トウゾウ)	
蒿麻 (レキマ)	ビャクシ
蒳子 (ドウジ)	ビンロウジ
榧 (ひ)	
髪削ぎの儀 (かみそぎのぎ)	
綿菜 (シャサイ)	ミツガシワ
製剤総則 (せいざいそうそく)	
獐牙菜 (ショウガサイ)	

15

撒夫郎 (サフラン)	サフラン
撒兒沙巴里刺 (サルサバリラ)	サルサ
撒兒沙根 (サルサコン)	サルサ
撒爾比亞葉 (サルビアヨウ)	サルビアヨウ
撒爾維亞 (サルウィア)	サルビアヨウ
撒爾非亞 (サルヒア)	サルビアヨウ
鴉片 (アヘン)	アヘン末
鴉麻 (アマ)	アマニン
鴉衘草 (アカンソウ)	シコン
鴉片烟 (アヘンエン)	
諸成 (もろなり)	
諸署 (ショショ)	サンヤク
蝦蟇衣 (ガマイ)	シャゼンシ
蝦蟇 (ガマ)	センソ

画数順・漢名(万葉仮名)読みがな一覧

項目名(読み仮名)	対応生薬名
蕃椒 (バンショウ)	トウガラシ
蕃荷菜 (バンカサイ)	ハッカ
槲若 (コクジャク)	ボクソク
槲楸 (コクソウ)	ボクソク
槲皮 (コクヒ)	
瞑菜 (メイサ)	ミツガシワ
瞑眩 (めんげん)	
調痢丸 (チョウリガン)	
調治 (まくり)	
蕘蒿 (ロウコウ)	
瘡帯 (ソウタイ)	カシュウ
羯苔利斯 (カンタリス)	カンタリス
盤螯 (ハンギョウ)	カンタリス
樕木 (ソウボク)	
蓽澄茄 (ヒッチョウカ)	クベバジツ
膠飴 (コウイ)	コウイ
蝙蝠刺 (ヘンプクシ)	ゴボウシ
熟地黄 (ジュクジオウ)	
潤肌膏 (ジュンキコウ)	
鋋 (セン)	シャクヤク
蓬藟 (ホウルイ)	ショウリク
撫芎 (ブキュウ)	センキュウ
蝭母 (テイモ)	チモ
蕨 (ケツ)	
遼東人参 (リョウトウニンジン)	
蔢荷 (ハカ)	ハッカ
摩羅 (マラ)	ビャクゴウ
酔草 (スイソウ)	ミツガシワ
賈汗 (シツカン)	
黙栗薩 (メリッサ)	メリッサ
薙 (タイ)	ヤクモソウ
藁梁香 (コウリョウキョウ)	
劉寄奴 (リュウキド)	
魯別利亞 (ロベリア)	ロベリア
霊枢 (れいすう)	
樟牙菜 (ショウガサイ)	

16

龍衛 (リュウエイ)	オウセイ
龍没海葱散 (リュウボツカイソウサン)	
龍尾 (リュウビ)	カンタリス
龍蚝 (リュウシ)	カンタリス

龍苗 (リュウビョウ)	カンタリス
龍脳薄荷 (リュウノウハッカ)	
龍沙 (リュウサ)	マオウ
龍眼 (リュウガン)	リュウガンニク
龍骨 (リュウコツ)	リュウコツ
龍歯 (リュウシ)	リュウコツ
龍角 (リュウカク)	リュウコツ
龍胆 (リュウタン)	リュウタン
獨椹 (ドクジン)	オウギ
獨活 (ドクカツ)	ドクカツ・キョウカツ
獨揺草 (ドクヨウソウ)	キョウカツ・テンマ
薔蘼 (ショウビ)	エイジツ
薔薇花 (ショウビカ)	
薔薇 (ショウビ)	
薔薇根 (ショウビコン)	
薔薇湯 (ショウビトウ)	
薬玉 (くすだま)	
薬性 (やくしょう)	
薬徴 (やくちょう)	
懐州牛膝 (カイシュウゴシツ)	
懐牛膝 (カイゴシツ)	
懐慶地黄 (カイケイジオウ)	
橘柚 (キツユ)	チンピ
橘皮 (キッピ)	チンピ
橘 (キツ)	
橙 (トウ)	
橙子皮 (トウシヒ)	
橙花 (トウカ)	トウカ
橙花油 (トウカユ)	
橙花水 (トウカスイ)	
橙皮 (トウヒ)	トウヒ
橙子 (トウシ)	
薄荷 (ハッカ)	ハッカ
薄荷葉 (ハッカヨウ)	ハッカ
薄䔽 (ハッカ)	
薄苛 (ハッカ)	ハッカ
燕子花 (エンシカ)	
燕面 (エンメン)	カゴソウ
燕覆 (エンプク)	モクツウ
燕覆 (エンプク)	モクツウ
燕卵 (エンラン)	リュウガンニク
澤姑 (タクコ)	カロコン
澤瀉 (タクシャ)	タクシャ

澤芬 (タクフン)	ビャクシ
蘭根 (カンコン)	ボウフウ
蘭華 (カンカ)	レンギョウ
錦葵 (キンキ)	アルテアコン
錦葵花 (キンキカ)	キンキカ
錦紋大黄 (キンモンダイオウ)	
篤耨香 (トクジョコウ)	テレビンチナ
篤留抜爾撒謨 (トルーバルサム)	トルーバルサム
凝海菜 (こるもば)	
凝海藻 (こるもば)	
頭注國澤本草綱目 (トウチュウコクタクホンゾウコウモク)	
壁虱胡麻 (ヘキシツゴマ)	アマニン
衡州烏薬 (コウシュウウヤク)	
蕗草 (ロソウ)	カンゾウ
螌螯 (ハンギョウ)	カンタリス
赭魁 (シャカイ)	
薑芥 (キョウガイ)	ケイガイ
親木 (おやぎ)	
薮牛膝 (ヤブゴシツ)	
縣刀 (ケントウ)	サイカチ
薫陸 (クンロク)	
樲棗 (ジソウ)	サンソウニン
餘容 (ヨヨウ)	シャクヤク
藇 (ユ)	タクシャ
蕮 (セキ)	タクシャ
澱粉 (デンプン)	デンプン
衛矛 (エイボウ)	
鴛鴦藤 (エンオウトウ)	ニンドウ
随脂 (ズイシ)	バクモンドウ
簬 (ロ)	
橐吾 (タクゴ)	ファルファラヨウ
樸樕 (ボクソク)	ボクソク
燈心草 (トウシンソウ)	
賁枲 (フンシ)	マシニン
樊石 (ハンセキ)	ミョウバン
焼明礬 (ショウミョウバン)	ミョウバン
豬麻 (チョマ)	ヤクモソウ
樹脂配糖体 (じゅしはいとうたい)	
薛己 (せつき)	

17

項目名(読み仮名)	対応生薬名
薩撒富拉斯 (サッサフラス)	サッサフラスボク
薩撒富拉斯木 (サッサフラス)	サッサフラスボク
薩撒弗刺斯 (サッサフラス)	サッサフラスボク
薩爾沙根 (サルサ)	サルサ
薩摩人参 (サツマニンジン)	
牆薇 (ショウビ)	エイジツ
牆麻 (ショウマ)	エイジツ
牆靡 (ショウビ)	ジャショウシ
縮砂 (シュクシャ)	シュクシャ
縮沙蜜 (シュクシャミツ)	シュクシャ
縮砂蜜 (シュクシャミツ)	シュクシャ
薏苡仁 (ヨクイニン)	ヨクイニン
薏苡人 (ヨクイニン)	ヨクイニン
薏苡子 (ヨクイシ)	ヨクイニン
薏米 (ヨクマイ)	
薏 (ヨク)	レンニク
營實 (エイジツ)	エイジツ
營實根 (エイジツコン)	
營實湯 (エイジツトウ)	
戴糝 (タイシン)	オウギ
戴椹 (タイジン)	オウギ
鮮支 (センシ)	サンシシ
鮮地黄 (センジオウ)	
檀桓 (ダンカン)	オウバク
檀香 (ダンコウ)	ビャクダン
檉柳 (テイリュウ)	
檉乳 (テイニュウ)	
藁手 (わらで)	
餲飳 (ぶと)	
齊苨 (セイネイ)	キキョウ・(ソバナ)
臺草 (タイソウ)	
藞 (コウ)	コウブシ
鴻藏 (コウゾウ)	ゴマ
嬰桃 (エイトウ)	
檕梅 (ケイバイ)	サンザシ
點椒 (テンショウ)	サンショウ
櫻 (キ)	サンショウ
藐 (バク)	シコン
戴 (シュク)	ジュウヤク
薧本 (コウホン)	

繋大黄 (ツナグダイオウ)	
檜花蜜 (カイカミツ)	ハチミツ
濱防風 (ハマボウフウ)	ハマボウフウ
藁本 (コウホン)	
顆東 (カトウ)	ファルファラヨウ
薛珠 (カンジュ)	ヨクイニン
鮫涙 (コウルイ)	リュウガンニク
癌 (ガン)	
濟生實 (サイセイホウ)	
蒩蕪 (ソンブ)	
戡 (シュ)	

18

雞格 (ケイカク)	オウセイ
雞齊根 (けいまいこん)	カッコン
雞栖子 (ケイセイシ)	サイカチ
雞足 (ケイソク)	サンシュユ
雞骨升麻 (ケイコツショウマ)	ショウマ
雞舌香 (ケイゼツコウ)	
藤蓏 (トウコウ)	ゴマ
藤黄 (トウオウ)	トウオウ
藤黄 (トウオウ)	トウオウ
藤瘤 (フジコブ)	
蠆 (キョ)	センソ
蠆醴 (キョシュウ)	センソ
橺 (メン)	トチュウ
橺芽 (メンガ)	
檳榔 (ビンロウ)	ビンロウジ
檳榔子 (ビンロウジ)	ビンロウジ
檳榔孫 (ビンロウソン)	ビンロウジ
檳圓 (ビンエン)	ビンロウジ
檳榔力 (ビンロウリキ)	ビンロウジ
藕實莖 (グウジツケイ)	レンニク
藕實 (グウジツ)	レンニク
藕蜜 (グウミツ)	
藕節 (グウセツ)	
醫草 (イソウ)	ガイヨウ
醫學正傅 (いがくせいでん)	
雙鷟菊越幾斯 (トリカブトエキス)	アコニットコン
週波都々 (にほつ・)	
癒瘡木 (ユソウボク)	グアヤクボク
檸檬 (ドウモウ)	
藜 (レイ)	

錫糖 (ジョウトウ)	コウイ
鎌倉柴胡 (カマクラサイコ)	
鵠瀉 (コシャ)	タクシャ
藥實 (ヤクジツ)	バイモ
穗豆 (ヘンズ)	ヘンズ
翺鴣英 (ボウコエイ)	ホコウエイ
藏志 (ゾウシ)	
類聚方 (ルイジュホウ)	
難行 (ナンギョウ)	
藙實 (ケイジツ)	

19

蘇木 (ソボク)	ソボク
蘇方木 (スオウボク)	ソボク
蘇芳 (スホウ)	
蘇枋 (スボウ)	ソボク
蘇葉 (ソヨウ)	ソヨウ
蘇桂 (ソケイ)	ソヨウ
蘇荏 (ソジン)	ソヨウ
蘇合香 (ソゴウコウ)	
蟾蜍 (ひき)	
蟾酥 (センソ)	センソ
蟾蜍 (センジョ)	センソ
蟾蠩 (センショ)	センソ
蟾 (セン)	センソ
瓊枝 (ケイシ)	
瓊脂 (ケイシ)	
蘭蒿草 (ランレキソウ)	
蘭草 (ランソウ)	
蘭根 (ランコン)	ボウコン
離母 (リモ)	テンマ
離南草 (リナンソウ)	モクツウ
顛勒 (テンロク)	テンモンドウ
顛棘 (テンキョク)	テンモンドウ
臘茄 (ロウカ)	トウガラシ
臘蜜 (ロウミツ)	ミツロウ
證類本草 (しょうるいほんぞう)	
罌子粟 (エイシゾク)	
蘆薈 (ロカイ)	アロエ
懷州牛膝 (カイシュウゴシツ)	
藙 (ギ)	ゴシュユ
藷黄 (ショヨウ)	サンヤク
縄毒 (ジョウドク)	ジャショウシ

画数順・漢名（万葉仮名）読みがな一覧

項目名(読み仮名)	対応生薬名
キン 蘄	センキュウ
ロズ 蘆頭	
シャクズ 鵲豆	ヘンズ
ランプショウ 爛婦蔵	ミツガシワ
レキセイ 瀝青	ロジン
レイシュンカ 麗春花	

20

オウシゾク 罌子粟	アヘン末
オウゾク 罌粟	
オウゾクコク 罌粟穀	
テッキャクイレイセン 鐵脚威靈仙	イレイセン
テッシキソウ 鐵色草	カゴソウ
バクボク 蘗木	オウバク
バクヒ 蘗皮	オウバク
コウバクゲツ 糯麥糱	バクガ
コウバク 糯麥	
レイゴウ 蠣蛤	ボレイ
レイボウ 蠣房	ボレイ
ゴウ 蠔	ボレイ
ゴウフ 蠔莆	ボレイ
ハンセキ 礬石	ミョウバン
ハンセイ 礬精	ミョウバン
ハンコチョウ 礬蝴蝶	ミョウバン
カッコウ 藿香	カッコウ
ゴキョウシシャ 護羌使者	キョウカツ
タン 藫	チモ
ゲンケイ 巌桂	
カイコウ 櫰香	

21

オウヒ 櫻皮	オウヒ
オウトウ 櫻桃	
ケツソウ 纈草	カノコソウ
ケツソウコン 纈草根	カノコソウ
ジャコウ 麝香	ジャコウ
ジャコウヒ 麝香皮	
ジャセイコウ 麝臍香	ジャコウ
セメンシイナ 攝縣施那	シナカ
セネガ 攝涅瓦	セネガ
セネガコン 攝涅瓦根	セネガ
セルペンタリア 攝爾扁答利亞	セルペンタリアコン

ゴムアンモニアキ 趣謨安没尼亞幾	アンモニアクム
ホウギョ 鰟鯱	ウヤク
ゾクコンソウ 續根草	コウブシ
ミョウガ 蘘荷	
ハン 蘩	ビャクゴウ

22

シュウ 醜	センソ
シュウシ 醜齏	センソ
ヒゲニンジン 鬚人参	
シャコサイ 鷓鴣菜	
シャコサイトウ 鷓鴣菜湯	
ノウシ 囊子	
ラブ 蘿蔔	
キョウカイ 驕槐	クジン
きょうふう 驚風	

23

エンプク 鷰覆	モクツウ
エンプクシ 鷰覆子	モクツウ
カイコウシ 懷香子	ウイキョウ
ビブ 蘪蕪	センキュウ
ゲツベイ 蘗米	バクガ
コドク 蠱毒	

24

ロシトウ 鷺鷥藤	ニンドウ
ロシトウ 鷺鴦藤	ニンドウ
テンガマ 癲羂蟇	センソ
てんかん 癲癇	
レイチョウ 鱧腸	

25

ウコン 欝金	ウコン
キョウ 蘸	ビャクシ

27

サントウ 鑽凍	ファルファラヨウ
サントウトウキ 鑽頭當歸	

28

カン 贛	ヨクイニン

29

ウコン 鬱金	ウコン
ウツホウソウ 鬱芳草	ウコン
ウコンコウ 鬱金香	
ウシュウソウ 鬱臭草	ヤクモソウ
キンカドウ 欝火冬	バクモンドウ
キンドウ 欝冬	バクモンドウ
レイジュ 驪珠	リュウガンニク
バンキョウ 蠻薑	リョウキョウ

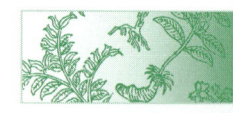

引用および参考文献

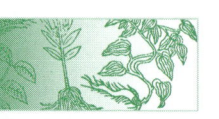

▶ 植物書・本草書など関連文献

『一本堂藥撰』香川修庵著「一本堂藥撰」(文泉堂平安、享保十六年―元文三年序) 早稲田大学図書館

『飲膳正要』(元)忽思慧撰・馬濟人主編「気功・養生叢書飲膳正要」(上海古籍出版社、1990年)

『江戸時代朝鮮薬材調査研究』田代和生著「江戸時代朝鮮薬材調査の研究」(慶應義塾大学出版会、1999年)

『遠西醫方名物考』宇田川榛斎訳述・宇田川榕菴校補「遠西醫方名物考」(青藜閣 浅草茅町、文政五年序) 早稲田大学図書館

『遠西醫方名物考補遺』宇田川榛斎訳述・宇田川榕菴校補「遠西醫方名物考補遺」(青藜閣 浅草茅町、刊行年不明) 早稲田大学図書館

『大窪舒三郎伊吹山採薬記』浅見恵・安田健訳編「近世歴史資料集成第Ⅱ期 第Ⅵ巻 採薬志1」(科学書院、1994年)

『花彙』島田充房・小野蘭山著「生活の古典双書19 花彙 上下」(八坂書房、1977年)

『海棠譜』叢書集成初篇・王雲五主編「揚州芍薬譜及其他六種」(商務印書館、1939年)

『開寶本草』正式名は『開寶新詳定本草』、證類本草より

『鹿児島県植物方言集』「鹿児島県植物方言集 上下巻」(鹿児島県立博物館、1980年)

『花史左編』四庫全書存目叢書第八十二冊「花史左編」(齊魯書社、1995〜97年)

『嘉祐本草』正式名は『嘉祐補注本草』、證類本草より

『廣東新語』屈大均撰「廣東新語」(康熙三十九年序) 早稲田大学図書館

『木曾採藥記』浅見恵・安田健訳編「近世歴史資料集成第Ⅱ期 第Ⅵ巻 採薬志1」(科学書院、1994年)

『橘錄』宋・左圭輯「百川學海 第三十八冊 橘錄3巻」(博古齋 1921年)

『救荒本草』浅見恵・安田健訳編「近世歴史資料集成第Ⅳ期 第Ⅹ巻 救荒1」(科学書院、2006年)

『救荒本草會誌』浅見恵・安田健訳編「近世歴史資料集成第Ⅳ期第Ⅸ巻 救荒2」(科学書院、2008年)

『救荒本草啓蒙』浅見恵・安田健訳編「近世歴史資料集成第Ⅳ期 第Ⅹ巻 救荒1」(科学書院、2006年)

『救荒本草通解』浅見恵・安田健訳編「近世歴史資料集成第Ⅳ期 第Ⅹ巻 救荒1」(科学書院、2006年)

『救荒本草抜萃』加賀小松藩社倉「救荒本草抜萃」(文政十一年序) 国会図書館

『郷藥集成方』俞孝通編「郷藥集成方」(出版地・出版者不明、崇禎六年刊) 駒澤大学図書館

『錦窠植物圖説』伊藤圭介「錦窠植物圖説」(1893年-1899年頃書写) 名古屋・東山植物園

『原色版日本薬用植物事典』伊沢凡人著「原色版日本薬用植物事典 第2版」(誠文堂新光社、1981年)

『廣群芳譜』汪灝・張逸少・汪漋・黄龍眉撰・佩文齋索引本「廣群芳譜1-10」(台北新文豊出版、1980年)

『香要抄』天理図書館善本叢書和書之部編集委員会編「天理図書館善本叢書和書之部第31巻 香要抄・薬種抄(亮阿闍梨兼意著・森鹿三解題)」(八木書店、1977年)

『國譯本草綱目』李時珍著・鈴木真海訳・木村康一監修「新注校定国譯本草綱目」(春陽堂書店、1979年)

『古方藥品考』内藤尚賢著・篠原篤慶校「増補古方藥品考」(文泉堂 寺町、天保十三年刊) 早稲田大学図書館

『四季の花事典』麓次郎著「四季の花事典」(八坂書房、1999年)

『質問本草』呉継志著・石原禹雄訳注・高津孝解説「訳注質問本草」(榕樹書林、2002年)

『芝峰類説』朝鮮古書刊行會編「朝鮮群書大系 續々第21・22輯 芝峰類説上下」(朝鮮古書刊行會、1915年)

『耳嚢』根岸鎭衞著・長谷川強校注「耳嚢」(岩波書店、1991年)

『樹木大図説』上原敬二著「樹木大図説」(有明書房、1976年)

『紹興校定經史證類備急本草』王継先等編・中尾万三解説「白井光太郎蔵 紹興校定経史證類備急本草」(春陽堂、昭和8年)

『正倉院薬物』朝比奈泰彦編「正倉院薬物」(植物文献刊行会、1955年)

『證類本草』唐慎微撰・中華再造善本叢書 金元編・子部「重修政和経史類備用本草(中国国家図書館蔵蒙古・定宗四年張存惠晦明軒刻本)」(北京図書

館出版社)、唐慎微撰・艾晟校定・呉家鑑訳述「経史證類大観本草」(正言出版、1977年)

『植物學』(英國) 韋廉臣輯譯・(清) 李善蘭筆述「植物學八卷」(上海墨海書館、咸豊七年) 東京大学東洋文化研究所図書館

『植物誌』テオフラストス著・大槻真一郎・月川和雄訳「テオフラストス植物誌」(八坂書房、1988年)

『植物渡来考』白井光太郎著「植物渡来考(復刻版)」(有明書房、1967年)

『植物名實圖考』呉其濬撰「植物名實圖攷(山西省古建築保護研究所藏版)」(文物出版、1993年)

『食物本草(二十二巻本)』元・李杲撰・李時珍訂「鐫備食物本草綱目」(翁小麓刊、崇禎十一年刊) 国会図書館

『食用野生植物便覧』福岡県衛生課編「食用野生植物便覧」(同潤社、1946年)

『食療本草』證類本草の「孟詵云」あるいは「食療云」より引用

『庶物類纂』稲若水編・丹羽正伯編「近世歴史資料集成第Ⅰ期 第Ⅸ巻 蟲属2・木属・蛇属・果属・味属」(科学書院、1988年)

『新修本草』證類本草の「唐本注云」より引用

『新修本草』蘇敬等奉勅撰「新修本草」(宮内庁書陵部、1983年)

『新修本草残巻』「新修本草(玉石等部中品巻第4)」(本草圖書刊行會、1936-37年)

「新修本草(玉石部下品巻第5)」(本草圖書刊行會、1936-37年)

「新修本草(木部之上品巻第12)」(本草圖書刊行會、1936-37年)

「新修本草(獣禽部巻第15)」(本草圖書刊行會、1936-37年)

「新修本草(菓部巻第17)」(本草圖書刊行會、1936-37年)

「新修本草(米等部巻第19)」(本草圖書刊行會、1936-37年)

『新訂和漢薬』赤松金芳著「新訂和漢薬」(医歯薬出版、1970年)

『神農本草經』森立之輯「神農本草経」(昭文堂、1984年)

『新編食用植物誌』梅村甚太郎著『新編食用植物誌』(成美堂、1911年)

『圖經本草』證類本草の「圖經曰」より引用

『駿州勢州採藥記』浅見恵・安田健択編「近世歴史資料集成第Ⅱ期 第Ⅶ巻 採薬志2」(科学書院、1994年)

『聖書植物大事典』ウイリアム・スミス編纂・藤本時男編訳「聖書植物大事典」(国書刊行会、2006年)

『齊民要術』賈思勰著「國學基本叢書簡編 齊民要術」(商務印書館、1938年)

『世界を変えた薬用植物』ノーマン・テーラー原著・難波恒雄・難波洋子訳注「世界を変えた薬用植物」(創元社、1972年)

『鮮満植物字彙』村田懋麿編「鮮満植物字彙:土名対照」(目白書院、1932年)

『増訂和漢藥考』小泉榮次郎著「増訂和漢薬考(復刻版 前・後編合本)」(生生舎、1977年)

『草木圖説』近世歴史資料研究会訳編「諸国産物帳集成第Ⅲ期 近世植物・動物・鉱物図譜集成第Ⅹ巻 草木図説後編(木部)」(科学書院、2006年)

『大韓植物圖鑑』李昌福著「大韓植物圖鑑」(郷文社、1985年)

『泰西本草名疏』C. P. Thunberg原著・伊藤圭介編次・水谷豊文跋・大河内重敦序「泰西本草名疏」(花繞書屋、文政十二年) 早稲田大学図書館

『多識編』林羅山著・B.H.日本語研究ぐるうぷ編「新刊多識編(附早大本和泉屋版本草和名)」(文化書房博文社、1973年)

『千葉県植物雑誌』千葉県生物学会編「千葉県植物雑誌」(井上書店、1975年)

『中国高等植物図鑑』中国科学院植物研究所主編「中国高等植物図鑑 第一冊」(科学出版社、1985年)

『中国树木分类学』陈嵘著「中国树木分类学」(上海・科学技術出版社、1958年)

『中国植物志』中国科学院中国植物志編輯委員会「中国植物志 第六十九巻」(科学出版社、1990年)

『中國本草圖錄』蕭培根主編「中國本草圖錄巻1～巻10」(香港商務印書館・人民衛生出版社、1988年)

『中薬大辞典』上海科学技術出版社・小学館編「中薬大辞典 第1～5巻」(小学館、1985年)

『朝鮮植物名彙』森為三著「朝鮮植物名彙」(朝鮮総督府学務局、1924年)

『朝鮮人参耕作記』田村元雄(玄台)著「朝鮮人参耕作記」(大坂書林・河内屋輔七版、明和元年)

『朝鮮人参秘史』川島祐次著「朝鮮人参秘史」（八坂書房、1993年）

『常野採藥記』浅見恵・安田健訳編「近世歴史資料集成第Ⅱ期 第Ⅶ巻 採薬志2（科学書院、1994年）

『滇南本草』兰茂著・滇南本草整理组「滇南本草」（云南人民出版社、1976年）

『天明大政錄』滝本誠一・滝本誠一編「日本経済叢書 巻15所収」（日本経済叢書刊行会、1915年）

『東夷物産志稿』浅見恵・安田健訳編「近世歴史資料集成第Ⅱ期 第Ⅵ巻 採薬志1」（科学書院、1994年）

『湯液本草』中國中醫研究院図書館藏善本叢書選編委員會編「湯液本草 藥鑒 藥症忌宜 藥性驪珠 藥性韻語」（中醫古籍出版社、1996年）

『南方草木狀』「南方艸木狀 釋蟲小記 桂海虞衡志 南方艸物狀」（無刊記）、嵇含撰「南方艸木狀」（上海商務印書館刊、1955年）

『日用本草』上野益三監修・吉井始子編「食物本草本大成 第四巻（食物本草巻之八〜巻之十所収）」（臨川書店、1980年）

『日華子諸家本草』證類本草の「日華子云」より引用

『日本主要樹木名方言集』倉崎悟著「日本主要樹木名方言集」（地球出版、1963年）

『日本植物誌』大井次三郎著「日本植物誌 顕花篇（改訂増補新版）」（至文堂、1978年）

『日本植物方言集成』八坂書房編「日本植物方言集成」（八坂書房、2001年）

『日本の野生植物 草本』佐竹義輔・大井次三郎・北村四郎・亘理敏次・富成忠夫編「日本の野生植物 草本Ⅰ」（平凡社、1982年）、佐竹義輔・大井次三郎・北村四郎・亘理敏次・富成忠夫編「日本の野生植物 草本Ⅱ」（平凡社、1982年）、佐竹義輔・大井次三郎・北村四郎・亘理敏次・富成忠夫編「日本の野生植物 草本Ⅲ」（平凡社、1981年）

『日本の野生植物 木本』佐竹義輔・原寛・亘理敏次・富成忠夫編「日本の野生植物 木本Ⅰ」（平凡社、1989年）、佐竹義輔・原寛・亘理敏次・富成忠夫編「日本の野生植物 木本Ⅱ」（平凡社、1989年）

『丹羽松齋城和摂州採藥記』浅見恵・安田健訳編「近世歴史資料集成第Ⅱ期 第Ⅶ巻 採薬志2（科学書院、1994年）

『人參識』曽槃著「人參識」（白井水写、1905年）

『農業全書』宮崎安貞編録・貝原楽軒冊補・土屋喬雄校訂「農業全書」（岩波書店、1949年）

『博物誌』プリニウス著・大槻真一郎責任編集・岸本良彦・加藤直克・小林晶子・土屋睦廣・和田義浩訳「プリニウス博物誌 植物篇」（八坂書房、1994年）、プリニウス著・大槻真一郎責任編集・岸本良彦・高橋邦彦・矢内義顕・小林晶子・土屋睦廣・和田義浩・澤元亙訳「プリニウス博物誌 植物薬剤篇」（八坂書房、1994年）

『埤雅』宋・陸佃著・王敏紅校點・張道勤責任編輯「埤雅」（浙江大學出版、2008年）

『備荒草木圖』浅見恵・安田健訳編「近世歴史資料集成第Ⅳ期 第Ⅹ巻 救荒1」（科学書院、2006年）

『祕傳花鏡』陳扶揺彙輯「祕傳花鏡」（文治堂藏板、康熙二十七年自序）

『閩書南産志』明・何喬遠撰・都賀庭鐘點「南産志二巻」（江都須原屋茂兵衞、寛延四年刊） 国会図書館

『物品識名』水谷豊文編「物品識名」（永楽堂、文政八年） 西尾市岩瀬文庫

『物類稱呼』越谷吾山編・東條操校訂「物類称呼（岩波文庫）」（岩波書店、1977年）

『物類品隲』平賀源内編・正宗敦夫編纂校訂「物類品隲（日本古典全集）」（日本古典全集刊行会、1928年）

『本經逢原』張璐著・趙小青等校注「本经逢原」（中国中医薬出版社、1996年）

『本草彙言』明・倪朱謨撰「本草彙言」（有文堂蔵板、順治2年重刊） 国会図書館

『本草匯箋』朱大年等選編「歴代本草精華叢書7 本草匯箋（顧元交撰） 清康熙十五年龍耕堂刻本」（上海中醫藥大學出版社、1994年）

『本草一家言』松岡玄達著・熊谷玄随泉「怡顔斎本草一家言」（写本、書写時期不明） 西尾市岩瀬文庫

『本草色葉抄』惟宗具俊著「内閣文庫蔵室町写本・本草色葉抄 附解題（解題：石原明、山田忠雄）」（内閣文庫、1968年）

『本草衍義』寇宗奭撰「本草衍義」（上海商務印書館、1957年）

『本草求真』黄宮繡纂「本草求真」（上海科学技術出版、1979年）

『本草原始』明・李中立撰「本草原始」（清金谿周亮登校刊） 国会図書館

『本草綱目』李時珍著・「本草綱目（張紹堂本）」（北京人民出版社、1957年）

『本草綱目（和刻本）』「江西本草綱目」（野田彌次右衛門、寛永十四年） 国会図書館

『新刊本草綱目』（風月荘左衛門、寛文九年）　国会図書館

『新校正本草綱目』（唐本屋八郎兵衛等、正徳四年）　国会図書館

『本草綱目紀聞』水谷豊文先生著「本草綱目紀聞1～4」（杏雨書屋、2006-2008年）

『本草綱目啓蒙』小野蘭山著・杉本つとむ編著「本草綱目啓蒙　本文・研究・索引」（早稲田大学出版会、1974年）

『本草綱目拾遺』趙学敏著「本草綱目拾遺」（人民衛生出版社、1957年）

『本草拾遺』證類本草「陳藏器云」、「陳藏器餘」より引用

『本草從新』呉儀洛著「精校足本本草從新」（上海啓新書局、1922年）

『本草図譜』岩崎灌園著・北村四郎・塚本洋太郎・水島正夫解説「本草図譜」（同朋舎出版、1980年）

『本草發揮』徐彦純編・薛鎧校「校刻本草發揮」（東渓堂）　早稲田大学図書館

『本草備要』清・汪昂著「増訂本艸備要　上下巻（享保十四年植村藤治郎版復刻）」（盛文堂、1982年）　早稲田大学図書館

『本草品彙精要』劉文泰撰「本草品彙精要」（たにぐち書店、2003年）

『本艸辨疑』遠藤元理著「本草辨疑」（瀧庄三郎版、天和元年）

『本草蒙筌』陳嘉謨纂輯・葉棐・胡一貫校訂・劉孔敦増補「重刻増補圖像本草蒙筌」（萬巻樓　金陵、崇禎元年序）　早稲田大学図書館

『本草類編』（『康頼本草』）塙保己一編・続群書類従完成会校定「続群書類従第30輯下（雑部4）」（続群書類従完成会、1960年）

『本草和名』深江輔仁撰・与謝野寛・正宗敦夫・与謝野晶子編纂・校訂「本草和名」（日本古典全集刊行会、1926年）

『本朝食鑑』正宗敦夫編纂校訂「本朝食鑑」（日本古典全集刊行會、1933-34年）

『牧野新日本植物圖鑑』牧野富太郎著「改訂増補牧野新日本植物圖鑑」（北隆館、1989年）

『牧野富太郎選集』牧野富太郎著・佐藤達夫・佐竹義輔監修「牧野富太郎選集2（春の草木・万葉の草木）」（東京美術、1970年）

『民間備荒録』浅見恵・安田健訳編「近世歴史資料集成第IV期第IX巻　救荒2」（科学書院、2008年）

『名醫別録』（別録）證類本草の逸文より引用

『薬物誌』（de Matertia Medica）ディオスコリデス著・小川鼎三・柴田承二・大槻真一郎・大塚恭男・岸本良彦編・鷲谷いづみ訳「ディオスコリデスの薬物誌」（エンタプライズ出版、1983年）

『大和本草』貝原益軒撰・白井光太郎考証・岸田松若・田中茂穂・矢野宗幹考註「大和本草」（有明書房、1975年）

『養花小録』姜景愚撰「菁川養花小録」（出版社、出版年不明）　国会図書館

『用薬須知(續編)』大塚敬節・矢数道明責任編集「近世漢方医学書集成第55巻　松岡恕庵　用薬須知（後編、續編）」（名著出版、1980年）

『履巉岩本草』鄭金生整理「南宋珍稀本草三种」（人民衛生出版社、2007年）

『琉球産物誌』安田健編「諸国産物帳集成第II期　江戸後期諸国産物帳集成第XVIII巻　薩摩・琉球」（科学書院、2004年）

『琉球植物誌』初島住彦著「琉球植物誌（追加・訂正）」（沖縄生物教育研究会、1975年）

『琉球列島植物方言集』天野鉄夫著「琉球列島植物方言集」（新星図書、1979年）

『和漢薬百科図鑑』難波恒雄著『和漢薬百科図鑑Ⅰ・Ⅱ』（保育社、1993-94年）

『和蘭薬鏡』宇田川榛斎訳述・宇田川榕菴校補「新訂増補和蘭薬鏡」（青藜閣　浅草茅町、文政十一年序）　早稲田大学図書館

『和蘭薬性歌』佐渡三良著「和蘭薬性歌」（葆光斎、慶應二年序）　早稲田大学図書館

▶ 医書および関連文献

『愛育茶譚』「江戸時代女性文庫57」（大空社、1996年）

『淺田宗伯處方全集』世界文庫刊行會編「淺田宗伯處方全集　前編」（世界文庫刊行會、1928年）

『醫学随筆』名護屋玄医著「医学随筆」（二口伊予、延宝九年刊、読杜艸堂、丸山氏蔵書印記）　国会図書館

『醫學正傳』虞摶著・虞守愚校正・花渓恒徳編集「京板校正大字醫學正傳」（正徳十年序）　早稲田大学図書館

『醫級寶鑑』董西園撰「重刊醫級寶鑑」（道古堂、乾隆四十年序、嘉慶二十五年刊）　杏雨書屋

『醫事或問』三枝博音編「日本科学古典全書復刻3（医学）」（朝日新聞社、1978年）

『醫心方』丹波宿弥康頼撰・日本古医学資料センター編「安政版・医心方」（講談社・日本古医学資料センター、1973年）

『一閑斎方函』オリエント臨床文献研究書監修・長野仁解説「臨床漢方処方解説17　一閑斎方函」（オリエント出版社、1996年）

『醫法明鑑』浅見恵・安田健訳編「近世歴史資料集成第Ⅲ期 第Ⅳ巻　民間治療8」（科学書院、1999年）

『医療手引草』加藤謙斎著「医療手引草」（浪華：浅野弥兵衛、宝暦十三年）　国会図書館

『營實新效方』宇佐美主善著「營實新效方」（文政六年上澣）　杏雨書屋　京都大学図書館富士川文庫

『女重寶記』（苗村常伯）、近世文学書誌研究会編「近世文学資料類従　参考文献編18」（勉誠社、1981年）

『懷中傭急諸國古傳秘法』浅見恵・安田健訳編「近世歴史資料集成第Ⅱ期 第XI巻　民間治療4」（科学書院、1995年）

『格致餘論』李杲撰・王宇泰訂正「新板東垣十書七　格致餘論」（出版者・出版地不明、出版年不明）　早稲田大学図書館

『遐齢小兒方』大塚敬節・矢数道明責任編集「近世漢方医学書集成4　曲直瀬道三3」（名著出版、1979年）

『寒鄕良劑』浅見恵・安田健訳編「近世歴史資料集成第Ⅱ期 第XI巻　民間治療4」（科学書院、1995年）

『竒工方法』浅見恵・安田健訳編「近世歴史資料集成第Ⅲ期 第Ⅰ巻　民間治療5」（科学書院、1999年）

『救急方』浅見恵・安田健訳編「近世歴史資料集成第Ⅱ期 第XI巻　民間治療4」（科学書院、1995年）

『救民妙藥集』穂積甫庵宗興著「救民妙薬集全（元禄版復刻）」（博新館、1981年）

『救民藥方』望月三英・丹羽正伯著「救民藥方」（享保十八年刊、武茂蔵書之記）　国会図書館

『救民藥方録』阿部正右衛門正興著「救民藥方録」（江戸馬喰町　西村屋與八、文化八年序）

『玉機微義』劉純著「玉機微義」（出版地・出版者不明、正統己未正月）　滋賀医科大学図書館

『金匱要略』漢張仲景著・晉王叔和撰次「金匱要略」（平安書肆、文泉堂林屋權兵衛、文化三年新刻）　早稲田大学図書館

『金蘭方』菅原岑嗣奉勅撰・大江広彦校「校正金蘭方二十三巻」（摂都柳原木兵衛、文政九年刊）　国会図書館

『藥屋虚言噺』浅見恵・安田健訳編「近世歴史資料集成第Ⅱ期 第XI巻　民間治療4」（科学書院、1995年）

『景岳全書』張介賓著・魯超訂「景岳全書」（藜照楼：越郡、乾隆三十三年）　早稲田大学図書館

『經驗千方』佩芳園主人輯「經驗千方（天保三年勝村治右衛門版複製）」（横田書店、1974年）

『啓迪集』曲直瀬正慶著「啓迪集　上下」（古典鍼灸研究会出版部、1972年）

『外科樞要』薛己著「外科樞要」（東渓堂、出版地・出版年不明）　早稲田大学図書館

『外科精義』李杲撰・王宇泰訂正「新板東垣十書十九　外科精義」（出版者・出版地不明、出版年不明）　早稲田大学図書館

『外科正宗』明陳實功撰著・台州荻校正「新刊外科正宗」（芳蘭謝藏版、寛政三年）

『外臺秘要』王燾著「重訂唐王燾先生外臺秘要方（崇禎十三年序經餘居刊本）」（北京人民衛生出版社、1955年）

『嚴氏濟生方』宋嚴用和撰・甲賀通元訓點「嚴氏濟生方（再校）」（浪華書舗崇高堂（河内屋八兵衞）、天明元年）

『廣惠濟急方』浅見恵・安田健訳編「近世歴史資料集成第Ⅱ期 第Ⅸ巻　民間治療2」（科学書院、1990年）

『古今醫鑑』龔信編・龔廷賢續編・姑蘇文・壱沈公重參校正「新刊古今醫鑑」（有恒堂、萬曆四年序）　京都大学図書館近衛文庫

『古今醫統』徐春甫著「太醫院玅定古今醫統」（金陵唐氏藏板、嘉靖三十五年序）　東邦大学医学部額田文庫

『古今樞要集』浅見恵・安田健訳編「近世歴史資料集成第Ⅲ期 第Ⅰ巻　民間治療5」（科学書院、1999年）

付録

医書および関連文献

『古今方彙』甲賀通元著・望三英序「重訂古今方彙」（延享二年序）

『古書醫言』呉秀三編「吉益東洞全集」（思文閣、1970年）

『古方兼用丸散方』吉益東洞著・田口信庵輯「古方兼用丸散方　附分量考」（大江門書房、文化六年）

『古方藥議』松本一男編「松本書屋貴書叢刊第一巻」（谷口書店、1993年）

『艮山先生遺教解』大塚敬節・矢数道明責任編集「近世漢方医学集成13（後藤艮山・山脇東洋）」（名著出版、1979年）

『済世全書』小曾戸洋・真柳誠編「和刻漢籍医書集成　第12輯（済世全書・影印）」（エンタープライズ、1991年）

『濟生寶』オリエント臨床文献研究所監修「臨床漢方処方解説」（オリエント出版社、1995年）

『雜病翼方』浅田宗伯著「雑病翼方　復刻版」（近代漢方ゼミナー出版部、1969-71年）

『三因方』宋・陳無擇著・呉鞠堂評註「陳無擇三因方（中國医藥叢書）」（旋風出版社、1973年）

『山家藥方集』大蔵永常著「山家薬方集　付解題（長沢元夫・小西正泰著）」（井上書店、1982年）

『此君堂藥方』浅見恵・安田健訳編「近世歴史資料集成第Ⅱ期　第Ⅺ巻　民間治療4」（科学書院、1995年）

『集驗良方』年希堯撰・黄暁峯校「集驗良方」（喩義堂、乾隆十四年序）　早稲田大学図書館

『十五指南篇』大塚敬節・矢数道明責任編集「近世漢方医学集成6（曲直瀬玄朔）」（名著出版、1979年）

『衆方規矩備考大成』浅見恵・安田健訳編「近世歴史資料集成第Ⅳ期　第Ⅺ巻　民間治療12　妙藥奇覽・妙藥奇覽拾遺・類編廣益衆方規矩備考大成」（科学書院、2002年）

『壽世保元』龔雲林（廷賢）著「壽世保元」（風月宗知　正保二年刊、萬暦四十三年自序）　帝京大学医学総合図書館

『儒門事親』張子和著・呉勉學校「重刊儒門事親」（正徳元年序）　早稲田大学図書館

『春林軒丸散方附膏方』華岡青洲著「春林軒丸散方附膏方」（無刊記）　京都大学図書館富士川文庫

『春林軒膏方便覧』華岡青洲著「膏方便覧」（無刊記）　京都大学図書館富士川文庫

『春林軒瘍科方筌』華岡青洲著「春林軒瘍科方筌」（無刊記）　早稲田大学図書館

『傷寒論』張仲景述・王叔和撰次・林億校正・稲葉元熙校・丹波元堅序「新校宋板傷寒論」（和泉屋善兵衛　本町、天保十五年刊）　早稲田大学図書館

『尚古閣方函』栗山孝庵著「尚古閣方函」（写本、無刊記）　帝京大学医学総合図書館

『證治準繩』王肯堂輯「幼科證治準繩」（村上平楽寺銅駝坊、寛文十三年）　早稲田大学図書館

『常山方』浅見恵・安田健訳編「近世歴史資料集成第Ⅲ期　第Ⅱ巻　民間治療6　常山方前篇」（科学書院、1998年）、浅見恵・安田健訳編「近世歴史資料集成第Ⅲ期　第Ⅲ巻　民間治療7　常山方後篇・総索引」（科学書院、1999年）

『小兒戒草』「江戸時代女性文庫29」（大空社、1995年）

『小兒必用養育草』オリエント臨床文献研究書監修「臨床漢方小児科叢書第5冊」（オリエント出版社、1997年）

『小兒養育金礎』「江戸時代女性文庫57」（大空社、1996年）

『小兒養生録』「江戸時代女性文庫88」（大空社、1998年）

『掌中妙藥竒方』浅見恵・安田健訳編「近世歴史資料集成第Ⅱ期　第Ⅹ巻　民間治療3」（科学書院、1996年）

『女科撮要』薛己著「女科撮要」（東溪堂、出版年不明）　早稲田大学図書館

『諸家妙藥集』浅見恵・安田健訳編「近世歴史資料集成第Ⅲ期　第Ⅰ巻　民間治療5」（科学書院、1999年）

『食療正要』松岡恕庵著「食療正要」（平安書舗、明和六年）　西尾市岩瀬文庫

『仁斎直指方』楊士瀛著「新刊仁斎直指附遺方論」（嘉靖庚戌（1550年）刊行本）　早稲田大学図書館

『世醫得効方』元・危亦林編著「世醫得効方」（上海科學技術出版社、1964年）

『聖濟總録』曾孝忠等撰・焦恵等重校「圣済総録」（人民卫生出版、1962年）

『正體類要』薛己著「正體類要」（東溪堂、出版地・出版年不明）

『青嚢秘録』華岡青洲著「青嚢秘録・春林軒丸散方記」（無刊記）　早稲田大学図書館

『千金要方』千金要方刊行会編「備急千金要方（影宋本）」（千金要方刊行会、1974年）

引用および参考文献

『千金翼方』孫思邈著・林憶等校正「千金翼方（大徳丁未梅渓書院本）」（北京人民衛生出版社、1955年）

『錢氏小兒藥証直訣』小曾戸洋・真柳誠編「和刻漢籍医書集成　第1輯　銭乙選・閻孝忠編小児薬証直訣」（エンタプライズ、1988年）

『増補絵入小兒必用記』「江戸時代女性文庫4」（大空社、1994年）

『素問』王冰撰「重広補註黄帝内経素問」（出版地・出版者、出版年不明）　早稲田大学図書館

『大同類聚方』大神神社史料編集委員会編〔出雲広貞・安倍真直撰〕「校注大同類聚方」（平凡社、1979年）、槇佐知子全訳精解「大同類聚方第1巻（用薬部1）」（新泉社、1992年）

『太平恵民和剤局方』「官刻増廣太平和剤局方　上下（圖經2巻・指南總論3巻・局方炮製1巻）」（燎原書店、1976年）

『太平聖惠方』王懷隠編「太平聖惠方　臺灣國立圖書館所藏烏絲蘭鈔本」（臺北新文豊出版、1978年）

『丹渓心法』朱震亨撰・王英・竹剣平・江凌圳整理「丹渓心法」（人民衛生出版社、2005年）

『丹水子』三枝博音編「日本科学古典全書復刻3（医学）」（朝日新聞社、1978年）

『肘後百一方』葛洪撰・陶弘景増補・香川修庵訂・沼文進校「重訂肘後百一方（和刻本）」（難波興文堂、宝暦七年刊）　京都大学図書館

『長生療養方』塙保己一編・続群書類従完成会校定「続群書類従第31輯上（雑部5）」（続群書類従完成会、1960年）

『東醫寶鑑』許俊編著「東醫寶鑑」（臺連國風出版社、1972年）

『頓醫抄』梶原性全著「頓醫抄」（写本、無刊記、無序）京都大学図書館富士川文庫

『内外傷弁惑論』李東垣撰・王肯堂校「新板東垣十書六　辨惑論全」（出版者・出版地不明、出版年不明）早稲田大学図書館

『内科秘録』本間棗軒著・青山延光・海保元備序「内科秘録」（玉巌堂　横山町、慶応三年跋）　早稲田大学図書館

『日本疾病史』富士川游著「日本疾病史　東洋文庫133」（平凡社、1974年）

『黴癘新書』片倉元周著・佐藤政和・荒川元怡・谷井敬英校「黴癘新書」（東都本白銀町須原屋善五郎、天明六年刊）　早稲田大学図書館

『秘傳（大人小兒）衛生論』三宅秀・大沢謙二編「日本衛生文庫第3巻」（日本図書センター、1979年）

『病家須知』（平野元良）、「江戸時代女性文庫95-96」（大空社、1998年）

『普及類方』浅見恵・安田健訳編「近世歴史資料集成　第Ⅱ期　第Ⅷ巻　民間治療1」（科学書院、1991年）

『福田方』有隣著「有林福田方（内閣文庫蔵本）」（科学書院、1987年）

『普濟方』朱橚等編「普濟方」（人民衛生出版、1982年）

『普濟本事方』許叔微撰・中正堂訓點「本事方」（大坂　向井八三郎、享保二十一年刊）　帝京大学医学総合図書館、許叔微撰・中正堂訓點「續本事方」（攝陽　向井八三郎、元文三年刊刻）　帝京大学医学総合図書館

『婦人良方大全』陳自明編輯・薛己補註・余元長重訂「三刻太医院補註婦人良方大全」（出版地・出版者、出版年不明）　早稲田大学図書館

『勿誤藥室方函』世界文庫刊行會編「淺田宗伯處方全集　前編」（世界文庫刊行會、1928年）

『勿誤藥室方函口訣』世界文庫刊行會編「淺田宗伯處方全集　後編」（世界文庫刊行會、1928年）

『捧心本方』中川子公著・奈須恒徳校「捧心本方八巻」（寛政十二年刊）　国会図書館

『方讀辨解』大塚敬節・矢数道明責任編集「近世漢方医学集成54（福井楓亭）」（名著出版、1981年）

『方輿輗』原桃介解説「近世漢方医学集成第85-87巻　有持桂里（1～3）校正方輿輗」（名著出版、1982年）、有持桂里口述・八谷文恭記「稿本方輿輗　上中下」（燎原書房、1973年）

『保嬰撮要』明・薛己撰「醫書十六書　保嬰撮要」（武村市兵衞、承應三年刊）　国会図書館

『本朝醫談』大塚敬節・矢数道明責任編集「近世漢方医学書集成第40巻　本朝医考・本朝医考補遺・本朝医談・本朝医談二編」（名著出版、1981年）

『萬安方』梶原性全著・石原明解説「万安方　内閣文庫蔵本」（科学書院、1986年）

『蔓難録』オリエント臨床文献研究書監修「臨床漢方診断学叢書第24冊」（オリエント出版社、1995年）

『萬病回春』龔廷賢緝輯・余一貫増補「重刻増補萬病回春」（萃慶堂余泗泉　建陽、萬暦三十三年）　早稲田大学図書館

『蔓難錄』柘彰常著「蔓難錄」（大阪：定栄堂、文化二年）　早稲田大学図書館

『漫游雜記藥方・農家心得草藥法』浅見恵・安田健訳編「近世歴史資料集成第Ⅱ期 第Ⅹ巻 民間治療3」（科学書院、1996年）

『妙藥奇覧』浅見恵・安田健訳編「近世歴史資料集成第Ⅳ期 第ⅩⅠ巻 民間治療12」（科学書院、2002年）

『妙藥奇覧拾遺』浅見恵・安田健訳編「近世歴史資料集成第Ⅳ期 第ⅩⅠ巻 民間治療12」（科学書院、2002年）

『妙藥手引草』浅見恵・安田健訳編「近世歴史資料集成第Ⅱ期 第Ⅹ巻 民間治療3」（科学書院、1996年）

『妙藥博物筌』浅見恵・安田健訳編「近世歴史資料集成第Ⅲ期 第Ⅷ巻 民間治療」（科学書院、2000年）

『藥徴』吉益東洞著「藥徴 上中下」（京都書林・浪華書林、文化九年）

『楊氏家藏方』楊倓撰・江戸前田春榮序「楊氏家藏方」（松枝元亮活字刊本、安永六年序） 杏雨書屋

『鷹鶻方』李燗編「新増鷹鶻方」（写本、書写年不明）早稲田大学図書館

『養壽院方凾』山脇東洋著・伊沢信恬序「養壽院方凾」（万笈堂 本石町、文化十三年） 早稲田大学図書館

『和田泰庵方凾』大塚敬節・矢数道明責任編集「近世漢方医学書集成16（和田東郭2）」（名著出版、1979年）

『和方一萬方』浅見恵・安田健訳編「近世歴史資料集成第Ⅲ期 第Ⅴ巻 民間治療9 和方一萬方 改訂・増補版前篇」（科学書院、1999年）、浅見恵・安田健訳編「近世歴史資料集成第Ⅲ期 第Ⅵ巻 民間治療10 和方一萬方 改訂・増補版後篇・総索引」（科学書院、1999年）

▶ その他の文献

『朝倉亭御成記』塙保己一編・続群書類従完成会校定「羣書類從第22輯（武家部1）」（続群書類従完成会、1960年）

『吾妻鏡』黒板勝美編輯「國史大系：新訂増補第33巻 吾妻鏡 後篇」（吉川弘文館、2000年）

『居家必用事類全集』闕名撰・洪方泉校「居家必用事類全集 己集（巻之十一-十二）」（林前和泉掾刊、1673年） 国会図書館

『出雲國風土記』高木市之助・西尾實・久松潜一・麻生磯次・時枝誠記監修、秋元吉郎校注「日本古典文學体系2 風土記（常陸国風土記・出雲国風土記・播磨国風土記・肥前国風土記・逸文）」（岩波書店、1958年）

『色葉字類抄』佐藤喜代治著「色葉字類抄略注 巻上中下」（明治書院、1995年）、中田祝夫・峯岸明共編「色葉字類抄研究並びに総合索引（黒川本影印編・索引編）」（風間書房、1977年）

『伊呂波字類抄』正宗敦夫編纂校訂「伊呂波字類抄（1～4）（覆刻日本古典全集）」（現代思潮社、1978年）

『韻語陽秋』葛立方撰「韻語陽（上海図書館蔵宋刻本影印）」（上海古籍出版、1979年）

『浮世風呂』中村通夫校注「日本古典文学大系第63 浮世風呂」（岩波書店、1965年）

『宇津保物語』河野多麻校註「日本古典文学大系10-12 宇津保物語一・二・三」（岩波書店、1959-61年）

『雲麓漫鈔』趙彦衛「雲麓漫鈔」（商務印書館、1936年）

『榮花物語』三条西公正校訂「栄花物語（三条西家本）上中下」（岩波書店、1997）

『江戸買物獨案内』（中川芳山堂）、中川芳山堂編「江戸買物独案内」（近世風俗研究会、1958年）

『淮南子』楠山春樹著「新釈漢文大系 淮南子」（明治書院、1998年）

『延喜式』国立歴史民俗博物館館蔵史料編集会編「貴重典籍叢書：国立歴史民俗博物館蔵 歴史篇（延喜式）」（臨川書店、2000年）

『延平府志』鄭慶雲纂「嘉靖延平府志（福建省）」（上海古籍書店、1982年）、傅爾泰修・陶元藻等纂「福建省延平府志」（臺北：成文出版社、1967年）

『笈の小文』松尾芭蕉「笈の小文」（京師：三条通升屋町 出雲寺和泉掾、出版年不明） 早稲田大学図書館

『下學集』山田忠雄監修・解説「下学集：元和三年板」（新生社、1968年）、東麓破衲著・東京大学国語研究室編「下学集 三種（東京大学国語研究室資料叢書14）」（汲古書院、1988年）

『蜻蛉日記』藤原道綱母著・上村悦子校注「校注古典叢書 蜻蛉日記」（明治書院、1986年）

『角川古語大辭典』中村幸彦・岡見正雄・阪倉篤義編「角川古語大辞典1-5」（角川書店、1982-99年）

『歌林四季物語』塙保己一編・続群書類従完成会校定「続群書類従第32輯上（雑部7）」（続群書類従完成会、1960年）

『汉语大词典』（簡体字）、罗竹风主编「汉语大词典」（汉语大词典出版社、一九八六年）

『漢書』班固撰・顔師古注「漢書」（中華書局、1962年）

『閑窓瑣談』教訓亭主人撰「閑窓瑣談」（東京府：万笈閣、出版年不明）

『魏志倭人傳』石原道博編訳「新訂　魏志倭人伝・後漢書倭国伝・宋書倭国伝・隋書倭国伝　中国正史日本伝1（岩波文庫）」（岩波書店、1985年）

『玉燭寶典』石川三佐男著「玉燭宝典（中国古典新書続編8）」（明徳出版社、1988年）

『訓蒙字會』崔世珍著「訓蒙字會」（京城：朝鮮光文会、1913年）

『荊楚歲時記』守屋美都雄著・校註「荊楚歲時記：中国民俗の歷史的研究」（帝国書院、1950年）

『藝文類聚』欧陽詢撰・汪紹楹校「藝文類聚」（中華書局、1965）

『秋林伐山』清・李調元輯「函海　第九～十冊　秋林伐山20巻」（出版社、出版地不明）　東京大学東洋文化研究所図書館

『諺苑』ことわざ研究会編・金子武雄監修「俚諺資料集成第4巻所収」（大空社、1986年）

『言海』大槻文彦著「言海」（筑摩書房、2004年）

『源氏物語』山岸徳平校注「日本古典文学大系14-18　源氏物語第1-5」（岩波書店、1958-63年）

『言塵集』今川了俊著・正宗敦夫編纂校訂「言塵集（日本古典全集刊行会本複製）」（現代思潮社、1978年）

『康熙字典』清・凌紹雯等奉敕撰「康熙字典」（成都古籍、1980年）

『孔子家語』宇野精一著・古橋紀宏編「新書漢文大系27　孔子家語」（明治書院、2004年）

『好色五人女』井原西鶴作「好色五人女」（岩波書店、1990年）

『紅毛雑話』森嶋中良編輯「紅毛雑話」（東都）：須原屋市兵衛、天明七年）

『後漢書』劉宋范曄撰・唐李賢注「後漢書」（中華書局、1965年）

『古語拾遺』斎部広成著・伴信友考註・安田尚道・秋本吉德校註解説「古語拾遺・高橋氏文（新撰日本古典文庫4）」（現代思潮社、1976年）

『古今著聞集』永積安明・島田勇雄校注「日本古典文学大系84　古今著聞集」（岩波書店、1979年）

『古今要覽稿』屋代弘賢編・西山松之助・朝倉治彦監修「古今要覽稿1-7」（原書房、1981-82年）

『古事記』倉野憲司校注「古事記（岩波文庫）」（岩波書店、1967年）

『采覽異言』新井白石著「采覽異言」（正徳三年序、文政三年写本）　早稲田大学図書館

『作庭記』久恒秀治著「作庭記秘抄」（誠文堂新光社、1979年）

『沙石集』渡邊綱也校注「日本古典文学大系第85　沙石集」（岩波書店、1966年）

『冊府元龜』（宋）王欽若・（明）李嗣京參閱・（明）文翔鳳訂正・（明）黄國琦較釋「冊府元龜」（豫章：黄國琦、崇禎十五年序）　東京大学総合図書館

『三國名勝圖會』五代秀堯著・橋口兼柄・五代秀堯・橋口兼柄共編「三國名勝圖會　下巻」（南日本出版文化協会、1966年）

『爾雅』清・郝懿行撰「爾雅義疏一・二・三（咸豊6年刻本影印）」（北京市中国書店、1982年）

『史記』巻118「淮南衡山列傳」、漢・司馬遷撰・宋・裴駰集解・唐・司馬貞索隱・唐・張守節正義「史記第10冊卷118至卷130」（北京中華書局、1959年）

『詩經』境武男著「詩経全釈」（汲古書院、2010年）

『字鏡鈔』菅原為長撰・中田祝夫・林義雄編「字鏡鈔天文本影印篇（尊経閣文庫所蔵本複製）」（勉誠社、1982年）

『舍密開宗』賢理（D. W. Henry）原著・宇田川榕菴重訳増註・戸塚静海序「舍密開宗」（青藜閣　浅草茅町、天保八年刊）　早稲田大学図書館

『周禮鄭玄注』長澤規矩也編「和刻本經書集成　第6輯（永懐堂本・周禮　漢・鄭玄注）」（汲古書院、1975-77年）

『莊子內篇』金谷治訳注「荘子第1冊（内篇）」（岩波書店、1994年）

『漳州府志』明・彭澤修等編纂「明代方志選（3：漳州府志　萬曆元年）」（臺北・臺灣學生書局、1965年）、李維鈺原本・沈定均續修・吳聯薰增纂「光緒漳州府志」（上海書店出版社、2000年）

『正倉院文書』東京大學史料編纂所編纂「大日本古文書（復刻版）」（東京大學出版會、1968年）

その他の文献

『漳浦縣志』清・陳汝咸修・林登虎纂「福建省漳浦縣志　康熙三十九年刻　四十七年増刻　光緒十一年補刻　民國十七年影印」(成文出版社、1968年)

『初學記』(唐)徐堅等奉勅撰「初學記三十卷」(潘藩・勉學書院、嘉靖二十二年叙)　東京大学総合図書館

『續日本紀』黒板勝美・国史大系編修会編「新訂増補続日本紀」(吉川弘文館、1972年)

『書經』橋本循・尾崎雄二郎・小南一郎・中島長文・中島みどり訳「世界古典文学全集2　詩経国風　書経」(筑摩書房、1969年)

『書言字考節用集』中田祝夫・小林祥次郎著「書言字考節用集研究並びに索引」(勉誠出版、2006年)

『晉書』房玄齢等撰「晉書」(中華書局、1997年)

『新撰字鏡』京都大学文学部編「天治本新撰字鏡　附享和本・群書類従本(増訂版)」(臨川書店、1973年)

『新唐書』(宋)歐陽修・宋祁撰「新唐書」(中華書局、1975年)

『新編国歌大観』角川書店、CD-ROM版 Ver. 2

『隋書倭國傳』石原道博編訳「新訂　魏志倭人伝・後漢書倭伝・宋書倭国伝・隋書倭国伝　中国正史日本伝1(岩波文庫)」(岩波書店、1985年)

『正字通』明・張白烈撰「正字通(国立故宮博物院所蔵張氏弘文書院康熙10年刊本影印)」(東豊書店、1996年)

『説郛』陶宗儀纂「説郛120卷」(出版地・出版者不明、順治四年序)　東京大学東洋文化研究所図書館

『説郛續』陶珽纂「説郛續46卷」(出版地・出版者不明、順治四年序)　東京大学東洋文化研究所図書館

『説文解字』許慎撰・段玉裁注「説文解字段注」(世界書局、1936年)

『節用集』与謝野寛・正宗敦夫・与謝野晶子編纂校訂「節用集(易林本)(日本古典全集刊行会本複製)」(現代思潮社、1977年)、中田祝夫著「古本節用集六種研究並びに総合索引(伊京集・明応五年本・饅頭屋本・黒本本・易林本)」(勉誠出版、2009年)、中田祝夫著「文明本節用集研究並びに索引 影印篇」(勉誠出版、2006年)

『撰集抄』「撰集抄」(京都・沢田庄左衛門、慶安三年)　早稲田大学

『仙傳抄』塙保己一編・続群書類従完成会校定「羣書類従第19輯(管弦部・蹴鞠部・鷹部・遊戯部・飲食部)」(続群書類従完成会、1959年)

『全唐詩』清聖祖御製・彭定求等奉勅撰「全唐詩　一～十二 (中國學術名著詩詞類)」(台湾・平平出版、1974年)

『大漢和辭典』諸橋轍次著・鎌田正・米山寅太郎修訂「大漢和辞典卷1-12」(大修館、1984-1986年)

『醍醐随筆』富士川游等編「杏林叢書第3輯所収」(吐鳳堂書店、1926年)

『太平廣記』景印文淵閣四庫全書第一〇四三～一〇四六冊：太平廣記一～四(臺灣商務印書館、1983年～86年)

『譬喩盡』松葉軒東井編・宗政五十緒校定「たとへづくし：譬喩盡」(同朋舎、1979年—1981年)

『丹鉛總錄』四庫筆記小説叢書・楊慎撰「丹鉛餘録譚苑醍醐」(上海古籍出版社、1992年)

『袖中抄』佐佐木信綱編「日本歌学大系別巻第二　袖中抄(顕昭)色葉和難集」(風間書房、1958年)

『陳詩』逸欽立輯校「先秦漢魏晉南北朝詩　陳詩十巻」(中華書局、1983年)

『通志略』鄭樵著・王雲五主編「通志略　1～5(国学基本叢書影印)」(台湾商務印書館、1978年)

『庭訓往来』石川松太郎校注「庭訓往来(東洋文庫)」(平凡社、1982年)

『輟畊錄』陶宗儀撰「輟畊録」(出版地・出版者不明、承応元年)　早稲田大学図書館

『殿中申次記』塙保己一編・続群書類従完成会校定「羣書類従第22輯(武家部1)」(続群書類従完成会、1960年)

『東雅』新井白石著「語源辞典東雅」(名著普及会、1983年)

『東槎日記』著者未詳・若松實訳「癸未東槎日記　(江戸時代第五次(寛永二十)朝鮮通信使の記録)」(日朝協会愛知県連合会、1999年)

『杜少陵集詳注』仇兆鰲著「杜少陵集詳注」(中華書局、1974年)

『俊頼髓腦』佐佐木信綱編「日本歌学大系第1巻」(風間書房、1957年)

『日葡辞書』土井忠生解題「日葡辞書」(岩波書店、1960年)

『日本後記』「六國史：國史大系　日本後記・續日本後記・文徳實録」(經濟雑誌社、1916年)

『日本國見在書目録』藤原佐世撰「日本國見在書目録(宮内庁書陵部所蔵室生寺本)」(名著刊行会、1996年)

引用および参考文献

『日本三代實録』黒板勝美・国史大系編修会編「國史大系第4巻　日本三代實録（新訂増補）」（吉川弘文館、1974年）

『日本書紀』坂本太郎・家永三郎・井上光貞・大野晋校注「日本古典文学大系67-68　日本書紀　上下」（岩波書店、1967年）

『日本方言大辞典』尚学図書編・徳川宗賢監修「日本方言大辞典　上下巻」（小学館、1989年）

『日本靈異記』僧景戒著・中田祝夫校注・訳「日本古典文学全集6　日本靈異記」（小学館、1975年）

『誹風末摘花』岡田甫編著「定本誹風末摘花」（第一出版社、1952年）

『白孔六帖』景印文淵閣四庫全書第八九一～八九二冊：白孔六帖一～二（臺灣商務印書館、1983年～86年）

『八閩通志』黄仲昭等修纂「八閩通志」（弘治四年）京都大学図書館

『花江都歌舞伎』烏亭焉馬著「花江都歌舞伎」（江戸：鶴屋喜右衛門、文化八年）　早稲田大学図書館

『物理小識』方以智著「物理小識」（康熙三年序、出版者・出版年不明）　早稲田大学図書館

『文華秀麗集』小島憲之校注「日本古典文学大系第69　懐風藻・文華秀麗集・本朝文粋」（岩波書店、1964年）

『分類補註李太白詩』李太白撰・楊斉賢集註・蕭士贇補註「分類補註李太白詩」（勤有書堂、至大三年）早稲田大学図書館

『平泉山居草木記』（清）陳蓮塘輯・周愚峰訂「唐人説薈巻七」（広州緯文堂刊、1864年）

『方言』楊雄撰・郭璞注「輶軒使者絶代語釋別國方言1・2」（台湾商務印書館、1966年）

『抱朴子』葛洪著・石島快隆訳註「抱朴子　（岩波文庫）」（岩波書店、1987年）

『ホツマツタエ』和仁估安聰訳述・松本善之助復刻監修「ホツマツタエ　（秀眞政傳紀）」（日本翻訳センター、2000年）

『枕草子』池田亀鑑・岸上慎二・秋山虔校注「日本古典文學大系19　枕草子　紫式部日記」（岩波書店、1961年）、松尾聰・永井和子著「枕草子(能因本)」（笠間書院、2008年）

『萬葉集』澤瀉久孝著「萬葉集注釋巻第1-第20」（中央公論社、1958-68年）

『萬葉植物新考』松田修著「増訂萬葉植物新考」（社会思想社、1970年）

『万葉植物文化誌』木下武司著「万葉植物文化誌」（八坂書房、2010年）

『名語記』経尊著・北野克（写）「明語記」（勉誠社、1983年）

『紫式部日記』池田亀鑑・岸上慎二・秋山虔校注「日本古典文學大系19　枕草子　紫式部日記」（岩波書店、1961年）

『明月記』藤原定家著「明月記　巻1～3」（国書刊行会、1973年）

『文選』蕭統選編・李善・呂延済・劉良・張銑・呂向・李周翰註「六臣註文選」（浙江古籍出版社、1999年）

『酉陽雑俎』・『酉陽雑俎續集』段成式撰・毛晋訂「酉陽雑俎一～五」（帝畿　井上忠兵衛等刊、元禄十年）国会図書館

『雍州府志』立川美彦編「訓読雍州府志」（臨川書店、1997年）

『洛陽伽藍記』楊衒之著・周祖謨校釈「洛陽伽藍記校釈」（北京科学出版社、1958年）

『蘭畹摘芳』大槻玄沢・大槻磐里・大槻磐水・大槻磐里著「蘭畹摘芳」（河内屋太助、文化十四年）　国会図書館

『梁書』姚思廉撰・荻生茂卿句読「梁書」（汲古書院、1970年）

『令義解』黒板勝美編「新訂増補国史大系第二部2　令義解」（吉川弘文館、1955年）

『類聚雑要抄』「類聚雑要抄」（写本、無刊）　早稲田大学図書館

『類聚名義抄』菅原是善著・正宗敦夫編「類聚名義抄1～5」（日本古典全集刊行会、1938年）

『連文釋義』長沢規矩也編「和刻本辞書字典集成　第一巻」（汲古書院、1980年）

『六物新志』大槻茂質訳考・杉田勤校訂「六物新志」（東都：蔦屋重三郎、寛政七年）　早稲田大学図書館

『和歌藻しほ草』月村斎宗碩著・室松岩雄校訂「和歌藻塩草」（一致堂書店、1912年）

『和漢三才圖會』寺島良安著・和漢三才図会刊行委員会編「和漢三才図会　二冊」（東京美術、1975年）

『和訓栞』谷川士清編・井上頼圀・小杉榲邨増補「増補語林　倭訓栞　上中下巻」（名著刊行会、1990年）、谷川士清編・井上頼圀・小杉榲邨増補「増補語林　倭訓栞　後編」（名著刊行会、1990年）

『和爾雅』貝原益軒著・益軒会編「益軒全集 巻之七(復刻版)」(国書刊行会、1973年)

『和名抄』京都大学文学部国語学国文学研究室編「諸本集成倭名類聚抄 本文篇」(臨川書店、1987年)

▶ 薬局方・国民医薬品集

『初版日本薬局方』「日本薬局方」(薬蘐館出版、1886年)

『改正日本薬局方』「改正日本薬局方」(三上春豊、1891年)

『第3改正日本薬局方』「第三改正日本薬局方」(薬石新報社、1906年)、永島忠校「第三改正日本薬局方 訂再版」(臨床月報社、1915年)

『第4改正日本薬局方』朝陽会編「第四改正日本薬局方」(朝陽会、1920年)、朝陽会編「第四改正日本薬局方 三版」(朝陽会、1923年)、朝陽会編「第四改正日本薬局方 五版」(朝陽会、1928年)

『第5改正日本薬局方』薬業時報社・東京薬業新聞社編「第五改正日本薬局方」(薬業時報社、1932年)

『第一国民医薬品集』日本薬局方調査会編「第一版国民医薬品集」(八薬振興会、1948年)、薬事日報社編「第一版国民医薬品集改訂増補版」(薬事日報社、1951年)

『第6改正日本薬局方』日本薬剤師協会編「第六改正日本薬局方」(日本薬剤師協会、1951年)

「第六改正日本薬局方追補一」(厚生省、1951年)

『第二国民医薬品集』薬事日報社編「第二改正国民医薬品集」(薬事日報社、1955年)、薬事日報社編「第二改正国民医薬品集増補改訂版」(八薬振興会、1957年)

『第7改正日本薬局方』日本公定書協会編「第七改正日本薬局方第1部」(日本公定書協会、1961年)、日本公定書協会編「第七改正日本薬局方第2部」(廣川書店、1961年)

『第8改正日本薬局方』日本公定書協会編「第八改正日本薬局方第1部」(廣川書店、1971年)、日本公定書協会編「第八改正日本薬局方第2部」(廣川書店、1971年)

『第9改正日本薬局方』日本公定書協会編「第九改正日本薬局方」(廣川書店、1976年)

『第10改正日本薬局方』厚生省編「第十改正日本薬局方」(廣川書店、1981年)

『第11改正日本薬局方』日本公定書協会監修「第十一改正日本薬局方」(廣川書店、1986年)、日本公定書協会監修「第十一改正日本薬局方追補」(廣川書店、1988年)

『第12改正日本薬局方』日本公定書協会編「第十二改正日本薬局方」(第一法規出版、1991年)、日本薬局方解説書編集委員会編「第十二改正日本薬局方第一追補解説書」(廣川書店、1993年)、日本薬局方解説書編集委員会編「第十二改正日本薬局方第二追補解説書」(廣川書店、1995年)

『第13三改正日本薬局方』「第十三改正日本薬局方」(厚生省、1996年)、「第十三改正日本薬局方第一追補」(厚生省、1998年)、「第十三改正日本薬局方第二追補」(厚生省、1999年)

『第14改正日本薬局方』「第十四改正日本薬局方」(厚生労働省、2001年)、日本公定書協会編「第十四改正日本薬局方第一追補」(じほう、2003年)、日本公定書協会編「第十四改正日本薬局方第二追補」(じほう、2005年)

『第15改正日本薬局方』「第十五改正日本薬局方」(厚生労働省、2006年)、「第十五改正日本薬局方第一追補」(厚生労働省、2007年)、日本公定書協会編「第十五改正日本薬局方第二追補」(じほう、2009年)

『第16改正日本薬局方』日本公定書協会編「第十六改正日本薬局方」(じほう、2011年)、医薬品医療機器レギュラトリーサイエンス財団編「第十六改正日本薬局方第一追補」(じほう、2012年)

『第16改正日本薬局方』一般財団法人医薬品医療機器レギュラトリーサイエンス財団編「第十六改正日本薬局方第二追補」(じほう、2014年)

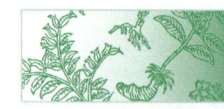

欧文(学名)索引

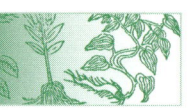

動・植・鉱物のラテン名(すべて大文字表記)および一部英語名、人名を収録した。

▶ 欧文索引

3-ケトデカナル　654, 656
ABELMOSCHI RADIX　279
ABSINTHII HERBA　99
Absinthism　99
ACHYRANTHIS RADIX　126
Agar　81
AGAR　78
Agar-agar　81
AKEBIAE CAULIS　388
Akoniton Eteron　3
Akte　217
Alexandria senna　228
ALISMATIS TUBER　241
ALOE　14
ALPINIAE FRUCTUS　393
ALPINIAE JAPONICAE SEMEN　19
ALPINIAE OFFICINARI RHIZOMA　408
ALTHAEAE FOLIUM　14
ALTHAEAE RADIX　13
Althaia　13
ALUMEN　375, 377
ALUMINII KALII SULFAS　375
ALUMINII KALII SULFAS SICCATUS　376
Amendoa　83
American Styrax　406
AMMONIACUM　16
Ammoniakon　16
AMOMI SEMEN　200
AMYGDALI AMARA SEMEN　106
AMYGDALI DULCE SEMEN　82
AMYLUM　261
AMYLUM MAYDIS　261
AMYLUM ORYZAE　261
AMYLUM SOLANI　261
AMYLUM TRITICI　261
Androsemon　416
ANEMARRHENAE RHIZOMA　250
ANGELICAE DAHURICAE RADIX　321
ANGELICAE RADIX　268
ANISI FRUCTUS　8
Anison　8
Anthophila　78
APG体系　xi
APILAC　421
Apsinthion　100
AQUA ANISI　8
AQUA CARVI　70
AQUA LAUROCERASI OFFICINALI　96

AQUA LAUROCERASI OFFICINALI　305, 331
AQUA LAUROCERASI ZIPPELIANAE　305
AQUA PRUNI ARMENIACAE　96, 305, 331
Aracati Jaborandi　397
ARALIAE CORDATAE RHIZOMA　275
ARCTII FRUCTUS　133
ARECAE SEMEN　332
Aristolochia klematitis　392
Aristolochia stroggole　392
Aristolochia makra　392
Arkeothos Megale　276
Arkeothos Mikra　276
ARMENIACAE SEMEN　95
ARNICAE FLOS　14
Arnoglosson　199
Artemisia Etera　57
Artemisia Monoklonos　57
ARTEMISIAE CAPILLARIS FLOS　25
ARTEMISIAE FOLIUM　55
Arthur John Cronquist, A・J・クロンキスト　xi
ASA FOETIDA　2
Asclepius　195
ASIASARI RADIX　144
Askuron　416
ASPARAGI TUBER　264
Asphaltos　386
ASTRAGALI RADIX　36
ATRACTYLODIS LANCEAE RHIZOMA　229
ATRACTYLODIS RHIZOMA　322
AURANTII FLOS　265
AURANTII FRUCTUS IMMATURUS　88
AURANTII NOBILIS PERICARPIUM　255
AURANTII PERICARPIUM　274
BALSAMUM COPAIVAE　132
BALSAMUM GURJUNAE　106
BALSAMUM PERUVIANUM　342
BALSAMUM TOLUTANUM　279
Batangas　256
Bechion　333
BELLADONNAE FOLIA　342
BELLADONNAE RADIX　341
BENINCASAE SEMEN　266
Benjawi　16
Benjoin　16
Benzoe　16
Benzoin　16
BENZOINUM　15
BEZOAR BOVIS　125

bitter cassava 117
Black Catechu 4
blonde psyllium 199
Bookoo 341
BRASSICAE JUNCEAE SEMEN 52
Brazile 232
BUCCO FOLIUM 341
Buchu 341
BUFONIS VENENUM 225
Bukko 341
BUPLEURI RADIX 141
CALAMI RHIZOMA 206
CALUMBAE RADIX 138
CANNABIS FRUCTUS 370
CANNABIS INDICAE HERBA 29
CANTHARIS 77
CAPSICI FRUCTUS 267
Caraway 70
CARDAMOMI FRUCTUS 203
CARDUI BENEDICTI HERBA 69
CARTHAMI FLOS 117
CARVI FRUCTUS 70
CARYOPHYLLI FLOS 251
Cascara Sagrada 62
CASCARILLAE CORTEX 62
Caspar Schamberger, C・シャムベルゲル 173, 375
Cassia bark 109
CASSIAE OBTUSIFOLIAE FOLIUM 113
CASSIAE SEMEN 112
CATALPAE CORTEX 548
CATALPAE FRUCTUS 88
Catechu 4
CERA ALBA 375
CERA CARNAUBA 70
CERA FLAVA 375
CHAMOMILLAE FLOS 68
CHAMOMILLAE ROMANAE FLOS 421
China wortel 164
chittem 62
Christian Gottfried Daniel Nees von Esenbeck, C・G・ネース・フォン・エーゼンベック 377
CHRYSANTHEMI FLOS 86
CIMICIFUGAE RHIZOMA 208
CINAE FLOS 192
CINCHONAE CORTEX 90
CINNAMOMI CORTEX 108
CINNAMOMI SIEBOLDI CORTEX 289
CISTANCHIS HERBA 283
CITRI PERICARPIUM 98
CITRI PERICARPIUM PULVERATUM 82
CLEMATIDIS RADIX 21
clove 251
CNIDII MONNIERIS FRUCTUS 197
CNIDII RHIZOMA 219

COCAE FOLIUM 126
COICIS SEMEN 399
COLCHICI SEMEN 137
COLOCYNTHIDIS FRUCTUS 138
COLOPHONIUM 418
CONDURANGO CORTEX 138
COPTIDIS RHIZOMA 49
CORNI FRUCTUS 175
CORYDALIS TUBER 35
CRATAEGI FRUCTUS 170
CRATAEGI FRUCTUS 171
CROCUS 163
CROTONIS SEMEN 307
CUBEBAE FRUCTUS 105
CURCUMAE RHIZOMA 32
Cusso 131
CYPERI RHIZOMA 120
Daphnoides 305
Dark Catechu 4
David Livingstone, D・リビングストン 214
DIGENEA 370, 672
Digenic acid 674
DIGITALIS FOLIUM 185
DIOSCOREAE RHIZOMA 183
Dog rose 577
DOLICHI SEMEN 343
DRIMIAE BULBUS 54
DRYOPTERIS RHIZOMA 387
Eduosmos Emeros 310
eFloras.org ix
Elder 217
Elelisphakon 166
ELEUTHEROCOCCI SENTICOSI RHIZOMA 187
Elizabeth B. Browning, E・B・ブラウニング 563
EPHEDRAE HERBA 360
Ephemeron 137
EPIMEDII HERBA 29
ERGOTA 311
Ergotism 311
ERIOBOTRYAE FOLIUM 329
ERIOBOTRYAE SEMEN 329
EUCALYPTI FOLIUM 399
EUCOMMIAE CORTEX 277
EUODIAE FRUCTUS 128
false buchu 341
FARFARAE FLOS 334
FARFARAE FOLIUM 333
FEL URSI 398
fennel 31
FOENICULI FRUCTUS 31
FORSYTHIAE FRUCTUS 409
FOSSILIA OSSIS MASTODI 403
FRANGULAE CORTEX 341

FRANGULAE PURSHINAE CORTEX   62
French psyllium   199
Friedrich Wilhelm Serturner   554
FRITILLARIAE BULBUS   302
FRUCTUS HORDEI GARMINATUS   303
fybogel   199
Galanga   409
Galangal   61, 409
GALBANUM   70
GALLAE HALEPENSIS   131
GALLAE RHOIS   131
Gambir   4
GAMBIR   3
GAMBOGE   265
Gardenia jasminoide   173
GARDENIAE FRUCTUS   173
GASTRODIAE TUBER   262
GELSEMII RADIX   113
GENTIANAE RADIX   115
GENTIANAE SCABRAE RADIX   404
Gentiane   115
GERANII HERBA   116
German Chamomille   68
gin   276
ginger   202
GINSENG RADIX   290
GINSENG RADIX RUBRA   118
Giovanni Battista Sidotti, G・B・シドッチ   381
GLEDITSCHIAE FRUCTUS   140
GLEHNIAE RADIX CUM RHIZOMA   312
Glucoriza   76
GLYCYRRHIZAE RADIX   73
GLYCYRRHIZAE RADIX PRAEPARATA   193
GRANATI CORTEX   146
GRANATI PERICARPIUM   146
greater galangal   62, 409
Grin Taxonomy   ix
Guadeloupe Jaborandi   397
GUAIACI RESINA   98
Gummi anmoniacum   17
GUMMI ARABICUM   12
GUMMI DAMMAR   245
GUMMI TRAGACANTHIUM   279
Gupsos   217
GUTTAPERCHA   105
GYPSUM EXSICCATUM   216
GYPSUM FIBROSUM   216
G-ストロファンチン   215
HAMAMELIDIS FOLIUM   314
Heinrich Gustav Adolf Engler,
　　H・G・A・エングラー   xi
HIRDO   214
HORDEI FRUCTUS   241
HOUTTUYNIAE HERBA   200

Hul Gil   560
Hundrose   577
HYDRANGEAE DULCIS FOLIUM   10
HYDRASTIDIS RHIZOMA   319
HYOSCYAMI FOLIUM   328
IMPERATAE RHIZOMA   348
ipecacuanha   276
IPECACUANHAE RADIX   276
Ippouris   368
Ippouris Etera   368
IRIDIS RHIZOMA   21
Iris   21
ISODONIS HERBA   315
Isopuron   36
ispaghula   199
JABORANDI FOLIUM   397
JALAPAE TUBER   397
Johannes Jonstons, J・ヨンストン   435
John Keats, J・キーツ   563
John Kirk, J・カーク   214
Juniper   276
Juniper berrie   276
JUNIPERI FRUCTUS   276
Karl Anton Eugen Prantl, K・A・E・プランテル   xi
Kainic acid   675
Kalamos Euodes   206
KAMARA   68
Kamille   68
Kannabis Emeros   29, 372
Kanten   81
Kantharides   77
KAOLIN   57
Kardamomon   205
Karos   70
KASSEKI   66
Kassia   111
Katuka   641
Katurohini   641
Kekides   131
Kinamomon   111
KINO   90
Kisseris   340
Knikelaion   69, 117
Knikos   69, 117
KOI   116
Kolchikon   137
KOSO FLOS   131
Kosso   131
Kousso   131
Krion Basilikon   320
Krokos   163
Kupeiros   122
Kuperos   122
LACCA ALBA   215

LACCA DEPURATA　215
LACTUCARIUM　401
LAPIS PUMICIS　340
Laudanum　563
LAUROCERASI ZIPPELIANAE FOLIUM　305
LAVANDURAE FLOS　402
Lentiscinum　261
LEONURI HERBA　394
lesser galangal　62, 409
Lettuce Opium　401
Lichen Islandicum　20
LICHEN ISLANDICUS　20
Licorice　76
LIGNUM GUAIACI　98
LIGNUM QUASSIAE　59
LIGNUM SANTALI ALBI　327
LIGNUM SANTALI RUBRUM　191
LIGNUM SASSAFRAS　162
LILII BULBUS　319
Lilium　320
Limau Manis　256
LINDERAE RADIX　33
LINI SEMEN　12
Linon　12
LITHOSPERMI RADIX　189
Lithospermon　191
LOBERIAE HERBA　420
LONGAN ARILLUS　402
LONICERAE FOLIUM CUM CAULIS　301
LSD　311
Luban Jawi　16
LUPULI STROBILUS　357
LYCII CORTEX　189
LYCII FRUCTUS　100
LYCOPODIUM　215
mace　288
MAGNOLIAE CORTEX　123
MAGNOLIAE FLOS　211
Malabar cardamon　205
Malache Agria　97
MALLOTI CORTEX　2
MALVAE FLOS　97
Mandragoras　341
MANNA　373
Maranham Jaborandi　397
Marathon　31
marijuana　29
Marshall Gates, M・ゲイツ　554
MATICO　372
Meconium　561
Meisterwurz　95
Mekon　561
Mekon Agrios　561
MEL　308

Melia　373
MELIAE CORTEX　106
MELISSAE FOLIUM　387
Melissophullon　387
MENTHAE HERBA　309
Mespilon　171
MEZEREI CORTEX　305
mirra　383
momia　382, 383
mor　378
Morea　229
MORI CORTEX　231
MORI FRUCTUS　229
MOSCHUS　196
MOUTAN CORTEX　355
Mumia　380
múmia　383
mumia falsa　383
mummie　382
murr　378
MYLABRIS　77
MYRISTICAE SEMEN　287
MYRRHA　377
Mysore cardamon　205
NELUMBIS SEMEN　416
nomen alternativum　ix
NOTOPTERYGII RHIZOMA　91
NUPHARIS RHIZOMA　222
nutmeg　288
Oinos ek Smurnes, Pepereos, Iridos　378
OLEUM CACAO　290
OLEUM NIKKEI　289
Ood Saleeb　196
OPHIOPOGONIS TUBER　305
Opium　561
OPIUM PULVERATUM　8
Opium Thebaicum　560
Orchis　166
ORYZAE FRUCTUS　122
OSTREAE TESTA　359
Paeon　195
PAEONIAE RADIX　193
Paionia arren　196
Paionia theleia　196
Paliouros　239
PANACIS JAPONICI RHIZOMA　245
Paracelsus　562
Paraguay Jaborandi　397
PATCHOULI　63
Pegu Catechu　4
PERILLAE HERBA　233
Pernambuco Jaborandi　397
PERSICAE SEMEN　271
Petasites　334

PEUCEDANI RADIX　221
PHARBITIDIS SEMEN　114
PHELLODENDRI CORTEX　42
Philip Pieter Musculus, P・P・ムスクルス　435
Phlomos　342
PHYSOSTIGMATIS SEMEN　69
PHYTOLACCAE RADIX　210
PICRASMAE LIGNUM　280
PINELLIAE TUBER　314
Piperi　130
PIPERIS NIGRI FRUCTUS　130
PLANTAGINIS HERBA　199
PLANTAGINIS SEMEN　198
PLATYCODI RADIX　84
PODOPHYLLI RHIZOMA　358
POGOSTEMONI HERBA　63
POLYGALAE RADIX　51
POLYGONATI RHIZOMA　40
POLYGONI MULTIFLORI RADIX　60
POLYPORUS　254
PORIA　335
PROCESSI ACONITI RADIX　337
PRUNELLAE SPICA　58
PRUNI CORTEX　44
Psyllium　199
PUERARIAE RADIX　64
PYRETHRI FLOS　211
Pyrethrum　211
QUERCUS CORTEX　351
QUILLAIAE CORTEX　97
Ra　236
Radix China　164
RATANHIAE RADIX　401
RAUWOLFIAE RADIX　400
raw opium gum　560
Red squill　54
REHMANNIAE RADIX　184
RESINA CRYPTOMERIAE　171
RESINA PINI　203, 418
RESINA PODOPHYLLI　358
Rha　237
Rha Ponticum　237
Rhabarber　237
RHAMNI FRUCTUS　234
RHEI JAPONICI RHIZOMA　421
RHEI RHIZOMA　236
Rheon　237
RHINOCEROTIS CORNU　139
Rhodophyta　78
Rhubarb　237
Robert Robinson, R・ロビンソン　554
ROSAE FRUCTUS　35
ROSAE RUGOSAE FLOS　360
rosin　418

Rous　131
SALVIAE FOLIUM　166
SAMBUCI FLOS　217
SANDARACA　182
SAPOSHNIKOVIAE RADIX　349
sappan　232
SAPPAN LIGNUM　232
SARSAPARILLAE RADIX　164
SAUSSUREAE RADIX　390
Schinelaion　261
SCHISANDRAE FRUCTUS　135
SCHIZONEPETAE SPICA　107
SCOPOLIAE FOLIUM　420
SCOPOLIAE HERBA　420
SCOPOLIAE RHIZOMA　419
SCUTELLARIAE RADIX　38
SECALE CORNUTUM　311
Semen cinae　192
Senega　218
SENEGAE RADIX　218
SENNAE FOLIUM　227
SENNAE FRUCTUS　228
sepang　232
SERPENTARIAE RHIZOMA　218
SESAMI SEMEN　134
Sesamon　134
Sidia　146
SINOMENI CAULIS ET RHIZOMA　344
Skilla　54
SMILACIS RHIZOMA　167
Smurna　378
SOPHORAE FLOS　51
SOPHORAE RADIX　101
Spanish psyllium　199
Spoggoi　54
SPONGIAE　54
St. Anthony's fire　311
St. John's wort　416
Stoichas　402
STRAMONII FOLIUM　242
STROPHANTHI SEMEN　214
STRYCHNI SEMEN　358
Stupteria　377
Sturax　406
STYRAX LIQUIDUS　406
SULFUR PRAECIPITATUM　17
SULFUR PURIFICATUM　17
SULFUR SUBLIMATUM　17
Suntara　256
Susinum　320
sweet cassava　117
SWERTIAE HERBA　228
Sydenham's Laudanum　563
Thomas de Quincey, T・ド・クィンシー　563

Thomas Sydenham, T・シデナム　563	UNCARIAE UNCIS CUM RAMULUS　252
Thomas Richard Fraser, T・R・フレイザー　214	Unguentum Aureum　173, 375
TALCUM　245	Unguentum Basilicum　375
TAMARINDI PULPA　244	Uoskuamos leukos　328
TARAXACUM RADIX CUM HERBA　353	Uoskuamos melas　328
Terebinthinum　261	Uoskuamos meloides　328
TEREBINTINA　260	Uperikon　416
Terra Japonica　4	UVAE URSI FOLIUM　34
The Plant List　ix	VALERIANAE RADIX　67
Theion　19	VANILLAE FRUCTUS　312
Thridax　401	VERBASCI FLOS　342
Thridax Agria　401	VITIS IDAEAE FOLIUM　126
TILIAE FLOS　355	White squill　54
Tinnevelly senna　228	William Withering, W・ウィザーリング　186, 432
Tonco　280	WTTC　318
TONCO SEMEN　280	YList　ix
Tonka　280	ZANTHOXYLI FRUCTUS　180
Tonquin　280	ZEDOARIAE RHIZOMA　60
TRAGACANTHA　278	Zingiberi　203
TRIBULI FRUCTUS　191	ZINGIBERIS PROCESSUM RHIZOMA　72
Trichitis　377	ZINGIBERIS RHIZOMA　201
TRICHOSANTHIS RADIX　71	Zizyfon　239
TRIFOLII FIBRINI FOLIUM　374	ZIZYPHI FRUCTUS　238
TUBERA ACONITI　3	ZIZYPHI SEMEN　18
TUBERA SALEP　166	

▶ 学名索引

A

Abelmoschus manihot 279
Abies firma 261
Abutilon avicennae 605
Abutilon theophrasti 605
Acacia catechu 4
Acacia horrida 12
Acacia polyacantha 4
Acacia senegal 12
Acacia seyal 12
Acanthopanax evodiaefolium var. *ferrugineus* 188
Acanthopanax giraldii 188
Acanthopanax gracilistylus 188
Acanthopanax henryi 188
Acanthopanax japonicus 189
Acanthopanax leucorrhizus 188
Acanthopanax nipponicus 189
Acanthopanax nodiflorus 188
Acanthopanax senticosus 187
Acanthopanax sessiliflorus 188
Acanthopanax setchuenensis 188
Acanthopanax spinosus 189, 583
Acanthopanax trifoliatus 188
Acanthopanax verticillatus 188
Achilleum lacinulatum 54
Achyranthes aspera 127
Achyranthes bidentata 126
Achyranthes bidentata var. *fauriei* 126
Achyranthes bidentata var. *japonica* 127
Achyranthes fauriei 126
Achyranthes japonica 127
Achyranthes longifolia 127
Acokanthera schimperi 215
Aconitum carmichaeli 337
Aconitum coreanum 338
Aconitum delavayi 337
Aconitum hemsleyanum 337
Aconitum japonicum 337
Aconitum japonicum subsp. *Subcuneatum* 337
Aconitum karakolicum 337
Aconitum kusnezoffii 337
Aconitum loczyanum 626
Aconitum napellus 3
Aconitum ochranthum 625
Aconitum paniculigerum 337
Aconitum sczukinii 337
Aconitum sinense 338
Aconitum soongoricum 337
Aconitum spp. 3
Aconitum stylosum 337
Aconitum sungpanense 337
Aconitum taipeicum 337
Aconitum transsectum 337
Aconitum triphyllum 338
Aconitum vilmorinianum 337
Acorus calamus 206, 502
Acorus calamus var. *angustatus* 206
Acorus gramineus 206
Actinidia arguta 389
Adenophora remotiflora 85, 597
Adenophora triphylla var. *japonica* 85, 293, 597
Adonis ramosa 540
Aegagropila linnaei 673
Aeschynomene indica 192, 390
Agaricus campestris 84
Agastache rugosa 63, 407
Agathosma crenulata 341
Agathosma betulina 341
Ajuga bracteosa 59
Ajuga decumbense 59
Ajuga nipponensis 58
Akebia quinata 388
Akebia trifoliata 388
Akebia trifoliata subsp. *australis* 389
Alcea rosea 13
Alisma orientale 241
Alisma plantago-aquatica var. *orientale* 241
Alligator sinensis 403
Allium macrostemon 212, 310
Allium tuberosum 145
Aloe africana 14
Aloe barbadensis 15
Aloe barberae 15
Aloe ferox 14
Aloe Perryi 15
Aloe spicata 14
Aloe striatula 15
Aloe vera 15
Alpinia formosana 408
Alpinia galanga 409
Alpinia hainanensis 20, 204
Alpinia intermedia 19
Alpinia japonica 19, 408
Alpinia katsumadae 20, 204
Alpinia officinarum 408
Alpinia zerumbet 19
Althaea officinalis 13
Alpinia oxyphylla 394
Alpinia sp. 204
Alsidium helminthochorton 676
Althaea rosea 13

Amomum amarum　394
Amomum cardamomum　204, 394
Amomum chinense　201
Amomum compactum　204
Amomum krervanh　204
Amomum longiligulare　201
Amomum spp.　201
Amomum testaceum　204
Amomum tsao-ko　164, 204
Amomum villosum　200
Amomum villosum var. *xanthioides*　200
Amomum xanthioides　200
Amygdalus amara　83, 106
Amygdalus communis　82
Amygdalus communis var. *amara*　83, 106
Amygdalus davidiana　271
Amygdalus dulcis　82
Amygdalus persica　271
Anacamptis morio　166
Anaphalis margaritacea var. *yedoensis*　27
Anas Formosa　343
Anemarrhena asphodeloides　250
Anemone flaccida　614
Anemone nikoensis　116
Anethum graveolens　198
Angelica acutiloba　268
Angelica acutiloba forma *tsukubana*　269
Angelica acutiloba subsp. *iwatensis*　269
Angelica acutiloba var. *sugiyamae*　268
Angelica archangelica　322
Angelica citriodora　221
Angelica dahurica　275, 321
Angelica dahurica var. *dahurica*　321
Angelica dahurica var. *formosana*　321
Angelica dahurica var. *pai-chi*　321
Angelica decursiva　221
Angelica genuflexa　220
Angelica gigas　269
Angelica grosseserrata　95, 221, 269, 275
Angelica koreana　95
Angelica laxifoliata　275
Angelica megaphylla
Angelica miqueliana　221
Angelica polymorpha　220, 221
Angelica pubescens　95, 275
Angelica sinensis　269
Angelica sylvestris　221
Angelica uchiyamana　269, 275
Anthemis nobilis　421
Anthriscus aemula　221
Anthriscus sylvestris　221
Anthriscus sylvestris subsp. *nemorosa*　221
Apis cerana　308, 375, 421
Apis mellifera　308, 375, 421

Aquilaria malaccensis　165
Aralia cordata　93, 275, 408
Aralia elata　94, 583
Arctium lappa　133, 165
Arctostaphylos uva-ursi　34
Ardisia japonica　356, 405
Areca catechu　332, 686
Areca dicksonii　332
Arisaema ringens　315
Arisaema triphyllum　315
Aristolochia clematitis　392
Aristolochia contorta　391
Aristolochia debilis　391
Aristolochia fangchi　345
Aristolochia griffithii　391
Aristolochia heterophylla　345
Aristolochia kaempferi　345, 389
Aristolochia manshuriensis　389
Aristolochia moupinensis　389
Aristolochia serpentaria　218
Aristolochia yunnanensis　391
Armeniaca mandshurica　96
Armeniaca mume　178, 235, 252, 274, 484
Armeniaca sibirica　95
Armeniaca vulgaris　27, 95
Armeniaca vulgaris var. *ansu*　95
Arnebia euchroma　190
Arnebia guttata　190
Arnica montana　14
Arnica unalascensis var. *tschonoskyi*　14
Artanthe adunca　372
Artanthe elongata　372
Artemisia absinthium　99
Artemisia argyi　55
Artemisia capillaris　25, 192
Artemisia cina　27, 192
Artemisia frigida　25
Artemisia japonica　25
Artemisia keiskeana　27
Artemisia kurramensis　192
Artemisia lavandulifolia　55
Artemisia maritima　192
Artemisia montana　55
Artemisia monogyna　192
Artemisia princeps　55
Artemisia sacrorum　25
Artemisia scoparia　25
Artemisia selengensis　57
Artemisia sieversia　27
Artemisia stelleriana　27
Artemisia stricta　25
Artemisia vulgaris　55
Arum triphyllum　315
Asiasarum heterotropoides var. *mandshuricum*　144

Asiasarum sieboldii 144
Aspidistra minutiflora 250
Aspidistra mushaensis 250
Asarum caudigerum 145
Asarum caulescens 145
Asarum forbesii 145
Asarum geophilum 145
Asarum heterotropoides 144
Asarum heterotropoides var. *mandshuricum* 144
Asarum himalaicum 145
Asarum insigne 145
Asarum mandshuricum 144
Asarum maximum 145
Asarum nipponicum 145
Asarum sieboldii 144
Asparagus cochinchinensis 264
Asparagus cochinchinensis var. *pygmaeus* 264
Asparagus filicinus 264
Asparagus lucidus var. *pygmaeus* 264
Aster yomena 87
Astilbe japonica 209
Astilbe odontophylla 209
Astilbe thunbergii var. *congesta* 209
Astracantha adscendens 279
Astracantha gummifera 279
Astracantha microcephala 279
Astragalus adscendens 279
Astragalus adsurgens 37
Astragalus aksuensis 37
Astragalus camptodontus 37
Astragalus chrysopterus 37
Astragalus complanatus 191
Astragalus exscapus 37
Astragalus floridulus 37
Astragalus floridus 37
Astragalus gummifer 278
Astragalus membranaceus 36
Astragalus membranaceus var. *mongholicus* 36
Astragalus microcephalus 279
Astragalus mongholicus 36
Astragalus propinquus 36
Astragalus reflexistipulus 37
Astragalus tibetanus 37
Astragalus tongolensis 37
Astragalus yunnanensis 37
Atractylodes chinensis 229, 322
Atractylodes japonica 322
Atractylodes lancea 229, 322
Atractylodes lancea var. *chinensis* 229
Atractylodes macrocephala 231, 322
Atractylodes ovata 85, 231, 322
Atriplex sibirica 191
Atropa belladonna 341, 342
Avena fatua 304

Avena sativa 311

B

Balsamodendron Myrrha 377
Bassia scoparia 56
Bergenia crassifolia 462
Benincasa cerifera 266
Benincasa cerifera forma *emarginata* 266
Benincasa hispida 266
Berberis spp. 583
Berberis thunbergii 42
Betula chinensis 46
Betula ermanii 494
Betula grossa 494
Betula schmidtii 494
Betula platyphylla var. *japonica* 46
Bletilla striata 166
Boesenbergia pandurata 409
Boesenbergia rotunda 409
Boschniakia rossica 285
Bos grunniens 628
Bos primigenius taurus 125
Bos taurus var. *domesticus* 125
Boswellia carterii 173
Boswellia sacra 173
Brasenia schreberi 168
Brassica hirta 53
Brassica juncea 52, 550
Brassica nigra 53
Brassica rapa var. *oleifera* 53
Bufo bufo gargarizans 225
Bufo japonicus formosus 227
Bufo japonicus japonicas 227
Bufo melanostictus 225
Bupleurum aureum 142
Bupleurum chinense 142
Bupleurum chinense var. *komarovianum* 142
Bupleurum falcatum 141
Bupleurum falcatum subsp. *komarovianum* 142
Bupleurum hamiltonii 142
Bupleurum komarovianum 142
Bupleurum longiradiatum 142
Bupleurum longiradiatum var. *elatius* 142, 638
Bupleurum longiradiatum var. *longiradiatum* forma *leveillei* 142
Bupleurum marginatum 142
Bupleurum scorzonerifolium 142
Bupleurum scorzonerifolium var. *stenophyllum* 142
Bupleurum sibiricum 142
Bupleurum stenophyllum 142
Bupleurum tenue 142

C

Caesalpinia decapetala var. *japonica*　583
Caesalpinia echinata　232
Caesalpinia sappan　232
Callitris quadrivalvis　182
Caloglossa continua　676
Caloglossa leprieurii　709
Camellia japonica　147, 493
Camellia reticulata　156
Camellia sinensis　157
Camellia sinensis cv. *nana*　158
Cannabis sativa　370
Cannabis sativa subsp. *indica*　29
Capsicum annuum　267
Carapichea ipecacuanha　276
Carex dispalata　121
Carthamus tinctorius　84, 117, 163
Carum buriaticum　221
Carum carvi　70
Carya cathayensis　517
Cassia acutifolia　227
Cassia angustifolia　227
Cassia nomame　112
Cassia obovata　228
Cassia obtusifolia　112, 192
Cassia tora　112, 192
Cassia torosa　112
Castanea crenata　209, 351
Catalpa bignonioides　611
Catalpa bungei　65, 88, 475, 508, 606
Catalpa fargesii　476
Catalpa ovata　88, 466, 476, 509, 606
Catalpa sp.　509
Catalpa speciosa　611
Cayratia japonica　10
Cedrus libani　173
Celosia argentea　85
Celosia crista　85
Celosia cristata　84
Celtis sinensis　52
Centroceras clavulatum　672, 676
Cephaelis acuminata　276
Cephaelis ipecacuanha　276
Cerasus jamasakura　44, 353
Cerasus japonica　235
Cerasus laurocerasus　305
Cerasus leveilleana　44
Cerasus pseudocerasus　161, 176, 47
Cerasus tomentosa　235, 47
Cerasus verecunda　44
Ceratotherium simum　139
Cercidiphyllum japonicum　111, 289
Cetraria islandica　20
Chaiturus marrubiastrum　395

Chamaecrista nomame　112
Chamaemerum nobile　421
Chenopodium album var. *centrorubrum*　108
Chloranthus glaber　22
Chloranthus japonicus　339
Chondria armata　675
Chrysanthemum cinerariifolium　211
Chrysanthemum coronarium　56
Chrysanthemum coronarium var. *spatiasum*　56
Chrysanthemum indicum　69, 86
Chrysanthemum indicum var. *procumbens*　86
Chrysanthemum lavandulaefolium　87
Chrysanthemum morifolium　86
Chrysanthemum parthenium　88
Chrysanthemum x *morifolium*　86
Chrysanthemum zawadskii subsp. *latilobum*　86
Cimicifuga dahurica　208
Cimicifuga foetida　208
Cimicifuga frigida　208
Cimicifuga heracleifolia　208
Cimicifuga simplex　208
Cimicifuga yunnanensis　209
Cinchona pubescens　90
Cinchona succirubra　90
Cinnamomum aromaticum　108
Cinnamomum bejolghota　109
Cinnamomum brumannii　109
Cinnamomum cassia　108
Cinnamomum chingii　109
Cinnamomum iners　111
Cinnamomum japonicum　111, 289
Cinnamomum laureirii　289
Cinnamomum loureiroi　109
Cinnamomum obtusifolium　109
Cinnamomum okinawense　289
Cinnamomum sieboldii　110, 289
Cinnamomum subavenium　109
Cinnamomum tamala　109
Cinnamomum tenuifolium　111, 289
Cinnamomum verum　109
Cinnamomum wilsonii　109
Cinnamomum zeylanicum　109
Cistanche ambigua　283
Cistanche deserticola　283
Cistanche salsa　283
Cistanche tubulosa　283
Citrullus colocynthis　138
Citrus aurantium　88, 259, 265, 274
Citrus aurantium subsp. *nobilis*　88
Citrus aurantium var. *daidai*　82, 88, 259, 265, 274, 598
Citrus bigaradia　274
Citrus bigarradia　274
Citrus cavaleriei　89

Citrus erythrosa 255
Citrus grandis 89, 159
Citrus ichangensis 89
Citrus junos 257, 275
Citrus kinokuni 256
Citrus leiocarpa 256, 258
Citrus limon 98
Citrus maxima 89, 159, 257
Citrus medica 98, 159, 257
Citrus medica 'Sarcodactylis' 89, 99, 257
Citrus medica var. *sarcodactylis* 89, 99, 257
Citrus natsudaidai 82, 88, 598
Citrus ponki 256
Citrus reticulata 255
Citrus sinensis 89, 259
Citrus suavissima 258
Citrus subcompressa 256
Citrus succosa 256
Citrus tachibana 256, 258
Citrus tangerina 255
Citrus trifoliata 89, 99, 598, 603
Citrus unshiu 88, 255
Citrus wilsonii 89
Citrus x aurantium 82, 88, 274
Citrus x junos 89
Cirus x limon 98
Citrus x natsudaidai 82
Civettictis civetta 196
Cladonia rangiferina var. *orientalis* 21
Claviceps purpurea 311
Clematis apiifolia 22
Clematis armandi 22, 389
Clematis biondiana 22
Clematis brachyura 22
Clematis chinensis 22
Clematis erecta 25
Clematis florida 22
Clematis fusca 22
Clematis henryi 22
Clematis hexapetala 22
Clematis inetiana 22
Clematis kirilowii 22
Clematis lasiandra 22
Clematis mandshurica 22
Clematis meyeniana 22
Clematis montana 389
Clematis patens 24
Clematis peterae 22
Clematis recta 25
Clematis terniflora 22
Clematis terniflora var. *koreana* 22
Clematis terniflora var. *mandshurica* 22
Clematis uncinata 22
Cleyera japonica 273, 403

Clintonia udensis 166
Cnicus benedictus 69, 117
Cnidium japonicum 198
Cnidium monnieri 197
Cnidium officinale 219
Cocculus laurifolius 34
Cocculus orbiculatus 347
Cocculus trilobus 345, 347
Codonopsis lanceolata 85
Codonopsis pilosula 292
Codonopsis tangshen 292
Coix lacryma-jobi 399
Coix lacryma-jobi var. *mayuen* 318, 399
Colchicum autumnale 137
Colchicum parnassicum 137
Commiphora abyssinica 377
Commiphora erythraea 377
Commiphora gileadensis 378
Commiphora habessinica 377
Commiphora molmol 377
Commiphora myrrha 377
Commiphora schimperi 377
Commiphora serrulata 377
Conioselinum anthriscoides 221
Conioselinum vaginatum 221
Convallaria majalis var. *keiskei* 540
Convallaria majalis var. *manshurica* 540
Copaifera coriacea 132
Copaifera guyanensis 132
Copaifera officinalis 132
Copaifera reticulata 132
Copernicia cerifera 70
Copernicia prunifera 70
Coptis anemonaefolium 49
Coptis chinensis 49
Coptis chinensis var. *brevisepala* 49
Coptis deltoidea 49
Coptis japonica 49
Coptis japonica var. *dissecta* 49
Coptis japonica var. *japonica* 49
Coptis japonica var. *major* 49
Coptis omeiensis 49
Coptis quinquesecta 49
Coptis teeta 49
Coriandrum sativum 84
Cornus officinalis 175, 252
Corydalis ambigua var. *amurensis* 35
Corydalis bulbosa 35
Corydalis fumariifolia 35
Corydalis fumariifolia subsp. *fumariifolia* 35
Corydalis heterocarpa var. *japonica* 36
Corydalis humosa 35
Corydalis incisa 35
Corydalis nakaii 35

Corydalis pallida var. *tenuis*　35
Corydalis remota　35
Corydalis solida　36
Corydalis ternata　35
Corydalis turtschaninovii　35
Corydalis turtschaninovii forma *fumariifolia*　35
Corydalis turtschaninovii forma *yanhusuo*　35
Coumarouna odorata　280
Crassostrea cucullata　359
Crassostrea gigas　359
Crataegus cuneata　170
Crataegus hupehensis　170
Crataegus laevigata　171
Crataegus monogyma　171
Crataegus pinnatifida var. *major*　170
Crataegus sanguinea　170
Crataegus scabrifolia　170
Cremastra appendiculata　166
Cremastra wallichiana　166
Crocus sativus　163, 174
Croton eluteria　62
Croton tiglium　307
Cryptomeria japonica　171, 493
Cryptomeria japonica var. *sinensis*　172
Cucubalus baccifer　127
Cucumis colocynthis　138
Cunninghamia lanceolata　172
Curcuma aeruginosa　60
Curcuma aromatica　32
Curcuma caesia　60
Curcuma longa　32
Curcuma phaeocaulis　33, 60
Curcuma wenyujin　32
Curcuma zedoaria　33, 60
Cyathula officinalis　127
Cynanchum bungei　60
Cynanchum wilfordii　60
Cynips gallae-tinctoriae　131
Cyperus rotundus　120
Cyrtomium fortunei　388

D

Daphne mezereum　305
Daphne odora　165, 168, 305
Daphne pseudomezereum　305
Daphniphyllum macropodum　273
Datura alba　242
Datura metel　29, 242
Datura stramonium　242
Datura stramonium var. *tatula*　242
Dendranthema lavandulifolium　87
Diceros bicornis　139
Dichroa febrifuga　11
Digenea simplex　370, 673, 682

Digitalis purpurea　186
Dimocarpus longan　402
Dioscorea alata　183
Dioscorea batatas　183
Dioscorea bulbifera　25
Dioscorea chirrhosa　86
Dioscorea doryphora　183
Dioscorea japonica　183
Dioscorea polystachya　183
Dioscorea spp.　251
Dioscorea tokoro　183
Diplopterygium glaucum　273
Dipterocarpus turbinatus　106
Dipteryx odorata　280
Dolichos lablab　343
Dolomiaea souliei　391
Dorema anmoniacum　16
Dorema aucheri　16
Drimia maritima　54
Dryopteris crassirhizoma　387
Dryopteris filix-mas　387
Dryopteris lacera　388

E

Eclipta prostrata　412
Eclipta thermalis　412
Elaeagnus pungens　175
Elaeocarpus sylvestris var. *ellipticus*　618
Elaeocarpus zollingeri　618
Elettaria cardamomum　203, 394
Elettaria spp.　201
Eleutherococcus giraldii　188
Eleutherococcus henryi　188
Eleutherococcus leucorrhizus　188
Eleutherococcus leucorrhizus var. *setchuenensis*　188
Eleutherococcus nodiflorus　188
Eleutherococcus senticosus　187
Eleutherococcus sessiliflorus　188
Eleutherococcus setchuenensis　188
Eleutherococcus spinosus　189, 583
Eleutherococcus spinosus var. *japonicus*　189
Eleutherococcus trifoliatus　188
Eleutherococcus verticillatus　188
Elsholtzia ciliata　108, 171
Elymus tsukushiensis var. *transiens*　311
Empleurum ensatum　341
Empleurum unicapsulare　341
Engelhardia roxburghiana　125
Ephedra distachya　360
Ephedra equisetina　360
Ephedra gerardiana　360
Ephedra intermedia　360
Ephedra przewalskii　360

Ephedra sinica　360
Epicauta gorhami　77
Epimedium acuminatum　30
Epimedium brevicornu　29
Epimedium davidii　30
Epimedium grandiflorum　30
Epimedium grandiflorum var. *thunbergianum*　30
Epimedium koreanum　30
Epimedium koreanum var. *grandiflorum*　30
Epimedium pubescens　29
Epimedium sagittatum　29
Epimedium sempervirens　30
Epimedium sutchuenense　30
Epimedium wushanense　29
Equisetum arvense　368
Equisetum fluviatile　363, 368
Equisetum hyemale　364
Equisetum palustre　368
Equisetum ramosissimum　362, 368
Equisetum sylvaticum　368
Eriobotrya japonica　329
Eriocaulon cinereum　242
Erodium stephanianum　616
Erythronium japonicum　166, 262
Erythroxylon coca　126
Eucalyptus bridgesiana　399
Eucalyptus globulus　399
Eucalyptus viminalis　373
Eucheuma gelatinae　80
Eucheuma muricatum　80
Eucommia ulmoides　105, 277
Eugenia caryophyllata　251
Euodia bodinieri　128
Eupatorium japonicum　213
Euphoria longan　402
Euphoria longana　402
Euodia bodinieri　128, 177
Euodia daniellii　129
Euodia meliifolia　129
Euodia officinalis　128, 177
Euodia ruticarpa　128
Euodia ruticarpa var. *officinalis*　128, 177
Euonymus alatus　263
Euonymus fortunei　278
Euonymus hamiltonianus　492
Euonymus japonicus　278
Euryale ferox　417
Evodia bodinieri　128, 177
Evodia officinalis　128
Evodia rutaecarpa　128, 177

F

Fallopia japonica　25, 650
Fallopia multiflora　60
Farfugium japonicum　335
Ferula assa-foetida　2
Ferula bungeana　221
Ferula caspica　2
Ferula conocaula　2
Ferula foetida　2
Ferula galbanifera　70
Ferula gummosa　70
Ferula narthex　2
Ferula orientalis　16
Ferula rubricaulis　70
Ferula scorodosma　2
Ferula tingitana　16
Ferulago galbanifera　70
Ficus hirta　188
Filipendula x purpurea forma *albiflora*　209
Foeniculum vulgare　31
Forsythia japonica　412
Forsythia koreana　409
Forsythia suspensa　394, 409
Forsythia togashii　412
Forsythia viridissima　409
Frangula dodonei　341
Frangula purshiana　62
Fraxinus bungeana　373
Fraxinus japonica　281
Fraxinus lanuginosa forma *serrata*　512
Fraxinus longicuspis　512
Fraxinus mandshurica　512
Fraxinus ornus　373
Fraxinus paxiana　373
Fraxinus platypoda　512
Fritillaria amabilis　303
Fritillaria ayakoana　303
Fritillaria cirrhosa　303
Fritillaria delavayi　250, 303
Fritillaria japonica　303
Fritillaria karelinii　303
Fritillaria pallidiflora　303
Fritillaria thunbergii　302
Fritillaria unibracteata　303
Fritillaria verticillata var. *thunbergii*　302
Fritillaria walujewii　303
Fumaria bulbosa　36
Fusanus spicatus　327

G

Gamblea ciliata var. *ciliata*　188
Garcinia cambogia　265
Garcinia celebica　265

Garcinia gummi-gutta 265
Garcinia hanburyi 265
Garcinia morella 265
Gardenia jasminoides 173
Gardenia jasminoides forma *grandiflora* 174
Gardenia jasminoides var. *radicans* 174
Gastrodia elata 262
Gelidium elegans 78
Gelsemium elegans 113
Gelsemium sempervirens 113
Gentiana crassa subsp. *regescens* 405
Gentiana crassicaulis 627
Gentiana dahurica 626
Gentiana decumbens 626
Gentiana lutea 115
Gentiana macrophylla 626
Gentiana manshurica 404
Gentiana pannonica 115
Gentiana punctata 115
Gentiana purpurea 115
Gentiana regescens 405
Gentiana scabra 404
Gentiana scabra var. *buergeri* 404
Gentiana scabra var. *buergeri* forma *stenophylla* 404
Gentiana triflora 404
Gentiana triflora var. *japonica* 405
Gentianopsis paludosa 405
Geranium carolinianum 616, 619
Geranium dahuricum 616
Geranium erianthum 619
Geranium eriostemon 615
Geranium eriostemon var. *reinii* 614
Geranium krameri 615
Geranium platyanthum 615
Geranium nepalense 614, 616
Geranium nepalense subsp. *thunbergii* 614
Geranium onoei var. *onoei* forma *onoei* 614
Geranium robertianum 615, 619
Geranium shikokianum 615, 619
Geranium sibiricum 615
Geranium sibiricum var. *glabrius* 615
Geranium soboliferum var. *hakusanense* 615
Geranium strictipes 615
Geranium thunbergii 116, 613
Geranium thunbergii forma *albiflorum* 614
Geranium tripartitum 619
Geranium wilfordii 615, 619
Geranium wilfordii var. *hastatum* 619
Geranium yezoense 615, 619
Geranium yezoense var. *nipponicum* 615
Geranium yoshinoi 615
Glebionis coronaria 56
Gleditsia japonica 140, 583

Gleditsia officinalis 140
Gleditsia sinensis 140
Glehnia littoralis 312, 350
Gleichenia japonica 273
Glycyrrhiza glabra 73, 75
Glycyrrhiza glabra var. *glandulifera* 75
Glycyrrhiza glabra var. *pallida* 75
Glycyrrhiza glabra var. *typical* 75
Glycyrrhiza glabra var. *violacea* 75
Glycyrrhiza inflata 74
Glycyrrhiza uralensis 73
Gracillaria lichenoides 81
Guaiacum officinale 98
Guaiacum sanctum 98
Gynostemma pentaphyllum 10

H

Habenaria radiata 166
Hagenia abyssinica 131
Haliotis gigantea 192
Hamamelis virginiana 314
Hansenia forbesii 91
Hedychium spicatum 62
Hedysarum polybotrys 37
Hedysarum vicioides subsp. *japonicum* var. *japonicum* 37
Heracleum hemsleyanum 275
Heracleum lanatum subsp. *moellendorffii* 275, 321
Heracleum moellendorffii 275, 321
Heracleum scabridum 197, 321
Heracleum sphondylium var. *nipponicum* 321
Heracleum stenopterum 275
Heracleum tiliifolium 221
Heracleum yungningense 275
Hibiscus japonicus 279
Hibiscus mutabilis 417
Hibiscus syriacus 678
Hirudo medicinalis 214
Hirudo nipponia 214
Hopea micrantha 245
Hordeum vulgare 241, 303, 311
Hosta montana 638
Hosta plantaginea 639
Hosta plantaginea var. *japonica* 639
Hosta sieboldiana 639
Hosta sieboldiana var. *montana* 638
Houttuynia cordata 200, 467, 653
Hovenia dulcis 99
Humulus cordifolius 357
Humulus japonicus 357
Humulus lupulus 357
Humulus lupulus var. *cordifolius* 357
Humulus scandens 357

Hydrangea chinensis 11
Hydrangea macrophylla forma *normalis* 11
Hydrangea macrophylla var. *oamacha* 10
Hydrangea macrophylla var. *thunbergii* 10
Hydrangea serrata 11
Hydrangea serrata var. *angustata* 11
Hydrangea serrata var. *thunbergii* 11
Hydrangea strigosa 11
Hydrangea umbellata 11
Hydrastis canadensis 319
Hyoscyamus niger 328, 342, 419
Hyoscyamus niger var. *chinensis* 419
Hypericum ascyron 409
Hypericum erectum 409
Hypericum perforatum 416

I

Illicium anisatum 31
Illicium religiosum 31
Illicium verum 31
Imperata cylindrica 348, 498
Imperata cylindrica var. *koenigii* 348
Imperata cylindrica var. *major* 348
Incarvillea sinensis 26
Inula britannica subsp. *japonica* 59
Inula helenium 391
Ipomoea batatas 116, 183, 262
Ipomoea indica 397
Ipomoea jalapa 397
Ipomoea nil 85, 114, 597, 677
Ipomoea purga 397
Ipomoea purpurea 114
Iris germanica 21
Iris laevigata 20
Iris pallida 21
Iris sanguinea 207, 502
Iris tectorum 250
Iris x germanica 21
Iris xiphium 21
Isodon inflexus 387
Isodon japonicus 315

J

Jania adhaerens 672
Jania decussato-dichotoma 672
Jateorhiza columba 138
Jateorhiza palmata 138
Juglans cathayensis 517
Juglans mandshurica 517
Juglans mandshurica var. *sachalinensis* 517
Juniperus chinensis 328
Juniperus chinensis var. *procumbens* 277
Juniperus communis 276
Juniperus rigida 277

K

Kadsura japonica 136
Kadsura longipedunculata 137
Kadsura peltigera 137
Kaempferia galanga 61, 409
Kaempferia pandurata 409
Kalopanax pictus 188, 512, 583
Kalopanax septemlobus 188, 583
Kerria japonica 334
Kochia scoparia 56
Krameria argentea 401
Krameria lappacea 401
Krameria triandra 401

L

Lablab purpureus 343
Laccifer lacca 215
Lactuca altissima 401
Lactuca quercina 401
Lactuca saligna 401
Lactuca sativa var. *capitata* 401
Lactuca serriola 401
Lactuca virosa 401
Lagenaria siceraria 72
Lapathum aquaticum 422
Larix kaempferi 261
Lathraea japonica 287
Laurencia papillosa 676
Laurocerasus officinalis 305
Laurocerasus zippeliana 305
Lavandula angustifolia 402
Lavandula officinalis 402
Lavandula stoechas 402
Lavandula vera 402
Ledebouriella seseloides 349
Leonurus cardiaca 395
Leonurus japonicus 394
Leonurus marrubiastrum 395
Leonurus sibiricus 394
Libanotis ugoensis 351
Libanotis ugoensis var. *japonica* 351
Ligularia fischeri 392
Ligularia stenocephala 392
Ligusticum brachylobum 221, 349
Ligusticum chuanxiong 219
Ligusticum daucoides 221
Ligusticum glaucescens 269
Ligusticum officinale 219
Ligusticum sinense 220, 322
Ligusticum sinense 'Chuanxiong' 219
Lilium aurantum 319
Lilium brownii 319
Lilium brownii var. *colchesteri* 319

Lilium brownii var. *viridulum*　319
Lilium candidum　320
Lilium cernuum　319
Lilium concolor　319
Lilium davidii　319
Lilium distichum　319
Lilium japonicum　302, 319
Lilium lancifolium　320
Lilium longiflorum　319
Lilium martagon var. *pilosiusculum*　319
Lilium pumilum　319
Lilium regium　320
Lilium tenuifolium　319
Lindera aggregata　33
Lindera strychnifolia　33
Linum usitatissimum　12
Liquidambar formosana　254, 407
Liquidambar orientalis　406
Liquidambar styraciflua　406
Liriope kansuensis　306
Liriope minor　306
Liriope muscari　306
Liriope platyphylla　306
Liriope spicata　306
Lithospermum arvense　190
Lithospermum erythrorhizon　190
Lithospermum euchromon　190
Lithospermum officinale　191
Livistona chinensis　333
Lobelia chinensis　421
Lobelia inflata　420
Lobelia sesselifolia　421
Lonicera acuminata　301
Lonicera hypoglauca　301
Lonicera japonica　301, 534
Lonicera japonica var. *chinensis*　301
Lonicera maackii　301
Lonicera macranthoides　301
Lonicera similis　301
Lonicera tragophylla　301
Lophiomys imhausi　215
Lycium barbarum　100, 189
Lycium chinense　100, 189
Lycium chinense var. *potaninii*　101
Lycium depressum　101
Lycium potaninii　101
Lycium turcomanicum　101
Lycopodium clavatum　215, 356
Lysimachia capillipes　63
Lysimachia sikokiana　63
Lytta vesicatoria　77

M

Machilus thunbergii　124, 469
Macleaya cordata　39
Macrotomia euchroma　190
Magnolia biondii　211
Magnolia denudata　211
Magnolia heptapeta　211
Magnolia hypoleuca　123
Magnolia kobus　211
Magnolia kobus var. *borealis*　213
Magnolia liliflora　211
Magnolia obovata　123, 465
Magnolia officinalis　123
Magnolia officinalis var. *biloba*　123
Magnolia salicifolia　211
Magnolia sprengeri　211
Magnolia stellata　213
Mallotus japonicus　2, 255, 462, 509, 544
Mallotus philippensis　68
Mallotus philippinensis　68
Malus asiatica　171, 519
Malus x micromalus　159
Malva mauritiana　97
Malva sylvestris　97
Malva sylvestris var. *mauritiana*　97
Malva verticillata　279
Mandragora officinarum　341
Manihot esculenta　116, 262
Manihot utilissima　116, 262
Maranta arundinacea　262
Marsdenia cundurango　138
Matricaria chamomilla　68
Matricaria parthenium　88
Matricaria recutita　68
Medicago sativa　37
Melaphis chinensis　131
Melia azedarach　106, 281, 283
Melia azedarach var. *toosendan*　107, 280
Melia toosendan　107
Melilotus albus　37
Melilotus officinalis subsp. *suaveolens*　37
Melissa officinalis　387
Meloe proscarabaeus　78
Menispermum dauricum　347
Mentha arvensis var. *piperascens*　309
Mentha canadensis var. *piperascens*　309
Mentha japonica　310
Mentha spicata　310
Mentha viridis　310
Mentha x piperita　310
Menyanthes trifoliata　374
Metroxylon sagu　262
Microcerasus japonica　235
Microcerasus tomentosa　47, 235

Mirabilis jalapa 398
Momordica cochinchinensis 358
Monodon monoceros 379
Morus alba 229, 231
Morus australis 232, 492
Morus bombycis 232, 492
Morus nigra 229
Moschus moschiferus 196
Mylabris cichorii 77
Mylabris phalerata 77
Myristica fragrans 287
Myroxylon balsamum 279
Myroxylon peruiferum 342

N

Nandina demestica 39
Nelumbo nucifera 200, 374, 416
Nepeta lavendulacea 108
Nepeta multifida 108
Nepeta tenuifolia 107
Nerium oleander var. *indicum* 540
Nothosmyrnium japonicum 321
Notopterygium forbesii 91
Notopterygium franchetii 91
Notopterygium incisum 91
Nuphar japonica 222, 417
Nuphar japonicum 222
Nuphar pumilum 222
Nymphaea tetragona 417

O

Ocimum basilicum 108
Onosma paniculatum 190
Ophelia japonica 631
Ophiopogon chekiangensis 306
Ophiopogon intermedius 306
Ophiopogon japonicus 305
Ophiopogon japonicus var. *umbrosus* 306
Ophiopogon planiscapus 264, 306
Orchis mascula 166
Orchis militaris 166
Orchis morio 166
Origanum vulgare 25
Orixa japonica 11
Orobanche alsatica 285
Orobanche coerulescens 285
Orobanche pycnostachya 285
Oryza sativa 116, 122, 261
Osmanthus fragrans 289, 484
Osmanthus fragrans var. *aurantiacus* 289, 484
Osmanthus heterophyllus 273
Osmorhiza aristata 322
Ostericum citriodorum 221
Ostericum grosseserratum 95, 221, 269, 275

Ostericum koreanum 95
Ostericum sieboldii 221
Ostrea denselamellpsa 359
Ostrea gigas 359
Ostrea rivularis 359
Ostrea tailienwhanensis 359
Ostrya japonica 494

P

Paederia foetida 85, 408
Paederia scandens 85, 408
Paeonia decomposita 355
Paeonia delavayi 355
Paeonia japonica 194, 357
Paeonia lactiflora 193
Paeonia lutea 355
Paeonia moutan 355
Paeonia obovata 194, 357
Paeonia officinalis 195
Paeonia suffruticosa 355
Paeonia szechuanica 355
Paeonia veitchii 194
Palaquium gutta 105
Palmaria palmata 676
Panax ginseng 118, 290
Panax japonicus 245, 292, 294
Panax notoginseng 291
Panax pseudo-ginseng var. *japonicus* 247
Panax quinquefolius 118, 291, 299
Panax schinseng 118, 290
Papaver bracteatum 549
Papaver orientale 550
Papaver rhoeas 565
Papaver setigerum 549
Papaver somniferum 8, 549, 552
Papaver somniferum subsp. *setigerum* 549
Papaver somniferum var. *setigerum* 549
Parahyotissa imbricata 359
Parthenocissus penryana 188
Parthenocissus tricuspidata 11, 76
Paulownia tomentosa 491, 609
Pecteilis radiata 166
Pedicularis resupinata subsp. *oppositifolia* 26
Pentace burmanica 4
Perilla frutescens 108, 234, 395
Perilla frutescens var. *acuta* 233
Perilla frutescens var. *crispa* 233
Perilla frutescens var. *crispa* forma *crispa* 233
Perilla frutescens var. *crispa* forma *purpurea* 233
Perilla frutescens var. *crispa* forma *rosea* 233
Perilla frutescens var. *crispa* forma *viridis* 233
Perilla frutescens var. *crispa* 'Viridi-crispa' 233
Perilla frutescens var. *japonica* 108, 234, 395

Periploca sepium 188
Persicaria senticosa 583
Petasites japonicus 133, 334
Peucedanum decursivum 221
Peucedanum formosanum 221
Peucedanum japonicum 313, 349, 351
Peucedanum medicum 221
Peucedanum ostruthium 95
Peucedanum praeruptorum 221
Peucedanum rigidum 221
Peucedanum terebinthaceum 221, 349
Peucedanum terebinthaceum subsp. *deltoideum* 350
Peucedanum terebinthaceum var. *deltoideum* 350
Peucedanum vaginatum 221
Phalacrocorax capillatus 49
Phalacrocorax carbo 49
Pharbitis nil 85, 114, 398, 597, 677
Phaseolus vulgaris 343
Phellodendron amurense 42, 281, 597
Phellodendron amurense var. *japonicum* 42
Phellodendron amurense var. *lavallei* 42
Phellodendron amurense var. *sachalinense* 42
Phellodendron amurense var. *wilsonii* 42
Phellodendron chinense 42
Phellodendron wilsonii 42
Phoenix dactylifera 239
Physostigma venenosum 69
Phytolacca acinosa 134, 210
Phytolacca amerivana 210
Phytolacca decandra 210
Phytolacca esculenta 134, 210
Pica pica 343
Picrasma excelsa 59, 612
Picrasma quassioides 59, 280
Picrorhiza kurrooa 641
Pieris japonica 282
Pilocarpus jaborandi 397
Pilocarpus microphyllus 397
Pilocarpus pennatifolius 397
Pilocarpus racemosus 397
Pilocarpus spicatus 397
Pimpinella anisum 8
Pimpinella candolleana 349
Pinanga dicksonii 332
Pinellia pedatisecta 314
Pinellia ternata 314, 374
Pinellia tripartita 315
Pinus armandi 203
Pinus bungeana 203
Pinus densiflora 203, 260, 418, 482
Pinus koraiensis 203
Pinus lambertiana 373
Pinus massoniana 203, 418

Pinus spp. 261
Pinus tabuliformis 203, 418
Pinus thunbergii 203, 260, 418, 482
Pinus yunnanensis 203
Piper aduncum 372
Piper betle 332
Piper cubeba 105
Piper longum 130, 164
Piper nigrum 130
Piper retrofractum 130
Pistacia khinjuk 173
Pistacia terebinthus 261
Pistacia vera 84
Plantago arenaria 199
Plantago asiatica 198, 199
Plantago depressa 198
Plantago major 199
Plantago ovata 199
Plantago psyllium 199
Platycarya strobilacea 514, 517
Platycladus orientalis 352
Platycodon grandiflorum 84
Platycodon grandiflorus 84
Plectranthus inflexus forma *macrophyllus* 387
Plectranthus japonicus 315
Podophyllum peltatum 358
Pogostemon cablin 63
Pollia japonica 20
Polygala japonica 51
Polygala senega 218
Polygala senega var. *latifolia* 218
Polygala sibirica 51
Polygala tenuifolia 51
Polygonatum alternicirrhosum 40
Polygonatum cirrhifoliodes 40
Polygonatum cirrhifolium 40
Polygonatum curvistylum 40
Polygonatum cyrtonema 40
Polygonatum falcatum 40
Polygonatum filipes 40
Polygonatum hirtellum 40
Polygonatum kingianum 40
Polygonatum macropodium 40
Polygonatum nodosum 40
Polygonatum odoratum var. *pluriflorum* 40
Polygonatum punctatum 40
Polygonatum roseum 40
Polygonatum sibiricum 40
Polygonatum stenophyllum 40
Polygonatum strumulosum 40
Polygonatum verticillatum 40
Polygonatum zanlanscianense 40
Polygonum cuspidatum 25, 650
Polygonum multiflorum 60

Polypodium filix-mas 388
Polyporus umbellatus 254
Poncirus trifoliata 89, 99, 598, 603
Poria cocos 335
Potamogeton distinctus 197
Potentilla chinensis 144
Premna japonica 283
Premna microphylla 283
Prunella hispida 59
Prunella vulgaris 59
Prunella vulgaris subsp. *asiatica* 23, 58
Prunella vulgaris var. *lilacina* 58
Prunus amygdalus 82
Prunus armeniaca 95
Prunus armeniaca var. *ansu* 95
Prunus davidiana 271
Prunus dulcis 82
Prunus dulcis var. *amara* 84, 106
Prunus jamasakura 44
Prunus japonica 235
Prunus laurocerasus 305
Prunus macrophylla 305
Prunus mandshurica 96
Prunus mume 178, 235, 252, 274, 484
Prunus pauciflora 47, 161, 176
Prunus persica 271
Prunus persica var. *davidiana* 271
Prunus pseudocerasus 47, 161, 176
Prunus salicina 235
Prunus sibirica 95
Prunus tomentosa 47, 235
Prunus verecunda 44
Prunus zippeliana 305
Pseudotsuga menziessii 373
Pueraria edulis 65
Pueraria lobata 64, 262
Pueraria lobata var. *chinensis* 64
Pueraria montana 65
Pueraria montana var. *lobata* 64, 262
Pueraria montana var. *thomsonii* 65
Pueraria omeiensis 65
Pueraria phaseoloides 65
Pueraria pseudo-hirsuta 64
Pueraria thomsonii 65
Pulsatilla cernua 144
Punica granatum 146
Pterocarpus erinaceus 90
Pterocarpus indicus 191
Pterocarpus marsupium 90
Pterocarpus santalinus 191
Pterocarya rhoifolia 512
Pyrethrum lavandulifolium 87

Q

Quassia amara 59, 612
Quercus acutissima 351
Quercus aliena 352
Quercus crispula 351
Quercus dentata 352, 374, 465
Quercus infectoria 131
Quercus mongolica 351
Quercus mongolica var. *crispula* 351
Quercus serrata 351
Quercus spp. 261
Quercus variabilis 351
Quillaja saponaria 97

R

Rabdosia japonica 315
Rana kuhlii 227
Ranunculus japonicus 116, 614
Ranunculus sceleratus 625
Ranunculus silerifolius 625
Raphanus sativus var. *hortensis* 99, 313
Raphanus sativus var. *hortensis* forma *raphanistroides* 313
Rauvolfia serpentina 400
Rehmannia glutinosa 184
Rehmannia glutinosa forma *hueichingensis* 184
Rehmannia glutinosa forma *purpurea* 184
Rehmannia glutinosa var. *purpurea* 184
Reynoutria japonica 25, 650
Rhamnus davurica var. *nipponica* 234
Rhamnus frangula 341
Rhamnus japonica var. *decipiens* 130, 234
Rhamnus purshiana 62
Rhamnus virgatus 236
Rheum coreanum 236
Rheum officinale 236
Rheum palmatum 236
Rheum palmatum var. *tanguticum* 236
Rheum rhabarbarum 237, 421
Rheum rhaponticum 236, 421
Rheum tanguticum 236
Rheum undulatum 237, 421
Rhinocerus sondaicus 139
Rhinocerus unicornis 139
Rhus ambigua 113
Rhus chinensis 131
Rhus coriaria 131
Rhus javanica 131
Rhus orientalis 113
Rohdea japonica 540
Rosa banksiae 393
Rosa canina 577
Rosa davurica 581

Rosa gallica 360
Rosa luciae 581
Rosa maikwai 360
Rosa multiflora 35, 579
Rosa onoei var. *oligantha* 581
Rosa pendulina 577
Rosa rugosa 360
Rosa rugosa var. *plena* 360
Rosa wichuraiana 581
Rosa x centifolia 360
Rosa x rugosa 360
Rubia akane 174
Rubia argyi 174
Rubia cordifolia var. *mungista* 174
Rubus spp. 583
Rumex acetosa 422, 649
Rumex aquaticus 423
Rumex hydrolapathum 422
Rumex japonicus 237, 242, 251, 264, 422, 649, 659

S

Sagittaria trifolia 242
Sagittaria trifolia 'Caerulea' 242, 374
Sagittaria trifolia var. *edulis* 242, 374
Salix babylonica 151, 475
Salvia militiorrhiza 59
Salvia officinalis 166
Sambucus chinensis 217
Sambucus nigra 217
Sambucus racemosa subsp. *sieboldiana* 217
Sanguisorba officinalis 392
Santalum album 327
Santalum spicatum 327
Sapindus mukorossi 400
Saposhnikovia divaricata 349
Sarcandra glabra 22
Sassafras albidum 162
Saussurea costus 390
Saussurea lappa 390
Schisandra chinensis 135, 514
Schisandra nigra 136
Schisandra repanda 136
Schisandra sphenanthera 137
Schizonepeta tenuifolia 107
Schlechterdaria chinensis 131
Sciadopitys verticillata 479
Scilla maritima 54
Scopolia carniolica 419
Scopolia japonica 419, 420
Scopolia parviflora 419
Scutellaria amoena 39
Scutellaria baicalensis 38
Scutellaria hypericifolia 39

Scutellaria ikonnkikovii 39
Scutellaria likiangensis 39
Scutellaria regeliana var. *ikonnkikovii* 39
Scutellaria rehderiana 39
Scutellaria viscidula 39
Secale sereale 311
Selenarctos thibetanus 398
Selenarctos thibetanus japonicus 398
Semiaquilegia adoxoides 339
Senegalia catechu 4
Senegalia senegal 12
Senegalia suma 4
Senna alexandrina 227
Senna italica subsp. *italica* 228
Senna nomame 112
Senna obtusifolia 112, 192
Senna occidentalis 112
Senna sophera 112
Senna tora 112, 192
Serratula chinensis 209
Seriphidium cinum 27, 192
Seriphidium kurramense 192
Seriphidium maritimum 192
Seriphidium monogynum 192
Sesamum indicum 134
Seseli libanotis 349
Seseli libanotis var. *daucifolia* 349
Seseli mairei 349
Seseli yunnanense 349
Shorea robusta 245
Shorea wiesneri 245
Silene baccifera 127
Sinapis alba 53
Sinomenium acutum 344
Siphonostegia chinensis 25
Smilax aristolochiaefolia 164
Smilax china 165, 465, 581, 583
Smilax glabra 167
Smilax lanceifolia 167
Smilax mairei 167
Smilax medica 164
Smilax menispermoidea 167
Smilax ornata 164
Smilax regelii 164
Smilax scobinicaulis 22
Smilax sieboldi 22
Smilax stans 22
Solanum septemlobum 166
Solanum tuberosum 116, 261, 262
Sophora flavescens 101, 282
Sophora japonica 51, 281, 520
Sparganium erectum 122
Spongia officinalis 54
Stachys aspera var. *japonica* 234

Stachys japonica　234
Stachys riederi var. *japonica*　234
Stachyurus himalaicus　390
Stauntonia hexaphylla　235, 389
Stauntonia obovatifoliolata　235
Stellaria dichotoma var. *lanceolata*　143
Stephania cepharantha　347
Stephania tetrandra　345
Strophanthus gratus　214
Strophanthus hispidus　214
Strophanthus kombe　214
Strychnos nux-vomica　358
Styphnolobium japonicum　51, 281, 520
Styrax benzoides　16
Styrax benzoin　15
Styrax officinale　406
Styrax paralleloneurum　16
Styrax tonkinensis　16
Syzygium aromaticum　251
Swertia bimaculata　638
Swertia diluta var. *tosaensis*　631
Swertia japonica　228, 631
Swertia pseudochinensis　228, 631
Swertia tosaensis　631

T

Tamarindus indica　244
Tamarix chinensis　387
Tamarix gallica　373
Tamarix spp.　151
Tamarix tenuissima　387
Tanacetum cinerariifolium　211
Tanacetum parthenium 'Bipontinus'　88
Taraxacum albidum　354
Taraxacum borealisinense　354
Taraxacum ceratophorum　354
Taraxacum coreanum　354
Taraxacum japonicum　354
Taraxacum mongolicum　354
Taraxacum mongolicum var. *corniculatum*　354
Taraxacum officinale　353
Taraxacum officinale var. *glaucescens*　353
Taraxacum platycarpum　354
Taraxacum platypecidum　354
Taraxacum sinicum　354
Taxus cuspidata var. *nana*　328
Terminalia chebula　318
Tetraclinis articulata　182
Tetradium daniellii　129
Tetradium glabrifolium var. *glaucum*　129
Tetradium ruticarpum　128, 177
Tetradium ruticarpum var. *officinale*　128
Tetrapanax papyrifer　390
Thalictrum minus var. *hypoleucum*　316

Thladiantha dubia　72
Thuja articulata　182
Tilia miqueliana　400
Tilia platyphyllos　355
Tilia ulmifolia　355
Toona sinensis　13, 42, 129, 280
Torilis japonica　197
Torilis scabra　197
Torreya nucifera　352
Toxicodendron radicans subsp. *orientale*　113
Toxicodendron succedaneum　413
Trapa japonica　318
Tribulus terrestris　191
Trichosanthes bracteata　71
Trichosanthes cucumeroides　71
Trichosanthes kirilowii　71
Trichosanthes kirilowii var. *japonica*　71
Trichosanthes laceribracteata　71
Trichosanthes sinopunctata　71
Trichosanthes tricuspidata　71
Trillium apetalon　61
Trillium smallii　61
Triticum aestivum　261, 311
Tussilago farfara　333

U

Ulmus davidiana var. *japonica*　282
Uncaria gambir　4
Uncaria macrophylla　252
Uncaria rhynchophylla　252
Uncaria sinensis　252
Urginea maritima　54
Urginea scilla　54
Ursus arctos　398
Ursus arctos yesoensis　398

V

Vaccinium vitis-idaea　34, 126
Valeriana fauriei　219
Valeriana fauriei forma *yesoensis*　67
Valeriana officinalis　67
Vanilla mexicana　312
Vanilla planifolia　312
Vanilla pompona　312
Verbascum phlomoides　342
Verbascum thapsus　342
Veronicastrum japonicum　23
Vidalia obtusiloba　676
Vigna unguiculata　504, 609
Vincetoxicum atratum　23
Viscum album subsp. *coloratum*　336
Vitex negundo var. *cannabifolia*　590
Vitis ficifolia var. *thunbergii*　346
Vitis spp.　390

W

Wahlenbergia marginata 51
Whitmania pigra 214
Wisteria floribunda 278, 317, 343, 346
Wisteria sinensis 318
Wolfiporia cocos 335
Wolfiporia extensa 335

X

Xanthium strumarium 133
Xanthophthalmum coronarium 56
Xiphion vulgare 21

Z

Zanthoxylum ailanthoides 129, 177, 583
Zanthoxylum armatum 180
Zanthoxylum avicennae 180
Zanthoxylum bungeanum 180
Zanthoxylum piperitum 180, 583
Zanthoxylum piperitum forma *inerme* 180
Zanthoxylum schinifolium 180, 583
Zanthoxylum simulans 180
Zea mays 116, 261
Zelkova serrata 492
Zingiber mioga 202, 408
Zingiber officinale 72, 201
Ziziphus jujuba 181
Ziziphus jujuba var. *inermis* 182, 238
Ziziphus jujuba var. *spinosa* 181, 240
Ziziphus vulgaris 239
Ziziphus ziziphus 239

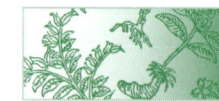

和文索引

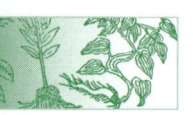

生薬・漢方処方エキス剤名、動物・植物・鉱物名を収録した。
太字の数字は解説頁または重要頁を示す。

あ

アオイ　279
アオカズラ　346
アオジソ　233
アオダモ　512
あおつづら　346
アオツヅラフジ　345
アオノクマタケラン　19
アカザ　108
藜　108
アカジソ　233
あかたっぴゃぎ　469
あかたぶ　469
アカタブ　469
あかたふぃ　469
あかとぅぴあぎ　469
アカネ　174
茜　174
アカマツ　**203**, **260**, 336, 418, 482
アカメガシワ　**2**, 255, **462**, 496, 501, 505, 509, 515, 521, 541, 544
赤目柏　468, 504
赤芽槲　468
アカモ　672
アカヤジオウ　184
アギ　2
阿魏　2, 70, 164
アギ　17, 70, 164
アキウコン　32
アキカラマツ　316
惡實　133
アケビ　388
アケボノソウ　638
アコニチン　338, 340
アコニットコン　3
アコニット根　3, 338
アサ　370
アサガオ　85, **114**, 398, 597, 677
朝顔　114
あさがほ　114
アサクラザンショウ　180
アサダ　494
アサマフウロ　615
アザミ　133
アジ　343
アジマメ　343

アスクレピウス　195
アズサ　490, 501, 502, 510, 533, 535
梓弓　491
アスファルト　386
アズマイバラ　581
アズマヒキガエル　227
アセビ　282
アセンヤク　3
阿仙薬　3, 132, 173
阿仙藥　4
アヂマサ　332
アツミゲシ　549, 550
アトロピン　328, 342, 419
アニース實　8
アニサチン　31
アニスジツ　8
アニス實　8
アニス水　8
アネトール　8
アブサン酒　99
アブシンチン　99
アフツェリン　584, 655
阿芙蓉　9, 565
アブラナ　53
アフリカキノ　90
アフリカジャコウネコ　196
アベマキ　351
アヘン　554
阿片　8
アヘンアルカロイド　554
鴉片烟　568
アヘン散　555
アヘンチンキ　8, 562
アヘン・トコン散　8
アヘン末　8, 555
阿片末　8
アマアカナ　143
甘茎　76
アマギアマチャ　11
あまぐい　582
アマダイダイ　89, 259
アマチャ　10
甘茶　10
甜茶　10
アマチャヅル　10
アマヅラ　76
甘葛　76

アマドコロ　40
アマナ　41, 363
アマニン　12
亜麻仁　12, 134
亞麻仁　12
甘味キャッサバ　117
アマロゲンチン　632
アマロスウェリン　632
アミガサユリ　302
アミグダリン　83, 273, 329, 331
アメリカキササゲ　611
アメリカ蘇合香　406
アメリカニンジン　291, 299
アメリカフウロ　618
アメリカマンサク　314
あめんたうす　82, 379
アメンドウ　83
アヤギヌ　676, 709, 712
アヤメ　207, 502
あやめぐさ　55
アヤメグサ　207
アユルベーダ　400, 432
アラビアゴム　279
亞拉毘亞護謨　12
アラビアゴムノキ　12
アラビアミルラ　377
アララギ　212
アリストロキア根　392
アリストロキア酸　145, 345, 389, 392
アリノヒフキ　85
アリュメン　377
アルカロイド　419
アルテアコン　13
アルテア根　13, 280
亞兒答亞根　13
亞爾答亞根　13
アルテアヨウ　14
アルテア葉　14
アルニカカ　14
アルニカ花　14
亞兒尼加花　14
アルブチン　34, 126
アレキサンドリアセンナ　228
アロエ　14
アロールートデンプン　262
アワビ　192
アワモリショウマ　209
アンゲリカ　322

アンズ　95, 274
安石榴　158
アンソッコウ　15
安息香　15
安息香華　16
アントロン　234
安南桂皮　109
アンモニアクム　2, 16, 70
安母尼亞屈謨　16
アンレキサノクス　39
菴蘆子　27

い

イオウ　17
硫黄　17
硫黄華　17
いがいが　582
醫學正傳　437
イカリソウ　30
いぎぼたん　582
郁核　235
イグサ　368
郁子　235
郁李　235
郁李花　235
郁李仁　47, 235
いげくさ　582
いげだら　583
いげどら　583
いげどろ　583
いげぼたん　582
いしゃいらず　621
イシャコロシ　663
いしゃころし　621
いしゃなかせ　621
萎蕤　41
イズシュクシャ　19
伊豆縮砂　19, 201
イズモコバイモ　303
イスランドタイ　20
イスランド苔　20
乙斯蘭土苔　20
イソクウェルシトリン　585, 655, 656
イソチオシアナート　53
イソチオシアン酸アリル　52
イソビテキシン　632
イソヤマアオキ　34
イタチグサ　413
イタチハゼ　413
イタドリ　25, 650
イチゲフウロ　615, 618
イチハツ　250
イチビ　605
一味丸　623

イチャンレモン　89
一粒金丹　567
イチリンザキセンニンソウ　22
イチリンソウ　116
イッカク　379
一般用漢方製剤承認基準　x
一本堂藥選　427
伊藤仁斎　426
イトハユリ　319
イトヒメハギ　51
イヌエ　234
イヌサフラン　137
イヌザンショウ　180, 583
イヌスギナ　368
イヌセンブリ　631
イヌドクサ　362
イヌヨモギ　27
イネ　116, 122, 261
イノコズチ　127
イノンド　198, 350
伊貝　303
胃反　544
イブキ　328
イブキボウフウ　349
イブキヨモギ　57
イボタガキ　359
苡米　399
異名　x
イヨフウロ　615
イランカンゾウ　75
イリス　21
イリスコン　21
イリス根　21
イレイセン　21
威霊仙　21, 23
胃苓湯　230, 323
イワオウギ　37
イワヨモギ　25
イヲスキ　210
インクタマバチ　131
インクエントバジリコン　375
インクエントヲヲリウン　173, 375
インゲンマメ　343
インチンコウ　25
茵陳蒿　25
茵陳蒿湯　440
インディカ種　122
インドグス　109
インドサイ　139
印度蛇木　400
インドタイマ　29
印度大麻　29
インドタイマソウ　29
印度大麻草　29

インドナガコショウ　130
インペリア根　95
インヨウカク　29
淫羊藿　29, 64
陰陽五行説　425
淫羊食　264

う

ウアバイン　215
ウイキョウ　31
茴香　31
ウィスチン　318
ウェルバスクム花　342
烏喙　338
うけら焚き　325
禹功散　593
禹功湯　593
ウコギ　188
ウコン　32
欝金　32
鬱金香　32
烏犀角　139
ウサギギク　14
ウシ　125
卯日杖　153
雲州橘　260
ウジュキツ　260
烏頭　337
ウスバサイシン　144, 146
ウスバセンニンソウ　22
ウスバハンショウヅル　22
烏頭附子尖　339
ウスベニアオイ　97
ウスベニタチアオイ　13
ウタカグサ　209
烏爹泥　5, 132
ウタナ　222
宇陀防風　350
うっちん茶　33
ウツボグサ　23, 58
ウド　93, 275, 408
ウドモドキ　94
うにこうる　379
ウニコール　379
鵜の目　19
うばら　583
ウベ　235, 389
烏麻子　134
ウマゼリ　270
ウマノアシガタ　116, 614
ウマノスズクサ　348, 391
ウマビル　214
ウマフブキ　133
ウミウ　49

ウムギナ　30
ウメ　178, **235**, 252, 274, 484
ウヤク　33
烏薬　33
ウラジロ　273
ウラジロハマアカザ　191
ウラルカンゾウ　75
ウルイ　59, 638
ウルキ　59
ウルシネ　123
ウルチ　123
ウルチ(粳)米　122
烏蘞苺　10
ウワウルシ　34, 126
ウワウルシ葉　34
烏華烏爾矢葉　34
ウワミズザクラ　48
運気論　425
ウンシウキツ　260
雲州橘　260
温州橘　260
雲州仕立　291
ウンシュウミカン　255, 258
雲南升麻　209
雲防風　349

え

荏　234
罌子粟　9, 564
エイジツ　35, 577, 579, 586
営実　35
營實　587, 593, 600
營實根　587
営實仁　579
營實湯　594
エイジツ末　579
嬰桃　151
衛矛　263
エイランタイ　20
依蘭苔　20
エゴマ　108, 234, 395
荏胡麻　395
エゾウコギ　187
エゾカノコソウ　67
エゾヒグマ　398
エゾフウロ　615, 618
エゾリンドウ　405
エダウチオオバコ　199
エトポシド　358
エニス　52
エノキ　52
エビスグサ　112, 192, 194
エビスグスリ　194
エビヅル　346

エフェドリン　360
エミ　41
エミクサ　41
エメチン　276
エヤミグサ　405
エラグ酸　462, 618
エルゴメトリン　311
エレウテロシド　188
エレオカルプシン　618
エンゴサク　35
延胡索　35
燕子花　21
エンジュ　**51**, 102, 281, 499, 520
塩蓯蓉　286
エンバク　311
塩附子　337
延命草　315
エンメイン　316
エンレイソウ　61

お

オアサ　371
オイカリプツス葉　399
オニバス　417
オウ　339
王瓜　71
オウギ　36
黄耆　36
黄橘　256
黄橘皮　256
オウゴン　38
黄芩　38
罌子粟　564
黄蜀葵花　280
黄蜀葵根　13, 279
オウセイ　40
黄精　40
黄精　324
罌粟　550, 564, 569
罌粟殻　9
黄檀　328
櫻桃　48, 151, 176
オウバク　42, 316
黄柏　42
オウヒ　44
桜皮　44, 353
黄藥子　25
オウレン　49, 316
黄連　49
黄連解毒湯　441
黄棟樹　280
黄櫨　493, 503
黄蠟　375
黄蠟　375

オオエミ　41
オオアマチャ　10
オオアメリカキササゲ　611
オオオビゲンセイ　77
大賀ハス　418
オオカラスウリ　71
オオグルマ　391
オオシ　237
オオスズメウリ　72
オーストラリア白檀　327
オオゼリ　270
オオツヅラフジ　344
オオトネリコ　512
オオナツメ　240
オオヌサ　372
オオバ　334
大葉　423
オオバイブキボウフウ　349
オオバウマノスズクサ　345, 389
オオバキハダ　42
オオバギボウシ　638
オオバコ　198, 199
オオバジャノヒゲ　264, 306
オオバセンキュウ　220
オオバナオケラ　231, 322
オオバノセンナ　112
大葉麥門冬　306
オオハンゲ　315
オオベニコウジ　257
オオベニミカン　255
オオホタルサイコ　142
オオミサンザシ　170
オオミツバショウマ　208
オオムギ　241, 303, 311
オオヨモギ　55
オカウコギ　189
オキシコドン　555
オキナグサ　144
オキナワニッケイ　289
荻生徂徠　426
オクエゾサイシン　144
オクトリカブト　337
オクミシマサイコ　142
オグルマ　58
オケラ　85, 230, 322
おけら焚き　324
オシダ　387
於朮　325
オショウサンノシリフキ　662
オシロイバナ　398
オタカラコウ　392
御種　298
オタネニンジン　118, 290, 435
御種人参　299

乙字湯　442
オトギリソウ　409
オトコヨモギ　25
オナモミ　133
オニク　285
オニグルミ　517
オニゲシ　551
オニシバリ　305
オニシャク　221
オニドコロ　183
オニノダケ　269
オニノヤガラ　262
オニユリ　319
オニワラビ　388
オノオレカンバ　494
オハギ　87
オハツモモ　272
おみこし　621
おみこしさん　621
オムナカツラグサ　220
オモ　31
オモダカ　242
オモト　540
親木　115
オヤブジラミ　197
オランダシャクヤク　195
オランダハッカ　310
阿蘭陀本草和解　435
オレンジ油　82
温鬱金　33
オンジ　51, 218
遠志　51
温帯ジャポニカ　122

か

カールムジツ　70
カールム實　70
カールム水　70
カイカ　51
槐花　51
カイケイジオウ　184
懷慶地黄　185
蚘厥　692
海紅　159
檜香　515
海紅柑　159
蘹香子　31
懷牛膝　127
ガイシ　52
芥子　52
孩兒茶　4, 132
槐実　282
槐實　52
芥子泥　53

解屍編　430
灰楸　475
懷州牛膝　127
崖椒　180
海石榴　147
海石榴油　148
カイソウ　54
海葱　54
解體新書　430
海南殻砂　201
海南土砂　201
カイニン酸　673, 675
海人草　370, 672, 694
海忍草　681
蚘熱　692
かいばのき　466
カイメン　54
海綿　54
ガイヨウ　57
艾葉　55, 57
海榴　147
カエリナミ　676
雅黄　237
カオバナ　115
カオリナイト　57, 66
カオリン　57, 66
カカオ脂　290
香川修庵　427
カキ　359
カギカズラ　252
カギクルマバナルコユリ　40
花旗参　291
カキツバタ　20, 21
燕子花　21
カギノツル　254
何欽吉　247
ガクアジサイ　11
鄂羌活　91
角楸　485
格致餘論　438
核桃楸　517
カクマグサ　50
かくまぐさ　365
カクマクレ　364
加減五香湯　695
化香樹　515
カゴソウ　58
夏枯草　58
カザグルマ　24
風車草　24
カササギ　343
カササゲ　121
カサモチ　321
峨三七　247

カシア皮　109
カシアボク　59, 651
カシア木　280
カシュウ　60
何首烏　60
花楸樹　520
ガジュツ　33, 60
莪朮　61
莪蒁　60
莪蒁　60
花椒　180
カシワ　125, 255, **352**, **374**, 465
梶原性全　425
カスカラサグラダ　62, 234, 341
葛斯加栗刺　62
葛斯加利刺　62
カスカリラヒ　62
カスカリラ皮　62
加斯加利刺皮　62
カスカロサイド　62
カスパル流膏方　173, 375
カスミザクラ　44
河川大黄　237
假蘇　108, 234
カタクリ　167, 262
カタクリ澱粉　261
カタメンキリンサイ　80
カタルポール　607
カタルポシド　607
荻葵　167
カッコウ　63
藿香　63
カッコン　64
葛根　64
葛根湯　361, 442
葛根湯加川芎辛夷　443
葛上亭長　78
カッセキ　66
滑石　66, 245
カツネグサ　363
葛粉　262
カツラ　111, 289
かつら　111
瓜蒂　266
かなばば　704, 711
カナムグラ　357
かにくそ　704
かにここ　703
カニナバラ　577, 585
カニハ　46
かにばこ　703
カニハサクラ　48
がにばっこ　704
かにばば　703, 711

かねばば 704, 711
カノコソウ 67, 219
縷草 67
カノニケグサ 293
カバザクラ 48
カハネグサ 408
樺皮 45
樺皮散 46
カプサイシン 267
カブチ 99
カヘノキ 352
瓜防已 347
樺木 46
カホクザンショウ 180
樺木皮 45
蝦麻 226
蝦蟇 226
鎌倉柴胡 143
ガマの油 227
カマラ 68
加麻刺 68
加味五香湯 694
加味逍遙散 443
髪削ぎの儀 356
カミツレ 68, 421
加密爾列 68
カミツレ花 68
加密爾列花 68
カミトロロ 280
カミナリササゲ 534
カミノヤ(ガラ) 263
カミヤツデ 390
カミルレ花 68
カムシ 258
カメバカノコソウ 67
カメバキッソウ 67
カモウリ 266
カモジグサ 311
カモミール 69
カヤ 352
荷葉 417
カライナモ 516
唐瘡 98, 671
カラシ 52
カラシナ 52, 550
カラスウリ 71
カラスザンショウ 129, 177, 582
カラスビシャク 314, 374
カラスムギ 304
カラダイオウ 237, 421
カラタチ 89, 99, 598, 603
カラトリカブト 337
カラハナソウ 357
カラバルマメ 69

カラバル豆 69
加刺抜兒豆 69
唐ビャクジュツ 322
カラマツ 261
カラミザクラ 47, 161, 176
カラムシ 372
枲 371
カラモモ 96
ガランガ 409
ガランガル 61
かりはのみ 179
河柳 150
花龍骨 404
カルイシ 340
ガルシニアエキス 265
カルダモン 20, 201, 205, 394
カルドベネディクトソウ 69
カルドベネデクト草 69
カルナウバヤシ 70
カルナウバロウ 70
ガルバヌム 2, 17, 70
瓦爾抜奴謨 70
カロコン 71
栝楼根 71
栝樓実 71
カロライナジャスミン 113
カワイスギ 172
カウウ 49
カワクサ 270
河口信任 430
かわぐるみ 512
皮去りカンゾウ 73
皮付きカンゾウ 75
カワホネ 222
河骨 223
カワミドリ 63, 407
カハラオハギ 87
カワラケツメイ 112
カワラサイコ 144
カワラシバ 465
カワラトクサ 364
カワラドクサ 362
カワラニンジン 350
カワラハハコ 27
カワラヒサギ 503, 534, 609
カワラフジ 140
カワラボウフウ 221, 350
カワラヨモギ 25, 87, 192
柑 257
癌 437
カンアオイ 145
関黄柏 42
甘葛 76
甘葛根 65

貫休 157
カンキョウ 72
乾姜 72, 202
甘枸杞 101
カンサイタンポポ 354
カンシ 258
柑子 258
乾地黄 185
カンシ橘 258
カンジ橘 258
貫衆 388
甘州子 101
乾生姜 202
関升麻 209
カンショデンプン 261
カンショ澱粉 261
貫心 693
寒水石 216
甘石榴 146
カンゾウ 73, 76
甘草 73
関蒼朮 325
甘草屋敷 76
乾燥硫酸アルミニウムカリウム 376
カンタリジン 77
カンタリス 77
羯苔利斯 77
漢中防已 345
カンテン 78
寒天 78
款冬 334
款冬花 334
カントウタンポポ 354
広東升麻 209
広東人参 249, 291
カンナビノイド 29, 371
疳の虫 105, 685
カンバザクラ 48
柑皮 260
ガンビール 4
カンピマツ 82
カン皮末 82
柑皮末 82
カンペントウ 82, 106
甘扁桃 82
甘扁豆 379
甘扁豆油 301
漢方 424
漢防已 345
漢方医学 424
関防風 349
関木通 389
漢薬 xii
韓愈 483

甘連湯　696, 707

き

偽アルドステロン症　77
キヴェトン　196
偽果　579
キカラスウリ　71
キキョウ　84
桔梗　84
桔梗根　85
キク　86
枳根　99
キクカ　69, 86
菊花　69, 86, 129
キクバオウレン　49
キクバフウロ　616, 628
キケマン　36
奇工方法　434
枳殻　89, 256
キササゲ　**88**, 466, 477, 483, 488, 505, 509, 515, 521, 533, 606
キササゲ實　88
ギシギシ　**237**, 242, 251, 264, 422, 649, 659
キジツ　88
枳実　88, 256
枳實　89
キシュウミカン　256, 258, 260
ギショウキツ　89
鬼箭　263
キタキ（イ）ス　133
キタコブシ　213
キダチウマノスズクサ　389
キダチニンドウ　301
きちかう　86, 114
キチョムサンノシリノゴイ　662
橘　256
吉草根　67
キツネノボタン　625
橘皮　256
橘柚　256
キナ　62, 90
規那　90
キナ皮　90
キニーネ　90
キノ　90
吉納　90
キノヤニノクスリ　385
キハダ　42, 281, 597
キバナアザミ　69
キバナイカリソウ　30
キバナオウギ　36
キバナトリカブト　338
帰脾湯　403

キムラダケ　287
きむらだけ　286
キャッサバ　116
キャラウエイ　70
キャラボク　328
キュアリング　312
及已　339
牛角　125
九眼独活　275
芎藭　219
牛髄　125
ギュウゼツサイ　242
牛舌菜　242
牛膽　125
鳩麦　399
牛尾独活　275
牛扁　624, 629
九里香　484
キュラソウアロエ　15
薑　202
姜黄　32
キョウカツ　91
羌活　91, 275
薑根　202
響声破笛丸　4
キョウチクトウ　540
キョウニン　95, 106, 273
杏仁　95, 106
キョウニン水　96, 305, 331
驚風　685
郷藥集成方　433
杏葉防風　349
玉営実　579
玉機微義　438
玉吟抄　648
曲参　291
玉簪花　639
玉竹　41
玉柏　216
許渾　500
許俊　433
巨勝　134
魚腥草　167, 653
魚鯹草　657
魚腥草桔梗湯　657
魚腥湯　663
ギョリュウ　151, 387
キラヤヒ　97
キラヤ皮　97
キランソウ　59
キリ　491, 609
キリンサイ　80
錦葵　97
菫葵　624

キンキカ　97
錦葵花　97
金匱要略　430
金銀花　301, 534, 663
キンギンサ　663
金銀藤　302
菌桂　109
箘桂　289
金元医学　425
銀柴胡　142
金屑丸　19
キンマ　332
キンモクセイ　484
錦紋大黄　237, 423
金鈴子　107

く

クァシアボク　59
グアヤク脂　98
グアヤクボク　98
グアヤク木　98, 164
ぐい　582
ぐいき　582
ぐいばな　582
くいぼたん　582
クウェルシトリン　584, 654, 656, 671
クウェルセチン　616, 620, 654
クウェルセチンキシロサイド　584
クウェルセチングルクロニド　585
藕菜　374
藕實莖　417
藕節　417
枸櫞　98
クエンピ　98
枸櫞皮　98
クガイ　99
苦艾　99
クガイソウ　23
九蓋草　23
枸橘　89
苦菫　624
苦薊　69
クコ　100, 189
枸杞根　100
クコシ　100
枸杞子　100
クサスギカズラ　264
クサネム　192, 390
苦樹　280
クジン　101
苦辛　104
苦参　101, 282
クズ　64, 262

クズウコン　262
クズカズラ　65
薬玉　55, 207
クズデンプン　65, 261
クズ澱粉　261
葛デンプン　65
葛澱粉　261
クスノハガシワ　68
くすりまつり　302
クソニンジン　350
苦檀　280
虞搏　438
クチナ（苦乳菜）　354
クチナシ　173
口拭　694
苦蘇　131
グッタペルカ　105, 278
偏答百兒加　105
クヌギ　351
クネンボ　260
括失亞木　59
クベバ　106
クベバジツ　105
クベパ實　105
クヘントウ　83, 106
苦扁桃　83, 96, 106
苦扁桃水　106
苦扁桃油　106
葉椀　352
クマコケモモ　34
クマタケラン　408
クマノイ　293
クマリン　280
クマワラビ　388
グミ　178
苦味強壯剤　635
苦味健胃薬　635
都蒙　148
クモマタンポポ　354
苦薏　69, 86
クラムヨモギ　192
クララ　101
クリ　209, 351
グリーンカルダモン　201, 205
グリチルリチン酸　75
グリュケイア　77
クルクミン　33
グルコマンナン　166
クルマバナルコユリ　40
グルユンバルサム　106
倔兒雲抜爾撒謨　106
苦櫪木　373
クレノハジカミ　73, 202
クレノハジカミノウド　408

苦棟子　107, 283
苦棟樹　280
クレンピ　106
苦棟皮　106, 283
クロウメモドキ　130, 234
クローブ　251
クローブ油　251
黒芥子　53
クロガラシ　52
黒牽牛子　114
黒胡椒　130
黒ゴマ　134
クロサイ　139
クロシン　174
クロツバラ　234
クロバナハンショウヅル　22
くろぼ　311
クロボキン　311
黒穂病　311
クロマツ　**203**, 260, 336, 418, 482
クロミグワ　229
クロロゲン酸　655
クロンキスト体系　xi
くろんぼ　311
クロンボウ　311
クワ　232
クワイ　242, 374
クワッシア木　59
グンナイフウロ　614, 618
薫陸　173

け

桂　110
ケイガイ　107
荊芥穂　107
ケイガイアリタソウ　107
ケイ酸アルミニウム　66, 245
ケイ酸マグネシウム　245
荊三稜　122
瓊枝　81
瓊脂　81
桂枝　110
桂枝越婢湯　230
桂枝去芍薬加皂莢湯　141
苘實　588, 605
茼實　605
䕡實　587, 605
瓊脂の干物　81
桂枝茯苓丸　444
軽石　340
雞舌香　252
啓迪集　425
ケイトウ　84, 85

ケイノコズチ　127
ケイヒ　108
ケイ皮　109
桂皮　108
苘麻　588
荊葉　590
ケイリンサイシン　144
ケイリンシロタンポポ　354
ケイリンタンポポ　354
ケープアロエ　15
ケープゴム　12
外科精義　438
外科正宗　438
ケシ　8, 549
芥子　550
外臺秘要　435
蕨　262
月桂　289
結晶明礬　376
纈草　67, 219
纈草根　67
ゲットウ　19
蘖米　303
ケツメイシ　112, 113
決明子　112
ケツメイヨウ　113
ケツメイ葉　113
決明葉　113
ケナシイヌゴマ　234
ケナシサルトリイバラ　167
けにこし　114
ゲニポシド　174
ケムシ　371
ケヤキ　492
ゲラニイン　116, 462, 618
ゲラニイン酸　618
ゲルゼミウムコン　113
ゲルゼミウム根　113
巌桂　289
ケンゴシ　114, 398
ケンゴ子　114
牽牛子　114, 398, 677
ゲンセイ　77
芫青　77
卷丹　320
巻丹　320
ゲンチアナ　115, 316, 635, 651
健質亞那　115
ゲンチアナ根　115
健質亞那（根）　115, 404
ゲンチアニン　632
ゲンチオピクロシド　632
ゲンノシャウコ　629
ゲンノショウコ　116, 613, 616

規の証拠　622, 630
ゲンノショウコタンニン　616
ゲンノセウコ　629
げんのせうこ　623
げんのそうご　621
げんのんそう　621
ケンフェリトリン　616
ケンフェロール　616, 620, 654
ケンポナシ　99
げんよりしょうこ　621

こ

コイケマ　60
コウイ　116
膠飴　116
香櫞　99
コウカ　117
紅花　117
広藿香　63
硬滑石　67, 245
紅旱蓮　412
黄杞　125
紅耆　37
コウキシタン　191
紅木紫檀　191
絞股藍　10
コウジ　256
柑子　258
硬紫根　190
硬蒺藜　191
香砂養胃湯　203, 230, 323
コウジュ　171
香薷　171, 234
衡州烏薬　34
考証学派　430
香椒子　180
コウジン　118
紅参　118, 291
豇豆　503, 609
コウスイハッカ　387
紅豆蔲　204, 408
ゴウセキデイ　164
哈昔泥　2, 163, 164
硬石膏　216
江総　150
香椿　280
梗通草　390
黄帝内経　427
香独活　275
広南桂皮　109
穬麥　304
穬麥蘗　303
コウブシ　120
香附子　120, 122

鈎吻　113
汞粉　167
コウベイ　122
粳米　122
広防已　345
コウボク　123
厚朴　123
皇甫曽　152
コウホネ　222, 374, 417
藁本　220, 321
抗マラリア薬　90
紅毛甘草　76
広木香　391
コウモリカズラ　347
コウヤマキ　479
コウヨウザン　172
広葉杉　172
コウライエンゴサク　35
コウライゴショウ　268
紅藍花酒　117
高良姜　408
高良薑　204, 408
高涼薑　408
高梁薑　408
高陵土　57
五運六気　425
コエビスグサ　112
コエンドロ　84, 350
ゴオウ　125
牛黄　125
胡黄連　637
コードファンゴム　12
コカイン　126
古学派　426
コガネバナ　38
コカノキ　126
五加皮　188
コカヨウ　126
コカ葉　126
五疳　685
黒黄連　641
黒牽牛子　114
コクサギ　11
黒脂麻　134
殻砂　200
槲若　351
黒升麻　209
コクセイソウ　242
穀精草　242
黒丑　114
槲皮　353
黒扁豆　343
国民医薬品集　ix
呉継志　248

コケモモ　34, 126
五香湯　695
ココメハギ　37
ココロブト　79
心太　79
杞根　100
ゴサイバ　478
ごさいば　465
ごさば　465
胡枲　133
ゴシツ　126
牛膝　126
牛車腎気丸　444
ごしゃば　465
ゴシュユ　128, 177
呉茱萸　128, 130, 177
コショウ　130
胡椒　130
巨勝　134
虎杖根　650
五神　425
後世方派医学　425
ゴセノシリノゴイ　662
コセリバオウレン　49
苦蘇　131
五臓　425
コソカ　131
コソ花　131
苦蘇花　131
五体　425
胡頹子　175
古立蒼朮　230
木立レンギョウ　413
骨節草　368
骨蓬　222
コデイン　554
胡桃　519
梧桐　491
後藤艮山　425
胡桃楸　517
蠱毒　649
コナラ　351
コノテガシワ　352
ゴバイシ　131
五倍子　5, 131
コパイババルサム　106, 132
骨湃波抜爾撒謨　132
琥珀丸　227
枯礬　376
五腑　425
コフウロ　618
コブシ　211
コブシハジカミ　212
コベニミカン　255

ゴボウ 133, 165	サイコ 141	晒桔梗 85
牛蒡 133	柴胡 141	サラシナショウマ 208, 209, 210
ゴボウシ 133	柴胡桂枝湯 445	サラシミツロウ 375
牛蒡子 133	サイコサポニン 142	撒爾維亞 166
古方派 427	サイゴンケイヒ 109	サルカキ 168
古方派医学 426	採取月令 433	サルサ 164, 167
ゴマ 134	サイシン 144	サルサ根 164
胡麻 134	細辛 144	撒兒沙根 164
胡麻仁 134	濟生寶 437	薩爾沙根 165
五味 425	サイハイラン 166	撒兒沙巴里刺 164
ゴミシ 135	細胞内容物 viii	サルトリイバラ 168, 465, 581, 583
五味子 135	柴朴湯 445	サルナシ 389
五味子舎児別 137	さいもりば 466	撒爾非亞 166
コムギ 261, 311	柴苓湯 446	撒爾比亞葉 166
コムギデンプン 261	さうぶ 208	サルビアヨウ 166
小麦澱粉 261	三枝祭 320	サルフィア葉 166
コメデンプン 261	沙苑子 191	さるぼう 7
米澱粉 261	沙苑蒺藜 191	沙列布 166
五物解毒散 663	沙黄 265	サレップコン 166
五物解毒湯 657, 671	サカキ 273, 403	サレップ根 166
コヤブラン 306	サキシマボタンヅル 21	沙列布根 166
コリラギン 462, 548	サギソウ 166	サワウド 321
コリンクチナシ 174	葫蘆 217	サワギキョウ 421
コルコマツ 627	サクラカンバ 48	サワグルミ 512
コルヒクムシ 137	ザクロ 146	サワソラシ 321
コルヒクム子 137	石榴 147	山嬰桃 151
古爾矢屈謨子 137	ザクロヒ 146	山櫻 151
コルモバ 79	ザクロ皮 146	三黄散 446
凝る藻葉 79	石榴皮 146	山黄柏 42
格碌菫篤 138	サゴデンプン 262	山核桃 516, 517
古魯聖篤 138	サゴヤシ 262	山薑 408
コロシントジツ 138	ササゲ 504, 609	サンキライ 165, 167
コロシント實 138	ササユリ 302, 309	山帰来 98, 165, 167, 300
古魯聖篤實 138	サジオモダカ 241	山苦棟 280
格碌波尼亞 418	左紐柏 328	山蓟 324
コロホニウム 203, 260, 418	殺蠹毒 649	山茶 149, 156
古倫僕 138	薩撒富拉斯 162	山樝 171
格綸僕 138	サッサフラスボク 162	杉材 171
コロムボ根 138	サッサフラス木 162	山柴胡 142
古倫僕根 138	薩撒拉斯木 162	山茶花 156
コロンボ 50, 138	サッサフラス油 162	サンザシ 170
コロンボ根 138	殺蟲 650	山査子 170
コンズランゴ 138	サツマイモ 116, 183, 262	サンシ 171
コンズランゴグリコシドBo 138	薩摩人参 246	杉脂 171
コンズリトール 139	サトウマツ 373	三枝九葉草 30
コンヂュランゴ皮 138	左突膏 375	山慈姑澱粉 261
コンヅランゴ皮 138	サネカズラ 136, 346	サンシシ 173
	サネブトナツメ 176, 181, 240	山梔子 173
さ	サフラン 163, 174	サンシチニンジン 247
西海子 140	泊芙藍 163	三七人参 291
西海樹 140	サフロール 162	サンシチニンジン 291
サイカク 139	沙木 172	酸實殻 146
犀角 139	サホヒメ 185	ザンジバーアロエ 15
サイカチ 140, 583	ザボン 89, 159, 257	山芍薬 194

山朱櫻　176
サンシュユ　175, 178, 252
山茱萸　175, 178
サンショウ　180, 583
山椒　180
酸石榴　146
サンソウニン　181
酸棗仁　181
山大黄　650
サンダラック　182
山丹　320
鑽頭當歸　269
サントニン　192
サントリソウ　69, 117
サンナ　62
山柰　61
山萆薢　183
三味鷓鴣菜湯　682
酸模　649
酸模根　422
サンヤク　183
山薬　183
三稜　121

し

枲　371
紫雲膏　190, 375
ジェサコニチン　338
ジオウ　184
地黄　184
シオガマギク　26
シオジ　512
四気　425
地葵　133
ジギタリス　185, 432
ジギタリス末　186
ジギトキシン　187, 432
シキミ　31
梓宮　609
紫玉簪　639
シケレベ　43
シコ　43
茨菰　374
シコー　43
シゴカ　187
刺五加　187
ジゴクグサ　662
ジゴクソバ　662
シコクフウロ　615, 618
シコクムギ　400
ジコッピ　189
地骨皮　100, 189
シコノキ　43
シコノヘイ　43, 599

シコロ　43
シコン　189
紫根　189
支子　174
枝子　174
梔子　174
枲耳　133
シシウド　93, 275
梓実　88, 608
刺蒺藜　191
ジジフィン　240
梓樹　476
梓人　480, 609
シソ　233
紫草　190
紫蘇子　234
シダレヤナギ　151, 475
シタン　191, 328
紫檀　191, 328
刺猪苓　168
質汗　384
虱建草　625
実脾飲　230, 323
蒺藜角　191
シツリシ　191
蒺藜子　191
シデコブシ　213
シデナムのローダナム　563
ジデヒドロゲラニイン　618
シトロン　98, 159, 257
支奈　192
シナオウレン　50
シナオケラ　229, 322
シナカ　192
シナ花　192
支奈花　192
シナガワハギ　37
シナキササゲ　509
シナキハダ　42
シナサイカチ　140
シナタンポポ　354
シナノクズ　65
シナヒキガエル　225
シナフジ　318
シナミザクラ　161
シナモン　109
シナヨモギ　27, 192
シナルビン　53
シナレンギョウ　409
シニグリン　53
シネフリン　89
自然薯　184
シノニム　x
芝居の独参湯　295, 383

梓白皮　472, 529, 543, 608
地バス　418
シビトグサ　662
ジヒドロカイニン酸　675
ジヒドロカプサイシン　267
ジヒドロコデイン　555
地膚　56
ジャファラバッドアロエ　15
シフキ　658
シブキ　659
シフクサ　658, 660
シブクサ　658
渋草　660
シベリア人参　188
シベリアンティー　462
芝麻　134
脂麻　134
苧麻　371
シマカンギク　69, 86
紫茉莉　398
シマハスノハカズラ　345
絲綿皮　278
シモクレン　211
ジャーマンカミツレ　421
赭魁　85
ジャガイモ　116, 261, 262
シャカンゾウ　193
炙甘草　75, 193
炙甘草湯　75
シャク　221
鵲豆　343
赤熊柴胡　144
シャクヤク　193, 195
芍薬　193
芍薬甘草湯　447
芍薬手　291
ジャケツイバラ　583
ジャコウ　196
麝香　196, 300
ジャコウジカ　196
麝香皮　196
鷓鴣菜　672, 709
鷓鴣菜湯　682
ジャショウシ　197
蛇床子　197
沙参　85, 293
砂仁　201
シャゼンシ　198
車前子　198, 199
シャゼンソウ　199
車前草　199
車前葉　199
車前葉山慈姑　167
莎草　120

ジャノヒゲ 305, 356	獐牙菜 638	ショクヨウセン 166
ジャポニカ種 122	傷寒尚論篇 426	ショクヨウダイオウ 237
ジャマイカカシアボク 59	傷寒論 426	ショウリク 210
シャム安息香 16	傷寒論条弁 426	商陸 134, 210
シャムカルダモン 201	傷寒論後条弁 426	松涙 384
射罔 338	正木 115	證類本草 xiii
ジャワ桂皮 109	ショウキョウ 73, 201	小連翹 413
戢 657	生姜 201	庄浪大黄 237
莞蔚子 395	生薑 202	女科撮要 438
臭橘 89	小翹 409	除鬼樹 534
ジュウサイ 662	小決明子 112	蜀葵根 13
楸子 516, 519	松黄 216	植柴胡 142
楸実 540	松香 261	蜀漆 11
楸樹 476	松膠 261	食茱萸 129, 177
重修政和経史證類備用本草 xiii	松香 418	蜀椒 180
ジュウセリ 662	松根油 261	植防風 349
楸線 477	小柴胡湯 246, 292, 448	蜀羊泉 165
十全大補湯 447	常山 11	ショクヨウダイオウ 423
ジュウナ 662	ジョウザンアジサイ 11	如神丸 569
ジュウナグサ 662	象山貝母 303	女青 408
ジュウニヒトエ 58	常山方 434	ジョチュウギク 211
楸木(皮) 496	ショウシ 203	除虫菊 211
楸木皮 472, 524, 543	松脂 173, 203, 260, 418	女貞 43
十味敗毒湯 45, 353	生地黄 185	徐福伝説 155
ジュウヤク 200, 651, 663, 671	小淨府湯 691	苴麻 371
十薬 167, 200, 661	小秦艽 626	署豫 183
楸葉 65, 521	ショウズク 203	薯蕷 183
楸葉膏 524	小豆蔲 203, 205	署預子 184
十里香 484	小豆蔻 394	ジョロノシリフキ 662
朱櫻 47, 179	小青竜湯 361, 450	蒔蘿 198
熟地黄 185	消石 376	白川防風 350
シュクシャ 19, 200	焼セッコウ 216	シラカンバ 46
縮砂 200, 394	燒棗散 132	新羅 158
縮沙蜜 200	消蟲湯 690	蒔蘿子 198
縮砂蔤 200	小通草 390	シラネセンキュウ 220
紫油厚朴 124	小桃仁 272	シラン 166
主治 x	ショウドシマレンギョウ 412	シリウム 199
珠児参 247	小南星 315	白芥子 53
樹脂配糖体 398	小蘗 42	シロガラシ 53
朱苓 176	小栢 43	白牽牛子 114
珠参 247	小半夏加茯苓湯 451	白胡椒 130
ジュズダマ 399	薔薇 587	白ゴマ 134
朱丹渓 438	薔薇花 360, 593	シロサイ 139
茱萸 129, 177	薔薇根 587, 591, 593, 600	舎児別 137
蕈 168	薔薇湯 593	シロバナタンポポ 354
シュンギク 56	ショウブ 55, 206, 502	シロバナムシヨケギク 211
潤肌膏 190	菖蒲 206	シロバナヨウシュチョウセンアサガオ
ジュンサイ 168	ショウブ油 206	242
小茴香 31	ショウブ湯 208	白摩蜜亜 383
小黄耆 37	ショウマ 208	ジン 276
ショウガ 72, 201	升麻 208, 210	荏 234
昇華イオウ 17	生薬総則 viii	椣(しん・じん) 519
昇華硫黄 17	ショウヤサンノシリフキ 662	シンイ 211, 213
樟牙菜 638	小葉麥門冬 306	辛夷 211

新エングラー体系　xi
晋耆　37
秦艽　626
新疆甘草　74
秦艽防風湯　230
沈香　327
シンコニン　90
仁斎学　426
仁斎直指方　437
ジンジャー　202
信州大黄　237, 423
秦椒　180
真正阿仙薬　4
真正果実　579
真正カルダモン　201
新立蒼朮　230
新注校定國譯本草綱目　xii
ジンチョウゲ　165, 168, 305
心腸痛　691
シンナムタンニン　290
秦皮　373, 513, 519, 543
真武湯　451
神明白散　169
神馬草　708
新羅　158
新羅人参　158, 300

す

スィートアーモンド　83, 106
スイカズラ　301, 534, 663
水童　624
ズイコウ　165
瑞香　165, 168, 305
水牛角　139
水犀角　139
睡菜葉　374
水梔子　174
水菖蒲　206
スイダシグサ　663
スイテツ　214
水蛭　214
スイバ　422, 649
水芙蓉　417
スウェッティング　312
スウェルチアジャポニン　632
スウェルチアニン　632
スウェルチアマリン　228, 631, 632, 636
スウェルチシン　632
スウェロシド　632
蘇方木　232
スカンポ　422
スギ　171, 493
杉田玄白　430

透陶砂　376
スギナ　363
豆蔲　204
豆蔲　288, 394, 408
スコポラミン　342, 419
すししば　466
すしば　466
スズラン　540
ストエカスラベンダー　402
ストリキニーネ　358
ストロファンツス　214
ストロファンツス子　214
すはう　233
蘇芳　233
スバウ　232
蘇枋　232
すはぶきやまひ　331
スパンセポック　98
スペアミント　310
スペインアヤメ　21
スペインカンゾウ　75
スペイン瘡　98
スマトラ安息香　16
スモモ　235
スリナムカシアボク　59
スンタラ　256

せ

茜　174
世醫得効方　437
青花椒　180
清肌安蛔湯　682
清肌安蚘湯　692
青橘　256
青橘皮　256
西枸杞　101
青杞　166
製剤総則　440
青酸配糖体　117
清湿化痰湯　53
青椒　180
西升麻　209
清水大黄　237
精製硫黄　17
精製滑石　245
精製セラック　215
青碌石　404
西丹皮　356
薺苨（せいでい・せいねい）　85, 293
西寧大黄　237
青皮　256
青風藤　346
清風藤　346
西北甘草　74

青木香　391
セイヨウイソノキ　341
セイヨウウツボグサ　59
セイヨウオオバコ　199
セイヨウオトギリソウ　416
セイヨウオニシバリ　305
セイヨウカノコソウ　67
セイヨウカラシナ　53
セイヨウサンザシ　171
西洋参　291, 299
セイヨウタンポポ　353
西洋当帰　322
セイヨウトリカブト　3
セイヨウニワトコ　217
セイヨウネズ　276
セイヨウバクチノキ　305
セイヨウハッカ　310
セイヨウムラサキ　191
セイヨウヤマハッカ　387
セイロン桂皮　109
セイロンニッケイ　109
セージ　166
石蟹　340
石決明　192
赤芍　194
赤朮　231
セキショウ　206
石松　215
セキショウシ　215
石松子　215
石上菖蒲　206
石菖蒲　207
赤升麻　209
石蕊　21
赤箭　262
石囊　178
赤爪草　171
赤茯苓　336
石防風　349
石蜜　309
石榴　147
石流黄　17
石榴根皮　146
柘榴根皮　146
石龍芮　624, 629
石榴皮　146
赤龍皮　352
石蓮子　417
セコイドイド　116, 374
セスキテルペノイド　64
石花菜　80
薛己　438
セッコウ　216
石膏　216

セッコウジャノヒゲ　306
接骨木　217
セッコツボクカ　217
接骨木花　217
折衷派　430
浙貝　302
ゼニアオイ　97
セネガ　51, 97, 218
攝涅瓦　218
セネガ根　218
攝涅瓦根　218
セネガルゴム　12
セファエリン　276
攝緲施那　27, 192
セリバオウレン　49
セルチュルネル　554
セルペンタリアコン　218
セルペンタリア根　219
川烏頭　339
川黄柏　42
川藿香　63
センキュウ　197, 219
川芎　219
川芎茶調散　92
川羌活　91
ゼンコ　221
前胡　221
川穀　399
川牛膝　127
センコツ　222
川骨　222, 374
千歳藥　10, 76
鮮地黄　185
喘四君子湯　234
川芍薬　194
千樹の萩　481
蟾蜍　226
川升麻　209
穿心排草　68
銓水大黄　237
川赤芍　194
センソ　145, 225
蟾酥　225
センダン　106, 283
舩底苔　707, 710
セント・ジョーンズ・ワート　416
川独活　275
センナ　113, 227
旃那　228
センナ実　228
センナ葉　228
旃那葉　228
センニンソウ　22
仙人粮　264

センノシド　113, 228, 236
川貝　303
旋覆　58
旋覆花　59
センブリ　115, 228, 631
千振　647
籼米　123
川防風　349
センボンギク　88
川木通　389
川木香　391
蟾蜍　226
千里香　484
センリョウ　22
川棟　107
仙粮　264

そ

草烏　339
草烏頭　337
ソウカ　164
草果　163, 204
皂莢　140
皂莢丸　141
草決明　192
藏志　427
ソウジツ　229
桑実　229
ソウジュツ　229
蒼朮　229, 323
草蓯蓉　284
曹植　486
桑椹　229
草豆蔲　20, 203, 288, 408
相生相克関係　425
ソウハクヒ　231
桑白皮　231
宋版傷寒論　426
搜風解毒湯　164, 167, 591, 663
樅木　94
草本威霊仙　24
草龍膽　405
鼠麹草　27
粟蘖　303
側子　338
ソクズ　217
ソクドク　217
蘇合香　64, 406
ソコトラアロエ　15
蘇子降気湯　234
ソナレマツノミ　276
ソバナ　85, 597
ソボク　232
蘇木　232

ソメモノイモ　86
素問　430
ソヨウ　233
蘇葉　233
鼠李　235
ソリシ　234
鼠李子　130, 234
蘘蕉　649

た

ターメリック　33
柰　519
大茴香　31
大禹功丸　593
大禹功湯　593
ダイオウ　113, 228, 236, 423
大黄　236, 300
大黄甘草湯　452
妹岩　437
大戟　409
大玉半夏　315
大決明子　112
大建中湯　452
ダイコン　99, 313
大柴胡湯　453
ダイジョ　183
大淨府湯　691
大秦芁　626
薹草　121
タイソウ　238
大棗　238
ダイダイ　82, 88, 259, 265, 274, 598
橙　259
代替名　ix
大通草　390
大桃仁　272
胎毒　677, 682, 695
胎毒下し　693
第二改正国民医薬品集　ix
ダイバク　241
大麦　241
大麥　303
大麥蘗　304
大半夏　315
大腹子　332
太平恵民和剤局方　435
太平聖恵方　435
胎便　696, 698, 703
大扁桃仁　272
大防風湯　92
大葉三七　247
大葉麥門冬　306
大李仁　47

和文索引　795

大蓼　24
タイレンガキ　359
大連翹　413
タイワンアカマツ　418
タイワンカワラボウフウ　221
タイワンキハダ　42
タイワンクズ　65
タウカシラ　263
タウキササゲ　508
タウヤク　637
タカサブロウ　412
高遠草　316
鷹の目　19
タカヨモギ　57
宝香　392
タガラシ　625, 629
タキシフォリン　125
多紀元孝　430
橐吾　335
タクシャ　241
沢瀉　241
ダグラスモミマンナ　373
ダケカンバ　46, 494
タケニグサ　39
多骨　205
田道間守　260
田代三喜　425
タチアオイ　13, 350
タチセンニンソウ　22
タチテンモンドウ　264
タチバナ　256, 258
タチフウロ　615, 618
たちまちぐさ　624, 629
ダツラ　242, 328
ダツラ葉　244
タテガミネズミ　215
タナ　354
タピオカデンプン　262
タピオカノキ　262
タブノキ　124, 469
タマサキツヅラフジ　347
タマズサ　72
タマノカンザシ　639
タマモサヅキ　672
タマリックスマンナ　373
タマリンド　244
荅滿林度　244
タムシバ　211
ダムマル脂　245
田村元雄(藍水)　248, 291
達刺侃篤　279
陀羅尼助　43
タラノキ　94, 583
タルク　67, 245

ダルス　676
タングートダイオウ　236
檀香　191, 327
炭酸カルシウム　57
炭酸マグネシウム　57
タンジン　59
丹参　58
タンナウコギ　188
タンニン酸　131
ダンマール脂　245

ち

チ　348
チガヤ　348, 498
實芰荅里斯　186
實芰荅利斯　186
實芰荅利斯散　187
ヂギタリス葉　186
竹柴胡　142
竹節三七　247
竹節参　245
チクセツニンジン　245
竹節人参　245, 291, 294, 299
チシマフウロ　618
チシャ　401
ちしゃぎ　466
チスイビル　214
治頭瘡一方　230
治頭瘡一方去大黄　230
治打撲一方　45
地膽　78
乳付け　706
チノスバトス子　577
チノスバトス実　577
チノネ　348
チノロドン実　577
茅の輪　349
茅花　348
ちまきしば　466
チモ　250
知母　250
知母肉　250
チャノキ　157, 161
チャンチン　13, 42, 129, 280, 411
チャンパギク　39
中黄膏　375
仲景全書　426
鈕子七　247
抽出物　viii
丁香　251
チョウジ　251
丁子　251
長生薬　681
チョウセンアサガオ　29, 242

朝鮮医学　431
チョウセンエンゴサク　35
チョウセンオニウド　95
チョウセンゴシュユ　129
チョウセンゴミシ　135, 514
チョウセンザクロ　149, 158
チョウセンダイオウ　236
朝鮮大黄　237
チョウセノノギク　86
チョウセンムギ　400
チョウセンヨモギ　55
チョウセンレンギョウ　409
チョウトウコウ　252
釣藤鈎　252
釣藤散　453
重陽の節句　128, 177
調痢丸　570
猪牙皂莢　140
直参　291
直根人参　246
苧麻　371
チョレイ　254
猪苓　254
チョレイマイタケ　170, 254
チリメンアオジソ　233
チリメンジソ　233
陳橘皮　256
沈降硫黄　17
陳氏甘連湯　695
椿樹　280
チンネベリーセンナ　228
チンピ　255
陳皮　255

つ

追蟲湯　690
通仙散　243
通草　389
通脱木　390
通天犀角　139
ツキノワグマ　398
つくづくし　369
ツクネイモ　184
ツクバトウキ　269
ツクリミイラ　384
ツタウルシ　113
ツチタラ　94
つづら　346
ツナギグサ　128
ツバキ　147, 159, 493
ツバナ　348
茅花　348
ツバメオモト　166
ツリガネニンジン　85, 293, 597

ツルゲンゲ　191
ツルドクダミ　60
ツルニンジン　85
ツルマサキ　278
蔓レンギョウ　413
ツワブキ　335

て

ディオスコリデス　561
ディゲニン酸　674
樫乳　384
樫柳　151
テオフラストス　561
デカノイルアセトアルデヒド　654
てきめんぐさ　625
てきめんそう　625
鐵脚威霊仙　23
テッセン　22
鐵線蓮　24
テッポウユリ　319
テトラカンナビノール　29
テニポシド　358
テバイン　554
出物　115
テリハノイバラ　581, 585, 594
テレビンチーナ　260
テレビンチナ　203, 260
的列並底　260
テレビンノキ　261
テレビン油　203, 260
天花粉　71
癲癇　685
テングサ　78
田三七　291
天竺桂　289
田七人参　291
天使のハーブ　322
甜菝葜　286
テンダイウヤク　33
天台烏薬　34
甜茶　10
滇中茶葉　162
甜橙　259
天南星　315
デンプン　116, 261
澱粉　261
テンマ　262
天麻　262
テンモンドウ　264
天門冬　264
天雄　338
甜葉　11

と

土硫黄　18
ドイツアヤメ　21
橙　259
トウアマドコロ　40
トウイノコズチ　127
東醫寶鑑　431, 432
トウオウ　265
藤黄　265
トウカ　265
橙花　265
桃華　272
トラガカンタ　279
桃核　272
トウガシ　266
冬瓜子　266
橙花水　266
橙花油　265
トウガラシ　267
トウガン　266
トウカンバ　46
トウキ　268
当帰　268
トウキササゲ　65, **88**, 475, 483, 488, 499, 501, 515, 606
当帰芍薬散　454
トウギボウシ　639
闘牛兒　628
堂棣子　171
桃梟　272
トウクロウメモドキ　236
筒桂　110
稲蘗　303
茼蒿　56
トウコウボク　123
トウサイカチ　140
トウザンショウ　180
橙子　275
トウシキミ　31
橙子皮　259
唐楸子　516
党参　292
燈心草　368
トウセンダン　107, 280
頭注國譯本草綱目　xii
トウツバキ　156, 162
桃蠹　272
桃奴　272
トウニン　271
核仁　271
冬柏　160
トウヒ　274
橙皮　274

唐ビャクジュツ　322
桃符　272
トウフユザンショウ　180
東防風　349
東北甘草　74
東北紫菀　393
トウムギ　400
ドウモイ　675
ドウモイ酸　676
桃毛　272
檸檬　99
唐木香　391
トウモロコシ　116, 261
トウモロコシデンプン　261
トウモロコシ澱粉　261
玉蜀黍澱粉　261
トウヤク　638
当薬　228, 637, 641
當薬　228
東洋参　299
トウヨウミツバチ　308, 375, 421
藤瘤　317
トウリンドウ　115, 404
土延胡索　35
土黄耆　37
土黄柏　42
土瓜　72
土藿香　63
非時香木實　259
吐逆　544
トキワイカリソウ　30
ドクカツ　275
独活　91, 275
トクサ　364
砥草　365
篤耨香　261
独参湯　295
ドクダミ　167, 200, 467, 653
ドクタメ　663
ドクダメ　663
ドクダンソウ　663
毒掠　707
トゲイギス　672, 676
トゲチシャ　401
トゲハニガナ　401
杜衡　145
土牛膝　127
トコロテン　79
トコン　276
吐根　276
土細辛　145
杜若　20
度嶂散　169
杜松子　277

トショウジツ　276
杜松実　276
杜松實　276
土草決明　112
屠蘇酒　168
屠蘇白散　169
土大黄　237, 422
トチバニンジン　245, 292, 294
土知母　250
トチュウ　105, 277
杜仲　277
杜仲茶　278
トトキ　85
杜敦根　468
トネリコ　281
土麦冬　306
土筆　369
土白豆蔻　204
土茯苓　164, 167, 254
土附子　339
杜甫　56, 484, 565
土麻黄　368
トモエガモ　343
トモエソウ　409
土木香　391
トウアララギ　310
トラガント　278
達拉侃篤護謨　279
達刺侃篤護謨　279
トリアシショウマ　209, 210
トリダックス　401
トリノアシグサ　209
トルーバルサム　279, 343
篤留抜爾撒謨　279
トレハラマンナ　373
トロパンアルカロイド　328
トロロアオイ　13, 279
トンカ　280
トンカ豆　280
東京肉桂　109
トンキンニッケイ　108
トンコマメ　280
トンコ豆　280

な

ナガイモ　183
ナガバクコ　101
ナガバジャノヒゲ　306
ナガバナコバイモ　303
ナギナタコウジュ　108, 171
名古屋玄医　426
名古屋五味子　136
ナタルアロエ　15
ナチャーラ　714

ナチョーラ　714
ナチョラー　714
ナツウコン　33
ナツグミ　179
ナツシロギク　88
ナツダイダイ　88
ナツヅタ　11, 76
ナツマイタケ　255
ナツミカン　82, 88, 598
ナツメ　174, 181, 238
ナツメグ　288
ナツメヤシ　239
ナツユキソウ　209
ナナカマド属　520
生アヘン　560
ナマイ　242
生干桔梗　85
生松脂　260
ナメラサンキライ　167
ナラガシワ　352
ナルコユリ　40, 324
ナロキソン　555
ナワシログミ　175, 178
軟滑石　66, 245
難行　430
南京甘草　76
ナンキンザクロ　149
南五加皮　188
南五味子　135
南柴胡　142
軟紫根　190
軟蒺藜　191
軟石膏　216
南川大黄　237
南蒼朮　326
ナンテン　39
南天燭　39
ナンバンキカラスウリ　358
南木香　391

に

ニオイウド　95, 221, 269, 275
ニオイコブシ　213
ニオイモロコシソウ　63
ニガカシュウ　25
ニガキ　59, 280, 651
ニガ木　282
苦木　59, 280
苦味キャッサバ　117
ニガヨモギ　99
肉桂　109, 289, 300
ニクジュヨウ　283
肉蓯蓉　283
肉蓯蓉丸　285

ニクズク　287
肉豆蔻　287
肉豆蔻花　288
ニコタ　293
二酸化ケイ素　66
ニシキギ　263
二朮湯　230, 323
ニッキ　290
ニッキアメ　110
ニッケイ　110, 289
日桂　289
肉桂　109, 289, 300
ニッケイ脂　289
肉桂脂　289
ニホンケイヒ　289
日本ケイ皮　289
日本桂皮　110, 289
日本大黄　422
日本茶　158
ニホンヒキガエル　227
乳岩　438
乳癌　437
乳巖　438
乳柑子　257
乳ガン摘出手術　243, 430
乳香　173
ニラ　145, 174
ニリンソウ　614
ニワウメ　47, 235
ニワツツ　78
ニワトコ　217
ニンジン　118, 290
人参　290
人参飲て首絞る　294
ニンジンブーム　294, 378
ニンジンボク　590
ニンドウ　301
忍冬　301, 534

ぬ

ヌカエ　234
零餘子　184
ヌスビトノアシ　263
ヌファリジン　223
ヌマガエル　227
ヌマダイオウ　423
ヌミグスリ　101, 194
ヌルデ　131
ヌルデシロアブラムシ　131
ヌルデノミミフシアブラムシ　131

ね

ネズ　277
ネズミモチ　43

熱帯ジャポニカ　122
ネムロコウホネ　222
ネロリ油　265
ノアサガオ　397
ノイバラ　35, 579, 587
ノギク　87
野菊　86
ノグルミ　514, 517, 543
ノスカピン　8, 554
ノゼリ　143, 222
ノダケ　221
ノビル　212, 310
野麻黄　368
ノラエ　234
ノルスウェルチアニン　632
野呂元丈　435

は

ハイイロヨモギ　27
バイカリン　38
バイカレイン　39
梅堯臣　483
ハイシマカンギク　86
排草香　63
梅毒　669
ハイビャクシン　277
ハイマユミ　278
バイモ　302
貝母　250, 302
パインマンナ　373
ハカタユリ　319
ハカマオニゲシ　549, 550
白堊　57
舶硫黄　18
白堊　57
バクガ　303
麦芽　303
麥芽　303
バクカク　311
白瓜子　266
麥蘖　304
ハクサンフウロ　615, 618
白昌　206
白菖　206
白色セラック　215
白参　118, 291
ハクズイコウヒ　305
白瑞香皮　305
白丑　114
麥㔫　311
バクチ水　305
バクチノキ　305
バクチョウ　305
バクチ葉　305

白土　57
麦奴　311
白頭翁　144
白陶土　57
白礬　376
白礬石　376
白礬土　57
白茅根　348
蘖木　42
ハクモクレン　211
白摩蜜亜　383
バクモンドウ　305
麦門冬　167, 305
麦門冬湯　454
博落廻　39
白蠟　375
バサニ石　216
ハジカミ　181
バジリコム　375
ハシリドコロ　341, 419, 420
ハス　200, 374, 416
ハズ　307
巴豆　307
巴豆霜　307
ハスノハカズラ　347
ハゼノキ　413, 493, 503
馬先蒿　26
ハタヨモギ　27, 55
バタンガス　256
巴旦杏　82, 379
八擔仁　82
八味地黄丸　455
ハチミツ　308, 421
蜂蜜　308
パチョリ　63
ハッカ　309
薄荷　309
バッカク　311
麦角　311
麥角　311
八角茴香　31
バッカクキン　311
白鶴仙　639
菝葜　22, 165, 167, 183
薄荷葉　309
發癌方論　437
馬蹄大黄　237
ハトムギ　318, 399
鳩麦茶　399
馬兜鈴根　392
ハナウド　93, 321
華岡青洲　29, 243, 353, 375, 430
華岡青洲家方　190
華岡麻沸湯　243

花鬘　302
ハナゴケ　21
ハナゴマ　26
ハナスゲ　250
ハナトリカブト　337
花肉豆蔲　288
ハナハッカ　25
ハナヒョウタンボク　301
ハナミョウガ　19, 408
ハナヤナギ　675
バニラ　312
バニラ豆　312
バニリン　312
ハハクリ　303
ハハコグサ　27
パパベリン　554
ハビ　417
ハビシバ　39
バビショウ　203
馬尾松　203, 418
馬尾當歸　269
パピラソゾ　676
ハブソウ　112
ハブ茶　112
ハマアカナ　143
ハマウツボ　284
ハマオオネ　313, 351
ハマクサギ　283
ハマスガナ　350
ハマスゲ　120
ハマゼリ　197
ハマセンダン　129
ハマダイコン　313
ハマナス　360
ハマニガナ　350
ハマビシ　191
ハマボウフウ　198, 312, 350
浜防風　198, 312, 350
ハマメリス水　314
ハマメリスヨウ　314
ハマメリス葉　314
ハマヨモギ　25
馬明湯　682
パラセルスス　562
ハラタケ　84
ハリギリ　188, 512, 583
馬蓼　25
ハルウコン　32
抜爾撒謨篤露　279
ハルニレ　282
バルバロイン　15, 62
バレイショデンプン　261
馬鈴薯澱粉　261
ハロイサイト　66

バンウコン　61, 409
半曲参　291
ハンゲ　314
半夏　314
半夏厚朴湯　456
半夏瀉心湯　456
半夏白朮天麻湯　230, 323
番紅花　163
礬蝴蝶　376
番薯　183
番椒　267
半水石膏　216
礬精　376
樊石　375
礬石　17, 376
斑蝥　77
斑猫　77
番木鼈　358

ひ

ビアントロン　228
ヒイラギ　273
萆薢　183
ヒカゲイノコズチ　127
ヒカゲツルニンジン　292
ヒカゲノカズラ　215, 356
ヒキオコシ　315, 318
ヒキガエル　227
ヒキノヒタイグサ　145
ヒキヨモギ　25
火口　19
ヒグマ　398
髯人参　248, 291
ヒサキ　540
ヒサギ　255, 471, 496, 511, 533
ヒサキリ　540
ヒサゴウリ　72
ビサボールミルラ　377
常陸牛膝　127
ビタミンP　52
ヒツジグサ　417
ビッターアーモンド　83, 106
ビッターオレンジ　274
ビッターストマチック　635
ビッタートニック　635
ビッチュウフウロ　615
華澄茄　105
筆筒草　368
ヒトシベサンザ　171
ヒトノミツヅケ　385
ヒドラスチス　319
ヒドラスチス根　319
ヒドラスチン　319
ヒトリシズカ　339

ヒナギキョウ　51
ヒナゲシ　565
ヒナタイノコズチ　126
ヒネショウガ　202
ピネン　261
ヒパコニチン　338
ヒハツ　130, 164
蓽撥　130, 163
ヒハツモドキ　130
ヒヒラギ　39
蘼蕪　197
ビフェノサイド　632
ヒペリン　585, 655
ヒポクラテス　561
火麻仁　370
ヒマラヤキブシ　390
ヒメウイキョウ　70
ヒメウズ　339
ヒメグルミ　517
ヒメザクロ　158
ヒメハギ　51
ヒメハッカ　310
ヒメフウロ　615
ヒメヤブラン　306
ヒメユリ　319
白何首烏　60
白牽牛子　114
白蒿　27
ビャクゴウ　319
百合　319
百合知母湯　320
白牛膝　127
白散　169
ビャクシ　321
白芷　321
白蒺藜　191
白芍　194
ビャクジュツ　322
白朮　230, 300, 322
白昌　206
白菖　206
ビャクシン　328
白豆蔲　203, 288
ビャクダン　327
白檀　191, 327
ビャクダンノキ　328
白丑　114
白礬石　376
白茯苓　336
白附子　339
白扁豆　343
白木通　389
白摩蜜亜　383
百薬　4

百薬煎　4, 131
百里香　484
白龍骨　403
白芨　166
ヒョウタン　72
ヒヨス　328, 342, 419
ヒヨスチアミン　328, 341, 342, 419, 420
菲沃斯矢謨斯　328
ヒヨス葉　328
葉盤　352
ヒルスチン　253
ヒルムシロ　197
ピレスリン　211
ビロウ　333
ビロードモウズイカ　342
ヒロハセネガ　218
ヒロハノキハダ　42
ヒロハミシマサイコ　142
ビワ　329
枇杷核　329
ビワニン　329
枇杷仁　329
ビワニン水　329
ビワヨウ　329
枇杷葉　329
枇杷葉湯　330
岷県大黄　237
ビンロウ　332, 686
ビンロウジ　332
檳榔子　300, 332, 686

ふ

ファルファラヨウ　333
ファルファラ葉　333
フィゾスチグミン　69
フィランサシイン　618
フィロズルチン　10
フウ　172, 254, 407
楓香脂　407
フーロシニン　618
フーロシン　618
フェニルプロパノイド　8, 21, 64, 162, 188, 206
フェブリフギン　11
プエラリン　65
フェンネル　31
フカミグサ　356
無患子　400
フキ　133, 334
フキタンポポ　333
普救類方　435
フクジュソウ　540
茯神　336

ブクリョウ 335
茯苓 335
フサスギナ 368
フジ 278, 317, 343, 346
ブシ 3, 337
附子 337
フジコブ 317
藤瘤 317
節去麻黄 361
節人参 245
ふしにんじん 245
節人参 292
フジバカマ 213
フジバシデ 125
フジマメ 343
不死藥廿一種 149, 154
婦人良方大全 438
夫須 121
フセキ 340
浮石 340
プソイドエフェドリン 361
フタマタハコベ 143
フヂナ 355
勿誤藥室方凾 434
ブッコヨウ 341
ブッコ葉 341
ブッシュカン 89, 99, 257
仏手柑 257
佛手柑 99
筆つ花 369
ブト 80
餺飥 80
ブドウ 390
フナバラソウ 23
ブファジエノライド 54
ブフォステロイド 226
フブキ 334
フブキショウマ 208
フマールプロトセトラール酸 21
フユアオイ 279
フヨウ 417
ブラウンカルダモン 201, 205
ブラジル 232
ブラックカルダモン 201, 205, 394
フタバアオイ 146
フラングラヒ 341
フラングラ皮 235, 341
プランタゴ 199
プリニウス 561
ブレビフォリン 618
プロトアネモニン 25
粉葛根 65
文県大黄 237
分消湯 230, 323

分泌物 viii
粉防已 345
粉末飴 116

へ

米嚢花 564
萍蓬草 222
ヘーラボールミルラ 377
ペオニィ 195
ペオニフロリン 194
ペオノール 355
ペオン 195
ペグ阿仙薬 4
ヘクソカズラ 85, 408
別録 xi
ベトナムケイヒ 109, 289
ベニコウジ 257
ベニバナ 69, 84, 117, 163
ベニバナヤマシャクヤク 194, 357
ベニバナ油 117
紅餅 118
ベラドンナコン 341, 419
ベラドンナヨウ 328, 342, 420
ベラドンナ葉 342
別刺敦那葉 342
ヘリグロヒキガエル 226
ペルーバルサム 279, 342
百露抜爾撒謨 343
ベルゲニン 462, 547
ペルシアカンゾウ 75
ベルバスクムカ 342
ベルベリン 42, 49
ペレチエリン 146
変化咲き朝顔 115
ベンガルカルダモン 201
弁証論治 425
ヘンズ 343
扁豆 343
ベンゾイルアコニン 338
ヘントウ 84
扁桃 84
扁柏 352

ほ

ボウイ 344
防已 344
方解石 216
蓬莪茂 61
防己 344
防葵 351
ホウキギ 56
牻牛 628
牻牛兒 623, 628
牻牛兒苗 616, 628

蓬蒿 56
望江南 112
ボウコン 348
茅根 348
防已 344
茅朮 326
茅針 348
ホウノキ 124
ボウフウ 349
防風 349
炮附子 337
蒲黄 216
ホオノキ 123, 465
蒲葵 333
補気健中湯 230, 323
北五加皮 188
北五味子 135
北柴胡 142
北沙参 312
北升麻 209
北蒼朮 325
ボクソク 351
樸樕 351
牡桂 109
牡荊實 590
牡荊葉 590
ホコウエイ 353
蒲公英 353
蒲公英湯 354
蒲公草 354
ホコガタフウロ 619
ホザキイカリソウ 29
ホシクサ 242
ホシショウガ 73
ホソキ 129
ホソクミ(ビ) 315
ホゾグミ 315
ホソバアブラギク 87
ホソバオオバコ 199
ホソバオケラ 229, 322
ホソバクサボタン 22
ホソバハブソウ 112
ホソバメハジキ 394
ホソバリンドウ 404
ホソミエビスグサ 112
菩提子 400
ボダイジュ 355, 400
ボダイジュカ 355
菩提樹花 355
ホタルサイコ 142, 638
ボタン 355
ボタンニンジン 313, 351
ボタンピ 195, 355
牡丹皮 355

ボタンボウフウ　313, 349, 351
補中益気湯　457
母丁香　252
渤海　148
北海吉草　67
ホッカイトウキ　268
ポックホウト　98
ほっけそう　622
ほっけばな　622
ホップ　357
ホップ腺　357
ホップ腺　357
忽布腺　357
補湯　598
保童圓　687
剥度比謨脂　358
剥度比爾林　358
ポドフィルム根　358
ポドフィルム脂　358
ポドフィロトキシン　358
牡麻　371
ホミカ　358
ホモオリエンチン　632
ホヤ　336
ホヨ　336
ホルトノキ　618
ボレイ　359
牡蛎　359
ホワイトカルダモン　201
ホンアンズ　84, 95
ホンオニク　283
ポンカン　255
ポンキツ　256
本經　xi
ホンゴシュユ　128
本犀角　139
ホンシュクシャ　200
ホンショウマ　208
本草經集注　xi
本草綱目　xiii
本草綱目啓蒙　433, 504
本間棗軒　54, 187

ま

マイカイ　360
マイカイカ　360
玫瑰花　360
マイソールカルダモン　205
前野良沢　430
マオウ　360
麻黄　300, 360
麻黄細辛附子湯　361
麻黄湯　361, 458
麻黄連翹赤小豆湯　529
麻黄連軺赤小豆湯　529

マガキ　359
マクサ　78
マグノロール　124
マクリ　370, 672
まくり　693, 707
調治　694
舩底苔　707, 710
万久里母　677
末久利母　677
マグワ　229, 231
マサキ　278
麻子　29, 370
マシニン　370
麻子仁　370
麻睡　244
麻酔　244
ますい　244
マダラジソ　233
マチコ　372
麻質古　372
馬銭子　358
マツブサ　136
マツホド　335
マツホヤ　337
マドンナリリー　320
曲直瀬道三　425
麻沸散　29, 243
麻沸湯　29, 243
麻蕡　29, 244, 370
麻勃　370
ママコノシリヌグイ　583
マメハンミョウ　77
豆斑猫　77
マユミ　492
陰茎猛草　30
マラバルカルダモン　205
マリファナ　29
マルチノサイド　584
マルチフロリンA　582, 584, 594
マルバアサガオ　114
マルバウマノスズクサ　391
マルバサンキライ　22
マルバダイオウ　237, 421
マルブッシュカン　99
マンシュウウコギ　188
マンシュウグルミ　513, 517, 543, 548
蔓椒　129
曼荼羅花　243
曼荼羅華　29
蔓陀羅華実　244
曼荼羅華葉　242
マンダラ葉　242
蔓脹　693

マンデロニトリル　96
マンナ　373
滿那　373
マンナノキ　373
万病一毒論　429

み

ミイラ　300, 379
みいら　379
木乃伊　301, 380
ミイラ取りがミイラとなる　383
ミイラブーム　378
ミカイドウ　159
三河乾薑　73
ミクリ　122
みこしぐさ　621
ミザクラ　152
ミシマサイコ　141
三島柴胡　143
水飴　116
ミズガシワ　374
ミズドクサ　363, 368
ミズナラ　351
ミズハンゲ　374
ミズメ　494, 496, 502, 505
ミゾカクシ　421
ミゾダイオウ　422
みち　309
みちばち　309
ミツガシワ　374
蜜柑　258
蜜香　392
御綱柏　2
ミツバアケビ　388
ミツバウコギ　188
ミツバオモダカ　374
ミツバゼリ　374
ミツバチ　309
ミツバトリカブト　338
ミツバフウロ　615, 629
蜜人　384
ミツロウ　375
ミノコバイモ　303
ミブヨモギ　192
ミヤツコギ　218
ミヤマキケマン　35
ミヤマキハダ　42
ミヤマトウキ　269
ミョウガ　202, 408
ミョウバン　375
明礬　17, 375
ミラ　146
ミラノネグサ　145
ミルラ　377

密兒拉　377
岷県大黄　237

む

零餘子　184
ムギノクロミ　311
ムクゲ　678
ムクロジ　400
無患子　400
ムコギ　188
牟古岐　189
ムサシアブミ　315
ムジナオオバコ　198
ムスコン　196
むばら　583
ムミヤ　382
ムラサキ　189
紫ウコン　33
ムラサキウマゴヤシ　37
ムラサキケマン　35
ムラサキセンブリ　228, 631, 639
ムラサキモメンヅル　37

め

メース　288
メカツラ　111
メギ　42
目木　43
メコニウム　401, 561
メコン　561
メサコニチン　338
メタカラコウ　392
メチルペレチエリン　146
メハジキ　394
メボウキ　108
メリッサ　387
メリッサヨウ　387
メリッサ葉　387
綿茵陳　27
綿黄耆　37
櫛芽　278
瞑眩　428
綿樹皮　278
メントール　310
棉革蘚　183
メンマ　387
綿馬　387
綿馬根　387

も

牡牛　628
モウコアンズ　95
モウコタンポポ　354
モウコモメンヅル　36
毛知母　250
毛桃　272
木王　476
木黄耆　37
木耆　37
木桂　110
もぐさ　56
木蒴藋　217
木芍薬　356
モクセイ　289
木賊　364
モクツウ　388
木通　22, 388
モクナイイ　383
木芙蓉　417
木鼈子　358
木防已　345
木綿　277
モクヨクカイメン　54
木蘭　110, 212
モクレン　211
モチ(糯)米　122
モッコウ　390
木香　390
モッコウバラ　393
没食子　131
没薬　377
モナイ　383
モミイ　382, 385
モミジバダイオウ　236
モミノキ　261
モミヤ　383
モメンヅル　37
モモ　151, 271, 274
モヤシ　304
モルヒネ　8, 554
モロコシソウ　63
諸成　179
問荊　364, 368

や

野核桃　517
冶葛　34, 113
焼セッコウ　216
焼ミョウバン　376
焼明礬　376
ヤク　628
薬性　425
ヤクチ　20, 393, 403
益知　403
益智　393
益智子　394, 402
薬徴　428
ヤクモソウ　394
益母草　394
ヤクヨウサルビア　166
ヤクヨウセンナ　227
ヤクヨウダイオウ　236
野胡桃　514
野梧桐　468, 542
ヤサイショウマ　209
野薔薇子　599
ヤチダモ　512
ヤチマタイカリソウ　30
ヤチマタエンゴサク　35
ヤドリギ　336
ヤナギイノコズチ　127
ヤハズイケマ　60
ヤブガラシ　10
ヤブケマン　36
ヤブコウジ　356, 405
薮牛膝　127
ヤブジラミ　197
ヤブソテツ　388
ヤブニッケイ　111, 289
ヤブニンジン　321
ヤブミョウガ　20
ヤブラン　306
耶僕蘭日　397
ヤボランジョウ　397
ヤボランジ葉　397
耶僕蘭日葉　397
ヤマアジサイ　11
ヤマアララギ　212
山蘭　213
ヤマウコギ　189, 583
ヤマウツボ　287
ヤマカシュウ　22
ヤマカシワ　255
ヤマグワ　232, 492
ヤマゴボウ　134, 210
山牛蒡　133
山牛蒡根　165
ヤマザクラ　44, 353
ヤマシ　251
ヤマシャクヤク　194, 357
やますが　306
やますげ　306
ヤマスゲ　356
ヤマゼリ　221, 270
ヤマタチバナ　356
ヤマテリハノイバラ　581
ヤマトアオダモ　512
ヤマトイモ　184
ヤマトコロ　251
大和本草　433, 503
ヤマドリグサ　30

ヤマトレンギョウ　412
ヤマニンジン　350
ヤマノイモ　183
ヤマハッカ　387
ヤマハマナス　581, 585
ヤマブキ　334
山吹花　334
ヤマフブキ　334
ヤマユリ　319
ヤマヨモギ　57
山脇東洋　427
ヤラッパ　397
ヤラッパ根　397
葯刺巴根　397
ヤワラグサ　38
ヤンバルセンニンソウ　22

ゆ

柚　256
ユーカリ　399
有加利布丟斯　399
ユーカリマンナ　373
ユーカリ油　399
ユーカリ葉　399
熊脂　398
熊掌　399
ユウタン　398
熊胆　398
熊蹯　399
有隣　425
ユショウ　203, 418
油松　203, 418
ユズ　89, 257, 259, 275
ユスラウメ　47, 151, 235
ユズリハ　273
癒瘡木　98, 164
癒瘡木脂　98
湯津香木　111
ユニペル　276
ユニペルベリエ　276
ユノアカ　18
ユノアワ　18
由跋　315
油跋　315
楡皮　282
油麻　134
ユリ根　319
ゆり祭り　320

よ

溶液膠飴　116
ヨウシュチョウセンアサガオ　242
陽春砂　200
ヨウスコウワニ　403

煬帝　150
洋茶　158
羊蹄　237, 422, 649, 660
羊蹄根　263, 422
羊蹄菜　658
羊蹄大黄　422
楊梅瘡　669
羊負來　133
洋薬　viii
ヨーロッパミツバチ　308, 375, 421
ヨクイニン　399
薏苡仁　399
薏米　399
ヨシノシヅカ　638
吉益東洞　427
吉益南涯　430
よそしばり　583
ヨネノモヤシ　304
よめしばり　583
ヨメナ　87
ヨモギ　27, 54
ヨロイグサ　275, 321

ら

雷電ギリ　534
雷電木　534
ライムギ　311
ラウオルフィア　400, 432
ラウロセラズ水　96, 305, 331
ラクツカリウム　401
刺苦丟葛僞謨　401
ラクツコピクリン　401
ラクツシン　401
ラタニアコン　401
ラタニア根　401
蘿茄　267
ラックカイガラムシ　215
辣椒　267
蘿葡　98
ラベンダーカ　402
ラヘンデル花　402
拉謨奴斯　341
ラムヌスプルシアナ皮　62

り

裏急後重　566
陸游　488
リコリス　76
リゼルグ酸ジエチルアミド　311
利仙　21
理中安蚘湯　692
六君子湯　459
葎草　357
律彪林　357

利湯　598
李白　150, 152
リビングストン　214
リマウ・マニス　256
リモネン　98
龍角　403
リュウガン　402
龍眼　394, 403
リュウガンニク　402
竜眼肉　402
劉寄奴　412
琉球瘡　98, 671
リュウコツ　403
竜骨　403
龍骨　403
柳杉　172
硫酸アルミニウムカリウム　375
硫酸アルミニウムカリウム水和物　376
硫酸カルシウム　216
龍歯　403
リュウタン　228, 316, 404
竜胆　404
龍胆　115, 404, 649
リュウドウソゴウコウ　406
流動蘇合香　406
龍脳雞蘇圓　143
龍脳薄荷　310
龍没海葱散　54, 187
リョウキョウ　61, 408
良姜　408
苓桂朮甘湯　460
遼東人参　298
良薬は口に苦し　651
椶茎菜　334
林檎　171, 519
リンコフィリン　253
リンドウ　404

る

類聚方　428
ルートビール　164
ルチン　52, 462, 548, 655
ルバーブ　237

れ

藜　108
霊芝　153
麗春花　565
レイジンソウ　626
伶人草　626
霊枢　430
麗沢通気湯　230
麗沢通気湯加辛夷　230

鱧腸　412
零餘子　184
レセルピン　432
レタス　401
レタスオピウム　401
レッドカルダモン　201
レバノンスギ　173
レモン　98
楝　280
レンギョウ　394, 409
連翹　409
蓮藕　417
蓮花　417
れんげそう　622
連香樹　111
レンコン　417
蓮根　417
蓮子　417
楝実　107
練實　107
蓮實　417
レンニク　416
蓮肉　416
蓮房　417
藕蜜　417
蓮薏　417

ろ

老鸛草　615, 623, 628
蔞蒿　57
荖蓎　328
荖蒻　341, 419
荖蒻根　419
荖蓎子　419
荖蒻草　420
荖蒻葉　420
臘蜜　375
ローダナム　563
ロートコン　419, 420
ロートソウ　420
ロートヨウ　328, 420
ロート葉　420
ローマカミツレカ　421
ローマカミルレ花　421

ローヤルゼリー　421
ロカイ　14
蘆薈　14
ロガニン　175
六神丸　227
鹿頭散　249
ロシアカンゾウ　75
鷺鷥藤　302
ロジン　203, 260, 418
蘆頭　292
炉貝　303
ロベリア　420
魯別利亞　420
ロベリア草　420
ロベリン　420

わ

倭硫黄　18
淮通　389
和威霊仙　22
和黄耆　37
和黄芩　39
和遠志　51
和羌活　95
和藁本　321
和劑局方　435
和前胡　221
ワダイオウ　421
和大黄　237, 421
倭大黄　423
和中飲　330
ワニルラ　312
和人参　245, 299
和白芷　321
和ビャクジュツ　322
和薬　viii
藁手　76
蕨　262
ワラビデンプン　262
ワリンゴ　171, 519
ワレモコウ　392
ワレリア根　67

を

ヲガキ　359
ヲカサダケ　287
ヲカツラ　111
ヲドヲドシ　263
ヲヲリウン　375

著者：
木下 武司 (きのした たけし)

1976年東京大学大学院薬学系研究科博士課程修了、同年4月東京大学薬学部助手。以降、米国コロンビア大学医学部研究員、帝京大学薬学部助教授、同教授を経て、2014年4月より同名誉教授。専門は生薬学・薬用植物学、民族植物学、和漢古典の植物の研究。著書に『万葉植物文化誌』(八坂書房)、『花と葉で見わける「山歩き」の草花図鑑』(メイツ出版)がある。

推薦者：
柴﨑 正勝 (しばさき まさかつ)

1974年東京大学大学院薬学系研究科博士課程修了、同年6月米国ハーバード大学に博士研究員として渡米。以降、北海道大学教授、東京大学大学院薬学系研究科教授を経て、公益社団法人日本薬学会会頭。公益財団法人微生物化学研究会理事長・微生物化学研究所所長。日本薬学会賞、米国化学会賞、日本学士院賞など受賞多数。専門は有機合成化学。著書に『Multimetallic Catalysts in Organic Synthesis』(Wiley-VCH)、『有機分子触媒の新展開』(共著・監修、シーエムシー出版)などがある。

ガイアブックスは
地球(ガイア)の自然環境を守ると同時に
心と身体の自然を保つべく
"ナチュラルライフ"を提唱していきます。

歴代日本薬局方収載　生薬大事典

発　　行	2015年4月10日
著　　者	木下　武司
発 行 者	吉田　初音
発 行 所	株式会社 ガイアブックス
	〒107-0052 東京都港区赤坂1-1　細川ビル
	TEL.03 (3585) 2214　FAX.03 (3585) 1090
	http://www.gaiajapan.co.jp
印 刷 所	シナノ書籍印刷株式会社

Copyright GAIABOOKS INC. JAPAN2015
ISBN978-4-88282-936-2 C3047

落丁本・乱丁本はお取り替えいたします。
本書を許可なく複製することは、かたくお断わりします。

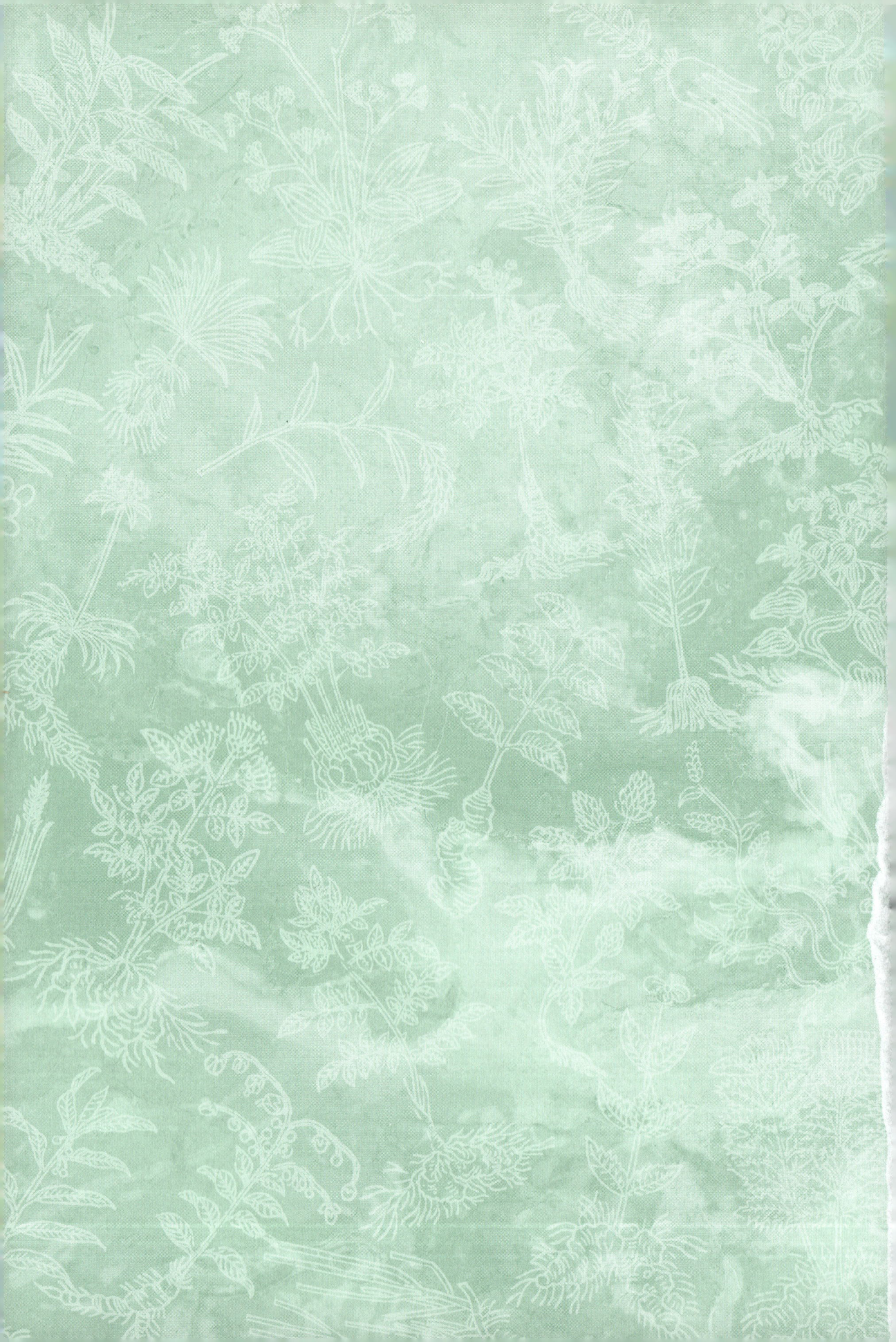